国家出版基金项目
NATIONAL PUBLICATION FOUNDATION

『十三五』国家重点出版物出版规划项目

干祖望医学文集

茧斋索隐（上）

干祖望 著／干千 主编

山东科学技术出版社

图书在版编目（CIP）数据

茧斋索隐：干祖望医学文集 / 干祖望著；干千主编. —济南：山东科学技术出版社，2020. 3

ISBN 978-7-5723-0145-2

Ⅰ. ①茧… Ⅱ. ①干… ②干… Ⅲ. ①中医学—文集 Ⅳ. ①R2 - 53

中国版本图书馆 CIP 数据核字(2020)第 049007 号

茧斋索隐：干祖望医学文集

JIANZHAI SUOYIN：GAN ZUWANG YIXUE WENJI

责任编辑：徐日强
装帧设计：魏 然

主管单位：山东出版传媒股份有限公司

出 版 者：山东科学技术出版社

地址：济南市市中区英雄山路 189 号
邮编：250002 电话：(0531) 82098088
网址：www.lkj.com.cn
电子邮件：sdkj@sdcbcm.com

发 行 者：山东科学技术出版社

地址：济南市市中区英雄山路 189 号
邮编：250002 电话：(0531) 82098071

印 刷 者：山东联志智能印刷有限公司

地址：山东省济南市历城区郭店街道相公庄村文化产业园 2 号厂房
邮编：250100 电话：(0531) 88812798

规格：16 开 (210mm × 285mm)
印张：77. 5 **字数**：2030 千
版次：2020 年 3 月第 1 版 2020 年 3 月第 1 次印刷
定价：398. 00 元（上、下册）

干祖望简介

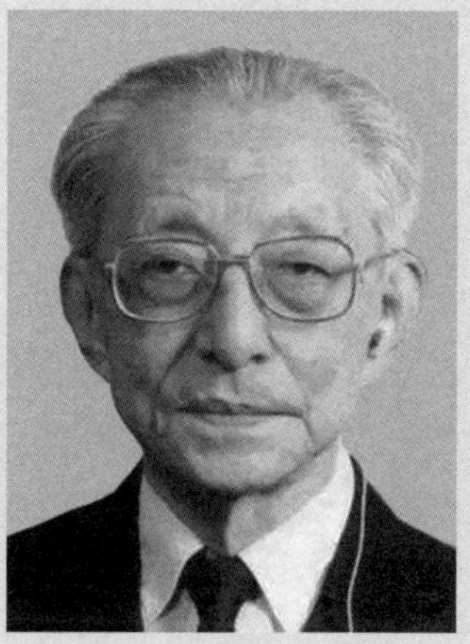

干祖望（1912—2015），国医大师，我国著名中医学家，中医现代耳鼻喉学科奠基人之一，南京中医药大学教授，享受国务院政府特殊津贴。干祖望擅治耳鼻喉科、口腔科等的疑难杂病，首先创立中医耳鼻喉科“中介”学说，脱“三因”窠臼；倡“四诊”为“五诊”，调整“八纲”为“十纲”，发现了“喉源性咳嗽”和“多涕症”两个新病种。在中医现代耳鼻喉科理论与临床方面做出了巨大的贡献。

干祖望撰写出版《中医耳鼻咽喉科学》《南京现存中医书目》《护士学校教材·外科教材》《中医食养疗法》《尤氏喉科》《中医耳鼻咽喉口齿·方剂选编》《耳鼻咽喉古代文献·选、注、译、评》《中医耳鼻喉科期刊资料摘要》《干祖望诗集》《中医喉科学》《孙思邈评传》《干祖望医话》《干氏耳鼻咽喉口腔科学》《干祖望耳鼻喉科医案选粹》《干祖望经验集》《童心·蚁食·龟欲·猴行》《中国百年百名中医临床家丛书·干祖望》《干祖望医书三种》《干祖望中医外科》等著作，发表论文（包括医话）326 篇。

编委会名单

著　干祖望

主　编　干　千

副主编　严道南　陈国丰　马华安　申　琪　黄俭仪　陈旭青

编　委　蒋中秋　吴拥军　朱春晖　张　弩　吴继勇　史　军
陈　红　杨　祁　纪　然　孙　艺　王俪蓉　马　群
刘利民　顾晓娜　于洪跃　夏　亮　刘　赟　胡　瑶
马潇瑶　吕楠楠　严芮雯　孙桥熔　吴佳妮　祝云昊
尚国超　马　俊　江晓婷　季红健　晏　英　黄　洁
倪平敏　赵晶晶　申森新　古豫蕾　吉　琳

前　言

100年前，7岁的干祖望在姚石子家塾读完了《三字经》《千字文》等“小学”范本，开始学习“四书”“五经”和汉赋、唐诗、宋词。姚石子是中国近代史上著名文学团体“南社”的负责人之一。

90年前，17岁的干祖望拜师钟道生学医。钟道生是孟河名医马培之的关门弟子，擅长咽喉外科。

80年前，27岁的干祖望读了西医《耳鼻咽喉科学》，给自己提出一个问题：“为什么中医没有耳鼻咽喉科学?”

70年前，中华人民共和国成立。37岁的干祖望在上海积极筹备中医联合诊所，不久就在诊所挂出了中国第一块“中医耳鼻咽喉科”的招牌。然后到北京进修西医耳鼻咽喉科，撰写出中国第一部《中医耳鼻咽喉科学》。

60年前，47岁的干祖望到南京中医学院附属医院工作，同时担任学校“中医喉科学”课程的首任教师。

50年前，57岁的干祖望经历“文革”洗礼，初心不改，矢志创新，筹备3年后在江苏省中医院（南京中医学院附属医院）建立了中国最早一批的中医耳鼻咽喉科。

40年前，中国共产党第十一届三中全会以后，67岁的干祖望欢欣鼓舞，诗言心声：“四化雄人志，三中暖我心。”独立承担了卫生部组织的全国中医耳鼻咽喉科进修班的教学任务，进修班连续举办5期，为全国各地培养了大量专科人才。

30年前，77岁的干祖望担任中华中医药学会耳鼻喉科分会首届主任委员，成为引领全国中医耳鼻咽喉科学术发展的一面旗帜。他率领的团队——江苏省中医院耳鼻咽喉科，也作为首家中医耳鼻咽喉科国家重点专科通过了国家中医药管理局验收。

20 年前，87 岁的干祖望每周 3 次门诊、1 次病房查房，每月给两本杂志各写 1 篇“干祖望医话”。他的八字养生专著《童心・龟欲・蚁食・猴行》的出版，广受欢迎。

10 年前，国家级科研项目“干祖望学术思想及临证经验传承”通过验收。十几部干祖望经验集相继出版。97 岁的干祖望依然笔耕，依然教学讲座、辅导学生。2011 年在南京举办了盛大的干祖望百岁华诞庆典暨学术思想研讨会。

5 年前，干祖望被评为国医大师。

4 年前，干祖望离开了我们。将不灭的学术思想、高尚的医德医风和宝贵的临证经验留给了我们。

本书将干祖望生平所写著作全面搜集、整理并重新编排，共分为干祖望传、干祖望学术思想概要、干祖望耳鼻咽喉科学总论、干祖望耳鼻咽喉科学各论、干祖望外科学、干祖望养生学、干祖望医话、干祖望评价孙思邈、干祖望诗集、干祖望医案手迹精选十个部分。对于干祖望耳鼻咽喉科学总论及各论部分，我们在干祖望原著基础上融入《干祖望经验集》部分内容，在丰富书籍内容的同时，整合干祖望的学术理论与临床实践，全面反映了干祖望的学术思想及经验，以便读者加深对干祖望临床辨证思路、用药特色的感悟、理解；对于干祖望医话部分，我们广泛搜集并增录已出版期刊上发表的医话，并详细备注出处，以便读者了解干祖望对医学、文学、哲学的多方位思考；对于干祖望评价孙思邈、干祖望诗集部分，分别在原书《孙思邈评传》的每一章、干祖望诗集的每一首诗之后编写按语，以期读者共赏干祖望将医学融于文学后所绘出的“医学之美”。干祖望医案手迹精选部分，我们选编了一部分干祖望医案手稿，虽是管窥蠡测，却也聊表我们对读者的飨客之意。

本书内容实用、生动，不仅是中医耳鼻喉科学的专业书，更是一部不可多得的“百科全书”，既突出了干祖望为医学所做出的重大贡献，又展现了“杂家”干祖望的百味人生。望广大的临床工作者在参考、阅读本书时，不仅能学习到干祖望在耳鼻喉疾病领域所积累的丰富经验，同时还能领会到干祖望这位杂家对中医及生活之理的感悟。

“新枝高于旧竹枝，全凭老干为扶持。下年再有新生者，十丈龙孙绕凤池。”干祖望的著作是宝贵财富，必将为中医药学和中医药文化的传承发展做出贡献！

编者

2019 年 8 月

目 录

（上册）

第一篇

干祖望传

1

国医大师干祖望(1912.11.04—2015.07.02)是中医耳鼻喉科著名医生。

干祖望曾任南京中医药大学教授,江苏省中医院主任中医师,中华中医药学会耳鼻喉科分会第一届主任委员,江苏省中医药学会耳鼻喉科分会第一届主任委员。其在1990年由人事部、卫生部、国家中医药管理局确定为首批全国老中医药专家学术经验继承工作指导老师,1991年起享受国务院政府特殊津贴,1997年起被长庚大学聘为客座教授,2005年起被聘为广州中医药大学经验指导老师,2014年被国家授予“国医大师”称号。

干祖望17岁学医,21岁开业,擅长咽喉外科。1951年,他在上海松江县城厢第四联合诊所挂出全国第一块“中医耳鼻咽喉科”招牌;1956年,在《新中医药》杂志连载全国第一部《中医耳鼻咽喉科学》;1972年,在南京中医学院(现南京中医药大学)附属医院创办“中医耳鼻咽喉科”,该科于1984年被卫生部确定为全国重点专科建设单位。干祖望临证八十多年,经历了寒窗之辛、攻读之苦、创业之艰、奋斗之难。一分耕耘一分收获,他深受病家的信任和爱戴,深得学生的尊重和敬仰,数十年传道授业,培养耳鼻喉科专科人才无数,桃李满天下。

立雪师门　焚膏继晷

干祖望,1912年11月4日(壬子年农历九月二十六日)出生于金山(今属上海)张堰镇。

清末民初,黄浦江以南的金山、松江一带,是文人荟萃之地,文化界享有盛名的“南社四子”(邵力子、柳亚子、姚石子、姚蓬子)之一的姚石子就是金山人。金山读书之风甚浓,当地读书人皆以科举入仕为人生目标,干祖望的祖父干紫卿就是其中之一。干紫卿祖辈世代以种地为生,他一心想通过读书中举入仕。由于时局变动,清末废除科举,他便成了当地人戏称的“老秀才”。梦想破灭,干紫卿只得在上海一富贾家司账。但他深信“书中自有黄金屋”“书中自有千钟粟”。彼时,江浙一带刻版书坊盛行,如上海的墨海书馆、扫叶山房、千顷堂及江苏的翰香斋、古愚堂、绮春阁等。干紫卿以一只乌篷船载满了书坊刻印的图书,四处云游经商。所以,干紫卿也是江浙地区有名的版本学家。其子干颂平持操其业。1912年,干家喜得第五代单传孙丁。干紫卿望孙成才心切,盼其光宗耀祖,故为其取名“祖望”。

为了实现家族的未竟之志,1916年,干紫卿带着4岁的孙子干祖望来到姚石子家塾就读。姚家是赫赫有名的望族,干紫卿期待自己的孙子在这里走上成名成家之路。由于祖父对孙儿盼望笃深,姚氏家塾对幼小的干祖望进行了超前、超量、超重的灌输式教育。此后,漫长的寒窗生活取代了欢乐的童年,干祖望犹如被锁进囹圄,整天除了吃饭、睡觉,就是念书、背书。一年365天里,只有过年才休息两天。干祖望十分能吃苦,念书肯用心,姚家上下称他“是块念书的料”。17岁那年,干祖望已熟读并诵记了“四书”“五经”“春秋三传”、《离骚》、《史记》、唐宋八大家诗文以及六朝骈文。多年后回顾往事,干祖望常说:“我写书写稿无数,全凭文学功底;我的文学功底,全靠少年时期的苦读苦练。”幼学如漆,诚肺腑之言。

1929年2月,行过三跪九叩的大礼,17岁的干祖望拜浙江省嘉善县西塘镇名医钟道生为师学医。

钟道生出身贫寒,自幼丧父,靠母亲辛勤劳动抚养到15岁,被送进苏州沐泰山堂药店当学徒。那时,苏南名医,孟河医派马派创始人马培之正好前往沐泰山堂坐堂行医,见钟道生人虽幼小,但十分机灵,勤奋好学,又能吃苦,便欣然将他收为关门弟子,不仅不要学费,还“倒贴”饭钱。俗话说“名师出高徒”。有了名师指教,钟道生在医道上的造诣自然突飞猛进,若干年以后便在沪杭一带负有盛名。

干祖望拜师时,钟道生已年届六十,诊务非常繁忙。当地的达官贵人,杭州、宁波、上海等地的富豪财阀常常不惜重金请钟氏诊病。作为一方名医,钟道生每年收入颇丰,但他从未忘记老师马培之的教诲——“医当以德为先”。每当贫苦农民有疾病和困难时,他总是慷慨解囊相助。干祖望曾亲眼看见他为了救治一个普通农民的急病,不顾自己年迈，雪夜出诊，却不收分毫，干祖望心中十分感动。普通贫困百姓来看病，付一些“谢意”（诊费），钟道生也从不计较多少。他常对徒弟们说：“我们给病人治病，不可以问病人付了多少钱，如果按取酬多少而对病人采取不同的态度，那就丧失了医德。”

钟道生对徒弟的要求也十分严格。拜到他门下的学生必须具备良好的医德，养成良好的医风，同时要遵守约法三章：第一，要勤读书；第二，要勤练功；第三，要勤干活。每月一小考，每年一大考，就考背书、考擎拿功、考配方磨药。干祖望从小读书也算吃惯了苦，每天背书、练功都不偷懒。钟家有一座面临香江的厅房，名为“江厅”。主人整天忙于医务，很少坐到厅上，这里就成了干祖望读书的好地方。夏日侍诊之余，江厅颇为凉爽，他总是手捧中医经典在厅中孜孜以求，从不间断，成为一道风景。因此，钟家的人戏称他为“江厅土地”（在浦南一带，把能在某处稳坐不动的人戏称为“土地公”“土地神”）。从此，干祖望“江厅土地”的雅号逐渐传开。

擎拿术是喉科的一种治疗手法。早晨的练功时间，干祖望总是鸡鸣即起，练习擎拿术的基本功——“三指抓陶坛”。陶坛，即一尺高的陶瓷坛子。开始是练习抓空坛，左右两手各抓一个。以后在坛中逐渐加入沙子，增加重量。最后，要把装满沙子的坛子从容地抓起来，两手前平举、侧平举，就像做操一样。练好了这套功夫，再学习和练习擎拿术就得心应手了。这套功夫练不好，操作擎拿术就没有“底气”，收不到疗效。干祖望知道，要有真本事，须吃苦中苦。为此，他每次练功都不敢有丝毫马虎。在钟家的四年，干祖望眼勤、手勤、脑子勤。每天老师开诊，他都是一边捧墨侍诊，抄录医案，一边用心观察，仔细揣摩，因而很受钟道生老先生的赏识。几年下来，干祖望尽得师传。

茅庐初出　浦南扬名

1933 年 4 月，干祖望 21 岁，出师后即在金山张堰镇挂牌行医。由于他年纪尚轻，且无深厚背景，起初门可罗雀，无人登门求诊。干祖望并不着急，他知道，只要自己有过硬的本领，打开局面是早晚的事，所以更加刻苦读书，研读中医古代典籍，挖掘其中的有效方药和理论源头。

干祖望开业挂牌“咽喉外科”，常要熬制各类喉科外用药。每当这时，他便敞开大门，让熬药的香气飘散出去。有时天气好，他干脆把炉子搬到门外，让香气飘满整条大街，吸引许多人来观赏。这是祖父教他的一招，吸引群众，扩大影响。几年之后，随着医疗水平的提高，干祖望不再坐“冷板凳”了，诊所逐渐门庭若市起来。每天门诊之余，他依然认真研读医籍，写下心得，自我总结，不断提高医术。这段时间，他熟读了《黄帝内经》《伤寒论》《神农本草经》《温病条辨》《医医病书》《续名医类案》等。

20 世纪三四十年代，中国卫生防疫工作很差，每年都有“疫喉”流行。浦南一带常有“急喉风”（急性喉梗阻）发生。患者咽喉肿痛，吞咽困难，甚至呼吸亦困难，出现三凹征，生命危在旦夕。干祖望学医时练的“抓坛功”为其熟练掌握擎拿术打下了良好的基础。在那个年代，环甲膜气管切开术应用尚不普及，擎拿堪称绝技。他凭借娴熟的擎拿技术，配合中药内服、外治，挽救了许多危重病人的生命。

干祖望擎拿时，让患者正坐于方凳上，坐不住者，让别人在旁边扶着坐。患者上肢放松下垂。施术者站在患者背后，一只脚踏在凳上，脚大趾对准患者的骶尾骨处，膝盖紧抵于患者脊背予以固定，另一只脚踏在地上，将两手置于患者的颈项部，两拇指按在颈后哑门穴下，食指、中指按在两侧天窗、扶突、天鼎穴上。这样，就可以开始运气操作了。

1946 年，34 岁的干祖望迁至松江。有一天，当地一米业巨商患了直肠癌，且已届晚期，托人到处求医，最后请到嘉善的钟稚声。钟稚声是钟道生的儿子，他子承父业，同时也“继承”了父亲的名望，因此要价很高，出诊费 100 银圆。可是，钟氏几番出诊，病家仍无半点好转迹象。无奈，钟稚声向病家推荐：“松江本地有个干祖望，是先父的高足。

你们不妨找他试试吧。”这样，就把干祖望推了出来。干祖望出诊只收两个银圆。一番望、闻、问、切之后，他略加思索，挥挥笔写就一纸医案。业内人士看后，无不称道，理法方药，滴水不漏。出诊几次，患者病情便有了明显好转，因而对干祖望十分感激，派人送来一块“妙手回春”牌匾，还在许多场合为干祖望做“义务宣传”。经此一次，干祖望名声大振，业务逐渐兴旺起来。几年以后，他成了松江、金山及浦南一带的名医。几十年后重提此事，干祖望只道是“运气好”，碰上了机遇。“由于当时京剧界的泰斗，著名老生余叔岩患了膀胱癌，《晶报》和《菊报》每天都刊登余老板的病情及医学界大名家为他开的医案或处方，我都烂熟于心，因此就成竹在胸了。”其实，“运气好”是次要的，如果胸无点墨，即使碰上再好的运气，也无济于事。

行医中，干祖望牢记老师的教诲，对待病人，不论贫富，不分亲疏，一概尽心尽力地给予诊治。正因为如此，干祖望在金山、松江地医界很有声望，几次当选为两地中医协会的会长。有一段时间，国民政府对中医采取一系列压制政策，引起中医界的强烈反抗。干祖望虽然年轻，却也深知这是关系到中医事业生死存亡的大事。他常常奋笔疾书，写下了许多为中医争地位的文章。与此同时，他还提出中医自身需要发展的观点。例如，1946 年，他在《中华医药报》上发表了《中医师不得打针与用西药之我见》一文。文中明确提出：“卫生署”关于中医师不得打针与用西药的条文，是对中医的压制；但作为中医师也应该相信自己，大力使用、积极发展中医自己的丸、散、膏、丹；否则，如果中医师不重视、不发展自己之长，就好比身在“佛门”却老是诵念《圣经》一样，最后是要葬送中医的。这种观点如今已成为多数人的共识，但在当时堪称难能可贵的独到见解。

又如，1947 年，他在《中医药周刊》上发表了《如何挽救中医外用药之没落》一文，对一些中医师盲目尾随西医、抛弃中医精华的现象痛心疾首。“能辨出依沙吖啶、代马妥尔的优劣，而竟不知红、黄、升、降药的成分！”他呼吁，要在药物配制方法、规范等方面加强研究。

由于干祖望文字功底扎实，所写杂文、诗词、小品使读者感觉畅快淋漓，1946 年，他竟被松江《茸报》聘为长期特约撰稿人。几年时间，他在此报之副刊“五茸草”上，以“冷来阁”等笔名发表了1 000 多篇小品文。

衷中参西　首创新科

中医很早就有咽喉口齿科，而耳病鼻病归属在内科、外科等其他专科。《史记・扁鹊仓公列传》载“扁鹊过洛阳，闻周人爱老人，即为耳目痹医”，是我国最早的中医五官科医生雏形。1943 年，也就是干祖望开始独立行医的第二年，他看到了一本张崇熙编写的《东亚西医函授学院讲义》。从这本书中，他了解到西医学有“耳鼻咽喉科”，而自己的“专业”只是“中医喉科”，于是，一个梦想从此萦绕心头：要在中国建立“中医耳鼻咽喉科”！可是当时的中国，即使在大城市的西医院也很少单独设立耳鼻咽喉科，更何况中医多以诊所形式存在，高等中医教育也尚未完备，并无设立中医专科的条件。干祖望的想法被人知道之后，引来许多人的不解，甚至讽刺嘲笑，更有言辞激烈者斥为“一个乡下郎中想变成金凤凰”。但是干祖望心志坚定，深信精诚所至，金石为开，哪怕“衣带渐宽终不悔，为伊消得人憔悴”。1951 年，在中国新的医疗政策下，松江第四联合诊所成立了。这是诊所从个体走向集体的第一步。为了成立这个诊所，干祖望和他的同道们做了许多努力。他认为，医学要发展、要进步，因循守旧，死守着个人的家当是没有出息的，也不符合历史发展的潮流。在联合诊所的新诊室挂什么牌子？干祖望想，自己的专长是中医咽喉外科，但是研究耳鼻咽喉科已有多年，何不趁此机会把这个中医专科办起来，西医的耳鼻咽喉科之名可以为中所用。于是，他在诊室的牌子上赫然写上“中医耳鼻咽喉科”！萦绕心头 16 年的夙愿，终于得以实现。

纪念诊所开业一周年时，全体人员在他的诊室门前合了一次影。这张珍贵的照片，记录下了中国第一块中医耳鼻咽喉科招牌，在中医历史上具有里程碑式的意义！

在松江联合诊所的耳鼻咽喉科内,干祖望接触了许多患者。在此之前,他虽然也读了一些耳鼻咽喉科的书籍,但书本和临床实践是不尽相同的。耳聋患者来了,如果不加仔细鉴别,按祖训处以补肾填精之品,极容易误诊漏诊,影响疗效,亦会引起西医学的中耳炎或内耳疾病。鼻塞病人来了,单纯宣肺散寒通窍必然欠考虑,有可能是鼻窦炎或者是萎缩性鼻炎。声音嘶哑,从初期的声带水肿发展到后来的声带息肉,不能完全隶属"金实不鸣、金破不鸣"范畴,不用专门的器械检查,外表是看不出来的。可是干祖望只在书本上看过这些知识,缺乏检查的实践经验。不做专科检查,单凭望、闻、问、切,那就失去了专科的特色,也就称不上真正意义上的专科。干祖望不想办徒有虚名的中医耳鼻咽喉科,因此他想到了拜西医为师,摒除门户之见,西为中用,去西医院进修学习。诊所的张所长知道了干祖望的想法,表示支持,但也提醒干祖望:"你是一方名医,抛弃了红红火火的业务出去学习,在经济上和'名气'上都要受到很大的损失!"干祖望当即表示,鱼与熊掌不可兼得,为了事业,做出巨大牺牲也在所不惜。

1952 年秋,时值不惑之年的干祖望告别了妻儿和行医、生活了多年的松江,来到北京。他选择的进修地点是"中央机关直属第二医院"耳鼻咽喉科。在这里,从戴额镜、执音叉,到写病历、做手术,干祖望都虚心请教,认真练习,力求在短时间内掌握最多的本领。当然,学习西医的同时,他也没有忘记自己的使命——"西为中用"。他把这里的工作分为三类:一是诊断疾病和检验疗效的检查手段,中医耳鼻咽喉科需要应用,所以必须掌握;二是耳鼻咽喉的解剖、生理、病理知识,中医耳鼻咽喉科的理论需要与这些知识结合,所以也要理解,时间不够则先弄通大概;三是手术操作,中医耳鼻咽喉科工作中需要应用其中一部分,但自己中医出身,西医基础不足,只能择要掌握一二。在短暂而充实的一年进修学习后,干祖望感到自己更为饱满了,对开办一个新的、名副其实的中医耳鼻咽喉科充满了信心。

回到松江,干祖望继续在联合诊所里诊治病人,逐步积累了中医耳鼻咽喉科的临床经验。此时,他又开始在总结经验的基础上,探索中医耳鼻咽喉科的独特学科理论。

干祖望开设中医耳鼻咽喉科以后,越来越感觉到中医中药在这一领域疗效优越,很有发展前途。用现代化的检查手段来辨别疾病,查出细微问题,可以"犀烛",此为"西用";以中医中药的方法来辨证治疗、处方用药,此为"中体",这就是干祖望建立和发展中医耳鼻咽喉科的基本途径。在确定了这样的指导思想以后,他开始撰写《中医耳鼻咽喉科学》。写这本书,没有任何蓝本可供参考。干祖望手头的资料,就是中医古籍和几本西医耳鼻咽喉科学的讲义,以及自己的临床医案。

早在公元 624 年,唐代的太医署就曾设立过"耳目口齿科",可是由于这个学科诊断和治疗疾病的方法和内科没有什么区别,没有专科特色,所以后来就为"咽喉科"或"咽喉口齿科"所代替了。耳鼻咽喉科的病种则分散在各科之中。如耳鸣、耳聋、眩晕、失音等隶属于内科,鼻疖、鼻息肉、化脓性中耳炎等则属于外科,鹅口疮、乳蛾(扁桃体炎)等属于儿科,有些病如鼻衄、梅核气还属于妇科。清代,因白喉、猩红热等喉科的温病流行,从事喉科的医生相应增多,喉科专著也逐渐出现,如《囊秘喉书》《白喉条辨》《喉科指掌》等。可以说,古代医籍中有关中医耳鼻咽喉科的资料是丰富的,但是散乱不成系统,尤其缺少耳鼻咽喉局部临床表现与辨证施治关系的理论。要整理这些理论不仅要有勇气、智慧和经验,还要付出很多难以想象的劳动。

经过无数个不眠之夜,干祖望完成了这本具有划时代意义的著作。很快,上海《新中医药》杂志决定连载发表。1956 年 3 月,中医历史上第一部《中医耳鼻咽喉科学》问世了。无奈事与愿违,因为当时没有第二个人搞这个专科,所以这本书问世时在全国范围内的影响并不大。直到 25 年以后,全国各地中医院开始普遍建立中医耳鼻咽喉科,人们才惊讶地发现了这份弥足珍贵的资料,其理论出处源流、脏腑经络关系、内治外治验方一应俱全,极尽详细,真可谓是包罗万象,对于中医耳鼻咽喉科知识的学习和专科人才的培养是极其宝贵的学习资料。而这时，干祖望又已经将原著的10万字扩充了6倍，使之成为内容详尽的专科教科书。

矢志不渝　再续寒窗

干祖望说："一名优秀的医生，要既是临床家，又是理论家。我个人的一些成功经验，40%是临床经验，60%是读书创作。"确实如此。干祖望在踏入医门之初，就在业余时间写小品文，被松江《茸报》聘为长期特约撰稿人；后又在《新中医药》杂志连载耳鼻咽喉科方面的医学论文，探讨"升""降""灵""膏药""水膏药油纸"等外科用药的秘方，解释"走黄""乳蛾"等病名，并对《疮疡经验全书》《银海精微》《尤氏喉科》等书进行大量的考证等。他还在1947年第21、22期《中医药周刊》上发表《如何挽救中医外用药之没落》，在1954年2月的《中医杂志》上发表《中药化学制剂升药介绍》，在同年11月的《中医杂志》上发表《祖国宝贵遗产之一的膏药简介》，在1956年8月的《江苏中医》上发表《介绍白降丹》等文章，晚年更是长期撰写医话杂文在《江苏中医》《辽宁中医杂志》连载。

20世纪50年代，时任江苏省卫生厅副厅长、中国科学院学部委员的叶橘泉看到干祖望的许多文章及医案，觉得他观点精辟，中医信念坚定，且很多见解符合中医药发展规律。而叶橘泉的代表作《整理中国医药须设医院实验说》《近世内科用药处方集》《临证实用药物学》等，干祖望也早已拜读。他们观点一致，心照神交。1954年的春天，两人开始书信交往。叶橘泉发现干祖望是中医界不可多得的人才，于是向江苏省卫生厅建议，将其调入江苏省中医研究所工作。

1955年，江苏省医务工作会议在南京召开，叶橘泉写信给松江并附上请柬，邀请干祖望作为特邀代表来宁参加这个盛会。干祖望与叶橘泉初次见了面。在短短几天的会议期间，叶橘泉几次约见干祖望。二人互相切磋，展望江苏中医事业的发展，相见恨晚。

1956年，干祖望调入江苏省中医研究所，从此与叶橘泉同寓金陵，谈文论史，讲药言医。二人君子相交淡如水，数十年间，互相从未请过一次吃饭，少有的几次餐桌碰杯，都是他人的宴请。1989年7月10日，叶橘泉大师仙逝，干祖望面对恩师、同道与朋友的遗容体会到了钟子期谢世后俞伯牙毁琴的滋味。他悲痛欲绝，挥毫写下挽联："神交而识荆而共事有四又八年，世上深情时恨短；道德也文章也寿考享九秩三岁，人间亮节孰谓多！"

由于种种原因，省城设立中医耳鼻咽喉科的条件并不成熟。干祖望先是被省中医研究所留下，研究整理中医医史文献，几年以后，又调到江苏省中医院外科，同时担任南京中医学院的中医喉科学教学工作。

春蚕吐丝　传道授业

"文革"期间，干祖望受到不公正待遇。他性格十分倔强，这使他在事业上不屈不挠。他自提对联"项似钢条心似铁，口如鸦噪笔如刀"。他平时不会打牌，不会做菜，不会逛商店，不消磨时光，只会钻书堆。八小时以外的娱乐活动很少，所以业余时间都用在读书上。读了多少书，他自己也说不清，但可以看到的是，书房内的书越堆越高，越堆越多，最后书柜不断增加。回忆起这段时光，干祖望说："这是我一生中第二度寒窗苦读。我相信孟子之言，天将降大任于斯人也，必先苦其心志，劳其筋骨，饿其体肤，空乏其身，行拂乱其所为，从而坚持焚膏继晷、刺股悬梁般苦读。我相信知识总是有用的。"除了读书，干祖望还做了许多其他的工作。他把自己的临证医案整理了一千多篇，认认真真地誊抄，装订成厚厚的一本；把三十多部清代的喉科专著细读了一遍，分门别类按治疗方门排列，还对其中认为学术价值较高的几部进行了考证和校注；把过去所写的文章重新整理了一遍；此外，还写了许多随笔，酝酿了许多中医耳鼻喉科新的理论和观点，如日后公认并盛行的"声带属肝""室带属脾"学说。这些工作都为日后的论文、医话等著作"高产"奠定了基础。

1972年，南京中医学院附属医院（当时称江苏新医学院第一附属医院）设立中医耳鼻咽喉科，由干祖望负责。多年夙愿一朝实现，干祖望兴高采烈。他每天早出晚归，在临床工作中投入了极大的热情和精力。对每个前来就诊的患者，他都热情服务。为了建设好这个新的专科，干祖望呕心沥血。他无偿贡献出自己多年研究出来的验方，制成“鼻渊合剂”“参梅含片”“止眩冲剂”“黄柏滴耳液”等中成药；他建立起“嗓音病专科门诊”“变态反应性鼻炎专病门诊”“鼻窦炎专病门诊”“口腔溃疡专科门诊”等小组，使许多难治病种在这个专科收到较好的疗效。

党的十一届三中全会以后，干祖望感慨万千，写下“党恩浩荡翻冤案，誓答深情作老牛”的诗句。同时又作一诗勉励自己：“卌载涂鸦付丙丁，十年浩劫尚寒心。诸亏偷得余生在，摇此残毫笔未停。”此时干祖望以只争朝夕的精神加倍努力工作，1977 年 4 月主动请缨发展科室，写出《请缨》诗：“雾拨云开玉宇清，更应有技献人民，就班何奈光阴酷，弹铗长歌敢请缨。”

干祖望此时已是年近七十的老人，但是他感到此时正是发展中医耳鼻咽喉科的大好时机，他老当益壮，继续为中医药事业呕心沥血。在干祖望的不断努力下，中医耳鼻咽喉科由一个小组发展成为正式的科室，人员也从两人扩展到十多人。因为他们用中医中药诊断、辨证、治疗许多耳鼻咽喉科疾病有特色、有良效，所以在南京、江苏乃至全国都有了较大的影响。在这个专科正式成立 12 年以后的 1984 年，卫生部将南京中医学院附属医院耳鼻咽喉科确定为全国重点专科。

在一次跟中国中医科学院的耳鼻喉科名老专家耿鉴庭教授的书信交流中，两位老人深深感到中医耳鼻喉科后继乏人，如此学术堪忧，想召开“吐丝会”来叙叙，他触景生情：“春蚕到死丝方尽，正是迂腐梦寐求，登簇不能罄一吐，肝肠欲裂哭东流。”二老均愿“春蚕到死丝方尽，蜡炬成灰泪始干”，干祖望此时决定开“吐丝会”，把自己的宝贵经验无偿传授，扩大中医耳鼻咽喉科的影响力。在学业上对同道倾囊相授是干祖望的一贯信奉，他常说“生不带来，死不带走”。凡是跟随干祖望抄方过的人都会有共同的体会“收获”。因他随时会提问，让你有着答错的狼狈，同时毫无保留传授临床经验，他说能将自己毕生经验教训授予他人，肚子里没货了，迫使自己去看书，挖掘新内容。上对得起老祖宗留下的东西，下对得起百姓，薪火相传，乐在其中。

1980 年，干祖望接受了卫生部下达的任务，办一期全国中医耳鼻咽喉科进修班。时间紧，任务重，师资少，教材缺。对此，他看到的不是困难，而是一个期盼了多年的可以让自己充分发挥才智、有声有色表演的舞台。他每天上午给学员上三小时课，下午在门诊带学员临床实习，晚上备课和编写讲义，硬是靠自己带学生，把为期半年的进修班办成了。这期间，只穿插了几天的外地、外单位专家讲座，绝大部分课程是他唱的“独角戏”。

由于第一期办班成功，学员反映良好，也因为国家急需大量专科人才，此后于 1981 年、1984 年、1985 年、1986 年，南京中医学院竟接连办了 4 期全国中医耳鼻咽喉科进修班，为全国各地培养了近百名专科人才。进修班的专业课每次 200 多课时，大部分由干祖望主讲。这段时间，按照学校计算工作量的方法，他每年要完成工作量 4 000 小时以上。由于他在教学方面的卓越贡献，1985 年 9 月 10 日，在中华人民共和国成立以来的首届教师节，他被评为“江苏省优秀教师”，省长亲手给他戴上了一枚金光闪闪的奖章。

老骥伏枥　志在千里

20 世纪 80 年代，随着中医事业的发展，全国各地的中医院逐渐成立了耳鼻咽喉科。在解决了专科“后继乏人”的问题以后，还必须解决“后继乏术”的问题。要提高整体的学术水平，就必须开展学术交流活动；要保证经常性的学术活动就必须成立学术组织。对此，干祖望心里十分清楚，所以他一有机会就向有关方面呼吁，要求成立专科学术组织。

1983 年，江苏省中医学会成立了中医耳鼻咽喉科专业委员会，干祖望当选为主任委员。1987 年，中华中医药学会成立了耳鼻喉科分会，众望所归，干祖望被推选为主任委员。专科学会成立以后，在全省乃至全国每年或隔年举办一次学术会议，在征文、审稿、开会等方面都逐步规范，对提高学术质量起到了重要的作用。

20世纪80年代是七旬老人干祖望厚积而薄发的蓬勃发展期，他以惊人的毅力、健康的体魄、坚定的信念，为中医药事业奔走呼号，在耳鼻喉科学科专业的发展上不遗余力地贡献自己的力量。在干祖望的带领下，南京中医学院附属医院耳鼻喉科人才梯队健全、中医特色突出、学术力量雄厚，1984年被卫生部指定为全国第一家中医耳鼻喉科重点专科，后又被评为全国中医耳鼻喉科诊疗中心及重点专科协作组组长单位。

1991年，卫生部为号召中医学生继承好前辈的宝贵经验，在全国范围内评选一批老中医进行师带徒，干祖望被确认为首批全国老中医药专家经验指导老师。头顶全国名老中医光环的干祖望，依旧朴实地生活，兢兢业业做好每一份工作，并且20世纪90年代是干祖望医学传薪的井喷期。由于卓绝的临床疗效，慕名求医者络绎不绝，患者盈门，干祖望忙得不可开交，有时为了同情外地患者的不易，经常加号为患者诊病。而八旬老人中午以方便面充饥后，又要查看病区的病人意见书，有的病区，意见书徒有其表，可是耳鼻喉科的意见书，干祖望在答复患者的每一个问题时都用毛笔工工整整地写清楚，当看到一条“有些医生回答问题马虎，敷衍病人”的意见后，干祖望答复：请详细告知情况，交江苏省中医院耳鼻喉科干祖望亲启。同时，干祖望的文字工作异常繁忙，谈笑皆鸿儒，在他的书房“茧斋”，干祖望经常接待全国各地及日本、新加坡等知名学者或社会名流，品茗切磋，笔耕唱和，鸿雁不断。如挚友匡亚明校长经常便衣步行来造访。干祖望在书斋笔耕不辍，约稿不断，曾感叹写下《文债》诗：“钱债台高未必高，欲知文债更难逃，恨非千手观音佛，手手同时执紫毫。”90岁时干祖望兴趣所遣，拍下了一张站立在一扎一扎手写书稿垒起的书堆旁边的照片，名副其实的著作等身。江苏省中医院徐福松教授评论：临床教研之余暇，编著书籍35部，撰述论文医话326篇，学术思想、临床经验论文竟有100余篇之多。干祖望所撰论叙新颖耐读，科学实用趣味；其说所文犹如精金美玉，经百炼、历万选而后行于世，精辟严谨生花、品高气韵通神，每每令人掩卷不忍，终日玩味诵读而不厌也。正如自题《祖望百岁养生秘籍》诗云：“不是医家是杂家，杏林深处敢抽芽，行空天马狂驰骋，独放一枝傲蔓花。”

1997年，85岁高龄的干祖望应邀赴台湾省讲学，在这期间他十分赞赏当地中医师们的求知氛围，非常乐意且随时随地解答各种学术问题，每次讲座结束前留给大家提问时间。此时大家争先恐后递条提问，而干祖望连连接招，答疑解惑。其风趣、睿智的对答，赢得众人喜爱，干祖望也鼓励“你们尽管提问，把我老头子问卡住了，我回去翻书，有答案了再解答……”干祖望是江浙乡音，怕大家听不懂，于是他加上一手熟练的繁写体板书，更是给他加分不少，学生及陪同人员异口同声：“干教授您太厉害了！是真正地在课堂上交流文化和医学的学者！”干祖望在台湾省讲学，一时轰动当地中医界，多家当地报纸均有报道。

干祖望坚持每周查房，至今江苏省中医院还保存有当年他查房时的宝贵资料。他在学术上从不保守，也欢迎交流，与学生们在某些问题上常有一番唇枪舌剑，他的理论使学生叹服时，他的得意劲儿毫不掩饰，纯朴的姿态犹如孩童，偶尔他也有不能完全解释患者病情时，亦会大大方方坦然承认，回家继续研究。有一次，干祖望带领医护人员大查房，查到一位患者病情出现反复，审阅病历时，站在旁边有位医生提出：“我认为是干老师几日前在处方中加了两味因南京‘黄梅天’而不适用的药，所以病人出现诸多不良反应。”当时在场无人答言，而干祖望听后，立即肯定并表扬了那位医生，并鼓励大家向她学习，不要顾及老医生的面子，要大胆说出自己的看法，随即分析病情，重新更方。事后，干祖望意味深长地说：“做医生是什么呢？就是让病人少吃苦头！”

藏书状元　治学茧斋

干祖望一生最大的爱好是藏书和读书。他手头只要有点钱就用来买书。他曾写过一副对联：“人瘦因工作，家贫为买书。”这是对他自己的真实写照。

干祖望的书房名为“茧斋”。这是他私人营筑的工作室及藏书室。他生平许多文章、出版物都产生于此，取意有三：其一，书房较小如蚕茧壳，四周书柜堆满各种书籍，仅能容写字台置于中央，言其属于自己的天地；其二，喻书房为蚕茧，人在其中不断充实自我，吐丝作茧；其三，希望自己像茧一样，春蚕到死丝方尽。干祖望曾写道：“一个与书打交道的人，在他数十年中亲手积累起来的‘左图右史’中徘徊、凝坐，即使不阅不谈，也能欢从心出。书没有给我富与贵，但给了我比富贵还富贵的享受。”他自题《茧斋》云：“我事涂鸦你吐丝，两般姿态一般痴，年年自缚琅缳里，乐仅庐陵太守知。”自撰联“读书、买书、藏书、教书、著书，一世与书为伍；顶子、票子、金子、房子、车子，三生盼子无缘”悬挂于家中书房。已故原南京大学校长匡亚明手书所赠对联“三星唯缺禄，一屋独多书”悬于家内书房。两联的联袂、谐趣、儒雅，相得益彰，满室生辉，唯吾德馨；人在其间，书香静谧，肃然起敬。干祖望常自嘲“书有缘，禄无分”。

书，的确是世界上最好的有益珍品。买书是干祖望的嗜好，每逢节假日，书店是干祖望必进之地，且少有空手而归，“肚里少一餐，架上多几本”，其乐更倍于寻常。过去家中经济并不宽裕，老伴时有抱怨，每月固定给干祖望零用钱以限制干祖望买书超支，可干祖望总是找个理由多要点，留下私房钱悄悄买书。他有个习惯，进家门必定大声和老伴打招呼，只要没打招呼，轻轻开了门，敏捷闪进书房，无疑新书到家，藏上几日，再放书入柜。此时如被发现，就会辩解那书是很久很久以前买的，其实老伴心知肚明，清楚干祖望藏钱的地方，只是心疼他。干祖望自谓“有书万事足”，几乎将业余时间及金钱都投入了他挚爱的书籍上。

1982年夏，干祖望到连云港疗养，归途中到新浦买医书诗云：“生平独病买书狂，梦寐奢求曹氏仓，尽管泥衔涓滴积，只求填满我巾箱。”写下“人瘦因工作，家贫为买书”对联以自侃，老伴也调侃：“如小偷进我家，必定失望大哭，除了书，还是书。”

书是干祖望的宝贝，书房门上贴一字条：欢迎在此看书，不能拿出门口。对家人也不例外，拿书必须先洗手，后擦净桌面，不能嘴中含食，不可躺下看，书不得卷着看，不许折角……有一次女儿因书没看完，晚上没按规定及时放入书柜，次日迎来干祖望一顿严厉的责怪。

1990年元旦，南京市文化界评选“藏书状元”，在众多角逐者中，干祖望荣登榜首，获封“首届金陵藏书状元”。干祖望则平淡地说：“我买书藏书非为藏书而藏，只为了干好中医事业提供些方便。”金陵胜地，六朝古都，是人文荟萃之地。干祖望能够夺冠，一是以其藏书之多而取胜，二是以其治书有序而出众。干祖望的书多，难以用数字表达，因为数字常常在变化。干祖望家的房间四壁，从地面到房顶都是书，1万册左右。其中医学书籍独多是理所当然，字典辞书也是重点，其余如“四书”、“五经”、佛学道教、天文地理、古史今说、诗文典籍等，范围广泛。干祖望藏书的另一个特色是有序。他将书一一分类，编号40余门，按序排列，用时可信手拈来。他给书分类，一是按印制方法，即把线装书专门放在一组组书柜，把现代排印本、影印本放在其他书箱柜；二是按内容，分为工具书、丛书、医史、医经、本草、方剂、耳鼻咽喉全科书、各家医籍、医案、西医书十个大类。干祖望收藏的线装书中，有许多是珍本、善本，单清代喉科专著就有33种。其中《尤氏喉科》《喉科指掌》《喉科紫珍集》《重楼玉钥》《古事比》《尚有录》等书，都是国内现存很少的珍本。此外，还有影印本的《医学入门》《河间六书》《东垣十书》《陈修园医书全集》等。曾有记者在一次采访中，当场验证干祖望治书基本功，从书橱抽出几本书，念出书名，要求他立即回答该书所放的位置、年代、作者等，迅速无误的结果，惊得记者张大了嘴，而干祖望那种满足、得意如顽童般的表情犹在眼前。

干祖望为了藏书，每周要去一次书摊、书店，到了八九十岁时，则每月一次。每到一个地方出差，他总是挤出时间去书店转一下。他逛书店，一是看书，二是买书。有一次，他看到一本好书，可身上没有钱，回家取钱，又怕这本书被别人买走，于是毫不犹豫地把自己心爱的“西姆”牌手表押上，回去取钱买了这本书。他因为买书也曾引起不少家庭“内战”。干祖望家庭收入并不宽裕，买书又要花不少钱，妻子曾给他“约法三章”，每月给他2元钱，后来增加到10元、20元，而干祖望一分钱也没有花在其他方面，全都花在买书上了。

干祖望有一个习惯，说来令人难以置信——每当伤风感冒、身体不适时，他就上街走走，逛逛书店，出一身汗，病就好了。有一次重感冒，他照常上街，在发热较高、头晕眼花、差点迷失方向的情况下，仍然找到书店，买了50元钱的书回来！说他“嗜书如命”，真是一点儿也不为过。

从干祖望的医学成功之路来看，勤于读书、善于读书是他成为博学大家的重要前提。他说，医师向有“家传医”和“儒医”之分，现代医生多出自科班，应是“儒医”，其知识来源、知识更新均依赖于勤读书、善读书。因此他长期在书房“茧斋”，藏书理书，读书写书，乐在其中。

医案风采　杏林绝唱

干祖望所写医案具有当代中医特色，为同行称道为奇葩。学生多年跟随在侧临诊抄方，有三点体会颇深。一是他经常喜欢在病历上画示意图，觉得这样可让患者了解病情，也便于同行一目了然。二是他坚持自己撰写医案。因为医案是中医临床重要的组成部分，干祖望认为公开思路唯有医案可以表达，因此循规书写脉案从未中断，集医、哲、理于一体，寓诗、联、骈于一章，所写医案先后贯通，一病一案，案案无雷同，诙谐幽默，妙趣横生。三是他的处方字迹清楚，药味少，量轻，价廉，讲究通灵而不呆板。

1984年，干祖望在《千古文章谈医案》中谈到，要写好医案，首先要熟读《内经》《伤寒》《金匮》以及各家著作。这样在理论上就可取之不竭，用之不尽了。更要多读多阅经史通鉴，诸子百家及历代有名的稗官著作。这样不论在布局、构思、措辞、用字上能丰富多彩、生动活泼，而且也能随心所欲，得来毫不费功夫。最后，必须郑重一提的，我们要求每一个人都要写这样的“医案”，是不切实际的，因为它不是一朝一夕的力求可致。当然，深入研究，锲而不舍，也并非挟泰山以超北海。

“医案”又称“脉案”，是医家在临证中用来记录病史、分析病情、辨证治疗及阐述医嘱的一种特有的医事文体，历来为广大医家所重视。干祖望自幼熟读岐黄，精通文史，临床经验丰富，疗效显著，更难能可贵的是他在临证中一病一案，案案无雷同，数十年如一日，恃其华丽的辞藻、畅达的笔调、广阔的思路、巧妙的构思、精辟的论述，使医案百读不厌，表现出其特有的风格。有人评论他的医案“读来不仅是精辟严谨的医学论文，还是情趣横生的艺术佳作”。略举几例。

一、倚马可待　骈文成书　六朝旧事谱新篇

慢喉瘖：章某，男，52岁，1984年3月6日初诊。

嘶哑已越五月，除喉头干涩、紧迫感外，余无特殊症状，痰不多。

检查：咽(－)，声带暗红晦滞，两室带严重增生，除声带后1/3处可见到外，全部覆盖于声带之上，也充血，显晦暗型。舌薄苔映黄，脉实有力。

医案：声带一片晦红，大有水天一色之慨，室带两厢峙肿，亦兴冥顽不灵之叹，常规取药，徒有蒸梨之效，从僻裁方，或邀徙柳之功，欲破困境，唯此一筹。

按语：全案上下呼应，一气呵成，所用文体是六朝的四六骈文，抑扬顿挫，饶有韵味，前后连贯，对仗齐整。通过检查可见声带暗红晦滞，两室带严重增生。案中形容声带的“一片晦红”和比喻室带的“两厢峙肿”十分形象。“蒸梨”意为将鲜梨蒸熟后再食用，比喻索然无味，此处借喻治病乏效，“徙柳”指医术高超，相传名医治“人面疮”（生于膝盖的疮痈，因化脓而状似人脸），用水洗疮，然后泼到柳树上，后来人痊愈而柳树长疮，称“徙柳”，常与“针茅”同用。

二、文思泉涌　对联迭出　江郎彩笔郭璞美

梅核气：陈某，女，47岁，1991年11月27日

二诊。

喉头堵塞明显缓解。残留不多。咽干未润，求饮时喜温。低热已退，腰酸依然，脑闷稍稍舒服些，失眠俱在凌晨。消化不良，食后脘胃作胀，甚至泛酸不能进冷。

检查：咽（-）。舌薄苔，脉细。

医案："锁启重楼，越鞠丸已平澜浪；钥开辽廓，流气饮再扫余波。"

按语：梅核气患者多为癔症郁证，肝气不舒和痰凝气滞为主要矛盾。此处以对联写病案，激起了患者的治疗兴趣。《黄庭经》曰"重楼"即咽喉，《淮南子》曰"辽廓"即胸腔。前番锁启重楼，形容梅核气之咽喉鲠介不舒，此次钥开辽廓，比喻治疗已有成效。越鞠丸和流气饮都是方剂名，对仗极为工整，而又十分贴切，丽质天成，不伤斧凿之痕迹。

三、信手拈来 用典中綮 厚积薄发舞翩跹

慢喉痹：孙某，男，60岁。1987年8月4日初诊。

咽喉干燥无液，狂饮以求润者，为时已多年。有黏痰胶结于喉壁，难以外豁，故而频频清嗓不已。

检查：咽后壁淋巴滤泡增生。黏膜干燥如纸，有浓痰附着难脱。

医案："旱魃难驱，咽焉得润；玄武不至，哪能不干。当益水生津。"

按语：《诗经·大雅·云汉》曰"旱魃为虐，如炎如焚"。旱魃是南方火怪，《神异经》曰："南方有人，长二三尺，袒身，而目在顶上，走行如风，名曰魃，所见之国大旱，赤地千里，一名旱母。"比喻咽喉干燥，是有火热作祟。玄武又称真武，为一种龟蛇结合体，是北方水神，与东青龙、西白虎、南朱雀合称四神。此处巧妙用典，引来玄武来制服旱魃，其实制订了养阴祛火、泻南补北的治法。

四、彼物此物 相比相喻 骊颔蚌胎蛇来衔

鼻窒：张某，女，46岁。1992年8月25日初诊。

潴涕逆吸，偏于左侧，从鼻腔上至百会、风府，旁及左侧头面、颈颌不舒，肌肤麻木，左眶胀痛，为时两年多，日趋严重，幸进步较缓。阵发性咳嗽，痰不多。左鼻腔长期堵塞。多言之后，可以发音失泽。左耳听力下降，似亦与此并作。以上情况在情绪失畅时更形严重。口腔有溃疡，也有两年。

检查：咽后壁黏膜有些轻度萎缩，鼻咽腔未见明显异常。鼻甲肥大，收缩良好，右鼻后腔萎缩。舌根左侧见有浅在性溃疡1个。舌薄腻苔，脉细。

医案："应未雨绸缪，冬病秋治；毋临渴掘井，卯患寅防。所谓满座皆君子，小人无容身之地，扶正为要。"

按语：未雨绸缪意为在下雨之前修缮门窗，比喻事前做好准备，本案形容"未病先防"。临渴掘井意为口渴了才去挖井取水，比喻事前缺乏准备，本案形容"临病才治"。冬秋、卯寅分别以四季和地支为喻。"满座皆君子，小人无容身之地"出自张元素《儒门事亲》，比喻人体正气充沛，病邪就无法侵袭，和《内经》的"正气存内，邪不可干"意思接近。此处干祖望以多物入喻，而不烦冗杂乱，颇有趣味。

五、新病旧治 遐思迩想 庄周晓梦迷蝴蝶

耳闭：张某，男，52岁。1992年5月21日初诊。

前天在飞机上陡然两耳憋气，同时听力失聪。昨天加重，堵塞也更厉害，贴在耳朵上的手表声也听不到。自己讲话时脑中有共鸣。

检查：两鼓膜内陷。音测：韦伯试验居中，林纳试验骨导大于气导，施瓦巴赫试验正常。舌薄苔，脉平有浮意。

医案：九霄奋迅，肾窍乏适应之能；万里扶摇，听宫失聪聆之职。考六腑以通为补，七窍持空以求。取通气开窍一法，方从流气饮一型中化裁。

按语：本案是一例航空性中耳炎医案，该病多由气压骤然变化而致，对于中医来讲是个新病种。干祖望纯粹老中医，面对天外来客般的时新病种，

竟能雅兴大发，思绪不绝，开篇就来一副妙联，阐述病因，接着考虑人体脏腑，并拟定治法，使得看病变得极富艺术性。九霄奋迅、万里扶摇均指病因由乘坐飞机而来，肾窍、听宫均指耳。此处联想得自庄子《逍遥游》，纵横捭阖，气象万千。

六、三坟四经　烂熟于心　古今一般皆经典

慢喉瘖：李某，男，25 岁。1991 年 7 月 12 日初诊。

嘶哑二十年，时轻时重，这番严重发作月余，嘎哑日甚。有时痰中仍夹有血丝，咽喉有异物感，渴喜热饮。昔有咳嗽，今已止。

检查：声带肥厚呈柱状，游离缘不齐，闭合差。两室带增生超越，覆盖于声带上 1/3，未见出血点，唯一片严重晦暗型充血。舌薄苔，脉平。

医案："音调属足厥阴，凭高低以衡肝之刚怯；音量属手太阴，别大小以权肺之强弱；音色属足少阴，察润枯以测肾之盛衰；音域属足太阴，析宽窄以蠡脾之盈亏。肝刚、肺强、肾盛、脾盈，则丹田之气沛然而金鸣高亢矣。"

按语：音调之高低衡于肝，音量之大小权于肺，音色之润枯测于肾，音域之宽窄蠡于脾，金鸣高亢的保证是肝刚、肺强、肾盛、脾盈。这个理论闻所未闻，而读来丝丝入扣，这是干祖望仿《黄帝内经》而作的耳鼻喉科音量篇，遣词用句和行文风格颇有古风，体现了其深厚的底蕴。

干祖望医案浩如汪洋，字字珠玑，堪称经典者不胜枚举，令人拍案叫绝，叹为观止。

歌以咏志　诗以传情

干祖望工作繁忙，不通应酬，不会打牌娱乐，消遣的方式基本是看书，但他却是著名京剧票友。干祖望早年曾学过唱戏，吊过嗓子，宗的是前四大须生之一高庆奎的高派，高派唱腔嗓音高亢，一气呵成，善传悲怆激昂之情，并不同于谭派风格的"疙瘩腔"。在行腔方面，不恃嗓音条件好，直腔直调地喊唱，而是运用婉转多变、抑扬顿挫的演唱技法，强调力度和节奏的变化，更以拖长腔的特色，抓住观众。念白铿锵遒劲、顿挫有致。正是由于干祖望的嗓音特点及幼年吊嗓的基本功，他在八十岁时还能连续讲课数小时仍神完气足，嗓音洪亮，甚至不需停下喝一口水，因此也有学生比喻，听干老师的课，好比听侯宝林的相声一样过瘾。

干祖望是名医、专家、教授，也是一位奇人、怪人、诗人。由于他的智慧和勤奋，青壮年时就有许多著述问世。他潜心读书，甚至夜读之时，"不知鼻衄何时滴，展卷医书染纸红"！党的十一届三中全会以后，他诗言心声"四化雄人志，三中暖我心"；精神焕发，"晨起攀梯六百级""赤子童心七十岁"。他创造了七旬老人连办五届全国专科进修班，一年超额完成 4 000 多小时工作量的奇迹。

大凡学者，都有些古怪脾气，干祖望亦不例外。"我本楚狂人，凤歌笑孔丘。"他十分喜欢李白的这一诗句。干祖望之怪，主要有三。其一，不讲情面。无论对官对民，无论当面背后，他都会直言自己的看法，不给面子，有时甚至很让人难堪。他为自己画像："项似钢条心似镜，口如鸦噪笔如刀。"其二，不畏人言。他重功名，轻利禄，活得潇洒，活得自信，"常感自卑成废物，不遭人妒是庸才！"其三，不向钱看。多年来，他回绝了许多赚钱的机会，一心只读圣贤书："人瘦因工作，家贫为买书。"有一年，学生送他"福、禄、寿"三星瓷像，途中禄星摔碎，回家后他作一对联"三星唯缺禄，一屋独多书"，悠然自得。

干祖望写诗的功底是少年时代练就的。童年在"南社四子"（邵力子、柳亚子、姚石子、姚蓬子）之一姚石子家塾读书。寒窗十二年，从《三字经》到"四书""五经"，专攻古典文学。怪不得日本《新医研究》记者采访他以后，刊登出他在书屋的大幅照片，并注上"大读书家、诗人"。杜甫诗曰："为人性僻耽佳句，语不惊人死不休。"干祖望认为，下笔就要有这种精益求精的风格。多年来，他就是这样写出许多诗文篇章。

干祖望的诗词，有五绝、七绝、五律、七律、十七字诗、五古等，可谓是琳琅满目，落落大方，而内容涉及自省、家庭、修身、工作、买书、送友、开会、悼念、勉励等多种心境及场合。干祖望的诗句，有的是"两句

三年得,一吟双泪流”,有的是信手拈来、倚马可待,有的用典深邃、三坟四经需穷源,有的贴近生活、口语俚语一并上。其擅长运用谐音、双关、对偶、比喻等文学手法,摛翰振藻,笔下生花。

南京中医学院樊天徒是著名方剂学家,抱病退休回故乡扬州。干祖望效仿古人灞桥柳岸,写下《送老友樊天徒抱病回扬》:“燕赵悲歌士,维扬杰出医,沉疴离白下,忆旧创心脾。”

1982 年干祖望与耿鉴庭教授通信,想召开“吐丝会”来叙叙,他触景生情,写到《吐丝》:“春蚕到死丝方尽,正是迂腐梦寐求,登簇不能罄一吐,肝肠欲裂哭东流。”二老均愿“春蚕到死丝方尽,蜡炬成灰泪始干”。

1993 年,81 岁的干祖望精神矍铄,身材干瘦,工作热情,家无余财。写下《无题》:“人以工作瘦,家为买书贫,也羡钱与胖,无门去问津。”道出了干祖望内心乐于清贫的高尚节操。

干祖望与老伴结婚五十年,子女撺掇二人去拍金婚照片,因其平时忙于工作及创作,家中事务多有亏欠,忆苦思甜,写下:“离合悲欢五十年,咸酸苦辣尽尝遍。如无‘文革’牛衣泣,那感今朝万事甜。”

干祖望曾写一首四言数字小诗勉励、概括并要求自己:“一身正气,两袖清风,三勿买账,四化争功,五官开路,六面圆融,七十转运,八旬亨通,九秩不老,十足愚公,百岁退休,千古强翁。”他的确做到了千古强翁。

干祖望才思敏捷,能在电光火石间写出对仗工整的上下联,如一联《赠学生严道南,言上课法》:“讲座初开,须腾蛟起凤;教材将掩,要画龙点睛。”生动形象地比喻讲课的初期,要凤头为先,吸引学生,最后要画龙点睛,善于归纳概括。吴门三代世医名家曹鸣皋教授逝世,干祖望作为同道、同事,悲痛不已,挥泪写下挽联:“虽谓全受全归,群众仍舍你不得;痴望对门对户,兄弟真使我何堪!”而他 1986 年的元旦对联,更是悬挂于书房,成为干祖望一生的写照:“读书教书藏书著书,一世靠书饱腹;言洁行洁手洁心洁,终生以洁持身。”

医者仁心　德艺双馨

干祖望尊重同行,从不诽谤贬低同道,更不会随意评论其他医生处方。门诊时常说:“对来自下级医院的医生处方,由于他们种种客观原因,可能会出现不尽人意之处,切不可当着患者面议论,这样会对基层医生、患者双方都不利。”他还说:“运气好的医生看后面,我就是后者,因前面的医生诊治中为我们提供了参考、铺了路,再加上患者病情发展,各种症候凸显,此时我接诊便显了效,病人自然就将功劳记在我头上了。”

“把精力花在病人身上”,是干祖望总挂在嘴边的话。他曾在文章中引用导演谢晋的名言:“电影应拍给群众看,而不是拍给权威、领导看。”我们做医生的,就应少做表面文章的事,多钻研医术,以终身为患者解除疾痛为是。他痛恨唯利是图的医生。在一次门诊中,一位来自贫困农村的中年男性病人,只是常见的慢性扁桃体炎,却在当地医院经过几次非正规治疗,花费数千元后,病情日趋加重,张口检查所见真可谓“一片狼藉”,患者口述中那种委屈、痛苦,实在令人不忍直视这位质朴的庄稼汉。此刻只见干祖望拟方完毕,大声对患者说:“去,你赶快回去！将你所交的钱讨回来！就说我干祖望讲的,如要告他们,我帮你!”那场景很难忘记,因干祖望在门诊中罕见发大脾气。诚如对河北省魏县李爱军医师赠言:“对病家,树德先树爱;律自己,治学如治军。”

“骄能丧志,娇可戕身”是曾祖父弥留之际遗嘱给干祖望的八字箴言,作为家训,干祖望也无数遍告诫学生,特别是从医者,绝对不可有“骄娇”二气！骄为不读书、不学习,临床敷衍了事,得过且过,待病人待同事盛气凌人,将人民培养出来的一技之长视为谋私利的资本。娇则像种在花房里的花草,经不起风雨,小病大养,怕苦怕累,怕病人脏。他说:“不骄,不娇,这些我都基本做到了,希望你们也要做到。”

有一年春节,亲戚设宴,已走出大院门的干祖望突然想起数天前与一位患者约好了复诊时间,不顾亲戚劝阻,独自返家。待家人吃完饭回去,得知病人失约,干祖望还饿着肚等待时,大家不免怨声四起,可干祖望却借此给众人上了一堂“诚信”课。干祖望的时间观念极强,风雨无阻,从不失约、迟到;不因自己是名医，就摆架子，有傲骨而无傲气。

干祖望是全国知名的耳鼻喉科专家，可是从来平易近人，风趣诙谐。在学术会议合影时，自己常常不顾身份，带头蹲在前排。他上下班总是徒步而行，风尘仆仆。外出讲学，从不收费，也不计较主办方招待的档次高低，甚至自己要求对方降低接待标准。有一次作为特聘专家外出授课，主办方尊重干祖望是全国名老专家，给他安排了星级酒店的住宿待遇。干祖望入住后，虽然体谅主办方苦心，但是仍坚持退房，声称自己是吃苦过来的人，不用如此奢侈，最后硬是重找了一间便宜的小旅馆。干祖望的零花钱平时都用在买书上，所以基本没有什么其他的消费爱好。有一次，学生在南京夫子庙远远地看到他，他难得抽了半天的闲时，在夫子庙溜达，领略风土人情，听听街头戏曲，所供消遣的食物也不过是一把小红萝卜头。干祖望崇尚勤俭节约，有时见到有个别医生抄方时随便撕下医院化验单当草稿纸用，会严厉批评。他认为节约是一种美德，平时注意收集废弃的挂号条、尚未写完的病例纸等碎纸头，一旦需要对病人嘱咐饮食禁忌、保健事项等知识，就用这些碎纸头工工整整地书写，物尽其用。

为了体恤病人看病辛苦，特别是对社会底层民众，多年来他一直不肯因为自己的名望而提高挂号费。有些患者由于困扰多年的疑难病被干祖望治愈，为了表达心意，偷偷备上一些礼物以感谢愈病之劳，干祖望都一一婉言谢绝。有一年是农历虎年，某患者为答谢，特意送上“虎年四方联”邮票，坚决要求干祖望收下。干祖望无奈收下，但是坚持照价掏出3角2分钱。干祖望所开药方也是经济便宜，保持十味药左右，且剂量颇轻。兹举一例。邓某，女，4岁。1985年7月5日初诊。起病三天，声音嘶哑，伴以寒热、多痰、烦躁，不进食，不大便，小便少而赤。检查：直接喉头镜下，声门充血，水肿。体温37.8℃，舌质淡，苔腻，脉未诊。医案：时邪束伏于太阴经，纵然发现三天，似乎已逾多天，宜以轻清宣肺为宜。蝉蜕3 g、射干3 g、甘草3 g、薄荷6 g、桂枝3 g，5剂煎服。一剂药总重18 g，5剂药也是价格低廉。干祖望反对开大处方，一来不利于治病疗效，二来不利于医师水平的提高，三来造成了社会资源的浪费。正因为如此，干祖望不但赢得了同道的赞许，也得到患者的爱戴。

八字养生　重在任真

干祖望八十多岁时，仍充满青春的活力。他很自信，说自己还不老，“躺着像七十，坐着像六十，站起来像五十，走起来像四十，一问年纪才知道是八十”。的确，干祖望的身体总是比别人想象的要好。他八十多岁能大气不喘地走到16层楼去查房，能连续站立3小时做学术报告；九十多岁能为患者诊病疗伤，能步行数里；百岁时还能看书读报、撰写文章。他的养生八字诀是“童心、蚁食、龟欲、猴行”。

首先是“童心”，即赤子之心，有五个方面的含义。

其一，纯洁无邪。无邪则心田宽敞开朗，没有烦恼。所谓“心宽出少年”。再则无邪之心，没有损人、欺人、捉弄人、打击别人的邪念。“敬人者人恒敬之”，旁人对待他，当然也是友好的、善良的、热忱的、尊敬的。一个人身边有诸多人情温暖，心情自然舒畅、轻松而愉快。干祖望认为，这种养心得来的“效益”，比每天进多少卡的热能及打拳、跑步要高出几倍、几十倍。

其二，简单。头脑简单，不穷思瞎想、绞尽脑汁，而将精力用在事业上。要做到这点可是不易，俗谓“要聪明难，要糊涂更难”。但难不等于做不到，只要有真正的童心就不难了。

其三，乐观。有童心者都是无忧无虑的，很少为七情所伤。长期生活在“太上忘情”的境界中，则可以“形全精复，与天为一”而长生了。

其四，对七情刺激不敏感，即使有所反应也很快就消失。人生无苦乐，适意即为美。所谓不伤乎七情者，终朝适意为乐。

其五，从来不考虑老与死。俗谚曰：“想到老，一切了；想到死，穷到底。”因为想到老与死，心中必有“为日无多”之感，哪能再有雄心壮志？不考虑老与死，才能有“少年负壮气，奋烈自有时”的朝气蓬勃和精神奋发。

其次是“蚁食”。饮食习性如蚂蚁，包括两大特点。

其一，不挑食。像蚂蚁一样什么都吃，白蚁还能吃金子呢！只要是无害于身心的食物，并不需要求精、求细、求美味。当然，卫生要讲，但也不必过于苛求认真。冷热之间更不能严格要求。

干祖望认为，人本来就有耐热耐冷的机能，如鼻子对冷热的空气都能适应。有的人吃冷、吃热食物都无所谓，而有的人吃冷的马上胃不得安宁，这都是娇生惯养造成的。

其二，像蚂蚁一样吃得少。狼吞虎咽、恣食饱餮为患，早已众所周知。梁章巨《退庵随笔·摄生》曰："所食愈少，心愈开，年愈益。所食愈多，心愈塞，年愈损。"这是食多与食少利弊的好总结。

再次是"龟欲"。龟"兆呈三策外，队列四灵中"，古人将其视为祥瑞的象征。它除了能在任何恶劣环境中长寿之外，更令人尊敬的还有"与世无争""一无奢望"二者。

一者，不意气用事，遇事以退为务，以柔克刚。孔子强调"戒之在斗"，是有深远意义的。"龟藏六"的典故，相当于我国的"龟缩"，对涵养性情的确有很好的启发。但必须指出，我们所讲的"龟缩"，是指不求名利、富贵而言。凡涉及大是大非时，则应挺身而出，否则便是"苟活"。

二者，龟无欲望，一贯不争不闹。大至狮虎、小至蝼蚁都有角斗，而自古以来从未有人见到乌龟打架。因为龟无奢求，无占有欲，当然打不起来。它有食则食，无食挨饿，好在不会饿死。龟的能量消耗极小，甚至可以不消耗。因为低耗，所以间接地养成了它不争不夺的性格。"俭以养廉"的说法，应该由此得出旁证。且看一个俭朴节约的人，是绝不会贪污腐化的。

"欲壑难填"最是人生大贼。儒家的"知足常乐"、道家的"欲界六天"、佛门的"欲尘"学说，都极言"贪"与"欲"对人的危害。"贪"与"欲"的基础是"想"，如什么都不"想"，也就不会有"贪""欲"之念的产生。"不如意事常八九，能得成全无二三。"希望越多，则失望也更多。失望之下，大则杀人越货，小则怨天尤人。前者自招祸灾，丧身辱志；后者怨忿自断，伐贼天年！而像龟一样的"寡欲"，则心境舒畅怡然。

龟欲的内涵是戒"争"与戒"贪"。但另一方面，立功、立德、立言要争，读书、学习、工作要贪。切不可把养生之道的戒争、戒贪移植到读书、学习、工作上去，故"人贵知足，唯学不然"。

最后是"猴行"。猴子是具有朝气与活力的动物，在思想方面反应敏捷，行动方面活泼轻快，终日无片刻之息。做到这一点，一言以蔽之，即"勤劳不懒"。

其一，多动。多动不一定就要跑步、打拳等。在日常生活中，尽量不图舒服，少坐车子、电梯，以自己行走为主，还要自己动手做力所能及的事，即可达到锻炼的目的。"流水不腐，户枢不蠹，动也"一语的确是至理名言。

其二，戒惰。多动与戒惰好像是一回事，但多动是偏重于机体（身），而戒惰则偏重于思想（心）。干祖望的戒惰体现在平常少坐多立，乐于坐硬板凳，正襟危坐，一直保持英姿勃发、精神饱满。正可谓且看穷山恶水处，独多健康高寿者。

另外，用脑宜动不宜懒。尤其读书、学习、工作中多用脑，就不会有精力去动多余的、不正当的邪念了。

干祖望的养生八字诀，来源于《庄子·在宥》的"必静必清，无劳汝形，无耗汝精，乃可以长生"。干祖望说，这八字又可以归结到两个字"任真"。

晋代陶潜在《连雨独饮》中吟道："天岂去此哉！任真无所先。"逯钦立校注引《庄子·齐物论》郭象注曰："任自然而忘是非者，其体中独任天真而已。"干祖望认为，"任真"的意思是养生须养身，养身先养心。"真"指天真，是心无杂念的天然、坦然状态。"任"是自由、正道的发展，即不加阻碍、不加破坏。"任真"才有可能达到《素问·上古天真论》描述的境界："恬淡虚无，真气从之，精神内守，病安从来！"

干祖望主张，必须澄清养生四误区。

误区一，重视"不足"，不见"有余"。不足或有余都是失去平衡，在物则倾，在人则病。截长补短，使之平衡，也就是补其不足、去其有余。但是人们在养生方面，总认为"不足"是首位，因此常

“补其有余”，而导致火上加油的恶果。

误区二，盲补。大多数的人把“滋补”与“养生”作为同义词，这是十分危险的。其实，正确的“补”法是：“缺”要填补，“残”要修补，“短”要补充，“漏”要贴补，“损”要弥补。如果不缺、不残、不短、不漏、不损，何补之谓？所以小虚大补、不虚进补的盲补者等于慢性自杀。

误区三，强调休息。有人认为“休息有益，操劳有害”，所以常将安逸与养生等同起来。其实，只有过度的或不恰当的劳或逸才是有害的。因此，身勤则强，安逸则病。

误区四，尽兴。正当的、适当的兴致对人的心身都有好处。过分的“尽”，则物极必反。《孔子家语・义解》的“水所以载舟，亦所以覆舟”就道破了这个奥秘。所以，少情欲、节声色、薄滋味的关键所在就是“少、节、薄”三字，也正是勿尽其兴而走到极端。

干祖望在生活中就是这样做的。有一次，学生在杭州灵隐寺购得彩瓷的“福、禄、寿”三星赠送于他，不料途中“禄星”摔碎。他不但没有为三星不全而烦恼，反而回家后在两星旁贴上一副对联：“三星唯缺禄，一屋独多书。”他认为，书多，儿女好，身体健康，无钱也罢。

干祖望晚年时，不断有人来问他长寿秘诀，回答推崇最多的是《论语》中“仁者寿”，即以仁术以活人，以仁心以爱人，养生先养心，做人要仁厚。他主张“吃饭靠手，做事凭心”。他常说，算计别人、心胸狭窄，而忧郁不畅，有损身心，而多帮助别人，于人于己皆心情舒畅愉悦，气血调和，日久则健康长寿。孟子云“守身，守之本也”，意思就是保持自己的节操，像白玉一样洁白无瑕。

2001 年，89 岁干祖望所著的《童心・龟欲・蚁食・猴行》八字养生一书面世，童心与龟欲是养心，蚁食与猴行是养身，心身两养才是完整的一套养生方法。而且更以养心为重，因为思想是指导一切行动的。

干祖望在工作中是一位严谨的学者、挑剔的老师、认真的医生，闲暇时他爱逛书店、坐茶楼、品小吃，摇头晃脑哼着、欣赏着京剧……干祖望没有刻意的养生方式和锻炼规划，更多的是走走路，他常常舍近取远，绕道多走几站路去邮局寄信，一直坚持到近百岁。他对走路的总结是“练练腿力，沿途赏赏美景，听听趣闻，惬意！”

干祖望也赶新潮，90 岁时跟女儿学电脑、玩手机，92 岁时，干祖望见孙子拍结婚照，童心又起，硬拽着老伴“我们也来一张”，结果乐坏了摄影师，留下了令年轻人也羡慕不已的婚纱样片。干祖望经常劝导老伴，忘却生活中不悦之事，顺其自然，精神乐观，诚信待人，清净寡欲，无争不贪。一生光明磊落、从不随声附和是干祖望的做人原则，他经常告诫人们“养生不等于养生保健”。他曾书“补药歌”云：“吃饭细嚼，穿衣少着，睡眠有效，烟酒谢却，心弗焦灼，跑走跳跃，都是补药。”劝解醉心于乱服补药之男女，莫被进补之弊而误。因为每种补药都有适应证，犹如一件衣服不可能四季都适宜。

百岁大师　音容永存

2011 年，江苏省中医院为干祖望举办了百岁寿诞，国家中医药管理局和江苏省领导、全国中医耳鼻喉科界代表人物、干祖望的学生及再传弟子参加盛会，济济一堂。干祖望在宴会上作答谢辞：“希望大家和我一样，做个百岁老人！”此景此情难以忘怀。2014 年，鉴于干祖望在中医学领域做出的巨大贡献，国家人力资源和社会保障部、国家卫生和计划生育委员会、国家中医药管理局联合授予干祖望“国医大师”荣誉称号。

2015 年 7 月 2 日，干祖望不幸因病去世。国医大师邓铁涛前辈按照干祖望诗而题挽联：“干老驾鹤上太空，杏林处处发新芽。”

悼念干祖望的人们在他遗像两旁挂了一副挽联：“国医建耳鼻咽喉科，治身治病治学业；大师传理法方药书，立德立言立功名！”

“新竹高于旧竹枝，全凭老干为扶持；来年更有新生者，十丈龙孙绕凤池。”干祖望医生，终身为中医事业呕心沥血，他精湛的医术、渊博的学识、谦逊的态度、高尚的品德，音容笑貌在人们心中永存。

第二篇

干祖望学术思想概要

2

在多年不断探索的过程中，干祖望形成了一种以“闯”字为核心的学术思想。他认为，一个有作为的中医师，必须能“发皇古义，独辟新径”。干祖望经过多年刻苦钻研，建立了整套“干氏中医耳鼻喉科理论体系”。现将干祖望学术思想简介如下。

读书之道，博学深思

一、读书首重“博”字

干祖望自幼就读于“南社”诗人姚石子家塾。受老师熏陶，在古典文学方面打下了良好的基础，垂髫之年，即能诗善文，以后更是常以诵诗作赋、舞墨飞笔为快事。这些爱好除了陶冶情操、调节精神以外，对他在医学上的研究也有很大帮助。

干祖望常说，为医不读书，临证难免陷入捉襟见肘的窘境，博学才能多识。读中医书，不可局限于医书，有许多医学知识散在于文学、历史、地理等各种书籍中，因为古代文人中大有许多通晓医道者在。所以读书犹采蜜，能穿梭于百花丛中者则收获愈丰。有些书籍，虽名不见经传，亦有采撷价值。像儒、释、道三教杂著，浏览一番，不无益处。自古以来，中医不断吸收了多种学科的营养。例如，淋巴结肿大之“臖”字，出于《玉篇》；喉疾声嘶而声带休息之护理，最早见于《汉书·昌邑贺王传》；“五轮”一词，从《楞严尊经》（佛教书）引进；“水失金生”一语，为《医道还原》（道教书）阐明。《进学解》说“玉扎丹砂，赤箭青芝，牛溲马勃，败鼓之皮，俱收并蓄，待用无遗，医师之良也”，这是很有道理的。所以《儒门事亲》邵辅中亦说：“医家奥旨，非儒（即读书人）不能明。”

二、读书难在“选”字

藏书万卷，是为阅读，然而医书之多，足汗牛充栋，人生之短，似白驹过隙，即使是昼夜伏案，也不能尽览。清代张文襄说：“读书宜有门径，泛滥无归，终无所得；得门而入，事半功倍。”这方面，干祖望亦有一套经验，他认为若论储存信息，人脑不如书柜，更不如计算机，而选择阅读、消化吸收则是人脑的长处。人读书的目的应该是消化吸收，要达到这个目的，必须在阅读时有所选择，没有选择，那就失去了人脑的一个重要功能了。

学识的广博和专一是相辅相成的。干祖望是中医学者，他博览群书，目的是发掘和整理医学的珍宝，提高医学水平。他平时注意在大量的百科书籍、报纸及广播、电视等媒介中采集各种信息，遇到有价值的内容，他就取一纸片，记录下来，夹到某一类书中。例如他翻阅佛教书，发现古天竺吠陀“净身”学说与金元名医张从正“汗吐下”学说有密切联系，就继续选择了一些书籍做深入研究，论证了这一古代的“中西医结合”理论。又如，他在《山海经》中找出了许多有关五官科药物的记载，在《苏沈良方》中发现了治疗鼻衄的方法，在《梦溪笔谈》中找到了古代“人工喉”的记载等。至于取用百家之说对某一学术问题博引旁征，更是屡见不鲜。

三、读书贵在“思”字

干祖望认为，学习中医理论，要粗浅读通并不难，但是要精通某些深奥的精微理论，则需要认真思考，思考才能真正理解。不加思考、食而不化的读书方法，古人称“死读书、读死书、读书死”，诚不虚语。而“头悬梁，锥刺股”，苦读精神可敬可佩，倘不能消化吸收，纵有满腹经纶，却是泥古不化、教条主义，则于医学事业何益哉？

他认为，学习中医有一个“懂→通→精→化→神”的过程。普通的中医工作者对中医理论应该做到“懂”“通”，争取达到“精”。高层次的人员应该在此基础上提高一步，达到“化”和“神”的境界。所谓“化”，即生、造化。艺术达到精妙之境为“化境”。神，《辞源》说“神者，变化之极，妙万物而为言，不可形诘者也；神通广大，变化多般”。要达到这样的境界，除了要具备聪明的智慧以外，知识积累和勤奋思考是必不可少的。

读书要有追根寻底的精神。善于观察事物，去粗取精，去伪存真，是科学地分析事物的方法。

干祖望读书，不主张钻牛角尖，但对有些东西也常常花很多工夫追究其所以然。例如，金代刘河间在《素问病机气宜保命集》中提到“耳聋治肺”，这是一种十分独特的观点。按照常理，肾开窍于耳，耳聋应责之于肾，所以刘河间理论不为一般人所理解。干祖望研究发现，刘河间理论是从《难经·四十难》中“肺主声”的观点引申而来的。到清代，又有王孟英在《温热经纬》中提出：“肺经之结穴在耳中，名曰茏葱，专主乎听。”结合临床实践，类似咽鼓管急性阻塞或卡他性中耳炎所致的耳聋，往往伴有鼻塞、流涕、咳嗽等肺经症状，可以用三拗汤之类方药，治以疏风宣肺通窍，取得良好效果。

发皇古义，创立新论

一、崇尚《内经》，提倡创新

干祖望认为，《内经》是中医理论的基础，其中的理论经过几千年历代医家实践检验，证明其核心是正确的，现在中医临床应该在这些正确理论指导下进行，才能获得成功。但是，我们不能局限于古人的水平，而应该在善于撷古的基础上勇于创新。

1. 重视整体观念　干祖望十分重视《内经》的整体观念，包括其中关于“天人相应”的理论。《灵枢·邪客》指出：“天圆地方，人头圆足方以应之。天有日月，人有两目。地有九州，人有九窍。天有风雨，人有喜怒。天有雷电，人有音声。天有四时，人有四肢。天有五音，人有五脏。天有六律，人有六腑。天有十日，人有十指……天有昼夜，人有卧起。”《素问·阴阳应象大论》说：“天有四时五行，以生长收藏，以生寒暑湿燥风。人有五脏化五气，以生喜怒悲忧恐。故喜怒伤气，寒暑伤形。”这些理论以取类比象的方法论述自然界与人的关系，不能说十全十美，但揭示了人的生老病死与自然界有密切关系这一道理，对临床很有指导意义。

人之五官在解剖上与外界相通，更易受外界气候的影响。例如：冬天气寒风冷，鼻炎、鼻窦炎患者中属肾阳不足者病情多加重，这时用药可多加附子、肉桂、干姜、细辛之类；夏天暑迫湿蒸，脾虚气弱者往往见舌苔厚腻，耳窍、鼻腔分泌物秽浊，这时用药宜选藿香、佩兰、荷叶之类；春暖花开，是过敏性鼻炎好发季节；金秋燥令，为萎缩性鼻炎、咽喉炎活动时期，临床均应注意。这些都说明，掌握“天人相应”的知识是十分重要的。

2. 善于发挥经义　孟子曾谓“尽信书不如无书”，此语有读书必须独立思考之意，也包含读书应有所发挥之意。干祖望熟谙《内经》，更善于发挥经义。

《素问·宣明五气》说：“五气所病……肾为欠为嚏。”干祖望据此而悟出了温阳补肾治疗过敏性鼻炎的方法。他认为肾阳乃卫阳之根，肾阳不足，则脾肺失其温煦，卫气生化之源不足，宣发之职失司，以致清窍不温，阴霾笼罩，而喷嚏频频、清涕无制、鼻黏膜苍白等症俱见，用金匮肾气丸治之，俾肾阳充沛，脾肺得温，卫阳宣发而诸症得已。

又如《素问·阴阳类论》指出：“喉咽干燥，病在土脾。”干祖望将此理论加以发挥，提出了用补中益气汤、参苓白术散等益气升阳、健脾利湿的方药，治疗某些慢性咽炎、慢性喉炎，收到很好效果。

干祖望还曾编撰“仿内经”，其中论述喉之生理说：“喉有五属：无形之气者，心为音声之主，肺为音声之门，脾为音声之本，肾为音声之根。有形之质者，声带属肝，得肺气之鼓舞而能震颤；室带属脾，得气血之濡养而能活跃；会厌、披裂属于阳明，环杓关节隶乎肝肾。”“音调属足厥阴，凭高低以衡肝气之刚怯；音量属手太阴，别大小以权肺之强弱；音色属足少阴，察润枯以测肾之盛衰；音域属足太阴，析宽窄以蠡脾之盈亏。肝刚、肺强、肾盛、脾盈，则丹田之气沛然而金鸣高亢矣。”证之于临床，这些观点很有指导意义。

二、标新立异，敢为人先

干祖望提倡学术争鸣。他对中医的理论有着深刻的理解，他笃信这些理论是科学的，他同样认为科学的理论是需要不断发展的，发展必须有学术的研讨。因此，他提出许多不寻常的理论和观点。

1. “中介证”学说　自南宋陈无择根据张仲景“千般疢难，不越三条”的观点，提出“三因”学说以来，外因、内因、不内外因的病因分类法为历代医家所沿用。干祖望认为，这种学说有许多不足之处，因而提出一种“中介证”学说，重新解释“三因”。

从病因分类来讲，中医五官科疾病的病因也大致在内因、外因和不内外因“三因”范畴。然而，事物总是在不断地运动和变化，疾病亦不例外。例如：寒邪袭表，可致表寒证；寒邪入里化热，可致里热证；寒邪直中脏腑，可致里寒证。这些病证的原始病因都是寒邪，但证候表现是不同的，因此治疗方法也必然不同。由此可见，“三因”学说只是对病因的静态分析，而对于从病因到病证和治疗的动态分析就难免暴露其不足了。又如：外感六淫，风邪可以产生风证，治以疏风；寒邪可以产生寒证，治以祛寒……内伤七情则不能根据病邪去治疗，也就是说没有治“喜”、治“悲”的方药，而必须根据七情所伤的脏腑去辨证治疗，例如喜伤心者须养心安神，怒伤肝者须平肝潜阳等。因此可以说，“三因”学说在从病因到病证、治疗的一统性上也是不够完美的。基于这些原因，干祖望提出了“中介证”学说。

所谓“中介”，是指从病因到证候表现之间的中间媒介。“中介证”主要根据病邪对于人体脏腑的影响程度进行分类。具体来说，是把外感六淫侵犯人体而直接致病者列为一级中介证；把内外七情致病的证候、六淫致病后转化而生的证候（例如风化燥、寒化热）以及继发致病因素（痰饮、瘀血）等致病者列为二级中介证；把病情重笃、患者处于弥留之际的证候（例如毒入心包、亡阴、亡阳等）列为三级中介证。

这种分类，强调动态分析和从病因病机到治法遣方用药的一统性。治疗时，对于一级中介证，治疗以祛邪为主；对于二级中介证，治疗以燮理脏腑功能为主；对于三级中介证，亟须抢救，做全身性治疗，防止“阴阳离决”。以鼻炎为例，鼻涕量多清稀，若为新病，系外感风寒所致，属一级中介证，治疗当疏风散寒，选麻黄、桂枝之类；若为久病，虽属寒证，但兼见阳虚不温之象，属二级中介证，治宜温肾散寒，用肾气丸之类。又如急性喉阻塞，见呼吸浅促，面唇青紫，额汗如珠，四肢厥冷，濒临窒息，此具备三级中介证指标，不管它是内因、外因，还是不内外因所致，宜以迅速解除呼吸困难为急务，宜采用全身治疗，选择多种急救手段，例如探吐、劫痰开窒、擎拿，乃至气管切开术等。

2.“五诊”学说　望、闻、问、切四诊，是中医诊治疾病的手段。中医耳鼻咽喉口腔科的特点之一，就是需要对耳鼻咽喉口腔做详细检查，采集局部临床表现的资料，然后以此为据，审证求因，做出有特异性的治疗。因此，专门的检查手段是不可缺少的，例如外耳道检查、听力检查、鼓膜检查、前庭功能检查以及鼻腔、咽部、喉部及口腔的各项专门检查，还包括一些实验室的理化检查等。干祖望把这些专门检查称之为“查诊”，与望、闻、问、切并列为“五诊”。

有人认为，观察鼓膜、声带都只是借助工具的望诊，不必另列“查诊”一项。干祖望认为这种说法看似有理，其实并不正确。现代器械设备的检查，有许多并非是医生“望”所能及、“闻”所能知。例如听力计检查、前庭功能检查等都超出了四诊范畴。因此，强调查诊对中医耳鼻咽喉科的目前临床和今后发展都是必要的。

查诊有利于辨病诊断，固无疑义，对辨证施治的价值如何？干祖望认为，很有价值。举喉炎为例，历代医家往往以“金实不鸣”“金破不鸣”来概括声音嘶哑的病机。今有查诊，喉镜犀烛，窥见诸如声带小结、声带息肉之类，很多不属肺实肺虚之证，却以消痰化瘀治法获效。还有一些鼻咽癌、喉癌等患者，若无查诊，也不能早期发现，而错失治疗良机。如此种种，不一而足。

当然，只凭查诊来辨证、辨病也是不正确的，应该强调“望、闻、问、切、查”五诊合参。

3.“十纲”学说　八纲是指阴阳、表里、寒热、虚实八类证候。八纲作为辨证纲领，是以表里分病变部位，以寒热别病理性质，以虚实说明病变过程中正邪双方力量对比情况，再把表、热、实归入阳证，里、虚、寒列为阴证。

干祖望从多年临床实践中体会到，八纲学说并不完美。首先，阴阳二纲既然是八纲中的总纲，则不应与其他六纲并列，否则形同虚设，也不符合逻辑。其次，在辨证时明确标本和体用十分重要，故提出“十纲辨证”的学说，即阴阳、表里、寒热、虚实、标本、体用。

标、本在中医学中含义很广泛，有代表主次、本末、轻重、缓急等多种意义。治病须分标本，这是早在《内经》中就明确了的。除了《素问·标本病传论》和《灵枢·病本篇》是专论标本的篇章外，还有许多论述散见于各篇。这些论述对临床辨证施治很有指导意义。例如《素问·标本病传论》说“大小不利治其标，大小利治其本”，体现了“急则治标，缓则治本”的思想，是在复杂证情中掌握主次先后的准则之一。

体、用是一对哲学范畴，指本体和作用。这里作为辨证纲领，是取其人体器官和功能的意思。本体器官是功能产生的基础，功能作用是生命器官的表现。二者既相互对立，又相互依存，即如《素问·六微旨大论》所说：“器者，生化之宇，器散则分之，生化息矣”。一般而言，器质病变和功能病变是不可绝然分开的。但是人体各部位的疾病，都有轻重的不同，因此就分别以“功能性疾病”和“器质性疾病”来表示人体器官病变的量变和质变的不同。器质性病变即“体病”证候，功能性病变即“用病”证候，这就是体用两纲的含义。在耳鼻咽喉口腔科，辨别体用具有重要的临床意义。例如，声音嘶哑，如果只是嗓音疲劳或是短期的声带充血和水肿，属于“用”的病证；癔性失音，也属于“用”的病证，在这些情况下，内服中药是较佳方案。如果检查发现有声带息肉之类有形的赘生物，则属于“体”的病证，一般用手术摘除效果优于服药；当然，查出属“体”的病证，不一定依赖手术，例如基底广泛的声带息肉、声带肥厚、室带肥厚、慢性肥厚性鼻炎、鼻息肉等，坚持中药治疗，也能奏效，只是疗程较长。

三、辨证心法，独具一格

1. 独创的“辨证公式”　干祖望认为，运用《内经》的理论，就是要善于用理论指导临床实践，正确地辨证施治。根据自己几十年的临床经验，总结出了一个“辨证施治公式”，以“逐项分析、综合取舍”的方法，求得辨证施治的正确结果。

其具体方法介绍如下。

（1）在脑子里拟出一份表格：

<table>
<tr><td colspan="4" rowspan="2"></td><td rowspan="2">临床表现</td><td colspan="3">辨</td><td rowspan="2">证</td></tr>
<tr><td>理论依据</td><td>印象</td><td>分析</td></tr>
<tr><td rowspan="14">诊察</td><td colspan="3">器官</td><td></td><td></td><td></td><td rowspan="14"></td><td rowspan="14"></td></tr>
<tr><td rowspan="6">问</td><td colspan="2" rowspan="4">全身</td><td></td><td></td><td></td></tr>
<tr><td></td><td></td><td></td></tr>
<tr><td></td><td></td><td></td></tr>
<tr><td></td><td></td><td></td></tr>
<tr><td colspan="2" rowspan="2">局部</td><td></td><td></td><td></td></tr>
<tr><td></td><td></td><td></td></tr>
<tr><td rowspan="6">望闻查</td><td colspan="2" rowspan="4">检查</td><td></td><td></td><td></td></tr>
<tr><td></td><td></td><td></td></tr>
<tr><td></td><td></td><td></td></tr>
<tr><td></td><td></td><td></td></tr>
<tr><td rowspan="2">舌</td><td>苔</td><td></td><td></td><td></td></tr>
<tr><td>质</td><td></td><td></td><td></td></tr>
<tr><td>切</td><td colspan="2">脉</td><td></td><td></td><td></td></tr>
</table>

（2）把望、闻、问、切、查诊所得结果一一填入“临床表现”的各栏中。

（3）考虑选择适当的中医理论，对这些临床表现作出解释，以求得其原因。这里，特别强调“选择”二字，因为同样一个临床表现可能有不同的原因。例如腹痛，《素问·举痛论》中谓“寒气客于小肠，故后泄腹痛矣”，《素问·六元正纪大论》则谓“火郁之发，民病腹中暴痛”。所以，必须联系其他临床表现，选择合适者。

（4）根据各项“理论依据”，对各个临床表现得出一个初步的“印象”。

（5）把各个单独的“印象”汇合，并且进行去粗取精、去伪存真、由表及里、由此及彼的辨证。

（6）最后，作出判断，是什么“证”。

例如，急性咽鼓管阻塞的辨证过程是这样的：

		临床表现	辨			证
			理论依据	印象	分析	
位置		上身	“伤于风者，上先受之”（《素问·太阳阳明》）	风邪	表证、实证，病在肺经：因属风热，以失于宣泄为主要原因	风邪外束，肺气失宣
器官		耳	“肺经之结穴，在耳中”（《温热经纬》）	病在肺		
问	全身	曾有感冒	“风邪伤卫”（《类证治裁·伤风》）	失于宣解		
		暴发型	“暴聋气蒙”（《素问·通评虚实论》）	气滞气闭		
	局部	鸣	“阳气万物，盛上而跃”（《素问·脉解》）	阳气旺		
			“痰火上升，郁于耳中而鸣”（《明医杂著》）	痰火		
		鸣声大	“凡暴鸣而声大者，属实”（《景岳全书》）	实证		
		耳中闷	“偏塞闭不通，内气暴薄也”（《素问·通评虚实论》）	气闭		
		耳中痛	“聤、脓、痛，皆风热凑也”（《医学入门》）	风热		
望闻查	检查	鼓膜内陷	阳气不升，乃陷	阳气不升		
		骨导>气导	浊蒙清窍	实证		
	舌	苔薄白	“微白，寒邪初入太阳”（《伤寒舌鉴》）	实证		
切	脉	浮	“浮脉，主伤风发热”（《察病指南》）	表证		

干祖望用这种方法进行教学，把复杂的辨证过程用直观的表格展示出来，收到了很好的效果。当然，运用熟练以后，并不需要刻意引经据典来解释各种症状，可以在头脑中迅速地做出分析和判断，得出正确的辨证结果来。

2. 黏膜病证“十辨”　干祖望说，全身皮肤由肺所主，因为“肺合皮毛”，黏膜则不全属于肺，而是根据所在器官的位置，分别属于不同的脏腑。黏膜病变的辨证有一定的特殊性，这些特殊性恰好就是耳鼻咽喉口腔科辨证的主要特点，因为耳鼻咽喉口腔疾病，首先就是发生在黏膜的病变。归纳起来有十个主要方面。

（1）辨色泽。正常的黏膜色红而润泽。深红而鲜艳，是属热证；色淡无华，属寒属虚；暗红、紫红，属于血瘀之证。辨颜色要注意光线，日光和灯光不同，强光和弱光也有差异。如果经验不足，可以观察黏膜颜色时与其嘴唇相比较，一般患者无重病时，嘴唇的颜色能反映其黏膜的正常颜色，因此可以用来比色。

（2）辨疼痛。疼痛重者，实证为多；疼痛轻者，虚实夹杂。耳中疼痛，多属肝火；齿根疼痛，得温热（如热敷、红外线照射等）而减轻者属寒，疼痛伴烧灼感者属热。

（3）辨肿胀。肿胀有虚实，实证肿胀为局限性，病程短；虚证肿胀呈弥漫性，病程较长。肿胀兼见疼痛者，多属实证。肿处按之无痛，是属虚证。

（4）辨肿块。肿块是指黏膜内或黏膜下有可以触及的包块。肿块之辨，关键在于其软硬及出血与否。良性肿块大多较软，触之不易出血，例如痰包（囊肿）之类。恶性肿块大多较硬，触之易于出血，且伴有疼痛、溃疡、张口困难、口眼歪斜等症状。另有《口齿类要》所述“茧唇”一证：“唇肿起，白皮皱裂，如蚕茧”，即慢性剥脱性唇炎。此形似下唇肿块，实则不然，是属痂块，由风邪入络，气血不行，久而成瘀致病。

（5）辨斑点。斑点在黏膜，大多应引起重视，尤其是口腔黏膜。白斑、红斑均易发生恶性变。白斑患处红白相兼，而红色区深于他处者，属热；

白斑局部兼以糜烂，多因湿浊上蒸；线条状的斑点出现在颊部等处，亦多属于湿热。白斑处黏膜角化，甚则有韧硬感者，属瘀血之证。

(6)辨溃烂。辨黏膜溃烂，要注意发病部位、病程及黏膜的颜色。①部位：溃烂在舌，以心火上炎或心脾积热为主，有时尚须细分舌上部位。如：唇、颊、腭、龈，新病多属胃火，久病则多脾虚。溃烂在喉部及鼻咽部，必须引起高度警惕，因此两处是癌性溃疡好发部位。②病程：新病溃烂，多属火热之证；久病溃烂，多属脾虚而湿浊、湿热上蒸。溃烂日久不愈，应注意是否为恶性肿瘤。③颜色：溃烂色黄属热；色白或灰属虚、属寒。溃处周围充血，属热；溃处周围色淡，属寒。

(7)辨假膜。假膜是指黏膜溃烂处上覆白腐物，形如白膜者而言，又称伪膜、义膜。对此，首先要辨清楚是否为假膜。若以棉球、棉签轻拭即去，黏膜无出血，拭去以后亦不再复生者，则为浮腐物而非假膜。假膜一般色白，高出黏膜，轻拭不易除去，重拭后方能拭下，暴露一出血面，但不久又能再生。假膜常见于白喉与口糜(口腔白色念珠菌病)。前者假膜坚韧，不易捣碎，更难拭除，部位以咽喉为主，有时蔓延到口腔或气管，其病因属外感疫毒；后者假膜质松而厚，似凝乳、雪片，部位在口唇、腭、颊，或在口底，多见于小儿，其病因以湿热上蒸为主。此外，有少数咽喉、口唇的疾患亦可出现黄色或灰白色假膜，应与其他症状、体征综合辨证。

(8)辨痒。黏膜病证常常出现痒的症状，尤其是鼻腔和咽喉最为多见。从病因分，初病多属风邪，久痒则多因于相火；从部位分，在鼻腔或齿龈作痒多因于风邪，在咽喉作痒，则风邪与相火两种病因均较常见。

(9)辨脓血。一般而言，脓液之生成，为邪正交争产物。无邪不作脓，正虚亦不能成脓，故化脓性病变多为实证。但亦有邪毒未去、正气已虚之证，即所谓"散固不能，成亦不易"之境，则须扶正托毒。辨脓方法：脓黄而稠，速成速溃，是为实证，多因阳明热盛，兼染火毒而致；脓白而稀，难成难愈是为虚实夹杂，多因肺胃不足，虚火上炎而致。黏膜出血，鼻腔最多，齿龈次之。辨出血要辨色、质、量，其中量之多寡最有意义。虽言色红质稠为实，色淡质稀为虚，但血色总是红赤，混夹涕水唾液则又难分其稀稠。唯出血量可以明辨，量多势急或夹杂脓血，是因胃火燔灼，血热妄行之故；出血量少势缓，点滴而渗，是属虚火上炎或气不摄血之证。病程较长者，要注意有可能兼夹瘀血。

(10)辨气味。人之口中，均有一定的气味。正常情况下，自己不能闻到，亦不为他人所感觉。口鼻咽喉病变，或是有全身性的疾病，常使气味加重，人称"口臭"。对于气味，详审细辨，又可分为数种。气味呈枯焦臭者，为肝火内炽或心脾积热；如臭鸭蛋气味者，多属胃热；似鱼腥臭者，为血虚或血虚有热；类同肮脏抹桌布气味者，属脾虚湿浊相兼；近于尸体腐烂气味者，多见于恶性、坏死性病变，例如走马牙疳(坏死性龈口炎)、鼻咽癌等。

博采众方，贵在活用

一、活用《伤寒》经方

《伤寒论》和《金匮要略》是东汉张仲景的巨著。其中所载三百多首方剂，被后世医家奉为"经方"，但是这些方剂如何应用于治疗耳鼻咽喉科的疾病，原书所载不多。干祖望对此进行了悉心研究，归纳总结出耳鼻咽喉科常用的张仲景方三十余首，举其要者如下。

1. 桂枝汤、真武汤治疗过敏性鼻炎　过敏性鼻炎见鼻黏膜苍白，鼻涕清稀量多，遇寒而发作加重者。轻症属肺气虚寒，卫表不固，可用桂枝汤调营卫、温经脉而宣通鼻窍；兼见畏寒、肢冷，小便清长，为重症，属脾肾阳虚，可用真武汤，温脾肾，除寒水而止嚏敛涕。

2. 小建中汤治疗慢性鼻炎　慢性鼻炎见鼻涕量多、鼻甲肿大，而充血不明显，病程较长，大便溏薄者。此属脾气虚弱，可用小建中汤，或加黄芪，而为黄芪建中汤。

3. 葛根黄芩黄连汤治疗鼻前庭炎　鼻前庭炎病在鼻前庭皮肤，有时迁延不愈，利用葛根黄芩黄连汤疏风清热、表里同治之功，可获良效。

4. 白虎汤、白虎加人参汤治疗鼻出血及急性咽炎　鼻在头面，诸多阳经会聚于此，尤其是足阳明胃经挟于鼻之两侧。阳明为多气血之经，阳明经热盛，常发为鼻衄，见鼻出血势急量多，色红而艳，此时可用白虎汤治疗；若因出血较多而兼有气血不足之证，可用白虎加人参汤。

急性咽炎邪热传里，见咽部疼痛，口中有臭气，干渴喜饮，咽部黏膜弥漫性充血，色泽红艳，脉洪大而实，是阳明热证，可用白虎汤；脉洪大而软，兼有虚证，用白虎加人参汤。

5. 甘草干姜汤治疗寒证失音　天气暴冷，淋雨吹风，常易导致寒邪侵肺，肺气失宣而声音嘶哑。见声带水肿而不充血，舌苔薄白，脉浮紧。此时用甘草干姜汤以温中祛寒，往往有良好效果。

6. 麻黄杏仁石膏甘草汤治疗急性喉炎　急性喉炎由于风热犯肺者较多。见声音嘶哑，咽喉疼痛、微干，声带轻度充血，舌边尖红，苔薄白或微黄，此属风热在表，兼有肺热，可用麻黄杏仁石膏甘草汤以疏风宣肺清热。

7. 理中汤及竹叶石膏汤治疗复发性口疮　口疮一症，有寒热虚实之分，多为心脾积热，循经上灼而致，见口疮个数多，周围充血，舌苔薄黄。治当清泄心脾之火，可用竹叶石膏汤。而有些患者病程较长，口疮个数少，周围黏膜不充血，兼有神疲乏力、纳谷不香等证，则属脾虚气弱，可选用理中汤来健脾安胃，燮理中气。

8. 泽泻汤治疗梅尼埃病　《金匮要略》提出：“心下有支饮，其人苦冒眩，泽泻汤主之。”干祖望认为，“心下”亦可归为手少阴，“心寄窍于耳”，内耳有水饮停留，出现“苦冒眩”的症状，也可以用泽泻汤治疗。须掌握的辨证要点是患者除了有眩晕之外，还应有面白、舌苔腻等症状。

此外，还有五苓散、防己黄芪汤治疗非化脓性中耳炎；黄土汤治疗鼻出血；猪肤汤治疗慢性咽炎；甘草小麦大枣汤治疗梅核气及幻嗅、幻听、癔病性失音；桂枝茯苓丸治疗声带息肉；百合地黄汤治疗干燥性鼻炎、咽炎；独参汤、四逆汤治疗鼻腔大出血；甘草泻心汤治疗白塞综合征等，都在临床上收到了良好的效果。

二、私淑东垣补土

1. 头面五官，有赖清阳　干祖望认为，虽然五官的归经属脏不同，例如肾开窍于耳、肺开窍于鼻、心开窍于舌等，但这些器官都位于人体头面部，都属于“空清之窍”，有赖于人体清阳之气上升而营养之，功能才能正常，这就是《素问·阴阳应象大论》所说的“清阳出上窍”。脾胃为气血生化之源，脾主升，胃主降。清阳上升，浊阴下降，须依赖脾胃之运化功能。金代名医李东垣则提出“饮食入胃，先行阳道，而阳气升浮也。浮者，阳气散满皮毛；升者，充塞头顶，则九窍通利也”“脾胃内伤，百病由生”。干祖望认为这些理论对五官科临床很有指导意义，健脾补土、益气升阳之法是五官科的重要治疗法则。临床上对于耳鼻咽喉科疾病患者，脾气虚弱，稍一劳累即发作或加重，病变局部肿胀、色淡，分泌物清稀，伴有面色㿠白，头晕，语声无力，食少，大便溏薄，肢倦乏力，舌质淡胖，脉细弱等，即可采用此法，选方以补中益气汤或四君子汤、六君子汤为主。

例如有一位男性教师，58 岁，患“慢性咽炎”多年，咽部干涩、隐痛而不思饮，喉间常有黏痰而不易咯出，整日频频清嗓，早晨口中有甜味及黏腻感，食欲不振，若多劳累则症状加重，曾服养阴清热中药，未有疗效。干祖望检查病人，见其咽黏膜虽然有充血，但仅仅是小血管扩张，并不红艳，黏膜干燥，咽后壁淋巴滤泡增生，舌淡，舌苔薄白，脉细弱。于是辨证为脾气不足，清阳不升。处方：党参 10 g，白术、陈皮、半夏各 6 g，山药、黄芪、葛根各 10 g。患者服药 5 剂，咽干、口黏都明显减轻，原方再服 10 剂，症状就基本消失了。干祖望说，慢性咽炎在中医称为“虚火喉痹”，一般医生都认为是阴虚火旺，不敢用药性温燥的健脾益气方药来治疗，实际上此病属于脾气虚弱证的很多，由于脾气虚弱，清阳不升，津液不得“上归于肺”，从而不得运行到全身，咽喉自然也就失于滋润，出现干燥、疼痛等症状了，这时如果认为患者咽喉干燥而用养阴凉药，无疑是雪上加霜，令患者脾气更虚，病情加重。所以应当用“六君子汤”以补气，加黄芪、葛根以升清阳，从而使脾气得充，津液上承，咽喉诸症得以缓解；患者咽喉有痰，故方中用了半夏、陈皮以化痰。

2. 益气升阳，用药宜精　东垣心法有三个特点：其一是善用益气升阳法；其二是用药轻灵，量小取胜；其三是遣方所用药味较多，如“韩信带兵，多多益善”。干祖望私淑东垣，独取前两条。他常用健脾益气、升发清阳的方法治疗各种脾胃虚弱、清阳不升所致的耳鼻咽喉疾患，但处方用药分量较轻，选用药物的味数也不多，一般药物在 10 g 或 10 g 以下，升麻、柴胡则常用 3 ~ 5 g。每次制方，药味一般在 8 ~ 10 味，有时只用 3 ~ 5 味。他的观点是：第一，耳鼻咽喉科疾病大多证候比较单一，全身性的、多脏腑的损伤较少，所以不必用太多的药；第二，一个方子的药味数量多，固然可以使其适应证广泛一些，但是用药多了，既耗费药材资源，又往往使方子失去“效专力宏”的作用。

例如他创制的一个经验方“升清流气饮”，用于治疗咽鼓管阻塞、气压变化而致航空性中耳炎，药物组成：升麻 3 g，柴胡 3 g，黄芪 10 g，青皮6 g，木香 3 g，乌药 6 g，川芎 3 g，蔓荆子 6 g，石菖蒲 3 g。此方是根据《疮疡经验全书》中 20 首“流气饮”，结合航空性中耳炎有气闭、气滞的特点化裁而成的，也是干祖望运用益气升阳法的一个代表方剂。

3. 清阳上升，清窍乃通　干祖望认为，许多表现为耳闭、鼻塞、咽喉肿痛的疾病，往往是由于清阳不升、清窍失养而致气血不行、阻滞不通的。对此，用健脾益气、升阳通窍的方法能够奏效，可用升发清阳药物加通窍活血汤。有一位女性工人，23 岁，患鼻渊（鼻窦炎）十多年，每受风寒加重，鼻涕量多，眉心作胀，偶有痛感波及头脑，四肢乏力。检查其鼻腔，发现鼻黏膜轻微充血，两下鼻甲肥大，表面不光滑，中鼻道有黏液性分泌物；舌苔薄白，脉微涩。干祖望认为，这是由于清阳不升，浊阴不降，肺气不能宣通鼻窍，久则血脉瘀滞，故使鼻塞不通。治疗应采用升清通窍法，处方：升麻 4 g，葛根 10 g，辛夷、白芷、薄荷（后下）各 6 g，苍耳子、桃仁、红花、当归尾各 10 g，石菖蒲 3 g。患者服药5 剂以后，鼻塞缓解，鼻涕减少，头额不痛。再取升清益气方剂，调治半月而愈。为什么这个病例能有这样的疗效？干祖望说：“虽然‘肺开窍于鼻’，但是因为鼻位于颜面中央，中央与脾土相对应。鼻渊之证，初起以风邪侵袭肺经为多，久则往往‘子盗母气’（五行学说中有‘土生金’的理论，脾属土为母，肺属金为子），病邪延及脾经。脾虚清阳不升，则清窍为浊阴蟠踞。《医林绳墨》云：‘鼻者肺之窍，喜清而恶浊也，盖浊气出于下，清气升于上，然而清浊不分，则窍隙有闭塞者焉。’此案之所以收效迅速，功归于升清之品能引通窍活血诸药上行，直达病所之故。”

对于耳鼻咽喉口腔的疾病来说，益气升阳的方药能激发清阳之气上升而宣通闭塞之窍，尤其是升麻、柴胡、葛根三味升提之品的配合应用，升清作用十分有力，干祖望称其具有“冲击”作用，可以算得一套“法宝”，能大大加强行气活血方药的通窍功能。

4. 升清降浊，相辅相成　在东垣补土法的基础上，干祖望还善于结合运用化湿醒脾法。耳鼻咽喉口腔的慢性炎症，往往见分泌物色白量多或稃浊，且长期不得收敛干燥，呈现出“湿”的证候。按常规讲，湿性下趋，发病在人体下部较多，何以在上部器官有此湿象？干祖望认为，此属“浊”气上蒸之证。湿与浊，本质相同而特性各异，湿性重而下注，浊性轻而弥漫，故湿化为浊，常氤氲上蒸，上蒙清窍致病。化浊，既要用利湿下行法，还要结合芳香药物和健脾助运的药物，这就是升发清阳与利湿化浊相辅相成的原则。在临床上运用时，升清利湿和升清化浊两法之间既有联系又有区别，共性是两法都要用升清、健脾药物，区别是前者配用利湿和温阳化气之药，后者配用芳香化湿之品。

（1）升清利湿。此法主治慢性化脓性中耳炎、慢性鼻窦炎等疾患有较多脓液或鼻涕，伴有头部昏蒙，舌苔微腻者。常用升清之品加五苓散。有一男性患者，36 岁，左耳流脓，时发时愈，已二十多年，最近因淋雨后感冒而复发，月余未痊，脓水色白量多。头晕如坐舟车，四肢乏力，大便溏薄。检查其左耳外耳道有黏液性分泌物充盈，无异臭，拭净后见鼓膜穿孔约5毫米大小。舌质胖嫩，边有齿印，苔薄白微腻，脉细。干祖望认为，这是脾虚湿胜之候，宜用升清利湿法。处方：太子参10 g，升麻3 g，茯苓、泽泻、猪苓、白术各10 g，桂枝3 g，白扁豆、山药、薏苡仁、车前子各10 g，灯心草3扎。除了内服方剂以外，另用黄柏滴耳液滴耳，每日3次。如此治疗8天，患者耳中干燥。半年后复查，鼓膜穿孔处已愈合。干祖望说，这个病例是脾虚为本，湿胜为标，治疗时采取"标本同治"法，以五苓散为主，配伍升清之品，加山药、扁豆、薏苡仁、车前子、灯心草之类利湿之品。因为湿为阴邪，最易困顿脾阳，故利湿与升清两法是相得益彰的，俾水湿下输膀胱，则有助于清阳之气升发，这也可称作是"寓升清于利湿之中"。

(2)升清化浊。此法主治耳鼻咽喉口腔诸症，素体脾虚，又外感湿邪，阻遏清阳，以致慢性疾患急性发作者，如耳疮滋水淋漓，鼻渊鼻涕灰浊，口舌黏膜溃破腐烂等，兼见头重身困，胸脘痞闷，或有发热恶寒之症。常用升清之品加藿香正气散。例如，有一女性农民，47岁，患口舌溃破数年，每值劳累、少寐则发，进食咸腌或辛辣则口舌灼痛如燎。这次发病3天，面目虚浮，胸闷不饥，大便溏薄。检查其下唇、舌尖，各有直径0.5～1厘米大小的浅在溃疡3～4个，色白，周围不充血。舌淡胖，边有齿印，苔白腻，脉濡。干祖望辨证为中土失健，湿浊上蒸。拟定升清化浊为法，处方：藿香、佩兰各10 g，苍术、白术各6 g，山楂、六曲各10 g，升麻3 g，煅人中白(包煎)3 g。服药3剂，患者口舌溃疡开始收敛，原方去苍术，加太子参10 g，又服3剂而愈。干祖望认为，湿浊之邪为患，常可由脾虚生湿与外感湿邪合而作祟，故治疗唯以芳香化浊、升清醒脾为正途。用山楂、六曲消积导滞以助脾运，俾内外湿邪尽除而收愈病之效。

三、发掘河间奇法

金代刘河间曾根据《难经·四十难》中"肺主声""心主嗅"的理论，提出了"耳聋治肺""鼻塞治心"的观点。按理说，耳为肾之窍，鼻为肺之窍，耳聋理应责之于肾，鼻塞理应责之于肺。因此刘河间的理论不为一般人所理解，加上他未说明治肺治心当用何方剂，所以数百年来几乎无人采用这些方法。

干祖望在治疗耳病的时候，发现耳聋在中医和西医都是一个较大的范畴，最简单的分类是把耳聋分为"传导性聋"和"感音神经性聋"，前者在临床上表现为肾和肝胆系证候的并不多。相当数量的咽鼓管急性阻塞、非化脓性中耳炎所致耳聋，往往同时伴有鼻塞、流涕、咳嗽等肺经的证候，对此，用三拗汤之类方药，疏风宣肺通窍，能取得良好的效果，正符合"耳聋治肺"。

又有慢性肥厚性鼻炎，一般的宣肺通窍药物不能奏效，根据患者的鼻塞持久，鼻甲肥大、色紫红或暗红、表面不光滑、触之较硬而且缺少弹性、对麻黄素收缩反应不敏感等情况，属于瘀血阻滞之证。根据"心主血脉"的理论，采用"活络效灵丹"之类能入心经的活血化瘀方药治疗，大多能获效。这正是"鼻塞治心"的道理。

这些创新方法，很快被全国各地的同行所接受、采用，连续好几年，有关的中医刊物和学术会议，"耳聋治肺"与"鼻塞治心"都成为热门话题。

四、运用"八卦"理论

心、肾、肝、肺四脏，分别与"八卦"的离、坎、震、兑相对应。干祖望认为，这些脏腑的特性是：肝阳易亢，肺阴易虚，心火易旺，肾水易亏。临床上凡是见有此四脏虚实夹杂的复杂证候，在辨明主次的基础上，治以清泻心火、滋补肾水、平肝潜阳、清热润肺四法，即泻离、填坎、伐震、润兑四种治法，是脏腑补泻的常法。掌握这个原则，有助于提纲挈领，达到事半功倍的效果。四法既可单施，更多合用，视辨证而定。此四者未涉及脾，因脾属坤土，居中，为万物之母，旺于四季，在运用四法时，均应兼顾脾胃之气。

1. 泻离填坎法　《难经·七十五难》提出："东方实，西方虚，泻南方，补北方。"这是指采用泻心补肾法，治疗肝实肺虚证。干祖望则脱此窠臼，常用泻心补肾法治疗心火旺盛、肾阴不足、心肾不交而致的耳鸣、耳聋等症。泻离，用黄连、黄芩及导赤散；填坎，用生熟地黄、玄参、麦冬等。泻离填坎的代表方是《辨证录·耳痛门》的两归汤，此方原由黄连、酸枣仁、熟地黄、丹参、麦冬、茯神6味药组成，干祖望常加上灯心草、淡竹叶、木通，仿导赤散之意，以助黄连清心泻离；又加入菟丝子、覆盆子，以助熟地黄滋肾填坎。

干祖望曾治疗一名21岁的男性学生，右耳鸣响，如闻蝉噪或似水沸声，朝轻暮重。头晕乏力，难寐心烦，口干咽燥，不欲多饮，大便偏干。抱恙二稔，曾多方求治而未效。检查见右耳鼓膜轻度内陷，音叉试验：两耳气导、骨导均无明显下降。舌红少苔，脉细弦。干祖望审察患者后认为，这是由于肾水不足，阴阳失调，清窍失于滋养；心火偏旺，循经上扰而致。治当泻离填坎。处方：黄连1.5 g，木通3 g，辰灯芯3扎，酸枣仁、熟地黄、麦冬、丹参、茯神、菟丝子、覆盆子各10 g。服药5剂，患者耳鸣明显减轻，夜寐已安，复查鼓膜正常。原方续进5剂，诸症皆愈。

有人问，此患者弱冠之年，何以责之肾虚？干祖望说："此患者虽年轻，但其耳鸣朝轻暮重，心烦难寐，是属阴虚火旺表现，头晕乏力，显然虚证；《内经》说'肾开窍于耳'，《济生方》说'心寄窍于耳'，故从心肾二经论治而获效。"

2. 伐震润兑法　伐震润兑，即清肝润肺的方法。伐震，主选羚羊角、钩藤、白蒺藜；润兑，常用百合、桑白皮、柿霜。伐震和润兑法合用的代表方是羚羊清肺汤。肺金与肝木，正常情况下应该是"金克木"的制约关系，但若肝木气盛，郁而化火，则有"木火刑金"的病理变化，临床常见的鼻出血，往往因这种病理变化而致，治疗应采用清肝为主，兼以润肺的方法。

例如，有一位男性工人，26岁，因鼻衄时作时休5年而就诊，患者近半月来鼻衄发作频繁，常因咳嗽、喷嚏，鼻部稍受震动，即衄血不止，头痛额胀，两目微红，口中干苦，性情急躁。干祖望检查病人见到，鼻黏膜充血，鼻中隔左侧利特尔区糜烂，舌红，苔薄黄，脉弦。随即辨证为木火刑金，迫血妄行。处方：羚羊角粉(另吞)1 g，山栀子、白芍、黄芩、桑白皮、地骨皮、百合、麦冬、白茅根各10 g，藕节3个。每日1剂。外用黄连油膏，涂搽鼻黏膜，每日3次。5天后复诊，患者诉鼻衄未有复发，头痛缓解。干祖望说：鼻为肺窍，鼻衄多责之肺经火旺，阳络受损；然火之来，又常因肝阳上亢，所以古人有"见血休止血"之训。羚羊清肺汤出自《外科正宗》，原方的药物较多，不外乎肝潜阳、清肺养阴，这里删繁就简，择力专效宏之品，直达病所。羚羊角粉的清肝力量很强，但应中病即止。白芍、山栀子、黄芩是凉肝清火的辅助药，桑白皮、地骨皮则仿泻白散意，配伍百合、麦冬济兑润肺；白茅根、藕节凉血止血。诸药合用使上亢之肝阳下潜，蕴结之肺热泄解，苦寒而不伤阴，滋润而不钝胃，故收效速捷。

专科治法，自成系列

一、攻、和、补、抢，四法随机

中医耳鼻咽喉科系统理论的核心是系统的辨证方法和治疗方法。在专科治疗方法上，干祖望经过长期的临床实践，摸索、总结出了一套较为完整的方法。他把这一系列的治疗方法归纳成攻、和、补、抢四大法，每一大法中又包含若干具体治法。

1. 攻法　攻是"击""伐"的意思，泛指一般以药物祛邪的方法。包括如下。

(1) 祛邪解表。其一，辛温解表，治疗外感风寒所致病证，临床应用较少。代表方如荆败毒散、六味汤。其二，辛凉解表，很常用。代表方有银翘散、桑菊饮。其三，表里双解，既有恶寒、发热等表证，又有腹痛、便秘等里实证，用此法。代表方如清咽利膈汤。

(2) 通腑攻下。其一，润下，用于慢性疾病，肺阴不足，大肠液亏。代表方如麻仁丸、五仁汤。其二，峻下，用于局部红肿热痛，便秘，口渴狂饮，烦躁不安，血白细胞总数明显升高，中性粒细胞亦明显升高者。代表方如大承气汤之类。此法用之恰当，可以达到"一剂知，二剂已"的效果。

(3) 祛寒温中。此法用于脾阳不振、寒邪外袭而致咽痛、下利等症。代表方如半夏桂枝汤。

（4）清热解毒。以药性分，有甘寒解毒和苦寒解毒；以经络分，有肝胆系热证和非肝胆系热证。其一，甘寒解毒，药性平缓，解毒力弱，但对挟有表邪者、津亏者、体虚者，不会产生强烈的不良反应。一般用在急性炎症的初期或化脓性炎症的恢复期，代表方如五味消毒饮、竹叶石膏汤。甘寒解毒剂还有滋阴生津和退蒸除烦作用。前者药如石膏、芦根、天花粉、生地黄、玉竹、玄参等；后者药如竹叶、青蒿、鳖甲、龟甲、牡丹皮、地骨皮、人中黄等。其二，苦寒解毒，以大苦大寒的药物为主组方，寒凉直折火毒，主要用于各种急性炎症，见发热、口渴、烦躁、尿黄者，代表方如黄连解毒汤、三黄凉膈散。因苦能生燥，故阴虚津亏者慎用，又因气血遇寒而凝，故气血不足者亦不宜用此法。

清肝胆系热与非肝胆系热，这是干祖望的一种较为特殊的分类方法。一般而言，邪热在肝胆系者比非肝胆系者为复杂。凡是以下证候、病位见火热证，宜用清肝胆系热法：其一，耳部的感染性疾病；其二，鼻窦炎脓涕黄绿；其三，声带炎症充血；其四，舌边严重蚀烂。这是因为：其一，肝胆经脉附于耳；其二，胆移热于脑而致辛頞鼻渊；其三，声带属筋，肝主筋；其四，舌从部位分，舌尖属心，中央属脾胃，舌根属肾，两边属肝胆。耳鼻咽喉口腔的其他炎症，一般属非肝胆系热。清肝胆系热，代表方如龙胆泻肝汤、柴胡清肝汤；清非肝胆系热，用甘寒或苦寒解毒法。对此，以后还将专门介绍。

（5）利湿化浊。其一，芳香化浊，代表方如藿香正气散、升阳散火汤或自拟的化浊升清汤。其二，淡渗利湿，药力较缓，但不伤津液，对老人、体弱、久病者用之，无戕伤正气之流弊。代表方如八正散。有些慢性咽、喉炎患者，本属阴虚而标有湿热，要求利湿而不伤阴，养津而不助湿，可选用甘露饮。其三，清热利湿，代表方如二妙丸、萆薢渗湿汤。其四，醒脾燥湿，代表方如五苓散。其五，健脾利湿，代表方如六君子汤、异功散及参苓白术散。

（6）消痰。所谓痰，除指呼吸道分泌的病理产物外，还泛指机体内一切积潴在器官组织中的败津腐液。有些是可以看到的黏液物质，有些则在体表看不到液体而仅在临床症状、体征上有所表现，如“痰浊上蒙”而致眩晕，“痰气相凝”而致咽喉异物感，还有“痰浊积聚”而致鼻息肉、声带小结等。其一，蠲风痰，风邪外袭所生之痰谓之风痰。代表方如六味汤。其二，温寒痰，代表方如理中化痰丸。其三，清热痰，代表方如清气化痰丸。其四，润燥痰，代表方如润肺饮。其五，理湿痰，代表方如二陈汤。其六，攻顽痰，顽固不化之痰证，如喉室带长期肥肿超越，但黏膜不充血或充血而晦暗，或色淡者，即属此类。代表方如四海舒郁丸、礞石滚痰丸。其七，消结痰，结痰是指之结聚成为肿块之类者，如会厌囊肿、咽部潴积性囊肿、舌下痰包等最为典型。代表方如四海软坚汤。其八，健脾制痰，代表方如参苓白术散及健脾丸。前者偏于补脾气，后者偏于助脾运。此法与健脾制湿可互参。其九，益肾制痰，代表方如金匮肾气丸。

（7）清脏腑火。其一，清心火，多用于治疗耳鸣、舌炎、口疮。代表方如导赤散。其二，清肝火，肝胆系热指外感而得者，肝火指内伤而生者，外感邪热可以引动肝火，故肝胆系热与肝火既有区别又有联系，二者的治法相似，代表方如龙胆泻肝汤、当归龙荟丸。其三，清肺火，鼻、喉的炎症常由肺火所致。代表方如加味泻白散。其四，清胃火，口齿肿痛、化脓、鼻衄势急量多，是典型的胃火证。代表方如白虎汤。其五，制相火，代表方如育阴煎。可加入龙骨、牡蛎、石决明、珍珠母之类潜阳药物。

2. 和法　和即调和脏腑阴阳、气血津液。治病方法，邪实者宜攻，正虚者宜补，既无外邪又非纯虚而脏腑功能紊乱者，可用和法。细分如下。

（1）调和气机。其一，疏肝气，代表方如逍遥散。其二，潜肝阳，代表方如知柏地黄汤、天麻钩藤饮。常可加入龙骨、牡蛎、石决明、珍珠母等。其三，平胃气，代表方如旋覆代赭汤。其四，开六郁，六郁即气郁、血郁、湿郁、火郁、食郁、痰郁之总称，主要见于梅核气。代表方如越鞠丸。其五，缓脏躁，用于幻听、幻嗅、梅核气、癔病性失音等病症，代表方如甘麦大枣汤。

（2）升发清阳。代表方如补中益气汤。升发清阳的主要药物在升麻、柴胡、葛根三味，羌活亦可。《成方切用》说："升麻升阳明清气，柴胡升少阳清气""葛根以发阳明之火，羌活以发太阳之火"，指出了四味药的区别。

(3)宣通开窍。开窍有两种涵义：一是指治疗神志昏迷、错乱者；二是指祛除蒙蔽七窍之邪。这里是后者，亦即治疗《素问·四气调神大论》所谓的"邪害空窍"。开窍用石菖蒲、路路通、漏芦、马兜铃、蝉蜕等药，在各种方剂中加入一两味，有"引子药"的作用。

(4)治营理血。其一，止血，血热妄行者，用茜根散、犀角地黄汤；脾不统血者，用养血归脾汤。轻症用成药十灰丸。其二，化瘀，代表方如通窍活血汤、会厌逐瘀汤、桂枝茯苓丸等。其三，破结，主要用于喉室带长期肥厚，声音嘶哑者。代表方如三甲散、加减三甲散。其四，补血，见补法。

(5)利气散结。代表方如木香流气饮。

(6)酸涩收敛。用于清涕不敛或慢性出血。代表方如乌梅收敛汤。

3. 补法

(1)补气血。其一，补血，多用于梅尼埃病、耳鸣、耳聋等。代表方如四物汤。其二，补气，代表方如益气聪明汤。其三，气血双补，代表方如八珍汤。兼阳虚者，用十全大补汤。

(2)补肺。其一，补肺，用于萎缩性的鼻炎、喉炎为多。代表方如补肺阿胶汤。其二，养阴补肺，代表方如养阴清肺汤或增液汤。其三，肺肾双补，代表方如百合固金汤。

(3)补肾。其一，壮肾阳，常用于过敏性鼻炎及某些复发性口疮。代表方如金匮肾气丸、右归饮。其二，补肾阳，代表方如六味地黄丸、大补阴丸。其三，滋阴潜阳，代表方如滋肾清肝饮。

(4)补心。其一，益智补心，代表方如柏子养心丸、天王补心丹。主要用于心气、心阴不足而致耳聋。其二，心肾双补，用于心肾不交证。代表方如心肾交补丸。

(5)补脾。其一，醒脾，代表方如健脾丸。其二，补脾，代表方如四君子汤、六君子汤。其三，培土生金，在补脾方中适当加入养肺胃阴津的药物，如麦冬、石斛、玉竹等。

(6)养津。其一，益脾生津，代表方如沙参麦冬汤。其二，补肾生津，即补肾阴法，代表方如百合固金汤。

4. 抢法　在耳鼻咽喉口腔病的严重阶段，见高热、神昏、呼吸困难等症时，须用抢救法。

(1)劫痰解窒。用于急性喉阻塞，见呼吸困难，痰声如锯，三凹征及其他缺氧表现时。代表方如雄黄解毒丸，同时配合探吐、烟熏、擎拿等方法。

(2)解毒护心。用于鼻疔出现疔疮走黄(并发海绵窦栓塞)、黄耳伤寒(化脓性中耳炎颅内并发症)等。代表方如犀角地黄汤、紫雪丹、安宫牛黄丸等。

(3)回阳固脱。用于严重的鼻衄或外伤失血过多而虚脱者。代表方如独参汤、参附汤、附子理中汤。其中人参一味，须用一支重量30 g以上的优质红参，不可用白糖参，更不可用党参代替。

二、经验用药，"症""证"相参

干祖望认为，辨证施治的方法应该是"固定安排，灵活应用"。所谓固定安排，一是指每个病有常见的证型，每个证型有常规的治疗大法和代表方剂；二是指五官虽有一定的归经属脏，例如耳为肾之窍、舌为心之苗等，但是临床证候千变万化，因而处方用药也必须因人、因时、因病、因证制宜，病位的归经属脏的分析也应该灵活。假如死搬教条，墨守成方，往往铸成大错。

例如，急性咽炎和急性鼻炎，都可以由风热之邪所引起，治疗大法也可以相同，处方也都可以选桑菊饮、银翘散之类，这就是中医"异病同治"的原则。但是，两种病的病位不同，前者在咽，后者在鼻，因此用药还是应该有所区别。前者可加入山豆根、蝉蜕、金果榄、射干等；后者可加入辛夷、苍耳子、马兜铃等。这就体现了同中有异，灵活应用。诸如此类，干祖望总结了一套经验，在临床上既辨证施治，又兼顾症状部位而选择用药。

1. 耳　一般引经药：苦丁茶、夏枯草。

耳闭气塞：石菖蒲、路路通、马兜铃、柴胡。

肝阳上升致痛：石决明、天麻、钩藤、荷叶、白蒺藜。

肾阳虚致耳鸣耳聋：补骨脂、肉苁蓉、淫羊藿、仙茅、蛇床子、韭菜子。

肾阴虚致耳鸣耳聋：枸杞子、墨旱莲、女贞子、桑椹子、龟甲、鳖甲。

神经性耳鸣耳聋：磁石、五味子、黑芝麻、胡桃肉、葛根。

2. 鼻　一般引经药：辛夷、白芷。

风热致头痛：蔓荆子、桑叶、菊花、藁本。

鼻塞，鼻甲收缩良好：升麻、葛根、石菖蒲。

鼻塞，鼻甲收缩不良：桃仁、红花、乳香、没药、五灵脂、三棱、莪术。

鼻塞，遇寒而作：桂枝、细辛、荜茇、荜澄茄。

鼻涕量多：鱼腥草、鸭跖草、鹅不食草、金荞麦。

鼻涕黄浊：龙胆草、黄芩、山栀子、芦根、桑白皮、白芷、辛夷。

鼻涕清白：诃子肉、荜澄茄、细辛、鱼脑石。

鼻涕带臭气：藿香、佩兰。

3. 咽喉　一般引经药：桔梗、马勃。

风热致痛：薄荷、山豆根、前胡、牛蒡子。

热毒致疼：金银花、金锁匙、金果榄、土牛膝。

风热致燥：蒲公英、芦根、天花粉、生石膏、大青叶。

阴虚致燥：黄精、玉竹、石斛、玄参、沙参、麦冬、阿胶、乌梅。

扁桃体肿大：挂金灯、山慈菇、马鞭草、白芥子。

分泌物过多：天竺黄、莱菔子、海蛤粉。

实证作痒：茜草、紫草、荆芥炭。

虚证作痒：黄柏、知母。

声门水肿：胆南星、竹沥、白僵蚕、楮实、皂角刺、猴枣粉（小儿用）。

咽喉异物感：厚朴花、山楂、沉香曲、紫苏梗、半夏、旋覆花、代赭石、陈皮、佛手、焦麦芽。

急性嘶哑：蝉蜕、射干、麻黄、石菖蒲。

亚急性嘶哑：莱菔缨、胖大海、罗汉果。

慢性嘶哑：木蝴蝶、血余炭、凤凰衣、白蜜、鸡子清。

4. 口腔　一般引经药：升麻。

口臭：藿香、佩兰、白芷。

口疮：生石膏、人中白、蔷薇花根、甘中黄。

齿痛：马齿苋、红甘蔗皮、补骨脂。

三、清肝泻火，多有发挥

耳鼻咽喉与五脏有着密切的联系。肾主耳、主齿，肺主鼻、主喉，脾主口唇，心主舌。至于肝，开窍于目，故眼病常责之于肝。但是，耳鼻咽喉口腔与肝的关系也很密切。肝与胆相表里，肝胆功能失调导致耳鼻咽喉口腔疾病者，在临床屡见不鲜。因此，干祖望认为，耳鼻咽喉口腔的热性病有肝胆火热和非肝胆火热之分，前者往往比后者重而难治，在临床实践中总结出一些卓有成效的治法。属肝胆系火热的疾病主要有以下几种。

1. 化脓性耳郭软骨膜炎　化脓性耳郭软骨膜炎，可见耳郭溃烂，或如蚕食般缺损畸形，甚者整个耳郭烂断无存，故《诸病源候论》称其为“断耳疮”。此病常因外伤、冻疮，耳郭肌肤受损，复感火毒而致；亦有耳针及穿耳环时消毒不严而致者。临床上以耳郭红肿热痛，腐烂化脓，全身发热为特征。由于足少阳胆经从耳后入耳中、出走耳前，肝与胆相表里，故此病证属肝胆火热上炎者最多。治疗时可以内治、外治相结合。内服方剂首选龙胆泻肝汤，常用药如龙胆草、黄芩、栀子、夏枯草、苦丁茶、重楼、生地黄、泽泻、甘中黄等。肝火、肝阳均甚者，还可选用羚羊角粉。外治可在患处掺一些七三丹或九一丹，后期脓尽之后可以用生肌散。外覆黄连油膏纱布，每天换药。

2. 化脓性鼻窦炎　化脓性鼻窦炎以鼻流浊涕、下渗不止为特点，中医称“鼻渊”或“脑漏”。急性发病者，常由肝胆郁热所致。《内经》说“肺开窍于鼻”，一般鼻病多由肺经风热所致。鼻渊独责之于胆，其原因有三：一是胆脉起于目内眦，曲折布于脑后，其气上通于脑，脑又通于頞（鼻根部），故胆府有热，上蒸于脑，可致辛頞鼻渊；二是人之饮食，肥甘酒酪，归聚于胆，倘胆力不能消渗，则成湿热而内蕴，若移热于脑，乃成鼻渊；三是肝之经脉，亦有分支络于脑，肝与胆相表里，故肝胆有热，均可导致鼻渊。凡见发热、头痛、鼻涕黄浊、口苦、咽干、苔黄、脉弦者,均当治以清泄肝胆。重者选龙胆泻肝汤,轻者用柴胡清肝饮加减,临床轻症比重症更常见一些。常用药如柴胡、黄芩、木通、山栀子、菊花、枳壳(或枳实)、苍耳子、甘草等。在方中可以加入藿胆丸同煎。藿胆丸是源于《外科正宗》的一首专治鼻渊的方剂,原方以藿香五钱煎汤,加公猪胆汁一枚。后《医宗金鉴》改为丸剂,功能清热化浊。配合柴胡清肝饮应用,则苦寒而无败胃之弊,香燥而少伤阴之虞。

3. 急性喉炎　喉为通呼吸、发音声之器官,下连气管,属肺系。喉之为病,失音、咳嗽之类,多责之于肺。干祖望认为,现代中医引进了喉镜检查术,理应脱乎古人窠臼。他提出,声带是一韧带,属于"筋"类,"肝主筋",声带当然也是属于肝所主。从临床上看,声带的病变确实常常与肝气、肝血有关。如声带小结、声带息肉,责之于气滞血瘀;声带松弛,常为血不养筋;声带红肿,多属肝热犯肺。治疗这些病证当以清肝法为主。肝火所致声嘶、失音的特点,一是因暴怒、多言而致病;二是声带红赤,甚或出血。大多伴有头痛、目赤、苔黄、脉弦等症状,但有时患者全身症状不明显。治疗肝火所致急性喉炎,常用栀子清肝汤,此方由山栀子、柴胡、黄芩、黄连、牡丹皮、川芎、当归、白芍、石膏、牛蒡子、甘草十一味组成,原方是用来治疗肝火风热上攻,遂成鬓疽者。干祖望说,只要辨证用药,可以"楚才晋用",而不要斤斤于病症之异。具体应用时,可以适当加入桔梗、蝉蜕等一两味清热利咽开音的药物。

4. 舌炎　舌炎有多种类型,但一般都有舌上红肿、红斑、溃疡、疼痛等表现。中医认为,舌为心之苗,舌之疾患大多从心治疗,此症亦然。但舌与五脏均有联系,从舌上部位分,舌尖属心肺,舌根属肾,中央属脾,两边属肝胆。干祖望认为,治疗舌病,不可只从心治,舌边肿痛破溃,常由肝胆火热所致。《口齿类要・舌证》说:"若恚怒过度,寒热口苦,而舌肿痛,为肝经血伤火动。"治疗此病,他常用《卫生宝鉴》的清震汤加味。肝在八卦属震,清震即清肝。原方由荷叶、升麻、苍术三味组成,临床应用时可加入菊花、黄芩,配合荷叶清肝泄热;加入金银花,配合升麻清热解毒;还可加入白芍以养血柔肝,加入芦根清热生津。

四、治痰九法,匠心独运

痰之为病,在耳鼻咽喉科颇为常见。干祖望对痰证的治疗尤有心得,积数十年经验,制订了治痰九法。他认为痰的含义并不限于咽喉、气管的分泌物,广而言之,体内一切败津腐液皆属于痰。还有一部分有形的结块、无形的经络阻滞亦可责之于痰。九种方法如下。

1. 蠲风痰　风痰,即风邪侵犯之后产生之痰。风有内风和外风之别,中风之类属于前者,耳鼻咽喉科所见风痰证以后者为多,如《医学入门》所谓:"风痰,外感贼邪。"此类风痰证病程较短。症状有:痰质清稀,或伴发热、恶风,往往还有咳嗽等肺经症状。此法选用加味六味汤,常用药如荆芥、防风、僵蚕、薄荷、桔梗、陈皮、紫菀、苦杏仁、枇杷叶等。

2. 温寒痰　寒痰常见于喉喑。症状有:咯痰清稀,色白或灰。治疗寒痰要用温法,取《医宗必读》的理中化痰汤加减。常用药如干姜、半夏、白术、茯苓、紫苏子、高良姜、小茴香等。

3. 清热痰　《医学入门》说:"热痰,因厚味积热或外感邪热所致。"热痰在耳鼻咽喉科疾病中殊为多见,尤其是咽喉疾病,如急性咽炎、急性扁桃体炎等。症状有:咽喉痰多,色黄而稠,或有咽痛,黏膜深红,甚至化脓。干祖望认为,"火为痰之本,痰是火之标",欲治热痰,清火为先。选用清气化痰丸之类。常用药如浙贝母、竹茹、天竺黄、胆南星、枳壳、黛蛤散、黄芩、山慈菇等。

4. 润燥痰　燥痰一证,诸科少见,喉科独多。燥痰之生,关键在于虚火上炎,肺津不足。症状特点为:咽喉有痰却难咯出,或咯出少量黏丝样痰,常作"吭、喀"清嗓。检查患者的咽部,可见其黏膜干燥,甚或萎缩。治疗燥痰,确非易举:化痰不可香燥,生津又戒寒凉。对此,干祖望取用《罗氏会约医镜》的清燥汤加减。常用药如川贝母、瓜蒌仁、沙参、麦冬、百合、天花粉、青果、桔梗、竹茹等。

除了上述药物以外，尚可取梨汁或萝卜汁作为食疗，效果也很好。

5. 理湿痰 湿痰亦常见。凡耳鼻咽喉的分泌物黏稠量多者均可从湿痰论治，甚至灰白色的鼻息肉、久病的口糜，也可目为湿痰。证候特点：分泌物黏稠、量多、色白或灰，头重昏蒙，胸闷泛恶，口中黏腻，或有甘味，舌苔白腻。选用二陈汤及其类方。常用药如半夏、陈皮、佛手、枳壳、茯苓、前胡、白芥子等。

6. 攻顽痰 顽痰在耳鼻咽喉多种疾病都可见到，较典型的是一种慢性喉病——室带长期肥厚。干祖望认为，这类疾患往往舌苔脉象均无明显变化，但局部病变属久不能化之痰，必用攻法。方选礞石滚痰丸，配伍消痰散瘀之品。常用药如礞石、沉香、大黄、海藻、海浮石、海蛤粉、鳖甲、穿山甲等。

7. 消结痰 所谓结痰，指痰浊结聚而成有形之物者，在耳鼻咽喉科有会厌囊肿、咽部潴积性囊肿、声带息肉、声带小结、室带肥厚等。症状表现因结痰所在的部位不同而各异，临床上主要根据局部检查而确诊。方选四海软坚汤。常用药如海藻、海螵蛸、海浮石、昆布、山慈菇等。

8. 健脾制痰 《医宗必读》说："脾为生痰之源……治痰不理脾胃，非其治也。"痰证日久兼见脾虚不运的表现，如食少、胸脘痞闷、便溏、四肢乏力等，应健脾制痰，方选六君子汤，常用药如人参（党参）、白术、茯苓、半夏、陈皮、佛手、香橼、金沸草等。

9. 益肾制痰 《医贯》对此法论述最详："肾虚不能制水，则水不归源。如水逆行，洪水泛滥而为痰。"肾虚生痰有两种情况：一是肾阳虚，无火；二是肾阴虚，有火。肾虚无火者取金匮肾气丸，阴虚火动者用六味地黄丸。不过，干祖望认为，此证属无火者多，抓住分泌物清稀、量多无制这一关键，用温补肾阳法常常奏效。常用药如制附子、肉桂、熟地黄、山萸肉、茯苓、益智仁、菟丝子、补骨脂等。

治痰九法，并不概括化痰法之全面。干祖望在临床应用化痰法，还有治疗急性喉梗阻的劫痰解窒法、治疗痰阻心窍的豁痰开窍法等，但现代临床已用得较少。此外，要注意的是痰证往往同其他证候如气滞、血瘀等夹杂出现，所以临证还必须分别各种证候的主次，变通裁方。

五、脱敏通窍，变化多端

变态反应性鼻炎，简称变应性鼻炎，又称过敏性鼻炎。这种疾病在耳鼻咽喉科十分常见，随着现代工业的发展，此病的发病率逐年增高，目前也是中医耳鼻咽喉科正在积极研究的课题之一。干祖望治疗变应性鼻炎，有许多随"证"而变的方法。

1. 气虚证 变应性鼻炎的气虚证特点是鼻痒、喷嚏连作，鼻黏膜水肿、色淡红，面白，言语声低，或有食少、便溏等症。治疗时可用玉屏风散加补中益气汤。常用药如黄芪、白术、防风、党参、茯苓、升麻、柴胡、甘草等。方中加一些新鲜的生姜、红枣，对补益脾胃较有帮助。

2. 阳虚证 特点是患者比较怕冷，四肢不温，鼻涕清稀，鼻黏膜苍白。治疗选用金匮肾气丸。常用药如制附子、肉桂、熟地黄、山萸肉、山药、仙茅、淫羊藿、干姜、甘草等。由于这些药物的药性温燥，应用时须谨慎。辨证要注意患者无舌红、脉数等热象；辨病要鉴别急性鼻炎与变应性鼻炎的不同，前者虽然也有喷嚏、鼻流清涕等症状，容易转化成热证，用了温燥的药物则能助火，加重病情；还要注意气候变化，天气寒冷时用量多一些，气温较高时用量减少或不用。

3. 风寒证 患者发病时间不长，鼻涕清稀量多，鼻黏膜苍白，全身无虚寒证。治疗用桂枝汤。常用药如桂枝、白芍、荆芥、防风、细辛、生姜、大枣、甘草等。风寒证常常与气虚或肾虚证合并出现，所以治疗时也可以两三个方剂化裁后应用。

4. 肺热证 变应性鼻炎患者的鼻黏膜一般呈苍白色，但少数患者鼻黏膜色红，并有口干、舌红、苔黄等热象表现，这种证候被干祖望称为肺热证。治疗此证，他创制了一个专门的方剂，名为"脱敏汤"，其组成有茜草、紫草、旱莲草、徐长卿、蝉蜕。临床应用时还可配伍桑白皮、黄芩、枇杷叶等。

5. 顽症 变应性鼻炎属于一种难治之证，采用中医辨证施治方法，若辨证准确，大多数病例可以收效，但也有极少数病例很难取效。干祖望认为，这是一种变应性鼻炎的顽症。对付顽症，用“王道”药物无效，得用“霸道”药。他拟订了一首“劫敏汤”：柴胡、乌梅、五味子、防风、蜂蜜。治疗某些冥顽不灵，诸药无效者，不仅免入束手无策之境，而且常常收到意外的效果。

六、四季鼻衄，各有锦囊

干祖望认为，治疗鼻衄，用中医中药是有长处的。一般而言，鼻衄的辨证为：发病急者多为实火；病程长者，黏膜红者多为阴虚；黏膜淡者多为气虚。这些原则与中医各科无二致。但是，鼻为人体呼吸气体出入之口，与自然界气候变化的关系最为密切。春季之风、夏季之暑、秋季之燥、冬季之寒，均对鼻衄患者的病情有较大的影响。因此，治疗时也必须区别对待。

1. 春季配以疏风　春季为“风”邪当令，尤其在“春分”“惊蛰”等节气时，风邪侵犯而使鼻衄发病者增多或病情加重。此时治疗鼻衄，在辨证用药的同时，可以配以疏风宣肺，选用药物如荆芥、防风之类。

2. 夏季配以解暑　夏季气候炎热，暑湿夹杂，鼻衄患者发病较少，但若有发病，则常常有口渴、心烦、头晕、头重等症状。此时宜在治疗鼻衄的方中加入藿香、佩兰、荷叶等清暑化湿之品。

3. 秋季配以润燥　秋天气候干燥，鼻腔黏膜亦易干燥、破裂、出血，止血必须配合润燥。燥邪有温、凉之分，胃火、肝火、肺热及阴虚火旺导致鼻衄者多兼有温燥，可配伍桑杏汤，常用药如桑白皮、苦杏仁、天花粉、芦根等；脾虚、肾虚而气不摄血导致鼻衄者多兼有凉燥，可配伍清燥救肺汤，常用药如桑叶、阿胶、胡麻仁、枇杷叶等。

4. 冬季配以化瘀　冬季天寒，血遇寒则涩，鼻衄患者之血脉易有瘀血停留，治疗当兼以活血化瘀。患者有热象，用凉血活血方药，常用药如牡丹皮、赤芍、茜草等；有虚寒之象者，选温经通脉方药，常用药如当归、红花、蒲黄等。

七、温凉燥润，皆治咽喉

慢性咽炎是一种“不起眼”的“小”病，同时又是发病率很高、对人民大众的健康危害较大的疾病。慢性咽炎的病程长，许多中西药物的疗效都不理想。患者的抵抗力下降，常常容易罹患感冒及其他疾病。干祖望选择了这一疾病作为重点研究对象。经过长期的临床实践，他摸索出了一系列治疗方法。

1. 轻清轻养　慢性咽炎最常见的证候是肺胃阴虚、兼感风热。此时，养阴药若滋腻，则容易敛邪，清热药如苦寒，则可能伤阴，治疗比较棘手。针对这些情况，干祖望采用了“轻清轻养”法。轻清，选用桑叶、桑白皮及“五味消毒饮”的金银花、紫花地丁、蒲公英等；轻养，则用沙参、麦冬、石斛、芦根等滋养肺胃之阴又有清热作用的药物。临证见到咽痛较甚，可加连翘、竹叶、薄荷；大便秘结者，加全瓜蒌、当归；痰多者，加天竺黄、川贝母。

2. 滋补肾阴　治疗咽喉疾病，干祖望有句名言：“急治风热痰，慢补肺肾衰。”意思是治疗急性者，主要用疏风、清热、化痰之法；对于慢性病，则重在补益肺肾。

慢性咽炎出现肺肾阴虚的证候较多。患者得病已久，咽喉干燥，黏膜充血暗红，舌红少苔，脉细数。治疗此证，干祖望大多采用六味地黄丸或知柏地黄丸，常用药如生地黄（或熟地黄）、山药、山萸肉、牡丹皮、茯苓、泽泻、知母、黄柏等。咽干较甚者加天花粉、乌梅；黏膜萎缩者，加龟甲、鳖甲；少寐、多梦者，加酸枣仁、柏子仁。

3. 健脾益气　如前所述，干祖望“私淑东垣”临床常用健脾益气法，治疗慢性咽炎自无例外。

咽喉疾病的最常见症状是咽喉干燥疼痛。咽喉的多种炎症，往往火热证候较多，所以一般而言，治疗咽喉疾病宜用清凉药物，忌用温燥药物。自古就有“二术（苍术、白术）不入喉科”之说。干祖望认为，这一观点是片面的。对于一些脾虚气弱、运化失司、津液不能上承而致咽喉干燥者，用苍术、白术等略带温燥之性的药物，恰恰能起到燥湿健脾的作用，俾脾气运化功能健旺，津液能上输而濡养咽喉，则咽喉干燥能除。这也可以说是“以燥治燥”。《本草求真》说白术“能缓脾生津”，也就是这个意思。干祖望用健脾益气法治疗慢性咽炎，常用参苓白术散，常用药如太子参、白术、茯苓、白扁豆、薏苡仁、陈皮、桔梗、甘草。

毕竟，这是用温燥的药物来治疗咽喉干燥的病证，所以辨证是十分重要的。要抓住病程较长，黏膜不充血，颜色偏淡这些特点。如果不属于脾气虚弱，用了补气药，会因为“气有余便是火”，使慢性咽炎加重。临床常见一些患者，气虚的同时兼有阴虚证候，咽部黏膜轻度充血，分泌物质稀而量不多，舌苔薄而舌体胖。对这类患者，干祖望常采取气阴双补法。益气，选用太子参、白扁豆、山药等补而不燥之品；养阴，则选用沙参、麦冬、石斛、芦根等滋而不腻之药。

慢性咽炎的临床表现证候多种多样，气虚、阴虚、风邪、痰热等互相兼夹，在治疗时也必须分辨主次，灵活处方用药。

八、嗓音久病，重在瘀、痰

由于“喉属肺所主”，肺又属“金”，所以在清代《张氏医通》提到“金实不鸣、金破不鸣”为声音嘶哑的病因病机之后，二百年来一直沿用这一理论。干祖望认为，现代中医利用喉镜检查，可以看到声带息肉、声带小结等病变，都不能用肺实、肺虚来解释。相反，对于这些病变用活血化瘀、化痰散结的方法治疗，能取得较好的疗效。因此，我们不能局限于古人的观点，而应当有所发展。

1. 声带小结　声带小结患者的临床症状表现为声音嘶哑，多言之后更为明显，检查声带可见两侧声带边缘的前、中1/3处有对称性的隆起。声带的颜色多为灰、白色。干祖望认为这是“多言损气，气损则滞，滞则生痰，久则痰由无形而终至有形有质”。治疗以化痰散结为主，兼以活血化瘀。他有一个经验方，基本方的药物组成为：昆布10 g，海藻10 g，瓦楞子30 g，枳壳6 g，天竺黄6 g，射干3 g，桔梗6 g，甘草3 g。方中的海藻与甘草属“十八反”之一，但《金匮要略》即有两药同用的先例，此方在临床应用多年，收到较好的疗效，并未发现明显的毒副作用。小结成形，有僵硬状者，加三棱、莪术各6 g；气虚者，加黄芪10 g，白术6 g；痰多者，加川贝母粉(冲服)3 g。

2. 声带息肉　声带息肉患者的声音嘶哑程度一般较甚，检查可见，一侧或两侧声带表面有赘生物，颜色多为灰白色水肿样、半透明的，有时为红色或紫红色，或为粉红色。干祖望认为，声带息肉多为脾虚生湿，痰浊凝滞而成。治疗当健脾化痰，利湿去浊。可用六君子汤合三子养亲汤加减。常用药如：太子参12 g，白术6 g，茯苓10 g，陈皮6 g，制半夏6 g，紫苏子10 g，白芥子10 g，山楂10 g。方中山楂一味，干祖望似乎对其“情有独钟”，他认为此药有“消磨各种息肉的作用”，故成为此方的必选药物。

3. 声带瘫痪　声带瘫痪有时称作“声带麻痹”。临床表现为声音嘶哑较为严重，检查见一侧或两侧声带固定，在发音时声带不能活动。干祖望认为，本病较多见于颈部的甲状腺等手术时误伤喉返神经所致，在证候表现上多属肝肾阴虚，精血不营声门，故治疗当以补益肝肾之法。方选大补阴丸加味，常用药：熟地黄12 g，龟甲12 g，黄柏3 g，知母10 g，桑寄生10 g，十大功劳叶10 g，盐水炒牛膝6 g，僵蚕15 g。病之初期，可加蜈蚣1条，全蝎6 g；舌质暗红者，兼有瘀血，加五灵脂12 g，地鳖虫10 g。

九、特殊病种，特别治疗

在干祖望写的《中医耳鼻咽喉科学》里有两个特殊的病名：“多涕症”和“喉源性咳嗽”。干祖望说，这两个病种是他命名的。

多涕症常见于儿童和体弱的老人，临床表现为鼻涕量多无制，擤之难尽。在小儿，鼻涕为黄浊，偶见白色；在老人，则均为清稀，且常常在进餐时，涕量骤增，流出鼻腔。小儿多见实证，治宜清泄肺热，可用泻白散合苍耳子散，常用药如桑白皮、地骨皮、苍耳子、辛夷、薄荷、甘草等；老人多为脾肾阳虚证，可用缩泉丸。缩泉丸原是用于治疗脾肾阳虚而致遗尿的。干祖望认为，肾主水液，无论是遗尿还是多涕，其原因都是脾肾阳虚，肾气不能控制水液的正常运行，治疗原则应该相同，所以用乌药、山药、益智仁等组方以温补脾肾，均能取得好的效果。

喉源性咳嗽的特点是咳嗽因于咽喉作痒，咽喉中疑似有痰，患者竭力想把痰咳出来，却总是剧烈干咳，无法咳出痰来。常常是一天之中有几次阵发性的发作，患者咳得面色通红，颈爆青筋，十分难受。检查肺、气管、咽喉，除了轻度充血以外，并没有大的病变。干祖望治疗此症，常用疏风、清肺、润燥三法结合，选用三拗汤加味。常用药如炙麻黄、苦杏仁、桑白皮、金银花、菊花、生地黄、麦冬、甘草等。不过，喉源性咳嗽有些是过敏性的，有些则是慢性咽炎的一种特殊表现，治疗也应采取相应的辨证施治方法。

擎拿、外治，名医绝技

中医耳鼻咽喉口腔科，昔以喉科（包括咽喉及口腔）出名。干祖望常说，喉科为什么能在清代中叶以后兴盛？这里面有两个原因：一是我国历史进程到了清代中叶以后，交通、商业都开始迅速发展起来，人群流动增加，导致温病（大部分为传染病）流行，白喉、猩红热、走马牙疳之类病者甚多，因而引起许多医家来重视和研究喉科；二是清代出现了擎拿派和外用药派两支异军，治病疗效卓著，并由此带动了其他外治方法的发展，使中医喉科形成了自己的一系列绝技。

一、擎拿绝技

擎拿术有多种术式，有一人操作的，也有两人或多人操作的，两人以上操作的也称“擒拿”。治疗咽喉疾病的擎拿术，有的起缓解咽喉疼痛作用，以便让患者能够吞咽服药；有的起行气通络、豁痰开窍作用，以缓解患者的喉部梗阻、呼吸困难症状。干祖望所熟习的是后者。这种擎拿术在清末民初时期的浦南一带负有盛名，因其治疗某些急性喉梗阻时，有似“起死回生”之效，在气管切开术应用尚不普及的当时，堪称绝招。即使至今，仍有相当高的实用价值。

干祖望的擎拿术操作方法是这样的：首先，让病人正坐于方凳上，不能坐者，可以让别人在旁边搀扶而坐。病人两上肢放松下垂。手术者站在病人背后，将一脚踏在凳上，大趾对准病人的骶尾骨处，膝盖紧抵于病人的背脊，予以固定。另一只脚踏在地上。将两手置于病人的颈项部，两拇指按在颈部相当于哑门穴下，食指、中指按在两侧天窗、扶突、天鼎穴上。这样，术者就可以开始运气操作了。

开始，食指、中指固定不动，两大拇指由上而下按摩7次；然后，大拇指固定不动，两侧食指、中指由上而下按摩7次。这样重复交替7遍，起到顺气、化痰、开窍作用。颈部按摩以后，将两手移置于病人两肩，大拇指在后，四指在前。拇指按在肩后肩胛骨下方相当于秉风、曲垣、天宗三穴之间，四指按在锁骨下窝，食指按在气户穴上，膝盖仍紧抵病人背脊以固定。此时要运气，把力量运到两手食指、中指指端，逐渐把拇指与食指、中指慢慢地紧缩、撮拢，以至手指扣住病人的锁骨和肩胛骨而不能滑脱之后，即用劲向上、向外、向后的方向擎（向上的动作）、拉（向外）、攀（向后），三个动作同时进行。此时病人必然经不起手术者的擎攀，身体向后倾倒，而手术者的膝盖就应起到支撑和固定的作用，在擎、拉、攀的过程中，按在气户、云门穴上的两指已起到“拿穴”的作用。

这种擎拿法，一般做5分钟，能坚持10分钟则效果更好，通过擎拿之后，病人或多或少会立即感到舒服，喉部阻塞的症状缓解。如果手术者的功底扎实，力量充足，效果将很显著。

二、外治诸法

耳鼻咽喉科的外治方法有很多种。其中，药物外治在临床应用最为广泛。干祖望在临床上虽以内服药治疗为主，但也常常以外用药配合治疗。他认为，五官病大多在黏膜，外用药在局部比较容易吸收而起作用。

干祖望在临床应用的药物外治方法主要有以下十三种。

1. 吹　吹药是耳鼻咽喉口腔科用得最普遍的一种外治法，也是其他一些剂型的基础。由于用药时将药粉置于吹药器内，然后把药粉以气体吹到患处，故称为吹药。干祖望在临床常用的成药有红棉散、绿袍散、通用消肿散、养阴生肌散、冰硼散等。有时成药不够用，则自己配制，如聪听散、祛腐散等。他在配制吹药方面有一套成熟的经验。首先，选用的药物须经挑选，要讲究药物的品种和质量。然后进行切碎、研细等机器加工的工序。用 80 ~ 90 目筛筛过以后，再配方并且手工磨制。

磨药时，除了掌握药的分量以外，还要注意磨药次序。一般而言，先磨质硬而干燥的矿物类药，其次加入介壳类，再次加入植物的根、茎、叶类，其后加入动物类药，至于冰片之类树脂性药物，因其有黏性，故宜另研细粉，最后加入药方中同研。磨制是越细越好，不但要达到“无声为度”，而且磨制的成品最好能经过 120 目以上的筛子。这样，药物就容易为人体所吸收。

2. 吸　由鼻吸入药物的方法，如治疗鼻窦炎的辛夷嗃鼻散等。

3. 塞　把药粉或药丸塞入腔道窝洞，如治疗龋齿牙痛的“一笑散”等。

4. 含漱　药液漱洗口腔、咽部之后吐去。如治疗咽炎、扁桃体炎、牙周炎的“漱口方”等。

5. 噙化　药物或药丸含口中，津液徐徐咽下。药物如官桂，噙含可治疗口疮属虚火上炎者；药丸如治疗咽喉急性炎症的牛黄噙化丸。

6. 滴灌　药液滴入耳、鼻道中。如治疗化脓性中耳炎的虎耳草汁；治疗外耳及中耳炎的黄柏滴耳液等。

7. 敷　药粉用麻油、蜂蜜之类赋形剂调成糊状，敷于皮肤。如治疗疔疮的青敷散等。

8. 涂　药膏涂于黏膜。如治疗鼻中隔糜烂、溃疡、燥裂出血等症的黄连膏。

9. 贴　膏药贴于皮肤，或者药膜、药物贴在黏膜。如治疗口疮可以用养阴生肌膜或者荷花瓣等。

10. 罨包　常用湿罨包，即药液浸湿纱布，覆于患处，用以治疗外耳、鼻部皮肤及牙周（覆在口外）的化脓性炎症。药液可用内服药之剩余者，亦可另配。

11. 蒸气吸入　药物煎汤时乘热，以罩状物收集蒸气吸入口、鼻，以治疗鼻、咽、喉、气管疾病。也可以用超声雾化器直接使药液形成雾状而吸入。

12. 烟熏　以药物或浸过药的绵纸点燃后产生药烟，熏患者的鼻孔，达到开窍、化痰的目的。如巴豆油捻子等。

13. 贴穴　药物贴于人体某些穴位起治疗作用。如将大蒜头捣烂后贴于涌泉穴治疗鼻衄；吴茱萸粉醋调后贴于涌泉穴治疗口疮虚火证等。

医案风采，教学特色

干祖望爱好诗赋，尤其精于讲究押韵、对仗、平仄的格联。平时门诊撰写医案，虽可谓倚马七步，信手挥就，读之即朗朗上口，格律工整；析之则理法方药，自成一统，富有中医特色。因此，凡跟他抄方的学生，无不钦佩。大家称这些医案“读来不仅是精辟严谨的医学论文，而且是情趣横生的艺术佳作”。干祖望医案的举例参见“干祖望医生传”。

从 1946 年收徒算起，干祖望有六十多年的教学历史。他的教学方式的特点，最主要的是突出重点，提纲挈领。

在讲述中医耳鼻咽喉口腔脏腑经络的联系时，他把要求掌握的重点编成了一首七言诗：“耳为肾窍肝胆附，鼻属肺经阳明过，咽胃喉肺少阴循，舌心齿肾口唇土。”四句话就把主要的脏腑经络：耳——肾、肝胆，鼻——肺、阳明，咽喉——肺、胃、肾（少阴），口齿唇舌——脾（土）、心、肾都归纳起来了。

他还把耳鼻咽喉口腔疾病的诊断、辨证、治疗、护理和预防等方面的原则，编写成易懂易记的“三字经”。其中关于几个主要症状的辨证要点是这样的。

疼痛：风上腾，见表证；红而肿，热毒盛；肝阳升，痛必甚；虚象痛，轻而钝。

瘙痒：皮肤痒，风和湿；多嚏痒，过敏质；喉久痒，相火炙。

肿胀：红肿热，白肿痰，漫肿气，久肿衰。

流脓：虚或寒，清且白，黄和稠，热毒迫。

充血：深红热，淡红寒。久病晦，似猪肝；新病艳，如染丹。

出血：血离经，分虚实。热迫营，涌出急；脾失统，缓渗滴。

积液：积液生，是痰浊。清白稀，因寒作；黄而稠，热与毒。

干祖望的教学方法也是多样的，除了常常穿插生动的临床事例和即兴发挥以外，他还具有良好的绘画功底。年轻时，他也曾经认真学过绘画。当他在黑板上以飞快的速度勾勒出一幅耳、鼻图形时，往往引起满堂的欢笑，从而在活跃的气氛中收到让学生加深理解的效果。

第三篇

干祖望耳鼻咽喉科学总论

3

第一章　中医耳鼻咽喉口腔科学简史

中医耳鼻咽喉口腔科学是一门既古老又年轻的学科。言其古老，是因为它与传统中医学一脉相承，历史悠久，源远流长。论其年轻，是指它在继承中医基础理论及思维方法的基础上，对人体耳、鼻、咽喉及口腔的生理、病理、疾病防治及相关中医药理论等方面均有了新的认识和发展。

1949 年以前

一、原始社会至殷商（？—公元前 1046 年）

我国从原始社会逐步进入奴隶社会，随着社会生产力及经济文化的不断发展，人们对耳鼻咽喉口腔等的疾病已有了初步的认识，这一阶段相当于中医耳鼻咽喉口腔科学的萌芽时期。

殷商（公元前 16 世纪—前 1046 年）之前，没有文字可考。至殷商，才开始有最早的甲骨文和青铜器铭文。但到了武丁这段时间里（公元前 1250—前 1192 年），方才出现关于耳鼻咽喉口腔疾病的记载。当时见之于甲骨文的有关耳鼻咽喉口腔病者有：“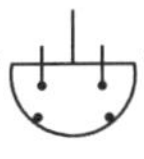”——齿病；“疾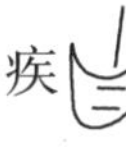”——鼻病；“疾耳”——耳病；“疾言”——声音的病。之后，随着文化的发展，医药方面的记载也逐渐丰富起来。

二、西周至春秋战国（公元前 1046—前 221 年）

西周至春秋战国时代，随着文化的发展，关于耳鼻咽喉口腔病的记载也与日俱增而丰富起来。因为甲骨文随着殷亡而消逝，西周以后钟鼎文成为书写的主流，其较甲骨文更能保存书写原迹。所以相关传世的记录较为丰富。例如：“耳痛”见于《周易》；“九窍之病”见于《周礼》；“喑”“吟”见于《墨子·亲自》；“耳聊啾而悦慌”见于《楚辞·九歌》；“嗥而嗌不嗄”见于《庄子·庶楚》；“处耳则为揭为聋，处目则为眵为盲，处鼻则为鼽为窒”见于《吕氏春秋·尽数篇》；“既聋且昧”见于《左传·僖公二十四年》。至于治疗和预防方面的内容，也次第出现，如《山海经》中，就有许多关于这一方面的资料。

成书于此时的《黄帝内经》（简称《内经》），正是由劳动人民从与疾病做斗争的实践中得来进而升华到理论的第一部保存到现在的中医文献，耳鼻咽喉口腔的生理、病理理论基础，也在这部古典医学文献中奠定，并且出现了不少病名，如耳聋、暴聋、耳鸣、耳中有脓、耵聍、鼽衄、涕出不收、鼽塞、鼻渊、鼽嚏、嗌痛、咽肿、嗌肿、嗌干、喉痹、喉塞、猛疽、口糜、口疮、口㖞唇胗、舌卷、舌纵、重舌、齿痛、龋齿等。

除了这些病名外，还有不少耳鼻咽喉口腔的解剖名称，如耳、耳郭、耳门、肾窍、葱笼、蔽、完骨、鼻、明堂、阙、下极、王宫、面王、鼻孔、鼻隧、鼻柱、頞、颃颡、嗌、喉咙、悬雍垂、会厌、喉结、口、唇、齿、舌、舌本等。

中国甚至世界上第一位曾操业于五官科的专科医生，也在这个时期，即扁鹊，事见《史记·扁鹊仓公列传》：“（扁鹊）过洛阳，闻周人爱老人，即为耳目痹医。”

最早的肺功能检查,见《礼・丧大礼》:“疾病,男女改服,属纩以俟绝气。”现在的耳鼻咽喉科医生用棉花纤维放在病者鼻孔口探测鼻子通气情况,可能私淑于此。

三、秦汉至三国(公元前221—280年)

执政仅仅15年(公元前221—前206年)的秦王朝,在医学方面无事可记。如其一定要写的话,也只能感谢秦始皇在秦戊子年(公元前213年),焚书坑儒,把所有书籍付之一炬,唯独将医药、种树之书保存下来,总算中医幸甚。

西汉(公元前206—24年)元帝光永元年,政府以“质朴、敦厚、逊让、有行”四个条件来考核“从官”。医师就是皇帝从官之一。

东汉(24—220年)光武帝建武元年,置太医令。

当时治疗咽喉病,已有简单的手术。且读《淮南子・纪论训》的“目中有疵,无害于视,不可灼也。喉中有病,无害于息,不可凿也”就足以证明。非但那时已有手术,而且对适应证的选择也十分审慎。

《古事比・身体》:“桓帝时,侍中刁存,口臭。”这是最早的关于口臭病的记载。

《汉书・东方朔传》:“龃(jǔ)者,齿不正也……唇腐齿落。”这是关于坏疽性龈口炎的最早记载。

《后汉书・昌邑哀贺传》:“我嗌痛,不能哭。”这里可以证实在东汉时期我们就已知道声带休息对喉病的重要意义。

《后汉书・华佗本传》:“佗(约141—208年)常行道,见有病咽塞者。因语之曰,向来道隅有卖饼人,萍齑甚酸,可取三升饮之,病当自去。”这里最早记录了对喉科病的具体治疗方法。但也有人因下文接下去还有“即如佗言,立吐一蛇”一语而认为是寄生虫病而不是喉病。

张仲景(约145—208年)在《伤寒论》《金匮要略》中已记载有:咽中干、咽喉干燥、口干咽烂、咽痛、咽中伤生疮、咽中痛、其喉为痹、阳毒、阴毒、咽喉不利、如有炙脔、蚀于喉为惑、喉中水鸡声、声喝、口不能言、口燥、坏齿等数症,是直接涉及喉科的,而且数十首经方,至今还广泛地应用于临床。

如果《医籍考・方论》中记载的张仲景还写有《口齿论》之说是可靠的话,那么在3世纪初中医已有了咽喉科专业文献了。

四、晋、六朝至隋、唐(265—907年)

晋代《古事比・身体》:“魏泳之,生而唇缺。就殷荆州帐下医割补。百日不得笑语,唯食薄粥。”可知我们早在1600年前,已能做兔唇修补手术,而且是成功的。

此时,葛洪(284—364年)的《肘后备急方》中,有不少关于外耳道异物、气管异物、食管异物的记载,并介绍了许多取出的方法。

隋代巢元方(550—630年)的《诸病源候论》中,耳鼻咽喉口腔科的资料也不少,它除了发展了病因、病理学说之外,更增添了不少病种,例如耵聍栓塞、耳源性脑膜炎、鼻息肉、急性喉阻塞等古人没有明确认识的病种,并予以阐明补缺。而且把鼻窦炎这一疾病,将儿童和成人分开讨论,因为儿童在解剖、生理和病理各方面都不同于成人,所以病因、症状、病变和治疗等方面也有所差异,而现代医学在最近才发现和注意到这点。

唐朝开国之初,高祖在武德元年就“置尚药局、太医署,其属有四,曰医师、针师、按摩师、咒禁师。凡课药之州,置采药师”,健全了医事制度。《新唐书・百官志》:“一曰体疗、二曰疮肿、三曰少小、四曰耳目口齿、五曰角法。”在形式上耳鼻咽喉口腔科的建立,就在此时开始有了雏形。

如果把扁鹊作为第一个耳鼻咽喉口腔科专业医生的话,那么孙思邈(541—682年)则可说是五官科的奠基人。《备急千金要方》对耳鼻咽喉口腔方面的论述,除了特辟两卷专论之外,散见于各章各节的内容也不少。在《千金翼方》一书还有“通九窍”“衄血”“耳聋”“口疮”等几个专题章节。孙思邈又把这集耳目口齿病的专科,称为“七窍病”。在辨证方面,结合临床实践,予以总结推广,从而沿用到现在。同时他受佛教、道教的影响，更注意到机体本身的统一性与周围环境的统一性，使耳鼻咽喉口腔科在辨证论治上有了进一步发展，从而提高其疗效。治疗方面，除了过去单一的重视内服药之外，更广泛地采用外治、手术、针灸、砭法、导引及食疗等，这也是唐代以前所罕见的。另外，如悬雍垂过长的点擦食盐、急性喉梗阻的烟熏疗法等，也都是孙思邈所首创。

《传信方》(818 年)把华佗用白矾治疗喉风(急性咽炎)、张仲景用苦酒汤治疗“咽中生疮，不能言语，声不出音”的两个方法，推陈出新地衍化出“皂荚、矾、米醋同研”，作含漱剂来治疗喉痹，给后人以很大启发，所以其价值并不仅仅在于一方一药的成就。

五、宋至金、元(960—1368 年)

历经半个多世纪的五代(907—960 年)、十国(891—979 年)，在医学史上未留点墨。之后，至宋代，医学又开始大踏步地发展，也就是继唐代第一个高潮之后的第二个高潮，从此一直欣欣向荣到明、清。自 951—1368 年的 417 年中，辽、宋、金、元四个王朝并存于华夏这块大地上。至辽，已有二排八孔象牙柄植毛的牙刷，作为清洁口腔之用。

成书于庆历年间(1041—1048 年)的《欧希范五脏图》，根据杨介介绍其内容谓：“喉中有窍三，一食一水一气。”第一张实物描写的咽喉解剖图在 11 世纪已问世，但十分可惜，画得不对。《苏沈良方·论脏腑》：“又言人有水喉、食喉、气喉，亦谬也。世传《欧希范真五脏图》(原文多此一真字)，亦画三喉，盖当时验之不审……人但有咽喉二者而已。咽则纳饮食，喉则通气。”可知在 11 世纪时，对咽喉的解剖，还是较为了解的。

沈括(1031—1095 年)《梦溪笔谈》第十三卷：“世人以竹木牙骨之类为叫子，置入喉中，吹之能做人言，谓之嗓叫子。尝有病喑者，为人所苦，烦冤无以自言。听讼者试取叫子，令颡之作声，如傀儡子，粗能辨其一二，其冤获申。”说明在 11 世纪，中国已有人工喉的记载。

《古事比·身体》：“南郡王义宣，舌短，涩于言论。”在 11 世纪就已发现了舌系带短而引起言语障碍的口腔病。

隆兴癸未进士楼钥(1137—1213 年)在《攻愧集》中已有种牙(镶牙)的记载，谓同时代人陆游(1125—1210 年)有“染须种齿笑人痴”的诗句，那么中国的镶牙矫形等手术在那时已开始了。

刘河间(约 1120—1200 年)在《素问病机气宜保命集》中提到的“耳聋治肺，鼻塞治心”，揭开了耳咽管阻塞可以导致暴聋及鼻甲内瘀血可使鼻腔堵塞的奥秘。而且他比国外更早地区分出震动性与非震动性两种不同的耳鸣。在《素问玄机原病式》中称震动性耳鸣为“耳鸣有声，非妄闻也”。

《历代名医蒙求》(1220 年)不但是医史，而且还是咽喉部(内含食管)取出异物及切开咽部脓肿的专业指导文献。其中“银匠下责”“都料取钩”的巧妙取出喉(咽)头异物和“草泽笔头”的咽部脓肿切开手术，都是巧夺天工的手法与技术，直到 21 世纪的今天，还有其启发和指导作用。

张子和(约 1151—1231 年)在《儒门事亲》中第一个深入讨论扁桃体病变，“乳蛾”一名也是张子和所题的，并首先提出“喉科八种”说法，以后喉风十六种、喉风十八种、喉风三十六种等，都是在张子和的影响下产生的。他还使用纸卷成筒形，放入口内，再用筷子缚小钩，把误吞的铜钱取出，可说是内镜摄取喉(咽)头异物的创始人。

李杲的《脾胃论》(1249 年)又给耳鼻咽喉口腔科的内治法开辟了一个广阔的新天地，尤其是益气升阳一法，在“九窍者，五脏主之。五脏皆得胃气，乃能通利……胃气一虚，耳目口鼻，俱为之病”的指导思想下来处理，在临床上确实治愈了过去用传统方药所不能解决的五官科疾病。

《仁斋直指方》(1264 年)第一次记载了耳源性眩晕病，谓“眩者言其黑运转旋，其状目闭眼暗，身转耳聋，如舟车之上，起则欲倒”。如其再结合《诸病源候论·风头眩晕候》的“脑转而目系急”的眼球震颤，那么已将本病叙述得比较完整了，较之国外发现此病要早 6 个世纪。

元朝(1297—1368 年)仅统治中原 89 年，所以医学著作并不太多。

医事方面，元代分为十三科，第七位口齿科，第八位咽喉科。那时的咽喉科方才从口齿科分离出来而独立成科，但习惯上还是常把咽喉与口齿连在一起。

六、明至鸦片战争之前(1368—1840年)

《明史·百官志》："太医院掌医疗之法，凡医术各十三科，曰大方脉……曰口齿、曰接骨、曰伤寒、曰咽喉……凡医家子弟，择师而教之。"情况与元代相同，其中咽喉与口齿在名义上还是分开的。

明太祖洪武三年(1370年)，置惠民药局，府设提领，州县设官医，凡军民之贫病者，给之医药。又六年(1373年)，置御药局于内府，始设"御医"。又二十一年(1388年)，"洪武戊辰春，乡村病喉痹者，甚众。盖前年终之气及当年初之气，二火之邪也"。又根据本文的前一段文"喉痹者，乡村病相似者，属天运气之邪"(见《医学纲目·肝胆部·喉痹》)，从"甚众""相似"来推测，是一次流行严重的传染性咽喉病，难以推断白喉还是猩红热。又二十二年(1389年)，政府改太医令为院使，丞为院判。

《古今图书集成·医部·医术名流·明三》："尤仲仁，字依之，以喉科名。"这是有名的喉科医生第一次载于史册者。

明代是医学著作的鼎盛时期。明初《普济方》(1406年)中《身形》一集，可以说是耳鼻咽喉口腔科"前无古人"的伟大巨著，共43卷，耳鼻咽喉口腔科占18卷。比《普济方》迟39年出书的巨著《医方类聚》(1445年)，共365卷，其耳鼻咽喉口腔科也占有10卷。开始于1556年，历十年而完成的《古今医统大全》全书共100卷，耳鼻咽喉口腔科占4卷。

李时珍(1518—1593年)在《本草纲目》中记载有1 892种药物，其中956种单味药可用来直接治疗耳鼻咽喉口腔病，还有内服及外用配伍组方的药味，尚不计在内。

薛己(1487—1559年)著《口齿类要》。虽然据称在此之前，还有张仲景的《口齿论》、邵英俊的《口齿论》、释道济的《口齿玉泉论》、佚名的《排玉集》、冲和的《口齿论》、广陵王师的《口齿论》、佚名的《咽喉口齿论》和佚名的《疗口齿方》等，但都已散佚无存，不见于世，至于滕伯祥的《走马急疳治疗奇方》仅仅是单独讨论坏疽性龈口炎的专书。所以《口齿类要》为现存最早的一部喉齿科专业书。

陈实功(1555—1636年)在《外科正宗·鼻痔》中记载了鼻息肉摘除手术，详述所用器具、麻醉、止血、术前准备、手术过程和术后处理，可以说是现代鼻息肉摘除手术的前身。现在除医疗用具、麻醉剂更新而精微细巧之外，其他的照此沿用了350余年。

张介宾(1563—1640年)在《景岳全书·咽喉》中记载："无病而喉窍紧塞，息难出入，不半日而紧塞愈甚……问其喉，则无肿无痛也，观其貌，则面青目瞠，不能语也。闻其声，则喉窍之细如针，抽息之窘如线。伸颈挣命求救不堪之状，甚可怜也。"第一次详细描述了急性喉梗阻的症状。同时，张介宾也首次介绍了鼓膜按摩术，《景岳全书·耳证·论治》："以手中指于耳窍中，轻轻按捺，随捺随放，随放随捺，或轻轻摇动，以引其气，捺之数次，其气必至，气至则窍自通矣。"这个手法一直使用到今天。

《霉疮秘录》(1632年)："喉癣蚀鼻，发块上下，破烂孔窍""染病日久，妄用克伐，大肉已削，止存皮骨，且咽喉腐烂""咽喉损伤"等，是言由梅毒引起的耳鼻咽喉口腔损害的第一部专论。《红炉点雪》(1553年)的火病失音，是全世界最早讨论喉结核的文献。《解围元薮》(1655年)的哑风，也是全世界最早讨论喉麻风的文献。

曹士珩的《保生秘要》，对耳咽管阻塞的处理，是"定息以坐，塞兑(八卦中，☱为兑卦，位居西方属金，金属肺，肺司呼吸，所谓塞兑，是暂时停止呼吸)，咬紧牙关，以肺肠二指(大拇指少商穴，属手太阴肺经，故大拇指属肺。食指商阳穴，属手阳明大肠经，故食指属大肠。肺肠二指，即大拇指和食指)捏紧鼻孔，睁二目，使气串耳通窍内，觉哄哄然有声。行之二三日，通窍为度"。这是开始使用耳咽管自我吹张法的记载。

清代自入关统治到鸦片战争（1644—1840 年）的两百年中，医事制度也在不断地改革。清世祖顺治元年（1644 年）即调整了太医院组织，设左右院判各一人，吏目三十人，预授吏目十人，医士二十人。凡药材出入属礼部。

口齿一直隶属于咽喉，诚如《杂病源流犀烛》所谓"言咽喉则牙舌即多包于内"。也是从此时开始，咽喉科逐渐地兴旺起来，相反口腔科则渐渐趋向衰落。凡一般口腔黏膜病大多属于内科或儿科，化脓性炎症和牙周疾病则属外科。牙体疾病则另有草泽医俗称铃医或江湖医生来承担。中医的口腔科基本上已名存实亡。

清代涌现出了不少有名的喉科专家，喉科文献也有一百余部，这种盛况为历来所未有。尤其是无锡尤氏的外用吹药和上海侯氏的擎拿，在整个喉科领域里起到极大的影响。

张宗良的《喉科指掌》于 1757 年问世，可以说是真正的喉科第一部专业书。之前虽然已有《口齿类要》，但病种太少，仅仅七个病种，远远不及该书。

自明代《瘟疫论》（1642 年）后，清代温病学的进展十分惊人，从而使猩红热的理论和治疗得以突飞猛进地提高，有水平的专著也梓行了不少。"喉痧"一名来自《金匮翼》（1763 年）。《疫疹一得·疫疹因乎气运》（1794 年）："乾隆戊子年（1763 年），吾邑疫疹流行，一人得病，传染一家，轻者十生八九，重者十存一二。合境之内，大率如斯。"同一书中的"疫疹之症"，有"满口如霜""咽喉肿痛""嘴唇焮肿""舌上珍珠"及"舌衄齿衄"。可以说明，那时对猩红热的认识已十分清楚了。

《尤氏喉科》："牙关紧闭，口不能开……用黄熟香削成凿子样，渐渐挨进牙缝，则牙渐开。"可知在 17 世纪前，中医已开始使用开口器了。

乾隆十二年（1747 年），由江南开始白喉逐渐出现，至乾隆三十八年（1773 年），白喉由江南扩散到各地，由小流行成大流行。《疡医大全》（1773 年）最早记载了此病，当时称为"天白蚁"。因为是新病种，所以成书于乾隆四年（1739 年）由政府开馆纂（zuǎn）修，号称当代医典的《医宗金鉴》也没有提到白喉。自此之后，白喉专业书陆续问世，但都在鸦片战争之后。郑梅涧的《喉白阐微》写成于嘉庆二年（1797 年），但当时医家有守秘保密习气，一直家藏 159 年，不向外公开。直到 1956 年，郑氏后裔郑景岐先生毅然贡献给安徽省卫生厅，并由安徽人民出版社出版，公开于世。

有些学者考证，白喉的第一度流行在乾隆五十年（1785 年），但这应当是不符合事实的。因为 1773 年前早已流行，否则《疡医大全》何来"天白蚁"一病。

《重楼玉钥·冯相芬序》："今年夏，吾津时疫流行，患喉症者极多。而治不得法，往往受害……道光十八年。"这一次发生于鸦片战争前夕的喉疫，是猩红热还是白喉，已难考证。

七、鸦片战争后至中华人民共和国成立前（1840—1949 年）

鸦片战争后到中华人民共和国成立前的百余年，尤其是后半个世纪，中医中药事业已奄奄一息，喉科当然也不例外。

中医鼻科病的探讨，在写成于 420 年以前的《小品方》中已有"鼻中窒塞""鼻中塞肉"（考证于《外台秘要》）、"鼻衄血数斗""鼻衄经年"（考证于《医心方》）等记载。但鼻病的专业医生始终在文献上或社会上没有见过。

陆以湉（1802—1865 年）的《冷庐医话·医范》载有："近有专业耳科者，又在诸科之外矣。"《冷庐医话·耳》："乾隆时，杭州有金氏，以耳科致富，止恃一秘方。今其家已式微。"干祖望《中医耳鼻喉科师资培训班讲义》（1980 年）载：清中叶有内科医顾晓峰者，在应付内科之外，还配置些耳科外用药，无价赠送病人。以疗效良好，所以求治耳病的比内科病还多，从此即在江苏省苏州市养育巷水泼汾桥以"顾滩琪"名称设立耳科专业诊所，并悬有木雕大耳朵作商标。现这两块木制招牌收藏在南京博物馆中。顾氏治耳，不事内服药，专靠外治取胜，世代相传，至今不替。现在最后一代传人在 1984 年谢世之后，即无后继者。

咸丰十一年(1861年),喉科名药"六神丸",在苏州诵芬堂(俗称雷允上)第一批发售。此药风行全国,至今不衰,而且还是争取外汇的大户。同治三年(1864年),第一部白喉专业书《时疫白喉捷要》问世,作者张绍修。

鸦片战争,打开了中国闭关自守的大门。以后,帝国主义侵略者用洋货、鸦片、传教、洋枪、大炮侵入半封建半殖民地的中国,同时也把西方医药传入我国,中医受到一定的挑战。

《粟香二笔》第七卷,谈到在光绪十年(1884年)前后,西方镶牙盛行,并有装假眼、假鼻者。

吴锡璜《新订奇验喉证明辨》(1887年)卷二用药类:"佩林掰氏血清,为白喉之特效药,近世医家,殆无不宗之。"证明耳鼻咽喉科在百年前也已取用西药。

余听鸿(1847—1907年)《外科医案汇编·咽喉门》:"阅西医治疗喉科秘塞,不能呼吸者,在颈旁喉管开一孔,插入银管在颈旁,可通呼吸。"可知气管切开手术的引进,也有百年历史。

光绪三十二年(1906年),北京协和医院的前身协和医学堂附属医院,最早设立五官科,其中耳鼻咽喉科由美国医生邓乐普主持。

百余部大量梓行的喉科书都集中于清代的160年中,第一部是张宗良的《喉科指掌》(1757年),最后一部是袁仁贤的《喉科金钥》(1911年)。

成书于此时的《医师秘笈》:"又如自疑有所食而积在者,则姑下之而诈云已去其物,则可安心矣。凡此之类,皆可治病,在人神而明之。"针对癔性咽喉异感症来取用精神疗法,也已有80年之久。

1929年,国民政府召开第一次"中央卫生委员会议",通过余云岫(1879—1954年)的"废止旧医,以扫除医事卫生之障碍"案。并谓"旧医一日不除,民众思想一日不变,新医事业一日不能向上,卫生行政一日不进展",并提出六项消灭中医的办法。但没有来得及实行,因愤怒的全国群众和中医,在3月17日那天,赴国民政府所在地南京抗议而作罢。同年,明令中医学校改称为中医传习所,用以降低中医地位。

1930年,为了更进一步降低中医地位,连传习所都不准称,改为中医学社。

为了缓和公愤,1933年,国民政府被迫由"立法院"制订出"中医条例"。可是这个条例,拖到1937年才公布。但其内容仍然充满歧视中医、中药的条款。同时,命令解散全国所有的各级"中医药团体联合会"。

当时执政者也知道公开消灭中医中药是徒劳的,于是采用更阴险的手段,是"寓消灭于放任之中"的策略,对中医中药表面上不闻不问不管,在法律上不给中医以合法地位。例如:中医的疾病诊断书在法律上不生效力,中医无处理病假权,中医不准收徒弟等。一方面取缔中医学校,不予培养第二代;另一方面,中医申请开业者必须要有毕业文凭。所以当时取得开业资格者寥寥无几,喉科中医医生全国仅有5名。

在国民政府对中医中药不闻不问不管的政策下,一批江湖骗子、游医、社会"渣滓"得到可乘之机,挂上一个招牌就可以成为一个中医,而且这一批人物,反而享受到微妙的优待,原因是国民政府正利用他们来降低中医身价、素质和威信。所以在中华人民共和国成立前夕,国民政府把中医列为社会"三大垃圾箱"之一。这种情况中,以喉科更为突出。

中华人民共和国成立前,真正的铃医已逐渐消失,不可否认,这是医药上的一大损失。铃医有严峻的"行规",严密的组织,严格的师徒传授。他们是属于"巾皮李瓜"中的"皮"行,喉科称"攀井",口齿称"折脆"。他们用药有四字要求,即便、贱、验、显。便是取材方便,各处都有;贱是成本不高;验是有效;显是要立竿见影。所以对喉梗阻、喉水肿、坏疽性龈口炎等危急重症的抢救,远远超过一般医生,治愈率高。用他们的行话来说,"我们的起废(即抢救),都可以出洞(即脱险)"。他们的消失,主要因为是他们的组织过于严密和神秘,都是父子、兄弟、翁婿、师徒间耳提面命,没有文字。同时,一般人错误地把铃医和游医、骗子混为一谈,使他们遭到了全社会的冷待和蔑视。

1949年之前,还没有中医的耳鼻咽喉科,只有传统的喉科。而中医喉科在那时,也是在不生不灭、似生似灭中苟延残喘。有水平的喉科从业人员，目睹一批文盲、不学之徒充斥在喉科队伍中，耻与为伍，大多就转业到内科、外科中去，所以当时很多为“咽喉内科方脉”或“咽喉外科方脉”的中医。因为内、外科中，尤其是内科，文盲是无法混入插足的。少数几个确实“家有秘方，人怀实学”的世传喉科，尚生存于风雨飘摇之中。

1949 年以后

1949 年，中华人民共和国成立。中国人民站起来了。同时也是中医苦尽甘来、走出困境、进入坦途之时。

1949 年，中华人民共和国卫生部成立。同年，卫生部指示各地区防治白喉的流行。1951 年，卫生部发布《中医师暂行条例》，同时又下达《关于组织中医学会的指示》，并开始严防猩红热的流行。同年 7 月，中医第一个耳鼻咽喉专科在上海市松江县城内秀野桥的“松江城厢第四联合诊所”建立开诊。

1952 年，“北京中医进修学校”第一届学员毕业。

中医耳鼻咽喉科从无到有，从小到大，到现在初具规模，当然是与党和政府的正确领导及从业人员的埋头苦干分不开的。

具体成就，大体上有以下四个方面。

一、培养人才

1956 年，四所中医学院（北京、上海、成都、广州）分别建立，之后各省市的中医学院及中专中医学校相继成立。

1959 年，卫生部在成都市召开编写中医教材计划和具体分工会议，《中医喉科学讲义》第一版于 1960 年与学员见面。之后，《中医喉科学讲义》第二版在 1964 年出版，《五官科学》第三版在 1975 年出版，《中医耳鼻喉科学》第四版在 1980 年出版，《中医耳鼻喉科学》第五版在 1985 年出版。为耳鼻咽喉科“十年树木，百年树人”计，卫生部从 1974 年起至 1988 年止，委托广州、上海、南京三所中医学院办了十期（届）中医耳鼻咽喉科师资培训班。

1990 年，国家中医药管理局在厦门国际培训交流中心主办了国际中医耳鼻咽喉科培训班，学员来自美国、新加坡、马来西亚和中国。这是第一次把中医耳鼻咽喉口腔科学介绍到国外。这个班办得相当成功，在国际上产生了一定的影响。

与此同时，各省、市的中医学院（校）与有条件的中医院，也不定期地开办了临床喉科专业班或耳鼻咽喉科班。在上海中医学院、浙江中医学院的带头下，各省市纷纷响应。中医院方面，如湖南省醴陵市中医院、安徽省蒙城县中医院、江苏省无锡市中医院等，办起了喉科临床医师培训班。此外还有为期仅一或两周的超短期班，如江苏省的南京市中医院、扬州市中医院，河北省的石家庄市中医院等，都取得了一定的成绩与效益。

1982 年，天津卫生干部进修院（1984 年起改称“天津市卫生职工医学院”）在卫生部直接领导下办了三年制的中医五官科专业班，这样的专科教学在全国开办了多处，其中较突出的有湖南中医学院、成都中医学院等。1983 年起，一度各中医学院开始实行毕业生定向实习，耳鼻咽喉这个新兴学科，增添了一批专业思想巩固的接班人。1991—1994 年，国家开展了全国五百名老中医带徒继承工作，耳鼻咽喉科也有几位老中医参加了这项工作。

此外，历年来条件差的中医院向有条件的中医院派出青年进修医生从师学习。因为这种形式，很有学徒从师性质，师生固定，时间较长，所以老师乐于教、学员勤于学，这个方法也培养出一些人才。

我们站在“从无到有”的角度上来看，这样的发展速度是其他各科所望尘莫及的。但是，一般说耳鼻咽喉科医生占医生总数的 1%，从这个角度看，我们的队伍还是不够壮大。

二、文献出版

1949 年后，各出版社翻印了不少喉科古籍，这对促进中医耳鼻咽喉口腔科事业的发展，起到极大的作用。在这四十多年中，人民卫生出版社有：《重楼玉钥》，1956 年；《白喉条辨》，1957 年；《普济方·身形》，1960 年；《医方类聚·第四分册》，1981 年；《熊（大经）校喉科指掌》，1989 年等。中医古籍出版社有：《喉科集腋》，1982 年。商务印书馆有：《咽喉经验秘传》，1957 年。上海卫生出版社有：《焦氏喉科枕秘》，1951 年；《痧喉正义》，1951 年。科学技术卫生出版社有：《包氏喉证家宝》，1957 年。江苏科学技术出版社有：《干（祖望）校尤氏喉科》，1983 年。湖南人民出版社有：《时疫白喉捷要》，1959 年；《白喉全生集》，1959 年等。中医研究院图书馆影印的有：《枫江陈莘田先生外科临证·文集》（全部为咽喉、口腔科），1981 年。

另外，还有秘藏或失传的古籍喉科文献，经其后裔的赠献或发掘得到重新面世者。安徽人民出版社于 1956 年出版了郑景岐献出的祖传守秘 160 多年、由其祖先于清代嘉庆年间（1797—1820 年）写成的《喉白阐微》，1956 年。甘肃中医学院图书馆 1983 年发掘及影印了《流犯喉科药方》。

引以为憾者，在这四十多年来，新的著作少得可怜。其实并非没有作品，因耳鼻咽喉科为小科，读者不多，发行量太小，而出版社大多不愿出版之故。

三、组织及交流

1955 年，中华医学会指示各地分会吸收中医入会。据 1958 年统计，当时中华医学会员 18 472 人，其中有中医 3 000 人。在这个基础上，中华全国中医学会宣告成立。1972 年，全国各地中医院先后建立起耳鼻咽喉专科，但当时第三版教材仍然将其与眼科合并为五官科。

1978 年 9 月，上海市成立了“全国中医学会上海分会耳鼻咽喉科学组”，这是中医耳鼻咽喉科有史以来第一次有了自己的组织。1982 年 10 月，广东省也成立了中医耳鼻咽喉科学组。1984 年，二者都改“学组”为“研究委员会”。随后，四川、江西、山西、湖南等省也相继成立了同样的机构。

从第四版教材起，“五官科”分为眼科和耳鼻喉科，1980 年出版的《中医耳鼻喉科学》，遵守中医惯例，内附口腔科。

1987 年 9 月 20 日，中华全国中医学会耳鼻咽喉科学会在南京宣告成立。同时召开了第一届年会，后每 2 年召开一次。各省级学会的年会也 2～3 年召开一次学术交流会。这样通过组织来沟通信息、交流经验以及协作攻关，使我们专科的业务水平不断提高。

四、临床队伍的日渐壮大

中医传统上只有咽喉科，口齿科名存实亡。1951 年 7 月，在全国成立联合诊所热潮中，上海市松江县城厢第四联合诊所挂出了历史上第一块中医耳鼻喉科招牌。当时全国仅有一个人为耳鼻咽喉科专业人员。

1972 年前后，全国各中医学院附院为了应付学员实习之需，也纷纷建立了耳鼻咽喉专科门诊。其中有的由喉科扩展而成，有的是附设于内科或外科而立的小组，也有新增添设的。

之后，从业人员不断努力，经过多年的建设，全国现在各省、市、县的中医院，基本上都已有了中医的耳鼻咽喉科医生。

总之，在党和政府的关怀下，经全体同仁的努力，拯救了濒临消亡的中医喉科，恢复了已经解体的口腔科，建立起一套耳鼻咽喉口腔科教学体系，培养出了一批兼具教学、临床、研究能力的专业人才，造就了一支初具规模的耳鼻咽喉口腔科队伍，展开了中医历史的新篇章。

第二章　耳鼻咽喉口腔的归经属脏

中医对耳鼻咽喉口腔科的认识

中医传统，只有咽喉科、口齿科而没有耳鼻咽喉科及口腔科，所以把耳、鼻疾患化整为零地分隶于内科或外科等科中去。例如耳鸣、耳聋、梅尼埃病、过敏性鼻炎、癔性咽喉异感症、失嗅、幻嗅、鼻塞、喉源性咳嗽等，都隶属内科。耳郭肿、耳丹毒、鼻疖肿、齿龈炎、齿槽脓肿等，划归外科。口腔黏膜病独多于小儿，故在小儿科。代偿性鼻出血、癔性咽喉异感症等，经常是妇科应付的。耳鼻咽喉科病，总以外症居多，所以外科医生兼任的也最多。因之有人认为耳鼻咽喉科是外科中的一个组成部分。外科四系“疮、皮、窍、杂”中的窍系，就会有耳鼻喉齿科。

中医分科方法，与西医有所不同。所以西医习惯于以西医的模式来看中医的分科，总感到奇特。实则中医分科，也自有其一定的客观因素和道理。所谓客观因素，是中医理论强调整体观念和不重视手术。例如鼻窦炎，西医一定要明确在左在右及哪一个窦，否则，穿刺或开刀，不知从何下手。而中医则不然，一剂中药，不管什么窦都能达到。还有耳科的迷路病，也不必知道是左是右、是积水还是出血，都能一药以应付。而西医对一个鼻窦炎，只有消炎。但中医在辨证论治之下，可以从表剂、清剂、敛剂到补剂，数十首方、数百味药都可择宜取用。

中医特点是“辨证论治”，用一句通俗的话说是“中医不是治疗病的，而是治疗证的”。在这个原则下，就出现了“同病异治”“异病同治”的局面。更使人难以理解的是“出血不止血”“痰病不治痰”而把疾病治好的手段。

此外，以西医而论，耳鼻咽喉科和口腔科是各立门户的，在舌腭弓的分界线上绝不含糊，各守疆界，泾渭分明而不越雷池一步。可是中医往往把口腔与咽喉名正言顺地混在一起，直到现在还是如此。1960 年第一版中医学院（校）试用教材《中医喉科学讲义》，书名尽管是“喉科”，但各论七章中有一章就是口腔科。即使 1985 年第五版教材《中医耳鼻喉科学》，也依然有“口齿科”的存在。

对本科从业医生的要求，也像其他各科的中医一样。因其专业性较强的关系，也有小小的不同。总之，需具备以下四个必要的条件：①精通中医基础理论，真正使用“辨证论治”手段来治病。具备内科与外科医师的水平。②懂得西医的一般性理论，并能熟练掌握一般检查、一般常用手术。熟悉现代检查的各种手段。③除了精通辨证之外，更要掌握识病即辨病的本领。④熟练掌握镊取异物、控制大出血、创口缝合及气管切开等基本抢救技术。

耳鼻咽喉口腔的归经属脏

中医精髓所在包括两方面：其一为有包括天人合一在内的独特的理论体系，其二为在治疗上有辨证论治。

首先谈谈理论体系的独特性。这种理论绝对不像现代医学的言之有物、证之有据、验之有案的实物可以直接反映于视听之间，而是宏观的、抽象的不能移到其他领域中使用的一种理论学说。这个独特的理论中，包含着许多内容，诸如天人合一、阴阳五行、五运六气等，正因为这种学说而有“人的统一性”论。

人的统一性有两个方面：一是外向的，是人与周围环境的统一性，即天人合一，是人体组织结构、生理现象以及疾病同自然界变化的息息相关；一是内向的，是全身的五脏六腑、四肢百骸、五官七窍、肤发皮毛等联系贯串而成为一个统一体。统一的工具，就是阴阳五行。统一的终产物，就是脏象学说和经络学说。

徐大椿（1693—1771 年）认为“病之从内出者，必由于脏腑。病之从外入者，必由于经络”。所以“必先分经络脏腑所在……然后择何经何脏对病之药”（见《医学源流论·治病必分经络脏腑论》）。的确，归经属脏的重要性是不可忽视的。

但我们更需知道任何一个器官，在直接的、间接的甚至在五行生克、十二经循环之下，几乎可以与任何一脏一腑发生关系，仅有远近之分。所以在临床运用之际，一定要有选择性地取舍。现在以耳来举例：心寄窍于耳，肝胆之络附于耳，脾的宗气积聚于耳，肺之穴笼葱在耳中，肾开窍于耳。这心、肝、脾、肺、肾五脏都与耳有关系。我们怎样办？所以强调选择。例如心火偏旺的耳鸣当取心；炎症严重的取肝胆；耳鸣低音调大音量的取脾；咽鼓管阻塞性耳鸣或耳聋取肺；鸣声低音调者取肾。这样在“固定安排”（归经属脏）之下而加以“灵活应用”（辨证或称选择）才是，切不能“刻舟求剑”。故而徐大椿在强调脏腑经络重要性的同时，又提出“有不必求经络脏腑者，盖人之气血无所不通。其功能亦无所不到，岂有其药只入某经之理”。这确是科学的、客观的、唯物辩证的。

一、传统立论

【耳】

《素问·金匮真言论》：“南方色赤，入通于心，开窍于耳。”也作“寄窍于耳”。

——以上心

《素问·藏气法时论》：“肝病者，耳无所闻。”

《素问·六元正纪大论》：“木郁之发……甚则耳鸣脑转。”

——以上肝

《素问·玉机真藏论》：“脾不及，则令人九窍不通。”

《灵枢·口问篇》：“耳者，宗脉之所聚也。”

《脾胃论·脾胃虚实传变论》：“胃气一虚，耳目口鼻，俱为之病。”

——以上脾胃

《温热经纬·疫证条辨·二十四》：“肺经之结穴在耳中，名曰笼葱，专主乎听。”

——以上肺

《素问·阴阳应象大论》：“北方生寒，在脏为肾，在窍为耳。”

《灵枢·五阅五使篇》：“耳者，肾之官也。”

——以上肾

手太阳小肠经，由目锐眦入耳中。

——以上手太阳小肠经

足少阳胆经、手少阳三焦经，均从耳后入耳中，走耳前。

——以上足少阳胆经、手少阳三焦经

足阳明胃经，从颊车上耳前。

——以上足阳明胃经

足太阳膀胱经，从巅至耳上角。

——以上足太阳膀胱经

【鼻】

《灵枢·口问篇》：“阳气和利，满于心，出于鼻。”

——以上心

《素问·气厥论》：“胆移热于脑，则辛頞鼻渊。”

——以上胆

《素问·刺热论》：“脾热病者，鼻先赤。”

——以上脾

《素问·金匮真言论》：“西方色白，入通于肺，开窍于鼻。”

《灵枢·脉度篇》：“肺气通于鼻，肺和则鼻能知香臭矣。”

——以上肺

《素问·宣明五气论》:“五气所病……肾为欠为嚏。”

——以上肾

手太阳小肠经,其支者从颊抵鼻旁内眦。

——以上手太阳小肠经

足阳明胃经,起于鼻外侧,上至鼻根部,向下沿鼻外侧进入上齿龈。

——以上足阳明胃经

手阳明大肠经,其支者左右交叉于人中,分布在鼻孔两侧。

——以上手阳明大肠经

足太阳膀胱经,起于目内眦上额。

——以上足太阳膀胱经

督脉沿额正中,下行到鼻柱至鼻尖端。

——以上督脉

任脉、阳蹻、循经鼻旁。

——以上任脉、阳蹻

【咽喉】

《素问·五常政大论》:“火气高明,心热烦,嗌干善渴。”

《灵枢·邪气脏腑病形篇》:“心脉……涩甚为喑。”

——以上心

《灵枢·经脉篇》:“肝足厥阴之脉……循喉咙之后。”

《建国40年中医药科技成就》:“干祖望氏提出……声带属肝……音调属足厥阴,凭高低以衡肝之刚怯。”

——以上肝

《素问·阴阳类论》:“咽喉干燥,病在土脾。”

《建国40年中医药科技成就》:“干祖望氏提出……室带属脾……音域属足太阴,析宽窄以蠡脾之盈亏。”

——以上脾

《素问·太阴阳明》:“喉主天气。”张志聪(1610—1695年)注:“喉乃太阴呼吸之门,主气而属天。”

《太平圣惠方·咽喉论》:“主肺气之通流,故为肺之系。”

——以上肺

《素问·缪刺》:“邪客于足少阴之络,令人嗌痛,不可纳食。”

《灵枢·经脉篇》:“肾足少阴之脉,是主骨所生病者,咽肿上气,嗌干及痛。”

——以上肾

《素问·太阴阳明》:“咽主地气。”张志聪注:“咽乃阳明水谷之道路,属胃而主地气。”

《太平圣惠方·咽喉论》:“主通利水谷,胃气之道路,故为胃之系。”

——以上胃

手少阴心经,挟食道上循咽喉。

——以上手少阴心经

手太阳小肠经,其支从缺盆循颈,经咽喉上颊。

——以上手太阳小肠经

足厥阴肝经,循经喉咙。

——以上足厥阴肝经

足少阳胆经,从颊车,下走颈,经咽喉至缺盆。

——以上足少阳胆经

足太阴脾经,上行挟食道二旁,循经咽喉,连于舌根。

——以上足太阴脾经

足阳明胃经,从上齿中……沿咽喉。

——以上足阳明胃经

手太阴肺经,入肺脏,循经喉中。

——以上手太阴肺经

足少阴肾经,从肺上喉咙。

——以上足少阴肾经

任脉,经咽喉。

——以上任脉

冲脉,会于咽喉。

——以上冲脉

【口腔】

《素问·阴阳应象大论》:“心主舌。”

《灵枢·五阅五使篇》:"舌者,心之官也。"

——以上心

《素问·痿论》:"肝气热,则胆泄口苦。"

——以上肝

《素问·阴阳应象大论》:"脾主口。"

《灵枢·五阅五使篇》:"口唇者,脾之官也。"

《灵枢·经别篇》:"足太阴之正……贯舌中。"

——以上脾

《素问·上古天真论》:"肾气实,发长齿更……肾气衰,发堕齿槁。"

《仁斋直指方》:"齿者骨之所络,髓之所养。"

——以上肾

足厥阴肝经,循经喉咙,络于口唇。

——以上足厥阴肝经

足阳明胃经……进入上齿龈。从上齿中,出挟环口。

——以上足阳明胃经

手阳明大肠经,挟口入下齿中。

——以上手阳明大肠经

足少阴肾经,挟于舌本两侧。

——以上足少阴肾经

督脉,至上唇。

——以上督脉

任脉、冲脉,环绕口舌。

——以上任脉、冲脉

二、临床实用

耳鼻咽喉口腔与五脏、经络的关系,真是千丝万缕,诚如《韩氏医通·绪论章第一》所谓"言愈多而理愈晦"。谁也无法心中了然,更说不上怎么运用了。可以这样说,传统理论是指南,但主要还是如何去应用。笔者根据临床经验,将耳鼻咽喉口腔的归经属脏问题总结如下。

【耳】

主要的归经属脏是肾与肝胆,虚证多考虑肾,实证多考虑肝胆。次要的归经为脾,实证为湿浊内蒸,虚证为脾气不足。旁及心与肺,心肾不交的鸣与聋,可考虑心,还有心火偏旺及炎症亦可考虑。急性咽鼓管阻塞,可以考虑肺。

【鼻】

主要的归经属脏是肺,常见鼻病多考虑肺。次要的归经为脾,鼻黏膜病及慢性病多考虑脾。旁及肝与胆、心、肾及阳明。急性重症鼻窦炎,可考虑肝与胆。高血压鼻出血,必定与肝胆有关系。心主嗅,失嗅症,可以考虑心。严重的萎缩性鼻炎,可以考虑肾阴虚。虚寒型的过敏性鼻炎及虚寒型的口腔黏膜症,可以考虑肾阳虚弱,无火植照。凡鼻衄,少量的当然考虑肺经,因为手太阴经多气少血。如其大量狂溢,必须考虑多气多血的阳明经,所以犀角地黄汤的取用于血衄,就是这个道理。

【咽喉】

主要的归经属脏是肺与胃,喉主肺,咽主胃。次要的归经为脾,脾主肌肉,咽部黏膜属肌肉的部分。癔性失音、癔性咽喉异感症及舌咽神经痛,必须考虑肝。从津液方面,可考虑肾藏精。

【口腔】

主要的归经属脏是脾,脾开窍于口。次要的归经可考虑心、肝、肺、肾。舌病可考虑心。有剧烈疼痛、高血压、齿衄等,可考虑肝。急性有风寒、风热者,可考虑肺。慢性齿病可考虑肾。

总之,耳鼻咽喉口腔的归经属脏,强调"固定安排",不能越出于传统的学说,但又不能"刻舟求剑",必须"灵活应用"。最后,总结出二十八字的口诀:耳为肾窍肝胆附,鼻属肺经阳明过,喉肺胃咽循少阴,舌心齿肾口唇土。

第三章　历代耳鼻咽喉口腔的解剖名称

《灵枢·经脉篇》："若乎八尺之士，皮肉在此，外可度量切循而得之，其死可解剖而视之。"首先提出了"解剖"这个名词。但是以后在解剖方面则没有什么进展。这主要由于数千年来《孝经》的"身体发肤，受之父母，不敢毁伤"以及封建的"全受全归"思想的影响。在古代做尸体解剖者甚至要被处以极刑。在这种情况下，虽然有些笼统而朦胧的资料遗留下来，也是寥寥无几了。在我们耳鼻咽喉口腔方面更少得可怜。仅仅有：

《灵枢·肠胃篇》："唇至齿长九分……齿以后至会厌深三寸半，大容五合。"

《灵枢·肠胃篇》："口广二寸半。"

《灵枢·肠胃篇》："舌重十两，长七寸，广二寸半。"

《灵枢·肠胃篇》："咽门重十两、广二寸，至胃长一尺六寸。"

《难经·四十二难》："喉咙十二两，广二寸，长一尺二寸，九节。"

《欧希范五脏图》："喉中有窍……一食一气，互令人吹之，各不相戾。"考《欧希范五脏图》成书于1045年，比欧洲的《人体的构造》早500年。

解剖资料虽然很少，但解剖名称则相当丰富，原因是文献的量多。但另一个原因是古人交流不多，于是"各自为政"自由题名，这样则难免给后学者带来了许多不方便。为此，不能不分别予以介绍。

耳

耳：见《内经》。

耳门：见《内经》。

耳窍：见《内经》。

耳疆：见马王堆出土《阴阳十一脉灸经甲本》。

耳中：见《小品方》。

听户：见《素问玄机原病式》。

窗笼：见《内经》。

笼葱：见《温热经纬》。

肾窍：见《内经》。

耳脉：见马王堆出土《阴阳十一脉灸经甲本》。

耳珠：见《万氏秘传·片玉心书》，即耳屏。

耳底：见《冷庐医话》，即鼓膜。

蔽：见《伤科补要》，即耳屏。

耳轮：见《医宗金鉴·外科心法》。

郭：见《伤科补要》。

耳翼：见《古代疾病名称疏义》。

耳根：见《医宗金鉴·外科心法》。

耳垂：见《医宗金鉴·外科心法》。

耳摺(zhé)：见《医宗金鉴·外科心法》。

耳躲：见《疡医大全》。

耳边：见《疡医大全》。

完骨：见《内经》，即乳突。

耳后高骨：见《医宗金鉴·外科心法》，即乳突。

玉梁骨：见《伤科补要》，即乳突。

耳根骨：见《伤科汇纂》，即乳突。

旋台骨：见《伤科汇纂》，即乳突。

寿台骨：见《伤科补要》，即乳突。

鼻

鼻：见《内经》。

嗅(xiù)门：见《内经》。

准：见《史记·秦始皇本纪》。

鼻头：见《备急千金要方》。

鼻柱：见《内经》。

鼻茎：见《说文》。

齃(è)：见马王堆出土《阴阳十一脉灸经甲本》。

頄(qiú)：见《内经》。

鼻梁：见《伤科补要》。

面王：见《内经》。

王宫：见《内经》。

鼻尖：见《内经》。

鼻准：见《内经》。

頞：见《内经》，鼻梁凹处。

准头：见《伤科补要》，即鼻尖。

山根：见《内经》，在眉心处。

印堂：见《内经》，即山根。

阙：见《内经》，即山根。

天庭：见《内经》，即山根。

鼻梁骨：见《医宗金鉴·正骨心法要诀》。

鼻孔：见《备急千金要方》。

鼻洞：见《内经》。

鼻道：见《诸病源候论》，即鼻腔。

鼻隧：见《内经》，即鼻腔。

血中堂：见《伤科补要》。

卷肉：见《伤科汇纂》，指鼻甲。

颃颡(háng sǎng)：见《内经》，即鼻咽腔。

鼻翅：见《外科证治全书》，即鼻翼。

鼻环：见《疔疮要诀》，即鼻翼。

咽　喉

咽：见《内经》。

喉：见《内经》。

咙：见《内经》。

嗌：见《内经》。《医彻》注："嗌以上者可见；以下者，不可见。"相当于现代名称的口咽、喉咽交接处。

食嗓：见《伤科汇纂》，指咽。

气嗓：见《伤科汇纂》，指喉。

重楼：见《黄庭经》，道家称喉为重楼。

嗓：见《中国医学大辞典》

吭：见《中华大字典》。

㮧：见《集韵》。

嘏(xiá)㮧：见《集韵》。

咽门：见《备急千金要方》。

喉关：见《普济方》。

关口：见《喉科指掌》。

悬雍垂：见《内经》。

小舌：见《喉科指掌》，即悬雍垂。

悬痈：见《诸病源候论》，即悬雍垂。

喉帝：见《喉科心法》，即悬雍垂。

帝丁：见《喉科指掌》，即悬雍垂。

乳蛾：见《喉科指掌》，指舌腭弓之后、咽腭弓之前的位置。

会厌：见《内经》。

厌：见《内经》，同会厌。

吸门：见《难经》。

斗底：见《喉科要旨》，即咽后壁。

气子：见《喉科要旨》，即淋巴滤泡。

喉核：指已萎缩而尚有残存的扁桃体。

厢：指扁桃体区域。

喉柱：泛指舌、咽腭弓而言。

喉管：见《陈修园丛书·救迷良方》。

气嗓：见《伤科汇纂(zuǎn)·咽喉》。

食嗓：见《伤科汇纂·咽喉》。

口　腔

喙：见《易经》。

口：见《内经》。

口吻：见《备急千金要方》。

吻(wěn)：见《集韵》，同吻。

肳(wěn)：见《医学入门》，同吻。

牝(pìn)户：见《医学正传》。

嘴：见《集韵》。

咮：见《集韵》。

王池：见《黄庭经》。

太和宫：见《黄庭经》。

王堂:见《伤科汇纂(zuǎn)》,指上唇。

上含:见《医宗金鉴·正骨心法要诀》。

唇:见《内经》。

唇:见《广韵》。

飞门:见《难经》。

——以上唇

舌:见《内经》。

心苗:见《医述》。

灵根:见《黄庭经》。

赤龙:见《内功图说》。

舌本:见《内经》。

舌边:见《备急千金要方》。

舌根:见《普济方》。

舌旁:见《普济方》。

舌中心:见《喉科指掌》。

三寸:见《幼学琼林》。

舌下:见《喉科指掌》。

舌底:见《喉科指掌》。

舌尖:见《辨舌指南》。

舌侧:见《辨舌指南》。

——以上舌

齿:见《字汇》。

牙:见《本草纲目》。

骨余:见《东医宝鉴》。

户门:见《难经》。

齸:见《玉篇》。

齓:见《释名》。

门牙:见《医宗金鉴·正骨心法要诀》,即切齿。

虎牙:见《医宗金鉴·正骨心法要诀》,即尖牙。

槽牙:见《医宗金鉴·正骨心法要诀》,即双尖牙与磨牙。

尽根牙:见《医宗金鉴·正骨心法要诀》,即第八磨牙。

牙尽头:见《世医得效方》,为第八磨牙后方。

外扳:见《喉科杓指》,泛指切牙。

内扳:见《喉科杓指》,泛指磨牙。

齿根:见《诸病源候论》。

牙根:见《诸病源候论》。

龈龂(yín):见《诸病源候论》,指齿龈。

牙龈:见《普济方》。

牙龄:见《疡科心得集》,指颞下颌关节。

齿牙:见《普济方》。

骨槽:见《疡科心得集》,指上下槽骨。

——以上齿

附:历来中医喉科专业文献对局部病态描写的常用词句

如猪肝色:慢性晦暗型充血。

如哥窑纹:言小血管扩张暴露、均匀分布。

如海棠叶背:同上。

气子丛生:指淋巴滤泡的增生。

斗底块磊重重:指咽后壁淋巴滤泡团块状增生。

斗底如芥芒刺:指咽后壁淋巴滤泡散在性增生。

上生芒刺:对角化症大多这样描写。

白网油状:指咽后壁黏膜增厚或萎缩。

斗底斑斓:指咽后壁严重污红。

第四章　中医对耳鼻咽喉口腔生理功能的认识

耳

【听觉】

《素问·脉度》:“肾气通于耳,肾和则耳能闻五音矣。”

严用和《济生方·耳》:“夫耳者,肾之候,肾者精之所藏。肾气实则精上通,闻五音而聪矣。”

《普济方·耳门》:“夫耳,属足少阴之经,肾家之寄窍于耳也。肾气通于耳,所主者精,精气调和,肾气充足,则耳闻而聪。”

综上所述,听觉的产生是依靠肾气。故而肾气一衰,听力就下降。老人的听力下降,正是《素问·上古天真论》所谓“男不过八八,女不过七七,而天地之精气皆竭矣”。当然会出现老年性耳聋。早在11世纪初,古人就观察到听感有气导和骨导了。陈言《三因极一病症方论·耳》:“耳为听会之主,纳五音。外则宫、商、角、徵、羽,内侧唏、嘘、呵、欠、呬。”宫、商、角、徵、羽,是通过气导而听到的。而唏(暗笑暗泣的低声)、嘘(轻轻的呼气)、呵(极低的呵气声)、欠(极微的喘息)、呬(轻微的吸气声)则是通过骨导听到的。当然,古人是无法用“气导”“骨导”来解释,只有用“外”“内”来区别了。

【平衡】

耳的平衡作用,古人没有明确地谈到。《灵枢·口问篇》“上气不足,脑为之不满,耳为之苦鸣,头为之苦倾,目为之眩”的描写,完全符合耳源性眩晕的症状。所谓“眩晕”就是失去平衡。因之也可以说那时已把平衡与耳联系起来了。

鼻

胚胎的面部最早发生于第一鳃弓及鼻窦突,这种认识随着医学的发展而逐渐清楚起来。祖国医学在东汉时代已初步认识到这点。成书于东汉时代的《汉书》,在杨雄传里有过这样的记载:“有周氏之婵嫣,或鼻祖于汾阳。”原注解释:“鼻,始也。”明代张自烈《正字通》中更加明确地说:“人之胚胎,鼻先受形,故谓始祖曰鼻祖。”《望诊遵经》也有“天气氤氲,万物化生,男女构精,五官先生鼻”之说。鼻子是胚胎发生过程中最早的器官,国外在19世纪才清楚。

【呼吸】

《素问·五脏别论》:“五气入鼻,藏于心肺。”

《普济方·鼻门》:“肺为气之主,通窍于鼻。鼻者清气出入之道路也。阴阳升降,气血和平,则一呼一吸荣卫行焉。”

这里说明,呼吸是鼻的主要职责。其呼吸所以能安静均匀者,乃由于机体的阴平阳秘、气血的调和之故。至于呼吸的学说,《灵枢·邪客篇》谓:“宗气积于胸中,出于喉咙,以贯心肺而行呼吸焉。”《灵枢·动输篇》也谓:“其清气上注于肺,脉气从太阴而行之,其行也以息往来。故人一呼,脉再动,一吸,脉亦再动。呼吸不已,故动而不止。”

【嗅觉】

《素问·脉度》:“肺气通于鼻,脉和则鼻知香臭矣。”

《难经·四十难》:“心主嗅。”

鼻为肺窍，所以嗅觉的产生，全赖于“肺气之调和”。心者，君主之官，主宰着人们的一切感觉，在中医理论中“心”的作用，一部分相当于大脑，所以心经有病，当然也能扰乱嗅觉了。诚如《素问·灵兰秘典论》所谓“心不明，则十二官危”。造成肺气不和或君主（心）不明的原因，还有很多其他因素。

【共鸣】

《灵枢·忧恚无言论》：“人之鼻洞……颃颡不开，分气失也……故重言也。”

重言，固然可理解为口吃，但这里根据上下文语气，显然是失去共鸣的阻塞性鼻音，是发音重浊。所以这里对鼻与共鸣的关系，已言之颇详了。

【加温作用与加润作用】

《素问·宣明五气》：“肺恶寒。”试问恶寒之肺，在冷气突然吸入时，怎能承受得起？所以主要依赖鼻窍的加温作用。对此，《格致余论》中解释得十分清楚：“诸阳聚于头，则面为阳中之阳，鼻居面中央而阳明起于頞中，一身之血，运到面鼻。到面鼻部，皆为至清至精之血矣。”因之，我们可以知道，鼻腔的血流丰富，头面之阳气旺盛，正是利用这二者而把冷气加温。

肺既恶寒，亦更恶燥。考机体所有的津液，都是脾气化生的精微，脾把这种精液上输于肺，肺则利用其“肺朝百脉”的功能，灌输于开窍之鼻，用这津液来加润于鼻腔，扫尽一切燥气。

【对外邪有过滤作用】

《医学准绳六要》：“大气弱，不能上冲，浊气得以擅权。”根据本书作者张三锡理论，只要自身的大气充沛，外邪浊恶之气即无法假道于鼻窍而入侵擅权了。至于《杂病源流犀烛》的“常去鼻中毛，谓神气出入之门户也”的办法，那是违反科学的。

咽　喉

历来中医文献，总是咽与喉放在一起来谈的，因之任何一部古书中不可能找到将二者单独讨论的。尽管有时也咽、喉分论，但到临床上即无法明辨。反观现代医学，咽是咽、喉是喉，解剖、生理、疾病和治疗一直明确地分开。现代医学认识咽喉是“梯型”，由鼻咽、口咽、喉咽到喉，从上到下，级级分清，一如扶梯的上下有序。而中医则呈“屏风型”，为咽喉骈立，各有一管。也就是把气管上端为喉，食管上端为咽。如此则口咽、喉咽两个部位，为呼吸、纳食共同占有的领域，当然就没法分开了。所以中医所指的咽，不一定是现代医学所指的咽；喉也不一定是现代医学所指的喉。

【摄取食物】

《灵枢·忧恚无言论》：“咽喉者，水谷之道。”

《太平圣惠方·咽喉论》：“咽者，嚥（yàn）也。空可咽物，通利水谷，胃气之道路。”

张子和《儒门事亲·喉后缓急砭药不同解二十一》：“咽以纳物，故通于地。会厌与喉，上下以司开合，食下则吸而掩，气上则呼而出……相交为用，缺一则饮食废而死矣。”这说明咽是摄取食物的孔道。至于为什么能保持其正常功能，林珮琴《类证治裁·关格》解释：“下不得出为关，二便俱闭也。上不得食为格，水浆吐逆也。下关上格，中焦气不升降，乃阴阳离绝之危候。”这说明人能保持咽的正常纳食功能者，是由于中焦之气有升有降及阴平阳秘。

【呼吸】

《灵枢·忧恚无言论》：“喉咙者，气之所以上下者也。”

《太平圣惠方·咽喉论》：“喉咙者，可以通于气息，呼吸出入，主肺气流行，故为肺之系。”

这是说明喉（古人经常还把咽也包括在内）的主要职责，是呼吸。喉之所以能够正常进行活动，《灵枢·五乱篇》解答为“清气在阴，浊气在阳，营气顺脉，卫气逆行，清浊相干……乱于肺，则俯仰烦喝，接（《甲乙经》接字作按字）手以呼”。所以呼吸的正常进行，是在于泌浊分清，气血调和。

【发音】

《灵枢·忧恚无言论》:"会厌者,音声之户也。口唇者,音声之扇也。舌者,音声之机也。悬雍垂者,音声之关也。"这里虽然没有现代医学描写得具体与详细,但已说明喉是发音器官,以及辅助器官对配合发音进行的密切而协调的合作,是十分客观而科学的。至于通过什么动力来促使发出声音,杨士瀛《仁斋直指方》认为:"心为声音之主,肺为声音之门,肾为声音之根。"所以言出声成,全赖乎肺气之鼓舞。而这种肺气则有赖于肾气的充沛,因为"精可化气"之故。《法言·问神篇》的"言,心声也",言语的措辞、结构及语气的轻重缓急,完全被君主之官的"心"主宰。至于徐春圃《古今医统》的"舌为心之苗,心病舌不能转,则不能言语",那是中风失语,称舌喑,与发音问题无涉。

《素灵微蕴·五声解》中解释发音是"弦绝者音嘶"。虽然不能说两百多年前黄元御早就知道一套完整的声带发音原理,是声带如"弦"似"簧"一样地震动而造成声音,但这个譬喻毕竟是先进的。又谓"凡声不离气",考发音功能,即使现在对声带究竟如何会颤动,各派尚无统一认识。这个"气吹论",仍然统治着整个声学领域,所以黄元御此说,还是比较恰当的。

口　腔

口腔,是消化道的起端。"七冲门"中占有"飞门""户门"两门,除具有摄食、咀嚼、辨味、吞咽、语言及保护自卫等功能之外,舌苔、舌质更是中医"体表诊断"术里两项(舌诊、脉诊)主要武器之一。口腔组织,当然不止这口、唇、舌、齿四者,在这里还没有提及颌骨、黏膜、颊、腭、口底及涎腺者,因为中医历来就没有这方面专论的习惯。

【摄食】

《晋济方·口门》:"盖五味入口"。

【咀嚼】

《普济方·牙齿门》:"齿为门户,摧伏诸谷。"

【辨味】

《灵枢·脉度篇》:"心气通于舌,心和则舌能知五味。"

【吞咽】

《普济方·牙齿门》:"夫口齿者,为脏腑之门户,纳滋味以充肠胃……口为玉池太和宫,漱咽灵液。"

【语言】

《灵枢·忧恚无言论》:"口唇者,音声之扇也。"

《论衡·率性》:"扬唇吻之音,聒(guō)圣贤之耳。"

《灵枢·忧恚无言论》:"舌者,音声之机也。"

《世医得效方·舌病》:"舌本强(古疆字),难转,语言不正。"

【防护自卫】

《墨子·非攻》:"古者有言,唇亡齿寒"。咽喉口齿位居大气、水谷出入第一关隘要道,有防御自卫的功能。

《续名医类案·呕吐》载:"卢复曰,生平闻铜腥臭,即恶心,入口鲜不吐者。"这种遇到不适应的食物或其他有毒物质,立即产生反射性的防御保护功能,正是自卫作用。

第五章　病因病机

病因，中医有三因学说，其奠基人是张仲景。《金匮要略·脏腑经络先后病脉证治第一》“千般疢难，不越三条。一者经络受邪入脏腑，为内所因也。二者四肢九窍血脉相传，壅塞不通，为外皮肤所中也。三者房室、金刃，虫兽所伤”，已绘出了三因学说的轮廓。陈言（1121—1190 年）上承张仲景三条，并结合辨证心得体会，认为“医事之要，无出三因”而总结出三因学说，并撰有《三因极一病症方论》一书，简称《三因方》。

至于病机，自《诸病源候论》后，历代有发挥阐明，可惜还没有人把它提纲挈领地加以概括总结。其实病机的产生与发展，都从病因及其演变而致。如果纲领性地总结一下，可称“五变”“六致”与“三种结果”。

“五变”是五种“证”，这五种“证”，必须通过转变然后形成。如热盛生风、血燥生风的风；脾虚内湿自生的湿；温邪久困而蒸化为热的热；风能致燥、津枯血槁必燥的燥；原阳无温的寒。这风、湿、火、燥、寒五证，从根本上说与六淫的五证完全不同。

“六致”也是六种“证”，都是其他诸“证”变化中产生的终产物，没有一个是原发性的。这六致是气滞、血瘀、痰浊、郁证、脏躁和升降失度六者。

“三种结果”是：痊愈、死亡和带病延年。

这样一套病因病机学说，似乎更贴近临床。当然将来肯定会有更完整的理论来代替它，这是唯物论的规律。列表如下：

- 三因学说
  - 外因
    - 六淫
    - 两害
      - 疠疫
      - 污染
  - 内因
    - 七情
    - 衰老
  - 不内外因
    - 外来伤害
      - 物理性
      - 生物性
      - 化学性
      - 放射性
    - 内伤
      - 劳逸过度
      - 饮食不节
      - 异禀过敏

六　淫

“淫”，解释为太过、过头。例如雨量过多称淫雨，言语过多者称淫辞，滥用权威而超越一般尺度者称淫威等。“六”是风、寒、暑、湿、燥、火六种气，它是宇宙间自然界的产物，也是生物当然也包括人类不可缺少的东西。但太过之下，便为淫，淫而为害了，人被侵即病。有益的六气是人类生命来源之一；有害的六淫，当然会对人的机体带来各种各样的灾难损害，所以六气是“水能载舟”的水，六淫乃“亦能覆舟”的水。

此外，淫字的另一解释为“邪也”。六气而太过，就是邪气，所以作六邪来领会，也未尝不可，淫字在《佛学大辞典》中就释之为“甚也、邪也”二者兼而有之。

风：风为百病之首、六淫之魁。以其善行而数变，所以发病多为急性，常先侵犯头面。又因它的禀性轻飘上旋，故而耳鼻咽喉常为侵袭对象，在急性咽喉病中，所占比例也更多。凡夹热则风热，夹寒则风寒，即使风寒则也可寒化为热而成风热者。临床上急性中耳炎、耳丹毒、耳咽管急性阻塞、急性鼻炎、急性鼻窦炎、慢性鼻窦炎急性发作、鼻疖肿、急性咽炎、急性扁桃体炎、咽部疱疹、急性会厌炎、急性喉炎、急性失音、急性喉阻塞、白喉、猩红热、唇血管神经性水肿、疱疹性口腔炎等，绝大多数为风邪所导致。

寒：由于外感寒邪，阳气不得宣通透泄而出现恶寒、发热、少汗等症。例如急性鼻炎、急性咽炎、急性喉炎等。至于某些突发性严重的急性失音（暴喑），乃是重寒直中肺经所致，是寒邪之为患最严重者，大多发生于北方的严冬。

暑：暑为阳邪，不管中暑、伤暑，发病都在夏天。在本科比较少见，唯耳疖肿、鼻疖肿、耳丹毒、鼻衄等，偶然一见。

湿：湿属阴邪，性黏腻而质滞重，好犯于人体的下半身，耳鼻咽喉诸病俱在头面至高之处，似乎不应该有湿证。但如湿邪久困于下，即酵蒸雾化，弥漫上凌。这种雾化物，便是湿浊。湿浊之气已由滞重之质而一变为弥漫浮悬之气，则在人体各处都可游荡为患，五官为空清之窍，更经不起湿浊的侵犯。外耳道湿疹、化脓性中耳炎脓液长期不干、耳中憋气、鼻前庭炎、多涕症、口腔各种黏膜病等，大多为湿邪所致。

燥：凡含有水分的物质，一旦水分蒸发消失，使该物干枯槁萎者，就是燥。燥邪致病本科中比例较高，但多数是"五变"的燥气。"在六淫"的燥气仅仅是诱发而已。燥证最多见于慢性鼻炎、慢性咽炎、萎缩性鼻炎、萎缩性咽炎、干燥综合征等病。凡肿瘤经过放疗者，绝大多数都有燥证出现。

火：有光、热、燃烧作用的火，能毁灭一切，诚如《无量寿经》所谓"犹如火王，燃灭一切"，所以刘河间的"主火论"，最易使人接受。在六淫中的火，可与热作同义词，如果更仔细一些分析，则热为火之轻者，火为热之重者。火中所有一切炎症及化脓性疾病的初期，大都为火证。

两 害

六淫的前身六气，是人类必需的，成"六淫"之后，才开始危害人身，而"两害"则对人类有百害而无一益，它一开始就是有害的东西。所以"两害"与"六淫"，绝对不能相提并论，要严格区别。

疠疫：也称疫疠。疫是瘟疫，疠是疠气，都是戾气。《疫疹一得·运气便览篇》所谓"感其病气，而从鼻口入也"的具有流行性传染性的邪气，即是疠疫。本科疾病中最典型的是白喉、猩红热。

污染：污染是外界环境中混入对人体有害或破坏环境卫生的物质所造成的现象，《阿弥陀经》的"五浊恶世"，十分形象化，当然它还包含着思想活动的七情污染。中国在公元前两个世纪时，已注意到了这种情况，例如《吕氏春秋》："轻水所，多秃与瘿人。重水所，多尰与躄人。甘水所，多好与美人。辛水所，多疽与痤人。苦水所，多尪与伛人。"又如清代江宁梅柏言《白下琐言·议东关水利》卷九："况沿河居民，日倾粪桶污水，荡涤无从，郁积日增，病症日作。"他对南京东关闭塞之后引起水源污染导致疾病，已认识得十分清楚。本科中由噪声、戴耳机导致的耳鸣、耳聋，有害气体引起的慢性鼻炎、慢性咽炎、慢性喉炎等，比比皆是。

七 情

"人非草木，孰能无情"，这种"情"都是属于生理活动范围内的精神情志变化过程中的七种表现，但这种活动过度强烈与持久，则可导致内脏功能失常，气血不调而发生疾病。正确的名称，该称七情病。这种七情病，在《内经》中早已言之颇详。

凡本科的各种慢性病，很多与七情病有关，最多见的有幻听、幻嗅、癔性失音、癔性咽喉异感症等。

衰 退

衰退即老化，人当然也是势所难免。《素问·上古天真论》"六八，阳明脉衰于上，面皆焦，发始白。七八……形体皆极。八八，则齿发去，身体重，行步不正"的描述，就是衰老的具体表现，本科的老年性耳聋、老年性多涕症以及老年性舌背味蕾萎缩等，都属于此。

外来伤害

物理性的、生物性的、化学性的伤害三者，在本科较为普遍。鼻咽、口咽、喉部经过放射性治疗而引起的咽干口燥，最为多见。

内　伤

劳逸过度：劳累固然可以致病，但过分安逸也同样可以致病。耳科的某些耳鸣、鼻科的某些鼻炎、咽喉的癔性咽喉异感症中绝大多数的患者，就是终日无所用心、无所事事的人。

饮食不节：凡耳疖肿、化脓性中耳炎、原发性乳突炎、鼻丹毒、鼻疖肿、扁桃体周围脓肿等，很多与饮食有关。《素问·生气通天论》“膏粱之变，足生大丁”，正指此而言。

异禀过敏：中医对过敏性疾病的认识，最早为《诸病源候论》的漆疮，谓：“漆有毒，人有禀性畏漆，但见漆便中毒者……亦有性自耐者，终日烧煮（烧煮为造漆中的工艺过程），竟不为害也。”本科以过敏性鼻炎与唇血管神经性水肿，最为典型。

另外，“五变”“六致”与“三种结果”，上面仅仅纲领性地一提，言之未尽，在这里重复地讨论一下。

五　变

风：在习惯上称为内风，以便与六淫之风严加区别。鼻疖肿严重者，发展到败血症、海绵窦栓塞时，最容易出现这种内风。它是激惹肝阳而动的风，已与六淫之风截然不同，所以治疗上已非疏风、祛风所能解决，只有潜阳息风法可以应付。

寒：在习惯上称为内寒或虚寒。由于种种原因而致阳气式微，五脏无温，终至真阳无火。真阳又称肾阳、元阳、命门之火。肾所藏之精，需赖命门之火的温养，才能发挥其滋养机体内各部分器官组织和繁殖后代的作用。所以这个寒证，理应温之养之。

湿：在习惯上称为内湿。由于脾阳困顿，失其温化功能。所以也不能简单地燥之、渗之，必须醒其脾气或补益脾土，前者名醒脾，后者名补脾。

燥：津液干枯，就是燥。在人身上仅有津液与营血可以干枯。津液之枯，表现在黏膜；营血之枯表现在肌肤。本科病变都在黏膜，因之一谈到燥证，即想到津液枯槁。急性的不外热病后期或鼻咽腔放疗之后，致津液干枯。慢性的大多受七情的长期折磨，致阴津暗耗，精微难以生化。所以这个“燥”，不能简单地润之濡之，必须从脾、肺、肾三经入手。因精微生化于脾，阴精贮藏于肾，使津液遍注全身则又赖乎肺之输布。

火：习惯上称为五志之火，以区别于六淫之火。它可以由六淫之火转化而成，但更多的是在七情内伤之下继发的。“五志过极”情况下，把六淫的火进一步强化或使生理上有益之火，嬗（shàn）变为病理上有害之火。这个火更可析为虚实两端：

- 五志之火
  - 属实——邪火
  - 属虚
    - 一般性虚火
    - 龙雷之火

邪火虽然有些是慢性病，但其性质仍然是实证，在临床上切勿被“慢性”的假象所蒙蔽。虚火多见于咽病、口腔病；龙雷之火多见于耳病及咽喉病。

龙雷之火，严格说来，是虚中挟实，虚在肾而实在肝。所以内火之中，龙雷之火最难治疗。

六　致

致，招也，到达也。六致，就是说这六种证是由于其他诸症（或证）所招引，然后继发的证。

气滞：它是由于某一种原因而产生气机流行不畅、阻滞的病变。在肥大性鼻炎、慢性咽炎、扁桃体周围脓肿、癔性咽喉异感症等病例中，经常可以遇到。最典型的是航空性中耳炎。

血瘀：除外伤性跌扑撞击损伤引起的瘀症之外，更不乏由体内营血失于流畅而瘀滞所致。它也经常与气滞同时出现，因为“气以血帅，血以气行”之故。四物汤中用川芎，就是一个有力的证明。本科疾病中，如某型的耳聋、耳鸣、肥大性鼻炎及慢性喉炎、声带血性息肉等，很多为血瘀导致。

痰浊：《仁斋直指方》的“风搏寒凝，暑烦湿滞，以至诸热郁蒸，啖食生冷煎煿腥膻，动风发气等辈，皆能致痰也”。这说明许多原因都可以产生痰浊。《三因方》的“七情汩乱，脏气不行，郁而生涎，涎结为饮”。饮即是痰，则更指出痰之生，由于七情。因之得知，痰证没有原发而只有继发的。再看开六郁的“越鞠丸”用苍术以开湿郁，川芎以开血郁，香附以开气郁，神曲以开食郁，山栀子以开火郁，独独痰郁无药，但反过来说以上五药也都能开痰郁。理由很简单，其他五郁都可续发痰郁，治疗五郁，痰郁当然治在其中矣。痰证本科很多，如卡他性中耳炎、梅尼埃病、慢性鼻窦炎、慢性声带肥厚、声带小结、声带息肉及各种囊肿等，痰浊往往是主要的作祟者。

郁证：习惯上把气、血、火、湿、痰、食六者之郁，称为郁证。《证治汇补》所谓“七情不快，郁久成病，或为虚怯”的郁，为内因所致。总的说来，诚如朱丹溪（1281—1385 年）所谓“气血冲和，万病不生。一有怫郁，诸病生焉”。本科疾病中最典型的为癔性咽喉异感症。

脏躁：一般认为精神因素起着重要作用，临床表现多种多样。其特点是，根据目前的检查技术水平不能发现与其症状相应的形态方面或病理、生理方面的变化。如果女子在更年期，更为严重。本科的幻听、癔性失音、癔性咽喉异感症等病多属于这个原因。

升降失度：指清阳和浊阴的应升而不升，应降而不降。人的活动与生存，都在矛盾中求统一。一旦失去统一性，就是失去平衡，则非病即死。例如阴阳、气血、营卫之外，还有升清降浊，都要求升降有度，相互协调，维持着生命的平衡与机体的统一。一旦失度，疾病即至。本科某些耳鸣、耳聋、鼻塞、失嗅、顽固性口腔黏膜病，很多是升降失度所导致。

三种结果

这是所有疾病的归宿，我们称预后。

痊愈：凡正气充沛，消灭了侵入的邪气，并修复了邪气所造成的机体损害，恢复到正常者，就是痊愈。

死亡：正气荡然，邪害嚣张，机体被损害到无法承受时，即死亡。

带病延年：它是介于二者之间，既不痊愈，也不死亡。这是正气尚存，但邪害不能彻底消除，或邪害虽去，而被损害的机体一时或永久无法修补恢复，使病者长期生活于病痛之中。

讨论、掌握病因、病机理论，是溯本求源的基础工作。只有这样，辨证论治才有可靠的保证。

第六章　辨　证

“辨”“证”与“辨证”

“辨”，是辨别。其实用在这里的，应该作为明察的意思去领会，要比辨别更深入一层。《周礼·天官》：“六日廉辨。”原注：“辨然，不疑惑也。”就是要把疑惑，辨别得清清楚楚，洞察秋毫。

“证”是什么？首先与“症”字区别开来。“症”，在正规字林中没有，即使在《康熙字典》中也查不到。工具书中最早出现此字的，是1914年的《新字典》。在医学文献里最早见到的，是1786年的《奇症汇》。

“证”，在春秋战国时是作为“病”字的同义词。“证”与“症”，应该是同义词而相互通用，但是现在一般人概念，是把“症”与“病”作为同义词，而“证”则指足以帮助做出对某一个问题的分析、判断的名词，例如证券、证章、证据、证人、证件、证明书等。

“证候”，自陶弘景（452—536年）在《肘后方》修订本的序文中有“其论诸症证候”之后，“证候”一名，即沿用到今天。

“辨证”，是中医根据传统理论，以五诊为手段、十纲为准绳来明辨各种不同的证候。根据脏腑、经络、舌诊、脉诊以及检查所得的阳性体征等，从整体观念出发，分析病人的体质特点及其对疾病、接受治疗后反应，结合发病时令、地域、环境差异等因素，探讨其致病原因与发病原理的普遍性与特殊性，于同中求异，异中求同，做出确切的诊断以便治疗。西医治疗，同样离不开一个“辨”，但不同之处，西医辨的是病，而中医则是“证”。

现在再谈“证”在疾病中的概念和形成。它是一个物体（指人）受到外来的刺激，当时在物体与刺激二者相互激惹之下产生的反应产物，这个产物，就是“证”。例如一面静止的铜锣，打了它一下（是刺激），必然发出响声。这个响声，就可以帮助人们去辨出——也就是明察打锣的东西是什么？手呢还是木槌甚至铁棒？打了几下？用力大小？铜锣被损坏与否？损坏的话则其程度如何？这一声锣声，就是“证”。

“证候”的“证”，当然也是如此。当一外来的或内在的致病因素，影响人的机体时，机体当然产生反应而产生“证”，即五变、六致和三种结果。这个反应的过程，包含着以下两个内容。

其一，是机体对这种致病因素与转变发出的生理自卫措施，例如疼痛、发热、呕吐、喷嚏、咳嗽、泄泻等。

其二，是机体被这种致病因素或转变所致损害的表现，例如肿胀、化脓、溃疡、缺损等。通过这种反应所产生的一切症候群，就是“证”。所以“证”是病的现象，病是“证”的本质。因为病是无法观察到的，只有通过“证”来认识这个病。

对症投药与辨证论治

对症投药，即头痛取头痛药，呕吐取呕吐药，泄泻投止泻药，失眠投安眠药。对一般性病症，当然有效，但复杂一些的病即难以取效。

辨证论治则不然，只要掌握了证，不管是什么病，根据“证”来作为处理的依据。举例一，风热型的流感、风热型的咽炎、风热型的鼻炎、风热型的肺炎、风热型的血管神经性水肿、风热型的腮腺炎、风热型的巩膜炎、风热型的脂溢性脱发等，我们只要掌握风热这个"证"，就可以通用疏风清热法来治疗，这又称异病同治。举例二，一例明确诊断为咽炎，开始为风寒外感，则用辛温解表剂。继而化热，即用辛凉解表剂。风邪渐彻而热势严重的，即改用清热利咽剂。炎症严重者，又应取用清热解毒剂。如其盛热不衰，里实便秘者，则马上改用通腑清热剂。如其热盛之后而津劫咽干者，当然又需取用甘寒生津之剂。之后转为慢性，干涩而不思饮，咽后壁淋巴滤泡团块状增生者，又取用参苓白术散之类。干而善饮喜冷水，咽后壁淋巴滤泡散在性增生者，则用六味地黄汤。同样一个病人同样一个病，而用药绝对不同，这是同病异治。其所以异病同治或同病异治，都是根据"证"的不同而处方用药不同。

"证"的表现，有些是单纯的、明显的，但更有复杂的、隐晦的，甚至错综迷离，矛盾百出。更有甚者以假象出现，如寒极反热、热极反寒、阳盛格阴、阴盛格阳之类，这时，就要根据疾病的各种表现，去粗取精，去伪存真，综合判断。这种"去粗取精，去伪存真"的手段，就是"辨"。

辨证的方法手段

传统的辨证的手段，是四诊；辨证的准绳，是八纲。但随着时代的发展，四诊已不能满足今天的要求，八纲也不能应付现代的需要，所以应该发展为五诊十纲。

除了五诊十纲之外，还有"脏腑归经"。这二者，经纬相加，相互配合，就可以准确地辨证了。

一、五诊

所谓五诊，是在原有望、闻、问、切四诊基础上，加上一个查诊。

望、闻、问、切，似乎都是全身检查，但本科则还有局部检查，不能不再申新意。

【望】

如鼓膜的混浊、凹陷、充血、破裂、穿孔的大小与位置，鼻腔有无异物、息肉还是息变，利特尔区完整还是充血糜烂，咽峡的各种表现，声门的各种病变，口腔黏膜的各种变态等，都绝不可少望诊。

【闻】

闻诊有二：一为鼻闻嗅，一为耳闻声。这二者在本科具有重要意义，也是有力的诊断依据。嗅，凡口腔病很多有臭气，如焦臭味者多热，粪臭味者阳明经大热，尸臭味者非坏疽性口龈炎即恶性肿瘤，腥味者为寒为虚，抹布霉味者实证为湿浊、虚证为脾虚等，还有几种臭气，必须问清是主观性的还是客观性的，主观的自己闻到而别人闻不到，客观者自己可闻到或闻不到，而别人可闻到。

治疗喉科病，闻诊更重要。在检查之前，循例先听其"咿"的发音，凭其发音，有经验的医生，大体上可以区别出是小结、息肉、声带闭合不密、瘫痪等。

《建国40年中医药科技成就·嗓音疾病的研究》有一节关于中医对闻声的新理论，谓：

干氏提出发声机理的新观点：无形之气者，心为音声之主，肺为音声之门，脾为音声之本，肾为音声之根。有形之质者，声带属肝，得肺气而能震颤，室带属脾，得气血之养而能活跃，会厌披裂属阳明，环杓关节隶乎肝肾。

又提出声音特性与脏腑的关系：

音调属足厥阴，凭高低以衡肝之刚怯，音量属手太阴，别大小以权肺之强弱，音色属足少阴，察润枯以测肾之盛衰，音域属足太阴，析宽窄以蠡脾之盈亏。肝刚、肺强、肾盛、脾盈，如丹田之气沛然而金鸣高亢矣。

【问】

周密而有分寸的问诊中，可以发现许多对诊断有极高价值的资料。

例如慢性咽炎干燥时想不想求水以润？如其干而不思饮者，多为脾虚；干而思饮者，多为肺肾阴虚。再应追问，所饮的水喜温、喜凉甚至要灼热的？喜温者多脾虚，喜凉者多肺肾阴虚，喜灼热者脾气虚羸已极。

又如耳鸣患者，必须问及其鸣声是连续性的还是间断而伴有节奏的？盖前者为古籍医书中常常谈论的耳鸣。而后者大多为《素问玄机原病式·火类》的“耳鸣有声，非妄闻也”的冒牌耳鸣。这二者绝对不能混为一谈，治法更完全不同，应该再追问一下，对外来噪声反应表现。这种反应不出三者，其一，听到噪声鸣声可以抑低，甚至消失；其二，听到噪声鸣声也相应地大起来，甚至出现烦躁不安者；其三，对噪声漠然不觉。第一种对噪声能接受，属虚证；第二种对噪声不能接受，属实证；第三种无参考价值。

张介宾（1563—1640 年）《景岳全书·耳》：“耳鸣当辨虚实，凡暴鸣而声大者，多实；渐鸣而声细者，多虚。”诚然，暴鸣者多实，渐鸣者多虚，但渐鸣属实证也不少，暴鸣者也有虚证可见。至于鸣声的大小，则必须知道张介宾所谓之大小，仅仅指音调而言，并不包括音量在内。音调辨虚实，则百无一失。音量则并不尽然，音量大者固然实证较多，但有时极大的音量反而为大虚之证，所以对古人的经验之谈，更应结合个人的切身体会加以分析为是。

【切】

切者，按也，除切脉之外，本科还有局部的触诊。

我们常用触诊为诊断鼻窦炎的四个窦区有无压痛。鼻疖肿开始疼痛，触诊不能用手指，以其指的面积很大，无法辨别在哪一个毛囊，必须要用间接喉镜的尾端去探触。也可用火柴的尾部去探触，取其面积小而容易触到小范围的痛点。

咽扁桃体不萎缩引起的后果，是增殖体肥大，一般检查主要依赖触诊。方法是医生把左手食指套上指套，伸进咽部向上鼻咽部探查，同时将右手拇指深深置于上下牙齿之间，食指、中指托住下颌骨，以防患者咬到自己的手指。

凡疼痛在喉部明显有痛区者，必须在环状软骨、甲状软骨上寻找压痛点。找到之后，压住压痛点，令患者做吞咽动作以辨别压痛点。移动则痛出软骨，否则软骨无恙。

【查】

查，是指现代一切检查仪器、检查方法，这些都是中医耳鼻咽喉口腔科医生必不可少的，但有一点必须强调，即检查出来的阳性体征，在病历上可以如实记录，但在理论上不能用西医理论来解释，一定要用《内经》体系的精神来把它融解成中医理论，然后纳入（下面）“逐项分析、综合取舍”的辨证中。

二、十纲

十纲，是在八纲基础上发展而来的。这十纲，是寒热、虚实、表里、标本与体用十者，但独没有阴阳。因为《素问·阴阳应象大论》：“阴阳者，天地之道也，万物之纲纪，变化之父母，生杀之本始。”《易·系辞上》：“阴阳不测之谓神。”原注“天下万物，皆由阴阳”。可证阴阳也者，就是天地间最大的。且看整个太极圈，就是阴阳二者所独占。它的等级层次绝不可与寒热、表里、虚实等等量齐观，它是统帅十纲的领袖。再从另一个角度上来看寒热等十纲，虽然抽象，但尚具体一点，不若阴阳抽象到无可捉摸。这十纲中，寒者温之、热者凉之，虚则补之、实则泻之，表则宣解、里则吐下，标者先治、本者后医，体病考虑手术、用病坚持药治，它们都有应付办法。而阴阳则独无应付方法，未闻有“阴者阳之、阳者阴之”一语。所以它是十纲的统帅，不能与十纲等同，更不能属于同一个层次，只能是用来统领十纲的。

【寒热】

他处论述颇多，此处从略。

【表里】

他处论述颇多，此处从略。

【虚实】

他处论述颇多，此处从略。

【标本】

以疾病来谈标本，是多方面的。如病有主次，主为本，次为标。重病、久病为本，轻病、暴病为标。慢性病与急性病同时存在的，则慢性为本，急性为标。新病、旧病同时存在者，旧病为本，新病为标。人与病，则人为本、病为标。以脏腑言，脏病为本，腑病为标。以三因言，外因为标，内因为本。

标本，过去未列入纲，笔者认为可能是古人疏忽造成的遗漏。《素问·至真要大论》：“六气标本，所以不同。”《灵枢·师传篇》：“春秋先治其标，后治其本。秋冬先治其本，后治其标。”《灵枢·病本篇》：“先病而后逆者，治其本……先病而后中满者，治其标。”这标本两个字在《内经》里一再强调它的重要性。元代张仲深在《子渊诗集》中谓：“欲探六脉致调和，曷（hé）审三因正标本。”李杲（1180—1251年）在《东垣试效方》第一篇第一节第一句，就是“夫治病者，当知标本”。根据张、李两氏的语气，标本可说是诸纲之首。何梦瑶（1693—1783年）的《医碥》还把标本与表里、阴阳相提并论，而且把标本置于表里、阴阳之上。何梦瑶尚称“标本中气之说，出于《内经》”。

【体用】

体，《易·系辞》：“故神无方而易无体。”其疏谓：“体，谓形质之称。”用，《论语·学而》的“礼之用，和为贵”，是作用。由此可知，凡有形有质者，都可称体。看不见而具有功能者，都可称用。取用于此，凡功能性疾病，属用，器质性疾病，属体。

范缜（约450—510年）在《神灭论》中解释得很清楚，谓：“形者神之质，神者形之用。是则形称其质，神言其用。形之与神，不能相异。”佛家也有“体灭”与“用灭”之分。

在医学方面第一个提到体用者，是李东垣。《脾胃论·五脏之气交变化》：“鼻乃肺之窍，此体也。其闻香臭者，用也。”

我们把它运用到十纲中即：属体者，可考虑手术；属用者，不考虑手术而重恃药治。

三、脏腑归经

见第三章耳鼻咽喉口腔的归经属脏。

四、如何辨证

干祖望在中华人民共和国成立前从教第一个学生起，就取用了自己摸索出来的“逐项分析，综合取舍”法来教会他们去辨证，这样则言之有物，摸得到、看得着，也易使初学者付诸实践操作，而且易教、易懂、易学，方便准确，误差很小。

具体方法如下。

（1）先在脑子里拟订一份表格，如表1所示。

表1　诊察与辨证联系分析表

<table>
<tr><td colspan="4" rowspan="2"></td><td rowspan="2">症状</td><td colspan="3">辨</td><td rowspan="2">证</td></tr>
<tr><td>理论依据</td><td>印象</td><td>分析</td></tr>
<tr><td rowspan="14">诊察</td><td colspan="3">器官</td><td></td><td></td><td></td><td rowspan="14"></td><td rowspan="14"></td></tr>
<tr><td rowspan="6">问</td><td rowspan="4" colspan="2">全身</td><td></td><td></td><td></td></tr>
<tr><td></td><td></td><td></td></tr>
<tr><td></td><td></td><td></td></tr>
<tr><td></td><td></td><td></td></tr>
<tr><td rowspan="2" colspan="2">局部</td><td></td><td></td><td></td></tr>
<tr><td></td><td></td><td></td></tr>
<tr><td rowspan="6">望闻查</td><td rowspan="4" colspan="2">检查</td><td></td><td></td><td></td></tr>
<tr><td></td><td></td><td></td></tr>
<tr><td></td><td></td><td></td></tr>
<tr><td></td><td></td><td></td></tr>
<tr><td rowspan="2">舌</td><td>苔</td><td></td><td></td><td></td></tr>
<tr><td>质</td><td></td><td></td><td></td></tr>
<tr><td>切</td><td colspan="2">脉</td><td></td><td></td><td></td></tr>
</table>

(2)把在五诊中得到的信息，逐项填入“症状”一格里。

(3)选择(特别强调“选择”两字)适合的各种理论根据来源，包括《内经》、各家学说、常规定律以及个人的心得见解，也逐项填入表内“理论根据”一格里。为什么一定要强调“选择”？因为同样一个症状，可以由不同性质的“证”来造成的。例如同为腹痛，《素问·举痛论》中谓“寒客于小肠，故后泄腹痛矣”，而《素问·六气正纪大论》则称“火郁之发，民病腹中暴痛”。再举一个脓肿的例子，《灵枢》在同一篇“痈疽”中，既谓“寒气客于经络之中，则血泣……故痈肿”，但同时又说“大热不止，热胜则肉腐，肉腐则为脓”。两个截然不同的寒和热，同样可以适用于同一个疾病或同一个症状，当然，“证”是不同的。就拿上面脓肿感染来说，凡是冷性脓肿(阴疽)，自然有它冷性之证，那么应该选择前一句。一般感染如疖肿、痈(阳痈)，当然也有它热性之证，就选择后面一句了。这就是要选择以及为什么要选择。

(4)对每一个症状，根据“理论根据”来分析，将得到的初步结论就填写在“印象”项中。

(5)然后把全部的印象汇集起来，再用去粗取精、去伪存真的方法来突出主证。

(6)许多印象，不可能趋于一致，也有自相矛盾的，那么再来一“取本舍末”的手段来取其“本”而舍去其“假象”。古人的“舍脉从证”和“舍证从脉”，就是这个手段。

(7)最后，作出判断，是什么“证”。

填表方式如表2~7所示。

在这里有两点要加以说明。

其一，这里的“表格”“逻辑”“填写”等，是在脑子里想的，古人称为腹稿。

其二，理论根据，不一定真正去找出典。可以取用常规的、常用的及自己的心得体会就够了。不必一定要找到经典出处。

表2　急性耳咽管阻塞——聋

		症状	辨			证
			理论依据	印象	分析	
位置		上身	“伤于风者，上先受之”(《素问·太阳阳明》)	风邪	表证、实证，病在肺经：因属风热，以失于宣泄为主要原因	风邪外束，肺气失宣
器官		耳	“肺经之结穴，在耳中”(《温热经纬》)	病在肺		
问	全身	曾有感冒	“风邪伤卫”(《类证治裁·伤风篇》)	失于宣解		
		暴发型	“暴聋气蒙”(《素问·通评虚实论》)	气滞气闭		
	局部	鸣	“阳气万物，盛上而跃”(《素问·脉解》)	阳气旺		
			“痰火上升，郁于耳中而鸣”(《明医杂著》)	痰火		
		鸣声大	“凡暴鸣而声大者，属实”(《景岳全书》)	实证		
		耳中闷	“偏塞闭不通，内气暴薄也”(《素问·通评虚实论》)	气闭		
		耳中痛	“聤、聋、痛，皆风热凑也”(《医学入门》)	风热		
望闻查	检查	鼓膜内陷	阳气不升，乃陷	阳气不升		
		骨气	浊蒙清窍	实证		
	舌	苔薄白	“微白，寒邪初入太阳”(《伤寒舌鉴》)	实证		
切	脉	浮	“浮脉，主伤风发热”(《察病指南》)	表证		

表 3　神经性聋

		症状	辨：理论依据	辨：印象	辨：分析	证
位置		上身	“上气不足，耳为之苦鸣”(《灵枢·口问》)	气虚	脑为髓海，髓属肾。一派肾阴亏损见证。精气内夺而聋	少阴不足，精气内夺
器官		耳	“肾在窍为耳”(《素问·阳明应象大论》)	病在肾		
问	全身	病已久	“经年不愈，谓之元虚”(《证治汇补》)	正虚		
		头昏晕	“髓海不足，则脑转”(《灵枢·海论》)	脑髓虚		
	局部	聋	“精脱者，耳聋”(《灵枢·决气篇》)	精脱		
		耳鸣	“液脱者，脑髓消，胫酸，耳数鸣”(《灵枢·决气篇》)	液脱		
		鸣声低	“肾虚者，鸣微”(《世医得效方》)	肾虚		
		鸣在夜间加重	“合夜至鸡鸣，天之阴，阴中之阴也”(《素问·金匮真言论》)	阴证		
望闻查	检查	林纳试验短阳性	亏损于内，则不足于外	内损		
		施瓦巴赫试验缩短	亏损于内，则不中于外	内损		
	舌	质红	“亏损已极”(《辨舌指南》)	亏损		
切	脉	软、弱	“虚脉迟大而软”“肾与命门居尺部”(《濒湖脉诀》)	肾虚		

表 4　血热妄行的鼻衄

		症状	辨：理论依据	辨：印象	辨：分析	证
器官		鼻	“入通于肺，开窍于鼻”(《素问·金匮真言论》)	病在肺	肺火逼血妄行，但太阴经多气少血之经，无大量血液以供消耗，只有多气多血的阳明经，才有大量之血，所以更须责之于胃	肺胃积热，逼血妄行
问	全身	来势较速	“有新久之分，新者……乃肺伏火邪”(《证治汇补》)	肺火		
		发病时头痛	“阳明所谓客孙脉，则头痛鼻衄”(《素问·脉解》)	病及胃		
		头昏眩晕	“诸血失道妄行，此眩晕之生于血虚也”(《寿世保元》)	贫血		
	局部	活动性出血	“火与火斗而血逆妄行，从鼻而上越矣”(《百病辨证录》)	火气		
		血出量多	“多气多血唯阳明”(《医宗金鉴·外科心法》)	胃血		
望闻查	检查	利特尔区糜烂	“热盛则肉腐”(《灵枢·痈疽篇》)	热盛		
		鼻黏膜充血	“在天为热，在地为火，在色为赤”(《素问·阴阳应象大论》)	热与火		
	舌	苔　薄黄	“舌见黄苔，胃热之极”	胃热		
		质　红	“血中热”	血热		
切	脉	数或大	“数主热”“大主邪盛”(《脉理求真》)	实热		

表 5　脾不统血的鼻衄

<table>
<tr><td colspan="2" rowspan="2"></td><td colspan="2" rowspan="2">症状</td><td colspan="3">辨</td><td rowspan="2">证</td></tr>
<tr><td>理论依据</td><td>印象</td><td>分析</td></tr>
<tr><td colspan="2">器官</td><td colspan="2">鼻</td><td>“足阳明之脉，起于鼻之交頞中”(《灵枢·经脉篇》脾胃相为表里)</td><td>病及脾</td><td rowspan="11">脾气虚衰，失去统血摄血功能致血不受约束而离经外溢</td><td rowspan="11">脾不统血</td></tr>
<tr><td rowspan="5">问</td><td rowspan="3">全身</td><td colspan="2">反复发作</td><td>“久则传里”(久病必虚)(《证治汇补》)</td><td>虚</td></tr>
<tr><td colspan="2">头晕目眩</td><td>“头晕者，脾气不上升也”(《内科摘要》)</td><td>脾气不升</td></tr>
<tr><td colspan="2">四肢乏力</td><td>“脾主四肢，故虚则不用”(《素问·调经论注》)</td><td>脾虚局</td></tr>
<tr><td rowspan="2">局部</td><td colspan="2">血从鼻出</td><td>“杂病衄血……脾不统血也”(《罗氏会约医镜》)</td><td>脾不统血</td></tr>
<tr><td colspan="2">量少而频</td><td>“肺气上逆，咳嚏鼽衄”(《素问·平人气象论》原注)</td><td>肺气上逆</td></tr>
<tr><td rowspan="4">望闻查</td><td rowspan="2">检查</td><td colspan="2">黏膜苍白</td><td>“血脱而不华于色也”(《素问·平人气象论》原注)</td><td>血脱</td></tr>
<tr><td colspan="2">血红蛋白低</td><td>不足者虚</td><td>虚</td></tr>
<tr><td rowspan="2">舌</td><td>苔</td><td>薄</td><td>(无参考价值)</td><td></td></tr>
<tr><td>质</td><td>胖</td><td>“脾气薄弱，气血皆虚”(《中医舌诊》)</td><td>气血两虚</td></tr>
<tr><td>切</td><td>脉</td><td>脉</td><td>弱小</td><td>“弱主气虚，小主气虚”(《脉理求真》)</td><td>气虚</td></tr>
</table>

表 6　急性咽炎

<table>
<tr><td colspan="2" rowspan="2"></td><td rowspan="2">症状</td><td colspan="3">辨</td><td rowspan="2">证</td></tr>
<tr><td>理论依据</td><td>印象</td><td>分析</td></tr>
<tr><td colspan="2">器官</td><td>咽喉</td><td>“喉乃太阴呼吸之门，主气而属天，咽乃水谷之道，属胃而主地”(《素问》)</td><td>病在肺胃</td><td rowspan="12">病在肺胃两经。属表证、实证，为风热(寒)外侵，痰浊内结</td><td rowspan="12">风热(寒)夹痰，束于肺胃</td></tr>
<tr><td rowspan="6">问</td><td rowspan="3">全身</td><td>发病急切</td><td>“病有新久之别，新者……乃肺伏火邪”(《证治汇补》)</td><td>病在肺</td></tr>
<tr><td>寒热头痛</td><td>“第三日必发寒热，或头痛，兼风寒者，宜疏散”(《类证治裁》)</td><td>风寒或风热</td></tr>
<tr><td>烦渴便闭</td><td>“热毒蕴结，胸膈不利”(《证治汇补》)</td><td>热毒</td></tr>
<tr><td rowspan="3">局部</td><td>肿痛</td><td>“肿痛闭塞，为风痰郁火热毒上攻”(《类证治裁》)</td><td>风痰</td></tr>
<tr><td>言语不便</td><td>“声音难出，痰涎壅滞”(《医宗金鉴·外科心法》)</td><td>痰浊</td></tr>
<tr><td>饮食不利</td><td>“风热上壅，气不能通，咽物不下”(《喉科秘钥》)</td><td>风热</td></tr>
<tr><td rowspan="4">望闻查</td><td rowspan="3">检查</td><td>扁桃体肿胀</td><td>“此肺经积热，受风凝结而成，生咽喉旁”(《医宗金鉴》)</td><td>肺经风热</td></tr>
<tr><td>黏膜充血</td><td>“感风热起，满口发红”(《喉科秘钥》)</td><td>风热</td></tr>
<tr><td>义膜</td><td>“烂斑，乃火郁之症”(《喉科秘钥》)</td><td>火郁</td></tr>
<tr><td>舌</td><td>黄腻苔</td><td>“热邪痰涎，湿浊为患”(《中医舌诊》)</td><td>湿热痰浊</td></tr>
<tr><td>切</td><td>脉</td><td>洪大</td><td>“咽喉之脉，两寸洪溢，上盛下衰”(《喉科指掌》)</td><td>邪在上</td></tr>
</table>

表7　慢性咽炎

<table>
<tr><td rowspan="2" colspan="2"></td><td rowspan="2" colspan="2">症状</td><td colspan="3">辨</td><td rowspan="2">证</td></tr>
<tr><td>理论依据</td><td>印象</td><td>分析</td></tr>
<tr><td colspan="2">器官</td><td colspan="2">咽喉</td><td>“肾足少阴之脉，其支者循喉咙、挟舌本”（《灵枢・经脉篇》）</td><td>病在肾</td><td rowspan="13">病在肾经水脏。津液内竭，难以濡养清窍</td><td rowspan="13">少阴不足，阴津内枯，相火偏旺</td></tr>
<tr><td rowspan="6">问</td><td>全身</td><td colspan="2">反复发作
久治难痊</td><td>“肾足少阴之脉，其支者循咽喉、挟舌本”（《灵枢・经脉篇》）</td><td>肾</td></tr>
<tr><td rowspan="5">局部</td><td colspan="2">干燥</td><td>“气虚火炎，咽膈干燥”（《证治汇补》）</td><td>虚火</td></tr>
<tr><td colspan="2">微痛</td><td>“劳苦而发，微红而痛”（《喉科秘钥》）</td><td>疲劳</td></tr>
<tr><td colspan="2">多黏痰</td><td>“此痰乃津液所化也”（《囊秘喉书》）</td><td>津伤</td></tr>
<tr><td colspan="2">痒</td><td>“痒乃相火也”（《百病辨证录》）</td><td>相火</td></tr>
<tr><td colspan="2">异物感</td><td>“脾胃畏木之刑也”（《百病辨证录》）</td><td>肝旺侮脾</td></tr>
<tr><td rowspan="5">望闻查</td><td rowspan="3">检查</td><td colspan="2">后壁污红</td><td>“本原不足，虚火上炎，关内上下、红色间有白斑”（《喉科秘钥》）</td><td>虚火</td></tr>
<tr><td colspan="2">淋巴滤泡
增生</td><td>“阴虚损肺，时生斑形若癞虾皮”（《喉科秘钥》）</td><td>阴虚损肺</td></tr>
<tr><td colspan="2">慢性充血</td><td>“痨苦而发，微红而痛”（《喉科秘钥》）</td><td>疲劳</td></tr>
<tr><td rowspan="2">舌</td><td>苔</td><td>少苔</td><td>主邪少</td><td>少邪</td></tr>
<tr><td>质</td><td>红</td><td>“阴液内伤”（《中医舌鉴》）</td><td>伤津</td></tr>
<tr><td>切</td><td>脉</td><td colspan="2">细弱</td><td>“脉虚者，此症肾虚火旺”（《尤氏喉科》）</td><td>阴虚火旺</td></tr>
</table>

第七章　论治——内治法

治法总述

所谓内治，就是《素问·至真要大论》的“内者内治，外者外治”。因为任何疾病，总是病之于内而形之于外的。诚如陈士铎《洞天奥旨》一开卷就强调一切疾病“皆脏腑内毒，蕴结于中而发越于外也”。从这样一个整体观念出发，所以中医把内治一法视为最重要的一环。

中医内治，依靠药物，给药途径也一般是通过消化道给药，因之就习惯把“服药”或“吃药”作为内治的同义词。随着时代的进步，中医治疗学也不断地发展，过去的七方、八法、十剂、十二剂学说，也由简单而日趋烦琐。目前临床上取用的只有攻、和、补、抢四法，尤其是抢救的抢法，表现于喉科尤为突出。

【攻】

一提到攻，首先使人想到的必然是攻下的泻法。不可否认泻下剂是攻剂，但不全面。考攻字的含义，是“击也，伐也”，是用武力去除掉对方的意思。用在这里，是用药物除掉疾病之谓，但多少有些进攻性。

凡耳鼻咽喉口腔病属于外感导致的，都可取用疏邪解表法，辛凉解表或辛温解表视情况而定。寒凉直折的失音、过敏性鼻炎等用祛寒温中法。耳、鼻疖肿、丹毒之急发于酷暑之际，用清暑法。一切感染化脓性的，轻者用甘寒清热解毒，重者用苦寒清热解毒法。急性卡他性中耳炎、急性喉梗阻的消痰法等，都为攻法，另外还包括釜底抽薪的泻下法。

【和】

和，就是调和脏腑、阴阳以及气血、升降等。疾病是“乱”的表现，所以人体一旦失常而“乱”，当然急需调和来使之正常。因为“攻”的对象，是邪气强加于人的机体，故而必须除去。“补”是正气不足，必须乞灵于药食之助来充之盈之，予以填补其缺损的办法。而这个“和”的对象，既没有邪气的强加于人，更没有出现其某一部分机体的不足（如气、血、脾、肾、心），所以与去其有余的“攻”或充其不足的“补”，迥然不同。

例如，幻嗅、幻听、癔性失音、癔性咽喉异感症等，常用的疏肝气、平胃气、开六郁、缓脏躁等调和气机法，最为典型。另外，鼻腔阻塞、听力障碍、口腔黏膜长期有病等的升提清阳，也较为典型。

【补】

补，是补缺、补残、补充。凡事物破碎的、不足的、残缺的都需要补助、填充，是谓补。本科的耳鸣、耳聋、梅尼埃病、鼻科的多涕症、过敏性鼻炎、慢性咽喉病及口腔疾病都少不了补法。其中有补气血、补肺、补脾、补心以及生津养液等，最为多用常用。

【抢】

抢，是抢救。继发性乳窦炎引起的颅内感染，鼻出血引起的休克，急性喉梗阻以及坏疽性口龈炎等，都是抢救的对象。化脓性疾患导致的败血症，鼻疖肿导致的海绵窦血栓等，也是必须抢救的。但因各个疾病“证”的不同，其治法也不同。一般说来，急性喉梗阻，要劫痰解窒；大出血休克、虚脱及白喉心肌损害,要回阳固脱;其他的大多用平肝息风、解毒护心之类。中医对耳鼻咽喉口腔病的抢救,也有其独到之处,其疗效是比较可靠的。

治法分述

尽管各方都有其主要作用,如解表的、清热的、消痰的、理气的、化瘀的、补益的等,但很多一方两用,兼有两种或两种以上的作用,例如防风通圣散既能解表又能通里,仙方活命饮集疏表、清热、解毒、消痰、化瘀、理气于一方,所以这里的归类安排,主要是根据其主要治疗作用。

一、攻法

【疏邪解表】

一切急性的由六淫导致的疾病,发病初期都可取用,分两大类。

辛温解表:急性中耳炎、急性鼻炎、急性咽喉炎、急性扁桃体炎等,由于风寒者,均可取用。常用方有荆防败毒散、杏苏散之类。喉科的有名方,为《喉科指掌》的六味汤。

辛凉解表:这是接受风热或由风寒转热而成的风热,则需辛凉解表法。常用方有银翘散、桑菊饮之类。

【通腑攻下】

一般通便的方药,统称为通腑攻下剂或泻下剂。取用此法时,最好在表邪已彻,里实已成的阶段。在临床应用上,也有两大类。

峻下:取药猛峻凌厉,利用它的峻猛之力把实邪结热推出体外。有人把这种治法,称为“釜底抽薪”。凡严重的化脓性中耳炎、耳疖肿、严重的鼻丹毒、鼻疖肿、急性咽喉炎、扁桃体周围脓肿等,在高热不退,大便多日不解,口渴狂饮,烦躁不宁,白细胞总数及中性粒细胞大大增加时,可以取用。若能运用恰当,可达到“一剂知、二剂已”的疗效。常用代表方为调胃承气汤加单味番泻叶。

润下:适用于虚证、虚人、老人及久病者。大多以慢性咽炎、复发性口腔炎等为多。因其肺阴早已亏损,津液长期消耗殆尽。肺与大肠相为表里,肺枯必使肠燥,肠燥当然难圊。同时大便不能下通,虚火更易上逼,形成了一个恶性循环。所以本法取用滋阴润燥的办法,使干结者润泽下行而不伤津液和正气,所以取药也以含油量较多的果仁类为主。津亏者血必燥,因为津血同源。津枯血燥,肠无水分,大便必然干结。因之此型的泻下剂,应从养血生津法。常用代表方有麻仁丸、五仁汤之类。

【祛寒温中】

严重的过敏性鼻炎、暴喑等病常用本法。另外复发性口腔炎的肾阳无温之寒,乃属于“五变”的“内寒”,并非属于六淫外因之寒而需要祛寒,应用温阳以求阳和春暖的“和”法。这里是陡然接受六淫之重寒酷冷,阳气突然偃息。常用代表方为小建中汤之类。

【清热解毒】

清热解毒在本科里也为常用方法之一,其原因有三:其一,客观上热毒证较多;其二,现代什么病都称“炎症”,于是在人们脑子里造成了一个错觉,认为只要是炎症,就要消炎,而消炎者清热解毒也;其三,误用温药、热药的不良反应。至于热与毒的界限,虽然没有明文规定,但在概念上有这样一个层次,是:热→火→毒→内入心包。正因为热证、火证有层次可分,故而对清热解毒剂的使用也当有区别。一般为甘寒剂与苦寒剂两类。如其再深入一些,则可分为“肝胆族”与“非肝胆族”,因为涉及肝胆经的比不涉及肝胆经的疾病,要难医难治得多。

甘寒清热:甘寒剂相对苦寒剂的弊端,可以减少许多,万一误用,也易于纠正与补救,所以医龄较高的老医生,大多喜用甘寒。但甘寒剂甘淡平和,作用远逊苦寒剂的摧枯拉朽、立竿见影。不过甘寒剂对稍有表邪、津液欠充、体弱正衰者,不会产生不良后果。此外,甘寒剂中还有两个独特的作用，就是有滋阴生津作用，如石膏、竹叶、天花粉、知母、生地黄、玄参、芦根、白茅根之类，以及退蒸除烦作用，如竹叶、知母、青蒿、鳖甲、牡丹皮、赤芍、地骨皮、甘中黄之类。本科常用代表方有五味消毒饮、竹叶石膏汤和白虎汤之类。此外，犀角地黄汤虽药力猛峻，但也属于甘寒剂。

苦寒清热：这是采取大苦大寒药组成的苦寒剂。它的寒凉直折之势，可以把火镇压或消灭下去。其疗效当然比甘寒明显、迅速、有力。故急性鼻前庭炎、鼻衄、鼻疖肿、急性化脓性扁桃体炎、扁桃体周围脓肿、急性会厌炎、严重的口腔炎症等，尤其是白细胞总数、淋巴细胞急剧增加时，即大有非此不可之势。常用代表方有黄连解毒汤、银花解毒汤或加减三黄凉膈散之类。

清肝胆之热：这是针对肝胆疾病清热解毒，常用方有栀子清肝汤、龙胆泻肝汤之类。其适应证如急性化脓性中耳炎、耳丹毒、耳疖肿、急性乳窦炎，还有肝阳上亢（大都为有高血压病者）的鼻衄等。盖肝胆之络附于耳，舌边为肝胆之区，肝为贮血之库，肝阳一亢，逼血外溢之故。

【利湿化浊】

浊从湿化，故轻者为浊，重者为湿。湿多滞积于下半身，浊能弥漫于上半身。二者基本相同，区别在轻重、浮沉之间而已，故本科大多以浊为主。

这种利湿化浊治法，很少用于咽喉病，所以古人有“两术（苍术、白术）不入喉门”之说（喉门有两个含义，一为咽门、喉门；一为喉科医生之门）。但独多用于口腔病，旁及耳病、鼻病。以其证情各异，在利湿化浊法中也就层次分清。一般常用的有以下五法。

芳香化浊法：湿性重而黏腻，很少直犯头面。浊则轻而飘扬，因之氤氲上腾，祸及七窍，尤其是口腔。口腔隶属于脾，脾为土脏而主湿。其平时的平安康健者，全赖乎阳气的清濡煦养。一旦湿浊上蒸，或湿浊与外邪互结，则浊蒙清窍，轻清的阳气遭受阻遏。古语“突边焉有净土”一词，确是至真之语。其表现于口腔者最多，次为鼻，再次为耳，咽喉殊不多见，除非为六郁证中湿郁的癔性咽喉异感症。芳香化浊用方，常用者有藿香正气丸（散），但同时更可参酌李东垣的升阳散火汤。干祖望订的一方为升麻、葛根、石菖蒲、白芷、藿香、佩兰、六曲、半夏曲、羌活，无以名之，似可称为化浊升清散。

淡渗利湿：所谓淡渗，就是取用味淡的利湿药物，使湿从下焦排出。它的缺点是药力轻薄，但优点是不伤津液，对老人、弱者、久病、阴虚者毫无流弊。常用方有八正散，除木通、大黄、山栀子三味苦寒品外，再加路路通等。

清热利湿法：这种方法是使用苦味燥湿和利湿清热的药物来组成，用之于湿热两重者。因为湿与热往往结伴同存，所谓“无形无质之热，每随有形有质之湿邪以为依附”。此法常用于外耳道湿疹、鼻前庭炎、口腔炎等症。常用代表方有二妙丸、萆薢渗湿汤之类。

醒脾燥湿：《类证治裁·湿证》论述：“湿证，内生者，水谷生冷，由脾阳之不运，所谓‘诸湿肿满，皆属于脾也’的湿，是内湿。”故醒脾燥湿法，理应置在“和”法之中，只有《罗氏会约医镜·论湿证》的“天雨袭虚，地气上蒸，或汗衣久沾，或重雾寒露未避”的湿，才是这里所讨论的湿。

为使利湿化浊法免于支离破碎，故把“醒脾燥湿”与“健脾制湿”二者放在这里。醒脾燥湿常用方有五苓散之类。其中桂皮的鼓舞脾阳，白术的健脾燥湿，更是神来之笔。

健脾制湿：应该也归类于“和”法。脾主运化水湿，脾一虚则运化功能衰退，即可引起水湿停滞。水湿一停滞，反过来加困于脾，脾一困顿，运化功能更形衰退。见于本科的有长期渗液不涸的慢性化脓性中耳炎、涕多且稀的慢性鼻窦炎、口腔久病的黏膜病等。常用方有六君子汤、异功散及参苓白术散之类。以上三方，首先健脾，脾土一健，坤德厚载，内湿不燥而自除。

——以上为攻法。

二、亦攻亦和法

【消痰】

中医所称痰，除指呼吸道分泌的生理性或病

理性的产物之外，还泛指包括体内一切潴积在各器官组织内的败津腐液，绝大多数是可以见到的黏液物质，但也有无形的痰，如梅尼埃病、痰蒙清道的痰，癔性咽喉异感症、痰气相凝的痰等。不过无论看到的或看不到的，都可以分为风痰、寒痰、热痰、燥痰、湿痰、顽痰、结痰以及脾虚之痰或肾水泛滥之痰几种，所以治法也各有不同。口腔病除舌下腺囊肿之外，基本没有什么痰证，耳、鼻、咽喉的痰证就比较多，尤其是急性咽喉病，风热痰三者联袂为患。治痰之法，不外以下九种。

消风痰：由急性感染的风邪激惹导致的痰，一般多为风痰。常见于急性卡他性中耳炎、急性咽喉炎症。常用方为六味汤合二陈汤、温胆汤、三子养亲汤之类。

温寒痰：在理论上说，气血遇寒则泣，津液遇寒则滞，诚如林珮琴（1772—1839年）《类证治裁》所谓“寒留则水液不行”。不行则滞，滞则败，败则成痰。但本科寒痰一证十分罕见，偶然在急性喉炎中可能遇到。治法当然是温中化痰，常用方为理中化痰汤。

清热痰：我们认为火可烁津炼液为痰，故有“火为痰之本，痰为火之标”一语。因之一切痰证，由于热证为多而痰证也相应较多，所以本科急性病独多热痰。急性卡他性中耳炎以及所有急性咽喉炎，基本上都是热痰。常用代表方有清气化痰汤之类。慢性咽炎、慢性声带炎、慢性喉炎，虽然是慢性病，但也不乏由五志之火导致而成的热痰。这型热痰，常用方以黛芩化痰丸最为合适。

润燥痰：燥痰证，仅仅在阴虚体质的慢性干燥性鼻炎、萎缩性鼻炎、慢性咽炎、干燥性咽炎、萎缩性咽炎及干燥综合征几个病种中出现。以上咽喉、鼻病，除干燥之外，常频频清嗓者，十之八九属燥痰。所以一般消痰方药要忌用于本证，因忌香燥之故。只有清肺生津以化痰，才是中的之法，即所谓“燥者润之”之意。常用代表方有清肺饮或清嗓饮。

此法，有时可列入“和”法，甚至“补”法中。

理湿痰：感受外湿过重过久，致中州被困，阳气不振，津液浊化成痰。此外，湿浊内停一久，脾气惫怠，不能运化水湿，水湿与津液停滞而成湿痰。但必须知道，前者为外湿，即六淫之湿，治偏“攻”法。后者为内湿，即七情之湿，治偏“和”法。在理论上固然泾渭分明，但一到临床上则又难以划分了。

这种湿痰，在咽喉病中不会发生，耳科病、口腔科病中为多，常用方是燥湿化痰汤。凡偏于“攻”者以二陈汤、王氏二陈汤为代表方。凡偏于“和”者，以指迷茯苓丸为代表方。

攻顽痰：指顽固难化的痰证。以喉病中的室带长期肿胀、肥厚，黏膜不充血或晦暗惨淡者为最典型之证。它虽似旷日持久的典型慢性病，但仍然取用“攻坚消痰”法，常用方为加减四海汤或礞石滚痰丸之类。干祖望常在此方中加三棱、莪术、毛慈菇、昆布、瓦楞子、百药煎等药。

消结痰：结聚有形可睹之痰，习惯上称为结痰。例如会厌谿囊肿、咽部潴积性囊肿、舌下腺囊肿、鼻窦囊肿之类，最为典型。常用代表方有四海软坚汤、王氏二陈汤之类。

健脾制痰：见下“治本制痰”。

壮肾制痰：见下“治本制痰”。

【清火】

清六淫外感之火，在前“清热解毒”中言之已详。这里讨论的是脏火，又称五志之火。

清心火：心寄窍于耳，心主嗅，心开窍于舌。《素问·五常政大论》：“火气高明，心热烦，嗌干善渴”，所以心火燎燃，可以蔓延到五官各处。

考心火一词，有广义与狭义两种：凡手少阴心经者，是狭义的心火。心为火脏，在五行属火，在八卦为离，在方位为南，在天干为丙丁，所以一切实热实火，也可泛称为心火，这是广义的心火。这里的心火为广义与狭义并存。常用代表方轻者导赤散，重者泻心汤。

清肝火：在未涉正题之前，先把肝火、肝气与肝阳三者，予以澄清。肝火，是火出肝经，为肝的功能亢进而出现有余之象，急性化脓性中耳炎、耳疖肿、耳丹毒、急性乳突炎、舌体炎症，大多夹有肝之火、肝之热者。肝气，肝性条达而喜疏泄。一旦情志不舒、恼怒郁佛等影响其条达疏泄，就会引起肝郁不舒、木失条达而横逆，这种机转，便是肝气。常见于某型耳鸣、耳聋等证，而以癔性咽喉异感症最为典型。肝阳，有时也称肝风，乃肾阴不能濡养于肝，即所谓水不涵木。它的机制是肾阴不足，连锁反应到肝阴不足，阴不维阳，则肝阳偏旺而亢。表现于临床者，以有高血压病病史者为多。又如继发性乳突炎、梅尼埃病、鼻出血、鼻疖肿导致的败血症、海绵窦血栓等，一定有肝阳的原因。应付办法，属于攻者，清肝息风，代表方有清肝汤、龙胆泻肝汤之类。属于和者，柔肝息风，代表方有加减羚角钩藤汤之类。最严重的见下述"抢"法。

清肺火：肺中伏火，有六淫之火，也有内伤之火。前者属攻，有新泻白散之类。后者属和，有养阴清肺汤加桑白皮、山栀子。

清胃火：胃属阳明，阳明经多气多血，所以热证、火证独多，而且辛热炙煿致火之品，首先进入胃腑。口腔属脾，脾胃相为表里。咽属胃、口属脾，所以胃火证以口腔、咽喉为多。以阳明之脉挟鼻，因之胃火过重，即成大衄。清胃方药，常用方轻者有白虎汤、重者有凉膈散之类。

制相火：属"和"属"补"，后有详述。

——以上为攻、和两法混合难分者。

三、和法

【调和气机】

《杂病广要・诸气论・九气七气》："阴阳虽大，未离乎气，故通天下一气耳。人生其间……一吐纳，一动静，何所逃哉，与气流通而已。故气平则宁，气不平则病。"中医之所谓气，所指的东西很多：第一类为指人体内气机的运行变化，如卫气、宗气、原气、谷气、营气等。第二类指脏腑功能失调而引起的各种病理性变化，如肝气、胃气、浊气、火气、湿气、燥气、毒气等。第三类指脏腑组织的活动能力，如胃气、肾气、脾气、肺气等。这里所谈的气机，为第二类。调和气机一法，就是消灭第二类的"气"。

疏肝气：人身诸气之中以肝气最易致病，尤其是"女子肝常有余"的女性（参阅上文"清肝火"）。其治疗手段则用"木郁达之"之法。常用代表方以逍遥散最多用而成为众所周知的一首必用方剂。如夹肝火，用丹栀逍遥散。

平胃气：脾气以上升为安，胃气以下降为顺。一旦饮食所伤、精神刺激，或胃火冲逆、肝气凌侮，或痰浊内滞等，都可致胃失和降，甚至上逆。这种情况常常伴以许多五官科疾病同时出现。常用的平胃镇逆方剂中，以旋覆代赭汤为代表方。

气压损伤：以前中医没有"气压损伤"一证，现在很多航空性中耳炎就是此证。人身气血运行，保持着相互对立、相互依存、相互平衡状态。但人是与周围环境相统一的，往往周围环境也能打扰身体的平衡，大气压的异常变化，人的机体当然受其影响，损伤也接踵而至。应付办法，当然是调整大气与机体的矛盾。这种方剂，以各种流气饮为代表，如《窦氏疮疡经验全书》中的木香流气饮及干祖望为航空性中耳炎特订的升清流气饮。

【开六郁】

郁证，一般是指情志不舒、胸怀悒怫甚至精神创伤所致的气机郁结的一种病证。其实气之滞、血之瘀、湿之困、火之郁、食之积、痰之凝达到顶点而难以疏解者，也称郁证或六郁。以郁字的含义来讲，就是壅遏不通、凝固不散之意。朱丹溪曾谓"气血冲和，万病不生。一有怫郁，诸病生焉"。本科除明显的癔性咽喉异感症外，还有不少并发的郁证。它既称郁结，治疗当然以开、解来对付。常用代表方，偏于七情者用逍遥散，偏于外因及不内外因者，用越鞠丸。

【缓脏躁】

脏躁一症，是一种常见的神经官能症，多见于青年女性，所以《金匮要略》就直称"妇女脏躁"，常因精神因素使君主之官神明失调而致。它的临床表现是十分复杂及多种多样的。幻听、幻嗅、癔性失听、癔性失音、癔性咽喉异感症等病的病因，基本上都是脏躁，还有某一症候群反复出现及戏药者，不能不考虑到脏躁，尤其是绝经期的妇女。本科认为脏躁由于肝急，所以就运用“肝苦急，急食甘以缓之”的方法来处理。常用代表方有甘麦大枣汤之类。

【升提清阳】

清阳指体内轻清升发之气，浊阴指体内沉滞重浊之质。《素问·阴阳应象大论》谓“清阳出上窍，浊阴出下窍”，也就是说，阳主气，轻清上升，于是头面诸窍得以空清爽朗，耳目聪明。阴主形，沉重下降，故它的作用在于下身的两窍。一旦升清降浊的功能紊乱或障碍，清阳不升，浊阴必然不降而上潜，于是头面五官诸窍全被浊阴之气弥漫笼罩，终至空清之窍不空不清。在耳则鸣、聋、憋气，在鼻则失嗅、堵塞，在口腔则口糜、口疮长期难愈，在咽喉则鲠介、角化症等，不一而足。针对这种情况，必须取用升清升阳一法。李东垣拟订了不少升提清阳的名方，其中必不可少的是升麻、柴胡、葛根，旁及羌活、蔓荆子。我们临床上常用的补中益气汤、益气聪明汤，也为有效名方。但值得注意的是，有高血压病的患者要慎用。

【宣通开窍】

开窍一词，有两个截然不同的意思，其中多数是指治疗神志昏迷者，因为心窍受邪而闭塞，用药物来使神志清醒，如清心开窍、化痰开窍、逐寒开窍、芳香开窍等。但本科的开窍则专指开启七窍之窍。因为耳之能听、鼻之能嗅、咽之能吞、喉之能息能言、舌之辨味，都是清阳上举、宗气温煦而诸窍通利，成为空清之窍。一旦被邪浊蒙蔽，非但失去正常的空清而且还要发生病变，这也就是《素问·四气调神大论》之所谓“邪害空窍”。这里所指的邪浊，有外因、内因也有不内外因，尽管构成此邪此浊的因素不同、治法各异，但开窍的手段与它的结果是一致的。我们自有专用的开窍药，如麝香、冰片、石菖蒲、路路通、漏芦、连翘心、马兜铃、蝉蜕、防己、荷茎、葱茎等（以作用大小为序），可在各型方药中适当地、有选择地加入。但麝香与冰片，仅能作嗅入剂（即鼻腔给药）使用。即使内服，也只能置在丸散膏丹中而不能放入汤剂煎煮。

【治营理血】

治营理血方法，古来论述最多。有最简明的《本草经疏》《血证论》三法，还有最烦琐的《类证治裁》十八法，介于其中的有《杂病广要》五法、《简易方论》八法。虽然繁简悬殊，但都言之中的、中肯。在本科中只要掌握止血、化瘀、破结与补血四法足矣。

止血：适用于一切出血，从急性的鼻衄到慢性的齿龈渗血，都在此范畴之内。凡由于血热妄行者，取清热凉血法，代表方有茜根散之类。由于脾不统血者，取滋养收敛法，代表方有归脾汤、止血归脾汤。长期虚寒型慢性出血，取温养止血，代表方有独参汤。普通一般性的，有十灰丸（散）之类；严重的可用犀角地黄汤。凡兼血压高者，以潜阳为第一要务，宜羚羊角粉。

止血还有一个常规，即在下身者需用提升气药，因血以气行、气以帅血，一加升提，气也上升而血不下注。本科出血在头面，所以佐之下降药，使气降而血也下降，大大阻止了“上涌”，如紫苏子、盐水炒牛膝、磁石、代赭石之类。

化瘀：化瘀是以活血为目的，活血是用化瘀作手段。耳的鸣响失听，鼻的肥大性鼻炎，咽喉部如声带晦暗型充血、声带血性息肉、声带血管瘤、室带披裂的长期僵肿增生等，都是由血瘀所致。因五官位处头面，《医林改错》的通窍活血汤与会厌逐瘀汤最为合适。

破结：结，《淮南子·汜训》“凝滞而不化”，这是瘀滞达到了极点。一般活血化瘀的方药，对它已不起作用，所以不能不采用峻剂猛药来攻而破之。最典型的顽固瘀结，莫过于喉病中室带、披裂肌长期僵化顽肿，至今还没有很好的办法。干祖望受《伤寒论》抵当汤的启发，拟制了加减三甲散，有一定疗效。

补血：见下述“补气血”。

总之，本节“治营理血”，横跨“攻（破结）”“和（化瘀）”“补（补气血）”“抢（益气摄血的独参汤）”四法。为避免支离破碎、言不成章起见，不能不做如此安排。

【攻结散瘀】

人身气血运行，气为阳，是动力之源。血为阴，是物质基础。营血在经脉中之所以能周流不息地运行着，正是有赖气的鼓舞推动作用。所以气滞则血也滞，气行则血也行，这称“气为血帅”。但反过来说，气也要依附血的物质基础而才能存在和发挥其作用，这是“血为气母”。在正常的气血流通过程中，它是很有节奏的、协调的，也非常安谧宁静。一旦失常，气即滞、血即瘀。此外诸般疾患的终产物，就是痰，痰一滞即潴积凝聚。这气滞、血瘀、痰凝三者长期损害，便成了内科所称“积聚”“癥瘕”之类，在本科还没有适当名称，在表现上是增生。如声带肥厚而晦暗型充血，室带、披裂肌长期僵肿难消等，就是这种疾病的典型表现。这一型顽症，一般方药毫无办法，只有峻剂猛药，才可激起它的反应。干祖望的加减三甲散，正是为此而设。

【治本制痰】

痰证形成之后，就要治疗，是为消痰。防患于未然或预先抑制其生痰的方法，才称制痰。这种治法，大多在脾、肾两经，虽然可以属“和”，但也可以称“补”，但绝非“攻”法。

醒脾制痰：脾湿由外因或不内外因所致的内湿（详下“醒脾燥湿”）而形成者，取醒脾法（详下“醒脾燥湿”），常用代表方为六君子汤之类。

健脾制痰：内湿之成，因于脾土失健所致者，则醒脾一法，已不能奏效，只能用健脾补土一法（详下“健脾制湿”），常用代表方为参苓白术散加二陈汤。

温肾制痰：肾阳无温，阴水泛滥成痰的脏损之痰，则当从温阳益肾，壮水制痰法。代表方为张路玉（1617—1698年）的肾气丸除地黄、山萸肉，加石菖蒲、沉香，十分理想。

【治脾制湿】

这里讨论的是脏损所致的内湿。有时也有先患外湿，久而湿困脾阳，脾阳困顿，由外湿而嬗变为内湿者，所以这型内湿，必需治理脾土，方是求本索源之策。其中又分醒脾燥湿与补脾制湿两法。打个比喻，一个穷朋友，穷得三餐不继，有人替他谋得工作，并替他安排怎样生活，使他温饱，这是醒脾。同样一个穷朋友，但已丧失了劳动力，那么只能予以经济上的支援，这是健脾，也是补脾。

醒脾燥湿：《类证治裁》论述：“湿证，内生者，水谷生冷，由脾阳之不运，经所谓诸湿肿满，皆属于脾也。”脾为土脏，生性恶湿，所以内则脾阳不振，外则生湿之源侵袭，一经湿困，脾阳倍受其侮，在习惯上称为内湿。较多见的慢性口腔黏膜病，大多为内湿所致。因之我们既要燥以去湿，同时更需振作脾阳，激发出它的制湿潜力。常用方有五苓散之类。其中桂枝能鼓舞脾阳，更是神来之笔。

健脾制湿：脾主运化水湿，脾一虚则运化功能衰退，即可引起水湿停滞。水湿的停滞，反过来加重损害脾的运化。出现于本科的，最多为口腔黏膜的慢性病，偶尔也有咽角化症与扁桃体角化症。治法首先健脾补土，只要脾土一健，坤德厚载，内湿自会消除，说得确切一些，内湿无法形成。常用方有异功散、六君子汤及参苓白术散之类。

【酸涩收敛】

脾不摄纳，则鼻衄不止；肺不摄纳，则清涕潮涌而狂嚏；肾不摄纳，则发音长期嘶哑。应付办法，只有酸涩收敛。一般常用方治脾有归脾丸（汤）；治肺用缩泉丸加诃子肉、酸枣仁；治肾用都气丸加诃子肉、石榴皮。

——以上为和法。

四、补法

《周礼·小行人》之“则令赙补之”的补，作帮助讲。《史记·六国表》的“补庞城籍姑”的补，作修补讲。《汉书·董仲舒传》之“又将无补与”的补，作受益讲。我们医学上的补，正是通过外在的帮助（指药物），起到修补作用，终使机体获益。本科的补法，本质上有以下几法。

【补血】

血虚证多见于慢性病或并发症，当然急性大出血也有血虚的。常用代表方为众所周知的四物汤。

【补气】

气虚证，也多在慢性病中出现，最多见的为耳鸣、耳聋、嘶哑、失音等。常用方当然首推四君子汤。但因耳鼻咽喉口腔高居头面，因之选用有升提作用的补中益气汤或益气聪明汤等，更为恰当有效。

【气血双补】

本科所有慢性病，不乏为气血双亏者，因之气血双补一法，也经常取用。常用方为八珍汤或十全大补汤。十全大补汤中有肉桂的鼓舞阳气，所以在某些病中，疗效高于八珍汤。

【补肺】

喉为肺系，鼻属肺窍，肺经笼葱穴在耳中，所以本科与肺也多有联系，肺虚病常见于此科。常用方有补肺阿胶汤之类。言药物，则有百合、阿胶、白木耳、燕窝等。

养阴补肺：这是在补肺法中别具一格的治法。所谓肺阴，是濡养肺脏及其所开之窍的津液或称肺液。这种肺阴是水谷精微之气所化，与肺气（指肺的功能活动）相互为用，同样为肺经所不可缺少者，但很容易为高热所烁伤及久病所暗耗。针对肺阴受损的办法，就是养阴补肺。故而燥性的鼻病、咽喉病及白喉后期恢复阶段等，为常用之法。代表方为养阴清肺汤及增液汤之类。其中急性多用增液汤，慢性多用养阴清肺汤。

肺肾双补：也称肺肾同治，是同时治疗肺阴虚、肾阴虚的手法，多用于鼻科、咽喉科长期消耗性慢性病中，还有放疗后咽、口、鼻干燥者，常用代表方为百合固金汤之类。言药，则有西洋参、石斛之类。

【补肾】

有一句名言为“肝常有余，肾多不足”，信然。五脏之虚，以肾虚最为多见，尤其是男子，所以补肾一法，在补法中占有相当位置。补法中又有阴、阳之分。

补肾阴：在传统习惯上，凡是慢性咽炎、慢性喉炎、慢性齿病等，一律强调补肾，所以打开历代喉科文献，用补肾法来治疗以上三症，基本上已成定律。其实客观说来，是“用之太滥”，不客气地说，是盲目的。对这几个疾病，我们应该在明确排除了脾虚（包括脾阳与脾阴）或五志之火后，才可考虑取用此法。常用代表方轻者有知柏八味丸（汤），重者有大补阴丸之类。左归丸、左归饮，也较常用。

补肾阳：肾阳亏就是原阳不足，经常在久病难愈的慢性过敏性鼻炎、口腔黏膜病中遇到，当然不及肾阴亏的为多见。常用方剂有金匮肾气丸、右归丸、右归饮之类。

【滋阴潜阳】

肝为阳脏，喜动而容易跋扈，但幸有阴脏的肾，用它的至阴之水来控制着肝，所以可以相安无事，这是在正常情况下。一旦肾的制肝能力差了，肝即不服管制而横逆起来，这就是肾衰肝亢，也称为阴虚阳亢。慢性耳病、继发性乳突炎、慢性咽喉病，很多为此证所导致。治疗方法，就是一方面滋补肾阴以增加其驭肝能力，一方面抑制肝阳。这一扶一抑的手法，就是补肾平肝，也称滋阴潜阳或育阴潜阳。常用方为高鼓峰（1623—1670 年）的滋肾生肝饮和滋水清肝饮，可以参考借鉴。

【益智补心】

舌为心苗，言为心声，心寄窍于耳，心主嗅，凡心气大虚大羸时，就可以考虑补心。心虚证虽然不多，但不能说没有。常用代表方有天王补心丹、柏子养心丸之类。

【心肾双补】

健康人在正常情况下，心居上焦，肾处下焦，但二者是相互协调、相互制约的，保持着动态的平衡。一旦肾阴不足或心火妄动，二者的协调就被破坏而引起失常致病，常见的心肾不交，就是指此而言。在本科疾病中除耳鸣之外很少见此证，但咽病、舌病有时也可出现。常用代表方以《罗氏会约医镜》心肾交补丸最理想。

【醒脾与补脾】

参阅上文“醒脾燥湿”“健脾制湿”两节。

在传统喉科学中很少谈到醒脾或补脾的治法，这个领域差不多都被补益肺肾、滋阴养液学说所占领，甚至还有“二术不进喉门”之说。可是临床实践证明，需要从脾土入手的，远远多于肺肾，所以“唯补阴论”，通过临床实践而有所动摇。醒脾的常用方有五苓散、健脾丸之类。补脾的常用方有六君子汤、参苓白术散之类。

【培土生金】

培的是脾土，生的是肺金，而最终目的还是要丰添肾水。《医彻·消症》论述：“闻之一毫窍中，皆有生气。所云生气者，则津液也。”的确，皮毛得之以润，肌肉得之以温，关节得之以活动，五官得之以视听言嗅，尤其是鼻腔、口腔与咽喉，还要大量的津液来濡养，所以在喉科病中，最重要的一环，是保养津液。在排除了脾虚不化精微所导致的萎缩性鼻炎、慢性咽炎、慢性口干症、干燥综合征等，都极需养津。养津生液手法，有从脾、从肾、从肺三途。这里是从脾的。取用方药，就是上面的补脾法，但还要进一步深入，因为上法仅仅是补脾阳，在这里还需顾及脾阴，应加入麦冬、生地黄、石斛、知母、玉竹、玄参等滋养脾阴药品。

【益肺生津】

肺为娇脏，容易起燥，燥证多见于鼻腔、咽喉的慢性病，尤其是伴有肺部结核者，常用方有百合固金汤之类。

【补肾生津】

肾为水脏，又为藏精之库。故补肾即生津生水。常用方有六味地黄丸（汤）、左归饮之类。

五、抢法

“走马看喉风”言其急病必需急治，所以喉科医生，首先就是要掌握一套抢救危急重症的本领，以前仅是祛痰解窒。现在需要抢救的病种多了，仅是祛痰解窒已不够用了。

【祛痰解窒】

基本上以急性喉阻塞为主。在声门梗阻，呼吸困难，痰声如锯，三凹征出现，声音改变，缺氧之际，应急切取用。必用之方，为雄黄解毒丸。方内四药，半为剧毒药，尤其是巴豆。但也正因为有了它，才能起到斩关夺寨之功。如无现存的雄黄解毒丸，急迫之际用控涎丹代替，当然疗效逊色得多。婴儿可用猴枣粉。必要时采取气管切开术。

【护心解毒】

凡耳源性颅内感染、鼻疖肿败血症、海绵窦血栓、扁桃体周围脓肿败血症、唇痈败血症等，中医都视为毒陷心包。急救治法是护心解毒。常用方药为犀角地黄汤、羚羊角之类。很多外科书中，介绍用琥珀蜡矾丸，其实此丸疗效很难掌握。

【平肝息风】

毒陷心包进一步发展，到了动风阶段，单用护心解毒，已经无济于事。因为此时已肝风心火，二者交争，应该进一步注意平肝息风。常用方有紫雪丹、安宫牛黄丸之类。

【回阳固脱】

凡严重的鼻出血，因出血过多而“气从血脱”者，或白喉的心肌炎衰竭之际，正气极度衰弱，即可出现大汗不止，四肢冰冷，气息微弱，神志迷糊，脉微欲绝的休克、虚脱等。急用回阳固脱来抢救，常用方有独参汤、参附汤或附子理中汤之类。

以上讨论的四种内治方法，在整个中医治疗方法中真是挂一漏万。但在本科病种范围内，只要深切领会、熟练掌握、细心运用，也可以应付自如了。

为了加强理解，突出治法与适应证的关系如下：

四法
- 攻法——有邪无虚
- 和法——无邪无虚或有邪有虚
- 补法——无邪有虚
- 抢法——有邪有虚

耳鼻咽喉口腔科专用药

【耳】

一般引经药：苦丁茶、夏枯草。

耳中憋气：石菖蒲、路路通、木通、马兜铃、柴胡。

肝阳致痛：石决明、天麻、钩藤、白蒺藜、荷叶。

神经性鸣或聋：磁石、五味子、黑芝麻、胡桃肉。

肾阳虚鸣或聋：补骨脂、肉苁蓉、蛇床子、韭菜子。

肾阴虚鸣或聋：墨旱莲、女贞子、桑椹子、龟甲、鳖甲。

【鼻】

一般引经药：辛夷、白芷。

鼻塞（鼻甲收缩良好者）：升麻、葛根、石菖蒲、马兜铃、路路通。

鼻塞（鼻甲收缩不良者）：红花、桃仁、三棱、莪术、乳香、没药、五灵脂。

鼻塞（遇寒即作者）：桂枝、细辛、荜澄茄、荜茇。

涕多如涌：鱼腥草、鹅不食草、鸭跖草、金荞麦。

涕多黄浊：龙胆草、黄芩、山栀子、辛夷、芦根、白芷、桑白皮。

涕多清白：诃子肉、荜澄茄、细辛、鱼脑石。

有臭气者：枸橘李。

【咽喉】

一般引经药：桔梗（咽喉两用）、马勃（咽用）、射干（喉用）。

风热致痛：薄荷、山豆根、前胡、牛蒡子。

热毒致痛：金银花、金锁匙、金果榄、土牛膝根。

阴虚致痛：黄精、玉竹、石斛、玄参、麦冬、阿胶、乌梅。

扁桃体Ⅱ度以上者：挂金灯、毛慈菇、马鞭草。

分泌物过多者：天竺黄、莱菔子、海蛤壳。

实证作痒：茜草、紫草、荆芥炭。

虚证作痒：川黄柏与知母同用。

异物感：厚朴花、沉香、陈香橼、佛手。

嘶哑（未做局检的急症）：蝉蜕、射干、麻黄、石菖蒲。

嘶哑（未做局检的慢性者）：玉蝴蝶、血余炭、凤凰衣。

嘶哑（未做局检的急、慢性通用）：莱菔子、胖大海、罗汉果。

【口腔】

一般引经药：升麻。

口臭：藿香、佩兰、白芷。

口疮：生石膏、人中白、人中黄、蔷薇花根。

实证齿痛：马齿苋。

半虚半实齿痛：红皮甘蔗皮。

虚证齿痛：补骨脂。

【小结】

辨证论治在临床应用中是相当复杂而麻烦的，不过虽然千头万绪，它的核心是简单的，以下是干祖望多年来总结的辨证论治的核心与规律。

耳：实泻肝胆，虚补肾；鼻：实宣肺清热，虚益气升阳；咽喉：急症风热痰，慢病脾肾衰；口腔：舌治心，齿治肾，边治肝，唇嘴口腔脾经问。

以上四十九字，基本上概括了本章节的精神。

第八章 论治——外治法

外治法，是指与内治法相对而言的治疗方法，也就是《素问·五常政大论》所谓“上病下取，内病外取，以求其过”的外取。它是利用手法、药物或配合一定的器械等施于患者体表某部或患病之处，以达到治疗目的的一种手段。

外治法的应用，肯定比内治法要早，至于早多少年已无法考证。后随汤液药的发展，外治法才逐渐地退居次要地位。诚如《焦氏喉科枕秘》在序中所谓“自仲景著一百十三方（实112方），后贤攒而衍之，汤液之方，遂加于针石。迨子和、河间、东垣、丹溪辈，根据圣经，发挥心得，学者益泛滥沉酣，准方施治而针石之法乃日微”，的确如此。

外治法对“辨证论治”和“理法方药”的要求，虽然没有内服药的严格周密，可是也必须做到“病”“治”对口、寒热条分、阴阳明辨，也如《理瀹骈文》略言所谓“外治必如内治，先求其本……判上中下三焦、五脏、六腑、表里、寒热、虚实”。

耳鼻咽喉口腔病的外治，是十分丰富多彩的，除了方剂多、药品多之外，给药方式也很多。咽喉科的传统外用药（专用于口腔内的，因用喷粉器吹入，故俗称吹药），更有它的独到之处，有人说“名家喉科，都是吹出来的”，从某种角度说，的确如此。

本科的外治法，大体如下表：

- 外治法
  - 药物
    - 用于局部病变区的
      - 喷（吹药）
      - 含漱
      - 噙化
      - 贴
      - 点
      - 蒸汽吸入
      - 嗃
      - 塞
      - 敷
      - 罨包
      - 烟熏
    - 用于穴位的
      - 发疱疗法
      - 贴饼疗法
  - 手法
    - 探吐
    - 切开
    - 烙
    - 吹张
    - 摘除
    - 按摩
    - 擎拿
  - 其他
    - 针刺
    - 砭
    - 灸
    - 导引

药物治疗

这里主要介绍用于局部病变区的药物，大多是粉剂。

【喷药（吹药）】

喷药，又称吹药，因用喷粉器送入于诸窍腔中，其形式就是“喷”和“吹”。一般常用于外耳道、咽喉、口腔。传统的喉科，基本上都是重视吹药而把内服药置于次要位置上。例如《重楼玉钥》《喉科秘钥》《焦氏喉科枕秘》等学派，都不厌其烦地谈论外用药，尤其是《尤氏喉科》《咽喉经验秘传》《咽喉脉证通论》《囊秘喉书》等，就是以吹药为主要的治疗手段。

外用的吹药，都是极细的粉剂。使用时，用喷粉器送入咽部。如为口腔病，则吹于病变区，分布要均匀。

一般耳科或喉科的吹药，药品组成都不公开，但《尤氏喉科》的组方都是公开的，而且有的相当全面。现在全国喉科的秘方，都是从此书衍化出来的，但"万变不离其宗"，主药是无法更改的。因之尤氏之方，可说是现在所有喉科吹药的"鼻祖"。

【含漱】

含漱，顾名思义，是将药含在口中，经过一段时间，然后把药吐掉。临床上常用的含漱剂剂型，以液体为最多，丸剂及锭剂很少。

【噙化】

噙化，是把药含在口中，但不吐掉，利用唾液使药物溶解，化成液体或乳剂，慢慢吞咽下去。它可取得黏膜给药和消化道给药的双重作用。噙化与含漱之间有极大的区别，前者吞咽，后者吐掉。选用的依据，是药物不适合内服者，取含漱；药物能作内服药的，取噙化。

【贴】

凡用药物黏附在机体皮肤或黏膜上者，称贴。鼻利特尔区糜烂引起的衄血，我们就用油纱布贴在病区。口腔溃疡，我们用生肌膜粘在溃疡面上。也有用膏药粘贴于颈部恶性肿瘤转移的淋巴肿块上，俗称贴膏药。不过这已不属本科而属于外科范畴了。

【点】

凡悬雍垂疾患，大多取用点法，就是用药物涂到这个病变区上。我们的体会是用极少量的药涂抹在受药区小如针头的范围内者，称点。例如用硝酸银在鼻中隔上涂擦以止衄，就是最典型的点。

【蒸汽吸入】

最典型的，当然是现代化的雾化吸入。但中医在过去就已有针对口腔病、咽喉病、鼻病，把药物加水煮沸，用蒸汽吸入的疗法。

【嗃】

以鼻吸物，称嗃。中医有名的嗃鼻散，就是把药用鼻子吸入来治疗鼻窦炎的。

【塞】

民间有用磁石塞在耳朵里治耳聋，把止血药塞在鼻腔以止血。

【敷】

敷是大面积涂药的"点"，点是小面积涂药的"敷"，所以外用药除了点之外，都是属于敷法。唯"点"大多用于黏膜，而"敷"则专用于皮肤。

【罨包】

用液体药物，漫透3～4层纱布，再包在受药之处，名罨包或湿罨包。本科因耳郭形状特异，所以常用此法来给药。凡耳丹毒、耳软骨膜炎、鼻丹毒等，多用此法。一待水分蒸发后，再加水，使其长期在潮湿状态中。

【烟熏】

《医事启源》论述："嗅炯，药气借火气……是熏烟之也。"自《备急千金要方・治痰熏法》以后，该疗法就广泛采用于临床。喉科巴豆油捻子，是最有名的烟熏疗法。

【发疱疗法】

《石室秘录》："引治法，下引之也……乃用外治之法，引之而愈。"这种将药物用于穴位，并使它在皮肤上产生水疱，再将水泡刺破，压出水液，加以干燥纱布保护的方法，就是发疱疗法。本科用巴豆朱砂膏来治疗白喉，是最典型的发疱疗法。

【贴饼疗法】

用药物再加些赋形剂，制成饼状，贴于病变区或穴位上来治疗疾病者。本科用吴茱萸饼贴涌泉穴以止鼻衄，用鸦胆子打烂搓成米粒大小贴在耳外道以腐蚀乳头状瘤等，都是典型的贴饼疗法。

手法与其他

【探吐】

“病在上者，吐之”，所以喉科急症，很多采用此法。当然，此法不能单凭手法，必须辅以药物。喉科传统的“桐油钱”最属典型。但此手法笨拙，用药不卫生，所以现在已少用甚至不用而用催吐剂来代替。

【切开】

此法最多用于扁桃体周围脓肿。但现在大多采取西医的办法，包括干祖望在内。为了了解一些中医传统的方法，在这里作一简单介绍，但并非鼓励临床医生一定要去效法或继承。扁桃体周围脓肿的切开，有两种常用法。

其一，为笔刀。它是事前取用新毛笔数枝，每枝仅用一次，用后即丢弃。制法，先将毛笔笔锋在温水中软化，待半干之际，饱蘸用好墨磨成的浓墨汁，再阴干，之后此笔锋即硬如针锥，贮以待用。用时用笔尖对准切口处，用力刺入，穿破后脓泄即拔去。它的优点有三。一是病人没有恐惧心理。二是虽然笔锋尖锐不逊于刀刃，但毕竟不是金属，不会损伤周围健康组织，包括血管。因它没有刀刃口，仅仅是尖形的，血管遇到了它自会滑脱避开。三是只用一次，比较卫生，没有交叉感染。

其二，为喉枪。用铜皮或白银制成的空心管状物一根，长15～20厘米，直径0.6～0.8厘米，两端贯通。一如现在吸冷饮的塑料管。在尾部（中1/3与后1/3交接处）开缝一条，长3厘米。另用钢制斜刃尖角小刀一柄，柄把长14～19厘米（比空心管短1厘米），在刀把尾部（中1/3与后1/3交接处）上加焊一隆起物，同步枪上的扳扣一样。将此刀纳入管中，刀刃在前，刀尾在后。隆起物的扳扣凸起恰巧嵌在管上所开的长缝中，由内凸出外面。使用之前将刀柄上的扳扣突起向后移动，使在管内的刀刃全部缩在管内。使用时，把喉枪前端放入病人口内，喉枪头部对准需要切开的位置，轻轻抵住切口处，迅速地把刀柄上的扳扣突起向前用力一推，此时刀刃即脱颖而出，对准切口处刺入。当病人发觉疼痛时，早已脓泄术成。此时再把扳扣突起向后推移，刀刃又缩回管内，乘势取出。《喉科指掌》对它有过一段介绍，谓：“凡喉枪，不可用钢、阔头、长尖者。近来病人都畏用此法，况喉间（事实上是咽峡）地步窄侧（狭窄），如动手之际，病者或摇头退缩，恐伤他处。必要或铜或金银，外打一小筒，中藏利刃，收放在手，捺出则锋露，收之则藏，不伤别处矣。”它的优点有二：一为减少或消除患者的恐惧与紧张，二为较安全。当然也有其缺点，如难以消毒。

【烙】

烙，是烧灼法。我们常用于肉芽增生、乳头状瘤、腭扁桃体肿大等症。虽然鼻腔、外耳道都可取用，但不及口腔、咽喉病用得广泛。扁桃体肿大、慢性咽炎严重的淋巴滤泡增生，甚至癔性咽喉异感症等都可采用，而且疗效也很理想。

它是民间疗法之一，除了少数专业喉科所乐用之外，使用者不多，中华人民共和国成立前后已近乎失传。后来，由辽宁中医学院努力发扬，现在又盛行起来。

烙的用具比较简单，主要为金属烙铁。一般分大、中、小三种。烙的“头”呈西瓜子样形态，所以习惯上称之为“瓜子烙”。用料最好以紫铜为上乘，次为银质。以前某些医生用赤金者，乃不过炫耀他的讲究而已，毫无实用意义。

大小号以头部的大小来作标准，但无一定规

格。干祖望使用的标准如下：

型号	面积	厚度
超大号	超过0.6厘米×1厘米	1.0厘米
大号	0.6厘米×1厘米	1.0厘米
中号	0.5厘米×0.8厘米	1.2厘米
小号	0.3厘米×0.5厘米	1.5厘米
超小号	小于0.3厘米×0.5厘米	1.5厘米
其他特殊型号		

小号比大号厚，有利于保持有效温度的持久性。柄的长度不作规定，但有一点特别指出，就是取材要大块的整料，柄要在整料中剪出来，绝对不允许头与柄二者是焊接的。因为焊接的一经高温，势必熔化脱落，后果不堪设想。

操作步骤：先把烙铁头，在酒精灯上烧热。热的程度，以放在一叠报纸上即刻烧焦4～6层为度。然后立刻将烙铁头置于受烙之处，当时即发出"吱吱"声及冒出青烟及焦味。一有青烟，马上撤去。撤去时注意不要向上提举，而是平行向前后左右移动，以免揭去大块黏膜。第一烙撤去后，急速将第二个加热的烙铁继续进行烙灼，方法同第一烙铁。所以同样的烙铁必须准备多只，以便轮流取用。每处可烙3～5烙。如需再次烙者，每次之间，需隔1～2天。

烙扁桃体法：初次施烙，选择扁桃体最突出的部分。受烙面积不宜过大，以后每次扩大，每次都以第一次施烙之处为中心，然后向四周扩展。必要时，烙前可喷一些麻醉剂溶液进行麻醉。每隔2天，施烙一次，必要时也可增加次数。治疗过程中，如局部出现炎症、出血等情况，可暂停。

烙后扁桃体的烧烙面，形成一片黑褐色的烙痂和焦化的坏死组织，从第二天起开始脱落，随后变为一片白色纤维渗出物。

辅助措施，烙前咽部须漱净。受烙区，薄薄涂一层黄连膏。不过油膏很难涂抹在润滑的黏膜之上，所以可用麻油或菜籽油、花生油涂上。烙后，喷珠黄散。

【擎拿】

擎拿，是中医专门用于抢救急性喉阻塞、喉痉挛的唯一手段。有些文献上称其"治疗咽喉疾病"，这种说法是不妥当的。因为急性喉阻塞与喉痉挛仅仅是许多咽喉病之中的两个少见的疾病。本法是综合了擎举、拿穴、运气三者的一套独特的治病方法。

"擎"是举而持之之谓。有些书上作擒拿，是错的。擒拿者，是拳术家借用巧劲以制服敌人的拳法之一，虽然"擎""擒"一字之差，但区别很大。技击家武功之一的点穴法，内中包括点穴、打穴、拿穴等动作，但在习惯上都称点穴。其施法术者先运劲（行语为功）于指端（大多为示中两指），按照对象的人身经穴、子午流注、血行时辰、气行度数，用有功的指尖点着而不触及被点者的身上某一个穴位，当时在被点者身上即刻产生各种反应者，称点穴。用以上同样方法，施术的手指重重触到受点者的身上者，称打穴。如施术者的手指长时间接压不动，并固定而不移走者，即拿穴。擎举、拿穴二者之外，还有运气，三者合一，乃是擎拿法。

《续名医类案·咽喉》："金陵黄泥庵杨马军，治咽喉拏法，以中指蘸药少许，于喉中用力一捺肿处，出血并痰涎，随即能下汤水，绝妙。"这种方式，很接近擎拿。考擎拿术在正统中医治疗学中一向没有地位，直到清初开始在上海浦南一带逐渐于民间形成，而且在初期并非掌握在医家手中而是掌握在技击家或铃医手中。直到清代中期，喉科专业医生才大多掌握了它，甚至以掌握擎拿水平高低来权衡一个专业医生的技术，这种风气在中华人民共和国成立前更为突出。其影响所及，由上海浦南而扩大到长江三角洲达钱塘江流域。当时喉科专业医生，为了生存，不能不以一套擎拿术来装点门面。可是这种擎拿，都是保密而不肯外传的，没有几人真正能学到，因之就出现了不少假动作。好在治疗这种病人时，还配合针刺、烟熏（即巴豆油焰子）等综合疗法。获得了效果，一概归功于擎拿。这样，就更抬高了擎拿的身价。

具有神秘色彩的擎拿，它的手法（即操作）有好几路（即套）不同的派别。各色各样的手法尽管不同，但其中"擎""拿"和"运气"三个关键动作是必不可少的。

中华人民共和国成立后出版的许多文献，也都记载了喉科专用的擎拿。如1960年凌云鹏《中医外科概要》、1960年第二版全国统一教材《中医喉科学讲义》、1971年广州中医学院主编的《中医喉科学》、1973年上海中医学院主编的《五官科学》、1975年第三版全国统一教材《五官科学》、1978年上海中医学院五官科教研组编《临床中医耳鼻喉科学讲义》(油印本)、1979年上海辞书出版社《辞海》、1979年人民卫生出版社《简明中医辞典》、1979年《文汇报》6月2日第2版《擒拿术治咽喉疾病有显著疗效》、1979年广州中医学院编《中医耳鼻喉科学讲义》、1980年第四版全国统一教材《中医耳鼻喉科学》、1982年3月版《辽宁中医杂志》干祖望《中医喉科治法之一——擎拿》、1985年第五版全国统一教材《中医耳鼻喉科学》、1985年上海科学技术出版社《中国医学百科全书·中医耳鼻咽喉口腔科学》、1992年中国大百科全书出版社《中国大百科全书·中国传统医学》(注:此书不称擎拿而称为“宽喉法”)。多种出版物都谈到了它，但手法则殊不一致。

擎拿的路数(套数)很多，各有各的优点。兹将干祖望使用的一路(套)，介绍于下。

1.准备　凳子一张，无靠背者。设置在室内中央位置。

患者正坐。不能坐者，别人可予以搀扶一下。

患者两上肢下垂，两手掌心在下、掌背在上，置于自己的两膝盖上。注意要放松。

术者在患者背后，取立位。

2.开始　术者将一足(不拘左右)，踏在凳上。足趾恰塞在患者的尾骨凹陷处。

术者把自己的膝盖(髌骨)紧紧抵住患者脊柱上。假定术者与患者身长相仿的话，则膝盖适在患者肝俞、胆俞穴处。其用意是在于固定危坐的患者，使在手法进行中不摇晃。

3.进行　术者将两手置于患者的颈项部两侧。两拇指放于项后，相当于哑门穴的下方。食指、中指放在两侧的天窗、扶突、天鼎穴上。无名、小指，可环曲赋闲。

开始食、中两指固定按住不动，两大拇指由上而下地按摩7下。然后，项后的大拇指固定不动，两侧的食、中指也由上而下的按摩7下。这样三指在两处交替按摩各7次。使项后、颈侧都接受按摩各49下。这个动作，认为是起到顺气、疏痰及开窍的作用。

4.拿穴与擎举　颈项部按摩毕。将两手移置于患者两肩，大拇指在患者肩后，其余四指在前。大拇指按压在患者肩后的肩胛骨下方，相当于秉风、曲垣、天宗三穴之间。四指放在患者锁骨下窝，除无名指、小指闲置之外，食指压捺在气户穴上，中指压捺在云门穴上。

手指及膝盖位置安放好后，即可“运气”，把劲(即所谓发气或功夫)运到食指、中指及大拇指指端。使手指扣住患者的锁骨和肩胛骨而不致滑脱，然后即用力同时进行擎举(向上)、拉开(向外)、后攀(向后)三个动作。此刻患者因经不起术者的动作，身体向后倾斜，所以预置在患者背后的膝盖就起到了支撑和固定作用。

在擎举、拉开、后攀的过程中，捺压在气户、云门穴上的两个指头虽未加注意，但自然而然起到了拿穴作用。

这一段时间的长或短，不固定，全凭术者的运气功夫、体力、耐力强弱来决定。气力充沛的可以维持1~3分钟，气力差的在感到疲乏而无力坚持时即放手。当然时间愈长效果愈好。

5.术后　通过擎拿之后，病人或多或少立刻可以感到喉部的宽松舒服，所以《中国大百科全书·中国传统医学》称为“宽喉法”，倒也十分贴切。至于它的疗效大小，则完全依靠术者业务水平的高低、功夫的深浅、气力的强弱来决定。假定术者的水平高、功夫深、气力强，那么效果是使人惊服的。否则见效平平，但也绝不至于一无所获。

6.讨论　擎拿术所以能产生“宽喉”的疗效，是与擎举、拿穴、运气三者密切相关的。首先通过按摩，使经络气血调和，再经过擎举、左右拉开及后攀，使喉部狭窄者可以宽松，当然有其一定的作用。

拿穴，食指取的气户穴，属足阳明胃经，主治哮喘、呃逆、胸痛。中指取的云门穴，属于太阴肺经，主治气喘、胸痛。大拇指取的虽然无明确穴位，但也不能否认它为一个阿是穴。以“肺主喉、胃主咽”的传统理论来说，取用的穴位，堪称是匠心独运了。

再谈谈运气功夫，对它进行研究探讨者很多，这里不作介绍，只谈怎样练擎拿功。最好术者在16岁左右开始，在每晨天方拂晓之际，当时不能进食及不大小便。站立在比较宽敞的院子里（阴雨在室内），两手伸直横向平举，然后下垂，用两手拇指、食指、中指分别撮住事前放置于身边左右的两只绍兴酒瓮（小口大肚的坛子）口沿。三指头分布位置均匀。撮紧之后两臂撑开，渐渐把两只空瓮凌空提起，提到手、臂、肩呈“一”字形水平为度。1～2分钟以后两手即缓缓放下，使瓮底着地后，再缓缓上提。如此者不计其数，直至乏力无法再提时为止。次晨，同样再练，要求不能中断。练至提举轻松不觉费力时，在瓮中各加上一捧沙土，如法再练。以后逐渐增加沙土，加到瓮中沙土达到60%而提举多次仍感轻松者，基本上算成功了，可是这要3～5年的时间才能练成。虽然训练成功，还是要经常锻炼，否则容易“散功”！

最后谈一下它的适应证。本法不是什么咽喉病都能治疗，它的治疗范围很有限，只能适用于中医病名的缠喉风、锁喉风、急喉风、肺绝喉风、走马喉风、喉闭等，相当于急性喉痉挛、喉水肿和喉部急性炎症引起的急性喉阻塞。用的成功，完全可以代替气管切开。对其他咽喉疾病，则没有作用。

由于擎拿法来之于民间，历史不长，而且不为中医本身所重视，所以还没有探索出一套完整的理论。而且现在的气管切开术完全可以代替它，疗效也更稳定和有把握。在这种形势下，它已进入被淘汰的行列，没有必要再去使用与研究了。

【针刺】

针刺一法，在本科中有两个大类：其一是与一般的针灸学一样，取全身穴位来针灸以除去疾病。其二是针刺于疾病所在处。

【砭】

砭，上古时代用石片、石针作针刺、割切之用，相当于现代的放血疗法。现改用三棱针。1979年版《辞源》认为“砭法失传”，其实是砭法的进步。

用于本科的砭法有两种：一为病灶区泄血，一为经穴泄血。前者多用于咽或口腔的黏膜下出血，即刺破黏膜，排出瘀血。后者如急性咽炎、喉炎、扁桃体炎，在两手少商、商阳穴，用三棱针深刺出血。

【灸】

灸法，大多用于经络腧穴，不太用于局部。

【导引】

导引，又称道引，义取“道气令和，引体令柔”的意思。它是我国古代人民用以强身祛病、益寿延年的一种方法。它是一种形式多样的健身操和保健气功，通过运用全身性、节制性、柔软轻盈的俯仰、转动、屈伸手足、按摩拍打等运动，配合呼吸气息的自我调节（如深呼吸、浅呼吸、潜呼吸、内呼吸以及称为“不息”的暂时停止呼吸等）来使气血流畅，机体轻盈康健，对预防病患和治疗疾病有极大的作用。

耳鼻咽喉口腔科疾病，有其专用的各种方法，如耳科的“鸣天鼓”、鼻科的“灌溉中岳”、咽喉科的“钩攀保津”和口腔科的“叩齿捣龙”等，都是有名的导引术。为了避免重复，可详见各论。

外用药的秘制

在整个中医外用药中疗效最显著、灵验、稳定的，首推喉科的吹药。但可惜的是药方保密守秘，难以得到。即使本书上文中公开宣布“秘方尽在《尤氏喉科》一书中”，但你即使照方炮制，其疗效绝不使你满意的。关键何在？因喉科外用药有他一套特殊的加工方法，历来中医传统习气是“传媳不传女”，不肯轻易外泄。所以很好的遗产，往往丢的丢、失的失，无法好好地继承下来，终有一天到广陵散绝的局面。为了真正弘扬中医，爱护遗产，应该把守秘的东西公开出来，中医恩泽，永垂人间。以下把33种常用药品，按“品质”“炮制”“贮藏”“要求”四要点介绍于下。

甘草

【品质】

要选择外皮细而紧，质结实，手感沉重，断面黄白色（淡黄色），有细密的小孔，粉性大，无臭，味甜，嚼之纤维很少者。

【炮制】

(1)刮去粗皮。
(2)切成薄1~2毫米厚。
(3)烘干，用烘箱最好。
(4)碾成细粉。

【贮藏】

干燥密封。

【要求】

细腻而轻。稍有潮意即无用。

薄荷

【品质】

强调取用二刀薄荷（每年收割两次，第一次称为头刀，在小暑至大暑之间。第二次称二刀，在寒露与霜降之间）。以江苏省太仓所产为最佳，苏州产也不错。选择梗细叶小，有浓郁的辛凉气者。若梗粗叶大者及无味而气薄者，不用。药用取叶。

【炮制】

(1)摘下鲜叶，阴干。
(2)燥后抽去叶子的筋。
(3)研细。研细、筛粉的时间，愈短愈好，以免香气走泄。

【贮藏】

密封，干燥处贮藏。

【要求】

香气浓郁。如香气淡薄或贮藏过一年，即弃之不用。

蒲黄

【品质】

要轻如粉尘，一抖即飞扬飘浮。入水不沉。手捻之，有光滑感，并稍粘手。

【炮制】

(1)夏季花将开放时采收蒲棒上部的黄色雄性花穗。
(2)晒干后碾压成粉。
(3)筛取细粉。

【贮藏】

保持干燥。潮即不用。

【要求】

鲜黄色，纯净无杂质者为好。

元丹（即灯心草灰）

【品质】

原料灯心草，色白净，微有淡黄者也可。质韧、肥嫩而柔软，捏扁之后很快恢复原状。

【炮制】

(1)均匀平摊在玻璃板上，约1厘米厚薄。
(2)用喷雾器喷清水，要均匀洒潮，不能太湿。
(3)取青鲜竹一节，一端留节，一端无节。把潮润的灯心草塞入竹节中，紧紧塞满，用力捺实。必要时木槌轻轻捶实。如有水分，挤出倒掉。
(4)将没有竹节的一端，用净泥团密封。

(5)放炭火上烧煅。火力用中火。

(6)煅至冒出青烟,待烟出尽之后,离火,待冷。

(7)剥去竹管的灰,内有黑色松脆管型焦炭物,即元丹。

注意:烧煅不能不透,防其难以成炭,但也不能过透,过则成为白色,不能用。更要注意防止在烧煅中爆炸,可在竹管外端围绕以铁丝。

【贮藏】

密封,防潮。无失效期,可以久贮。但最忌潮,稍潮即不能用。

【要求】

纯黑色。灰色或不纯黑者,不用。

荠粉

【品质】

老荸荠。又名马蹄、地栗。

【炮制】

(1)去皮。

(2)打汁。也可加入少量的冷开水。

(3)打烂后,用纱布包好绞汁。

(4)静置,待白色沉淀物与上面的清水分清之后,去水。

(5)将白色沉淀物阴干,即成。

【贮藏】

干燥收藏。

【要求】

色白而净。手捻之有滑感及握雪感。

肉桂

【品质】

宜厚不宜薄,厚3~4毫米以上者方可取用。表皮细致,断面呈紫红色,含油多,香气浓厚。味甜稍辣,嚼之无渣者。

【炮制】

(1)拣净杂质,刮去粗皮。

(2)用温开水浸润片刻,切片,晾干。

(3)如用肉桂粉,可将肉桂研粉。

(4)研粉的时间愈短愈好,以防香气走失。

【贮藏】

(1)先将肉桂皮内侧面,薄薄擦以植物油或蜂蜜。

(2)贮置于竹筒(也可用铅皮之类的筒样物)内,两头密封。

(3)需用时取出,用后依然密封收藏。

【要求】

如用肉桂粉要随用随磨、随研。

黄柏

【品质】

愈厚愈佳。厚薄在2厘米以下者,不用。

【炮制】

(1)刮去表面粗皮(仅指外侧)。

(2)取荆芥、甘草等分煎液(浓煎)。将黄柏浸泡其中。泡时药液必须要冷却,忌热时即浸泡。

(3)浸24小时后,取出,晒半干。

(4)在半干半潮柔软之际,置新瓦上焙燥。火力宜缓,不宜大。

(5)焙至呈金黄色为度,即撤火。

(6)乘刚撤火之际,急急洒上预置的蜂蜜溶液,最好用喷雾器,要求均匀,当时即有蒸汽上腾。蒸汽将行收敛之际,即停止。否则太潮,无法使其干燥。

(7)如果尚嫌其不燥,可以再度焙燥一下。

(8)燥后,即刻磨粉、研细。要求细如粉尘。如有灼焦者,取出不用。

【贮藏】

密封，忌潮。无失效期，但稍潮即不用。

【要求】

色黄，细如尘。

皂角

【品质】

干燥，个儿小，饱满，无蛀无霉。色泽要紫红中有光泽，无果柄，断面呈淡绿色。

【炮制】

(1)去两头。
(2)置新瓦片上，文火焙炙，至松脆为度。
(3)冷却，乘燥脆时即研，研至极细粉。

【贮藏】

密封，忌潮，不能泄气。

【要求】

手捻如尘，鼻闻有药气味。

白芷

【品质】

干燥，白净，有香气。要丰腴(《尤氏喉科》谓“要细小”，实误)结实，粉性足者。

【炮制】

用低温干燥，然后研细。

【贮藏】

密封，忌潮。

【要求】

粉色净白，手感滑而细，香气浓郁。

冰片

现在冰片有三种：一为真冰片，系龙脑树树脂，又称龙脑、状元冰片、梅花冰片。二为机制冰片，上海、广州、天津等地出产。三为艾片，以艾纳香的叶子蒸馏而成。考艾纳香产于我国广东、广西、云南、贵州、台湾等地，其叶四季可采，所以来源比较丰富，因之在市场上存货较充裕。我们所用力求真冰片。

【品质】

(1)这里要求是真冰片。其色一如蜡梅花花瓣那样透有轻清的鹅黄色(艾片为白色)，为半透明的结晶品。

(2)佳品用舌尖舐上，可以凉及风府穴。燃烧时有黑烟，烧尽无残渣(越差的残渣越多)。香气浓郁刺鼻。

【炮制】

可随用随研。冰片有一个特点，研时在研钵、研杆上产生膏样物如锅巴一样的黏附在研钵、研杵上，有时甚至胶粘而无法研制，所以在研时频频要铲刮。

【贮藏】

十分讲究，严格忌光、忌潮、忌泄气。即使贮藏得很好，时间一长，浅淡的鹅黄色也势必成惨白色。挽救办法，是在 30 g 冰片中掺入相思子(俗称红豆)10 粒同时收藏，则它的色泽可以保持较长久。贮藏器具，最好为瓷质瓶罐，严格密封。

儿茶

【品质】

我们要用产于云南一带的“孩儿茶”。产于印度尼西亚一带的称“方儿茶”，质劣不能用。本药以黑中略带红色，不糊不散，无臭气者为佳。味先苦后甜者佳。

【炮制】

除细研之外，无特殊的加工。唯本药为树脂，十分难研。

【贮藏】

置于一般器皿中，不怕泄气，只求干燥一些，忌阳光。

青黛

它是大青叶的茎叶，加工制作染色用靛青时的副产品。

【品质】

分量越轻越好。需轻轻一抖，即粉末飞扬（劣者重而不飞扬），入水飘浮不沉（劣者入水即沉），色呈深蓝而纯洁，有特殊草腥气味，且带有微酸（劣者无气味）者。放过青黛的纸张上，必然留有它污染的痕迹（劣者没有）。置火上燃烧，出现紫红色火焰（劣者烧不起来）。若置于薄铅皮上面，下用火焚烧，则上面青黛可挥发殆尽而无残渣，即使有些也很少（劣者不能燃烧），而且在燃烧过程中草腥味更明显。

【炮制】

不需加工，仅需研细。

【贮藏】

纸包、盒装都可以，避免阳光照射，置干燥通风处。

血竭

系麒麟血树树脂，故又称麒麟竭。

【品质】

外表色黑如铁，断面艳红如血。置铁片上，下面点火燃烧，能熔化为透明红色液体，可以全部挥发而无残渣，并可发出刺鼻的刺激性怪味。舌舐有似甘似咸的怪味。

【炮制】

（1）整块击碎研成粉。
（2）加水在粉中，再研磨，名为水飞。使其不至粉末飞扬。
（3）阴干。
（4）再研散。

【贮藏】

避光、避潮，密封置阴凉处。

【要求】

手感细腻。

珠粉

【品质】

新珠、饰珠不能用。大小不论，圆正与否也不论。但求表面呈糙米色而有光泽，无黑点黑斑，质松脆易碎者。

【炮制】

（1）打碎。
（2）加水，水飞。

【贮藏】

无特殊要求。

犀黄

犀黄又称犀牛黄、牛黄、西黄、丑宝，为犀牛胆囊中的结石。

【品质】

呈椭圆形、圆形或三角棱形的块状物。表面黄色或棕黄色，深浅不一。细腻光滑而稍有光泽感。如外表有一层黑色光亮的薄膜，称乌金黄，更是上品。质要轻而松脆，用力一捻即碎者为佳。断面有环形排列整齐的回纹。气清，味微苦而甜，入口有明显的芳香清凉感。咀嚼不粘牙齿，可慢慢地溶化。将溶化之后的黄色液体物涂指甲上后，黄色经久难脱，故又称“透甲黄”。

【炮制】

研极细粉末。

【贮藏】

密封，置干燥、阴凉处。

鹿角

【品质】

花鹿角，要质地坚硬结实，全身有骨钉，光泽，无气味。马鹿角，要粗壮结实，表面光滑，无臭气。

【炮制】

在鲨鱼皮上磨锉。

【贮藏】

应随用随锉。

僵蚕

【品质】

要用蚕身细、直而腹小（雄性）者。粗而腹大者（雌性）不用。质地要结实坚硬，笔直不弯曲，体上附有白色物（注意，劣者往往涂以滑石粉），断面明亮，无气味者佳。

【炮制】

（1）牙刷蘸水，刷去白色。
（2）去头去尾。
（3）置新瓦片上，用文火炙烤。
（4）炙至酱色，折之无丝而脆者。取出。
（5）待冷后，即研。

【贮藏】

低温，干燥，密封。

【要求】

久贮两年者，不用。

人指甲

人指甲为锡类散等的主要药物。

【品质】

要健康成人剪下的指甲，老人、病人及灰甲病者不用。

【炮制】

（1）漂洗干净。
（2）干燥后，将指甲放在铁锅内，加 4 ~5 倍于指甲的细沙（用淡水沙，不用咸水沙）。用文火炒，并要不断翻炒细沙。
（3）炒至指甲呈老黄色而脆后，停火。
（4）筛出细沙，冷却。
（5）研细。

【贮藏】

干燥，低温，密封。

【要求】

干燥，手感细腻。色呈紫酱而不黑。

铜绿

【品质】

要翠绿色，质松脆，无臭味者。铜绿味微涩，燃烧时有绿色火焰。

【炮制】

研为细末。

【贮藏】

干燥，密封。

【要求】

手感细腻。

硼砂

硼砂又称月石。

【品质】

要色白而纯，半透明，能溶于水，质脆，无臭，味咸者。研细后色更白，带粉性，捻之有滑感。火上加热后呈海绵状体，继续加热，可熔化成透明玻璃状。

【炮制】

研为细末。

【贮藏】

无过高要求。

朱砂

朱砂又称辰砂。

【品质】

以色艳红新鲜，有光泽，呈半透明感，无杂质，不染手者为佳品。

【炮制】

研细。最好为水飞。

【贮藏】

无特殊要求。

雄黄

雄黄为含砷的矿石，其中以雄精质量最好。

【品质】

生药为结晶体，大小不等。研细后呈鲜红色，光亮透彻如琥珀，质松而脆。古人作为装饰品，佩之于腰带上，故又称腰黄。闻之有特殊的火药味。

【炮制】

研为细末。

【贮藏】

除避光之外，无特殊要求。

龙骨

【品质】

一般龙骨，以质坚体重而脆，灰白色，吸附力强者为佳。五花龙骨，以质硬而脆，分层如大理石花纹，吸附力强者为上品。以上不论哪种，用舌尖去舐它，其黏附力愈牢者愈佳。

【炮制】

研为细末。

【贮藏】

防潮，避光，密封。

【要求】

未研粉前，舌尖舐之无黏附力者不用。研粉后要求手感细腻而爽滑。

玄明粉

玄明粉是经过精制加工的芒硝，在空气中失去水分而成的粉末，故又称风化硝。又名水硝。因其有别于火硝之故。

【品质】

洁白色，霜样物。放大镜下视之如雪花，但非六角形。以手捻之有微涩感，味咸微苦，易溶于水。将粉末置火焰中，出现黄色。

【炮制】

(1)取芒硝，加入等量的白萝卜。同捣烂，加水适量，置锅内。

(2)加火烧煮。两小时后，使水、萝卜与芒硝全部溶成一体。

(3)用棉布将其包起来，放于大盆内，置露天。有枪状结晶析出后，轻轻掸下。

(4)掸下的枪状结晶,其总量为原有芒硝重量的60%时,即停止再掸。如其未满60%,则取出,加水,再煮,再如法炮制。

【贮藏】

干燥,收藏。忌潮湿。

【要求】

手捻之细腻,微有涩感。

西瓜霜

【品质】

乌皮西瓜(厚皮者好),最好为近瓜藤根处者。圆正无黄斑,成熟而不能过透,最好是采摘于霜降前后者。

【炮制】

(1)将西瓜顶上开一大孔,挖去2/3的瓜瓤。

(2)将芒硝填入西瓜空腔内,不计多少,填满为度。上面开口处,仍以切下的瓜皮补好,用竹针固定。

(3)用一黄沙缸(即不上釉的泥缸),将西瓜置于缸中。缸不宜大而宜小,使西瓜能接近缸内壁越近越好。将缸置于白天不见太阳,夜间能得露水之处。

(4)之后,即有白色霜样物出现在瓜皮上。轻轻掸下,即是西瓜霜,贮藏待用。

【贮藏】

阴凉,干燥,密封。无失效期。

【要求】

手感细腻,干燥。

火硝

火硝,又名枪硝、牙硝,主要成分即硝酸钾。

【品质】

无色或白色小结晶物,味苦,易溶于水。燃烧时为紫色火焰,具有玻璃样光泽。

【炮制】

(1)将火硝溶解于冷开水中。

(2)过滤。沉淀。

(3)去水,把沉淀物放在烘箱中烘干。晒干或阴干亦可。

【贮藏】

可用纸包,置阴凉、干燥处。注意本品易燃,不能与其他易燃品同放。

【要求】

手感细腻,干燥。

胆矾

【品质】

为含水硫酸铜,色绿故又称绿矾。以块大,深蓝色,透明,质脆,无杂质者为上品。用火燃烧后成白色,遇水即又恢复为本色。

【炮制】

(1)研细。愈细愈好。

(2)取青鱼胆汁,与其和匀,捏成块状,阴干。

(3)阴干后,呈砖状物。用刀刮下。

(4)刮下的粗末,加工再研细如粉尘。

【贮藏】

干燥,阴凉,纸包亦可,不怕泄气。

【要求】

手感细腻。

枯矾

枯矾又名雪霜、玉丹。

【品质】

原料明矾以块大,无色透明,无杂质的为上

品。味涩。

【炮制】

第一法:

(1)把明矾打成小块。

(2)用盛器(以铜质最佳)一个,置小块明矾于内。

(3)下面加火,燃烧。片刻即化为液体。

(4)此时(不能先,也不能后),将预先准备的犀黄溶液滴入。只能滴不能倾入,大量倾入必爆炸。

(5)用文火烤,烤到液体又成为固体,最终成为十分松脆的色白如霜的枯矾块。

(6)临用时将松脆的块状物,一压即成细粉。

第二法:

(1)(2)(3)同以上第一法。

(4)此时即将巴豆投入。比例为明矾 30 g,巴豆 1 粒。加火再烧。

(5)烧至由液体再成固体后,去火,阴凉。

(6)冷却后,打碎块状物,取尽巴豆。

(7)贮藏待用。

【贮藏】

密封,阴冷处贮藏。3 个月不用,作废,另制新的。

【要求】

净白中映有淡黄色。质要轻。

梅矾

梅矾,又称酸玉。

【品质】

明矾以大块无色、无杂质而透明者为佳。大青梅,应用新鲜摘下的。

【炮制】

(1)先将青梅剖开,去核。

(2)把明矾纳入青梅内,合上,外用细铅丝缠紧。

(3)放置 24 小时。

(4)直接置炭火上煨烤。

(5)至青烟出尽之后,取出。

(6)冷却,去梅子灰,取出成块的枯矾。

(7)研细,即成。

【贮藏】

密封不泄气收藏。放置 3 个月不用,作废。

【要求】

手感细腻。

胆制矾

【品质】

大块好明矾。新宰的猪胆汁。

【炮制】

(1)将明矾打成粗粉。

(2)与猪胆汁和均。

(3)阴干。

(4)第二次拌和胆汁。阴干,再拌。如此者不少于三次。

(5)阴干至燥后,选择冬至后小腊前的一段时间里,在干燥较高而露天的空地上,掘一深坑,深 80 厘米、直径 30 厘米。

(6)在上面横搁一根鲜竹竿或铁条。

(7)把胆汁与矾,用厚纸包扎,用线悬挂在竹竿或铁条上。悬挂之线,长 15 ~20 厘米。

(8)上盖木板,板上铺以泥土,旁有草皮者,上再盖草皮。

(9)至翌年立春后,取出。

(10)去外面纸包,烘箱烘干烘燥。

(11)研细。

【贮藏】

忌光、忌热、忌潮湿,密封收藏。

【要求】

越陈越好。

百草霜

【品质】

严格说来,是专烧杂柴杂草的锅底煤。

【炮制】

(1)去掉锅口锅脐之处的煤,专取中间地带的煤。

(2)再轻轻拂去浮在上面的煤。

(3)然后刮取煤层,即是。

【贮藏】

厚纸包,置绝对干燥处。

【要求】

乌黑,体轻,质纯者。

人中白

【品质】

健康者的多年小便壶(但须瓷或瓦的)中的尿垢。

【炮制】

第一法

(1)将溺器灌满清水。

(2)置煤炉上煮,水开,倒去。再灌、再煮,如此反复多次,直到气味消失时为止。

(3)敲破溺器,搜集溺垢。

(4)将溺垢漂浸一天,换水再漂浸。如此10天左右。

(5)浸到毫无气味之后,阴干。

(6)将溺垢包在纸内,外用烂泥再封。这种烂泥必须用盐水调制,否则容易开裂。

(7)再阴干后,置旺炭火上煅。煅到泥团通红之后,撤火。

(8)冷却,剥去泥团,得人中白。

(9)接下去用第三法来完成。

第二法

(1)打破溺器,取下溺垢。

(2)放在漏水的瓷盆内(最好为底部有细漏洞的搪瓷面盆)。置屋顶上,任它雨淋日晒霜打。需2~3年。

(3)将溺垢洗净,平摊新瓦片上,下用旺火烧烤。

(4)至青烟出尽之后,撤火。

(5)冷却,即成。

(6)接下去用第三法来完成。

第三法

事实上,是以上第一、第二两法的继续。

(1)先将黄连、黄芩、黄柏、大黄等分煎浓液,备用。

(2)将制成的人中白,放在新瓦片上,下用旺炭火烧烤。

(3)人中白烧红后,即淬在四黄汤中。

(4)如此烧红→淬在四黄汤中→阴干→烧红→再淬→再阴干,三次。

(5)阴干,研细。

【贮藏】

干燥,密封收藏。

【要求】

灰色纯洁,无气味,手感光滑细腻。

钞灰

在历代传统喉科专业书中,很多外用药处方中用钞灰。钞灰是何物?现代人对此不太了解,考《金史·食货志》:“贞元间(1153—1155年),即行钞引法,遂设印造钞引库及交钞库……”可知“钞引”为古代的纸币,是钞票的前身。所以钞灰也者,就是钞引烧成的灰。事实上取用的是纸灰,因为钞引流通很广,可经过成千上万的人手拿过,可能就是利用这一点而不用白纸只取用钞引。

现在如需用钞引，当然不可能去烧钞票而取得，应用土纸（土产的各类纸张）亦可。

【品质】

土产纸。

【炮制】

（1）每100张纸，用10张，置水中浸湿（十张中只浸一张，不能多张共浸）。

（2）每九张纸中，夹入湿纸一张。

（3）约逾半小时，将此一叠纸张，置入小铁锅内，上面覆盖同样大小的小铁锅。

（4）下用旺火燃烧，使铁锅发红。再烧一个适当时间。

（5）然后撤火，冷却。

（6）揭开上面铁锅，即可得黑色的纸灰。上面无盖，即成白色，不能用。

（7）不必研磨，在取用时直接用它。

（备注：也可取用元丹的制法）

【贮藏】

不忌光，不忌泄气，最怕走潮，故宜放于干燥处。

【要求】

色黑者佳，深灰者可用，白色不用。

历来喉科专业医生的守秘是有名的，世代相承。传嫡不传庶，传媳不传女，不肯透泄一点秘诀于外界，于是就蒙上了一层神秘的色彩。

内科中医是从来不守秘密的，因为公开的处方无法守秘，但也不必守秘。因为你要成为一个名医，非用上十年二十年甚至更多的时间来勤读钻研不可。而名喉科医生则不然，几首秘方，谁今天得到，谁明天就成为名医。名医的秘方一公开，明天就无谋生之道。当然，除了秘方外用药之外，更有扎实的中医基本功，精于辨证论治者，不在此例。

要炮制好得心应手的外用方药，有四个关键，即：①方剂；②考究而特殊的炮制；③配合时，掌握先后下药的顺序；④“炙存性”的掌握。“方剂”可在秘方之祖《尤氏喉科》中抄得。考究而特殊的炮制见上述。

这里谈一下掌握先后下药顺序的问题。专业喉科医生的外用药，很少是事前预制的，都是各式各样的药，分装贮藏。临床取用之际，便临时配合，再加以研磨一番求其均匀。因为熟能生巧，在配合时，不必认真注意分量，这个瓶中取一点，那个瓶中取一点，放在一起，一研即得。在这个十分寻常的过程中却有两个关键问题，往往是旁观者所无法注意的。其一，他的取药也是根据病情来支配，也是“辨证论治”，即使做不到这一点，最起码的“见症发药”也是绝不可少的。例如风热充血的用薄荷，浮腐（即义膜的轻者）用硼砂，顽腐（即义膜的重者）用枯矾，溃疡难以愈合者用龙骨等。其二，是下药的先后顺序。某一药第一个放进研钵中，研一下再放另一药，再研一下又下另一药，某一药最后下。真正的最后一药，是冰片。他用上十次百次甚至千次，其顺序如出一辙，从不颠倒。这也是秘诀，当然不肯轻易外泄，除非是他的继承者。其实这个先后下药的次序，自有其规律的，毫不神秘。是这样的（以先后顺序为次）：

贝类药→矿物药→制过的植物药→制过的动物药→未制过的植物药→未制过的动物药→树脂类药→冰片。

如人中白属制过的矿物药，百草霜属制过的植物药，其余类推。

炮制学中的“炙存性”，最难掌握，所以过去都要从师实习，观察一久，才能心领神会。所谓“只能亲身体会而无法口授”，其实也很容易。且看任何一种吸水的东西，从潮湿到干燥，甚至烧焦它，自有其一定的进程。它是：

水淋淋→水汪汪→湿→潮→润→干→燥→枯→焦→炭→灰→烬。

所谓“炙存性”的程度，当在“枯”与“焦”之间的一个档次。我们只要把守好这个档次，掌握“炙存性”并不困难。

第九章　护　理

早在春秋战国（公元前770—前221年）《周礼·天官》就有："凡疗病以五气养之，五味节之。"养之、节之，就是最早见之于文字的护理，不过仅仅在饮食方面的一个部分。

《史记·袁盎鼂错别传》："太后尝病三年，陛下不交睫，不解衣，汤药非陛下口所尝，弗进。"及《五宗世家》："宪王病甚，诸幸姬，常侍病。"这是护理的具体描写，距今已有两千多年。

《晋书·庚传》："咸宁中（275—289年）大疫，（晁）二兄俱亡，毗复殆，厉气方炽。父母诸弟皆出次于外，衮独留不去，亲自扶持，昼夜不眠。"由此可知护理对所有疾病趋向康复是一个极其重要的工作。

陈自明（1190—1270年）在《外科精要》中提出"饮食居处戒忌""体察爱护"等几个护理总纲，并指出"起居七情，尤当深戒"。

危亦林（1277—1347年）在《世医得效方》的"济阴论"篇中，强调护理的重要性"十倍调治"。齐德之《外科精义》的"论将护忌慎法"篇中提出了几点都是中肯之言，如下：

（1）对护理人员的要求，是"须寿近中年，情性沉厚，勤谨耐烦，仁慈智慧"，才能做到"调以粥药，无失时节"。

（2）环境恬静，寒煊适中。

（3）饮食的宜忌禁者，悉心掌握。

（4）及时服药或更换外用药。

（5）过多的亲友探望，希予辞谢。

从此，中医的护理，便奠定了基础。明代是继唐代、宋代之后又一个鼎盛时代，正以各科医学的发展，护理也随之进步。这时医学著作特别多，当然护理学的记述也多于过去。清代，几度白喉、猩红热的大流行，更促进了传染病护理水平的提高。

古今护理名称的演变

时代	名称	最早记载的文献
春秋战国	将养	《墨子》
	将息	《楚辞》
汉（含前后汉）	侍病	《史记》
	将护	《后汉书》
三国	将爱	《三国志》
晋	执药	《晋书》
隋	补养	《诸病源候论》
唐	将节	《千金要方》
元	调	《世医得效方》
明	调摄	《疡科选粹》
清	调理	《外科大成》
	侍病者	《喉痧证治汇言》
中华人民共和国成立前	护病	《实用护病学》
	看护	《看护学》
现在	护理	《中医护理学概要》

精神护理

人是有情感的血肉之体。有病之躯，情绪更容易波动，所以护理时要注意尽量避免或减少种种对患者全身的、局部的、精神的、机体的劣性刺激，增加良性刺激以促使患者恢复健康。

所谓劣性刺激，是指使患者在精神上产生不愉快、讨厌、烦恼、恐惧、悲伤、愤怒、失望的言语或事情；在机体上造成或增加不舒服、疼痛等痛苦。所谓良性刺激，是使患者精神上、机体上都产生愉快的、舒服的感受。前者可以促使病情发展、趋向恶化，后者可使病情减轻而早日康复。六百多年前的齐氏护理学——将护法（元代《外科精义》，作者齐德之），就是完全建立在这个基础上。所以齐氏对护理人员的要求是："宜须寿近中年，情性沉厚，勤谨耐烦，仁慈智慧。"

精神护理的内涵：一是热情诚恳，二是言语亲切，三是处处关心，四是嘱咐详细。

起 居

【光线】

强烈的光线，对患者尤其是猩红热、梅尼埃病患者，相当不利，但过于昏暗，也非所宜。因之需要做到明暗适度。《寿世保元》指出："太明即下帘以和其内映，过暗则卷帘以通其光辉。内以安心，外以安目，则身心安矣。"

【颜色】

《冯氏锦囊秘录》："青禾绿色，可以养目。"病房墙壁应采用青色或绿色为宜。

【声音】

不同的音响，可以使人产生不同的感受。祖逖（266—321 年）闻鸡鸣而晨兴起舞，使人意志奋发。欧阳修（1007—1072 年）闻秋声而勾起"噫嘻悲哉"的伤神，使人悒郁。同样是声音，一则使人奋发，一则使人悒郁。所以应注意在休养环境里尽量减少或消除一切恶性刺激的声音，而增加怡心悦耳的音响。

【温度】

患者都是有病之躯，所以对冷热寒暖更加敏感。在夏天注意通风散温，冬天注意祛寒保暖。故《外科正宗》强调："冬必温帏，夏宜凉帐。"不过过低的温度也属不宜，因为寒冷属阴气，盛暑属阳气，在阳气的环境里，接受至阴的阴寒，也有悖于养生。

【湿度】

湿度对本科疾病的影响，较为密切。例如干燥性鼻炎、萎缩性鼻炎、干燥性咽炎等，都需要比较湿润一些的环境。诚如《古今医统大全》所谓"火行物燥，甚则木叶萎落"（见"诸燥门"）。

【空气】

洁净的空气是任何人都需要的。在一个空气恶浊的环境里长期居住，可使人身心蒙害。新鲜空气对于患者尤其是患慢性鼻咽喉病者，更加重要。

保持空气新鲜的重要性，李中梓（1588—1655年）作过这样的评价，在《寿世青编》中谓："人卧室宇，当令洁净，净则受灵气。不净则受故气，故气杀人。"李氏之所谓灵气，是新鲜的空气；故气是恶浊的空气。

【宁静】

静能生水，动可致火，这是中医传统理论。《易·坤》也谓："坤至柔而动也刚，至静而德方。"《医道还元·天地心总论》："动静统归于龠。"《医道还元·性命同源总论》："动静司化行之柄。"这都说明动与静对人的影响很大。

饮 食

《素问·上古天真论》："饮食有节，起居有常……百岁乃去。……以酒为浆，以妄为常……故半百衰也。"但对有病的人来说，更有深远意义。

《备急千金要方》也引扁鹊之言谓："为医者，当洞察病源，知其所犯，以食治之。食疗不愈然后命药。"又引张仲景语："人体和平，唯须好将养。勿妄服药，药势偏有所动，令人脏气不平，易受外患。夫脏气之类，未有不恣食以生存。"《类证治裁》也谓："饮以养阳，食以养阴，饮食之所以卫生而脾胃实。"更可证明药食同源而食比药更重要。

"水能载舟，亦能覆舟"，饮食亦然。诚如《寿世保元》所谓："人知饮食之所以养生，不知饮食失调，亦以害生。”李白（701—762 年）以嗜酒终身而病脓胸症谢世，杜甫（712—769 年）因食夏天腐肉中毒而死，就是最好的说明。

在护理学领域里的饮食调养，一为相宜有益的食品，一为不宜有害的食品，又有少食者有益而多食有害，所以益者宜进，害者宜戒。《外科图说》：“夫宜忌者，即所苦所乐也。五脏各有所宜，五脏各有所忌。”所谓宜与乐，是指有益者；忌与苦，是指有害者。

此外，还有些食物的本身是有益的，但对某一疾病则可能是有害的。例如荸荠，可明目消痰，但是对萎缩性鼻炎、干燥性咽炎则为害很大，因为它的不良反应就是起燥。酒和螃蟹，众所周知为辛热品与发病物，但对肥大性鼻炎，却可起到治疗作用。因为二者同时进食，可以化瘀活血破结之故。

【禁忌者】

烟、酒、辣，为鼻、咽喉病必禁之品。肥肉、糖、枇杷（枇杷叶清肺、化痰、止咳），可以助湿生痰。凡急性咽炎、慢性咽炎、扁桃体炎、扁桃体周围脓肿、声带息肉、癔性咽喉异感症、卡他性中耳炎等症，当严格禁食。葱、韭、辣，为鼻、咽喉、口腔病，必禁之物。

多食水果，对人是有益的。唯枇杷助湿生痰，荸荠性寒，梅子性酸收敛等，在进食时都应加以注意。

【适宜者】

与禁忌者相反，是某种疾病或在某种情况下，必须增加该类食品来辅助药物治疗。也有的在疾病的某一阶段为禁忌品，但到了另一阶段，即非禁忌品，而是适宜者。例如《外科精义》论述：“若其痈疽，脓溃肿消，气血虚弱，则可食羊肉，鹌鹑……若至肌肉渐生，思想滋味，则食荠粥、羹汤。”就是最好的例子。

现在中医对禁口的尺度已较古人放宽了许多，所以有益的食谱，也相应扩大，可能是受到西医的影响。尽管是适宜的食品，但也不宜恣食贪饮，尤其是在疾病恢复期中食欲初升之际。

饮食应低盐、低糖、低脂肪。《格致余论·茹淡论》：“安于冲和之味者，心之收、火之降也。以偏厚之味为安者，欲之纵、火之胜也。”什么是冲和之味？朱丹溪的解释为“若谷菽草果，自然冲和之味”。

遣　闲

有病的人，尤其是慢性病患者，长日遥遥，即生遐想，所以病中的遣闲问题，也是护理中不可缺少的一环。棋类、牌类用脑过度，球类等太消耗体力，都不适宜。唯有书画、音乐、戏曲、读书、散步及太极拳（内含八段锦等导引、气功），最为合适。故《老老恒言·消遣》中强调：“笔墨挥洒，最是乐事……棋可遣闲，易动心火。琴能养性，嫌磨指甲。”在两部《千金方》中更一再介绍，借读书来遣闲，并介绍要读黄老之书。的确，清静无为的道家书籍确是修身养性的最佳读物。现代人也应该阅读一些有益身心的读物，非但对病躯的康复大有裨益，而且自身的素质也大大地提高。

休养与睡眠

休，指病人机体的休息；养，指病人精神的修养。因为病因有三，内因为主，所以内在的修养更重于外在的休息。要求病人做到精神上的修养，只有一句话，就是要排除任何懈怠、颓唐、悲观、失望等消极想法，使自己保持一种积极、乐观的生活态度。

睡眠可使机体得到最好的松弛，从而促使疾病加速痊愈。诚如《叶选医衡》所谓“非安枕，不能养血与神。”求得酣睡，固然需要周围环境的安谧宁静，但自己亦要主动做好睡眠前的准备，以保证睡眠质量。例如《寿世青编·睡诀》中教导我们“早晚以时”“软枕头、暖盖足；能息心、自瞑目”“欲睡，必走千步始寝”“伏气有三法，病龙眠、屈其足也，寒猿眠、抱其膝也，龟鹤眠、踵其膝也”。还有《古今医案》的“寝卧不得多言笑。睡、侧而屈，觉、正而伸。先睡心，后睡目。纵睡不着，勿生烦恼”。

保健和预防

保健是预先防病，预防是保证健康。二者的关系，不可分割。预防的作用比有病之后的治疗更有意义，所以《素问·四气调神大论》强调："是故圣人不治已病治未病，不治已乱治未乱，此之谓也。夫病已成而后药之，乱已成而后治之，臂犹渴而穿井，斗而铸兵，不亦晚乎。"我国古代对保健与预防的重视，也可以反映到各个方面。又如《易经》所谓"君子以思患而预防之"。对于预防的含义，《管子》解释为："唯有道者，能避患于未形，故祸有萌。"

《内经》毕竟是医学文献，对疾病的预防，更有一番理论和措施。例如《素问·上古天真论》："饮食有节，起居有常，不妄作劳，故能形与神俱而尽终其天年，度百岁乃去。"同时更指出不知预防者的"以酒为浆，以妄为常，醉以入房，以欲竭其精，以耗散其真，不知持满，不时御神，起居无节，故半百衰也"。同时更说明为什么而预防可以保健延年，解答是："恬淡虚无，真气从之，精神内守，病安从来。"措施是《素问·四气调神大论》的"春三月，夜卧早起，广步于庭……冬三月，去寒就温，无泄皮肤，使气亟夺"。以上所说，乃泛指一般性的。专论耳鼻咽喉口腔者，最早有《山海经·中山》的"天扁，服之不哑"等。

从用药物来预防耳鼻咽喉口腔病而发展到利用导引、健身操来预防，不能不说是一个飞跃，而且这种方法到现在还在取用。梁代葛洪（284—364年）《抱朴子》中就有这样预防耳聋的方法："或问聪耳之道？抱朴子曰：能龙导、虎引、熊经、龟咽、燕飞、蛇曲、鸟伸天俯地，仰会赤黄之景，不去洞房，猿处、兔驾千二百至，则聪不损。"隋代《诸病源候论》的"勿塞故井及水渎，令人耳聋""东向坐不息三通，手捻鼻两孔……令鼻道通，得闻香臭"。唐代《备急千金要方·道林养性》"头边勿安放火炉，日久，睛赤及鼻干""夜卧当耳勿风，吹入即耳聋"。《备急千金要方·居处法》："凡人居止之室，必须周密……使人失音不语者。"

唐宋以后，对预防的重要性认识得更为明确，预防的方法手段也更实用与多样化，同时见于文献记载的也更丰富，所以难以一一转载。这里选择几节医学书籍之外的片言只字。如宋代陈希夷的《十二段锦》立春正月坐功的预防耳后痛；子丑坐功的预防嗌干、喉痹、耳聋；丑寅坐功的预防鼽衄、鼻不闻香臭；寅卯坐功的预防耳鸣耳聋等。无名氏《太素丹景经》的"耳要常弹——即鸣天鼓"。青莱真人《八段锦》的"赤龙搅水津，漱津三十六，神水满口匀，一口分三咽"来预防咽喉病，"龙行虎自奔，闭气搓手热"来预防鼻病，"左右鸣天鼓，二十四度"用来预防耳病等。用药物或食物来预防的，如《传信适用方》"生萝卜切作片，冬月临卧时，吃两三片，可无咽喉之患"。

明代，是中医人才辈出的时代，所以耳鼻咽喉口腔病的预防医学也相当发展。除当时《保生秘要》等著作，专以健身操作为预防主要手段之外，其他的药物、起居、摄养、导引的预防和保健内容，更是很多。例如《红炉点雪·却病》中"肾吹抱取膝头平"的"吹则通肾，目昏耳聋，常补泻则肾气自调矣"，"肺和呬气手双擎"条的"鼻涕滞或鼻热成疮，大呬几呬，一补一泻，则肺气自然升降"。

至清代，几次白喉、猩红热的大流行，使预防医学又有了新的发展。如《痧喉正义·沙耀宗谈痧喉》："凡入病家，不宜空腹。饮雄黄酒一杯，再以香油调雄黄末、苍术末涂鼻孔。出则以纸拈探鼻中得嚏，则自然保全矣。"《喉科集腋·白喉风》论述："不可空腹入患家看病，或饮雄黄酒一杯，或食大蒜亦可，保不传染。"前者是预防猩红热，后者是预防白喉。

第十章　古今文献

《论语·八佾》:“文献不足故也。足则我能微之矣。”所以文献可以反映出某一门学科、某一专业的水平和价值。医学文献,在祖国文化中占有极重要的位置,耳鼻咽喉口腔科的古今文献,就是其中的组成部分。但耳鼻咽喉口腔科的古今文献,究竟有多少? 水平如何? 实用价值如何? 从来也未加统计或整理,这里应该加以介绍。

这里的书籍,以干祖望的藏书为主,故能稍详注释。次为借于各处图书馆的,少数则根据其他文献而再引,所以注释难以详确。而且个人的见识有限,遗漏错误之处肯定难免。

这里必须回顾一下祖国耳鼻咽喉口腔专业方面历代文献著作,因为任何事业的盛衰起落,文献著作就是一个客观而准确的“寒暑表”。

散见于名著中的耳鼻咽喉口腔专业性论著

《诸病源候论》50 卷

巢元方(550—630 年)编著,梓行于隋代大业六年(610 年)。耳(卷二十九)、鼻(卷二十九)、咽喉(卷三十)、口腔(卷三十),此外还有散见于各卷中内容。特点为仅有病理而无治疗。涉及预防与少数治疗者,仅仅为导引。

《备急千金要方》30 卷

孙思邈(541—682 年)撰,成书于唐代永徽三年(650 年)。耳(卷六下)、鼻(卷六上)、咽喉(卷六下)、口腔(卷六上)。此外散见于各卷中的资料很多。特点:孙思邈有鉴于各器官位置相邻,把它们集合在一起,名为“七窍病”,给今后五官科打下了一个基础。又把《素问·阴阳应象大论》的“谷气通于脾,六经为川,肠胃为海,九窍为水注之气”与《素问·通评虚实论》的“九窍不利,肠胃之所生也”的思想贯彻到五官科病中来。还有如药粉绵裹塞鼻内、粉剂吹鼻内、药汁灌鼻腔、缚法、拭法、涂法等(以上用于鼻病);以刀决溃泄脓、含漱法、噙化法、热敷法、铁篦熨法、烧铁钉烙法、涂拭法、填塞法、烟熏法等(以上用于口腔、咽喉病);直塞耳中法、水剂滴耳法、艾灸法、桃叶火灸法、以药物作枕法(以上用于耳病)等丰富多彩的外治法,作为内治等法的辅助。其中很多方法,至今还在临床上取用。由此得到启发而衍化出来的外治法,更不胜枚举。

《外台秘要》40 卷

王焘撰,成书于唐代天宝十一年(752 年)。耳、鼻、咽喉、口腔(第二十二至二十三卷)。

《医心方》30 卷

日本丹波康赖撰,成书于 982 年。耳、鼻、咽喉、口腔(第五卷)

《太平圣惠方》100 卷

王怀隐(925—997 年)等编纂,从太平兴国三年开始至淳化三年(978—992 年)告成。从三十四至三十七卷的 4 卷中,全部为耳鼻咽喉口腔专业篇。特点为第一部最详细讨论耳鼻咽喉口腔病的书籍。内有总论、各论及许多内、外治疗方法。

《圣济总录》200 卷

本书为当时政府主持编辑而成,成书于宋代政和一年至七年间(1111—1117 年)。从一一四至一二五卷,计占用 12 卷篇幅来专论耳鼻咽喉口腔科,为以前未见的大块文章。

《普济方》426 卷

朱橚(sù)(?—1425 年)主持编纂,成书于永乐四年(1406年)。从五十四卷到七十卷,共有17卷篇幅,专论耳鼻咽喉口腔病。其内容之丰,已远远超过于以上诸书。

《医方类聚》226卷

朝鲜金礼蒙编纂,成书于1465年。从七十一卷至八十卷,先后讨论了齿、咽喉、口舌、耳、鼻疾病。本书虽为朝鲜学者所编,但基本上都是节录中国历代医书而成。单单耳鼻咽喉口腔科就已节录中医名著30部以上,故而内容丰富。

《奇效良方》69卷

明代方贤撰,成书于明代成化六年(1470年)。从五十八卷至六十二卷,计5卷篇幅,专论耳鼻咽喉口腔科疾病。

《古今医统大全》100卷

徐春圃(1520—1596年)编著,成书于明代万历三年至六年之间(1575—1578年)。内六十二卷为鼻证门、耳证门;六十三卷为口病门、唇病门;六十四卷为舌证门、齿候门;六十五卷为咽喉门。诸门中,俱有病机、脉候、治法、药方,对现代临床很有参考价值。

咽喉专业书

《口齿类要》不分卷

薛己(1487—1559年)著,明代嘉靖甲寅年(1554年)梓行。这是现存的最早的一部口腔咽喉专业书,治法独崇内治。共搜集茧唇、口疮、齿痛、舌症、喉痹、喉痛、诸骨稻谷发鲠、误吞水蛭、诸虫入耳九个病种。此书被《医籍考》所搜集。

《咽喉论》不分卷

逯南轩(?)著,清代乾隆乙巳年(1737年)梓行。根据扉页汪序,得悉作者为济南人,是一个职业医生,精于喉科。全书除"咽喉论""内外方治总旨"两章为理论阐述,"看法""论死症诀"两章为诊断,"因症立名立方十四段""分症用药"两章为辨证论治之外,其余的都是方药,重点在于外用药。全书无空言泛语,颇合临床实用,惜乎流传不广。

《喉科指掌》6卷

作者张宗良,上海市松江人,出生时代无考。成书于清代乾隆丁丑年(1757年)。本书也被《医籍考》所收入,与《口齿类要》两部书入选。本书共有咽喉病50种、口腔病33种。其实其中许多不是"病"而是"型",所以真正属于病种的并不多。本书中的六味汤,的确为一首有效名方,现在临床取用,疗效满意而稳定。熊大经的校注本,对旧版的错误纠正很多,1989年人民卫生出版社出版。

《尤氏喉科》不分卷

旧题作者为尤乘,上海卫生出版社1957年版,也作尤乘,是错误的。其实真正的定稿人为尤存隐。约清代乾隆三十八年(1773年)前才向外传出。本书为无锡尤氏喉科的家传秘方,所以没有什么理论性的内容。考明代御史周清,为一宦官平反冤狱,该宦官为了酬答厚恩,即将十七首喉科外用方以赠周。周死后,为外甥尤某即尤存隐之祖先所得。尤氏凭此秘方为喉科医,从此代出名医不绝。传至尤存隐,无子,赘一婿,不肖,难传植业。婿又为瘾君子,在穷极无聊之际,将此秘本出卖于人,根据可靠资料,有许多人买到,其中有两人为医界中有名人物,一为《沈氏尊生书》作者沈金鳌(1717—1776年),一为《疫痧草》作者陈耕道的父亲石泉。这秘本一经出卖,抄者很多,在再转传抄中,错误百出,甚至把尤存隐误为尤乘。后经干祖望考证,于1983年在江苏科学技术出版社出版了《干校尤氏喉科》。

《重楼玉钥》2卷

郑宏纲(1727—1787年)撰,成书于乾隆三十三年(1768年),但作者生前没有梓印,直到道光十九年(1839年),才由苏州人孙学诗为之刊行问世。郑氏字纪原,又名梅涧,安徽歙县郑村人,人称"南园喉科"。全书上下两卷,上卷为咽喉病总论,有论八篇,分别论述36种包括口腔在内的咽喉病。其内容包括名称、症状、治法、方药。下卷为喉风针诀、行针手法、常用经穴等。本书写作水平,在喉科书中堪称上乘,故而在喉科界流传较广。后经人民卫生出版社1956年翻印之后,以后又印过几版,影响更大,几乎成了喉科必读之书。

《时疫咽喉经验良方》不分卷

刘仙舟著，清乾隆四十年(1775 年)梓行。

《咽喉经验秘传》不分卷

作者无考，清代程永培校刊，乾隆年间(1795 年前)梓行。本书首列咽喉总论，次论病症，再次论治法，并详议处方和制药秘法。书末有喉证歌 24 首，又附 10 个证型的主药。这是程氏集前人有关喉科证治的经验校刊而成喉科专业书。本书几乎已经失传，全国各大图书馆中均无此书。中华人民共和国成立后，上海老中医王玉振先生献出孤本，由商务印书馆在 1957 年发行。程永培，字瘦樵，清乾隆时苏州人，是一位知医爱书的学者。

《证治图注喉科》不分卷

作者无考，成书于清代乾隆丁巳年(1797 年)。

《张氏咽喉总论问卷》4 卷

作者无考，梓印于清代乾隆丁巳年(1797 年)。本书内容与张宗良的《喉科指掌》颇为类似。

《喉风要略》2 卷

许嗣山辑，清代嘉庆甲子年(1804 年)梓行。

《喉风论》2 卷

方补德撰，清代嘉庆甲子年(1804 年)梓行。

《重楼玉钥续编》1 卷

郑若溪著，清代嘉庆九年(1804 年)梓行。考郑若溪(1746—1813 年)，名承翰，别字枢扶。为郑梅涧子。本书为《重楼玉钥》的补充本。曾收入于《三三丛书》第三集中。

《咽喉辨证》不分卷

旧题郑若溪著。此书未见流传，也可能为《重楼玉钥续编》的另一名称。

《咽喉证治》4 卷

戴培椿著，成书于清代嘉庆十九年(1814 年)。

《喉科杓指》4 卷

包永泰著，清代嘉庆二十年(1815 年)梓行。本书内容，全部以《喉科指掌》作蓝本，唯把 6 卷改编为 4 卷。其中总论、次序、图画、款式，两书完全相同。即第一方剂《喉科指掌》的六味汤，在这里加入前胡、枳壳，称为清咽散。最大的差别是本书在前加入针灸穴位，在末加入牙齿疾病。

《咽喉脉证通论》不分卷

作者无考，许连重订，清代道光辛丑年(1841 年)梓行。根据重订者许连考证，认为“宋僧原本，亦疑以传疑意尔”“苟非宋，亦不出元明间一巨手耳”。干祖望认为绝非宋作，其理由如下：一，“烂头癣第十”载：“此证因棉花疮毒。”考棉花即梅毒，明代(也谓元代)始在我国发现，宋时无此一病。二，“乳蛾第四”，乳蛾一名，初次见于《儒门事亲》，宋代也无此一名。三，“总论”载：“自来业喉科者，全不讲脉，所以治之鲜效。”考宋仁宗嘉祐五年，政府规定太医局学生各数，分九科，内有口齿兼咽喉科。至元代分为十三科，第七位口齿科、第八位喉科。因之这里称“业喉科者”，显然不是宋人口气。再则宋有太医局，元亦承袭此制，所以不论口齿科或咽喉科医生，都要接受严格的基本功训练，舌诊、脉诊是中医最基础的必具技术。直到明末清初之后，才以外用药作为主要手段而置内服药于可有可无的地步，即使是目不识丁者，也可为喉科医生。所以这里谓医生“全不讲脉”，以理推测，执笔者定然是明末清初时人，绝非在宋代。四，“总论”的“弱证喉癣”也大有旁证价值。写成于明代的《红炉点雪》称结核为“疫火”，故称喉结核为“火病失音”。至于“弱证喉癣”的称呼，在清代《咽喉脉证通论》中方才出现。因之其可作为此书绝非宋代产物又一个铁证。五，“通治用药”中谓：“夫喉证向有三十六法。”所谓“三十六法”事实上即“三十六证”。考金代张子和首先在《儒门事亲》中提出“喉科八种”。元代《世医得效方》增为“一十八种喉风。”清代《重楼玉钥》才提出“喉风二十六症名目”。所以在宋代而有“三十六法”，是不可能的。六，《医籍考 · 卷六十九》中，从汉至清，未见《咽喉脉证通论》一书，而《医籍考》对宋代文献搜集得最多最详，此书如确是宋代作品，《医籍考》决不会遗漏。《医籍考》搜集书目，最后到 1804 年(清代仁宗嘉庆九年)，所以此书不但不是宋代作品，而且还是 1804 年之后的作品。本书虽非宋物，但因原作基础较佳，再加许连的文学水平较高，故而堪称喉科书中的可读之品。本书共论疾病 18 种，其中咽喉病 12 种，口腔病 6 种，方药治法颇具内科风格。考许连，为清代道光间进士，官江苏粮储道，为一位饱学之士。他文学水平虽高，但毕竟不明中医及医史，所以也盲从而认为本书是宋代之作。

《叶氏喉科经验秘方》1卷

赵逸亭集注，清代道光二十三年（1843年）梓行。

《喉科秘旨》2卷

海山仙馆辑，清代道光丙午年（1846年）梓行。本书又名《咽喉秘集》，除巴蜀傅氏重刻的版本外，也为附刊于《鲍氏验方新编》之后。本书完全剽窃《喉科指掌》，而且文笔庸俗，内容粗糙，品属下等。

《喉科秘旨》2卷

潘仕成撰，清代道光丁未年（1847年）梓行。

《喉科心法》2卷

沈善谦撰，清代道光丁未年（1847年）梓行。

《咽喉秘集》不分卷

署名吴氏、张氏，清道光庚戌年（1850年）版。此书又名《喉科秘旨》、又名《喉科要旨》、又名《急救喉症全书》。显然为书贾们抄袭、拼凑而成。为了销售，即屡易其名以欺世欺人。

《华佗师喉科灰余集》不分卷

华文械撰，清道光庚戌年（1850年）梓行。本书显然为伪书。假托民间传说华佗狱中焚毁自己所写的医书，由狱吏在火中抢出一部分残稿的传说而捏造的，而且内容也十分庸俗。

《喉科秘书补要续集》不分卷

华文柱撰，清代道光庚戌年（1850年）梓行。

《治喉指掌》4卷

赵溥泉撰，清代咸丰五年（1855年）成书。事实上也是抄袭《喉科指掌》而成。无新意，无特色。

《喉症要旨》不分卷

陈根儒撰，清咸丰丁巳年（1857年）成书。作者陈根儒，浙江肖山人，非职业医生，乃学者而精通医者。此书篇不多，仅有“原病”“治要”“辨药”三篇组成，但理论精湛。不过在用药方面，不免有纸上谈兵之感。同时书中对西医的白喉血清，推崇备至。

《喉科紫珍集》2卷

黄梅溪秘藏，朱翔宇增补，清代咸丰十年（1860年）梓版。除《喉科指掌》《重楼玉钥》之外，此书也是一部名著。上卷搜集窦太师（默）、窦萝麟、孙真人（思邈）、朱丹溪、云州、陈若虚（实功）等先贤的讨论咽喉病的片段论说。并有“咽喉临治十要歌”“治喉秘传备要”“临床二十要诀”。附有插图72幅，介绍各种喉科病。下卷介绍外用药及内服药。最后附有“咽喉结毒方论”。

《喉科秘旨》不分卷

屠燮臣著，清代同治二年（1863年）梓行。

《咽喉脉证通论》不分卷

题费伯雄校订，清代同治三年（1864年）梓行。此书即许连校对的那本《咽喉脉证通论》。其不同者，就是把许连本中序文的作者姚衡书改为刘至喜，将许连的自序，改为武进费伯雄。干祖望认为亦是书商为销路而采用的欺骗手法。

《喉证全书》4卷

黄梅溪撰，清代同治乙丑年（1865年）梓行。本书事实上就是朱翔宇增补的《喉科紫珍集》。除了改头换面把两卷分为四卷，摘文中添加了王肯堂以外，完全相同。这也是书商的作伪。

《喉症论治》不分卷

周维墉撰，清同治丙寅年（1866年）梓行。

《喉科秘钥》2卷

郑西园撰，许佐廷校，清代同治戊辰年（1868年）梓行。本书又名《喉科枕秘》，上卷有“喉症要说”“喉症歌诀”与“喉症方药”三大章。下卷有“喉症图说”与“喉症补编”两章。“补编”为许氏所撰，专论白喉。看来此书为郑西园遗作，经许佐廷增订而成。郑西园与写《重楼玉钥》的郑宏纲为一家人。宏纲居“南园”，人称“南园喉科”。本书作者居“西园”，人称“西园喉科”。故而郑西园并非真名。

《喉科补编》1篇

许佐延撰，实则难以称书，仅仅一篇白喉论文而已。全文除论述之外，又治验四则，内容极少。附刊于《喉科秘钥》之后。考许佐延字乐泉，系安徽省古歙人，为当地名医，专长于眼科、喉科。

《焦氏喉科枕秘》2 卷

金德鉴撰，清代同治七年（1868 年）梓行。本书为金德鉴整理的焦氏遗著。上卷为治法、喉症图形等。下卷为方药及灸刺各法。内容虽无突出优点，但较一般庸俗可憎的喉科书毕竟高出一筹。

《知非斋咽喉集验方》不分卷

周兴南撰，清代同治壬申年（1872 年）梓行。

《咽喉经验秘方》

龚桂著，清代光绪二年（1876 年）梓行。以上两书，事实上不过是读书笔记一型的抄本，以外用方药为主。

《喉科大成》

马渭龄著，约在清代光绪年间梓行。

《喉科心法》不分卷

潘诚撰，清代光绪戊寅年（1878 年）梓行。此书虽然病种不多，仅 22 个。但一开始即分为“阴症”与“阳症”，这是所有喉科书所未有的。此外，还附以 30 种“杂症”，更显示出条分缕析，理论根基深厚，亦为一般喉科书中所罕见。作者潘诚，字保真，很有文学水平，所以中医传统气息很浓郁，在喉科书中，确是难得的上品之作。

《喉科集腋》2 卷

名“集腋”者，寓集腋成裘之意，说明是专事搜集古人（或他人）著作而成。辑集者沈青芝，清代光绪七年（1881 年）成书。一直为手抄本，光绪十六年（1890 年）初次梓行付印，但不久即版毁书亡，还是靠手抄来流传。1982 年中医古籍出版社予以影印，从此广为流传。书为两卷，卷上为白喉、喉痹、烂喉痧三症；卷下为咽痛、单双喉蛾喉风及咽喉杂症。卷前有针法、刺法图式、用药禁忌；卷后有附录、药方歌诀。

《喉症类集》4 卷

迎薰山房编辑，清代光绪十二年（1886 年）梓行。

《喉证明辨》4 卷

又称《喉症指南》，清代寄湘渔夫辑，清代光绪十三年（1887 年）梓行。在 1924 年经吴锡璜加以增订后，改称《增订奇验喉症明辨》，其发行范围比原书更为广泛。书中卷一、卷二为总论，但独详白喉。卷三为咽喉、口腔，旁及耳病、鼻病。卷四为方药。

《集喉症诸方》2 卷

黄惺溪集，清代光绪丁亥年（1887 年）梓行。

《流犯喉科药方》2 卷

郑汝恭编辑，清代光绪十六年（1890 年）梓行。据序文知悉，医方由一湖南籍廪生传出。他因犯罪而外出流窜，有人收留他，廪生在感恩之下，即将此方以赠。本书中医基本功十分扎实。所录方药，也比较正统而且有特色，的确是中医喉科专业书中的上品。可惜已散佚。幸甘肃中医学院发现一本孤本，不惜工本，予以影印数十部，线装精致，质量极高。惜乎为数太少，无法广传。

《秘传喉科十八证》不分卷

蔡钧辑，清代光绪戊戌年（1898 年）梓行。本书完全是《咽喉脉证通论》的复制品。蔡氏自序中谓“验方新编甫告成而又得秘传喉科十八证”，可知蔡氏是对医书相当不熟悉而又热衷于刻医书的人。

《喉科方论》不分卷

赵振源撰，清代光绪二十五年（1899 年）梓行。

《急救喉症要法》1 卷

范心田辑，清代光绪已亥年（1899 年）梓行。本书自谓：“将杭州周光远所刊名医王士雄先生医案中保痘喉神妙三方并论及治验法者三案，与白喉忌表书中之三方而成。”可知也不过是抄录几首成方而已。水平较低，收入《陈修园医书六十种》中。

《喉科种福》不分卷

方坞樵撰，清代光绪二十五年（1899 年）梓行。

《囊秘喉书》不分卷

杨龙九撰，清代光绪二十八年（1902 年）梓行。虽然王景华跋中谓：“其文义舛谬，方名怪特，一似铃医所为。”但笔者认为其内容并不是过分怪癖庸俗。其中有诊法、辨证、类证、治法、药例、医方上、医方下、制药、附录九篇文章，也颇入情合理。

《喉科急症》不分卷

作者无考，清代光绪三十四年（1908 年）梓行。

《喉科家训》4 卷

刁步忠撰，清代光绪三十四年(1908 年)成书。作者，字惠三，江苏崇明人。本书第一卷，内有十章；第二卷，两章；第三卷起，不以常论，有白喉治法。第四卷为杂论，文墨酣畅，理论中肯，亦为喉科书中的上品。此书写成于 1908 年，但梓行付印在 1917 年。

《喉科家宝》不分卷

包三鏸述，包薌村校，清宣统二年(1910 年)写成。本书在 1958 年，由上海市中医文献研究馆加以整理，改成五节，为经典注释、咽喉总论、辨证论治、特效方剂和古代咽喉七十二证考，易名为《重纂包氏喉科家宝》，由三鏸侄孙包句香主其事。因以重纂，故与原书大有出入。

《喉科金钥》2 卷

袁仁贤撰，清代宣统三年(1911 年)梓行。

《第一喉科》1 卷

言隆吉编，清代宣统三年(1911 年)梓印。

《喉科秘诀》1 卷

黄真人著，清代宣统三年(1911 年)前梓印。有些版本作"破头黄真人"或"烂头黄真人"。全书无一处像样的理论，第一篇"喉科大要"更是不知所云，文不对题。显然为庸人手笔，不堪卒读。

《咽喉病》1 卷

张汝伟编著，1947 年由上海大众书局出版。本书为《国医万病自疗丛书》中的一部，是属于科普型读物，故而无高深理论，通俗易懂。惜乎第一章"咽喉总论"中把全套未加消化的西医生理学、解剖学硬塞进去，并附三幅西医的喉部、气管和声门插图，则显得有些不伦不类。

《中医喉科学讲义》

中医学院试用教材(即第一版)，人民卫生出版社 1960 年出版。

《中医喉科学讲义》

中医学院试用教材(即第二版)，上海科学技术出版社 1964 年出版。

《慢性扁桃体炎的中医烙法》

辽宁中医学院附院喉科编，人民卫生出版社 1966 年出版。

《简明中医喉科学》

广州中医学院编，上海人民出版社 1971 年出版。

《聋哑病的治疗》

中国人民解放军 3016 部队医院编，人民卫生出版社 1972 年出版。

《嗓音病的中医论治》

蔡福养、王永钦编著，人民卫生出版社 1988 年出版。

《中医喉科学》

干祖望著，光明日报出版社 1989 年出版。此书已被光明中医学院作为讲义。

《中医喉科精义》

程爵堂著，学苑出版社 1993 年出版。

《中医喉科集成》

张赞臣主编，人民卫生出版社 1995 年出版。

《中西医结合嗓音病学》

余养居等主编，(上海)知识出版社 1996 年出版。

白喉专业书

《喉白阐微》1 卷

郑若溪著，清代嘉庆二年(1797 年)写成。这是中医最早的一部白喉专业书，是作者根据他四十多年的临床经验而写成的，一直作为家传秘诀，不肯外传。后由其后裔郑景岐中医师贡献给安徽省卫生厅，所以真正的付印出版是在 1956 年，由安徽人民出版社出版。后附其弟郑既均的《秋斋偶记》，论点昆仲一致。

《京城白喉外治三法》1 卷

连自华撰，清代同治八年(1869 年)梓印。

《时疫白喉捷要》1 卷

张绍修撰，清代同治八年(1869 年)梓印。本书因内容较少，翻印方便，而且当时白喉几度大流行，但没有专业书，所以复印翻版者很多。书名也屡屡更易，前后有《喉症神效方》《喉证约精》《白喉治法捷要》《李校白喉治法捷要》《白喉时疫论》《白喉症识》等，内容虽然不多，但尚有实用价值。

《白喉新编》1 卷

吴越继著，清代光绪元年(1875 年)梓印。

《喉科白腐要旨》1 卷

许佐廷著，清代光绪六年(1880 年)梓行。之后，作者在校订郑西园《喉科秘钥》时，把它改称“喉症补编”而附于《喉科秘钥》之后。

《白喉辨证》1 卷

黄维翰撰，清代光绪六年(1880 年)梓行。作者字冉生，当时白喉大流行，死者无数，故作为科普读物而写此书，使广大民众知悉一些常识而加以防治，所以在“凡例”中即谓：“是书专为不知医者设法，故语多俚鄙，并欲便利印刷，故引证亦简。”但本书文笔通顺，深入浅出，一扫当时庸俗的文笔欠通的喉科书的文风。内容虽然不多，但很有普及指导作用。

《白喉全生集》1 卷

李纪方撰，清代光绪八年(1882 年)梓行。所有当时的白喉专业书中，以此书最为实用。因为不若当时以一方一药来治病(尤其是喉科)的风气而独独重视辨证论治，而且更纠正了当时一片盲目“忌表”的教条误区。不失为其中突出的好书，可惜流传不广。

《时疫白喉症真诀》1 卷

黄方国撰，清代光绪丙戌年(1886 年)梓行。

《白喉忌表抉微》1 卷

搜编于《陈修圆医书》中，名为《白喉治症忌表抉微》，作者耐修子，亦作耐修老人。成书于清代光绪辛卯年(1891 年)。

这是一本强调“白喉忌表”学说的小册子，是所有喉科书中流传最广者之一，所以影响极大，遗患也最深，诚如杜同甲在《白喉忌表抉微驳义》中所谓“患者十死七八，实《白喉忌表抉微》一书杀之也”。信非虚语。作者署名耐修子者，何许人也？一直是个谜。经干祖望考证，现已得知，他的真实姓名为孙淦，字丽泉，号筱坪，耐修子为其笔名，乃清代山东潍县(今潍坊市)人，咸丰年间举人，其弟名淇，字左泉，优增生。昆仲以文学齐名于当时，故人称“二泉”。孙氏的文学著作甚丰，但毫不知医，所以仅仅道听途说，加之家族几人恰巧进了表剂而死于白喉，于是写出了此书。可笑的是一批专业医生，却反去盲从一本纸上谈兵的医学著作，焉弗使人哑然？

《白喉养阴忌表歌诀》1 卷

文德斋根据《白喉忌表抉微》而谱以诗歌形式写成，清代光绪辛卯年(1891 年)梓印。

《白喉条辨》1 卷

陈虬撰，清代光绪二十三年(1897 年)梓行。作者陈虬，字葆善，擅长文学，所以此书也是一部质量较高的好书。考清代末叶，白喉几度大流行，死者无数，因之也出了不少研究白喉的专书。本书在白喉治疗学说方面提出了许多观点，虽然全书仅有一万七千余字，但能汇集各家学派、不同论点以及前所未有的白喉专书的精辟之句，并在实践中讨论各家各派的得失，因之不论在理论上，还是在临床上都可起到一定的指导作用。可惜流传不广，1957 年人民卫生出版社翻印之后，得以稍加推广。

《白喉治法要言》1 卷

刘昌祁撰，清代光绪庚子年(1900 年)梓印。

《白喉辨症》1 卷

王裕庆撰，清代光绪二十八年(1902 年)梓印。

《白喉证治通考》1 卷

张采田撰，清代光绪癸卯年(1903 年)梓印。首述诸家论略、次列药治禁忌，附不治之症、喉症治案、古今名医疑似治案、抉微辨谬、主治验方等篇，确属书中隽品。《四部总录医学编》对它的评价极高，谓“网罗古今白喉之学说，以辨正洞天之谬误，识见高人一等”。

《白喉秘旨》1 卷

黄炳乾撰，清代光绪三十四年(1908 年)梓行。

《白喉问答》1 卷

杜钟骏撰，清代宣统三年(1911 年)前梓行。

《白喉证论》1 卷

肖海雍著，清代宣统三年(1911 年)前梓行。

《抉微辨谬》1 卷

张钝庵撰，清代宣统三年(1911 年)前梓行。这本书是为专事批判《白喉忌表抉微》错误而作。

理论有根有据，观点入情入理，文章深入浅出，惜乎流传不广。

《白喉忌表抉微驳义》1卷

杜同甲撰，1925年出版。本书"提要"中就明白指出"抉微一书(指耐修子的《白喉忌表抉微》)，实足以杀人"，凭此即可了解本书内容。

猩红热专业书

《疫痧草》1卷

陈耕道撰，清代嘉庆六年(1801年)梓印。本书为中国最早的一部猩红热专业书。全书分辨证、见象、汤药三章，即总论、检查诊断和治疗三个部分。文笔要言不烦，很有实用价值。

《痧喉阐解》1卷

朱铁山撰，清代嘉庆丁卯年(1807年)梓印。后在光绪二十一年(1895年)，由如兰校订、陈梅汀镌版重印，就改称《痧喉经验阐解》。文理两拙，质量不高。

《喉痧证治》1卷

汪春和撰，清代道光二十一年(1841年)梓行。

《丹痧咽喉经验秘传》1卷

旧题叶天士撰，显然是书贾们的伪造之品，清代道光二十三年(1843年)梓印。

《烂喉丹痧辑要》1卷

原名《经验阐解》，作者无考，经金德鉴删订而成此书。金氏字保三，苏州人，乃儒而医者。他把《焦氏喉科枕秘》及本书，再加华岳的《急救霍乱方》、葛可久的《十药神书》合订在一起，辑成《小耕石斋医书四种》，梓版于1868年。此书内容不多，质量很高。

《痧喉证治汇言》1卷

施猷辑，清代同治壬申年(1872年)写成。辑者施猷，字小桥。他把唐迎川、祖鸿范、李纯修、高锦庭、王步三、朱铁山、汪春和等七人关于猩红热的论文编缀在一起而成本书。在每篇节录前贤论述之后，加以按语，发表自己见解，对读者很有启发。

《痧喉阐义》1卷

程镜宇撰，清代光绪丁丑年(1877年)梓印。

《痧喉正义》1卷

张振鋆辑，清代光绪十五年(1889年)书成。本书风格，完全和施猷《痧喉证治汇言》同一类型。因一则已有《痧喉证治汇言》蓝本可借鉴；再则时间比前书后17年，资料当然更多；三则辑者文化水平很高，所以十分精湛。计选入喻嘉言(1585—1682年)到辑者同时代的施猷止，共取17家著作。最后殿以自己的"痧喉正义总论"，更为画龙点睛之笔。所以本书非但是猩红热专书中的精品，而且是温病学文献中的一部不可多得的作品。辑者张振鋆，字醴泉、筱衫，是当时精通医学的学者。

《喉痧正的》1卷

作者曹心怡，字叔培，苏州名医。初版于清代光绪十六年(1890年)梓行。此书专论猩红热，着墨虽然无多，但文笔纵横，理论精辟，而且都是实践经验的总结，后人将其喻为喉科书中明珠，并不夸张。

《喉痧至论》1卷

过铸(1839—?)撰，清代光绪二十四年(1898年)梓印。过铸，字玉峰，为江苏金匮(今属无锡)名医，出身举人，故文学水平极高。根据《喉痧正的·喉痧源流总论》谓："烂喉丹痧辑要，金氏(金德鉴)得此书于冷摊上，序谓不着撰人名氏，其实即玉峰顾氏。"如其曹心怡之说是可信的话，则金德鉴所删订作者无考的《烂喉丹痧辑要》，系顾玉峰的手笔。也有人提出此书不是顾氏所作，因张振鋆在《喉痧正义》中的"玉峰论喉痧"语言与本书任何一篇，都无相似之处。

《疫喉浅论》3卷

夏春农撰，清代光绪庚子年(1900年)梓印。作者为清末扬州名医。本书基本上是在陈耕道《疫痧草》的基础上加以阐明和发展，所以观点完全与陈耕道相同。唯在修辞方面更形精练细致，治疗方面也更为完美。

《烂喉痧集论》1卷

黄寿南撰，清代光绪三十年(1904年)梓印。

《白喉丹痧述要》1卷

凌绂曾撰，清代宣统三年(1911年)梓印。

《喉痧症治概要》1篇

丁甘仁（1864—1924年）撰，1927年梓行。本书专论猩红热，内有节录先哲名言、主论、方药、治法及验案等等。因为最接近现代，所以在临床上的确起到一定的指导作用。

口腔科专业书

《口齿论》

旧题张仲景著，已佚。

《口齿论》

邵英俊著，已佚。

《排玉集》

佚名，已佚。

《口齿论》

中和先生著，已佚。

《广陵正师口齿论》

佚名，已佚。

《咽喉口齿方论》

无名氏，已佚。

《疗口齿方》

佚名，已佚。

《中医口腔病症学》

李刚、徐国榕编著，人民军医出版社1989年出版。

《口腔科常用中药指南》

徐国榕、曾莉编著，人民军医出版社1992年出版。

耳部专业书

《耳部望诊彩色图谱》

刘绍武主编，天津科技翻译出版公司1995年出版。

耳鼻咽喉专业书

《中医耳鼻咽喉科学》

干祖望撰，《新中医药杂志》连载，1956年。

《中医专业用·五官科学》

上海市大学教材，上海人民出版社1973年出版。

《中医学院（校）试用教材·五官科学》（即第三版）

广州中医学院主编，人民卫生出版社1975年出版。

《中医耳鼻喉科学》

广州中医学院主编，上海科学技术出版社1979年出版。

《全国高等医学院校师资班讲义·中医耳鼻咽喉科学》

干祖望编著，南京中医学院自用讲义，1980年。

《耳鼻咽喉科古代文献选注译评》

干祖望辑注，南京中医学院自用讲义，1980年。

《中医耳鼻喉科学讲义》（即第四版）

广州中医学院主编，上海科学技术出版社出版。

《实用中医耳鼻喉科学》

徐鸿庆编，人民卫生出版社1981年出版。

《中国医学百科全书·中医耳鼻咽喉口腔科学》

王德鉴主编，上海科学技术出版社1985年出版。

《高等医药院校教材·中医耳鼻喉科学》（即第五版）

王德鉴主编，干祖望副主编。上海科学技术出版社1985年出版。

《中医耳鼻咽喉古籍选萃》

谭敬书主编，湖南中医学院梓印，1985年。

《现代中医耳鼻咽喉口齿科学》

何宗德、余养居、房学贤主编，安徽科学技术出版社1986年出版。

《教学参考丛书·中医耳鼻喉科学》

王德鉴主编，干祖望、林先智副主编。人民卫生出版社1987年出版。

《嗓音病的中医论治》

蔡福养、王永钦编著，人民卫生出版社 1988 年出版。

《干祖望中医五官科经验集》

严道南、陈小宁编，江苏科学技术出版社 1992 年出版。

《中国传统医学丛书·中医耳鼻喉科学》

王陈应主编，科学技术出版社 1992 年出版。

《临床方剂丛书·五官科病实用方》

张民庆、严道南、丁淑华主编，江苏科学技术出版社 1993 年出版。

《中医耳鼻咽喉口腔科学》

王德鉴主编，王士贞副主编。人民卫生出版社 1994 年出版。

《中医耳鼻喉科学》

王陈应主编，科学出版社 1993 年出版。

《五官科病实用方》

张民庆、严道南、丁淑华主编，江苏科学技术出版社 1993 年出版。

《五官病》

孙海波、郭少武主编，辽宁科学技术出版社 1997 年出版。

《中西医临床耳鼻咽喉科学》

鹿道温主编，中国中医药出版社 1998 年出版。

仅知书名而未见的书

《咽喉科良方》

清代李成凤著，见 1929 年河北《威县志·艺文志》。

《喉科秘诀》

清代张同德著，见 1929 年闯北《威县志·人物志》。

《喉科》

清代文荫昌著，见 1935 年《新城县志·地物篇》。

《喉科白腐要旨》

清代张永荫著，见 1932 年河北《南皮县志·文献志》。

《喉科选粹》2 卷

清代毛景义著，见 1934 年河北《静海县志·人物志》。

《咽喉七火论》

清代刘永安著，见宣统元年(1909 年)河南《濮州志·方技志》。

《喉科摘要》12 卷

清代张淑仪著，见 1936 年河南《正阳县志·艺文考》。

《咽喉司命集》

清代道士巴纯一著，见光绪二十年(1894 年)河南《平望县志·释道》。

《咽喉司命集》

清代随志先著，见光绪二十年(1894 年)河南《平望县志·释道》。

《白喉丹痧述要》2 卷

清代随志先著，见 1918 年山东《乐安县志·艺文志》。

《白喉便览》

清代随志先著，见 1918 年山东《乐安县志·人物志》。

《医学喉科述余》

清代牛清和著，见 1933 年山东《桓台志略·人物》。

《走马牙疳论》

清代姬茂畅著，见 1924 年山东《历城县志·艺文考》。

《咽喉脉理》

清代方春元著，见 1936 年《重修商河县志·艺文志》。

《喉痈心法》

清代陈基著，见同治十三年(1874 年)江苏《盛湖志·艺能》。

《咽喉问答》

清代孙天骐著，见光绪六年(1880 年)江苏《昆新两县续修志·著述》。

《喉科要旨》1 卷

清代张思义著，见 1937 年上海《川沙县志·著述类》。

《喉科摘要》2卷

清代徐鉴亨著，见1918年上海《上海县续志·艺文》。

《喉科经验良方》

清代王士芬著，见1921年上海《宝山县志·艺文志》。

《喉科源远集》

清代郑春回著，见光绪二十年（1894年）浙江《重修嘉善县志·人物》。

《喉科症治论》

清代金长启著，见1925年浙江《龙游县志·艺文考》。

《白喉证方》

清代傅范初著，见1932年浙江《德清县新志·人物志》。

《论喉科三十六种》

清代张尘生著，见乾隆二十四年（1759年）浙江《建昌府志·艺文纪》。

《咽喉牙齿证治》

清代汪四喜著，见同治十年（1871年）浙江《万年县志·艺文志》。

《咽喉说》

清代聂杏园著，见同治十二年（1872年）浙江《新涂倒志·艺文志》。

《喉科应验新编》

清代崔树禧著，见1935年浙江《昭萍志略·人物志》。

《喉科心得集》

清代郝瑞川著，见1941年山西《太谷县志·著述考》。

《白喉忌表》

清代董庆安著，见1942年山西《徐沟县志·人物》。

《喉科详略》

清代许思文著，见1937年安徽《歙县志·人物志》。

《治喉举要》

清代陈书著，见1933年福建《闵侯县志·艺文志》。

《喉科证治便览》

清代廖庆春著，见1948年湖南《醴陵县志·艺文志》。

《喉科秘方》

清代王开珎著，见1941年湖南《宁乡县志·先民谱》。

《咽喉证海》

清代倪远翔著，见光绪十五年（1889年）湖南《湘潭县志·艺文》。

《喉科经验良方》

清代杨人代著，见光绪元年（1875年）湖南《衡山县志·人物》。

《齿科经验良方》

清代杨人代著，见光绪元年（1875年）湖南《衡山县志·人物》。

《喉科施治图》

清代阮玕著，见光绪十六年（1890年）广东《高州府志·艺文》。

《喉症指南》

清代周兆璋著，见1929年广东《顺德县志·列传》。

《喉科大全订正》2卷

清代潘大纪著，见宣统二年（1910年）广东《南海县志·艺文略·续编》。

《南北喉症辨异》1卷

清代潘大纪著，见宣统二年（1910年）广东《南海县志·艺文略·续编》。

《白喉忌表抉微》

清代冯心兰订，见1923年广东《宣统佛手忠义乡志·文艺》。

《白喉辨微》

清代李荣孝著，见1930年辽宁《盖平县志·人物·方技》。

《经验痧喉论》

清代叶香侣著，见1942年浙江《重修浙江通志·著述》。

善书中的喉文化

善书，年在七十岁以下的人们，都不会知道它是什么，七十岁以上的知识分子则知之较多了，它是半封建半殖民地社会里产生的畸形印刷品，盛行于清末民初之际。

中国人一向好“行善”“积德”，有钱者修桥筑路，没钱的穷人在自己门口摆上一壶茶或开水，供路人解渴。能够花小钱的，以送阅善书最方便而实惠。所谓善书，都是因果报应、劝人为善的通俗读物，当然里面也有迷信的东西。这类读物，文字通俗，读者众多，因之即产生了专业印刷、出售善书的书坊。这类书坊有大量善男信女们去光顾，十本二十本好买，数百数千本也照样可以供应。善男信女买得之后，即广为赠送他人。上海福州路上的“宏文善书店”是善书店中最有名的一家。

善书是为人们救苦救难而设，白喉、猩红热是瘟疫中最严重的传染病，而且清末民初，频频大流行。于是善男信女们就针对这个“大难”与“劫数”，赠送如同善书的预防瘟疫的科普型医药书籍。

这种善书，大多为单张的，也有的仅为薄薄的小册子。对付“大难”与“大劫”的方法，不外两种，一为纯属迷信的，如什么咒、什么诀、什么符等；一为医药，就是如何预防、治疗疾病。在这里介绍的一张“经验时疫白喉立愈奇方”，是属于医药类的，也是善书中的上乘者，为 24 厘米 ×43 厘米的黄纸，横写木刻。

第四篇

干祖望耳鼻咽喉科学各论

4

第一章 耳 病

外耳湿疹

外耳湿疹的中医病名为旋耳疮。此病初见于《诸病源候论·头面身体诸疮候》,称月蚀疮。理由是,半圆形的耳郭形如上、下弦的月亮,皮损侵蚀其周围,如月儿被蚀。《疡医准绳·痈疽·耳部》称为月蚀疳。因中医把顽固难治之症,习惯称疳。《外科大成·头部·耳部》称镟耳疮,同时错误地认为病情的时轻时重与月的朔望有关,所以解释为"随月之盈虚,故名月蚀疮"。《医宗金鉴·外科心法》把镟改为旋,它是一部政府主编的权威著作,从此统一地用上此名。如《外科医案汇编》所说:"耳后缝间皮色红裂,时出黄水津津,名为旋耳疮。"

【临床表现】

外耳湿疹:初起时,局部皮肤出现分界不清的潮红和肿胀,耳部及其周围可有多数散在或密集的粟粒大丘疹。之后则形成许多小水疱及小脓疱,局部有瘙痒及灼热感,伴以轻度疼痛。水疱或脓疱破裂,即有黏液性或脓液性分泌物渗出,形成湿润糜烂面,若渗出液停止则结成痂皮。邻近淋巴结常肿大。如有继发感染,可出现全身症状。

中医的旋耳疮,完全符合这种症状。一般好发于外耳道、耳郭及周围的皮肤及皮下浅在之处。如为化脓性中耳炎分泌物长期侵蚀而致者,多开始于外耳道和耳甲腔等处;如为原发的,常见于耳后沟或耳屏前。不过病损位置的不同,对辨证无多大参考价值,因为整个耳朵都在肝胆行经之处。

本病《外科大成》目为小恙,所以"不可紊乱于大毒之内,故另立之"于轻症中。全部过程都具备了以下四个阶段。

发轫期:初起,局部皮肤出现界限不明的潮红与肿胀(也有不明显的),有浅表性的灼热及似痒似痛感。

进展期:病变区可有多数散在性或成簇的丘疹,《外科正宗》的痤痱疮,就是在这阶段最适合的称呼。丘疹很快成为小水疱或小脓疱,烧灼感加重,而且瘙痒十分厉害,疼痛也相应加重。

鸱张期:因奇痒而搔抓,小水疱或小脓疱即刻破溃,有大量黄色浆液性或黏液分泌物渗出。《医宗金鉴·外科心法》的黄水疮,就是指此阶段。严重者可有感染,甚至糜烂而皮肤剥脱。

恢复期:炎症消退,分泌物渐减少,疮面收敛趋向干燥,痛及烧灼感逐渐减轻而消失,痒感也可消失,但少数病例,即使痊愈也还有一些痒感。如结有痂皮,也会渐干燥、枯槁而脱落。

一般急性的病程,为数天至两三周。慢性的为时难以估计,尤其是反复发作不休者,可导致病变区皮肤增厚,外耳道狭窄,并因此而致传导性听力下降的后遗症。

最严重的是湿疹发生于耳后皱襞,时间一久,可以凹下成裂口,故《外科证治全书·耳部证治》描写为"生耳后缝间,延及耳折上下,色红如刀裂之状"。

两侧颈淋巴结,可有肿大、压痛。

【病因病机】

耳病病因虽多，但总以《保婴撮要·耳症》中的三句话，最有高度概括性。薛铠谓："耳者心肾之窍，肝胆之经也。心肾主内症，精血不足。肝胆主外症，风热有余。"故本病属于外症，很少有虚证。即使慢性病有"血燥生风"一证，但临床上很难遇到。

湿热夹风：多见于急性外耳湿疹，外由风邪袭腠，内由湿热郁蒸，风、湿两邪交蒸结合而浊气氤氲上凌，侵犯耳区。此外，禀赋特异（过敏体质），化脓性中耳炎之分泌物长期侵蚀，幼儿泪、涎浸渍等，都是常见的诱因。

肝胆实热：足少阳胆经之脉"上抵头角，下耳后"。肝胆互为表里，二者素有积热郁火，当然循经犯耳。

血虚生风：确切一点说为血虚生燥，燥甚生风。燥从何来？诚属关键。考本病因循一久，流渗分泌物多，不论浆液性或黏液性甚至脓液性，都为津液被病变所腐化而成的终产物。流渗愈多则津耗愈甚。津血同源，中医对此病理机制定义，即津枯于黏膜而显示的证，是津槁；于皮肤而显示出来的证，是血枯。终至血枯→生燥→生风→生痒。反之，风也能致燥，相互之下，形成了恶性循环。

【辨证论治】

·内治·

湿热夹风：凡风邪盛者，瘙痒剧烈，渗液较少，痒感以入夜更甚，甚至影响睡眠。湿邪甚者，痒轻而渗液特多，以浆液性、黏液性为多。糜烂面流水浸淫，滂沱难敛。结成痂靥，似很干燥，但里面则仍然糜烂浮腐，在痂靥上加压即有脓液向四周溅溢。热盛者，大多在鸱张期，患区红赤灼热，痛痒剧烈，也有痛重于痒者。重者有全身症状。小儿行气未充，禀质未实，则常见发热、烦躁不安、啼哭拒食。脉诊，在理论上是偏于风者，应多浮多弦。偏于湿者，多濡。但在临床上，未必能反映出来。舌诊，以湿证最明显，大多有滑、润的白腻苔。热者多黄苔或黄腻苔。治法为疏风、渗湿、清热三大常法。不过在取用时，还需斟酌三者彼此之间的轻重比例。凡偏于风者，常用代表方有消风散之类。此方以疏风为主，理湿太轻，人参不用。偏于湿者，常用代表方有萆薢渗湿汤加减。但此方除理湿外，清热有余而疏风阙如。所以在取用时酌加荆芥炭、豨莶草、蝉蜕等疏风药品。偏重于热者，甘寒的有五味消毒饮，苦寒的有黄连解毒汤。但都对理湿、疏风方面取药不够，也须予以补充。

肝胆实热：肝为将军之官，禀性刚烈，遇风而炽，遇火而炎，所以也多热证、火证。一般表现为充血烧灼、疼痛，分泌物多为脓液性，而且尚有发展趋势。全身症状，大多神烦善怒，口干多饮，小便红赤，舌苔黄，脉弦数。治法取清肝泄胆，常用代表方有龙胆泻肝汤、栀子清肝汤之类。常用药：龙胆草、黄芩、山栀子、生地黄、牡丹皮、赤芍、连翘、碧玉散等。

血虚生风：虽然称虚，但并非全身性虚弱，仅为营血的暂时虚怯而已。主要症状：病损处干燥，分泌物少，可有干枯角化，无疼痛，有瘙痒，虽然还在发展，但无明显炎症出现。舌苔较净，脉象无参考价值。治法取养血息风，常用代表汤有当归饮子之类。常用药：当归、白芍、生地黄、绿豆衣、桑叶、菊花、何首乌、桑椹子、白蒺藜。

以上所言，有治法与取方，但重点在法而不在方。如若有更好的方剂，也可选用，但治则一定要针对这个"证"。

·外治·

初期或中期炎势方酣者，宜用清热解毒药，切忌收敛药。如取用收敛药，则邪不外泄，兽困于内，轻则把病程延长，难以告愈；重则邪毒内陷而轻症变重症，重症更重。加重的表现，颈部淋巴结迅速肿痛，甚则有导致败血症的可能。

药力重而无一弊的，是黄柏粉（研成粉末，愈细愈好），用植物油或蜂蜜，稀释调成糊状，涂布病变区，每天更换一至二次。当更换新药之前，务必把宿药清理干净。

待炎症式微之后，才可用收敛性药物，如柏石散、黄灵丹之类。用法同黄柏粉。内中柏石散中含有枯矾，对瘙痒严重者更佳。

如其病变区中央炎症十分严重，分泌物浸淫四溢，周围的完好组织也出现红肿，甚至浸润者，要尽快干扑碧玉散。此散只能干扑，每天不计次数。扑至皮肤收敛起皱后即可停止。

如疮面已脱痂而肉芽暴露者，用黄连膏纱布覆盖，每日换一次。表皮存在而干燥者，黄连膏涂擦，每日多次。干燥而痒者，擦加味黄连膏。

关于疮面的用水洗涤问题，赞成与反对在中医界已争议很久。赞成者认为洗涤的本身，就具有除垢去污的作用，而如用汤药则还可借药力的作用而更有利于疾病。反对者认为，病的本身就已伤之于湿，着水一洗，则以湿助湿，是抱薪救火。而且污垢的分泌物，更借水的媒介，能使它扩散延及周围的健康组织。谁是谁非，似难置喙。

【预防与护理】

1. 未病时应注意清洁卫生，尤其是儿童。凡有化脓性中耳炎、耳疖肿、婴儿湿疹者，更应格外注意局部的干净与干燥，保持耳及其周围清洁，并注意不要乱掏耳朵。

2. 既病之后，切忌水洗。如其污秽或痂皮堆积，可先用植物油涂擦，待其疏松之后，再用纱布或消毒过的软纸轻轻擦净。实在必须洗涤者，用苦参汤。

3. 按时更换外用药，按时进服内服药。

4. 痒时忌搔抓，必要时泡些食盐水，滴在痒处，其浓度以能达到止痒为标准。如是小儿要防止他乱抓搔擦。

5. 患病期间，忌酒类、辛辣食品（如大葱、大蒜、韭菜、辣椒、胡椒、芥菜、雪里蕻、姜、咖喱）、腥物、淡水产品、海鲜。

6. 某些奶制品也可引起湿疹，应停用或换用其他品种。对于急性和亚急性期的患儿，应暂缓预防注射和接种牛痘。

7. 如果其发病与精神因素相关，可以用调节心理状态、稳定精神情绪、注意大脑休息等方法来进行调护，往往会取得良好效果。

【医案】

沈某，女，38 岁。1992 年 11 月 3 日初诊。省财政厅。

右外耳道霉菌感染已 3 年，作痒及分泌黏液。1 个月前右耳剧痛，呈跳跃性，流脓之后疼痛即止。脓液由多渐少，听力下降。自声由增强而到现在消失。向有慢性咽炎，昨起干痛而有粗糙感。痒而致咳。

检查：右外耳道有脓性分泌物存在，鼓膜穿孔不明显，骨部及软骨部皮肤角化。咽峡充血红艳。舌薄苔，脉细。

医案：中耳之炎进入式微阶段，霉菌感染尚无向愈倾向，今也并而治之。

处方：

川黄柏 3 g　　苍术 6 g　　夏枯草 10 g
金银花 10 g　　重楼 10 g　　地丁 10 g
豨莶草 10 g　　白鲜皮 10 g　　地肤子 10 g
苦丁茶 10 g　　7 剂煎服

加味黄连油膏，外用涂耳道。

二诊 1993 年 1 月 8 日。时逾两月又五天，进药 10 剂，自感稍有好转。右耳疼痛消失，但分泌物仍有，已很少。仍有痒感，听力自诉“稍有提高”。咽干狂饮，不择温凉。大便偏干，咽痒而咳者俱消失。

检查：右耳外道欠干燥，充血已无。咽部充血消失。舌薄苔，质胖，脉细。

医案：纵然进药，一曝十寒。诸症确大有好转。再拟扶正祛邪治法，药可采取维持之量，即隔日 1 剂。

处方：

升麻 3 g　　党参 10 g　　白术 6 g
白扁豆 10 g　　茯苓 10 g　　山药 10 g
百合 10 g　　夏枯草 10 g　　玄参 10 g
甘草 3 g　　7 剂煎服

按语：本病西医按炎症处理，多用消炎药抗感染。干祖望认为中医治疗此病有其独特的优势，内服药和外用药合用，可以标本兼治，直达病所。他主张本病应责之肝胆，不宜归咎于肾经。内治可分为三种类型：风热邪毒外侵、肝胆火热炽盛、脓毒扩散。风热邪毒外侵型，用疏风清热解毒法，方选七星剑汤（麻黄、重楼、豨莶草、紫花地丁、半枝莲、野菊花、苍耳子）加减或用银翘散合五味消毒饮；肝胆火热炽盛型，用清泻肝胆火毒法，轻者柴胡清肝饮，重者龙胆泻肝汤，三焦热盛者，重用苦寒药物，方选黄连解毒汤加大黄；脓毒扩散型则按疔疮走黄处理。外治按脓未成与脓已成选用点药、敷药、切开等法，后期用生肌散、黄连膏等促进疮口愈合。

本案患者右耳有霉菌感染病史，症状有耳痒、疼痛、分泌黏液、听力下降等，干祖望认为此病重在治标，以改善耳部症状为首要任务，宗外科治法处理。方取七星剑汤加减，金银花、重楼、紫花地丁清热解毒，夏枯草、苦丁茶清肝泻火，黄柏、苍术是二妙丸，配合豨莶草清热燥湿，白鲜皮、地肤子清除湿热而又有止痒之效。另外，这类疾病干祖望主张内外同治，外用黄连油膏涂耳道，有清热止痒的功效。二诊时已时隔两月余，干祖望引用“一日曝之，十日寒之”的典故来比喻服药比之辍药时日太短，诚恐药力不及，但就诊时根据患者病情来看，还是有所好转，可见初诊之方确实收到立竿见影之效，上次标急本缓，故干祖望重用大队寒凉之品清热解毒，而此刻标证已缓，处方应张弛有度，拉长战线以作持久之用，党参、茯苓、白术、甘草四君子益气健脾除湿，白扁豆、山药助其奏效，百合养阴增液，玄参凉血滋阴，又有利咽之能，二药对于咽干狂饮之阴虚证尤为适宜，夏枯草清肝泻火治标，升麻既能升清，又能解毒，也是一箭双雕。此处体现了干祖望选药的精炼，随证用药又能随症用药，一药多用，删繁就简，既彰显并锻炼了医师遣方的水平，也减轻了患者的经济负担，同时还节省了药材资源。

耳单纯性疱疹及带状疱疹

中医习惯上把丘疹、疱疹这类的疾病，统归于隐疹中，故而将单纯性疱疹和带状疱疹两个疾病一并讨论。理由在于中医治“证”不治“病”，西医治“病”不用“证”，既然证已相同，治疗也当然相同。在中医术语上称为“异病同治”。

耳郭及外耳道单纯性疱疹有两侧同病者，也有一侧病者。

耳带状疱疹，典型症状为小疱簇集成群，排列呈带状，常侵犯一侧。

考中医所谓㾮疮，最早见于《诸病源候论·头面身体诸疮候》：“如新生茱萸子，痛痒抓成疮，黄汁出。”本病又名㖞疮，相当于亨特综合征。㖞指口眼歪斜。㾮疮主要是丘疹瘙痒，所以《医宗金鉴·手部》的疱疹也称㾮疮。《奇效良方·黄马散》谓：“耳内外恶疮及头疮，口边肥疮㾮疮。”《中国医学大辞典》解释谓“有成攒者，起黄白脓疱，痒痛无时，破流黄水”的簇集性成群而生的疱疹，单纯性疱疹及带状疱疹二者都在内。

《外科启玄》的蜘蛛疮，也可能是此病。“皮肤之疾，不足患也”，《吴越春秋·夫差内传》对单纯性疱疹也这样说，但带状疱疹则是“殊足患也”。

【临床表现】

耳单纯性疱疹：开始，病变区有轻度或痛或痒、牵掣紧张感；不久，即出现散在性红斑，很快出现丘疹，大小如针头或芝麻，数个至数十个，常集结成一簇或二至三簇；最后，丘疹发展为水疱而互相融合，内含浆液性分泌物，以后转变为脓液性液体。几天后疱疹溃破，淌出脓液，开始收敛干枯，结成痂皮，如无感染，5～10 天后可以自行脱落而愈，愈后不留任何痕迹。重者耳前、耳后可出现淋巴结肿大。

耳带状疱疹：临床可分风热与风邪两型。

风热型，为耳部先有不适感、灼热感、僵化牵掣感，同时全身不适，体温微升，轻度头痛。继则耳部出现阵发性刺痛，甚至痛不能眠。耳郭、外耳道甚至鼓膜呈现红肿，3～7 天后，皮肤上出现小丘疹，成群成簇，多在耳甲腔、耳垂、耳屏、耳轮、对耳轮和外耳道等处。丘疹很快变成大小不等的水疱，内含溶液先为浆液性而后转化为脓液性。数天后，疱内浆收液涸，肿胀也随之消失而愈。如其脓疱破裂，则即形成小溃疡面，后再干燥结痂，经 7～10 天后脱痂告愈。在形态上似已愈合，但疼痛或瘙痒感则要持续一个较长时期而不能消失。以中医病名来说，还是属于㾮疮的范畴。

风邪型，大多在受凉风吹袭之后，突然发作，往往仅在半侧面部。其症状除上述一切之外，伴以同侧周围性面瘫，本型可占整个带状疱疹病例的1/2。面瘫的出现，一般在疱疹发生后2～3天，最迟者可在一周之后。此外，有听力障碍，舌前2/3的味觉迟钝甚至丧失，伴发眩晕及平衡失调，泛恶呕吐。甚者，可以使患者失去活动能力。这才是真正的㖞疮，但预后较佳，其中10%～15%可以不治而自愈。大多能在半年内恢复或基本恢复。

【病因病机】

肺热脾湿：《疡科心得集·辨脓窠疮黄水疮论》论述“乃肺经有热，脾经有湿，二气交感而成”。

风湿：《医宗金鉴·外科心法·㖞疮》论述“由风湿客于肤腠而成”。

风邪：《诸病源候论·风口㖞候》论述“风邪入于足阳明、手太阳之经，遇寒则筋急引颊，故使口㖞僻，言语不正而目不能平视”。

临床上以风热上扰与肝胆积火引动肝风二者最为常见。

风热上扰：风袭诸阳之会的头部，引发肝胆经内蕴之热，风热交织而致（临床实况）。风热上扰，机体内伏火积热，不发内症，必做外疡，且随处发泄。一经风邪外诱，即上犯头面。因风性轻清，好犯头面，所以一切热毒郁火也随之而上凌。本型风热，属外因之邪，轻浅而易治。

肝阳积火，引动肝风：肝胆向有伏火，经络血亏，引动内风而致（临床实况）。风邪型的带状疱疹，属于《素问·至真要大论》的“诸暴强直，皆属于风”的“风”。所以口眼㖞斜的产生，由于火热炽盛而化，致血虚阴亏，气血逆乱而然。

【辨证论治】

根据局部表现，辨病不难。一般单纯性疱疹，在全身、脉、舌上的反映，并不明显，一般总属风热上扰。

带状疱疹，务必严格区别风热与风邪两型。前者接近于单纯性疱疹，后者则主在肝阳，但也有异于中风的㖞僻不遂。

·内治·

疏风清热法：适用于单纯性疱疹及风热型带状疱疹，常用方有疏风清热汤之类。

清肝泄热法：一般适用于带状疱疹的初期，常用代表方有龙胆泻肝汤、栀子清肝汤之类。不过本方苦药过多，临用之际，可适当选用药物如：龙胆草、黄芩、山栀子、柴胡、当归、生地黄、牡丹皮、赤芍、车前子、泽泻、六一散。

对风邪型的口眼㖞斜者，王旭高主张疏肝通络法，他在《西溪书屋夜话录》中谓：“如疏肝不应，营气痹窒，络脉瘀阻，宜兼通血络，如旋覆花、新绛、当归须、桃仁、泽兰叶等。”

如其皮肤损害已经好转而颜面瘫痪者，可用牵正散。此方为面瘫常用方，不过本方药性辛燥，如气血两亏，或肝风过盛者，宜慎重使用。如一定要用，则须佐以大量养血药如当归、白芍、熟地黄、何首乌等。

·外治·

单纯性及风热型，可用赛碧散，植物油调敷。渗液多者，也可干扑。此方疗效尚可，唯一缺点是有严重的刺激性疼痛。如嫌疼痛，可用绿袍散，无论湿敷或干扑俱可。碧玉散也可以使用。

严重的耳后皮肤开裂，需用黄连膏纱布，剪成直径1.5厘米大小，紧紧贴在创面，既可止痛，更可防止再感染，而且还能促使其愈合。每天换一次，如其分泌物多的可两次。

已脱去痂皮而干燥者，涂黄连膏以润之。干燥而瘙痒者，擦加味黄连膏。

口眼㖞斜者，可在歪口的对侧（即左歪敷于右，右歪敷于左）涂以鳝血，干则屡屡润湿。取鳝血之法，先将鳝鱼尾部扣以细线，倒挂悬空，在头颈处将头剪下，用手向下捋，即可取尽鳝身全部血液。

·其他·

口眼㖞斜者，最宜针刺。取穴：颊车、地仓、合谷、太冲。备用穴：阳白、攒竹、下关、颧髎、行间、内庭。歪向左者针右，歪向右者针左。

【预防与护理】

1. 局部要保持洁净干燥。应严格忌口，禁食辛辣、热性、动风的食物。

2. 关心患者思想情绪，尽可能使其心情舒畅。

耳郭丹毒

丹毒是指感染引起的真皮及皮下淋巴系统的急性炎症。中医对此认识得很早，称为火丹，《素问·至真要大论》所论“客胜则丹疹外发，及为丹熛疮疡”的丹熛，即丹毒。《诸病源候论·丹毒病诸候》解释为“丹者，人身体忽然焮赤如丹涂之状，故谓之丹”。《疮疡经验全书·赤游丹》上承《诸病源候论》而衍化为飞灶、吉灶等诸种丹毒，其中一定有耳郭丹毒在内。

丹毒者，一为原发性，常由于皮肤表面的创伤，如烧伤、烫伤及挖耳引起抓伤等情况下外伤感染所致，有时外耳皱襞和手术切口也可成为受邪的门户；二为继发性，较为多见的是头面丹毒蔓延扩展所致。

发病前常有几小时乃1～3天的潜伏期。

耳郭丹毒与所有发生在人身各处的丹毒相同，不过损害区仅仅局限于耳及耳的周围而已。中医的丹毒与火丹是一个同义词，故《疡科心得集·辨大头瘟抱头火丹毒论》的抱头火丹，肯定也包括耳郭丹毒在内。

【临床表现】

发病前数小时或1～2天，先感全身不适、口渴、头痛、寒战、发热，关节酸痛，体温可高达39～41℃，小儿甚至可出现抽痉，苔黄，脉数。血检则白细胞数增多。

局部病变：耳郭上部及外耳道口，甚至整个耳郭出现略高于皮面的水肿性红色大片损害，边缘明显，表面光红发亮，触之坚实有灼热感。按之即褪色，但去压后很快恢复红色。有自发性疼痛及烧灼感，压痛不明显。有时出现浆液性或脓液性的水疱。病变区可扩大到整个耳郭。此时耳郭红赤肿胀，外耳道口肿胀狭窄，甚至影响听力。严重的病变还可向耳后头皮及耳前面部蔓延，即成中医的抱头火毒。颈部亦有淋巴结肿大。

全身症状：开始时比较严重，之后逐渐减轻。少数病例可有食欲减退、恶心呕吐等。经治疗后可逐渐减轻，直至恢复。

舌苔白腻或黄腻。脉象初期多数、浮、洪；病情达高峰时脉大、数；恢复期为平脉。

如其体弱高龄或治疗失误，不幸的也可并发败血症或颅内感染，甚至死亡。所以《医宗金鉴·外科心法要诀》特别提醒人们：“此虽小疾（指皮肤病而言），能令人死！”

【病因病机】

风热毒：《疡医准绳·丹毒》上禀《诸病源候论》的学说，认为“皆风热恶毒所为”。

火心：《外科正宗·火丹》论述“心火妄动，三焦风热乘之”。

心肝两火：《外科真诠·丹毒》论述“赤游丹，属心肝之火”。

膀胱风热：《外科启玄·吉灶丹》论述“是足太阳膀胱风热”。

肠胃风热：《外科启玄·鬼火丹》论述“是手足阳明经内风热”。

脾肺湿热：《外科真诠·丹毒》论述“水丹，又名风丹，属脾肺湿热”。

天行热毒：《疡科心得集·辨大头瘟抱头火丹毒论》论述“中于天行热毒而发”。

胃气虚衰：《外科真诠·丹毒》论述“有由胃气虚极，致令虚火游行于外而发者，治宜补以降之”。

以上诸学说，有些已不符于现代临床，尤其是“脾肺湿热、胃气虚衰”。

本病病因临床实况较单纯。不外乎肝胆经风热为患，不过风重于热者，大多在前期。热重于风者，大多在后期。

此外如耳郭外伤、耳郭湿疹皮炎及化脓性中耳炎分泌物长期侵犯，也为常见的诱因。同时也值得注意的是，本病继发性感染有造成化脓性耳软骨膜炎的可能。

【辨证论治】

本症主要是先辨病后辨证。

风热上扰者,风性轻扬走窜,故以痒为主。红赤灼痛,以热为主。口苦咽干,脉弦、数,舌质红,舌苔黄腻。

热毒为患者,局部红、肿、热、痛四症严重,体温升高。脉数、大、劲,舌红苔黄腻。

毒邪内攻者,虽然十分少见,但热毒过于严重,治疗失时或失策,或过早外用收敛药,使毒邪欲泄无路,困兽内攻,此时壮热神昏,谵语烦躁,头痛,泛恶呕吐,便闭溲赤,舌红绛苔黄,也有出现黑苔,脉洪、数,甚至不驯。

·内治·

疏风清热法:常用代表方有普济消毒饮、化斑解毒汤之类。尤以化斑解毒汤精简有力。常用药:石膏、知母、黄芩、黄连、金银花、连翘、牡丹皮、赤芍、板蓝根、牛蒡子、薄荷等。

清热解毒法:适用于红、肿、热、痛四症严重的,常用方有黄连解毒汤之类。常用药:黄连、黄芩、黄柏、山栀子、生地黄、赤芍、金银花、连翘等。

清营解毒法:凡毒邪内陷者,需犀角地黄汤或清瘟败毒散之类。考这两方,后者是前者的加味而成,所以更适用于临床,常用药:生石膏、生地黄、犀角(水牛角代)、赤芍、知母、玄参、连翘、牡丹皮、黄连、山栀子等。如出现神志昏迷者,加清心开窍的安宫牛黄丸,服法每次一粒,开水化服。或泻热安神的紫雪丹,服法每天两次,每次 1.5 g,开水送服。

·外治·

一般可用碧玉散干扑,不限次数,粉落即扑。

严重者,用金黄散或青敷药,赋形剂可用开水或 30% 蜂蜜溶液,每天敷 2 ~3 次。

干祖望喜用玄明粉溶液湿敷。其法取玄明粉不拘多少,用温开水溶化,接近于饱和点。待凉后,用4 ~6 层纱布蘸透,湿敷患处,随干随即加湿。此方疗效较好。

【预防与护理】

1. 局部注意洁净、干燥。多休息,不要过于疲劳。

2. 禁忌一切发物、助湿食品及酒类、辛辣物,多饮开水。

耳郭血肿

耳郭血肿乃耳郭软骨及软骨膜间,由血液及浆液的潴积而成。《圣济总录·耳门》的耳肿,谓“有黄汁出而为暴聋之病”的描述,没有突出耳郭,所以很难认为是耳郭血肿。

《本草纲目·柳蠹虫》附方:“耳肿风毒”,似为本病,但耳血管神经性水肿也是这样。

中医理论中离经之血外溢而又不泄出于体外者,证属于瘀,故《正体类要》的“青肿不溃”,倒确实属于本病。

【临床表现】

血肿大多发生于耳郭外侧面上部,也可能在耳甲腔,形成一个紫色或青红色圆形或卵圆形橡皮样肿物,压痛不明显。发生后短期略有疼痛或胀感。所以《正体类要》描述为“青肿不溃,焮肿胀痛”。透光检测,呈晦浊不清而境界清楚,这是与浆液性耳郭软骨膜炎相区别的主要鉴别根据。

【病因病机】

外伤:《伤科汇纂·损伤总论》论述“压挤伤,意外所迫致也”。

瘀血流注:《正体类要·扑伤之症治验》论述“瘀血流注”“瘀血攻注”。

气聚不散:《圣济总录·耳肿》论述“其经为风热所客,随脉而上,至于耳中。气聚不散,邪热攻冲,结瘀为肿”。

以上古人学说中以瘀积为最多的理论。临床常见有如下分型:

瘀血瘀滞:大多为外伤之后,致血离经外溢,停滞脉络之中,成“死血”之血,气失运行,凝成血块而固定青肿。

正气不充,无权帅血:血随气行,气以帅血。一旦正气一虚,也能使气血双凝。《伤科汇纂》认为“气主嘘之，血主濡之。若伤损壅肿不退，色黯不消，元气虚也”。有时即使外伤致瘀，机体可以利用气行血流而自行吸收。所以胡廷光又称“壮者气行则愈，怯者则着而为病”。

【辨证论治】

耳郭肥肿结实，肌肤色滞暗紫，有胀感或钝痛轻痛，加以揉按或压迫，即产生疼痛。更有诊断价值者为全身表现，凡脉舌正常，健康状况良好者，大多属于瘀阻腠理，血瀦成肿。

凡耳郭厚肿，较柔软松弛，色呈苍白，并无或似有痛胀感觉，加以揉按或压迫反而舒服一些。脉舌及全身表现有虚象者，诚如《伤科汇纂·青肿》所谓“此元气怯弱也，怯弱所以不能运散瘀滞也”，属正气不足。

·内治·

凡实证，宜化瘀活血法，常用代表方有复元活血汤之类。常用药：柴胡、当归、红花、桃仁、赤芍、全瓜蒌、甘草、大黄等。

凡正气不足者，应气血双补，常用代表方有八珍汤。为散血化瘀，更可与逍遥散同进。干祖望认为十全大补汤比八珍汤更妙，因为内含肉桂，具有温阳消阴的作用，更利于气血的运行。常用药：党参、黄芪、白术、茯苓、当归、白芍、川芎、熟地黄等。

另外，《医林改错》的补阳还五汤，不论虚实，俱可取用。

·外治·

初期：可采用热敷法。

外用药切忌苦寒阴凉，因为寒凉直折，更使“血遇寒而泣”，难以吸收，永留僵肿。故宜用冲和膏，植物油赋形涂敷。此外可用紫金锭外敷。以上二者，均8～12小时换药一次。

必要时可穿刺，吸出内容物。

【预防与护理】

注意局部保暖，尤其是在冬季。

本身病变，虽非严重，但也应防止感染而转化成化脓性耳软骨膜炎，若处理不妥，易引起纤维性变，则耳郭将有永久性肥厚或畸形，如耳道边缘凹凸不平等等。

先天性耳瘘管感染

先天性耳瘘管，或应称先天性耳前瘘管，中医称为耳漏、耳瘘。大多发生于耳轮脚或耳屏的前上方。故《疡科心得集·辨耳痈耳菌虚实论·附》论述“耳漏生于耳根翎上”。上海土语，称聪明眼（洞）。约1.2%的人有此瘘管，女性比男性更多，为17∶1。

这个小孔是瘘管的外口，属于一种常见的先天性畸形，平时并无痛苦。大多为一侧，但也有少数为双侧对称存在者。一旦感染，就成为耳科病中的一个疾病。

它常为盲管，深浅不等，从几毫米到1.5厘米以上，大多为单纯的铳状无歧，和皮肤呈平行或轻度垂斜，也有途经迂回分歧而可伸展到外耳道的深部。常位于耳屏与耳轮脚之间的前方，耳轮与对耳轮之间较罕见。管腔常有正常的分泌物，如若外口闭锁，则郁积腐化而发臭。这时加以挤压，即有白色牙膏样的干酪性物质溢出，有臭气。

一旦感染，则局部红肿、疼痛，酪样物化为脓性分泌物。排尽脓性分泌物，可以愈合，但常反复发作。因为盲管的外口大多在上端，管底在下，常使袋形腔中积脓，引流不畅，无法排尽，所以一经感染，即难愈合。正如《医门补要》谓之“兜脓”。

长期不愈者，瘘管附近肌肤会发生溃烂。如其管腔分支多者，更易复发而难于愈合。

【临床表现】

平时无不适感觉，挤压时常有少量奇臭的白色黏稠性或干酪样分泌物从管口溢出，一般不引起注意。

感染后，即外口闭锁，局部肿胀、充血、灼热，疼痛也逐渐增加。自溃或切开后，排尽脓液，一切炎性症状迅速减轻或消失。但也有反复发作不休者。《刺疔捷法·耳涌疔》《七十四种疔疮图说·耳疔》中半数以上是本病。

炎症严重时，耳下区可有淋巴结肿大、压痛。还伴以发热、头痛、全身不适等症状，但为时不长，至多两三天。舌多黄苔，脉大、浮数。

【病因病机】

常因盲管中干酪样物质长期存在，使该处经常湿润，故容易发酵霉腐。一旦因肝胆经积热上犯，外受风邪，于是风热相蒸化为热毒而发作成疡。

【辨证论治】

首先辨病，根据局部的红、肿、热、痛、化脓与所犯部位及以前就有瘘管，不难指出本病。同时根据《灵枢·痈疽篇》“热胜则肉腐，肉腐则为脓”的理论，无疑是热毒所致。但轻重程度不同。

因为病在耳郭，隶属肝胆经，所以也强调为肝胆经积热蕴毒。

·内治·

一般用清热解毒法，轻症宜五味消毒饮。常用药：金银花、连翘、野菊花、蒲公英、紫花地丁、赤芍、天葵子等。

重症当用黄连解毒汤。常用药：黄连、黄芩、黄柏、山栀子、金银花、连翘、生甘草等。

更针对肝胆两经者，常取用代表方龙胆泻肝汤。常用药：龙胆草、山栀子、生地黄、赤芍、当归、车前子、泽泻、茯苓、竹叶、碧玉散。

·外治·

初起，用青敷药。已成脓者，应切开被闭锁的瘘管外口。必要时扩创，使脓液顺利排泄干净。

初期取用五五丹，外贴小膏药或黄连膏纱布，但后者远远不及前者的密封性强，尤其是在生肌阶段。因为有密封性的可以产生自然的氤氲之气，有利于创口加速愈合。当然，皮肤过敏者，那就不利于小膏药而必需黄连膏了。必要时可插药捻子。之后，随炎症的消退，五五丹改为七三丹、九一丹。最后用生肌散，外面仍然盖贴小膏药及黄连膏纱布。对反复发作感染的瘘管，宜用手术切除。

此外，也可采用中医传统的腐蚀拔管法。方法是取药捻子（大小、长短、粗细根据管腔的大小深浅而定），先将小膏药药粉搐上，再粘上适量的白降丹粉剂，插入管内，并须注意，插捻子必须直插到底，要求盲管底端不留丝毫余隙。外面用小膏药密封，隔24小时后，拔出捻子，即有一层腐败物附着于捻子上面。此时瘘管腔已相当大，肉芽干净。然后改用生肌散，每天换药一次，至愈合为止。

白降丹可使局部疼痛，必要时可掺入普鲁卡因粉末适量，比例最好为1∶100。

炎症消失后可采用手术摘除。手术前应在瘘管内注入亚甲蓝。一般采用局麻，围绕瘘管做梭形切口，分离瘘管周围组织。凡见到亚甲蓝着色或未着色的管壁及瘢痕组织，均予全部切除。手术必须彻底，以免瘘管组织残留而再度形成。一般术后创口一期愈合，少数创面过大而无法缝合者可考虑植皮。

【预防与护理】

1. 患有先天性耳前瘘管者，平时注意不要对它揉抚挤压。

2. 感染以后，及时医治，及时换药，保持清洁与干燥。

【医案】

·案一·

杭某，男，8岁。1991年7月16日初诊。南京。

右耳以久病而于今春手术，同时将先天性耳瘘管也手术切除。却从此经常以瘘管作俑，再三复发。刻下最近一次复发脓泄而敛。

检查：右侧外耳道潮润，瘘管泄脓后的瘢痕隆起而潮红。耳轮满布湿疹、充血、渗液。右颈扪到黄豆大淋巴结二三枚，无压痛，舌薄苔，脉实。

医案：中耳炎，病之源也；瘘管频频急发，症之本也；耳外湿疹，症之标也。炎暑已届，正是剧发之令。是可标本之症，新旧之恙，同时兼顾。

处方：

山栀子10 g　　黄芩3 g　　白鲜皮10 g

豨莶草 10 g	白术 6 g	碧玉散[包] 12 g

7 剂煎服

黄柏粉蜜调，外敷局部。

二诊 1991 年 7 月 30 日。右耳瘘管之患初告结束。但耳中尚在渗液，肌表浅在性糜烂渗液。舌净，脉平。

医案：耳脓未涸，皮蛀正甜，当此酷暑时令病也，从清化为治。

处方：

金银花 10 g	菊花 10 g	豨莶草 10 g
白鲜皮 10 g	青蒿 10 g	苍术 6 g
地肤子 6 g	绿豆衣 10 g	六一散[包] 12 g

5 剂煎服

黄柏滴耳液，滴耳。

三诊 1991 年 8 月 9 日。瘘管外口，又见隆起，轻度充血。舌薄苔，脉平。

医案：瘘管又在鼓脓，但脓量奇多，傍无炎势。拟予清解以观察。

处方：

川黄连 3 g	川黄柏 3 g	大贝母 10 g
白芷 6 g	陈皮 6 g	天花粉 10 g
半枝莲 3 g	甘草 3 g	5 剂煎服

青黛散，麻油调敷。

按语：干祖望认为，本病从瘘管结构而言，管中趁物积聚，发酵腐败，必致痈肿。从肝胆经脉环绕耳周而论，肝胆湿热，循经上蒸，或兼感风邪，致耳部气血凝滞，经络阻隔，而成痈疡。风胜则肿，热胜则红而痛，湿胜则脓水淋漓，病程缠绵，诸邪之中，以热毒为主。故他主张本病应内治与外治结合，而以外治为主。内治一般以清热解毒为大法，佐以疏风渗湿。轻症用五味消毒饮，重症用龙胆泻肝汤，在病之初起，可以加入桑叶、防风、菊花等疏散风邪之品。外治也有考究：初起局部红肿，宜消散为主，可在患处敷青敷散，脓肿形成之后，须切开被闭锁的瘘管外口，使脓排出，然后用蘸上五五丹之药捻插入瘘管，以提毒祛腐，待脓少肿减则改用九一丹药捻。脓尽、肿势退后，在局部可撒少许生肌散，外敷黄连膏纱布。对经常发作，反复感染的瘘管，宜予手术切除或传统的“腐蚀拔管法”。

本案患者由于瘘管感染而致右侧外耳道潮润，瘘管泄脓后的瘢痕隆起而潮红，耳轮满布湿疹、充血、渗液，是典型的外科症状。干祖望也宗外科法处理，并结合病之本、病之源、病之标、病之时令，治以清热燥湿，方中栀子、黄芩清热燥湿，白鲜皮清热利湿，豨莶草祛风胜湿，白术健脾化湿，碧玉散即六一散加青黛，清暑利湿而又有泻火之功。外治以黄柏粉外敷局部，功专清热燥湿。

二诊时瘘管之症宣告结束，侧重治疗耳中及皮肤之渗液，继续治以清热燥湿，原方出入，此时干祖望已考虑到热毒的因素，热邪侵袭，多易化毒，方中的金银花、菊花、绿豆衣都有清热解毒之功效，而绿豆衣更是能解诸般药石之毒，可谓解毒神药。三诊时由于各种原因，瘘管感染有反复的趋势，治法仍宗前方。

·案二·

毛某，女，1991 年 8 月 5 日初诊。南京。

右耳先天性耳前瘘管，经常急性发作。两年前做过手术，一度平稳，两月前又化脓发作。

检查：右耳轮脚处有一珠子样突起，光透有阴影。舌薄苔，脉平。

医案：瘘管本非炎症，藏垢纳污之后，则成疡矣。一度开刀，恨未根治。今取中医“扶正以祛邪”手法，冀其管在不炎。如其再度发炎，则不能不乞灵于操刀之一割。

处方：

生黄芪 10 g	大贝母 10 g	太子参 10 g
白术 6 g	金银花 10 g	白芷 6 g
甘草 3 g	7 剂煎服	

按语：先天性耳前瘘管在不发作期一般不需要做特殊治疗，这里选取的是化脓发作期的治疗案例。西医在急性感染期一般应用全身抗生素，成脓者切开引流，感染控制后手术切除。中医在治疗时仍是内外同治，一般以清热解毒、消肿止痛为法则。干祖望在诊疗先天性耳前瘘管继发感染时，既重视望闻问切所得的资料，也对仪器检查所见的情况有独特的认识，他往往能见微知著，抓住不容易被人发觉或重视的细节，结合自身深厚的

中医底蕴,创出一套自己治疗该病的优势疗法。

譬如本案患者,患处并无红肿热痛等典型阳证疮疡的表现,舌脉相参也得不到使用清热解毒的证据,我们面对这种情况有可能会束手无策,毫无头绪,而干祖望善于在"山重水复疑无路"时发现"柳暗花明又一村"。检查发现患者右耳轮脚处有一珠子样突起,光透有阴影,他敏捷地认识到这是中医的痰病,本当健脾化痰,标参清热解毒。方中黄芪补气而能消肿,太子参、白术益气健脾,贝母化痰祛浊,金银花清热解毒,白芷疏散外邪,甘草调和诸药,金银花、白芷、大贝母、甘草又取"仙方活命饮"之意,是治疗疡症的常用方剂。

本案值得推敲的是:一般治疗疡症,都是以攻法中的清热解毒等为常法,干祖望结合全身辨证,竟然创造性地运用补法而收功,他认为正气充沛,诸邪逊色,也就是张元素所说"满座皆君子,小人无藏身之地"。

耳郭软骨膜炎

本病为耳郭软骨膜的炎性病变,多发生在含有软骨的耳郭部,不累及耳垂,因为此处无软骨。

本病可分浆液性与化脓性两种,后者比前者严重。《疡科选粹·耳发》论述"耳轮生疮,是名耳发疽"。这是泛指两种软骨膜炎而言,甚至还包括其他的耳郭外科病。

《疡科准绳·耳部》论述"耳轮生疽,何如?曰是名耳发疽,属手少阳三焦经风热所致。六七日渐肿如胡桃"者,可能指浆液性者而言。又曰:"或如蜂房之状,或赤或紫……十日刺出黄白脓者生。刺之无脓,时出鲜血,饮食不下,神昏躁者死。"则似乎指化脓性而言。兹将二者,分别讨论如下。

一、浆液性耳郭软骨膜炎

浆液性耳郭软骨膜炎主要表现为耳郭局限性肿胀,病变为软骨和软骨膜之间有血清渗出,使渗出物形成囊肿样隆起。故又称耳郭软骨间积液、耳郭囊肿、耳郭假性囊肿和耳郭软骨膜下积液等别名。中医称耳壳流痰。

这种渗出物的潴积,中医认为是痰。中医认为不正常的渗出物为津液浊化腐败所致,它潴留于肌体组织中而导致的白色肿物,习惯上称为流痰或痰注。

本病是一种软骨膜的无菌性炎症反应,因此预后良好。当然,也有转化为化脓性者,即较严重,不过这种病变在临床很难见到。

【临床表现】

本病都是偶然发现耳郭前上方有局限性隆起,初如黄豆或花生米大小,继而逐渐扩大。局部发胀、发痒、有灼热感,但也有毫无感觉者。受压迫时或感疼痛。好发于耳郭外侧面上半部,常单发在一侧。

皮肤外表正常,局限性界限清楚,压之有波动感,中医称为"应指"。这种肿胀,亦可在较长时期内呈静止状态。

透光测验,呈清澈透明,如有红色者,乃耳郭前后的正常组织,故与血肿十分容易区别。可以穿刺出淡黄色胶水样黏液,但很快又有新生的浆液渗出填充。所以一般抽完之后,加以两面压迫,可以阻止其再度产生液体,同时也不会祸及邻近组织。

一般无全身症状,脉诊、舌诊上无特殊反映。

【病因病机】

风湿热毒:《疡医准绳·耳部》论述"大抵风湿热毒"。

血虚生热:《疡科选粹·耳发》论述"血虚生热,或肝经燥火生热"。

中气虚者:《疡科选粹·耳发》论述"中气虚者"。

本病病因,古人分析俱难言之中的,与临床上殊感枘凿。唯中气虚者,在少数病例中,可能如此,因为脾虚气怯生痰之故。临床上的实况,不外虚实二者。

痰浊流注:属实证。不论六淫外感、七情内伤或饮食劳逸所致都可浊化津液而成痰。痰之为物,可随气升降,无处不到。耳郭皮单肉薄,也如四末一样，为气血罕到之处，缺少阳气的温煦，所以更易潴积停留，一经流注，势难运化吸收。《丹溪心法·痰》认为“凡人身上中下有块者，多是痰”，《张氏医通·痰》亦称“凡人身中有块，不痒不痛，名败痰失道”。所以《杂病广要》把这种“不痛不红，不作脓者”的肿物，目为“痰注也”。

脾虚生湿，湿郁成痰：属虚证。脾主运化水谷精微，虚则运化功能衰弱，致内湿自生。由于内湿的停滞，则脾阳更加失振，脾阳困顿，则运化更受障碍。于是水谷精微不化津液而化为痰饮，所以有“脾为生痰之本”之说。这种属于虚证的痰浊，也同样能流注各处，潴积停留为患。

【辨证论治】

实证的痰浊流注和虚证的脾虚生痰，二者区别以全身症状及脉舌为重点。

实证，全身表现和舌、脉均为正常。虚证则或有腹满易胀，肠鸣便溏，消化不良，四肢困乏，口黏不渴拒饮或渴喜热饮，舌苔白腻，质胖嫩淡，脉缓。

局部表现：实证肿胀较为结实，波动感明显，肤表比较紧张。虚证肿胀松弛，柔软如绵而缺乏弹性。

内治之前，抽去炎症局部的分泌物，为最好的手段。当然也可予以两面加压，使液无再生余地。至于用高渗盐水洗涤及开小窗口引流，则不必多此一举，内服的药治，足够应付自如，控制其浆液的再生。

·内治·

痰浊流注者，应散结消痰，常用代表方有二陈汤及其衍化的方药，其中以王氏二陈汤最适合。如与三子养亲汤合用更妙。用丝瓜络引子，使药力直达耳壳。常用药：陈皮、茯苓、甘草、白芥子、紫苏子、莱菔子、丝瓜络等。

脾虚生痰者，当健脾扶土，待脾气一振，痰自消散，常用代表方有六君子汤之类。常用药：党参、白术、茯苓、陈皮、半夏、甘草、浙贝母、桔梗等。

实证中如其挟风热者，加白僵蚕、柴胡。挟有瘀滞者，加丹参、当归尾、乳香、没药。

有时也有介乎二者之间的半虚半实，不虚不实者。应施以醒脾消痰一法。代表方有保和丸之类。也可加入白芥子、莱菔子等药以加强消痰力量。

·外治·

一般可用热敷。

有僵化情况者或脾虚所致者，可用艾条熏灸。

在无菌操作下，抽去液汁，然后加以压迫固定，为最佳良策。

敷药切忌苦寒，宜用冲和膏或季德胜蛇药涂敷。

【预防与护理】

1. 未病时注意外伤。平时禁忌揉捏。
2. 冬天注意保温。
3. 抽液后注意感染。

二、化脓性耳郭软骨膜炎

本病中医谓耳阕、断耳疮。1985 年版《高等医药院校教材·中医耳鼻喉科学》（即第五版教材）编写时，新添此病。但苦于没有中医的适当名称，经过讨论，乃决定采用干祖望建议而名断耳疮。《诸病源候论》最早谈到断耳疮。考“断”字固然有折断的解释，但还有断送的意义，所以断耳的含义，是言它的后果可以断送耳朵。化脓性耳郭软骨膜炎的后果，大多会断送耳郭或成为畸形耳郭。

《说文解字》：“耴，墒耳也。”王筠解释为“盖谓因病而隋。”则断耳疮，又可称为耴或墒了。至于《书·吕刑》中的“刵”字，那不是由于疾病的原因毁去耳朵，而是人为地割去耳朵，绝非同一回事。

【临床表现】

主要特征是皮肤损伤，累及软骨膜，导致软骨膜发炎终至软骨坏死，是比较顽固的并且使病者十分痛苦的外耳疾病。

原发性化脓性耳郭软骨膜炎，先有耳郭灼热，继而肿胀疼痛。病情发展很快，迅速加重，呈持续进行性加重。可伴以体温升高，全身不适。疼痛与日俱增，甚至日夜不安，尤以夜间为甚。随着软骨膜下炎性渗出物的增多，耳郭呈弥漫性褐红色肿胀,并逐渐失去原来的轮廓。肿大明显者,其体积可比正常的大 2 ~3 倍。由于肿胀延及耳后皱襞,使耳郭成为“招风耳”。严重的外耳道口因肿胀而闭锁。之后软骨膜下脓肿形成,触诊有波动感。一般局限于耳郭的凹面,但因软骨的破坏而侵及两面。最后,全部软骨腐烂蚀尽,仅仅留下没有软骨之处的耳垂。至此,则疼痛、腐烂或全身症状也随之而消失。

继发性的,大多由切伤、裂伤、烧伤、冻伤、耳针及浆液性耳郭软骨膜炎穿刺抽液所致。其全身症状很轻甚至没有。疼痛、灼热感、肿胀也很轻,唯一特征,是“蚕食”型地来腐蚀软骨,而且无法控制,所以进展较慢。最后也是以软骨全部烂完而告痊愈。

不论原发与继发,后期支撑的软骨全毁,甚至部分肌肤也全部消失,唯一剩下的耳垂,即使肌肤保存,因缺乏支架而逐渐卷缩,炎症消退后即失去原形成了一团疙瘩。

【病因病机】

风湿:《诸病源候论・断耳疮》论述“风湿搏于气血所生”。

临床实况以外因来说局部的红、肿、热、痛及化脓、腐烂,全身症状明显,可谓风热毒邪。内因为肝胆积热,化火上凌。

另外,耳郭本身的外疡及一切外伤的转化,尤其是耳针盛行时,由于针刺时消毒不严引起的也为数不少。如南京鼓楼医院耳鼻咽喉科分析 33 例耳郭软骨膜炎,其中 9 例是由于耳针所引起(见 1973 年《新医学》杂志第 7 期)。又如中国人民解放军 359 医院五官科分析 13 例患者,其中 7 例为耳针感染(见《江苏医药》杂志 1979 年第 9 期)

【辨证论治】

外伤与火毒热邪结合:诸痛痒疮,俱属心火。疼痛剧烈,热毒盛炽。热盛则肉腐,故蚕食腐蚀,很难控制。因本病不同于耳郭浆液性软骨膜炎的局部为患,它是肝胆积热,所谓“由之于内而形之于外”,故而可有全身症状出现。脉象大多为数、大、实。舌苔多黄腻,严重的边、头色红。

正虚邪难外托:凡年老、病后及禀体虚弱者,疼痛剧烈而毒难外出。局部干涩不焮,腐蚀虽然无法控制,但其进行则十分迟缓。这都说明是正虚邪盛,毒难外托。脉象,多为细小无力。舌苔薄白,质淡白无华。

・内治・

外伤与火毒热邪结合者,当清热解毒为法,轻剂代表方有五神汤。去牛膝,加白芷、防风、连翘。严重者,用黄连解毒汤或龙胆泻肝汤之类。

正虚邪不外托者,当扶正托毒,常用代表方有四妙饮。考此汤初见于《外科精要》,称神效托里散,后改称四妙,在《串雅内编》称四大金刚。常用药:黄芪、当归、金银花、玄参、赤芍、白芍、生地黄等。

・外治・

创面贴黄连膏纱布,撒七三丹或九一丹。如脓少而不能浮腐者,改贴玉枢丹纱布,撒洋浮散或黑虎丹。

腐尽烂止而有新肉芽时,需贴黄连膏纱布,掺生肌散。

・外治・

西医采取早期全部耳郭切开,清理脓腔,随即填入预制的塑料片后,缝合切口。这样可避免以后畸形,我们认为也是一个办法。

【预防与护理】

1. 每冬必发冻疮者,入冬注意防止两耳受冻。
2. 做耳针治疗时,除注意消毒之外,还要注意防止损伤软骨。
3. 一旦出现浆液性耳郭软骨膜炎时,要及时治疗。如为化脓性软骨膜炎者,要及时换药及注意消毒。
4. 痊愈之后,遗有畸形者,可做整容。

【医案】

・案一・

王某,女,21 岁。1991 年 6 月 25 日初诊。省保险公司。

右耳郭厚肿发热。触痛者已半年。起因可能由眼镜架过紧受压导致，在此期间一直在病态中度过。刻为发作之际，疼痛减轻，新添作痒，余无不适，稍感疲劳。

检查：右耳轮肥厚，皮肤红赤，有灼热感，柔软，透光清澈，无阴影。舌薄苔，脉实。

医案：败津腐液。渗潴耳轮，浆液性耳软骨膜炎。病逾半载。刻下肌表作痒且红。殊恐转化为化脓性耳软骨膜炎，急予消炎，希其免于破溃。

处方：

川黄柏 3 g　薏苡仁 10 g　苍术 6 g
白芷 6 g　防风 6 g　陈皮 6 g
金银花 10 g　半枝莲 10 g　重楼 10 g
大贝母 10 g　3 剂煎服

玄明粉 30 g，水溶后湿敷局部。

二诊 1991 年 6 月 28 日。药进 3 剂。红肿热痛明显减轻及消失。

检查：右耳肿退红消，但与健侧对比尚感较厚一些，舌薄苔，脉平。

医案：诸邪外泄，刻下情况乃系《内经》所谓"营气不从，逆于肉理"，当然疏和气血为是。清解之品仍宜续取。但以耳轮为人身气血罕到之处，不能再取苦寒。

处方：

金银花 10 g　地丁 10 g　菊花 10 g
大贝母 10 g　当归 10 g　川芎 3 g
陈皮 6 g　炒薏苡仁 10 g　白芷 6 g
六一散包 12 g　5 剂煎服

玄明粉，继续溶水湿敷。

按语：本病的病因病机，干祖望认为有以下方面：风湿热毒、肝胆积热、痰浊流注、脾虚生湿。对于浆液性耳郭炎的治疗，以化痰为主要法则，代表方为王氏二陈汤合三子养亲汤。方中白芥子消皮里膜外之痰，是为主药，白芥子对胃黏膜有很强的刺激性，有胃溃疡者禁用。即使正常人也不应超过 6 g，服药时间应在饭后饱腹之际，可减少对胃黏膜的刺激。若见面白、食少、便溏等脾气虚弱症状者，可以用六君子汤。关于补脾与醒脾两法的不同，需加以区别。干祖望曾说过："用譬喻来讲，你有一个穷朋友，穷得衣食不周，你送钱给他，这是'补'；你替他介绍工作，安排生活上的收支平衡，这是'醒'。醒脾的对象，并非脾土虚弱得无法自立，只是被湿困而萎靡难振，现在只需你加一刺激，使他从困顿中苏醒起来重振威风。"兼有风热外感者，局部有灼热、瘙痒，可加僵蚕、柴胡以疏风清热化痰，挟瘀滞而见局部呈青紫气，透照度稍差者，加丹参、当归尾、乳香、没药等活血化瘀之品。对于化脓性耳郭炎，症见耳郭红、肿、热、痛俱盛，发热，口渴，烦躁，小便短赤，大便秘结。治宜清热泻火，解毒消肿，轻症用五神汤，重症方选黄连解毒汤或龙胆泻肝汤加减。以大苦大寒之龙胆草、黄芩、黄连为主药，一般用量在 3～10 g，以直入肝胆经脉清热泻火之山栀子、夏枯草、苦丁茶等为助，用量在 10～15 g。这样，以苦寒之品直折炎炎火势，但这些药不宜久用，一般用药 3～5 剂后，若病人热势稍退，即应减量或更换，以免苦寒败胃。同时在方中配伍生地黄、泽泻、甘中黄等，既可协助清热，又能免除苦燥伤阴之弊。气虚血滞邪恋者脓肿溃后，久不收口，耳痛不剧，发热不高，患处肿而不红，溃烂脓少且稀，舌淡苔白，脉弱。此时专执清热解毒则斫伐正气，一味进补则恋邪留寇，治宜扶正祛邪，益气、化瘀、解毒三法并用。方选四圣饮加减。药如黄芪、当归、金银花、甘草、川芎、红花、乳香、没药、重楼、紫花地丁、蒲公英等。黄芪是扶正托毒的主药，用量在 15～20 g。

本案患者弱冠之年，右耳郭厚肿发热，触痛作痒，耳轮肥厚，皮肤红赤，有灼热感，柔软，透光清澈，无阴影，干祖望辨为湿热内蕴，酿痰生毒，阻滞气血，予以清热燥湿治疗。方中黄柏、苍术、薏苡仁为三妙丸，功在清热燥湿，白芷、防风散邪外泄，金银花、半枝莲、重楼清热解毒，贝母、陈皮理气化痰。同时，注重内外同治，以玄明粉湿敷，按西医说法即起到抗菌消炎之效。由于辨证准确，药物效专力宏，三剂后收到显著的效果，红肿热痛明显减轻及消失，此时干祖望宗《内经》"营气不从，逆于肉理"之说，以疏和气血为是，不以大量苦寒之品为续，以免枯燥伤阴，方中金银花、菊花、紫花地丁取五味消毒意，甘寒清热，贝母、薏苡仁化痰祛湿，当归、川芎、陈皮活血理气，白芷疏邪外散，六一散清热利湿。清代高锦庭在《疡科心得集》中提出“外疡实从内出”的观点，认为外疡与内证异流而同源，气血就是诸多内证中的一重要因素，故干祖望处方时时刻不忘从气血论治。

·案二·

陈某，女，58 岁。1991 年 6 月 27 日初诊。浙江。

去年中秋，右耳耳轮红赤肥厚，疼痛灼热，偶有针刺样感觉。用抗生素而平复。当时无全身症状，时逾一周。再度发作，其红肿热痛四大症一如前者，也用各种抗生素而逐渐告痊。后又多次复发，处理反应及后果一如前者。但右侧也有波及，此后至今常常乍轻乍重。刻下常感耳胀而木然，似乎有一股“气”在里面流窜。伴有萎缩性胃炎（轻度）。大便偏干，血压偏低，入冬有些畏寒。

检查：两外耳道（－），耳轮轻度肥厚、充血（晦暗型），尚柔软，透光未见异常。颈部未扪及淋巴结。划测试验（－）。舌薄苔映黄，舌下静脉轻度瘀血，舌质偏胖，脉平偏细。

医案：诸症表现，事非丹毒，更非过敏。即以耳软骨膜炎而论，浆液无浆液，化脓无馈破，更难冠以斯名。证则显然，女子七七绝经已逾多年，营衰血怯，事在意中，加之当时风热屡扰，络血瘀滞于近四末之端、气血罕至之处的耳轮。治当养营活血，参以清热。但切忌苦寒以致“血遇寒则泣”之流弊。

处方：

红花 6 g	桃仁 10 g	当归尾 10 g
大贝母 10 g	赤芍 6 g	牡丹皮 6 g
丹参 10 g	紫地丁 10 g	金银花 10 g
白芷 6 g	5 剂煎服	

玄明粉 50 g，水溶后湿敷局部。

二诊 1991 年 7 月 21 日（信函诊治）。顷接来翰，谓红肿程度有所减轻，充血淡化，气肿亦有收敛缩小感觉。纵然五诊不全。诉难倾意，唯粗见疗效，反应较佳。则事可肯定，中医治“证”不治病，似难凭意悬臆。顽痾奇症，初获转机，对于有效之方，大有“施朱嫌赤，施墨嫌黑”之慨。唯以根据“乍轻乍重”一言，是否久病气虚，拟原方中酌加生黄芪 10 g 以探进止。

玄明粉如前续用。亦可取太乙紫金锭（为小儿腹泻的内服药）用水磨浓液外敷，如嫌片刻即干者，可加些稀释的蜂蜜即可。

按语：外科诸症亦非一味清热解毒就可解决的，要想病瘳疾愈。一定要勤求古训，博采众方，并且针对病人的实际情况，尽可能地充分发挥自己的主观能动性来临证。瘀血是外科病症中的重要致病因素，气血凝滞，郁而化热，热盛肉腐，血肉腐败，所以疾病的发生与否，与人体血液的盛衰有着密切的关系，血盛者，即使外感六淫，内伤七情也未必发病，反之则发病。

本案患者耳郭炎匝年不愈，使用抗生素后也是反复多次，可见实为顽症，常规的清热解毒未必能奏效，而其耳轮充血，耳内胀感，舌下静脉轻度郁血提示有瘀血证，考虑到当时风热屡次侵袭，暂予凉血活血治疗，方中桃仁、红花、丹参、当归尾活血化瘀，牡丹皮、赤芍凉血散瘀，金银花、紫花地丁清热解毒，贝母化痰散结，白芷疏邪外散。本方既考虑到凉血活血以治本，也顾及清热散结以治标，标本兼顾，以期全功。同时，治疗此类阳证肿疡，坚持内外同治，以玄明粉水溶后湿敷局部。中药外治的功用是不可小觑的，在特定疾病中，功用胜过内服汤剂。干祖望治耳壳流痰时，常用冲和膏敷于局部，以散结消痰，或用季德胜蛇药片，碾粉后用水或蜜调敷局部，金黄散之类寒凉药方慎用，以免加重寒邪凝聚。在治疗易化脓者时，主张：①病之初期，宜在肿处敷金黄散。肿而硬者，可用玉枢丹。②脓肿破溃后，可在患处撒少许七三丹（轻症用九一丹亦可），上覆黄连膏纱布。③脓少而稀者，可用泽泻散，黑虎丹敷之，周围则可敷冲和膏。④慢性阶段，脓少而不收口，可在患处撒生肌散，上覆黄连青纱布。二诊时所加生黄芪在外科常用，且一定要生用，有托疮生肌之良效。

耵聍栓塞

耵聍是外耳道正常的分泌物，诚如《诸病源候论》所谓"人身皆有之,轻者不能为患"。所以在正常情况下,不作病论。

在临床上经常遇到儿童甚至成人来就诊,据称是中耳炎。症状是耳中终年不干燥,耵聍如同黄凡士林一样的黏稠,擦去之后,不久又再生。这是正常的蜡状耵聍,其杀菌力特别强,所以不是病态。

本病中医历代有耵耳、耵聍、结鞕(读 bao)、结核塞耳、耳屎、耳墨、脑膏、泥丸脂、耳垢之称。

《丹溪心法·耳聋》:"人耳间有津液……结鞕成核,塞耳,亦令暴聋,为之耵耳。"这才能视为疾病的耵聍栓塞症,同时也有了专用病名。又如《备急千金要方·七窍病》《本草纲目·弓弩弦》的耳中有物不可出,也都指耵聍而言。但也有把它称为耳痔者,例如《奇症汇·耳》:"有人耳内,生物如枣核大,痛不可动者。以火酒滴入,仰之片时,以箝取出,绝根,此名耳痔。"

【临床表现】

正常的耵聍,常为淡黄色片状物,一如白木耳,诚如《普济方·耳门》之"耳中津液结聚,如麸片之状,久之则丸结不消,或似蚕蛹"。所以对人毫无影响,相反地可利用它来防御外来物的侵入而起到保卫作用。

达到栓塞阶段,必然有结成块状的黄褐色或褐黑色的栓子,可以大到像花生米一样,性质坚硬。此时即可影响听力,故《千金翼方》认为"耵聍年久,耳聋"。本病亦可产生憋气阻塞感,《医门法律》"聋病者,外气不得入内"的描写就是指此而言,甚至还有疼痛。如刺激鼓膜者,可发生耳鸣、眩晕,也有少数可引起反射性咳嗽。

如有水液进入,耵聍栓子即湿润膨胀,则一切症状更加严重。

【病因病机】

从《诸病源候论》开始到清末,基本上都是接受了巢氏学说。所以《兰台轨范》的"津液为风热乘,结鞕成丸"最有代表性。

耵聍本身就是耵聍腺的分泌物,所以中医称之为津液,一待干燥而成片,常因头位的改变、下颌关节运动和身体的活动而自行向外排出。但常因以下几种原因,使它不向外排出,反而积聚、凝结成块。这几种原因不外乎:尘土杂物侵入而构成其核心、习惯性挖耳、分泌腺分泌过旺、外耳道皮肤浅表性损伤等。

·外治·

处理的唯一办法,就是取出。体会《疡医大全》的"治耳屎凝结,难取"一语,可证明不论古今,都一致主张外治以取出。

确诊之后,先用黄连液滴入耳内,必要时每4~6小时滴一次,24小时后取出。西医取用苏打溶液滴耳,其作用较黄连液更佳。

【预防与护理】

1. 平时勿掏挖耳朵。
2. 耵聍取出后,要注意保持洁净干燥。
3. 耵聍取出之后的短时期中,如厌恶外来声响过高,可以浮松地塞些消毒棉花,半天至一天后取出。

外耳道疖肿

外耳道疖肿,又称耳疖,也称局限性外耳道炎,为常见的耳科病。一般生于外耳道外1/3的软骨部。它是一种容易被忽视的危险症候之一。中医称耳疔、耳疖。古代尚有黑丁、耳疮、耳内生疮、耳痛生疮、黑疔、黑靥疔、耳茸疔、耳痈疔、耳门疔、耳涌疔、耳疗、耳定等病名记载。

《华佗中藏经》中"五丁"之一的黑丁,是有关外耳道疖肿最早的记述。

"丁"为疔、钉的古体字。因为疖肿中心坏死组织很坚韧,不易溶解,形成麦粒大小的硬物来作为中心,其名曰脓栓,其形似铁钉,所以称钉,也就是疔。黑未必名副其实的是黑色,因为肾开窍于耳,肾在色为黑,发于肾窍的疔,称之为黑疔。诚如《马培之外科医案》所谓:"疔疮名目甚繁,先贤以青、黄、赤、白、黑五色分别五脏之疔,已尽之矣。"至于《医宗金鉴·外科心法》的黑靥疔,其实也就是由黑疔一名演化而来。

疖者，节也，是形容它如结节的小疮。此名初见于《刘涓子鬼遗方》。《备急千金要方·丁肿痈疽》予以解释为："凡肿，根广一寸已（以）下名疖，一寸已（以）上名小痈"，可证明疖是专指小而凶的毛囊和皮脂腺的急性炎症而言。

至于《中藏经·论五丁状候》所说的"黑丁者……使人牙关急……祸必至矣，不可治也"，其实这是中医称为疔疮走黄的并发败血症，并非一般所有外耳道疖肿的常见症状与预后。

【临床表现】

本病多发生于外耳道软骨部分，常为单发，也有此起彼伏地连续发生几个者，但不会几个同时存在。

疼痛为主要症状，有时很剧烈，常为跳跃性痛，在张口、咀嚼、打哈欠时尤为严重。所以《外科大成·耳部》特别指出："黑疔生于耳内，一点，疼如锥刺。"因之常使患者彻夜不寐。伴有肿胀可使外耳道狭窄甚至闭塞，影响听力，同时还可由外耳道向外扩展。一般生于耳前壁者，于耳屏及其附近出现肿胀。发于耳下壁者，肿胀可波及耳下。发生于耳上壁者，颧骨突起肿胀，更可累及乳突。

婴孩儿童因不能言语，则出现不明原因的啼哭不安。

全身症状有发热、头痛、便秘。舌苔黄，脉象实、大、数、弦等。

疖肿顶部可有黄脓点。破裂后，即有脓液淌出。脓栓与脓液大多在起病后 5 ~ 7 天形成，所以《疡科心得集》称之为"一候"。位置较深者，则化脓也较晚一些。当栓脱脓出，剧痛即随之缓解，终至消失，红、肿、热也相应同步减退。

有时可引起耳前、耳后或耳下的淋巴结肿胀、压痛。往往也随疖肿的形成、发展而明显，随疖肿的消退而吸收。

虽然它与化脓性中耳炎的剧痛很难鉴别，但当扯动病耳耳郭时，如是中耳炎则并无牵引而痛，而疖肿则剧痛陡然加剧。中期，在外耳道检查，如是中耳炎则无病变，如是疖肿则可见到肿物。泄脓之后，中耳炎的脓液是稠黏而牵丝如线，疖肿则不然。

【病因病机】

肾虚加风热：《诸病源候论·耳疮候》论述"足少阴为肾之经，其气通于耳，其经虚，风热乘之，随入于耳，与血气相搏，故生疮"。

丹石热毒：《医宗金鉴·外科心法》论述"有因服丹石热药，积毒而成者"。

肾经火毒：《增订治疗汇要·耳疔》论述"由肾经火毒而成者"。

肝火湿热：《中医外科临床手册》论述"肝火湿热，上蒙清窍，血凝毒滞而成"。

实际上本病无虚证，《诸病源候论》的"虚"，并非虚实之虚，乃空隙之意。

总之，本病不外乎热毒，唯开始时有风邪之诱。因耳朵位居少阳，属肝胆之域，所以肝经有郁火者，则更加严重。

【辨证论治】

头为诸阳之会，风为轻飘之邪，所以风邪最易侵犯头面，而且耳位于少阳经，肝胆伏热借机助桀。

·内治·

初期，风重于热时，宜疏风清热，常用代表方有七星剑汤。常用药：金银花、连翘、紫花地丁、蒲公英、菊花、苍耳子、豨莶草等。

中期，热重于风时，当重剂清热解毒，常用代表方有黄连解毒汤之类。常用药：黄连、黄芩、山栀子、连翘、赤芍、牡丹皮、夏枯草等。

肝胆火旺者，常用代表方有龙胆泻肝汤之类。常用药：龙胆草、黄芩、生地黄、牡丹皮、山栀子、赤芍、车前子、泽泻等。

恢复期或热毒轻微者，宜甘寒解毒，代表方以五味消毒饮最为常用。常用药：金银花、连翘、蒲公英、紫花地丁、生甘草等。

干祖望亦认为，不论轻证、重证，都可用黄连解毒汤来清热解毒。凡头面实证的热毒，在高峰严重之际更可取用泻下手法，代表方有大承气汤，但除去厚朴。也可在所用汤剂中加入大黄、玄明粉。玄明粉为精制的芒硝,易溶于水,故而不必煎煮,以药汤冲之自溶。大热大毒之证,经此一泻,即可清解,中医名为"釜底抽薪"法,外科经常取用。当然,虚弱老人慎用。如有变症(证),大多为败血症或颅内感染,详见"鼻疖肿"。

·外治·

初期,用玉枢丹或梅花点舌丹,醋磨,直接涂擦于红肿隆起区。每天涂3~4次。亦可在外耳道滴黄连液,每天1~3次,冬天注意药水温度,必须接近人身体温。因寒温在片刻间相差太大,必然引起疼痛或眩晕。如其肿胀外溢到外耳道口外,或耳郭、耳周者,取如意金黄散,以饴糖(即麦芽糖)稀释作赋形剂,调成糊状,在肿处敷涂,日换1~2次。

已溃者,用七三丹掺于创口,促使腐败物容易排出,中医称之"拔毒"。外塞黄连膏纱布,轻松堵塞。每天油纱条及七三丹换2次。

后期,改用生肌散,促使加速愈合,中医称"长肉生皮",外塞黄连膏纱布。每天1~2次。创口愈合后,用干纱条再堵塞1~2天。

而对颈部淋巴结肿,不必处理,待疖肿痊愈后可自行吸收。

·外治·

针刺:百劳、肩井、合谷(同侧)。

【预防与护理】

1. 平时禁止掏挖耳朵。

2. 患病后,如在冬季,可在外耳道口塞以疏松的棉花球,使外耳道保持一定的温度。这样则易腐、易排毒,而且也易于愈合。

3. 外耳道要保持干燥洁净。擦去污秽时,切忌粗暴或反复重擦。

4. 在病起初期或疖肿未成熟之际,可于耳外部热敷。每天3~4次。

5. 睡眠时,病耳宜在下侧,但要注意不要让其受到压迫。

6. 疼痛较重难忍时,可针刺合谷、内关、少商穴以镇痛。

7. 在愈合之初,必然产生轻微瘙痒感,切勿狂搔乱掐。

8. 注意处理全身性诱发病因。

9. 对疖肿不能挤、压、刺、抓等,以防破坏"护场",使得"疔疮走黄"。

10. 忌食物中的发物,即指牛羊肉、海味、水族、飞禽类、酒、辣等。

弥漫性外耳道炎

本病中医称耳疮,《素问·至真要大论》论述:"诸痛痒疮,皆属于心。"第一次提出疮字的是《内经》,它是泛指肌肤、黏膜上肉眼所见到的化脓性损害。第一个论述到耳疮者,为《诸病源候论》。

耳疖肿与弥漫性外耳道炎的区别是前者为局限性的疖子,后者为弥漫性的感染。前者损害范围小而深,较为严重;后者损害范围大而浅在,较为轻缓。前者重于热毒,后者重于湿热。前者来势凶猛而病程不长,后者来势平和而病程漫长。前者多急性,后者多慢性。

【临床表现】

临床表现,可分急性与慢性。

急性者症状与疖肿相似,但来势轻而缓慢,症见外耳道深部皮肤轻度充血。之后渐呈弥漫性肿胀,皮肤由潮润而糜烂,但疼痛不及耳疖肿严重。分泌物大多为黏液性或浆液性,不若耳疖肿为脓液性,因为渗出广泛,肿胀也较严重、广泛,往往使外耳道狭窄,甚至完全闭塞不通。严重的不论充血、糜烂、疼痛、渗液及肿胀均较厉害,可有轻重不一的全身症状。颈部可有多枚淋巴结肿大。

慢性的,仅觉耳部不适或痒或痛,以痛为主。有少量黏液性或浆液性分泌物。检查可见外耳道皮肤轻度潮红、粗糙、增厚。覆有薄脓痂,其下有少量脓液和脱屑。鼓膜混浊、增厚、标志模糊,故易导致听力稍感下降。颈部常有淋巴结肿大,但无明显全身症状。

【病因病机】

风热为患:《太平圣惠方·耳内生疮》论述“风热乘之,与气血相搏”。

湿热夹风:热毒壅盛,兼挟湿浊,引动肝火胆热,循经上乘,蒸灼耳道,壅遏经脉,逆于肌肤而致耳道漫肿红赤,化脓成疮。

肝肾相火:相火和君火相互配合,以温养脏腑,推动各种功能活动。产生相火的脏腑有命门(肾)、肝、胆和三焦。但在过盛之下,即形成一种貌似实火而属于虚火的致病元素。耳为肾窍而肝胆环绕,肾、肝、胆俱有相火,故其上犯,则独趋耳窍。

【辨证论治】

湿热夹风:湿性虽下沉,但湿热交蒸,势必化火,氤氲之气则向上浮越,所以能痒能痛,损害区面积愈大,渗液亦愈多。更加风邪一煽,上犯头面则更多。

肝肾相火:相火属无根之火,诚如《罗氏会约医镜·相火论》所谓“火而无根,即病气也。可见火之标在上,而火之本则在下”。故而本型耳疮都见于成人,局部表现,充血灼热较甚,痒痛亦较显著,分泌物不多,这提示火旺水枯。全身症状有眩晕头痛,耳鸣耳聋,急躁易怒,夜寐多梦等,也重点表现于“上”。

·内治·

湿热夹风:应清热解毒,常用代表方有清营汤之类,但可除去犀角(水牛角代)、麦冬。严重的也可用龙胆泻肝汤。常用药:金银花、连翘、黄连、竹叶、生地黄、赤芍、山栀子、车前子、木通等。

肝肾相火:法取滋阴潜阳。常用代表方有丹栀逍遥散之类,有时知柏地黄汤也可取用。常用药:知母、黄柏、生地黄、牡丹皮、山栀子、当归、赤芍、菊花、枸杞子等。

·外治·

二者都可用绿袍散,渗液多的也可干撒,但宜少不宜多。渗液不多者,用植物油调匀,涂擦。

瘙痒严重者,可用加味黄连膏。

【预防与护理】

参阅“外耳皮肤炎”“外耳道疖肿”的有关内容。

【医案】

沈某,女,38 岁。1992 年 11 月 3 日初诊。

右耳外耳道霉菌感染已 3 年,作痒及分泌黏液。1 个月前右耳剧痛,呈跳跃性,流脓之后疼痛即止。但脓由多渐少。听力下降。自声由增强而到现在消失。素有慢性咽炎,昨起咽喉干痛而有粗糙感。痒而致咳。

检查:右外耳道有脓性分泌物存在,鼓膜穿孔不明显,骨部及软骨部皮肤角化。咽峡充血红艳。舌薄苔,脉细。

医案:中耳之炎进入式微阶段,霉菌感染尚无向愈倾向,今也并而治之。

处方:

川黄柏 3 g	苍术 6 g	夏枯草 10 g
金银花 10 g	重楼 10 g	地丁 10 g
豨莶草 10 g	白鲜皮 10 g	地肤子 10 g
苦丁茶 10 g	7 剂煎服	

加味黄连油膏,外用涂耳道。

二诊 1993 年 1 月 8 日。时逾两月又五天,进药 10 剂,自感稍有好转,右耳疼痛消失,但分泌物仍在,量少。外耳仍有痒感,听力自诉稍有提高。咽干狂饮,不择温凉。大便偏干,咽痒而咳者俱消失。

检查:右耳外道欠干燥,充血已无。咽部充血消失,舌薄苔,质胖,脉细。

医案:纵然进药,一曝十寒,但诸症确大有好转。再拟扶正祛邪治法,药可维持之最,即隔日 1 剂。

处方:

升麻 3 g	党参 10 g	白术 6 g
白扁豆 10 g	茯苓 10 g	山药 10 g
百合 10 g	夏枯草 10 g	玄参 10 g
甘草 3 g	7 剂煎服	

按语:本病西医按炎症处理,多用消炎药抗感

染。干祖望认为中医治疗此病有其独特的优势，内服药和外用药合用，可以标本兼治，直达病所。他主张本病应责之肝胆，不宜归咎于肾经。内治可分为三种类型：风热邪毒外侵、肝胆火热炽盛、脓毒扩散。风热邪毒外侵型，用疏风清热解毒法，方选七星剑汤（麻黄、重楼、豨莶草、紫花地丁、半枝莲、野菊花、苍耳子）加减，或用银翘散合五味消毒饮；肝胆火热炽盛型，用清泻肝胆火毒法，轻者柴胡清肝饮，重者龙胆泻肝汤，三焦热盛者，重用苦寒药物，方选黄连解毒汤加大黄；脓毒扩散型则按疔疮走黄处理。外治按脓未成与脓已成选用点药、敷药、切开等法，后期用生肌散、黄连膏等促进疮口愈合。

本案患者右耳有霉菌感染病史，症状有耳痒、疼痛、分泌黏液、听力下降等，干祖望认为此病重在治标，以改善耳部症状为首要任务，总以外科治法处理。方取七星剑汤加减，金银花、重楼、紫花地丁清热解毒，夏枯草、苦丁茶清肝泻火，黄柏、苍术是二妙丸，配合豨莶草清热燥湿，白鲜皮、地肤子清除湿热而又有止痒之效。另外，这类疾病干祖望主张内外同治，外用黄连油膏涂耳道，有清热止痒的功效。二诊时已时隔两月余，干祖望引用“一日曝之，十日寒之”的典故来比喻服药比之辍药时日太短，诚恐药力不及，但就诊时根据患者病情来看，还是有所好转，可见初诊之方确实收到立竿见影之效。上次标急本缓，故干祖望重用大队寒凉之品清热解毒，而此刻标证已缓，处方应张弛有度，拉长战线以作持久之用。党参、茯苓、白术、甘草四君子益气健脾除湿，白扁豆、山药助其奏效，百合养阴增液，玄参凉血滋阴，又有利咽之能，二药对于咽干狂饮之阴虚证尤为适宜，夏枯草清肝泻火治标，升麻既能升清，又能解毒，也是一箭双雕。此处体现了干祖望选药的精炼，随证用药又能随症用药，一药多用，删繁就简，既彰显并锻炼了医师遣方的水平，也减轻了患者的经济负担，同时还节省了药材资源。

外耳道霉菌病

外耳道霉菌病是由霉菌引起的外耳道皮肤及鼓膜的感染。以其主要特征是耳中奇痒，故中医称为耳痒。古代无显微镜时，不知道有霉菌，但确有不少病例记载，还是比较详细的。

《石室秘录·耳痒》中陈士铎谓：“耳中作痒，以木刺之，尚不足以安其痒。必以铁刀刺其底，铮铮有声，始觉快然。否则痒剧欲死。”另有两症，也似乎相当于本病，一为《疡医准绳》的耳痔，一为《冯氏锦囊秘录》的沍耳。

【临床表现】

主要症状为痒，故中医一向即以耳痒名之，但时有酸痛感。若外耳道深处和鼓膜感染霉菌，则可产生耳鸣及听力障碍。耳内常有薄层水样有霉酸味的分泌物。

检查可见外耳道壁及鼓膜上附有灰黄色或褐色、污秽膜样皮痂，也有白色或奶油样沉淀物，甚至如撕碎的白色吸墨水纸浸泡在水中一样，所以外耳道潮湿不干。去除污物后，可见皮肤剥脱充血，表面甚至出现溃疡或湿疹性皮炎。

严重者可使鼓膜穿孔，鼓室内可有肉芽组织或息肉形成，甚至有导致面瘫者。

剥落的表皮，用放大镜可以看到树枝样的菌丝及芽孢。

除症状和局检外，霉菌检查是主要依据。脉诊、舌诊，无参考价值。

【病因病机】

《证治汇补·耳病》：“寻常耳痒，有风有火，易于调治。甚有耳痒不歇，挑剔出血，不能住手，此肾脏风毒上攻于耳。”根据语气及临床对照，所谓“寻常耳痒”指的即属本病。后者的“肾脏风毒”，则似乎为局限性的皮肤瘙痒症。

肝经湿热：本症以实为主，为肝胆湿热上凌所致。

脾经湿浊：脾经积湿上蒸，故外耳道常处潮湿之中。

【辨证论治】

辨证并不困难，凡奇痒而不太潮润者，必然是肝胆经湿热。凡潮润渗液，污垢物多而有气味，痒不甚者，以脾经湿浊居多。

·内治·

肝胆经湿热，应取清肝泻火法，常用代表方有龙胆泻肝汤或栀子清肝汤之类。唯可把黄芩除去换上黄柏。当归尾可用可不用，而且不宜酒炒。常用药：龙胆草、山栀子、黄柏、黄芩、生地黄、赤芍、当归、泽泻、木通等。

脾经湿浊者，应醒脾燥湿，常用代表方有胃苓散除肉桂或二妙丸之类。常用药：苍术、黄柏、茯苓、泽泻、薏苡仁、白术、六一散、竹叶等。

·外用·

黄柏水滴耳，每天 3 ~ 4 次，每次 1 ~ 3 滴。或用大蒜去尽皮，加少量乙醇，打烂取汁，再用 10 倍蒸馏水稀释，如恐放置时间太长，加尼泊金以防腐。日滴 1 ~ 3 次，疗效远远超过黄柏液。或喷绿袍散，每天 2 ~ 3 次。喷药前，必须予以彻底清洁耳道。

【预防与护理】

1. 医用镊子、耳内镜等必须严格消毒。
2. 患病之后，要注意保持耳内干燥洁净。
3. 小孩注意口涎、眼泪的侵入。
4. 洗澡、理发、浴身，注意防止污水入内。
5. 患病之后禁止游泳。
6. 忌一切海味鲜发物、榨菜、芥菜、雪里蕻等食物。

局限性耳内皮肤瘙痒症

本病是一种肌肤感觉失调性的疾病。其临床特点，除自觉瘙痒及因瘙痒致损的皮肤继发症之外，别无任何原发症状。中医称耳痒。

精神兴奋、疲劳过度、机械刺激、饮酒食辣等，会使本病加重。

该病临床上有两个类型，一为泛发性皮肤瘙痒症，它是泛作于全身各处；一为局限性皮肤瘙痒症，常好发于阴部、肛门、头部及外耳道。

古人常把外耳道霉菌病与本病混为一谈，但二者的病因与治疗，绝无相同之处。

【临床表现】

此病病变区在两外耳道，以两侧同时发作者为多，但也有仅为一侧者。一般多见于老人，凡发于冬季者，春暖可愈；发于夏季者，入冬即轻。这种瘙痒，常在精神激动、入睡之前，阵发性发作。

局部检查，毫无病态。但由于搔抓频繁，皮肤常呈抓痕、血痂、色素沉着、湿疹化、苔藓化等继发性损害。

患者除自已感觉瘙痒及瘙痒所致的继发损害外，别无原发性的损害。

【病因病机】

肾家有风：张璐《张氏医通 · 卷八 · 七窍门下》论述“耳中痒，肾家有风”。

肝肾有火：顾世澄《疡医大全》等都认为是“肝肾之火结”。

火郁少阳：周慎斋《慎斋遗书 · 耳痒》论述“耳痒，火郁于少阳也”。

正因为中医历来把本病与外耳道霉菌病混为一谈，所以上面张、顾、周三氏所指，很可能还泛指着外耳道霉菌病，不过以病机来对照，这两个学说毕竟偏重于本病。临床实况有：

相火偏旺：肾开窍于耳，肝胆之络附耳，一旦肝肾相火上炽，则奇痒阵作。《内经》认为“诸痛痒疮，俱属于火”。

血虚生风：本病多见于老人，可证多属血虚。血虚生热，热盛生风，风来致痒。因此痒是从虚而来，故而应无原发性的皮肤损害。

血热夹风证：风为单纯性风，热大多在血分，故此证为血热夹风证。《医宗金鉴 · 外科心法要诀》认为“由风邪郁热皮肤，久居不散”。

【辨证论治】

辨证主要根据全身症状及舌诊、脉诊。局部无参考价值。或谓血虚者皮肤多枯槁，相火者多充血，其实血虚既可生风致热，也可充血。相火可以烁津，津枯也能枯槁。

·内治·

血虚生风：法取养血息风，常用代表方有四物汤加蝉蜕、荆芥炭、茜草等，也可以选用地黄饮之类，唯地黄饮方也有4首，我们取用的为《医宗金鉴·外科心法要诀》方。方内红花可用可去，其他药物配合恰当，可以原方取用。

相火偏旺：应滋阴降火，常用代表方有知柏地黄汤之类。另外，一涉肝胆，则在息风方面强调柔肝养肝，代表药有柴胡、枸杞子之类。

血热夹风：法取疏风清热，方以消风散最宜。但消风散有4首，见于《太平惠民和剂局方》《外科正宗》《伤科要法》《青囊立效秘方》四书，俱难适合于临床。因之自用干氏消风散。方剂组成：荆芥、防风、蝉蜕、苍耳子、生地黄、金银花、牡丹皮、赤芍、绿豆衣。

·外治·

如有继发性皮损，可以用黄连膏涂擦，如瘙痒剧烈者，用加味黄连膏。唯作用不大，对病者而言，仅仅作为安慰剂使用。

【预防与护理】

1. 尽量不要去搔抓耳朵。
2. 禁食一切动风辛热食物，如鸡、酒、芥菜、雪里蕻、榨菜、海味等。
3. 注意控制情绪，减少兴奋及情绪波动。

外耳道乳头状瘤

乳头状瘤，也称疣，属体表良性肿瘤，是皮肤或黏膜受慢性刺激所致。任何年龄都可发生，乳头状瘤最早记载于《诸病源候论》的“疣目候”。至于外耳道乳状瘤最早的记载，是《本草纲目·鸦胆》的“耳瘺疣目”，并注明转节于《太平圣惠方》。之后《疡医准绳》就有“耳蕈”“耳痔”，《外科大成》有“耳梃”，《外科证治全书》有“耳菌”等名。又如《圣济总录》耳内生疮条中的“米疽”、《医林绳墨》的“停耳者，耳内有生赤肉”的“米疽”“赤肉”都似外耳道乳头状瘤。

因限于时代，所以外耳道恶性肿瘤也难免混迹在这几个病名之内，例如《谦益斋外科医案·耳菌》中所载“程，阴虚阳越，耳内生菌，项间结核，兹拟壮水制阳。大补阴丸、白芍、玄参、牡蛎”一案，就是这样。

所谓“蕈”“菌”，都是以其象形而言。所谓“痔”，痔者峙也，是指有东西屹立的意思，乃描摹瘤体的屹立突起而言。“梃”是长的木棍，《外科证治全书·耳梃》解释为：“耳梃形如枣核，细条而长，胬出耳内。”

【临床表现】

早期无自觉症状，唯常感耳内有异物感。仅见有扁平的硬实斑块，表面粗糙。随后增长突起呈乳头状，此后即有明显的感觉。有时有微痒，抓破后易出血和并发感染。可单发，也可多发。

乳头状瘤生长缓慢，但少数病例也可发生恶变，特别是老年病和容易经常合并感染者。

局部检查可见肿瘤体多充塞于外耳道软骨部，多数的基底部有蒂，所以蕈、菌等名称都指此而言。也有瘤体较长而露出于外者，那就是耳梃了。瘤体大小不一，表面干燥较粗糙，潮润时轻度充血。

诊断依据：在外耳道内见到符合于上述症状的疣赘状物时，诊断就可成立。但是准确的诊断，必须借助于活体组织检查。一般患者年逾四十或多次感染发作者，为慎重计可以作病理检查。例如《柳选四家医案·环溪草堂·诸窍门》第一个病例的“耳菌最属淹缠，久久不已，防有血出翻花之变”，就是典型的恶变。

【病因病机】

风邪搏于肌肉：《诸病源候论·疣目候》论述“风邪搏于肌肉”。

肝肾湿热：《外科证治全书·耳梃》论述“此系肝肾湿热，郁于血分所致”。

风热血燥：《疡医准绳·疣》论述“属肝胆少阳经，风热血燥”。

肾气不荣：《疡医准绳·疣》论述“肝热水涸，肾气不荣，故精亡而筋挛也”。

怒伤肝:《中国医学大辞典》论述“怒动肝火”。

肝经湿气:《中国医学大辞典》论述“肝客湿气”。

临床实况一般为局部过于摩擦如掏耳等不良习惯所致。

如产生痛痒炎症者,大多为肝胆经湿热使然。

【辨证论治】

一般无辨证必要。如有湿热,势必红肿热痛,也有渗液作痒者。

·内治·

除肝胆经蕴有湿热者外,一般不需内治。

内治方法,可参阅“外耳道疖肿”。

·外治·

硇砂 3 g,轻粉 10 g,雄黄 10 g,冰片少许。研细如尘,水调成糊状,直接涂于瘤上。每日两次,至瘤体化消为止。

鸦胆子几颗,多少以瘤体大小来决定。去硬壳,用仁。加压,取压出的油涂于瘤体上面。一天或两天,即疼痛及流水,甚至红肿。此时用棉签揩拭,即有白色片状小块屑随之而落。拭净之后,露出新鲜肉芽,有时也可能渗血。再如前法上药,也以瘤体消失为止。

如其外耳道潮润者,用新煅(强调新煅)的枯矾,研细,喷入外耳道内。每天擦去宿药,再上新药一次。待干燥后,再用第一、第二外治法。

取用烧烙法。事实上此法比以上几法都快速得多。

另外可取用摘除法。干祖望认为此法最好。感染后,参阅“外耳道疖肿”“弥漫性外耳道炎”中的治法。

【预防与护理】

1. 不掏耳朵,为最好的、唯一的预防方法。

2. 患病后,可参阅“外耳道疖肿”“弥漫性外耳道炎”的有关内容。

外耳道异物

中医对外耳道异物无一定名称,往往即以某种东西的侵入,称为某某入耳,例如飞虫入耳、诸物入耳、水银入耳等等。

《肘后备急方·第四十八》的治耳为百虫杂物所入方,可谓祖国耳科学中外耳道异物最早的一篇文献。之后,《备急千金要方·七窍病》中还有“治耳中有物不可出方,以弓弦纵(古文纵从通用,即散的意思,也即轻轻敲散的意思)一头,令散,敷好胶柱,着耳中物上停之,令相着,徐徐引出”,这种既方便易行,又无痛苦及危险的方法,在20世纪前是最好的手法。此外,在历代文人的笔记中,也屡屡言及,例如《物类相感志》载有“人或夜卧夏坐,多为百虫入耳为患,用两刀耳边以刃相击,作声,其虫必出”,这种方法,毕竟不是出自医者手笔,事实上是不科学的。

【临床表现】

外耳道异物可以发生于成人及小儿。异物种类很多,成年人因挖耳使火柴杆、牙签等进入耳道。小儿因玩耍将豆类、砂砾、石子、煤块、塑料及谷物等塞入耳内。此外,小动物在睡眠时或纳凉夜坐之际侵入,如虫子、蚊、蝇、蚂蚁、小飞蛾等。在医疗工作中,有时也会把棉球、纱布条等遗留耳内。

有时因小孩的木然粗心或异物物体过小,物体可以久留外耳道而无明显感觉。异物大的,即可产生阻塞感、听力障碍、耳鸣疼痛、作胀、头痛甚至反射性咳嗽、眩晕等。如为活的小动物,则由于它的活动,耳内轰隆作响,由于虫子的横撞爬动以及病者自行掏挖,以致外耳道肌肤损害而发炎疼痛,更严重的可损及鼓膜。

至于检查,很方便,在适当的光源下可以一望无遗。

【病因病机】

除了百虫入耳之外,很多儿童喜将小东西向耳中乱塞。成人掏耳不慎,也可将小东西折断于耳内。在医疗事故中,也有不小心的医护人员把小敷料遗忘在内。

此外,战伤、地震及其他特殊灾害也可造成。

病例固然不多，但常侵及深部，则已非真正的外耳道异物了。

【辨证论治】

外耳道异物有很多，可分为两大类。一为无生命者，如玻璃球、铅笔芯、棉花、树枝、果核、豆粒、泥块、火柴杆、牙签及小的塑料物等；二为有生命者，如蚊、蝇、白蛉子、蚂蚁、蛆等。

·外治·

外耳道异物应及时取出，但不可情绪急躁，手术粗暴，因外耳道四周都是骨壁，内侧为鼓膜。性急粗暴挖取，不但易损伤耳道而引起疼痛，而且并可挖破鼓膜或导致感染，故应沉着操作。除棉花、火柴杆、牙签等外，对坚硬、圆滑的异物一般不宜用镊子钳取，否则不但钳取不易成功，且可将异物推向深处。最好用耵聍钩钩套，沿异物的边缘慢慢深入，伸向异物的背面，将异物慢慢钩出。靠近鼓膜处，动作要加倍柔和、仔细，以免伤及鼓膜。

对小的异物不易取出时，可用耳道冲洗法冲出，但此法禁用于有耳道、鼓膜损伤或鼓膜原有穿孔者，以免增加感染机会。冲洗方法，我们也取用西医的一套常规。

对植物类异物，不宜用水，以免因其膨胀而更难取出。对植物类异物，可用钩子的尖锐部刺入异物体内，拉出。在越过外耳道峡部狭窄处时，要注意勿损伤耳道。

如外耳道已有破损或结有血痂者，应先予以清除，然后再取出异物。

活的生物异物，可以先滴入75%乙醇或植物油，使其丧失活动能力，然后用以上诸法取出。

对小孩则必须固定其四肢及头部，然后在清楚的视野下，看准异物位置，迅速而仔细地及时取出。对较大的孩子，应尽量耐心做好说服工作，使之能够合作。

取出之后，如发现皮肤有损伤者，可吹以少量的冰硼散或绿袍散。黄连液也可取用。

【预防与护理】

1. 要常教育孩子不要把小东西向耳朵里乱塞。

2. 成人必须戒掉用火柴杆及牙签之类掏挖耳朵的习惯。

3. 有了异物之后，立即到医院里由医生取出。

4. 取出异物之后的耳道，要注意保持其干燥与洁净。

鼓膜炎

鼓膜炎，中医病名为耳痛。在祖国医学文献中无鼓膜炎病名，但其症在本草专业书中，被屡屡道及。如《本草品汇精要·食盐》：“治耳中卒痛，蒸盐用之。”到现在民间还广泛使用盐卤来治疗耳痛。《本草纲目·磨刀水》：“耳中卒痛……滴入即愈。”又《本草纲目》的“木香”：“耳内作痛……纳入耳中。”又“恶实”：“耳卒肿痛……熬膏涂之。”又“箬”：“耳忽作痛或红肿……其疼即止。”又“商陆”：“耳卒痛肿，生商陆削尖纳之。”又“鲮子”：“耳卒热痛……涂之。”又“鲮鲤”：“耳内疼痛……为末吹之。”《本草述钩元·鳝鱼》的“血，治耳痛”。以上的所谓耳痛、耳中卒痛、肿痛中，即有急性鼓膜炎在内。尤其《本草纲目·水银粉》的“底耳肿痛”，《本草纲目·桑螵蛸》的“底耳疼痛”的底耳，古人常作为耳的最深处的底部，当然是鼓膜了。

《奇症汇·耳》记述“有人患耳中忽大痛，如有虫在奔走，或血水流出”，这很符合大疱性鼓膜炎的临床症状。

或谓中医文献对本病的记载实在太少，这并不否认。这个病是鼓膜组织单独的炎症，并不影响鼓室及外耳道，在临床一向比较少见，而且中医在古代缺乏条件来检查，也是不可避免的不足之处。

鼓膜炎，可分急性、大疱性和慢性肉芽三型。慢性肉芽性鼓膜炎，中医也列入耳蕈、耳菌、耳痔病中。

一、急性鼓膜炎

【临床表现】

它是一种病患在鼓膜上的普通炎症，多为外

耳道急性感染蔓延波及而致，也有因异物、腐蚀性物质或强烈药物的损害与刺激所导致。耵聍栓塞、气压剧烈变化、霉菌感染等也可伴发本病。

一般症状并不严重，唯感耳内有轻度刺痛或胀痛感，严重者可有轻度听力障碍或伴有低音调耳鸣。

若并发中耳炎，则疼痛剧烈，并有头痛、全身不适及发热等症状。

检查可见鼓膜充血，早期可见锤骨柄附近扩张的血管纹，继则逐渐向四周扩散，最后则鼓膜全部充血肿胀。若并发中耳炎，则鼓膜红肿、臌胀、光锥消失。锤骨柄被埋，所以标志不清。进入恢复期，则见上皮增生，脱落，但鼓膜无穿孔。

【病因病机】

风热上扰所致。

【辨证论治】

风性好动，浮游于上，耳窍位居头面，易招风邪袭击。热能致痛致红，所以鼓膜充血疼痛。若热势不重、风邪不剧，充血或疼痛，也不激烈，全身症状也较轻微。舌诊、脉诊的参考价值不高。

·内治·

常用法开始可疏风清热，代表方有牛蒡解肌汤。若风轻热重者，五味消毒饮、黄连解毒汤都可选用。常用药：牛蒡子、薄荷、金银花、连翘、菊花、夏枯草、黄芩、山栀子、赤芍等。

·外治·

用黄连液或黄柏液滴耳，每天3～4次。寒天滴药，务必将药事先放在贴身衣服口袋里，使药的温度接近人的体温。否则人热药冷，滴后会使受药者疼痛或眩晕。

二、大疱性鼓膜炎

大疱性鼓膜炎也属于急性鼓膜炎。它与流感的流行有密切的关系，其特点比一般急性鼓膜炎多一个大疱，故名。病变局限于鼓膜或接近鼓膜处的硬骨部皮肤，一般不会病及中耳。

【临床表现】

主要症状为突发性耳深部疼痛，多为持续性刺痛或胀痛，有时同侧的头部、颊部也剧痛。至大疱破裂才缓解或消失。

耳内有阻塞性的憋气、闷胀或耳鸣，听力障碍不明显。

大疱破裂，会间歇性流出少量血性或浆液性分泌物，体温微升或正常。

检查所见，外耳道深部甚至整个外耳道皮肤充血或肿胀。牵拉耳郭或加压耳屏，常有疼痛，严重的乳突也有压痛。鼓膜形态改变，松弛部膨凸，呈红色、暗红色或紫黑色。上有疱疹，其颜色、形态、大小、数目极不一致。疱内饱储由表皮下组织间渗出而潴积的黄色半透明液体。如其夹有血液，则呈红色。以后因潴积物的陈旧而转变成蓝色或紫色。这种疱疹，以单发性为多。它的形态，有圆形、卵圆形或不规则形状，大多在鼓膜的后上部或邻近的外耳壁，也可出现于膨出的松弛部的表层。

疱的内容物达到了饱和时，可以自行破裂，流出血性分泌物，所以鼓膜或邻近的外耳道骨部皮肤上常沾有血迹或血痂。之后可形成表皮层浅在性溃疡，这种溃疡也不难愈合。愈合后也不留瘢痕残迹。

听力一般稍有减退。如鼓膜及外耳道充血、肿胀严重者，可出现传导性聋。

若继发感染，则可引起鼓膜穿孔，但临床上十分罕见。

【病因病机】

主要为肝胆经热毒所致，即使由于风热移传而来，但一涉及肝胆经，则风热即无重要性了。因之治疗也即针对肝胆实热。

如其出血过多，则也可考虑营分有热。

【辨证论治】

主症剧痛，为热毒较盛。表证消失，说明风邪已化，当然也有仍夹风邪者。

血热者，渗液中夹血较多。

·内治·

凡风邪兼热盛者，需疏风清热，常用代表方有牛蒡解肌汤。常用药：牛蒡子、薄荷、金银花、连翘、桑叶、菊花、夏枯草等。

凡肝胆热毒所致者，当清泻肝胆经积热，常用代表方有龙胆泻肝汤、栀子清肝汤之类。如尚有风邪者，除龙胆草、黄芩，加蝉蜕、桑叶、荆芥等药。

血热者，用清营汤或犀角地黄汤。常用药：金银花、连翘、竹叶、黄连、生地黄、赤芍、犀角（水牛角代）。

·外治·

如水疱饱满不破者，可用消毒针头把它挑破，但要注意，挑破时不要伤及鼓膜。当然也可采取保守疗法，使其自行吸收而待其自愈。

用黄连液或黄柏液滴耳，每日滴 3～4 次。

三、慢性肉芽性鼓膜炎

本病是慢性特发性的鼓膜炎症，故又称慢性特发性鼓膜炎。本病与化脓性中耳炎的肉芽增生、恶性肿瘤有些相似，但只要治疗及时，预后良好。若是迁延失治，则有继发慢性化脓性中耳炎的可能。

在中医文献中，本病常常与耳蕈、耳菌混为一谈。

【临床表现】

本病发病缓慢，且无疼痛，或偶有痒感。基本上无任何痛苦，所以病人很难说出起病时日。

听力障碍极微，有时渗溢少量无臭气的脓液。

肉芽或溃疡的炎症，仅局限于鼓膜表皮层或波及中层，不会达到鼓膜的黏膜层或邻近外耳道骨质层。所以它的病变表现也以局限性为多。

检查可见，外耳道深部局限性米粒大的颗粒样肉芽组织或浅表溃疡。这种肉芽组织可随鼓膜的活动而活动。周围有少许脓性分泌物。

乳突 X 线片检查，无异常病变。

一般治疗不失误，预后良好。如其迁延失治，也可继发化脓性中耳炎。

【病因病机】

实证，肝胆积热，直犯清道。

虚证，相火龙雷，上凌肾窍。

【辨证论治】

肝胆积热，属实火，所以局部充血较明显，分泌物较多较稠。但主要依据还是在全身症状和脉舌。例如小便黄赤，皮肤巩膜发黄，腹胀厌食。舌多黄苔，脉常弦数。

相火又称龙雷之火，《百病辨证录》认为相火可致耳痒，故而本症有痒感。相火出之于肝肾，肝藏血，故容易出血。肾主水，相火旺则烁水，故分泌物不多。相火为无根之火，《罗氏会约医镜·相火论》认为“火而无根，即病气也……故致游散不归”，所以疼痛或有或无。但主要根据在全身症状及脉舌。故本型病者常伴有眩晕头痛、耳鸣耳聋严重，急躁易怒，面颊、掌心等处经常灼热。脉细弦、舌质红绛等。

·内治·

肝胆积热者，当清泻肝胆实火，常用代表方有柴胡清肝饮、栀子清肝汤之类。常用药：柴胡、山栀子、牡丹皮、生地黄、赤芍、泽泻、茯苓、黄柏等。

相火上炎者，可用育阴潜阳法，常用代表方可取知柏地黄汤加菊花、夏枯草、苦丁茶。

·外治·

本病就中医名称来说，也可称为耳蕈、耳菌或耳痔，故也主张“除去”为是。

用药物者，笔者常用枯矾粉。用明矾不计多少，在金属勺子里盛装一半，下用酒精灯烧，片刻即由固体化为液体。再烧则液体干枯又成固体，待干枯到纯白松脆。研极细如粉尘，加入冰片少许，研匀即可取用。但枯矾粉力求活性，切忌走潮，即使极微失燥，作用即可丧失。

用法先将外耳清洁，擦干以全无水迹，用喷粉器喷射少许，每天 1～2 次。第二次用药，务将宿药清除干净，擦干水迹。

肉芽较大，可用鸦胆子，方法参阅上节“外耳道乳头状瘤”。

肉芽很小者，用冰硼散，用法同枯矾粉。

【预防与护理】

参阅“外耳道疖肿”的有关内容。

蓝色鼓膜

蓝色鼓膜，不过是一个症状而已。古代中医限于客观条件，从来不做局部检查，当然不会有此病的记载和论述。

即使西医也近在1901年才发现了此病，国内报道也在1963年起才开始陆续注意和研究。

发病常以单侧为多，好发于青壮年人，无性别差异。

真正的病变，在于鼓室，由于瘀血的积滞，鼓膜即透映出瘀血的蓝色或紫色。所以现在都称为特发性血鼓室。本病在临床上比较少见。

【临床表现】

起病缓慢而隐蔽，常为单侧进行性听力减退，虽然偶有耳鸣、耳痛，但多不明显。病人常因耳部闷塞、作胀、压迫感而求医。有时也间歇性流出黏稠的锈色液体，大多自耳咽管排出，所以也难以使人注意。

检查所见，鼓膜完整，色呈均匀的深蓝色或紫蓝色，常有轻度内陷。后上方则多向外隆起，活动度减退或消失。如穿刺吸液，可把积滞的瘀血抽掉，鼓膜颜色也立即恢复正常。但为时不久，又因积液再生而鼓膜易色。如鼓膜穿有小孔，则这锈色分泌物即自行流出。

听力检查，显示有中等程度的传导性聋，也有少数混合性聋。

乳突X线摄片多显示气化不良，密度增高，气房间隔模糊。

锈色分泌物检查，多无细菌生长。

本病与颞骨骨折的出血、肿瘤的出血及分泌性中耳炎后期的渗血要严格区分。

【病因病机】

实证为时邪流感，横袭少阳。

虚证为肝胆相火内燃。

不论实火或相火，最后俱能损伤阳络而血即妄行。虽然血已离经外溢，但无法突破韧厚的鼓膜而留困于鼓室之中。

【辨证论治】

不论是特发性出血或外伤性出血或全身性出血而假道于耳，都为阳络内伤，营血离经外溢，积潴困留，终必成瘀。再以望诊所见的深蓝色或紫蓝色，本来就是瘀证的特征。

《血证论·耳衄》：“耳中出血，谓之耳衄。”肾开窍于耳，而肾脉却不能上头。肾与心交，假心之府小肠之脉，上贯于耳。为司听之神所居，其形如珠，皮膜包裹真水，是为神之所出，声之所入，内通于脑，为空虚之府，他物不得而扰之。即或肾虚，阴火上冲，则为耳鸣，肾水不足，则为耳聋，亦断无出血从此出者。其有血从耳出者，则以足少阳胆经，绕耳前后，手少阳三焦之脉入耳，相火旺，挟肝气上逆及小肠相火内助，因得挟血妄行。”这是肝胆相火上炎所致的机制。

同时唐容川又称：“或因瘟疫躁怒，火气横行，肆走空窍，衄出于耳，总系实邪。”这也很符合由流感病所导致的中耳出血性炎症学说。

·内治·

最好的治疗手段，是首先抽掉鼓室内瘀潴之血，甚至插管也行。这既为治疗方法之一，而更能观察其出血是否已止，作为疗效反馈，第三个好处，这种瘀血不是弥漫散处于组织之间，而大量集中在一起，干涸之后无法自行吸收。至于内治进药，当然根据其“证”而论治了。

凡发生于急性传染病之后，舌有黄苔，脉来有力者，当从解毒清营凉血为治，常用代表方为银翘散合牛角地黄汤化裁。常用药：金银花、连翘、竹叶、牛蒡子、薄荷、生地黄、赤芍、水牛角等。

凡全身症状出现低热，颧红，五心烦热，急躁易怒，舌红而干，脉细弦者，属肾虚相火内燃，治当滋阴清火，常用代表方有知柏八味汤之类，但还要佐以牡丹皮、赤芍等凉血散瘀药物。

凡病程过长，鼓膜由蓝色转成黑色者，当用化瘀法，常用代表方有通窍活血汤之类。常用药：赤芍、川芎、桃仁、红花、益母草、当归尾等。

凡炎症严重的，例如口干狂饮，大便秘结，小溲红赤，苔黄舌红，脉弦、数、实、大者，可以寒凉直折一法，龙胆泻肝汤可用。

·外治·

可以做鼓膜穿刺，抽液，甚至插管。

必要时做鼓膜切开，排液。

但二者都无法控制它的再生。

【预防与护理】

1. 有流感时，积极治疗。

2. 两耳保持干燥洁净，不宜经常掏挖。

3. 已病之后，更应注意卫生，并及时就医治疗。

4. 其他参阅以上外耳道疾病诸节。

耳咽鼓管异常开放症

本病是耳咽管失去了正常静态时的闭合功能，管腔及开口持续性开放，由此鼓室气压随呼吸气流升降，使鼓膜如活塞样的内外煽闪，产生如击拍声或风吹声的“呼呼”声。故中医称此病为耳鸣。

《角山楼增补类腋·心惊蚁牛斗》记载：“殷仲堪父，病虚悸，闻床下蚁动，谓是牛斗。”《百病辨证录·耳痛门》记载：“人有平居无事，忽然耳闻风雨之声，如鼓角之响。”以上二者，虽无理由武断地认为它是耳咽鼓管异常开放症，但它的症状则完全相符。同时也可以体会出，它是“病虚悸”所导致的一种疾病。

本病在临床上并不多见，但是难以处理。

【临床表现】

主要症状，是随呼吸节奏的耳鸣，伴以自声增强，因为在讲话时声音直接由开放的耳咽管进入耳中以及呼吸时的气流冲击，所以患者感到耳内有很强的自声与呼吸声，有时还可听到鼓膜的煽动声。在平卧或弯腰低头时或在感冒期间上述症状可以暂时减轻或缓解。

此外，耳中还有胀满的感觉，如将鼻孔或耳道堵塞时，就可以减轻症状。

当用力擤涕时，可感到耳中作痛。当吸到凉气时，可以产生眩晕。

这种类似于“折磨”的疾病，使患者十分痛苦，所以多数患者，常伴有头痛、失眠、多梦、记忆力衰退、心悸等一系列全身症状。男性则遗精早泄，女性则月经失调。脉细、弱、软、芤。舌少苔，舌质淡嫩，甚至边有齿痕。

检查所见，鼓膜完整，少数有菲薄感。观察时可看到鼓膜随着呼吸的节奏而同步一凸一凹的煽动。如令患者堵塞一侧鼻孔，并闭嘴急促呼吸，则煽动格外明显。

用听诊器（橡皮管或塑料管也可）一端插入患者耳中，另一端插入检查者耳中，检查者也能听到与患者同样的声音。

鼻咽镜检查，耳咽管开口成三角形，隆凸及前后组织可呈萎缩状态。如系瘢痕导致的，更可见到瘢痕组织及其失去正常的形态。

【病因病机】

气血两亏，无以营养组织。脾衰土怯，肌肉当然瘦削而萎缩。

【辨证论治】

脾主肌肉，所以肌肉的营养是从脾的运化吸收而得。一般而言，脾气健旺，营养即充，则肌肉丰盈，故《素问·阴阳应象大论》有“脾主肌肉”的说法，如其脾土一衰，则肌肉失去营养而萎缩，耳咽管周围组织一经萎缩，则紧张力减退，终使耳咽管无力完成完全关闭的功能。同时腭和耳咽管各种肌肉张力减弱，肌肉收缩力不良，耳咽鼓管开口处洞开难闭。于是每逢呼吸大气的出入而呼呼有声。

中气，通常是指中焦脾胃之气和脾胃等脏腑对饮食的消化运输、升清降浊等生理功能而言。中气一衰，也能使神经麻痹，导致腭帆提肌麻痹或该肌的张力缺乏。《医方集解·益气聪明汤》项下论述:“十二经脉清阳之气,皆上于头面而走空窍。因饮食劳役,脾胃受伤,心火大盛,则百脉沸腾,邪害空窍矣。”《汤头歌诀·益气聪明汤》把这个理论,更提纲挈领地总结为“人之中气不足,清阳不升,则耳目不聪明”。因之可以说,本病除了该处及其周围组织为瘢痕收缩之外,全属虚证。

·内治·

本病不尚外治,仅有内治。有人主张采用手术,于耳咽管咽端切除部分黏膜及软骨,然后再行缝合,使它恢复原状。但据一般实验,效果并不十分理想。

患有此病的人,多数体质虚弱,脉细乏力,甚至舌边有很深的齿印。治法当以扶正为主,除八珍汤、十全大补汤之外,以天真丸最为合适。常用药:党参、黄芪、肉苁蓉、白术、当归、川芎、白芍、熟地黄、茯苓、陈皮等。

由于瘢痕收缩者,有人采用活血化瘀法,依据是瘢痕组织之所以硬化,是由于成纤维细胞高度增殖,胶原纤维异常增生,胶原纤维间隙增殖的缘故,在活血化瘀药物的作用下即可受到抑制。中医传统理论是经络阻隔、气血凝滞所致,只要气血一行,则阻者可畅而凝者可疏。常用代表方如通窍活血汤、血府逐瘀汤等,为了加强药力,常加三棱、莪术。

【预防与护理】

平时注意加强锻炼,增强体质,有助于预防本病。

耳咽管阻塞

耳咽管为沟通鼓室与咽腔的通道。虽然此管常处于闭合状态,但在吞咽、呵欠、喷嚏及捏鼻鼓气之际,可以暂时开放而得以畅通片刻,用以平衡鼓室内外气压的相差。一旦阻塞,使中耳鼓室气体得不到补充,造成负压,于是就使中耳有憋气、堵塞、听力下降、自声增强等一切难以用言语来表达的不舒适感。

耳咽管阻塞一症,古人往往把它划归于“暴聋”“气闭”“气雍耳聋”等病种里。例如《卫生宝鉴·耳中诸病并方》的“耳内气满”,《世医得效方·耳病》的“气雍耳聋”,《明医杂著·耳鸣如蝉》的“耳中为鸣,郁甚则雍闭矣”,《疡科选粹》的“气闭耳聋”,《类证治裁·耳证论治》的“气闭猝聋”等,但以《罗氏会约医镜》的“耳闭”一名,最为中医界所乐用。故中医定此病名为耳闭、气壅耳聋。

本病可分急性、慢性两种,慢性耳咽管阻塞基本就是卡他性中耳炎或其初期。这里讨论的为急性,所以也称急性耳咽管阻塞。

【临床表现】

一般常产生耳内堵塞憋气、胀闷感,听力障碍,属于传导性聋。有时在擤鼻涕或喷嚏时的短时间里改善片刻。同时还可能出现耳鸣,自声增强。患者能听到自己的声音,像空谷回声一样,故《寓意草·面论大司马王岵翁公祖耳鸣用方大意》描写为“外入之声,为其内声所混,听之不清”。

检查所见,鼓膜内陷,锤骨后皱襞及锤骨短突显露,光锥阔度减少或移位或消失。音叉测验,韦伯试验偏病侧。纯音测听可见气骨导分离。声导抗检查可见中耳鼓室图呈C型曲线。

【病因病机】

风寒乱其营卫:《景岳全书·耳证》论述“因风寒外感,乱其营卫而然”。

气结:《景岳全书·耳证》论述“或因恚怒,或因忧郁,气有所结而然”。

肺受火烁:《温热经纬·疫证条辨·二十四》论述“肺金之结穴在耳中,名曰笼葱,专主乎听,金受火烁,则耳聋”。

肺经风热,痰涎闭郁:《医学读书记·耳聋治肺鼻塞治心》论述“肺经风热痰涎闭郁之症,肺之络会于耳中,其气不通,故令耳聋。”

风入于脑:《幼幼集成·耳病证治》论述“有忽然气塞耳聋,此由风入于脑,停滞于手太阳经。”

邪袭肺经,循经上犯:致清窍蒙垢而不空不清,难纳外来音响。所以《景岳全书·耳证》中强调“治宜顺气,气顺心舒而闭自开也”。

【辨证论治】

心虽寄窍于耳,肾虽开窍于耳,但在某种情况下可以与肺气联系,诚如《素问·病机气宜保命集·大头论·耳论附》所谓“耳者盖非一也。以窍言之,是水也,以声言之,金也,以经言之,手足少阳俱会其中也”。总之,中医学说本来就是于“固定安排,灵活应用”八个字中求真谛。所以本病完全属于气之闭,气出于肺,故也为肺经之病。因之很多是在伤风感冒,邪不宣泄,循经直犯笼葱所致。

·内治·

主要以宣泻肺经伏邪为主。《幼幼集成·耳病证治》强调“宜疏风消火”,确有其指导意义。

在常用方中,偏于风寒者,取荆防败毒散之类。常用药:荆芥、防风、桔梗、枳壳、柴胡、川芎、陈皮、路路通、茯苓、防己等。偏于风热者,取桑菊饮或银翘散之类。常用药:桑叶、菊花、薄荷、桔梗、金银花、连翘、大贝母、苦杏仁、芦根、牛蒡子等。如其肺经蕴伏之邪较深者,三拗汤加石菖蒲、路路通、葛根、蝉蜕等。

·外治·

如配合吹张,则疗效更佳。一般一天一次或两次。

考吹张一法,最早出于《灵枢·刺节真邪篇》:“夫发矇者,耳无所闻,目无所见……必于日中刺其听宫,中其眸子,声闻于耳……以手坚按其两窍,而疾偃其声,必应于针也。”马莳注谓:“以手坚按两鼻之窍,而急偃其声,倾则声必应于耳也。”张志聪也谓:“神气之通于七窍也,矇者耳无听闻,上窍之不通也……以手坚按其两鼻窍而疾偃,其声必应其耳中之针,是耳窍与鼻窍口窍之相通也。”“偃”,乃停止呼吸而努力屏气之谓。《类经·刺有五节》中更注谓:“此验声之法也。”可知当时就已明了凭吹张时耳中的有声与无声以探测耳咽管的通畅与否。尽管当时不知道耳咽管为何物,但“耳窍与鼻窍口窍之相通也”的认识,是十分明确的。

之后,明代《保生秘要》卷三:“定息以坐,塞兑,咬紧牙关,以脾肠二指捏紧鼻孔,睁二目,使气串耳通窍内,觉哄哄有声,行之二三日,窍通为度。”清代《疡医大全·正面耳颏部耳聋门主方》:“耳聋诸药不效,唯静坐,闭气一口,捏住鼻头。早晚如此一月,气行即通。”则说得更为具体了。

【预防与护理】

1. 平时注意加强体育锻炼,以增强体质,预防感冒。

2. 病中,可以经常自行“捏鼻吹张法”,每天至少一次。也可做耳周按摩及导引。

3. 涕奇多时如使用吞咽吹张法或导管吹张法,则必须注意以下三点:①鼻腔有急性炎症或脓,忌做。②吹张过程中需要耐心细致,动作要轻。遇有鼻中隔偏曲,妨碍导管插入时,可改用弯端较长的导管,由对侧鼻腔进行吹张。③吹气时捏球送气用力不能过猛,以防吹破鼓膜。

4. 可行鼓膜按摩法,患者以手指在外耳道口反复塞紧、放松,利用外耳道内的气流活动,使鼓膜内外活动。

【医案】

·案一·

周某,男,50岁,1991年7月2月初诊。民航局。

两耳堵塞,右重左轻,已有半年。听力无异常,自声增强。鼻亦欠通畅。

检查:两鼓膜俱有瘢痕收缩样改变。舌薄苔,脉细。

医案:听宫阻塞,查无异常。脉舌相参,诚恐气怯阳潜而致。取益气升阳法。好在血压偏低,更觉合适。

处方:

柴胡 3 g	升麻 3 g	石菖蒲 3 g
路路通 10 g	党参 10 g	白术 6 g
山药 10 g	益智仁 10 g	百合 10 g
丹参 10 g	7 剂煎服	

二诊 1991年7月16日。进药10剂,两耳憋气,仍在半塞之中。头昏沉及头皮发麻,自声增

强，两目迷糊等症，依然蹒跚不去。而且口中作苦而干，多饮喜凉。舌薄黄苔，脉平。

医案：此番裁方，强调化浊。

处方：

藿香 10 g	佩兰 10 g	白术 6 g
茯苓 10 g	升麻 3 g	葛根 6 g
石菖蒲 3 g	车前子 10 g	防己 6 g
六一散包 15 g	7 剂煎服	

三诊 1991 年 7 月 23 日。又进 7 剂，仍然无效，一切症状依然。舌薄黄苔有腻感，脉细。

医案：初诊益气升清以“无效”定论；复诊升清化浊亦以“败北”告终。如此时令，如此脉苔，如此症情，尚难以常规（指益肾法）应付。再宗《杂病广要·诸气论》之“唯在一气耳”应付。再做一次周旋。

处方：

乌药 6 g	木香 3 g	石菖蒲 3 g
枳壳 6 g	青皮 6 g	防己 6 g
蝉蜕 3 g	大腹皮 10 g	路路通 10 g
六一散包 15 g	7 剂煎服	

按语：《素问·阴阳应象大论》曰：“清阳出上窍，浊阴归下窍。”五官九窍，皆为清阳之官，不耐邪气停滞。如有风寒湿燥火诸邪停留五官，蒙蔽清窍，在耳可表现为耳痛、耳聋、耳鸣、耳闭耳胀等。本案患者听宫堵塞，咽鼓管功能异常，耳内胀闷感明显，经查无明显器质性异常，自需在气机上入手，气机失常可有气滞、气逆、气陷等多种表现，干祖望首先考虑清阳不升，气陷为祸。首诊以升举清阳为主，用升麻、柴胡升举清阳，石菖蒲、路路通化湿通窍，党参、白术益气健脾以资升提之源，山药、益智仁仿缩泉丸意，以聚积精气，全方考虑升清通窍，奈何见效不显。二诊以化浊阴为主，重用藿香、佩兰，又铩羽而归，可见辨证用药之难，三诊以乌药、木香行滞气，青皮破积气，枳壳、蝉蜕升降周身之气，更以大腹皮、路路通、防己、滑石等利水泄浊，以期气行水散，清阳自升之功。

本案历经三诊，初诊、二诊见效不显，三诊考《杂病广要》治法，仍从升清降浊着手，疗效不得而知。干祖望本着客观的精神，尊重事实，绝不粉饰以夸大疗效。本案虽然前两次诊治效果不佳，一来病程较长，非一周能见效，二来升清降浊，需有疗程，恐药量未及。

·案二·

秦某，女，34 岁，1991 年 10 月 22 日初诊。金湖县。

两耳憋气，两鬓作胀，两眶胀而视物模糊，头脑昏沉，齿龈作胀且衄，共有两个多月。纳谷不香，失眠主在上床入睡之时，多梦，胸闷失畅，经来退后，全身疲乏无力，畏寒多汗。舌薄白苔，舌质有紫气，脉来沉细而弦。

医案：肝阳上亢，脾气中衰，《临证指南医案》中叶天士所谓“木乘土”迹近于斯。治当柔肝益脾。至于齿衄与失眠，不必另作处理，盖脾土一健，摄血有权而自安也。

处方：

柴胡 3 g	白芍 6 g	白蒺藜 10 g
菊花 10 g	茯苓 10 g	山药 10 g
太子参 10 g	六曲 10 g	陈皮 6 g
甘草 3 g	7 剂煎服	

按语：咽鼓管阻塞产生耳内胀闷、阻塞感，听力下降，虽属中医“耳聋”范畴，但与一般的感音神经性聋有区别。干祖望将本病病因分为：风寒乱营卫、气结、肺受火烁、肺经风热痰涎郁闭、风入脑髓、邪袭肺经循经上犯。由于肾开窍于耳，故耳聋常常责之于肾虚，干祖望认为咽鼓管阻塞引起的耳聋，多伴有肺经的症状，故应从肺气不宣论治。此即王孟英《温热经纬》卷四所说“肺经之结穴在耳中，名曰笼葱，专主乎听”。外感之邪，蒙蔽茏葱，治宜先取宣泻肺经伏邪。若偏于风寒，用荆防败毒散；偏于风热，用桑菊饮或银翘散；若肺经蕴伏邪气较深，用三拗汤加石菖蒲、路路通、葛根、蝉蜕等。

考《灵枢·经脉》曰“肝足厥阴之脉……络胆……连目系，上出额，与督脉会于巅”“胆足少阳之脉……从耳后入耳中，出走耳前”。故耳鬓、眼眶、头部之疾可责之肝胆，肝胆失常，则易克脾土，而成纳差、失眠、乏力诸症，治以柔肝益脾。方中白芍补肝体而柴胡达肝用，白蒺藜、菊花平肝火，而人参、茯苓、山药健脾土，更以六曲消食、陈皮理气、甘草调和诸药，共奏土安木和之功，俾脾健而诸症自痊。

·案三·

田某，男，汉族，34岁，已婚，职员，山东沂水邮局。2005年6月13日初诊。

双耳闭塞伴鸣响十个月，去年8月初出现梅尼埃病症状，经治眩晕消失。双耳闷十个多月，捏鼻鼓气后稍有好转，双耳鸣为持续性，阴雨天加重。双耳闭塞以右侧为甚，伴以鸣响。外耳道烧灼、钝痛不适。

检查：双耳道正常，鼓膜完整，混浊，光锥轻度移位。舌体红，薄白苔。细脉。

医案：证属外感之邪，蒙蔽笼葱。先取宣泻肺经伏邪。

处方：

紫背浮萍3 g	苦杏仁10 g	甘草3 g
荆芥6 g	桑叶6 g	青皮6 g
路路通10 g	石菖蒲3 g	鸡苏散[包] 30 g

7剂煎服

其他治疗：捏鼻吹张每日2次。

嘱其加强体育锻炼，防感冒。

二诊2005年6月23日。药进10剂，双耳闭塞闷胀稍有好转，耳鸣亦有减轻。舌体红，薄白苔，细脉。药进三拗，闭塞耳鸣稍减，情出正常。

处方：

柴胡3 g	当归尾10 g	白芍6 g
茯苓10 g	白术6 g	红花3 g
桃仁10 g	落得打10 g	路路通10 g

7剂煎服

按语：本案患者从去年8月出现梅尼埃病症状后，一直有耳鸣及耳闭，从其捏鼻鼓气后稍有好转看来，应该是咽鼓管功能不良。干祖望认为证属外感之邪，蒙蔽笼葱。取宣散肺经伏邪。方中紫背浮萍、苦杏仁、甘草仿三拗汤意，因当时药房缺麻黄，故以紫背浮萍代之，恰好时值六月中旬，即将进入盛夏季，古人云："夏日多香薷，冬月多麻黄"。因夏季出汗多，再用麻黄宣发，出汗更甚，故用紫背浮萍来代替麻黄，使之宣肺而不发汗，解表而不伤正。患者正当盛年，又是齐鲁人物，体格健壮，气血充和，故可专事解表而无杞人之忧，干祖望曾撰写过一篇《缺药与代药》的文章，里面介绍了代药的常识，有兴趣的读者可翻阅《干祖望医话》，方中除三拗汤外，荆芥、桑叶疏风散邪，青皮理气解郁，石菖蒲、路路通开窍聪耳，鸡苏散组成为滑石、薄荷、甘草，有疏散和清利之效。并嘱咐患者捏鼻吹张，捏鼻吹张在临床很有实用价值，虽然得到畅通的时间稍纵即逝，但是能够让鼓室在瞬息之间得到新鲜空气的补充，吹张法早在《灵枢》中就有记载，不过正式的记载见于明代《保生秘要》："定息以坐，塞兑，以肺肠两指，捏紧鼻孔，睁二目，使气串耳通窍内，觉哄哄然有声。行之二三日，通窍为度。"吹张法在目前临床仍十分常用。整个治疗思路以宣发肺经伏邪为要，并予以自我测试，观察疗效，更兼嘱咐患者加强体质锻炼，考虑到药虽各有所用，究是草木无情，正是"强弩之末势不能穿鲁缟"，需自身培护正气，以抗外邪。

二诊肺经之伏邪已解，不可过用宣散，徒开腠理，戕伤正气。即以疏肝活血健脾搜风之品善后调理，柴胡疏肝理气，白芍、当归尾养血和血，白术、茯苓燥湿健脾，桃仁、红花、落得打活血祛瘀，路路通开窍聪耳。诸般调护，俾正胜邪自去，邪去正自安。确实体现了干祖望在攻邪与调护矛盾转换过程中的辩证思维。

分泌性中耳炎

本病的发病率较高，有人统计占耳鼻喉科疾病的3%～4%，但在中医文献中始终没有它的病名，一般都归类于耳闭、耳胀和耳聋中。

考所谓分泌性者，就是中耳腔内积聚了分泌物，无论它是浆液性或黏液性甚至血样液体，均相当于中医所称的痰饮。这种积液，是败津腐津所化，潴积于体腔、空窍等处的疾病。

尽管中医一向无此名称，但古人对本病的论述还是极为丰富。例如《外台秘要·耳聋》的"其候聋而耳内气满"，《普济方·耳门》的"其候耳中浑浑焞焞，或耳由气满是也"的描述，都是分泌性中耳炎的症状。

近年来本病发病率不断增高，尤其是在儿童中更为多见。有关资料表明，本病占学龄儿童体检患病数的10%，占儿童耳鼻咽喉科疾病患病数的3.6%。如不及时治疗，常致耳聋而无法补救。儿童年龄幼小，表达能力很差，而且本病又没有自觉症状及痛苦，又因小儿外耳道狭小弯曲，不能很好配合，所以即使就医，也易为医生所忽视。因此很多病例，因不重视、不注意而发展为粘连性中耳炎导致耳聋，贻害了国家的下一代。

【临床表现】

成人常感觉耳内有堵塞憋气感，有时还有胀感。所以《奇效良方·卷五十八·耳鸣耳聋门(附论)》描写为“聋甚闷绝”，《景岳全书·卷二十七必集·杂证谟·耳证》描写为“或胀或闷”。听力减退，伴以鸣响，自声则相对增强。在擤鼻或加以按摩后，暂时可以改善，所以《冯氏锦囊秘录·杂症大小合参卷六·方脉耳病合参》观察到“以手按之而不鸣，或减者”，不过旋即作鸣阻塞如故。但在体位垂直时听力更差，平卧稍有改善。《医辙·耳病篇》的“如空谷之音”，是描述自声增强的自我感觉。有时有耳痛和眩晕，但较少见。儿童患者，多以家长发现其听力障碍而被注意。本病可以经久不愈，也可反复发作。

检查所见，早期鼓膜内陷，渐呈淡红色，失去正常光泽。松弛部及沿锤骨柄处充血较重，光锥模糊不清。如其鼓室内积液多时，则鼓膜反向外隆。常可透过鼓膜而移动。如其内容物并非浆液性分泌物而为黏液性，则无上述现象。在耳咽管吹张术之后，气泡更明显。

病程一久，鼓膜即衰退菲薄，松弛内陷，甚至紧贴鼓室内壁，造成大穿孔的假象。但也有病例鼓膜反而增厚，失去正常光泽，其表面出现乳白色斑块，称为“石灰沉着”，也称钙化斑。如鼓膜与鼓室壁发生粘连，则呈凹凸不平现象，用鼓气耳镜检查时，则活动度明显减退。

听力检查，一般有传导性聋，音叉测验，很难准确。韦伯试验偏患侧。吕内试验阴性，但轻者也可阳性。施瓦巴赫试验骨导延长。纯音听阈测定提示气导听力下降伴气骨导分离，声导抗测定提示中耳鼓室图呈B型曲线。

【病因病机】

本病主要特征是鼓室内被中医称为痰饮的分泌物所潴积占领而致。

所谓痰饮，就是败津腐液。尽管它的形成有不少原因，性质也有不同类型，但潴积在鼓室内的，仅有风邪之痰、湿浊之痰、脾虚之痰和肾虚之痰。

风邪之痰：风邪犯肺，肺气不宣，致津液不能布散，于是津液腐化为痰。外风与痰饮互结，风性飘浮，上犯空窍。《古今医鉴·耳病》的“挟风而聋者”，可能指此。

湿浊之痰：中州湿浊弥漫，也有饮食所伤，脾胃受损，于是水谷精微不能正常运化，聚湿成痰。痰湿郁蒸于下，则氤氲而飘然上凌，流注耳窍。《张聿青医案·耳鸣》洪左案，认为“耳窍闭塞，脉象弦滑，此肝风挟痰上逆，致浊邪阻塞清窍”者，可能指此。

脾虚之痰：脾气一虚，内湿自生。同时脾阳不振，不能温化水谷精微，致水谷精微不化津液而成痰。脾虚阳气难举，清阳即不升而阴霾笼罩空清之窍，痰即内停而潴留鼓室。《柳宝诒医案·诸窍》张案：“病后渐觉耳聋……此由痰气阻塞清窍”一例，很符合脾虚之痰。

肾虚之痰：肾气不足，尤其是衰竭于阳。无阳光以制阴水，致水液泛滥成痰。耳为肾窍，故而循经上犯祸及于耳。《慎斋遗书·痰饮》认为“痰之本在肾”，虽然失之全面，但与肾的关系密切，是可想象得之。

以上四种，都是耳中痰浊一聚，郁结而积潴，故《明医杂著·痰饮》认为“郁则壅闭矣”。本来两耳为空清之窍，宜“虚”而忌“实”。痰浊一经留潴空窍，则窍即失去“空清”特色，当然闭、闷、胀、鸣、聋等聚集而来。《冯氏锦囊秘录·方脉耳病合参》“耳之受声，犹空谷之受响，故耳之妙用，全在虚而能受也”，是指在正常情况下健康者而言。现则

“浊阴遮蔽其窍，外声不得内入”而进入《景岳全书·杂证谟·耳证》的“窍伤则气窒，窒则闭也”的境界了。

【辨证论治】

中医理论中，痰是精微不能正常地嬗变为津液而经过病理性改变的产物，它有三种形态出现：一为全无形迹，如咳嗽、呕吐、胸闷、泄泻、痢疾、腰背奇冷、肌肉筋骨关节酸胀疼痛等等；一为泛发性皮里肉外出现毫不疼痛的小结节、颈部淋巴结肿大、无红肿热痛的冷性脓肿等；一为不正常的分泌物，如脓液、潴积在腔或窦中的积液。卡他性中耳炎就属第三种。

·内治·

风邪之痰：凡病起不久，尚在急性阶段。耳中阻塞，听力下降，如在擤鼻或按摩后可以暂时缓解者，大多为风邪之痰。所以理应消痰为主，二陈汤是必用之剂，王氏二陈汤尤为有效。

风邪之痰，更有风热、风寒之分。不论风热、风寒，都是来于肺经，所以《温热经纬》卷四的“金受火灼，则耳聋……古云，耳聋治肺，旨哉言乎”。王孟英的论点是：耳之能听，有赖于肺经位于耳窍的笼葱穴起的作用，所以一旦受邪，那就听力障碍。王孟英此说，实承《素问病机气宜保命论》的耳聋治肺学说而来。至于治肺可获复聪的机制，《奇效良方·卷五十八·耳鸣耳聋门(附论)》认为是“欲以开发玄府而后耳中郁滞通泄也。凡治聋者，适其所宜”。因之不论属热、属寒，俱可从宣肺着手。

偏于风热者，应疏风清热消痰，可用桑菊饮或银翘散合二陈汤。常用药：桑叶、菊花、薄荷、金银花、连翘、防己、木通、陈皮、半夏、茯苓等。偏于风寒的，应疏风祛寒消痰，可用荆防败毒散合二陈汤。常用药：荆芥、防风、紫苏叶、桔梗、柴胡、前胡、陈皮、茯苓、半夏。不论风寒、风热，都应再加僵蚕、浙贝母等。

湿浊之痰：此型最多见于亚急性阶段，而且多有挟热者。《证治汇补·痰症》认为“痰即有形之火，火即无形之痰”，“痰之在内者，为涎、为饮、为癖”。谓涎、饮、癖等物，就是不正常的败津腐液，所谓“火可炼液成痰”。《儒医精要》解释为：“譬如釜中之水，无火之时，清清冷冷，湛然无渣。火一举之，则湛然者皆为白沫矣……热则津液之澄清者，亦随之混浊而成痰矣”。这种痰可以潴留于人体各处而为患。故《证治汇补》又称“或留于脾胃，或渗于经络……或溢于咽喉”。这里虽然未说“或溢于耳中”，是因历史条件所限，无法想到中耳之故。

本型的分泌性中耳炎，当取清热利湿化痰法，可用五神汤合二陈汤。常用药：金银花、连翘、黄芩、薄荷、桔梗、陈皮、茯苓、半夏、车前子等。若是饮食所伤而致者，则当修复脾胃及消痰，《类证治裁·痰饮论治》健脾消痰法的瓜蒌丸，似可加减取用。

此外以抽出液作依据：稀者用王氏二陈汤，常用药：陈皮、半夏、茯苓、炒枳壳、白芥子、甘草、白术等；稠者用温胆汤，常用药：陈皮、茯苓、半夏、枳壳、竹茹、胆南星、甘草等；极稠者用控涎丹。若抽出物呈浓厚的胶状者，其色必深，中医称为老痰或顽痰。这时可在各方中加玄明粉 10 g。玄明粉不能入水煎煮，应在最后冲入药汁中自行溶化，其味很咸，中医认为“咸能软坚”。此外还可加海浮石 10 g、海蛤粉 20 g。脓液的浓度一稀即撤去这些药物。

脾虚之痰：久病多时，闭塞失聪，全身表现为消化不良，食欲不振，脘胀肠鸣，大便溏薄，甚至面色萎黄。脉软无力，舌质胖嫩，严重者可出现齿印。因为水谷精微生化于脾，脾土失健，湿即内生，于是水谷精微不化津液而浊腐成痰。当补脾健土，利气化痰，常用代表方有参苓白术散合二陈汤，又如补中益气汤、六君子汤等，也可择宜取用。常用药：党参、白术、茯苓、薏苡仁、山药、桔梗、半夏、陈皮、柴胡等。

肾虚之痰：局部表现，与脾虚之痰相同，唯有在全身症状及脉诊、舌诊上可资鉴别。本型大多为禀质虚弱，多冷怕寒，腰酸胫软，小便清白而频。脉沉迟微弱，舌淡苔白润。所以当从温阳补肾入手，常用代表方有附桂八味汤、右归饮之类。常用药：制附子、肉桂、熟地黄、山萸肉、山药、当归、茯苓、泽泻、枸杞子等。也有虚痰尽管治脾治肾无误，但依然没有收敛迹象者，可加用缩泉丸。或谓此方专治下元虚冷、小便频数及遗尿症。你这"或谓"就错了，中医治的是"证"，缩泉丸所治之证，是脾肾虚寒，当然十分适合于卡他性中耳炎的脾肾两虚证。此外中医还有一个"上病下取，下病上取"的治法，其谁曰不宜！而且我就是用这个方法，很少失败。

目下很多人，一见××炎，就立即想到炎者热毒也，即取用中医的清热解毒剂来应付，真实望文生义的笑话。但治疗这等炎症而用清热解毒者，倒不乏其人。

这里补充一句，凡肾虚导致的耳鸣、耳聋大多取用滋阴益精方法，但分泌性中耳炎的鸣、聋多取温肾阳法，其故安在？因为前者阴津枯槁，非滋养不能润枯。后者为痰滞而僵凝，只能温化以通，如其一加滋阴，则寒凉内逼而更助其僵。

上面四者皆为"痰浊一聚，郁结为患"，故不论哪一型，都应兼取理气化瘀，开窍破滞的药品，诚如《寓意草·面论大司马王岵翁公祖耳鸣用方大奇》的"故以开窍为主，而方中所用石菖蒲、麝香等等及外援内攻等法者，皆为此而设"论点。

按语：干祖望在运用经方治疗分泌性中耳炎方面亦有自己独到的见解。《金匮要略》："心下有支饮，其人苦冒眩，泽泻汤主之。"干祖望认为如其改为："耳中有支饮，其人苦冒眩，泽泻汤主之"，也未尝不可。"心下"当然可以归纳于手少阴，"心寄窍于耳"，则与手少阴也有联系。"支饮"是脏腑病理变化过程中的渗出液，那么分泌性中耳炎的潴留积液，也不折不扣的是"支饮"。故干祖望经常以泽泻汤治疗初期的分泌性中耳炎，尤其是眩晕者，不过药味太少，只有泽泻、白术二药，因此多加味施之。对于急慢性分泌性中耳炎炎热症状消失，分泌物很多者，干祖望常用五苓散治疗，该方具有利湿下行的作用，能促使分泌物减少以至消失，临床多获捷效。而分泌性中耳炎进入慢性病程，干祖望认为其必然伴以虚证，不论痰的潴积或气机虚滞，空清之窍的阻塞壅滞，势所必然，并于临床投以防己黄芪汤以和病势。【参考文献：[1]干祖望.张仲景方在耳鼻喉科病的运用[J].福建中医药，1989(05)：9－11.[2]干祖望.耳鼻咽喉科运用经方的点滴经验[J].江苏中医杂志，1983(05)：9－10.】

·外治·

初期，耳部可作热敷。

急性期过后，可及时施用耳咽管通气术。

积液太多时，可用穿刺，然后用细的吸引管将内存的黏液吸去。

对于本病，抽液、置管都是很好的办法。但对虚证而言，迹近消极。因为它的分泌物旋抽旋积，屡抽屡积。插管也仅仅引流内积的分泌物，毫无办法阻止其再生而干涸收敛。只有中药可以促进病程而早日康复。

【预防与护理】

参阅"耳咽管阻塞"的有关内容。

【医案】

·案一·

高某，男，48岁。1985年1月31日初诊。

西医诊为卡他性中耳炎。黏液屡抽屡生，在进中药后，头痛缓解，听力稍回升，聊嗽亦逐渐式微。

检查：右鼓膜混浊，光锥存在、缩短，有鼓膜穿刺的瘢痕，左鼓膜轻度潮红。舌薄苔，脉大。

医案：卡他潴液，乃败津腐液之停留，抽而再积，当然炎症使然，但长期循环不已，则显然土不制水所致。欲制水，先培土，取六君。

处方：

党参10 g	白术6 g	茯苓10 g
陈皮6 g	白芥子6 g	紫苏子10 g
车前子[包]10 g	甘草3 g	葛根6 g
辛夷6 g	5剂煎服	

二诊1985年2月7日。两周来病耳(右)未抽积液，有些胀感，健耳(左)也有些闭气及胀，听力似有下降。

检查：右鼓膜下陷不明显，左侧鼓膜轻度潮

红。舌薄苔染灰，脉平。

医案：败津腐液，因不若曩者之无限酿积，但也未明显吸收，再步原方。

处方：

党参 10 g	茯苓 10 g	陈皮 6 g
半夏 6 g	白芥子 6 g	紫苏子 10 g
天竺黄 6 g	胆南星 3 g	葛根 6 g
石菖蒲 3 g	5 剂煎服	

三诊 1985 年 2 月 16 日。三天前，耳中作痒，很不舒服，之后听力即逐渐恢复，憋胀皆消，现已经正常。

检查：鼓膜(双侧)正常，舌薄苔，脉平。

医案：《内经》无痰病一症，中医无卡他一词，以理揆度，黑箱结论，取用消痰药，显效已来，为巩固计，用六君子汤合参苓白术散以扫尾。

处方：

党参 10 g	白术 6 g	茯苓 10 g
白扁豆 10 g	陈皮 6 g	半夏 6 g
薏苡仁 10 g	山药 10 g	葛根 6 g
石菖蒲 3 g	5 剂煎服	

按语：分泌性中耳炎，临床上也称卡他性中耳炎，部分是由于耳咽管阻塞所致。干祖望认为“肺经之结穴在耳中，名曰笼葱，专主乎听”(《温热经纬》卷四)，一旦肺经受邪，蒙闭笼葱，就会出现听觉失聪。所以疾病初起，不论属热属寒，均应宗刘河间“耳聋治肺”之法，先从宣肺论治，风热者用桑菊之品，风寒者取三拗之剂。若疾病进一步出现中耳积液，《冯氏锦囊秘录》谓其“浊阴遮闭其窍，外声不得入内”。属于中医痰饮范围，治疗当然从痰着手，常用王氏二陈汤加减。王氏二陈汤出之于王洪绪的《外科全生集》中。就是在二陈汤中加上白芥子。白芥子的来源，是三子养亲汤，故而三子养亲汤照样适用于此病，而且药力更猛，也可与二陈汤综合裁方。

本案患者发病已久，无明显外邪，而以积液为主，且积液屡抽不尽，抽而再来，当是由正转虚，虚实夹杂。干祖望认为这类积液都是败津腐液，当归于中医的痰饮范畴，而治痰之法，他常用的有清热痰、温寒痰、祛风痰、理湿痰、润燥痰、攻顽痰、消结痰、健脾化痰、益肾制痰九法，此处的患者通过中西医检查手段来看，辨证当属脾土虚衰，土不制水，所以干祖望选择了健脾化痰为大法，六君子汤为基本方，这也是干祖望治疗脾虚痰证的常用方和有效方。初诊方中，六君子健脾化痰，紫苏子和白芥子取三子养亲义，降气化痰，而白芥子又能消皮里膜外之痰，对于耳膜内败津腐液尤为适宜，车前子利水渗湿祛痰，葛根升清聪耳，鼻后有咽鼓管通耳窍，酌加一味辛夷可宣通鼻窍，防其受邪。

二诊时中耳腔已不似曩昔分泌不断，服药后不需要来回抽液，虽主观上无特大改善，但客观检查已有好转，故干祖望步迹原方，加用天竺黄、陈胆星、石菖蒲来增强化痰之效，以期进一步消除积液。由于方药对证，前后十剂药后患者已恢复正常，多年顽症一朝消弭，确是中药之显效，但患者坚持复诊，三诊时干祖望仍取六君子健脾化痰，此方平和而不峻烈，宽以济猛，标本兼顾，确是对证的有效方剂。

·案二·

胡某，男，17 岁。南京。1991 年 7 月 9 日初诊。

两耳憋气 3 周，右重左轻，偶有阵发性失听。

检查：鼻黏膜充血，有分泌物潴积。两鼓膜轻度下陷，右侧光锥移位。舌薄苔，脉实。

医案：感冒徘徊匝月不去，手太阴肺经之伏邪亦不言而喻。王孟英谓“肺经之结穴在耳中，名曰笼葱。”良以其邪循经犯耳使然，宗刘河间“耳聋治肺”之法。

处方：

麻黄 3 g	苦杏仁 10 g	荆芥 6 g
路路通 10 g	石菖蒲 3 g	桔梗 6 g
桑叶 6 g	荷叶一角	防己 6 g
甘草 3 g	7 剂煎服	

二诊 1991 年 7 月 16 日。药进 7 剂，时越匝周，憋气改善，左耳明显，右耳木然。失听一半已消，自声增强者也基本正常。鼻塞仍然难通，平时鼻子经常出血，在紧张、疲劳之后更为多见。

检查：鼻黏膜充血，两耳如前。舌薄苔，脉平。

医案：加味三拗汤不辱使命，所求者俱得矣。再扫余波，改取升清开窍。

处方：

升麻 3 g	葛根 6 g	石菖蒲 3 g
路路通 10 g	防风 6 g	太子参 10 g
桑白皮 10 g	桔梗 6 g	六一散[包] 12 g

7 剂煎服

三诊 1991 年 8 月 3 日。感冒告失，两耳憋气又进一步改善，残余者所存无几。刻下鼻腔干燥感，近来出过 4 次血，量不多（过去常出血，出时量多）。

检查：鼻腔干燥少液，利特尔区严重充血、粗糙。鼓膜下陷。舌薄苔，脉平有劲。

医案：耳病憋气，两治而接近恢复。唯鼻衄又来，良以内则肺经积火；外则祝融施虐，荣血受逼，上越而逆行矣。治当倾注于衄，取凉营止衄。

处方：

黄芩 3 g	桑白皮 10 g	牡丹皮 6 g
赤芍 6 g	生地黄 10 g	山栀炭 10 g
金银花 10 g	青蒿 10 g	麦冬 10 g
白茅根 10 g	西瓜翠衣一团（自加）	

7 剂煎服

按语：本案患者感冒徘徊匝月不去，所以肺经有邪气潜伏而未外出，此时如果不先治肺，就会闭门留寇，达不到预期的治疗效果。金元四大家之一的刘河间就提出过"耳聋治肺"的观点，清代著名温病学家王孟英也称"肺经之结穴在耳中，名曰笼葱，专主乎听"。有了以上理论依据，干祖望提出，分泌性中耳炎引起的听力下降，适用于"耳聋治肺"理论，可以用三拗汤治疗。此案即为三拗汤治疗分泌性中耳炎的病例。所以初诊时根据患者的症状，干祖望就拟定了宣肺疏风通窍的治法，方中麻黄、苦杏仁、甘草组成三拗汤，功专宣肺解表，荆芥、桑叶疏风解表利感冒，荷叶利湿而有升阳之效，石菖蒲、路路通开窍聪耳，此处防己是用木防己，《本草拾遗》谓"木防己主风气，宣通"，干祖望取来宣散风气而利耳，桔梗载诸药上行。

药进 7 剂后，患者憋气感已有所改善，原来的偶发性失听已消一大半，自声增强者也基本正常。只是左耳明显，右耳木然，是药力未及的缘故。鼻塞仍然难通，平时鼻子经常出血，检查见鼻黏膜充血，于是改用升清开窍法，稍参清泻肺热。

三诊时治耳已属告愈，宣肺配合升清已使残余者所存无几，此时鼻衄成为主症，此处不赘言，留待鼻衄篇再作讨论。

·案三·

王某，女，32 岁，华东电力局。1995 年 7 月 28 初诊。

三四年前，跌跤以后，左耳部开始堵塞，至今无通意。听力尚可。夜深人静之际，两耳稍有鸣感。堵塞不通之感。鼻腔左耳及左颈一片木然。左侧头痛。在疲乏时有加重之势。而且是进行性发展趋势。

检查：咽（－）。鼻（－）。左耳鼓膜下陷。舌薄苔，脉平。

医案：跌打损伤，主致血瘀，血瘀者必然气滞。气机一滞，耳鼻空清之窍，失其空清之用，当然阻塞不通矣。治取理气开窍。

处方：

乌药 6 g	木香 3 g	枳壳 6 g
青皮 6 g	路路通 10 g	石菖蒲 3 g
升麻 3 g	红花 6 g	泽兰 6 g
荷茎 1 尺	7 剂煎服	

二诊 1995 年 8 月 15 日。上方进 14 剂。头晕明显改善。耳鸣消失。左耳堵塞感减轻。左侧头面麻木感消失。

检查：左鼓膜已正常。舌薄苔，脉细。

医案：气机一经疏泄，诸邪因之而敛迹。再步原旨裁方，乃去疾务尽之意耳。

处方：

乌药 6 g	木香 3 g	青皮 6 g
枳壳 6 g	红花 6 g	泽兰 6 g
当归 10 g	赤芍 10 g	石菖蒲 3 g
路路通 10 g	7 剂煎服	

按语：分泌性中耳炎属中医"耳闭耳胀"范畴，此类患者大多诉耳内有憋气或胀闷感，严重者堵塞不通，甚至伴以耳鸣及听力下降。干祖望认为，

该病时间久者，往往形成“粘连性中耳炎”，患者耳中胀闷，闭气感时轻时重，鼓膜明显内陷、变厚、混浊，可有瘢痕及钙化斑，运动不良，听力下降呈传导性聋曲线。声阻抗检查示阻抗变高，鼓室功能曲线平坦等。这时全身不一定有明显的其他症状，此属气血凝滞，集结耳窍。治当理气通窍，可选用通窍活血汤加减，方中加入一些麝香，则更能速奏通窍之功，麝香可冲服每次0.03～0.1 g，每天1次。亦可选用《普济方》或《医林改错》的通气散。每次服10 g，每天2次，温酒或温开水送下。本案患者有外伤病史，一般医者会考虑其血瘀，干祖望则称“血瘀者必然气滞”。气机一滞，耳鼻空清之窍，失其空清之用，而致耳闭，故应用升清流气饮治疗。升清流气饮是干祖望取木香流气饮义而自拟的经验方，主治耳闭之证。

患者跌跤以后，左耳部开始堵塞不通，鼻腔左耳及左颈一片木然，左侧头痛。在疲乏时有加重之势。病情偏于一侧，可见是外伤后气滞血瘀所致，气行则血行，气滞则血瘀，着重点应在理气，参以活血开窍，方中乌药、木香、青皮、枳壳、荷茎五味共奏理气之功而有各有侧重，乌药温肾气、木香调胃气、青皮舒肝气、枳壳、荷茎宽胸气，红花、泽兰活血化瘀，升麻升阳，石菖蒲开窍，《本草纲目拾遗》谓路路通“其性大能通十二经穴”，诸药相合，理气化瘀，升清开窍，药少效专，直达病所。二诊时患者头晕明显改善，耳鸣消失，左耳堵塞感减轻，左侧头面麻木感消失。干祖望认为气机一经疏泄，诸邪因之而敛迹，所以在原方基础上稍有出入，调理而愈。

·案四·

高某，女，62岁，南京市瑞金路2号。1996年5月17日初诊。

1992年右耳卡他性中耳炎，抽出过积液。今年1月份始又积液于左耳。穿刺抽液至4月底没有。但近两旬，两耳同时闭气，堵塞不通，自声增强。同时头脑昏沉不通，鼻通气尚可。失嗅已四年。血压偏高22年。现在服降压药求得稳定。

检查：两鼓膜混浊。舌薄苔，脉细。

医案：痰停鼓室，锁闭笼葱，治当理气消痰。

处方：

乌药6 g	枳壳6 g	石菖蒲3 g
路路通10 g	陈胆星3 g	白芥子6 g
丝瓜络10 g	紫苏子10 g	天花粉10 g
天竺黄6 g	7剂煎服	

二诊1996年6月21日。时逾35天，药进14剂。辍药中断，因挂不到号。憋气明显改善，但有时尚有残留之感。自声亦明显减轻。头已不昏。失嗅无改善。

检查：两鼓膜标志逐渐已暴露出来。光锥亦隐约出现。舌薄苔，脉细。

医案：方已对证，病得转机，惜乎中途辍药未能一气呵成。再步原旨，逐渐倾斜于巩固。

处方：

太子参10 g	白术6 g	茯苓10 g
陈皮6 g	半夏6 g	乌药6 g
枳壳6 g	紫苏子10 g	路路通10 g
甘草3 g	7剂煎服	

按语：耳鼻咽喉科的病症，舌脉不符者有之，整体局部相乖者有之，加之皆为深处空穴，寻常肉眼不能视及，所以给中医辨证带来难度，经验不足的医者会有难以下手的感觉。干祖望虽然是中医出身，但学术上并不保守，主张在坚持中医主体地位不变的前提下，适当借鉴现代科技发展成果，以便于提高临床疗效，造福患者。他把中医的四诊“望闻问切”充实为五诊“望闻问切查”，认为耳鼻喉科的许多病种，有时所表现出的全身症状并不明显，传统的四诊在诊疗时颇感不足，如引进器械检查，结合中医理论，则有些问题可以迎刃而解，如本案患者的鼓膜混浊，鼓室潮润，都可以与中医的痰浊相联系。

所以初诊时医案中写道：痰停鼓室，锁闭笼葱，治当理气消痰。方中乌药、枳壳理气破滞，石菖蒲、路路通活络开窍，紫苏子降气化痰，天竺黄清热化痰，陈胆星、白芥子燥湿化痰，白芥子犹能消皮里膜外之痰，对于耳腔、鼻腔等黏膜腔的积液很是适宜，丝瓜络能通经络、化瘀血，又可为引经药。

二诊时虽然由于干祖望的号难挂而时隔了35天，但是检查可见初诊的方药疗效确切，中医治病只要审证求机，辨证准确，治法得当，选药精炼，确实能收到很好的临床效果。此次干祖望虽步迹原方，然而治法已有侧重，主方是其常用的健脾化痰主打方“六君子汤”，他比喻为：攻伐法乃马上得天下之术，今后处理，亟须案上治天下之策，所以酌情偏于扶正。

·案五·

宣某，女，14 岁。1991 年 1 月 26 日初诊。南京。

睡鼾鼻塞从小即有，今因感冒 20 多天，刻已趋向痊愈。但左耳憋气 1 周，前 3 天穿刺抽出 0.5 ml 潴积液，听力无甚变化，自声增强。近来鼻塞严重，乞灵于麻黄素液。

检查：右鼓膜轻度下陷，光锥移位，左侧鼓沟严重环状水肿、充血鲜红。鼻黏膜淡白。舌薄苔，脉小弦。

医案：诸恙悉属慢性，刻下主在急症耳病。主诉则显然系卡他性中耳炎，检查则大有急性鼓沟炎见症。急则治其标。

处方：

龙胆草 3 g　　黄芩 3 g　　山栀子 10 g
夏枯草 10 g　　川黄柏 3 g　　苍术 6 g
菊花 10 g　　苍耳子 10 g　　桑叶 6 g
甘草 3 g　　2 剂煎服

二诊 1992 年 1 月 28 日。药进两剂，自觉经过良好，疼痛一度加重，幸即缓解。听力尚可，自声下降。

检查：左耳内环状肿胀已消失，鼓膜斑状充血，不充血处呈珍珠色，严重处殷红。次红者一般。舌薄苔，脉弦。

医案：节外之枝，似告平息。渗出之炎当然又升登主位。这番裁方，扫荡外耳之炎情，控制中耳之积液。

处方：

菊花 10 g　　金银花 10 g　　夏枯草 10 g
川黄柏 3 g　　苍术 6 g　　半夏 6 g
天竺黄 6 g　　陈皮 6 g　　苦丁茶 10 g
3 剂煎服

按语：中医治病，急则治标，缓则治本，又有标本兼治者，干祖望曾把传统的八纲修正为十纲，他认为阴阳是万物之纲纪，变化之父母，生杀之本始，是一切事物的总纲，不应与表里、寒热、虚实同类而论。他修正的十纲为：表里、寒热、虚实、标本、体用，标、本在中医学中含义很广泛，有代表主次、本末、轻重、缓急等多种意义。治病须分标本，这是早在《内经》中就明确了的。除了《素问·标本病传论》和《灵枢·病本篇》是专论标本的篇章外，还有许多论述散见于各篇。这些论述对临床辨证施治很有指导意义。例如《素问·标本病传论》说：“大小不利治其标，大小利治其本”，体现了“急则治标，缓则治本”的思想，是在复杂证情中掌握主次先后的准则之一。

本案即是“急则治标”的具体临床应用，前后两诊，共拟方五剂，而症情得到有效控制。根据主诉及望闻问切查等诊法所收集的资料来看，患者是急症耳病，理应先改善其耳部症状，辨证属肝胆实火循经上犯耳窍，干祖望认为该当急则治标，治以清肝泻火，伐震地以泻离宫，取用半张龙胆泻肝汤合二妙丸加减。方中龙胆草、山栀子、夏枯草、菊花清热泻肝，黄柏、苍术清热燥湿，桑叶和菊花有桑菊饮意，配合苍耳子疏风治其鼻塞，甘草调和诸药。既然治标以急，就应该效专力宏，不畏苦寒，切忌首鼠两端，顾此失彼。干祖望此处峻剂清泻，有横刀立马，过关斩将之风。

药进二剂之后，症状改善良好，标证已得到控制，耳闭是炎症病灶渗出之故，中医治当清热泻火，燥湿化浊。干祖望稍稍更张，用菊花、金银花清热解毒，夏枯草、苦丁茶清热泻火，苍术、黄柏清热燥湿，天竺黄清热化痰，半夏、陈皮燥湿理气化痰。此处由清热平肝倾向清热化痰，是敏捷地掌握住疾病演变的趋势，从而收到满意的疗效。

化脓性中耳炎

化脓性中耳炎中医称脓耳、聤耳。聤耳一名，最早出于《诸病源候论》。但《东医宝鉴》则谓“暴聋谓之聤耳”，这是把聤耳一名，作为聋而不作为化脓性中耳炎的唯一特殊说法。

化脓性中耳炎的分型，自古有之，如《疡医准绳》把它分为五型，谓“停耳，亦曰耳湿，常出黄脓。有耳风毒，常出红脓。有缠耳，常出白脓。有耳痔，生疮臭秽。有震耳，耳内虚鸣，常出青脓”。《疡科选要》也仿其五型来分划，内容相同。《疡医大全》的五型稍有出入，是把红脓的耳风毒，改为脓耳（全国高等医药院校试用教材《中医耳鼻喉科学》的“脓耳”，根据即在于此），把生疮臭秽的耳痔改称沍耳，还把震耳改为囊耳。有人认为还是震耳为是，因为《疡医大全》的原梓版（清同治庚午年敦仁堂刊本）是最粗劣不堪的巾箱坊版，错字之多无出其右，一定“囊”为“震”字之误刻，实则顾氏的囊字，乃从《冯氏锦囊秘录》中承袭而来，确是囊字。《鲍氏验方新编》也作五型，与以上两书又有不同。

这三书的五型，大体如此：

脓色和气味	青	红	黄	白	黑	臭
《疡医准绳》	震耳	耳风毒	停耳	缠耳		耳痔
《疡医大全》	震耳	脓耳	停耳	缠耳		耳
《鲍氏验方新编》	震耳	风耳	停耳	缠耳	耳痔	

其实这种理论，在临床上毫无作用，事实上我们早已不谈了。但既然是中医，又不能不知。至于《疮科心得集》的耳痈及其分型，才接轨于临床，具有实际指导性。

现在临床上的分型如下：

- 化脓性中耳炎
  - 急性化脓性中耳炎
  - 慢性化脓性中耳炎
    - 单纯型
    - 骨疡型
    - 胆脂瘤型

此外，还有一型中耳炎专犯于初生儿，称为“初生儿中耳炎”。此病为初生儿在生产时因羊水或其他分泌物进入上呼吸道，由于第一次呼吸，使这种液体通过耳咽管而窜入鼓室所致，故有人也把它称为“异物性中耳炎”。不过此症不出现任何症状，唯在细致检查时可见鼓膜有轻度充血及紧张部膨出而已。一般也不需治疗，可以自行吸收而愈，所以很少引起注意。《诸病源候论·卷四十八》中的“小儿聤耳候”一症，是否就是“初生儿中耳炎”？待考。

总之，现代的分型，在临床上更有其指导意义和实用价值。但高锦庭《疡科心得集》的分型，也已接近了现代化。他是这样分型的：

- 耳痈
  - 外听道—外耳痈（外耳道疖肿）
  - 中耳
    - 急性—内耳痈（急性化脓性中耳炎）
    - 慢性—虚火耳痈（慢性化脓性中耳炎）

一、急性化脓性中耳炎

本病是中耳黏膜的化脓性炎症，病变常同时侵及黏膜下层及骨膜。

卫生习惯不好、慢性消耗性疾病、营养不良、感冒伤风等，对本病发生起着重要的作用。本病又是急性传染病表现之一，因此多在感染急性传染病时发生，诚如《温热经纬·疫病条辨·二十四》所谓：“凡温热暑疫等证，耳聋者职（责）是故也”。

患者以儿童为多，其原因为他（她）们的御邪能力较弱，故《古今医统》认为“禀气虚髓不充，六淫之气易来攻”。再则儿童耳咽管短、平、直、宽，易为外邪或呕吐物侵入。

【临床表现】

急性化脓性中耳炎，可分为初、中、后三期。

1. 初期　为发轫期。也就是发生发展期。临床表现如下。

（1）体温升高，起病后迅速发热，头痛，全身乏力，食欲减退。小儿有时体温可以达40℃以上，尤其是未满周岁的婴儿特别显著，甚至出现呕吐、腹泻等症状。如在麻疹恢复期间而体温再度上升，兼有耳痛、头痛者，必须考虑继发本病。这种表现，《外科正宗·耳病》概括地谓之“寒热交作，疼痛无时”。

（2）耳内疼痛，主要为患耳深部疼痛，逐渐加重，疼痛为搏动性、撕裂样、烧灼性的剧烈疼痛，并向患侧颞部广泛放射。故《医宗金鉴·外科心法·耳部》称为“痛如锥刺，引及腮脑”。咳嗽或吞咽食物时加剧。夜甚于昼，影响睡眠。待鼓膜穿孔脓泄之后，痛才缓解消失。

（3）听力减退，一般呈传导性聋，故《外科正宗》又谓“或兼重听”。常伴耳鸣，闭塞憋气和自声增强。

(4)乳突触痛，这是邪毒走窜，侵及完骨而致。

(5)严重者可出现眩晕和眼球震颤。

(6)脉象舌苔，舌苔薄黄，脉弦、大、数。

(7)检查所见：鼓膜锤骨后缘及鼓膜周围血管扩张，鼓膜标志可见。之后，鼓膜充血区逐渐扩大，以致增厚混浊，骨柄及光锥消失，鼓膜也膨出或部分乳头样外凸。其中心可见小黄点。

2. 中期　为高峰期，也即鼓膜待穿期。临床表现如下。

(1)全身症状，已达高峰。

(2)疼痛更加激烈，有时非乞灵于止痛药或扎针不可。此时正是《普济方·耳门》所谓“聤耳、底耳、耳内脓出”的阶段。

(3)鼓膜膨出或部分乳头样外凸的中心处小黄点，由不明显而明显起来，不久即自行溃破出针尖大小的小洞，渗出物从此细小的穿孔中涌出。因其穿孔太小，妨碍畅通排脓，于是出现有节奏的搏动闪烁的分泌物，先为血清样，渐为黏液性，最后为纯脓性。

(4)穿孔脓泄以后，不论发热或剧痛，都得以迅速衰退。故《疡科心得集》谓之“脓泻邪彻，自然热退痛止。”

3. 后期　为向愈期，也即恢复期。

此阶段，不论自溃或手术切开而鼓膜穿孔，脓液畅泄之后，全身、局部症状很快消失。但过小的婴幼儿，症状消失远不如成人那样迅速，常可迁延两三天。

最后脓液由少而干涸，穿孔愈合，听力恢复，所以《疡科心得集》认为“其脓不能即干，必须十日半月收功”，但也有转成慢性者。

临床病程的长短和病情的轻重、机体的反应、正气的虚实、局部病变的严重性与复杂性、治疗的迟早得失都有关系，不同的经过，就有不同的结局。

临床上也有在鼓膜穿孔泄脓后，体温依然不能下降，情况未见好转，甚至再度出现耳痛的情况，这可能由于穿孔过小或所穿之孔被稠脓淤塞闭锁造成，也有因高位穿孔而脓泄不畅所致。《医门补要》称为兜脓，外科常用术语为袋脓。如果已经穿孔和外耳道排脓无受阻现象，反而脓量增多，有灯塔征、乳突压痛者，则必须考虑并发急性乳突炎。

穿孔也常可自行修补愈合，通过适当治疗，症状消失，听力多可逐渐恢复正常。但经过2~3个月而仍然不愈者，则说明治疗失时或不当而已转为慢性中耳炎，听力也有不同程度的丧失。正如《诸病源候论·耳候》所谓“聤耳，久不瘥，即变成聋也”。如果邪毒深入内陷，病及内耳，更可导致乳突炎等颅外并发症或颅内并发症。

【病因病机】

历来中医对中耳炎的讨论，往往不分急性慢性，而以慢性为主，所以传统学说暂付阙如。但临床实况有以下方面。

风热上扰：一般初期，大多都是风热上扰。

余邪移祸：也是在初期主要的病因，都是在患感冒、咳嗽、麻疹、猩红热、百日咳等呼吸系统疾病时的并发本病，尤其是在后期。属于以上诸病残邪余毒，循经上犯笼葱所致。诚如王孟英所谓“凡温热暑疫等证，耳聋者职是故也”(见《温热经纬·疫证条辨》)。

风邪化热：不管直接受的风邪还是邪毒转化的风邪，经过一个短暂的阶段即化热为患，出现这个情况，都是在初期进入中期一个阶段。

热毒为患：化热之后，出现的一般炎症，大多在中期或后期的前半阶段。

肝胆热毒：在中期的高峰阶段。它是热毒之邪由非肝胆族而转入肝胆族，所以它的炎症十分严重。血检总白细胞总数可增高。

湿热上蒸：大多在中期，但也可在初期之末、后期之初。

其他：如游泳、理发等水渍的入侵，虽然也是原因，但没有“内因”的存在，这种诱因作用不大。

【辨证论治】

急性中又有原发与继发两型，发病比例，各参其半。

风热上扰：除局部疼痛及检查可以见到的病

变之外，必然伴以发热头痛、四肢酸痛等症。

余邪移祸：必然先有原发性的疾病，然后耳痛出现。

风邪化热：全身及局部，俱有炎性症状出现。发病过程，也可作依据分析。

热毒为患：局部疼痛，全身症状明显。

肝胆热毒：全身局部诸症，比较严重，往往疼痛激烈，口干而苦，大便秘结，小溲红赤。脉数、弦、大。舌有黄苔。血白细胞计数增高。

湿热上蒸：主要表现，除全身症状的舌苔白腻、脉濡之外，局部的分泌物较多。

·内治·

风热上扰者，宜疏风散邪清热，常用代表方有银翘散、桑菊饮之类，常用药：桑叶、菊花、金银花、连翘、竹叶、薄荷、芦根、夏枯草等。属风寒者，用荆防败毒散之类。常用药：荆芥、防风、桔梗、柴胡、前胡、枳壳、茯苓、陈皮等。

余邪移祸者，在治疗原发病的同时，适当地参用清热解毒剂，如甘寒的五味消毒饮。常用药：金银花、连翘、菊花、蒲公英、生甘草、绿豆衣等。苦寒的黄连解毒汤之类。

热毒为患者，常用代表方有黄连解毒汤之类。常用药：黄连、黄芩、黄柏、山栀子、金银花、连翘、生地黄、赤芍等。

肝胆热毒者，常用代表方有龙胆泻肝汤之类。常用药：龙胆草、黄芩、夏枯草、生地黄、牡丹皮、连翘、车前子、茯苓、绿豆衣、山栀子等。

湿浊上蒸者，常用代表方有四妙丸之类。也可五味消毒饮与五苓散综合取用。常用药：苍术、黄柏、薏苡仁、茯苓、泽泻、车前子、猪苓、连翘、六一散等。

此外，干祖望对于急性化脓性中耳炎之炎热症状消失而脓性分泌物仍多者，常采用五苓散治疗，该方具有利湿下行的作用，能促使分泌物减少以至消失。

·外治·

初期，尚未穿孔者，可滴黄柏液，也可将盐卤高压消毒后，冷却。滴耳中，每天3～4次。或用鲜虎耳草，洗净，打烂取汁。滴耳，每天3～4次。或取活田螺一个，轻轻撬开厣盖，纳入少量冰片，静置瓷碗内，即有大量黏液分泌出。用黏液滴耳中，用法同前。如无大田螺，小的可多取几个。

如疼痛剧烈和发热经4～5天后仍不减退者，必然中耳内积脓过多。当予以切开。切开时，切口必须选择紧张部的最低处，利于泄脓通畅。

切开或自溃后，外耳道内脓液必须用吸引器或消毒棉花拭子清除，滴上黄连液，再用纱布条松松放于外耳道口，纱布内端应接触到鼓膜的切口，可利用纱布的虹吸作用而加强脓液的排出，每日更换3～4次。也可用黄柏液作冲洗清洁剂，每天冲洗1次。

《疡科心得集·辨耳痈耳菌虚实论》："耳内有脓时，不可用末药掺之。盖耳窍止（只）有开而无合，将药纳入，塞阻孔窍，脓不外泄。"高秉钧之说，确是经验的总结，干祖望也一贯反对耳中取用粉药的。

【预防与护理】

1. 初期高热时，多饮开水。考开水古称百沸汤或太和汤，《本草述》认为能"主治助阳气，行经络"。

2. 保持外耳道干净，但不能重拭重擦。

3. 睡眠时患耳应在下侧，同时注意不能受到压迫。

4. 如为小儿，在哺乳时，要采取适当的体位，即应竖抱而不能横抱。

5. 按时服药及换外用药。换药器具注意严密消毒。

6. 换药时应嘱患者侧卧或将头倾向一侧肩部，并牵引耳郭，成人的耳郭可向后上方牵引，儿童则向后下，然后滴入或纳入药物。

7. 忌进辛辣发物及酒类。病儿的乳母，也应忌以上诸物。

8. 冬天滴用的水剂，应加温一些，温度需与体温相接近。简便法：在滴药前10分钟，将药藏在贴身的衣服口袋里。

【医案】

·案一·

赵某,男,4岁。1999年5月15日初诊。南京市三中。

感冒第四天,发热已退,但右耳深部疼痛。翌日更痛而难以承受,身体也同时出现疼痛,今天高热,耳内疼痛如雀啄,日夜难眠。大便两日未解,拒食狂饮,馊赤。

检查:右耳鼓膜窥测不清楚,深部已有黄色稠浓积潴,擦净后可见鼓膜充血,中央部已有细小溃孔,脓从内部排出,呈灯塔征,鼓沟及其附近,也呈充血状态。右颈颌下可扪到淋巴结肿,无粘连,无压痛。体温38.5℃,舌红,黄腻苔,脉数(102次/分)。

医案:感冒时邪,不泄横蹿,化热生脓,犯及听宫,中医所谓聤耳,正指此而名。脓初溃溢,适在高峰之顶巅。急于清热解毒,用于挫其锋而杀其威。黄连解毒汤主之。

处方:

川黄连2 g　　黄芩2 g　　黄柏2 g
甘草3 g　　金银花6 g　　苍术3 g
大贝母6 g　　3剂煎服

黄柏水3支滴耳。

二诊1999年5月19日。脓泄很多,质稠而厚,昨天起转为稀而色白。寒热退,食欲来,平静能眠,大便已解。

检查:外耳道脓液潴积,清除后可见鼓膜中央性穿孔,旁及鼓沟的充血消失,已还其正常状态。体温36.8℃,舌薄苔,脉平。

医案:大脓一泄,邪毒排空,但仍宜重视与治疗,诚恐转为慢性,则后患无穷矣。用药则宗惯例,“高峰苦寒以挫其锋,溃后甘寒以理其后”,改取五味消毒饮。

处方:

金银花6 g　　菊花6 g　　地丁6 g
重楼6 g　　半枝莲6 g　　白芷3 g
大贝母6 g　　桔梗4 g　　甘草3 g
5剂煎服

三诊1999年5月25日。脓液日渐减少,一切进入正常状态。嬉戏而食欲旺盛。

检查:外耳道干净干燥,鼓膜溃孔残痕已模糊难见。舌薄苔,脉平。

医案:为虺之摧已摧,慢性之虑可免。再予解毒,作扫尾之用。

丁半合剂2瓶,每日两次,各50毫升,开水兑服。

按语:急性化脓性中耳炎的临床表现有耳痛、耳鸣及听力减退、流脓、全身症状(畏寒、发热、倦怠、纳差等),可为原发,也可由隐蔽性中耳炎加重而来。干祖望将本病分为三期五型。三期即发轫期(发生发展期)、高峰期(鼓膜穿孔化脓期)、向愈期(恢复期)。发轫期可见发热、头痛、全身乏力、耳痛、听力减退、乳突触痛,重者可有眩晕及眼球震颤。脉多洪大弦数,舌苔薄白或薄黄。检查见鼓膜锤骨后缘及周围血管扩张,之后,充血区扩大并增厚混浊,锤骨柄及光锥消失,鼓膜膨出,小黄点出现。高峰期可见全身症状到高峰,疼痛激烈,可为搏动性、锐痛型、锥刺样、烧灼感,并向周围颞部广泛性放射,如《医宗金鉴·外科心法要诀·耳部》云:痛如锥刺,引及腮脑。疼痛在咳嗽或吞咽时加重,夜间甚于白天,穿孔脓泄后消退。检查见小黄点逐渐明显,鼓膜自行破溃出针尖大小孔,由于脓多孔小,鼓膜上出现有节奏的搏动闪烁,即“灯塔征”。向愈期可见脓消孔愈,症状消失,也有转为慢性者,亦可伴发乳突炎。五型为风热上扰、余邪遗祸、热毒为患、肝胆热甚、湿浊上蒸。风热上扰者治宜疏风散邪清热,多用桑菊饮及银翘散之类,若由风寒入里化热而来,用荆防败毒散;余邪遗祸在治疗原发病的同时酌加清热解毒,如五味消毒饮,干祖望还喜用绿豆衣解毒;热毒为患宜清热解毒,方选黄连解毒汤;肝胆热甚宜清泄肝胆,取龙胆泻肝汤;湿浊上蒸多用燥湿利湿渗湿之剂,常用“四五六方”(四妙丸、五苓散、六一散)。

本病多发于小儿,例如本案患儿年仅四岁,因感冒导致上呼吸道感染并发急性化脓性中耳炎。从其症状及检查结果来看,就诊时已是高峰期,宜一鼓作气将其拿下,挫其锋而杀其威,干祖望认为是感冒时邪,不泄横蹿,化热生脓,犯及听宫,选用苦寒清泄之黄连解毒汤。方中黄连、黄芩、黄柏、金银花、苍术清热燥湿，解毒排脓，贝母清热化痰，甘草清热解毒并调和诸药。并结合外治，以黄柏滴耳液滴耳，使药直达病所。虽仅服三剂，然而获效满意，脓液转为稀而色白，寒热退，食欲来，平静能眠，大便已解。检查见旁及鼓沟的充血消失，已还其正常状态。体温36.8℃，舌薄苔，脉平。这些资料和数据比之初诊是变化明显的。稚嫩之体，三日苦寒，诚恐不胜药力，干祖望"高峰苦寒以挫其锋，溃后甘寒以理其后"，改取五味消毒饮，并加用白芷、桔梗助其排脓。五剂之后已基本正常，以成药丁半合剂扫尾。丁半合剂是干祖望为江苏省中医院拟定的协定处方之一，成分有紫花地丁、半枝莲、金银花等，临床应用三十年，有较好的效果，深为患者认可。

二、慢性化脓性中耳炎

本病即是高锦庭氏所称的虚火耳痈。

急、慢性之间的区别划分，除病变及症状之外，患病的时日也是一个重要依据。急性炎症后2～3个月(也有人认为只要6～8周)而尚未痊愈者，则归入慢性病中。

慢性化脓性中耳炎，不但经常反复发作，脓水浸淫，影响生活，而且更影响听力，使学习、工作都受累不浅。更不幸的祸起萧蔷随时随地可以引起险恶的并发症。本病发病率很高，特别是在学龄儿童中。依据病变的程度、性质，可分为普通型、顽固型与恶疮型三者，也有分为单纯型、骨疡型与胆脂瘤型三者。《疡科心得集》的内耳痈相当于单纯型，虚火耳痈相当于骨疡与胆脂瘤两型。在习惯上前二者称为良性，后一种称为恶性。但此三型也可先后发生在同一病例中。

【临床表现】

普通型

本型相当于单纯型慢性化脓性中耳炎，又称黏膜型，其病变仅在黏膜，多数由急性转化而来。

一般症状，它的病程就是在静止期与发作期中交替进行。静止期中，中耳黏膜呈粉红色，不粗糙，无肉芽或角化病灶。检查所见，中耳比较干燥。鼓膜穿孔大多在紧张部。感染发作期，则黏膜水肿充血，分泌物增多。

不管在静止时或发作期，听力稍有减退，都为传导性聋，一般纯听力丧失为10～15分贝。

二者的分泌物都为无臭气的黏液性，可以拉似丝状样。穿孔大的可以见到耳咽管的上端开口，同时也可以见到锤骨柄暴露或腐蚀。

顽痾型

本型相当于骨疡型，又称坏死型或肉芽型。

它常由坏死性中耳炎导致，炎症重，病程长，病变区广而深，常破坏骨壁和听骨。外耳道有恶臭的脓性分泌物，听力障碍比较严重，早期为传导性聋，但病程一长，则进而为混合性聋。

检查所见，穿孔多在鼓膜边缘或为无边的大穿孔。如尚有残余的鼓膜，则变质增厚。通过穿孔可看到鼓岬上或鼓室隐窝有肉芽组织或息肉样赘物。这种赘物，可以阻塞通道影响引流。乳突X线片示，除密度增加外，鼓窦区可见扩大或骨质破坏，因此本型最易引起并发症，故具有一定的危险性。

恶疮型

本型相当于胆脂瘤型，特点是伴有胆脂瘤的同时存在。它可分原发性与继发性两种。这里讨论的为继发性。

此型是经受慢性炎症的长期刺激、腐蚀，外耳道上皮通过鼓膜的穿孔，长入中鼓室、上鼓室、鼓窦及乳突腔内，以后上皮脱落、聚积成团，中心腐败分解变性，体积日渐增大，压迫和侵蚀邻近骨质。此虽不是恶性肿瘤，可是危害性和严重性不亚于恶性肿瘤，常可导致各种严重的并发症，因之中医习惯性地称为恶疮型。

它的症状是，脓性分泌物臭而腥，但量很少。常伴阵发性眩晕，特别在头位急速旋转时、肿物突然压迫耳轮和耳屏时或突然用力擤鼻时，更加严重。有时出现面瘫，嘴向健侧斜偏。一受时邪新感，则诸症更加厉害。听力严重丧失。

检查所见，常发现鼓膜松弛部隐性穿孔，多有污秽物覆盖，故检查前必须清除。若大穿孔者，可见鼓室有肉芽组织，鼓室隐窝可见瘤体。用卷棉籽可擦出很臭的灰白色胆脂瘤鳞片。如加以冲洗，则水中可见鳞状上皮和胆固醇组织。

乳突X线片示，有边缘整齐、圆形的胆脂瘤空洞。

本病很容易与慢性肉芽性鼓膜炎、中耳恶性肿瘤相混淆。不过前者病变仅局限于鼓膜，后者触之极易出血。应做活体组织检查鉴定。

【病因病机】

肾衰劳伤气血：《诸病源候论·耳候》论述"耳者宗脉之所聚，肾气之所通，足少阴肾之经也。劳伤血气，热乘虚而入于其经，邪随血气至耳，热气聚，则生脓汁，故谓之聤耳"。

肾气有余，积热上冲：《冯氏锦囊秘录·儿科耳病》论述"实热者何？即肾气有余，积热上冲"。

湿浊停积：《诸病源候论·耳候》论述"水湿停积，搏于血气"。

余邪不彻，直犯聋葱：《温热经纬·疫证条辨》论述"凡温热暑疫等证，耳者职是故也"。

胃湿与肝火：《医宗金鉴·外科心法·耳疳》论述"胃湿与肝火相兼而成"。

热毒：《普济方·耳门》论述"热乘虚而入于耳……热气聚则生脓汁"。

小儿胎热：《外科大成·耳疳》论述"小儿胎热，或洗浴入水"。

风热：《外科真诠·耳痈》论述"风热者，内服加减消毒散加丹皮"。

阴虚阳亢：《外科症治秘诀·耳痈》论述"虚者乃阴亏阳亢"。

暑风：《外证医案汇编·耳疡》（第33案）论述"质阴虚，挟受暑风"。

肝风化火：《谦益斋外得医案·耳痈》论述"肝风易动，化火上逆，阻络伤营，耳痈成脓"。

真阴耗竭、相火亢盛：《疡医大全·耳痈门主论》论述"非醇酒炙煿，即怒火遏郁，更有色欲过甚，真阴耗竭，相火亢盛"。

临床实况，在一般情况下，以辨病为依据。特殊情况，则在辨病基础上结合辨证。大体上是这样：

普通型：大多为脾气中衰，气血两虚，故《保婴撮要·耳症》中把"耳出脓水"强调为"素虚羸""精血不足"。

顽痼型：大多为肾虚火旺，故《疡科心得集·辨耳痈耳菌虚实论》称为"肾经真阴亏损，相火亢甚而发"。

恶疮型：大多由于肾虚火旺进一步发展，成为"因肝胆怒火遏郁"（引《疡科心得集》语）而致。

【辨证论治】

普通型：脾气中衰，气血两虚，故而长期流脓，无法干涸。因气血不足，故脓不稠厚而清稀，有时色白黏如胶状牵丝。因无热毒存在，所以脓无气味，有则一如抹布样霉味者。另一特点是一经感冒伤风，必然急性发作，但又因正气不足而容易感冒，这说明正气一衰，卫气必然不固，卫气失藩篱之职，故而时感外邪，也无力抵御。局部的残余鼓膜和鼓室内黏膜色淡不红，因为它外无实热之火，内无君火、相火。同时也无明显痒痛，全身症状一般不明显（急性发作时例外）。舌质可能偏淡，也可肥胖而嫩，有齿印，苔薄。脉多濡细而弱。

顽痼型：病程必然缠绵旷日。因有相火内燃，故而脓有臭味。肾经一虚，听力自然下降。因无邪，所以无自声增强。全身症状及脉舌，可出现肾虚火旺的表现，脉象弦细，舌质偏红少津等。

恶疮型：肝为将军之官，性急善怒，故而耳多疼痛，痛可侵及头脑。肝火内焚，故而脓量不多，这是水被火烁而涸。同时臭气浓郁而难闻，"五臭"中肝为臊臭，臊臭相当现代的尸臭。肝属风木，故而常有眩晕，而且情绪也易激动发怒。脉弦，舌质红瘦，薄黄苔。

·内治·

凡脾气中衰，气血两虚者，当补脾益气，气血双补。常用代表方有补中益气汤、益气聪明汤、参苓白术散、八珍汤、十全大补汤等，都可择宜取用。常用药：党参、白术、黄芪、茯苓、山药、当归、白芍、薏苡仁、陈皮等。

凡肾虚火旺者，当滋阴降火，常用代表方有知柏地黄汤(丸)、大补阴丸之类。常用药:知母、黄柏、生地黄、熟地黄、龟甲、茯苓、泽泻等。

凡肝胆郁火所致,可从清肝胆入手,常用代表方有柴胡清肝汤之类。常用药:柴胡、山栀子、黄芩、生地黄、牡丹皮、赤芍、夏枯草、白芍、当归、黄柏等。但胆脂瘤型骨质已破坏,绝非内服药可以解决。应该手术治疗,切勿贻误治疗时机。

如上面所言"此三型可以先后发生在同一病例中",所以各种治法与方药也应择宜选用,并非某型用某法。何况还有并发症、兼证等错综复杂的实况,更非一方一药所能应付。应考虑西医的手术或一部分外治方法,这才符合实情。

在急性发作期间,可按急性化脓性中耳炎处理。

·外治·

凡普通型和顽痾型,宜于保守治疗,有些外用药品可供取用。恶疮型绝对不应保守治疗,宜手术处理,否则养虎遗患,后害无穷!

干祖望不太主张重用外用药物,因为水剂则反使潮润而更难干燥,粉剂则与分泌物灰尘、脱屑等混合,形成脓痂,影响引流,如胶结成块,反成异物。既难以清洁,更阻塞引流,需使"邪有出路"。

如其主张外用药者,可用核桃油。制法:核桃仁研烂,榨油去渣。每100毫升加冰片4 g。但贮藏时间,不能超过3周。用法,先清洁耳道,然后滴入1~2滴,每天2~3次。

如有肉芽增生,可吹冰矾散。用法,先予清洁外耳道,用少量粉末喷入,每天1~3次。但特别注意的是当下次清除时,以见不到上次喷入的残留药粉为是。

单纯的鼓膜穿孔,在不发作期间(需连续干燥百天以上),耳咽管通畅良好者,可以考虑做鼓膜修补术。

发现胆脂瘤,则宜手术清除。

【预防与护理】

1. 患有本病者,最好做鼓膜修补术。如因各种原因而无法做此手术者,可常服补中益气丸以补气固卫,预防感冒和急性发作。

2. 如患感冒、伤风、咳嗽、鼻炎等上呼吸道疾病,要积极治疗。

3. 平时擤涕时不能用力。

4. 注意防止水液侵入耳中,患病时禁止游泳、潜水,同时洗澡尤其是沐浴、理发、雨中行走时也要特别注意,保护外耳道。在婴儿要注意防止其眼泪、鼻涕、口水等流入耳朵里。

5. 对婴儿要采取正确的哺乳姿势,即授乳时将婴儿取头高位授乳,切忌横位授乳。

6. 禁止乱挖耳朵。

7. 注意加强营养。

8. 锻炼身体,以增强体质。

9. 切勿乱用外用药。

10. 工作、生活、学习环境不宜温度过高。

11. 急性发作时,参阅急性化脓性中耳炎的"预防与护理"。

【医案】

·案一·

刘某,女,26岁。1992年1月10日初诊。南京手表厂。

童年时右乳突曾做乳突根治术,但渗液不涸,竟为十七八年之久。分泌物为脓性样黄色。有较浓的臭味,偶有血迹。失听,鸣声多样(有高有低),头痛域在右侧。左耳听力下降,偶有轻度眩晕。

检查:右耳手术后潮湿不干,未见充血,左鼓膜严重内陷已不成为卵圆形,中央有钙化点两块,标志消失,舌薄苔,脉细。

医案:术后分泌难涸,可宗《外科理例》之"溃疡首重脾胃"论治,头痛之作,良以痛域在于少阳之故,治可顾及柔肝。可取参苓白术合逍遥。左耳貌似未予兼顾,但疏肝益脾之剂,定能余护共享及之矣。

处方:

党参 10 g	白术 6 g	茯苓 10 g
焦薏仁 10 g	山药 10 g	柴胡 3 g
当归 10 g	白蒺藜 10 g	菊花 10 g
甘草 3 g	7剂煎服	

二诊 1992 年 2 月 21 日。上方累进 21 剂，杂乱无章的多种耳鸣已减少、减轻。唯存沸水样之鸣，病耳脓无，左耳反而有分泌物，头痛轻而眩晕作。

检查：两外耳俱干燥。舌薄苔，脉细。

医案：邪去身安，正充邪避，斯言殊合本症。仍步原方，继续调理。

处方：

党参 10 g　　白术 6 g　　茯苓 10 g
白蒺藜 10 g　　山药 10 g　　当归 10 g
菊花 10 g　　制首乌 10 g　　川芎 3 g
甘草 3 g　　7 剂煎服

三诊 1992 年 4 月 3 日。上药进 14 剂，鸣声又减轻一些，鸣声为沸水待开之际，头痛在枕部，像有一根筋牵掣着。左侧咽部有异物感，颈部及四肢肌肉抽筋感。

检查：两耳干燥，舌薄苔，脉细。

医案：益气柔肝，十分恰当，但补诉综合则似处方太崇于气，而忽略于血矣。改八珍。

处方：

党参 10 g　　白术 6 g　　茯苓 10 g
鸡血藤 10 g　　山药 10 g　　当归 10 g
白芍 6 g　　宣木瓜 10 g　　丹参 10 g
白蒺藜 10 g　　7 剂煎服

按语：慢性化脓性中耳炎，中医称之为“脓耳”。干祖望对本病的治疗，主张一是认真清除耳道脓性分泌物、洁净耳道，二是外用药直达病所，三是辨证论治求本。辨证论治除全身辨证外，还重视局部辨证。他治本病，对脓液黄稠而有气味者，认为多为肝胆湿热，常以龙胆泻肝汤化裁；对长期流少量稀薄脓液者，认为属外科的疮疡范畴，为脾土虚衰，从脾论治，常用香砂六君子汤、参苓白术散、补中益气汤之类；对虽无脓液溢出，但查见中耳腔潮湿长期不干，穿孔的鼓膜不能生长者，多用知柏地黄丸或二妙丸之类治之。

本案患者幼年乳突手术而致病，有头痛、听力下降、眩晕等诸多症状，干祖望早年曾从事中医外科临床工作，对“溃疡首重脾胃”有深刻的认识，认为该患者的脓液可从脾论治，脾主运化水液，脾失健运则水湿滞留，败精枯槁酿脓生祸，故初诊处以参苓白术散合逍遥散加减，党参、白术、山药益气健脾，茯苓、薏苡仁渗湿健脾，柴胡、菊花、白蒺藜疏肝柔肝，当归和血，甘草调中。诸药相合，使邪去正安，正充邪避。二诊时以原方或效，稍事增损，大法如前。三诊病情又有好转，投石问路，已中肯綮，干祖望步迹前发，由气及血，改用八珍汤化裁，稍参鸡血藤、丹参活血，因为血不利则为水，活血有利于败精的排泄。

另外，干祖望在治疗本病时很重视闻分泌物的气味，凡无明显臭气者，大多为轻症。凡黄稠而有气味者，认为肝胆尚有湿热；臭甚而脓少者，考虑胆脂瘤；味腥者，为寒为虚；抹布味者，实证有湿，虚证为寒。

·案二·

刘某，女，32 岁。1991 年 8 月 30 日初诊。南京电力局。

先右后左耳病二十多年，有时淌水流脓，或有疼痛。每年有 2～3 次急性发作。同时伴以听力下降和耳鸣。鸣声为持续性，音调不高，音量一般。不急性发作时诸症稍轻。现在为急性发作的后期。脓溢比前几天减少。

检查：右耳鼓膜大穿孔，鼓室尚干净、潮润；左鼓膜混浊，标志消失。中央有一钙化点。且有菲薄感，未见明显穿孔。舌薄腻，滑润苔，底映紫气，舌质淡白，脉濡。

医案：耳虽隶属于肾，但时临长夏，脉舌提示湿浊内停，不能“刻舟求剑”执泥书本。应取渗湿化浊，稍参益气升清。

处方：

升麻 3 g　　太子参 10 g　　苍术 6 g
川黄柏 3 g　　茯苓 10 g　　夏枯草 10 g
陈皮 6 g　　六一散[包] 15 g　　5 剂煎服

二诊 1991 年 9 月 5 日。上诊之后，脓水告涸，但为时无几，再度潮润而外溢，至今仍难干燥。无疼痛，听力似乎好些，耳内憋气及耳鸣仍然存在。鸣声音调高而音量大，对外来噪声感到很不舒服。全身无力。

检查：双耳同上诊。舌薄苔，脉细。

医案：内湿难御，浊逼听宫，虽常规有六味、左慈，但总感治肾不及治脾。取异功散加味，佐以升清。

处方：

升麻 3 g　葛根 6 g　白术 6 g
太子参 10 g　茯苓 10 g　陈皮 6 g
川黄柏 3 g　夏枯草 10 g　菊花 10 g
甘草 3 g　7 剂煎服

按语：慢性化脓性中耳炎是中耳黏膜、骨膜，或深达骨质的化脓性炎症，一般认为，急性化脓性中耳炎 6～8 周未愈，即提示病变已转为慢性，需要坚持治疗。本病以长期持续或间歇性流脓，鼓膜穿孔及听力下降为主要临床表现。本案患者罹患脓耳二十余年，病属顽疴，就诊时是慢性化脓性中耳炎合并耳鸣，检查见右耳鼓膜大穿孔，鼓室尚干净、潮润；左鼓膜混浊，标志消失。中央有一钙化点，未见明显穿孔。舌薄腻，滑润苔，底映紫气，舌质淡白，脉濡。四诊合参，干祖望辨为湿浊内停，取渗湿化浊，稍参益气升清。他反对“刻舟求剑”、生搬硬套，因为临床病种波谲云诡，变化莫测，要根据具体情况“因人因地因时”拟定治法。时值长夏，江南多湿邪。故干祖望治耳以治湿，取太子参、茯苓、苍术健脾燥湿，脾为仓廪之官，主运化水湿，执掌中州，脾气健旺可令湿邪速去，六一散清暑利湿，为时令用药，陈皮理气化湿，气滞则湿阻，气顺则湿化，升麻升举清气，五官为清空之窍，不容芥蒂，有赖清气充盈，夏枯草、黄柏清热排脓以治标，苍术和黄柏二味又是二妙丸，干祖望在遇到鼓膜穿孔病人时每常取用。二诊时症状有所缓解，但还是不尽如人意，原方出入，加白术燥湿健脾，葛根升清聪耳，菊花清肝泻火。可惜后来未收集到该患者继续复诊的资料，疗效难以明确，但是本案值得思考的地方还是很多的，要学习干祖望的力破窠臼，灵活用药。

·案三·

陈某，男，51 岁。1991 年 10 月 25 日初诊。南京大学。

病发轫于十年之前。左耳大衄，当时诊断为“肉芽”，做手术而愈。1984 年两度大衄，治疗而痊，第三次在初夏又大衄，从此血止而渗液，至今未涸，时多时少。最近分泌物少些，但作痒，听力下降。

检查：左鼓膜未见明显穿孔，混浊，标志不清。舌薄苔，脉平。

医案：前医之药，恰到好处。应作曹随。唯以性而言对症，以量而言，远似未及。今改水药。

处方：

龙胆草 3 g　山栀子 10 g　柴胡 3 g
当归 10 g　夏枯草 10 g　川黄柏 3 g
苍术 6 g　薏苡仁 10 g　苦丁茶 10 g
山药 10 g　7 剂煎服

二诊 1991 年 11 月 8 日。药已进服 7 剂。分泌物少些，左耳作胀，有时还有些痒，偶有针刺感。

检查：左鼓膜混浊，隐性穿孔在前上方，尚干燥，口舌薄苔，脉平。

医案：水剂龙胆泻肝，获效也感满意。脓积中耳，虽然引流特殊，但其理符于外科，宗外科处理。

处方：

金银花 10 g　川黄柏 3 g　菊花 10 g
地丁 10 g　重楼 10 g　苍术 6 g
陈皮 6 g　半夏 10 g　土贝母 10 g
甘草 3 g　7 剂煎服

三诊 1991 年 11 月 22 日。又进 7 剂无疗效。分泌物未见减少，仍有胀感，胀甚则有沉甸感，偶尔针刺感仍然。

检查：耳部检查同上诊。舌薄苔，脉平偏细。

医案：取清肝有效于前，不能以清肝有效于后，盖病程进展，证有不同，刻舟求剑，事难允许。取用二妙加味，更味同嚼蜡。以理推揆，分泌之物，总是败津腐液产物，二妙无效，良以治标而未及其本。治本之药可取培土健脾，以控制分泌。若分泌物有时出现锈色，则稍参清解。

处方：

党参 10 g　升麻 3 g　白术 6 g
茯苓 10 g　陈皮 6 g　半夏 10 g
山药 10 g　金银花 10 g　地丁 10 g
甘草 3 g　7 剂煎服

四诊 1991 年 12 月 10 日。六君加升提药之后，脓液已少，痒也不多。一贯耳内之胀难除（过去一胀即有脓，这次胀而无脓）。左侧颈部有紧张感，伴有胀痛。

检查：左耳同上诊，干燥。舌薄白苔，脉平。

医案：渗液得扶正而涸敛，症属于虚。刻下左颈牵制，已投石有路，酌取四物。

处方：

升麻 3 g　党参 10 g　白术 6 g
鸡血藤 10 g　茯苓 10 g　陈皮 6 g
当归 10 g　络石藤 10 g　白芍 6 g
丹参 10 g　7 剂煎服

五诊 1992 年 1 月 17 日。药已进 21 剂，脓涸干燥期竟然达匝月之久，为过去所未有，唯左颈之胀改善不多。

检查：耳内已干燥。舌薄苔，脉平。

医案：对症之药，不宜更张，只能深入。左颈牵制，迟迟难去。似可酌改一二。

处方：

升麻 3 g　党参 10 g　紫河车 10 g
白术 10 g　茯苓 10 g　陈皮 6 g
怀山药 10 g　地丁 10 g　枳壳 6 g
甘草 3 g　7 剂煎服

按语：本案患者是一例由于左耳大出血而导致的慢性化脓性中耳炎病例，十年内三度大出血，血止后则有渗液作痒伴听力下降。虽然舌脉不能印证肝火，但干祖望根据临证经验和局部检查情况还是辨为肝经湿热，用龙胆泻肝汤加减治疗。方中龙胆草、栀子、夏枯草、苦丁茶清肝泻火，柴胡疏肝，当归和血，黄柏、苍术、薏苡仁是三妙丸，清热燥湿，又配以山药益气健脾，升清聪耳。诸药相合，共奏清利肝胆湿热、排脓开窍聪耳之功。二诊时获效满意，干祖望认为清肝法可用于一时而不可用一世，有考虑其排脓引流的缘故，改用外科常用的二妙丸合五味消毒饮加减，然而三诊时疗效并不满意，病症悉如以往，此时干祖望认识到二诊方药无效，是治标而未及其本。分泌之物，总是败津腐液产物，脾主运化水湿，治本之药可取培土健脾，以控制分泌。若分泌物有时出现锈色，则稍参清解。方用六君子汤加味，方中六君子益气健脾，化痰祛浊，山药助君药健脾，升麻升提清气，酌配金银花、紫花地丁清热解毒以治其标。标本同治后，症状得到改善，脓液已少，痒也不多，但患者补诉颈部有紧张及胀痛感，此是津液输布失常，血脉运行不畅而失于濡养之故，继用四君子健脾益气，升麻升举清气，陈皮理气止痛，当归、白芍、鸡血藤、丹参养血活血，改善颈部症状。络石藤一味，乍看费解，其实是干祖望的经验用药，他认为对于颈部、耳部的病症，络石藤是一味很好的引经药，可引药直达病所。五诊时患者的耳部症状已接近消失，耳朵数月未曾流脓，对症之药，不宜更张，只能深入，仍取用四君子汤加味。

本案是一份比较完整的门诊病程记录，辗转五诊，终以痊愈告终，虽然颈部仍有些牵制，未免白璧微瑕，美中不足，但脓耳顽症已克，体现了中医随证而治的卓绝之处。

·案四·

姚某，女，30 岁。初诊 1997 年 12 月 26 日。

左耳流脓色黄牵丝，初起于五年之前，当时疼痛严重，经治疗而“愈”，干燥无恙。时越两年之后，再度又流脓，虽然也能干燥，但从此起，时隔半年，即流脓发作一次，至今如此。今天此刻，适在流脓与待干燥时期的恢复期中。疼痛已无，有些痒感，听力自感正常，无耳鸣，无堵塞。

检查：左鼓膜中央型巨大穿孔，鼓室尚干燥，外耳道干燥，舌薄苔，脉平。

医案：鼓膜洞穿，每年发作两次。刻又进入干燥阶段，但难免急发重来，今拟填补正气，使百日干燥，可以炼石而补火，俾获一劳而永逸。

处方：

党参 10 g　茯苓 10 g　山药 10 g
薏苡仁 10 g　当归 10 g　丹参 10 g
川黄柏 6 g　苍术 6 g　甘草 3 g
7 剂煎服

按语：干祖望把慢脓耳的辨证分为三型，即普通型、顽痾型、恶疮型。普通型多属脾气中衰，气血虚弱所致，治宜补脾益气，气血双补，方取补中益气汤、益气聪明汤、八珍汤、十全大补汤等；顽痾型病程缠绵旷日，肾虚而相火内燃，治当滋阴降火，方取知柏地黄汤、大补阴丸等；恶疮型多因肝胆火郁，内灼阴液所致，方取柴胡清肝汤等。普通型、顽痾型，宜保守治疗为主，恶疮型当手术处理，外用滴耳可取用核桃仁取油 100 毫升，加入冰片 4 g。

中医素有急则治标、缓则治本之说。本患者慢性化脓性中耳炎每半年即发作一次，难免有正气不足之嫌，刻下缓解之际，正是扶正之大好时机。处方以党参、山药、茯苓、甘草补气健脾，薏苡仁、苍术化湿，黄柏清热化湿，乃缓时治本之策。脾胃为气血生化之源，陈实功《外科正宗》提出“外疡实从内发”观点。且脾胃为仓廪之官，五味出焉。脾主运化水湿，脓液即为败津，所以干祖望治疗化脓性中耳炎慢性发作，多从脾胃着手，配合二妙，兼清湿热。

粘连性中耳炎、鼓室硬化症

这两个病，都是中耳炎的后遗症。二者自有其区别，但就中医传统理论，基本是相同的，所以列在一起讨论。

粘连性中耳炎是急、慢性中耳炎尤其是分泌性中耳炎治疗失时、失误后的后遗症。鼓室硬化症是中耳慢性炎症愈合后遗留的黏膜硬化性病变。前者的病变，以机化粘连为主，后者以透明样变性、钙化为主。这两种病都为常见的致聋病种，临床较多见。

因为二者的主要症状为失听，所以中医一向隶属于耳聋一门。这两种病治愈率很低。宋代名医庞安常给人治病，莫不着手成春，门庭若市，还有不少著作，对中医学作出了不少贡献。可是他自己耳聋，却一无办法使自己复聪。所以元代郭翼（昆山人，曾献策于张士诚，未蒙采纳，乃归隐种田以终天年）在《雪履斋笔记》中谓：“庞安常愈人病如神，自患聋疾，终身不能愈。彼又岂少治聋之方哉。”

【临床表现】

主要症状是听力减退，大多为传导性，也有吕内测验为短阳性者。这种失听，有的早期即停止发展，有的进行性加重，少数甚至可以全聋。

患者常有耳鸣，偶然也有眩晕。个别病人还有耳道闭塞感、闷胀感，伴记忆力衰退。

检查所见，粘连性中耳炎，鼓膜完整，呈不同程度的内陷、混浊、变厚、萎缩、瘢痕或钙化斑等等。运动不良，甚至消失。如其原有穿孔者，也被半透明薄膜样新生上皮所覆盖，致鼓室内清晰可见，往往误为穿孔。少数大穿孔残存鼓膜的边缘，也可与鼓室内壁粘连。耳咽管吹张，常示通气不良。乳突 X 线片检查多示气化不良。

鼓室硬化症，鼓膜常见有中央干性穿孔，很少病例无穿孔，且呈萎缩瘢痕愈合，鼓膜增厚混浊，并有片状钙化斑。咽鼓管功能，大多良好。

【病因病机】

气血凝滞，瘀结空窍。

【辨证论治】

本病着重于辨病。

本病为积液干涸而形成纤维增生，或炎症损害后的瘢痕形成，但如患者正气充沛，气血流畅，也不致造成耳聋。

·内治·

本病以活血化瘀一法为最为常用，因之王清任的通窍活血汤一类方剂最具有代表性。但本病治愈率不高，长期进药，亦感麻烦，因之可以用丸剂缓图。常用药有化瘀聪听丸。

化瘀聪听丸：肉桂 10 g，地鳖虫 30 g，当归尾 30 g，乳香 10 g，红花 15 g，鳖甲 30 g，落得打 30 g，川芎 10 g，干地龙 30 g，三七 15 g，甘松 10 g。上药共研细末，水泛为丸如绿豆大小。开水送服，每天 2 次，每次 6 g。

·外治·

采用手术治疗。

【预防与护理】

1. 本病预防重于治疗，无论何种中耳炎，均要积极治疗，彻底根除。

2. 手术治疗，也力争在早期进行。因为早期则鼓室的病变多为可逆性，常可以减少粘连与硬化的机会，从而改善或恢复听力。

3. 配戴助听器，对听力提高有一定的帮助。

航空性中耳炎

鼓室内气压与外界气压失去了平衡，由此而导致中耳损伤，即可出现病态。航空性中耳炎正是因此而生，故又称耳气压损伤。事实上耳气压损伤的名称要比航空性中耳炎全面得多，因为还包括潜水作业者或低压舱内实验的人员也能患此病。现在航空事业蓬勃发展，所以相应患有此病的也逐渐增多。

历代无此病记载，现在一般对本病采用物理、手术疗法来治疗并加服中药。干祖望在临床实践中摸索出一条新的途径。

【临床表现】

临床上多因坐飞机而得。因为鼓膜内外的气压变化，起于急骤之际，所以疾病的产生也突然。

当飞机上升之际，即出现耳鸣和突然的听力障碍，而且觉有薄膜密封耳道之感，周围一切音响陡然消失。

飞机下降时，出现不同程度的耳中疼痛，耳鸣、耳聋也更加严重，疼痛并可放射到颞部、腮腺及面颊等处。

最严重的可以导致鼓膜破裂，破裂时一声炸裂高响，即刻剧痛如刺，并可出现眩晕和恶心。

上述症状，可以维持 12 小时左右，也有达 24 小时者。患者的耳鸣、耳聋及憋气感长期不消失。不过来就诊者，一般急性症状基本都已消失，唯鼓膜下陷还能看到。

检查所见，鼓膜充血。严重的鼓室内积液或积血甚至鼓膜破裂。

【病因病机】

《类证治裁·诸气》："天地之气，和则沴戾不作。生人之气，和则诸疾不兴。"所以人在正常环境中，根本就体验不出什么叫"天地之气"及"和"与"不和"。一朝不"和"，像航空、潜水病的"沴戾"就产生了。

为什么会出现这种气压损伤疾病？《杂病广要·九气七气》解释为"阴阳虽大，未离乎气，故通天下一气耳。人生其间……一吐纳，一动静，何所逃哉，与气流通而已。故气平则宁，气不平则病"。本病正符合于人身在大气之中，一吐纳（指呼吸）一动静（指由平地升高到天空）的骤然变化，当然气失其平了。

【辨证论治】

当病人来诊时，一切急性症状早已消失殆尽，唯有耳鸣、听力障碍和耳中憋气闷胀等。

当时临床观察、理论分析，甚至病人的自我感觉，都是感到七窍之间互不相通的气闭。

这种症状完全符合传统理论的气滞。《医略·气论》认为"漏下百刻，气行五十周，出入升降，何有于病"。更证实气滞一证，产生于大气失调，是事所必然的。

弱体高龄者，更容易罹患此病，可以考虑宗气不足。

所以本病病因简单，证亦单纯。大多为实证（气滞、气血瘀滞）及虚证（宗气不足）。临床上以气伤而滞为最多，宗气不足者很少，气血瘀滞者更为少见。

·内治·

证属气滞，当然应调整气机。《太平惠民和剂局方·治一切气》中 106 首治气方、《医方集解·理气之剂》中 28 首治气方和《成方切用》中 11 首治气方都是内因或不内外因导致的气病，而这里纯粹由外因致病的气滞方药，独独付之阙如。所以笔者自拟"升清流气饮"来治疗此病。

此方是根据《疮疡经验全书》中 20 首"流气饮"，结合航空性中耳炎有气闭、气滞的特点化裁而成。方中升麻、柴胡，同样是升清降浊，但后者还有除头痛、治耳聋的作用，因为肝胆之络附耳。木香、乌药有消积滞、辟邪气、导滞气功能，但前者更能止痛去胀感。青皮、蔓荆子疏肝散结，破气止痛，而后者更有抑制脑鸣的特点。紫苏叶散发风气，顺气化痰。大腹皮协调寒热失和，疏瘀滞，开郁结。川芎行气开郁上行头目，破瘀血，生新血。还有两味画龙点睛之药，用黄芪以益气，气盛则更能加强诸药的作用。用石菖蒲以开窍，航空性中耳炎，正是窍闭的典型病例。

虚弱者及老人，倍加黄芪。高血压病者，慎用升麻、蔓荆子。重症者每天可进两剂。

全方十一味，不一定全部都用，可以根据病情删减。有特殊情况者，也可增添几味。临床常用药物组成为：升麻 3 g，柴胡 3 g，黄芪 6 g，木香 3 g，乌药 6 g，川芎 3 g，蔓荆子 6 g，石菖蒲 3 g。

服药后症状消失，可再进六君子丸或补中益气丸维持量 1 周。

·外治·

如见鼓膜充血甚至破裂（临床上难得见到）者，不必加以处理，只需保持其干燥、清洁。

【预防与护理】

1. 飞机起飞或下降时，可吃零食，使用吞咽、软腭运动、下颌活动等动作来减少得病机会。

2. 得病后，可以做自我耳咽管吹张术，不拘时间和次数。

3. 尽量多休息，保持周围环境的安静。

4. 保持情绪稳定，并注意按时服药。

5. 如有鼓膜损伤，则要注意保持外耳道的洁净与干燥，也可用消毒药棉松松地堵塞在外耳道口。

6. 如有鼓膜损伤者，注意淋浴、洗发时防止水液侵入。游泳是例所禁忌。

【医案】

·案一·

杨某，女，56 岁。南京烟草公司。1992 年 9 月 15 日初诊。

三年多前，因乘坐飞机而患“航空性中耳炎”，从此即无宁日。刻下主症为两耳以右侧为主的憋气，听力下降，自声增强，有时作痛，咽鼓管不通，耳觉沉重，头脑失之清醒。咽干失润，喜饮水求润，欲冷饮，清嗓频频而无痰。右下颞颌关节疼痛伴胀，张口假性强直。耳鸣（右）如蝉啸，拒绝外来噪声。

检查：两鼓膜内陷，左重右轻，菲薄。舌薄苔，脉细。

医案：大气压之骤然突变，气必损伤，伤久则气耗而虚，治当扶正理气。但右侧颞颌关节之作痛，启合失利者，则又是风邪新侵而来，事属标、本两证，岂能混合言治。只能先取疏风，再求治本。

处方：

荆芥炭 6 g	防风 6 g	羌活 6 g
独活 6 g	丝瓜络 10 g	紫苏叶 10 g
陈皮 6 g	桑枝 6 g	油松节 6 g
白芷 6 g	7 剂煎服	

二诊 1992 年 9 月 22 日。上方已进 7 剂，右耳疼痛已轻，张口假性强直改善许多，憋气仍严重，故而重听及自声增强当然存在难去。喉咽情况、耳鸣情况，俱无进展，鼻塞不通。

检查：耳如上诊。鼻黏膜干涩少分泌液。舌薄苔，脉细弦。

医案：诸病芸芸，仅疼痛得止，总感收获不多。此番拟取升清通窍之法。

处方：

葛根 6 g	石菖蒲 3 g	木防己 6 g
路路通 10 g	乌药 6 g	木香 3 g
青皮 6 g	落得打 10 g	桔梗 6 g
甘草 3 g	7 剂煎服	

按语：航空性中耳炎对于中医来讲是个新病种，正常情况下，耳膜的解剖形态和通气特性适应了外界压力稍大于内界压力的环境，若因乘坐飞机等情况而遇到外界大气压骤降，则易产生耳腔闭气、耳膜疼痛、听力下降、脑中轰鸣等症状。

对于干祖望这样成名几十载的纯粹老中医而言，怎样把天外来客般的时新病种摸透，从而联系起来并沟通接轨到辨证论治的路子上，他在《干氏耳鼻喉口腔科学》中说：“病人自我感觉，七窍之间互不通气的气闭，完全符合传统理论的气滞。《医略·气论》认为‘漏下百刻，气行五十周，出入升降，何有于病’，更证实气滞一证，产生于大气失调，是事所必然。”另外，在《全国著名中医医学经验丛书·干祖望经验集》中写道：“阴阳虽大，未离乎气，故通天下一气耳……故气平则宁，气不平则病。”通过气宁→气乱→气闭→耳暴闭的逐步变化接轨到航空性中耳炎，就找到了病根所在。

本例航空性中耳炎患者病程已历三年，当予久病论治，然而就诊时咽鼓管不通，耳觉沉重，头脑失之清醒，咽干失润，喜饮水求润，欲冷饮，清嗓频频而无痰。右下颞颌关节疼痛伴胀，张口假性强直，耳鸣（右）如蝉啸，拒绝外来噪声，又是有新病之表现，六淫之首的风邪作祟，故有以上症状，先治其标，取疏风散邪。方中荆芥炭、防风、羌活、白芷疏风散邪，独活、丝瓜络、桑枝、油松节祛风胜湿，陈皮、紫苏叶理气和中。全方从疏散气机出发，力求从风气而治，故用大量疏风药以奏立杆之效。

二诊时诸症改善，唯喉咽、耳鸣无进展，鼻塞不通。此时标证已不是主要矛盾，当回归其主症“航空性中耳炎”上求治，拟取升清通窍之法。五官九窍都是清空之处，不容芥蒂，有赖于清气的升腾濡养，干祖望常取用的升清药有升麻、柴胡、葛根、石菖蒲、路路通几味。本方中葛根解表透里，菖蒲化痰开窍，乌药、木香、青皮行气定痛，落得打活血止痛，木防己偏治上部，主风气，擅宣通，桔梗、路路通理气化痰通窍，甘草调和诸药。纵观两诊，从疏风和调气两方面论治，先标后本，井然有序。

·案二·

张某，男，52岁。1992年5月21日初诊。

前天在飞机上陡然两耳憋气，同时听力失聪。昨天加重，堵塞也更厉害，贴在耳朵上的手表声也听不到。自己讲话时脑中有共鸣。

检查：两鼓膜内陷。音测：韦伯试验居中，吕内试验骨>气，施瓦巴赫试验骨导正常。舌薄苔，脉平有浮意。

医案：九霄奋迅，肾窍乏适应之能；万里扶摇，听宫失聪聆之职。考六腑以通为补，七窍持空以求。取通气开窍一法，方从流气饮一型中化裁。

处方：

木香 3 g	乌药 6 g	升麻 3 g
石菖蒲 3 g	路路通 10 g	川芎 3 g
蔓荆子 6 g	青皮 6 g	马兜铃 6 g
葛根 6 g	3 剂煎服	

二诊1992年5月25日。耳中憋气开通，自声增强消失，听力正在恢复之中。

检查：两鼓膜恢复正常。舌薄苔，脉平。

医案：气滞以导理而疏通，清阳以提升而上溉。病去十八，扫尾待瘳。

处方：

木香 3 g	乌药 6 g	升麻 3 g
石菖蒲 3 g	路路通 10 g	青皮 6 g
葛根 6 g	黄芪 10 g	7 剂煎服

一周后随访，已完全恢复正常。

按语：干祖望教授的医案是极具特色的，他数十年的临床生活中，始终不忘写医案，坚持一病一案，风雨无阻，他所认识的医案不是单纯的诊治疾病过程的记录，也不完全局限于病因病机的分析和治法治则的阐述，应该是衡量中医临床特色与水平的重要砝码。干祖望这样认为，也是这样做的，兼之他博览群书，博闻强识，久而久之，他的医案不仅是医学读物，更可以作为文学读物，越读越兴味盎然，越读越妙趣横生。不但是理法方药一应俱全，态度严谨，简直可以视为阳春白雪。门诊时匆匆数分钟信手所书，竟然“揉医文哲于一体，融诗联骈在一章”，真有“腾蛟起凤，学士遗风”。

譬如本案中的这则医案，干祖望面对这样一个新病种，竟然雅兴大发，开篇就来一幅妙联：九霄奋迅，肾窍乏适应之能；万里扶摇，听宫失聪聆之职。古人认为，天有九重，九霄即天之最高处；扶摇指自下而上的旋风，《庄子·逍遥游》中有“水击三千里，抟扶摇而上者九万里”的名句，“九霄奋迅”和“万里扶摇”都借喻患者由于乘坐飞机，身在高空而致病。肾窍和听宫都指耳窍，“肾窍乏适应之能”和“听宫失聪聆之职”指耳朵由于不能适应气压的改变而失去“主乎听”的功能。那么，在治疗上干祖望又是如何作为的呢？考“六腑以通为补，七窍持空以求”，故取通气开窍一法，方选升清流气饮加减，方证相应，效百彰矣。

鼓膜穿孔

鼓膜穿孔，必须经过检查之后才能发现及作出诊断。中医的四诊（现在为五诊）中并无局部耳道的检查，因之古文献中，对此未置一词。

鼓膜穿孔，听力当然受到影响。但不至于聋，所以中医的“重听”一症中，肯定有鼓膜穿孔一病在内。

造成穿孔的原因，以化脓性中耳炎最多，次之为外伤。外伤中包括气压损伤、意外创伤、巨响冲击等等。一般可自行愈合，否则即遗留下一个空洞而永久存在，除非做人工修补。

【临床表现】

诊断不困难，只要在足够的光源下在耳镜里可以一望无遗。

其穿孔的大小、形状殊不一致，位置更各不相同。有时可全部破损，仅仅在鼓膜部残留一些边缘。有的穿孔很小，在不太仔细的检查中，甚至不能发现，这样的穿孔有人称为隐性穿孔。

穿孔的位置在临床上极为重要，根据其位置，即可较正确地推测它的病变及其预后。大体上可分三种：中央性穿孔（即紧张部穿孔）；边缘性穿孔；鼓隐窝穿孔（即松弛部穿孔）。三者中预后以中央性穿孔为最佳，边缘性穿孔次之，鼓隐窝穿孔最差。若其切开不是自溃，那么切口时必须选好部位。

穿孔部位也能帮助诊断，例如梅毒性穿孔，常在鼓膜紧张部，一般为2～3个小孔，之后几个小孔即融合成一个大穿孔，致鼓膜大部分缺损。结核性穿孔，初期为多数小穿孔，晚期鼓膜大部分破损，且覆有灰白色肉芽组织。

【治疗】

·内治·

本病用内服药，作用不大。但在做鼓膜修补术期间，可进服正骨紫金丹，其作用是活血化瘀而促使加速愈合。曾有人试验，在修补时进服此丹与未进服此丹对照，进服者治疗期可缩短1/4～2/5。

服法，每服一粒（重9 g），用开水烊化饮服，每天分2次进服。

·外治·

凡鼓膜紧张部穿孔，干燥历三个月以上；中耳内壁无鳞状上皮；耳咽管及耳蜗功能正常；贴补试验听力提高的病者，可以采取鼓膜修补术。

【预防与护理】

1. 患有鼓膜穿孔者，需特别注意：保持耳中干燥与洁净；禁止游泳及注意水渍侵入。

2. 在修补期要注意：保持外耳道的洁净干燥；不要做剧烈运动及重体力劳动；注意预防伤风感冒，保持鼻腔呼吸通畅；不宜咀嚼硬的食物；其他参阅以上外耳道、鼓膜疾病的护理。

乳突炎

乳突炎中医称夭疽、锐毒。本病最早命名，首推《刘涓子鬼遗方》的“杼疽”，其描写为“杼疽发项后，两耳下”。之后，名称很不统一，至《医宗金鉴·外科心法》采用夭疽、锐毒一名之后，即以此名作为正式的病名，原因是《医宗金鉴》为政府文献，几近经典权威著作之故。根据《医宗金鉴》的解释：“此二症，左为夭疽，右为锐毒，俱生耳后一寸三分高骨之后。夭者不尽天年谓之夭。锐者如锋刃之锐利，言毒甚也。”至于《灵枢·痈疽篇》的夭疽，则并非乳突炎，《灵枢·痈疽篇》早已明白指出“发于颈，名曰夭疽”。历来本病的名称有：杼疽、耳后附骨疽、耳后疽、化骨疮、首疽、耳后发、夭疽、锐毒、肾痈、耳后锐毒、外耳痈、耳后毒、耳后痰、耳根毒等。

化脓性中耳炎的病变，有时可超出鼓室范围，向四周扩散，产生各种并发症，乳突炎就是其中之一，它是乳突小房的黏膜和骨质的感染。这个解剖位置，即《骨释》所谓：“当耳之后上起者，曰耳上角，曰耳后上角。”

这耳上角与耳后上角最早的名称为完骨，《灵枢·骨度篇》：“耳后当完骨者，广九寸”。马莳注

"耳后高骨，曰完骨"，则可知又名耳后高骨。不过用在这里的完，不应该读"丸"（wan）而应读"兀"（wu），意义也是和兀相同，是傲然孤高，所以有人认为完骨就是兀骨。《医宗金鉴·正骨心法要旨》称为寿台骨。《伤科汇纂》称耳根骨，可知中医学在古时也认为它是属于耳的一个组成部分。

《外科大成·夭疽锐毒》："夭疽生左耳后，锐毒生右耳后，俱一寸三分。夭者妖变之物也，属肝木。锐者锋利之器也，属肺金。"这个说法，是根据《素问·刺禁论》的"肝生于左，肺藏于右"而来的。中医有这样一个习惯，把同样一个疾病，以左右之分而把它分为两种病名，例如腹股沟淋巴结炎，左称鱼口，右称便毒；脓肿在臀部的，左称上马痈，右称下马痈等等，今后理应改革。《外科真诠·夭疽锐毒》："左名夭疽，右名锐毒，名虽各异而左右耳后，俱属少阳胆经。"

乳突炎是颞骨乳突小房及其骨质的化脓性炎症，常可使乳突小房间骨骼发生充血性骨质疏松和压迫性坏死，终成溶骨性脓腔的病变，故比较严重。《医宗金鉴·外科心法·夭疽锐毒》谓："得此两证（事实上是一个病），愈者甚少。"何故危险？余听鸿在《外证医案汇编》说"最易内陷，在骨高皮薄肉少，空隙之间而近脑髓。"所以《伤科汇纂·寿台骨》认为是"耳根骨，致命之处"，并非没有根据。

乳突炎，大多为化脓性中耳炎的并发症，少数则是外伤等其他原因所致，此病见多于5～8岁的儿童。临床可分急性、慢性和隐匿性三种。

一、急性乳突炎

【临床表现】

急性乳突炎的症状与急性化脓性中耳炎症状相近，其临床表现如下。

疼痛：大多急性化脓性中耳炎的后期向愈之际，或慢性化脓性中耳炎急性发作期中，在鼓膜穿孔泄脓之后，应得缓解，而乳突炎的疼痛较其为重。这种疼痛常在耳后深入，且向枕骨、颈、面、齿部放射，并觉有跳跃性疼痛及有弥漫性头痛，患侧更甚。诚如《疡科心得集》所描述的"半边头痛彻脑"。夜间加剧到难以入睡，儿童更是烦躁不宁。

听力：听力明显下降，常为传导性聋，比急性化脓性中耳炎更厉害，纯音听力的丧失常在30～60分贝之间。故《洞天奥旨·耳后耳下发》特别提到"发则耳聋"。

体温：可达39℃以上，儿童甚至可达40～41℃间，但也有不明显者，故而既有《洞天奥旨》的"凡生此疽（耳石发），多憎寒壮热"，又有《疡科心得集》的"微恶寒，微身热"的描写。在一般正常情况下，不论急性化脓性中耳炎或慢性化脓性中耳炎急性发作，在第三周左右（慢性化脓性中耳炎急性发作者，为期更短），体温应下降。这种情况，以儿童更为明显。

流脓：鼓膜在穿孔之后，脓液大量泄出，如为化脓性中耳炎，流脓理应逐渐减少，而急性乳突炎则流脓反而增加。也有的脓液突然停止而疼痛、发热再度严重起来。

其他：全身症状除体温增高外，有全身不适、食欲锐减、大便秘结等症状出现。若为小儿，则还有胃肠道症状出现。

以下为检查所见。

耳后漫肿：乳突部肿胀、充血，耳郭后沟逐渐消失。如有骨膜下脓肿形成，则红肿尤甚，按之有"橡皮感"。耳郭向下、向外、向前推，似与头侧垂直，即俗称"招风耳"的形态。甚者，肿胀可延伸到颈部，故《外证医案汇编·太仓吴》案中谓之"耳根肿胀，连及颈项"。

乳突部疼痛及压痛：此为本病必具症状。用指按压乳突尖部及乳突处，更为疼痛。如乳突炎性病变属溶化型者，则全部乳突部都感疼痛，《疡科心得集·辨夭疽锐毒虚实论》的"痛则朝轻暮重"者，可能就是此型。如乳突属松质型或其外层较坚厚者，则压痛不著或无压痛，《谦益斋外科医案·耳部》中三例耳后毒无一例言及压痛者，可能是此型。

外耳道后上部肿胀下塌：为急性乳突炎最早及最常见的病变。外耳道骨部后上部近鼓膜处红肿下塌，因鼓室前壁发生骨膜炎所致，多示鼓室已蓄脓起腐。《外科真诠·夭疽锐毒》的"溃烂见骨”，言之不谬。此急性乳突炎主要特征之一。

鼓膜病变及溢脓：鼓膜增厚、充血，其后上部多向外突出。穿孔常很细小，脓流不畅，且有搏动的“灯塔征”。脓量也多，随擦随有，这证实脓液已非积在鼓室一处，乳突内也已充满了脓液。故《疡医大全·耳发疽》：“耳发生耳摺间，连耳轮通肿，甚则脓串耳窍。”

血象检查：无并发症者，白细胞稍有增高，可达（12～15）×10^9/升之间。如其增高超过 15×10^9/升，特别是中性粒细胞增加更多，同时体温升高明显，则可能已有颅内或其他并发症。

X 线摄片：X 线检查极为重要。在早期，乳突小房微呈混浊，间隔不清。晚期，乳突小房的间隔消失，呈一片阴影，表示乳突内已形成脓窝。有时可发现横窦骨板或硬脑板有破坏现象。

【病因病机】

风寒：《诸病源候论·耳后附骨痈候》论述“是风寒搏血脉，入深，近附于骨也。十二经之筋脉，有终耳后完骨者。虚则风寒客之，寒气折血，血否（痞）涩不通，深附于骨而成痈也”。

三焦风热：《疡医准绳·耳后疽》论述“耳根赤肿，寒热作痛，此属三焦风热也。”（小儿）胎热胎风：《外科正宗·耳病》论述“小儿有胎热胎风之别”。

怒气伤心，肝气郁滞：《窦氏疮疡经验全书·耳根痈》论述“受在肾经，怒气伤心，凝滞肝经”。

胆经积毒：《外科启玄·耳后发》论述“此疮乃手少阳三焦经毒之所”。

在临床实际情况中，初期多风热上扰，中期多湿热或热毒，后期多余邪未彻。当然还因正气不充，更易导致此病，但不能视为虚证。如为猩红热、麻疹、结核、糖尿病患者的继发而来，但言“证”，则急性的还在风热、湿热、热毒中辨别。

【辨证论治】

风热：大多在初期阶段，局部脓出较多，疼痛漫肿。全身症状为发热多于恶寒，口渴求饮。舌苔微黄，舌边尖红。脉数、洪、大。

湿热：这里的湿，是湿已雾化成浊，湿为阴性黏腻之邪，质重而下注。浊为阳性轻浮之邪，质轻而上升。所以湿热证，除了联系全身症状及舌脉两诊之外可以鉴别，还有局部表现是：疼痛轻而肿胀厉害，脓量增多色白等等。

热毒：大多在中期高潮阶段。局部疼痛剧烈，充血严重伴以烧灼感，脓多且稠，色呈黄色。患侧颈部淋巴结肿大，压痛。全身症状高热，大便闭结，口渴求饮。舌边尖红，舌苔黄腻。脉浮、数、弦、实、大。

余邪：以上症状逐渐缓解或式微而无法消失者，大多属余邪尚在徘徊。

·内治·

属风热上扰者，当取疏风清热解毒法，常用代表方以仙方活命饮最为多用。常用药：金银花、连翘、防风、白芷、浙贝母、天花粉、皂角刺、当归尾、赤芍等。

属湿热为患者，当取清热利湿法，常用代表方有四妙丸合黄连解毒汤之类。常用药：苍术、黄柏、金银花、黄芩、黄连、六一散等。

属热毒者，轻者用五味消毒饮，重者用黄连解毒汤和龙胆泻肝汤之类。常用药：金银花、连翘、菊花、蒲公英、天葵子、夏枯草、黄芩、碧玉散等。但嫌药力不够，必须加重，用于这里的首推犀角地黄汤。此处犀角以水牛角代替，但用量必须增加 10～20 倍，水煮起码 120 分钟，复煎 60 分钟，可连煎 3 次。另可同时开水吞服羚羊角粉每天 2～3 次，每次 0.3 g。

·外治·

黄连液或黄柏液滴耳，每日三次。

外耳周围肿胀区，用马氏青敷药，用饴糖做赋形剂，薄薄涂布，每天换 1～2 次。

溃破后，用七三丹搖在纸钉上，插入脓腔，外盖小膏药或黄连膏纱布，每天换 1～2 次。

随着炎症的缓解减轻而逐渐改用拔毒较轻的外用药。依次是：七三丹→九一丹→桃红散→生肌散。纸钉根据脓腔的日渐缩小由粗而长者改为细而短者，直至仅能插入 0.2 厘米以内时，取消纸钉，单用生肌散轻撒在创口，再贴小膏药或黄连膏纱布，不过在生肌之际，小膏药的作用高于黄连膏纱布。每天换一次，直至完全愈合为止。这时在创口上再贴小胶布以保护，几天后脱落即愈。

此外，如鼓膜尚未穿孔或穿孔太小引流不畅时，应予以切开或扩大。

如果乳突内已穿溃，则脓液和坏死组织，需及时清除，必要时做单纯乳突切除术。

【预防与护理】

1. 一般说来，急性化脓性中耳炎如治疗及时，很少继发本病。所以积极治疗急性化脓性中耳炎，是最有效的预防方法。

2. 已发本病，要治疗彻底，否则可转成隐匿性乳突炎。

3. 其他参阅“急性化脓性中耳炎”的有关内容。

二、慢性乳突炎

慢性乳突炎常与慢性化脓性中耳炎并存，所以中医名称也常与聤耳、底耳、脓耳、耳疳等混为一谈，事实也正是如此。因为慢性乳突炎一般都会并发慢性化脓性中耳炎，且慢性化脓性中耳炎多发生于乳突气化不良的患者，如炎症侵及乳突，亦仅限于鼓室或少数小房的黏膜，故本病一般多与化脓性中耳炎合并讨论。

按现代医学分型，可分为单纯型、骨疡型与胆脂瘤型三种，但中医是根据辨证论治的，所以并不着重于分型。但也不排除在辨证的基础上再加辨病。

【临床表现】

凡慢性化脓性中耳炎所具备的各种症状，本病都有。

急性发作时，多有耳部疼痛及乳突部显著压痛。脓液成倍增多，且持续性流溢难涸。气味恶臭，这是骨质已经遭到破坏。这说明肾开窍于耳，肾主骨，五臭中肾之臭为腐臭，故而腐臭触鼻。

听力障碍，如骨质无伤害，听骨链未遭破坏，则传导性聋程度较轻。骨质破坏，鼓室内结构遭受损害者，传导性听力大大下降。

有时可有瘘管、面神经麻痹等。

检查可见，鼓膜常为松弛部或紧张部边缘性穿孔。鼓室内常有肉芽或胆脂瘤样肿物存在。如加以清除，很快就有新的生长出来。

乳突 X 线摄片，多见乳突气化很差，呈坚实型或板障型。或见骨质疏松，鼓窦区扩大、空洞，边缘模糊。如为胆脂瘤，则边缘光滑而清楚。

【病因病机】

阴虚火发：《洞天奥旨 · 耳后耳下发》论述“原是阴虚火发之症，又何以济哉。”

思虑过多：《外科真诠 · 夭疽锐毒》论述“俱属少阳胆经，由谋虑不快，郁火凝结而成。”

肝气：《疡科心得集 · 辨耳痈耳菌虚实论》论述“因肝胆怒火遏郁……相火亢盛而发。”

七情：《外证医案汇编 · 夭疽锐毒》论述“是七情所发。”

厚味：《外证医案汇编 · 夭疽锐毒 · 长安周复方》论述“膏粱厚味，壅热而成。”

临床实况，慢性乳突炎常见病因仅为肝胆郁火与肾阴亏损二者，但有时往往二者相互因果。尚有正虚一证，以久病致虚，亏在气血，但根源还是不出肝火与肾虚的范畴。

【辨证论治】

肝胆郁火：郁火偏于实证，由于“阳亢生热，热极生火”，这个“亢”由肾阴不能滋养于肝，或肝阴不足，阴不维阳所致，所以与真正的“火”又有区别。如其作为“五志之火”的火来体会，倒也未为不可。所以本证的特点为局部长期疼痛较重，脓出稠多，色黄质稠，有时挟血迹，气味如同尸臭。全身症状头痛剧烈，面赤口苦，急躁易怒。经常伴有高血压。舌苔黄，舌边尖红。脉弦、数、有力等。

肾水暗亏：阴阳是相对平衡的，互相制约而协调，也就是“水火既济”。一旦阴气亏损，无法涵养肝木，即引起肝阳的亢盛。故本证的特点为局部疼痛，痛而不剧。脓清稀白，有腥味臭气。全身性表现为潮热，颧、颊、掌心灼热，消瘦失眠，五心烦热。舌红而干，脉来细数或细小等。

·内治·

急性发作,开始可按急性乳突炎处理。

属肝胆郁火,既不能滋补以留邪,也不能像对实火一样清肝泻胆或清热解毒。因为类似龙雷之火,一用寒凉直折,反而愈折而愈旺。应该取用疏肝理气、活血止痛法,常用代表方有柴胡疏肝散加菊花、夏枯草、苦丁茶等药。

少阴肾精暗亏,常用补肾益阴手法,代表方有知柏地黄汤(丸)之类或大补阴丸。常用药:知母、生地黄、熟地黄、龟甲、白芍、山药、枸杞子等。此外《谢映庐医案·肝肾阴虚》谓:“水因下竭,而火愈上炽,宜养肝以息风,滋阴以潜阳。”并拟订一方(原文无方名,只能暂以谢氏方称之),对此病很有参考和借鉴价值。方为:何首乌、阿胶、胡麻、麦冬、白芍、菊花、牡蛎、龟甲、桑叶。

·外治·

西医的手术治疗,最为理想,这是中医中药所不及的。如其因种种原因而无法手术者,则退求中医中药,亦不失为聪明的选择。

【预防与护理】

参阅“急性乳突炎”的有关内容。

三、隐匿性乳突炎

本病又名非典型乳突炎,或潜伏性乳突炎、或隐蔽性乳突炎、或隐性乳突炎。因为它的症状往往被急性化脓性中耳炎所掩盖。

在临床上对急性化脓性中耳炎脓水收敛,鼓膜已经愈合而全身症状、耳聋等全无消退者,必须考虑本病。本型乳突炎以儿童为多见。尚应注意的是局部虽告“痊愈”,全身症状则因儿童主诉不清,唯一可靠的观察,是看他是否已恢复了活泼常态。

【临床表现】

急性化脓性中耳炎“痊愈”后,病人仍然不适,头痛或低热、食欲不振等仍然存在。听力没有提高。如为儿童的话,失去正常的活泼好动。

检查所见,外耳道干燥无脓,鼓膜穿孔愈合。但在松弛部的充血稽留难泯。乳突外表正常,有轻微压痛。

X线片示乳突小房模糊不清、混浊,失去正常轮廓。有时乳突虽有显著病变,但为多发性小感染区,小房间隔若无破坏,仍可显影。此时乳突X线可呈阴性或只微示混浊。

在难以确诊时,西医主张做“探查”。

【病因病机】

余邪未彻,致残邪做困兽之斗。

【辨证论治】

局部表现参考价值不高,但X线摄片诊断价值较大。

造成残邪不彻的原因,不外乎治疗时未彻底和禀质正气不充二者。

所以凡低热、头痛、纳呆,舌有黄苔,脉来有力者,偏于实证。

如其精神极度不振,面白唇淡,乏力,甚至出现耳鸣、失眠等。脉细、小、软、弱,舌质淡而不华者,属于虚证。

·内治·

凡余邪未彻者,理应继续清热解毒,横扫残邪。常用代表方有五味消毒饮和五神汤。常用药:金银花、生甘草、菊花、连翘、夏枯草、生地黄等。因为“大脓之后,正气必衰”,所以只能甘寒清解,禁忌苦寒的寒凉直折。五神汤加入白芍、甘草,即名化骨玉神丹,专治骨与骨膜的脓肿,所以用来尤为贴切。陈士铎也有一张化骨玉神丹,方为:金银花、龙胆草、茵陈、当归、白芍、柴胡、白术、甘草,用以治疗骨髓炎,必要时也可取用。

凡正气不充者,当气血双补,常用代表方有八珍汤和十全大补汤。常用药:党参、黄芪、白术、茯苓、甘草、当归、白芍、生地黄。如其偏于脾虚者,与参苓白术散同用。偏于血虚者,与归脾汤同用。偏于阴虚者,与六味地黄汤同用。以上诸方虽没有直接作用于化脓性疾病,但张洁古早就解释“满座君子,则小人自无容身地也”,也就是“养正则积自除”的治疗方法。

·外治·

乳突部热敷。乳突部外敷玉枢丹或冲和膏。

参阅本节急性乳突炎。

【预防与护理】

1. 根治急慢性乳突炎。
2. 注意加强营养。
3. 参阅以上两型乳突炎的预防与护理。

【医案】

·案一·

常某，女，42岁。1986年9月23日初诊。

右耳疼痛一周，且日趋加重。刻下右耳剧痛，波及右侧颈部及颞部，大便数日未解，右耳无流脓。

检查：右侧外耳道未见明显异常，鼓膜完整。乳突部压痛明显，乳突后上方约1厘米处有一五分硬币大肿块，质软有压痛，右耳下区淋巴结肿大，压痛明显，舌苔薄黄，脉弦数。

医案：肝胆挟火，旋沸奔腾，炎炎上燃，头面被灼。急拟清肝以挫其势。

处方：

龙胆草3 g	黄芩3 g	生地黄10 g
车前子包 10 g	菊花10 g	夏枯草10 g
桑叶6 g	石决明先煎30 g	白蒺藜10 g
荷叶半张	钩藤后下10 g	1剂煎服

羚羊角粉1支，3次吞服。

二诊：药后耳痛大减，但右乳突部仍压痛明显，其后上方的肿块已明显缩小。

检查：舌苔薄黄，脉弦数。

医案：伐木平肝，初生效益，余邪动荡，乘胜一追。仍拟清肝泻火为治。

处方：

龙胆草3 g	黄芩3 g	生地黄10 g
山栀子10 g	菊花10 g	夏枯草10 g
桑叶10 g	石决明先煎30 g	决明子10 g
荷叶半张	钩藤后下10 g	3剂煎服

三诊：右耳部疼痛减轻，且痛点已分散，二便如常。又乳突部尚有轻度压痛，其后方之肿块消失。炎炎之肝火已挫，内蕴之余邪难清，再当清解，以肃残邪。

处方：

柴胡3 g	山栀子10 g	白芍6 g
夏枯草10 g	菊花10 g	桑叶6 g
大青叶10 g	金银花10 g	碧玉散包 15 g
重楼10 g	5剂煎服	

按语：对于急性乳突炎，中医可以促进其消散而避免手术之苦，每有不想手术的患者来干祖望处求治，他根据几十年临床经验，将本病的病因病机大致分为风寒客体、三焦热盛、怒气伤心、肝气郁滞、胆经积毒五种，在疾病发展的病程中，初期多风热上扰，中期多湿热或热毒，后期多余邪未彻，也有因正气不充导致本病者，不能完全以虚证看待。本病的辨证，干祖望认为可以博中取约，删繁就简：以部位言，足少阳胆经从耳后入耳中，走耳前，肝胆互为表里，所以病在肝胆经处；局部的红肿热痛及脓液可全部视为热毒；脉象的洪大弦数亦视为热毒；舌质红苔黄或黄腻，是热象毕露，如见黑苔且粗糙干涩，是热毒已臻极境；若体温奇高，无凛寒，代表热毒内燃，即中医所谓“郁火”，若伴有凛寒，考虑变证的可能。

本案患者主症为右耳疼痛，附带症状为大便不通，耳痛之症虽然其因不一，但此患者完骨剧痛，且耳窍无疾可寻，应该是锐毒之恙，肝阳木火熏灼头面所致，木火炎于上，邪毒助纣为虐，火毒交蒸，搏结于耳后，故作是病。干祖望急拟清肝泻火，解毒止痛以救其燃眉之急，折冲上炎之火势，以免祝融借风后而肆虐，共工因旱魃而束手。方中龙胆草、黄芩、生地黄、车前子分别从清、泻、凉、利四个角度清肝泻火，取龙胆泻肝汤之意，夏枯草、石决明、荷叶平肝潜阳，钩藤、白蒺藜镇肝息风，桑叶、菊花疏风散热，因为木郁达之，火郁发之。诸药相合，使得肝火得泻、肝阳得平、蕴毒得解，所以获效之速简直令人“舌挢然不得下也”。其中羚羊角粉也是一味要药，平肝息风，散血解毒，对于本病十分适用。

二诊时由于伐木平肝，初生效益，余邪动荡，干祖望决定乘胜一追，仍拟清肝泻火为治。一般在疾病向愈之时，干祖望常常会扶正以祛邪，怀柔行安抚，为何此处穷追猛打呢？因为有的患者就诊时本来就是虚实夹杂或经过攻法治疗后，已有虚羸之象，还有的患者在疾病后期余邪留恋不去，需要辅助正气以达到“正胜邪自去”的目的，就是古人所谓“马上得天下，案上治天下”。但此处患者虽有病情改善，在正邪的矛盾对立中仍然是邪气居主导地位，此时扶正会恋邪，当继用伐木清肝，且需加重力量，“宜将剩勇追穷寇，不可沽名学霸王”。二诊方中去车前子、白蒺藜，加山栀子、决明子通泻木火。

三诊时疼痛又减，痛点分散，肿块消失。苦寒之品一用再用，诚恐戕伤正气，然而余邪仍当清解，改为甘寒。山栀子、夏枯草清肝泻火，柴胡、白芍药对疏肝柔肝，疏肝而不劫阴，柔肝而不恋邪，桑叶、菊花疏风散火，金银花、大青叶、重楼清热解毒，碧玉散为六一散加青黛，适用于清利肝热，使邪有出路。

·案二·

钮某，男，2岁。1998年2月24日初诊。南京火车西站。

在感冒待愈之际，又来第二度发热，左耳内剧痛，有跳跃感，听力下降，外耳道有分泌物流出。现体温增高之外，烦躁不安，不能入睡，泛恶拒食，又呕吐过两次。

检查：左侧乳突部红肿压痛明显，呈踏雪感，灼热。外耳道有脓性分泌物潴留，无气味，体温38.9℃，白细胞总数9.8×10^9/L，中性增多。X线片示，气房模糊不清，舌薄苔，脉数。

医案：同意西医诊断的急性乳突炎，亦即中医之所称夭疽是也。证属大毒内蕴，循肝胆之经上犯于耳，质小之体负大毒之痛，小舟重载，其能安全乎？建议西药并投，以轻中医肩负。方取犀角地黄汤合柴胡清肝的大意立法，以作焚舟之战。

处方：

(1)羚羊角粉0.3 g，分上下午开水吞服，两天。(2)生地黄6 g，赤芍6 g，牡丹皮6 g，陈胆星2 g，柴胡2 g，山栀子6 g。2剂煎服。(3)马氏青敷，饴糖调匀，外敷。(4)黄柏液，滴耳。

二诊1998年2月26日。已经西医治疗，用大量抗生素。痛减肿消，脓仍流淌，全身症状明显减轻，已能稍稍进食。

检查：舌薄苔，脉数。

医案：西医西药，功不可没，大势已定而式微，危机渡过矣。质小之体，苦寒之药，似乎克伐过甚，建议暂辍中药汤剂，专恃羚羊角粉一味及继续打针。

按语：对于急性乳突炎的治疗。干祖望主张内外同治，必要时采取西医手术治疗，绝不能夸大中药汤剂的效果而耽误患者病情，造成姑息养奸的严重后果。

属风热者，取疏风清热法，干祖望每常取用仙方活命饮，常用药有：金银花、连翘、防风、白芷、浙贝母、天花粉、皂角刺、当归尾、赤芍等。属湿热者，取清热利湿法，代表方为四妙丸合黄连解毒汤，常用药有：黄柏、苍术、薏苡仁、黄连、山栀子、黄芩、六一散等。属热毒者，取清热解毒法，轻者五味消毒饮，重者龙胆泻肝汤，再重则合犀角地黄汤。

本案即是采用的犀角地黄汤化裁，患儿年方2岁，感冒发热之急性炎症侵袭耳窍，左耳内剧痛，有跳跃感，外耳道有分泌物流出，体温增高，烦躁不安，不能入睡。从中医角度看，火热邪毒已经内炽肝胆，窜入营分，有可能发生气营两燔之危候，患儿年纪幼小，脏腑稚嫩，质小之体负大毒之痛，小舟重载，干祖望诚恐邪毒炽盛，后果堪虞，建议中西药物并投，以中医大剂清热解毒配合西药抗生素处理，冀其有佳兆得来，庶几有病瘳之望。本来以如此稚嫩之体，不该恣意轻投苦寒之剂，然而覆巢之下岂有完卵，倒不如背水一战，焚舟伐震，先将贼势拿下，再作理会，方取犀角地黄汤和柴胡清肝的大意立法，方中羚羊角粉平肝清热，散血解毒；生地黄清热凉血，又能养阴；牡丹皮、赤芍凉血散瘀；陈胆星燥湿化痰；柴胡、山栀子疏肝清肝。搏浪峻剂，一鼓作气，再以抗生素为辅助，二诊时大势已定而式微，危机渡过矣。

此处的外治法也是不容忽视的，青敷膏和黄柏滴耳液均是外用药中清热解毒之佳品，能够直接接触病灶，快速产生反应。如果脓肿破溃，干祖望常用七三丹擂在纸钉上插入脓腔，外盖黄连膏纱布，每天换药，然后随着炎症的缓解而依次用：七三丹→九一丹→桃红散→生肌散。

·案三·

张某，女，汉族，43岁，化工厂。1981年12月8日初诊。

右耳十个月前胆脂瘤乳突炎手术。至今头晕、头昏、作眩，不能看电视、电影等活动的镜头，精神易疲乏，脚跟痛，上至腰际头脑，平时畏寒手足冰冷，右髋关节也疼痛而木，胃脘部也经常胀痛，食欲不振，平时大便偏稀，临经前后腹痛稍提前些，此时必便溏。

检查：舌薄苔，脉弦细。

医案：肾阴不足，难涵肝木，震失约制，当然猖獗，沸腾而上亢，同时下侮脾土，致脘胀食呆，便溏。治当充阴，作擒王射马之计。

处方：

柴胡 3 g	白芍 10 g	白蒺藜 10 g
钩藤 10 g	煅石决明 20 g	熟地黄 10 g
当归 10 g	泽泻 6 g	山药 10 g
茯苓 10 g	甘草 3 g	5 剂煎服

二诊 1981年12月12日。头脑昏涨、沉重基本保持原状，胃脘懑胀未松，大便仍稀，近来一度咽喉干痛，今天好些，舌薄白苔，质红，脉细弦。育阴潜阳一法，似乎尚合病情，但反应木然依旧，良以病较顽固耳，续进五剂以资观察，暂取原方。

处方：

柴胡 3 g	白芍 10 g	白蒺藜 10 g
钩藤后下 10 g	煅石决明 20 g	熟地黄 10 g
当归 10 g	泽泻 10 g	山药 10 g
茯苓 10 g	甘草 3 g	5 剂煎服

三诊 1981年12月17日。药已进服十剂，食欲逐渐上升，脘胀也轻，在安静环境及休息时头脑昏涨、沉重已没有，大便比襄昔已较厚一些，舌苔薄白质红，脉细。肝为将军之官，只能疏柔，肾乃藏精之处，应当常葆沛然，故此阳亢阴衰之质，得育阴潜阳之法，而桴效已来，无效汤坚守者，事非无睹敷衍。

处方：

枸杞子 10 g	菊花 10 g	柴胡 3 g
白芍 10 g	白蒺藜 10 g	天麻 5 g
熟地黄 10 g	牡丹皮 6 g	山药 10 g
茯苓 10 g	泽泻 6 g	5 剂煎服

四诊 1981年12月22日。头晕头昏，在安静时已没有，但在烦琐时仍然有些，在穿马路时总感到紧张而恍惚，仍拒厚味，有时已有饥意，两下肢自膝部以下酸楚怕冷，舌无苔质有些红意，脉来细弦，左更细。进育阴潜阳之剂，已获粗效，刻下观察，肝阳之收较明显，肾阴之充沛未理想，仍然难栓原法，加重滋阴。

处方：

枸杞子 10 g	菊花 10 g	熟地黄 10 g
白芍 10 g	白蒺藜 10 g	牡丹皮 6 g
石斛 10 g	女贞子 10 g	元参 10 g
功劳叶 10 g	桑寄生 10 g	5 剂煎服

按语：本案不同于以上两案，它不是治疗急性发作期的乳突炎，而是乳突炎患者在接受了西医的手术切除治疗后求助中医的病案记录。诚然，干祖望承认在某些疾病的急性发作期，西药的效果比中药明显，也惊叹于手术治疗可以弥补中药内服的不足，所以他从不保守，衷中参西。但是，他发现在西医的手术或放化疗力挽狂澜之后，患者会有诸多并发症，也就是西医的所谓“观察”或“定期复查”期间，中医药大有可为，称之为“鲁阳挥戈，日返三舍”。

本案即是中医药在术后充分发挥优势，改善患者病情的具体体现，患者右耳十个月前行胆脂瘤乳突炎术。手术的不良反应导致刻下头晕、头昏、作眩，不能看电视、电影等活动的镜头，精神易疲乏，脚跟痛，上至腰际头脑，平时畏寒手足冰冷，右髋关节也疼痛而木，胃脘部也经常胀痛，食欲不振，平时大便偏稀。手术动刀，血液外流，血府空虚，同时气随血脱，阴伴血伤。术后患者肾水不足，真阴枯竭，故精神疲乏，脚跟疼痛；肾为水脏，阴液干涸则上不能涵养肝木，肝者将军之官，体阴而用阳，失于涵养则或肝阳上亢，或肝气横逆。肝阳上亢则头晕、头昏、作眩，肝气疏泄太过则木亢乘土，横逆犯脾，故有胃脘胀痛、食欲不振、大便偏稀。综上所述，治法应为滋肾阴、平肝阳、健脾气。此为治本之法，干祖望引用杜甫诗比喻为“射人先射马，擒贼先擒王”。

方中熟地黄滋补肾阴充坎水，当归养血补血复元气，白蒺藜、钩藤、石决明平肝潜阳克震木，柴胡疏泄横逆之肝气，诚恐肝脏为将军之官，其性刚烈，故用白芍养阴柔肝，泽泻、山药、茯苓渗湿益气健脾以培土，甘草调和诸药。方药对证，然而病属顽疴，短期之药如杯水车薪，二诊时原方继进五剂。可喜的是三诊果来佳兆，获效明显，考虑到肝脏性刚，不宜久用潜降，过犹不及。原方稍事增损，以甘寒平和之枸杞子、菊花、天麻易重在潜降之钩藤和石决明。三诊时症状又有改善，但是细观之下，肝阳的收敛和脾气的充沛较明显，而肾阴的恢复不理想，所以此次加重了滋阴的力度。

耳源性脑膜炎

耳源性脑膜炎为比较危险的耳源性颅内并发症之一。中医传统名称为黄耳伤寒、黄耳类伤寒。

颅内并发症有硬脑膜外脓肿、硬脑膜下脓肿、颅内血栓性静脉炎、耳源性脑膜炎、耳源性脑脓肿等。但因中医与西医的理论体系不同，所以尽管仅仅讨论耳源性脑膜炎一个病种，但就中医论，基本上可以代表所有的耳源性颅内并发症。但耳源性脑积水、脑脊液耳漏等，虽然也属于颅内并发症，其与脑膜炎就绝不相同。理由很简单，中医强调“辨证”，而这二者之间，“证”完全不同。

《赤水玄珠》称本病为黄耳伤寒，《疡医大全》称为黄耳类伤寒。中医从来没有耳科专业，故往往按其症状、辨证而规划到急性传染病门——伤寒。例如《伤寒补天石》《伤寒绪论》《伤寒指掌》等书，也因其病名伤寒而搜集于伤寒病中了。

最早称本病为黄耳伤寒的《赤水玄珠》作者孙一奎，可能因为其症状一如急性传染病，故而冠以此名。逮至《疡医大全》作者顾世澄，认为归纳于伤寒，终非得计，所以名之类伤寒。

《赤水玄珠》的黄耳伤寒，是最早关于耳源性脑膜炎的记述。之后《疡医大全》不过是从《赤水玄珠》中抄袭而来，除加上一个“类”字，并无新的发挥和补充。

耳源性脑膜炎确是相当于黄耳伤寒，但黄耳伤寒一名，并非为耳源性脑膜炎的专用病名，例如《瘟疫明辨》也有黄耳伤寒一病，可是指的是流行性腮腺炎，谓：“时疫耳旁肿，乃少阳风热，俗名黄耳伤寒。”

《冷庐医话》载：“素圃医案（干祖望注：即《郑在辛医案》）一则，尤堪警目，录之：贡武弁，年二十余，取耳（注：即掏耳朵）时为同辈所戏，铜挖刺通耳底，流血不止。延外科治之，初不以为楚。旬日间，忽头痛如破，体僵面赤，烦躁，脉弦紧，口流脓血……的系破伤风矣。项强已属不治。”尽管它是属于破伤风，但毕竟是祸起于耳而病及于颅内的一个病例。

【临床表现】

化脓性中耳炎、化脓性乳突炎患者，开始时有头痛，局限于患侧。之后头痛越来越厉害，可以痛及全头。恶寒发热，持续高热往往可达39℃以上。可同时伴有喷射性呕吐。颈项强急，出现角弓反张。最后，神志不清，木僵抽搐，口中呓语。在小儿则烦躁更甚，腱反射增强。当时脉象，多为沉伏、数而有力。舌苔黄而少液，质红绛。

再进行性发展下去，正气骤然衰竭，从亢进有余的极端很快转入衰退不足。那时即汗出如淋，四肢厥冷，面白唇青，气促而喘。脉搏反而微弱沉乱。舌质淡晦，苔白润或黑而滑。

濒临绝境时，会出现广泛性肌肉松弛瘫痪，二便因肛门和膀胱的麻痹而不能控制，以致失禁。瞳孔放大，反射消失。脉搏已难以扪到。终至深度昏迷而死亡。

【病因病机】

邪毒内陷，深入心包。后期则正气匮乏，阴阳离决，精气乃绝。

【辨证论治】

当其高热、头痛时，正是毒邪鸱张摧毁机体和正气的表示。

一待出现呕吐、角弓反张时，乃毒邪化热，热极生风之征。

最后神志不清，抽搐呓语者，乃是风火相煽之下，浊蒙心窍使然。心为君主之官，心包已被邪毒所陷，君主焉得神明。

·内治·

当毒邪鸱张、热陷心包之际，急当清营泄热、凉血解毒为法，常用代表方有清瘟败毒饮或犀角地黄汤之类。常用药：石膏、生地黄、水牛角、黄连、黄芩、牡丹皮、赤芍、知母等。大便秘结，加大黄、元明粉以釜底抽薪。

当热极生风之际，急应息风清营，宜用羚羊钩藤汤之类。常用药：羚羊角、生地黄、钩藤、菊花、白芍、茯苓、桑叶、竹茹等。同时也可进服羚羊角尖（用角也可以）粉，开水送服，每天 2 ~ 3 次，每次 0.3 g。大便秘结，加大黄、元明粉。

章次公一派的中医，喜用虫类药，如全蝎、蜈蚣、守宫、僵蚕等，经常用之于此。疗效比草木之品，更高上一层。从初期毒邪鸱张之际到现在热极生风阶段，应该再加服安宫牛黄丸、至宝丹、紫雪丹一类的辅助药品。不能引饮者，用鼻饲。

一届后期，正气荡然，进入阴愈衰而阳愈亢的境界，治法已不能大刀阔斧地挥舞了。第一，即使身上无病，这种接近阴阳离决的弱者，尚难挽救其生命。第二，肝病的反跳、叛逆，只能安抚而切忌加压，你愈压则反弹愈剧。所以此刻的柔肝平肝必需借重于阴津的“水”，使肝阳得到涵润而自退，治法必须育阴潜阳，佐以培本。

用药宜取清肝息风的方药，减少正面迎敌的黄连、黄芩、黄柏等药，改用鳖甲、龟甲、牡蛎、麦冬等养阴药，也即“育阴潜阳”手法。

此外为了扶持正气，可另用西洋参、紫河车，另煎代茶，频频服用。使残存的正气，不致蜡尽油干而悄然熄灭。

同时更伴服安宫牛黄丸，用以清热解毒，通窍镇静。该药主治大毒盛热，神昏谵语，狂躁不安，不省人事，痉厥抽搐。它系大蜜丸，服时研细，每次 3 g，每天 1 ~ 2 次。

或用紫雪丹。该药清热解毒，镇惊安神，主治神昏谵语，大便干结，狂躁不安。唯解除四肢抽搐、角弓反张的功力不及安宫牛黄丸。如无抽搐角弓者，此药更宜。系瓶装粉剂，每次服量 1.5 g，每天 2 ~ 3 次。

这两种中成药，前者以镇痉定搐为重点，后者以清热解毒为重点。

一到虚脱阶段，可用独参汤或参附汤来抢救。

·外治·

必要时采用腰椎穿刺，抽出败液，注入药物。病情稍有稳定，再施乳突根治术。

【预防与护理】

1. 护理人员要密切注意观察病情变化。

2. 病室要安静，光线柔和，空气流通，但避直接吹风。冬天防凉，夏天忌热及太阳光。

3. 注意口腔卫生，可用淡盐汤或银花水漱口。如装有义齿者，取出。

4. 多喝开水。

5. 对神智不清者，注意痰涎，防止其舌头后坠。取侧卧位以保持其呼吸道通畅，防止痰涎堵喉头。痰涎太多时，及时抽吸。

6. 对眼睛不能闭合者，眼内涂上眼药膏，并轻轻按摩，使其闭合。

7. 昏迷时，忌从口腔喂食，可用鼻饲法供给药物或流汁食物。

8. 出现呼吸困难者，应立即给氧。

9. 大小便失禁者，及时更换被褥。呕吐物应及时清除。

10. 恢复期症状消失后，逐渐恢复活动，注意不要过早、过度活动。

耳源性脑积水

本病为化脓性中耳炎的另一种比较少见的颅内并发症，又称耳源性良性颅内高压症，一般预后良好。发病率男女无明显差异，好发于青少年。

中医学根据它的特具症状，往往划归于“肝风”一门中。

【临床表现】

本病发病缓慢,病程常可达数月。主要临床表现如下。

头痛:初期头痛严重,呈持续性、跳跃性剧痛,并逐渐加重。痛域多在额部或两颞侧,也有全部头脑俱痛,甚至波至颈项者。之后即逐渐缓解,成为轻微的钝痛,也有微痛在有无之间的。

呕吐:吐前以恶心作先导,很少为喷射性的。其程度常与头痛的轻重成正比,但也有仅仅呕吐而没有头痛者。

复视:视物时一物两影,多见于起病之初,其程度轻重不一,一般都为暂时的,很少为永久性的。在早期还有部分病者,出现怕光畏亮,视物不清,严重者甚至失明。

另外一个主要的特点是,起病大多在急性化脓性中耳炎或慢性化脓性中耳炎急性发作之际。

【病因病机】

主要因素为肝阳上亢所致。

肝为风木之脏,相火内寄,主动主升。一旦肝阴不足,血燥生热,热则风阳上升,当然头痛即作。肝为刚脏,故而一开始其痛特别严重,高峰一过,其痛也随之而缓和一些。

目为肝窍,眼睛诸病当然为肝阳循经上犯而然。

呕吐属于脾胃,肝阳过旺,必然侮凌脾土,诚如《临证指南·木乘土》任案的"肝木之气,逆行犯胃",为何肝木一定要犯脾土?在同一书中的鲍案中解释为"盖肝为起病之源,胃为传病之所"之故。

【辨证论治】

头为诸阳之会,目为肝木之窍,故肝阳可以直加损害。木旺乘土,罪魁仍是肝阳。所以它的全身性表现,大多为心烦易怒,颜面红热,睡眠不宁。舌红苔黄,脉弦而劲。

此外也有痰浊内生,阻遏清阳,直接作用于头面。间接则脾失其升而胃失其降,胃气不降,则泛恶善呕。其表现为头部沉重钝痛,胸脘痞闷,纳呆,身重。舌苔白腻,脉象为滑或濡。

尚有久因耳病,肾气渐虚。因为耳为肾窍,肾祸转移,首先为耳。其表现为头痛有空虚感,遗精,健忘,腰酸腿软,女子月经不调。舌红,脉沉细无力。

以上三者,虽都起于耳病,但真正耳病残邪因几度转化而逐渐消失,所以在这个阶段基本上已无残邪可言了。

·内治·

肝阳上亢:宜疏肝泻火,常用代表方为丹栀逍遥散加减,有时泻青丸也可试用,但必须予以加减。常用药:牡丹皮、山栀子、当归、生地黄、赤芍、白芍、菊花、夏枯草、黄芩等。

痰浊上蒙:当化痰去浊,当以半夏白术天麻汤最为贴切,但尚予结合实况,稍事损益裁方。常用药:半夏、白术、天麻、茯苓、陈皮、甘草、泽泻等。

肾阴亏损:当补肾滋阴,方用六味地黄汤之类。常用药:熟地黄、山药、山萸肉、枸杞子、沙苑子、牡丹皮、茯苓、泽泻等。

·外治·

首先考虑彻底根除中耳与乳突的病灶。严重时给予腰椎穿刺放出脑脊液或脑室引流。

【预防与调护】

参阅"耳源性脑膜炎"的有关内容。

梅尼埃病

梅尼埃病是一种特发性膜迷路积水的内耳疾病。多见于青壮年,发病高峰为40~60岁,一般为单耳发病,随着病程的延长,可出现双耳受累。

本病中医称耳眩晕。《内经》里提到的掉眩、头眩、眩、眩冒四病名,是有关本病最早的论述,当然其中绝大多数为非耳源性的眩晕。自《内经》到现在,中医关于眩晕有不少名称,如:掉眩、头眩、眩、眩冒、脑转、眩瞀、眩疾、风眩、风头眩、头风眩、冒眩、头面风、旋晕、头旋、郁冒、眩运、昏晕、头晕等。此外,《何澹安医案·卷二·肝风病》中的第一、第二两案,《柳宝诒医案·肝风病》中的苏案、杜案及肝火病中的史案，《张聿青医案·卷八·肝火病》中的陈右案等所描写的症状，基本上也很符合于本病。由此可见，中医学对此症，不但发现和报道得很早，比1861年法国人梅尼埃还早六个世纪（《仁斋直指方论》梓版于1264年），而且历代临床医家们还积累了不少实践经验。

但是，必须指出，眩晕一病，病种繁多，病因复杂，不特见于耳部病变，尚能出现于多种疾病中，临床诊断时必须予以鉴别。本节专论耳源性眩晕。

【临床表现】

本病特征为阵发性眩晕，往往以耳鸣或耳聋为先导，常发生于一侧，偶或交替发作。发病骤急，病前毫无预兆。且得此病之后，容易经常发作，每次发作的时间及各次发作之间的间隔期也各有不同，因环境、因人而异。但有一点，第一次发作最为严重，一般症状如下。

眩晕：是本病的主要症状，大多发作突然，并无预兆，也有在发作之前先觉得耳鸣、耳聋较剧者，或见耳内有堵塞压迫感觉。患者觉四周物体旋转，《医学津梁·头痛·附头眩》谓之："头眩虽无痛苦，而精神眩耀，所见之物，皆颠倒摇动，身如腾云，足如履空，饮食即吐，胸中怏怏，眼花不定。"所以一般病人必须静卧闭目，不敢活动。发作较重者可以倾跌，《杂病广要·统旨》谓之："若坐舟车而旋转也，甚有至于卒倒而不知者。"不过在临床上，"不知"者殊难见到，大多神志都是清醒的。每次发作，时间不定，但不超过数小时，多数患者症状消失后一如常人。但也有在1～2天内仍然恍惚不适者。

耳聋：也谓此病必见症状。半数患者发于眩晕之前，也有初次眩晕发作久始察觉者，或显现于数次发作之后。

耳鸣：患耳常有持续性耳鸣，急性发作时耳鸣较剧，且觉耳鸣性质和平时不同，除原有鸣声之外，似乎另有一种声音出现。这种耳鸣、耳聋的出现，《医学六要》认为"属肝火，其人必多怒，耳鸣或耳聋"。

目系急：即现代所称眼球震颤。《审视瑶函·内障》引用楼全善语谓："内障先患一目，次第相引，两目俱损者，皆有翳在黑睛内遮瞳子而然。今详通黑睛之脉者，目系也。"《医案已任编·眩晕》："则随目系以入于脑，则脑转。脑转则引目系急，目系急则目眩而转矣。"一般多在急性发作时出现，很难马上就医，所以门诊很难见到。

恶心呕吐：甚至冷汗淋漓，面色苍白。《医学津梁·头痛·附头眩》的"饮食即吐，胸中怏怏"者，正指此而言。

头痛头昏：急性发作时，经常伴以头痛。如遇主诉清楚的患者，他可以说明痛出患侧耳内或耳后区，而且还有压迫感，证实并非真正的头痛。头昏是指包含除头痛以外与头部有关的任何不适，有时这种不适是难以用言语来表达的。

不稳定感：患者常常失去与周围环境保持平衡的能力。古文献中的"步履踉跄"，正是指此而言。

检查方面：听力检查，属于神经性聋，其程度则不一致。

【病因病机】

《素问·至真要大论》："诸风掉眩，皆属于肝。"《素问·五脏生成》："徇蒙招尤，目瞑耳聋，下实上虚，过在足少阳、厥阴。"《灵枢·卫气篇》："上虚则眩。"《灵枢·海论》："髓海不足，则脑转耳鸣。"《灵枢·口问篇》："邪之所在，皆为不足，故上气不足，脑为之不满，耳为之苦鸣，头为之眩。"《灵枢·大惑论》："邪中于项，因逢其身之虚，其入深，则随眼系以入于脑，入于脑则脑转，脑转则引目系急，目系急则目眩以转矣。"以上分析了本病病因为邪、风、阳盛、虚、髓海不足，以后历代有所发明，日臻完善全面。

《世医得效方》第一次作了全面性总结和系统的阐说。危亦林把它分为风证、感寒、伤暑、中湿、七情、痰证、失血和下虚八个病因。而且八种因素所致的眩晕特征也毫不含糊地予以明辨，如下。

风证：表现为恶风自汗，或身强不仁，气上冲胸，战摇如舟船之上。

感寒证：表现为眩晕头痛，恶寒，耳鸣或耳聋。

伤暑证：表现为烦闷不适。

中湿证：表现为呕吐涎沫，头重不食，经久不瘥者。

七情证：表现为心中忪悸，四肢缓弱，翕然面热，头目眩冒，如欲摇动。

痰证：（原文缺）。

失血证：表现为头重目昏，眩晕不省，举头欲倒。

下虚证：表现为上热下冷，头目眩晕。

至《证治汇补》，李用粹把古人的论点，再度加以整理，并把自己心得补充进去，也分为八种病因。

外感：谓“外邪所感者，风则项强自汗；寒则拘挛掣痛；暑则烦闷口渴；湿则着重吐逆。此四气乘虚而眩晕也。”这是把危亦林的风证、感寒、伤暑和中湿合而为外感一型。

湿痰：谓“湿痰滞于上，阴火起于下。痰扶虚火上冲头目，邪正相煽，故而忽然眼黑生花，所谓无痰不成眩也。”这是宗丹溪学说。

停饮：谓“中气不运，水停心下……扰乱于上。”这里是把危亦林的“痰”证，一分为二。但二者之间还是有些区别的，湿痰属实证，停饮接近虚证。

肝火：谓“肾水亏少，肝枯木动，挟相火上踞高巅而眩晕。谓风盛则地动，火得风而旋焰也。”这是水亏木旺学说，也是朱丹溪的观点，乃为危亦林所没有讨论的，这型的眩晕，为数最多。

气郁：谓“七情所感，脏气不平，郁而生涎，结而为饮，随气上逆，令人眩晕。”这是危亦林的七情证。

血虚：谓“血为气配，气之所丽，以血为荣……肝家不能收摄荣气，使诸血失道妄行，此眩晕之生于血虚也。”这是采纳杨士瀛的学说，也即危亦林的失血证。

脾虚：谓“脾为中州，升腾心肺之阳，提防肝肾之阴。若劳逸过度，汗多亡阳，元气下陷，清阳不升者，此眩晕出于中气不足也。”这是崇刘纯的见解，事实上脾气不足而致眩晕的很多，但危亦林则没有道及。

肾虚：“人身阴阳相抱而不离，故阳要上脱，阴下吸之，若肾水不能纳气归原，使诸气逆奔而上，此晕出肾虚也。”这又是杨士瀛的观点，相当于危亦林的下虚证。

根据危亦林、李用粹八种病因的对照：

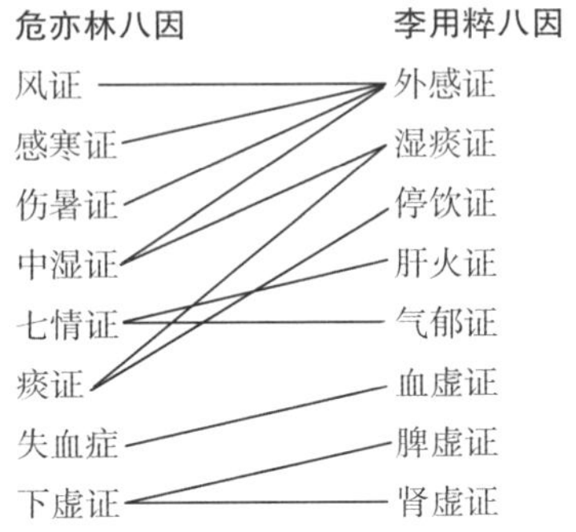

总结起来，有风、寒、暑、湿、痰、七情、肝火、气郁、血虚、脾虚及肾虚等等。除此以外，还有如下：

《诸病源候论·风火眩候》：“血气虚，风邪入脑。”

《奇效良方·眩晕门》：“怒则致伤肝木，木动生风，令人头旋运。”

《类证治裁·眩晕·论治》：“身心过劳。”但仍然难以完整罗列。所以《景岳全书·杂证谟·眩运》说得最全面，张介宾认为：“原其所由，则有劳倦过度而运者。有饥饱失时而运者。有呕吐伤上而运者。有泄泻伤下而运者。有大汗亡阳而运者。有眴目惊心而运者。有焦思不释而运者。有被殴被辱，气夺而运者。有悲声痛楚，大叫大呼而运者。此皆伤其阳中阳也。又有吐血衄血便血而运者。有痈脓大溃而运者。有金石破伤失血，痛极而运者。有男子纵欲，气随精去而运者。有女子崩淋产后，去血而运者。此皆伤其阴中之阳也。再若大醉之后，湿热相乘而运者。伤其阴也。有大怒之后，木肆其强而运者。伤其气也。有痰饮留中，治节不行而运者，脾之弱也。此皆有余中之不足也。至若年老精衰，劳倦日积而忽患不眠，忽苦眩运者。此荣卫两虚之致然也。”

历来林林总总的病因学说，不少有重复、矛盾、欠妥之处，故张介宾在《景岳全书》中谓：“何后世诸家，每多各逞臆说。其于病情经义，果相合否？指南若此，后学能无悟乎！”所以临床上符合实践的，并不太多。

事实上临床常见的至少有以下四个证。

痰火：痰常由肺、脾、肾三脏功能失常，和寒、热、火等原因，使水谷精微不能化生津液，或使津液不能正常地输布和排泄，致水谷精微转成败津腐液。诚如《金匮要略》所谓“心下有支饮，其人苦冒眩”“心下有痰饮，胸胁支满目眩”。

此外，还有饮食劳倦多虑，亦能伤脾。脾土一伤，则不能运化水湿，致不能正常地输布津液，于是水湿停留，聚阻生痰，遏制阳气，终至清阳不升，浊阴不降，蒙蔽清窍，乃生眩晕。所以《丹溪心法·头眩》有“无痰则不作眩”的定论。

诱发痰证的是风和湿，都是单纯性的风和湿。与痰容易结合的是火、寒，也是单纯性的。所以风痰、湿痰都在病的前期（复合性湿，也可纠缠到后期），火、燥、寒都在中、后期。本病则很少与寒结合，绝对不会与燥结合，因之与痰相合的对象，就非火莫属了。《杂病广要·痰涎篇》认为“譬诸釜中之水，无火之时，清清冷冷，湛然无滓。火一举之，则湛然者皆为白沫矣。人身无病，则津液澄清，若一病焉，则血气不和，不和则经络雍塞而生热，热则津液之澄清者，亦随热浑浊而痰矣，岂非火热至痰之谓乎”。故而有“火为痰之本，痰为火之标”的学说。

肝阳：肝为足厥阴风木之脏，其性刚劲好动，主升张而喜条达。若情志不舒，肝气郁结，化火生风，风火相煽，或因暴怒伤肝，怒则气上，升发太过，这都能使肝阳上扰清窍，则眩晕即来，故《素问·至真要大论》谓之：“厥阴之胜，耳鸣头眩，愦愦欲吐”及“诸风掉眩，皆属于肝。”

有时这种肝阳，也可能转化为痰，例如《张聿青医案·眩晕》第七例“茅右”的“良以清津为阳气所炼，渐欲成痰，致浊阻清位，所以昏晕不能定也”。

肾虚：也称髓海不足。肾主藏精而生髓，髓充于骨而汇于脑，故脑为髓海，髓海渗精气以荣耳窍。若先天禀薄或后天过度耗伤于肾，精髓不足，髓海空虚，耳窍失于濡养，故而脑转耳鸣。诚如《灵枢·海论》之所谓“髓海不足，则脑转耳鸣，胫酸眩冒”。

有时正因为肾水不足，没有起到“水以涵木”的作用而使肝阳毫无约束而上亢起来。《石室秘录》的“乃肾水耗尽，又加怒气伤肝”者，可能指此而言。同时也正以肝阳的上亢，这种风木之火，反过来煎炼肾水，使肾水更枯而肝阳更炽。诚如《百病辨证录·头痛门》第三节中所谓“无肾水以润肝，肝木之气燥，木中龙雷之火，时时冲击一身，而上升于巅顶，故头痛而且晕也。”所以有些病例，肾阴虚也可以与肝阳亢同时出现。

《类证治裁·眩晕·论治》：“由高年肾液已衰，水不涵木。或由病后精神未复，阴不吸阳，以致目昏耳鸣，震眩不定。”所以年高、病后，基本上也是属于此型。

气血双亏：乃血气不充，难以上荣头面诸窍。

【辨证论治】

痰火：痰火证的表现，大多形体肥胖，平时饮食考究而多，少运动。眩晕无高峰低谷的明显区别。本型的症状，眩晕时常伴以头额沉重，胸膺闷塞不畅，呕吐较甚，痰涎亦多，心悸，纳呆疲怠。耳中胀感和憋气严重。拒绝外来噪声及强光。耳鸣声，音调低，音量大。舌苔白腻，脉濡、滑或兼弦。因为痰浊乃阴邪，容易阻遏阳气，使清阳不升，浊阴不降，清窍受此蒙蔽，故眩晕而头额常感沉重。阳气被阻，滞留中宫，故而胸中闷痞不舒及心感悸动。痰涎上泛，故泛逆呕恶。痰浊一滞中宫，纳呆倦息，苔白腻与脉濡滑，都是痰浊反映。

肝阳：它的眩晕发作和程度，大多因情志不舒，烦恼愤怒而加重，同时伴以头痛，口苦咽干，目赤，急躁心烦，胸膺苦满，少寐多梦。舌质多红，脉弦滑或细弦。因为肝气郁结，化火生风，风火上扰则晕眩头痛，火扰心神，故而心烦急躁。风火炼津，则口苦咽干。胸胁为肝经循行之域，肝气不舒，则胸胁苦满。肝藏魂，魂不守舍，则少寐多梦。舌质多红，脉弦滑或细弦，亦均为肝阳上亢的表现。

肾虚：髓海不足见证，往往是耳鸣、耳聋经常发作。发作对耳鸣加重与听力减退更明显。兼见精神萎靡，腰膝酸痛，心烦，失眠多梦，男子遗精，记忆力差，手足心均热。舌质红，苔少，脉细数，两尺明显细弱。因为肾亏精髓不足，不能上荣头脑，故眩晕，精神萎靡。耳失滋养，故而蝉鸣蚊噪而重听。相火因水衰而妄动，故多梦遗泄。腰为肾府，膝寓三阴（足太阴的阴陵泉、足少阴的阴谷、足厥阴的曲泉），肾虚精髓不充，难养腰膝而酸痛。阴虚生内热，故心烦，手足掌跖灼热。阴液不足，故舌红而少苔，两尺属肾，故而两尺衰象毕呈。

气血双亏：其症见眩晕、头痛转缓而轻，耳中无胀感或憋气，鸣常在外来噪声中暂时压低消失。而且发作频繁，一经天气聚变、睡眠不佳、工作紧张、情绪波动时必然引起发作。常感眼花、疲乏无神、心悸、失眠，面色不华而萎黄。脉细、沉。舌质淡白。

・内治・

痰火：宜醒脾燥湿、涤痰息风法。常用代表方有半夏白术天麻汤加减。本方以二陈汤化湿除痰，加白术以健脾燥湿，入天麻以升阳息风。湿重者，倍半夏加泽泻。有火者，加黄芩、玄参、竹茹。气虚者，加黄芪、党参。

本症虽是因痰致眩致晕，但痰之成，当责之脾土，故当眩晕症状减轻之后，或脉象出现虚弱之际，仍宜以健脾益气除痰之剂以调理，可用六君子汤或参苓白术散加减。常用药：党参、白术、茯苓、山药、薏苡仁、陈皮、半夏、甘草等。

肝阳：宜平肝息风，滋阴潜阳，常用代表方有天麻钩藤饮加减。方以天麻、钩藤、石决明平肝潜阳以息风为主。兼用牛膝、杜仲、桑寄生益肾滋阴以治其根本。黄芩、山栀子可以清肝泻火，使风火二者不得并肩联合为害。偏于风盛者，可加龙骨、龙齿、牡蛎以镇肝阳。偏于火盛者，可加龙胆草、牡丹皮以清肝泻火。火更盛者，可用龙胆泻肝汤以清泻肝胆。

《医碥・杂症・眩晕》对本症的看法，是“盖虚者血与气也，实者风火与痰涎也”。所以肝阳上扰，其气似实，然其本乃属阴虚。且阳亢火盛，每多伤阴，故在症状减轻之后，可用杞菊地黄汤调理其后，并宜注意胸怀开朗，心情舒畅，以防复发。

肾虚：处理常规当然是滋阴补肾，填精益髓，常用代表方有杞菊地黄汤（丸）选加石决明、牡蛎、白芍等。方中以六味地黄汤滋肾壮水为主，以水涵木。加枸杞子、菊花、白芍养肝益血。石决明、牡蛎滋阴潜阳。大补阴丸也是常规用方，其中熟地黄大滋阴水为主，利用黄柏、知母的入肾，直清下焦之火。龟甲是介类而潜阳。以猪脊髓以养髓，更为得法，取其血肉之情以养血肉之体。

气血两虚：取用气血双补法，代表方为众所周知的八珍汤。干祖望的常用方，却是归脾汤，去掉木香、远志、甘草不用，加阿胶以增加养血功能，加菊花、白蒺藜以清肝祛风。

此外，干祖望上承师传，独独钟情于归脾汤，故而就在此方的思想指导下，从实践中摸索得来一张方剂，方为：山药、当归、五味子、酸枣仁、桂圆肉，水煎两次，内服，效果满意，尤其是镇静作用在服后半小时内可以获得反应。还将该方制成五味子合剂，既因五味子而冠其名，也是五味药凑集而成。西医尤表欢迎，现有不少书籍都载有此方，并一致推崇为有效成方。因为它并不像其他方药一定要准确辨证。当然，属于湿痰一型而舌有厚腻苔者，还是不沾唇为妥。

・外治・

常用针灸。

【预防与调护】

1. 发作期间，要卧床休息。注意防止病人离床时突然发作而跌倒。

2. 卧室保持安静，防止噪声及强光，光线要柔和。

3. 卧室空气要流通，但同时还要注意不宜过于温暖。

4. 不宜多饮茶水饮料。宜低盐食物，忌食生冷、油腻腥膻、酸辣、过甜，以免加重恶心呕吐。

5. 呕吐严重时，针刺内关、足三里。

6. 汤药宜温服，一般在 40 ~ 45℃ 左右为宜。如有呕吐泛恶者，可分多次服下。

7. 要重视精神护理。本病常因情志不畅，忧思恐惧、过度疲劳而诱发。所以要注意使病人保持心情舒畅。

【医案】

·案一·

华某，男，49 岁。1991 年 11 月 5 日初诊。南京。

二十多年高血压。近两个月前左耳突发失听，伴以哄鸣及眩晕。经过各种治疗，诸症减轻，但爬楼梯、看电视仍有飘飘然感。听力未见回升，耳鸣音调有高有低，外来噪声大多由右耳传导到左耳，听到后有烦躁感。舌薄黄腻苔，舌质透紫气，脉劲而滑。

医案：王隐君治耳以消痰，王清任治耳以破瘀。今也，私淑二王。

处方：

胆南星 3 g	陈皮 6 g	法半夏 6 g
竹茹 10 g	当归尾 10 g	赤芍 6 g
泽兰 6 g	桃仁 10 g	红花 6 g
石菖蒲 3 g	5 剂煎服	

二诊 1991 年 11 月 22 日。中药已进 14 剂，看电视、下楼梯时的飘飘然感已消失。耳中哄鸣稍降低，拒绝外来噪声也似乎对高频的噪声好些。

检查：舌薄白苔，边有齿痕，脉弦。

医案：取用二王手法，获效似有立竿应桴之得。去疾务尽，即使矫枉过正，亦属无伤。

处方：

胆南星 3 g	竹沥 6 g	陈皮 6 g
红花 6 g	桃仁 10 g	天竺黄 6 g
泽兰 6 g	丹参 10 g	当归尾 10 g
石菖蒲 3 g	5 剂煎服	

三诊 1991 年 12 月 6 日。药进 10 剂，鸣声又低沉一些。对外来噪声的反感，已不若过去的敏感。唯感这次进药不及初诊。舌苔白腻苔（自认有受凉感冒），脉大乏力。

医案：列御寇行云之感，已一去而不复返。鸣响渐趋卑微，拒噪也不若显昔之过敏。证已由实转虚。治亦随证而呼应。

处方：

熟地黄 10 g	山药 10 g	天竺黄 6 g
丹参 10 g	当归 10 g	白芍 6 g
山萸肉 10 g	红花 6 g	川芎 3 g
石菖蒲 3 g	7 剂煎服	

按语：西医认为梅尼埃病最早由法国医生 Prosper Meniere 于 1861 年在尸体解剖时发现并报道，其实早在《内经》中就有掉眩、头眩、眩冒病名的记载，即使是严格意义上的耳源性眩晕，也在我国北宋时期就有报道，1264 年出版的陈言的《仁斋直指方》中就已论及本病，比西方早 600 年，后代的何澹安、柳宝诒、张聿青也在医案中多次提及。

历代医家对本病的病因有其独特的见解，《素问》中说“诸风掉眩，皆属于肝”，认为系肝风导致；《灵枢》中记载了“髓海不足”和“上气不足”两种病因；张仲景认为本病应从痰饮论治；朱丹溪提出“无痰不作眩”；张景岳强调“无虚不作眩”；陈修园认为以脾肾虚证为多，实证有风火、痰浊等。5 版教材《中医耳鼻喉科学》中总结历代诸家见解，分述为：髓海不足、上气不足、寒水上泛、肝阳上扰、痰浊中阻五种证型。干祖望结合自己七十年临床经验，认为本病实证以痰火上扰为主，虚证以肾虚髓海不足为主，虚实夹杂证多见于肝阴不足，风阳上扰，然而临证时又应结合全身症状进行具体辨治。

本案患者近两个月前左耳突发失听，经过各种治疗后仍有飘飘然感，听力未见回升，耳鸣音调有高有低，听到外来噪声后有烦躁感。舌薄黄腻苔，舌质透紫气，脉劲而滑。四诊合参，不符合历代医家所论述的病机，然而却是典型的痰浊和瘀血并存的情况，干祖望不拘泥于教条，果断地采取消痰祛瘀的治法，并戏称私淑王隐君和王清任。

方中法半夏、陈胆星燥湿化痰，竹茹清热化痰，陈皮理气化痰，当归尾、泽兰、赤芍、桃仁、红花活血化瘀，石菖蒲化痰开窍聪耳。药味少而效力专，治则简而理法明。二诊时病情有改善，然而未曾恢复彻底，考虑到病机无甚改变，仍宗原法。三诊时列御寇行云之感，已一去而不复返，列子名寇，字御寇，著有《列子·汤问》篇中记载其能御风行云，庄子在《逍遥游》中也曾提及“夫列子御风而行”，此处用来借喻头晕目眩的感觉，而鸣声低沉、对外来噪声不甚拒绝、脉大乏力，都提示病性已由实转虚，虚实夹杂。方中以四物汤打底，作为养血止眩之根本，辅以山药健脾益气，山萸肉滋补肝肾，诸药以补其虚。天竺黄清热化痰，丹参、红花活血化瘀，石菖蒲化痰开窍，诸药以泻其实。干祖望非常善于及时把握病情的进退和虚实的转化，复诊时究竟应该“除恶务尽”还是“怀柔安抚”，他掌握得恰到好处，全身症状和舌脉是其参考的主要依据，而他也有自己创造的独特方法，如判断耳鸣是否与心律同步及是否拒绝外来噪声等。

·案二·

姚某，男，25 岁。1992 年 11 月 12 日初诊。南京。

今年中秋，眩晕陡作，但尚能活动。耳尤鸣无聋。继见泛恶作呕，眩晕加重，如坐舟船或天翻地覆之感，刻下眩晕仍较重，但泛恶已轻，视物有抖动感，进食作呛，言语有木讷感，吞咽似有困难。大便秘结，小便日行四五次。时有困难感，头无痛而昏沉。

检查：两眼球轻度震颤。血压 150/90 mmHg。舌苔白腻滑润，中央有老黄苔，脉平有数意，有时有歇止。

医案：肝风痰浊，两相困扰。虽然急发之期已过，但依然余威不息。治当息肝风、祛痰浊。

处方：

决明子 10 g　菊花 10 g　夏枯草 10 g
钩藤后下 10 g　竹沥夏 6 g　胆南星 3 g
白僵蚕 10 g　枳壳 6 g　天竺黄 6 g
当归 10 g　4 剂煎服

二诊 1992 年 11 月 16 日。药进 4 剂。无效。舌苔已化，现呈薄苔，脉平。

医案：纵然断语“无效”，但从一切观察，已有春回大地之象。坚守前方，稍稍出入一二。

处方：

决明子 10 g　石决明 20 g　菊花 10 g
胆南星 3 g　夏枯草 10 g　竹沥夏 6 g
枳壳 6 g　僵蚕 10 g　天竺黄 6 g
大贝母 10 g　干地龙 10 g　14 剂煎服

三诊 1992 年 12 月 14 日。药进 18 剂，诸症基本消失，一切行动状态一如常人。唯尚有些头位急促旋转时及大量运动时有晕感，舌薄苔，脉平有弦意。

医案：承赐锦旗铭谢，殊感汗颜。盖区区效益实出古贤之遗产也。今拟养营补血中寓以扫荡残余之肝阳。

处方：

熟地黄 10 g　当归 10 g　川芎 3 g
白蒺藜 10 g　白芍 6 g　菊花 10 g
枸杞子 10 g　天竺黄 6 g　夏枯草 10 g
石决明 20 g　7 剂煎服

按语：耳源性眩晕症，多与膜迷路积水有关，为一种内耳的非炎性疾病。临床表现为眩晕，觉四周什物旋转，一侧耳鸣，听力下降，眼球震颤，恶心呕吐，不稳定感（不平衡），发病突然。

干祖望对本病的治疗，从“痰、肝、肾”三者论治。痰有痰火与痰湿之分。痰火以半夏白术天麻汤合龙胆泻肝汤化裁，常用天麻、法半夏、陈皮、白术、竹茹、黄芩、夏枯草、龙胆草等。痰湿，与脾的关系较密切，治之常用药有党参、白术、茯苓、山药、砂仁、陈皮、半夏、六神曲等。肝阳者，宜平肝息风、滋阴潜阳，用天麻钩藤饮加减，常用药有天麻、钩藤、石决明、桑寄生、黄芩、夏枯草、怀牛膝、杜仲等。偏干肝风者加龙骨、牡蛎，偏于肝火者加龙胆草、牡丹皮。肾虚者，常用杞菊地黄丸或大补阴丸加减，常用药如熟地黄、龟甲、白芍、制首乌、知母、黄柏、山萸肉等。气血两虚：常用方归脾汤，去掉木香、远志、甘草不用，加阿胶以增加养血功能，加菊花、白蒺藜以清肝祛风。

本案患者眩晕如坐舟船或天翻地覆，且伴泛恶作呕，视物有抖动感，言语有木讷感，又有两眼球轻度震颤。血压偏高。舌苔白腻滑润，脉数有歇止。干祖望辨为肝风和痰浊两相困扰，治以息风化痰平肝。方中决明子、菊花、夏枯草、钩藤平肝潜阳，竹沥夏、天竺黄、胆南星、白僵蚕化痰息风，枳壳理气破积，当归养血和血以息风。诸药相合，共奏平肝、豁痰、息风之效。苦心经营此方，奈何二诊时患者苦诉无效，考虑虽然主观无效，但应客观有效，因为舌苔已化，弦脉已解，大有春回大地之象，故坚守原法，稍稍出入。三诊时由于药量已及，所以获效满意，患者送来锦旗称谢，考虑到病势的转归，干祖望不再穷兵黩武，而是招安怀柔，正是“能医心，则转侧自消，从古知兵非好战；不审事，即宽严皆误，后来治病要深思”。方中仍以四物汤打底，肝体阴而用阳，养血柔肝自能收敛上亢之肝阳，平息扶摇之肝风，体用也是干祖望修订的“十纲”中重要的两纲。除了用四物汤养血以外，又配以甘寒之枸杞子、菊花、白蒺藜、夏枯草平肝，天竺黄化痰，虚实同治。综合来看，本案侧重平肝，方法有潜阳平肝、息风平肝、养血平肝，前两诊偏于祛实，着重化痰息风，三诊偏于扶正，着重养血平肝。

·案三·

刘某，女，45 岁。1993 年 3 月 2 日初诊。光学仪器厂。

眩晕一月有余。过去也曾有过，但为时短暂。今作不愈，左耳鸣叫。不能接受外来噪声，有时突有沉重感，伴以泛恶。

检查：有轻度眼球震颤。舌白腻苔，脉细而弦。

医案：痰浊久困，未得一清。方取化浊消痰一法。

处方：

陈胆星 3 g	陈皮 6 g	藿香 10 g
佩兰 10 g	姜半夏 6 g	紫苏子 10 g
石菖蒲 3 g	枳实 6 g	焦苡仁 10 g
甘草 3 g	7 剂煎服	

二诊 1993 年 3 月 10 日。药进 7 剂，眩晕明显减轻，耳鸣缓解，泛恶接近消失。头顶部出现紧张感，两腿乏力无劲。

检查：测血压 120/90 mmHg，眼球震颤消失，舌薄苔，脉左平右细。

医案：痰浊渐清，虚象似露端倪。裁方逐渐向扶正靠近。

处方：

太子参 10 g	白术 6 g	茯苓 10 g
陈皮 6 g	法半夏 6 g	蝉蜕 3 g
石菖蒲 3 g	料豆衣 10 g	夏枯草 10 g
罗布麻 10 g	7 剂煎服	

按语：上面提及干祖望治疗此病从“痰、肝、肾”三者论治，而他治痰时犹有讲究。宣肺化痰用桔梗、前胡、苦杏仁、白前，清肺化痰用黄芩、桑白皮、枇杷叶、冬瓜子，降气化痰用紫苏子、旋覆花、橘皮、白果，清热化痰用山栀子、瓜蒌仁、天竺黄、竹沥，镇心化痰用琥珀、远志、辰砂、白矾，息风化痰用猴枣、石菖蒲、川贝母、地龙，祛风化痰用白附子、僵蚕、胆南星、全蝎，通络化痰用白芥子、丝瓜络、橘核、橘络，软坚化痰用昆布、海藻、海蛤壳、白丑，健脾化痰用半夏、陈皮、白术、茯苓，导滞化痰用厚朴、青礞石、莱菔子、枳壳，逐水化痰用甘遂、芫花、大戟、葶苈子，温肾化痰用胡桃肉、仙茅、淫羊藿、五味子。

本案患者从其不能接受外来噪声，有时突有沉重感，伴以泛恶以及舌白腻苔来看，应该是痰证眩晕，正如朱丹溪所云“无痰不作眩”。取化浊消痰一法。方中姜半夏、陈胆星燥湿化痰，苏子降气化痰，枳实、陈皮理气化痰，藿香、佩兰芳香化湿，薏苡仁健脾渗湿，石菖蒲化浊开窍，甘草调和诸药。本方旨在化痰祛浊，扫荡积滞，还五窍以空清，平眩晕于须臾，使得列子御风之感一去而不复返，大圣行云之觉速去而难常在。全方功在消痰化浊，效专力宏，有背水一战之势。果然二诊时眩晕明显减轻，耳鸣缓解，泛恶接近消失，确是佳兆得来，然而双腿乏力，这是标实已除，本虚渐露的关键转型期，此处干祖望思维敏捷，迅速抓住这一要点，治法由攻到补，一打一揉，因为前方偏于攻伐，必然戕伤了正气。南宋姜夔在其名篇《扬州慢》中写道“自胡马窥江去后，废池乔木，犹厌言兵”，而身体在接受了峻剂的洗礼之后，同样也是“犹厌言兵”，此时考虑适当掺用补法是明智的选择，方中干祖望以其惯用的六君子汤为扶正之股肱，此方健脾益气，燥湿化痰，有攻有补，攻补相辅，是治疗虚证痰湿眩晕的有效方剂。

·案四·

王某，男，36 岁，工人。1983 年 5 月 14 日初诊。

左耳溢脓时发时愈，已历二十余年，此次淋雨感冒之后，旧恙复作，月余未痊，头晕如立舟车，四肢乏力，大便溏薄。

检查：左外耳道由黏液性分泌物充盈，无异味，拭净后见鼓膜穿孔，舌质胖嫩，苔白微腻，脉细。

医案：旧恙夙疾，今也新发，脾虚湿盛之后，取升清利湿法。

处方：

太子参 10 g	升麻 3 g	茯苓 10 g
泽泻 10 g	猪苓 10 g	白术 10 g
桂枝 3 g	白扁豆 10 g	山药 10 g
薏苡仁 10 g	车前子 10 g	灯心草 3 g

5 剂煎服

二诊时耳脓减少，眩晕消失，原方再进 3 剂。半年后复查，鼓膜穿孔已愈合。

按语：湿浊在梅尼埃病的发病中也是重要的病理因素，但是经常被医者忽视。中医治病的全过程是理法方药，首先得对“理”有深刻的认识，基本理论不熟，具体病理不清，疾病理解不深，都是无法获得理想的疗效的。“法”是指治则治法，简而言之就是寒者热之、热者寒之、虚者补之、实者泻之，当然也有反治法，如通因通用、塞因塞用等。“方”指选方遣方，有古人的成方也有自己的经验方。“药”即处方的组成药物，挑选药物是非常关键的，有时候理法的认识虽大致相同，但选药的水平决定医者的巧拙，同时也决定临床的疗效。

本案是眩晕从湿论治的验案，患者在淋雨后眩晕发作并伴有左耳流脓，舌质胖嫩，苔白微腻是有湿浊停聚的体现，四肢乏力，大便溏薄是脾虚的体现，但是仔细推敲，湿邪最易困脾，湿浊内停必然脾阳受损，而脾主运化水湿，脾气不健必然运化失常，水湿不畅，停而为饮为浊，故湿困和脾虚二者在病因上是辩证统一的。治湿有多种方法，干祖望没有仿效鲧堙洪水，而是采用大禹的疏导法，选择了引而竭之，使邪有出路。方选五苓散，使水湿下注于足太阳膀胱腑，从小便而去，又佐以太子参、白扁豆、山药益气以健脾，车前子、薏苡仁、灯心草渗湿以健脾，执中央以运四旁，脾气健旺以后，水津四布，五经并行，土旺而水去。

耳鸣耳聋

把耳鸣和耳聋两个病合并在一起来讨论有两个理由。其一，《诸病源候论·耳病诸候》“耳鸣不止，则变成聋”。《寿世保元·耳病》“凡是有聋者，势必耳鸣。”所以二者症状常可合并、交错出现。耳内鸣响可以干扰正常听觉，使听力减退，诚如喻嘉言在《寓意草·面论大司马王岵翁公祖耳鸣用方大奇》中所谓“外入之声，为其内声所混，听之不清”。耳聋初病常以耳鸣为其前奏，一如《杂病源流犀烛·耳病源流》所云“耳鸣者，聋之渐也”。《证治汇补·上窍门·耳病》也认为“耳鸣是痰火上升，壅闭听户，有渐聋病之机矣”。还有聋病而还聪之际，也往往出现耳鸣。其二，二者病因病理联系密切，在临床的辨证论治，也有它的共同性。某种特异性的方药也是二者皆能奏效。他若导引、食疗、针灸或其他外治法亦然。

耳鸣、耳聋自《内经》至今有不少名称，如耳鸣就有：耳鸣、苦鸣、耳数鸣、聊啾、瞟、贌、聙、职、聑、耳虚鸣、暴鸣、渐鸣。耳聋有：聋、耳聋、耳无所闻、不聪、暴聋、聋聩、重听、聧、失响、耸、聛、聙、风聋、劳聋、久聋、干聋、虚聋、热聋、气聋、毒聋、亭耳、聤聋、肾虚耳聋、热甚耳聋、病后耳聋、老人耳聋、耳闭、湿聋、失听、乍聋、耳背、不听、失聪。

耳鸣是病人自觉耳内鸣响的听觉紊乱现象。它所听到的各种声音，都是事实上不存在的幻象。但也有事实上确有致响的声源存在，且非出于听觉紊乱的幻象，不过往往常被人所忽视。这种耳鸣不是历来传统文献上所讨论的耳鸣，而是《素问玄机原病式·火类》的“耳鸣有声，非妄闻也”的耳鸣。这种“非妄闻也的耳鸣”，中医一直混在现在所讨论的耳鸣中来讨论、治疗，是错误的。此外，还有意向性耳鸣，症状是一个正常的健康者，在万籁无声环境中，心中想到耳鸣，片刻之间，双耳的确出现鸣响，不过这不能作为疾病。

历代医著对耳鸣都有记载，《内经》中有关耳鸣记载的多达数十处。晋代《针灸甲乙经》首列“耳病”专篇，发展了以《灵枢》为基础的许多针灸治法。隋代《诸病源候论》，将耳鸣分为虚实两证，并指出“耳鸣不止，则变成聋”，给后世以“鸣者，聋之渐也”学说奠定了理论基础。明代《普济方》用两卷（第五十三至五十四卷）篇幅来讨论耳鸣、耳聋，把明代以前的各家学说做了一个总结。《景岳全书》对耳鸣虚、实辨证方面，更臻详备，凭暴鸣、渐鸣、声大、声细、身形、脉品来作出准确的分析。尤其是声大、声细在辨证上是有力的依据。现在我们在声大、声细中更进一步探讨到音量与音调，使我们的辨证又上了一层楼。至清代、民国，各医家对耳鸣的认识，更达到了又一个高峰。

耳鸣的声音来之于“妄听”，所以各式各样的声音真是丰富多彩，因之历代文献对耳鸣声的描写也十分丰富。如下：

《诸病源候论·耳病诸候》：“耳鸣嘈嘈。”

《备急千金要方·七窍病下·耳疾》：“耳鸣吼闹”“耳鸣如流水声。”

《外台秘要·耳鸣》：“耳鸣沸闹。”

《圣济总录·耳虚鸣》：“或如钟磬雷鼓，或如蝉噪。”

《医说》：“风雨鼓角声。”

《丹溪治法心要·耳》：“耳中哄哄。”

《卫生宝鉴·耳中诸病并方·黄芪丸》：“夜间睡着如打钟鼓，觉耳内风吹。”

《世医得效方·耳病》：“如打战鼓。”

《秘传证治要诀·耳》：“如潮声蝉鸣。”

《普济方·耳门》：“萧萧作声。”

《明医杂著·续医论·耳》：“鸣甚如蝉，或左或右。”

《医林绳墨·耳》：“嘈嘈有声，哄哄有声。”

《名医类案·耳》：“两耳鸣，如屯万蜂。”

《嵩崖尊生全书·耳分诸病论》：“若火熇熇然，若流水声，若簸米声。”

《百病辨证录·耳痛门》：“耳内如沸汤之响，或如蝉鸣”“雷霆喧呼之声”“耳闻风雨之声，或如鼓角之响。”

《寓意草·面议大司马王岵翁公祖耳鸣用方大奇》：“汩汩有声，如蛙鼓蚊雷，鼓吹不已。”

《顾氏医镜·耳病》：“如蛙鼓蚁锣。”

《问斋医案·肺部》：“如风潮，如蝉噪。”

《杂病广要·眩运篇》：“头上有如鸟雀啾啾之声。”

《鲍氏验方新编·耳部》：“鸣如钟磬声”“耳中时闻蚂蚁战斗之声。”

《角山楼增补类腋·疾病》：“闻床下蚁动，谓是牛斗。”

耳聋，是指不同程度的听力障碍，甚至丧失。早在公元前就有了定义，《左传·僖公二十四年》：“耳不听五音之和，为聋。”

《圣济总录》很早把聋分为五种，是风聋、干聋、劳聋、虚聋与聤聋，称为“五聋”。其中风聋似乎为突发性耳聋，聤聋为化脓性中耳炎鼓膜穿孔或鼓室硬化症导致的听力障碍，其他三聋，不清楚属于哪一类型的聋，所以这“五聋”之分，在现代已失去其意义了。

为了提高诊疗的水平，分型别类，还是需要的，今天的分类，大体上如下。

根据耳聋发生的时期来分类

先天性聋：《辅轩使者绝代语释别国方言》“生而聋，陈楚江淮之间谓之耸”的耸，和《国语·晋语》章昭注“生而聋曰聩”的聩，都是指先天性聋。因不属本文范围，从略。

后天性聋：本病在祖国医籍中出现得很早，单以一部《内经》而论，其中就有十二处之多。称“聋”者两处，称“耳聋”者七处，称“暴聋”者两处，称“耳无所闻”者一处。

依据耳聋性质来分类

器质性聋：《说文解字》“聉，吴楚之外，凡无耳者谓之聉。”这是没有耳朵或外耳道，致不能听到声音的聋，是典型的器质性耳聋。

功能性聋：这种性质的聋，最为普遍。在中医书中90%都是属于此者。

依据病变位置来分类

导音性聋：病变位置在外耳或中耳，使音波无法传入内耳。《医林改错·通窍活血汤所治之症目》的“管外有瘀血，靠挤管闭，故耳聋”，尽管王清任的说法欠妥，但他指出是属于传导不良而引起的致聋性质则很明显的。此外《奇效良方·耳鸣耳聋门附论》的“有从外不能入者”的聋,更言简意赅地阐明了导音性聋。《寓意草》的“外气不得入内”一言,更是传神之笔。

感音性聋:病变位于内耳、听神经或脑部中枢,音波传入途径虽无阻碍,但因神经组织发生病变,故亦无法接收而听不到声音。诚如《本草备要·辛夷·注》所谓“九窍为之不利……人之记性皆在脑中”之故。所有中医文献上的耳聋,基本都是这型感音性聋,《奇效良方·耳鸣耳聋门附论》称之为“从内不能听者”的聋。《四圣心源·七窍解·耳病根原》称这种聋病为“声入而不通”。

混合性聋:它既已“从内不能听者”,而且又是“从外不能入者”,二者混合而成的耳聋。

既然谈到三种不同性质的聋,那么每一个耳科医生更不能不知道骨导与气导。最早提到骨导与气导的是陈无择(1121—1190年),他在《三因方·耳病证治》中明确指出:“肾虽寄窍于耳,当知耳为听会,主纳五音。外则宫、商、角、徵、羽,内则唏、嘘、呵、吹、呬。”宫商角徵羽的五音,是从外而来,它的音波是由空气传递而来,属气导。“唏”是最轻的叹息声,“嘘”是最轻的啜口吹气声,“呵”是张口吹气声,“吹”是无声的啜口吹气,“呬”是喘息声。总之,这唏、嘘、呵、吹、呬是轻到使人无法听到的五音,但本人却可以听得清清楚楚,道理是这种声音不须要借空气的传导而由头部骨质来传导到听宫的,用现代名词,就是骨导。陈无择就是用“外”来的五音来探测到气导,“内”出的五音来探测到骨导。

耳聋可分聪、重听、聛、聋、聋聩五个等级

聪:《书·舜典》“明四目,达四聪”,是听觉灵敏,指听力正常。相当于“0”度。日常听话无困难,纯音听力损失不超过10分贝。

重听:《汉书·黄霸传》“正颇重听,何伤”,指尽管听力不济,但尚未伤大事。相当于Ⅰ度。即轻度聋,听远距离讲话或一般距离低声讲话感到困难。纯音听力损失10~30分贝。

聛:《说文·注》“聛,不全聋也”,相当于Ⅱ度。中度聋,听近距离讲话感到困难。纯音听力损失30~60分贝。

聋:《左传·僖公二十四年》“耳不听五声之和,为聋”,此指仅能听到声音而不辨其内容者。相当于Ⅲ度,只能听到很大的声音,大多仅仅听到在耳边喊叫的声音。纯音听力损失60~90分贝。

聋聩:《国语·晋语》“聋聩不可使听”,指完全听不到一切音响。相当于Ⅳ度。即全聋,完全听不到声音。纯音听力损失在90分贝以上。

【临床表现】

耳鸣为耳内常有不同程度的幻响,轻者仅在极静环境里或平心静气时才能听到,所以一般患者主诉,大多以夜间为最明显。故《世医得效方》强调“夜间睡着,如打战鼓”。重者,轰轰作响,甚至日夜不息,终月不宁,异常痛苦。诚如《张氏医通·七窍门·耳鸣》所谓“无休止时,妨害听闻”。至于鸣声的声调、音量和花样各不相同,古人对它的描写也丰富多彩,诚如上述。

聋的症状,就是听力减退,从重听到聋聩,都是属于聋的范围。

检查:非妄闻耳鸣,可以使用各种方法,予以检查,详见下节“震动性耳鸣”。这里的妄闻耳鸣,至今还没有方法来测验。

耳聋的检查方法很多,从略。但耳聋是一个症候,不但属于耳科本身的疾病,而且可以联系到人的整体,《景岳全书·十问篇》中有“七聋八渴俱当辨”之语,可知它的复杂性了。

耳鸣耳聋不难诊断,在没有声源的情况下耳中产生各种声音者,都可称为耳鸣。但严格说来,还要排除各种耳病如耵聍栓塞,外耳道、鼓膜、中耳各种炎症病变以及震动性耳鸣之后,才能称为耳鸣。

耳聋也是这样,有许多耳科本身的疾病,往往也可造成假性耳聋。所以真正的耳聋,也应排除各种耳病之后,在符合耳聋的症状情况下,才能下此诊断。

【病因病机】

本病的病因病机历代学说很多。

外感学说。《素问·缪刺篇》:“邪客于手阳明之络，令人耳聋，时不闻言。”《诸病源候论》：“风邪乘之，风入于耳之脉，使经气痞塞不宣，故为风聋。”《三因方》：“内关五脏，外合六淫，故风寒暑湿，使人聋聩耳鸣。”这里的所谓“邪”和“风寒暑湿”，乃泛指一切外感之邪，也是六淫的同义词。

风邪学说。《诸病源候论·耳聋候》：“兼受风邪，损于肾脏。”《百病辨证录》：“耳内如沸汤之响，或如蝉鸣，此少阳胆气不舒而风邪乘之，火不得散。”

风热学说。《医学准绳六要》：“风热耳聋”。

燥气学说。《素问·气交变大论》：“岁金太过，燥气流行，肝木受邪，民病耳无所闻。”

火盛学说。《证治汇补》：“新聋多热，少阳阳明火盛也。”这里的所谓“火”，是包括六淫之火和五志之火二者。

寒气学说。《素问·通详虚实论》：“暴厥而聋，偏寒闭不通，内气暴薄也。”其病理机转，《景岳全书》解释为：“耳聋证，邪闭者，因风寒外感，乱其荣卫而然。”

湿邪学说。《素问·至真要大论》：“太阴在泉，湿淫所胜，民病耳聋。”

湿痰学说。《丹溪心法·耳聋》：“有因湿痰者”。

暑气学说。《类证治裁》：“有因暑邪闭窍者”。

温疫学说。《温热经纬》：“肺经之结穴，在耳中，名曰笼葱，专主乎听。金受火烁，则耳聋。温热暑疫等证，耳聋者，职（责）是故也。”

痰火学说。《明医杂著》：“耳鸣，世人多作肾虚治，不效。殊不知此是痰火上升，郁于耳中而鸣。郁甚则雍闭矣。”《张氏医通》：“此是痰火上升，郁于耳中而鸣”。《寓意草》认为“耳之用，妙在虚而能受也。外入之气，随大随小，至耳无碍”（见“附答岵翁祖书”）。痰为黏腻之邪，一犯清窍，当然会失去其“虚而能受”的正常功能，以致聋而不闻了。

痰火挟郁怒学说。《嵩崖尊生全书》：“或先有痰火，又或恼怒，怒则风升，少阳无火客于耳中，治以清痰降火为主。”《齐氏医案·耳证治验》：“此症多因先有痰火在上，又感恼怒而得。怒则气上，少阳之火客于耳也。”

阳气过盛学说。《素问·脉解》：“阳气万物，盛而上耀，故耳鸣也。”

气闭气滞学说。《圣济总录》：“气不宣通，内外窒塞，斯有聋聩之疾。经所谓五脏不和，则九窍不通是也。”又谓：“气厥搏入于耳而聋者，其候耳中浑浑焞焞，或耳中气满是也。”《类证治裁》：“有气闭猝聋者。”

郁结学说。《丹溪心法·耳聋》：“因郁而聋”。

酒伤学说。《丹溪心法》：“因酒遏者”。《顾氏医镜·症方发明·虚劳》认为“酒为湿热之最，极能伤阴”，所以因酒而致聋者，确有人在。

厚味学说。《医学入门·耳》：“厚味动胃火，则左右俱聋。”

血瘀学说。《医林改错·耳聋年久》：“耳孔内小管通脑，管外有瘀血，靠挤管闭，故耳聋。”所以王清任主张进服通窍活血汤。

清阳不升学说。《寿世保元》：“清气不升，所致也。”《四圣心源·七窍解·耳目根原》：“清阳上达则七窍空明，浊阴上逆则五官晦塞。晦则不睹，塞则不闻。”清阳之气不升，则浊阴上犯，于是空清之窍即失去其空清本色，当然非鸣即聋了。

浊阴上逆学说。《寓意草·面论大司马王岵翁公祖耳鸣用方大意》：“谋虑郁怒之火动，阴气从之上逆。”《四圣心源·耳病根原》也谓：“耳病者，浊阴之气上填也，阳性虚而阴性实。浊阴下降，耳窍乃虚，则清彻（澈）而灵通，以其冲（充）而不盈也。”其实它与“清阳不升学说”同一范畴。

忧虑伤心学说。《古今医统·治法》：“忧愁思虑则伤心，心虚血耗，必致耳聋。”

肝气、肝火、胆火学说。《素问·脏气法时论》：“肝气逆，则耳聋不聪。”《素问·至真要大论》：“厥阴之胜，耳鸣头眩。”《百病辨证录》：“胆火益炽，火借风威。”《临证指南·耳·丁案》：“肝阳独亢，令胆火上炎。”《医学刍言》第二十一章：“耳聋肝火为多。”所以不论情志抑郁，邪盛侵肝，终使木失条达，肝失疏泄，郁而化火，循少阳经而上犯耳窍，以使空窍清道阻而不通。这种病例，占实证耳鸣、耳聋的大多数。

心火上炎学说。《百病辨证录·耳痛门》:“耳闻风雨之声,或如鼓角之响,人以为肾火之盛也,虽知是心火之亢极乎。”《医彻》:“心寄窍于耳,凡用心过度,火为之扰,然鸣则有之,聋则未也。”临床上的确不乏由心火上亢而导致的耳鸣,甚至耳聋。

相火浮越学说。《慎斋遗书·耳》:“耳病,少阳证也。足少阳支脉,从耳入耳中,少阳为相火。”《古今医鉴·耳病》也认为“相火上炎,其人必遗精而两耳蝉鸣或聋。”至于《古今医鉴》“左耳聋者,因有所愤怒过度,则动少阳胆火。右耳聋者,因有所色欲过度,则动太阳膀胱相火”的说法,在临床上则不符合。

肺气虚学说。《素问·脏气法时论》:“肺病者,虚则耳聋。”为什么肺病可以影响于耳?《温热经纬》解释谓:“肺经之结穴,在耳中,名曰笼葱。”《证治汇补》也称:“肾开窍于耳而能听声者,肺也。因肺主一身之气,贯于耳故也。凡治耳聋,必先调气开郁。”

脾胃虚弱学说。《灵枢·口问篇》:“耳者,宗脉之所聚也。故胃中虚,则宗脉虚,虚则下潜,脉有所竭,故耳鸣。”《脾胃论·脾胃虚则九窍不通论》中解释谓:“头痛耳鸣,九窍不通利,肠胃之所生也。”所以《嵩崖尊生全书》认为“脾胃一虚,耳目九窍皆不利,故治脾为耳症第一义。”《医林正印·耳症》更肯定地认为耳鸣、耳聋是“因胃中空”。

心肾两虚学说。《圣济总录·耳统论》:“肾气通于耳,心寄窍于耳,气窍相通,若窗牖然。声音之来,虽远必闻。若心肾气虚,精神失守,气不宣通,内外窒塞,斯有聋聩之疾。”《时方妙用·耳聋》:“肾开窍于耳。固也。而肾脉却不能上头,肾与心交,假道于心之腑,以上耳中之穴,名曰听宫,为司听之神。”《类证治裁·耳症论治》亦认为“有因心肾亏,肝阳逆,虚风上旋蒙窍者”。

肾虚学说。《医林绳墨》:“肾水枯少,阴火沸腾,故耳中哄哄有声。”《证治汇补》:“耳聋为虚,少阴阳气不足也。”《齐氏医案》也谓:“若肾虚而鸣者,其鸣不甚,当见在劳怯等症。”总之一句话,《嵩崖尊生全书》谓之“肾惫则聋”。

肾阳虚学说。《东医宝鉴·外形篇·耳》:“耳目受阳气以聪明。”《百病辨证录》:“用祛风散火之药而鸣更甚。然以手按其耳则鸣少息,此乃阳虚而气闭也。”所以肾阳不足,则阳光不能温煦脏腑,火威不能上荣于窍。故《济生方·耳》第四首方中取用肉苁蓉、附子、鹿茸以大剂补肾温阳。

脑髓空虚学说。《灵枢·决气篇》:“脑髓消,耳故鸣。”

精脱学说。《灵枢·决气篇》:“精脱者,耳聋。”《诸病源候论》:“损于肾脏而精脱,精脱者则耳聋”。《寿世保元》:“精脱于下,则真阴不上泥丸而气不聚,故耳鸣。”

液脱学说。《灵枢·决气篇》:“液脱者,脑髓消,耳故鸣。”

气脱学说。《医学入门》:“耳聋……有精脱、气脱之不同。”

津枯学说。《血证论·耳衄》:“阴火上冲,则为耳鸣。神水不足,则为耳聋。”何为“神水”?《本草纲目·口津唾》:“人舌下有四窍,两窍通心气,两窍通肾液,心气流入舌下为神水。”

气虚学说。《灵枢·口问篇》:“上气不足,耳为之苦鸣。”

血虚学说。薛己注《明医杂著》的“耳鸣”谓“若血虚有火,用四物。”

气血两虚学说。《诸病源候论·久聋候》:“劳伤于肾,宗脉虚损,血气不足,故为劳聋。”又“血气不足,宗脉则虚,故为耳鸣。”《罗氏会约医镜·杂症》十全大补汤注:“气血不足,耳鸣耳闭。”

病后。《类证治裁·耳症》:“有因病后虚鸣者。”《柳宝诒医案·诸窍·张》:“病后渐觉耳聋。”

年老。《素问·阴阳应象大论》:“年四十,而阴气自半也。年五十,体重,耳目不聪明矣。”《冯氏锦囊秘录·方脉耳病合参》解释为:“高年之人,肾水已竭,真火易露,故肾中之气,易出难收,浮越于上窍,窍内有声如蛙鼓蚊锣。”又谓:“至年迈,阴气内竭,不能上通而失听,斯聋矣。”

经脉学说。《张氏医通·七窍门·耳》:“在十二经脉中,除足太阳、手厥阴外,其余十经脉络,皆入于耳中……故凡一经一络,有虚实之气入于耳中者，皆足以乱主窍之精明而兼至聋聩。”

以上病因学说，林林总总，有四十种之多，而且肯定还有遗漏者，可以说是洋洋大观。但事实上各个学说之间，是互为因果、相互转化的。例如痰火，既可来之于外感，也可来之于七情，更可来之于脾虚、肾虚。“脾为生痰之本，肺为贮痰之器，肾为成痰之根”，就完全可以证实这点。肝胆之火，固然从抑郁召来，也可以由七情造成，更可来之于“水不涵木”。清阳不升者，定然浊阴不降，二者也是一而二、二而一也。老年性耳鸣、耳聋，是由于天癸的告竭，而告竭原因还是在于肾气日衰。病后与气血双亏，其实本质上是一回事。脑髓空虚、精脱、津枯、液耗和真阴不上泥丸，也都是关系于肾阴。因之我们在临床上，只要掌握要领，追本溯源，尽管头绪纷纭万千，不难驭繁就简。兹用归纳法加以简化如下表。

传统学说与临床实况统一表

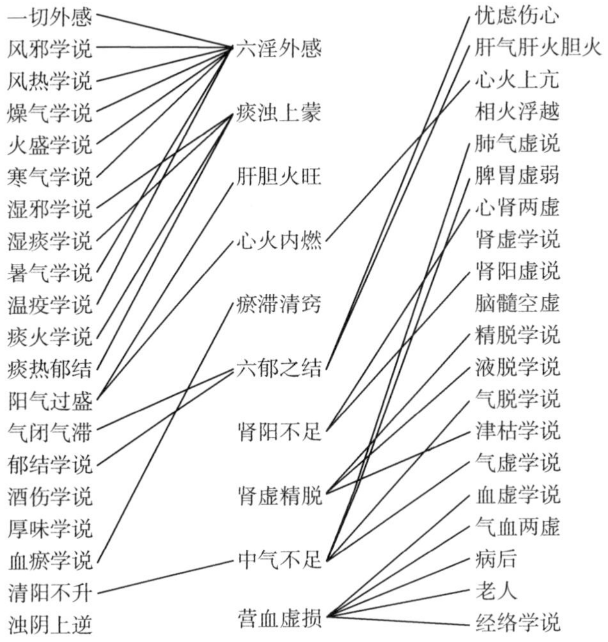

临床实况有如下归类。

六淫外感：风、寒、暑、湿、燥、火，谓之六气，是天地四时自然变化的生气，宇宙间一切生物，都赖之以成长生息。但过盛之后，转为六淫，那就对一切生物有其危害性了。一般急性发作的以六淫为多，也即外因。

痰浊上蒙：痰之为患，常以内因的七情混乱，脏气不行，致津液聚滞，浊化腐败，这种败津腐液，就是痰。外感六淫侵犯，元府不通，当汗不泄，蓄而为痰。不内外因则饮食过量，嗜欲无度，叫呼劳累，养尊处优，四体不勤，津液不行，聚而为痰。这三者所致，因虽不同，为病则一。痰既形成，再经壅郁，于是化火为祟。痰为火之标，火是痰之本，以常而言火可生痰，在某种情况下则痰也能化火。在二者互为因果之下，势必上壅。《济生方》谓“人身无倒上之痰，天下无逆行之水。”所以没有火的威逼，痰是不会上壅阻滞而蒙蔽清窍的。只要痰与火一经结合，则一如《明医杂著》所谓“随气升降，遍身上下，无处不到”了。上蒙清窍，当然非鸣即聋了。

肝胆火旺：“肝为将军之官”，故而禀性刚劲善怒。不过它同时具备了升发功能来达到“条达”作用，就可与刚劲善怒互相调节。但在激动、愤怒、忧郁等情况下，则肝即失去条达的作用而致肝火上亢。肝胆之络附耳，因之循经上犯，则耳是首当其冲。《中藏经》二十二篇所谓“其气（肝气）逆，则头痛耳聋颊赤。”

心火上炽：心居丙丁火位，所以心之有火，其性天成。《医学源流论·君火相火论》认为“盖心属火，而位居于上，又纯阳而为一身之主”。火是生命的动力，但一旦妄动，动则起火，火盛则燃烧而毁伤正气，故《罗氏会约医镜·治法精要》称之为“元气之贼”。心寄窍于耳，肾开窍于耳，二者虽然“寄”“开”的不同，但都同体于耳。心主君火，肾主相火，心火一炽，也能病及相火，故而心火上炽，头面诸窍之首蒙其害者，除心苗之舌以外，唯有两耳了。

郁结：是结聚而不得发越，当升者不得升，当降者不得降，当变化者不得变化。所以传化失常，诸病因此而作。诚如《丹溪心法·六郁》所谓“气血冲和，万病不生，一有怫郁，诸病生焉。故人身诸病，多生于郁”。六郁，纵然来之于气、湿、痰、热、血、食六者的各个“异途”，但其为害性则“同归”于对机体的损害而致病。对于耳鸣、耳聋的关系，乃是郁结闭塞，空窍不空。

瘀滞清窍：血一离经，即为瘀血。它与周围营血早已睽绝不合。《血证论·瘀血》认为“瘀血乘肺,咳逆喘促”“瘀血在经络脏腑之间,则周身作痛”“瘀血在中焦,则腹痛胁痛”“瘀血在腠理,则营卫不和,发热恶寒”“瘀血在肌内,则翕翕发热”。总之,瘀血所到之处,就可以把该处的正常功能破坏而代之以该脏腑、该器官所特有的病痛。人身无处没有气血,故而由于气血造成的病痛也随处可得。瘀滞听窍,破坏其正常功能,予以妄闻幻听的鸣响,使司听器官失去听力。

肾阳不足:温养全身组织脏腑,维持生理功能和固卫体表的作用,完全是阳气的功绩。阳气充于周身,因散布部位不同,其作用和名称亦各异,但是最主要的是肾阳,故而也称元阳。一旦肾阳告匮,则全身阴霾笼罩,百病丛生。故《东医宝鉴·外形篇·眼》谓:“耳目受阳气以聪明。”所以肾阳不足,阳光不能温煦脏腑,火威不能上荣于窍,更不能泽及至耳目。

肾虚精脱:肾开窍于耳,经隶水脏,鸣聋毕竟以肾虚者较多。所以古人对耳鸣、耳聋的看法,也以肾经亏损为多。《灵枢·决气篇》首先指出“精脱者,耳聋液脱者”“脑髓消,耳故鸣”。总之不管精脱的耳聋或液脱的耳鸣,都是肾精的不足。《素问·上古天真论》“年半百而动作皆衰者”,也正是这里“人年四十而阴气自半”之故。阴气者何?根据《灵枢·经脉篇》的“筋者,聚于阴气”一语,可以证明它是肾气的别名。

此外《百病辨证录》“人有双耳聋闭,雷霆喧呼之声,终不相闻而耳内不痛,此大病之后或年老人有之,乃肾火内闭而气塞也。”所以久病身弱及老年人的失听及耳鸣,也是肾气不足。前者是久病正气耗尽,后者乃“女子七七、丈夫八八天癸竭”之故。

中气不足:所谓中气,通常是指中焦脾胃之气和脾胃等脏腑对饮食的消化、运输、升清、降浊等生理功能而言,所以也称原气或元气,基本就是脾胃之气。人身出生以后,主要有赖于脾胃功能的健全,以保证生长、发育及生存的需要,而其中更为主要的是脾。因为饮食的精微是靠脾的消化吸收并输送到人体各个脏腑、肢体、器官中去,使之获得营养。而这种能将精微、津液上输于肺,再输布于全身而化生气血、营养机体的脾气,就是“升清”的作用。同时头面诸窍,长期保持其“空”“清”状态者,也完全依赖这种清阳之气。一旦清阳不升,浊阴即可乘隙而潜居头面,于是“空”“清”之窍不空不清而闭塞,表现于耳者,就是耳鸣与耳聋。吴仪洛在《成方切用·补中益气汤》里说的“伤其脾胃,则众体无以禀气而皆病矣,阳气下陷,则阴火上乘”,都是说明这个机制。这里的“运化”和“升清”,二者俱备。因之不论李东垣的《脾胃论》或赵养葵的《医贯》,都阐明或发挥了这个论点。

营血虚损:《灵枢·决气篇》论述“中焦受气取汁,变化而赤,是谓血。”所以得知它是由营气转化而来,循行于经脉之中,用以营养全身脏器组织。此外,又如目之视物因为有血,掌指的握摄活动因为有血,皮肤能有感觉因为有血,耳的所以能听也是有血。所以一旦血告枯耗,在耳者势必为鸣为聋。

气血双虚:是气虚与血虚同时并存者。

【辨证论治】

六淫外感:发病急骤,大多为急性发作。一般在流感、腮腺炎、带状疱疹等急性传染病的后期发作。也有由于感寒受冷当风而致者。常在短时间内听力明显下降,甚至失听,自声增强。也可伴以耳鸣,鸣声轰轰高亢。耳内常有闷胀及堵塞感,好像棉花栓塞一样。检查:鼓膜正常或稍有下陷。耳咽管常有堵塞,测听显示,传导性聋为多。全身症状表现为恶寒重、发热轻,头痛,筋骨关节酸痛,鼻塞流涕,发音重浊。舌苔薄白,脉浮紧等,偏重于风寒。全身症状表现为发热重、恶寒轻,甚至不寒,咽痛目赤,口渴,大便偏干,舌苔微黄,边尖露有红意,脉浮数或浮大者,偏重于风热。临床表现为头重混混沌沌,胸闷腰酸,四肢困倦,关节疼痛,食欲呆顿,腹胀腹泻,小便稀少。舌质淡胖,苔白腻,脉濡缓者,偏重于湿浊为患。

痰浊上蒙:发病有急有缓,而且急、缓之间相差很大,除听力下降之外,必伴以阻塞感及胀满感。耳鸣则鸣声音量大而音调并不太高，而且为持续性。全身症状无急性病态，有头部重胀感或钝痛，混混沌沌，胸口窒闷。舌苔滑润厚腻，舌体淡白，脉多软涩或滑。检查：鼓膜混浊，其混浊程度往往因病程的长短而各异，病程愈长者愈明显。严重的常可使光锥消失，标志不清。测听为混合性聋。

肝胆火旺：发病也较迅速，甚至在突然之间完全失听。但病愈则十分缓慢。必伴有耳鸣，而且鸣声高亢刺耳，甚至像火车、飞机的汽笛，使人烦躁不安。常为阵发性，一阵轻一阵重，所以患者常感这种耳鸣比耳聋更为痛苦难受。全身症状为头痛头胀，头昏眩晕，血压偏高，口苦，面红目赤，少数病例胸胁作痛。舌薄黄苔，质红或边尖红，脉弦、硬、有力。检查：鼓膜正常，也有少数乳突有压痛。测听可出现感音性聋。

心火内炽：本型病例比较少见，重者耳内可有疼痛感，耳鸣或耳聋都较严重。情绪激动时更为厉害。全身症状有心烦怔忡，心中烧灼感，面赤，小便黄赤，夜寐不宁甚则常伴口舌生疮。舌少苔，尖红绛，脉数。检查：鼓膜正常。少数病例可出现轻度的充血潮红。测听多为感音性聋。

瘀滞清窍：本病在临床上有两种截然不同的类型。其一为爆炸性耳聋，发生于受到强烈的声音或耳部受到剧烈震伤之后。绝大多数是鸣聋并作，伴以疼痛，往往开始即有严重的耳聋及强烈的耳鸣。检查则鼓膜可有破裂出血，隔不多时出现充血。但也有正常无恙者。其二，发作于不知不觉中，往往患者难以主诉起病时日。检查：鼓膜正常。这二者的共同点，都无全身症状。舌、脉无特殊反映，少数舌有紫气。测听为感音性聋，当然也有混合性者。

六郁之结：诊断根据，在全身症状，一般气郁者，胸胁痛，脉沉涩；湿郁者，周身性疼痛，或关节酸痛，遇阴寒天气加重，脉多沉而细；痰郁者，脉多沉滑；热郁者，胸闷，小便赤，脉沉数；血郁者，四肢乏力，能食而精疲，脉沉；食郁者，嗳酸，脘满腹饱作胀，纳呆，脉沉实。

肾阳不足：耳聋为渐进性，鸣声低调而量大。全身症状以肢体得不到阳气的温煦及卫气失去固表的能力为特征，容易感冒，常感形寒肢冷，面色㿠白，夜尿频繁。阳气一衰，精气不充，骨与脑髓失其濡养，故而腰膝酸软。舌质淡白而瘦，脉沉迟微弱。检查：鼓膜正常或萎缩，测听多为感音性聋。

肾虚精脱：病程必然较长。失听程度不等，可从稍有障碍到完全失听。耳鸣细小而长，延绵不绝于耳。但接受噪声后而能掩盖去较轻的耳鸣。这与实证相反，实证则往往因外来的噪声而增加其耳鸣声，甚至产生烦躁不宁。全身症状也是本型耳鸣、耳聋诊断的重要依据，大多表现为头晕、健忘，因为肾阴亏损，不能生髓充脑之故。又以阴虚生内热，所以下午常两颧飞红、手心足跖灼热、心中烦热等等。又以阴虚则相火妄动，所以扰动精室而不能封藏，于是男性则遗精早泄，女性则经闭不孕。又以阴津不能灌溉诸窍，所以同时必口干咽燥，舌苔薄而干，舌质红，脉细数。检查：鼓膜正常（假定有病变，那是另属他病），也可出现极轻度的萎缩。测听多为感音性聋。如为老年人，高音频率首先降低，听力损失两侧对称，戴助听器后，听力可以明显提高。

中气不足：中气不足，意味接近脾土衰弱。它发病缓慢，大多在无意中发现听力日衰。鸣声则音量大而音调极低，在疲劳后及饥饿时更明显。全身症状为精神倦怠，四肢无力，食欲不振，甚至食后胃脘作胀。大便多为溏薄，而且圊解不畅，手纸使用许多而肛门仍难擦净，小便清白，甚至频频欲解，量则不多，面色㿠白不华，冬令特别畏寒，严重的可致重裘难温。脉大而濡软，舌质嫩、胖、淡白，边缘常有齿印如锯。

营血虚损：即血虚。起病虽然缓慢，但较气虚者迅速一些。耳聋程度不等，鸣声则时轻时重，音调音量，都较一切虚证高亢一些（与实证来比，当然比实证低微得多）。全身症状也常以阴血不足不能滋养脏腑经络而出现各种衰弱症状，例如头晕眼花，手足麻木，视力衰退。女性则经行量少、衍期甚至经闭。舌质淡而瘦，两唇苍白。脉细无力。

气血双亏：主要诊断依据，在于全身症状。局部鸣声，音调很低，音量不大。全身表现为面色苍白，头晕心悸，气短乏力，精神疲息。舌质嫩淡，脉细弱无力。检查：鼓膜失去光泽。

以上诸证，不出虚、实二者。只要辨清虚实，取法用方决不乖误。辨别虚实，最准确可靠而方便者，为干祖望两种辨证方法。一为辨音调音量法：凡音调高的为实，低的为虚。在从实转虚过程中也能循序渐进（无由虚转实的）。音量大多实，音量小多虚，但特大则又为大虚证。虽然《景岳全书·耳证》中早就指出“声大者多实，声细者多虚”，但古人还没有条件来区别音调与音量，所以张介宾此言，仅仅说对一半。可是音调、音量，现在还没有客观的测查办法，只能依据患者的自诉。患者很多不懂什么是音调、什么是音量。那么只有要求病人描述鸣响的情况，如火车、飞机的为音调高、音量大；蝉鸣者为音调高、音量小；刮风声为音调低、音量大；沸水声为音调低、音量小。二是依据能否接受外来噪声法：一般外来噪声加之于耳鸣者，有三种不同的反应。其一是可把鸣声减轻或抑制到消失，干祖望称为“能接受”；其二是非但不能抑制鸣音，反而其鸣更响，甚至产生厌恶或烦躁，干祖望称为“拒绝”；其三是对噪声无任何感觉，干祖望认为无参考价值。凡能接受者为虚证；拒绝者为实证。而且由能接受或拒绝的程度还能反映虚实的程度。

·内治·

耳鸣、耳聋的治疗，除部分有器质性病变者之外，主要依赖内治。

六淫外感：总的大法，都是疏散外邪。凡属寒邪外感者，应用辛温解表法，常用代表方有香苏饮或荆防败毒散之类。常用药：紫苏叶、荆芥、防风、前胡、枳壳、桔梗、陈皮、半夏等。但夏季天气炎热，容易出汗，所以取药不可偏重。凡风热外感，可用辛凉解表法，常用代表方有桑菊饮、银翘散之类。常用药：金银花、连翘、桑叶、菊花、竹叶、芦根、浙贝母等。偏重于湿浊者，当化浊利湿为法，常用代表方有八正散、五苓散之类。常用药：茯苓、泽泻、猪苓、白术、车前子、六一散、桂枝等。暑湿则用藿香正气散或重用六一散（滑石、甘草）。常用药：藿香、紫苏叶、大腹皮、枳壳、防已、石菖蒲、川朴、陈皮、茯苓、六一散。

以上不管哪一证，如石菖蒲、路路通、荷茎等化浊通气开窍药物，都是必用之品。其中，对于石菖蒲的用法经验，干祖望认为石菖蒲不仅可内服而且还可外用，取新鲜石菖蒲，捣汁滴耳，具有散邪通窍作用。石菖蒲辛温芳香，气味较浓，通窍作用较强，因而用量不宜太大，一般用3～8 g即可。

痰浊上蒙：尽管痰的种类很多，但此症则绝大多数为湿痰，偶有痰火。所以也以化湿消痰法最为常用，常用代表方以二陈汤及其衍化的温胆汤、导痰汤最为适合。常用药：陈皮、半夏、茯苓、甘草、胆南星、枳壳、竹茹、川朴、苍术、白术等。为了加强消痰作用，则加有白芥子的王氏二陈汤尤为恰当。痰火，取清火化痰法，常用代表方为清气化痰丸。常用药：胆南星、半夏、陈皮、枳壳、枳实、瓜蒌仁、黄芩、茯苓等。

肝胆火旺：以清肝胆郁火为是，但其中还有两法。其一，苦寒直折，使炎炎之火一挫而清，代表方有龙胆泻肝汤或栀子清肝汤之类。常用药：龙胆草、柴胡、黄芩、白芍、当归、牡丹皮、生地黄、山栀子、竹叶、车前子。其二，肝胆之火，大多为龙雷之火的无根之火，不能苦寒直折。否则，“徒用泻火之汤，则胆汁愈干，胆火益炽，火借风威，愈肆焚烧而其病转甚矣”（引《百病辨证录》语）。所以运使滋阴潜阳一法，代表方有杞菊地黄汤、丹栀逍遥散之类。常用药：枸杞子、菊花、熟地黄、山药、当归、白芍、牡丹皮等。

心火内炽：热者清之，当以清泻。古人治疗耳鸣、耳聋本来就有“泻离填坎”一法。常用代表方轻证用导赤散，重证用泻心汤。常用药：生地黄、竹叶、白茅根、木通、牡丹皮、黄连、赤芍、连翘、知母等。

瘀滞清窍：《血证论·瘀血》强调“故凡血证，总以去瘀为要。”因之应取活血化瘀法，常用代表方有通窍活血汤，严重的可用加减三甲散。常用药：桃仁、红花、川芎、赤芍、当归、香附、泽兰叶、益母草、丹参等。

六郁之结：六郁有气郁、血郁、热郁、湿郁、痰郁、食郁六者，常用代表方有越鞠丸加减。但本症很少食郁，血、热、湿、痰四者在以上治法中基本都已涉及，所以唯以气郁为主。取用越鞠丸时加以筛选，并结合理气药如香附、乌药、青皮、石菖蒲、木香来裁方。

肾阳不足：这是肾中火衰，真阳不足，必须益肾温阳。《成方便读·六味地黄丸》的"温肾中之少火，以御阴邪"，即指此而言。常用代表方有附桂八味汤或右归饮之类。重证可用肉苁蓉丸。常用药：熟地黄、山药、山萸肉、补骨脂、骨碎补、肉苁蓉、杜仲、桑寄生等。

肾虚精脱：凡慢性虚证，首先考虑的就是肾虚。所以应取滋阴益肾为法，常用代表方有六味地黄汤（丸）、左归饮之类。常用药：熟地黄、山药、山萸肉、枸杞子、龟甲、五味子、菟丝子、磁石。大补阴丸也为人们所乐用。现在临床上常用的耳聋左慈丸、磁朱丸等，仅仅对这一型的耳鸣、耳聋有作用。

中气不足：治法是补脾健土，益气升清。常用代表方有益气聪明汤或补中益气汤之类。此外，四君子汤、参苓白术散等也是适合之剂。常用药：升麻、柴胡、黄芪、白术、白芍、党参、当归、葛根、甘草等。但需佐以升麻、柴胡、葛根等升提之品。当然，对患有高血压病者，升提应该审慎。

营血亏损：既然由于血虚，当然极需营养补血。常用代表方有四物汤或养血归脾汤之类。常用药：党参、黄芪、白术、当归、甘草、茯神、广木香、龙眼肉、酸枣仁等。

气血双亏：宜气血双补，常用代表方有八珍汤或十全大补汤之类。常用药：黄芪、党参、白术、茯苓、当归、白芍、川芎、熟地黄、何首乌、桑椹子等。

它病残邪移祸：耳聋病起于它病的移祸，都来之于上呼吸道传染病，因之不问时日长短，症情重轻，都应清肃余邪，取用解表法。上呼吸道属肺，耳之聋主在笼葱，笼葱属肺穴，故笔者就以一首三拗汤对付。药味太少，可以适当地加上几味。疗效奇佳。

以上的辨证论治，只能是"固定安排，灵活应用"，不能刻舟求剑"对号入座"。此外《医彻·耳病》中谓："少阴之气，藏于耳中，而其外蔽者，则少阳之风火，扰乱相扇，驱其外邪斯得矣。若乎肾气不充，少阴之脉（作气字讲）不至，唯峻补真阴，入以镇坠之品，则气不上乱，复其司听之职。则虚而能受，如空谷之音，响应立赴矣。"主要意思是，急性的以清肝胆风火为主；慢性久病，则重剂滋补阴精。而且还重倚"重镇"之品，所以耳聋左慈丸（本方有两个处方：其一为六味地黄加柴胡、磁石，其二是六味地黄加磁石、五味子），在治疗慢性肾虚证耳鸣、耳聋有它的地位，不是偶然的。

按语：对于耳部疾病的辨治，干祖望总结为"实泻肝胆虚补肾"，其方药总体指向为实投龙胆泻肝汤、天麻钩藤饮，虚则拟六味地黄丸、耳聋左慈丸。有人将干祖望治疗耳鸣耳聋共 100 个处方作为分析对象，结果发现：耳鸣、耳聋的发病病机以清阳不升占多数，其次为痰蒙清窍、营血亏虚、心肾不交、瘀滞清窍。并根据相关参数，得到几对药物与病机之间的关联：瘀血阻窍——桃仁；清阳不升——柴胡、升麻/葛根、白术/石菖蒲、路路通、升麻；痰蒙清窍——半夏/天竺黄；营血亏虚——川芎/白芍；心肾不交——竹叶/生地黄之间的关联。柴胡、葛根、升麻皆能升一举阳气，用于清阳不升诸症，阳气亏虚，湿邪为患，故与石菖蒲组合助阳升清、辛温开窍；天竺黄甘、寒，能清热化痰；竹叶、生地黄一个清心，一个滋肾，故用于心肾不交；赤芍活血行气、白芍滋阴养血，适用营血亏虚诸症；桃仁活血祛瘀，用于瘀血阻窍所致的耳聋最为合适。其中，石菖蒲与升麻、半夏、路路通、桃仁之间关联说明干祖望在针对清气不升、痰蒙清窍以及瘀血阻窍等证时，均将石菖蒲作为一味开窍要药随证配伍用之。【参考文献：[1] 干祖望，干千. 简介中医耳鼻咽喉口腔科知识[J]. 中国农村医学，1984(02)：57 - 58. [2] 张菁. 基于模糊聚类—关联方法的干祖望耳鼻喉疾病医案分析挖掘研究[D]. 南京中医药大学，2011.】

·外治·

外治首推针灸，最为理想。不过各家各派的取穴、手法，人人各异，难求统一。最常用者，为选用听宫、听会、耳门、翳风、听响（在耳门上一分凹陷中)五个穴位。隔日一次,每次3~4穴,留针10分钟,中间捻旋一次,中等刺激,七次为一疗程。每一疗程中,间隔三天。针感最好须传导到耳内。

耳中塞药疗法,尽管历来记载的方法、用药很多,但疗效则不太确切,因之使用者日渐减少。

导引按摩,尚有一定疗效,其中还涵有保健在内。考导引又称道引,义取"道气令和,引体令柔"的意思。对耳鸣、耳聋和梅尼埃病最为适宜。《诸病源候论·耳聋候》引《养生方》就有许多导引方法,如"坐地交叉两脚,以两手从曲脚中入,低头叉颈上,治久寒不能自温,耳不闻声"。《保生秘要》:"凡搓掌心五十度,热,闭耳门空观。次又搓又闭又观,如此七度,耳聋皆如此导法。"至于它的机制,《保生秘要》解释为:"用意推散其火,男则用逆,收藏入两肾之间,女则用顺,归藏于两乳之下。"这里的"用意",也是排除杂念,耳不闻,目不视,鼻不嗅,心静神凝,把思想意识凝聚起来与大自然浑然一体。

《外台秘要·耳聋》也有几种导引方法治疗耳聋的,如"脚着项上,不息十二通,必愈大寒,不觉暖热,久顽冷,耳聋目眩"。这里的"脚着项上",也是"用意",即凝神聚精,以意领气,以气运身。"不息"相同于"闭息"。"十二通"指约十二次呼吸的时间。这是调整呼吸来配合导引的进行。

《红炉点雪》与《遵生八笺》俱有掩耳去头旋法,谓"静坐、升身、闭息,以两手掩耳,摇头五七次。存想无神,逆上泥丸……清洁神宫"。《遵生八笺》还解释其作用是"以逐其邪,自然风邪散去"。"存想无神"是指心无杂念,用意念的集中而达到虚无的境界。"泥丸",《黄庭内景经》称上丹田为泥丸,也就是眉心,用来代指大脑。在这里是说有凝神用意直达大脑感觉。"神宫",指神明寄寓之处。

《保生秘要》耳咽管自行吹张法与《景岳全书》鼓膜按摩术等,事实上也是导引按摩。

治疗耳鸣、耳聋最常用的导引,是用两手分别按摩左右耳郭,反复按压和摩擦1~2分钟,或用中指尖插入患病耳外耳道口(应剪掉指甲),轻轻摇动数十次后,使外耳道的空气排出,突然拔出,当时即有"哄"的一声,甚至鼓膜也有震动感。如此可重复3~5次。或用两手中指,分别反复按压两耳耳屏,使耳屏掩住外耳道口,一压一放,有节奏地重复数十次。最简单的方法,可以两手食、中两指按压于左右乳突骨上,按摩1~2分钟,不拘次数。

"鸣天鼓",为治疗耳鸣、耳聋人尽皆知的导引方法(有时也可作为保健预防用)。其操作是先按摩两侧耳郭,待有热感产生后,再用两手食指、中指、无名指、小指,对称性横按在两侧枕部,两中指接触相连,再将两食指翘起叠在中指上面,然后把两食指从中指上用大力滑下,重重叩击枕骨,当时即能由骨导引起的一声巨响,这一声洪亮清脆,如同击鼓。先左手24次,再右手24次,最后左右同时动作24次,即整个操作过程完成。

另有《遵生八笺》的"击探天鼓",基本上与鸣天鼓如出一辙,唯动作时两手掌心紧贴外耳道口,使外耳道呈密封状态,然后与鸣天鼓同样操作。

·外治·

食疗较为有效而最方便,而且患者也乐于接受。以"药食同源"而论,在理论上也更是一个良好的办法。常用的品种如下。

核桃:取用生食。每天临睡,吃2~3个,必须长期取食,非半年一年不可。

黑木耳:一般佐餐食用,连进数个月或一年。

黑芝麻:炒熟,研粗末,加适量食糖,拌匀。每日临睡时与晨起,各吃1~2匙,也需长期进食。大便不实者,不宜。如有习惯性便秘者,本方同时也可治疗,而且疗效良好。

【预防与护理】

1. 聋者,尤其是老人,出门必须注意。远途旅游,必须有人陪伴。

2. 平时做好保健工作。

3. 食疗法已如上述。此外,尚有山药粉等作点心,也是很好的食疗法。

4. 戒除挖耳、掏耳的坏习惯。

5. 睡眠要充足,临睡忌进浓茶、咖啡、可可等饮料。

6. 注意防止水渍入耳。

7. 枕头不宜太高或太低。

8. 涵养性情，减少情绪波动。

9. 慎用抗生素，尤其是链霉素、庆大霉素、卡那霉素等有耳毒性者。

10. 尽量减少噪声，尤其是对轻度聋者。

11. 避免爆炸声。在无法或不及远避时，用手掩耳或把嘴巴张开。

12. 助听器对听力损失在 40～80 分贝之间的耳聋者最适合。对于早期聋病者，不宜急于佩戴。

【医案】

· 案一 ·

迟某，男，50 岁。1991 年 7 月 17 日初诊。本院。

右耳十天来出现"笃笃"的鸣响，听力正常，为间歇性鸣响，有时可与心律同步，但不同步的时间多。

检查：按压右颈动脉，鸣声可以减弱一些。舌薄苔，脉细。

医案：铜山东崩，洛钟西应。鸣出耳窍，病在颈椎。其所以发现于近日者，良以泽国半月，阴霆笼罩之诱耳。本取化瘀活血。标参理湿化浊。如此则五窍还其空清，更有利于息鸣。

处方：

藿香 10 g	佩兰 10 g	泽泻 6 g
防己 6 g	车前子[包] 10	红花 6 g
桃仁 10 g	当归尾 10 g	赤芍 6 g
石菖蒲 3 g	7 剂煎服	

按语：对于以耳鸣耳聋为主诉的患者，首先要分辨其疾病之性质，然后才作审证求因，辨证施治。

耳鸣者，常可见客观性耳鸣，其表现耳鸣声为断续性，大多与心跳、脉搏有同步的节奏，此类病者不可与神经性耳鸣及其他耳疾之耳鸣等同视之，否则用药将徒劳。多见者主观性耳鸣，其鸣声虽有多种表现，或如蝉鸣蚊噪，或似风雨潮汐，但多呈连续声音，治疗此类耳鸣，虽不能立竿见影，然只要辨证无误，总有疗效可待。

本案患者全身症状并不明显，给中医的辨证论治带来一定难度，但是有颈椎病史，所以干祖望认为"铜山东崩，洛钟西应"，耳鸣之本源在于颈椎病，瘀血阻塞，耳窍闭塞故耳中鸣响，抓住血瘀为把手，主张活血化瘀以治本。而发病季节是长夏，长夏多湿邪，该次耳鸣当由气候诱发，湿邪困阻，清阳不升，主张理湿化浊以治标。

方中藿香、佩兰芳香化湿，泽泻、防己、车前子利水祛湿，桃仁、红花、当归尾、赤芍活血化瘀，石菖蒲化浊开窍，为引经之药。全方辨证清晰，标本同治，立法得当，方义鲜明。干祖望治本以活血，私淑王清任，治标以祛湿，结合时令遣方用药，也体现了中医治病"因人因时因地"的正确思想。干祖望强调，五官都是清窍，不能容有邪气留滞，有则发病，所以治疗上要以还其空清为要，本案的治疗正体现了这一观点。

· 案二 ·

郝某，女，44 岁。1999 年 4 月 18 日初诊。

从前年开始，右耳轰轰鸣响。虽经治疗而一无成效，故而一直不加处理。听力正常。失眠由于轰鸣骚扰而致，有时吃安定，也可得入睡。月事凌乱不准。

检查：耳道（－），由自己手按胸前，可以听到有节奏的鸣声与心搏同步，历两分钟确认无讹。颈侧未扪到淋巴结肿及结实硬块。舌薄苔，脉细劲。

医案：耳鸣有声，有节奏之轰声与心搏同步。脉舌主诉虽难作准，但凭此一象足够确证矣，乃《素问玄机原病式》所谓"耳鸣有声，非妄闻也"之流。病出耳中，源在血脉。宗《医林改错》"耳孔内有小管，管外有瘀血靠挤管闭"说法裁方，取通窍活血汤。

处方：

红花 6 g	桃仁 10 g	当归尾 10 g
赤芍 6 g	泽兰 6 g	丹参 10 g
石菖蒲 3 g	路路通 10 g	桔梗 6 g
核桃隔 3 片	7 剂煎服	

二诊 1999 年 5 月 10 日。药进三周，鸣声明显减轻。脉舌如前。

医案：攻顽破瘀，乃"马上得天下之术"。今后处理，亟须"案上治天下之策"矣。当从养血活血一途是尚矣。

处方：

制首乌 10 g	当归 10 g	白芍 6 g
熟地黄 10 g	川芎 3 g	丹参 10 g
红花 6 g	黑芝麻 10 g	路路通 10 g

7 剂煎服

按语：耳鸣即耳中鸣响，《外科证治全书》卷二说："耳鸣者，耳中有声，或若蝉鸣，或若钟鸣，或若火焙焙然，或若流水声，或若簸米声，或睡着如打战鼓，如风入耳。"极其生动形象地描述出耳鸣患者的诸般感受。

此案为典型的振动性耳鸣，中医文献里除刘河间的"耳鸣有声，非妄闻也"一言道及之外，少有记载。一般认为是耳周围血管病变，或为有迫血管因素，干祖望认可王清任"耳孔内有小管，管外有瘀血靠挤管闭"的说法，采用活血化瘀法治疗本案，取效明显。

患者从前年开始患病，经历二年有余，须知久病多瘀、久病多虚，但初诊时症状切切，万不可此时补虚，必犯补虚恋邪之忌。权衡利弊，综合取舍，先予通窍活血。红花、桃仁、当归尾、丹参、赤芍、泽兰、核桃隔（分心木）活血祛瘀，石菖蒲开窍醒神，路路通祛风除湿，桔梗化痰祛瘀。大剂量的活血药掺和理气化痰之品，更添祛瘀之效，诸药如文章天成，信手拈来。

二诊鸣声明显减轻，已收速效。干祖望将攻顽破瘀比喻为马上得天下之术，是说此法猛则猛矣，但峻而不可久，"兵者，凶器也，圣人不得已而用之"，既药已中病，须得立止，久必伤正。宜用案上治天下之策，由武功转向文治，用药趋于平和，以养血活血为要。当归养血和血，制首乌、白芍、熟地黄、黑芝麻养阴生血，川芎为血中之气药，上行头目、下行血海、中开郁结、旁通脉络，用在这里很是适宜，丹参、红花活血祛瘀，路路通祛风除湿。以本方收尾，从调气和血方面着手，颇有战后安抚之意。

·案三·

胡某，男，47 岁。初诊 1997 年 8 月 19 日。

右耳重听已久，今年六月中下旬，子夜陡然脑鸣轰轰，右耳听力明显下降，经过高压氧治疗，高亢之鸣稍有下降，但耳鸣脑鸣依然，昼夜难停，右耳堵塞憋气，拒绝外来噪声。舌厚腻苔，质胖，边有齿印，脉濡。

医案：痰浊内停，暑湿外逼，以致空清之窍失其空清之用。治应清热理湿化浊清痰。二陈汤加味。

处方：

藿香 10 g	佩兰 12 g	白术 6 g
茯苓 10 g	陈皮 6 g	法半夏 6 g
泽泻 6 g	车前子[包] 10 g	莱菔子 10 g
碧玉散[包] 15 g	7 剂煎服	

二诊 1997 年 10 月 17 日。初诊之方已服 30 剂。刻下补诉，发病于 4 月。外伤所致刻下鸣声已低沉，能接受外来噪声，听力亦在提高中，耳中有灼热与堵塞感。舌苔厚腻映黄，质偏淡，脉平。

医案：病起外伤，瘀难排除，舌苔厚腻，湿浊之痰，总难清化，虽然羸象已显。本难言补，只能暂取化瘀与消痰浊，作权宜之计。

处方：

桃仁 10 g	红花 6 g	当归尾 10 g
赤芍 6 g	泽兰 6 g	陈皮 6 g
法半夏 6 g	石菖蒲 3 g	藿香 10 g
佩兰 10 g	7 剂煎服	

三诊 1997 年 10 月 28 日。鸣响之声及听力下降，似俱已改善，耳中阻塞之感已消失，但新添胀感，左耳深部有些疼痛，近半个月，夜睡难寐，终宵如此，多梦。胸脘痞闷，呼吸似有窒息之感。舌苔薄，有腻感，边有齿痛、质透紫意，脉弦。

医案：证情涉及七情，迹近内伤之域，宗开郁裁方，取越鞠丸而重点寓言于痰、湿、气三郁。

处方：

乌药 6 g	木香 3 g	香附 10 g
六神曲 10 g	青皮 6 g	川芎 3 g
紫苏梗 10 g	半夏 6 g	陈香橼 6 g
代代花 7 朵	7 剂煎服	

四诊 1997 年 11 月 21 日。听力已基本恢复，唯右耳鸣响依然，鸣声有"震动性"与"非震动性"俱存，外来噪声已由拒绝转为能接受，终宵难以入眠，多梦。苔薄，脉细。

医案：鸣声两种，振动性病出于心，非振动性因在于肾，治当益肾心。

处方：

熟地黄 10 g　山药 10 g　山萸肉 10 g
茯苓 10 g　牡丹皮 5 g　五味子 10 g
泽泻 6 g　益智仁 10 g　酸枣仁 10 g
丹参 10 g　7 剂煎服

五诊 1997 年 11 月 28 日。听力已正常且无反复，非振动性耳鸣已消失，震动性耳鸣存在，幸而音已低沉，在劳累后加重。舌苔薄，脉细。

医案：诸恙告失，唯陈无择《三因极一病证方论》所谓"耳鸣有声，非妄闻也"者残存未息，方从六味转为四物。

处方：

熟地黄 10 g　当归 10 g　白芍 6 g
川芎 3 g　红花 g　泽兰 6 g
落得打 10 g　补骨脂 10 g　丹参 10 g
7 剂煎服

六诊 1997 年 12 月 12 日。听力近来已可，但仍有下降之感，非振动性耳鸣已消，振动性耳鸣尚存，右耳及其周围出现麻木、酸感，睡眠易醒。舌苔薄黄，脉平。

医案：弃治肾而治心，方向正确。唯以听力又有下降之征，耳周麻木，可易王清任之还五汤。

处方：

黄芪 10 g　干地龙 10 g　红花 6 g
桃仁 10 g　泽兰 6 g　当归尾 10 g
赤芍 6 g　丹参 10 g　益母草 10 g
功劳叶 10 g　7 剂煎服

七诊 1997 年 12 月 26 日。听力似乎又再度回升，振动性耳鸣已明显降低，非振动性耳鸣一去而无重来，右耳周围的麻木、酸胀已消失。舌苔薄（轻度裂纹舌），脉平偏细。

医案：王清任补阳还五，一击而中，效方不更，古有明训。

处方：

黄芪 10 g　干地龙 10 g　当归身 10 g
红花 6 g　桃仁 10 g　泽兰 6 g
枳壳 6 g　丹参 10 g　赤芍 6 g
黑芝麻 10 g　7 剂煎服

按语：本案患者历治五个月，疗效颇为满意。治疗方法随症状变化而不断改变。初诊时值 8 月，暑热正甚，按湿邪当令，耳之空清之窍失其空清之用。湿浊上蒙，则耳中堵塞悠气，拒绝外来噪声。苔厚腻，质胖，边有齿印，脉濡。均以湿邪为患，干祖望首选二陈汤加味，加用藿香、佩兰等芳香化湿，为最常用之法。二诊时补述病史，有外伤致病因，虽耳鸣声渐已低沉，但血脉塞阻，总难闻之不见，即在原方调整，化瘀血与消痰浊兼顾，作权宜之计。取桃红四物与二陈加减，加石菖蒲化湿通窍。三诊时患者鸣响之声、听力下降，耳中阻塞感似俱已改善或消失，但新添胀感，胸膺痞闷，中医认为，肝主疏泄，气胀者，肝郁也，拟理气开郁，越鞠丸为主，兼顾痰、湿、气三郁。用乌药、木香、香附、六曲、青皮、川芎、紫苏梗、陈香橼、代代花一派理气之品，疗效明显，但理气药物偏于香燥，易于伤阴，不宜久用。四诊时患者听力已基本恢复，唯右耳鸣响依然，鸣声有"震动性"与"非震动性"，二者俱存。干祖望认为，耳鸣声分两种，振动性病出于心，非振动性因在于肾，振动性耳鸣与血管搏动有关，而心主血脉，故病出于心，非振动性耳鸣与肝、脾、肾等脏腑有关，但耳为肾窍，当首责于肾。所以用益肾宁心之法，取六味地黄汤加五味子、益智仁、酸枣仁养心安神。五诊时非振动性耳鸣已消失，振动性耳鸣存在，治心任务突出，从六味转四物。六诊时非振动性耳鸣已消，振动性耳鸣尚存，右耳及其周围出现麻木感，表示血脉瘀滞，运行不畅。干祖望认为，弃治肾而治心，方向正确，宜加大力度，可易王清任之补阳还五汤。

本病例从二陈汤、桃红四物汤、越鞠丸、六味地黄汤、四物汤、补阳还五汤，虽六诊之中，频繁更易其方，但选方用药思路清晰，变化有依据，疗效显著，令人信服。

·案四·

宓某,女,58岁。初诊1996年8月20日。

1996年4月中旬,患者陡然右耳鸣聋重作,眩晕严重,泛恶,狂吐黄水,经过对症处理,好转多多。现在眩晕消失,听力恢复不明显,耳鸣依然,能接受外来噪声,但头脑不舒服,病耳及周围有麻木感,汗多,大便稀。舌苔薄,脉细。

医案:言虚言实,仍有扑朔迷离之感,王孟英"耳聋治肺"之法,恨已失时,朱丹溪滋养之剂仍嫌太早,中庸之道,试取王清任之补阳还五汤。

处方:

黄芪10 g	地龙10 g	红花6 g
桃仁10 g	当归尾10 g	赤芍10 g
泽兰6 g	石菖蒲6 g	天竺黄10 g
路路通10 g	7剂煎服	

二诊1996年9月13日。听力无改善,耳鸣亦无变化,能接受外来噪声。耳中憋气而闷,右耳严重,耳周麻木改善许多,血压偏低,左上齿容易出血已1周。心慌、失眠多梦,主在下半夜,大便已成形。舌苔薄,脉细。

医案:诸症改善,新添憋气。方取益气升清,但因齿龈出血,柴、升似难恣取。

处方:

葛根10 g	太子参10 g	白术10 g
茯苓10 g	山药10 g	芡实10 g
枳壳6 g	路路通10 g	五味子10 g
甘草3 g	7剂煎服	

三诊1996年9月27日。耳鸣无变化,耳内阻塞闷感仍然,对外来噪声有时能接受,有时不能接受。仍以右耳为重点,耳周麻木感较前减轻,齿龈出血已止,心慌减轻,睡眠仍然难酣多梦,夜间口干咽燥,大便较正常,但大便后半段较稀,终日常感乏力。舌苔薄,脉细。

检查:咽部(-)。

医案:两诊周旋,薄弱环节渐趋明显,情在坤德之失充耳,似以李东垣手法应付为适宜。

处方:

太子参10 g	白术10 g	茯苓10 g
白扁豆10 g	仙茅10 g	淫羊藿10 g
仙鹤草10 g	升麻3 g	甘草3 g
7剂煎服		

按语:本案初起有眩晕、呕吐黄水之症,颇有"无痰不作眩"之实证之象,经治眩晕消失,但听力下降,耳鸣依然,能接受外来噪声,汗多,大便稀,又有"无虚不作眩"之嫌,言虚言实,扑朔迷离,唯耳周有麻木感,当属气血不畅,故取补阳还五汤试之。二诊耳周麻木改善,但耳中憋气而闷、血压偏低,气虚之象显然,乃取补中益气,升举阳气。

·案五·

潘某,女,50岁。1991年6月25日初诊。南京大学。

患者一年半前右胫臁外伤缝合后,不久即脑鸣,鸣声"呜呜",然充斥于颅腔之中,稍有进行性发展,故影响听力。对轻声细语无法辨其内容。苔薄舌质有红意,脉小而细。

医案:脑称髓海,鸣属病疴。脉细如丝,虚象显然。宗大补阴丸裁方。

处方:

炒黄柏3 g	五味子10 g	知母10 g
熟地黄10 g	磁石(先煎)30 g	当归10 g
珍珠母(先煎)30 g	桑椹子10 g	覆盆子10 g
龟甲10 g	5剂煎服	

二诊1991年7月9日。服上方后听力回升,但脑鸣无反应。辍药几天,听力又降而鸣依然,寐不酣。

检查:血压120/80 mmHg,电测听俱丧失,听力达20~80分贝,舌苔薄,舌质瘦尖红,脉细。

医案:大补阴丸一击而中,当然理应坚守。

处方:

黄柏(盐水炒)3 g	知母10 g	核桃肉3个
磁石(先煎)30 g	当归10 g	五味子10 g
珍珠母(先煎)30 g	制狗脊10 g	覆盆子10 g
女贞子10 g	7剂煎服	

按语:脑鸣之病名见于《医学纲目·肝胆部》。脑鸣多因脑髓空虚,或因火郁,痰湿阻滞所致,以自觉脑内如虫蛀鸣响为主要表现的脑神经疾病,有时可伴发耳鸣及听力下降。

患者脑鸣已有一年半,病属顽疴,久病多虚,脉细如丝又是虚象显然，这类患者往往髓海空虚，肾精大亏。肾居下焦，内寄相火，一旦阴精亏损，阴不制阳，则相火妄动，水火失济，该证阴亏为本，阳亢为标，阴愈亏而阳愈亢，阳愈奋而阴愈损，二者互为因果，当滋阴与潜阳并行，干祖望拟大补阴丸为主方十分恰当。

方中熟地黄益髓填精，龟甲为血肉有情之品，善补精血，又可潜阳，二药重用，大补真阴，壮水制火以培其本，黄柏、知母清热泻火，相须为用，泻火保阴以治其标，又用磁石、珍珠母重镇潜阳以息其鸣，辅以桑椹子、覆盆子补肾填精，五味子宁心安神，当归和血调营，诸药相合，补虚泻实，药虽五剂，疗效卓绝。二诊由于停药而有反复之势，但前方已中肯綮，效不更法，因其舌瘦尖红，稍去太过滋腻之品，换以稍平和之核桃肉、狗脊、女贞子，黄柏用盐水炒，意在引药入肾经。

·案六·

徐某，女，46岁。1991年7月5日初诊。南京环卫。

患者右耳鸣响一年多，为持续性，音调高、音量小。对外来噪声拒绝，闻后心烦。疲乏后及情绪波动时加重。耳鸣为右重左轻。近来头痛，伴有脑鸣，心慌手颤。舌苔薄，舌质有红意，脉平。

医案：心火旺盛，上犯于耳，盖心寄窍于耳。取清心养营。

处方：

生地黄10 g　竹叶10 g　白茅根10 g
朱灯心3 g　当归10 g　丹参10 g
菊花10 g　柏子仁10 g　益母草10 g
7剂煎服

二诊1991年7月12日。药进7剂，鸣声仍无息意。但昔以鸣声扰而致不能安眠者已改善，闻噪声而心烦者仍然。手颤可以自主一些，其余无变化。自觉舌底冒火。两掌焦灼，得食作胀，舌苔薄，脉平。

医案：方已稍有良好反映。可能(药)量之未及而难以明显。前方似乎仅在离火，而未及坎水欤？当今调整一二。

处方：

生地黄10 g　川黄柏3 g　知母10 g
朱灯心3 g　牡丹皮6 g　丹参10 g
柏子仁10 g　益母草10 g　地骨皮10 g
桑椹子10 g　5剂煎服

三诊1991年8月9日。上月处方进服未辍，耳鸣改善，休息较佳。头脑麻木也近消失。掌灼已失。近来上班，鸣声再度加重，掌心又有灼热，两眼视物模糊。食后作胀已轻。左耳憋气，多汗(凉的)。舌苔薄，脉细。

医案：进清心益肾之剂，确有佳兆得来。理应踵进，虽然昨天跌伤，但此方绝无碍事之处。

处方：

生地黄10 g　川黄柏3 g　肥知母10 g
柏子仁10 g　紫丹参10 g　料豆衣10 g
益母草10 g　地骨皮10 g　菟丝子10 g
黑芝麻10 g　7剂煎服

四诊1992年1月31日。右耳胀鸣，一年来药后有所减轻，近来再度严重，左耳似乎也有鸣响。对外来噪声很反感，耳内呼应之鸣也加重，听力下降。近2个月舌体有缩短感，言语亦现木讷。舌尖有轻度烧灼感，或轻或重俱由脑鸣之轻重而左右。口干求饮，水温不苛求。以上诸症在疲乏、情绪差时加重。本已消失的两掌焦灼感，刻下再起。

检查：耳、舌(－)。舌苔薄，脉细弦。

医案：君主之官，开窍于舌，寄窍于耳。同时亦为主血之所，一旦心阴内怯，血为之而枯，则耳鸣、脑鸣，舌体僵木也随之而来。同时血虚则燥，燥生风，风生热，各处灼热之感，当然形影而作。四物汤主之，其拒抗噪声，稍佐柔肝。

处方：

熟地黄10 g　当归10 g　川芎3 g
柏子仁10 g　白芍6 g　芡实10 g
牡丹皮6 g　地骨皮10 g　菊花10 g
白蒺藜10 g　7剂煎服

五诊1992年3月27日。头皮发麻为游走性。脑鸣、耳鸣相互伴作，鸣如蚊阵，对外来噪声很厌恶。睡眠不甜，视物模糊，心慌，疲劳后加重。大便偏干。舌苔薄，边有齿痕，脉细。

医案：诸症反复发作，淹缠多年。良以营血暗亏，难养肢体孔窍，当然睡眠亦难一酣。四物汤证。

处方：

熟地黄 10 g　当归 10 g　丹参 10 g
制首乌 10 g　川芎 3 g　白芍 6 g
山药 10 g　五味子 10 g　柏子仁 10 g
料豆衣 10 g　7 剂煎服

按语：本例患者病势缠绵 9 个月，虽最终疗效不显，但是正常发展。《中医耳鼻喉科学》5 版教材认为，耳鸣耳聋的临床分型有“风热侵袭、肝火上扰、痰火郁结、肾精亏损、脾胃虚弱”5 种，然而本案患者初诊时不对应其中任何一种证候，反而有心烦、情绪波动、头痛、心慌手颤等心火亢盛的表现，察之舌脉，可为佐证。干祖望认为，心火亢盛，耗伤营血，也是临床常见的耳聋耳鸣证机，早在《素问·缪刺论》中就指出“手少阴之脉络于耳中”，《医贯》中也说“心为耳窍之客”，由此可见，耳与心在中医理论上存在极大的联系，临床可从心论治。对于病机虚实的判断，干祖望教了我们一招，询问患者对于外来噪声是否拒绝，如拒绝为实，反之为虚。

患者初诊时所有资料显示，此为心火亢盛的实证，干祖望处以清心调营之法，方中竹叶、灯心草清心泻火，生地黄、白茅根清热凉血以制心火，生地黄配竹叶，隐隐有导赤之意，柏子仁宁心安神，丹参、益母草活血通窍，当归调和营血，菊花是平肝之药，此处用来防止子病及母，火旺燃木，先安未受邪之地。

二诊时患者因鸣声躁扰不能入睡的症状已改善，手颤也有好转，然而耳鸣及心烦依旧。干祖望考虑前方重在清心火，而忽略滋肾阴，心肾不交则水火不济，故在前方基础上稍有出入，仍用生地黄、灯心草、柏子仁清心火宁心神，丹参、牡丹皮、益母草化瘀血通耳窍，加以黄柏、知母、地骨皮清透水中之火，由离火涉及坎水，又用桑椹子填补肾阴，诸药水火共济，同奏息鸣之功。

三诊时疗效十分满意，耳鸣减轻，睡眠质量提高，头脑麻木消失，掌心也不发热，但近来由于疲劳而有反复之势，且多汗出，左耳憋气。干祖望认为理应原法继进，考虑其视力模糊，酌加黑芝麻、菟丝子填精益肾。

四诊已是 5 个月之后，本已好转之顽疾近来又反复，除耳鸣、拒绝噪声、听力下降、掌心烧灼感等症状外，又有言语木讷、舌尖烧灼疼痛。诸多症状极为复杂，给辨证带来不易，处方造成困难。寻常医者可能束手，也有可能拟出一张大方。干祖望抽丝剥茧，条分缕析，考虑心开窍于舌，寄窍于耳，耳舌部皆可从心火论治，心火炎上，耗伤阴血，血虚则生风化燥。处以养血、宁心、柔肝之法，熟地黄、当归、白芍、川芎为四物汤，专事养血，柏子仁、芡实宁心安神，牡丹皮凉血散瘀，地骨皮清透邪热，菊花、白蒺藜伐木柔肝。

五诊似乎药后无进退，仍有耳鸣、失眠、视物模糊、心慌等，此病实属顽疴，营血已耗，难养肢体孔窍，非短期药石所能奏效，干祖望亦叹黔驴技穷，青囊乏药，然而不忍坐视，给予滋养营血，仍用四物汤加味。

本案虽最终未见明确效果，但是告诉我们，中医治病一定要根据就诊的情况，病情的进退来审证求因，辨证论治，切不可凭经验办事而忽略客观情况，譬如一见耳鸣耳聋立马处以六味地黄丸。此处同一患者，同一病种，干祖望遣方时思路就有清心、养血、宁心、滋阴、活血、柔肝、健脾等多法，很值得我们学习。

·案七·

聂某，女，50 岁。1991 年 12 月 24 日初诊。南京建邺区法院。

初诊：患者双耳哄鸣已 1 个月，鸣前患过带状疱疹。哄鸣为持续性，一遇噪声则更响。夜卧躺平后即不响，伴有胀感。听力各丧失 30 分贝左右。近来口腔、咽喉有干燥感，经常思饮以润，喜温。舌苔白腻，脉细。

医案：鸣声量大而调不高，脉来细小，虚证也；纳噪声而更响，伴以胀感，实证也。听力丧失 30 分贝，可能病前早已如此，未可强加于这番之病。虚之所在，当然责之于气。实在何处？似可考虑为痰，从来由痰证而鸣，比比皆是。试取六君子汤合三子养亲汤去莱菔子。

处方：

党参 10 g	黄芪 10 g	白术 6 g
茯苓 10 g	陈皮 6 g	半夏 6 g
紫苏子 10 g	白芥子 6 g	枳壳 6 g
甘草 3 g	5 剂煎服	

二诊 1992 年 1 月 3 日。药后鸣声明显减轻，耳中也感到轻松，外来噪声也稍能接受。4 天前跌了一跤，伤在髓骨，虽未经医治，但现在痛势有所减轻。口腔仍然干燥，入夜更甚。舌苔薄，脉细。

医案：证之实者，已悄然而去，盖痰浊得化。证之虚者，亦默然而增，盖势所必然也。这番裁方，逐渐倾向扶正，不过跌跤而轻伤，也不能视而不睹，可以酌参活血化瘀，好在无损于方旨。

处方：

党参 10 g	白术 6 g	茯苓 10 g
陈皮 6 g	半夏 6 g	丹参 10 g
红花 6 g	黄芪 10 g	甘草 3 g
益母草 10 g	7 剂煎服	

三诊 1992 年 1 月 10 日。上药进到第 5 剂，发现胸闷，两颊灼热，故不敢续进。耳鸣则裹足不前，今天胸闷已减轻，但自感有些气促，口干未润，骶骨伤痛接近消失。舌苔薄白腻，脉细。

医案：初诊之方，明显有效，复诊之方反添胸闷。良以痰浊之邪肃而未清，扶正之品又束而困之，再拟化痰宽胸。

处方：

枳壳 6 g	陈皮 6 g	法半夏 6 g
茯苓 10 g	石菖蒲 3 g	紫苏子 10 g
路路通 10 g	丹参 10 g	天竺黄 6 g
7 剂煎服		

按语：痰证耳鸣临床也较为常见，这类患者由于痰浊蒙蔽清窍，气道不通而致耳内鸣声，有时呼呼声，有时哄哄声，痰邪作祟可致多种表现。上犯头目则头痛昏蒙，痰气郁结则胸脘满闷，痰浊犯胃则恶心欲呕，郁于中焦，脾失升清，则津液不能上承于口而干渴。

本案患者是耳鸣和耳聋合并发病，既有耳内轰鸣，又有听力下降，从其“拒绝外来噪声”和“夜卧躺平后即不响”来看，应该是实证居多，结合舌脉，可辨为痰湿之邪内盛。干祖望曾云：“王隐君治耳以消痰，王清任治耳以祛瘀。”并称自己私淑二王。初诊时干祖望处以六君子加三子养亲汤，半夏、陈皮燥湿理气化痰，党参、白术、茯苓、甘草健脾益气化痰，紫苏子降气化痰，白芥子消皮里膜外之痰，佐以黄芪益气，全方紧扣化痰，用药得当，并考虑到“脾为生痰之源”，健脾化痰以治本。

二诊时可知初诊疗效是满意的，患者除口渴甚外，耳鸣已得到明显改善，舌苔也不再厚腻，由于补诉外伤，又考虑到久攻伤正，故干祖望在前方基础上酌情减去化痰之品，以六君子汤稍加活血之丹参、红花、益母草。

可三诊时发现疗效并不满意，耳鸣没有改善，反添胸闷，干祖望在此处不遵常规“先祛邪后扶正”之经验，果断认为这是扶正之品束困的结果，处方不再补虚恋邪，而是肃清余邪，除恶务尽，减去扶正之品，拟理气化痰，宽胸散结，选用枳壳、石菖蒲、路路通等，从而收功。

·案八·

部某，男，62 岁。初诊 1991 年 8 月 6 日。

今年 6 月初耳突然鸣响而聋，眩晕、呕吐、畏光。治疗后翌日眩晕与呕吐缓解与止息。从此左耳听力下降。步履蹒跚踉跄，体位转动时有短暂性迷糊不清。刻下右耳全聋，左耳听力下降，无鸣响，头脑昏沉。舌苔黄腻，脉大而有滑意。

医案：发病于淫雨之初，证属湿邪困顿，加之泽国三周，脾更受困，其所以困倾者，外无阳光之照，内有自湿助阴，脾无阳气，湿痰滞积，痰湿交蒸，上凌空清之窍，证属于实。虽年事已高，正气已虚，但此应先化浊消痰。

处方：

枳壳 6 g	陈皮 6 g	半夏 6 g
路路通 10 g	茯苓 10 g	白术 6 g
石菖蒲 3 g	鸡苏散 12 g	藿香 10 g
佩兰 10 g	防己 6 g	7 剂煎服

二诊 1991 年 8 月 20 日。药进 14 剂后，头脑清爽一些，精神振作，唯治一聋矣。按常规手法，

必用益肾，但欲知耳为宗脉所聚之处，宗气一充，更有复聪希望，拟从益气启聪。

处方：

升麻 3 g　葛根 6 g　白术 6 g

太子参 10 g　茯苓 10 g　山药 10 g

石菖蒲 3 g　白扁豆 10 g　防己 6 g

甘草 3 g(自加葱茎为引)　7 剂煎服

三诊 1991 年 9 月 10 日。头脑已清醒，残晕所剩无多，步履稳定。右耳之聋无改变，今天发现左耳也听不到贴耳挂表之声。舌苔薄，脉平。

医案：诸邪清肃，取药无后顾之忧，重取扶正，以搏听力回来。

处方：

黄芪 10 g　党参 10 g　茯苓 10 g

路路通 10 g　山药 10 g　百合 10 g

丹参 10 g　紫河车 10 g　当归 10 g

石菖蒲 3 g　甘草 3 g　7 剂煎服

按语：本案首诊虚证弃补，急则治标。病发于淫雨之初，湿邪困顿，脾更受困，湿痰滞积，痰湿交蒸，上凌空清之窍，故见眩晕、呕吐，证属于实。先应化浊消痰，二诊痰湿渐化，但清窍失养，治当“缓则治本”，取参、术、苓、草等补气，升麻、葛根升清。三诊则在二诊基础上重取扶正。干祖望在三诊中，从祛邪到轻补再到重补，层次清楚。

·案九·

张某，女，57 岁。1992 年 7 月 10 日初诊。江苏无线电厂。

患者右耳失聪已 12 年。六味地黄丸、杞菊地黄口服液终年取服无效。早晨在公园里可以恢复一些听力。舌苔薄，脉平。

医案：清阳不举，清窍被蒙，取升清益气之法。

处方：

升麻 3 g　葛根 6 g　石菖蒲 3 g

路路通 10 g　党参 10 g　白术 6 g

茯苓 10 g　怀山药 10 g　百合 10 g

甘草 3 g　7 剂煎服

二诊 1992 年 9 月 11 日。药进 21 剂，鸣声(上诊未诉)已低沉一些，听力仍无改善。自己感觉右耳憋气感，如憋气消失则听力可见好一些。

检查：右鼓膜轻度浑浊。舌苔薄，脉细。

医案：用升清益气之法，未能获得应有效果。今日提供主诉，为初诊所未言，而要害之点适在于斯。今取升清理气以求。

处方：

升麻 3 g　柴胡 3 g　石菖蒲 3 g

路路通 10 g　乌药 6 g　木香 3 g

枳壳 6 g　大腹皮 10 g　防己 6 g

马兜铃 10 g　7 剂煎服

三诊 1992 年 12 月 25 日。上方进 7 剂之后，听力改善，但病耳(右)深部产生跳痛感，14 剂续服时即泛恶作吐，为之辍药至今。现在耳内憋气消失，听力还很差(比以前好些)，耳鸣消失。咽干在晨兴之际，作痒而咳，饮水喜凉。舌苔薄，脉细。

医案：聋属老年，咽呈慢症。病因两宗，治可统一。

知柏地黄丸每次 6 g，每日 3 次。

按语：有些疾病是医源性的，患者的病情由于医者的诊疗失误而拖延或加重，是十分可悲的，本案患者就是其中一例。患者由于耳聋而延医就诊，医生不仔细推敲病情，不细致辨证处方，滥投滋补之品，予以六味地黄丸等补药长期服用，六味地黄丸虽然三泻三补，配伍精良，但是药不对证，就是无用之药，所以干祖望称目前的中医师有两种，一种叫“中医”，是真正运用中医理论来遣方用药的，一种叫“开中药的医生”，是不明虚实寒热，不晓表里阴阳，在脱离中医理论指导并缺乏辨证思维的情况下，盲目开中药的。后者就十分可怕了。

该患者由于长期服用滋腻之品，困厄了清阳之气。人体的健康状态是“清阳得升，浊邪得降”，六味地黄丸的过量服用导致了气机升降的失常，清窍不得濡养，故耳聋至今，其在早晨的公园里听力上升更能说明这个问题。初诊干祖望予以益气升清之法，党参、白术、茯苓、山药、甘草健脾益气，升麻、葛根升清，石菖蒲、路路通开窍。然而患者的病情并无好转，只是二诊时提供了一个信息，就是耳内憋气感，并且在憋气感消失的情况下感觉听力回升。干祖望的治法由升清益气改为升清理气，去掉补益的四君子和山药，加用柴胡、乌药、木香、枳壳、大腹皮、防己等理气祛湿药物，此处体现了干祖望灵活的辨证思路。

·案十·

陈某，女，63 岁。1993 年 1 月 8 日初诊。南京。

患者一年前右耳在子夜陡然鸣响，伴头昏，从此鸣响难息。鸣声多样化，虫鸣风哨等俱有。对外来噪声难以接受，听力亦江河日下，接近失听。

检查：右鼓膜下陷，舌苔薄，脉平。

医案：聊啾鸣啸，一度春秋。似乎发轫之初，时婴感冒。事可索本求源，是否为《温热经纬》之耳聋治肺之证，可与一试，好在成固可喜，败亦无伤。三拗汤主之。

处方：

麻黄 3 g　苦杏仁 10 g　天竺黄 6 g
石菖蒲 3 g　防己 6 g　葛根 6 g
路路通 10 g　甘草 3 g　苍耳子 10 g

7 剂煎服

按语：宣肺法治疗耳鸣耳聋是干祖望的特色疗法，属于耳病治疗中的变法。他认为：有些耳鸣患者常表现出肺经的病变，如咳嗽、发热、苔薄、脉浮等，在其他疗法无法正常取用时，可以试宣肺法，成固可喜，败亦无妨。

然而耳聋治肺法并非干祖望异想天开所创，在《素问·气交变大论》中就有“肺金受邪……嗌燥，耳聋”的记载，王孟英《温热经纬》中也说“肺经之结穴在耳中，名曰笼葱”。对于耳病治肺法，干祖望常用三拗汤加味，取麻黄、苦杏仁、甘草三味，随证加味。

本案患者有头昏和拒绝外来噪声的表现，故加取祛湿化痰的药物，天竺黄清热化痰，防己、石葛根、石菖蒲、路路通升清祛浊通窍，苍耳子助三拗汤宣肺开窍。

名老中医不是神，他们面对疑难杂症，不可能真如《史记·扁鹊仓公列传》中记载：“悉见五脏症结”。多一些经验，多一些思路，多一些尝试，都会成为克服疾病的法宝。治病三年，方知天下无方可用，干祖望有时也有“黔技已穷，青囊乏药”的感慨，但是遇困难绝不坐视，以变法易常规，庶几可收料外之效，本案的“耳聋治肺法”即为治疗过程中的一次有益的尝试。

·案十一·

张某，女，50 岁。1993 年 2 月 19 日初诊。南京水泥工业设计院。

14 个月前，患者右耳在无明显全身症状下陡然流脓。未加处理而自行告“愈”，去年 8 月连续 3 天高热，达 39.5℃，右耳剧痛而无脓。今年 1 月右耳痛而哄鸣，鸣声“哄哄”且有节奏，头脑也波及而痛，似乎听力下降，电测听报告：右耳纯听力丧失，高频率至 80 分贝。今天右耳已不痛而干燥，鸣声有节奏，音调低，音量小，以音过于小而难辨是否与心律同步，能接受外来噪声。畏寒，烘热与凛寒，乍作乍息，变化不定，大便正常，容易疲劳，腰部酸痛涉及两侧髋关节，容易感冒，容易出汗。西医诊有“溶血性贫血”。

检查：两鼓膜严重下陷，舌苔薄，脉细。

医案：秉藜藿之质，临更年之期，诸恙属集，无一实证而尽是怯虚，仅能从扶正一法以求安。

处方：

党参 10 g　白术 6 g　茯苓 10 g
黄芪 10 g　当归 10 g　白芍 6 g
蒲黄炒阿胶珠 10 g　杜仲 10 g
仙茅 6 g　制狗脊 10 g　甘草 3 g

7 剂煎服

二诊 1993 年 3 月 12 日。药进 11 剂，自己测试为耳鸣声与心律同步。畏寒已轻，乍热乍冷稍稍缓解一些。腰部疼痛减经，容易出汗也改善。头脑右重左轻及耳中疼痛仍然存在。药后腹中轻微有胀感。舌苔薄白，脉大而软。

医案：药取扶正，殊感恰当。唯以药后种种反应，务当深入、加重。

处方：

党参 10 g　黄芪 10 g　白术 6 g
紫河车 10 g　茯苓 10 g　杜仲 10 g
仙茅 10 g　淫羊藿 10 g　狗脊 10 g
仙鹤草 10 g　甘草 3 g　7 剂煎服

三诊 1993 年 6 月 11 日。左耳脓液已涸，听力似乎有些提高，耳鸣仍然，口中苦。伴以客观性口臭。足跟有时作痛及善汗俱已缓解。

检查：左鼓膜下陷，右穿孔而干燥。舌苔薄，脉细。

医案：诸邪无存，羸征常在，投补一法，最感适宜。

处方：

黄芪 10 g	党参 10 g	白术 6 g
茯苓 10 g	山药 10 g	当归 10 g
川芎 3 g	杜仲 10 g	陈皮 6 g
补骨脂 10 g	7 剂煎服	

按语：虚证耳鸣耳聋是临床常见的疾病，常规认为多为肾精亏损，以益肾填精为大法，药用六味地黄和耳聋左慈之属。干祖望认为，脾胃中州的气虚阳虚亦可导致耳鸣耳聋，《素问·玉机真藏论》说："脾为孤脏……其不及则令人九窍不通"，《医贯》卷五也说："至于阳虚者，亦有耳聋……故阳气者闭塞，地气者冒明，邪害空窍，令人耳目不明"，故干祖望主张在温肾阳的同时健脾益气、补火生土。

本案患者已是半百之年，女子七七过后天癸竭，任脉尽，肾气衰，会产生更年期诸般症状，都是由虚使然，干祖望称之为藜藿之质（原意为粗糙的衣食），此处借喻身体状况的不尽如人意，一般治宜"襄扶"。初诊时处以脾肾同治，气血并调：黄芪补气升阳，党参、白术、茯苓、甘草四君子以健脾益气，当归、白芍、阿胶育阴养血，阿胶经蒲黄炒后又有活血之功，杜仲、仙茅、制狗脊补肾强腰。药用补益，获效明显，二诊更求深入，选用血肉有情之紫河车配合淫羊藿温阳，此处仙鹤草有诸般妙用：活血以息鸣愈聋，补气力以治其虚，敛汗以改善更年期烘热虚汗症状。三诊步迹前法，趋于平和，这也是干祖望的惯用治法，战后安抚，力求平稳过渡。

·案十二·

郎某，女，47 岁。初诊 1993 年 10 月 12 日。

患者右耳突发性耳聋起于 6 月中旬，已做过高压氧等多种治疗，至今听力已提高一些。但耳鸣出现，为持续性，鸣声高亢洪大，夜不息，侵扰睡眠。头脑昏沉，重点在右侧，头重脚轻，走路飘飘然，拒绝外来噪声。苔薄，脉弦滑。

检查：右耳鼓膜混浊，外耳道皮损并附痂皮，左侧（－）。

医案：痰因火而生，火以痰而炽，痰火上扰，清窍被蒙，头脑昏沉，实证也，治当清火消痰。

处方：

龙胆草 3 g	胆南星 3 g	陈皮 6 g
半夏 6 g	天竺黄 6 g	山栀子 10 g
枳实 6 g	石菖蒲 3 g	夏枯草 10 g
菊花 10 g	7 剂煎服	

二诊 1993 年 10 月 26 日。进药 14 剂，头昏而晕，明显缓解，飘飘之感消失。

4 个月不能骑车，今能坐骑矣。右耳听力在宁静之际可以听到一些，唯高啸之鸣仍无丝毫减轻，对外来噪声也依然拒绝。舌苔薄白，脉细。

医案：正气渐露虚羸，问诊则实证依然尚在。如其早补留邪，宁可矫枉过正。

处方：

陈胆星 3 g	陈皮 6 g	半夏 6 g
茯苓 10 g	天竺黄 6 g	白术 6 g
当归 10 g	山栀子 10 g	滁菊花 10 g
甘草 3 g	7 剂煎服	

三诊 1993 年 1 月 16 日。眩晕之感在头部摆动之际仍有所残存，平衡感好转。听力、耳鸣与拒绝噪声无好转。昨天起胃脘部有痛感。舌苔薄，脉细。

检查：两耳（－）。

医案：纵然实证之痕迹尚存，但苦寒峻剂之药太多，取药不能不有所加减。

处方：

生地黄 10 g	熟地黄 10 g	竹叶 10 g
白茅根 10 g	山药 10 g	茯苓 10 g
牡丹皮 6 g	夏枯草 10 g	泽泻 6 g
当归 10 g	7 剂煎服	

四诊 1993 年 11 月 30 日。又进药 14 剂，诸症次第日佳。但头位急切易位时，还有不舒之感。耳鸣右侧轰轰；左侧如机器声，对噪声有反感依然无改善，失眠未改善（可能与上白班或夜班有关）。

舌苔薄，脉平。

医案：病证尚实，人已虚矣，只能清心火、益肾水。即使偏近于补，但亦只能牛刀小试。

处方：

生地黄 10 g　竹叶 10 g　白茅根 10 g
山萸肉 10 g　山药 10 g　茯苓 10 g
牡丹皮 6 g　覆盆子 10 g　泽泻 6 g
当归 10 g　7 剂煎服

五诊 1993 年 12 月 28 日。此方已进 28 剂，鸣声仍然高亢，外来噪声稍稍能接受。睡眠好转。苔薄，脉平偏细。

医案：唯外来噪声未能全部接受，不妨佐以清心。

处方：

熟地黄 10 g　山药 10 g　牡丹皮 6 g
茯苓 10 g　泽泻 10 g　白茅根 10 g
连翘 6 g　竹叶 10 g　当归 10 g
覆盆子 10 g　7 剂煎服

按语：本案历经 2 个月有余，从清肝化痰到清心益肾，随证变化，颇具代表性。初诊、二诊耳鸣持续高亢而洪大，拒绝外来噪声，为耳鸣之实证表现；头脑昏沉，头重脚轻，为痰蒙清窍。三诊眩晕之感渐去，耳鸣一如所苦，痰火渐消而心火依然，经清心泻火，耳鸣已能接受外来噪声，实证渐缓，虚象渐露，遂以清心益肾。干祖望运用对外来噪声的接受与拒绝来辨别耳鸣的虚实，是对外科“虚证受按，实证拒按”辨证的灵活运用。

·案十三·

陈某，男，52 岁。1998 年 3 月 6 日诊。

三年前两耳齐鸣，左重右轻。病发前三天，接受高分贝刺激而致，病后做过高压氧及中药治疗匝月，疗效不明显，鸣声日趋高昂，能接受外来噪声，有时作胀，为时不长，偶作闪电刺激感，听力语音障碍。咽头干涩，伴以轻度烧灼感，引饮可以润泽，不择温凉，痰不多，干甚之际有些异物感，不耐多言，一多即诸症加重。鼻通气欠佳，入冬畏寒，大便一贯稀溏。舌苔薄腻、稍糙，脉细。

检查：咽后壁轻度污红，两侧索肥大充血。

医案：聊啾三载，久治依然，左慈丸最为合适。唯脉舌提示，一派阳衰见证，则补中益气汤理应选择。两法两方，谁取谁舍，则宗李东垣论点。应取后者，以参苓白术散化裁，佐以叶氏之肝阳兼顾。

处方：

党参 10 g　白术 6 g　茯苓 10 g
山药 10 g　白扁豆 10 g　柴胡 3 g
麦冬 10 g　沙参 10 g　黄精 10 g
紫河车 10 g　7 剂煎服

按语：本例患者年逾五旬，耳鸣三载，久治不愈，肾虚之象渐现，耳聋左慈丸最为合适，但鼻塞便稀，舌苔腻而脉细，有阳气不足之象，补肾补脾，谁舍谁取，各有道理。干祖望取参苓白术散作基底化裁，二者兼顾，党参、白术、茯苓、山药、白扁豆健脾益气，麦冬、沙参、黄精、紫河车滋阴，柴胡理气而升清，一举两得，是为中庸之道。

“鸣为聋之渐，聋为鸣之极”，鸣与聋互为影响，病因辨证治疗又相似，故为一谈。历代医家遵循“肾开窍于耳，耳为肾窍”的理论，耳鸣皆从肾论治。但干师未受此束缚，强调辨证论治。辨证，首先是辨虚实，除遵从全身气血脏腑等常规辨证外，主要从耳鸣的音量与音调上细加分辨。音量大是实也有虚（大虚者音量反而极大）；音量小多为虚。音调高亢（尖叫声即高音调），一定是实证；音调低沉者多为虚证。二者合参，就能大大地提高辨证的准确性。临床上除滋补肾阴、平息肝火等常规论治，干祖望认为心火亢盛者亦为耳鸣耳聋所多见，耳鸣常与噪声产生共鸣，方以导赤散加味。他认为还有因清阳不升、耳窍失濡所致者，其特点为，气短懒言，神疲乏力、劳累后耳鸣加重，则治以补中益气汤加减。

·案十四·

张某，女，34 岁。1991 年 8 月 30 日初诊。

初诊：因左耳突发听力下降 50 天而就诊。50 天前右耳耳鸣，继之失听，伴以眩晕，呕吐。经治之后（做过高压氧），逐步恢复。现在眩晕已轻，唯走路飘飘然，还有头位体位性眩晕。听力右耳丧失殆尽。耳鸣音调高，音量大，对外来噪声不能接受，心烦异常。

检查：右鼓膜混浊，稍下陷。舌体淡红，苔薄，脉弦。

医案：鸣声高亢，拒绝噪声，脉有弦意，证属于实。良以痰浊上蒙清道，又借肝阳之扰，治从清肝化痰开窍。

处方：

柴胡 3 g	白芍 6 g	陈胆星 3 g
天竺黄 6 g	山栀子 10 g	当归 10 g
龙胆草 3 g	路路通 10 g	石菖蒲 3 g
莱菔子 10 g	7 剂煎服	

二诊 1991 年 9 月 6 日。鸣响音调减低（但偶可出现金属声），恶拒外来噪声已缓解一些。右耳内时有抽搐感，平卧时可以听到一些声音，走路时飘飘感明显减轻。

检查：舌体淡红，苔白腻，脉弦。

医案：清肝化痰之法，仅仅挫其势而难言病去。原方续进。

处方：

柴胡 3 g	天竺黄 6 g	白芍 6 g
陈胆星 3 g	山栀子 10 g	龙胆草 3 g
当归 10 g	莱菔子 10 g	石菖蒲 3 g
路路通 10 g	7 剂煎服	

按语：突发性耳聋，中医称之为暴聋，历代文献又有卒聋、风聋、痰火聋、气聋、厥聋、新聋等不同称谓。以一耳或双耳骤然发生耳聋，或伴眩晕及耳鸣等症，病程尚短为主要表现，多因脏腑失调，气血瘀滞，或邪毒壅盛，上犯耳窍而致。干祖望把暴聋辨为四证：①风邪袭肺，邪闭笼葱，治宜疏风宣肺，解表通窍，用三拗汤或清神散。②肝胆火盛，上扰清窍，治宜清肝泻火，解郁通窍，用龙胆泻肝汤。③痰火上扰，壅结耳窍，治宜清热化痰，散结通窍，用清气化痰丸或二陈汤、龙荟丸。④气滞血瘀，经脉痞塞，治宜活血化瘀，行气通窍，用通窍活血汤或通气散。

本案是一例原因不明的突发性耳聋，患者在就诊时已然失听，并伴有眩晕、呕吐、耳鸣、心烦，治疗颇为棘手。干祖望曾云，此类伴耳鸣的患者可根据对外来噪声能不能接受来判断病性的虚实。现五诊合参，鸣声高亢，拒绝噪声，脉有弦意，证属于实。良以痰浊上蒙清道，又借肝阳之扰，治从清肝化痰开窍。方中柴胡疏肝解郁，龙胆草、山栀子清肝泻火，取龙胆泻肝汤意，二药相合，直折上炎之火势，天竺黄、陈胆星清热豁痰，莱菔子理气化痰，当归养血和血，白芍育阴柔肝，收敛上亢之肝阳，石菖蒲、路路通通窍聪耳。诸药相合，共奏清肝泻火、化痰开窍之功。二诊时获效满意，效方不更，古有明训，原方继进。

·案十五·

陈某，女，60 岁。1993 年 2 月 19 日初诊。南京甘泉营。

患者两耳哄鸣两年，伴随听力下降，右耳已完全失聪，鸣声如蝉噪，有时伴以“咔答、咔答”声，偶然耳阵发性刺痛。咽干口燥，多饮喜冷。右侧颞关节初则弹响，继则作痛，至今两月无痊意。右耳周围附近麻木。有时眩晕要倒，阵发性心慌颤跳。食、眠、便三者均正常。

检查：两耳为中耳炎残余。咽后壁轻度污红，张口三指。鼻（–）。舌苔薄，脉平。

医案：年届六秩，老与病同步光临。耳则“鸣乃聋之渐也”，而且向有病态。津亏则咽干，血虚则肌木。治当扶正，诸恙事可求去，聋聩恐难以回春。

处方：

党参 10 g	白术 6 g	茯苓 10 g
熟地黄 10 g	当归 10 g	川芎 6 g
白芍 6 g	麦冬 10 g	油松节 2 个
甘草 3 g	7 剂煎服	

二诊 1993 年 3 月 19 日。头脑清醒许多，眩晕摇晃减轻，心慌心颤也缓解，耳鸣及颌关节部弹响依然。左乳突已压而不痛。舌苔薄，脉细。

医案：诸症改善，药效已来，鸣聋依然，乃病、老二者所致。至于关节弹响，可以视而不见。取十全除肉桂。

处方：

黄芪 10 g	党参 10 g	白术 10 g
茯苓 10 g	熟地黄 10 g	白芍 10 g
川芎 3 g	补骨脂 10 g	甘草 3 g

7 剂煎服

按语：耳聋耳鸣之证，干祖望虽然反对一味进补，但那是针对忽略辨证、盲目进补的情况而论，如果患者确实是虚羸之体，藜藿之质，不宜犯虚虚之戒。本案患者年已六旬，花甲之年，已是气血俱虚，阴阳两亏，诚如干祖望所言，老与病同步光临，此时标在治病，本在养老，处方用药不可偏于峻剂以达速效，当从长远考虑，本着对患者负责的态度，充分而有效地灵活运用中医辨证论治和整体观念的优势来诊断和治疗疾病。

患者两耳哄鸣两年，伴随听力下降，右耳已完全失聪，鸣声如蝉噪，已是本虚之证，而右耳周围附近麻木，有时眩晕要倒，阵发性心慌颤跳，咽干口燥等症状正是气血、阴阳俱虚的具体表现，气虚则眩晕、血虚则肌木、阴虚则咽干、阳虚则心慌，故初诊先取八珍汤加味。八珍汤气血双补，是补益剂中的中流砥柱，有股肱之力，麦冬养阴润燥，油松节祛风胜湿而又有补肾强筋骨之功，诸药相合，共奏益气养血、补肾育阴之效。

当今世人都有误解，认为中药在于调理而不在于治病，即使治病也是慢郎中，诚然，在西医的某些强势病种上，中医的见效不及它快，但更多的是由药材的质量和医者的辨证水平所决定的，只要辨证准确，遣方精炼，未尝不能“一剂知，二剂愈”，本案的二诊就体现了“效若桴鼓”四个字：头脑清醒许多，眩晕摇晃减轻，心慌心颤也缓解，左乳突已压而不痛。既然初诊之方药已中肯綮，干祖望宗原法裁方，取十全大补汤，因其咽干口渴，去大热之肉桂，仍用补益之法。

·案十六·

陈某，女，30 岁，1991 年 8 月 23 日初诊。

今年 7 月初突然右耳耳鸣，失听（贴耳表声听不到），之后第三日即出现眩晕，经治眩晕消失，刻下聋，测纯音听力完全丧失，鸣声为持续性无间断，音量较大，音调偶高，厌恶外来噪声，心烦则耳鸣更响，舌苔薄，脉左沉右细，沉取有力。

医案：舌脉似虚而实，证之鸣声偶有高潮，取升阳消痰开窍试探，料来病后诸症蜂起，此一节须向患者言明。

处方：

升麻 3 g　　葛根 6 g　　柴胡 3 g
胆南星 3 g　　石菖蒲 3 g　　路路通 10 g
茯苓 10 g　　天竺黄 6 g　　桃仁 10 g
苦丁茶 10 g　　5 剂煎服

二诊 1991 年 8 月 30 日。药后鸣响程度更严重，心烦，对外来噪声也难以接受，泛恶思吐，听力全部丧失，舌质红少苔，脉平。

医案：听力丧失，如井无波，故而药难起效，今也投石兴澜，幸已应手，借其动荡之际，查收言治，或可冀其万一之幸。

处方：

磁石先煎 30 g　　五味子 10 g　　熟地黄 10 g
山药 10 g　　牡丹皮 6 g　　桃仁 10 g
丹参 10 g　　茯苓 10 g　　泽泻 6 g
石菖蒲 3 g　　7 剂煎服

三诊 1991 年 9 月 6 日。耳鸣逐渐趋向低沉，对噪声的反感也减轻，病者已能听到手表声，舌质有红意少苔，脉平偏细。

医案：治法特殊，私淑于医怪陈士铎，幸而一击即中。事非常有，亦非偶然，今已有效，再宗原方巩固。

处方：

磁石先煎 30 g　　五味子 10 g　　熟地黄 10 g
山药 10 g　　牡丹皮 6 g　　百合 10 g
山萸肉 10 g　　茯苓 10 g　　泽泻 6 g
葛根 6 g　　7 剂煎服

服后告愈，送来锦旗以作谢意。

按语：突发性耳聋是耳鼻喉科中较为难治的病种之一，其病因复杂，证候交错，如果辨证不准确，用药不对路，很难起到回聪之效。本案患者常规会取补肾填阴或通气活血治疗，但从其“音量较大，音调偶高，厌恶外来噪声，心烦则耳鸣更响，舌苔薄，脉左沉右细，沉取有力”来看，似虚而实，但是又无典型证候可辨，此时干祖望用了一招叫“升提冲击法”，这是他临床几十年总结出来的一种治耳要法，即选用升提药物，借其上升之性来冲击耳窍，产生标证，从而有本可依，有手可抓，常用药有升麻、柴胡、葛根。而本案的升提冲击更是起到“投石兴澜”的作用。新月派著名诗人闻一多在《死水》中写道：“这是一沟绝望的死水，清风吹不起半点漪沦。”医者面对患者的病情如一潭死水时，心情可知，而如何从“死水”中获得信息，方法有一个，打破风和日丽的“无波井水”，投石问路，激起波澜，趁其动荡之际，插手言治，多能收到意外之效。

本案初诊时干祖望就准备以投石兴澜法治疗，他明确告诉患者服药后情况会更加严重，要患者做好心理准备，药用升阳化痰开窍：升麻、葛根、柴胡三味专取升提之效，陈胆星、天竺黄、茯苓长于化痰，清窍阻塞，气机不畅，必有血瘀，故用桃仁破瘀，石菖蒲、路路通升清通窍，苦丁茶既清肝火，又是耳病常用的引经药。目的在于激起波澜，鼓荡邪气，相当于西医学中的诱发试验。用药如用兵，黄忠定军山阵斩夏侯渊，正是先骄怠其兵，趁其军心浮躁之时，一鼓灭之，此处干祖望医师仿效黄老将军。

二诊时果不出干祖望所料，患者症状加重，幸而事先言明，消除了患者的抵触和疑虑，趁着标证浮越，本象毕露之时，及时予以耳聋左慈丸治疗，磁石重镇潜阳，六味地黄滋养肝脾肾三阴，佐以石菖蒲开窍。三诊时药已中的，病情好转，原方加减。佳兆得来，确是令人快慰，惊奇之余，也不得不被干祖望的灵活思路所折服。

·案十七·

张某，女，5岁。1991年6月3日初诊。

其母抱来门诊，代诉在婴儿时恣用抗生素，以致听力丧失。

检查：两外耳道（-），舌净，脉平。

医案：襁褓恣药，垂髫失聪，药物性耳聋，古无方药，拟取单方，即所谓“礼失而求诸野”。

处方：

葛根6 g	补骨脂10 g	石菖蒲3 g
益母草10 g	桃仁10 g	丹参10 g

7剂煎服

二诊 1991年10月25日。上方连服30～40剂，听力有所提高，舌脉正常。

医案：失听之治，难得回聪，如此反应，实出意外，有效之方，当然难以割爱，但得寸之下，必然求其尺进，再加一味紫河车10 g，7剂煎服。

三诊 1991年11月22日。听力又有提高，舌苔薄，脉平。

医案：药物致聋，中医亦叹黔技之尽，今日回聪，仍取原方巩固。待冬至后可改成为膏滋，长时间服用。

四诊 1992年1月21日。听力在提高之中，服药未辍，舌苔薄，脉平，有气管炎发作。

医案：庞安时乃一代名医，但难以自疗其聋，可知聋聩之难医，今能得药改善，总是佳兆。原方再进，不过聋非旦夕之治程，天天伴药铛，日日烧丹灶，事亦太烦，改用膏滋。

处方：

紫河车100 g	补骨脂100 g	粉葛根60 g
益母草100 g	红花60 g	潞党参100 g
全当归100 g	大白果60粒	净百合100 g

上药煎煮两次，去渣存汁，文火浓缩，加阿胶40 g、冰糖60 g收膏，晨晚各取一匙，开水化服。

按语：药物性耳聋是极其难治的病种，百无一效，干祖望明知无法补救，但不愿坐视，勉励一试，竟奏回聪之功，实属难得。患儿在襁褓中因滥用抗生素而致中毒性耳聋，婴儿时脏腑柔弱，形气未充，不耐外邪侵袭，一旦中毒，脏腑受到损害，功能也就丧失。由于此病古无记载，现代中医就面临难题。干祖望认为，此病既然无法治疗，不如不受常规束缚，另辟蹊径，或许能柳暗花明，豁然开朗。“礼失而求诸野”语出《汉书·艺文志》，诸是“之于”的意思，意为“朝廷的正规礼乐制度失传了，可以从乡野民间访求到”，此处借喻用非主流的方法来治疗疾病。

肾开窍于耳，精气充沛上通于耳窍，则听力聪敏。方中补骨脂补肾填精，紫河车为血肉有情之品，补肾益精，大补气血，此处针对其虚论治；中毒后功能抑制而导致气血运行不畅，瘀血阻闭于听宫，桃仁、丹参、益母草活血化瘀，又用石菖蒲、路路通升清通窍以助精气达于耳窍。

此患者前后治疗半年，先是以汤药煎服，既然“礼失而求诸野”，就不必细究理法方药，在发现六七味药的处方获得回聪之效后，确是惊喜有余，由于此病本难治愈，且病恙已久，非立竿即能见影，考虑病家煎药麻烦，又值冬岁将临，不妨改用膏滋，既能治病，又能补身，膏方中紫河车、补骨脂补肾益精，益母草、红花活血化瘀，党参健脾补肺，当归补血和血，百合养阴宁心，因其有气管炎发作，加白果止咳平喘。冀其在长期服药当中，听力逐渐回聪。

震动性耳鸣

震动性耳鸣，又称客观性耳鸣，是指确有声源的情况之下，耳中听到声音。

《素问玄机原病式·六气为因·火类》第十七节："耳鸣有声，非妄闻也。"刘河间一言破的地指出除了上面所说的耳鸣之外，还有另一种非妄闻的耳鸣。其病因也明白地指出，是"鼓其听户，随其脉气微甚而作诸音声也"。刘河间谈这个非妄闻耳鸣的论说，用现代语来表达，是这样的：耳鸣在理说，是一种幻听，但现在这种耳鸣，听起来的确是有其声音的，但却不是幻听……这种声音，是由某一种火气冲击其司听之官（听户），而且根据其血流（脉气）的轻（微）重（甚）来制造出各种不同样的音响。

【临床表现】

震动性耳鸣大多以一侧为多。鸣声常表现为"咔嗒、咔嗒"清脆的声音；有节奏的"苏、苏"声，或有节奏的"咚、咚"声；随头部、颈部的体位活动或张口或吞咽食物时即发生。

检查方法：用去了"头"的听诊器或橡皮管，一边插在作响的病者耳中，一边在医生耳中，医生可以听到与病人同样的耳鸣声。重压鸣响一侧的颈部，鸣声即可减轻甚至消失。扪摸鸣响侧的颈部有无包块。这种检查鸣声的操作，也是重要的检查手段之一。诊断这种鸣声最可靠的依据是鸣声与心律同步与否。

【病因病机】

鼓膜、听骨的震动或鼓肌收缩等亦可导致。

血管搏动，如颈动脉、椎动脉、横窦、颈内静脉的病变。绝大多数是出现这种鸣声。

颈部有包块或肿胀，压迫血管，也是出现这鸣声。如扪到肿块，尤其是韧硬而不活动者，必须提高警惕，要考虑五官部特别是鼻咽部的恶性肿瘤淋巴系统的转移。

咽缩肌及咀嚼肌收缩，大多在吞咽或咀嚼时发出。

颈椎或下颌关节的弹响，在头位活动及咀嚼时发出。

【辨证论治】

本病辨证，宜取法于中医传统骨伤科的"眼见"（望）、"审情"（问）、"耳听"（闻—听骨折摩擦音）、"手摸"（切）的四诊来完成。如血管性者，可通过安放在外耳道口的听诊器细心听聆，或压迫颈总动脉检查。

属于血管性病，大多为瘀阻经络。实证为一般性血瘀，虚证为气弱不能鼓舞血行而然。

血管周围肿物压迫血管。应该转诊于外科，予以细致检查，以明确诊断。

关节弹响，多因津不涵养关节所致。

各种肌肉的收缩，实证大多为风，虚证大多为血虚失于营养。

以上辨证，除了局部症状可以提供诊断根据之外，更主要的依据在于全身表现及脉舌之诊。

·内治·

血瘀证：实证取复元活血汤之类。常用药：柴胡、当归、红花、桃仁、川芎、赤芍、甘草、川牛膝等。虚证取八珍汤之类。常用药：党参、白术、茯苓、当归、川芎、熟地黄、白芍、阿胶、何首乌、益母草、红花等。

血管周围肿物压迫者：实证应舒肝解郁，行瘀化痰法，常用方为舒肝溃坚汤。常用药：柴胡、当归、白芍、白术、茯苓、夏枯草、僵蚕、浙贝母、天花粉、昆布、三棱、莪术等。虚证应取香贝养营汤之类。常用药：党参、白术、白芍、茯苓、陈皮、香附、贝母、熟地黄、当归、川芎。

血虚夹风者，四物汤加防风、桑寄生、秦艽、功劳叶、络石藤等物。唯必须加以宣木瓜，因此药是解除肌腱病理性痉挛抽缩的特效药,《本草纲目》云其“主治转筋不止”一言,可惜后人未特别重视。体弱者,加黄芪。

血虚者,四物汤加络石藤、首乌藤、功劳叶、油松节等药。

·外治·

有包块者,贴阳和解凝膏。每贴需七天不得揭下或更换。

【预防与护理】

无特殊的预防及护理。

听力过敏

中医传统名称为“耳聪病”或“耳通”。本病大多出现于久病、正气大虚者。它与幻听完全不同,幻听乃没有客观的声源存在,而听力过敏则客观上的确有其声源。

《角山楼增补类腋》载:“殷仲堪父,患耳聪病。闻床下有牛斗声。仲堪视之,有两蚁相斗耳。”这是一例典型的听力过敏。

【临床表现】

听力惊人得灵敏,表现在两个方面:其一,极微细的声音,正常人是无法听到的,但患者非但可以听到,而且觉得特别响亮和清楚。其二,极远的声音,这种超距离的声音,也是正常人无法听到的,但患者则可以清楚地听到。

一切检查无异常表现。

【病因病机】

《奇症汇·耳》:“纤尘飘落,亦能闻之。并能闻极远之声,谓之耳通。即《内经》所谓游行天地之间,视听八达之外……良由内火衰微,正气下陷,因窍虚,反聪其耳。”

临床实况是正气虚竭到极点,为神不守舍使然。

【辨证论治】

在外表现为气血双衰,神怠肢倦,脉来细弱。

在内方面,气血的极度衰弱,致阴阳乖绝,神魂离体而然。

·内治·

重剂大补气血,佐以安神。可用高丽参(红参)、茯神、五味子、当归、阿胶、珍珠母等煎药进服。必要时用珍珠粉,也是适合的对证药物。

此外,八珍汤、十全大补汤也可取用。

【预防与护理】

1. 保持患者情绪稳定,尤其是不能接受各种刺激。

2. 严禁有刺激性的食物,当然还包括烟、酒与辣。

3. 辅助以食疗,可常进莲子、桂圆、核桃、黑木耳、童子鸡、蛋、牛奶、蜂王浆之类食物。

4. 加强活动与体力锻炼。

聋哑病

聋哑病,指自幼即两耳完全失听,也有1~2岁时,因使用奎宁、链霉素、卡那霉素、庆大霉素等中毒,以致和外界一切音响隔绝。失去学习语言的机会,从而既聋且哑。本病先病于聋,然后导致其哑,所以世界聋人协会决议,此病隶属于耳科病。

祖国古代文献很少记载,唯《辅轩使者绝代语释别国方言》之“耸、聹,聋也”的耸字、聹字和《说文》之“聩,聋也”的聩字,经过近贤余云岫的考证,认为都是聋哑病。余云岫在《古代疾病名候疏义》中解释谓:“生而聋者,亦谓之耸。盖生而聋者,必双聋,且多哑不能言,今谓之聋哑。生而聋曰聩,生而聋者必哑,今之先天性聋哑是也。”假定余云岫的分析是准确的话,那么聋哑病在中国很早就有研究了。

比较明确地谈到聋哑病者,可能是《类证治裁·耳症·通鸣散》的“有小儿耳聋者”。史载,北周工部中大夫裴侠,到七岁还是聋哑不言。唐太宗时进士杨意与唐睿宗时刑部尚书杨元琰,他俩在童年时也都不会讲话。他们是否为聋哑病患者?如何成年后即不聋不哑?是否经过治疗?可惜已无从考证了。

中医对此病的认识，尚未揭开其竹幕而处在空白中，充其量也只能认识到与“禀赋”有关。《外台秘要·求子法及方》曾曰：“凡欲要儿子生吉良者……此时受胎，非止百倍损于父母，生子或喑哑、聋聩……”《妇人秘科·养胎》亦曰：“盲聋喑哑，痴痫，皆禀受不正之故也。”但十分遗憾者，没有特别指出聋病加哑病的聋哑病。

此病长期以来都被认为是难治难愈之症。

【临床表现】

这种病例在外表上都很健康，没有任何病态，只是听不到声音和不会说话。但是程度不等，绝大多数是两耳听力完全消失，无音响反应，不会讲话。少数的一侧听力残存一些，但不能了解声音或语言的意义，或可发出单字不真切的唇音。

应进行以下检查。

一般检查：包括耳聋史、出生史、怀孕期史(包括母亲当时的疾病与医疗史)、家族史和病历的分析。

耳鼻咽喉科检查：聋哑病的鼓膜多为正常。由于鼻咽部的耳咽管与中耳相通，因此鼻腔、鼻咽部检查也必不可少。同时也要注意舌系带是否过短，舌头运动是否灵活。

听力检查：根据年龄，可用不同的声音来进行测验。几个月的幼婴儿，可用拍手、铃声、口哨等在小儿背后做突发声音测验。倘听力存在，则能及时地出现惊跳、哭闹、眨眼、转动头部去找寻声源等反应。对较大的儿童，可用言语、闹钟、手表等进行试验，甚至使用音叉。

前庭功能检查：有条件者，可采用旋转或冷热试验，前庭功能完全丧失者，多没有残余听力。如前庭功能正常或稍有减退，则尚有残余听力。一般后天性聋哑病，前庭功能丧失者较多见。

临床鉴别聋哑分类的简便方法如下。

按病因分类

先天性聋哑：出生后一直无音响反应，未患过致聋致哑的疾病，也未用过致聋致哑的药物。

后天性聋哑：出生后有听力及发音能力，因伤、病、药物等所致的聋哑。

按临床症状分类

全聋哑：在脑后大声说话或击掌，无反应。不能发出较清楚的单音。

半聋哑：在脑后一米内有声响反应，尚能发出较清楚的单音。

单纯耳聋：分全聋、半聋，标准如上。

单纯哑：分全哑、半哑，标准如上。

【病因病机】

《外台秘要·求子法及方》：“凡欲要儿子生吉良者……此时受胎，非止百倍损于父母，生子或喑哑、聋聩……”

《妇人大全良方·食忌论》：“食虾蟆、鳟鱼，令子喑哑。”

《妇人秘科·养胎》：“盲聋喑哑，痴呆癫痫，皆禀受不正之故也。”

根据以上论点，认为造成先天性聋哑的原因，是由于不正常的起居、不适宜的饮食、不科学的胎教所导致。

临床实况，系因先天因素或婴幼儿时种种原因使双耳发生严重的耳聋以至全聋，完全不能接受外界声音的刺激或不能完全接受外来音响，终致无法学习言语，或无法巩固和发展已经掌握的低级语法，以致造成既聋且哑。

【论治】

一般常用针刺方法。

主要穴位：耳门、听宫、听会、翳风、下关、哑门、廉泉、中渚、外关、陵下、瘛脉、角孙、完骨、四渎、通里。

处方：①主穴：耳门针刺，听宫、听会直刺得气后，退针皮下，斜刺听宫、听会、翳风、哑门、廉泉(后两穴，每日交替使用)。配穴：中渚、外关(每日左右交替使用)。②主穴：耳门斜刺听宫、听会、哑门。配穴：中渚。③主穴：下关斜刺，听宫。配穴：陵下。

方法：针刺的要领是快进针，慢收针，行完手法快出针。

进针：一般采用2寸或2.5寸长的28～30号毫针。用右手拇指和食指捏住针尖稍上方处，迅速刺入皮下。然后左手扶持针体，右手拇、食指捏准针柄，慢慢送到需要的深度。

手法：进针后，大多取捻转和刮针法，给予强刺激。但开始1～2次，可用中弱刺激，以后逐渐加强。当然，还要根据病因、病情、患者体质及对针刺的耐受力不同而选用不同的强度。

出针：待有酸、麻、胀感后，即快速拔针，不留针。

疗程：每日1次，10次为1个疗程。每个疗程后，休息3～5天。

辅助治疗：舌系带修整（舌系带过短者）；耳咽管吹张中耳炎治疗（有化脓性中耳炎者）；发音训练（重点）。

总之，聋哑一病，到目前为止，全世界尚无有效方法来治疗。干祖望在六十多年临床中总结一方，组成仅三味：葛根6 g，川芎3 g，补骨脂10 g。浓煎2次，每日1剂，无间断进服100天。对聋哑病有一定疗效。

【预防与护理】

1. 先天性聋哑的预防：妊娠期注意胎教；孕妇有病，审慎用药，尤其是已证实可影响胎儿听力的几种药物；避免近亲结婚；妊娠期注意营养。

2. 后天性聋哑的预防：感染急性传染病，要认真、彻底、及时予以治疗；邻近器官有病，也应彻底治疗；慎用或禁用已证实有损听力的几种药物；婴幼儿3个月内，要使其避开爆炸声及噪声。

3. 护理方面：聋哑儿童因他（她）不能言语，所以性情比较暴躁，而且他不能得到正常教育，所以也常常蛮不讲理，应该予以同情和谅解。

第二章　鼻　部

酒渣鼻(附鼻赘)

酒渣鼻也称赤鼻或鼻赤,但《素问·刺热》的“脾热病者,鼻先赤”和《金匮要略·脏腑经络先后病脉证第一》“设鼻微赤,非时者死”的鼻赤并非本病。

自《史记》始谈及本病后,之后有不少的名称,如皛鼻、齇、渣鼻、皻、皶疱、酒痞鼻、酒痞、肺风鼻赤、赤瘰、皻鼻疮、赤鼻、肺风红鼻、鼻皻准赤、酒皶赤鼻、鼻准赤色、鼻上皶皰、鼻外皶瘤、酒渣鼻、糟鼻子、鼻肿等。

本病好发于成年,男女均有,但以男性为多。它是发生于鼻外部的慢性皮肤损害,可累及面部。病程极长,往往迁延数年至数十年,难医难愈而累及终生,所以《医宗金鉴·外科心法》认为其“最为缠绵”。

至于鼻赘,乃是由于长期患有酒渣鼻而致鼻翼及鼻尖部皮肤肥厚变性所致,形成典型的畸形,诚如《医方考·鼻疾门·大朴散》所谓“鼻赤如榴”,故可称甜薯鼻。《史记·范雎蔡泽列传》之“先生皛鼻巨肩”,司马真索隐谓“皛鼻,鼻如蝎虫也”,这种描写也符合鼻赘。

本病是否有遗传与家族史,至今还没有定论。《北史·王慧龙传》:“王氏世渣鼻,江东谓之皻。王慧龙鼻渐大,浩曰,真贵种矣。”此外《玉篇》的“皻鼬”,正是严重的鼻赘,使鼻子因之下垂。《古今图书集成·博物汇编·艺术典·医部》一百七十一卷的“有人鼻大如拳”者,即指鼻赘。

【临床表现】

第一期(红斑期):自觉鼻部产生灼热感。外观鼻尖皮肤弥漫性潮红,毛细血管扩张如树枝状,压之褪色。皮脂腺口扩大,皮脂分泌增多,表面油腻光亮,《医宗金鉴·外科心法》的“破出白粉汁”者即指此而言。每当饮酒、刺激性饮食、冷热刺激或情绪紧张或兴奋之际,更加明显。

第二期(丘疹期):在潮红基础上成批出现多数散在性、境界不明的红色丘疹,形成小脓疱,《医宗金鉴·外科心法》说它时“起碎疙瘩,形如黍屑,色赤肿痛”,而肿痛大多在有感染时出现。鼻尖、鼻翼上的坚硬结节也由于时日的延长而增大增多起来。它虽然不趋向于化脓,但毛细血管扩张更加明显,皮脂腺口也扩大成为漏斗状态。

第三期(肥大期):日久,结节增大,往往数个聚集融合,高出皮面,肿痛或形成小瓣状,相互联结,使整个鼻子下端肥大起来,《医方考·鼻疾门第六十三》的“鼻赤如榴”与《古今图书集成》卷一百五十一的“鼻大如拳”,正是指此而言。成年人鼻尖、鼻翼,长期红赤,皮肤粗糙,毛孔扩大,有时有白色的皮脂分泌溢出。后期,鼻体扩大,出现结节增生。

【病因病机】

嗜酒:自《诸病源候论》卷二十七:“此由饮酒,热势冲面,而遇风冷之气相搏所生”的说法出现以后,后人附议者很多,如《东医宝鉴》:“多酒之人,酒气熏蒸,面鼻得酒,血为极热……故色为紫黑。”《外科证治全书·鼻皻》“好酒者多得此病”等。也有人不同意,例如《秘传证治要诀·拾遗门》就认为“有不能饮而自生者，非尽饮酒，酒渣乃俗呼耳”。

风热：《外科启玄·肺风疮皶鼻疮》论述“鼻乃肺之窍，因肺气不清，受风而生，或冷水洗面以致热血凝结于面所有。”

肺热、胃热、脾热：《三因极一病证方论·鼻病证治》论述“肺热，鼻发赤瘰，俗名酒渣。”《外科证治全书·鼻部证治》论述“肺受热邪所致。”《外科正宗·肺风粉刺酒渣鼻》论述“肺风、粉刺、渣鼻，三者同种。粉刺属肺，渣鼻属脾。”《医宗金鉴·外科心法》论述“胃火蒸肺，外受寒。”

血热：《冯氏锦囊秘录·方脉鼻病合参》论述“凡鼻头白者，亡血也，赤者血热也。盖面为阳中之阳，鼻居面中，一身之血，运至面鼻，皆为至清至精之血……血热而沸腾，则独红而且赤。”《外科正宗·肺风粉刺酒渣鼻》亦称“总皆血热郁滞不散所致。”

瘀血：《外科启玄·肺风疮渣鼻疮》论述“或冷水洗面，以致热血凝结于面所致”，这是血瘀论者。《外科证治全书·鼻部证治》的“血热遇寒”，也是此理。王清任用通窍活血汤来处理本病，也是受到这个论点的启发。

以上五说，可以转化。例如《医宗金鉴·外科心法》的“胃火蒸肺外受寒”，《医林改错·方叙》的“糟鼻子，色红是瘀血”。似乎前者为热而后者为瘀。其实前者乃前期的主要之因，后者为后期病理之果。临床上常见的病因有以下几种。

风热：大多数为风热外侵，或食辛辣刺激，也有因内热蕴结，外遭风寒，致热难外泄，于是搏结于鼻尖部腠理之间。这大多为第一期中的红斑形成阶段。

血热：中期丘疹阶段，都为肺热、脾热和胃热逼血，终至热伏营血，积热难化难泄。

瘀结：到了后期，不论风热还是血热，终以瘀滞为结局。

酒渣鼻的病因，初期风热为时短暂，几十天至几个月。中期血热，为时稍长，仅为数月。血瘀阶段则较长，几年几十年瘀滞不消，红赤肥肿不退。

【辨证论治】

风热：风之为物善变而好动，不可能长期留驻，而且为患之处，部位于浅表肌肤，所以表面红赤。正因其浅表，故而加压红赤可退。《顾氏医境·虚劳·虚劳所宜饮食药物及养生之法》：“烟为辛热之魁，酒为湿热之最，凡姜椒芥蒜及一切辛辣热物，极能伤阴，断不可用。”的确，烟酒辣三者，真是酒渣鼻刑克之物。

血热：因肺开窍于鼻，胃脉挟鼻，鼻居中央土位属脾，故而不论肺、胃、脾哪一经积热，都能令内热诸邪，外泄无门。同时以阴之损伤而其害更甚。《素问·阴阳应象大论》：“其在天为热，在地为火……在色为赤。”所以鼻赤属热。

血瘀：瘀潴一久，气血无法正常循行，故而皮肤粗糙，出现结节增大，数个聚集融合，形成肿瘤或色变紫黑，诚如《伤科汇纂》所谓“臃肿不退，色黯不消”。

·内治·

初期的风热，以疏风清热为法，常用代表方有豨桐丸，或枇杷清肺饮加苍耳子、荆芥炭、薄荷、豨莶草之类。

第二期，应清热凉血，常用代表方有凉血四物汤或清营汤之类。常用药：生地黄、赤芍、白芍、牡丹皮、当归等。

第三期：宜活血破瘀，常用代表方有通窍活血汤之类。唯酒渣鼻的瘀虽浅在而极顽固，单单破瘀很难见效，故笔者必加三棱、莪术。常用药：红花、赤芍、川芎、鸡血藤、当归尾、益母草、三棱、莪术等。

按语：干祖望临床上常以外搽药和内服药并进之法治疗酒渣鼻，其内服药为：当归、川芎、赤芍、桃仁、红花、桑白皮、生姜、红枣。外用药组成则如下文。用法为白天搽酒渣液，每日 3～4 次。临睡前涂酒渣膏。内服药每日 1 剂，连服 15 天后隔日一服。【参考文献：干祖望，邹维德. 酒皶鼻中医治疗初步报告［J］. 江苏中医，1958(05)：38－39.】

·外治·

外用药，以颠倒散疗效明显。常用的是搽剂，处方和制法如下。

硫黄250克，轻粉50克，白矾粉50克。用75%酒精3 000毫升，浸以上三药，在常规时间（冬七天、夏三天、春秋五天）后取用。同时应把药瓶用力震荡一会儿。每天擦2～3次。

为了取用方便，也可不用乙醇，改用蜂蜜来调制，比例为药粉30%，蜂蜜70%，每天擦2～3次。如白天用液剂，夜间用蜜剂，则效果更佳。

鼻赘过大者，可以考虑手术切除。

【预防与护理】

1. 忌食辛辣、酒类等辛热刺激物。

2. 保持大便通畅。肺与大肠相表里，大便不通，肺火更旺。

3. 不宜在夏季、高温、湿热的环境中长期生活或工作。

4. 平时经常用温水肥皂洗涤。

5. 禁止在鼻子病变区抓、搔、剥及挤压。

6. 禁用有刺激性的化妆品。

7. 每次敷药前，先用温水洗脸，洗后用干毛巾吸干水迹。

鼻红粒病

鼻红粒病，亦称赤鼻。本病比较少见，经常被误诊为酒渣鼻。其实它和酒渣鼻除同样病发在鼻尖部红赤之外，无相同之处。

在明代之前，此病在文献中无记载。《保婴撮要·鼻塞鼻衄》："鼻色赤，乃脾胃实热也。微赤，乃脾经虚热。"《冯氏锦囊秘录·杂症》："更有热血冲面而为寒所拂，是以污浊凝滞，则成鼻齇。或得之酒刺生面，上焦火盛者。"同时也可知鼻红粒病，古人也称为鼻齇。或谓以上两个例子，并没有强调为鼻红粒病，可能是指的酒渣鼻。实则以上两书俱为儿科专书，不涉大方脉（成人病），因之视为本病，谅无牵强失误。

【临床表现】

本病好发于6～7岁的女孩。病变在鼻尖、鼻翼处出现红色粒状小丘疹或为弥漫性潮红。病程可以从几年到数十年，一般到20～30岁可以自愈。本病绝对不侵害于成人。虽然与酒渣鼻难分彼此，但凭此病专作于女孩不犯成人这一特点，即不会有误诊。

【病因病机】

《保婴撮要》认为本病是脾胃积热，并有虚实之分。《冯氏锦囊秘录》认为同成人的寒邪外束与内在之热，终而滞积成瘀。目前临床认为是胎毒夹肺热。

【辨证论治】

这种慢性病，除对外貌有影响外，对健康无其他影响，在一般情况下，服枇杷叶膏，可清泄肺热。每天晨夕，各取一匙，开水稀释后饮服。膏味甘甜，易为儿童所接受。

在这里要特别指出，我们治疗用的"枇杷叶膏"，绝非"枇杷膏"。盖前者只供药用而清肺化痰，后者不供药用而助湿生痰，多服可损胃气。近贤陆士谔曾谓："枇杷膏，是用枇杷叶煎熬而成，不是用枇杷煎熬而成。考枇杷，甘平润肺，清热生津，多食即助湿生痰。枇杷叶味苦气平，隆冬不凋，盛夏不萎，禀激流扬清之性，抱忘炎耐冷之姿，静而能宣……所以枇杷叶膏，能清肺化痰止嗽。枇杷果膏，能助湿生痰滑肠。在药性上枇杷之功用，与枇杷叶之功用，大不相同……尚望熬膏者注意及此，弃果用叶，则病人较能有益。"（录《士谔医话·医论》，1936年上海校经山房书局版）

【预防与护理】

1. 妊娠期不食辛热之品，如芥菜、辣椒、胡椒之类及酒类。

2. 局部保持清洁，避免摩擦。

3. 禁止外用药涂擦。

4. 注意保持大便通畅，便秘者可饮蜂蜜。

鼻前庭炎

鼻前庭炎为鼻前庭区的皮肤炎症，别名为鼻䘌、鼻疮及䘌鼻、赤鼻、疳鼻、鼻中生疮、疳虫蚀鼻、鼻疮、鼻疳、鼻孔疳疮、疳疮蚀鼻、鼻䘌疮等。

第一个谈到本病者，为《诸病源候论》。《外科大成》把本病称为鼻䘌疮，编排在面部疮疡中，又把它称为鼻疮，编排在鼻部疮疡中。《医宗金鉴·外科心法》也完全宗此承袭。《外科证治全书·鼻部证治》认为是“鼻疮，生鼻窍内”。由鼻前庭蔓延波及鼻外，是“鼻䘌疮，多生小儿鼻翅两旁”。

䘌作何讲？《疡医大全·鼻疳门主论》解释为“鼻下一道赤者，名曰䘌”。根据《类编》释注，是虫蛀之意。

【临床表现】

本病以儿童较多，故《外科大成》强调“生小儿鼻下两旁”。《医宗金鉴·外科心法》也称“多生小儿”。也能作之于成人，男女发病率均等。

本病分急性与慢性两期。

急性期，前庭皮肤发红，微肿，有触痛。表皮发生糜烂，渗溢黏液，伴以痒感，故《外科真诠》描写为“初觉干燥疼痛，状如粟粒，甚则鼻外色红微肿，疮似火烧”。在这种情况下，皮损已伸展到鼻外的鼻翼及其四周了。在鼻腔内，脓痂不断地堆积增厚，可以妨碍呼吸，所以《洞天奥旨·鼻疳》谓之“鼻内生疮，痒时难忍……言语糊涂，声音闭塞”。在鼻外者，严重者或发生感染，则糜烂渗液更为严重，故《疡医大全·鼻疳门主论》谓之“汁所流处，即成烂疮”。

慢性期，皮肤增厚、皲裂，肉芽上盖以鳞屑或痂皮。发痒和发热有时更加剧烈，故《洞天奥旨》谓其“痒时难忍”。患者常常将痂皮揭剥及揉擦以求止痒，在颏下、颌下常可以扪到颈淋巴结，严重者有压痛。鼻前庭外侧，皮肤红肿，覆有干痂。慢性者有时可发现小裂口，触之甚痛，有时可以延及鼻外的鼻翼及其两侧，也可延至上唇皮肤。

【病因病机】

风热客肺：《外科大成·鼻部》论述“由风热客于肺也。”

肺经伏热：《医宗金鉴·外科心法》论述“此肺经壅热，上攻鼻窍，聚而不散。”《外科真诠·鼻䘌》论述“由风热客于肺经所致。”

湿热上蒸：《洞天奥旨·鼻疳》论述“以热兼湿也。”《外科医案汇编·鼻疡·江案后注》论述“湿伤脾，脾经蕴热。”这种学说的来源，都是受了《儒门事亲》卷三“虫䘌之生，湿热为主”的影响。

醇酒厚味：《疡医大全·鼻疮门》论述“或醇酒炙煿，胃热熏蒸。”

急性期大多为肺经积热，热毒上侵肺窍。亚急性期为脾经湿浊，久郁不化，氤氲上犯鼻窍。慢性期久病耗津燥血，致血燥生风。

【辨证论治】

鼻为肺窍，肺经积热，上犯时必然循其本经，故瘙痒、疼痛、红肿甚至灼热者，都属热属火。故而舌苔多薄黄，而脉象反映无多大参考价值。

脾为土脏，在气为湿，鼻居中央土位，所以湿浊之蒸，尽管头面诸窍都可蒙害，而一般则鼻得病机会最多。所以在急性期，痛、痒、烧灼等症状缓解之后，糜烂而分泌物特多，浸淫扩展，皮损区越来越大。舌苔滑腻，脉象多濡数或滑数。

病程一久，必然津伤血耗，其中以津伤最为明显，是分泌物长期大量渗出之故。津血既然同源，同荣必然同枯，因此主症以干燥为多。痛多为皲裂性的干燥型。痒则再度加重，因为血虚生燥，燥盛生风，风能致痒，这型的痒又区别于前一阶段之痒。舌苔少，舌质露有红意，脉多细小。

·内治·

急性期：当以清肺凉血为法，常用代表方有黄芩汤之类。常用药：黄芩、桑白皮、生地黄、山栀子、赤芍、连翘、牡丹皮等。

亚急性期：当以清热利湿为法，常用代表方有除湿胃苓散之类，但肉桂、厚朴必须除去，其余可斟酌加减。常用药：苍术、黄芩、白术、陈皮、甘草、茯苓、薏苡仁、泽泻等。

如其肺热与湿浊兼而有之者，则需清泄肺火与利湿，常用代表方有甘露饮之类。常用药：生地黄、麦冬、黄芩、甘草、枇杷叶、茵陈、枳壳、桑白皮等。

慢性期：治当养血息风。代表方为地黄饮子。常用药：生地黄、熟地黄、天冬、麦冬、地骨皮、白芍、紫草、桑叶等。

·外治·

可用内服药煎过的药渣，再加水煎，进行局部洗涤清洁。

黄连膏涂擦，痒甚者用加味黄连膏，也就是枯矾 10 g，青黛 1 g，研成极细尘粉，调在黄连膏 50 g 中即成。

绿袍散软膏（绿袍散 20%，黄连膏 80%）涂擦。

严重的用石珍散，加麻油赋形，每天擦 2～3 次。

【预防与护理】

1. 禁止挖鼻，成人禁拔鼻毛。
2. 多涕儿童及鼻炎患者，要注意经常擤尽鼻涕，使鼻腔保持干净及通畅。
3. 积极治疗一切鼻腔病。
4. 及时服药及更换外用药。
5. 不可乱用外用药，并注意其用药后的反应。对药物性皮炎者，禁用有致敏性的药物。
6. 婴幼儿涂药，用药宜少宜薄不能多而厚，以防药物堵塞鼻腔，有碍呼吸。
7. 禁止用肥皂水洗患处。
8. 哺乳儿，注意勿使奶汁侵入皮损区。
9. 禁食刺激性辣味食品，如大葱、大蒜、雪里蕻、榨菜、芥菜、胡椒、辣椒、韭菜、咖喱、大量的姜，以及难以消化的食物。
10. 保持大便通畅。
11. 剧痒者，可给予针灸或穴位按摩。取穴为神门、曲池、合谷。
12. 如屡治不愈者，应排除糖尿病的可能。

【医案】

·案一·

张某，男，11 岁。初诊 1996 年 8 月 2 日。

鼻子作痒已两年。痒而不嚏，涕屎呈痂皮样，曾做过敏性鼻炎治疗，无效。有时痂皮中有血迹。问诊所得，鼻痒阵作，严重时疼痛。鼻腔外口结痂，痂多即通气不好。

检查：两侧鼻前庭被大量痂皮覆盖，清除后，见皮肤粗糙角化，部分新鲜肉芽充血。两下甲瘦削，鼻道（－）。两颌下扪到 3～4 颗淋巴结肿。不粘连，无压痛。舌苔薄，脉未诊。

医案：童年血气方刚，则其气必盛。气盛有余则肺经积热，循经上犯，鼻腔道当其冲，前庭之炎，亦当然应运而生矣。儿童纯阳之体，清肺泄热治之。

处方：

桑白皮 10 g	黄芩 3 g	马兜铃 5 g
金银花 10 g	牡丹皮 6 g	赤芍 6 g
豨莶草 6 g	白鲜皮 10 g	7 剂煎服

加味黄连膏 1 盒，外擦，每天 2～3 次。

二诊 1996 年 8 月 18 日。药后痒息、痛止，分泌物减少。

检查：创面充血消失、干净（因用油膏而致）。颌下淋巴结同上诊。舌苔薄，脉未诊。

医案：常见病常规方，有所好转，事属必然。仍取原旨，唯苦寒品向甘寒品倾转。

处方：

桑白皮 10 g	黄芩 3 g	金银花 10 g
牡丹皮 6 g	赤芍 6 g	豨莶草 6 g
白鲜皮 10 g	绿豆衣 10 g	

用维持量（隔 1 天进 1 剂）。

加味黄连膏，续用。

三诊 1996 年 9 月 20 日。已不痒不痛，痂皮已无，但有些灼热感。

检查：肉芽已为新生皮肤覆盖，基本上已接近正常。舌苔薄，脉未诊。

医案：单纯小病，一药而愈。扫尾求其巩固，再进几剂足矣。

处方：

桑白皮 10 g　　黄芩 3 g　　金银花 10 g

连翘 6 g　　绿豆衣 10 g　　白鲜皮 10 g

7 剂煎服，用维持量。

按语：本案患儿年方十一，苦于罹患此病，终日以鼻为苦，鼻腔被大量痂皮覆盖，瘙痒难当，喷嚏时作，通气欠佳，且易出血，是典型的鼻前庭炎。干祖望舌脉未参，即辨为肺热炽盛，一是凭借他的临床经验，二是认为儿童乃纯阳之体，阳气旺盛，气有余便是火，而鼻为肺窍，火邪循经上犯，熏蒸鼻腔，烤炙前庭，故拟定清金泻白为大法，方中桑白皮、黄芩、马兜铃清泻肺热，马兜铃同时能清肠，而肺与大肠相表里，可清肠腑而泻肺热，金银花清热解毒，因其痂皮剥脱易出血，故加牡丹皮、赤芍清热凉血，又用豨莶草疏风止痒，白鲜皮、地肤子清热利湿止痒。干祖望治疗此病还主张内治与外治相结合，喜用黄连膏外涂患处，黄连膏有清热泻火解毒之功，且外敷患处更可以直达病所。病属常见，方亦常规，故获效不在意料之外。二诊时痒息痛止，分泌物减少，创面充血消失等俱是佳兆，原方去马兜铃，加绿豆衣，由苦寒向甘寒过渡，绿豆衣能清热利湿解毒，是湿热瘀毒证的佳品。三诊时患儿已经病瘥，只求扫尾，故干祖望只开了六味药，而且嘱其隔日服，以期祛邪而不伤正。

·案二·

孙某，男，35 岁。初诊 1984 年 5 月 26 日。

鼻前庭破溃糜烂 8 个月，前庭破碎结痂，有自发性疼痛，有些血丝，通气正常，近日新添头痛，两鬓经脉努张感。

检查：前庭浮痛糜烂，鼻咽顶部有粗糙感，舌苔薄，脉平。

医案：肺经郁火上蒸，脾经湿热蕴蒸，内治取清火化浊，外治用止痒润肤。

处方：

黄芩 3 g　　山栀子 10 g　　苍耳子 10 g

白鲜皮 10 g　　地肤子 10 g　　豨莶草 6 g

金银花 10 g　　桑白皮 10 g　　重楼 10 g

碧玉散[包] 10 g　　5 剂煎服

加味黄连膏 10 g 外用。

二诊 1984 年 6 月 1 日。用了加味黄连膏，疼痛更加严重，其他无变化，吃药后出现失眠两晚。

检查：前庭糜烂已重，出现充血，舌苔薄，脉实。

医案：加味黄连膏致疼痛，药于止痒太过，药后失眠，事也巧遇，仍应清火化浊，非法之误而鲜效，实水蕴过久而成。

处方：

黄芩 3 g　　山栀子 10 g　　牡丹皮 10 g

荆芥炭 6 g　　地肤子 10 g　　晚蚕沙 10 g

桑白皮 10 g　　重楼 10 g　　豨莶草 10 g

5 剂煎服

三诊 1984 年 6 月 8 日。鼻前庭疼痛已息，局部小丘疹及痛痒仍有，痂皮已不结，头脑钝痛，两鬓紧张，二者俱已告失，大便干结。

检查：鼻前庭皮肤充血潮红，碎破，左颌下淋巴结 1 个，指头大，舌苔薄，脉实。

医案：纵然诸恙式微，而炎炎光大依然有不可响迩之态。两投清剂，不敢言轻，但获效未惬人意者，良以尚有湿邪助耳。仍取原方，佐以淡渗。

处方：

黄芩 3 g　　山栀子 10 g　　泽泻 6 g

薏苡仁 10 g　　地肤子 10 g　　白鲜皮 10 g

夏枯草 10 g　　桑白皮 10 g　　六一散[包] 10 g

豨莶草 10 g　　5 剂煎服

四诊 1984 年 6 月 22 日。疼痛已缓解，小管丘疹及瘙痒已轻，大便仍干。

检查：前庭充血，破碎较前轻些，左颌淋巴结肿已小，舌苔薄，脉平。

医案：病情好转，鸭步畅行，慢性鼻前庭炎本色如此，无事奢求。

处方：

黄芩 5 g　　黄柏 5 g　　薏苡仁 10 g

苍术 6 g　　山栀子 10 g　　白鲜皮 10 g

地肤子 10 g　　夏枯草 10 g　　桑白皮 10 g

豨莶草 10 g　　5 剂煎服

外用黄连膏 10 g。

五诊 1984 年 6 月 30 日。鼻前庭已不痛不痒，脓痂亦无，但见多发性毛囊炎，已于右颧、右前额、两腋窝出现。

检查：前庭炎症已消，皮肤稍感粗糙，几处小疖正在欣发中，舌苔薄黄，脉实。

医案：治案清化，盖病因两宗，源出于一，黄连解毒汤主之，盖亦千金主也。

处方：

黄连 10 g　　黄柏 5 g　　山栀子 10 g
黄芩 5 g　　牡丹皮 6 g　　赤芍 6 g
桑白皮 10 g　　薏苡仁 10 g　　碧玉散[包] 15 g
紫花地丁 10 g　5 剂煎服

外用黄连膏 5 g。

六诊 1984 年 7 月 5 日。前庭疼痛，瘙痒很轻，还有些零星的丘疹出现，遍体多发性毛囊炎仍在发出中。

检查：前庭充血，丘疹已消失，左腋窝亦红肿，舌苔薄，脉实。

医案：多发性疖肿，幸而前庭炎退，以暴易暴也。清解为不二法门。

处方：

金银花 10 g　　连翘 10 g　　黄芩 6 g
山栀子 10 g　　桑白皮 10 g　　紫花地丁 10 g
半枝莲 10 g　　车前子[包] 10 g　　重楼 10 g
六一散[包] 10 g

5 剂煎服。外用药续用。

按语：本案患者病程较长，是典型的慢性鼻前庭炎。慢性鼻前庭炎虽无全身症状，但病程漫长，患者殊感痛苦。患者一诊鼻前庭破溃糜烂已 8 个月，近日新添头痛、两鬓经脉努张感，检查：前庭浮痛糜烂，此乃湿热循经上犯，热扰鼻窍所致；《素问·刺热》云："脾热病者，鼻先赤"；鼻为肺窍，肺经有热可见鼻部病变，故干祖望在脏腑上从肺脾求治，在病性上从湿热论治，且认为热重于湿，治取清热化浊，方中黄芩、山栀子清热燥湿，金银花、重楼清热解毒，桑白皮清肺泻热，痒甚，加予白鲜皮、地肤子、豨莶草、碧玉散清热利湿止痒，碧玉散为滑石、青黛、甘草三药组成，苍耳子为鼻部常用引经药。仍内治与外治相结合，加味黄连膏外涂患处，药物直达病所。二诊时症状有加重趋势，考虑加味黄连膏局部反应重，暂停用，内服药加强凉血化浊之力，予晚蚕沙燥湿化浊，牡丹皮、荆芥炭祛风凉血。三诊时症状明显好转，但鼻前庭仍瘙痒充血，干祖望转变思路，考虑病程缠绵，湿浊较重，用地肤子、白鲜皮清热利湿，豨莶草祛风胜湿，六一散清热化浊，加用夏枯草清热消肿，泽泻、薏苡仁利水渗湿。四诊症状进一步改善，继续清热祛湿，去泽泻、六一散，以黄柏、苍术、薏苡仁三妙清热燥湿。五诊时患者鼻前庭炎已经痊愈，后两诊，巩固的基础上求治全身多发性毛囊炎。

鼻疖肿

本病又称鼻疔及白丁、鼻生疮、白疔、鼻尖疔、迎香疔、鼻环疔、白刃疔、迎疔、穿鼻疔、冲气疔、闻香疔等。

鼻部疖肿，与身体其他部位所发生的疖肿相同，但因它位处危险三角区而格外危险。《备急千金要方·丁肿》："至于丁肿，若不预识，令人死不逮辰。若著讫乃欲求方，其人已入木矣。"本病是鼻前庭或鼻尖部的皮脂腺或毛囊的急性化脓性炎症，所以它包括皮脂腺炎和毛囊炎在内。

《中藏经·论五丁状候》中的白丁，是本病最早的名称。因为鼻为肺窍，肺在色为白，丁发肺经之窍，故称白丁。古人钉、疔，俱作丁字。疖肿的脓栓，很像钉子，故称为疔。《疡医准绳·疔疮》故谓："疔疮者，以其疮形如丁盖之状而得名。"白丁即白疔，也就是这里的鼻疔。

《诸病源候论》虽然也有"丁"的论述，可是对于本病则不称丁而称疮，谓"鼻是肺之候，肺气通于鼻。其脏有热气，冲于鼻，故生疮也"。所以巢元方把它称为鼻生疮候。从此，这"鼻生疮"一名一直沿用了八九百年，《太平圣惠方》《圣济总录》甚至《普济方》等巨著都沿用了这个名称。

因为鼻尖、鼻前庭的皮下组织少，皮肤直接与软骨膜结合，稍有肿胀，张力极大。加之面部组织疏松，一旦鼻部感染邪毒之气，常易向四周扩散。而且面部静脉没有静脉瓣，血液可上下流通，所以这种毒气可沿内眦静脉、眼上静脉直到海绵窦，导致海绵窦栓塞并引起其他颅内并发症，表现为寒战、高热、头痛、意识障碍、眼睑水肿、失明，甚至危及生命等。一旦并发海绵窦栓塞、海绵窦静脉炎或败血症则非常凶险，中医称为“走黄”。走黄并非专指鼻疖肿而言，乃泛指头面部的一切疖肿。

走黄一词，初见于《窦氏疮疡经验全书·疔毒》，谓“疔疮初生时，红软温和，忽然顶陷黑，谓之‘黄走’，此证危矣”。《外科正宗·疔疮论》：“逼毒，内攻反为倒陷，走黄之症作矣。”不管是“黄走”或“走黄”都是同义词，唯“走黄”两字我们已用习惯了。

【临床表现】

初期鼻尖或鼻翼红肿，皮肤紧张光亮，疼痛则愈趋严重，压痛明显，探测按压可以发现一个敏感的压痛点，这就是疖肿原发处。以后在这个压痛点上，出现一红肿隆起处。很快小红点成为黄点样丘疹，可有化脓的表现。有时也有几个小点，但仍局限在一处。随着病情的发展，产生剧烈跳痛，且进行性加重。因为鼻尖部的皮下组织致密，无法肿起而只能内部膨胀，故疼痛剧烈，所以《外科正宗·拾遗症第一百三十八》形容其“痛引脑门”。直至中心坏死组织溶解，形成脓液和脓栓。自溃或切开，待脓栓脱出，脓液外泄之后，在 12～24 小时里流淌血水，至此则剧痛胀感很快缓解或消失。脓出渐少而渐稠，脓腔缩小，疼痛完全消失，肿胀平复，即告愈合。愈后可不留任何后遗症。在高峰期时，伴以不同程度的发热、不适、头痛甚至全身不舒，精神倦怠，而且在脓栓未脱之前达到高潮。故《疡医大全·鼻疔》谓：“二三日神思困倦，筋骨酸痛。四五日寒热交作。”如其发展为海绵窦疾病或败血症，则“毒气攻心，头面肿大。八九日呕逆昏迷，痰升气促，十难救一”。

如其治疗失时、处理不当，或用暴力挤压，致炎性保护圈破坏，则肿势扩散蔓延。《疡科准绳》强调：“四围赤肿，名曰护场，可治。”王肯堂之所谓护场，即炎性保护圈。炎性保护圈充血约束，就说明毒邪没有扩散四溢。一旦扩散，则致上唇、面颊、眼眶大面积的肿胀，甚至眼球突出，眼睑下垂，视力减退。《疡科准绳》的“鼻如大瓶，黑色者不治”与《疡医大全》的“鼻柱臃肿，两窍不通”的描写，就是在这个阶段。此时全身症状也相应加重，出现弛张型高热，出汗，呼吸迫促，脉数、细、弱，舌苔黄或黑，质红，然后迅速出现衰竭现象。不论败血症、脓毒血症、海绵窦栓塞或其他颅内感染，都是《增订治疗汇要·鼻疔》所谓“迟则毒气内攻，神昏呕秽，鼻肿如瓶，逆”。这种典型的疔疮走黄，在病理机制上称为邪陷心包。它的临床症状，《疡科心得集·疡证总论》是这样叙述的：“外症虽有一定之形，而毒气之流行无定位。故毒入于心则昏迷，入于肝则痉厥，入于脾则腹疼痛，入于肺则喘嗽，入于肾则目暗手足冷，入于六腑，亦皆各有变象，兼证多端，七恶叠见。”

检查方面，主要是局部观察，重症应结合脉、舌及全身症状。血象检查也是一个重要的依据。走黄前后，血培养也是必不可少的。如其局部漫肿，眼睑下垂，皮色发绀。体温呈弛张热型，口干，多汗，小便少，严重的黏膜下出血，呼吸急促。脉象微弱，脉律则十分急数，甚至可谵妄乱语，神识不清，则已进入走黄境界。

【病因病机】

饮食所伤：《素问·生气通天论》论述“膏粱之变，足生大丁。”这里的丁，是泛指一切化脓性感染，疔疮甚至鼻疔也应该包括在内。《中藏经·论五丁状候》说得更透彻，谓“恣饮醇酒，多嗜甘肥，毒鱼酢酱……蓄其毒邪，浸渍脏腑，久不扩散，始变为丁”。

火毒热毒：这种学说自古至今均得到一致认可。例如《医宗金鉴·外科心法》的“心肺壅热，气熏于鼻间，蕴积不散，其证干燥而痛，甚则成疮也。”《增订治疗汇要》也认为“肺经火毒”与“手阳明风热”，都是火毒热毒。

至于如《医宗金鉴·外科心法》的“或中蛇蛊之毒，或中疫死牛马猪羊之毒，或受四时不正疫气，致生是症”，虽然不是五志之火的热毒，也未越出火毒热毒范畴。

总之，本病是由于肺经向有伏火，又有外感热毒（或暑气、厚味所伤），循经上犯而致。此外，其中的皮肤破损、拔鼻毛等，也是导致本病的诱因。

至于走黄的形成，都由鼻疔火毒炽盛，正气不足，以致火毒走窜，入于血分（血分不完全相同于血液），直犯心包而成。其常见的诱发因素，有下列四者：早期失于治疗，未能及时控制毒势；挤压、碰伤或过早切开，造成护场破坏，毒邪扩散走窜；误服辛热的药物及酒、海味、腥物等；艾火灸疮头，更增火毒。

这里必须指出，有许多文献记载在未成脓或成脓未透时“用刀（或针）刺破疮头”“刺之出血”等，都是不科学的莽举。更有少数医生，取用立马回疔丹、蟾酥锭或白降丹等插入疔中，虽然能够使脓栓容易取出，但十分危险，应禁用。

【辨证论治】

鼻疔的主要症状，不外乎红、肿、热、痛及化脓。

《素问·阴阳应象大论》：“热生火……在天为热，在地为火……在色为赤。”充血红赤，这是热和火的表现。《灵枢·痈疽》：“夫血脉营卫，周流不休……血泣则不通，不通则卫气归之，不得复反，故痈肿。”《灵枢·痈疽》：“血泣而不行，不行则卫气从之而不通，壅遏而不得行，故热。”

虽然《疡医准绳》认为疮疡的疼痛是“寒热虚实，皆能为痛”（见卷二“痛”），但鼻疔绝对没有寒证虚证，只有热证实证，所以只有“其痛也，因气血凝滞所致”和“热毒炽盛，焮肿而作痛”二者。而且气血凝滞的疼痛，也较少。《灵枢·痈疽》：“热胜则肉腐，肉腐则为脓。”

所以鼻疔的辨证十分简单，就是热、毒两字。不过鼻为肺窍，因此，热毒之中以肺经的热毒占有重要地位。

·内治·

初期：有红肿热痛及全身症状者，可用清热解毒法。偏于风热者，用七星剑汤。常用药：苍耳子、豨莶草、紫花地丁、半枝莲、重楼、麻黄、菊花、牛蒡子等。偏于实热而无风者，用五味消毒饮加半枝莲、重楼。常用药：金银花、连翘、紫花地丁、蒲公英、天葵子等。

中期：炎症较重者，当用重剂清热解毒，常用代表方有黄连解毒汤、银花解毒汤或济阴汤之类。常用药：金银花、连翘、紫花地丁、牡丹皮、黄连、夏枯草、赤芍、山栀子、黄芩等。如果坏死组织僵化而难于溶解和脱出者，加白芷或穿山甲、皂角刺以提脓托毒，加蛇蜕以利于外脱。如大便秘结者，加大黄、玄明粉以通腑泄毒，也即俗谓“釜底抽薪”法。

后期：脓栓全部（鼻疔的脓栓外出，都是整块的）外出，再用五味消毒饮扫尾。因为鼻疔无虚证，所以尽管在后期，都没有进补的病例。

如其走黄则比较麻烦。为何称走黄？一向未见满意的解释。或谓“黄者横也”，言其横而且逆，即无法收拾。也谓“黄者亡也”，也谓“黄者黄泉也”，尽管众说纷纭，但实质是一致的。走黄主症，寒战，高热，头痛，心烦，舌苔多黄腻而糙，甚至有黑苔出现，舌质红绛而干，脉多洪数，但在虚脱之前则沉细而弱。白细胞总数常达 20×10^9/L 左右，中性粒细胞明显增多。

首选方剂为犀角地黄汤，同时可伴服犀角（代用品水牛角）、羚羊角或牛黄。民间的单方，取鲜野菊花全草打汁，与鲜白边万年青根绞汁，加水冲饮，也有一定作用。

因为走黄兼证多端，变化莫测，诚如《疡科心得集》所谓“入于心”“入于肝”“入于脾”“入于肺”“入于肾”和“入于六腑”等，所以临床上应“见端应变”，除犀角地黄汤外，做以下辅助。入于心者，出现神昏谵语，另服安宫牛黄丸或紫雪丹以清心开窍。入于肝者，出现抽搐痉厥，加羚羊粉、钩藤、龙齿、茯神以平肝息风，或加全蝎、僵蚕。入于脾者，出现大便溏薄，绝对不能以釜底抽薪来对待，因为此时大便溏薄，易导致中气下陷而正气告竭，所以急予地榆炭、诃子肉、罂粟壳。入于肺者，出现胁痛痰血者，加天花粉、贝母、芦根以化痰清肺凉营。入于肾者，四末发凉、冷汗淋漓，加附片、人参以回阳救逆。入于六腑者，呕吐逆厥，加半夏（姜汁炒）、竹茹、紫苏梗以平降胃气。口渴狂饮者，加竹叶、生石膏、天花粉以清胃生津。大便秘结者,加玄明粉、生大黄、番泻叶以泻火泄热。

以上各药的服法,略予介绍。

犀角已经禁止入药,改用水牛角。用量十倍于犀角。刨薄片单独水煎,每煎需60~120分钟,可煮两次,冲兑于水剂内,或另服,也可同入汤药内一同并煮、饮服。

安宫牛黄丸:剂型是金箔为衣、重10 g的丸药。研细之后,开水送服,成人一丸,儿童半丸,3岁以下1/3丸,孕妇忌服。每天1~2丸。

紫雪丹:粉剂。每服1.5 g,小儿改半。孕妇忌服。每天1~2次。

·外治·

初期肿者,切忌用碘酒,应敷青敷药或玉枢丹膏。但中央需留出一个空白,以使毒邪容易集中而不致扩散。

初溃(最好由它自溃,切忌切开),用七三丹,外盖黄连膏纱布或小膏药。小膏药有氤氲之气,比黄连膏纱布效果好。每天换1~2次。直至新的组织填满脓腔空隙,愈合之后为止。愈合之后,仍用小膏药或橡皮膏盖贴一个时期,这样可不致遗留瘢痕。

因坏死组织僵化而脓栓难以溶解及脱出时(这种情况,凡贴小膏药者不会出现,往往多见于贴黄连膏纱布者),可用热敷。冬季要注意局部保暖。

针刺也是传统治法之一,取穴于全身者,急刺急出,稍稍出些血,所以习惯上称为“挑疔疮”。《刺疔捷法》取人中、印堂。《疔疮要诀》取天庭、海底。

【预防与护理】

1. 普及个人卫生常识,改掉挖鼻、拔鼻毛、拔胡须的不良习惯,剃须刀应经常用乙醇擦拭消毒,以减少感染机会。

2. 积极防治鼻炎和鼻窦炎。

3. 一旦发病,在初、中期切忌暴力挤压。

4. 多饮开水,多休息,忌激烈劳动或运动,特别是低头位工作。

5. 保持大便通畅。忌一切辛辣、酒类食物。

6. 及时换药。局部保持清洁,并注意引流通畅。

7. 愈合后,在创口上再贴小膏药或橡皮膏7~10天,以免产生瘢痕。

8. 若出现局部疼痛、肿胀加重,发高热、头痛、恶寒等症,是危险的信号,应作为急危重症处理,万万不能拖延。

【医案】

·案一·

刘某,男,27岁,1997年12月30日初诊。

患者三天前鼻尖瘙痒,抓、挤后出现鼻部红肿鼓起,触痛明显。近日有饮酒史。

检查:鼻尖红肿,左侧突起,可见一黄白色脓点,鼻中隔左偏,黏膜潮红,舌质红,苔薄白,脉弦。

医案:本患者属鼻疖肿初起,取七星剑汤裁制。

处方:

蒲公英10 g	豨莶草10 g	地丁10 g
半枝莲10 g	重楼6 g	白芷6 g
山栀子10 g	黄芩6 g	绿豆衣10 g
甘草3 g	3剂煎服	

黄芩油膏一盒,涂于肿处。嘱其切忌抠挖。

按语:本案患者是典型的鼻疖,属中医红肿热痛的阳证,直接清热解毒,不作矫饰。方中重用清热解毒之剂,有苦寒甘寒之品,又用绿豆、甘草二味解毒圣药,同时不忘外治,用油膏调涂,此处,干祖望反对用碘酒擦拭,因其为辛辣湿热之品,同时也不赞成用传统的走马回疔丹,因其腐蚀作用强烈。他比较推崇用黄连膏小纱布外贴,认为这样可以生“氤氲之气”。该患者治疗及时,并且没有抠挖挤按,所以三剂药后痛肿得消。如果不幸发生走黄,即西医的败血症、脓毒血症、海绵窦血栓栓塞,干祖望认为应以黄连解毒汤解热毒、犀角地黄汤护心包、龙胆泻肝汤清肝胆,综合三方,他拟定一验方:水牛角60 g,鲜生地黄30 g,牡丹皮10 g,赤芍10 g,黄连3 g,黄芩6 g,龙胆草3 g,山栀子10 g,半枝莲10 g,生甘草3 g。可同时配以紫雪丹或安宫牛黄丸。

干祖望重用清热解毒之剂，同时黄连油膏外治，并嘱其切忌抠挖，以防疔疮走黄。内服、外用与预防三方考虑周到，未病先治，已病防传，共奏解毒驱邪之效。

鼻骨骨折

鼻骨骨折，传统名称为伤鼻。《玉篇》称“鼽”。《集韵》称“齁”。《伤科补要》称为“鼻梁骨断”。《救伤秘旨续刻》称为“山根受伤”。《疡医准绳》的“头目鼻耳伤”及“鼻两孔伤凹”为最早讨论鼻骨骨折者。之后，《医宗金鉴·正骨心法要旨》等文献，都有详细的论述。

由于外鼻高耸在外，所以容易受到冲撞、打击、跌碰等外伤，其中以裂伤和鼻骨骨折为多见。尤其是受到钝器打击，则骨折发生的机会更多。至于爆炸所引起的鼻骨骨折还可涉及邻近器官而伤情更为复杂。

鼻骨骨折之后，应及时做出处理。一经迁延，则后遗畸形，不但妨碍容貌美观，而且对呼吸功能、发音共鸣等影响也很大。

【临床表现】

鼻骨骨折多为塌陷性，也有一侧隆起而另一侧下陷，也有同时合并鼻中隔骨折及眶内壁骨折者。受伤之初，即见鼻梁下陷或歪斜，但经过一段时间后，因软组织发生肿胀或血肿把畸形掩盖，而呈现一片漫肿。鼻骨骨折分非错位性骨折和错位性骨折两种，后者比前者严重。

鼻骨骨折在受伤后即就诊者，可以看到畸形的表现。经过一段时间后，则为肿胀所干扰。鼻黏膜撕裂，鼻出血。如黏膜撕裂后，又反复用力擤鼻则出现气肿。严重的甚至休克。诚如《伤科补要·治伤·第八则》所述：“若骨破碎，内膜穿破，口鼻流血者，不治。中血堂，即鼻内頞下脆骨空处也，若伤之，血流不止，神气昏迷……”钱秀昌的描写，基本上已把鼻骨骨折的症状详述无遗了。

刚受伤者，皮肤出现挫伤或裂伤，显示外鼻软组织肿胀及皮下瘀血。如系非错位性骨折，除肿胀青紫外，并无明显变形，只在X线片可以显示出来。

错位性骨折表现为鼻梁塌陷或偏斜。触诊除局部触痛外，还有骨擦音。如有捻发音，则为皮下气肿。如伴有鼻中隔脱位，则出现鼻塞，中隔软骨前下缘偏离正中线，在鼻阈外突向一侧鼻腔。鼻中隔黏膜下若出现血肿，则在中隔的一侧或两侧显示膨隆。

通过病史、外鼻观察、触诊、摄片，诊断并不困难。但对爆炸伤所引起的病例，更要注意以下两点：一是有无鼻窦骨折或异物存在，所以X线摄片检查不可少。二是邻近器官有无合并损伤，如眶壁、牙槽骨、颅底骨折及脑震荡等。

【病因病机】

《医宗金鉴·正骨心法要旨》：“跌打损伤，金刃伤割……有所击扑，乃伤其外体也。”

鼻子受到不能承受的打击、挤压、冲撞等暴力，软组织则被挫伤或撕裂，软骨裂伤，硬骨部则形成骨折。

【辨证论治】

·内治·

首选外治，内服药仅作为辅助治疗。

中医的外治如《理瀹骈文·略言·第五条》所谓“外治必如内治者，先求其本”，故而其疗效是“操纵变化自我，虽治在外，无殊治在内也”。

初期：强调活血止痛法，常用代表方有复元活血汤。常用药：柴胡、当归、红花、桃仁、天花粉、甘草、穿山甲等。如伴有脑震荡者，可以参考天麻钩藤汤，选择如天麻、钩藤、茯神、首乌藤数味药来配合共用。有炎症者，可予清热解毒方药。但切忌苦寒药，因寒凉直折使瘀者更凝，所以应取五味消毒饮一类的甘寒解毒剂。

后期：出现正虚时，可用八珍汤以缩短其病程。常用药：党参、白术、白芍、当归、熟地黄、川芎、骨碎补等。

历来全国有不少伤科世医都有他们的秘方，疗效也十分显著，可惜秘不外传。而且都是中成药,不知其组方。例如山黎峒丸,为洞庭王氏秘方,后经王洪绪公开济世,从此在骨伤科界又增一剂良药。临床上的成药有黎峒丸,内服每次半丸(每丸10 g),研细,开水或陈酒送服。每日两次。此丸并可外用,作涂药。孕妇忌服。红伤丸,内服每日两次,每次5 g。孕妇忌服。接骨丹,内服每日两次,每次5 g。孕妇忌服。

·外治·

本病以外治为主,中医称为"手法",并辅以外用涂药。

非错位性骨折:不需要复位,主张外用消毒定痛散,蜜汁赋形,敷涂伤处。日换一次。伴有创口者:改用神效当归膏,可以直接摊在纱布上盖贴创口,日换一次。

错位性骨折:《伤科补要》认为"伤开孔窍或鼻破歪落,用整端法"。中医把骨折或脱臼复位的手术习惯上称为"整端法"。《医宗金鉴·正骨心法要旨》:"端者,或两手一手,擒定应端之处,酌其轻重,或从下往上端,或从外向内端,或直端、斜端也。盖骨离其位,必以手法端之,则不待旷日持久而骨缝即合。"

用于鼻骨骨折的具体手法是:用弯头血管钳,包上几层纱布,使有柔软感而避免损伤软组织。以右手持握血管钳,置入塌陷(即骨折者)的鼻腔内,弯曲的钳子头部置鼻腔的外壁,弓形背凸出的一侧置内侧壁。放到最佳位置后,将其上端稍稍超过塌陷处。左手拇指轻轻按骨折塌陷处。然后将血管钳向上稍向外顶起,此时可听到鼻骨复位的骨音,然后取出血管钳,鼻腔内填塞黄连膏纱布条,须填得结实一些,用以保持和固定其正常的形态。此纱布条可在两天后轻轻取出。

总之,中医对本病的处理原则,主张止血、止痛、早期复位、精心护理,注意及预防创口感染。

此外,中医最常用的创口外用药,是玉真散。它既能止血、消毒,也能预防和治疗破伤风。同时也可内服。

【预防与护理】

1. 注意休息,忌直接头部吹风。

2. 戴眼镜者,暂时除去。

3. 因鼻腔呼吸不畅,往往借助于口式呼吸,所以更应保持空气的新鲜和湿润。

4. 如患有咳嗽、过敏性鼻炎者,尽量控制咳嗽和喷嚏。

5. 饮食方面,骨折初期,因为肿痛剧烈,发热及食欲不振,所以饮食不宜过量,菜肴不宜滋腻。后期,肿痛已逐步缓解,胃纳也渐渐恢复正常,可加强营养以促进愈合。

急性鼻炎

急性鼻炎,传统名称为伤风、感冒,但并非流行性感冒。它是鼻腔黏膜的急性炎症,是上呼吸道感染的主要部分。发病时,常并发咽、喉及气管等呼吸道炎症。

本病全年均可发生,但以秋、冬、春气候多变的季节为最多。感染后有一定的潜伏期,如没有并发症,一周左右可自愈。其发病率较高,具有传染性。一般好发于1~4岁的儿童。婴儿及老人较少。

《素问·金匮真言论》:"春善病鼽衄。"《素问·至真要大论》:"少阴之复,燠热内作,烦躁鼽嚏。"《灵枢·经脉》"足太阳之别,实则鼽窒"中的"鼽",是急性鼻炎最早的名称。

鼽字的解释,最早见于《释名》,谓"鼻塞曰鼽,鼽,久也,涕久不通,遂至窒塞也"。高诱注《淮南子》的鼽窒,也谓"鼻不通也"。之后,又有鼻鼽、鼻窒、窒塞等名称。《丹溪心法》称为鼻不通。直到《类证治裁》《顾氏医镜》等书,即直呼为伤风。

【临床表现】

潜伏期:《类证治裁·伤风》论述"虚邪贼风,阳先变之,风邪伤卫",正是指这个时期。这是在感染后1~3天。鼻腔内有不适感,全身不舒服和食欲减退。

发作初期:《顾氏医镜·伤风》"恶风发热,鼻塞打嚏,鼻流清涕,痰嗽或头痛(轻者眉棱骨痛)"的描写,正是指这个阶段。鼻腔检查,可见黏膜充血，鼻甲水肿，有分泌物。

发作中期：《寿世保元·四时感冒》中“头痛，壮热恶寒，痰涎咳嗽，鼻塞，身重”的描写，正是中期的症状，也是处在高潮时期。因为在初期1～2天后，出现鼻塞，流淌大量水样鼻涕。常伴有咽部疼痛，发热壮热。这种壮热一般常在38℃左右，小儿可达39℃以上。同时头痛头重，四肢酸楚，腰腿沉重。发音呈阻塞性鼻音，故《内外伤辨惑论·辨气少气盛》谓之“鼻流清涕，其声嗄，其言响如从瓮中出”，《医碥·伤风寒》也有“壅塞鼻中，故声出重浊”，这都是强调阻塞性鼻音和自声增强。鼻腔检查，可见黏膜充血，鼻甲肥大，甚至充盈满腔，鼻道的浆液性分泌物也极多。此期可持续1～2天。

发作后期：鼻塞更甚，甚至依赖口腔来代替呼吸，鼻涕由浆液性变为黏液性或脓性，精神极度疲乏。

恢复期：无并发症，则鼻塞减退，涕量减少，逐渐恢复正常。所以《张聿青医案·风温·谢右二诊》对这一阶段的描写是“疏泄肺胃，得汗甚畅，邪从汗出，热势大减”。不过此时也容易并发鼻窦炎及咽疾、气管炎等，所以《张聿青医案》接下去又谓“然炉烟虽熄，余烬未消”。

免疫期：一般在炎症消失后一个月左右，不会再发生同样的疾病，此为免疫期。此后过了这个时间，免疫力逐渐消失。《钟道生医案·鼻鼽》谓之：“邪去正充，已臻佳境，月圆月缺，确保平安。”

血象检查：在发作期殊有价值。一般白细胞总数减少，中性粒细胞百分率降低，淋巴细胞相对增多。若由细菌引起者，则白细胞总数及中性粒细胞百分率俱可增高。

小儿常较成人严重，其特点是倦怠无神，食欲明显不振，有时发生呕吐、腹泻，甚至高热惊厥，鼻塞严重而致吮乳困难。这种情况大多在发作的中期、后期达到高峰。

【病因病机】

风寒学说：《类证治裁·伤风》的“初起风兼寒，宜辛温发表”。《顾氏医镜·伤风》认为“伤风，肺先受之”。因肺开窍于鼻，故这种风寒的反映，首先表现于鼻。

风热学说：《类证治裁》又认为“忌初用寒凉，致外邪不得疏散，郁热不得发越，重伤肺气也”。这是寒化为热，但更多的是直接感热而致。

卫气不固：《证治汇补·伤风章》论述“如虚人伤风，屡感屡发，形气病气俱虚者”，这种情况在临床殊为多见。这型病例往往是在疲劳过度、营养不良、天气骤变下，即使最轻微的感寒受冷，也可以感冒，故《成方便读·补中益气汤·注》认为“中气不足，营卫衰弱，易感风寒”。

现在临床上所见，也为风寒、风热与卫气不固三者。

风寒：肺为华盖，外合皮毛，开窍于鼻。一经气候突变，寒暖失常，起居失慎，同时人体腠理不密，卫气失藩篱之职，于是风邪寒气即乘隙袭肺。风寒袭肺，即循经上犯而病及于鼻。

风热：腠理不密，风寒既能入侵，风热也未尝不可以侵袭，这是风热之因。更有风寒之邪，以种种原因而化热，也是风热，其病理机制也完全与风寒相同。

卫虚：卫气一虚，即失去其藩篱捍卫御邪之职，所以即使细小微邪，也不经一抗而直中人体。

总之，本病的风寒、风热与卫虚学说，古今一体。

【辨证论治】

属于风寒者，多见于冬季及初春。表现为鼻塞声浊，流清涕，多喷嚏，恶寒发热，少汗或无汗，头痛，身痛，喉痒或咳嗽，痰少而清，舌苔薄白，脉浮或紧。局部检查，黏膜苍白，鼻甲水肿，分泌物呈浆液性。

属于风热者，多见于春末、秋季或夏天（在夏天者，沪语称热伤风）。发热，不恶寒或微恶风寒，有汗，鼻塞，头痛，咳嗽，痰多黄稠，口干而渴，喜凉饮。检查所见，咽黏膜多充血，鼻黏膜正常或充血，鼻甲肥大，分泌物多为黄色而稠者，舌苔薄黄，脉浮数。

属于卫气不固者，四季均可发生。唯一特点

为平时容易感冒，不论疲劳、稍感受凉等即发作。甚至第一次感冒方才退消，第二、第三次即接踵而至，中间竟然没有免疫期。检查所见，局部无明显变化，黏膜大多偏于苍白。分泌物性质不定。脉多细软，舌苔薄白。

·内治·

风寒型：治法当疏散风寒，常用方重者为荆防败毒散，轻者六味汤，也可用加减辛夷散。这三方作用基本相同。常用药：荆芥、防风、白芷、紫苏叶、桔梗、辛夷、苍耳子、柴胡、前胡等。

风热型：治法当辛凉解表，常用代表方有桑菊饮或银翘散之类。常用药：桑叶、菊花、薄荷、金银花、竹叶、芦根、桔梗、鱼腥草等。

卫虚型：在表证严重时，宗风寒、风热处理。一待表证消失或始终没有表证者，可用补中益气汤或桂枝汤与玉屏风散同用。常用药：防风、白术、黄芪、柴胡、桂枝、白芍、甘草、大枣、生姜等。

·外治·

鼻塞严重者，可用醋与水各半，煎沸。用牛皮纸做成漏斗型的罩子，大口扣在药上，小口罩在鼻子上，吸入蒸汽，每天2～3次。

鼻部按摩，每天3～4次，每次5～10分钟。

用葱白液滴鼻。葱白液制法：将葱白打汁，过滤，用生理盐水配成40%的葱白汁溶液，即成。

针刺：取穴印堂、太阳、合谷、风池、曲池、足三里等穴。每次选用2～3穴，强刺激。每天1次。

【预防与护理】

1. 在感冒流行时，可用大核桃两个，取肉，切成细屑，加白糖适量，用开水冲泡，加盖，闷5分钟。趁热饮服核桃与汤。此法每天2～3次，易为小儿所接受。

2. 居处常开窗，使居室多接受阳光的照射，保持空气流通。

3. 加强锻炼，适当进行户外运动，增强体质，使正气充沛，以抵抗外邪的侵入。

4. 在疾病流行时，小儿禁止到商场、戏院、公园等公共场所。

5. 在疾病流行之际，出门要戴口罩。多吃大葱、大蒜、生姜等有预防作用。

6. 去除上呼吸道的病灶，积极治疗鼻窦炎、扁桃体炎、慢性咽炎等病。

7. 有病者与健康人之间，应进行隔离。

8. 病者应多卧床休息。卧室宜温暖明亮，多开窗户，但应避免直接吹风及强烈阳光直射。

9. 禁食辛辣、烟、酒、水族鱼腥食物，可多吃水果。

10. 感冒流行期间，卧室内可通过食醋熏蒸来消毒。

11. 在发病期间，必须强调正确的擤涕方法。使鼻腔内分泌物的充分擤出，以免通过耳咽管而窜入耳中。

12. 分泌物的处理，最好消毒或焚毁。

13. 如在严冬，可以多做日光浴。

【医案】

·案一·

范某，男，14岁。1996年3月19日初诊。

患者一向涕多，不黄。两周前感冒，引起急性发作，刻下感冒愈而鼻病难瘥，涕量奇多，有黄有白，通气不能顺畅，晨起咽干。

检查：鼻中隔严重向左偏斜，左腔狭窄，黏膜充血，稍有浆液性分泌物潴留，咽后壁淋巴滤泡严重增生，舌苔薄，脉平。

医案：鼻病一“体”一“用”，前者鼻中隔偏斜，本非药物可以匡正，后者肺气滞热而然，至于咽炎，似乎反居主流，两症同治取清肺肃喉手法。

处方：

桑白皮10 g	黄芩6 g	辛夷10 g
苍耳子10 g	芦根30 g	玄参10 g
沙参10 g	麦冬10 g	桔梗6 g
甘草3 g	7剂煎服	

按语：本案为慢性鼻炎急性发作，当以急性鼻炎处理。感冒之后，鼻塞不通，鼻流清涕者为风寒束肺，但鼻涕渐而转为白浊或黄稠，则由寒化热，热灼伤津，则咽干舌燥，虽鼻、咽同病，但事出同因，故治疗两相兼顾。桑白皮、黄芩、辛夷、苍耳子清肺通窍，芦根、玄参、沙参、麦冬生津润燥，桔梗、

甘草清利咽喉。

·案二·

王某，男，29 岁。1992 年 2 月 1 日初诊。

伤风第三天，昨天起有寒热，头痛，恶寒，鼻塞不通，清涕淋下，稍有咳痰。

检查：鼻黏膜充血，两下甲肥大，鼻腔内有不少浆液性分泌物。咽峡及鼻黏膜轻度充血。体温 37.8℃，舌苔薄白，脉浮数。

医案：急性鼻炎，乃伤风感冒之亚流，治以疏风解表，常规处理。

处方：

荆芥 10 g	防风 6 g	薄荷后下 6 g
桑叶 6 g	白芷 6 g	苦杏仁 10 g
浙贝母 10 g	玄参 10 g	桔梗 6 g

3 剂煎服

外治：呋麻滴鼻液一支滴鼻，每日 3～4 次。休息 3 天。

1992 年 2 月 5 日，恶寒消失，头痛接近消失，鼻子通气改善，涕量减小，有清白转为稠厚带黄。

检查：鼻腔接近正常，咽峡（－）。舌苔薄，脉平。

医案：外邪一撤，诸病去安，再扫残余，去疾务尽之意也。

处方：

桑叶 6 g	菊花 10 g	金银花 10 g
连翘 6 g	苦杏仁 10 g	陈皮 6 g
玄参 10 g	辛夷 6 g	白芷 6 g
甘草 3 g	3 剂煎服	

按语：急性鼻炎多发作较急，一般由外邪侵袭机体而发病，肺为华盖，外合皮毛，开窍于鼻。如气候变化，寒温失常，起居不慎，或人体腠理不密，卫气不固，风寒、风热之邪乘虚袭肺，循经上犯于鼻而为病。如素体卫气虚弱，更易反复发作，胶着难愈。

本案患者伤风第三天前来就诊，从其症状看，属于发作中期，风寒侵袭而致病，邪正交争，故发热恶寒，寒邪收引凝滞，故鼻塞不通；寒邪伏肺，肺失宣肃则咳嗽；肺失通调则清涕；寒邪入里化热，故咽峡及鼻黏膜充血。治以疏风散邪。方中荆芥、防风、白芷疏风散寒；薄荷、桑叶疏散风热；苦杏仁肃肺而平咳嗽；因黏液性分泌物多，而“败津枯槁皆属于痰”，故用贝母化痰；因咽峡充血，故用玄参、桔梗凉血化痰利咽。同时外用呋麻滴鼻液来改善鼻塞症状。3 剂药后，患者基本病瘥，成功过渡到发作后期，但鼻涕由“清稀而白”转为“黏稠而黄”，此刻以热象为主，故治以疏风清热。方中桑叶、菊花疏散风热，金银花、连翘清热解毒，玄参凉血滋阴，以防疏散太过，苦杏仁肃肺止咳，白芷善医头面而治头痛，辛夷通鼻窍而改善鼻塞，甘草调和诸药。

本病有时常与感冒并发，也被认为是上呼吸道感染的一部分，中医无论感冒或急性鼻炎，皆可随证而治，因为治证而非治病，对于急性鼻炎究竟是风热还是风寒，有时交错复杂，干祖望认为可通过观察鼻涕的色和质进行判断，白而清稀者必为风寒，黄而稠厚者必为风热。

慢性鼻炎

慢性鼻炎，传统名称为鼻窒。慢性鼻炎为一种极为常见的鼻病，系鼻黏膜及黏膜下层的慢性炎症，伴有不同程度的功能紊乱，虽然多为鼻部本身的病变，但也可能为全身性疾病中的一个症状。

本病主要症状为鼻塞、涕多、嗅觉减退，历来中医就把它分隶于鼻渊、鼻塞、鼻窒、失嗅等病种里讨论，故《诸病源候论·鼻病诸候》的鼻齆、鼻窒塞、鼻涕篇病候中，肯定有本病在内。《太平圣惠方》中多处谈“鼻塞不闻香臭”“鼻塞不通，常有涕”的记载，尤其突出了一个“常”字，来证实本病是一个旷日持久的慢性病。同时说明在宋代之前，对慢性鼻炎就有了准确的认识和丰富的治疗方法。

《灵枢·经脉》“足太阳之别，实则鼽窒”，这是最早提及此病者。此外，如《吕氏春秋》《淮南子》中也都谈到“鼽窒”一病，高诱注谓“鼻不通也”“鼻不通利也”。《说文解字》有“病塞鼻窒也”。《释名》有“鼻塞曰鼽……遂至窒塞也”。因此，古代鼽窒、鼻窒、鼽、窒塞、鼻齆等，基本上都是慢性鼻炎。全国高等医药院校试用教材《中医耳鼻喉科学》讲义选用“鼻窒”作为慢性鼻炎的中医名称，是十分得体的。

在这里也必须提醒一下，上面所谓“鼻鼽”，固然有慢性鼻炎在内，但也不能排除其他鼻病甚至由于生理缺陷的鼻病。

慢性鼻炎，通常包括慢性单纯性鼻炎、慢性肥厚性鼻炎、干燥性鼻炎、萎缩性鼻炎及干酪性鼻炎五种。其中慢性单纯性鼻炎和慢性肥厚性鼻炎在病因方面颇多类似之处，而且后者多因前者转化而来，因此许多文献经常把二者作为一病而谈。

一、慢性单纯性鼻炎

本病男性多发于女性，11～20岁为最多，老年人比较少见。有人统计，小儿患者多于成人。

有些女性，在青春期、月经期、妊娠期及更年期，鼻黏膜经常发生充血与肿胀。

【临床表现】

鼻塞：这是最主要的症状，长期鼻堵不通，为间歇性或持续性，往往两侧交替而作。每在运动之后或温暖环境中可以减轻，故《儒门事亲》也观察到“唯坐暖处少通”。在夜间、静坐过久、疲劳、干冷污浊环境中加重。在平卧时，下侧的鼻腔阻塞加重，上侧相应减轻甚至通畅，转身而睡，很快就左右倒置过来，故《奇效良方·鼻门》解释为“阳气盛于上而侧卧，则上窍通利，而下窍闭塞者”。上述情况，多在冬季加重而在夏季减轻或消失。

涕多：也是本病主要症状之一。一般呈稠厚半透明黏液状，间或伴有少许脓液，常悬流到鼻咽部而再下注到口咽，患者经常感到鼻咽部分泌物黏糊而不舒服，必须咯出或擤出才爽快。这种情况《诸病源候论·鼻涕候》称为“津液涕唾……不能自收”。同时也正因鼻涕量多与潴积，使已经堵塞不通的鼻腔，更加严重。

嗅觉减退：表现为嗅觉不敏，甚至嗅觉全部丧失不等。这种情况《诸病源候论·鼻齆候》认为是“其气蕴积于鼻者，则津液壅塞，鼻气不宣调，故不知香臭”。

此外，也可常见由于慢性鼻炎导致的头痛、头晕、阻塞性鼻音、耳朵憋气等。

检查所见，鼻黏膜肿胀，鼻甲肥大，鼻下甲常与鼻中隔相接触，甚至紧紧相依，不留细缝。有时充血，色泽常偏晦紫（风寒的为淡白），平滑湿润。但在贫血、衰弱、年老患者，则仅呈浅红色。鼻道、底部可见黏液潴积，鼻甲与鼻中隔间亦附有丝状黏液。若以探针轻触下鼻甲表面，可以出现凹陷，但移去压迫后片刻即平复。若用1%麻黄碱溶液喷入或棉片覆盖，黏膜很快收缩到正常状态，即所谓“收缩敏感”或“收缩良好”。

【病因病机】

风寒学说：如《诸病源候论·鼻塞候》论述“诸阳之气，上荣头面，其气不和，受风冷，风冷邪气入于脑，停滞鼻间，即气不宣和，结聚不通，故鼻塞也。”又如《儒门事亲·因风鼻塞四》：“炎暑时风快处，披露肌肤以求爽，为风所贼，三日鼻窒。”持有这种观点者认为肺为娇脏，本性恶寒，五行属金恶冷，所以一接风寒、冷气，当然阻塞难通。这由人们一受寒冷而即鼻塞可证。

主张为热者：《齐氏医案》论述“世俗皆以为肺寒而用解表通利辛温之药不效。殊不知肺经素有火邪，火郁甚则喜得热而恶见寒，故遇寒便塞，遇热便发也。治法宜以清肺降火为主，而佐以通气之剂。”这种属寒属热之争，固然有客观的见证、舌脉可凭，但张介宾的一句隽言最有一言破的之妙，他在《景岳全书》卷二十七谓：“大都常塞者多火，暴塞者多风寒”。

宗气虚者：所谓气虚，也包括阳气不足，清阳难举在内。《灵枢·本神》：“肺藏气，气舍魄，气虚则鼻塞不利。”《奇效良方》做了一个补充，谓“妄以鼻塞为寒者，误也。盖阳气甚于上，而侧卧则上窍通利，而下窍鼻塞者”。这是鼻塞由于气虚，清阳不升的见解。此外，《先醒斋医学广笔记》认为：“脑者，至阳之物，清气所居，今为浊气邪热所干，遂下臭浊之汁。”这是指第二个特征——多涕也有气虚清阳不举的见解。《济生方》：“鼻者肺之候，职欲常和，和则吸引香臭矣。”这是指第三个特征——嗅觉减退，由于肺职不和而清道蒙垢蔽塞。以鼻甲的充血、郁血而论，是因为气帅血，血以气行。气机一虚，帅血失权，血当然或充或郁而滞瘀了。

局部因素：指鼻腔黏膜由于各种因素而长期发生病变或全身性疾病和环境因素造成的。例如《灵枢·忧恚无言论》指局部的“颃颡不开，分气失也”，《素问·气厥论》指全身性的“胆移热于脑，则辛頞鼻渊”，以及《素问·金匮真言论》指环境而言的“春善病鼽衄”。

临床可见以下几个因素。

局部因素：为急性鼻炎反复发作或治疗不彻底，慢性鼻窦炎的脓涕长期刺激，鼻中隔弯曲影响通气引流，邻近病灶对鼻黏膜的长期刺激或长期用药不当等所造成。

全身性因素：如贫血、结核、糖尿病、风湿病、急性传染病后以及肝、肾、心的慢性病和习惯性便秘等，皆可导致鼻黏膜的充血或郁血。此外，营养不良、内分泌失调等亦可造成。

环境因素：长期接触煤、煤气、石膏、石灰、水泥、烟草、棉花、皮毛、铅、铁、锰等或其他刺激性化学气体。此外，如温度高达36℃以上或温度降低到零下2～4℃时，气温骤热骤冷亦会导致本病发作。

不论以上哪种原因，中医认为都是与五脏失调、气血不和及六淫七情等有关，诚如《三因极一病证方论·鼻病证治》所谓：“肺为五脏华盖，夫百脉取气于肺，鼻为肺之开合，吸引五臭，卫养五脏，升降阴阳，故鼻为清净气道。或七情内郁，六淫外伤，饮食劳逸，致清浊不分，随气壅塞，遂为清气鼻洞，浊脓脑丝衄血悬内，久而为鼻痈（痈，繁体为癰，与齆通用）。”

以证来辨，现在临床上常可见的，大体上不出风寒、郁热、气虚与瘀滞四者：

风寒——气不宣和
郁热——火郁而不达——瘀滞鼻甲
气虚——帅血失权

瘀滞鼻甲，可以说是风寒、郁热、气虚三者的最终产物。

考鼻甲贮血最多，但循环流畅，来去平衡。如果因种种原因，使血行失畅，潴积集滞则鼻甲肥大塞满鼻腔。鼻甲内的瘀滞，必然从气滞开始，诚如《医林绳墨·血证》中谓：“血离其气，则血瘀积而不流。”《素问病机气宜保命集》大头论第三十篇中谓：“鼻塞者，肺也，何以治心？心主臭，如此推法，皆从受气为治。”刘完素的所谓治心，就是指不论行血的、化瘀的甚至攻积的都是入心经的药，这点在《本草分经审治》中论之最详。所以古人纵然没有明确指出“瘀滞鼻甲”，但它的精神则十分明确。

最后可以这样说，风寒、郁热、气虚经常存在于初期或急性发作期。一到后期，则为血瘀。说得更客观而完整一些，即尽管后期为血瘀，但有时风寒、郁热、气虚还是可产生及发挥其作用。

【辨证论治】

风寒、郁热，大多在前期或急性发作期，可参阅上节急性鼻炎。

气虚：《医方集解·补中益气汤》认为“脏腑肢体，皆禀气于脾胃，饥饱劳役伤其脾胃，则众体无以禀气而皆病矣，阳气下陷则阴火上乘。”《成方切用·补中益气汤》也谓：“阳升则万物生，清升则浊阴降。”慢性鼻炎，主要因气虚而清阳不举所致，诚如《齐氏医案》所谓“饥饱劳损所伤，脾胃发生之气，不能上升，邪害空窍，故不利而难闻其臭。此则宜养脾胃，使阳气上升，鼻自通矣”。本病常有头重眩晕，胸闷腹满，食欲衰退，倦怠无神，大便溏薄，舌苔白腻，舌质嫩而胖，甚至齿痕如锯，脉来细软无力，或濡缓者，都是清阳不升，中气不足的表现，而且还有一个特点，即患者平时很容易感冒，有时彼愈此起，甚至连免疫期都没有而一直困顿于感冒之中，这也是中气极衰，卫气因之而难以自固之征。

血瘀：微循失畅，瘀滞鼻甲，所以主要依据就是鼻甲水肿肥大。因为是单纯性发作，所以对收缩剂较为敏感，用后收缩正常。血瘀一型，有虚实之分，必须根据鼻黏膜苍白与暗红，以及全身症状和脉舌来正确鉴别。

·内治·

风寒、郁热:参阅上节急性鼻炎。

气虚:宜益气升阳,健脾培土为法,常用代表方有补中益气汤、益气聪明汤之类。常用药:柴胡、升麻、党参、黄芪、白术、当归、陈皮、甘草等。有时也可以采用参苓白术散加升麻、柴胡、葛根之类。

瘀滞:一般取活血化瘀法,常用代表方有通窍活血汤。常用药:桃仁、红花、赤芍、川芎、香附、当归尾等。气虚者加四君子汤。

虽然是瘀滞,但风寒、郁热、气虚还在起作用与影响者,则在治瘀法中斟酌兼顾治疗风寒、郁热、气虚方法。

按语:临床上,对于肺气虚寒之候,干祖望常以党参、白术、茯苓、甘草温补肺气,防风、桂枝、细辛温肺祛寒,辅以桔梗、路路通、石菖蒲宣通鼻窍,气虚明显者则加紫河车温肺益气。脾虚湿困者,干祖望在四君子汤基础上,加以山药、白扁豆、陈皮、半夏益气化痰,藿香、石菖蒲醒脾通窍,若中虚多寒,则投荜茇温中祛寒,组方中常辅以桔梗,助诸药之性上行抵鼻。清阳不升,浊积鼻窍者,干祖望常以升麻、葛根升举清阳之气,太子参、白术、茯苓健脾助运,藿香、佩兰、辛夷、苍耳子等芳香化浊,鸭跖草清化湿浊。瘀血阻滞,鼻窍不利者,干祖望常以桃仁、红花、当归尾、益母草、乳香活血化瘀,辛夷、白芷、石菖蒲、路路通、桔梗祛邪通塞,乌药、陈皮顺气破滞。而肺气壅滞者,干祖望常以桑叶、桑白皮、黄芩、马兜铃宣泄壅塞之肺气,山栀子、天竺黄、鱼腥草、桔梗、芦根清肺排涕,辛夷、路路通以通鼻窍。【参考文献:徐轩,陈国丰.干祖望教授治疗慢性鼻炎经验[J].中医函授通信,1993(02):27-28.】

·外治·

针刺疗法:取迎香、上星、合谷。

药物蒸汽吸入法:取苍术10 g,白芷10 g,石榴皮10 g,煎沸。用牛皮纸做漏斗,大的一面覆盖在盛药器皿上,小的一面扣在鼻孔,努力吸入蒸汽。每天两次,每次10分钟左右。此药可以再三煎用,能连用6~8次(应根据季节来决定)。如鼻塞不通而无法吸气者,可用1%麻黄碱溶液预先滴鼻,使通气后再吸蒸汽。

超声雾化吸入法:仍用苍术、白芷、石榴皮等分,预先制成浓缩剂,再用超声雾化法,借超声雾化器发出超声波的声能,将药液化为雾状,通过玻璃管而吸入鼻腔。

导引与按摩:参阅慢性肥大性鼻炎。

二、慢性肥大性鼻炎

慢性肥大性鼻炎大多由慢性单纯性鼻炎发展而来。但也可不经过这一阶段而直接发生,它是鼻黏膜的一种慢性炎症变化,结缔组织的增生达到最高程度。组织成分的增生通常并不弥漫到全部黏膜上,而主要在于海绵组织聚积的地方——中、下鼻甲的前后端。有时这样的增厚,可占据下鼻甲整个下缘。因为本病的鼻阻塞,较慢性单纯性的更为严重与顽固,所以在中医所称“鼻塞”“鼻窒”病中,所占的比率较大。

本病男女发病率相同,以10~30岁患者更为多见,年龄愈大则愈少,除非长期服用降压药的老人。

【临床表现】

一般症状与慢性单纯性鼻炎相同,但鼻塞更重,且为双侧持续性,阻塞性鼻音也较严重。分泌物不一定多,但很黏稠而难以擤出。嗅觉明显减退。肥厚的下鼻甲后端,可压迫耳咽管,妨碍其通气与引流,故常有耳中憋气、耳鸣及听力障碍等症状。因鼻腔阻塞,采用口腔呼吸,以及鼻腔中分泌物长期刺激咽部而容易产生咽部炎症,致咽喉不舒、干燥、频频咳嗽及清嗓。有时由于肥厚的下鼻甲前端阻塞了邻近的鼻泪管,泪器受害,而引起流泪、泪囊炎及结膜炎,肥厚的鼻甲压迫嗅裂,所以嗅觉显著减退。此外,头痛、失眠、记忆力衰退、精神萎靡等也较为常见。

检查所见:鼻甲肥大,充盈满腔。对收缩剂不敏感,甚至不起作用。以探针触下鼻甲表面,有韧硬感,不见凹陷,有时在过久的加压后,也能出现凹陷,但撤去压力后,在很长时间内难以平复。黏膜肿胀，呈苍白或粉红及暗红色。表面不平，呈结节状，所谓桑椹样。尤以下鼻甲前端及其游离缘为重点。鼻后孔镜检查，有时可见下鼻甲后端如桑椹一样粗糙肥厚，或鼻中隔后段黏膜两侧对称性肥厚。在耳部有鼓膜内陷，在咽则有慢性咽炎迹象。

至于舌诊、脉诊，参考价值不高。

【病因病机】

基本上与慢性单纯性鼻炎相同，可以参阅慢性单纯性鼻炎。但本病病程更长，症状更重，所以已不仅仅是清阳不升、脾土衰弱的原因，而且更有痰火与血瘀的因素在内。古人对此，也以痰火与瘀血为重点。

痰火学说：《证治汇补·鼻病章》论述"不待外感，时常鼻塞干燥者，乃肺有痰火也"。考痰之为物，无处不到，诚如《类证治裁·痰饮篇》所谓："痰则随气升降，遍身皆到，在肺为咳……在经络则肿，在四肢则痹，变化百端，昔人所谓怪病多属痰"。根据林佩琴的说法来推衍，它也更可以"在鼻甲则肥大矣"了。

血瘀学说：《医林改错·气血合脉说》论述"有血瘀之症可查，后有五十种血瘀症相互参考"。瘀症在头面部者，光用通窍活血汤所治的就有八种以上，充血、瘀血在鼻甲者，理应在内。此外《血证论·瘀血》也称："瘀血在经络脏腑之间，则结为癥瘕，瘕者或聚或散，气为血滞，则聚而成形，血随气散，则没而不见。"由此类推。慢性肥大性鼻炎正是中气不足，帅血无权。致海绵体的鼻甲充血郁血。

在临床上常见证型如下。

痰气相凝：气滞则痰凝，痰症大多为白肿。

瘀血滞积：鼻甲以血瘀而充血郁血，致体积膨大肥厚，充盈满腔，长期不退不消不缩小。

清阳不升：清阳之气不升，浊阴之气相应上潜，致空清之窍失其空清本色，而清道瘀塞不通。

药物因素：高血压病患者，长期进服某种降压药品，如复方降压片等。

【辨证论治】

痰气相凝者：痰为败津腐液，本无颜色可言。故而痰气相凝者，鼻甲纵然肥大肿胀结实，但黏膜正常，也有稍偏苍白者。

瘀血滞积者：肿大的鼻甲，黏膜呈晦暗的红色，触之坚硬，表面粗糙呈桑椹样。

清阳不升：黏膜以苍白者为多，质较柔软，收缩剂反应较以上两型稍微敏感一些，在温暖的环境里可以稍微改善其阻塞情况，在寒冷时阻塞加重。同时，本证的全身症状及舌、脉都有一定的参考价值，而痰气与血瘀两型的全身症状及舌、脉等无特殊表现。

·内治·

痰气相凝者：理气化痰以消肿，常用代表方有二陈汤及其衍化的方剂或王氏二陈汤等。常用药：陈皮、半夏、茯苓、甘草、白芥子、桔梗、石菖蒲等。

血瘀者：活血化瘀。常用代表方有通窍活血汤。常用药：桃仁、红花、赤芍、川芎、当归尾、地鳖虫、僵蚕等，也可用三甲散加三棱、莪术。

清阳不升者：益气升清。常用代表方有补中益气汤或益气聪明汤之类。常用药：柴胡、升麻、党参、黄芪、当归、川芎、葛根、石菖蒲等。以上不论哪一方，如石菖蒲、路路通等开窍药，都应同时取用。由长期服用降压药导致的鼻塞，可停止服用，另选一种药续服。【参考文献：干祖望. 耳鼻咽喉科运用经方的点滴经验[J]. 江苏中医杂志，1983(5):9-10.】

按语：葶苈大枣汤专用于治疗以鼻塞为主症的慢性鼻炎。其适应证为长期鼻塞，鼻甲肥大但收缩良好，形体壮实者。这类鼻塞的病机，一如《齐氏医案》所谓："世俗皆以为肺寒，而解表通利辛温之药不效。殊不知肺经素有火邪，火郁甚则喜得热而恶见寒，故遇寒便塞，遇感便发也。治法宜以清肺降火为主，而佐以通气之剂"。《景岳全书》更谓："大都常塞者多火，暴塞者多寒。"而葶苈子正是辛寒泻肺药。又张山雷谓："葶苈子苦降辛散而性寒凉，故能破滞开结。"鼻长期堵塞，即是

“滞”“结”之谓。本方对于体虚之人应慎用。干祖望认为，慢性鼻炎无论单纯性或肥厚性，皆是“鼻甲留瘀”，或寒凝为瘀，或热灼致瘀，抑或气虚留瘀。故临床用药中，在辨证基础上多应配合桃仁、红花、地龙等活血化瘀之品使用，病久瘀入于络者，加以僵蚕、全蝎、蜈蚣等入络破瘀等药，或辅以辛夷、白芷、川芎等行气活血之品。【参考文献：廖月红，李云英. 干祖望教授治疗鼻病经验介绍［J］. 新中医，2003，35（8）：7.】

·外治·

参阅慢性单纯性鼻炎。

另外，也可用药物蒸汽吸入法或超声雾化吸入法，所用处方同为：红花 10 g，桃仁 10 g，皂角刺 3 g。

针刺：取迎香、上星、合谷。

导引与按摩：鼻科的导引，对慢性鼻炎最为有效，反过来说，鼻科的导引正是为慢性鼻炎而设。

《诸病源候论·鼻齆候》引《养生方》云：“东向坐，不息三通，手捻鼻两孔，治鼻中患。交脚踑坐，治鼻中患……去其涕唾，令鼻道通，得闻香臭。”这是治疗鼻塞不通的导引法。其方法是：面向东方，盘膝趺坐，暂停呼吸或内呼吸三次。接下去端坐伸腰，徐徐以鼻纳气（慢慢地吸气），以右手捻鼻（揉动鼻尖）。它的目的就是使潴留的积涕得以排出而恢复通气与嗅觉。

《保生秘要》：“用中指尖，于掌心搓令极热，熨搓迎香二穴。可时搓时运（熨），兼行后功，此法并治不闻香臭。”现在临床上对慢性鼻炎的常用导引，大多按摩两侧迎香穴，按摩到产生灼热感。之后再按摩鼻翼，也使生热。并掐迎香穴，一般可掐 2～3 分钟，中间稍歇 2～3 分钟，再掐再歇，5～6 次为 1 个疗程。还有将两手拇指两节垂直弯曲，其他四指向掌面自然环屈呈空心拳，环屈的食指紧压在拇指上，使拇指固定不摇动。两拇指指甲相对方向，将拇指指甲上下搓鼻翼两侧共 36 次。搓时口宜紧闭。

【预防与护理】

1. 注意工作、生活环境的空气清净，避免接触灰尘及化学气体特别是有害气体。

2. 加强营养，增强正气。

3. 加强锻炼，提高身体素质。通过运动，可使血液循环改善，鼻甲内的血流不至阻滞。经常运动，诚如华佗对他的弟子吴普所说的“起作一禽之戏，怡而汗出，因以著粉，身体轻便而欲食”（见《后汉书·华佗传》）。

4. 改掉挖鼻的不良习惯。

5. 及时矫正一切鼻腔的畸形。

6. 根治病灶，彻底治疗扁桃体炎、鼻窦炎等慢性疾病。

7. 慎用鼻黏膜收缩剂。

【医案】

·案一·

梁某，男，42 岁。1991 年 11 月 12 日初诊。运输公司。

患者鼻病三年，涕多，拧擤欠畅，右侧为重。鼻塞虽不严重。但呼吸殊感欠通，活动后可缓解。感冒历一周而未痊，全身关节酸痛，头痛重点在两鬓。平时畏寒。

检查：咽有充血感，鼻黏膜充血。舌苔薄白而腻，脉有浮意。

医案：时邪外感，引动夙恙之蠢然，荆防败毒散主之。

处方：

荆芥 6 g	防风 6 g	羌活 3 g
独活 6 g	前胡 6 g	柴胡 3 g
石菖蒲 3 g	路路通 10 g	桔梗 6 g
甘草 3 g	5 剂煎服	

二诊 1992 年 1 月 21 日。药后上诊诸恙消失殆尽。刻下不舒者，血压偏高而在平稳之中，鼻塞在右侧，得暖可以缓解一些，咽干而告昼轻夜重。

检查：鼻下甲肥大右重左轻，收缩尚可。舌苔薄腻，脉细。

医案：微循失畅，肺怯金寒。鼻塞不通，瘀在鼻甲。治取温通。

处方：

荜茇 6 g	石菖蒲 3 g	红花 6 g
淫羊藿 10 g	桃仁 10 g	当归尾 10 g
赤芍 6 g	路路通 10 g	辛夷 6 g
7 剂煎服		

按语：本案患者与一般慢性鼻炎患者略有出入，其在就诊时有感冒未愈的症状，有慢性疾病急性发作的表现，夙恙夹杂新疾，是医者比较头痛的问题，干祖望在这里采取的是先攻新疾、急则治标的治法，考虑到患者鼻塞、涕多、呼吸欠通，又有头痛、全身关节酸痛、鼻咽黏膜充血，干祖望以祛风胜湿为股肱，方中荆芥、防风、柴胡疏风解表、宣发浮邪；羌活、独活祛风胜湿。另外，干祖望虽然以治标为主，但是兼顾治本，兼之舌苔厚腻，又取化痰开窍一法，前胡、桔梗化痰；石菖蒲、路路通开窍；甘草调和诸药。从二诊情况来看，获效称得上十分满意，标邪已除，此番重在治本，取温通一法，方中荜茇温中散寒，淫羊藿温补肾阳，二药合用，益火之源，血瘀得热能行，鼻窍瘀滞能通，同时以桃仁、红花、当归尾、赤芍活血化瘀；石菖蒲、路路通、辛夷宣通鼻窍。药虽寥寥数味，但是治则一目了然，无一味虚品。反观刻下有些医生的处方，没有二三十味绝不停笔，正如“秋水时至，百川灌河，径流之大，两涘渚崖之间不辨牛马”，琳琅满目的药味让人看得头晕目眩，以冀偶中，但结果往往是不尽如人意的。

·案二·

余某，女，6 岁，1991 年 7 月 12 日初诊。玻纤院。

患者鼻多脓涕，时近两年，入冬加重。今年例外，入夏不瘥。通气时佳时塞，一般夜间严重，清除潴涕后，通气可改善。左耳有憋气之感。

检查：左鼻腔有脓性分泌物潴留。舌苔薄，脉平。

医案：胆热移脑，症隶鼻渊。治以龙胆泻肝汤和苍耳子散。盖前者求其效而后者图治其本。

处方：

龙胆草 3 g	山栀子 10 g	黄芩 3 g
柴胡 3 g	苍耳子 10 g	当归 10 g
辛夷 6 g	白芷 6 g	鸭跖草 10 g
桔梗 6 g	5 剂煎服	

二诊 1991 年 7 月 19 日。药进 5 剂，涕量减少，稠黏者转稀，黄者转白，左耳憋气减轻。

检查：右鼻腔无分泌物，垂侧有少量。舌苔薄，脉平。

医案：久病已虚，取用峻药，只可一而不可再。

处方：

夏枯草 10 g	鸭跖草 10 g	黄芩 3 g
山栀子 10 g	苍耳子 10 g	鸡苏散[包] 12 g
辛夷 6 g	白芷 6 g	鹅不食草 10 g
藿香 10 g	7 剂煎服	

三诊 1991 年 8 月 2 日。这两天可能受凉，涕量稍又多些，色黄。

医案：古谚“水无风不波，人无邪不病”，涕多一病告瘥途中，酷暑受凉，涕又多些，事属无疑。再予清养。

处方：

鸭跖草 10 g	鱼腥草 10 g	辛夷 6 g
山栀子 10 g	太子参 10 g	苍耳子 10 g
山药 10 g	藿香 10 g	夏枯草 10 g
鸡苏散 12 g	7 剂煎服	

按语：鼻窒以长期鼻塞、流涕为特征。其发病多因脏腑虚弱，邪滞鼻窍，鼻塞可呈交替性、间歇性、持续性，可伴有流涕、头痛、嗅觉下降等症状。患儿初诊时患儿以常年脓涕量多，通气时佳时塞为最突出的症状，根据其分泌物的形状，应属胆热移脑的鼻渊一证。慢性鼻炎和慢性鼻窦炎常常交错发病，故临床不予以严格区分，本例就是慢性鼻炎中偏鼻渊的一案。

胆为刚腑，内寄相火，其气上通于脑。脑为精髓之海，下通于鼻。肝胆互为表里，肝之经脉循抵蓄门，足少阳胆经之脉会于睛明，夹鼻之山根部，故肝胆失调可致鼻病。《济生方·鼻门》谓：“热留胆腑，邪移于脑，遂致鼻渊，鼻渊者，浊涕下不止也，传为衄血瞑目，故得之气厥也。”故初诊干祖望选用其惯用峻剂龙胆泻肝汤，清泻肝胆以求其效。方中龙胆草性寒大苦，善清肝胆实火；栀子苦寒，通泄三焦火热；黄芩、鸭跖草清热泻火，辅佐君药；

当归滋阴养血顾肝体,以防过用苦寒伤正;肝喜调达而恶抑郁,火邪或湿热内郁则肝气不舒,故又用柴胡舒畅肝胆气机以疏肝用;同时合用苍耳子散以止渊除涕,苍耳子、辛夷、白芷通鼻窍,止脓涕;桔梗引药上行而又有排脓之功。

服药5剂后患儿涕量减少,稠黏者转稀,黄者转白,左耳憋气减轻,只是垂侧仍有少量分泌物,考虑到患儿久病已虚,且药进5剂后,症状已大有改善,故缓和了方药的峻烈之性,弃龙胆草而用稍平和的夏枯草,并用鸡苏散清其湿热,藿香芳香化湿,鹅不食草宣通鼻窍。

三诊时患儿又合并新恙,症状亦随之而加重,治疗上既要祛其新感之邪,又要兼顾旧疾鼻渊的治疗。故一方面加用鱼腥草清热解毒,一方面用山药、太子参益气养阴,予以扶正。这再一次体现了干祖望在数诊后把握患者机体虚实上的矛盾转归倾向,在峻剂或泻或清之后,常常先安未受邪之地,及时酌情增添补益之品,以防矫枉过正,即其常说的“马上得天下,犹需案上治天下”。

·案三·

王某,女,46岁。1992年8月25日初诊。九华山。

患者潴涕逆吸,偏于左侧,从鼻腔上至百会、风府,旁及左侧头面、颈颔不舒,肌肤麻木,左眶胀痛,为时两年多,日趋严重,幸进步较缓。阵发性咳嗽,痰不多。左鼻腔长期堵塞。多言之后,可以发音失泽。左耳听力下降,似亦与此并作。以上情况在情绪失畅时更形严重。口腔有溃疡,也有两年。

检查:咽后壁黏膜有些轻度萎缩,鼻咽腔未见明显异常。鼻甲肥大,收缩良好,右鼻后腔萎缩。舌根左侧见有浅在性溃疡1个。舌苔薄腻,脉细。

医案:湿浊久困中州,清阳难于上举,以致阴霾笼罩头面空窍。拟取六君子汤加味。

处方:

升麻3 g	党参10 g	白术6 g
茯苓10 g	陈皮6 g	半夏6 g
藿香10 g	佩兰10 g	辛夷6 g
甘草3 g	7剂煎服	

二诊1992年10月16日。上药进28剂,潴涕多而逆吸,左侧头面疼痛,左眼眶胀痛,咳嗽、鼻塞、不耐多言等,已明显改善或消失。口腔溃疡也接近告愈。唯听力一无进步,两腮有酸感。

检查:咽后壁已滋润一些,鼻腔所见同前较干,口腔已无溃疡,舌苔薄,脉细。

医案:诸症虽顽,总算已就范受驭,扫尾工作决唯气血双补。

处方:

党参10 g	黄芪10 g	白术6 g
白扁豆10 g	茯苓10 g	山药10 g
百合10 g	当归10 g	白芍6 g
甘草3 g	7剂煎服	

按语:本案患者的症状可以称得上错综复杂,但是中医治病不同于西医,特别是有经验的中医师,非常善于对临床信息的归纳与演绎,干祖望抽丝剥茧,总结出了本病的病机为“湿浊久困中州,清阳难于上举”。《素问·至真要大论》曰:“诸湿肿满,皆属于脾。”脾失健运,湿浊内生,困遏清阳,以致阴霾笼罩头面空窍。《东垣试效方》曰:“若因饥饱劳役,损伤脾胃,生发之气既弱,其营运之气不能上升,邪害空窍,故不利而不闻香臭也。宜养胃气,使营运阳气宗气上升,鼻则通矣。”故治疗须健脾升阳以通窍,脾运得复,湿浊得除,阳气宗气得升,头面空窍得畅通,则诸如潴涕,鼻塞,听力下降,不耐多言,口腔溃疡,左侧头面疼痛,左眼眶胀痛等症状皆可消除。

初诊干祖望拟用六君子汤益气化湿,六君子汤是由四君子汤加上半夏、陈皮,四君子汤为益气健脾的代表方,半夏、陈皮行气化湿,并加用升麻升举清阳;藿香、佩兰芳香化浊;辛夷宣通鼻窍。

二诊时大部分症状已有非常明显的改善,如左侧头面疼痛,左眼眶胀痛,咳嗽、鼻塞、不耐多言,两年多的口腔溃疡也已痊愈。虽然听力仍然没有进步,但考虑到患者病程已久,病情顽固,如今能有如此改善也属不易。湿浊已除,清阳已举,接下来还应巩固其本,以期获得长久的疗效,防止其复发。方取参苓白术散加减,方中党参、茯苓、白术、白扁豆、山药健脾益气,脾气健旺则“水津四布、五经并行”；黄芪补肺益气，而又有升阳之功；百合、白芍养阴润燥；当归养血和血；甘草调和诸药。全方共奏健脾益气、滋养阴血之功。缠绵两年多的顽症终得渐渐恢复。

对于气虚证的慢性鼻炎，干祖望认为这类患者大多为平时运动极少，缺乏体质锻炼，血行循环不佳，“气以帅血，血以气行”，气虚则推动无力，津血瘀滞于海绵体内无法疏散而致鼻甲长期肥大，充盈鼻腔而致呼吸难畅，所以，益气法是最根本有效的疗法，干祖望常取四君子汤或参苓白术散。

·案四·

陈某，女，26 岁，1991 年 8 月 23 日初诊。工商银行。

患者多涕色黄，质浊，已八年病史。鼻塞在运动或擤尽潴涕后可以改善，失嗅，头痛域在眉心。

检查：鼻黏膜淡白无华，两下甲肥大，收缩良好。中甲有息变倾向，与中隔紧贴，嗅裂消失。舌苔白腻，脉细。

医案：长期湿浊充斥于中州，湿浊上蒸，空清之窍蒙浊而失其空清本色，先从芳香化浊、清胆开窍为治。

处方：

①苍耳子 10 g　柴胡 3 g　升麻 3 g
辛夷 6 g　鱼腥草 10 g　藿香 10 g
佩兰 10 g　石菖蒲 3 g　路路通 10 g
龙胆草 3 g　7 剂煎服

②苍术 10 g　白芷 10 g　皂角刺 5 g
4 剂，水煎，蒸气熏鼻窍。

二诊 1991 年 9 月 6 日。上药已进 13 剂，未用外用药。头痛消失，通气改善，唯涕仍多，失嗅仍然。

检查：同上诊。舌苔薄，脉细。

医案：药之内服者，尚认真进服，外治者弃而不用，此亦《史记》所谓“六不治”之一。今也得能恙除一半，亦云幸运矣。再步原旨。

处方：

①升麻 3 g　蔓荆子 6 g　柴胡 3 g
路路通 10 g　石菖蒲 3 g　鱼腥草 10 g
防风 6 g　鸭跖草 10 g　辛夷 6 g
苍耳子 10 g　7 剂煎服

②苍术 10 g　白芷 10 g　皂角刺 5 g
4 剂，水煎，蒸气熏鼻窍。

按语：本案患者从其多涕色黄、质浊来看，可见是湿浊夹热为患。鼻居面中，为阳中之阳，是清阳交会之处，故又属“清窍”，如今湿浊上蒸，郁积鼻窍，清窍被蒙而失其空清本色，必致病恙，再加上胆热移脑，故还可见鼻塞不通，头痛，失嗅及鼻甲肥大，中甲有息变倾向等症状，治以芳香化浊，清胆开窍。干祖望用藿香、佩兰芳香化浊；鱼腥草、龙胆草、鸭跖草清热泻火；升麻升举清阳；石菖蒲、路路通、辛夷、苍耳子宣通鼻窍；肝喜调达而恶抑郁，火邪或湿热内郁则肝气不舒，故又用柴胡舒畅肝胆气机以疏肝用。并嘱患者以苍术、白芷和皂角刺水煎，蒸气熏鼻窍，内治和外治并用，可惜患者未遵医嘱，弃外治而不用，所幸二诊时症状仍有较明显的改善，仍然遵循芳香化浊、清胆开窍的治疗原则。

外用药物蒸汽吸入一法，也是干祖望治疗鼻病的一个有效手段，经过临床的反复筛选，他在治疗慢性鼻炎时最终常用的是白芷、苍术、角针（皂角刺）三味。用法为将上三味浓煎，置于保温杯内，再用较厚的牛皮纸卷成一漏斗状物，大口一端覆盖于保温杯上，小口对准鼻孔，患者猛吸蒸汽，至蒸汽完全消失为止，每日 2～3 次，这样的药液不必每天更换，可以重复使用，夏天可用两天，冬天 3～4天，这样既能减轻病家的经济负担，又能避免有效药物的浪费。至于三味药物的用量，苍术和白芷常规取 10 g，皂角刺的用量，原则上是多多益善，不超过苍术和白芷用量，但是有些患者在皂角刺用量颇大时容易发生鼻黏膜刺痛，而维持在 3 g 时基本上无刺痛感。

·案五·

王某，女，38 岁。1991 年 10 月 21 日初诊。工艺装备厂。

患者鼻塞常作，往往寒则作，温则缓，嗅觉接近消失，受寒则清涕滂沱，长期呈阻塞性鼻音，鼻塞严重时头痛，努力擤涕时耳中哄鸣及暂时性失听。

检查：鼻下甲稍感肥大，用收缩剂后未见异常。鼻咽部检查未见异常。舌苔薄，脉细。

医案：肺怯金寒，清阳失举。检查则器质无恙。治疗应温肺升阳。

处方：

柴胡 3 g	升麻 3 g	黄芪 10 g
防风 6 g	白术 6 g	细辛 3 g
茯苓 10 g	百合 10 g	淫羊藿 10 g
甘草 3 g	7 剂煎服	

二诊 1991 年 10 月 30 日。鼻塞缓解，失嗅依然无佳兆。稍稍受凉幸无反应。阻塞性鼻音仍有，鼻涕清而难擤。

检查：鼻腔（－），舌苔薄，脉细。

医案：温肺升阳已有微效，但阻塞性鼻音一无改善。法宗原旨，小试疏导肺气之壅。

处方：

柴胡 3 g	升麻 3 g	细辛 3 g
马兜铃 10 g	黄芪 10 g	白术 6 g
防风 6 g	淫羊藿 10 g	陈皮 6 g
7 剂煎服		

三诊 1991 年 11 月 8 日。药进 7 剂，毫无效益。鼻塞情况白天尚可，入夜紧塞，涕多而色白，紧塞之际擤尽潴涕，也可通些。

检查：鼻腔未见异常。舌苔薄，脉细。

医案：鼻窍阻塞，得暖或活动而缓解，其病在瘀；擤尽潴涕而通，其病在涕。今也病在后者。两用温肺泻肺，俱不理想，其在此乎！兹从制涕之酿成，清涕之潴积裁方。

处方：

桑白皮 10 g	黄芩 3 g	桔梗 6 g
象贝母 10 g	鱼腥草 10 g	陈皮 6 g
半夏 6 g	鸭跖草 10 g	路路通 10 g
辛夷 6 g	7 剂煎服	

四诊 1991 年 11 月 15 日。阻塞似乎改善（但仍有些阻塞性鼻音），但失嗅感无丝毫改善，涕量已减少，其质很清。

检查：鼻（－）。舌苔薄，脉细。

医案：肺怯生寒，阳和之气难转，则鼻寒；清阳不举，浊阴之气蒙窍，乃鼻聋。治以温肺升阳。至于制涕之减少，但肺温而清升，制涕法寄寓其中矣。

处方：

升麻 3 g	柴胡 3 g	桑白皮 10 g
路路通 10 g	石菖蒲 3 g	辛夷 6 g
益母草 10 g	淫羊藿 10 g	荜茇 6 g
红花 6 g	7 剂煎服	

五诊 1991 年 12 月 3 日。药进 14 剂，客观上阻塞性鼻音明显改善，入暮还有些堵塞，对浓郁的气味偶然闻到。涕不太多，但难外擤。

检查：鼻腔未见异常。舌苔薄，脉细。

医案：温肺升阳，矢已中鹄，更以鼻音之改善，殊为可慰，诊得脉来细小而弱，则正气显然不充，欲知血以气行，益气亦间接行血。乘胜追击之方，再助以益气。至于仿通关散之外用药，再予续用。

处方：

①黄芪 10 g	党参 10 g	升麻 3 g
路路通 10 g	柴胡 3 g	石菖蒲 3 g
荜茇 6 g	淫羊藿 10 g	红花 6 g
泽兰 6 g	7 剂煎服	
②细辛 6 g	皂角刺 6 g	阿魏 3 g

3 剂，水煎熏鼻窍。

六诊 1991 年 12 月 20 日。近来自觉鼻堵塞减轻一些，可以闻到一些香气。客观上阻塞性鼻音有所减轻，呼吸感到为吸气性困难。

检查：鼻腔（－）。舌苔薄，脉右沉细，左细。

医案：温肺升阳，仍然为主导，原方损益一二。

处方：

①黄芪 10 g	党参 10 g	升麻 3 g
紫河车 10 g	柴胡 3 g	石菖蒲 3 g
白术 6 g	怀山药 10 g	茯苓 10 g
红花 6 g	仙茅 6 g	7 剂煎服
②皂角刺 5 g	蔓荆子 10 g	细辛 6 g

4 剂，水煎熏鼻窍。

按语：《灵枢·本神》论述“肺气虚则鼻塞不利”。因肺主气而通于鼻，鼻为肺窍，肺气虚弱则不能宣发卫气输精于肌表，往往易于受邪；同时，脾气主升，若脾气受损，气不上达，鼻失温养，则寒湿邪浊易于结滞鼻窍而致鼻窒之患。因此，如果脾肺二脏之气虚弱，就会出现鼻塞不通，遇寒加剧，清涕滂沱，长期呈阻塞性鼻音，严重时头痛、鼻甲肥大等症状。

初诊时患者的寒象很明显，如寒则作，温则缓，受寒清涕滂沱等，故干祖望采用温肺升阳一法，柴胡、升麻升举阳气；黄芪、白术、防风为玉屏风散，益气固表，因为肺为华盖之娇脏，风寒邪气外袭，必先犯肺，故宜固表护肺，以防外邪相兼夙疾而作；细辛解表散寒、温肺化饮，而又能宣通鼻窍；淫羊藿温补肾阳，益火之源以消阴翳；茯苓益气健脾、培土生金；百合养阴润肺，是取张介宾"善补阳者，必阴中求阳，使阳得阴助而生化无穷"。药进7剂，患者的症状有所改善，鼻塞缓解，稍稍受凉已可抵御，但因阻塞性鼻音仍无改善，故干祖望又在温肺升阳的基础上合用疏导肺气一法，加用马兜铃清肺降气，温阳行气。但是似乎收效甚微，干祖望认为，鼻窍阻塞，得暖或活动而缓解，其病在瘀；擤尽潴涕而通，其病在涕。故关键在于制其滂沱之涕，加用了桑白皮、路路通、鸭跖草、半夏、陈皮等清热化痰通窍之品。至第四诊，阻塞与涕量已有减轻，但失嗅感无改善，考虑其病机还是在于肺怯生寒，清阳不举，故仍以温肺升阳，阻塞性鼻音终于得到明显改善，过程稍有曲折，故更感欣慰。矢已中鹄，继续遵循温肺升阳的原则，并且合用了熏鼻之法，内外同治。

此例病案的诊次较多，干祖望在诊治的过程中也进行了一些探索，为我们的思路提供了较为有价值的参考。

·案六·

施某，男，60岁，1989年10月31日初诊。

今年暑假开始，即鼻塞不通，活动时即通，静止时即塞，多嚏，涕不多，头痛在前额或后脑游移而作，不通时即失嗅，咽部稍有干意，上午轻下午重，薄暮时最严重，遇冷加重。

检查：鼻下甲水肿，收缩尚可，鼻中隔弯曲肥厚，两侧嵴突，舌苔薄，脉平。

医案：肺失温养，鼻甲留瘀，至于鼻中隔肥厚偏曲，多少也有作伥助纣之嫌，先取温调肺气，通窍化瘀。

处方：

桂枝3 g	白芍6 g	红花6 g
生姜2片	桃仁10 g	当归尾10 g
赤芍6 g	淫羊藿10 g	益母草10 g
甘草3 g	石菖蒲3 g	7剂煎服

二诊1989年11月17日。药进14剂，通气稍稍减轻一些，但一遇凉气即塞，鼻痒作嚏，还是涕不甚多，鼻中有干涩感。

检查：右鼻腔少液，右下甲有一出血点，舌苔薄黄，脉细。

医案：肺冷金寒，十分明显，但同时鼻干而有出血点，温药似难投服，温既不能，凉更不可，只能取活血通瘀，此则轻舟过峡，左右逢源矣。

处方：

当归尾10 g	赤芍6 g	乳香3 g
没药3 g	泽兰6 g	石菖蒲3 g
桃仁10 g	路路通10 g	淫羊藿10 g
芦根30 g	7剂煎服	

按语：鼻为血脉多聚之处，乃多气多血之窍。若邪毒袭滞，最易壅遏脉络，瘀滞气血而发为鼻窒之患。而瘀又有寒瘀、热瘀之不同，寒瘀者，涕痰色白，与寒冷则症状加重，热瘀者，涕痰色黄，口咽干燥，苔黄，故治疗时应该根据寒热之不同做出相应的加减，如寒瘀者宜加用温通散寒之品，热瘀者宜加用清热活血的药物。干祖望曾云，本病的治疗全在活血化瘀。因为慢性鼻炎病变区在鼻甲，尤其以下甲为重，外有黏膜，内部软组织疏松如海绵，故称海绵体，充血即大，血散即小，郁血则长期肥大，郁久成瘀。古代由于缺乏器械检查，故历代文献中仅论述了寒热、阴阳等病因，这些其实只是造成郁血瘀滞的原因，主要还是治"瘀"。

此例病案反映在复杂证候中的辨证思维。初诊患者表现为鼻甲肿大，鼻塞不通，遇冷加重，应属血瘀、虚寒之证，故治以温调肺气，通窍化瘀。方中桂枝、生姜温通阳气，气行则血行；赤芍、红花、桃仁、益母草共奏活血化瘀之功；当归尾活血又养血，使得攻伐而不伤正；血液得温则行，遇寒则凝，故加淫羊藿温阳以化瘀；石菖蒲芳香行气通窍。二诊时症状稍有改善，但是又发现鼻腔出血，又恐内蕴血热。干祖望对此的分析是："肺冷金寒，十分明显，但同时鼻干而有出血点，温药似难投服，温既不能，凉更不可，温阳恐助出血之势，凉血又怕凝滞之弊，只能取活血通瘀，好比轻舟过峡，左右逢源，如履薄冰而又可保无虞。"

干燥性鼻炎

本病传统名称叫作鼻干。最早见于《素问·热论》，实则这里的鼻干绝非干燥性鼻炎，乃伤寒"二日，阳明受之……故身起目疼而鼻干"的热性病，津液被烁而导致的鼻腔无液的鼻子干燥。之后《难经·五十八难》的鼻槁，《金匮要略·黄疸病脉证并治第十五》的鼻燥，也不是本病，也与《素问》的鼻干同样是急性病津液烁伤而致的鼻腔干燥。《太平圣惠方》的"鼻干无涕"，可能为本病最早的论述。

本病常为职业性慢性鼻病。发病率男女相等。因为它的病变范围仅仅局限于鼻腔前部，故有人称为干燥性鼻前庭炎。

《内经》的鼻干、《难经》的鼻槁与《金匮》的鼻燥，虽然并不指本病而言，但用来作为此病的名称大体相似。此外，本病也是干燥性综合征的一个组成部分。

【临床表现】

干燥：鼻腔里常感干燥如烤灼，甚至可波及鼻咽部或喉咽部。分泌物很少，即使有也很黏糊而稠，经常又附着于干燥的黏膜上而难以咯出。有时这种黏膜成为一层薄薄的像痂皮样物。

灼痒：鼻内常有烟熏样的不舒，有刺痒及异物感。痒在鼻腔则引起喷嚏，痒在咽喉则引起干咳。所以患者经常揉弄鼻翼、挖鼻腔，借以止痒。

渗血：因为鼻黏膜干燥、毛细血管脆裂，所以很轻微的损害——如挖鼻、咳嗽、打喷嚏等，也可以引起出血，但是血量不多，大多为渗出性。

检查所见，鼻黏膜干燥无液，充血，呈灰白或暗红色。常有痂皮，乃渗血或少量分泌物所形成。黏膜很脆弱，检查时容易碰破出血。病变多在鼻腔前1/3部位。如鼻中隔偏曲者，在凸出侧更为显著，鼻甲正常，并无萎缩现象，嗅觉正常。

【病因病机】

肺经积热：《太平圣惠方·鼻干无涕》论述"夫鼻干无涕者，由脏腑壅滞，内有积热，攻于上焦之所致也。凡肺气通于鼻，主于涕。若其脏夹于风热，则津液不通……故令无涕也。"

风邪入肺：《圣济总录·鼻门》论述"若肺受风邪，与正气相搏，热气加之，不得宣通，则为出纳者窒矣。其窍既窒而气之鼓作无已，所以干燥而痛也。"

燥气：《医林绳墨·燥》论述"《内经》曰，诸涩枯涸，干劲皴揭，皆属于燥，乃阳明大肠太阴肺之症也。夫金为水源，而受燥热，竭绝于上，则津液不能荣养。"《罗氏会约医镜·论燥证》论述"凡燥病，本火以烁金，以致金不能生水，故干枯之证见矣。"《张氏医通·燥》说得更为明确，张路玉认为干燥性鼻炎是："燥万物者，莫属于火。夫金为阴之主，为水之源，而受燥气，寒水生化之源，竭尽于上而不能灌溉周身，荣养百骸，色干而无润色……血液衰耗，使燥气转甚而为诸病，在外则皮肤皴揭，在上则咽鼻生干。"

临床上本病一般与周围外界干燥的气候、环境有关系，《灵枢·岁露论》的"人与天地相参也，与日月相应也"，正说明了这个问题。在尘土灰粉中工作或生活以及高温中作业者，都有影响，所以《备急千金要方·养性》的"卒逢大风、暴雨、震雷、昏暗、大雾"必须回避，是很有科学依据的。嗜食烟酒、辛辣食品，营养缺乏，消化不良，便秘，贫血及其他慢性消耗性病也是常见的诱发原因。据临床观察，绝大多数为津枯起燥所致。鼻为肺窍，肺属金烁，所以《类证治裁·燥证》认为"燥为阳明秋金之化，金燥则水源竭而灌溉不周……诸涩枯涸，干劲皴揭，皆属燥也"，又谓"肺热，热亢则液耗，百骸无所荣养"。

所以本病的主要病因，是肺燥津枯，上不荣于清窍。

【辨证论治】

本病主症为干燥、灼热感与渗血，是由于干燥而致，也是干燥的终产物。一个正常人在24小时内，从鼻黏膜蒸发的水分约在500毫升，以保持鼻腔、鼻咽甚至气管的滋润。这种水分即津液。不论是金枯而后水涸还是水涸致金枯，津液一枯，绝不可能储备500毫升的水分来供应鼻黏膜的蒸发。蒸发无水源，当然燥气来临，同时燥气又可致水源枯竭。所以除了病者自己感觉到鼻孔的干燥外，检查鼻黏膜也是干燥无液与黏膜脆弱。严重者，可反映于全身如心烦唇燥、口渴求饮、皮肤枯槁皱瘪、指甲失华、大便干结难解等，舌少苔而干，甚至舌质红绛，脉多细数。

·内治·

《类证治裁·燥证》："津液不腾，宜甘润以滋肺胃。化源日涸，宜柔肝以养肾肝。"其中滋养肺肾与培土生金，一无异议，但养肝则似乎有些令人费解，其实阴虚者阳必亢，水枯者木难涵，肝可借机上亢，所以事前要加以防范。

现在临床上常用的为补肺益肾以生津与培土生金而增液两法最为普遍。前者是针对"津液不腾"，常用代表方有清燥救肺汤、润燥生津汤之类。常用药：桑叶、石膏、麦冬、沙参、百合、生地黄、玉竹、白芍、山药等。后者是针对"化源日涸"，可用参苓白术散之类。常用药：党参、白术、山药、白扁豆、桔梗、薏苡仁、陈皮等。也可在参苓白术散中酌加滋养胃阴之品，如麦冬、沙参、玉竹之类。

·外治·

可常用植物油涂擦鼻腔，用以保持其滋润。或黄连膏涂搽，每天2～3次。

戴口罩是最好的护理。应在春季、夏令、初秋时戴湿口罩（把口罩浸湿，轻轻挤掉一些多余的水，最好偏之于湿），并频频往口罩上加水，保持长期潮润。

【预防与护理】

1. 改善全身性营养情况，多吃水果。
2. 改善生活、工作环境。经常接触灰尘及化学气体的操作工人，应戴口罩，并采取各种安全措施。
3. 忌烟、酒及辛辣食物。
4. 常戴口罩，冬季戴干口罩，夏季戴湿的。

【医案】

·案一·

孙某，男，24岁。1991年8月2日初诊。江宁县。

患者鼻塞四年，四季皆然，运动后或劳动可以缓解一些，少涕液，嗅力迟钝，两鬓作胀，头脑昏沉，咽干喜饮，发音失泽。

检查：鼻腔正常，呼吸通畅（但本人谓鼻塞不通），黏膜干燥无液。舌苔薄，脉平。

医案：病苦于堵塞，检查正常，显然病灶所在"用"而不在"体"。考肺恶燥，燥气一凌。鼻为之干，干则关机无润，以无液而幻感易生，如堵塞、如异物附着等。燥则欲治以润，大补阴丸合增液汤。

处方：

川黄柏3 g	知母10 g	生地黄10 g
熟地黄10 g	沙参10 g	麦冬10 g
芦根30 g	玉竹10 g	百合10 g
柿霜10 g	天花粉10 g	7剂煎服

二诊1991年9月3日。时逾1个月，药进14剂，通气已通畅一些，嗅觉也似乎提高。

检查：鼻黏膜仍偏于干燥。舌苔薄白，脉平。

医案：病由燥致，燥去则病亦去，绝无深奥之意。再予养津润燥，以扫残邪。

处方：

生地黄10 g	知母10 g	川黄柏3 g
熟地黄10 g	麦冬10 g	玉竹10 g
芦根30 g	沙参10 g	天花粉10 g
生石膏30 g	7剂煎服	

按语：本病属于鼻干及鼻燥范畴，由于燥气伤肺，耗伤津液，鼻窍失润，肺失清肃，则出现一系列"干"之症状。虽检查鼻腔正常，呼吸通畅，但患者本人谓不通，由此可见在临床上得注重患者的主诉和症状，不可单单凭检查定论。干则关机无润，以无液而幻感易生。所以病之根本仍为"燥"，燥则欲治以润，遵循养阴润燥法，使用大补阴丸或增

液汤或沙参麦冬汤，病由燥致，则以润养，如此即邪可去，病可愈。方中黄柏、知母、熟地黄取大补阴丸意，填补肾阴，补真水之脏，壮水之主以治燥；沙参、麦冬、玉竹、天花粉、百合取沙参麦冬汤意，轻养肺阴，润燥柔鼻；因燥气伤阴，水亏火旺，火为阳邪，其性炎上，火与燥结，更戕阴分，故加芦根、柿霜清热泻火。二诊时患者通气情况及嗅觉灵敏度均有提高，只是检查发现鼻黏膜仍偏干，干祖望认为病由燥致，燥去则病亦去，绝无深奥之意。再予养津润燥，以扫残邪。

·案二·

赵某，男，北京市民政部民间组织管理局，2002年11月12日初诊。

病起七年前之秋，开始进行性鼻腔无任何影响下干燥不适。清涕可干结成痂皮或块状。从此经常发作，加压即止。曾做过中隔“S”形完全矫形术，术后良好。但对干燥无变化。近来在干燥严重时即干痛，尤以午夜前多见与明显。通气正常，嗅觉未发现异常，亦无异种气味闻到(包括主观的与客观的)。睡眠、饮食、二便，俱正常。

检查：鼻腔所见，两下甲萎缩，两中甲瘦削，黏膜粗糙，更以中隔两侧为严重。咽后壁呈轻度慢性咽炎见症(追问自述，偶有黏痰附丽于喉壁上，难以外咯)。舌苔薄，脉平。

医案：肺燥而金不枯(脉象右寸有力)，则其燥从何而来？肺火内燃也。证属单纯，治亦轻捷，清其肺火足矣。当然稍参养金之品，亦非游墨闲笔。正以咽炎亦属燥证，不必再行兼顾。

处方：

桑白皮10 g	黄芩6 g	赤芍6 g
生地黄10 g	沙参10 g	元参10 g
百合10 g	知母10 g	川黄柏3 g

7剂煎服

外用：黄连膏，擦鼻腔，每日一两次。

二诊2002年11月17日。第一次悬撰方，来函简述“感觉到的迹象是：早上醒来较之服药前，鼻腔内分泌的稠黏的白色鼻涕，似乎比前少了。”如其“肺燥而金枯”者，决不因只有此一点小小成绩，疗效虽小，但已十分满意了。

医案：兹得只字消息，方取清肺养金一法，其效来矣。虽非面诊，但亦知梗概，虽然改善不多，但在这种顽固慢症而获得，已属难能可贵矣。总之千里足下，求痊必得，但绝非旦夕之功也。原方加柿霜10 g。再进20剂，再联系。

外用药索性用白凡士林或石蜡，常使鼻腔滋润不干。烟酒辣三者严禁。

三诊2003年2月27日。第二次悬撰方，诊断明确，治法中器质之萎缩，难以回来，功能之干燥有法求润。唯该病慢性病中属于顽症，绝非数十剂水药可以覆杯。为服药方便计，由水剂改成膏剂，药用原方，不必轻率增损。至于疗效，唯冀两事：一为无干燥而得滋润，二为极力阻止成为严重型干燥性鼻炎。

处方：

生地黄100 g	熟地黄150 g	桑白皮100 g
黄芩30 g	赤芍60 g	沙参100 g
太子参100 g	麦冬100 g	百合100 g
柿霜100 g	知母100 g	川黄柏30 g

上药水浸24小时，浓煎三次，取汁，加鳖甲膏(可能缺即用阿胶)60 g，如喜甜食者，再加冰糖25 g，收膏，每日晨昏两次，取一匙开水服(15～20天)，外用蜂蜜擦鼻腔，一干即擦，戴口罩，夏天戴湿口罩。

四诊2003年7月13日，悬撰方。干燥性鼻炎，诊断无讹，轻症慢性咽炎，谅更正确，取用清养金润肺之法，疗效证明准确。理应效方不更，但时临盛夏，加之多雨阴霉，更虑湿浊困重，不得不注意过分求补，忘却淡溶清化。

处方：

生地黄10 g	熟地黄10 g	知母10 g
龟甲10 g	黄芩10 g	乌梅10 g
川黄柏10 g	藿香10 g	佩兰10 g

六一散(包)30 g　7剂煎服

五诊2003年9月15日，咨询，悬撰，幸而得中，疗效已见。鼻腔奇干，薄得一润。疼痛缓解，至于池鱼之殃之咽炎，变化不大。刻下主症，初方之效特佳，复方之剂，已有漠然之感。

检查：左腔中甲消失，下甲萎缩，腔中干净，并无枯槁现象（与过去想象的干枯旷空完全不同），中隔后端有增生现象，右腔基本正常。咽后壁小血管扩张网布，暴露殷红。波及软腭帆。舌苔薄，脉平。

悬揣阶段之病，与刻下面诊之病，判若两人，全无类同之处，前方作用若此神奇，难以使人信服，盖刻下之症，已无燥症可言，仅仅肺经郁热而难以向外透邪而已，取法清金凉肺一法。

处方：

桑白皮 10 g	黄芩 3 g	生地黄 10 g
玄参 10 g	金银花 10 g	重楼 10 g
知母 10 g	川黄柏 3 g	荆芥炭 6 g
自加生梨皮（洗净）一只		7 剂煎服

按语：本案患者是典型的干燥性鼻炎，种种症状皆符合干燥性鼻炎诊断，但虽肺燥而金不枯，其燥并非外来邪气侵袭，而是肺火内燃。证属单纯，治亦轻捷，干祖望取清肺火、养肺阴，方中桑白皮、黄芩清肺泻热；生地黄、赤芍清热凉血；黄柏、知母填补肾阴，孕育先天；沙参、百合养阴润肺；玄参凉血滋阴，清热利咽。二诊情况已有改善，效来颇速。三诊由于患者本人未曾面见，所以远程治病，为了减轻患者“天天烧丹灶，日日伴药铛”的负担，改汤剂为膏剂，大法不变。四诊由于见不到患者，仍取前法，只是考虑湿邪当令，酌加芳香化湿之品。五诊的出现是对二三四诊的否定，因为患者证候已易，证属热伏肺经而非燥气伤阴，这个教训证明了中医治病必须见人的正确性。方中桑白皮、黄芩清肺泻热；黄柏、知母填补真阴；金银花、玄参、重楼清热利咽；生地黄清热凉血；梨皮甘寒润肺；荆芥炭疏散风热，有“火郁发之”之意，能将邪热透出肺经。

此案理法方药准确，故而疗效显著。特别是膏方的运用，给慢性病患者带来极大的方便，同时也使患者能坚持用药，是治愈疾病的基础。使用白凡士林和石蜡是因为二者不被人体吸收，此处是润肌表的，所以不希望吸收。现在临床已极少使用此法，可能只有少数老中医仍在运用，甚为可惜，希望我们也可以学习运用。在此医案中还体现了中医的另一整体观：人与环境的密切关系，“天人合一”的体现。人生活在天地之间，六合之中，自然环境之内，是整个物质世界的一部分，人和自然是一个整体，由此，当自然环境发生变化时，人体也会发生与之相应的变化。《灵枢·邪客》曰：“人与天地相应也。”干祖望在诊治此病的观察中，除了人体的整体辨证之外还注意到人体与自然的整体关系，当盛暑来临，天气多雨阴霉，考虑湿浊困重，对病情及治疗不利，故而在原有效治疗的基础上，配合淡渗清化之品以防困湿。这也是值得我们在临床上注意的一个方面。

·案三·

吴某，男，60 岁，1993 年 7 月 23 日初诊。南京装用车厂。

客岁初夏开始，鼻腔、口腔作干，之后鼻衄，舌尖作痛，而且舌背部渗血。大便稀薄已一年。

检查：鼻左下甲瘦削，中隔肥厚；右侧有大嵴突一个，其下有一出血点。咽后壁污红，干枯。舌背未见异常，舌苔厚腻而糙，上覆灰苔，质红少津，脉平偏细。

医案：脾失健运，大便长期稀薄；脾弱于生华精微之权，当然口鼻常干而燥。燥甚则痛而灼矣。脾失统血，血失统摄而任意外溢矣。治宗李东垣手法。

处方：

党参 10 g	白术 6 g	茯苓 10 g
白扁豆 10 g	山药 10 g	乌梅 10 g
焦苡仁 10 g	酸枣仁 10 g	大枣 7 枚
甘草 3 g	7 剂煎服	

按语：本案患者鼻腔、口腔作干，鼻左下甲瘦削，咽喉壁干枯、舌红少津，舌苔糙，种种迹象透出一个“干”字，为明显的干燥性鼻炎。干祖望见微知著，以常达变，从中读出了脾虚的病机，脾弱于生华精微之权，故患者的出血症状比较突出，如鼻衄、舌尖作痛、舌背部渗血，由脾失统血、血失摄纳而任意外溢矣；大便长期稀薄，脾失健运所致。所以，病之根本在于“脾虚”，治宗李东垣手法，方取参苓白术散加减，方中党参、白术、白扁豆、山药益气健脾；茯苓、薏苡仁渗湿健脾；酸枣仁、乌梅性酸

敛血;甘草、大枣调和诸药,且酸收配甘缓有“酸甘化阴”之妙。

也许有人会有这样的感慨,看过干祖望医案及评析之后,觉得丝丝入扣,颇合情理,但是自己临证之时可能未必会考虑到这些方面。正所谓“孔子登东山而小鲁,登泰山而小天下”,站在不同的高度,会做出不同的判断,干祖望正是凭着扎实的理论基础和丰富的临床经验,以及巧妙的辨证思路,才能游刃有余地处理这个疑难怪病,要想“会当凌绝顶,一览众山小”,必须要“千里之行,始于足下”,平时刻苦努力,孜孜不倦,才能“积跬步而至千里,积小流而成江海”,奇骥一跃不能十步,驽马十驾功在不舍,学习中医要抱着这样的态度,才能登堂入室,否则就会“为山九仞,功亏一篑”。

萎缩性鼻炎、臭鼻症

萎缩性鼻炎传统名称为鼻槁,是上呼吸道的一种特殊性慢性病变,主要发生在鼻腔及鼻咽腔,但也可向下波及口咽、喉咽、喉、气管等处。鼻腔内一切结构,都出现萎缩性改变。

本病可分为两种,即原发性和继发性。原发性中又分两型,即没有臭气的单纯性萎缩性鼻炎和有臭气的臭鼻症。二者一般是不相转化的。

好发对象,女性多于男性1~2倍以上,其中更以短脸、凸鼻梁面形的更多。好发年龄,大多在8~16岁开始,继发性的发病年龄。在疾病过程中,常有年届绝经期而开始稳定或好转者。

此病中医名称,与现代通用病名很难对照,尽管《中医耳鼻喉科学》(即1979年全国高等医药院校试用教材)称为鼻槁,终感未臻绝妙,但至今仍未找到一个更为贴切的其他名称。

中医历来将本病归于干燥性鼻炎中而称之为控脑砂、鼻干或鼻疮脓臭一类病中。此外,《疡医大全·奇病部》第50例及“怪病奇方”等书中“咽喉生肉,层层相叠,渐渐肿起,不痛,多日乃有窍,臭气自出”的记述,除了为干酪性鼻炎之外,颇似本病病变已蔓延到鼻咽部、口咽部表现。《鲍氏验方新编·鼻部》:“鼻流臭水,此症从脑后顶一股废气,由鼻孔而下,臭不可闻。”《梅氏验方新编·鼻部》:“鼻出臭气,或鼻脓腥臭。”二者的描述,除了恶性肿瘤与梅毒之外,则近似臭鼻症了。

此外,《难经·五十八难》中的“鼻槁”,乃指急性传染病的热盛烁津,津枯而槁的鼻中干燥,与本病无关。

【临床表现】

主要表现是鼻黏膜、骨膜及鼻甲骨萎缩而显示出鼻腔特别空旷。有大量黄绿脓性分泌物积存,形成痂皮,可发生恶臭。主要症状如下。

鼻塞:因为很多去之不尽的脓痂性腐坏物把鼻腔堵塞,所以常感鼻塞。也有鼻腔内感觉发生异常,虽没有客观的痂皮干涕的堆积,但感觉上还存在着堵塞的幻感。此外,呼吸时空气出入于鼻腔时,全赖鼻腔的特殊解剖结构,这个结构如遭到破坏,呼吸的气流即产生不正常的堵塞或过分通畅之感。现在组织一经萎缩,正常的解剖结构也随之而失常,即有堵塞的感觉。

脓痂:由于黏膜上皮化生的鳞状上皮的纤毛消失,因之分泌物不易排出,停留积潴在黏膜表面。再由于黏膜功能的丧失,致细菌容易繁殖,因而产生大量的黄绿色脓痂。这就是所谓“气血不畅,脓腐滋生”。

出血:鼻黏膜干枯脆弱,毛细血管易受损伤,用手指挖鼻或用力擤涕,则易于出血,但血量很少,不加遏制,也能自止。此外,每当痂皮剥离之际,也能使组织损伤而出血。这是燥伤营血的具体表现。

臭气:是由于一种微生物寄生在分泌物经干燥而变得很黏腻的脓痂上活动的结果。这种臭气,呈抹布霉味样气味,本人不一定能闻到,但旁人则已感到十分刺鼻,所以可影响患者的社会活动。《内经》有肝臭臊、心臭焦、脾臭香、肺臭腥、肾臭腐五臭学说,现在本病与肺、肾关系最为密切,故而其臭也偏于腥和腐了。

嗅觉障碍:因为鼻黏膜嗅觉感受器萎缩,终至嗅觉减退甚至消失。另外,因鼻腔内痂皮堆积,空气中的含嗅微粒无法达到嗅区亦可导致。故“肺不和而不能知香臭”。

局部干燥及异物感：由于萎缩病变区范围的逐渐扩大，可以波及口咽、喉咽，出现干燥及异物感，并且出现刺激性咳嗽及声音嘶哑等情况。这是最典型的津枯不能濡养空窍。

头痛头昏：由于脓痂堵塞鼻窦开口处，阻碍窦口引流，造成窦室内负压所致，是清阳不升、浊阴上僭的必然后果。

听力障碍：因病及耳咽管，以致鼓室内真空负压，甚至卡他性中耳炎也可出现。这也是肺经之病，直犯耳中的肺经穴笼葱之故。

鼻内空旷：因为鼻腔内一切软、硬组织的萎缩退化，所以鼻腔孔洞相应显得空旷，尤其在大块痂皮取出后，鼻腔显得特别空旷，可由前孔直望到鼻咽部而一览无遗。这是嘱患者喊“得、得”时，可有菲薄的黏膜，呈鱼鳔样随着喊声的节奏而同步起伏。但也有很少病例，鼻腔的前部正常，后部则萎缩空旷，不加细察，即完全看不到病态。对这种病例，需先用收缩剂后观察后端。严重者或原发性的，鼻部外形也有特殊的萎缩性鼻炎面型，即鼻梁宽阔而下陷，鼻翼外翻，以致鼻孔略朝天而扁。

局部检查，可以见到黏膜干燥枯槁，由于黏膜萎缩，分泌腺也因之破坏殆尽，失去正常的分泌物来滋润，所以干燥枯槁，色泽灰白，质地脆弱。鼻甲缩小，甚至消失。常有大量黄绿色或灰绿色脓性痂皮，附于黏膜上，有霉味样的臭气。剥去痂皮后，可露出干燥发红及容易出血的肉芽。如属臭鼻症者，对其鼻腔分泌物或脓痂进行细菌培养，可见臭鼻杆菌、臭鼻球杆菌。

【病因病机】

肺经热浊：《素问·金匮真言论》论述“西方色白，入通于肺，开窍于鼻……其臭腥”。《类经》解释为“腥为金气所化”。《疡医大全》论述“肺金本主腥，金为火所乘，火主臭而然也。”故鼻腔的污秽腥臭，由于肺经热浊上熏所致。

肾阴亏损：《素问·阴阳应象大论》论述“肾生骨髓……在体为骨”。所以骨质的改变，理应责之于肾。本病往往鼻甲骨也有纤维性变而被吸收，终至缩小，更以下甲为明显，与肾阴虚损有关。而且就腐朽发臭来分析，《素问·金匮真言论》认为“藏精于肾……其臭腐”。《内经知要》解释为“腐为水气所化，朽即腐也”。因此是与肾有密切关系的有力之证。所以严重的臭鼻症，有人认为是肾阴亏损所致。

临床所见，萎缩性鼻炎大多为肺阴不足所致，臭鼻症则由于肺肾两衰。

【辨证论治】

清阳不升，浊阴上僭，致空清之窍失去其空清本色，故闭塞不通。流水不腐，户枢不蠹，人身的气血营卫流通，则健康平安。一旦清道闭塞，病在鼻窍者当然脓腐滋生。

萎缩性鼻炎例属虚证。因为鼻为肺窍，金母为土，母子俱衰，脾难统血，所以频频出血。同时以其金燥皲裂，于是出血。肺病则腥，肾病则腐，不论为腥为腐，俱属败象，本病病出肺经，旁及肾经，故而腥腐俱作。

《灵枢·脉度》：“肺气通于鼻，肺和则鼻能知香臭矣。”本病首先打乱了肺气的和平协调，失去平稳，故嗅觉必然障碍。

因为喉需液养，咽赖津濡。病区津液不予濡养，故咽部有鲠介之感。

头痛头昏，是“阴一虚，阳必亢”，这是肝阳上亢的表现。

听力障碍，乃鼻病循经而犯笼葱之故。盖肺经笼葱穴，处在耳内司听。

黏膜干燥者，《医林绳墨》“夫金为水源，而受燥气，竭绝于上则津液不能营养……致真金有损，血液耗散”。正是干燥无液，阴津匮竭之故。

随着病情发展，鼻腔即萎缩空旷。同时也证实了“肾虚则骨萎，脾虚则肉削”的道理。

按语：干祖望认为，萎缩性鼻炎系鼻腔缺乏津液滋养，而致干燥，黏膜甚至骨质萎缩之候。其阴津亏损之机，与肺、脾、肾三脏关系密切。鼻中干燥灼痛，鼻涕甚少，黏稠难擤，常结成痂皮，或带血丝，伴干咳少痰，讲话无力者，多为肺燥津伤，方可拟清燥救肺汤、沙参麦冬汤。药如桑叶、生石膏、苦杏仁、枇杷叶、沙参、麦冬、玉竹、石斛、芦根、天花粉等。一般药量10 g,生石膏及芦根可用30 g。若能加入柿霜3 g冲服则更好。亦可配合用成药枇杷叶膏,简便而有效。但须注意枇杷叶膏与“枇杷膏”不同,后者系果肉制成,不宜采用。若鼻涕腥臭,色黄或绿,不易擤出,或有鼻涕、痂皮夹杂,伴有头昏如布裹首,食欲不振,大便时溏,舌淡胖而有齿印,苔白腻等者,多属脾虚湿困,方拟参苓白术散、藿香正气散。药如党参、白术、茯苓、山药、白扁豆、薏苡仁、泽泻、滑石等;藿香、佩兰、厚朴、陈皮、制半夏、山楂、六曲、砂仁等,药量一般亦在10 g左右,砂仁质轻,厚朴温燥,用3 g左右。若患病日久,鼻塞鼻燥,鼻气腥臭,鼻甲萎缩均较重,亦常见鼻出血,伴有头晕耳鸣,手足心热等者,多属肾虚水涸,治宜滋阴益肾,常用方如知柏地黄汤、百合固金汤。药如生熟地黄、玄参、桑椹子、山萸肉、制首乌、黑芝麻、女贞子、百合、知母、黄柏等。若能加入一些“血肉有情之品”如龟甲、鳖甲、鹿角胶、西洋参、猪脊髓等,更能有助于肾阴之补。治疗一段时间,症情减轻之后,可以服用成药以巩固疗效。常用六味地黄丸、二至丸等。【参考文献:干祖望. 慢性鼻炎证治[N]. 中药报,2001-04-30(004).】

此外,干祖望常取猪肤汤以治疗慢性咽炎及萎缩性鼻炎,疗效颇为满意。其法为:取鲜猪皮约500 g,加水以武火煮熟后,转用文火5~6小时以上,使之稀烂如胶状。如有小块,可用手加以捏烂,再用筛子过滤。再加蜂蜜、大米粉各半斤,搅匀(冬天可在文火上搅拌),冷却,瓷器收藏。服法:每天晨昏两次,每次1~2匙,开水冲化,一次饮服。【参考文献:干祖望. 耳鼻咽喉科运用经方的点滴经验[J]. 江苏中医杂志,1983(05):9-10.】

·内治·

如正气尚充,舌苔大多滑润白腻,脉象变化反应不大。取清热理湿化浊法,如偏重于热者,用藿香泻白散。常用药:藿香、紫苏叶、桑白皮、黄芩、地骨皮、石菖蒲、陈皮等。偏于湿浊者,用藿香正气散。常用药:藿香、佩兰、苍术、白术、茯苓、枳壳、半夏、石菖蒲、桔梗等。

如久病而正气已虚,大多脉已细小软弱,舌少苔,质红。当补益肺肾,生津化浊,常用代表方有加减养阴清肺汤,知柏地黄丸(汤)也可取用。常用药:沙参、麦冬、生地黄、牡丹皮、白芍、贝母、知母、百合、山药等。一般常用方首推养阴清肺汤及百合固金汤。如需常服者,以梨膏、枇杷叶膏、养阴清肺膏最适合。

·外治·

鼻腔内经常取用植物油或蜂蜜涂擦。另外,也可用黄连膏涂擦。

肉苁蓉滴鼻剂,处方:肉苁蓉300 g,黄芪300 g,淫羊藿300 g,当归300 g,煎水浓缩收膏,加蜂蜜适量。用以滴鼻,每日3~4次。

臭鼻症,可用苦杏仁,去皮去尖,打成糊状,甘草水调匀,涂擦鼻腔内,每日2~3次。但涂药之前,务须清除鼻腔,使之干净。

【预防与护理】

1. 改善生活、工作环境。经常接触粉尘及化学气体的工作人员应戴口罩。
2. 本病患者宜长期戴用口罩。夏天更可用水湿润后戴,随干随即加湿。
3. 冬天烤火,火炉上放水壶,不加壶盖,让蒸汽尽量蒸发以润空气。
4. 禁用麻黄碱液、滴鼻净等鼻黏膜收缩剂。
5. 忌烟、酒及辛辣食物。

【医案】

·案一·

石某,女,47岁。1992年9月1日初诊。

患者鼻塞十多年,为进行性发展。严重时以鼻为中心一区有抽搐感,堵塞时得热气可缓解,咽部干燥,口苦,血压不高。

检查:鼻中隔黏膜干枯,鼻下甲瘦削。舌苔薄,脉平。

医案:鼻塞伴干,鼻甲瘦削。暂取养阴清肺手法,佐以缓肝润燥。

处方:

生地黄10 g　　百合10 g　　玄参10 g

桑白皮 10 g	桔梗 6 g	小麦 12 g
甘草 3 g	大枣 7 枚	女贞子 10 g
墨旱莲 10 g	7 剂煎服	

二诊 1992 年 9 月 15 日。鼻塞改善许多，抽搐感消失，唯两侧颧颊部游走性不舒服，痛则如有牙痛的抽搐感。右耳仍闭气且作痒感，咽干口苦已轻，左乳房有掣痛与牵制感。

检查：鼻腔干燥及鼻甲瘦削稍有好转，咽(－)。舌苔薄，脉细弦。

医案：前方中的，似乎毋事修润，唯以两颧两颊左乳有抽搐牵制，可以稍参疏肝。

处方：

柴胡 3 g	白芍 6 g	生地黄 10 g
女贞子 10 g	百合 10 g	麦冬 10 g
甘草 3 g	大枣 7 枚	小麦 15 g
墨旱莲 10 g	7 剂煎服	

按语：本案患者鼻塞日久，伴咽干口苦，这是由于肺失清润所引起一系列症状。严重时以鼻为中心一区有抽搐感，则由肺影响至肝经。《金匮要略》曰："夫治未病者，见肝之病，知肝传脾，当先实脾。"因为木克土也，此处金亏木侮，肝风内动，所以初诊治疗暂取养阴清肺手法，佐以缓肝润燥。方中生地黄、百合、玄参滋阴生津；桑白皮清泻肺热；小麦、甘草、大枣合为甘麦大枣汤，养心安神，柔肝缓急；女贞子、墨旱莲滋养肝肾之阴；桔梗引药入肺经。二诊时鼻部症状稍有好转，唯有两颧两颊左乳有抽搐牵制，中医认为左侧属肝，两乳亦隶属肝经，说明肝风仍存在，去原方桑白皮、玄参、桔梗，加用柴胡疏肝理气，白芍柔肝抑阳。

·案二·

马某，男，56 岁。1992 年 3 月 10 日初诊。

患者萎缩性鼻炎已三年，呼吸特别通畅，未见痂块，唯出过血，有臭气，在疲劳及情绪不佳时更浓郁。讲话后咽头作干。两耳齐鸣，入夜为甚。

检查：鼻腔干燥，未见异常。鼻咽部黏膜干燥。两鼓膜下陷。舌苔薄，脉细。

医案：金弱肺怯，清阳不升。年未八八，羸象已生。所谓臭气"主观"或"客观"，现难确答。故从升清培土入手，则益气补肺亦寓其中矣。

处方：

百合 10 g	生地黄 10 g	熟地黄 10 g
桔梗 6 g	柴胡 3 g	升麻 3 g
党参 10 g	白术 6 g	山药 10 g
甘草 3 g	7 剂煎服	

二诊 1992 年 3 月 17 日。初进几剂，有减轻反应，后以骑车迎风受凉，在深呼吸到最后气味又可闻到。耳鸣仍然，左耳更响，多言之后，咽鼻腔仍有干燥感。

检查：鼻腔(－)，耳同上诊。舌苔薄，脉细。

医案：取用百合固金汤加减，依然为适合之方。唯臭气出于"主观"，更应缓肝润燥，取药之稍加调整者，责是故也。

处方：

百合 10 g	生地黄 10 g	熟地黄 10 g
升麻 3 g	党参 10 g	白术 6 g
山药 10 g	甘草 3 g	小麦 12 g
大枣 7 枚	7 剂煎服	

按语：本案例患者年事已高，羸象已生，脾胃虚弱。干祖望果断从健脾补肺，培土生金治疗。他认为脾生肺，脾土为肺金之母，脾胃虚弱，气血精微生化不足，无以上输润养鼻窍而为病。患者呼吸特别通畅，唯出过血，"脾为气血生化之源，主生发清阳，司统血之职"；有气味，在疲劳及情绪不佳时更浓郁，《东垣试效方》卷五谓"若因饥饱劳役损伤脾胃，生化之前既弱，其营运之气不能上升，邪害空窍，故不利而不闻香臭也。宜养胃气，使营运阳气宗气上升，鼻则通矣"。故始从升清培土人手，方中党参、白术、山药益气健脾，百合滋阴润肺；生地黄、熟地黄滋阴益肾，充真水之脏以益肺金，有金水相生之妙；升麻、柴胡升提清气，开窍聪耳；桔梗载药上行，引药入肺，补肺寓补脾益肾之中，共奏其效。二诊时患者症状有所减轻，可耳鸣仍然，左耳更响，咽鼻腔干燥，取用百合固金汤加减，补肺肾之阴，缓肝润燥，所以去柴胡、桔梗，加小麦、大枣，取甘麦大枣汤之意，养心安神，柔肝缓急。因为心寄窍于耳，肝气通于耳，所以甘麦大枣汤养心柔肝很是适宜。

干酪性鼻炎

本病传统名称为“鼻疮脓臭”。干酪性鼻炎的病变，经常可以蔓延到鼻窦，是一种罕见的疾病，所以中医历来就没有本病的记述，仅在文献中找到为数极微的概念和旁证。本病特点是在一侧鼻腔或鼻窦内发病，很少波及对侧而造成双侧俱病者。因特有的充满恶臭的豆渣样物，所以又称“豆渣样鼻炎”或“豆渣样鼻窦炎”，也名“干酪性臭鼻症”。这种恶臭的干酪样物质，具有侵蚀作用，所以经久不愈，并破坏组织，发生鼻内或鼻外的畸形甚至瘘管，故而经常可误诊为梅毒。

本病任何年龄均可发生。男女发病率相等。《圣济总录·鼻门》有“鼻中热气生疮，有脓臭，兼有虫”的记载，很可能为本病。《本草纲目》载百草霜、苦参这两味药可治鼻疮脓臭症。这鼻疮脓臭症，符合本病的特征。《四圣心源·鼻病根原》：“肺气初逆，则涕清。迟而肺气堙郁，清化为浊，则滞塞而胶黏，迟而浊。菀陈腐，白化为黄，则臭败而秽恶。久而不愈，色味如脓，谓之鼻痈。”这亦是指干酪性鼻炎。

上节“萎缩性鼻炎”中所引的《疡医大全》《怪病奇方》“咽喉生肉……出臭气”的病症，说是干酪性鼻炎更为恰当。

【临床表现】

本病的发展进程大体上可分为三期。

早期：一侧鼻腔经常堵塞不通，即使在运动或身居暖处，也不能通畅。脓性涕很多，有臭气，而且自己也能闻到。伴有慢性鼻炎和慢性鼻窦炎的一切症状，如嗅觉迟钝、头额钝痛等。检查时可见鼻道中有豆渣样污物堆积。一如《四圣心源·鼻病根源》所谓“菀陈腐，白化为黄，则臭败而秽恶”。

中期：各种症状均比早期加重。检查脓涕腐败物增多。取出后，可见鼻甲也有被侵蚀迹象，鼻中隔偏向健侧。鼻黏膜糜烂或有肉芽组织增生。

后期：鼻腔内腐败物不断激增，气味也更浓而更臭。鼻部外观变形：鼻梁变宽如蛙腹，塌陷如鞍形。颊部肿胀变形时，则可有眼球向外向前移位。严重者出现窦道瘘管。此时全身症状明显，出现疲乏无力，食欲不振，头昏头痛，失眠多梦，消瘦虚弱等。

为了确诊，可行X线摄片检查、分泌物检查、细菌培养甚至活体病理检查，都有助于诊断。

【病因病机】

热气：《圣济总录·鼻门》论述“鼻中热气生疮”。

肺气逆行：《四圣心源·鼻病根源》论述“皆肺气逆行之所致也。其中气不运，肺金壅满”。

现在临床认为这种长期腐败秽臭，因肺肾两经所致。鼻居中央土位属脾，这种朽腐之来，与脾经湿热久积有关，积久则秽浊酵生。秽浊之气上蒸，“突边安有净土”，从而造成本病。故认为实证属脾经湿热郁蒸，虚证多为肺肾两损。

【辨证论治】

《素问·金匮真言论》：“中央黄色，入通于脾。”《素问·阴阳应象大论》：“中央生湿。”鼻居中央，归经属脾。腐朽物长期生化不绝，糜烂潮湿，是湿的表现。湿虽黏腻阴邪，但较之真正的慢性病毕竟病程为短。而且预后也较良。所以实证，大多为脾经湿热上蒸。

《素问·金匮真言论》：“西方色白，入通于肺，开窍于鼻……其臭腥……北方黑色，入通于肾……其臭腐。”所以病灶在鼻，经隶于肺，受害在鼻甲骨所主属肾。本病腐败物，气味腥腐俱备，也完全符合五脏之臭的肺肾两经败象，所以虚证为肺肾两损。

·内治·

脾经湿热：大多发病病程不长。舌苔大多滑润白腻，脉象变化则反映不明显。全身症状也几乎没有者，可用醒脾理湿、芳香化浊法。常用方偏于热者，宜藿香泻白散。常用药：藿香、佩兰、黄芩、桑白皮、枇杷叶、苍耳子、薄荷、桔梗等。偏于湿者，宜藿香正气散。常用药：藿香、陈皮、半夏、白术、茯苓、桔梗、石菖蒲、苍耳子、白芷等。

肺肾两损：多见体质已衰，大多脉已细小软弱，舌少苔，质红。治宜补益肺肾，生津化浊法。常用方有百合固金汤、知柏地黄汤之类。常用药：百合、熟地黄、生地黄、贝母、桔梗、沙参、玉竹、知母等。但需加白芷、佩兰、藿香等芳香化浊之品。

·外治·

同时并发其他可使鼻腔阻塞的如息肉、鼻甲肥大、鼻中隔偏曲、鼻中隔嵴突等疾病者，应予以手术彻底治疗。

经常清除污物，同时取用圣惠苦参液滴鼻，每天 2～3 次。

用苦杏仁去皮，打成糊状，再用甘草煎水调薄，涂擦或滴鼻。

出现瘘管，手术处理。一般愈合较好。

【预防与护理】

1. 无论未病已病，鼻腔保持干净，注意卫生。
2. 不随意掐挖鼻腔，不拔鼻毛。
3. 工作或生活环境，力求空气新鲜，注意防止污染。
4. 忌食一切烟、酒、辣及刺激性食物。
5. 耳鼻喉科医务人员，要注意医疗器械的严格消毒，以防交叉感染。
6. 清除出的腐败污物，予以烧毁。不能烧毁的，应严格消毒。

过敏性鼻炎、血管舒缩性鼻炎

过敏性鼻炎与血管舒缩性鼻炎，是两个绝对不同的病种，而中医竟然用同一个理论认识，同一种治法治疗，而且也获得了同样的疗效，这就忠实地反映出中医的理论体系绝对与西医不同。在旁人看来有“奇怪”的感觉，而中医呢，则是经常遇到的“异病同治”，司空见惯。

本病传统名称为鼽嚏，又称嚏、喷、鼓鼻、鼻痒、喷嚏、金叩乃鸣等。

喷嚏本身不是疾病，是人自卫的本能。故《灵枢·口问》就认为“阳气和利，满于心，出于鼻，故为嚏。”但一旦接连狂嚏，数十个不能止者，那就是病。这型狂嚏病，大多数为过敏性鼻炎。

过敏性鼻炎又称变态反应性鼻炎，是一些特殊体质的人接触某些物质后所发生的异常反应，故《外科正宗·漆疮》（漆疮是代表过敏性疾病中的常见病）谓：“由来自异，有感而弗感。”陈氏说得很清楚，人的禀赋体质各异，有些人对某些物质可以产生反应，而也有人则毫无反应。其实这些物质，都是毫无毒性的东西，绝大多数人接触后都毫无反应而安之若素，但某些人即发生异常的反应，所以《普济方·漆疮》中说：“漆虽有毒，性有所畏，毒即中之，亦有气适然。”就是说漆尽管毒，遇到禀性畏漆的人，即可中毒。但有些人对这种漆气适应而毫无关系。虽然他们在论漆，但和过敏性鼻炎的病理机制，原出一辙的。此外，又如《外科启玄·无辜疳伤疮》的“无辜疳伤疮……误被雌鸟翼及羽所落于上……”基本上也是一例过敏性疾病。

国际上对过敏性疾病的发现、观察、关注、探讨已有深入研究，近数十年来取得突破性的进展。但 17 世纪初祁广生就认为某物与某人的体质有关，故他在《外科大成·漆疮》中下了这样一个断语，是“人之禀质有偏”。虽然中医学古代没有过敏性鼻炎一名，但《内外伤辨惑论》的“元阳本虚弱，更以冬月助其令，故病者善嚏，鼻流清涕，寒甚出浊涕，嚏不止”的描写，以及《古今医统》的“流清涕，或痒而嚏者”等，可以证明在 750 年前就发现、认识了这个疾病（《内外伤辨惑论》写成于 1247 年）。

本病可发生在任何年龄，但较常见于青年，它是一个全身性疾病，可以发生于任何一个部位，包括内脏在内。因过敏性鼻炎仅仅是过敏性疾病中的一种而已。

过敏性鼻炎可分为常年性和季节性两种，前者不分季节，随时可以发作，长期反复不休，后者为定期性或季节性，仅发作在一年中某一个季节或节气，到一定时间发作，也在一定的时间消失。不过这二者之分，以不重病而重辨证的中医来说，毫无分开的价值，因为在中医理论体系的角度上来看，看“证”相同，其治一致，基本上无其区别。

血管舒缩性鼻炎又称血管运动性鼻炎或神经

反应性鼻炎，乃非特异性刺激所诱发的变态反应。这些刺激或来自外界各种物理的、生物的、化学的因素，也有来自体内的如内分泌因素、精神因素、性欲冲动等，故而又称神经反射性鼻炎。其症完全与过敏性鼻炎相同。其性质则和过敏性鼻炎不同，但中医在治疗时注重辨证。所以中医的鼽嚏一病名中，是囊括了三者在内。

- 鼽嚏
  - 过敏性鼻炎
    - 常年性变态反应性鼻炎——过敏性鼻炎
    - 季节性变态反应性鼻炎——花粉性鼻炎
  - 血管舒缩性鼻炎——神经反应性鼻炎

《中医耳鼻喉科学》作“鼻鼽”，是相当不妥的，正如讲义自称“鼽者，鼻出清涕也”，而一点也没有反映出重点所在的“嚏”。

【临床表现】

常年性的，一年之内，不论寒暑，不论季节，可以随时发作，或天天沉浸于病痛之中，唯时轻时重而已。不论怎样，每天清晨起床之际，为每天中打喷嚏最严重的时刻。

季节性的基本与常年性相似，但对比起来，有以下五个特点：每年中有一定的发作期；一般症状要比常年的为严重；局部症状，除鼻部以外，还有眼部症状，眼睑作痒和流泪，咽喉和气管也可发痒；全身症状，有咳嗽，有时还有哮喘；发病急促，痊愈也快，不若常年性的拖拉难愈。

血管舒缩性鼻炎，症状也一如过敏性鼻炎。但实验室检查与敏感测试，则二者截然不同。

以上不论何种鼻炎，局部症状，大都表现如下。

作痒：发作为阵发性。发作之前，鼻腔内奇痒。一般冷风、冷气、有刺激性的气体、粉尘等都能导致奇痒。多数为接受外来刺激，有时情绪也能刺激作痒。

狂嚏：一痒即嚏，也是阵发性紧随作痒而来，从三四个到数十个不等。

清涕滂沱：继痒与嚏之后，清涕即无控制地流淌涌出。其质清稀无色，擦在手帕纸上，干后毫无痕迹可见。

短时间的鼻塞与失嗅：嚏后流涕时，马上鼻子堵塞，并嗅觉也暂时消失。等待一定时间，一切恢复正常。

全身症状：血管舒缩性鼻炎与常年性过敏性鼻炎，全身症状并不明显，唯季节性的，则在发病之初可伴有头痛或全身不适。

局部检查：可见两下甲肥大水肿，鼻腔黏膜苍白，表面水汪汪有如鱼鳔。但这些症状往往也随发作情况演变而不同。过敏性鼻炎，分泌物涂片，可见嗜酸粒细胞增多。这种数据中医在诊断上不起什么指导作用，但在观察疗效时，很有帮助。不过我能相信，将来总会取得接轨，作为中医辨证中的一份重要资料。血管舒缩性鼻炎局部黏膜肿胀稍轻。

【病因病机】

心火：《素问玄机原病式》论述“嚏，鼻中因痒而其喷作于声也。鼻为肺窍，痒为火化。心火邪热，干于阳明，发于鼻而痒，则嚏也。”

风热：《古今医统》论述“鼻痒，乃热则生风故也。”

肺热：《东医宝鉴》论述“嚏者……鼻为肺窍，痒为火化，发于鼻则痒而嚏也。”

肺寒：《证治要诀》论述“清涕者，脑冷肺寒所致。”

阳气虚：《医方考・鼻疾门第六十三》论述“若阳气自虚，则阴气凑之，令人脑寒而流清涕。”

目前，临床多见以下几种情况。

肺热、肺火：一般鼻病，大多新病属寒，久病属热。故久嚏不止，可作肺中积热目之。正如《东医宝鉴》所谓“火乘金为病。”

肺寒：《景岳全书・鼻证》论述“凡由风寒而鼻塞者，以塞闭腠理，则经络壅塞而多鼽嚏。”因为肺本恶寒之脏，一着寒冷，当然及时反应，故而狂嚏与清涕共来。

卫虚：卫气是阳气的一个部分，生于水谷精微，源出脾胃，既能温养脏腑，又能保卫肌表抗御外邪。一旦虚衰，大小之邪从开窍之鼻也好，所主之皮毛也好，可以长驱直入，首先反映于鼻病者，为狂嚏与清涕。

肾阳式微：肾阳主一身阳气，故称元阳。肾阳一虚，无以温煦脏腑诸窍，则肺也当然虚冷自怯，更难抵御外邪。所以《素问·宣明五气》："五气所病，肾为欠为嚏。"

归纳起来，有实证、虚证两型。实证为肺有热邪，深伏难宣则狂嚏，或寒袭肺经，金叩乃鸣。因为虚证有卫气不充，藩篱失职，所以外邪易袭，脾阳失振，浊阴笼罩，金受叩而鸣，或肾阳衰竭，内则难以温养内脏，外则无法资助卫气而抗御外邪。

【辨证论治】

肺热：未能找到诱发原因，不论常年性或季节性，随时随地可以发作，而且不少也同样由于受到骤冷后即作，但黏膜呈不同程度的充血感，轻重程度并不因季节而有所不同，舌苔薄黄，质偏红，脉实、弦、数。这是热伏肺经证。这个机制解释比较困难，不能不引用《东医宝鉴》的"鼻为肺窍，痒为火化，发于鼻则痒而嚏也"。再打一个通俗的譬喻，一锅煎到100℃以上的油（热），陡然滴几滴冷水（骤然遇冷），必然爆炸起来（必然的反应）一样。表现为狂嚏不止，对寒冷的刺激不太敏感，鼻涕呈淡黄色而清稀如水。鼻黏膜正常，甚至有充血现象。一接触任何刺激，如煤气、香烟、热气等，马上发作。舌苔薄黄。

肺寒：有明确的发作诱因，最多为俄顷之间骤接寒冷（最典型的为冷气空调）。局部检查，鼻甲水肿，黏膜苍白。脉多细、涩，舌苔白。一般为冬天加重，夏天减轻。表现为狂嚏，清涕多稀薄澄清如自来水。平时容易感冒。大多一遇风寒，马上发作，早晨起床之际，必然一次狂嚏。检查可见鼻黏膜苍白。舌苔薄白，脉细。

卫气不固：容易喷嚏而嚏数不多不狂，一贯有虚的表现，接触极小极微的外来刺激，亦可马上发作，流涕多清稀，一般病程较长。全身症状为运化不健，入冬畏寒，重裘难温，大便偏稀，反复感冒，更甚者终年累月似在感冒中度日。精神疲乏，鼻塞严重。检查可见鼻黏膜淡白无华。舌苔薄，质淡白、嫩、胖，脉虚而缓。

肾阳不足：病程必长，不论冬夏，一直处于病态中。一切局部症状，较卫气不固者更为严重。全身症状，更显示出委顿不振，腰痛、脊冷，四末不温，大便溏薄，小便清而频频欲解。舌苔薄，质淡不红，脉多沉、迟、细、弱。检查可见鼻黏膜苍白无华。

此外，系神经反射性者，中医循例把神经官能症，大都归纳于脏躁病中。所以在辨证方面，固然与过敏性相同，但还有脏躁一证，也应置之于考虑范围之内。

·内治·

治疗当然根据它的证型而决定。一般情况下，此病实者、热者少而虚者、寒者多。大体证型如下。

肺热：当清肺泄热脱敏法，常用代表方为清热脱敏汤。常用药：桑叶、薄荷、蝉蜕、地龙、路路通、紫草、茜草、墨旱莲等。

肺寒：当调和肺气，温肺祛寒法。常用代表方为桂枝汤。寒甚者，可选加以下诸药。如细辛、荜茇、荜澄茄、炮姜、补骨脂、附子、肉桂、淫羊藿之类。

卫气不固：当益气固卫法，常用代表方有玉屏风散。一般卫虚者，肺气宗气必虚，可用补气升清法，如补中益气汤、益气聪明汤之类也可取用。常用药：防风、白术、黄芪、绿豆衣、桔梗、诃子肉、甘草、党参等。若夹有寒意者，可酌加桂枝、细辛等药。

肾阳不足：取用补肾温阳，常用代表方有桂附八味地黄汤或右归饮。常用药：制附子、肉桂、熟地黄、山药、山萸肉、补骨脂等。另外，亦可加些仙茅、淫羊藿、诃子肉之类的药物。老年者，也可用些鹿角霜（轻）、鹿角胶（重）或鹿茸片（最重）。如用胶，则加烊冲兑。

如确诊为神经反射性者，如上一般治疗之外，需参用甘麦大枣汤，需全方不予加减地使用。

按语：干祖望认为对于变应性鼻炎甚或中医各科疾病的诊治，尤须注意"进、退"的把握。"进"以逐邪，"退"以和正，气守而邪去，则形神自和。

如于肺经热郁者，首拟清肺利邪之法，当现“邪欲尽，气渐衰”之机时，则忌过度“乘胜追击”，而应当补则补，该缓则和，以令“证”复谐，此正“宽猛互济，政是以和”之变化也。肾为水脏，主一身之水液代谢。鼻涕属“五液”之一，肾阳虚衰，气化失职，五液皆可为病。故临床上，变应性鼻炎见涕液清稀，量多不止，甚或“滂沱”者，干祖望认为多与阳气固摄不足，脾肾气阳虚惫相关。而对于此类患者，干祖望多别出心裁施以“缩泉丸”一方，并常获佳效。干祖望认为，临床用方，不能拘泥方之本义，立于其固旨，灵变其用途，巧变“楚才晋用”之意，此中医圆活之魂所在。【参考文献：严道南，黄俭仪. 干祖望对变应性鼻炎的临证思辨方法——干祖望验案赏析之一[J]. 江苏中医药，2008，40(10)：1－3.】

在临床上也经常遇到十分顽固的过敏性鼻炎或血管舒缩性鼻炎，干祖望对这型顽症，取用自订的截敏蜜梅汤。处方：乌梅 12 g，防风 12 g，柴胡 12 g，五味子 12 g，甘草 8 g。浓煎两次，分一日两次进服。每次药汁中冲入蜂蜜 15 g。

中医治疗讲究“三因制宜”，其中有个“因时制宜”，即根据不同季节患病的特点，在治疗上更深入一步处理，春季加些升阳宣泄之品，如柴胡、蝉蜕之类；秋季的多用一些收敛药物，如诃子肉、石榴皮之类。这也是上承《灵枢·师传》“春夏先治其标，后治其本；秋冬先治其本，后治其标”的精神。所以中医一门学问，的确是“山外有山，天上有天”的学无止境，绝对不是一般人想象中的某药是退热、某药是止痛、某药是消炎、某药是补药那样的呆板、容易、简单、低级。当然也不能过高评价，误以为高不可攀的高山。其实，任何人只需认识整个中医的外貌与内在，多看些古版中医书(因为这里绝不有误导的假中医)，临床上多琢磨和总结，谁都可以攀登顶巅。另外，还有一种经常遇到而也无法对付的顽固者，患者每服第一次的方药，十分有效，但原方再进，再也没有疗效了。换上一个医生，第一剂也特别有效，原方再进，又毫无改善了。这种情况《医门补要》称为“戏药”。应付的唯一方法，就是每诊换一次方，不要认为有效止方而舍不得改换新方。好在屡换不止的新方，在攻补、升降、寒热方面零乱一些也毫无关系。总之，每换一新方，大多都能有效。

·外治·

五倍子、辛夷、蔻仁、石榴皮、细辛各等分，共研细粉末，用纱布裹住，每日早晨塞入鼻腔内，左右交替，约半小时后取出。也有一些制嚏作用。

针刺取穴：合谷、列缺、曲池、迎香。体弱者再加大椎、胃俞、脾俞。

艾灸，用悬灸法，取迎香穴。

【预防与护理】

1. 经常参加体育锻炼，以增强抵抗力。
2. 注意不要骤然进出冷热悬殊的环境。
3. 常做鼻部按摩，如长期用冷水洗脸者更佳。
4. 已知道致敏原者，尽量设法避免接触。
5. 季节性的每届发作时间，预先进服玉屏风丸或补中益气丸、益气聪明丸以预防。如系儿童，可多吃酸梅汤(非化学合成者，必须是用乌梅与砂糖制成者)。
6. 发作期间要注意保暖。
7. 每当狂嚏之前，急按摩迎香穴，按摩到该处发热时为度。

【医案】

·案一·

吴某，男，54 岁，1995 年 4 月 5 日初诊。

典型的过敏性鼻炎十年。每年4 月起均发作。刻下又应时而作，多清涕。

检查：鼻腔未见异常。

医案：夙疾按时而作，桂枝汤裁制。

处方：

桂枝 3 g	白芍 6 g	乌梅 10 g
干地龙 10 g	蝉蜕 3 g	石榴皮 10 g
诃子 10 g	细辛 3 g	甘草 3 g

5 剂煎服

二诊 1995 年 4 月 11 日。过敏性鼻炎，刻下准期发作。鼻痒狂嚏，清涕潮涌而溢。发轫于感冒之后。

检查：鼻黏膜充血。舌苔薄，中央有染黑，脉弦。

医案：感冒新邪惹激夙恙，先清浮邪。

处方：

荆芥炭 6 g　　茜草 10 g　　紫草 10 g
墨旱莲 10 g　　蝉蜕 3 g　　干地龙 10 g
诃子肉 10 g　　桑白皮 10 g　　5 剂煎服

三诊 1995 年 4 月 25 日。药进 14 剂，其病告失。鼻之痒，嚏，涕已少且无。

检查：鼻腔（-）。舌苔薄，脉平。

医案：顽疾制服，力求巩固。

处方：

黄芪 10 g　　白术 6 g　　防风 6 g
太子参 10 g　　茯苓 10 g　　干地龙 10 g
蝉蜕 3 g　　诃子肉 10 g　　石榴皮 10 g
甘草 3 g　　5 剂煎服

按语：此患病历多年，本虚之证自当无疑。又其好发于春，风木当令之季，且鼻痒显著，清涕势急，犹如"风状"，故辨为"夙疾中风"之候。此案之"中风"，体虚感于外风者固为要由，然尚有内在肝木相应，内风引动之机。因此，干祖望重视其卒病之急时，抓住这一关键病机，投以辛甘祛邪，酸敛息风之品，以期宣而不耗其气，敛以固其本，内外风邪皆祛之功。尽管首诊对病机的把握恰当，但二诊时疗效并未完全显现。干祖望细问则知此病于触感新邪而发，外感病机的"量"较大，且已呈现一定热象，故在前方基础上调整宣散之品剂量，加以荆芥炭、桑白皮之品，针对其鼻黏膜充血症状，又辅以茜草、紫草活血凉血之药，在准确判断病机性质基础上，精细的"量化"，故收获佳效。后则基于其本不足之根由，固其本，护其外，以防病之反复，而投"治未病"之法、方。综上，干祖望此病案体现着"标本缓急""病后防复"等思想，但其中所展示的临证用药时灵活进退、量度把握的细节更值得我们深入学习。宏观中医理念，不代表中医临证的"粗犷性"，临证时的明辨秋毫，灵活应变，是中医学良好疗效的根本所在，也是学习中医的大难所在。

·案二·

马某，男，20 岁，1992 年 10 月 5 日初诊。

鼻塞、流清涕两年，每年秋冬季节最显著，今年发作比过去严重。平时鼻塞，运动及得暖可缓解。嗅觉迟钝，在暖和的环境下比较舒服，平时也有清涕，常自淋而下，常因鼻塞，鼻痒而妨碍正常睡眠。

检查：鼻黏膜不红，右下甲水肿，运动后收缩至正常。舌质偏红，苔薄腻，脉实。

医案：血气方刚，弱冠之年，当从实治，清肺泄热为主。

处方：

桑白皮 10 g　　马兜铃 6 g　　黄芩 3 g
栀子 10 g　　甜葶苈 3 g　　干地龙 10 g
蝉蜕 3 g　　桃仁 10 g　　当归尾 10 g
辛夷 6 g　　7 剂煎服

二诊 1992 年 10 月 19 日。药进 14 剂，多处之痒减轻，嚏亦相应减少，口腔之干已接近消失，但对寒冷很敏感。

检查：咽峡充血艳红。右下鼻甲肥大，皮肤划痕试验（-）。舌质偏红，苔薄黄，脉实。

医案：方取脱敏，已有成效，不妨步迹深入。

处方：

黄芩炭 3 g　　荆芥炭 6 g　　蝉蜕 3 g
乌梅 10 g　　苍耳子 10 g　　干地龙 10 g
紫草 10 g　　茜草 10 g　　墨旱莲 10 g
石榴皮 10 g　　7 剂煎服

三诊 1992 年 10 月 26 日。又进 7 剂，鼻中奇痒虽有缓解而不快，作痒部位不在前庭而在鼻中道之区。口腔之痒已轻，喷嚏亦少。干燥及烧灼感严重，通气改善，嗅觉仍然失敏。

检查：右下鼻甲稍有水肿，咽峡充血已淡，舌尖红，苔薄黄，脉实。

医案：取刘河间清火一法，殊感合适。但多少有些嫌轻之感，步原方，但药加重。

处方：

甜葶苈 6 g　　川黄连 3 g　　生地黄 10 g
荆芥炭 6 g　　豨莶草 10 g　　栀子 10 g
牡丹皮 6 g　　干地龙 10 g　　冬桑叶 6 g

大枣7枚　　7剂煎服

四诊1992年11月9日。此方进14剂(共进药35剂)。反映为近两天鼻痒晨作已缓解，嚏也因之而辍歇，口腔上腭之痒亦消失，通气改变而难言畅，干燥及烧灼感已轻。嗅觉似乎稍提高而总难敏感。

检查：右侧鼻腔下甲肥大，不充血，左侧正常。舌质淡红，苔薄白，脉实。

医案：峻剂一清一泻，总算未负此搏浪之技。“宽以济猛”，改用抚安。

处方：

太子参10 g	白术6 g	茯苓10 g
山药10 g	肉桂后下3 g	太子参10 g
诃子10 g	乌梅10 g	覆盆子10 g
甘草3 g	7剂煎服	

五诊1992年12月21日。上方服42剂，共经治2个月，痒、涕、嚏均无，早告有效而殊感稳定，唯遗鼻塞未解。刻下左侧已通畅，右侧尚有一些。嗅觉稍有恢复。

检查：鼻腔左侧正常，右下鼻甲尚肥大，奔跑后鼻甲收缩迟钝。舌质淡红，苔薄白，实脉。

医案：鼻甲留瘀，事无异议，治取化瘀，亦以常规处理，唯运动后收缩迟钝，则不能不考虑帅血之气失其充沛所致。纵然年仅弱冠，仍然重在益气。

处方：

黄芪10 g	升麻3 g	红花6 g
益母草10 g	桃仁10 g	当归尾10 g
赤芍6 g	干地龙10 g	石菖蒲3 g
路路通10 g	7剂煎服	

按语：鼻鼽者，中医学素以肺、脾、肾等脏气不足，阳气内虚，感于外邪为其主要病机，如《灵枢·本神》“肺气虚则鼻塞不利少气”。然经文亦有肺热致鼽之论，后世刘完素、张景岳等著名医家则明确提出“肺热甚则出涕”“鼻涕多者，多由于火”等观点，故干祖望在鼻鼽传统“气阳不足，外邪侵袭”的认识上，提出“肺经郁热”一证，而本案正为肺热致鼽的印证。患者鼻鼽之状，秋冬好发，运动、得温后好转，看似为“阳气不足”之象，但干祖望抓住其年弱冠、舌质偏红、苔薄腻、脉实等，认为其偏于实热之证。热郁胸中，秋冬寒气收敛，热郁更盛，故好发于秋冬；运动、得暖后，阳气鼓动，向外宣泄，故阳郁得缓，鼽、涕减轻，因此干祖望一反其常，辨为“肺经郁热”之后，投以清泻肺热之方，辅以化瘀凉降、育阴潜阳、收敛息风诸品，共平胸中郁热。一清一泄、一宣一藏，患者鼻鼽之状顿减，但峻剂用久，患者渐现气血不充之象，顺其变而投补益气血之法，以防疾病之变化，终获全功。综上，中医学虽讲究吃“老本”，但“老本”并不能成为禁锢我们思想的枷锁。忠于传承，敢于突破，是现代中医人必需之精神。

·案三·

程某，男，44岁。1994年9月4日初诊。南京铁路段。

鼻病匝年，主症鼻痒、狂嚏，清涕滂沱，其清如水。症殊典型，四季皆然。唯遇冷风及闻异气，势必竿影而作。

检查：鼻黏膜苍白，前庭充血粗糙。舌苔薄，脉平偏细。

医案：鼽嚏一症，冯瞻鲁称为“金叩之鸣”，实能作，虚亦能作，寒能作，热亦能作。而且更有互相骈存者。用方则方无定律，今先取调和肺气，兼脱过敏乎法，拟投石问路之计。

处方：

川桂枝3 g	白芍6 g	茜草10 g
墨旱莲10 g	干地龙10 g	蝉蜕3 g
紫草10 g	诃子肉10 g	石榴皮10 g
甘草3 g	7剂煎服	

二诊1991年9月11日。药进7剂，诸症缓解一些，而且发作时间有所缩短。

检查：鼻黏膜淡白，前庭充血消失。利特尔区仍粗糙。舌少苔，脉细。

医案：采方温凉并取(桂枝汤、脱敏汤)理论，中西并存，获效尚称满意。孙真人之遗风，看来临床颇有价值。当步原旨，再加深入一层。

处方：

川桂枝3 g	白芍6 g	干地龙10 g
茜草10 g	徐长卿10 g	紫草10 g
墨旱莲10 g	乌梅10 g	诃子肉10 g

石榴皮 10 g　　甘草 3 g　　7 剂煎服

三诊 1992 年 4 月 8 日。去秋治后，有 2 ~ 3 个月平稳无恙。唯近来两个月鼻痒，开始发作，狂嚏再度重来，其状作痒、狂嚏、清涕，一如曩昔，不若过去严重。

检查：左下甲肥大，黏膜正常，舌少苔，质胖而红，脉平。

医案：鼽嚏顽症，客岁经治，一度平安。刻又卷土重来，幸无曩昔之严重，治以脱敏。

处方：

川桂枝 3 g　　白芍 6 g　　干地龙 10 g
蝉蜕 3 g　　徐长卿 10 g　　茜草 10 g
墨旱莲 10 g　　紫草 10 g　　绿豆衣 10 g
辛夷 6 g　　7 剂煎服

四诊 1994 年 4 月 24 日。一度告痊，近又卷土重来，幸“狂”者改为“善”，“滂沱”者现“少些”，但鼻孔红赤、烧灼、刺痛感。

检查：两鼻翼皮肤充血，鼻前庭浸润充血，颏颌下未扪到结节，舌苔薄，脉平。

医案：过敏性鼻炎已入覆杯境界；鼻前庭炎跟踪而来。取清火息风，佐以淡渗。

处方：

荆芥炭 6 g　　苍耳子 10 g　　蝉蜕 3 g
黄芩 3 g　　桑白皮 10 g　　豨莶草 10 g
山栀子 10 g　　赤芍 6 g　　绿豆衣 10 g
牡丹皮 6 g　　7 剂煎服

按语：因肺开窍于鼻，鼻络本于肺，故肺系病变是导致鼻鼽的最主要原因，而营卫不和又是其中一个典型病机，处方每常用桂枝汤加味，桂枝辛甘而温，解肌发表，外散风寒，透营达卫，白芍酸苦而凉，益阴敛营，二者一治卫强，一治营弱，共调营卫，相须为用。本案患者清涕滂沱，四季皆然，四诊合参，难以明辨寒热，干祖望取调和肺气之法，和其营卫脱其敏。在桂枝汤基础上加上地龙、蝉蜕、石榴皮等抗过敏药物，由于鼻前庭充血粗糙，选用脱敏汤（茜草、紫草、墨旱莲）来清热凉血脱敏。

本案从初诊到三诊都是治疗过敏性鼻炎，裁方均从桂枝汤合脱敏汤着手，另外，对于久治不效的顽固性过敏性鼻炎或血管运动性鼻炎患者，干祖望想到铃医的截法，自拟一方，名“截敏蜜梅汤”，组成：乌梅 12 g，防风 12 g，柴胡 12 g，五味子 12 g，桑螵蛸 12 g，牡蛎（先煎）30 g。浓煎两次，一日进服，每次药汁中冲入蜂蜜 15 g。

·案四·

吴某，男，54 岁，1995 年 4 月 4 日初诊。市工商局干部。

罹患过敏性鼻炎已 10 年。每年 4 月起发作。刻下又应时而作，鼻痒、狂嚏，多清涕。

检查：鼻腔黏膜色淡。舌苔薄。

医案：夙疾按时而作，桂枝汤裁制。

处方：

桂枝 3 g　　白芍 6 g　　乌梅 10 g
干地龙 10 g　　蝉蜕 3 g　　石榴皮 10 g
诃子肉 10 g　　细辛 3 g　　甘草 3 g
7 剂煎服

二诊 1995 年 4 月 11 日。上次药后，诸症稍安。但又因受凉感冒，刻下诸症发作益甚。鼻痒狂嚏，清涕潮涌而溢。

检查：鼻黏膜充血。舌苔薄，中央有染黑，脉弦。

医案：感冒新邪，惹激夙恙。先清浮邪，兼攻夙疾。

处方：

荆芥炭 6 g　　茜草 10 g　　紫草 10 g
墨旱莲 10 g　　蝉蜕 3 g　　干地龙 10 g
诃子肉 10 g　　桑白皮 10 g　　7 剂煎服

三诊 1995 年 4 月 25 日。药进 14 剂，刻下诸恙告退。鼻之痒、嚏、涕已基本缓解。

检查：鼻腔（－）。舌苔薄，脉平。

医案：顽疾制服，力求巩固。

处方：

黄芪 10 g　　白术 6 g　　防风 6 g
太子参 10 g　　茯苓 10 g　　干地龙 10 g
蝉蜕 3 g　　诃子肉 10 g　　石榴皮 10 g
甘草 3 g　　7 剂煎服

按语：变应性鼻炎症状十分顽固，用药必须“稳”“准”“狠”。“准”则须抓要领，“狠”则要有力度，“稳”则不可过度。根据变应性鼻炎鼻涕清稀、遇寒而作的特点，此病多属虚寒证。对于新病者，干祖望常用桂枝汤、小青龙汤；久病者用玉屏风散、补中益气汤。在辨证选方的同时，适当加入一两味具有抗过敏药理作用的中药，成为干祖望治疗变应性鼻炎的特色方剂。本案中选用的乌梅、干地龙、石榴皮等即是。

辨证要分寒热，观察鼻黏膜颜色是关键。初诊见鼻黏膜色淡，夙疾按时而作，属变应性鼻炎常见之虚寒证，选择“桂枝汤裁制”亦属常法，患者药后桴鼓而效。却未料患者不慎感冒风寒，入里化热，引动肺胃内热。表现为二诊时见鼻黏膜充血。此时如何变法治疗就显得十分棘手。面临三种选择：一是效方不更，坚守原方。其后果，较大的可能性是温药助火，犯古人“桂枝下咽，阳盛则毙”之戒，较小的可能性是患者经休息后，感冒自愈而恢复原来虚寒证；二是更改治法，从“感冒”论治，用桑菊饮、银翘散法，如此可保眼前之证无虞；三是综合分析病情，患者兼有感冒和变应性鼻炎双重病症，治疗应以兼顾。显然。第一种选择是错误的，第二种选择比较安全，第三种选择对医师是考验。

干祖望选择的是后者。因干祖望是名医，患者能得其一次诊治机会殊为不易，若令患者待二三日后感冒痊愈再治变应性鼻炎，必令患者失望。于是因人、因时、因证，拟出一方：先清浮邪，兼攻夙疾。鼻黏膜充血，舌苔薄，中央有染黑，脉弦，皆热也。鼻为肺窍，故用桑白皮泄肺、蝉蜕祛风，除其内热，治其感冒；茜草、紫草、墨旱莲三味组成专治过敏性病症的“脱敏汤”，又具有活血凉血之药性，在此既泻热又脱敏，可谓一箭双雕。荆芥亦祛风散邪要药，取炭之目的在于冀其入血分，可从血分中将风邪搜出，这也是兼治感冒与过敏双重病症之法。

三诊时，狂嚏，多涕等症均已缓解，为求“天街小雨润如酥”之境，安抚善后，继续用益气温阳法，这里干祖望亮出的是治疗变应性鼻炎的基本方。

·案五·

王某，男，62 岁，退休职员。初诊 1998 年 4 月 14 日。

近年来常作狂嚏，清涕奇多，遇风冷则诸症倍增。

检查：鼻黏膜色淡，两下鼻甲肿胀。舌质胖嫩，苔薄白，脉弱。

医案：花甲之年，虚寒之体；脾肾不足，土不制水，取缩泉法。

处方：

益智仁 10 g	乌药 10 g	山药 10 g
肉桂[后下]3 g	太子参 10 g	诃子 10 g
乌梅 10 g	覆盆子 10 g	甘草 3 g

7 剂煎服

二诊 1998 年 4 月 21 日。服药 7 剂，涕量明显减少。

检查：鼻甲肿胀已减轻。舌质略胖，苔薄白，脉细弱。

医案：坤土得充，五液乃治。原方稍事增损。

处方：

益智仁 10 g	乌药 10 g	太子参 10 g
山药 10 g	诃子 10 g	覆盆子 10 g
茯苓 10 g	甘草 3 g	7 剂煎服

按语：缩泉丸见于《魏氏家藏方》，原用于治疗“下元虚冷，小便频数或白浊、遗尿”。方中以益智仁温补脾肾、固精涩尿为君药。《医学启源》曾谓益智仁能“治人多唾”，干祖望取来用于敛涕，有“楚才晋用”之意；乌药行气散寒，山药、太子参健脾补肾，均有益助肾气温煦以化寒水之功；另用肉桂、诃子、覆盆子旨在加强益火温阳、收涩敛涕作用。

《素问·脉要精微论》的“水泉不止者，是膀胱不藏也”一语，是说尿频责之肾阳不足，膀胱不约。肾为水脏，主一身之水液代谢。鼻涕属“五液”之一，肾阳虚衰，气化失职，五液皆可为病。因此干祖望认为，凡见有耳鼻咽喉分泌物清稀、量多者，常须考虑阳气固摄作用，或补脾气，或温肾阳，或脾肾同补。此案中见清涕滂沱者，竟别出心裁，取用缩泉丸获效。

缩泉丸治疗变应性鼻炎，乃变法而非常法。脾肾不足，宜先取补中益气汤、金匮肾气丸类，唯遇正治不效时，须另辟蹊径，礼失而求助于野。干祖望认为，使用本方辨证要点，除了具备常见脾肾不足证候以外，关键点在鼻涕的“质”须较稀，“量”必甚多。

·案六·

程某，男，58岁，厦门大学，因鼻塞十年余而就诊。初诊2003年8月24日。

二十年前过敏性鼻炎，朝朝狂嚏连绵。上海、北京甚至日本治疗，无法抑止。每天必作四五次。其他正常。

检查：鼻腔正常。舌苔薄，脉平。

医案：中西攻补兼施，根本无一效。言病则过敏顽症，言证则无能捕捉。只能以理推之，试取重剂纳气，有幸而中，固中可嘉。治而不致，亦无所伤。

处方：

黄芪10 g　　白术6 g　　桑螵蛸10 g

生牡蛎30 g（先煎1小时）　　沙苑蒺藜10 g

五味子10 g　　百药煎6 g（如缺五倍子代）

干地龙10 g　　蝉蜕3 g　　百合10 g

7剂煎服

二诊2003年9月10日。药进14剂，在第十剂后，喷嚏减少，但仍无一日之宁。现在少则一次，多则不超过三次。

检查：同初诊，舌苔薄，脉平。

医案：穷则思变，变亦盲求。幸而一中，不拟更张。

处方：原方7剂煎服

三诊2003年9月18日。来函：“很好，有时已一天不打嚏，但大多则仍然在打，不过仅一二次而已。很满意”。嘱“再进原方至愈为止。”

四诊2004年4月。近来又来信，谓“好了，谢谢！”

按语：患者过敏性鼻炎二十余年，各方治疗均无效，可谓顽症中之顽症。而从患者的症状看，除了过敏性鼻炎的症状之外没有全身其他症状，局部检查“鼻腔正常”，舌脉诊“舌苔薄，脉平”，看来没有任何辨证之信息或依据，即“无症可辨”这在耳鼻咽喉科临床是常碰到的事，这时候一般医生常常不知从何入手辨证治疗。而干祖望之“取重剂纳气”是依据中医对过敏性鼻炎的认识，认为此症为肺脾肾虚，摄纳无力，故“狂嚏连绵”，而取用益气健脾、补肺固肾纳气兼滋涵之法。方中以玉屏风散中黄芪、白术健脾益气，桑螵蛸、沙苑蒺藜补肾固涩，五味子益气收敛，百药煎和五倍子均为收敛之品，干地龙、蝉蜕脱敏，百合养阴润肺，牡蛎收敛固涩。此方中，益气健脾、补肺固肾是治疗过敏性鼻炎常用之法，但在此基础上加用纳气则为此方之点睛之处。为何用桑螵蛸、沙苑蒺藜，而不用杜仲、续断等补肾药？此二者补肾而能因精收敛。全方合用具有强力纳气之功，从而达到收敛止嚏的作用。

对于无明显全身症状的患者，如何辨证？干祖望以中医之理来指导，循中医对过敏性鼻炎的病理之认识，认为系肺脾肾三脏气虚则固摄失职，因而用益气健脾、补肺固肾、纳气收敛。将西医抗过敏理论融入中医理论之中，把具有抗过敏作用的地龙、蝉蜕用于过敏性疾病中，这是干祖望将西医的知识用于中医，即干祖望常说的用夏变夷法的运用手法之一。

·案七·

姜某，男，汉族，38岁，已婚。1998年10月27日初诊。

病鼻数载，主症为典型过敏性鼻炎，作痒之域波及鼻咽、口腔、上腭。每年以秋冬两季严重。同时夜间鼻腔干燥。三天前涕中夹血丝（每年秋天鼻必带血）。

检查：鼻腔（－），舌苔薄黄，脉细。

医案：鼻病数年，“经”予金燥，“痒”属过敏，病固同存，证属两因。当从“润金”脱敏入手，稍解凉开。

处方：

百合10 g　　生地黄10 g　　熟地黄10 g

玄参10 g　　干地龙10 g　　蝉蜕3 g

茜草10 g　　紫草10 g　　墨旱莲10 g

麦冬10 g　　7剂煎服

嘱其慎起居，防风寒，饮食忌辛辣。

二诊1998年11月3日。药后，鼻痒狂嚏次数减少，涕量仍难减少，干燥已滋润许多，涕血已匿迹。检查：鼻腔少液。舌苔薄，脉细而劲。

医案：方已对症，治步原旨。刻下向润金生水倾向。

处方：

百合 10 g	生地黄 10 g	麦冬 10 g
沙参 10 g	干地龙 10 g	蝉蜕 3 g
诃子肉 10 g	乌梅 10 g	芦根 30 g

7 剂煎服

按语：变应性鼻炎虽然多宗虚寒论治，但是不可拘泥于虚寒，例如有些患者遇热加重，处凉反轻，骤逢暖气则清涕不断，乍饮热汤即喷嚏连绵，这类鼻鼽就要宗肺热论治。再如肺燥津亏证，似乎各版教材中均并没有提及，但是临床上确确实实出现了这类患者，便不能死搬教条，这也是中医辨证论治的个体化治疗方式的优越之处。

本案患者作痒之域波及鼻咽、口腔、上腭，且秋冬季加重，秋为金令，主在肃杀收敛，六气属燥，老病夙疾易于发生。燥气犯肺，戕伤肺津，津液亏损则鼻腔干燥，面部作痒，涕中夹血丝亦由燥邪灼伤血络所致，故干祖望在医案中写道："经"予金燥，"痒"属过敏，当从"润金"脱敏入手，方取百合固金汤合脱敏汤化裁，方中百合、麦冬润肺滋阴，充水之上源而固肺金，生地黄、熟地黄滋肾壮水，玄参滋阴而又有凉血之效，茜草、紫草、墨旱莲、地龙、蝉蜕为干祖望定的治疗过敏性鼻炎的效方"脱敏汤"，诸药相合，肺金得润，津液下输以滋肾水，肾水得壮，阴液上蒸以濡肺金，使得金水相生，又酌配现代药理研究之凉血脱敏药物，有益于提高临床疗效。二诊时鼻痒狂嚏次数减少，干燥已滋润许多，涕血已匿迹，只是涕量仍难减少，未免美中不足，但从其他症状的改善来看，方药对证，故仍宗原方大旨，稍稍出入而已。由于鼻痒不再，故去茜草、紫草、墨旱莲，加用沙参滋润肺阴，诃子肉、乌梅收涩敛涕。

干祖望认为中医的治疗讲究三因制宜，其中的"因时制宜"即根据不同季节患病的特点，在治疗上有所侧重，春为木令，万物复苏，欣欣向荣，故酌情加些升阳宣泄之品，如蝉蜕、柴胡之类；秋为金令，落叶悲秋，萧条肃杀，故酌情配些缓秋收敛之品，如诃子肉、乌梅之类。这也是上承《灵枢·师传》"春夏先治其标，后治其本，秋冬先治其本，后治其标"的精神。

·案八·

杨某，男，汉族，15 岁，未婚。1998 年 10 月 16 日初诊。

典型过敏性鼻炎，已十年之久，以春秋两季，近来倍形严重。痒可旁及咽、眼、耳。阵发性鼻塞，每日多次发作，涕出稠而未见黄色，易汗，食欲不振。

检查：鼻黏膜（－），咽后壁轻度污红。舌苔薄映黄，脉细，皮划（－）。

医案：肺怯卫虚，过敏倍形显著。过敏一证，类隶于邪。张元素曾谓"满座皆君子，小人自无容身之地"。取益气固卫法中求脱敏。方从玉屏风散合脱敏汤。

处方：

黄芪 10 g	白术 6 g	防风 6 g
太子参 10 g	干地龙 10 g	蝉蜕 3 g
诃子肉 10 g	乌梅 10 g	升麻 3 g

7 剂煎服

嘱其慎起居，防风寒，饮食忌辛辣。

二诊 1998 年 10 月 30 日。药进 14 剂，鼻痒狂嚏已瘥其半，但有极少量锈涕小块。晨嚏也减少到仅仅一两个。咽有干感。鼻子通气尚好。

检查：鼻腔（－）。舌苔薄。

医案：博浪一锤，幸已中的。进一步深冀巩固而根除。索性穷追到底。

处方：

黄芪 10 g	白术 6 g	防风 6 g
干地龙 10 g	蝉蜕 3 g	诃子肉 10 g
乌梅 10 g	紫河车 10 g	党参 10 g

7 剂煎服

按语：过敏性鼻炎日久，此为肺怯卫虚，治当益气固卫法中求脱敏，但须巩固而根除。这是新病和久病的治疗差异，新病急则治标，以改善症状为主要目的，久病则需兼顾治本。贾谊在《过秦论》中云："乃使蒙恬北固长城而守藩篱，却匈奴七百余里，胡人不敢南下而牧马，士不敢弯弓而报怨。”藩篱即屏障之意，干祖望认为肺主一身之气，卫气护卫肌表，防止外邪入侵，和藩篱相似。况且“正气存内，邪不可干”，卫气得固自然邪不得入，益气固卫又能扶正以祛邪，正如张元素云“满座皆君子，小人自无容身之地”。根据患者病情“久病、鼻塞、涕清、易汗、脉细”来看，肺气不足、藩篱不固之候很是典型，故从益气固卫法中求脱敏，取玉屏风散合脱敏汤，方中黄芪、白术、防风益气固表止汗而又不恋邪，地龙、蝉蜕抗过敏，诃子肉、乌梅收涩敛涕，升麻载诸药上行，太子参一味乍看费解，健脾益气治疗鼻鼽在《圣济总录》中已有体现，用以治疗小儿多涕的人参汤、前胡汤、甘菊花汤三方中均有人参，说明在当时脾气虚已被重视，脾主运化，调节全身水液，脾气健旺则能摄制鼻中清涕，且肺主一身之气，其宗气的生成有赖于脾胃运化水谷之精，配伍补脾药物可培土生金，坤土一固，兑金自充，且多涕久出，其阴必亏，太子参气阴双补，尤为适宜。二诊时患者诉喷嚏、清涕、鼻痒、鼻塞具有好转，此时干祖望采取了和以往“转向怀柔”不同的治法，一般他会由攻法到攻补兼施，或由峻补到平补，然而此次患者以虚证为本，因虚致病，首次补益获效，再诊仍须步迹，并且酌情加重力量，选用紫河车。紫河车为血肉有情之品，大补气血，为补药中珍品，《本草经疏》谓其“乃补阴阳两虚之药，有反本还原之功”。

·案九·

黄某，男，12岁。1991年8月4日初诊。南京。

三四年来，入冬清涕奇多，色则白多黄少。现在也有一些，不论何时，一遇寒即嚏，每次二三个。

检查：鼻腔（－），皮肤划测试验（－）。舌少苔，脉细。

医案：童年禀赋未充，金寒肺怯。治以益肺升阳。

处方：

升麻 3 g	百合 10 g	白术 6 g
陈皮 6 g	辛夷 6 g	太子参 10 g
诃子肉 10 g	甘草 3 g	7剂煎服

二诊 1991年8月30日。初诊后天天服药，累计26剂。喷嚏已止，涕量似乎少些。但近两天新添咳嗽。流涕再度增多。色黄而浊，鼻腔烘热。口干求饮。

检查：左鼻腔有涕液潴留。舌苔薄，质红，脉平。

医案：嚏止涕多，现可关注治涕，不过愈途坎坷，横袭感冒，循例先治感冒，但以挂号殊难，不能不一拟两方，前后序进。

先服方：

桑叶 10 g	菊花 10 g	金银花 10 g
天竺黄 6 g	连翘 6 g	苦杏仁 10 g
蝉蜕 3 g	板蓝根 10 g	鸡苏散 10 g
7剂煎服		

后服方：

桑白皮 10 g	辛夷 6 g	薄荷 6 g
苍耳子 10 g	鱼腥草 10 g	白芷 6 g
黄芩 3 g	鸭跖草 10 g	天竺黄 6 g
藿香 10 g	7剂煎服	

按语：本案患儿由于脏腑稚嫩，气血未充，或先天禀赋不足，导致后天气虚阳虚，肺气不足，肺失所养，故入冬清涕奇多，白多黄少，遇寒即嚏。所以干祖望从填充禀赋、益气升阳论治，方中太子参、白术健脾益气，诃子肉温肾敛涕，百合滋润肺阴，阴中求阳，陈皮宽中理气使得补而不滞，辛夷宣通鼻窍，升麻升举清阳并载诸药上行，甘草调和诸药。二诊为治风热感冒之案，此处不赘述。

·案十·

杨某，女，41岁。1991年11月12日初诊。审计所。

去夏风扇下受凉后，流清涕，狂嚏，伴以鼻塞，活动及得暖后即缓解。背脊有冰凉感。

检查：鼻下甲肥大，苍白。表面粗糙韧硬。舌苔薄白，脉细。

医案：盛夏当风，直袭肺经。盖肺主皮毛之故。寒邪伏困，循经直犯鼻窍，盖肺开窍于鼻也。金寒兑冷，毋怪乎鼻黏膜如此惨白。曾进峻温之品，亦获效茫然。刻下应付只求阳和一转，可得回春。

处方：

熟地黄 10 g	麻黄 3 g	鹿角霜 10 g
乳香 3 g	肉桂[后下] 3 g	红花 6 g
大贝母 6 g	当归尾 10 g	益母草 10 g
白芥子 6 g	7 剂煎服	

二诊 1991 年 12 月 6 日。上药累进 24 剂，清涕已少，狂嚏也轻，鼻塞好得多。

检查：鼻黏膜苍白基本上如初诊，肥大者已收敛，粗糙者转光滑。舌苔薄，脉细。

医案：诸症俱减，苍白难红，良以阴沉之阳气渐充，瘀滞之微循难畅。者番裁方应向化瘀倾斜。

处方：

红花 6 g	当归尾 10 g	丹参 10 g
益母草 10 g	乳香 3 g	细辛 3 g
桃仁 10 g	鹿角霜 10 g	石菖蒲 3 g
淫羊藿 10 g	7 剂煎服	

按语：张璐在《张氏医通》中说鼻鼽有一证型“非风也，乃寒也”，并提出治方为辛夷散去木通、防风、升麻、藁本，加肉桂、附子、诃子、白术，为温阳法治疗鼻鼽奠定了基础。临床上部分鼻鼽患者往往遇寒则重，处暖则轻，骤缝冷气则清涕不断，全身症状有畏寒怕冷，夜尿清长，腰膝酸软等典型阳虚迹象。

本案即是寒证鼻鼽的一个典型案例，患者由于盛夏贪凉，肆吹冷风而发病，盛夏之季，气候炎热，每多汗出，人体腠理开泄，此时贪风，风寒之邪直袭脏腑，而肺主皮毛，为五脏六腑之华盖，故邪气伏于肺脏，肺开窍于鼻，伏寒循经上犯鼻窍，故见鼻下甲肥大而异常苍白，清涕狂嚏不断。且患者背脊发凉，《内经》云“肩背者，肺之俞也”，亦可印证肺寒之证。然而为何曾进峻温之品却获效茫然呢？盖前医之药，重在温阳，而体内伏寒由表而来，须得开发腠理，使邪有出路。干祖望在此取用的是阳和汤，阳和汤出自《外科证治全生集》，本用于治疗阳虚血弱，寒凝痰滞之阴疽，干祖望认为患者素体阳气不足，精血亏虚，邪气内侵，从寒而化，阳气失于温煦推动之力，营血津液运行不畅，以致寒凝痰滞，和外科阴疽不同的是，阴疽乃痹阻筋骨肌肉，而鼻鼽是阻于鼻甲黏膜，患者的鼻下甲肥大，鼻黏膜惨白也说明了这一点。方中熟地黄温补营血，填精益髓；鹿角霜生精补髓，养血助阳，二药相合，助阳更甚；肉桂温阳散寒而通利血脉；麻黄辛温宣散，发越阳气，开泄腠理，以散肌表腠理之寒凝；白芥子善消皮里膜外之痰；贝母助其化痰，以消下甲之肿；乳香行气活血；红花、当归尾、益母草活血化瘀。诸药相合，能使阴沉之阳气得充，冀其有回春之望。二诊时果然回春，只是瘀滞之微循难畅，干祖望处方向活血化瘀倾斜。

·案十一·

顾某，男，30 岁。1992 年 5 月 12 日初诊。海门县。

过敏性鼻炎。症状典型，为时十载，日趋严重。曩昔时作时息，今也几无宁日，入冬更严重。此外进热汤则清涕自淋，平时鼻塞，平卧即告不通，运动后即通。有时上腭、眼睑等处也痒。

检查：皮肤划测试验弱阳性。鼻腔未见异常，唯干燥无液。舌苔薄，质胖嫩，边有齿痕，脉细。

医案：肺气失调，且乏阳气之温宣，当然多嚏、清涕、堵塞之患均来。取温阳中调和肺气之法。

处方：

桂枝 3 g	白芍 6 g	仙茅 10 g
淫羊藿 10 g	黄芪 10 g	白术 6 g
防风 6 g	荜茇 6 g	红花 6 g
甘草 3 g	7 剂煎服	

二诊 1992 年 6 月 2 日。已进药 12 剂，嚏已明显减少，涕渐敛，鼻塞也改善而还有一些。

检查：鼻黏膜少液，咽后壁污红。舌苔薄，质胖，脉细。

医案：肺以土衰而失其温养之原，质禀过敏而金叩即鸣。前者证之本，后者证之标。治标以温调，治本以固卫。今也治标之药尚欠一篑之功，治本之法即将买棹言旋，只能原方再进 7 剂。另拟一方，待此番之药服完后待进。

处方：

黄芪 10 g	白术 6 g	防风 10 g
绿豆衣 10 g	仙茅 6 g	党参 10 g
淫羊藿 10 g	山药 10 g	甘草 3 g
7 剂煎服		

按语：患者除有典型症状外，还兼入冬更严重，进热汤则清涕自淋，平时鼻塞，平卧即告不通，运动后即通，有时上腭、眼睑等处也痒，鼻腔干燥无液，舌苔薄，质胖嫩，边有齿痕，脉细。综上所述，干祖望考虑为元阳不足，金失宣肃，取温阳中调和肺气，肺为华盖之脏，主通调水道，元阳亏虚，则不能鼓舞肺气，蒸腾水液，肺脏为娇脏，一旦受寒则宣发肃降之职失衡，失于宣发则鼻塞不通，失于肃降则清涕不断，且久病必虚，肺气早失藩篱之固。故干祖望从温阳、散寒、固表、下气、调和营卫论治，方中桂枝、白芍取桂枝汤意，因为患者既有入冬严重，又有进食热汤加重等营卫不和的表现，故以桂枝、白芍二味调和营卫；仙茅、淫羊藿取二仙汤意，温补肾阳，补火烁金；黄芪、白术、防风为玉屏风散，益气固表，坚固藩篱；荜茇温中散寒，又有下气肃肺之功；久病多瘀，故配红花活血；甘草调和诸药。进药12剂以后，嚏已明显减少，鼻涕渐敛，鼻塞也改善，可见前方已中矢的。干祖望认为该患者元阳亏虚是其本，肺失宣肃是其标，初诊之方兼顾标本，所以取得了满意的疗效，但是尚未完全治愈，故医案中写道："治标之药尚欠一篑之功，治本之法即将买棹言旋"，"一篑之功"源自"为山九仞，功亏一篑"，形容尚欠少许，"买棹言旋"意为"买划桨奏凯旋"，形容病已治愈。由于患者挂号困难，干祖望开出两张处方，第一张是初诊原方，继进7剂，第二张侧重固本，去红花、桂枝、白芍，加绿豆衣、党参、山药，走长期可持续发展道路。

·案十二·

李某，女，58岁，1983年4月10日初诊。

近年来清涕奇多，伴头晕目眩，稍遇风冷则诸症倍增，曾用多种中西药物治疗，获效不著。

检查：鼻黏膜淡红，鼻甲微肿，鼻道内清稀分泌物较多，舌苔薄白，质胖嫩，脉细。

医案：涕溢于上，原为土不制水；寒生于下，理应壮其阳光。幸得舌净脉靖，正可补之敛之。

处方：

益智仁10 g	乌药10 g	太子参10 g
肉桂[后下]3 g	诃子10 g	白芷10 g
百合10 g	鱼脑石（煅）10 g	

5剂煎服

服药5剂，涕量明显减少，头晕缓解。原方稍事增损，再进5剂，诸症皆除。

按语：鼻涕为人体五液之一，人体五液，泪、汗、涎、涕、唾，虽各为五脏（肝、心、脾、肺、肾）所主，但均有赖于脾之运化、肾之温煦，方能分泌匀称，运行适度。《素问·脉要精微论》云"水泉不止者，是膀胱不藏也"，谓尿频责之肾阳不足，膀胱不约。肾为水脏，主一身之水，膀胱者，州都之官，水道出焉。肾与膀胱互为表里，共司水职。然肾阳为一身元阳之本，若其虚衰，气化失职，五液亦皆可为病，非独鼻涕使然。因此干祖望凭借丰富的经验和阅历，在临床工作之时，凡见有耳鼻咽喉分泌物清稀量多者，常从增强阳气固摄作用出发，取"温肾法"为治疗大法，方如附桂八味之类，辛热温阳，屡奏良效。若见清涕滂沱者，竟别出心裁，取用"缩泉丸"。

缩泉丸见于《魏氏家藏方》，治下元虚冷，小便频数或白浊、遗尿。方中益智仁温补脾肾，固精涩尿，为君药。《医学启源》则谓其能"治人多唾"，举一隅而以三隅反，用于敛涕，亦不越规。乌药行气散寒、山药健脾补肾，均有益助肾气温煦以化寒水之功。另用肉桂、诃子、鱼脑石，旨在加强温肾壮阳、收涩敛涕作用；太子参补气健脾，白芷引诸药上行鼻窍。唯百合一味，乍看费解。实则为从阴中求阳，张景岳所谓使阳得阴助而生化无穷也。取其养阴以助益气。干祖望认为，使用本方须有辨证要点：鼻窍分泌物清稀无臭，量多失制，舌质不红。若与此症相乖，不宜使用。

本案患者为土不制水，寒生于下，治疗应宗"益火之源，以消阴翳"，然而幸得舌净脉靖，干祖望匠心独运，奇思妙想，以"缩泉丸"为主药入方，令人拍案叫绝。所以，医者以常达变，无可厚非，而又要临证变通，取舍有当。

·案十三·

许某，男，27岁。1991年11月19日初诊。南京港务局。

从小即有鼻塞与狂嚏，历二十年之久。鼻塞交替而作，在暖的地方或活动后即明显缓解。嚏则先作痒，之后喷嚏狂作，发作后清涕不止。失眠由鼻塞气憋而致。大多在季节更迭之际为严重。嗅觉随鼻塞之存在与畅通而能闻与失嗅。

检查：鼻黏膜苍白，两下甲肥大。表面粗糙，收缩迟钝。舌苔薄腻，有裂痕（对酸咸无刺激），脉细。

医案：兑寒金冷，肺失调和，狂嚏阻塞，长期存在者历二十年。治当借热祛寒，活血化瘀。

处方：

川桂枝 3 g	炮姜 6 g	红花 6 g
桃仁 10 g	益母草 10 g	泽兰 6 g
白芍 6 g	升麻 3 g	路路通 10 g
地龙 10 g	甘草 3 g	7 剂煎服

按语：对于变应性鼻炎病因病机的认识，历代医家均有所发挥，巢元方认为系“肺脏有冷，冷气上乘鼻窍”；孙思邈和王焘均主张外治，擅长运用辛散芳香通窍的外用药；《太平圣惠方》中记载了五味子汤，治以温肺敛肺；《圣济总录》中提出健脾的观点；刘完素提倡鼻鼽从火热论治；李东垣认为脾胃虚弱是鼻鼽的病因；明清以后多沿袭这些说法，在治疗手段上进行不断丰富；中医 5 版教材《中医耳鼻喉科学》提出“肺气亏虚、脾气亏虚、肾气亏虚、肺经伏热”四个病机；《干氏耳鼻喉口腔科学》中认为常见的是“肺热、肺寒、卫气不固、肾阳不足”。

但是本案却宗活血论治，令人百思不得其解。活血法治疗鼻鼽，古无案牍之法可依，近无获效之例可寻，就连干祖望自己在著作中也未曾提及，那这次为何从活血化瘀着手呢？临床上有部分鼻鼽属于西医血管运动性鼻炎范畴，多由精神紧张、焦虑、反复的精神刺激使交感神经功能降低、副交感神经兴奋性增强，引起血管扩张，鼻黏膜神经源性炎症。临床症状与变应性鼻炎极为相似，中医辨证治疗也与变应性鼻炎大致相同。干祖望认为此类患者的清涕量多与瘀血有一定联系，水与血生理上皆属于阴，相互倚行，互宅互生，水病可致血瘀，瘀血可致水溢，水溢可病血，血结亦病水，血不利则为水，所以参以活血有助于提高临床疗效。故方中借热祛寒，活血化瘀。桂枝辛温，宣通阳气；炮姜苦温，温经而善走血分；桃仁、红花、泽兰、益母草活血化瘀通经；白芍养血敛阴，以润鼻甲之粗糙；地龙抗过敏；路路通通窍；升麻为引经药，载诸药上行；甘草调和诸药。这是干祖望对付非常规病的变法，但是这次的不按常理出牌也是随证而治的体现，实践了以常达变的理论。

干祖望还自拟一外用方，用五倍子 20%，辛夷 20%，白蔻仁 20%，石榴皮 20%，蝉蜕 15%，姜 5%，共研成细末，用纱布包裹，每天早晨塞入鼻腔，每次半小时。

并时常嘱咐患者注意自己对何种环境、食物或其他物质过敏，尽量避免与致敏原接触。不要陡然进出于温差悬殊的环境。经常做鼻部按摩，坚持冷水洗脸。呈季节性发作者可在发作季节前，服用玉屏风散或补中益气汤、益气聪明汤以作预防。急性发作时，除服药外，亦可按摩迎香穴，至局部发热为止。

·案十四·

陈某，男，45 岁，南京通信工程学院。1995 年 11 月 14 日初诊。

鼻病七年。发病之初，鼻涕量奇多，偶为黄色。两年之后，诸症加重，增添鼻痒而狂嚏，嚏后清涕滂沱。日必所作。嚏后涕量也很多。平躺时多逆吸倒流从咽部流出。晨最为严重，上午八点以后可以缓解。至于狂嚏，依然不减当初。平卧之后，在下侧之耳，有客观性耳鸣。一贯易感冒。

检查：鼻黏膜偏于淡白。鼻中隔左右两嵴突，右下甲肥大。舌苔薄，脉细。

医案：病鼻六年不愈，肺气必然亏虚，肺一虚，卫气安有巩固之理，责是稍一刺激，即狂嚏连连。治从益肺固卫。

处方：

黄芪 10 g	防风 6 g	白术 6 g
干地龙 10 g	蝉蜕 3 g	桂枝 3 g
白芍 6 g	诃子肉 10 g	石榴皮 10 g
甘草 3 g	7 剂煎服	

二诊 1995 年 11 月 24 日。药进 10 剂，涕量减少，黄者更少。狂嚏鼻痒，亦减少其三分之一，唯通气仍然失畅，无改善可言。

检查：鼻黏膜偏淡白，两下甲水肿，右腔有浆液性分泌物潴积。舌苔薄，脉细。

医案：方裁补敛，反应良佳。涕多狂嚏，得以缓解。唯鼻塞不通，仍然巍然无动。原方深入，酌参化瘀活血，方仿《医林改错》之还五汤。

处方：

黄芪 12 g　　白术 6 g　　防风 6 g
干地龙 10 g　　桂枝 3 g　　诃子肉 10 g
红花 6 g　　桃仁 10 g　　茺蔚子 10 g
甘草 3 g　　7 剂煎服

三诊 1995 年 12 月 8 日。上方又进两周（14 剂），鼻塞稍稍缓解。涕量减少方面变化不大。耳鸣消失，在此段时间没有过感冒。狂嚏还有一些。

检查：鼻黏膜已红润正常。舌苔薄，脉细。

医案：冬为藏令而取用敛剂，尚感适宜。仍从原旨深入。化瘀为主，收敛辅之。

处方：

红花 6 g　　桃仁 10 g　　五灵脂 10 g
当归尾 10 g　　赤芍 6 g　　五味子 10 g
干地龙 10 g　　石榴皮 10 g　　诃子肉 10 g
路路通 10 g　　7 剂煎服

四诊 1996 年 5 月 17 日。时隔数月，出差未能复诊。清涕仍然，一无敛迹。通气尚可，鼻咽腔潴涕依然。痰中多时未见血丝。过敏之嚏已少，偶然尚可一作。脾胃一受轻凉，即隐痛。

检查：咽后壁污红，充血。鼻（－）。舌苔薄，脉细。

医案：药取偏温则涕血，偏凉则腹泻，大有“施朱与墨两难”之概。加之进药又有“一曝十寒”求痊较难，冀策两全，斟取李东垣学说。

处方：

党参 10 g　　白术 6 g　　茯苓 6 g
山药 10 g　　白扁豆 10 g　　益智仁 10 g
乌药 6 g　　焦米仁 10 g　　陈皮 6 g
甘草 3 g　　7 剂煎服

五诊 1996 年 6 月 7 日。涕量减少一些，鼻咽腔滞涕仍难消除。鼻痒多嚏已改善。肠胃等刻下很正常。

检查：咽（－），鼻（－），鼻咽腔（－）。舌苔薄，脉细。

医案：稠涕潴积，颇难消爽，已无外邪之扰，可以消饮兼施。

处方：

党参 10 g　　白术 6 g　　茯苓 10 g
陈皮 6 g　　半夏 6 g　　山药 10 g
乌药 6 g　　益智仁 10 g　　鱼腥草 10 g
甘草 3 g　　7 剂煎服

六诊 1996 年 8 月 27 日。时隔 80 天，药进 14 剂。鼻痒狂嚏，改善不多，涕量较多，色白质稀。

检查：鼻咽（－）。舌苔薄，脉平。

医案：脾为生痰之本，肺为贮痰之器，痰涕同源，治取一辙。补脾以制其生，益肺以制其多。前方估计有效，事在中途辍药耳。

处方：

党参 10 g　　白术 6 g　　茯苓 10 g
陈皮 6 g　　半夏 6 g　　山药 10 g
乌药 6 g　　益智仁 10 g　　百合 10 g
甘草 3 g　　7 剂煎服

七诊 1997 年 2 月 8 日。久病鼻恙，久治之下，仅仅获得改善。所幸者主病，作痒、狂嚏，兼症消化不良，基本俱告消失。刻下所苦为鼻咽部分泌物奇多，不稀亦不稠。平卧之际，下侧鼻腔呼吸不畅。

检查：鼻腔正常，前庭稍有充血。舌苔薄腻微糙，脉细。

医案：中岳鼻症，困扰多时，终致脾阳怠乏。即清阳之难升，更无温养而精微不化，津液而流窜为痰涕。故而前者鼻塞作于平卧之际，后者咽鼻停留痰涕而难清爽。治取健脾制痰、升清通窍。

处方：

升麻 3 g　　党参 10 g　　白术 6 g
茯苓 10 g　　山药 3 g　　陈皮 6 g
白扁豆 10 g　　黄芪 10 g　　桔梗 6 g
甘草 3 g　　7 剂煎服

按语：本案患者从 1995 年就诊，一直坚持到 1997 年，时间跨越 15 个月，这份医案的收集颇为难得。为何叫合纵连横法呢？这是战国末年出现的两种政治手段，“合纵”即六国联合，纵而抗秦，

“连横”即秦对六国逐个拉拢，分而灭之，故当时以苏秦、张仪为代表的纵横家巧舌游说，手段百出，纵横捭阖。干祖望把这一招用于治病，由于病程漫长，干祖望在临证过程中屡变手法，层出不穷，也是纵横捭阖。

鼻鼽六年不愈，肺气必然亏虚，肺虚故卫气无巩固之理，所以稍一刺激，即狂嚏连连。干祖望从益肺固卫、和营敛涕治疗。方中玉屏风散（黄芪、白术、防风）益气固表，桂枝、白芍调和营卫，地龙、蝉蜕对抗过敏，石榴皮、诃子肉收涩敛涕。二诊时诸症减轻，奈何鼻塞始终无向愈之态，此时一般会考虑加用辛夷、苍耳子等通窍药，或坚守原方，但干祖望的思路不肯拘泥，开始纵横捭阖，竟考虑用补阳还五汤，补阳还五汤是王清任《医林改错》中的名方，治疗气虚血瘀之证，原方适用于半身不遂，口眼㖞斜，语言謇塞，口角流涎。干祖望认为该患者也是气虚血瘀之证，久病必致气虚，鼻黏膜偏淡白，两下甲水肿可为佐证，久病又可致血瘀，此类患者的清涕量多与瘀血有一定联系，水与血生理上皆属于阴，相互倚行，互宅互生，水病可致血瘀，瘀血可致水溢，水溢可病血，血结亦病水，血不利则为水，参以活血有助于提高临床疗效。四诊之时患者清涕又见，且痰中带血丝，兼之脾胃受凉则痛，治疗颇为棘手，药取偏温则涕血，偏凉则腹泻，大有“施朱与墨两难”之概。加之进药又有“一曝十寒”，求痊较难，冀策两全，斟取李东垣学说，干祖望灵机一动，举一隅而以三隅反，又从健脾论治，脾为中土之脏，运化全身水湿，脾气健旺则水津四布五经并行，脾失健运则气不摄水，清涕滂沱，方从参苓白术散化裁，又加缩泉丸温肾敛涕。以后三诊皆宗健脾论治，而又不千篇一律，同是健脾，细看又有差别，而无斧凿之迹。五诊时患者稠涕潴积，故方中有法半夏、鱼腥草清热化痰排脓。六诊时涕量较多，色白质稀，考虑脾为生痰之源，肺为贮痰之器，补脾以制其生，益肺以制其多，方中加一味百合，取百合固金汤之意，肺阴得固，兑金能充。七诊患者诉鼻塞作于平卧之际，又予以升清通窍之法，升麻升举清阳，桔梗载诸药上行。

本案是中医随证而治的体现，同是一个病例一个病种，不同时期表现出不同特点，治法就有所差异，干祖望看似合情合理、信手拈来的纵横捭阖之法，其实凝聚了辛勤的汗水和丰富的经验。

鼻硬结病

鼻硬结病传统名称为“鼻生恶疮”，是一种罕见的慢性疾病，属传统性肉芽肿一型的炎症，但不化脓，也不成溃疡。此病发病隐匿，病程长，早期缺乏典型症状和体征，极易漏诊和误诊。临床上好发部位为鼻腔前庭，可逐渐向后、向下蔓延至鼻咽、口咽、喉咽、喉、气管等上呼吸道各部，故亦称为呼吸道硬结病。本病发病年龄多在 20 ~ 50 岁间，男女发病率相等。

此病在中医古籍中并无记载，故有人认为混入到大麻风或梅毒一类恶疮中去论治了，例如《千金翼方・万病・耆婆治恶病》中的“鼻中生息肉”、《疯门全书》中的“金癞”等，可能本病的论治也在其内。1870 年在国外发现第一个病例，国内在 1931 年始有报道，1932 年在马德里召开的第二次国际耳鼻喉科会议上决定把本病命名为“硬结病”。

【临床表现】

鼻硬结病根据其临床表现，一般可以分为三个阶段。

弥漫期：初期与普通的鼻炎相似，分泌物增多，属黏液脓性，形成脓痂后，黏膜呈萎缩性变化，故又很像萎缩性鼻炎。同时还可感到鼻中干燥、阻塞，间有鼻衄发生。

结节形成期：在此期间，鼻腔阻塞加重，有头痛、嗅觉失灵、咽喉干燥等症状出现。检查：鼻腔中生出无数小结节，多位于鼻中隔前部、鼻底部或下鼻甲前端。彼此相互融合，形成较大粒状肿块。其质坚硬，上覆脓痂，但无溃疡。如有继发性感染，则肿块表面亦可出现溃疡。鼻外部及上唇变坚硬僵化而出现畸形。《石室秘录・奇治法》中的“鼻大如拳”一例鼻病，可能为本病的记载。

瘢痕形成期：因纤维组织增生和挛缩，出现前鼻孔狭窄、闭锁和鼻翼内移,并出现闭塞性鼻音。鼻部变形明显,持续性鼻塞、干燥,继续存在。

本病诊断需综合临床资料、鼻内镜检查及影像学检查结果,并采用鼻分泌物培养化验、组织病理切片等检查,可有助于鉴别诊断。

【病因病机】

本病发作原因虽然复杂,但总由感触毒邪、瘀滞僵化所致。

盖一接受毒邪,即能使气滞而血瘀。瘀滞一结,加之患区的特殊情况,故而易结而难疏,终至愈结愈甚,僵化木然如死物。

《血证论·瘀血》:"气为血滞,则聚而成形。血随气散,则没而不见。"本症只见其聚而不见其散,可知气滞一因,属主要的一环。

【辨证论治】

初期:极似萎缩性鼻炎阶段,虽舌、脉的参考性不大,但显然已为肺燥金枯见证,也是气滞血瘀的前奏。

结节形成期:气滞血瘀已处于十分明显的时期。

瘢痕形成期:已进入僵化,局部以气血不到而失去其生机。至于出现鼻塞、干燥等症,并非另有他病,不过是僵化与瘢痕引起的后果。

·内治·

肺燥金枯阶段,当采用益肺润金法,但需未雨绸缪地考虑到疏和气血。常用方剂除百合固金汤之类以外,可配合些木香流气饮、通窍活血汤之类,但需予以加减。常用药:百合、生地黄、熟地黄、川贝母、当归、赤芍、牡丹皮、桃仁、木香、陈皮等。

已进入僵化木然阶段,除理气破瘀之外,更宜补益气血。因为理气破瘀,会使气血更虚,局部更无荣养,致僵者更僵,死者更死。

不论在哪一期,小金丹都可以作为有力的辅助用药。

·外治·

予玉枢丹(即太乙紫金锭)细粉,用猪油调成糊状,涂擦鼻前庭患处。禁用金黄散等寒凉外用药。

用红花、桃仁、木香、乌药四味煎沸,用蒸汽蒸熏病区。每次约10分钟,水由热转温后,用纱布数层浸透,湿敷患处至冷却,重复数次。蒸熏及湿敷之后,擦干,仍涂以玉枢丹糊剂。

如有感染,可暂时敷贴黄连膏纱布。忌用九一丹药汞剂外用药,如需外用药,则用洋浮散或珠黄散。

畸形严重的可致呼吸困难,可施行局部矫形手术。

【预防与护理】

1. 本病在某些地区多见,虽然其传染途径未明,但到达这一地区时要多加注意,这是最好的预防。

2. 得病之后,局部注意保温及保持清洁。

3. 及时更换外用药或用蒸汽湿敷疗法。

4. 增加营养,忌烟、辛辣食品,可少量饮服黄酒、葡萄酒。

鼻中隔疾病

过去限于客观条件,中医没有检查五官的习惯,尽管四诊中有"望"诊,但采取的是"体表诊断学"的"望",根本没有在窍内的"望"。加之鼻中隔疾病,大多以手术为多,手术一途又是中医十分薄弱的一环。因之,本节中中医资料十分贫乏。

一、鼻中隔偏曲与矩状突

【临床表现】

由于鼻中隔畸形,将鼻腔的一侧或两侧机械性堵塞而形成鼻阻塞,黏膜增厚。常可引起头痛及出血。鼻黏液性分泌物增多,尤其是从鼻后渗流。

局部检查可见鼻中隔偏曲一侧,呈"C"字形或反"C"字形。也有两侧者,则呈"S"字形。或中隔的一侧具有不规则的矩状突起,在凸侧的鼻腔,即显示狭窄，凹侧的下鼻甲或中鼻甲，多有代偿性的肥大。

【病因病机】

外鼻部的损伤，是本病主要原因。此外，先天性者，多为发育异常，如颜面骨骼发育的不平衡或呼吸硬腭抬高等，常可引起本病。

【辨证论治】

因本病在“十二纲”中属“体”，所以非药物所能解决。要求矫正，只有手术。

·外治·

施行鼻中隔矫形手术。

【预防与护理】

1. 预防重点主要是防止鼻部外来损伤。

2. 矫形手术后鼻腔粘塞物可于术后24～48小时内抽除。可先抽右侧，翌日再抽另一侧。

3. 由于鼻内手术后黏膜反应较明显，抽去纱条后，鼻内可薄薄地涂擦黄连膏。

4. 若切口愈合良好，术后5天可除尽填塞物。

二、鼻中隔血肿

鼻中隔血肿是指鼻中隔软骨膜下或骨膜下出血而形成的肿物，中医古代对本病中医习惯上称为瘀肿，《跌损妙方·头面门》的“大中穴伤”，虽仅言“鼻中也”而未及中隔，但不言而喻，中隔血肿必在其中。

【临床表现】

两侧鼻腔常感鼻塞不通，额部头痛，鼻梁有胀感及压迫感。严重的也可引起全身不适。

检查所见，鼻中隔上有半圆形表面光滑的隆起，位于软骨部，左右对称，柔软，黏膜颜色正常或稍显暗红色。

【病因病机】

鼻部外伤，为最主要因素，尤其是以鼻前部受到撞击为多。受伤后，血管破裂，血即不能“营行脉中”而外溢。但中隔黏膜无破裂之处以资血的外泄，则血液就会聚集在黏膜下而形成血肿，诚如《正体类要·和血定痛丸》篇中所谓“跌扑坠伤，瘀血壅肿”。中隔手术后并发症，如因术中止血不妥或术后患者因喷嚏咳嗽等头部震动亦可引起。

本病还为各种出血性疾病如血液病、血友病、紫癜病的一个症状。其真正自发性者，则不多。

【辨证论治】

根据局部所见，诊断即可成立。

考离经之血，即与荣养周身之血，已睽绝而不合，基本上就是坏死的赘物，永久性的积滞难消，在气滞血瘀之下，当然即产生疼痛。离经之血有三个转归：出血不多者及气血旺盛者，逐渐自行吸收；经感染而转化为脓肿或溃疡；血液凝固，转化为纤维组织，以致鼻中隔永久增厚，妨碍呼吸。

·内治·

主要为活血散瘀，常用方有加减地龙汤或逐瘀丹。常用药：桃仁、红花、生地黄、川芎、地龙、枳壳、桔梗等。

在初期，可用黎峒丸。出现正气不充者，可兼顾扶正，其中更以补气为重点。因为血以气行，气行则血亦行，气旺则瘀血畅行而更易吸收，常用方有四物汤合木香流气饮。常用药：当归、白芍、川芎、黄芪、枳壳、陈皮、乌药、大腹皮、木香、甘草等。

时久有转化为纤维组织时，可以重用破瘀攻坚药，如三棱、莪术、土鳖虫、瓦楞子、百药煎之类。

·外治·

外敷消瘀散或玉枢膏。

·其他·

初期血已凝结，在局麻下于中隔沿鼻底部，平行切开黏膜，取出血块。清洁后，加以压迫，待其自行愈合。

【预防与护理】

1. 无特殊预防方法，唯注意外伤。

2. 手术后24～48小时，取出填塞物。

3. 禁止喷嚏，无法控制时，轻轻把鼻子捏紧，再开口打嚏。

三、鼻中隔脓肿

鼻中隔脓肿是鼻中隔软骨膜或骨膜下的积脓，多见于鼻中隔软骨中。鼻中隔单侧发生脓肿者较少见，大多是两侧同病。本病大多由鼻中隔血肿感染而来，所以多见于外伤或中隔手术之后。

中医在鼻疮一症中，包括本病。

【临床表现】

脓肿可发生于鼻中隔一侧，而致软骨破坏，使肿毒向对侧扩散，引起两侧同病。鼻中隔两侧肿胀隆起，黏膜呈暗红色，有波动感及触痛。严重者鼻梁部也出现红肿，鼻尖部明显压痛，颌下淋巴结肿胀压痛。由于正邪相搏，所以在高峰时常有畏寒、发热、头痛等全身症状。

本病若失治或误治，可引起鼻中隔软骨腐烂，发生塌鼻。脓肿也有自行溃破而转为慢性者。若两侧黏膜均腐烂，则可发生鼻中隔穿孔。

【病因病机】

鼻中隔外伤：包括手术等都可产生黏膜下出血。如黏膜无破裂，血液就会聚集在黏膜下而形成血肿，在继发性感染的影响下易变成脓肿。诚如《血证论·瘀血》所谓“瘀血在经络脏腑之间，与气相战斗，则郁蒸腐化而变为脓”。

热毒内蕴：上犯嗌门，至气血一滞而成脓肿。诚如《灵枢·痈疽》所谓“热胜则肉腐，肉腐则为脓”。

急性传染病：如天花、麻疹、伤寒、斑疹伤寒、流感、猩红热、丹毒等邪毒不得外泄或泄而不彻，致毒归于肺经而成本病。

【辨证论治】

鼻中隔急性疼痛，两侧隆起（初起时仅一侧），触诊有波动感，压痛严重，因而本病在临床上诊断并不困难。

·内治·

初期：鼻中隔脓肿而致剧痛，鼻塞，额痛，或脓血流出，发热烦躁，口渴便秘，舌红苔黄，治宜清热泻火解毒。初起见恶寒，则佐以疏风，常用方有七星剑汤，有时麻黄可以除去，改用黄芩。常用药：苍耳子、豨莶草、紫花地丁、白芷、防风、金银花、生甘草等。

中期：红肿明显，疼痛更甚，甚至有跳跃感者。全身性症状明显，大便干结。脉数或大有力，舌苔黄者，热毒旺盛。当重剂清热解毒，取银花解毒汤或济阴汤。常用药：金银花、连翘、牡丹皮、赤芍、石膏、知母、黄芩、黄连、山栀子等。

后期：脓泄之后，炎性症状也进入衰退阶段。此时，脓液渗出，热势得减，伴周身乏力，口干，咽燥，舌红少苔，脉细数。内服药也需过渡到轻剂的清热解毒剂，常用代表方为五味消毒饮、四妙勇安汤等。常用药：玄参、当归、赤芍、金银花、连翘、紫花地丁、蒲公英、野菊花、天葵子、生甘草等。

如其转为慢性，鼻软骨腐烂者，改用化骨至神丹或五神汤。另外，也可参阅第四节“鼻疖肿”的有关内容。

·外治·

初期：可用玉枢丹膏涂布鼻中隔上，也可用青敷药敷在鼻外。每天换一次。

中期：成脓后需切开排脓，创口用九一丹、黄连膏纱布覆盖。如引流不畅，可加捻子上面再盖黄连膏纱布。每天换1～2次。

后期：撒生肌散，上覆盖黄连膏纱布。

·其他·

可以早期切开引流，以防止软骨被腐蚀破坏。

如鼻中隔已破坏而呈塌陷者，可待炎症消失2～3个月之后，进行鼻部矫形手术。

【预防与护理】

1. 未化脓之前，认真敷药。

2. 切开或自溃后，注意引流通畅。

3. 换药清洁创口时注意不要损伤对侧鼻腔的黏膜。否则，黏膜因损伤而形成溃疡，则势必导致中隔穿孔，为今后矫形增加麻烦。

四、鼻中隔溃疡

鼻中隔溃疡为鼻中隔前端近前庭处，病变黏膜坏死脱落形成溃疡，如其长期没有愈合倾向，即可称为鼻中隔溃疡。如仅仅是鼻中隔黏膜上皮粗糙或糜烂，则只能称中隔糜烂。《太平圣惠方》《圣济总录》的“鼻中生疮”，《古今医统》《医学入门》的“鼻疮”病例中，有本病在其内。

【临床表现】

干燥及不适感，因痂皮附着，增厚时呼吸受阻，痂皮燥裂或强行剥去时即渗血，但量极少。

溃疡日久，可侵及软骨或骨部，出现有恶臭的带血性分泌物，终至鼻中隔穿孔。

溃疡的表现，由于各种病因的不同而各异。常见表现见下表。

	个数	状态	部位	溃疡面	肉芽	边缘	疮面	出血	骨部	分泌物	血象
单纯性	单个	圆形	中隔前端，近鼻前庭处	清洁	红色	整齐	浅在	容易			
结核性			软骨部				潜在性			可见结核杆菌	
狼疮性			中隔前部，鼻前庭、上唇、眼睑、皮肤等处		苹果酱色						
梅毒性	多发性		多在中隔软骨与筛骨正中板连接处	基底污秽		较厚	深而呈环状		侵犯		康华反应阳性
麻风性										有致病菌	

【病因病机】

·外因·

外伤：因经常用手指挖鼻损伤黏膜所致。此症多位于鼻中隔软骨部近鼻前庭处，溃疡底部常有鼻中隔偏曲或突起的畸形。此处黏膜血循环不良，且因手指不断挖掐的刺激，故不易愈合。

化学药品的长期刺激：长期接触硝酸、硫酸及氰化物的工作人员，如无预防措施者，也易造成中隔溃疡。

特种传染疾病：如梅毒、结核、麻风、狼疮等，均可发生黏膜病变，形成局部溃疡。

·内因·

一般为肺经积热，内停湿浊而致。故《疡科心得集》谓：“此由肺气不清，风湿郁滞而成。夫鼻孔为肺之窍，为呼吸之门户，其气上通于脑，下行于肺，肺气壅盛，一有阻滞，诸病生焉。”

如不加认真治疗，终致鼻中隔穿孔。

【辨证论治】

凡由于结核、梅毒、麻风、狼疮等疾病引起的，必然先有原发病。再经过其他检查，不难确诊。

一般单纯性溃疡，以其“热胜则肉腐，肉腐则为脓，脓不泻则烂筋，筋烂则伤骨”（引《灵枢·痈疽》），当责之于热毒。又因其病在嗓门属肺，故视为肺经积热。

如有臭气，考腐臭为五臭中属肾者，腥臭为五臭中的属肺者，故而与肺、肾经有其密切关系。

脓液中带有血者，乃血热或损及络脉所致。

局部创面比较干净，脓出清稀。同时全身症状表现衰弱征象。脉来软弱者，乃正气不足，溃疡无力收敛。

·内治·

凡属肺经积热，实证取黄芩汤，虚证取加减清肺汤之类。常用药：桑白皮、黄芩、生地黄、牡丹皮、天花粉、山栀子、赤芍、地骨皮、知母等。

有臭气合并骨质破坏者，常用代表方有五神汤或化骨至神丹之类。常用药：石膏、知母、金银花、连翘、生地黄、牡丹皮、赤芍等。渗血者，以上诸方中酌加凉血止血药物如茜草、紫草、牡丹皮、赤芍等。有虚象者，加蒲黄炒阿胶珠。正衰者，以四妙汤最合适，还有四物汤、四君子汤或八珍汤等，也可以观察其属血虚、气虚或二者俱虚而酌情取用。

·外治·

一般治疗，在创面上薄薄地掺上一层月白珍珠散，然后以黄连膏纱布盖贴。贴后予以压紧。

有臭气者，加冰片。出血者，忌用冰片，加百草霜。

【预防与护理】

参阅上文"鼻中隔脓肿"的有关内容。

五、鼻中隔穿孔

鼻中隔穿孔乃软骨或骨质及两侧黏膜损坏，形成两侧鼻腔贯通的一种疾病。此病平时很难发现，一般是在做鼻腔检查时发现，而且无自觉症状，更无严重的妨碍健康，因此在古代文献中很少谈及。

【临床表现】

穿孔有大有小，位置有前有后，故其症状也各异。若穿孔细小者，可以全无症状。大的穿孔，鼻内可有结痂，故有干燥感及异物感。穿孔在前部的，在吸气时可能有吹笛样的声音。

此外，少数民族女子有穿戴鼻环的风俗，这种鼻中隔穿孔不能作为一种疾病。

【病因病机】

因各种原因先使鼻中隔黏膜损伤，形成溃疡，然后侵及软骨，使软骨腐烂，累及对侧，致成两腔贯通。另外，外伤、手术亦可造成。

致病原因大体上有：鼻腔特种感染（如结核、梅毒、麻风、狼疮等）、化学物刺激（硝酸、硫酸、氰化物之类）、某种急性传染病（如白喉、猩红热、伤寒、天花等）、鼻中隔本身的疾病（如血肿、脓肿、溃疡等）。

【辨证论治】

本病重点在"辨病"，一般的穿孔没有什么辨证可言。

如何辨病，详见"鼻中隔溃疡"表。

特殊性感染引起的，必须治疗其原发病。凡穿孔形成已久，局部干燥洁净，无一切自觉症状者，属于机体的残缺，可以不做疾病处理。除了手术修补之外，内服药治疗根本无效。现在常用的修补手术有减张缝合植皮法、中鼻甲黏膜修补法、塑料片置入法、下鼻甲黏膜瓣修补法、整形修补法等。

【预防与护理】

1. 改掉随便挖鼻的习惯。

2. 对鼻中隔血肿、鼻中隔脓肿、鼻中隔溃疡等病，需精心治疗，不能延误拖延。

3. 手术后护理，参阅上文。

鼻息肉、鼻甲息肉样病变

本病传统名称为鼻痔，又称鼻齆、息肉、鼻中息肉、鼻中肉蝼蛄、瘜肉、鼻中肉赘、齆瘜、鼻疮、鼻中赘疣、鼻中痔痈、息肉痔、鼻中肉块、鼻茸、鼻蕈、鼻菌、鼻梃等。

《说文系传》："息者，身外生之也。"文是作者徐锴根据《史记·孟尝君列传》的"贷钱多者，不能与其息"的"息"字含义而引申出来的。所谓息，是先有本金，然后产生子息，俗称利息。现把人喻之为本金，在人体上多余出来的组织，当然喻为子息了，所以人体上赘余的组织，名之曰息。因属于疾病，故有人写作"瘜"。

鼻息肉是鼻腔中多余的赘生物，所以《说文解字》解释为"寄肉也"。

鼻甲息肉样病变，简称息变，乃人身素有的鼻甲特别是中鼻甲，由正常的组织蜕变为息肉样物，故称为息变，总之前者（息肉）是无中生有，后者（息变）是机体的正常组织蜕变而来。所以有相同之处，也有不同之处，但中医则视为同一病变。

《洞天奥旨》的解释是："鼻息者，生于鼻孔之内，其形塞满窍门而艰于取息（一呼一吸谓之息），故名鼻息"，那又是一个定义了，但也十分恰当。

鼻息肉、息变，虽然貌似肿瘤，但不是肿瘤，因为它是由于鼻腔和鼻窦黏膜的极度水肿而形成的。它是一团慢性水肿的鼻腔或鼻窦的黏膜，连着一段小蒂，具有特殊外形。正因为它的形态特殊，所以就产生了许多名称。

鼻息肉一名，《内经》中早就出现，但到明代有了鼻痔一名之后，即以鼻痔作为正式病名而沿用到现在。很可能与《医宗金鉴·外科心法》也用鼻痔之名，有极大的关系。但也有人把鼻痔与鼻息肉作为同病异型而论者，如《洞天奥旨》"鼻痔，亦生鼻内，略小于鼻息"。

本病在秦汉以前，人们就已认识到了，如《内经》就有讨论，但还是十分模糊。到《诸病源候论》而逐渐清楚起来。治疗方面，在唐代就已初具规模，如采用轻微的腐蚀法，《备急千金要方》《外台秘要》的用藜芦、矾石等来腐蚀，此方此法，虽然疗效极微，但一直沿用到现在。

此外，也采用药物与手术疗法，如唐代《酉阳杂俎》载："永贞中（公元805年左右），东市百姓王布，有女十四五，鼻两孔各垂息肉如皂夹子，基根如麻线，长寸许。一日，有梵僧以药吹鼻中。少顷，摘去之。"根据这样的描写，显然是使用麻醉药后而手术摘除的。不过该书不是医学著作而未详述。还有《集异记》载："狄梁公（公元607—700年）性闲医学，尤妙针术。显庆中（公元656—660年）应制入关，路由华州。有富室儿，年可十四五，卧碑下，鼻端生赘，大如拳石，根蒂缀鼻，公令扶起，即于脑后下针寸许，出针而疣赘应手而落。"到了17世纪初，开始取用圈套器来摘除鼻息肉，见《外科正宗·鼻痔》（原版编次为"第五十二"，在卷四。许氏校订版编次为"第五十九"，在卷十），谓："取鼻痔秘法，先用回香草散，连吹二次。用细铜筷（原文用筯，为古体筷字）二根，筷头钻一小孔，用丝线穿孔内，二筷相离五分许（2厘米左右）。以二筷头直入鼻痔根上，将筷线绞紧，向下一拨，其痔自然拨落。置水中观其大小。预用胎发热灰，同象牙屑等分，吹鼻内，其血自止。回香草散……回香草、高良姜，晒干，等分为末。用此先吹鼻痔上，二次。时许随后行取法，其痔自然易脱。"与《外科正宗》同一时代的另一部文学著作《玉芝堂谈荟》中也有同样记载，可知明代的鼻息肉摘除手术已十分普遍了。

此病发病率男多于女，小儿则很少见。它的发生多为双侧性及多发性，单侧性的仅仅占总数的1/4左右。

【临床表现】

以渐进性鼻塞为主，随息肉的渐渐长大和数目增多，呼吸即发生障碍，常用口腔呼吸。由于肺气不宣，即有喷嚏及分泌物增多、嗅觉异常或减退。过大息肉，也能从前鼻孔突出，一如《疡科心集·辨鼻渊鼻痔鼻衄论》所谓"结如榴子，渐大下垂。或时缩进，或时垂出，闭塞孔窍，使气不宣通"。多发性双侧息肉过大时，外鼻可以发生畸形，鼻梁宽阔膨大，形成"蛙鼻"。

鼻后孔息肉，大多发源于上颌窦，以长蒂通过窦口经中鼻道向后悬垂于鼻后孔，甚至从鼻咽腔下挂，与《疡医大全·喉瘤》的"生于喉间，形如圆眼（即桂圆或称龙眼）大，血丝相裹如瘤"如出一辙。如其并发鼻窦炎者，分泌物为脓样，症状也更为严重。并发咽喉方面的疾病，也比较常见。

本病经常可以出现头痛、记忆力衰退，或思想不易集中。言语常呈现阻塞性鼻音。

检查可见，这种肿物具有特殊的外形，颇似剥去外皮的白色葡萄或像新鲜荔枝肉，光滑、淡红或灰白色或带紫青蓝色。表面显示出水汪汪的光亮滋润。不出血，触之呈柔软感，可以拨动。

分泌物涂片，可看到较多嗜酸性多核细胞。

息变和息肉很相似，在诊断上经常可以误诊。但息变是中甲的变质，并非像息肉那样全为水肿的黏膜形成，所以触诊有硬韧的感觉。

已经形成溃疡的恶性肿瘤，可以和发炎了的息肉相像，尤其是息变。不过肿瘤有触痛感，容易出血，即使极轻一触，也能出血不止。同时肿瘤还散发尸臭样的臭气。为明确诊断，可做活组织病理检查。

【病因病机】

冷搏气血：《诸病源候论·鼻息肉候》论述"冷搏于血气，停结鼻内，故变生息肉。"

肺气盛：《医学正传·病病》论述"齆鼻瘜肉，乃肺气盛。"

肺气热：《医学入门·鼻》论述"鼻痔，肺气热极，日久凝浊，结成息肉。"

肺气不清，风湿郁滞：《外科正宗·鼻痔》论述“鼻痔者，由肺气不清，风湿郁滞而成……闭塞孔窍，使气不得宣通。”

肺经毒气：《洞天奥旨·鼻瘜鼻痔》论述“鼻瘜，鼻痔……皆肺经受毒气，不能消。湿热壅滞，而生此二病也。”

血热：《张氏医通·鼻息肉》论述“息肉，此血热胜也。”

上焦积热：《医学准绳六要》论述“瘜肉必由上焦积热，郁塞已久而生，然有诸中，然后形诸外。”

三焦之火上炎：《疡医大全·鼻痔》论述“湿热之气，外郁皮毛，内应太阴，故三焦之火，得以上炎，为鼻生敖，如灶火上炎而成煤也。”

厚味：《医林正印·鼻症》论述“鼻痔，厚味拥湿热，蒸于肺门，日久结成瘜肉。”

热痰流注：《丹溪心法·鼻病》论述“鼻中息肉，胃中有食积，热痰流注。”

热伏于脑，外寒侵袭：《疡医大全·鼻痔》论述“亦有热伏于脑，外寒侵袭。”

湿热：《张氏医通》论述“鼻痔，乃湿热胜也。”

浊气：《医学入门万病衡要·鼻病》论述“浊气凝结，而生息肉。”

六气七情：《疮疡经验全书·鼻痔》论述“鼻孔中息肉，名曰鼻痔。皆由六气七情所感而生……窒塞不通，当戒酒节欲，除烦恼，戒忧愁。”

一般说来，本病大多为清阳不升，浊阴上潜，致清窍蒙垢，而赘生物即自然滋生。所谓浊阴者，不外乎湿热与湿浊两种。前者湿邪而又夹热邪，后者系单纯湿邪，湿郁久则有类于“酵解”样的氤氲上蒸，于是上熏清窍，诚如《韩氏医通·悬壶医案章·贵人》第七则：“湿热熏于肺门，如雨霁之地，突生芝菌也”。

但在辨证上，必须明辨湿是否夹热。如纯湿证的话，是实证的湿浊还是脾运失健而导致的内湿。所以本病的本为清阳不升，标是湿热、湿浊及脾虚生湿三者。

【辨证论治】

辨证重点在于三种湿证的鉴别。清阳不升，浊阴上潜乃是共性，不论哪一证都具备了这个因素。

湿热证：湿邪与热邪结合在一起而致病。表现于局部者，息肉或息变呈水泡样饱满，分泌物色黄质稠，很难擤出，严重的甚至带有血迹。全身症状，头痛比较严重，口渴，小便多黄而浊。脉实或数或弦，总之有力而劲，舌苔黄腻。

实证湿浊：习惯上也称外湿，是指受外界湿邪或饮食所伤而言。《古今医鉴·鼻病》的“此厚味拥湿”之说，的确是它的间接祸首。湿为黏腻之邪，属邪之阴者，难清难彻，而且还能阻碍气机，所以不论鼻息肉或息变，都是病程漫长，旋摘而旋生。局部症状最突出的特点是分泌物奇多而色白不稠，即使有些黄色，也很轻微。全身症状，头脑钝痛沉重如裹，终日混沌不舒，食欲不振，胸闷失畅，甚至腹胀便溏，四肢怠惰。舌苔白腻，舌质谈胖，脉来濡、缓等。

虚证湿浊：这是指体内水湿自生而言，也可称为内湿。大都由于脾肾阳虚，运化水湿功能障碍所致。局部症状，无特殊的诊断依据，主要在于全身症状。表现为食欲不振，大便偏稀偏溏，腹胀在得食后更甚，面色苍白不华，精神倦怠，四肢无力，严重的可以出现下肢浮肿。舌质淡白，肥胖而嫩，脉濡缓或沉细无力。

·内治·

湿热：当取清热利湿法，常用方取黄芩汤、五苓散、苍耳子散三方综合取舍。如其偏于肝胆者（胆移热于脑），黄芩汤改用龙胆泻肝汤，同时注意升清。常用药：黄芩、山栀子、滑石、茯苓、泽泻、苍耳子、辛夷、白芷、石菖蒲、柴胡等。

湿浊之实证：常用方有平胃散、五苓散，并参以升清药物。常用药：陈皮、茯苓、泽泻、半夏、六一散、柴胡、石菖蒲、苍术、白术等。

湿浊之虚证：当健脾制湿，常用方有六君子汤、异功散之类，也可取用补中益气汤或益气聪明汤之类。常用药：党参、黄芪、白术、茯苓、陈皮、半夏、柴胡、升麻、路路通、石菖蒲等。

不论哪一型，升清一法，在所必用。但对高血压病患者，务须慎用。

·外治·

习惯上用局部外用药物来腐蚀,但很不理想。因为用药轻而平稳的,难消赘物。用药重而峻猛者,息肉未去而周围健康组织反而损害,得不偿失。虽然自唐代以来外用药一直不断改进,但至今仍未达到理想境界。唐《备急千金要方》《外台秘要》的用藜芦、矾石,宋《太平圣惠方》《圣济总录》又增添了朱砂、雄黄、猪牙皂、巴豆等,明初《普济方》又增添了全蝎、白丁香等。清《外科辑要》广泛地使用硇砂、轻粉。

历来取用的所谓硇砂散、鼻息散等,处方基本上相仿。手订的"消息散"处方为:淡硇砂 10 g,轻粉 3 g,雄黄 5 g,月石 30 g,铜绿 5 g,枯矾 30 g,冰片酌量。制法:共研极细末,瓷瓶贮藏。用法:用玻璃眼药棒,蘸药,涂在息肉表面。息变不适用。尽管以上用药,效果不理想,但至今还没有更为有效的方药来代替。手术摘除,最为理想。

息肉摘除后,还容易再度产生,甚至旋摘而旋生,临床上不乏每隔 1 ~2 年,做一次摘除手术者。因此应该在摘除之后,配合中药内治。手术可去其赘物,中药内治可控制其复发。创制了药物蒸汽吸入法。所用药物:苍术 10 g,白芷 10 g,石榴皮 10 g。如息肉过大或息变,加乌梅 10 g。如清涕奇多、黏膜苍白者,加细辛 3 g。如鼻塞与失嗅严重者,加皂角刺 3 g。其中细辛、皂角刺用量不宜过多,否则即产生刺痛。每剂冬天可用三天,夏天仅用一天。

用法:先将诸药浓煎,再取厚纸做成漏斗,大口扣盖于贮药皿上,小口扣住鼻孔,缓缓吸入。至蒸汽消失时为止。每次熏吸 5 ~10 分钟。每天两次,时间不规定。熏吸之后,不能马上呼吸寒凉空气,冬天要注意。如其鼻塞不通,难以吸气者,则可事前滴以麻黄碱滴液或滴鼻净之类的黏膜收缩剂。

曾有人试用肛肠科常用的枯痔液,做注射、压瘪、脱落的过程以完成全套顺序,因从未试过,不予推荐,仅供读者参考。

手术摘除之后,在手术创伤完全消失后即进中药,处方为党参、黄芪、防风、白术、辛夷、乌梅、诃子肉、干地龙、蝉蜕等。开始连续服两周。以后每个月进服一周,两年后每两个月进服一周。三年后停药。

笔者外治也有一法,即取苍术、白芷、明矾、藜芦 4 味药,煎水,置保温杯内,上盖漏斗形牛皮纸制成贮热中转器,大口覆盖保温杯上,小口向上,供患者吸取蒸汽进入鼻腔之用。每天 1 ~3 次,每次约 5 分钟。此法对息肉样变及大小不超过绿豆大的息肉,效果满意。

【预防与护理】

1. 本病大多为各种鼻病的继发症或并发症,故要积极治疗各种原发鼻病。

2. 工作生活环境应保持空气新鲜。

3. 平时在鼻腔少用薄荷、冰片制剂。

4. 忌辛辣、酒类等刺激性食品。

5. 蒸汽吸入疗法。

6. 手术后的护理:取半坐位;术后少量出血者,可冷敷额前。滴麻油(经过高压消毒者)于纱布上,轻轻塞在鼻腔内,每天换 3 ~4 次,这样可以减少出血。将脱离创面的血凝块,逐日清除,直到痊愈。但需注意,尚未剥离者,切忌暴力剥去。

【医案】

·案一·

张某,女,66 岁,住小市街 127 号。1984 年 6 月30 日初诊。

患者鼻塞不畅,涕多,色在不黄不白之间,失嗅,头痛域于右侧,咳嗽有白痰,但都因咽头作痒而致,口干求饮,大便一贯偏干,多食即腹胀。

检查:两中甲肥大,有息变倾向,右侧更甚,嗅裂为之消失,中甲收缩不良,舌苔薄腻白。

医案:清窍长期受湿浊之蒸熏,鼻甲奚能不至病变,湿从何来,土脾衰弱耳,治当健脾以化湿,湿浊一清湿即无蹂躏之虞矣。

处方:

太子参 10 g	白术 10 g	茯苓 10 g
陈皮 6 g	六曲 10 g	山楂 10 g
白扁豆 10 g	藿香 10 g	佩兰 10 g

石菖蒲 3 g　　5 剂煎服

二诊 1984 年 7 月 6 日。通气改善一些，涕仍多。嗅力仍然消失，左孔有些疼痛。

检查：现在息肉左大右小（与上诊相反），舌苔薄黄厚腻，脉平有濡意。故以升清化浊为方。

处方：

升麻 3 g　　葛根 6 g　　白术 6 g
茯苓 10 g　　太子参 10 g　　陈皮 10 g
六曲 10 g　　藿香 10 g　　石菖蒲 3 g
六一散包 12 g　　5 剂煎服

外用方：

苍术 10 g　　石榴皮 10 g　　明矾 10 g

三诊 1984 年 7 月 13 日。右鼻通气已改善，左侧依然，涕亦左多右少，左鼻疼痛已无。

检查：两鼻腔所见相同，舌苔薄，脉平。既事升清，既有初效，当然理无更方。

处方：

升麻 3 g　　葛根 6 g　　太子参 10 g
白术 6 g　　茯苓 10 g　　陈皮 6 g
薏苡仁 10 g　　辛夷 6 g　　石菖蒲 3 g
藿香 10 g　　5 剂煎服

外用方：

苍术 10 g　　石榴皮 10 g　　明矾 10 g。

四诊 1984 年 7 月 24 日。疼痛消失，通气改善，右鼻孔有涕难擤，左鼻孔依然涕多，嗅觉仍然没有。经常口腔黏膜破碎。

检查：息肉维持原状，舌苔薄，脉平偏细。药后有效而进步姗姗，诚有缩地无术之计。

处方：

升麻 3 g　　葛根 6 g　　太子参 10 g
白术 6 g　　黄芩 10 g　　陈皮 6 g
石菖蒲 3 g　　辛夷 6 g　　苍耳子 10 g
甘草 3 g　　5 剂煎服

外用方：

苍术 10 g　　石榴皮 10 g　　皂角刺 10 g
明矾 10 g

按语：鼻息肉一名，首见于《黄帝内经》。《灵枢·邪气脏腑病形》提过："若鼻息肉不通"，原指鼻塞的症状。最早将其列为病名是隋代《诸病源候论》，并对其病因病机做了扼要的论述。它的临床症状，大多以渐进性鼻塞开始，随着鼻息肉的渐进胀大，数目增多，呼吸渐进发生障碍，长用口式呼吸。由于肺气不宣，即有喷嚏及分泌物的增多，嗅觉迟钝减退。过大或颗数很多的息肉，也能从前鼻孔突出，一如高锦庭《疡科心得集·辨鼻渊鼻痔鼻衄论》中所谓："结如瘤子，渐大下垂。或时缩进，或时垂出，闭塞孔窍，气不宣通。"多年性双侧息肉过大过多时，外鼻可以发生畸形，鼻梁宽阔膨大。对于本病的病因病机，干祖望认为是脾虚湿运，湿浊内停，阻遏中阳，使清阳不升，浊阴上扰，鼻窍蒙垢，滋生赘物。《外科大成》谓："鼻痔……由肺经湿热内蒸，如朽木而生芝兰也。"故宜内外兼治，祛湿化浊。然湿多由脾虚水湿不运内停而致，勿忘健脾化湿，湿去则息肉渐消。

本案患者鼻塞涕多，色在不黄不白之间，嗅觉减退，头痛，咳嗽有白痰，口干，大便偏干，多食即腹胀。可辨为脾虚湿盛证，湿阻中阳，使清阳不能上升，可见鼻内流涕，脾虚津液不能输布上乘，故见口渴，大便干结。治疗以健脾化湿为大法，太子参、白术、茯苓、陈皮四味仿"六君子汤"意，健脾益气，渗湿化浊；藿香、佩兰芳香化湿，且二味都是脾经药，取其芳香入脾经。六曲、山楂健脾和胃；石菖蒲、白扁豆化湿和中，如此一来，脾运湿化，胀满自除。二诊患者通气改善，涕仍多，检查发现左鼻腔息肉增大，方中太子参、白术、茯苓健脾益气，渗湿化浊；藿香、佩兰芳香化湿；柴胡、升麻升提清阳，此处体现了干祖望的用药特色，为何用升柴二味？一则清升则浊自降矣，再则湿为阴邪，阳光一照，阴霾消散，二则上升之药可以引药上承，直达鼻窍。白芷、苍术、明矾外用，苍术苦辛温，善燥湿导滞，既能燥化浊涕之水湿，又能通导阻滞之败津，明矾可解毒杀虫，燥湿止痒，白芷疏风通窍，能改善鼻窍通气状况，使息肉缩小。六一散亦能清热祛湿，缩小息肉。三诊时患者右侧鼻塞明显减轻，左侧依旧，说明之前方法有明显效果，故原方继用，加入辛夷宣通鼻腔。四诊时患者症状减轻，但息肉未见缩小，治疗虽有效，但进展缓慢，方中加入苍耳子，与辛夷联合加强通窍之功，佐以黄芩清热，因困湿一久必生热，外用药加入皂角刺加强脓液的排出。

干祖望认为，本病原是手术的适应证，大可“一割即就”，但它的复发率极高，甚至有些患者年年复发，但唯有重视内治，可以求得根除。由于此患者用药后进展缓慢，大可先行手术治疗，术后以中药调服，方法颇为简单，就以健脾化浊为大法，可佐以清热之剂，因为困湿一久必生热。

·案二·

朱某，女，52 岁。1991 年 10 月 30 日初诊。五金搪瓷厂。

患者鼻病十多年，入冬加重，主为鼻塞，交替发作，如出汗及在太阳下可以缓解，涕多如涌。以黄色为多，头痛。有时嚏多，甚则狂嚏。近以咳嗽痰多，无全身其他症状。

检查：右中鼻甲息变，嗅裂消失。舌苔薄白，脉平。

医案：肺怯本虚，祸延鼻窍，刻下选方，先取苍耳子散，之后随证裁方。

处方：

苍耳子 10 g	白芷 6 g	薄荷后下 6 g
辛夷 6 g	鱼腥草 10 g	桔梗 6 g
升麻 3 g	石菖蒲 3 g	路路通 10 g
桑叶 10 g	7 剂煎服	

二诊 1991 年 11 月 15 日。鼻塞较前有所减轻，鼻涕减少，鼻中新增痒感，烧灼感已轻，涕中有血，咳嗽反而加重，善汗。

检查：左中鼻甲典型息变如上诊。又发现后端空旷，舌苔白腻较厚，脉细。

医案：鼻后端空旷如磐，好在年过更年，可以视而不睹，刻下淫汗应敛，咳难制遏。鼻塞多涕，均已好转，裁方可以退居次位。

处方：

绿豆衣 10 g	浮小麦 12 g	苦杏仁 10 g
陈皮 6 g	干瘪桃 10 g	天竺黄 6 g
半夏 6 g	白芷 6 g	鱼腥草 10 g
辛夷 6 g	7 剂煎服	

按语：本案患者鼻病多年，入冬后常感受风寒，肺失宣降，水道失司，肺为贮痰之器，且开窍于鼻，因此鼻甲的肿胀可从肺与痰论治，故用鱼腥草清泻肺热；桑叶发散风热，有“火郁发之”之意；桔梗为肺经专药，宣肺祛痰又有引经之功；辛夷、苍耳子、白芷、薄荷取苍耳子散之意，用以除涕止渊；石菖蒲、路路通散邪通窍。升麻升提清气，清阳升则浊阴降。

二诊时涕量减少，鼻塞减轻，此是方药对证的表现。但患者鼻中新增痒感，涕中带血，咳嗽加重易出汗。此是阴分亏虚之表现，湿热内蕴，灼伤阴分，故鼻中有灼烧感，甚至作痒，热迫血行则涕中带血，然而仍是以湿邪为主帅，热邪是湿久困厄所致，不过为羽翼，所以干祖望未用重剂清热，而是方中加入绿豆衣滋阴清热以止汗，他常谓“一味绿豆衣，胜过玉屏风”；又用浮小麦、干瘪桃固表止汗；鱼腥草清泻肺热；天竺黄清热化痰；半夏、陈皮燥湿化痰；苦杏仁止咳化痰。全方融化痰、祛湿、敛汗、清热于一炉，药味精简，获效满意。

·案三·

陶某，男，20 岁。1991 年 12 月 6 日初诊。南京。

鼻病六年，诊断为慢性鼻窦炎。1987～1991 年做过两次鼻息肉摘除术。现在症状稠涕奇多，色黄难擤。偶然出血，通气在手术后短期内尚可，嗅觉迟钝，头胀昏沉，记忆力日差。

检查：左中道又有小息肉一个，鼻腔分泌物潴积。舌苔薄，脉实。

医案：鼻痔、鼻渊连襟而作，已淹缠六度春秋。良以中州湿浊充斥弥漫，上凌空清之窍而然。欲清窦曲之浊，必去灶下之薪。取醒脾制湿一法。鼻痔已两度手术，再生又作，暂可外治。

处方：

升麻 3 g	葛根 6 g	陈皮 6 g
苍耳子 10 g	半夏 6 g	茯苓 10 g
藿香 10 g	鱼腥草 10 g	佩兰 10 g
辛夷 6 g	白芷 6 g	7 剂煎服

外用：苍术 10 g，白芷 10 g，明矾 10 g。3 剂，水煎熏鼻窍。

二诊 1992 年 1 月 3 日。上方内服 14 剂，外用药也用了 14 天，通气改善，涕虽减少无多，但已能擤出，头脑昏沉改善，嗅觉依然迟钝。

检查：左侧息肉已有敛意，潴留分泌物很少。舌苔薄，脉平。

医案：药后得能改善，以顽症而言，已感庆幸，再宗原旨踵进。盖治法虽多，恨无选择，所有厚望独寄于中药。

处方：

升麻 3 g	葛根 6 g	白术 6 g
太子参 10 g	茯苓 10 g	陈皮 6 g
半夏 6 g	辛夷 6 g	藿香 10 g
佩兰 10 g	7 剂煎服	

外用：苍术 10 g，白芷 10 g，明矾 10 g。3 剂，水煎熏鼻窍。

按语：患者患有慢性鼻窦炎六年，曾行两次鼻息肉摘除术，现息肉复发，阻滞鼻窍，鼻中气血津液运行障碍，潴留瘀积，则成败精枯槁，黄浊鼻涕，故见涕浊色黄难擤，偶有出血。慢性鼻窦炎的炎性病灶又不停分泌脓性液体，因此恶性循环，迁延不愈。鼻窍不通，嗅觉消失，头胀昏沉，记忆力日差，都是鼻窦炎和鼻息肉相互作用的结果。一般鼻窦炎和鼻息肉同时发病，迁延不愈的患者，都会有大量脓性分泌物、头痛头昏、记忆力减退等症状。干祖望发现这类患者检查时可见肿物具有特殊的外形，色白而带有极轻度的青紫，光滑柔软，紧张而无皱痕，深刺无丝毫痛感，表面损伤不出血，肿物呈水汪汪的团状，半透明，可以随意拨动，好似一个刚剥好的荔枝肉阻塞鼻道。该患者为一鼻息肉并发慢性鼻窦炎患者，就得对其病因仔细审视，鼻为清阳之窍，水肿为湿浊，湿浊上犯，清阳被遏，故鼻窍不通，故以升麻，葛根升其清阳，鼻窍自通。辛夷、苍耳子、白芷三味取“苍耳子散”意，为肺经药，治鼻渊之主方辛温发散以通鼻窍、除头痛、化浊涕。藿香芳香化湿，通窍除涕。陈皮、茯苓、半夏行气健脾化痰。并以白芷、苍术、明矾外用，苍术苦辛温，善燥湿导滞，既能燥化浊涕之水湿，又能通导阻滞之败津，明矾可解毒杀虫，燥湿止痒，白芷疏风通窍，能改善鼻窍通气状况。二诊时患者通气改善，头脑昏沉减轻，涕仍多，但已变稀，嗅觉依然迟钝。患者做了蒸汽吸入治疗，之所以涕量多，变稀薄，是因为蒸汽吸入后通道畅泄，原先淤阻体内的陈腐脓涕此时“一发都绽将出来”，效方不更，所以原方稍做改动，继续予升麻、葛根升清，藿香、佩兰芳香化湿，陈皮、半夏行气化痰，太子参、白术、茯苓健脾益气，渗湿化浊。

对于鼻息肉的治疗方案，干祖望推崇内外同治，认为本病是手术的适应证，大可“一割即就”，但是鼻息肉复发率极高，极易反复，所以手术配合内服汤药是最佳疗法，然而中医传统的外科手法有所局限，藜芦膏、鸦胆子油、白降丹腐蚀力过强，易致感染，又易破坏正常组织；枯痔散只苦其枝蒂而不拔其根本；陈实功的铜筷绞线法又随着器械的更新和药物的换代而被现代手术取代。干祖望自己摸索出一个煎水吸蒸汽法，即本案所提及的苍术、白芷、明矾外治法，此法对大小不超过绿豆大的息肉疗效满意。

鼻　石

鼻石传统名称为鼻中肉块，为一罕见的鼻病，故为古书所未记载。本病常为一侧的鼻腔内出现石样硬结。好发对象为成人。《鲍氏验方新编》的“鼻中肉块……其肉渐渐自落”，可能即是此病。

【临床表现】

常感一侧性鼻腔阻塞或伴以头痛、头昏。鼻腔分泌物增多，有时鼻腔出血，但其对鼻腔的刺激则远远不及异物严重。病程很长，经常可达数年或数十年不等。

检查时可见鼻底下鼻道处有脆性硬物，其色为黄、灰、棕、黑等。大小很不一致。表面不平滑，粗糙而不规则。形状不一，即以所在空间的模式生长。其质脆弱易碎。所以《世医得效方·鼻病灸法》的“于鼻中去臭积一块，如朽骨”，可能即此。因它逐渐增长而常将中隔推向对侧，使中隔穿孔及鼻甲萎缩，黏膜则可发生肉芽肿或溃疡。

【病因病机】

外因常为细小而无刺激性的异物，长期黏附不去，以此为核心，时日一久发生变质而成。内因为痰浊与肺火，长期互相作用而凝成。

【辨证论治】

内服药作用不大，一般采用手术取出。取出之后，一切症状消失，预后良好。

如有肉芽增生取烙法。烧灼到肉芽平复后，按溃疡处理。

溃疡的处理，可用绿袍散或珠黄散，蜜调涂敷。如觉蜂蜜有刺痛者，改用饴糖或麻油均可。

鼻腔异物

鼻腔异物传统名称为某物入鼻，常见于小孩。其发病率基本和外耳道异物相等，但外耳道异物在中医古籍中记载较多，鼻腔异物几乎没有。除《诸病源候论·鼻病诸候·食诸物误落鼻内候》的“颃颡之间，通于鼻道，气入有食物未及下喉，或因言语或因嚏咳而气则逆，故食物因气逆者，误落鼻内”之外，在宋代以前未有其他记载。《鲍氏验方新编》载：“小儿无知，误将豆粒塞入鼻孔，用手自挖，进入关内，豆因鼻涕放大，肿胀痛甚，百方不能取。”这一例较为典型。

异物绝大多数是由鼻孔进入，少数也有因呕吐、狂咳、进食讲话或软腭麻痹，从鼻咽部侵入。例如《古今医统》的“卒食，物从鼻中缩入脑中，介介痛，不出”的一例，可能即指此而言，还有因外伤穿入鼻腔者。

最常见的为小孩，尤以三岁左右的更多。他们在玩耍的时候，喜将异物塞纳鼻中。精神病患者，有时也会塞进东西。正常成人中，异物常为治疗时遗下的棉花块，或由于医护人员不小心而把残断的机械留在里面。子弹、木片、铁皮及玻璃片等，有时因战祸、地震等意外嵌入鼻内。总之，可以进入或侵入鼻腔的东西都是异物。

鼻腔异物，可分为有生命的（指动物）及无生命的（包括植物、矿物及塑料制品）两类。其中以无生命异物为多见，如树叶、果皮、果核、豆粒、花生、纸卷、棉花、纱布、小石子、玻璃球、铁钉、软木塞、纽扣及小玩具等。有生命异物，蝇、蚊、昆虫等等为多见，甚至蚂蟥之类。

【临床表现】

症状因异物的性质、大小、形态和有生命或无生命而定。小的金属或矿物性异物，可在鼻内存留很长时间而不会发生明显症状。植物类异物因为容易吸收水分而膨胀、腐败，故很快就产生症状。一般来说，任何异物进入鼻腔，迟早总会引起黏膜的炎症及糜烂，产生臭气。

主要症状为一侧性鼻阻塞，流出鼻涕带有脓性分泌物，也有出血者，有时可产生胀痛。故小孩及精神病患者，有一侧鼻腔很臭或带血性分泌物者，应该首先考虑本病。

检查时，用麻醉药及黏膜收缩剂后，再用探针或吸引器检查鼻腔内部。血块和红色肉芽有时会将异物遮住而像一个肿瘤，但用探针可触到那个异物，大多数的异物都在下鼻道。

【辨证论治】

·内治·

内服药无效，有了并发症，才需用内治。

·外治·

如为儿童，可将患者两耳塞紧，两目及嘴巴紧闭，在没有异物的鼻腔内喷以开关散，取嚏。这样是借喷嚏的爆炸性动力来促使异物向外排出。也可取用鸡毛、小纸捻子来刺激没有异物的鼻腔来取嚏。

对质地柔软的异物，如卷纸或棉花、纱条之类。可用镊子或鼻异物钳挟取。但对质地坚硬的并不相宜，因为硬质异物不能挟持，反而易把异物推向深处，所以改用异物钩钩取，较为合适。如无专用鼻腔异物钩者，可用耵聍钩代替。必要时可用回形针拉开一端（外圈），将内圈捏合，手持拉开的外圈，以内圈深入鼻腔，钩取异物。钩取时可沿鼻中隔向上从鼻顶部越过异物，钩住异物的后部，向前下方徐徐拖出，动作要轻巧而迅速，只要钩出鼻前庭阈即告手术成功。注意异物钩必须着力于异物中心，否则易于滑脱。

若为植物类异物如花生、豆类等已变软时，可将异物钩直接刺入异物体内，再向外拉出。

对于已经腐化的植物或呛入鼻腔的食物残渣，则钳取不易，亦不能用钩，可改用吸引器吸出，也可采用鼻腔冲洗法洗出。

异物停留于鼻腔深部，不易从前鼻孔取出时，亦可将异物推向后面，因为解剖上后鼻孔比前鼻孔大一倍左右，再经咽部吐出。但对小儿患者，应在仰卧垂头位姿势下进行，以防吸入呼吸道。

对于生物类异物，可表面麻醉数分钟后，用鼻镊取出。

【预防与护理】

1. 培养儿童养成不把小东西向耳朵、鼻子、口腔里乱塞的习惯。

2. 进食时，不谈笑讲话。

3. 如有飞蚊、飞蝇吸入鼻中，切勿乱挖，只能用擤涕的方式擤出。把鼻翼捏紧，把蚊、蝇挤死，然后再与鼻涕同时擤出。

鼻　衄

鼻衄又称鼻出血，传统名称为鼽衄、衄血、血衄、衄、衄蔑、血溢鼻血、鼻洪、鼻大衄、鼻久衄、太阳衄、阳明衄、红汗、五脏衄、酒食衄、折伤衄、鼻沥血、外溃、脑衄、衄血劫、鼻红等。

鼻衄王冰解释是“衄，谓鼻中出血。”它是鼻病中的常见病、多发病，但其原因相当复杂。绝大多数鼻衄是某一种疾病的一个症状，而不是一个独立的疾病。如出血过多，就会产生贫血、休克，甚至死亡。本病有时也是严重的全身疾病的反映。

《三因极一病证方论》的红汗，考虑是急性传染病引起的鼻出血。《济生方》“时气鼻衄，不可遽止”所指也是红汗。但《伤寒家秘》谓“俗人以血为红汗”，则又似红汗两字并不专指鼻出血而言。不过《伤寒补天石》把红汗编排在鼻血病一门中，那么又是属于急性传染病引起的鼻衄，但还应该包括瘟疫鼻衄的外溃。由月经代偿性的鼻衄，《女科秘诀》成为倒经，《女科辑要》则称为月经倒行。张仲景把经常流鼻血的人，称之为衄家。

鼻衄客观上来看，因素、病机多而复杂，但笔者认为用中医理论来分析，还是较为简单的。可以用伤、火、虚三个字全部条理分清。假如还要全面一些，则再加一个“移祸”。伤是外伤，火是火证，虚是虚证。

外伤包括：①挖伤、喷嚏、咳嗽，属震动所伤；②异物、插管鼻饲、手术，属创伤；③燥裂（鼻黏膜）；④化学品刺激。

火证包括：①六淫的火、燥（单纯性的火、燥）；②五志之火（复合性的火）。

虚证包括：①脾不统血；②阴虚火旺。

移祸，是指其他疾病的继发症或症候群。城门失火，殃及池鱼，不是移祸是什么？包括：①恶性肿瘤；②中毒；③疾病：急性疾病如伤寒、回归热、痢疾等，慢性疾病如高血压、血管硬化、白血病、血友病、风湿病等，特种传染病如结核、梅毒、麻风、白喉等；④气压病：飞行、登山、潜水。

【临床表现】

鼻腔自发性出血，常发生于挖鼻、喷嚏、咳嗽或擤鼻用力过猛时，或在热水中俯首洗头洗面之际。血量有多有少，可以仅仅渗出一些血迹到足以引起死亡的大量流血。至于涕中夹血者及锈色涕，在习惯上不作为鼻衄论。

久衄或大衄，也可引起昏厥、休克，或严重的急性、慢性贫血，此外还有反复发作者。诚如《秘传证治要诀》所谓“曾病衄愈后，血因旧路，一月或三四衄，日以为常。”

检查所见，如在鼻腔者，任何部位均可出血，但以鼻中隔为最易出血之处，其中利特尔区占全部鼻出血的2/3以上。其次为鼻腔后段、中段或前段的顶部。

【病因病机】

外来伤害所引起，可分以下几方面。①外伤性：《伤科补要》论述“伤及鼻窍，口鼻流血”。②化学中毒：《名医类案》论述“其兄衄血甚……曾服丹或烧炼药”。③药物中毒者：《洗冤录》论述“凡可以致人于死者，非独砒鸩为然……致口鼻流血”。

④外感六淫者：《类证治裁》论述“火迫致衄，有六淫之火，有五志之火。如风寒壅盛于经，迫血妄行”。⑤悍热：《医学真传》论述“悍热之气，伤其荣血，遂迫血妄行而为衄”。⑥燥气：《血证论》论述“秋冬阴气，本应收敛，若有燥火伤其脉络，热气浮越，失其主阖之令，逼血上行，循经脉而出于鼻”。

五志之火所引起，可分类如下。①心火：《明医指掌》论述“衄者，鼻流血也……皆以为属阴虚君火之病”。②肝火：《医醇賸义》论述“肝火蕴结，骤犯肺窍，火性炎上，逼血上行”。③脾火：《幼科铁镜》论述“脾热传肺而脾不能统，血归鼻出”。④肺火：《外科正宗》论述“乃肺经火旺”。⑤肾火：《医醇賸义》论述“阴分久亏，龙雷之火犯肺”。⑥胃火：《素问病机气宜保命集》论述“衄者阳热，怫郁于足阳明经”。

特殊感染性病所引起：①梅毒引起：《霉疮秘录》论述“毒气上攻，七孔流血”。②麻风引起：《解围元薮》论述“血风，如血灌周身……或衄血，吐血、咯血”。③结核引起：《红炉点火》论述“所以火载血上，错经妄行，越出上窍而为吐衄咳唾等候”。④白喉引起：《白喉全生集》论述“鼻出浊涕，且见血丝者，风热熏蒸鼻窍也”。尽管各种原发病病种不同，但出血因素，都不出热毒和正衰二者。

代偿性出血：①红汗：这是热性病邪盛，以鼻血来代替出汗，所以这种鼻衄，基本上可获得汗解而邪泄的作用。如《三因极一病证方论》：“伤寒自衄，此种鼻衄，因由血分泄而成衄，世谓之红汗。”又如《血证论》：“伤寒失汗，邪无出路，因由血分泄而为衄，此名红汗。”所以不必处理。②倒经：这也是代偿性出血。如《医宗金鉴·妇科心法要诀》谓：“妇女月经，一月一下，此其常也。若经行而吐血衄血，上溢妄行者，是谓逆经。”以上二者都是代偿性出血，但前者不必治疗，后者为疾病而亟须重视。

肝阳上亢：《回春录新诠·血证·孙执中》论述“鼻衄如注……人身应之，肝阳乃动，血亦随而上溢。”

五脏内伤：《三因极一病证方论》论述“积怒伤肝，积忧伤肺，烦思伤脾，失志伤肾，暴喜伤心，皆能动血，蓄聚不已，停留胸间，随气上溢，入清气道中，发为鼻衄。”

下虚上实：《脉经·平三关病候并治宜》论述“寸口脉微，若寒为衄，上虚下实，必衄也。”

瘀积：《杂病广要·诸血病·血衄》论述“衄血，弦涩为有瘀积。”

心虚：《医史·抱一翁传》论述“肝藏血而心主之。今寸口脉微，知心虚也。心虚则不能司其血，故逆而妄行。”

气滞：《医说·鼻衄吐血·鼻衄》论述“血随气运转，气有滞逆，所以妄行。”

酒：《临证指南医案·衄·十二案某》论述“食烧酒辛热，及青梅酸泄，遂衄血咳嗽。”

多劳过欲：《临证指南医案·衄·邵新甫按》论述“多劳过欲，病及天一之真，阳浮引阴而以冒上窍者。”

由于虚弱正衰引起者：①肾虚：《金子久医案》论述“肾水不足，肝木失滋，木火上灼，金脏受伤”。②脾虚不能统血：《类证治裁》论述“其思伤心脾，惊悸不眠……此治衄内因也”。脾有司统摄营血的作用，脾气旺盛，脉络致密，营血周游运行脉中，使其就范而且循环不息。脾气一虚，统摄失权，则血行不受统摄而外溢。③阴亏：《受庐医案·失血门》论述“心荡神驰，阴亏内热之体，厥阳化火上逆，扰动脉络，血行清道，从高灌注而下”。④气血暴虚：《吴鞠通医案·衄血·第一案第三诊》论述“气血暴虚也”。⑤病后或营养障碍者：《医学纲目》论述“大病瘥后，劳便鼻衄”。由于虚弱正衰者，不管虚在何脏何腑，总是相互牵涉影响的，所以《医门补要》谓：“亏弱之体，太历辛苦，或病后未曾复元，气血不充，肺生气，脾统血，肺虚气不外护，脾虚血失中守。若阳络一伤，逼血上溢清道而出”。非但说明了人是整体的，而更阐明了为什么虚在脾经而出血却在肺穴的道理。

由于血友病者：《丹台玉案·诸血门》论述“偶然抓伤血络，血出不止，名曰血潜，若不急救，血尽即危”。

由于人体阴阳、气血升降失调而致者：《局方发挥》论述“夫口鼻出血，皆是阳盛阴虚，有升无降，血随气上，越出上窍”。

失治:《普济方·鼻门》论述"鼻衄,当汗不汗所致"。

以上各家学说,貌似千头万绪,其实归纳起来,不出四个关键性的因素。

燥:燥当然可以从六淫中燥气直接侵害而来,但大多数为其他病因的转化,诸如风能生燥、火能致燥、血虚起燥、阴虚化燥、津脱成燥、液枯即燥等。虽然原因很多,但总是失水而火旺。诚如《易·乾》所谓"水流湿,火就燥"。

火:所谓火,包含着两个内容。其一是生命的动力,为阳气所化,属生理上的火,如君火、相火、少火、脾阳、肾阳……现在所说的,当然不是这个火。其二,为病理变化过程中功能亢进的表现。其中可分五志之火与六淫之火。不过五志之火归根结底,也是由生理上的火过亢而转化为病理上的火。这里鼻衄的火,不管它是五志之火还是六淫之火,概可以视为肺火、肝火、胃火三种,但虚、实必须严格区别。

气虚脾不统血:脾有统摄营血的功能,使正常运行于经脉之中的营血,川流不息,不滞不溢。一旦脾气虚衰,即失去了统摄之权,营血就不受约束而离经外溢了。

阴虚阳亢:阴虚是肺阴肾阴的不足,尤其是肾阴。阳亢则为肝火相火的有余。人身一水(肾)济五火(五脏之火),一旦阴水一亏,无法控制五火,尤其是肝肾二者的相火。于是虚火浮越上亢。同时相火越旺,阴水受烁而愈枯,而形成恶性循环,就是阴虚阳亢。

以上四者之间,也可相互转化。例如不论实火、虚火,都可以致燥。燥也可以化火生风。火更可以暗耗阴津而使阴更虚,阳更亢。阴津一耗,不能制火而虚火更旺。虚火一旺,肝阳上亢横逆,风也伴之而生。在肝木横逆则脾土受侮而脾气更衰,脾衰则统摄更加无权。

总之,不论急性、慢性,绝大多数都可治疗告愈,愈后不留后遗症。急性的特大出血,同时处理又失时失当,那么可以导致死亡。即使免于一死,则因营血大耗,造成严重贫血。慢性反复出血,常可引起贫血,甚至气血两亏。

【辨证论治】

燥证:鼻黏膜干枯,利特尔区粗糙甚至皲裂。《张氏医通·燥》认为:"燥在上,必乘肺经。"所以对燥气最为敏感。《素问玄机原病式》:"诸涩枯涸,干劲皲揭,皆属于燥。"虽然黏膜不同于皮肤,但理则一。严重的还可见鼻甲干瘪,鼻道空旷。全身症状,可有皮肤枯槁,心烦唇燥,善饮,便秘。舌少苔无液,质红。脉一般以细数为多见。

火证:这里指的为实火,即《医林绳墨·鼻》所谓"血从火起,故错经妄行,是从肺而出于鼻者"的火。这种火证的表现,出血量很多而急,大多由利特尔区涌出。稍稍受到外来一些刺激如头部震动、擤涕、喷嚏、咳嗽、咀嚼硬物、热水洗面、头位低下等,即刻引起活动性出血。局检可见鼻黏膜充血,利特尔区糜烂甚至溃疡。全身症状为烦热,口渴狂饮喜冷,大便秘结,小便黄赤。舌苔黄腻,脉弦数或洪数。

气虚脾不统血:鼻黏膜大多苍白,出血为渗出性,每次的出血量不多而频繁反复不休。在理论上多谓血的颜色为淡而不红,但临床上肉眼无法做出这样的鉴别。出血不一定在利特尔区,有时甚至还找不到出血点。一般在疲劳、少寐的情况下,出血更加频繁。全身症状为病程漫长,神疲乏力,四肢惰重,头晕,食欲不振,大便偏稀,面色苍白不华。血液检验,或多或少有贫血现象,血小板也多数减少。舌苔有无不一定,舌质淡而胖嫩,有时有齿印,脉细、虚无力。

阴虚阳亢:出血量较多,不易找到出血点,黏膜干而充血。全身症状为头胀头昏,面红目赤,急躁善怒,口干唇燥,失眠心悸,耳鸣。舌苔薄白或少苔,质红,脉弦劲细数。

·内治·

燥证:当取养阴润肺生津法,常用代表方为养阴清肺汤、清燥救肺汤和沙参麦冬汤。常用药:沙参、麦冬、百合、天花粉、白芍、玉竹、知母、生地黄、茜草等。

火证:治法清营凉血,但更应区别肺火或胃火甚至肝火,如其出血量较少者,大多为肺火,当酌用清肺药，常用代表方有加减清衄汤。常用药：生地黄、牡丹皮、黄芩、山栀子、白茅根、茜草等。如其出血量特多，难以遏止者，则系胃经实火。因为手太阴经，为多气少血之经，没有大量的血来供应其喷射样地流出，只有多气多血的阳明经，才有如此大量的血。费伯雄反对这种说法，他在《医醇賸义》一书中谓："谓之胃血，此说大谬。盖胃为外腑，职司出纳，为水谷蓄泄之要区，其中并无一丝一点之血，不过胃火炽盛，肉不附骨，故血热而上涌。"所以属于胃火的，应用清胃泻热止血法，常用方有加味清胃汤，如其再不能止，则用犀角地黄汤。肝火的对象，大多是五十岁以上的老人，往往伴有高血压病者，除投以清肝泻火汤剂之外，急进羚羊角粉（不是羚羊角尖），每天 1～2 次，每次 0.3 g，开水送服。

脾不统血：取补脾摄血。常用代表方有归脾汤或止血归脾汤。常用药：黄芪、党参、白术、白芍、当归、生地黄、蒲黄炒阿胶珠、牡丹皮、仙鹤草等。

阴虚阳亢：取滋阴潜阳、平肝摄血。常用代表方有加减羚角钩藤汤。关于本型，朱丹溪主张滋养降火法。他在《局方发挥》中强调："夫口鼻出血，皆是阳盛阴虚，有升无降，血随气上，越出上窍，法当补阴抑阳，气降则血归。"但周慎斋反对，《周慎斋遗书 · 二十六字符机 · 固》中谓："气不能安神，使相火妄动飞腾，而现有余之证，非真有余，是因下元不足之故也。火与元气，势不两立，若执丹溪法，降火滋阴，恐其越投愈损"。我们现在无法断定孰是孰非，只能从临床实践证明。

除此之外，临床上也经常遇到一些顽症，这型鼻衄非常顽固。虽经上述各法治疗，都不能收效，可考虑取用"降气"与"峻补"两法。遇到实证，要首先想到《圣济总录 · 鼻门》观点："今之治衄衊者，专于治衄，不知血之行留，气为之本，犹海水潮汐，阴阳之气使然也。明夫经络逆顺，则血与气俱流通而无妄行之患矣"。这个学说的精神，是以降气为治。所以丹波元简《杂病广要 · 诸血论 · 治分八法》解释说："治分八法，一曰降气。缘上盛下虚，气升不降，血随气上，越出上窍，法以苏子、沉香之类顺其气，气降而血自归经焉。"又谓："降气则血归经，故人所以血药中必加气药一两味，如上谓苏子降气汤是也。"《医林绳墨 · 血论》更把降气一法，捧得至高无上，认为："治血之法，全在兹乎"。因之，实证鼻衄在诸法罔效之际，可以试用加减苏子降气汤。同时还可酌加一些旋覆花、代赭石、沉香等降气之品。

对于经久不愈，反复出血的虚证鼻衄，更需好好重温一下《诸氏遗书》"诸服寒凉者，百无一生"的警句。唐容川在《血证论》解释为"衄血久而不止，去血太多，热随血减，气亦随血亡矣。"所以怀抱奇《医彻》的主张是"每见失血之人，非有大损于脏腑，则血不易以止。"因之治失血症"上必顾其脾肺，下必滋其肾元。"再说得明白一点，就是顾松园《顾氏医镜》的"夫治之道，法当宽缓，宜温宜补"。因之，在这种场合，应该大补气血，常用方有八珍汤或十全大补汤。但前者不及后者，因十全大补汤内有肉桂具有鼓舞气血的独特功能，其性属温，更符合于既补且温的要求。

鼻衄是耳鼻喉科病中急症中的重症，就诊者有三种情况：一是来诊时只有鼻出血的主诉，局部已看不到活动性出血。二是在大量出血时，已经初步填塞处理，流血已止或仅有少量渗血。三是鼻腔流血不止，甚至已进入了休克状态。前二者在门诊最多，后者虽然不多，但危险性极大，中医抢救鼻衄的手段和经验，还是较为丰富的。

患者血流如涌，前鼻孔堵塞了即向后鼻孔溢出。面色苍白，口渴、乏力，冷汗淋漓，呼吸微弱，脉数无力，血压下降，并出现休克。此时，急取独参汤抢救。不能口服者，鼻饲。此际情况，中医称为"气随血脱"！

现在一遇这样情况，莫不委之西医，进行现代化式抢救。但五十年前的情况，则完全由经治的中医负责，事实上你推卸也没法推卸。当时的成败得失，全系于一剂独参汤。所以老中医自有其办法。关键全在独参汤，人参的选择、用量、煎法、服法，都是关键中的关键。

我们对人参的要求如下。

品种的选择：现在习惯上统称为人参者，有红参、白参与西洋参三种。

品种	传统名称	颜色	药力	药性	功效
红参	高丽参	红褐	猛	温	大补元气
白参	吉林参	白	缓	平	缓补气血,但以补气为主
西洋参	西洋参	白	缓	凉	清热滋阴,生津止渴

现在用于抢救,需要的是大补、峻补,药力猛则作用快,药性宜于温,因之品种的选择,唯高丽参入选。

药量:用于抢救,成人至少一次用30 g。体质魁伟者,更增加一些。这30 g,应该是一支参,才能药力峻猛。如为两支,则每支仅15 g,药力大打折扣。如三支、四支则毫无药力可言,故而强调30 g必须为一支参。

质量的要求:①挺直。②双枝:参是地下茎,制后呈树状。参的大补药力全在于干部,分枝一多,则补力分散,所以叉枝愈多则质量愈低。用于抢救的参,最好只有两枝。三枝以上则不入选。③体圆而饱满:躯干圆而饱满,说明采时水分不多,也即成长时间长(参以时间愈长愈好)。直径以1厘米为合适。④躯干长短适中:躯干的计算,应从芦蒂开始到分枝处的一段为躯干,以长7~9厘米为最合适。因为过长则瘦,补力不足。过短则肥,补力尚未生长出来。⑤手感要沉重:轻则内空,一空则补力大打折扣。⑥表皮要细:颜色要紫褐色为最正,且有半透明感。⑦表皮无黄斑:有黄斑说明上过农药或有病。

炮制方法:参的切片是第一步加工。参本身极坚硬,很难下刀,可把它放在酒精灯的火焰上熏5分钟,那时即柔软如硬面块,切削自如。可用钢铁的刀,它是不忌铁器的。每片切成0.1~0.2厘米厚薄。因为用于抢救,要求在极短时间内将参内的药力全部煎出,一厚即不能全部煎出。

煎煮用水:切片后,用水100~120毫升。用冷自来水,不用温水、热水。

煎煮时间:大约须煎60分钟,煎至30~40毫升。

煎煮用具:煎参用具应用薄的有盖瓷碗。参与水放在里面。再取锅子(钢、铁、铝都可),注水适量,将贮参的瓷碗置其中,用旺火煮,这俗称隔汤煮。参是气药,所以瓷碗盖子要盖密,禁忌泄气,泄则药力受损。

服法:先将贮参瓷碗由锅中取出,但盖子千万不能揭开。待温度冷却适合进口时,即揭去盖子,饮服。当然要求一口饮完。如不能口服者,鼻饲。

服药禁忌:进服人参之后,绝对禁食萝卜、茶叶、咖啡、可可。

如其进独参汤后而无甚变化者,甚至四肢冷凉,神志迷糊,脉伏而扪不到,汗出由冷而转如油者,这是虚脱。当急进参附汤,以回阳救脱。

参附汤,即独参汤再加熟附块30 g,也浓煎至20~30毫升,然后与独参汤混合灌饲。

最后必须一提的是,以上不论哪一个证、哪一个方剂,除独参汤、参附汤外,处方之际,一定还要予以加减取舍,并非原方照录,而其中更主要的是应该加入一些止血专用药物,如血余炭、丹皮炭、地榆炭、阿胶之类。

按语:干祖望认为,急性鼻衄,理当责之肺经,但阳明之脉挟鼻,故鼻也与阳明相关。因之衄血少者固宜清肺,而大衄则必须清泻阳明。白虎汤清胃止衄,最为理想。慢性鼻衄,属脾不统血者,施予归脾汤。但对长期衄血而血量不多,利特尔区完整无损,鼻黏膜苍白;全身症状有身凛少温,腰酸,小便频数,精神委顿,甚至黎明泄泻或浮肿,脉沉迟微弱,舌苔薄、质瘦而淡者,则以黄土汤最为适合。方内之伏龙肝若缺而难觅,可用赤石脂代之。【参考文献:干祖望.耳鼻咽喉科运用经方的点滴经验[J].江苏中医杂志,1983(05):9-10.】

·外治·

鼻衄的外治法,不外乎两种,一为药物,一为手术,但中医还是以药物为多用。

凡两侧利特尔区黏膜粗糙、充血或皲裂者,涂以黄连膏,每天2~3次。凡有糜烂、溃疡者,用黄连油膏纱布盖贴,每天更换2~3次。也可用止血膜(百草霜80%、花蕊石10%、禹余粮10%,用白及液调匀,涂于玻璃上,待干取下,贮以待用),此膜黏性很足,容易附着于出血面。吸收消失后,如仍在出血者,再贴,唯此膜易碎裂,贮藏较困难。

在活动性出血时,先用黄连膏纱布盖贴(用止血膜也可),再用纱布条折成楔状,对准黄连膏纱布上,直接加以压迫,12 小时内轻轻取出。

活动性出血严重,血出如涌者,取高压消毒过的马勃,压迫在出血处。然后和黄连膏纱布条,执其一端由前鼻孔填塞鼻孔,使其不致松脱,保持其一定压力。12 ~ 24 小时换一次。出血停止后,再过 6 ~ 8 小时撤去。

如其鼻腔前孔血止而合端仍在出血,则取西医的后鼻孔填塞法。

总之,处理严重鼻衄患者,首先注意四件大事是:①镇静。愈慌、愈乱,愈有失误。因鼻衄患者,往往由于恐惧过度而精神紧张,而这种紧张会使出血更严重,因为“静能生水,动可致火”之故。所以医生必须遵照《外科精要》所指出的“临事不惑,处治有决”八字去做。②确定出血部位,以利外治止血,有的放矢。③估计总出血量,以决定止血手段,或内服药,或外治法,及时抢救。如其出血过多者,及时输血。④判断出血原因。因为仓猝之际,而且动用峻药,所以不允许有毫厘之差。例如邪毒盛者取紫雪丹、至宝丹之类,血热者犀角地黄汤、犀黄之类,脾不统血者红参,阴虚火旺者西洋参或生脉散,肝阳上亢者羚羊角粉,气随血脱者参附汤等。

【预防与护理】

1. 禁止挖鼻。

2. 少进或忌食烟、酒、辛辣刺激性食品。

3. 禀质体热者,少食辛热食品如芥、韭、雪里蕻、榨菜之类。

4. 患有高血压病者,时时注意血压的升降动态。

5. 接触有害气体时应取有效的卫生预防措施。

6. 有鼻衄史者,尤其为时令发作者,要注意工作与生活环境,不能过于干燥、高温及有灰尘。

7. 出血时,注意安静与休息,饮食方面要加强营养。出血量多时,取半卧位。大出血时,用冷毛巾湿敷前额,亦可用热水泡双足。

8. 出血时禁用热水洗脸。头位不能低于腰部,睡眠时枕头宜高些。忌咀嚼硬物。

9. 尽量控制喷嚏,尽量控制咳嗽,控制不住的,在咳嗽时捏紧鼻翼。

10. 嘱患者将流入口腔内的血液块吐出,不要吞咽。

11. 如系全身性出血,应积极治疗原发病。

12. 在大出血期间,24 小时内,应每小时测量及记录一次血压、脉象。

13. 各种止血手术后的护理,当参考各种手术后的专门护理常规。

14. 尽量避免鼻部外源性损伤,一旦受到外伤,应及时彻底治疗。

【医案】

·案一·

李某,女,10 岁。1991 年 8 月 6 日初诊。南京罗廊巷。

患者鼻衄两年多,初时数月一出,近来匝旬一作,量较多,鼻腔堵塞已一年,涕不太多,鼻中很不舒服,前庭作痒。

检查:两利特尔区糜烂、粗糙,面积已过 1 厘米直径。两颌下区各有指头大淋巴结一个,压痛。舌苔薄,脉平。

医案:热伏肺经,祸延鼻窍。利特尔区糜烂正是出血之通途。治当清肺凉营,佐以外治。

处方:

黄芩 3 g	桑白皮 10 g	牡丹皮 6 g
赤芍 6 g	麦冬 10 g	墨旱莲 10 g
生地黄 10 g	白茅根 10 g	7 剂煎服

黄芩油膏,外用涂鼻腔,每日 2 次。

二诊 1991 年 8 月 20 日。药仅 7 剂(以挂不到号而停治)。在此两周未出血。

检查:两侧利特尔区(左)已明显改善,接近粗糙状态,(右侧)已收敛一些。舌苔薄,脉平。

医案:纵然衄停半月,但利特尔区尚未康复,总难言痊。刻下金秋燥令,更宜一润。

处方：

黄芩 3 g	牡丹皮 6 g	赤芍 6 g
桑白皮 10 g	麦冬 10 g	沙参 10 g
生地黄 10 g	白茅根 10 g	百合 10 g
茜草 10 g	7 剂煎服	

三诊 1991 年 9 月 3 日。在此期间未出血，一般情况良好。

检查：两侧利特尔区仅为黏膜粗糙，充血接近消失。咽后壁有充血感，扁桃体（双）Ⅱ度肿大。舌苔薄，脉平。

医案：利特尔区日趋正常，痊愈指日可待。唯以咽峡潮红，药治仍难遗弃。为时久计，药量取维持（即隔日 1 剂）。

处方：

桑白皮 10 g	金银花 10 g	牡丹皮 6 g
赤芍 6 g	甘中黄 3 g	芦根 30 g
白茅根 10 g	生地黄 10 g	玄参 10 g
7 剂煎服		

按语：本则医案是清肺凉营和滋阴润燥结合运用的体现，患者鼻衄多年，检查见利特尔区糜烂而粗糙，这是火热之邪内盛，伏于肺经，冶炼肺金，熏灼鼻窍所致，火热肆虐，炙烧血液，血为之热则溢出脉外，离经之血“径流之大，两涘渚涯之间不辨牛马”，故常规选取清热凉血为治，方中黄芩、桑白皮二味为肺经专药，善清肺脏火热；牡丹皮、赤芍清热凉血，使得血热得降，出血得止，且离经之血易凝滞成瘀，牡丹皮与赤芍不仅清血分之热，又有散瘀之功；白茅根凉血止血，是血热出血的良药，生地黄、麦冬、墨旱莲三味养阴清热，济坎伐离，有补北泻南之效。

黄芩油膏对于改善局部症状有很好的疗效，其以油性之黏腻保护鼻黏膜，防止破裂出血。此后患者由于挂不到号而停药一周，幸喜两周内未曾出血，是药已中的，问诊虽无不适，但查诊见利特尔区粗糙，一旦粗糙就易破裂出血，考虑当令为秋，干祖望从燥邪论治，前方去墨旱莲，加沙参、百合、茜草，百合与沙参均养阴润肺，配合生地黄与麦冬，有百合固金汤和沙参麦冬汤之意，茜草凉血止血、化瘀通经，茜根散更是止衄名方，故二诊除沿袭初诊的清热、凉血、化瘀外，侧重加强了滋阴润燥的成分。三诊时患者在服药期间一直没有出血，只是检查见咽喉充血、扁桃体肿大，仍是一派热象，考虑患者鼻衄向愈，挂号又困难，故干祖望取隔日一煎的维持量，方中桑白皮清泻肺热，白茅根凉血止血，甘中黄清热解毒，牡丹皮、赤芍凉血散瘀，生地黄养阴清热凉血，芦根、玄参清热利咽。

本病虽重在治火，然而也需辨证论治，是实火还是虚火，脏腑之火还是五志之火，治疗宜苦寒泻火还是甘寒祛火，直折火势还是养阴息火。干祖望教导我们，只有仔细审视，细辨分明，才能提高临床疗效。

·案二·

夏某，女，40 岁。1991 年 10 月 5 日初诊。中山陵园。

二十年衄家，入夏即作。做过冷冻。上周又出过血，量多，但能加压而止。平时清涕较多（已十年之久），大多自淋难敛，通气尚可，善嚏。左耳做过乳突根治术（1975 年）。右耳鸣响，有时鸣而伴眩晕，听力差。1976 年行扁桃体摘除术。咽头多痰，异物感。

检查：咽后壁小血管扩张。鼻中隔偏曲，找不到出血点，利特尔区（－），左鼻翼底部有损伤后的皮痂。右耳干燥，舌苔薄，脉细。

医案：五官俱病，为时亦久，取扶正一法，以六君子汤加减。

处方：

党参 10 g	茯苓 10 g	陈皮 6 g
半夏 6 g	百合 10 g	仙茅 6 g
当归 10 g	丹参 10 g	白芍 6 g
甘草 3 g	7 剂煎服	

二诊 1991 年 11 月 26 日。药后 14 剂，耳鸣已轻些。鼻未见出过血。清涕之多，变化不大，喉头痰已减少，异物感不明显，而胸膺痞闷。脱发纷纷，头皮干燥而不痒。下午面赤掌灼。

检查：咽后壁小血管扩张明显减轻；鼻前庭痂落炎消。舌苔薄，脉平。

医案：初诊主诉遗漏多多，责是裁方亦颇感片面，纵然获有微效，总感难惬于心。今也重做分析，印象为气血双亏，龙雷暗动。

处方：

知母 10 g	川黄柏 3 g	熟地黄 10 g
地骨皮 10 g	当归 10 g	党参 10 g
白术 6 g	桑椹子 10 g	茯苓 10 g
黄精 10 g	7 剂煎服	

三诊 1992 年 2 月 4 日。鼻衄未作，清涕敛迹，咽痛平稳，听力提高。喉头鲠介还有，痰多而嗽，能吐能咯。胸口闷痞，下午头痛颧红，两耳有憋气感，大便干结难解。

检查：咽无异常。舌苔薄，脉平。

医案：上诊之方，尚感如意。唯以诸恙稍有斗换星移之感，故而方亦“四君”减灶，六味“添筹”。

处方：

知母 10 g	川黄柏 3 g	熟地黄 10 g
柏子仁 10 g	山药 10 g	牡丹皮 6 g
泽泻 6 g	地骨皮 10 g	茯苓 10 g
补骨脂 10 g	7 剂煎服	

按语：鼻出血虽然症状统一，但病机也颇为复杂。干祖望认为一般鼻衄实证大致有燥气和火热两种，外感有风热燥三邪，内伤有心火、肝火、脾火、肺火、肾火、胃火，虚证有肾虚、脾虚、阴虚、气血俱虚。本案患者从其就诊时症状及病史来看，可知属虚证鼻衄，因虚致实，为何？①患者病程长，虽然病程长不代表绝对虚证，但可以提供一些思路。②清涕奇多，自淋难敛，可知一般为气虚无以摄制，阳虚无以温煦。③右耳鸣响，听力下降，眩晕时作。可为清阳不升，痰浊蒙蔽，或瘀血痹阻。④咽喉多痰、异物感，多为气滞痰凝，痰气搏结于咽喉。综上所述，患者可能有气虚、阳虚、血瘀、痰凝证候，再来结合舌脉和检查，脉细印证了气虚的观点，咽后壁小血管扩张可宗血瘀论治。所以症状虽然“横看成岭侧成峰，远近高低各不同”，只要层层分析，抽丝剥茧，就能识得庐山真面目。

干祖望虑其五官俱病，法取扶正，以夏陈六君子汤为主方化裁，方中党参、茯苓健脾益气；半夏、陈皮燥湿理气化痰；百合、白芍养阴润燥；当归、丹参养血活血；仙茅温补肾阳，益火之源，离照当空则阴霾自散；甘草调和诸药。药进扶正，诸症减退，给予一见鼻衄即行凉血止血的人敲响警钟。二诊时症状有所变化，主要有两点：①清涕仍然存在。②脱发纷纷，头皮干燥，下午面赤掌灼。考清涕在初诊时即存在，仙茅温阳未曾奏效，舌脉合参，应该是脾气虚弱不能摄制之由，脾主运化水湿，脾气健旺才能水气循常道。脱发、头皮干燥和午后面赤掌灼是典型的阴液亏损、虚火上炎。两个证候俱为明显，恰似“两个黄鹂鸣翠柳”，干祖望认为系“龙雷暗动”之故，费伯雄《医醇賸义》云：“阴分久亏，龙雷之火犯肺”，故干祖望拟健脾益气、养阴退热，方中党参、白术、茯苓健脾益气，熟地黄、当归育阴养血，黄精、桑椹子滋阴润燥，知母、黄柏养阴泻火，地骨皮清透虚热。全方重在补益，从脾肾着手，以期衄止、涕敛、热退。三诊时鼻衄未作，清涕已敛，然而龙雷之火似乎未曾平息，本虚已极，水不济火，标症难除，这番裁方，应重在益肾填阴，取知柏地黄丸加减，方中知母、黄柏滋肾阴泻虚火，济坎而伐离，熟地黄养阴填精，柏子仁宁心安神而又有润肠通便之功，地骨皮清透虚热，补骨脂平补肾阳，宗张景岳“善补阴者，必阳中求阴，使阴得阳升而泉源不竭”，方中补泻兼施，使得补而不腻，牡丹皮清肝火，茯苓健脾湿，泽泻泄肾浊。

除了药物治疗外，干祖望常嘱患者戒除挖鼻习惯。少食辛辣刺激食物，特别是在出血期应绝对禁食。不宜使鼻部受剧烈振动，洗脸时不宜在局部用力擦，水不宜过热。同时要减少活动，尤其是过多的低头弯腰活动。

·案三·

张某，女，11 岁。1992 年 8 月 14 日初诊。常熟市。

4 岁开始鼻衄，主在夏天，量很多，难以一压而止。每次发作，前后天数很长。这番剧发已三周。入夏肤热掌灼。

检查：利特尔区大面积糜烂右重左轻，上盖痂皮，现无活动性出血。舌苔薄，脉细数。

医案：血热必然妄行，夏火秋燥，故而更见频繁。治当清火凉营，佐以润燥。

处方：

生地黄 10 g	白茅根 10 g	竹叶 10 g
侧柏叶 10 g	茜草 10 g	紫草 10 g
麦冬 10 g	甘中黄 3 g	牡丹皮 6 g
赤芍 6 g	7 剂煎服	

二诊 1992 年 9 月 22 日。时历月余，药进 14 剂，药后未见出血，但在近 5 天感冒发热（39.5℃），于昨日在一个喷嚏时又出血。量多难止。

检查：两侧利特尔区糜烂，刻下无活动性出血。舌苔薄，尖有红意，脉有数意。

医案：药后鼻衄平稳，即不见红。但一度高热，蠛衄又以红汗姿态而又来。曾血检而知血小板为数少，则下诊再酌情裁方。

处方：

桑叶 6 g	菊花 10 g	金银花 10 g
连翘 6 g	生地黄 10 g	白茅根 10 g
竹叶 10 g	侧柏叶 10 g	牡丹皮 6 g
甘中黄 3 g	7 剂煎服	

三诊 1992 年 10 月 6 日。上次门诊之后，未见出血。

检查：利特尔区糜烂消失，但粗糙及轻度充血。舌苔薄，脉细。

医案：衄止症状减轻或消失，利特尔区现象病灶亦明显好转。治从养血凉血入手。

处方：

阿胶 10 g	百合 10 g	生地黄 10 g
侧柏炭 10 g	当归 10 g	白芍 6 g
白茅根 10 g	桑白皮 10 g	金银花炭 10 g
甘草 3 g	7 剂煎服	

按语：热迫血行是鼻出血最常见的原因，治疗原则当然应清热泻火，但干祖望认为不能笼统地以清热一概而论，治疗时还应与清肺火、胃火、肝火等以区别治疗。手太阴肺经，多气少血，故出血量相对较少，并伴有干咳少痰等，治宜清肺为主。选方加减清衄汤，药如桑白皮、黄芩、山栀子、黄连、牡丹皮、赤芍、生地黄等。阳明胃经多气多血，故出血量多，难以骤止，并伴有烦渴多饮，口气臭秽，大便干结等，宜清胃泻火，方选加减清胃汤，药如生石膏、黄连、黄芩、生大黄、山栀子、牡丹皮、赤芍、芦根、藕节、侧柏叶、蒲黄炒阿胶，或加用犀角地黄汤。肝火甚者，多见于中、老年患者，常伴有高血压，出血量多，并伴有面红目赤，口干口苦，头痛目眩，常发于郁怒或酗酒、贪食辛辣之后，治宜清肝泻火，常用药如龙胆草、夏枯草、钩藤、菊花、牡丹皮、黄芩、山栀子、生地黄、白茅根、侧柏叶，血压高或发病急者，加用羚羊角粉 0.5～1 g，每天 1～2次，症情缓解后即可减量或停用，而清热的具体临床用法又有泻火清热、滋阴清热、凉血清热、疏风清热等多法，本案即是多种清热法混用的体现。

患者童稚之体，虽是女性属阴，体阴而用阳，从 4 岁开始鼻出血而至今未至，七年衄家，血热无疑，兼之入夏尤甚，肤热掌灼，夏季为火令，公历 8 月正是伏暑之季，赤日炎炎，引动血热，热迫血行，故鼻衄不止。干祖望宗血热论治，予以清火凉营，方中生地黄、牡丹皮、赤芍、紫草寒凉清热，凉血止衄，生地黄又有滋阴之效，使得水生而火灭，牡丹皮、赤芍更兼散瘀之功，使得止血而不留瘀；竹叶清热泻火，利尿生津，使邪有出路；甘中黄清热解毒，以大坑之至阴之性取浊降，二药合用，更灭上炎之火势；白茅根、侧柏叶凉血止血；茜草化瘀止血；麦冬滋阴润燥，使得水火交媾，龙虎回环，坎水进离宫而祝融束手，离火入坎地而共工开颜。

进药二周后保得月余平安，未再出血，然而感冒后喷嚏引血，可谓好事多磨。此次感冒发热、舌红脉数，当宗风热论治，然而外感风热引动潜压之伏火，又有燎原之势，不能偏于疏风而忽略于清热，取桑菊饮及银翘散意，方中桑叶、菊花疏风清热，发散火郁；金银花、连翘清热解毒，兼能退热；生地黄、竹叶仿导赤散之意，清热凉血，泻火滋阴；白茅根、侧柏叶凉血止血；牡丹皮清热凉血，又能散瘀；甘中黄清热解毒。

药进 7 剂，鼻衄又止，干祖望继续采用了攻补兼施之法。弓马剑戟之术，只能得天下，而不能治天下，今后的治疗当参以扶正，由武功转向文治。患者多年衄家，血分长期蕴热，热灼营阴，阴分已伤，阴血同源，血液常年外溢，血分亦显亏虚，所以干祖望的治疗大法已有所改变。方中百合、生地黄滋阴润燥，营养阴分；阿胶、当归、白芍养血补血，填补血分；桑白皮清泻肺热，明代万全认为小儿阳常有余阴常不足，而鼻为肺之窍，所以酌加清泻肺热之品；金银花炭、侧柏炭均取炭用，炭为黑色，主水克火；白茅根凉血而止血；甘草调和诸药。

·案四·

孙某，男，17 岁。1992 年 1 月 21 日初诊。南京炼油厂。

反复鼻衄已年余，量也较多，曾输过 400 毫升血。近 3 天来出过血。曾做过 5 次冷冻，也未能控制。近来发现耳鸣。

检查：右侧利特尔区大面积及较深的溃疡一个，上有血痂。舌苔薄，质淡白，脉大而数。

医案：周年大衄，营血之亏，已不言而喻，同时利特尔区溃疡如此之深，亦属罕见。宗中医“见血不治血”论点，取峻剂扶正，当然所谓扶正者，亦气血两补也。

处方：

黄芪 10 g	紫河车 10 g	党参 10 g
山药 10 g	紫苏子 10 g	酸枣仁 10 g
当归 10 g	白芍 6 g	阿胶 10 g
甘草 3 g	7 剂煎服	

二诊 1992 年 1 月 28 日。在此一周中，未见出血。耳鸣暂息，胃纳依然木然。

检查：右利特尔区溃疡已浅许多，左侧也有些粗糙。舌苔薄黄，脉平。

医案：匝旬不衄，当然属佳事。但利特尔区病灶未除，病根依然存在，未可额手过早。

处方：

黄芪 10 g	党参 10 g	白术 10 g
酸枣仁 10 g	茯苓 10 g	远志 10 g
山药 10 g	紫苏子 10 g	木香 3 g
甘草 3 g	7 剂煎服	

黄芩油膏，外用涂鼻腔，每日 2 次。

按语：本案患者鼻衄匝年不愈，出血量多，甚至已经到了输血的地步，结合全身症状来看，属虚证无疑，舌脉皆为佐证。对于这种久治不愈，反复出血的虚证鼻衄，医者要静心处理、仔细辨证，究竟是否为肝经火热已极，或肺经伏火留滞，抑或是真阴亏虚，无以上济离火？看似也是经过一番思考，不仅想到了火邪所属脏腑经络，还考虑了虚火与实火之别。虽然上一则医案说到，热迫血行是鼻衄最常见的病因，但终究不是唯一病因。古人早已认识到这个问题，《诸氏遗书》中说“诸服寒凉者，百无一生”，正是当头棒喝。唐容川《血证论》中论述得较为精辟：“衄血久而不止，去血太多，热随血减，气亦随血亡矣。”所以干祖望认为这种鼻出血患者多是损于脏腑，血不易以止，故治疗上应以“上必顾及其脾肺，下必滋养其肾元”，正如《顾松园医镜》所载“夫治之道，法当宽缓，宜温宜补”。因之遇到这种情况，应该大补气血，常用方有八珍汤和十全大补汤。

“见血休治血”是历来治疗血证的一条名言，也无数次为临床所证实。干祖望认为见血止血会导致离经之血不得溢出，留滞脉管内外，阻滞气机和水谷运行，妨碍新血生长。他比较推崇缪希雍在《先醒斋医学广笔记》中论述吐血时提出的“行血、补肝、降气”三法，以及唐容川《血证论》中治血四法“止血、消瘀、宁血、补血”，坚决反对一味止血。本案即是他运用补益法治疗鼻衄的体现。患者经过周年大衄，营血已亏，血为气之母，行气而载气，血亏则气无所依，气随血脱，加之查诊见利特尔区极深度溃疡，汪石山谓“溃疡首重脾胃”，可见为气血俱虚的表现。故干祖望取峻剂扶正，气血双补，十全大补汤加减。方中黄芪补气升阳，使得浊阴自降；党参、山药补益脾肺之气；紫河车为血肉有情之品，峻补元阳，填精益髓；当归、白芍、阿胶养血补血；紫苏子性降，能引血下行，气降则血自归经，同时又使全方补而不腻；甘草调和诸药；酸枣仁养心补血安神，心者火脏也，为百脉之所主，水谷精微奉心而化赤，离宫不安亦能迫血妄行，故酸枣仁宁心有“先安未受邪之地”的意思，且酸枣仁合甘草乃酸甘化阴之意，阴血同源，阴生则血自生矣，综观全方，气血阳三者并补，而补阴则通过酸甘来配，于无声处听惊雷，体现了干祖望不多用一味赘药的用药特色。药进 7 剂，患者耳鸣息、溃疡浅、出血止，这当然是有的放矢、方药对证的结果，但是干祖望没有因此而沾沾自喜，而是审时度势，通过对利特尔区进行检查，发现溃疡虽表浅却仍然存在，治疗好比只是把坑底垫高而非彻底填平。二诊从峻补向平补过渡，治疗上更偏重于调理脾胃和宁心安神，方中黄芪补气升阳；四君子功专益气；山药补脾养胃；木香理气和胃；酸枣仁、远志、茯苓养心安神；紫苏子降气止衄。

·案五·

孔某，男，25岁。1993年2月9日初诊。秦淮区文化馆。

患者从4岁开始鼻出血，历20年反复而作。7年前做过烧灼后，平稳一段时间。近来又发作频繁。

检查：左侧利特尔区大面积（已越出利特尔区范围）糜烂，有血痂，现在无活动性出血。舌苔薄，尖红，脉实。

医案：念年衄家，面临春季，当然发作频繁。治当降气、清营、润燥、伐木四者兼顾。

处方：

夏枯草10 g	菊花10 g	生地黄10 g
白茅根10 g	牡丹皮6 g	赤芍6 g
麦冬10 g	紫苏子10 g	牛膝盐水炒10 g
黄芩3 g	7剂煎服	

按语：《素问·四气调神大论》中称“春曰发陈，夏曰蕃秀，秋曰荣平，冬曰闭藏。”干祖望认为，春天主生发之气，万物复苏，欣欣向荣，在色为青，在脏属肝，故肝为将军之官，喜条达而恶抑郁，善主疏泄，最怕郁结，长期听之顺之，则肝气疏泄太过，将军放纵无度，肝为藏血之官，疏泄太过，气机横逆，血运于诸经，离于经外，则出血频作，皆肝之过也。木旺而迫血妄行，治法首在伐木。鼻为肺之窍，肺居上焦，肝居中焦，木旺则升而侮金，肝实则上逆凌肺，所以缪希雍的降气法必不可少。《圣济总录·鼻门》谓：“今之治衄衊者，专于治衄，不知血之行留，气为之本，犹海水潮汐，阴阳之气使然也。明夫经络逆顺，则血与气俱流通而无妄行之患也。”这段话说明了治衄时应注意经络之顺逆，气血之流向，直白而言就是要掺杂降气。另外丹波元简在《杂病广要·诸血病·治分八法》中说：“血随气上，越出上窍，法以苏子、沉香之类顺其气，气降则血自归经矣。”所以干祖望在治鼻出血时常会根据出血情况的由轻到重而依次添加紫苏子、牛膝、沉香、旋覆花、代赭石、磁石之品，早前还有医者治鼻衄时会嘱咐患者家属取金首饰煎水，以此水煎药服，取其重镇降气，可见降气法在鼻出血治疗中的重要性。本案患者正符合肝失疏泄而致鼻衄的特点，治宜伐木降气，由于舌红脉实，佐加清热凉血。方中夏枯草、菊花清肝泻火，夏枯草专事清肝，菊花又能散发火郁；紫苏子、牛膝降气而引血下行，牛膝用盐水炒意在引入肾经，肾居下焦，为真武之水脏，火入坎地，不浇自灭；黄芩清热燥湿；牡丹皮、赤芍、白茅根清热凉血，白茅根擅于止血，牡丹皮与赤芍又有散瘀之效，使得止血而不留瘀；生地黄、麦冬养阴柔肝，肝气疏泄太过乃用有余而体不足，肝用虽阳而体为阴，故加生地黄、麦冬养肝阴以绝其病根，且肝性刚烈，强行伐之会激惹其怒气，酌配柔木之品好比款款软语轻嚼耳畔，更易收功。

·案六·

袁某，男，18岁。1992年10月20日初诊。中山东路518号。

患者鼻衄2年，严重时溢出频繁，每年四季皆然，鼻腔堵塞。

检查：左侧利特尔区糜烂，上附丽血痂，现在无活动性出血。两颊痱痤已半年多。舌苔薄，脉平。

医案：鼻衄而利特尔区糜烂，肺经之热加燥也；两颊痱痤，胃经之伏火使然。治当清肺泻胃。

处方：

桑白皮10 g	黄芩炭3 g	芦根30 g
白茅根10 g	生地黄10 g	茜草10 g
紫草10 g	牡丹皮6 g	麦冬10 g
赤芍6 g	7剂煎服	

二诊1992年10月27日。药进7剂，事属平稳，言效果则药仅7剂，当然不能明显。今晨在前庭摸到一些血迹，通气仍然未见改善。

检查：两侧右轻左重，利特尔区、鼻中隔、鼻下甲俱有溃疡，血痂附丽。两颊痱痤，色呈暗紫，舌苔薄黄，脉平。

医案：方裁清肺、泻胃，证未见变，当然药不更方。治程可能偏长，痊愈总能获得。

处方：原方 7 剂煎服。

黄芩膏继续涂鼻腔外用。

三诊 1992 年 12 月 18 日。清肺凉血之剂，累进 42 剂，血量已少，仅能擦而得之，但终难言“已止”。一度胸闷，刻已告失。而食后泛恶，欲吐无物。

检查：左侧利特尔区及其周围糜烂，无活动性出血。舌苔薄，脉有软意。

医案：肺胃之实热，早已逃遁，而且似有克伐无辜之嫌，其食后泛恶者正是其证。今也证移药转，旋踵间改取汪石山所谓“溃疡首重脾胃”论点裁方。

处方：

党参 10 g	白术 6 g	茯苓 10 g
白扁豆 10 g	山药 10 g	阿胶 10 g
当归 10 g	白芍 6 g	百合 10 g
甘草 3 g	7 剂煎服	

黄芩油膏 1 盒，外用涂鼻腔。

四诊 1993 年 1 月 15 日。在此一段时间内，未见出血，如其停擦黄芩膏则鼻腔立起干燥不舒。近来咳嗽匝周，咽痛伴以粗糙感，有清涕，头有转胀感。

检查：利特尔区粗糙，轻度充血，咽峡轻度充血。舌苔薄，脉平。

医案：两年利特尔区糜烂而衄，经门诊治疗接近痊途，唯以新邪一袭，咽炎陡然而作，循例急急缓缓，先驱浮邪。

处方：

桑叶 6 g	菊花 10 g	金银花 10 g
薄荷[后下] 5 g	苦杏仁 10 g	芦根 30 g
桔梗 6 g	象贝母 10 g	荆芥炭 6 g
甘草 3 g	7 剂煎服	

黄连膏 2 盒，外用涂鼻腔。

五诊 1993 年 2 月 5 日。在此期间，没有出过血，唯以在北方过年，故而特别怕冷，南旋之后，又改善许多，咳嗽已止，咽痛还有些，清涕已少，头已不胀。

检查：两利特尔区仍然粗糙及轻度充血，咽峡充血(红艳型)，舌苔薄，脉平。

医案：四诊权衡，衄已告失，局检提示，病未根除。昨日立春，正是巇衄盛作之时，利特尔区粗糙，更是予衄症之敞开大门。刻下关键时刻(约 2 周)切勿待缓。

处方：

黄芩炭 3 g	桑叶 6 g	山栀子 10 g
菊花 10 g	金银花 10 g	牡丹皮 6 g
赤芍 6 g	白茅根 10 g	芦根 30 g
麦冬 10 g	7 剂煎服	

黄芩膏 1 盒，外用涂鼻腔。

六诊 1993 年 2 月 23 日。在此期间，药进 14 剂，时计 18 天，仅仅两次稍稍有些沁渗，咽已不痛。牙齿进热作痛，进冷物时即酸，怕外来冷风。

检查：左重右轻糜烂改善，但还残存一些在内侧边缘，门齿有病变。舌苔薄黄，尖红伴以朱点，脉平。

医案：颜颊属阳明，暗瘰之作阳明之热，牙龈属胃，牙齿属肾，久已遇冷而酸，病在肾与胃也。鼻为肺窍，但溃疡久作，《外科理例》认为溃疡首重脾胃，故而衄多责肺，利特尔区久溃者责脾，脾为胃之里，当然胃之咎亦责无旁贷。总之，三症同证，阳明有余，少阴不足。方取张介宾之玉女煎。

处方：

熟地黄 10 g	生石膏 20 g	知母 10 g
麦冬 10 g	山药 10 g	黄芩炭 3 g
女贞子 10 g	墨旱莲 10 g	芦根 30 g
太子参 10 g	7 剂煎服	

黄芩膏 1 盒，外用涂鼻腔。

七诊 1993 年 3 月 23 日。刻下依然出血，幸量少而次亦不勤，门齿仍然怕冷气。两颊痱痤明显衰退。

检查：利特尔区右侧轻度破碎，左侧粗糙充血。咽后壁极轻度污红，舌苔薄，脉平。

医案：方选玉女，似最恰当，务须坚守为是。

处方：

熟地黄 10 g	生石膏 30 g	知母 10 g

麦冬 10 g　　百合 10 g　　女贞子 10 g
墨旱莲 10 g　　桑椹子 10 g　　菟丝子 10 g
阿胶珠 10 g　　7 剂煎服

八诊 1993 年 8 月 24 日。上诊之后至今出血 3 次，血量不多，加压即止。

检查：鼻利特尔区右侧已正常，左侧还有些粗糙，舌苔薄，脉平。

医案：衄息而利特尔区粗糙尚存，总难以谓愈。再取清肺，现以丸药缓图。

二至丸，每次 6 g，每日 2 次。

黄芩膏，外用涂鼻腔。

按语：本案共有八诊，前后跨越十月余，可以称得上难得收集到的完整医案，干祖望认为真正的疗效上佳的医案是收集不到的，因为患者往往一次诊治就病愈，所以不需要来复诊，因而究竟是病愈还是疗效不明，如果不做随访是无法知晓的。对于鼻衄一症，最多的治法就是清泻肺热、凉血止血，但是对于常年衄家，有时并非常法所能奏效，治疗过程也远非医者想象中那么容易。本案患者能够连续就诊，坚持服药，也给我们提供了一次学习机会，看看这十个月的鼻衄演变过程中干祖望遣方用药的思路。

初诊拟清肺泻胃为法，药属常规。方中桑白皮清肺泻热；紫草、芦根清热泻火；生地黄、麦冬滋阴凉血；黄芩炭、白茅根清热凉血止血；牡丹皮、赤芍凉血散瘀；茜草化瘀止血。味数不多，但是效专力宏，二诊有少许改善，故原方继服，并予以黄芩油膏外用，油膏清热而又保护鼻腔，避免干燥皲裂或摩擦出血。患者服药后出血次数减少，出血量也有收敛，由原来的“溢出”变为“擦而得血”，但是有一个细节，就是鼻腔利特尔区的糜烂和鼻中隔及下甲的溃疡没有改善，如果是肺胃热盛所导致的糜烂溃疡，42 剂清泻肺胃实火的汤药不会丝毫不效，而患者的实际情况确实已是“肺胃实热、早已逃遁”，苦寒败胃，正气已伤，从溃疡重脾胃的观点出发，干祖望拟健脾养胃止衄之法。方中四君子健脾益气；白扁豆、山药助四君子健脾；阿胶、当归、白芍、百合育阴养血；甘草调和诸药。时隔一月，鼻衄未作，而患者因感冒后咽炎发作就诊，故四诊拟疏风清热利咽法，及至五诊之时，鼻衄一直未曾发作，但是干祖望认为衄有开门之势，一是因为查诊所见患者利特尔区粗糙，粗糙则容易皲裂出血，二是因为时值立春，春曰发陈，万物复苏，生机勃勃，气机疏泄，血气旺盛之日即可能成为鼻衄复燃之时，所以拟疏风清热治咽炎的同时，酌加芦根、白茅根等清热凉血之品，先行筑坝，以备洪至。服药后情况一直稳定，六诊时出现一值得思考的症状：牙齿进热作痛，进冷物时即酸，怕外来冷风。干祖望精思熟虑，认为颜颊属阳明，暗瘰之作为阳明之热，牙龈属胃，牙齿属肾，久已遇冷而酸，病在肾与胃。鼻为肺窍，但溃疡久作，《外科理例》认为溃疡首重脾胃，故而衄多责肺，利特尔区久溃者责脾，脾为胃之里，当然胃之咎亦责无旁贷。总之，三症同证，阳明有余，少阴不足，方取张介宾之玉女煎。

玉女煎出自张介宾《景岳全书》，专以治疗“少阴不足，阳明有余”之水亏火盛相因为病之证，既清胃火，又滋肾阴，标本兼顾。七诊时门齿症状减轻，痱痤也明显衰退，方药对证，继进玉女煎，这也是效不更方的治法，七诊后 5 个月内患者仅出血 3 次，中医辨证已趋于阴阳和调，此时攻补两难，查诊见利特尔区粗糙尚存，干祖望改为丸药缓图，这也是面对疑难病症治疗棘手时的变法。

·案七·

杨某，女，23 岁，1984 年 7 月 21 日诊。南京机床厂。

患者眩晕多年，头痛脸白，甚则休克无知。耳鸣声连续不断，以左耳为主，同时经常鼻衄，昨为大衄，量亦奇多难止，视力迷糊，经常摇摇欲坠，步履蹒跚，夜寐不酣，梦多，经临一般正常而量多色淡。

检查：左利特尔区充血粗糙，右侧浅在性糜烂，舌苔薄质胖，脉细软。

医案：鼻衄性出局部而又全身，例当峻补气血，第次厌食，又难采用。

处方：

蒲黄炒阿胶珠 10 g　　当归 10 g
白芍 6 g　　太子参 10 g　　茯苓 10 g

山药 10 g　　白扁豆 10 g　　六曲 10 g

山楂 10 g　　砂仁后下 1.5 g　　7 剂煎服

二诊 1984 年 8 月 28 日。鼻衄仍然未止，经常流溢，所有症状与前诊相同。

检查：两利特尔区糜烂，右有血痂，舌苔薄，脉细小。

医案：一曝十寒之治疗，焉能有益乎耶。

处方：原方继服。

按语：脾胃为水谷之海，中土之脏。脾主运化，气之清者上奉而为精华，气之浊者下输而成渣滓，故脾为生血之源，临床常可见到一类患者，他们鼻衄不止，且发作频繁，反复不休，血色并不深红，也无明显火热迹象，反而伴神疲乏力，头晕目眩，食欲不振，大便不调等脾虚症状，通过检查手段发现鼻黏膜并不充血反而苍白，这类即属于脾不统血证的鼻衄，治当健脾摄血，干祖望用太子参、茯苓、山药、白扁豆益气健脾；当归、白芍、阿胶养血补血，其中阿胶用蒲黄炒，取其化瘀止血之性；山楂、六曲消食导滞以运脾；砂仁芳香化湿以醒脾。全方立足于治"脾"，以健脾为宗旨，以止衄为目的，且诸药相合，以补为主，补而不滞，治疗这种气血亏虚，气不摄血，血不循经，脱离脉道，渗溢于鼻的鼻出血很是适宜。

·案八·

支某，男，8 岁。1991 年 10 月 22 日初诊。南京下关。

患者衄血 8 年，独甚于春秋两季。前天大衄，且从口腔溢出。

检查：两侧利特尔区糜烂、充血、结痂。舌苔薄白，脉小弦。

医案：衄血 8 年，营虚肺热，加之脾失摄血之权，适春之木旺，秋之金燥，故而为独甚之际也。

处方：

桑白皮 10 g　　当归 10 g　　赤芍 6 g

牡丹皮 6 g　　藕节炭 6 g　　生地黄 10 g

麦冬 10 g　　山药 10 g　　酸枣仁 10 g

远志 6 g　　7 剂煎服

黄芩油膏，外涂鼻腔，每日 2 次。

二诊 1992 年 3 月 6 日。去年药后一直良好未衄。一周前再次衄血，量亦奇多。

检查：利特尔区右粗糙，左充血严重。舌苔薄，脉平。

医案：春旺于木，木火刑金，稳定一时之血，又蠢然而来。实证实治。

处方：

龙胆草 3 g　　夏枯草 10 g　　菊花 10 g

山栀子 10 g　　牡丹皮 6 g　　桑白皮 10 g

生地黄 10 g　　赤芍 6 g　　麦冬 10 g

甘草 3 g　　7 剂煎服

黄芩油膏，外用涂鼻腔，每日 2 次。

三诊 1992 年 9 月 11 日。鼻衄在去年今日，用此药治而痊。近来又出血已近一周。

检查：两利特尔区糜烂，左重右轻。刻下无活动性出血。舌苔薄腻，脉平。

医案：张仲景之所谓"衄家"，今秋初至而夙疾又临，良以金秋一燥，黏膜易裂，血热妄行，离经外溢也。治当清肺凉营，佐以润燥。

处方：

生地黄 10 g　　白茅根 10 g　　桑白皮 10 g

黄芩 3 g　　山栀子 10 g　　麦冬 10 g

金银花炭 10 g　　牡丹皮 6 g　　赤芍 6 g

藕节炭 2 个　　7 剂煎服

黄芩油膏，外用涂鼻腔，每日 2 次。

按语：鼻衄止血，是以外治为主，内治为辅。外治是阻止血在出血处出来；内治是使血不要在出血处出去；止是在病行动以后的措施，制是在病行动以前的措施。因此要内外合用，双管齐下，从而更好地达到止血的效果。

"血为气母，气为血帅"这是中医的理论，因之即产生"血随气行"学说。之后"治血治气"的治法也随之而来。所以耳鼻喉病出血症，一定要加入降气药，如(以轻者在前)紫苏子、牛膝、代赭石、磁石之类。

"止血药越凉越好"概念，是错误的。血本身还是喜温的，《内经》早谓"血遇寒则凝(涩)"。出血之热，并非出于血的本身，乃外来之热强加于它。所以分清心、肺、胃、肝之热而各用其方，是相当科学的。因之苦寒药不可滥用，相反还需要温通之品。

中医一贯强调忌口（即禁食对疾病不利的食物），但近来营养学说深入人心而逐渐淡化了忌口意识。不过出血性疾病患者忌口还是十分重要的，除药中禁忌或慎用升提及解表药外，忌口也是绝不可少的。主禁的是酒及其衍化品，还有辛辣品，如大葱、大蒜、雪里蕻、韭菜、胡椒、辣椒、大量的姜、咖喱等。

止血用炭，是中医一贯成章，其指导思想是“黑的可以克红的（水克火）”。火、血、心是红的，属离；水、肾是黑的，属坎水能克火，因之黑的即可制伏红的。

《伤寒论》提出“亡血家，不可发汗”一言，应加以重视鼻衄（包括其他出血症）而取用解表药，是违反治疗原则的。第一，止血需用收敛手段，而解表就是疏泄，根本是背道而驰。第二，血主于心，汗为心液，解表目的求汗，再予出汗是增加其失。第三，失血者，主要是水分的消耗，现在再加消耗它，会加速水分的消耗。所以前人总结出“衄家忌表”的名言。当然有外邪表证的鼻衄者，也不能因噎废食，必须在用解表药时，谨慎而巧用。

对上面“辨证·脾不统血证”中的“强加之食也能接受”务请注意。现在有些医生，一听食呆，并不下问索原。凡食欲不振，你强迫他吃，也不能接受，这是实证。“强加之食也能接受”是虚证，所以干祖望一贯强调要“问”而且要“追问”，才是真正的问诊。

鼻窦炎

鼻窦炎传统名称为鼻渊、脑漏、脑泻、流涕、脑砂、控脑砂、鼻頞、脑崩等。

凡先天筛板或蝶窦骨缺损，颅前窝及颅中窝底骨折或手术外伤等，都可以有脑脊液从鼻中流出，但这与中医所称“脑漏”有本质区别。

《素问·气厥论》的“胆移热于脑，则辛頞鼻渊”和《素问·至真要大论》的“少阳之变，甚则入肺，咳而鼻渊”，是中医文献中鼻窦炎的最早记述。《外科正宗》的“脑漏”，绝非陈实功所撰，《景岳全书》中也用此名。

清代王士贞《香祖笔记》：“王安石常患偏头痛，神宗赐以禁方，用新萝葡取自然汁，入生龙脑少许，调匀，昂头滴入鼻窍，左痛则灌右鼻，右则反之。”由此判断王安石可能曾患过鼻窦炎。

本病有急性鼻窦炎、慢性鼻窦炎及儿童鼻窦炎三种。

一、急性鼻窦炎

【临床表现】

疼痛与头痛：患者常感头部沉重、闷痛，在低头、用力、跳跃、擤涕及咳嗽时其痛倍增。同时尚有放射性疼痛，可使周围部位也产生疼痛，而且这种疼痛为持续性的。

涕量特多：鼻涕奇多是鼻窦炎的主要症状，所以鼻渊之名也因之而得。渊者，水多的意思，《庄子·天道》中“渊渊乎其不可测也”可证。有大量黏液性或脓液性鼻涕，一般以急性发作的高峰期为更多。且不易擤尽，或向后流灌于鼻咽腔而到咽部。所以患者常主诉为痰多。有时混有血迹或腥臭气味。

鼻阻塞：鼻腔阻塞，也为本病常见症状之一。因清阳不举，空窍难以空清之故。有时也以稠涕潴积而阻滞不通。前者即使排尽涕液，仍然不通。后者在排尽涕液之后，在一个短暂期内，可以通畅一些，但不久又阻塞起来。阻塞常可呈交替性。

嗅觉障碍：本病患者往往嗅觉减退，或甚至消失。一般为暂时性，但少数亦可呈永久性的，这是肺气不和之故，诚如《灵枢·脉度》：“肺气通于鼻，肺和则鼻能知香臭矣”。

其表现于全身性的症状、体征如下。

发热：如继发于上感或急性鼻炎之后者，常使原发病的发热加重或延长。至于真正由于急性鼻窦炎而引起的发热，并不严重。

其他：食欲不振，周身不适，甚至烦躁。这种情况，以急性额窦炎及牙源性上额窦炎比较严重。

检查可见鼻腔黏膜充血水肿。鼻道有潴积性脓性分泌物。如其未见者，不妨再做一次垂位测验。

急性鼻窦炎时，邻近部位皮肤及软组织可能出现红肿，例如额窦炎者在额部及眼睑，上颌窦炎者在颊部或下眼睑，筛窦炎在内眦的上内部分。

局部窦区的压痛，有时很明显，尤其是在急性期。

此外，还有透照观察、血象检查、穿刺及摄片检查等，这都是在中医四诊之外的现代化检查，对辨证、辨病有很大的帮助。

舌诊、脉诊，完全符合急性炎症的表现。

【病因病机】

本病多继发于急性鼻炎或伤风感冒之后，也有急性传染病并发者，此外还有其他许多原因所导致者。

风寒：《诸病源候论·鼻涕候》论述“夫津液涕唾，得热即干燥，得冷则流溢，不能自收。肺气通于鼻，其脏有冷，冷随气入乘于鼻，故使津液不能自收。”《外科正宗·脑漏》论述“总因风寒凝入脑户，与太阳湿热交蒸，乃成其患。”

实热：《素问·气厥论》论述“胆移热于脑”。《冯氏锦囊秘录》论述“若流黄臭水而痛者为热，久而不愈”。

外寒束内热：《医学准绳六要》论述“风邪从面而来，则入阳明，脉道怫郁，气不通畅，故清涕时出，久变为浊，所谓外寒束内热……”

风热在肺：《素问·至真要大论》论述“赤气后化，流水不冰，热气大行……甚则入肺，咳而鼻渊。”

太阳督脉之火：《景岳全书·杂证谟·鼻证》论述“鼻渊证，总由太阳督脉之火，甚者上连于脑，而津津不已，故又名脑漏。”

清阳不升：《灵枢·忧恚无言》论述“人之鼻洞，涕出不收者，颃颡不开，分气失也。”《医彻》更做如此解释：“鼻，上通脑户……脑为元神之府，而鼻为命门之窍。人之中气不足，清阳不升，则头为之倾，九窍为之不利。”

在临床实践中，经常遇到以下四者。

急性鼻窦炎
- 继发性——残邪袭肺
- 原发性
  - 风寒
  - 风热
- 清阳不升

只要治疗及时、得当，一般预后好。如果治疗失时、不当则可转为慢性。

【辨证论治】

残邪袭肺：任何一种疾病，都有它的病程经过，如这个病应该恢复而没有恢复，甚至高峰再起，应考虑因此而起的继发性某病的来临。继发的急性鼻窦炎，当然是残邪未彻使然。但这种残邪仍然徘徊于风寒、风热和清阳不升三者的范畴内。

风寒：全身症状有恶寒感，少汗，头痛，喜饮热开水。局部则鼻塞严重，呈阻塞性鼻音。涕多清稀，滂沱难以控制，嗅觉暂时消失。检查，鼻黏膜苍白水肿，鼻腔分泌增多，透照有阴影。脉浮紧为多见。舌苔薄白。

风热：也可作为实热，寒少热多，有汗头痛，口干喜求冷饮，大便干结。鼻塞不太严重，涕多较为稠厚而发黄。检查，黏膜充血或潮红。血象检查，白细胞总数可增高。舌苔薄微黄，舌质可能有红意。脉浮数或大。

清阳不升：一般出现于起病7～10天之后，涕多不敛，鼻塞严重，头脑钝痛，同时或可伴以头脑昏沉，视物模糊，耳中憋气，口中黏腻等。局部检查，与风寒型无多大区别。舌苔薄腻，质可嫩、胖。脉濡或软。

·内治·

风寒：当从辛温解表入手，常用代表方有荆防败毒散与苍耳子散同用。常用药：荆芥、防风、柴胡、前胡、白芷、苍耳子、桔梗、辛夷等。

风（实）热：轻者取甘寒清热解毒法，常用方为银翘散与五味消毒饮。重者取苦寒泻火法，常用代表方有黄连解毒汤或龙胆泻肝汤。不过苍耳子散必须参酌在内。常用药：金银花、连翘、薄荷、菊花、蒲公英、鱼腥草、黄芩、芦根、桔梗、苍耳子、白芷。

清阳不升：取升清化浊手法，常用方有藿香正气散与苍耳子散同用，再加升麻、柴胡、葛根、蔓荆子等升提药品。

残邪袭肺：根据其证而参酌以上三者。

·外治·

常用朱氏天罗散嗃鼻。方法是把药粉用单层纱布包裹，如花生米大小，塞入鼻孔内。病在右塞右，在左塞左，左右俱病左右俱塞，20～30分钟后取去，每天2～3次。

必要时做穿刺、冲洗，每周2次。

如为牙源性者，同时治疗牙病。

《先醒斋医学广笔记·杂证·脑漏》有："用芝麻炒熟，舂散，乘热将好烧酒入瓷器中，重烫热，入芝麻，扎紧，只用一葱管（笔者注：现可用塑料管）插入瓷瓶口内，引鼻吸其气。左则熏左，右亦如之。虚寒用烧酒，虚热用米醋。"已有人试过，疗效虽不稳定，但也有有效者。

二、慢性鼻窦炎

慢性鼻窦炎较急性为多见，其中多窦炎和全窦炎又较单发于一个鼻窦者为多见。单鼻窦炎中，上颌窦炎最多见。

慢性鼻窦炎多因急性鼻窦炎不能及时治疗或治疗不当及反复发作而转化为慢性的。至于急性与慢性之间的分划界线，至今无明文规定。按临床上习惯，凡急性鼻窦炎超过8～12周而不得告愈者，即成为慢性了。

【临床表现】

基本上类似于急性的所有一切症状，唯反复发作不休，缠绵难愈，但没有寒热等急性症状。急性发作时，其症状与急性鼻窦炎很相似，不过其程度较第一次急性发作时轻些，病程（指急性发作期）也较为短些。一般说来，大体上表现如下。

分泌物特多：和急性的一样，也是主要症状之一。其质较急性的为稠厚，多呈黄绿色，黏液性或脓液性但以脓液性为主。但也有少数，质稀薄呈青白色。牙源性上颌窦炎，则常有粪样恶臭味。

鼻阻塞：并不比急性鼻窦炎缓解，由于鼻黏膜肿胀和分泌物增多之故。而且久病于肺经者，气必为之而虚，气以帅血，气虚则血滞而瘀，瘀留鼻甲则鼻甲肥大，瘀积不化则鼻甲之肿也无法收缩，所以长期呼吸不畅。

嗅觉减退或消失：因长期浊气蒸熏，清阳不升，致一片阴霾笼罩，空清之窍，早已不空不清。古训谓"虚以纳物"，故嗅觉出现不同程度的障碍。

头痛常有下列几个特点：①常有时间性和定位特点，且多为一侧性。若为双侧，必有一侧为重点。②疼痛不剧烈，属钝性疼痛。③疼痛在休息、安静、睡眠及滴过药、蒸汽吸入时鼻腔通气引流改善之后，即可缓解一些。在咳嗽、喷嚏、弯腰、低头、用力或突然转动头位时即加重。如吸烟、喝酒及情绪激动时，也可加重。

其他：由于脓涕流入咽部和长期以口呼吸，常产生慢性咽炎的并发症，以及由此而来的多痰、清嗓、异物感、干涩、疼痛、作痒等，甚至两耳憋气、耳鸣、耳聋。

至于全身症状，无急性鼻窦炎明显。舌诊、脉诊，也无多大参考价值。较常见记忆力明显衰退和思想不易集中等。《医学四要·健忘之病血衰忧郁而成》分析为三个原因：其一"心血衰少，神舍不清"，考长期大量流涕，津液的消耗也可知，津血同源，心血亦衰。其二"衰老"，病久必衰，毋问年龄大小，其衰则一。其三"有痰"，脾虚内湿自生，痰浊由湿而致。《济生方·健忘》则认为"夫健忘者，常常喜忘是也。盖脾主意与思，心亦主思，思虑过度，意舍不精，神官不职，使人健忘。"这与李东垣的"脾胃之气不充，乃九窍难以聪"之论相符。因之可知，慢性鼻窦炎而导致的思想不集中与健忘，也是必然的后果。

检查所见，鼻腔黏膜肥厚充血（也有并不充血者），鼻道内脓性分泌物潴留，严重者，鼻中甲肥大、息变或伴以息肉。如无脓可见，可做垂位的体位引流，帮助诊断。

其他可参阅上文急性鼻窦炎。

【病因病机】

慢性鼻窦炎除了急性鼻窦炎继续发展所致之

外，也有为正气衰弱不能胜邪所致。上磨牙牙根与上颌窦底的慢性病灶存在，或鼻窦外伤后的继发感染，或变态反应性鼻窦炎亦可引起，也有与支气管扩张相伴出现。急性发作时，与急性鼻窦炎相同。但在平时，则又与急性有所不同。最有权威性的是《素问·气厥论》“胆移热于脑，则辛頞鼻渊”，但在慢性鼻窦炎来说，除了确有热象者能适用之外，其余的则不适合。

肺气寒：《医彻·鼻渊》论述“形寒饮冷则伤肺……皆由渗开脑户”，又如《医醇賸义》“感冒重阴，寒气侵脑，鼻窍不通，时流浊涕，此寒伤之脑漏也”。

脑热：《类证治裁·鼻口症·论治》论述“风寒入脑，郁久化热”。《寿世保元·鼻病》则直接认为“风热在脑”。

胆热：《医林绳墨·鼻渊》论述“胆热移于脑，则浊涕下流而成脑漏之症。”

津液化痰：《古今医统·鼻门》论述“邪乘太阴，其气壅积于鼻者，则津液壅塞，鼻气不得宣调。”

清阳不升：《医林绳墨》论述“鼻者肺之窍，喜清而恶浊也。盖浊气出于下，清气升于上，然而清浊之不分，则窍隙有闭塞者焉。”《慎斋遗书》也认为“其在人身，清阳之气，则流行于五脏六腑之空窍而无所滞凝……清气不行，则邪浊之气，得充塞于空窍之际而为害。”

肺气虚寒：《百病辨证录·卷之三·鼻渊门》论述“人有鼻流清涕，经年不愈，是肺气虚寒”。

肾及髓海空虚不足：《类证治裁》论述“精气不足，脑髓不固，天暖稍止，遇冷更甚者，宜温补。”《冯氏锦囊秘录》：“若乎人而多涕，或黄或白或带血如脓者，皆肾虚所致，不可过用凉药。”《会约医镜》：“阴虚火炎。”《疡科心得传》说得更透彻，谓：“脑漏，乃风热烁脑而液下渗，此肾虚之证也……究其源，必肾虚而不能纳气归元，故火无所畏，上迫肺金，由是津液之气不得降下，并于空窍，转为浊涕津津，为之逆流矣。”

阳虚脑寒：《医方考·补脑散》论述“阳虚脑寒鼻渊者，人身之上，天之阳也，故六阳之气皆会于面。若阳气自虚，则阴气凑之，令人脑寒而流清涕。”

虫：《医学入门·鼻》论述“有流臭黄水者，甚则脑亦作痛，俗名脑砂，有虫食脑。”

除了先哲所指出之外，其他还有不少病因，但归纳起来，在临床常见的不外有肺气虚寒、肝胆郁热、脾虚内湿生痰、清阳不升、肾及髓海空虚五者，不过也不能机械地分割，例如肾及髓海空虚，可以转化为肺气虚寒。清阳不升，则可以使津液浊化成痰。脾虚内湿一生，也能阻遏清阳之气上升等。所以临床施治，仍然需要随机应变，切勿刻舟求剑。

慢性鼻窦炎，病情顽固，治疗困难，但也不是不治之症。虽然无严重后果，但因病情缠绵，往往可以引起消化功能紊乱、胃痛等胃肠道疾病，以及心悸、失眠、多虑、易怒、幻觉、幻想等精神系统症状。

【辨证论治】

肺气虚寒：鼻阻塞持久不通，在温暖的环境里暂可缓解。证明温暖属阳属热，足以驱逐成寒。涕量多而清稀不稠，更是虚寒证。一切症状，常在天气骤凉时加重。全身症状虽不明显，但常感疲乏，怕冷畏风，大便稀薄，小便清白而多，舌苔薄，脉细弱。以上也是标准虚证、寒证的依据。

肝胆郁热：鼻阻塞并不严重，涕稠厚混浊，色呈黄绿，有时可带有血丝。对寒冷并不敏感。检查鼻黏膜正常，或充血潮红。全身症状，头痛较剧烈，已非一般性的钝痛之痛。大便秘结，神烦易怒，性情急躁，口渴多饮。脉弦，舌苔薄或薄黄，质可呈红色。

脾虚内湿生痰：鼻阻塞为持续性，涕量奇多，色则白多黄少，稠黏如糊。嗅觉迟钝。检查鼻甲肥大，黏膜以淡白为多见，有时伴发息肉、息变。全身症状，四肢怠惰，乏力气短，消化不良，大便稀薄。畏冷，平时容易感冒，面色不华，严重者可以出现虚浮。脉濡，舌苔薄，质嫩、胖、淡，边有齿印。

清阳不升：涕多稀而黏，或黄或白，但不太黄稠。除鼻塞经常不通外，旁及耳目，也有憋气及迷糊感。嗅觉严重障碍。检查所见,大体上与脾虚内湿者相仿。全身症状,神疲乏力,四肢无力,食欲不振,口中黏腻不清,头脑沉重而钝痛。舌苔薄白、质淡,脉软无力。

肾及髓海空虚:涕量不多,色则不一定,或稀或稠。鼻阻塞感较轻,嗅觉尚正常。检查鼻甲、黏膜大多正常。全身症状,表现为头晕耳鸣、腰酸背痛,遗精多带,口干咽燥,潮热心烦,甚至掌心跖底灼热,大便偏干。舌红少苔,脉多细数。

·内治·

肺气虚寒者:当取温肺祛寒法。常用代表方有温肺止流丹、温卫汤之类。常用药:党参、桂枝、细辛、诃子、甘草、荆芥、防风、桔梗等。必要时参酌用荜茇、荜澄茄、细辛之类。

肝胆郁热者:当从清肝清火入手,常用方有抑金汤、丹栀逍遥散之类。常用药:牡丹皮、山栀子、当归、白芍、黄芩、柴胡、夏枯草、生地黄等。重者取用龙胆泻肝汤。唯前者平缓,后者苦峻,所以必须掌握其用量。

脾虚内湿生痰:痰之为物,各处可到,鼻窦炎的分泌物当然也是属于痰饮之类。所以脾虚内湿(复合性痰)之痰特别得多,因之当以消痰为主,如其脾气湿困者,当用醒脾制痰;脾气虚弱者,当以健脾制痰。前者代表方有王氏二陈汤合五苓散,后者参苓白术散合王氏二陈汤。常用药:党参、白术、茯苓、陈皮、半夏、甘草、山药、桔梗等。

清阳不升:治法以补中益气升清着手。常用方有补中益气汤、益气聪明汤之类。但对患有高血压者要审慎。补中益气汤以补益气分之虚为主,不论中气下陷也好、清不升而浊不降也好,都是脾气的本身虚怯所致。同时佐以升麻、柴胡的举阳升清,更可使阴霾容易消散。全方似乎偏于甘温,但中医认为“甘温除大热”。照理讲甘寒退热更有理由,但更要知道甘寒擅退之热,仅为单纯性的热,因为它的退热手段是面对面地“拼”和“压”。而甘温退热,对单纯性的复合性的热都可应付,因为它的退热手段是软着陆,方法是“调解”和“疏导”。尽管病有轻微的热证,也毫无顾忌。常用药:柴胡、升麻、石菖蒲、葛根、党参、黄芪、白术、白芍、陈皮等。

肾与髓海空虚者:治法以补肾填髓主之。常用方六味地黄汤、左归饮之类或大补阴丸。常用药:熟地黄、山药、山萸肉、龟甲、知母、枸杞子、杜仲、黄柏等。

其他,如藿胆丸(《医宗金鉴·外科心法》称奇授藿香丸)一药,一般对慢性鼻窦炎,不论何型何证,还是比较有效的。或单独取用,或配合以上各方同时共进。服法每服15 g,每天两次,开水送服。

苍耳子散自《济生方》之后(《济生方》称苍耳散),沿用了七百多年,还是为本病的主要方药。因之不论急性、慢性,仍然可以而且必须参酌在任何方剂中使用。

·外治·

一般仍然可用朱氏天罗散嗃鼻,但对虚寒证更为有效。此外还有茱萸散,用法:取少量药粉,约黄豆大,裹以单层纱布,塞纳鼻孔中,左病塞左,右病塞右,左右俱病两侧俱塞。每次塞20~30分钟后取出,每天2~3次。

用鱼腥草煎液,可作冲洗剂。必要时,可做手术。

三、儿童鼻窦炎

儿童鼻窦炎是儿童的一种多发病和常见病,近年来逐渐引起重视。儿童鼻窦炎有许多方面与成人不同。

体质方面较成人的发病率为高。因为儿童容易得急性传染病,而且患变态反应性疾病也较为成人多。诚如《保幼新编·序》所谓:“夫小儿也,脏腑脆嫩,气血未充,经络脉息软弱如丝毫。易虚易实,乍冷乍热。”故《幼科金针·曹序》强调:“治病难,治幼儿之病尤难。”

生理解剖方面的结构,有异于成人。如鼻窦天然开口较成人为大,常有腺样体炎症的存在等等,都可增加患鼻窦炎的机会。这种与成人的差异,《医宗金鉴·幼科心法要诀·四诊总括》谓之“气血未充难据脉”。

婴儿主诉不能,儿童主诉不清,检查困难。诚如《幼科发挥·小儿正诀指南赋》所谓“小儿方术,号曰哑科，口不能言，脉无所视。”

一般症状，都较成人为重。《幼科类萃·护养论》：“筋骨缓弱，譬如阴地草木，不见风日，少有坚实者也。”

因上述原因，所以有人主张把儿童鼻窦炎作为一个特殊问题来讨论。《诸病源候论》第二十九卷中已经详细讨论了成人的鼻窦炎，同时又在第四十八卷中另外专章去讨论小儿的鼻窦炎——“小儿杂病诸候”。宋《太平圣惠方》中也把儿童鼻窦炎单独作为一门专科疾病来论述，在“治小儿鼻多涕诸方”篇中的四例鼻病，都是典型的儿童鼻窦炎。

儿童易患鼻窦炎的年龄为5～8岁。筛窦发育最早，所以在2～3岁时即可发生炎症了。此后上颌窦及蝶窦也常被感染致病。额窦发育较晚，大多在7岁之后方才开始发生感染。

【临床表现】

儿童鼻窦炎的早期症状，与急性鼻炎或感冒相似，也是鼻塞涕多。这种清涕，一般3～4天后转变为黏稠的脓性。然后逐渐减少，约1周恢复。如其未见好转，甚至反而加重，黄涕增多，表示已成鼻窦炎。其症状，一如成人，不过局部与全身症状，俱较成人严重。可以出现明显不适、烦躁、不安静与哭闹不休。

儿童慢性鼻窦炎，常见症状是鼻塞，多黏性、脓性鼻涕。常易感冒。每当感冒一次，症状又来一个高潮。迁延日久，发育及营养状态即出现不良。食欲欠佳，大便秘结（或稀溏）。注意力不集中，记忆力明显减退，学习成绩下降等。

局部检查，鼻腔内常蓄积很多黏稠的脓性分泌物，黏膜持久性充血及肥厚，甚至变质。

在5岁以上的儿童，头痛常为一个极有诊断价值的症状。可以揭示其鼻窦有炎症存在。

【病因病机】

儿童体质柔嫩娇弱，易受外感。一旦感受六淫时邪，即凝久难解，化脓而成。

至后期，则虚羸伴随而来，也有禀质素虚而致急性病无力速愈，转成慢性者，因此病情缠绵，难以告愈。诚如《医宗金鉴·外科心法》所谓“外因风寒，凝郁火邪而成。但此证，久则必虚。”

本病预后与成人相同，但在体力及智力上的损害，更为严重。

【辨证论治】

·内治·

急性期间，参阅成人急性鼻窦炎的处理。但小儿服药困难，对此症此时的处方，应力求精简，常用：辛夷6 g，白芷6 g，苍耳子10 g，芦根30 g。

慢性者，也可参阅成人慢性鼻窦炎的处理。处方：辛夷6 g，白芷6 g，鱼腥草10 g，黄芪10 g。

迁延日久者，处方是：黄芪10 g，党参10 g，辛夷6 g，鱼腥草10 g。

·外治·

参阅成人鼻窦炎的有关内容。

【预防与护理】

1. 平时注意鼻腔卫生。保持鼻腔清洁及鼻道通畅，及时清除鼻腔内鼻涕。养成良好的卫生习惯，不要随便用手挖抠鼻腔，防止感染。

2. 注意擤涕方法。鼻塞多涕者，宜按塞一侧鼻孔，稍稍用力外擤。之后交替而擤。

3. 游泳时姿势要正确，尽量做到头部露出水面。

4. 有牙病者，要彻底治疗。

5. 急性发作时，多加休息。卧室应温暖明亮，保持室内空气流通。但要避免直接吹风及阳光直射。

6. 遵医嘱及时进药与外用滴鼻。滴药时，头宜昂起。

7. 慢性鼻窦炎者，治疗要有信心与恒心，注意增强体质、预防感冒。

8. 严禁烟、酒、辛辣食品。

9. 保持性情开朗，精神上避免刺激，同时注意不要过劳。

10. 平时可常做鼻部按摩。

11. 对鼻腔周围组织的炎症，如扁桃体炎、咽炎、鼻炎等，应积极治疗，以防引发鼻窦疾病。

【医案】

·案一·

刘某，男，22岁。1992年3月24日初诊。南京医科大学。

患者鼻病四年多，所苦者头痛、头昏。涕多而黄，通气以两次手术而改善。

检查：鼻道稍有分泌物潴积。舌苔薄，脉弦。

医案：泻胆热、除脾湿、养肺阴三步曲可循序以进。

处方：

龙胆草 3 g　　黄芩 3 g　　山栀子 10 g
夏枯草 10 g　　柴胡 3 g　　辛夷 6 g
白芷 6 g　　鸭跖草 10 g　　菊花 10 g
苍耳子 10 g　　7 剂煎服

二诊 1992年5月5日。药进7剂，头痛大减而黄涕敛迹。但终以一度感冒而动荡，淡黄涕再度重来。幸已不若曩者之多，通气已佳。

检查：鼻黏膜偏红，有些分泌物潴留。舌苔薄，脉平。

医案：取峻药猛攻手法，四年顽疾竟然一锤定音。惜乎感冒一扰，又有死烬复燃之势。再取清肺泻胆。

处方：

桑白皮 10 g　　马兜铃 10 g　　黄芩 3 g
薄荷 6 g　　夏枯草 10 g　　鱼腥草 10 g
白芷 6 g　　辛夷 6 g　　苍耳子 10 g
藿香 10 g　　7 剂煎服

按语：本案患者头痛、头昏、涕多而黄，舌脉相参，可辨为胆腑郁热证，这类患者多鼻塞不通，涕稠厚混浊如脓，量多，头痛剧烈，口干味苦，大便秘结，急躁易怒，鼻黏膜充血，舌红苔黄，脉弦数有力，治以清肝胆之郁热。在治疗上干祖望有两套手法，一是以暴制暴，泰山压顶：用苦寒之品直折上炎火势，药力峻猛，杀气腾腾，常用方有龙胆泻肝汤；二是以柔克刚，迂回前进：不以大队苦寒清泻，药力和缓，柔中制刚，虽不能桴鼓而效，但不会激惹肝火反弹难驭，常用方有丹栀逍遥散。本案干祖望选择的是前者，龙胆泻肝汤化裁，方中龙胆草性寒大苦，善清肝胆实火，又是除湿热之良药，是为方中君药，夏枯草、山栀子、鸭跖草苦寒泻火、清肝凉胆，黄芩清热燥湿，菊花疏风清肝，辛夷、苍耳子、白芷三味取"苍耳子散"意，为肺经药，辛温发散以通鼻窍、除头痛、化浊涕，柴胡引诸药入肝经，全方药共十味，理法井然，以清肝泻胆为大法，共奏除涕、止痛、通窍之功。药进7剂，头痛大减而黄涕敛迹。可惜患者由于罹患感冒，风邪引发内热，又有反复之势，值得注意的是，此次虽然症状与前番相似，但究其本源已发生变化，初诊是胆腑郁热，而此番是风邪侵袭引动肺热，所以同样是黄涕，治法已经改变，应以清泻肺热为主，桑白皮、马兜铃、黄芩、鱼腥草清泻肺热，夏枯草清肝泻胆，薄荷、白芷、辛夷、苍耳子即《济生方》中之"苍耳子散"，为鼻渊之主方，藿香芳香化湿，通窍除涕。

本案干祖望善于抓主证，提要领，初诊时清泻胆腑郁热，用药猛而准，四年顽疾竟然一锤定音，二诊其实是个变数，由感冒而引发的反复，由于患者恢复较快，并未继续就诊，干祖望初诊医案中所写的"泻胆热、除脾湿、养肺阴三步曲可循序以进"也就没有能够落实，这三步确是干祖望常用的治疗手法。

·案二·

周某，男，19岁。1980年4月21日初诊。

患者鼻流黄稠涕不止，两次治疗后，流涕略有好转。经过两次治疗，黄涕色已淡白，量亦不多，失嗅仍然，头痛较严重，下午更甚，有时头昏，健忘，思想难以集中。

检查：右侧息肉仍然存在，左侧息肉已小。舌质淡，苔薄白。

医案：涕少而息肉尚存，仍从清肺化浊着手。

处方：

桑叶 6 g　　菊花 10 g　　夏枯草 10 g
白芷 6 g　　辛夷 6 g　　薄荷后下 6 g
钩藤后下 10 g　　鱼腥草 10 g　　金荞麦 10 g
白蒺藜 10 g　　3 剂煎服

外用：苍术 10 g，白芷 10 g，石榴皮 10 g。3剂。

二诊 1980 年 4 月 26 日。头昏已轻，但用蒸汽吸鼻后，涕出反多。

检查：同上诊。舌体：脑纹舌，苔薄。

医案：诸症平稳，已有向愈姿态。至于蒸汽吸鼻而涕出反多者，实非涕之激增，量以通道而畅泄，毋伤也。

处方：原方加蔓荆子 6 g，3 剂煎服。外用药方同上，3 剂。

按语：患者是一例鼻窦炎伴鼻息肉案例，息肉阻滞鼻窍，鼻中气血津液运行障碍，潴留瘀积，则成败精枯槁，黄浊鼻涕。鼻窦炎的炎性病灶又会不停分泌脓性液体，恶性循环，迁延不愈。鼻窍不通，嗅觉消失，头痛头昏，都是鼻窦炎和鼻息肉相互作用的结果。一般鼻窦炎和鼻息肉同时发病的患者，都会有脓性分泌物、头痛头昏、记忆力减退等症状，有时还可出现咽喉病。这类鼻窦炎由于并发了鼻息肉，就得对其病因仔细审视，鼻为肺窍，水肿为湿浊，湿浊上犯，侵凌肺脏，金病乘木，引动肝阳，循经祸及鼻腔，而本案患者下午头痛甚，下午 15～17 时为申时，申时五行属金，肺亦属金，所以清肺化浊是大法，疏风平肝为羽翼。方中选用金荞麦、鱼腥草清肺化浊，桑叶、菊花、薄荷、白芷疏散风邪，清利头目，夏枯草清肝泻火，白蒺藜、钩藤平肝潜阳，辛夷宣通鼻窍，除湿敛涕，全方重在治肺，肝肺同治。并以白芷、苍术、石榴皮外用，苍术苦辛温，善燥湿导滞，既能燥化浊涕之水湿，又能通导阻滞之败津，石榴皮功专收涩，外用可收缩肿胀，白芷疏风通窍，能改善鼻窍通气状况。二诊时出现了一幕令患者费解的情形，服药后头昏缓解，但涕量不少反多，其实了解了治病过程后就不必恐慌，因为患者做了蒸汽吸入治疗，之所以涕量增多，是因为蒸汽吸入后通道畅泄，原先瘀阻体内的陈腐脓涕此时“一发都绽将出来”，效方不更，古有明训，所以仍服原方，加一味蔓荆子清利头目。

这类鼻窦炎是很难治愈的，由于有鼻息肉助纣为虐，二者交结，药石难效，但是要坚持治疗，不能三天打鱼两天晒网，所谓“行百里者半九十”，不能坚持服药则不能达到理想疗效。

·案三·

汪某，女，14 岁，1984 年 8 月 3 日初诊。南京水佐港四王巷 11 幢。

患者鼻塞涕多，涕色黄浊，运动后暂时可以通气一些，冬重夏轻。

检查：左多右少鼻腔内脓性分泌物潴积，两下甲稍肥大，舌苔薄，脉平。

医案：火灼金伤，鼻多清涕，胆热移脑，辛頞鼻渊，从清入手。

处方：

金银花 10 g	黄芩 3 g	山栀子 10 g
桑叶 6 g	芦根 30 g	辛夷 6 g
鸭跖草 10 g	鸡苏散[包] 10 g	5 剂煎服

二诊 1984 年 8 月 11 日。鼻塞偶得一通，涕色仍黄。

检查：分泌物左多右少，舌苔薄，脉未诊。

医案：先清后敛，仍然按部就班。

处方：

辛夷 6 g	白芷 6 g	山栀子 10 g
桑叶 6 g	芦根 30 g	诃子肉 10 g
鱼腥草 10 g	5 剂煎服	

三诊 1984 年 8 月 24 日。涕量明显减少，通气又好些。

检查：两鼻孔仍有脓性分泌物，舌苔薄，脉平。

医案：邪去可敛，矢已中的，再稳步中求巩固，不得不稍参扶正。

处方：

太子参 10 g	辛夷 6 g	白芷 6 g
桑白皮 10 g	诃子肉 10 g	鱼腥草 10 g
鸭跖草 10 g	升麻 3 g	葛根 6 g

5 剂煎服

四诊 1984 年 8 月 31 日。通气得畅，涕量少。

检查：左鼻有分泌物，右已干净，舌苔薄，脉细。

医案：初求一效，继盼杜根。

处方：

黄芪 10 g	辛夷 6 g	白芷 6 g
诃子肉 10 g	鱼腥草 10 g	鸭跖草 10 g
升麻 3 g	葛根 6 g	太子参 10 g

5 剂煎服

按语：干祖望认为，肺主皮毛，且为华盖，风热邪毒袭表先犯肺脏，结滞鼻窍，灼伤肌膜而为病。火邪在内熏蒸，冶炼肺金，烧灼娇脏，则肺失通调水道之能，浊涕泛溢，漫出鼻窍，金亢乘木，火扰厥阴风木，热郁少阳胆腑，实邪肆虐，故为此症。外邪侵袭，治宜疏散；内邪怫郁，治宜清解。所以初诊方中桑叶疏风散邪，辛夷宣通鼻窍，鸡苏散清热利湿，金银花、黄芩、山栀子、芦根、鸭跖草清热泻火，金木共泄，用药不畏苦寒，旨在一鼓作气，将敌寇拿下，大有横刀立马之势。二诊时鼻部通气状况有所改善，然而鼻涕还是未曾收敛，继用桑叶、白芷、辛夷疏风散邪，白芷同时又清利头目之效，辛夷能奏引药入鼻之功，山栀子、芦根、鱼腥草苦寒清泻，肝肺同清，这些与初诊相比，治法上似乎并无甚变化，关键是干祖望在二诊时加了一味诃子肉，《药性论》谓："通利津液，主胸膈结气，止水道"，《本草经疏》谓："诃黎勒其味苦涩，其气温而无毒。苦所以泄，涩所以收，温所以通，性敛故能主冷气，心腹胀满；唯温故下食。甄权用以止水道，萧炳用以止肠澼久泻，苏颂用以疗肠风泻血、带下，朱震亨用以实大肠，无非苦涩收敛，治标之功也。"干祖望此处用诃子肉（诃子）的理论依据有：①诃子敛肺清热：敛肺则能摄制浊涕之量，清热则能改善浊涕之质；②诃子通利津液，止水道：肺失通调水道之职，水湿不循常道，加之内热熏蒸，烧灼肺金，故鼻中脓涕积滞，诃子通利津液则败津得以畅泄，止水道则肺金还其通调；③诃子性味苦酸涩：其功专收涩之能，古人每常用来敛肺涩肠，大肠是传道之官，化物出焉，诃子能涩肠止泻，足见其涩性之强，且肺与大肠相表里，腑气不通之便秘可用宣发肺气，则肺失通调之流涕亦可固涩肠腑。

"将登泰岱，舍径奚从；欲谒扶桑，非舟莫适。"如何在治病过程中找到"径"和"舟"，需要穷极根源，深思熟虑。所以三诊时患者通气进一步改善，而二诊时无明显收敛之浊涕，此番明显减少，不能不相信是敛法起到的中流砥柱之作用。三诊时干祖望认为邪去可敛，矢已中的，力求巩固，稍参扶正。既反保守，又反冒进，在综合平衡中稳步前进。用桑白皮、鱼腥草、鸭跖草清泻肺热，辛夷、白芷疏风通窍，诃子肉涩肺敛涕，太子参益气健脾，脾主运化水湿，脾气健旺亦可摄制水气，升麻、葛根升提清气，清阳得升则浊阴得降，离照当空则阴霾自散。服药5剂后患者继续就诊，情况又有好转，只求根治，三诊方稍稍调整，由清向敛转靠，去桑白皮，加黄芪补气固表，升举清阳，既防外邪侵袭引动内热而发病，又使清阳得升，孔窍还其空清。

·案四·

刘某，男，汉族，13岁，1999年1月26日初诊。南京晨光厂。

患者两年前感冒之后，导致黄涕奇多，质稠难以外拧。鼻腔通气堵塞，嗅力迟钝，有时涕中夹有血迹。头痛位于前额及上星区。双耳轻度憋气。咽有干感。近来一周有咳嗽，痰多难于外咯。

检查：右下甲肥大，鼻腔稍有潴涕。咽后壁严重污红，伴以弥漫性充血。舌体淡红，苔薄黄，浮脉。

医案：胆热移脑，则辛频鼻渊，治取清肺泻胆，事属常规。唯以近来咳嗽，可知又挟新邪，则治疗上不能不急标而缓本矣。先撤新邪，治取辛凉解表。

处方：

桑叶6 g	菊花10 g	金银花10 g
连翘6 g	薄荷[后下]6 g	苦杏仁10 g
象贝10 g	桔梗6 g	陈皮6 g
法半夏6 g	5剂煎服	

二诊1999年2月2日。药进5剂，痰咳俱已减轻，涕血消失。头痛缓解一些，而痛域向上游移，其他变化不大，双耳憋气已通畅。

检查：咽后壁诸症同上诊，充血已没。右下甲前端见一小血迹点，无活动性出血。舌尖有朱点，苔黄腻，浮大脉。

医案：浮邪外感已有宣泄之象，而未清本，仍然续予宣表，同时鼻渊多涕可以兼顾及之。

处方：

防风6 g	荆芥6 g	薄荷[后下]6 g
白芷6 g	辛夷6 g	苍耳子3 g

鱼腥草 10 g　桔梗 6 g　黄芩 3 g
桑白皮 10 g　5 剂煎服

按语:《医学准绳六要》云:“邪从面而来,则入阳明脉道,怫郁气不通畅,故清涕时出,久变为浊”,正是指这种鼻窦炎。

由于患者又新有感冒,夙疾夹杂新邪,急则治其标,结合查诊,诊断为风热侵袭,拟疏风清热法,用桑菊饮和银翘散化裁,方中桑叶、菊花、薄荷疏散风热,解其表证;由于咽后壁充血污红,故用金银花、连翘清热泻火,桔梗化痰利咽;近来新添咳嗽,又用苦杏仁宣肺止咳;痰多难于外咯,以贝母清热、法半夏燥湿、陈皮理气,三药共奏化痰之功。二诊时获效满意,痰咳俱已减轻,涕血消失,头痛缓解,双耳憋气通畅。舌脉相参,是前诊之药已中肯綮,只是量还未及而已,正如干祖望所说,浮邪外感已有宣泄之象,而未清本,应仍然续予宣表,方中荆芥、防风疏风解表,辛夷、苍耳子、白芷、薄荷组成苍耳子散,为鼻渊主方,桑白皮、鱼腥草、黄芩清泻肺热,兼治感冒,桔梗化痰利咽,又能载诸药上行,而鱼腥草和桔梗又有排脓之功。事后患者没有复诊,料来应该病愈。

·案五·

夏某,女 34 岁。1992 年 7 月 25 日初诊。南京烟草公司。

患者鼻病十年,伴以鼻窦炎,已做 4 次息肉摘除手术。现在脓涕奇多,黄色而质稠,通气不畅,严重时头痛。嗅觉迟钝,咳嗽,右耳翳风处有压痛。咽干由口式呼吸而致。

检查:右中甲已息变肥大,两侧俱有脓性分泌物潴积。舌苔薄,脉细。

医案:鼻窦炎,即中医之鼻渊;中甲息变,中医称鼻痔。十年病扰,乃中州失坤德之厚戴,湿浊常困扰以上腾。治取主以扶正健脾,佐以芳香化浊。

处方:

柴胡 3 g　升麻 3 g　太子参 10 g
白术 6 g　茯苓 10 g　百合 10 g
鱼腥草 10 g　藿香 10 g　佩兰 10 g
辛夷 10 g　7 剂煎服

二诊 1992 年 9 月 15 日。上方累进 21 剂,涕量减少,色仍黄。咳嗽及痰均减少,头痛基本消失,右翳风穴压痛已无。唯嗅觉仍然难以提高。

检查:储涕于鼻道仅左侧稍有些,右中甲息变仍然。舌苔薄,脉细。

医案:诸症俱减,唯息变依然。内服药循序以进,息肉样变再佐外治。

处方:

柴胡 3 g　升麻 3 g　党参 10 g
白术 6 g　茯苓 10 g　山药 10 g
辛夷 6 g　鸭跖草 10 g　藿香 10 g
佩兰 10 g　7 剂煎服

外用方:苍术 10 g,白芷 10 g,明矾 10 g,石榴皮 10 g。3 剂,水煎蒸气吸熏鼻窍。

按语:虽然《素问·金匮真言论》说“肺开窍于鼻”,但是治疗本病决不能拘泥于肺经,譬如胆热,就有以下依据:①鼻腔分泌物色黄似胆汁;②肝胆两经主风好动,极易参与致病。正确的看法是:在坚持鼻窦炎是肺经病变的前提下,分为肝胆参与和肝胆未参与。同时,根据病情的轻重、病势的缓急、病性的寒热、病位的深浅来兼顾其他脏腑。本案即是在精思明辨后从健脾益气、升清化浊着手的体现。

患者有鼻窦炎病史十年,病程可谓漫长,主诉及查体结合,符合鼻窦炎的诊断标准,但胆热与肺热的迹象俱不明显,如何治疗?干祖望探微索隐,穷极根源,觉得本病病机虽“云深不知处”,但一定“只在此山中”,从其鼻甲肥大、分泌物潴积、脉细等特征来看,倒似隐约有脾失健运,湿浊留滞的端倪,这对于临床经验尚浅的医者来说,可能比较困难,但是干祖望与疾病相处多年,善于从细微处发现别人难以考虑到的有效关节,正是“竹外桃花三两枝,春江水暖鸭先知”,正是由于鸭长期与江水相伴,才能做到先知先觉。

脾为土脏,坐镇中州,执中央以灌四旁,如果脾气失于健运,则运行水湿之职失常,津液不能正常输布,停聚则为湿浊,湿浊蕴结,阻碍清阳之气上升头面,同时湿邪最易困脾,已成为病理产物性病因的湿浊进一步困厄脾阳,恶性循环。所以干祖望认为十年病扰,乃中州失坤德之厚载,湿浊常困扰以上腾，治取主以扶正健脾，佐以芳香化浊。方中太子参、白术、茯苓健脾益气，渗湿化浊；柴胡、升麻升提阳气，冲破阴霾；藿香、佩兰芳香化湿，且二味都是脾经药，取其芳香入脾经；辛夷宣通鼻窍，引药入鼻；百合养阴润肺，治其口干；鱼腥草专事排脓，干祖望认为鼻窦炎的分泌物属中医“脓”的范畴，所以排脓是重要治法，他常取用的排脓药有桔梗、鱼腥草、薏苡仁三味，桔梗排上焦之脓、鱼腥草排中焦之脓、薏苡仁排下焦之脓，因本病重在治中焦，故选用鱼腥草。二诊时涕量减少，咳嗽减轻，痰量减少，头痛消失，右耳压痛消失，然而病去如抽丝，并未完全好转，还需继续治疗，大法不变，由于口干不再，去百合而加山药，以增强健脾之功。考虑其有鼻息肉样变，又予以蒸汽吸入外治，方用苍术燥湿导滞，白芷通窍除涕，明矾燥湿化痰，内外同治，以期奏效。

·案六·

王某，男，76岁，1995年1月13日初诊。南京电力专科学校。

患者鼻病十多年，平时涕多黄浊。去年12月份CT检查，发现上颌窦有阴影（先诊为囊肿，去年诊断为息肉）。鼻塞发作于夜间。

检查：中隔肥厚。舌苔薄，脉细。

医案：痰涕同源，生于脾而贮于肺。高年气怯，故涕特多。肝胆积热，故色呈黄浊。治当益元固本，佐以清肃肝胆之热。

处方：

柴胡 3 g	白芍 6 g	夏枯草 10 g
菊花 10 g	苍耳子 10 g	辛夷 6 g
山药 10 g	乌药 6 g	太子参 10 g
益智仁 10 g	7剂煎服	

二诊1995年4月7日。进药14剂后，涕已收敛没有。五天前感冒，刻已告失。但涕中有血丝，已两天。早晨出血为暗紫色，之后鲜艳。

检查：左侧鼻腔近鼻翼处黏膜干燥及破碎，鼻咽部（－）。舌苔薄，脉细。

医案：浮邪化热，直侵鼻腔，治从清化。

处方：

桑叶 6 g	菊花 10 g	连翘 6 g
金银花 10 g	竹叶 10 g	白茅根 10 g
芦根 30 g	牡丹皮 6 g	赤芍 6 g
7剂煎服		

三诊1995年5月2日。涕量已正常，四天前又鼻衄。阵阵流溢。余无特殊症状。

检查：左侧中隔之利特尔区大面积糜烂，充血。舌苔薄，脉弦。

医案：肝阳上亢，逼血逆行，治当潜其肝阳中止衄。

处方：

龙胆草 3 g	山栀子 10 g	黄芩 3 g
夏枯草 10 g	罗布麻 10 g	菊花 10 g
牡丹皮 6 g	赤芍 6 g	牛膝（盐水炒）6 g
藕节 2 个	7剂煎服	

四诊1995年5月16日。涕已没有，血亦未流。唯黏膜糜烂仍然。血压仍高。

检查：左利特尔区粗糙，糜烂已明显改善。舌苔薄，脉小弦。

医案：涕与血基本告愈。利特尔区亦感好转。乘胜追击，再取清肺。

处方：

桑白皮 10 g	金银花 10 g	苦杏仁 10 g
重楼 10 g	半枝莲 10 g	黄芩 3 g
罗布麻 10 g	夏枯草 10 g	牡丹皮 6 g
柿霜 10 g	7剂煎服	

按语：慢性鼻窦炎，从病程较长而言，久病必虚，实属本虚之证；从鼻窦脓涕较多而言，脓涕之成，必有正邪相争，有邪实因素。故慢性鼻窦炎多属本虚标实之证。

本案患者鼻渊十多年，黄浊鼻涕甚多，病程之漫长似虚，而浊涕之量多似实，干祖望认为该患者祝融乱扰是其标，素体亏虚是其本，所以符合本虚标实的证候特点。治标当宗《内经》奥旨：胆热移于脑，则辛頞鼻渊，治当清泄胆腑郁热。治本是个棘手的难题，一是补何脏的问题，从本病致病特点来看，心肝二脏不予考虑，当从肺脾肾三脏着手；二是补何物的问题，补气补阳犹恐有生火之弊，补阴补血亦怕有恋邪之嫌；三是补何度的问题，峻补还是平补，纯补还是补泻兼施，温热之品过补怕升阳动血更添标证，寒凉之品过补恐年高力衰戕伤阳气。此时简易的处理方法就是先治其标，以清泻肝胆之法进寒凉之品，待标证减轻或消退之后再理会本虚，然而由于患者实在太多，所以干祖望的号不容易挂到，患者的就诊机会是很不容易得到的，干祖望本着对患者负责的态度，拟出一方，治标清泻肝胆邪热，治本益气固本培元，因为痰涕同源，都是运化失常之败津腐液，生于脾而贮于肺，干祖望未用化痰药，而是健脾益气，温肾固涩，脾主运化，脾气健旺则能水津四布、五经并行，且肺为气之主，肾为气之根，故干祖望取益肾培元，方取缩泉丸加味，缩泉丸载于《魏氏家藏方》，方中益智仁温肾纳气、暖脾摄津，乌药温散虚寒以助气化，山药健脾补肾以涩精气，本用来治疗小儿遗尿，干祖望取来温肾敛涕，其妙甚殊。其实中医本在治证而非治病，病机相投，均可应用，诚如苏东坡《赤壁赋》云："江上之清风，与山间之明月，耳得之而为声，目遇之而成色，取之无尽，用之不竭，是造物者之无尽藏也"。方中缩泉丸温肾培元、纳气摄津，太子参益气健脾、助其运化，夏枯草、菊花清肝泻火、缓解标实，柴胡、白芍疏肝柔肝，因为肝为将军之官，其性刚烈，雷霆厉言责之不如款款软语劝之，同时，柴胡有升举清阳之效，五官空窍内有浊阴，有赖清阳之气上行驱散，辛夷、苍耳子为鼻渊专药，同时宣通鼻窍，引药归经。二诊时患者脓涕敛迹，十余年顽疾消弭于朝夕，惊叹之余不得不佩服干祖望选方之准、遣药之精。本案的二诊其实是个常规处理，患者由于感冒而致涕中带血，是外邪侵袭机体之后郁而化热，从而灼伤血络所致，宗一般外感处理，加以清热凉血。方中桑叶、菊花辛凉解表、疏风散热，金银花、连翘、芦根清热泻火，竹叶清热生津，以防热甚阴伤，白茅根凉血止血，牡丹皮、赤芍凉血散瘀，因为血行脉外则为离经之血，治当散瘀。全方重用甘寒，有急则治标之意。

然而名老中医终究不是神仙，也不是没有苦治无效的时候，从三诊时患者就诊的情况来看，二诊的方药就不尽如人意，不过清热凉血，稍参祛瘀，已经是止鼻衄的理想疗法了，如果不效，必然有考虑有所欠缺之处。血证确实不能见血治血，如缪希雍在《先醒斋医学广笔记》中论述吐血就提出著名的"行血、补肝、降气"三法，唐容川《血证论》中也有治血四法"止血、消瘀、宁血、补血"。见贤思齐，干祖望结合利特尔区特点及弦脉，考虑可能为肝阳动血，以平肝潜阳中参以止衄，由于三诊和四诊时鼻渊已消失，都是治疗鼻衄，所以此处不再赘述，留作鼻衄篇中着重讨论。

·案七·

沈某，女，34岁，1984年5月16日初诊。南京农业大学。

患者七八年之前曾患鼻窦炎，去年严寒一冻，从此即鼻塞不通，涕出奇多，色绿质稠，咽喉奇干，狂饮求润，头痛，记忆力差，思想不易集中。伴习惯性便秘，有内外痔。

检查：咽后壁淋巴滤泡增生，两下甲肥大充盈满腔，收缩迟钝，有分泌物，舌苔薄，脉平。

医案：瘀停鼻甲，邪袭肺门，致于喉关干涩不舒者，正是池鱼及殃之故，故取肃肺化瘀。

处方：

升麻3 g	葛根6 g	红花10 g
桃仁10 g	当归尾10 g	赤芍10 g
桑白皮10 g	辛夷6 g	石菖蒲5 g
黄芩3 g	7剂煎服	

二诊1984年7月7日。上药进10剂，头痛，咽干，多涕三症，俱有不同程度的好转改善。

检查：鼻(－)，咽同上诊，舌苔薄，脉平。

医案：治以肃肺化瘀，一箭而三雕俱擒，殊堪额手，唯以圊便偏干，稍事修润。

处方：

升麻3 g	葛根6 g	红花10 g
桃仁10 g	当归尾10 g	赤芍10 g
桑白皮10 g	辛夷6 g	石菖蒲5 g
郁李仁10 g	7剂煎服	

按语：风寒之邪，袭肺犯鼻，邪毒入里化热，蒸灼窦内肌膜，肌腐为涕，内热熏蒸则涕多黏稠，瘀阻脉络则鼻甲肿胀。所以本案初诊治法偏重于肃肺化瘀，瘀去则诸证自解。患者有慢性鼻窦炎病史多年，可见非疏风或清胆所能奏效，必须另辟蹊

径，庶几可见峰回路转。干祖望辨此病主证为热为瘀，热邪化火，郁于肺经，煎熬津液，故见色绿质稠之脓涕；肺脏与咽喉相通，《囊秘喉书》谓喉有二孔，左属肺，右属胃，肺胃蕴热均可熏蒸咽喉，而致咽干渴饮；瘀阻鼻窍则鼻甲肿胀，且血不利则为水，瘀血可导致涕量的增多。故治以肃肺化瘀，方中桃仁、红花、当归尾活血祛瘀，赤芍散瘀而有清热之功，桑白皮、黄芩清泻肺热，辛夷、石菖蒲化浊通窍，葛根生津液以治咽干渴饮，升麻升提清气，引葛根入口咽。全方立足于热和瘀，用药皆平平无奇，而二诊时可知疗效满意，头痛、咽干、多涕三症，均有好转改善，可谓一箭而三雕俱擒。效方不更，考虑患者大便偏干，易黄芩而加郁李仁润肠通便。

肃肺化瘀法治疗鼻窦炎，看似异想天开，遥不可及，然而正符合中医个体化治疗的特点，针对“人”而不是针对“病”，纵然患者以鼻窦炎就诊，四诊合参后其证属瘀，就不能够违背眼前的事实而刻意去生搬硬套鼻窦炎的诊疗标准来办事，否则就是不负责任。

·案八·

陈某，女，汉族，13岁，未婚，2005年6月12日初诊。住安徽省滁州市公安局宿舍。

患者三年前因感冒后，出现鼻塞、流黄稠涕，量多，冬重夏轻，运动后可缓解。前额胀痛，双耳憋气，口干喜冷饮。轻度阻塞性鼻音。

检查：鼻黏膜充血，鼻腔少许潴涕。舌体淡红，苔薄白，脉平。

医案：肝胆郁热，胆火循经上犯，移热于脑，燔灼气血，热炼津液而为脓涕。清肝泄热，佐以破瘀活血。

处方：

夏枯草 10 g	辛夷 6 g	白芷 6 g
薄荷后下 6 g	苍耳子 10 g	红花 6 g
桃仁 10 g	泽兰 6 g	当归尾 10 g
路路通 10 g	7 剂煎服	

嘱其避风寒，忌辛辣刺激，加强运动锻炼。

二诊 2005年7月3日。药进21剂，鼻塞减轻，涕量明显减少，头痛缓解。舌体淡红，苔薄微腻，脉数。诸恙告去，集中兵力通肺窍以求通畅。方用苍耳子散加通窍活血汤。

处方：

辛夷 6 g	苍耳子 10 g	桃仁 10 g
红花 6 g	当归尾 10 g	桂枝 3 g
白芍 6 g	泽兰 10 g	路路通 10 g
石菖蒲 3 g	甘草 3 g	7 剂煎服

按语：鼻窦炎在中医称“鼻渊”。《内经》说：“胆移热于脑，则辛频鼻渊。”正因如此，自古以来凡遇鼻渊，皆以清泻肝胆为主要治法。

本案例干祖望用了三张方剂，以龙胆泻肝汤、苍耳子散、桃红四物汤化裁而成。处方中乍看貌似无一味药是龙胆泻肝汤之品，读者不禁费解，冥思不已。其实夏枯草为主药就代替了龙胆泻肝汤。因干祖望是脾胃派，非常重视顾护脾胃，脾胃为后天之本，五脏六腑之精气皆有赖脾之运化、胃之腐熟，脾胃和则诸病自愈。他认为除非严重肝胆热甚者可选用龙胆草，龙胆草虽善清肝胆实火，然其性寒大苦，但有苦寒败胃之弊，次之者用夏枯草，作用稍和，以减少伤胃。苍耳子散是鼻病、鼻窦病的常用方剂，桃红四物汤是依“鼻塞治心”之理，以活血通窍。

《难经·四十难》曰：“心主嗅，故令鼻知香臭。”《医学入门》指出“鼻窍于肺，而能知香臭者，心也。”刘河间则进一步提出“鼻塞治心”。干祖望根据以上论点指出，鼻为肺窍，鼻病多从肺治固无异议，但鼻之功能与五脏皆相关，关于心者其一，心主神明，嗅觉的产生有赖于神明知觉；其二，心主血脉，血行不畅，则鼻窍血络撇涂乃致鼻塞。“鼻塞治心”主要针对不通气的鼻部病变，采用活血化瘀方法。方中桃红四物汤化裁而得的红花6 g，桃仁10 g，泽兰6 g，当归尾10 g，路路通10 g，即是这一理论的体现。

服药三周后涕量减少，涕由脓稠转稀白，但通气仍差，故二诊以去主方而苍耳子散合桃红四物汤收功，而不必再参清肝胆实火之寒药，力以通窍为主要目标，确是不同时代有不同的历史使命，不同阶段有不同的诊疗要求。

·案九·

江某，男，汉族，11岁，未婚，住南京。1999年2月23日初诊。

患者从小即然，黄涕奇多，鼻塞不通（五六年之久），有时双耳憋气，有时睡下打鼾。

检查：鼻腔内有潴涕。两下甲肥大。扁桃体右Ⅲ度，左Ⅱ度，增殖体可扪到。脑纹舌，苔薄，脉平。

医案：胆热移脑，则脓涕奇多。腺体肥大，则呼吸难畅。治取清肝泻胆佐以开窍，必要时摘腺体。治取清肝泻胆佐以开窍。

处方：

龙胆草 3 g　柴胡 3 g　山栀子 10 g
黄芩 3 g　辛夷 6 g　苍耳子 10 g
石菖蒲 3 g　路路通 10 g　白芷 6 g
鱼腥草 10 g　7 剂煎服

二诊 1999年3月30日。药后涕量减少，鼻塞得通，耳中憋气消失，但打鼾依然。

检查：脑纹舌及地图舌，少苔。

医案：集中兵力对付鼻渊，疗效已来。今则兼顾打鼾。前者仍取清胆，后者化瘀消肿，方取苍耳子与三子养亲汤。

处方：

苍耳子 10 g　薄荷（后下）6 g　白芷 6 g
辛夷 6 g　鱼腥草 10 g　紫苏子 10 g
莱菔子 10 g　天竺黄 6 g　昆布 10 g
海藻 10 g　7 剂煎服

按语：鼻窦炎是耳鼻咽喉科的复杂疑难病症，除了疾病自身的特点之外，有一个重要因素就是合并的他症较多，比如过敏性鼻炎、鼻出血、鼻中隔偏曲等，本案是鼻窦炎合并“下鼻甲、扁桃体、腺样体”三者肥大的病案，胆热移脑，则脓涕奇多。腺体肥大，则呼吸难畅。所以干祖望初诊治取清肝泻胆佐以开窍，仍是以《内经》“胆热移于脑，则辛频鼻渊”为准绳，患者黄涕其多，正符合“渊者，浊涕下不止也”的说法。方取龙胆泻肝汤化裁，其中龙胆草性寒大苦，清肝泻胆，直折火势；山栀子、黄芩清热泻火；柴胡疏肝以防克伐太过，激惹刚脏。因为患者腺样体肥大，阻碍呼吸，这是痰阻之症。干祖望提出慢性鼻窦炎的病机中有“津液化痰”一说，他认为足厥阴和足少阳两经蕴热，邪热肆虐，烧灼败津腐液，痰涕积滞则为诸般肥大，而肺为贮痰之器，且开窍于鼻，所以鼻腔的肿胀肥大可从肺与痰论治，故用鱼腥草清泻肺热；辛夷、苍耳子、白芷仿苍耳子散意，用以除涕止渊；石菖蒲、路路通散邪通窍。耳为宗脉之所聚，肝气通于耳，胆经从耳后入耳中而走耳前，肺有结穴在耳中名“笼葱”，刻下三经俱受邪累，耳窍失其空清，故憋气不已，处方清肝泻肺，化痰开窍，但使本证一除，耳窍自通。

果然二诊时涕量减少，鼻塞得通，耳中憋气消失，正是方药对证的表现。但由于腺样体肥大非一朝一夕之事，故打鼾依然，干祖望建议必要时可予手术摘除腺样体。前方偏在止渊，此次诊治当倾斜于化痰消肿。《古今医统·鼻门》云：“邪乘太阴，邪气壅结于鼻者，则津液壅塞，鼻气不得宣调。”故干祖望除侧重化痰之外，仍予肃肺火、通肺窍。方中苍耳子散祛风通窍、散邪除涕，鱼腥草清泻肺热，紫苏子降气化痰消肿，白芥子辛温化痰消肿，且鼻甲及腺样体属“皮里膜外”，尤为适宜，天竺黄清热化痰消肿，昆布、海藻软坚化痰消肿。全方标本兼治，重在化痰消肿，以期肥大减轻后鼻渊得减，本案体现了干祖望在主次矛盾及趋势转归上的辨证思路。

·案十·

张某，男，汉族，14岁，未婚，学生，1999年2月5日初诊，住滁州铜矿宿舍。

患者病起两年，发作于感冒后。从此涕多而黄浊，伴以头脑昏沉。偶然双耳憋气，鼻腔通气失畅。喉有干感。

检查：鼻腔多潴涕，黏膜偏红。右腔后端有空旷感。舌体有朱点，苔薄黄，脉数。

医案：胆热移脑，肺火助桀，治取清肺凉胆。

处方：

辛夷 6 g　龙胆草 3 g　黄芩 3 g
桑白皮 10 g　白芷 6 g　薄荷（后下）6 g
苍耳子 10 g　鱼腥草 10 g　桔梗 6 g
白茅根 30 g　7 剂煎服

二诊 1999 年 4 月 2 日。药后涕减少，黄色消失。头已不昏沉。双耳憋气亦消失。鼻塞依然。咽干未润。刻下鼻塞改善，咽已不干。痰量增多，涕量再度增多，色不黄，无头昏。作咳月余，但不严重。晨起溺黄。

检查：鼻黏膜充血，鼻甲正常。咽后壁污红充血。舌体有朱点，苔薄白，脉弦。

医案：肝胆之火渐息。肺经之热并未式微，而且诱及胃火而内燃。治再清化肺胃之火。

处方：

黄芩 3 g	桑白皮 10 g	生石膏 30 g
知母 10 g	白茅根 10 g	芦根 30 g
金银花 10 g	鸭跖草 10 g	鱼腥草 10 g
苦杏仁 10 g	7 剂煎服	

按语：干祖望认为多涕、头痛、鼻塞为慢性鼻窦炎的主要症状，治疗应根据其特点，辨证用药。多涕者，可用桔梗、鱼腥草；涕色淡白者，加白芷、细辛；色浊如脓者，加龙胆草、夏枯草；涕清稀量多而难敛者，加缩泉丸温肾固摄；鼻塞不通，鼻甲黏膜淡红，对收缩剂敏感者，为清阳不升，加升麻、葛根、石菖蒲升清利窍；鼻甲黏膜色暗红，对收缩剂不敏感者，为气滞血瘀，加桃仁、红花、当归尾活血化瘀；头痛者可加蔓荆子、荷叶；呈闷痛状加藿香；胀痛者加白芷；前额痛属阳明，加白芷；两太阳穴痛属少阳，加柴胡，后枕痛属太阳，加葛根、羌活；鼻甲有息变或息肉增生，为湿浊内停，加昆布、海藻、白芥子。

本案患者诸症悉具，从其咽喉干燥、涕多黄浊、舌体有朱点、苔薄黄、脉数等检查来看，此必是火证无疑，而鼻窦炎的致病特点提示一般为胆肺之火。所以初诊治以常规，取清肺凉胆法，方中龙胆草清肝泻胆、去除实火；黄芩、桑白皮清泻肺火；辛夷、白芷、苍耳子、薄荷疏风通窍、散邪除涕；桔梗、鱼腥草清热排脓以敛涕；桔梗又能载诸药上行，鱼腥草又能清泻肺热；佐以白茅根清热凉血，以防太阴少阳二经邪热肆虐而入血分。耳为宗脉之所聚，肝气通于耳，胆经从耳后入耳中而走耳前，肺有结穴在耳中名“笼葱”，刻下三经俱受邪累，耳窍失其空清，故憋气不已，处方清肝泻肺，化痰开窍，但使本证一除，耳窍自通。

二诊时曩昔之澜浪又有反复汹涌之势，是否效方不更，仍取清胆泄热为治呢？干祖望执反对意见，他认为各个时期有各个时期的特点，前者肝胆蕴热，确实以清泻肝胆能奏良效，而这番肝胆之火渐息，木火已然式微，从其鼻甲充血及咽峡污红来看，是肺胃二经蕴热之象，肺开窍于鼻，肺热炽盛则火熏鼻窍，灼伤血络，使得血不循经，瘀于鼻甲，咽喉下有空与胃相连，胃火熏蒸可炙烤咽喉，故有污红，治取清泻肺胃，方中芦根、鸭跖草清热泻火，归肺胃二经，尤为适宜；黄芩、桑白皮、鱼腥草清泻肺热；生石膏、知母清泻胃热，滋养胃阴，仿玉女煎意；金银花清热解毒以利咽；白茅根清热凉血以安营；由于患者咳嗽，故加杏仁以降气止咳。

本案干祖望没有拘泥于清泻肝胆，而是根据患者实际情况，从肝、胆、肺、胃诸脏腑论治，治人而不治病，从而通过改善整体而达到了治愈局部的目的。

·案十一·

俞某，女，46 岁。1992 年 5 月 15 日初诊。红光印刷厂。

患者一个月前感冒，发病两三天即涕量增多。有时呈黄绿色，之后两耳憋气。伴以咳嗽而无宁息。头脑昏沉而钝痛。

检查：鼻中隔向左斜歪，鼻道有些分泌物积滞。舌苔薄，脉细。

医案：肺邪虽肃，胆热移脑。取龙胆泻肝与苍耳子散并进。

处方：

龙胆草 3 g	鱼腥草 10 g	黄芩 3 g
白芷 6 g	薄荷[后下] 6 g	苍耳子 10 g
辛夷 6 g	桑叶 6 g	芦根 30 g
鸭跖草 10 g	7 剂煎服	

二诊 1992 年 5 月 22 日。脓涕减少，但依然黄绿色。俯首位头脑与鼻腔很难受。鼻塞与耳中憋气都有所减轻。有些咳嗽，胸有痞感，心慌，多梦。

检查：鼻腔（－）。舌苔薄，脉平。

医案：取用清肝，已获初效。肺邪虽谓“清肃”，看来未必尽然。这番裁方，取肺肝双肃。

处方：

桑白皮 10 g	马兜铃 10 g	黄芩 3 g
桔梗 6 g	苍耳子 10 g	鱼腥草 10 g
辛夷 6 g	白芷 6 g	冬桑叶 6 g
芦根 30 g	7 剂煎服	

三诊 1992 年 6 月 23 日。药进 14 剂，黄绿涕明显减少，咳嗽、胸闷已消失。但耳仍憋气，时觉鼻有特殊气味。

检查：鼻（－），鼓膜双侧下陷。舌苔薄，脉细。

医案：芸芸诸症，愈者已愈，残留者残留或存在。刻下总结，为双耳憋气与鼻生幻嗅。今以木香流气饮以应付憋气，甘麦大枣汤以处理幻嗅。

处方：

木香 3 g	乌药 6 g	枳壳 6 g
路路通 10 g	青皮 6 g	石菖蒲 3 g
防己 6 g	大枣 7 枚	浮小麦 12 g
甘草 3 g	7 剂煎服	

四诊 1992 年 6 月 30 日。药进 6 剂，幻嗅基本消失，偶尔还有过一时。鼻塞时通时堵，双耳憋气依然严重。

检查：左耳鼓膜严重内陷。舌苔薄，脉平。

医案：幻嗅消失，左耳憋气加重，鼓膜亦深凹似井，虽予流气饮而获效不佳，今得参以益气以支援其后。

处方：

黄芪 10 g	升麻 3 g	木香 3 g
乌药 6 g	白术 6 g	茯苓 10 g
石菖蒲 3 g	路路通 10 g	防己 6 g
甘草 3 g	7 剂煎服	

医嘱：自我吹张，一日数次。

五诊 1992 年 7 月 14 日。患者日趋好转。但以挂号困难而改服耳聋左慈丸，服后鼻中异味已去而一再来，头痛亦由之而重作。两耳憋气、作胀。

检查：两鼓膜下陷，鼻黏膜少液。舌少苔，脉细。

医案：清阳不升，浊阴下扰，于是头面诸窍被其蒙蔽，故治以理气、升清手法以纠之矫之。惜乎一篑之际，又取重镇收敛之药，毋怪乎痰浊之气卷土重来，再取升清理气。

处方：

升麻 3 g	柴胡 3 g	木香 3 g
路路通 10 g	乌药 6 g	青皮 6 g
枳壳 6 g	天竺黄 6 g	石菖蒲 3 g
藿香 10 g	7 剂煎服	

按语：溪云初起日沉阁，山雨欲来风满楼。任何捉摸不透的疾病，其必有一定的诱因，也可有明显的预兆，鼻窦炎当然也不例外。本案患者发病急骤，有"哗啦啦大厦将倾"之势，从其"发病两三天即涕量增多，有时呈黄绿色，之后两耳憋气，伴以咳嗽而无宁息，头脑昏沉而钝痛"等多般症状来看，显是外邪侵袭，入里化热，肺失通调水道之职，则涕量其多；金无肃降下气之能，则咳嗽不已；入里之邪热郁于肝经胆腑，煎熬津液，酿生脓浊，则涕多黄绿；耳为宗脉之所聚，肝气通于耳，胆经从耳后入耳中而走耳前，肺有结穴在耳中名"笼葱"，刻下三经俱受邪累，耳窍失其空清，故憋气不已。此次干祖望以暴易暴，先予清解，急则治标，其余再作理会。初诊以火为标，肝肺双肃，处以龙胆泻肝汤与苍耳子散合方化裁。方中龙胆草、鸭跖草均为清热泻火之猛将，又以芦根为添翼，清肝泻肺，效力峻猛；因浊涕多湿，用淡黄芩清热燥湿；考浊涕多脓，拣鱼腥草清热排脓；辛夷、白芷、薄荷、苍耳子四味合为"苍耳子散"，疏风通窍，止涕除渊；桑叶疏风散热，有"火郁发之"之意。二诊时从患者主诉来看，已获初效，惜不明显。干祖望认为系前方重肝而轻肺的原因，此次加重治肺力度，桑白皮、马兜铃清泻肺热；芦根助其泻火；黄芩清热燥湿；辛夷、白芷、苍耳子疏风通窍、止涕除渊；桑叶发散火郁；桔梗、鱼腥草清热排脓，上焦中焦同治，桔梗偏上，鱼腥草偏中，诸药相合，以清肺泻热排脓为纲领，冀其获桴鼓之效。三诊时已是"江入大荒流"，急症标证多半已去，残留的是耳憋气和幻嗅，这都是鼻窦炎遗留下的历史问题，但是只要用药得当，必能"但使龙城飞将在，不教胡马度阴山"，耳朵憋气，多为残邪留滞体内，阻碍清阳气机，耳失空清所致。而幻嗅一症，颇为棘手，且全身症状及舌脉相参可获信息较少，有"巧妇难为无

米之炊”之慨。《金匮要略》中的甘麦大枣汤原是治疗妇人悲伤欲哭之脏躁，干祖望认为本方有养心安神、和中缓急之效，不但脏躁的精神恍惚、悲伤欲哭可用，凡一切不能自主之癔症，皆可取用，本案的幻嗅即为不能自主的表现，心主鼻而知香臭，心失所养则鼻窍嗅觉紊乱，且前方重剂泻肝，肝为刚脏，已然怫然苦急，《素问·藏气法时论》云：肝苦急，急食甘以缓之。木香流气饮在“航空性中耳炎”一篇中已有介绍，方中木香健脾理气，乌药温肾理气，枳壳宽胸理气，青皮疏肝理气，石菖蒲、路路通升清化浊、开窍聪耳，木防己偏风气而专主上，干祖望常用来治耳憋气，甘草、浮小麦、大枣养心安神，定幻正嗅。四诊时患者幻嗅消失，奈何耳中憋气仍无改善，名老中医多的是临证的经验和广阔的思路，但终究不是任何疾病都可以“一剂知，二剂愈”的神人，通过检查发现患者左鼓膜严重下陷，结合上次流气饮的获效不佳，考虑到此时患者经过连番攻伐，正气已伤，古语“杀敌一千，自损八百”，虽然疾病向愈，然而惨胜犹败，所以应结合扶正治疗，在前方基础上去掉甘麦大枣汤，加黄芪补气升阳，白术、茯苓健脾益气，升麻升举清气。五诊时仍以理气升清为治，稍作化痰。

本案患者以鼻窦炎求诊，在三诊过后，鼻部症状已然销声匿迹，五诊的反复应是萌发之清阳被重镇之左慈阻碍，导致浊阴再泛的结果。初诊和二诊的治鼻渊俱属常法，三诊以甘麦大枣汤处理鼻渊后遗症的幻嗅是个极富艺术的思维过程，也体现了干祖望深厚的底蕴和临证的遐想。

多涕证

本病传统名称为鼻流清涕。《素问·宣明五气论》云：“五脏化液，心为汗，肺为涕。”张志聪在《素问集注》里解释为“五脏受水谷之津，淖注于外窍而化为五液。”所以号称“肺液”的鼻涕，是用以滋润呼吸道的黏膜。每 24 小时可以渗出 500 毫升左右，这么多的分泌物为什么正常人毫无感觉呢？因为这种水分一渗出黏膜，即刻化为蒸汽，混在空气里，一部分向外排出，一部分利用吸气的“回收”而再为机体所利用。在转化成气体时，还有一小部分，因来不及转化而成为看得见的鼻涕。因之，正常的鼻涕，对人身是有益的。

多涕一症，最早见于梁代的《玉篇》，称为“鼻齈”。隋《广韵》注“齈”字谓“多涕鼻疾”；同一时代的《诸病源候论》称之为“鼻涕候”；宋《太平圣惠方》称为“鼻流清涕”。但后来并未形成一个专用病名，可能更多地混在鼻窦炎一症之中。至于《灵枢·忧恚无言》的“涕出不收”，也颇似此症。

本病与鼻炎、鼻窦炎的多涕，在性质上绝对不是一回事。但到现在还是有人把它混在鼻炎、鼻窦炎中作为这两病症候群的一个组成部分。

本病好发于儿童及老人，身体虚弱的中年人偶或也能得此，为一种缓慢发展而不受人注意的慢性病，有时也能因正气充沛而自愈，因此常被忽略。除了清涕（注意，没有稠涕的）奇多而淋漓自下，无法控制之外，并无其他症状，但本病一般不影响健康，虽不加治疗，也无多大问题。

【临床表现】

一贯涕量极多，冬天更甚，病程较长，无全身症状。

如在儿童，往往在鼻唇沟两侧，两鼻孔下方常有红色皮损痕迹。老人则清涕频频滴下，无法控制，尤其是在进餐之际更多。

淋下鼻涕，清白而稀，形同冷水。但沾在手帕上干后，仍有黏感，要比过敏性鼻炎的清涕有黏感。

局部检查：鼻腔干净，因为随渗随滴，鼻道内无法逗留之故。分泌物不论涂片或培养，都正常。鼻黏膜大多为苍白，但无水肿等变化。

【病因病机】

寒气：《诸病源候论·鼻涕候》论述“夫津液涕唾，得热即干燥，得冷则流溢，不能自收。”

肺经虚寒：《太平圣惠方》论述“鼻流清涕，日久不止，皆因肺脏虚寒。”

虫：《世医得效方·大方脉杂医科》论述“上三虫在人身中……鼻多清涕”。有人认为这与螨虫致病学说相吻合。但早在元代，哪里有高倍显微镜来观察到螨，不过是古人的想象而已。

现代临床主要为肾阳不足、纳气失权所致。

上面说过，当水分从黏膜渗出以后，即化为蒸汽，还有少数未化者，即涕。这种涕液，还是在不断蒸发中，蒸发的时间越长，涕中水分越少，所以也越稠厚。现在阳气一衰，就无法把它转化为蒸汽，故而涕液即多。正以阳气之弱，也无法促使涕液再度蒸发其水分，涕液饱含水分，则涕质清稀。

肾气有摄纳之权，肾阳一衰，肾气无充裕的摄纳能力，一不摄纳，当然无法控制而任其滴滴下淋了。

所以本病无急症，都是病程漫长。

【辨证论治】

《脾胃论·胃虚脏腑经络皆无所受气而俱病论》明确地指出"肾主五液"，认为"上至头，出于空窍"的泪、涕、汗、涎、唾都可属于肾。李东垣更谓："肾水反来侮土，所胜者，妄行也。作涎及清涕、唾多、溺多而恶寒者是也。"所以纵然涕属于肺液，但总结起来，还是属肾。

《类证治裁》："若夫肾阳衰，火不制水，水泛为痰为饮，逆上攻，故清而澈。"因为中医传统理论，凡不正常的败津腐液，俱视之为痰，清涕奇多当然也是寒痰上泛为灾。

·内治·

本病既然是肾阳衰竭，丧失了纳气之权而致，所以最有效的对策，只有温肾固涩一法。最适合的方剂，首推缩泉丸。

尽管缩泉为专治脬气不足，小便频数，昼甚于夜的下元虚冷方药，但在"上病下取"思想指导下，更有其深远意义。

为了加速疗效起见，可以加些温阳及收敛药物。如诃子肉、石榴皮之类。

【预防与护理】

1. 注意保暖，尤其是在冬季。
2. 加强锻炼，增强身体素质。

【医案】

·案一·

李某，女，58 岁。1983 年 4 月 10 日初诊。

患者近年来鼻涕奇多，或如清水，或似糜浆。头晕目眩，稍遇寒冷则诸病倍增。曾服多种中西药物治疗，效不明显。

检查：鼻黏膜淡红，鼻道内浆液性分泌物较多。舌苔薄，质嫩、胖，脉细。

医案：涕溢于上，原为土不制水。寒生于下，理应壮其阳光。幸得舌净脉靖，正可补之敛之。

处方：

肉桂 3 g	太子参 10 g	诃子肉 10 g
益智仁 10 g	山药 10 g	乌药 6 g
鱼脑石 20 g	百合 10 g	白芷 6 g

5 剂煎服

二诊，服药 5 剂，涕量明显减少，头晕缓解。原方稍事增损，又进 10 剂，诸症告除。

按语：考鼻涕为人体五液之一。人体五液：汗、涕、泪、涎、唾，虽各为五脏所生，但均有赖于脾之运化、肾之温煦，方能分泌适度。《素问·脉要精微论》谓："水泉不止者，是膀胱不藏也。"故尿频责之肾阳不足，膀胱不约。然肾阳虚衰，气化失职，五液亦皆可为病，因此，干祖望在临床见有耳鼻咽喉分泌物清稀量多者，常从增强阳气、固摄作用出发，取温肾法，方如附桂八味之类。若见清涕滂沱者，竟取缩泉丸。缩泉丸见于《妇人大全良方》，治下元虚冷，小便频数或白浊、遗尿。《医学启源》则谓其能"治人多唾"，举一反三，用于敛涕亦非越轨。方中益智仁温补脾胃、固精涩尿；乌药行气，山药健脾，均能助肾气化水；另用肉桂、诃子、鱼脑石，意在加强温肾敛涕；太子参补脾；白芷引诸药上行鼻窍；唯百合一味，乍看费解，实则为阴中求阳，取其养阴以助益气也。使用本方辨证要点，为鼻窍分泌物清稀，色白不臭，量多失制，舌质不红。

·案二·

端某，女，49 岁。1993 年 2 月 20 日初诊。红霞商店。

患者十多年来鼻涕奇多，大有擤之不尽感，滂沱外溢，一向涕黄如脓，近来转成白色而稀，四季皆然。天癸已由乱而刻下很少。通气时塞时开而无定规。

检查：鼻腔(－)。舌苔薄，脉细。

医案：溢涕十载，早已无邪可言，可取敛法。唯时在初春，网开一面，参酌苍耳子散。

处方：

党参 10 g	山药 10 g	益智仁 10 g
乌药 6 g	白术 10 g	茯苓 10 g
苍耳子 10 g	辛夷包煎 6 g	白芷 6 g
生姜 2 片	大枣 7 枚	7 剂煎服

二诊 1993 年 3 月 12 日。累进 14 剂，涕量明显减少，通气改善多多。

检查：鼻腔(－)。舌苔薄，脉平。

辨证：症状明显改善，乘胜追击，直抵黄龙，指日可待。

处方：

党参 10 g	白术 6 g	茯苓 10 g
益智仁 10 g	山药 10 g	百合 10 g
乌药 6 g	辛夷包煎 6 g	甘草 3 g

7 剂煎服

按语：本案患者年近五旬，病历十年，鼻涕白色而稀，天癸渐绝，显然是肾虚之体，气虚不足，固摄无权。干祖望以参苓白术补气为主，参以缩泉丸补肾收敛，辛夷为鼻科引经药，药症相符，诚有“一剂知，二剂已”之慨。多涕症为一种缓慢发展而不受人注意的慢性病，一般除了涕奇多而淋漓自下，无法控制之外，并无其他症状，与鼻炎、鼻窦炎的多涕，在性质上绝对不是一回事，本病无急症，都是病程漫长，好发于儿童和老人，有实证和虚证之分。实证多因肺经气盛火旺，虚证多因元阳无火、纳气无权。

·案三·

王某，男，23 岁。初诊 1998 年 9 月 18 日。

患者鼻涕奇多，时历四五年之久，入冬色黄质稠，夏则白而稀，鼻塞不通，清除潴涕即通，嗅力迟钝。有时头痛头昏，域在两边之鬓。

检查：左鼻腔有白色潴涕。舌苔薄，脉平。

医案：年在弱冠之后，血气方刚，肺气壅滞，气盛化火，火则炼液为痰，涕者痰之亚流也，治从清金泻肺。

处方：

甜葶苈包煎 5 g	大枣 5 枚	辛夷包煎 6 g
白芷 6 g	薄荷后下 6 g	苍耳子 10 g
鱼腥草 10 g	桑白皮 6 g	黄芩 3 g
桔梗 6 g	7 剂煎服	

嘱其慎起居，防风寒，饮食忌辛辣。

二诊 1998 年 10 月 14 日。26 天内共服药 7 剂，当进 7 剂之后，滂沱之涕即告收敛。辍药 20 天，故态复萌。

检查：两下鼻道又见涕液潴留。舌苔薄，脉平。

医案：初诊以青年血气方刚，其气必盛。气盛化火而壅，取用清金泻肺之剂，一药而病去大半。惜乎一曝十寒，中途辍药以致诸症又来。本应第二药改取益气化痰之法以后继，现则计划打乱，以即刻实行原定步序，只能进初诊方 7 剂，然后取用六君子汤加味。

处方：

太子参 10 g	白术 6 g	茯苓 10 g
山药 10 g	苍耳子 10 g	辛夷包煎 6 g
陈皮 10 g	半夏 6 g	甘草 3 g

7 剂煎服

按语：本案患者为年轻人，多涕症为年在弱冠之后，血气方刚之际，肺气易于壅滞，气盛则火，火可炼痰，涕者痰之亚流也，鼻为肺之窍，涕出肺窍，乃为多涕。缘于病出肺窍之鼻，则其蹂躏之地在于肺经，乃肺经气盛火旺而然，故治法很明了。干祖望治从清金泻肺，方随法出，用仲景的葶苈大枣泻肺汤化裁，葶苈辛苦性寒，辛散开壅，苦寒沉降，能泻肺气壅滞、肃降肺气、通调水道，乃清金泻肺之要药，配以甘缓之大枣，挽葶苈性急泻肺下降之热，防其药性猛烈而伤正；辛夷、白芷、薄荷仿苍耳子散意，用以除涕止渊，并作引经之用；鱼腥草、黄芩、桑白皮共助葶苈子泻肺清热之功；桔梗质轻上浮，开宣肺气，祛痰排脓。患者当进 7 剂之后，滂沱之涕即告收敛。本来治疗的计划是先取用清金泻肺之剂治其标，后取益气化瘀之法以后继治其本，然而患者见症状改善后未来复诊，停药20天，又开始出现初诊时的症状，仍然按照原订计划治疗，既然初诊方服7剂有效，现故态复萌，效不更方，继续服用初诊方7剂，并告知患者服7剂症状改善后，要换方继续治疗，防止病情反复。干祖望取用六君子，益气健脾，兼燥湿化痰，更加山药健脾补肺，再加辛夷、苍耳子兼顾鼻部症状。全方以健脾补气为主，一来脾健得运，痰涕生化无源，二来培土生金，使肺气得充，卫外御敌，邪气无机可乘。

·案四·

郭某，女，63岁。初诊1998年10月6日。

患者1995年因咳嗽而检查肺部发现满肺病变，但无法确诊何病。同时清涕滂沱下淋而无法自控。伴以咽痒，一痒即咳（不痒不咳）。

检查：咽（－），鼻腔（－），舌苔薄，脉小细。

医案：光透满肺病变。清涕滂沱，乃肺冷金寒而摄纳无权，当然事难控制。在理而言，当温之补之敛之，而且身感凛然，卫气失固更明证此焉。但兽困肺经4年，甘于难以外泄，如其一补一敛，则此邪愈困愈无宁日矣。刻下本病属虚，标病属实，补虚攻实事难两显。暂宗中医“急标缓本”之例，先攻后补。

处方：

麻黄3 g　苦杏仁6 g　薄荷后下3 g
紫苏梗10 g　紫苏叶6 g　桔梗6 g
紫苏子10 g　甘草3 g　7剂煎服

嘱其慎起居，防风寒，饮食忌辛辣。

二诊1998年10月13日。药进7剂，涕量少些而转稠，但仍然淋下难控制。耳鸣消失。咳则更形严重，仍然痒而咳。但新增汗多，汗后发凉。口中有异味。纳食呆顿，辨味尚可。舌苔薄黄，脉细。

医案：正以正气之虚，诸益未见而多症即来。麻黄沾唇，汗即外出。咳仍未止，涕仍较多，事难进补，只能继续泄邪。暂取杏苏散作过渡之需。

处方：

紫苏叶10 g　紫苏子10 g　苦杏仁10 g
马兜铃6 g　射干3 g　紫菀10 g
蝉蜕3 g　枇杷叶去毛10 g　桔梗6 g
甘草3 g　7剂煎服

按语：本案老年患者，年过六旬，清涕滂沱下淋而无法自控，乃元阳无火，纳气无权，涕为肺液，出自肺窍，肾是摄纳肺气的主宰者，故干祖望云：“清涕滂沱，乃肺冷金寒而摄纳无权，当然事难控制。在理而言，当温之补之敛之，而且身感凛然，卫气失固更明证此焉”。但患者除多涕之主症外，咳嗽已近四年，加之咽痒作咳，所谓“无风不作痒”，故知患者除有肾阳不足之本虚外，尚有外邪袭肺之标实，虚实夹杂，若单纯温之补之敛之，恐有闭门留寇之弊，则邪无去处，愈困愈无宁日，干祖望先治其标，待邪去标尽之时，再治其本，先攻后补。选用麻黄、苦杏仁，取三拗汤之意宣肺解表止咳；紫苏叶辛温，解表散风寒，助三拗之力；痰涕同源，证同治亦同，紫苏子质润不燥，降气消痰，即“消涕”也，又能止咳，紫苏梗偏于行气，此外紫苏叶、紫苏子皆有行气之功效，“三苏”使气顺则痰消，咳嗽自平；薄荷质轻宣散，祛风止痒利咽；桔梗、甘草（桔梗汤）清利咽喉止咳。全方以攻为主，服7剂后涕量减少，但邪困肺经四年之久，加之患者本虚未复，难以外泄，麻黄、紫苏叶辛温解表之流没有迅速驱邪外出，反而使得汗出阴伤化燥，出现涕量减少转稠，咳嗽更严重，汗后发凉，干祖望感慨“诸益未见而多症即来”。外邪未除，治法不变，继续泄邪，取杏苏散之方化裁轻宣外邪，紫苏叶辛温不燥，开宣肺气，使邪从表而解，苦杏仁苦温而润，肃肺化痰止咳，上两味为杏苏散之主药，加马兜铃、枇杷叶、紫菀、紫苏子清肺化痰止咳，加射干、蝉蜕清热利咽。全方仍以攻为主，乃过渡之需。体现了仲景“观其脉证，知犯何逆，随证治之”的辨证论治原则。

·案五·

沈某，女，13岁。初诊2002年10月5日。

患者鼻病四五年之久，症之一为塞堵难通，更以右侧为重点。一般冬重夏轻，涕也较多，色白，质一般，时有逆吸。有时遇寒而打喷嚏。多汗，不畏寒。

检查：鼻腔干净，鼻甲正常。中隔为反“C”字形弯曲。黏膜似乎有些弥漫性充血。皮肤划测试验（－）。舌苔薄，脉平。

医案：涕多清白不稠，鼻窦炎似可不论。鼻甲一无症状，慢性鼻炎亦难加冕。鼻痒作嚏，殊似过敏性鼻炎。但嚏作而不狂，亦不能仅仅于脱敏是求。捕捉第一手资料以求证，则以肺怯为唯一可能。多汗可卫气不固，肺怯也。诱嚏为冷，则肺本金脏，畏寒畏燥，不足之气则难以适应而然。证之夏轻冬重而益信。证之脉舌，亦无乖叛。治以补肺益气入手，方从百合固金汤合玉屏风散化裁。

处方：

黄芪 10 g	白术 6 g	百合 10 g
生地黄 10 g	熟地黄 10 g	玄参 10 g
干地龙 10 g	蝉蜕 3 g	太子参 10 g
升麻 3 g	7 剂煎服	

按语：患者主要症状为鼻塞，鼻痒而嚏，从西医的角度确实比较符合过敏性鼻炎的诊断，但是干祖望认为在临床上，不必斤斤计较于西医的诊断，而应着重于中医的“证”，即所谓异病同治之理。

关于治病和治证，干祖望曾写过一则有趣的医话，通过自身的一个小故事来说明问题：夏三月，人人皆是短袖夏装仍嫌烦热时，生病卧薪的干祖望竟然穿了羊毛衫，只有一个症状，就是怕冷，为了祛寒，他去面馆吃了一碗加了很多辣椒和花椒的拉面，出来后浑身舒爽，愉快无比，然而半小时后即恢复到恶寒状态，后自服温阳汤剂，二三日即痊愈。辣椒面仅仅治了“症”，而温阳汤剂才是治了“证”。

本案中，依据涕色白，汗多，鼻症多以凉气为诱因，结合患者年龄（13 岁）、病程（四五年之久），干祖望辨证为肺气亏虚，兑金失充，方从百合固金汤合玉屏风散化裁。方中玉屏风散益气固表止汗；百合、生地黄、熟地黄、玄参滋阴充兑固金；地龙、蝉蜕祛风通络止嚏；升麻载药上行；太子参益气养阴，补肺健脾，因脾为后天之本，土能生金，脾气健旺则能调和五脏洒陈六腑，此处用来，有培土生金之妙。

干祖望裁方取药，并无生冷怪癖的海陆珍馐，而是一般的寻常之物，疗效却高于疯狂堆砌中药或遍寻新药怪药的医生，确实，杰出的厨师往往在青菜豆腐上显出真章，高明的医生常常用寥寥几味草药治愈了疾病，关键还是辨证准确，用药贴切，达到了“于无声处听惊雷”的效果。

·案六·

王某，男，78 岁。1996 年 3 月 22 日诊。

患者涕清似水，自淋难控，进餐时更甚已多年。听力下降亦已有十多年。

检查：鼻腔黏膜偏淡，舌苔薄，脉细。

医案：耄耋之年，天癸已告竭久矣。肾阳无温，难暄五脏之气。治宗温补肾阳。

处方：

淡苁蓉 10 g	黄芪 10 g	补骨脂 10 g
山药 10 g	乌药 6 g	益智仁 10 g
石榴皮 10 g	五味子 10 g	覆盆子 10 g

7 剂煎服

按语：本案例患者年近八旬，肾阳式微，真阳之火，难以温煦诸窍，寒水泛溢难收，清涕淋漓，难以自控，进餐时受热气或气味刺激，更是自流而下，肾开窍之耳，也功能衰退，听力失聪。治疗之法，毫无悬念，温补肾阳。淡苁蓉、补骨脂、覆盆子温阳补肾；黄芪补气；山药、乌药、益智仁温肾健脾，固涩敛涕；石榴皮、五味子加强收敛固肾，是治疗老年性多涕症的经典处方，在临床上用之屡屡获效。

·案七·

杜某，女，5 岁。1991 年 7 月 23 日初诊。南京上海路。

患者流清涕已 14 个月。去夏一度歇止，今夏则不能自敛。另无一切自觉症状。

检查：鼻腔（－）。舌苔薄，脉平。

医案：清涕滂沱，查无阳性，宗多涕症处理。以无邪无感，独虑内虚，收之敛之。

处方：

党参 10 g	益智仁 10 g	山药 10 g
乌药 6 g	百合 10 g	诃子肉 10 g

7 剂煎服

二诊 1991 年 8 月 14 日。涕量已减少到正常，近以风扇吹风过多而再度滂沱淋漓。色清不黄不稠。

检查：鼻腔有浊性分泌物潴积。舌苔薄，脉细。

医案：淫涕始敛，一经风冷而再度增多。当责之卫气不固，玉屏风散主之。

处方：

黄芪 10 g　　绿豆衣 10 g　　白术 6 g
防风 6 g　　百合 10 g　　诃子肉 10 g
辛夷 6 g　　7 剂煎服

按语：多涕一症，在儿童多属实证，缘于儿童纯阳之体，气血方刚，气盛则壅滞，久而化火，肺经气盛火旺，肺窍之鼻自然生痰涕。本例患者虽是小孩，亦无明显虚实之分，大多数人必定遵常法治疗，但干祖望是真正的中医，深知中医的精华就在于辨证论治，若是肺经气盛火旺，则涕的颜色多为黄色或黄绿色，脉多偏数，舌苔也可略黄，理应表现一派实证、热证，仔细观察，患者除清涕较多之外，并无明显其他不适，也无明显外感，干祖望考虑，从增强阳气固摄作用出发，取补肾温阳纳气之法，但再回看初诊用方，干祖望竟选用了缩泉丸化裁，意在温肾壮阳，收涩敛涕。缩泉丸出于《魏氏家藏方》，常用来治下元虚寒，小便频数或白浊、遗尿，看似此方和本例没什么关联，本是用来主治遗尿，被干祖望用来治多涕，实在是不可思议，深入分析，二者的本质均是肾阳不足，肾气有摄纳之权，肾阳一衰，肾气摄纳失职，即可见到下面的虚寒小便频数，当然可见到上面的清涕滂沱，病机相同，选同样的方法治疗就不足为奇了，方中益智仁温补脾肾，固精涩尿，乌药行气散寒，山药、党参健脾补肾，四药合用，下焦得温，固摄有权，则清涕自止，另用诃子肉旨在加强温肾壮阳、收涩敛涕作用，加百合一则是鼻为肺窍，鼻病实为肺病，久病肺易虚，用百合润肺养肺，二则肺得百合养润，通调得利，津液得布，清涕亦易消失。二诊时，清涕几除，又因遭外感，再度淋漓，当责之卫气不固，取玉屏风散（黄芪、白术、防风）化裁益气固表，干祖望常用绿豆衣，正所谓“一味稆豆衣，胜过玉屏风”，另加百合意在养肺，加诃子肉、辛夷兼顾清涕之症，全方以补肺益气固表为主。

本例是让我们见识到干祖望临证思辨的精妙之处。第一，干祖望用方灵活，抓住了缩泉丸证的本质，告诉我们辨识病机，据病机选方，活用方子及扩大方子的应用范围，即是在主症和方子的适应症状毫不相同的情况下，仅因病机相合，所需治法相符，即可借用施治。第二，干祖望用百合养肺，正所谓邪之所凑，其气必虚，肾阳不足，肺先病生，首当其冲，此例虽是肾阳不足，已从肾论治达到了治病之要求，但同时也用了补肺以达防未病之目的，是真正掌握了“见肝之病，知肝传脾，当先实脾”治未病的精髓。

嗅觉障碍

嗅觉障碍为一种症状。传统名称为鼻聋，它可以单独发生，也可以随着各种鼻病而出现。这里讨论的是单独发生者。

在嗅觉障碍中，还可分为嗅觉缺失、嗅觉过敏、幻嗅症和恶嗅症。

一、嗅觉缺失

本病又称失嗅症，中医所谓鼻聋就是针对此病而命名的。《诸病源候论 · 鼻候》：“肺气不宣调，故不知嗅而为齆也。”《外科大成》：“鼻聋者，为不闻香臭也。”《论衡 · 别通篇》：“鼻不知香臭曰痈。”因之可知齆、鼻聋与壅，都是古代嗅觉缺失的病名。

此病以缺失程度而论，可分部分丧失或完全丧失。以时间而论，多为暂时性，亦可为永久性。凡鼻腔单侧发病不致引起注意，除非两侧同病时，才能发现嗅觉的缺失。

【临床表现】

除由鼻腔病如息肉、息变、肿瘤及分泌物阻塞的失嗅在检查时可看到病变之外，其他的俱无任何病变可见。

至于《孔子家语》“如入鲍鱼之肆，久而不闻其臭”的闻不到香臭，那是鼻子对某一种气味，闻的时间过长而造成暂时性的嗅觉麻痹，不能视为失嗅。

对嗅觉的检查，一般门诊或大批体检多用小瓶，分装各种有气味的物品，以日常习用者为宜，如醋、麻油、酒、大蒜、香水等等。如用药物则以冰片、山柰、茴香、阿魏、乌梅、肉桂、佛手之类。令患者手指压闭一个鼻孔，向各瓶内嗅味分辨。一侧试后，再换另一侧，如在其中再添入无味者如白开水、滑石粉之类迷惑受检者，则更有意义。

【病因病机】

每个人对气味的敏感程度各不相同。大多数人至少可以辨别4 000余种不同的气味，甚至还可以更多些。《清异录·果》载有："瓜最盛者，无逾齐赵，车担列市，道路浓香。故彼人云，未至舌交，先以鼻选。"鼻子能选择水果，当然是嗅觉正常。缺失的原因有二：其一，由鼻息肉、中甲息肉样病变、肥厚性鼻炎、异物、肿瘤或分泌物堵塞等所造成，近人称之为"呼吸性失嗅症"。即《医方考·辛夷散》："鼻生息肉，气息不通，香臭莫辨。"其二，是"真性失嗅症。"《诸病源候论·鼻候》："肺主气，其经手太阴之脉也，其气通鼻。夫肺脏调和，则鼻气通利而知香臭。"但肺脏之失于调和，更有许多因素。本文讨论的就是"真性失嗅症"。

风冷：《诸病源候论·鼻候》论述"若风冷伤于脏腑而邪气乘于太阴之经，其气蕴积于鼻者……"

风寒入脑：《张氏医通·七窍门下·鼻》论述"若风寒客于头脑，则气不通，久而郁热，搏于津液，浓涕结聚，则鼻不闻香臭……"

心肺积热：《圣济总录·鼻门》论述"若心经移热于肺，致肺脏不和，则其窍无以宣达，故为齆鼻。"

心肾不交：《赤水玄珠》论述"使心肺之气，得以交通，则鼻利而闻香臭。"

大肠气不上行：《医述》论述"人有鼻病，不闻香臭者，病在大肠，气不上行。徒责之肺，无益也。"

卫气失守：《冯氏锦囊秘录·方脉鼻病合参》论述"若因卫气失守，寒邪客于头面，鼻亦受之，不能为用，是以不闻香臭矣。"

七情、六淫：《济生方》论述"若七情内郁，六淫外伤，饮食劳役，致鼻气不得宣调，清道壅塞。"

现代临床常见以下几种情况。

心火偏旺，肺阴暗耗：心者，君主之官，神明出焉。一切精神、意识、思维，以及六根（借用释家语）感受，都属于心。所以《难经·四十难》认为"心主臭，故令鼻知香臭"。一旦心火偏旺，即可烤烁五液。而且肺金正是心火克伐的对象（火克金），故而肺阴必然先遭其殃。肺阴一耗，鼻无濡养灌溉之源，则失其司闻之职。

清阳不升，浊阴蒙窍：清阳又作清扬，例如曹植《洛神赋》："纡素领，迴清扬"。《无量寿经》也认为清阳之气，是"清凉哀亮，微妙和雅"。因为头面诸窍，目能视、耳能听、舌能辨味、喉能发音，当然还有鼻能闻香臭，都是依赖清阳之气来清空诸窍。《荀子·法行》："叩之，其声清扬而远闻。"可以证实这个论点。《淮南子·天文》更说得透彻，谓"清阳者薄靡而为天，重浊者凝滞而为地也"。所以薄靡之气主宰诸窍，才能正常无事而各司其职。一旦浊阴上蒙，诸窍失清失空，则鼻不能闻香臭。但这清阳不升，浊阴蒙窍之中，又有虚实之分。

实证：乃湿浊蒸郁于下，浊气氤氲上腾。虚证：主为脾气衰微，无力鼓舞其清阳之气上升。清阳不升，浊阴势必上潜。

【辨证论治】

呼吸性失嗅和真性失嗅的区别，主要依靠局部检查。

如经局部检查而排除呼吸性失嗅，则主要依靠脉舌与全身症状来辨证。

此外，属于脾气衰弱所致的清阳不升者，鼻黏膜可能呈苍白。

·内治·

心火偏旺，肺阴暗耗：当用清心补肺法，常用方可取导赤散与百合固金汤综合裁方，常用药：生地黄、竹叶、木通、百合、熟地黄、麦冬、沙参等。后期，出现虚证者，则心肺双补，常用方有天王补心丹合大补阴丸。常用药：党参、茯苓、白术、远志、酸枣仁、五味子、川黄柏、知母、龟甲等。

湿浊内蒸而致清阳不升：用实脾饮除干姜、附子，加石菖蒲、路路通、防己、荷茎、葱茎之类，用以开窍通窍。

气虚而致清阳不升：用益气升清方法，常用代表方有补中益气汤、益气聪明汤之类。常用药：升麻、柴胡、党参、黄芪、白术、白芍、葛根、甘草等。

·外治·

可取通关散嗃鼻，取嚏。针刺取穴：迎香、上星、合谷。

二、嗅觉过敏

凡闻到常人所未闻到的气味，而且这种气味是微乎其微的或在距离极远的地方，这就是嗅觉过敏。

【临床表现】

局部或全身无器质性病变。嗅觉比正常人灵敏，但确有气味源客观存在。

【病因病机】

这种疾病，在中医学中属于"离魂症"的一个类型。但也有些不同，离魂症病者的精神凝注于人或事而出现神不守舍状态，而本病则不一定有此现象。

嗅觉过敏，病在心虚。《素问·灵兰秘典论》："心者，君主之官也，神明出焉。"《素问·调神论》认为"心藏神"。所谓"神"，是指精神、意识、思维及各种感觉活动。这种活动，是客观事物反映于心而产生的。《难经·四十四难》的"心主嗅"，正说明这个道理。

中医的所谓有心，相当于脑的功能。《医学原始》曾做过大胆的解释，谓"耳目口鼻聚于首，最显最高，便于接物。耳目口鼻之所导入，最近于脑，必以脑先受其象而觉之、而寄之、而存之也"。所以心主味、心主嗅、言为心声等五官功能活动都主宰于心。

本病的患者，大多为久病元虚或肝急脏躁或平时疑心较重及正气甚衰者。

【辨证论治】

本病辨证，主要根据全身症状及脉诊。

气属阳，血属阴。心阳虚者必兼心气不足，心阴虚者必然心血暗亏。心阳、心阴俱虚，必然表现为面色苍白、心悸而烦、怵惕不安，严重的甚至有惶惶不可终日之感。同时必然猜疑寡断，幻想翩翩，伴以失眠多梦，健忘善汗等，脉来无神，苔无质淡而干。

任何极微的气味或极远之处的气味，均可闻到且辨别无讹。

·内治·

本症唯有内服药可治疗。治法当从宁心安神，益气补血着手。常用代表方有天王补心丹（丸）最为理想。必要时大剂独参汤。

三、嗅觉异常

嗅觉异常，又称幻嗅症。他所闻到的气味，都是虚幻的，事实上这种气味并不存在。而且没有病例是闻到香的，绝大多数闻到的都是难闻的臭气味，如尸臭、粪臭、火焦臭之类。这种恶臭味，一直像幽灵一样地徘徊在其身边，病者在精神上十分痛苦。

【临床表现】

除一直闻到恶臭之外，一无病态可见。检查也找不到某一处有阳性体征者。

【病因病机】

《杂病广要·癫狂》中"心火独盛，阳气有余，以致神不守舍，痰火壅盛而然……变易常情"的描写，正是指此而言。这种幻觉的产生，是属痰火。《医述》认为痰是"来去无端，聚散靡空。火动则生，气滞则甚，风鼓则涌，变怪百端"。因之张景岳总结了一句话"怪病皆由痰而成也"。

《高注金匮要略》："脏真之气，尝不能自立，而有躁急之义，故其心神肺魄，如失援失依……如有凭借之象，气失所依。"虽然高氏在这里指的是脏躁症，但本症也是脏躁症中的某一个类型。

总之，本症的病因有二：一为痰火，一为脏躁。

【辨证论治】

本症没有局部症状与全身症状，所以求索根源，只能在舌诊与脉诊方面。当然主诉病史也是重要的一环。

痰火者：实证，当以镇心清火涤痰为法，常用代表方有加减生铁落饮。

脏躁者：有虚有实，治当缓肝润燥法，代表方有甘麦大枣汤。实者与导赤散同进，虚证与天王补心丹同进。常用药：党参、麦冬、五味子、当归、柏子仁、生地黄、竹叶、甘草、小麦、大枣等。

四、恶嗅症

恶嗅症，又称鼻臭，即嗅到臭味或不快气味者，其中可分两型：一为仅仅患者自己嗅到而旁人嗅不到者的主观性鼻臭，事实上即幻嗅症。一为旁人也可嗅到与患者相同臭味的客观性鼻臭。

本节讨论的，为第二型的客观性鼻臭。不过严格地说起来，本病的嗅觉完全存在，不应该作为嗅觉障碍论治。

【临床表现】

主观性者，同上文“嗅觉异常”。

客观性者，可以找到原发病病变。它对这种恶臭的程度，既不缩小，也不扩大，都是真实的。

《万病回春》中“一口鼻中腥臭水流”一例，就是本病。《吴越春秋》：“越王勾践，尝吴王溲恶，后遂口臭。范蠡乃令左右食岑草，以乱其气。”《唐书》：“（武）则天谓崔融曰，非不知宋之问有奇才，但恨有口过耳。”考“口过”一词，《格致镜原》注谓：“口过，谓口臭也。”那么越王勾践和唐代诗人宋之问两人，都有恶臭症。

自诉闻到恶臭气味而事实上没有嗅源真正存在者，为幻嗅症。有客观的恶臭之源而闻到恶臭者，为恶臭症。

【病因病机】

大多为鼻咽部病变、扁桃体小窝内腐败物质的储存、鼻窦炎特别是牙源性上颌窦炎、干酪性鼻炎、鼻腔异物、额骨或上颌骨骨髓炎、鼻梅毒，以及邻近的恶性肿瘤等所引起，上述疾病都为本病的主要原发病。

【辨证论治】

·内治·

主观性者，见前文“嗅觉异常”。

客观性者，先治疗其原发病，但内服药中可适当加入石菖蒲、藿香、佩兰、白芷等芳香化浊药。

·外治·

可用食用红砂糖，冲开水或甜水，冷却漱口，每2~3小时一次。

用大茴香，经常含漱于口中。

用仁丹，经常含于口中。

用口香锭，经常含漱。口香锭处方及制法：孩儿茶40 g，桂花干50 g，硼砂50 g，薄荷50 g。共研极细粉末，用甘草熬成浓液，再做赋形，将上药粉糊成膏状，待半干，制成黄豆大丸子，烘燥，贮藏待用。

【预防与护理】

1. 生活、工作环境，宜保持空气新鲜流通。
2. 远离有刺激性的化学气体。
3. 保持口腔清洁，食后刷牙。
4. 禁烟酒及一切辛辣、辛热食物。
5. 保持情绪稳定，尤其是更年期的女性。
6. 常做鼻部按摩。

第三章　咽喉病

急性单纯性咽炎

急性单纯性咽炎，传统名称为风热喉痹。中医对咽喉，名虽分而实难分，故常统称之为喉。所以许多咽病，其名称都称喉。

最早的咽炎，在《内经》中就已出现，之后又有不少名称如嗌痛、喉痹、喉痹嗌肿、嗌肿喉痹、嗌肿、咽喉不利、咽喉肿痛、咽痛、喉风、喉闭等。

明代以《窦氏疮疡经验全书》（注：世人一直把此书作为宋代作品，经过有力考证，是明代著作。详见《新中医药杂志》1955 年 6 月号干祖望“窦汉卿考”及同年《中华医史杂志》第 3 号干祖望“窦汉卿文摘”）谈咽喉病最为详细，并添增了许多名称如风热喉症、酒毒喉痹、风毒喉痹、风热喉痹、阴毒喉痹、哑瘴喉风、弄舌喉风、喉肿、缠喉风、脚跟喉风、伤寒喉闭，从此以后喉科名称演变开始混乱，可说是始作俑者。

清初，因喉科专业书的大量刊行，所以光怪陆离的名称也相应而来，如紧喉、锁喉风、淡红喉风、单喉风、塞喉风、欠舌风、叉喉风、咽疮风、鱼口风、搭颊风、下喉风、阳证喉痹、喉痹热风、喉丹、伤寒喉闭、风热喉丹、表里喉痛。此外，还有烂喉痹、烂喉风、帘珠喉等，更为临床上所常用者。

1975 年版《中医学院试用教材 · 五官科学》的“咽痹”，虽然在当时也被少数人指责为“不伦不类”，但是相当科学的。但是 1980 年版的《中医耳鼻喉科学》又改用了“喉痹”。

中医对咽炎（包括慢性的）的命名，诚如 1960 年第一版《中医喉科学讲义》所谓“喉痹”这一名称，首见于《内经》，是指咽喉肿痛。后世引申为多种疾病的总名。又谓“喉风”这一名称，在文献里有不同含义。的确，在喉痹或喉风病种里也包括咽、喉甚至气管的疾病。

本病为咽部黏膜的急性炎症，但有时淋巴组织也常被侵及，常为急性上呼吸道感染的一部分。它可以原发，也可继发于急性鼻炎或急性扁桃体炎之后。

一般多发于冬、春两季，男性发病率较多于女性。发生于儿童者，较成人严重。

【临床表现】

起病较急，如风雷火电，故曰喉风。一般成人以局部症状为突出，小儿则以全身症状为显著。

初起全身不适，凛寒，头痛，口渴，食欲锐减，甚至恶心呕吐，便闭，溺赤，体温可升至 38℃ 左右，甚至高达 40℃。小儿则可以出现抽搐。如无并发症，一般 3 ~ 4 天即可衰退，6 ~ 7 天恢复正常。

局部感觉，干燥毛涩或有胀感及烧灼感，也有痒感而因痒致咳。之后，以疼痛为主，在空咽时更明显，甚至其痛可以沁及两耳深处，有时更可放射到颈部，转旋为之不利。所以就有“锁喉”“叉喉”等名称。如黏液潴积于喉咽部，则更加重阻塞感及咳嗽。

如其波及喉部，则声音嘶哑。喉部也有干燥、毛涩、灼热等种种不适感。或有咳嗽，咳时常常感到喉下的气管也有刮痛。始为干咳，或呈痉挛性咳嗽，常在夜间加剧。随着分泌物的增多而可以咳出，咳出后片刻之间稍感舒服。

局部检查，咽部充血水肿，其色艳红。因外侧壁咽腭弓的黏膜肿胀充血而突出如皱襞。软腭及扁桃体也红肿。有时悬雍垂水肿下垂，软腭松弛无力。严重者可于咽后壁及扁桃体的表面发现黄白色点状渗出物。此外,鼻腔、鼻咽部及喉部也可出现炎性病变。检查颈部,可发现肿大的淋巴结,且有压痛。

应详细查验白细胞,以免把粒细胞缺乏性咽峡炎放过。在儿童,更当注意可能为麻疹、百日咳、流行性感冒等急性传染病的前驱期。

【病因病机】

风寒:《喉科家训》论述"客寒挟风,传袭(手)太阴"。

风热毒:《诸病源候论·喉痛候》论述"喉痛者,风热毒,客于其间故也……热乘其肺而搏咽喉,故令喉痛也。"

风燥:《三因极一病证方论·咽喉病证治(附哽)》论述"诸脏热则肿,寒则缩,皆使喉闭,风燥亦然。"

脾胃热:《太平圣惠方》卷第三十五论述"脾胃有热,则热气上冲,致咽喉肿痛。"

痰与火:《喉科紫珍集》论述"风热感于膈间,或过食炙煿厚味,以致火动痰生。"

风痰:《咽喉经验秘传》论述"因君相二火上攻,致风痰壅塞于咽喉。"

风热痰:《包氏喉科家宝》论述"喉痹,属热、属痰、属风"。

阴阳失调:《素问·阴阳别论》论述"一阴一阳结,谓之喉痹。"这"一阴一阳",自王冰第一个人解释为"一阴者为心主之脉,一阳者谓三焦之脉也"。马莳认为"一阴者手厥阴心包络之脉也,一阳者手少阳三焦之脉也"。张志聪又疏注谓"一阴一阳者,厥阴少阳也"。三大家就已见解分歧,直到后来各家更是众说纷纭,争鸣而成悬案。其实十分易解,《汉书·息夫躬传》的"心结愲兮伤肝",结者乱也。阴阳一乱,当然百病丛生,喉痹仅仅是百病中的一病而已。这"一阴一阳"的"阴阳"与《素问·生气通天论》的"阴平阳秘"的"阴阳"完全相同。

一般常见的规律,初期大多以风寒为多。若平时肺经积热或寒化为热之后,即属于风热。都是邪在肺卫。

若邪盛壅结传里或胃经向有郁热,证即以实热为主。平时湿重或嗜好膏粱肥腻酒类者,则痰因火煽而易生易涌。素体肥胖者,痰证更为多见。

更有风、热、痰三者相互鼓煽,风煽热炽,热助风威,火为生痰之本,痰亦因热盛而更多,痰火相搏,更促使风势旋沸者,那是最为严重的了。

【辨证论治】

风寒与风热:初起浮邪在表,除咽喉疼痛外,都有寒热、头痛、肢体倦怠、咳嗽等。

凡风寒见证,凛寒严重,发热一般,头痛在额部,鼻塞,咳嗽,声浊,无汗或少汗,口干喜温饮。局检,黏膜呈弥漫性充血,但不太红艳。舌苔薄白,脉浮紧。

凡风热见证,发热重而寒轻,甚至没有寒感,咳呛痰黄而稠,口干多饮,饮料求凉拒热,大便干结,小溲黄赤。局检,黏膜充血严重,也可能出现黄白色丘状渗出物,有时口中发出臭气。脉数、大、有力,舌苔薄黄,质红。

肺胃实热:咽喉疼痛剧烈,吞咽不利,比风热型的严重。高热头痛,口干狂饮求凉水,大便秘结,小便量少色赤。局部检查,咽峡黏膜充血严重,甚至出现义膜,口臭。脉实有力,舌苔黄腻糙,甚至干而灰黑。

风热夹痰:主症大多如上,但痰涎特多,喉头辘辘有声不绝,且有严重堵塞感。局检,咽黏膜充血,也有伴以轻度水肿。脉多滑数,舌苔润滑白腻。

按语:干祖望认为,急性咽炎多由风、热、痰所致。如咽喉作痒疼痛,黏膜充血是风热。其中痒重而痛轻,黏膜充血较轻则为风重于热;若痒轻而痛重,黏膜充血也重,甚至出现脓性分泌物则为热重于风。黏膜充血且有肿胀,并有咽哽声嘶哑则为风热痰证。【参考文献:徐轩. 干祖望临床辨证特点及思路[J]. 中医杂志,1997(7):406－407.】

·内治·

风寒:治以疏风散邪,解表利咽,常用代表方轻型的有六味汤之类，严重的有荆防败毒散之类，去人参。常用药：荆芥、薄荷、蝉蜕、羌活、前胡、柴胡、桔梗、甘草。

风热：法取疏风清热、消炎利咽法，常用代表方有桑菊饮、银翘散之类。常用药：桑叶、菊花、桔梗、金银花、连翘、芦根、荆芥、薄荷、竹叶。

以上不论辛温解表也好，辛凉解表也好，都应加入苦杏仁、象贝母、天竺黄等消痰药，才能取得治疗急性咽炎的全面疗效。因之张宗良的六味汤（见《喉科指掌》卷二）就应运而出，至今作为急性咽炎的常规处方。但笔者认为其方中还缺清热、化痰之药，应加金银花、连翘、山栀子的清热解毒，加象贝母、莱菔子以化痰。

实热：当清热利咽，常用代表方有清咽利膈汤之类。常用药：黄芩、山栀子、连翘、薄荷、金银花、玄参、大黄、重楼、桔梗、甘草。如有大便闭结，加玄明粉、大黄，以通便的作用而达到釜底抽薪的目的。

风热夹痰：当取疏风清热、化痰利咽法，常用代表方可取麻杏石甘汤合六味汤，并应加重化痰药。如在小儿加服鲜竹沥及天竺黄，成人则加天竺黄、胆南星、白芥子、莱菔子之类。此外，六神丸也可取用。服法10岁以上，每次10粒，每天2～3次；10岁以下，每岁1粒，依年龄追增，但对体弱儿童，不宜足量。孕妇忌服。

按语：对于急性咽炎，干祖望总不离乎疏风散邪、清热解毒、化痰消肿三法。疏风散邪主要用于急性咽炎初起，邪在肺卫者，选方用药宜酌情偏于辛温解表或辛凉解表剂，并辅以祛风、利咽之品。清热解毒法用于肺胃热毒为患的咽喉病，代表方如银翘散等，临床上尚须据热毒壅盛程度不同，而把握清热解毒之品的力度。化痰消肿法一般多用于火热炎上，炼津成痰，痰涎结聚于咽喉，阻遏气机之候。方药多以清肺化痰之品，常佐射干苦寒直折，以达清热消肿利咽喉之目的。寒痰、湿热为患者，可用胆南星、法半夏、陈皮、白芥子等温燥之药。【参考文献：徐静，胡晓燕．干祖望治疗咽病5法[J]．中医杂志，1996，37(1)：31.】

此外，干祖望常运用白虎汤治疗急性咽炎外无风邪表证而有热者，其临床多表现为口中有臭气，口干喜饮，伴以灼热、烟熏、异物感，大便偏干。局检咽黏膜弥漫性充血，色泽红艳，脉大、实、数有力，苔黄或灰而干。干祖望认为急性咽喉炎纵然病程日久的病例，也多为无虚有实者。故凡主诉为严重的疼痛、烧灼感，干燥求饮，水温求凉，或作痒，大便秘结，脉正常，苔薄黄；局部检查示弥漫性充血，但不一定严重，后壁淋巴滤泡增生，小血管暴露，呈网状散布的患者多属实候，实于湿热内滞，栀子柏皮汤可当之。【参考文献：干祖望．张仲景方在耳鼻喉科病的运用[J]．福建中医药，1989(5)：9－11.】

·外治·

喉科的外用喷药，在某一学派里占有主要位置，内服药反而作为辅助治法，甚至可有可无。这一学派的创业者为江苏省无锡市尤氏。

一般在普通的情况下，常用“卯字号”吹药。水肿严重者用“通用消肿散”。痰涎过多者，用“申字号”吹药。

吹法用喷粉器，每天3～4次。喷吹之后，在咽部应保留数分钟，当然保留时间愈长愈好。口水涎液，应外吐而不能吞咽下去。

妊娠者，禁用含有冰片的各种喷药。因冰片有香窜作用，可导致流产。

针刺两手的少商、商阳穴，刺后宜出血，故而取用三棱针为合适。每天1次。刺后两手在1小时内不宜下水。

【预防与护理】

1. 一般预后良好，但婴幼儿较差，对婴幼儿患者，要加倍注意。

2. 要求卧床休息，避风。

3. 忌进一切辛辣、海鲜、发物及高脂食品、甜食。

4. 多饮开水及流质饮料。

5. 认真进行咽部喷药和及时服药。

6. 切忌进服甜味药物，尤其是在初期，否则后患无穷。最常见的后遗症为喉源性咳嗽或发音嘶哑。因为滋补药多甜味，本症系表邪为患，力求宣泄，现在取用甜味药，必然遏邪难泄，终致浮邪愈遏而愈深，于是邪伏肺经而困兽于中。

【医案】

郑某，男，28 岁。1995 年 4 月 8 日初诊。江宁镇小学。

患者感冒第二天，开始恶寒头痛，鼻塞咽痛，吃过感冒冲剂，似乎好些。但咽头疼痛加重，而且粗糙毛涩，十分难受，吞咽困难。痰多能豁。口渴多饮，溲赤，大便干。今天起不想吃饭。

检查：咽峡弥漫性充血，扁桃体（±）。舌苔薄白，脉数，体温 37.3℃。

医案：时邪袭肺，循经上犯咽喉。急性咽炎，常见病也。常规处理，用《喉科指掌》六味汤应付。

处方：

荆芥 6 g　防风 6 g　薄荷后下 6 g
僵蚕 10 g　桔梗 6 g　苦杏仁 10 g
象贝母 10 g　马勃 3 g　天竺黄 6 g
甘草 3 g　3 剂煎服

二诊 1995 年 4 月 12 日。药后得微汗。头痛、恶寒、鼻塞三症消失。新添咳嗽，痰仍多，色黄。大便日圊一次，基本已正常，赤色小便已淡化。咽痛明显减轻。

检查：咽峡充血，淡化许多。舌苔薄，脉平。

医案：风邪一撤，咽炎当然转折后期而倾向好转之途。咳嗽虽添而实则人身自卫之祛邪动作。乘胜利之师，击败军之余孽。

处方：

桑叶 6 g　炒牛蒡 10 g　金银花 10 g
菊花 10 g　苦杏仁 10 g　象贝母 10 g
紫苏子 10 g　玄参 10 g　桔梗 6 g
甘草 3 g　5 剂煎服

三诊 1995 年 4 月 17 日。咽已不痛，一切已恢复正常。

检查：咽（－），舌苔薄，脉平。

医案：病去身安，恢复常态，事可弗药。但如加扫尾，当然更策万全。

处方：

桑叶 6 g　金银花 10 g　菊花 10 g
连翘 6 g　苦杏仁 10 g　象贝母 10 g
玄参 10 g　竹叶 10 g　甘草 3 g
3 剂煎服

按语：喉痹之病因不外有三，即风寒外袭、风热外犯、肺胃热盛；病机为邪毒搏结于咽，咽关不利。对于风寒之证，治疗上予以疏风散寒，干祖望喜用六味汤（荆芥、防风、僵蚕、薄荷、桔梗、甘草）；风热之证，则选用常规方剂桑菊饮或银翘散疏风清热；肺胃热盛证属于比较严重的证候，可由外邪失治或误治，热邪里传或者过食辛辣肥甘，痰热内生转化而来，治疗上予以清泻肺胃，消肿利咽，选用清咽利膈汤加减。而干祖望认为无论是风寒、风热还是肺胃热盛，急性咽炎均可见咽黏膜充血、水肿等痰证表现，都应在选方的基础上加上一些祛痰药，如苦杏仁、象贝母、天竺黄等，这样才能达到治疗急性咽炎的最佳效果。

这例病为急性单纯性咽炎，为常见病、多发病，系咽炎中最轻病种。干祖望认为该病“辨证不难，无须慎思明辨，处方用药，也不必费尽心机，常用方常用药应付，也无不有效”。这句话其实体现了干祖望对中医辨证论治、理法方药的独到理解，他自己称之为“固定安排，灵活运用”。所谓固定安排，指的是在辨证、理法层面，即已认识到了某“证”，就不能随意更改，只有无条件的遵守。比如急性单纯性咽炎辨证有风热、风寒、肺胃热盛、风热挟痰等，本例医案初诊时，通过病史资料其证辨为风寒，这就是固定安排。当然如果病情继续发展，由风寒转为风热或其他证型，但在就诊的那一个时刻证型是固定不变的（这也即是同病异治的思想）。灵活运用，指的是在论治、方药层面，即确定了风寒这个证，就可以通过疏风散寒法来治疗，只要具有这一功用的方药皆可为用，如果同时伴有风寒的其他疾病，也同样用疏散风寒的办法（即异病同治）。

另外，干祖望有一个治疗喉病的十六字口诀，为“先锋解表，把守四关，虚扶险劫，脾肾先衰”。其“先锋解表”的含义，即是治疗一切喉病的开始均可用解表的办法。本例也充分遵循了这一思路来进行诊疗。

溃疡膜性咽峡炎

溃疡膜性咽峡炎，传统名称为烂喉风。中医习惯上把所有的咽病、喉病统称为喉痹或喉风。至于专指本病的名称，同样难以考查得到，因此只能在过去许多名称中选择近似于本病者，以供参考。如咽喉痛生疮、咽喉内生疮、咽疮、廉珠喉、烂喉痹、咽风疮、烂沙喉、喉疮、烂喉风、喉痟、连珠喉。

《诸病源候论·时气喉咽痛候》谓："毒气上熏，攻于咽喉，故痛，或生疮也。"古人所谓的疮，是化脓性感染、溃疡、某一型皮肤病等的统称，黏膜溃疡当然在内。本病最早的记述，当在7世纪之初。

本病也称奋森咽峡炎，是一种溃疡黏膜炎症，往往限于一侧扁桃体或齿龈，但也可能蔓延感染很广。

本病特征，为局部组织坏死，形成溃疡。中医历来是根据症状表现来定其名称的，故称此症为烂喉风或烂喉痹。一如《喉科指约》烂喉痹的描写"外感时邪而发，形如花瓣肿烂，白斑，痛叫不食"。不过同时还要指出，中医的烂喉风或烂喉痹，有时也并不专指本病。

本病常见于儿童及青年。此病可以终年流行，但常多见于春末夏初时节。

【临床表现】

临床上可分急性、亚急性与慢性三种。

急性者：开始畏寒不适，体温上升可达38～39℃，在吞咽时咽中有不同程度的疼痛，伴以头痛，头晕，失眠，全身乏力，食欲减退，在小儿则更为明显。但比急性扁桃体炎则较为轻些。咽部疼痛，常以一侧为重点。疼痛程度则以病变轻重而定。口涎特多，有时伴以血水，口臭。脉多数、大，舌苔薄黄或黄腻。

检查所见，典型的表现，在一侧扁桃体上或软腭上被有灰黄色坏死物所覆盖的溃疡。溃疡大小不一，一般多在扁桃体的上极，可仅限于黏膜层也可以深入扁桃体内，周围红肿有时在齿龈上也有许多同样的溃疡。颈部淋巴结肿大。如治疗得法，1～2周可愈。涂片检查，常有奋森螺旋体及梭状杆菌。

亚急性者：在急性期没有适当的治疗，即可迁延至亚急性者。此外，也正因为感染较轻，所以不若急性暴发与急促而需在短时期中急做处理。所有一切症状，与急性相同而较轻。

慢性者：很少见，全身症状不明显。唯在扁桃体小窝或牙龈缘乳头处有溃疡，感染较轻。不过症状虽轻，但可时日持久。长期有口臭，带血的口水也渗出不止。

局部所见与急性相同。这种黄白色污秽的假膜，较容易剥离，剥去之后，有小的出血点。这种损害处，痊愈后可有浅层瘢痕形成，个别的呈表面缺损。最严重的悬雍垂及腭弓可被破坏。

临床诊断溃疡膜性咽峡炎并无多大困难。只要具备口臭，在一侧扁桃体或齿龈上有被假膜所遮盖的不规则、流行性浅在溃疡，即可诊断为本病。如其在涂片上找到梭形杆菌和奋森螺旋体，那更准确了。

【病因病机】

风邪：《重楼玉钥·咽疮风》论述"平昔过食煎炙，热积胸膈，兼新受风邪，感触而发。"

肝胃热毒加时邪：《喉科杓指》论述"因肝胃热毒，外感时邪而发"。

热毒：《喉科秘旨》论述"因郁积热毒而发"。

心火：《喉科紫珍集》论述"乃心经火毒上冲"。

心火与小肠火：《焦氏喉科枕秘》论述"心与小肠热毒"。

肾虚相旺：《喉科明辨》论述"肾液久亏，相火上炎"。

临床上急性者常以风热上扰、肺胃积热、脾经湿浊为多；慢性者多属少阴不足、阳明有余。

一般预后良好，1～2周内可以痊愈。唯急性者迁延失治，势必转化为慢性。

在理论上也有毒邪内陷心包，酿成死亡者，但在临床上很少见。

【辨证论治】

风热上扰：大多出现在发病之初。局部有烧灼感，疼痛不重，有血水渗出，臭气也不浓郁，假膜不厚。全身症状有发热，头痛，全身不适。脉浮数或浮紧者多，舌苔薄黄。

肺胃积热：局部有烧灼感及疼痛，都很严重，血水浓而鲜红，有强烈的臭气，假膜黄色而厚。全身症状明显，大便秘结，小溲红赤，口干多饮，饮水喜冷。脉数、大、实，舌苔黄腻。

脾经湿浊：多数见于久病者。局部无烧灼感，疼痛轻微，有抹布样酸霉臭气，血水不多，有也很清淡，但口中经常有黏糊样感觉，甚至有甜味。无全身症状，偶或兼有大便稀薄，食欲不振，消化不良等。脉濡，舌苔白腻，严重的腻如粉。

少阴不足、阳明有余：都见之于慢性。在局部方面的表现，一如肺胃积热。全身症状，常呈虚弱，下午潮热，大便干结，心烦善怒，失眠多梦。脉细，舌少苔，质红。

·内治·

风热上扰：当疏风散热法，常用代表方有牛蒡解肌汤之类。常用药：牛蒡子、玄参、升麻、桔梗、黄芩、木通、竹叶、甘草。

肺胃积热：当清泄肺胃法，常用代表方有凉膈散之类。常用药：大黄、山栀子、黄芩、连翘、生石膏、桑白皮、桔梗、甘草。

脾经湿浊：当燥湿化浊法，一般实证的常用方有加味平胃散之类。常用药：苍术、川朴、陈皮、砂仁、黄芩、升麻、藿香、佩兰、薄荷。虚证的常用方有参苓白术散之类。常用药：太子参、茯苓、白术、陈皮、薏苡仁、藿香、六曲、桔梗、甘草。

少阴不足、阳明有余：当益肾清胃法，常用代表方有玉女煎之类。常用药：生石膏、知母、麦冬、生地黄、土牛膝、白芷、甘草。

以上四者的处方中，芳香化浊药如白芷、藿香、佩兰、蔻仁等，是必不可少的。

·外治·

初期、中期，轻者用冰硼散，因它的祛腐解毒作用最强。重者用锡类散。

后期，可用绿袍散、养阴生肌散之类。当然珠黄散也是最佳的选择，只是价格太贵。经常用3%硼砂溶液来漱口，漱后再上药更好。

如血出过多者，少用冰片。因冰片能扩张小血管之故。

【预防与护理】

1. 注意适当隔离，餐具要消毒。
2. 注意口腔卫生。
3. 上药之后，口水必须外吐。
4. 少进甜食、脂肪及辛辣、腥物。
5. 保持大便通畅。

【医案】

常某，女，38岁。1991年7月30日初诊。通信工程学院。

患者咽病越三个月，由受凉感冒导致。刻下主症每日中午发热（37.5℃），晚间更高。全身烦躁灼热，咽头疼痛，纳食失利，咽痛可以沁及两耳深部。咽干口燥，即水亦难使润。有痰伴咳，难以外豁。夜寐难酣，纳食较差，小便色黄。

检查：咽后壁有地图形一大片义膜，擦之不易剥离，会厌边缘也有糜烂感。舌苔后半黄腻，前半薄苔，脉细数。

医案：禀藜藿之体，遇湿浊之时。本已中州失健而内湿自生。加以外湿之困，充斥中焦，上蒸清道，致咽喉白腐丛生。湿邪久则化热，体温上升而致。拟予清化湿浊，以奠今后治疗之基，同时建议活检及涂片，以辨孔子阳货。

处方：

藿香 10 g	佩兰 10 g	青蒿 10 g
六曲 10 g	蛇蜕 3 g	竹叶 10 g
白茅根 10 g	芦根 30 g	金银花 10 g
砂仁后下 3 g	六一散包 12 g	

西瓜翠衣一团（自加）　　5剂煎服

按语：溃疡膜性咽峡炎以儿童或青年为多发，可以终年流行，但春末夏初为其多发季节。起病急，发展快，病程一般较短，故临床所见多为急性，亚急性和慢性很少碰到。干祖望认为本病的病因病机为：素有肺胃积热，外感风热之邪，邪热上炎咽喉，腐蚀肌膜，或脾虚湿盛，湿浊化热，上蒸咽喉，而致肌膜溃烂。因此分为风热上扰、肺胃积热、脾经湿浊三型，在治疗上分证型处治。①风热上扰证：发病初期，咽部有轻度烧灼感及疼痛，有少许血水渗出，口臭不明显，局部假膜较薄，或黄或白，伴有全身不适，脉浮数者，治宜疏风散热。方选牛蒡解肌汤，药如牛蒡子、薄荷、金银花、连翘、山栀子、玄参、马勃、甘中黄等。②肺胃积热证：局部烧灼感及疼痛加剧，血水鲜红，有严重口臭，假膜厚而色黄，伴有大便秘结，小便短赤，舌苔黄腻，脉数而实，治宜清肺泻胃。方选清咽利膈汤或凉膈散，药如生石膏（先煎）、芦根、牛蒡子、金银花、连翘、玄参、山栀子、黄连、黄芩。便秘加生大黄、玄明粉。③脾经湿浊：病程较久，局部无烧灼感，疼痛转微，有霉酸臭味，血水多而清淡，口中发黏、食欲不振，大便溏薄，舌苔白腻，治宜健脾化湿。方选加味平胃散，药如苍术、白术、厚朴、半夏、茯苓、猪苓、山楂、陈皮、六曲、薏苡仁等。

本案患者素体脾运不健，干祖望称之为“禀藜藿之体”，脾虚则内浊自生，加之七月天以暑湿为重，内外夹杂合病，湿邪留滞体内，郁久发热，湿热交蒸，上攻咽喉，故而溃烂白腐丛生，张宗良《喉科指掌》称为“烂肿白斑，痛叫不食”。干祖望从其全身症状着手，进行精细辨证，咽痛难忍，是有火热，用竹叶、白茅根、芦根、金银花清热泻火、凉血生津；中午发热，邪伏阴分，用青蒿清透虚热；咽喉糜烂，用蛇蜕解毒愈溃；因湿致病，用藿香、佩兰、砂仁芳化湿邪；时值长夏，暑令当空，用六一散、西瓜翠衣清暑利湿。全方面面俱到，理法井然，而无一味虚品，体现了干祖望用药精细而精炼的风格。

干祖望对于本病的外治亦有心得，他认为吹喉法在本病的治疗中会起到很好的效果，初期可用冰硼散吹喉，溃腐严重者用锡类散，后期用绿袍散或养阴生肌散，慢性者用珠黄散或月石散，用药前先用3%硼砂溶液漱口，银花汤则更好。

粒细胞缺乏性咽峡炎

粒细胞缺乏性咽峡炎，传统名称为急喉风。《喉科指掌》有“烂喉痹……无血者死”“走马喉痹……沉细者死”“内肿锁喉风……无血则死”“缠喉风……六脉沉细者不治”。《重楼玉钥》有“斗底风……百无一生”“叉喉风……不治”。在清代许多喉科专业书中，喉风的病死率也是惊人，因之我们认为这种喉风可能是粒细胞缺乏性咽峡炎。这是一个严重而危险的病种，但临床上并不多见。急性病程中，有发热、身体衰竭、咽喉部溃疡性病变，甚至坏死，是病死率极高的一种恶性白细胞减少症。周围血白细胞计数低于 $4\times10^9/L$，甚至低到 $(1\sim0.5)\times10^9/L$，则已到了最危险的境界线，其预后不佳。虽然可以采取输血等抢救手段，有些得以挽救，但绝大多数还是死亡。

此病好发于女性，一般男女之比为 1 ∶ 3，尤以年龄在 40 ~ 60 岁者发病较多，儿童很少发病。一般在 25 岁以后，即逐渐增多。

古代中医，根本没有分析研究血液病的血液病学说，当然不可能有这样一个病名，但疾病是客观存在的，那么中医的病名是什么？在急喉风、急喉痹、烂喉风、烂喉痹、走喉风、走马喉痹等其中有许多的描写是符合于本病的。例如《喉科指掌·虚闷喉风》的描写是：“生于喉之关内上下，红色白斑，痛烂不肿，六脉细数者是也。”又如《喉科家训·虚烂喉风》的“喉间白斑痛烂，视之不肿，六脉细数”等亦与本病颇相吻合。许多喉科专著中的“十六绝症”里第十三绝症“天柱倒折”，就是本病极度衰弱时的反映。

《喉科心法》中“有朝发夕死者，不可不知也”的“瘟疫喉痹”更迹近于本病的急发者。《咽喉论》的“有暴发暴死者，名曰走马喉痹”，也肯定是此病。至于《咽喉脉证通论》的“弱证喉癣”，是本病的慢性者。

【临床表现】

发病有急有缓。急者，病发仓促。初起时即有明显的全身不适，体温很快上升，常达 39 ~ 40℃，呈不规则稽留型或弛张型，很快即进入衰竭阶段。面貌呈严重病容，精神极度不振，终至“阴阳离决，精神乃绝”而死亡。

局部表现为咽喉疼痛，扁桃体肿大。腭弓、咽后壁、软腭及悬雍垂等处黏膜，产生溃烂，很快由浅层侵入深层，并可扩展到颊黏膜、舌边和咽部黏膜，出现坏死性溃疡，故《喉科心法》描写为"渐渐腐烂成孔，大小不一，愈久愈烂"。溃疡面上覆盖一层污黄物，灰色或墨绿色的苔膜。《喉科指掌》中"红色白斑""或红或紫"，与《喉科秘旨》中"形如花瓣，烂肿白斑"等描写，与本病颇吻合。最后，溃疡愈烂愈深，因坏死组织的增加增深而臭气更浓郁。故《喉科指掌》谓之"血腥满口，味难言数"。

发病缓者，症状较轻。可有间歇性发热，衰竭。脾大，或轻或重。

血液检查，红细胞与血小板均正常。典型的改变为白细胞总数和粒细胞的明显减少，甚至不到 $1 \times 10^9/L$，但在慢性病例中白细胞总数稍高些。

骨髓检查：其特点为缺乏粒细胞。

本病主要为白细胞尤其是粒细胞明显缺乏。咽部有溃疡，发出臭气。全身症状严重，主要表现在迅速而明显的全身性衰竭。

【病因病机】

热毒：《喉科指掌·帘珠喉》论述"郁积热毒而发"。

胃热：《喉科心法》论述"五辛热物，热积于胃"。

寒包火：《喉科指掌·白色喉风》论述"因寒包火，伏于肺经"。

暑与火：《咽喉经验秘传》论述"酷热、暑火、炉火之毒"。

肝肾阴虚：《重楼玉钥·咽疮风》论述"此肝肾阴虚，不能蓄养龙雷真火。盖阴虚火旺，火旺则水竭，水竭则肾气枯涸，肾元枯竭则相火奔腾而浮上，斯喉痹喉疮。"

君火与相火：《咽喉经验秘传》论述"因君相二火上攻"。

【辨证论治】

未病或将病前，正气早已极度衰弱，一旦外邪一袭，无丝毫力量来抵御，终至内陷而毒侵心包。

本症为严重咽喉病之一。因正气荡然无存，毒邪只能内陷而无法外泄，所以病死率高达75%～85%，除咽部病变之外，也能在阴道、直肠等处发现溃疡。

本病是最典型的真虚假实证，但以正气衰弱为关键性问题。这种病例一入诊察室，在望诊中即洞察得十分明确。他一入门，即找座位来颓然坐下，力求桌子倚靠。而且懒于言语，所诉经过及自觉症状，大多全由陪伴而来的家属代诉。正气衰竭，下断无错。

阴虚型：寒少热多，无汗，便秘。咽部溃疡周围有充血的红晕，疼痛较剧，臭气呈尸臭味，血水多于口水，喜冷饮。脉数而细，舌质红。

阳虚型：热度不高，有汗，大便偏稀。咽部溃疡无炎性症状，疼痛较缓，臭气发出呈抹布味，口水多于血水，喜热饮。脉数而芤，舌质淡白而胖嫩。

阴阳两虚型：全身症状及局部症状，二者兼而有之。

至于所谓"实证"，如糜烂、溃疡、坏死、恶臭等貌似实证，其实都是由虚而致。

·内治·

本病以扶正为第一要务，而且还是大力扶正。清热解毒仅仅是次要的、辅助的，切忌采用苦寒药。以扶正为主，解毒为辅方法的常用代表方，有加减救逆解毒汤。常用药：人参、五味子、麦冬、阿胶、金银花、牡丹皮、赤芍、天竺黄、甘草。

如其偏于阴虚者，加西洋参（另煎，冲兑）、阿胶。偏于阳虚的，加红参（另煎、冲兑）、黄芪，除知母。唯不论西洋参或红参，取用大量，一般可在15～30 g。可参阅"鼻科嗃鼻衄"的抢救。

慢性的，重用四妙汤，用量宜大不宜小。常用药：黄芪、当归、金银花、桔梗、甘草。还有如归脾汤、十全大补汤等，以及单味药如紫河车、阿胶之类，也是在扶正时可以考虑的最好的方药。

同时为了化浊除臭，取用佩兰、藿香、白芷、蔻仁等芳香之品。

上面早就说过，解毒药切忌苦寒，否则正气已经衰竭，气血的运行已感困难，施以寒凉直折，可谓雪上加霜。

·外治·

为了保持口腔、口咽的清洁，所以漱口剂是十分需要的。常用方如下。

(1)月石汤：月石30%、蚕沙30%、佩兰20%、藿香20%。煎汤，待冷，漱口。每天多次，不限次数。适用于口臭严重，腐烂方酣之际。

(2)银花汤：金银花80%、甘草20%，煎汤，待冷，漱口。适用于后期。

吹药：一般用冰硼散；严重的或在高峰时，用锡类散；后期用养阴生肌散、珠黄散。

【预防与护理】

1. 加强营养，但忌鸡、鸭、鹅、狗、羊、海鲜及各辛辣、热性食物。
2. 注意休息，保持情绪稳定。
3. 保持口腔清洁，经常漱口。
4. 勤于检查血象，以便时刻掌握。
5. 注意将吐出物及时烧毁。

传染性单核细胞增多性咽峡炎

传染性单核细胞增多性咽峡炎，传统名称为缠喉风。自《丹溪心法》称之为缠喉风后，从此受人注意。《中国医学大辞典》有“此证喉肿而大，连项肿痛”的记载。历来有许多名称如咽喉颈外肿痛、缠喉风、缠喉、温毒咽痛喉肿、双缠风、单缠风、掩颈风、锁喉风等。本病是一种急性或亚急性传染病，最典型的表现是颈部淋巴结肿大和咽峡炎同时出现。故《焦氏喉科枕秘》用诗一首以总括它：“缠喉风肿噤难言，左右腮边肿赤兼，手足登开面朝地，吁嗟立刻丧黄泉。”

本病常呈散发性或流行性出现。多见于儿童或青年，尤以2～35岁更多。在2岁以前及45岁以后则很少见，但也曾有过发生于新生儿的报道。男性多于女性。发病季节，以春秋雨季较多。

本病的主要致病方式，类似温病，先从肺经侵犯，所以《温病条辨》《时病论》等温病学专业书，也将其作为重点病而搜集在内。

中医最早提到本病的，有人认为是《灵枢·经脉》的“是动，则病嗌痛颔肿”。但也有人否认，《灵枢》仅言“颔肿”而未及“颈肿”。之后《备急千金要方》也有“治风毒咽，水不下，及瘰疬肿方”，孙思邈明确的是《丹溪心法》的缠喉风，谓“咽喉里外，皆肿者，是也”。再后《世医得效方》《医方论》等相继讨论，至明代《窦氏疮疡经验全书》此方面的内容从此丰富起来。

《时病论》的“喉痹急症”，基本也是此病，而《丹台玉案》的“缠喉风”，则不是本病而是双侧扁桃体炎。《万密斋外科心法》把“卢特维氏颈炎”也称为缠喉风。可见古人对病名的采用是十分马虎的。这是因为中医是治“证”而不治“病”的。

【临床表现】

温病型：患者大多为青年。发病时感有畏寒，甚至伴以寒战，继而头痛高热，热度在38～40℃，也有超过40℃者。热型不一，可能是弛张型也可能为稽留型。经常持续4～5天。当第一次发热下降到正常后，第二次高热又接踵而至。数天后，也有胸背部可出现斑状丘疹，并伴有咽痛与全身淋巴结肿大，但以颈部为重点。恢复期，热度逐渐减退或直线下降。在发热时尽管体温高至40℃左右，但脉搏少有数脉出现。

瘰疬型：青年为多，以淋巴结肿大为主要症状，常伴体温上升而出现。肿物多见于颈后三角区，其次为耳后、腋下、腹股沟等处。有时纵隔淋巴结也肿大，则可发生呼吸困难，吞咽不便和咳嗽。

淋巴结肿大，虽多为两侧性，但不对称。大小不一致，从黄豆至蚕豆大，经常成堆成串，甚至融合成大如鸡蛋者。中等硬度，无粘连。局部皮肤正常，无压痛，不化脓。

喉风型：有较长时间的咽痛，扁桃体肿大，悬雍垂水肿充血，黏膜弥漫性充血。有些病例扁桃体特别肿大，表面出现大而深的溃疡，底部有肉芽增生，上面附着灰绿色坏死组织，触痛，容易出血，发出恶臭。

三者局部表现，基本相同。检查可见，咽峡黏膜、软腭充血，扁桃体肿大。有时舌扁桃体和咽扁桃体同时肿胀。有时可见白膜，悬雍垂水肿，咽壁及两侧索也增大。腭部可出现多发性针头大瘀血点，境界清楚。

以上症状，大多在热退之后，也逐渐消失。

舌苔以黄苔或黄腻苔为多，严重者也罩有薄薄的黑苔，但都干而不润。脉随体温而变化，体温高时为洪、数，体温低时稍有数意。唯温病型例外。

除病史、观察及检查之外，以血象检查，最为可靠。血片中异常淋巴细胞占总数的10%，或绝对值在 $1\times10^9/L$ 以上，且血清嗜异性凝集试验效价达1∶200以上者，即可诊断。

【病因病机】

热毒之气：《窦氏疮疡经验全书》论述“乃热毒之气，极也。”

风痰：《喉科泄秘》论述“风痰大壅。”

痰热：《丹溪心法·缠喉风喉痹六十五(附咽痛咽疮)》论述“缠喉风，属痰热。”

风热痰：《喉科心法》论述“脏腑积热，热甚生风，风火迅速，鼓动痰浊，堵塞咽喉隘地。”

风痰湿热：《咽喉脉证通论》论述“风痰湿热，久积于内。”

杀厉之气：《咽喉经验秘传》论述“此症乃受天地杀厉之气，中人脏腑。”

药误：《时病论》论述“温毒之证，过服寒凉，则温毒被压，益不能化。”

总之，本病实际情况是：不正之气，直犯肺胃，化为温热，上凌清窍而致。同时温热之邪，可以炼液成痰，流窜经络而痰块形成。

此症预后甚佳。大多可在3～6周恢复健康。但已经肿大的淋巴结，在数周或数个月内不易吸收。

【辨证论治】

既是急性咽炎不管何型，风、热、痰三者，毕竟属于主要地位，所以不管哪型都以风热痰三邪为主证。

风温型：咽炎与淋巴结肿大，二者同时存在而都比较轻。它是风热邪毒外袭，伤及肺胃经的咽喉和少阳经的颈侧，邪留较浅，病情也轻。故出现咽喉疼痛、充血、烧灼感，颈部包块也稍感疼痛、胀感，无粘连、充血等情况。脉多浮数，舌苔薄腻。

但热邪壅结传里或治疗失时、失误，其咽炎和淋巴结肿大，都有不同程度的加重。全身性的发热热度升高，头痛加剧，大便秘结，小便黄赤。舌苔黄腻，质红，脉也洪数。

瘰疬型：主要症状表现于淋巴结肿大，乃风邪热毒煎熬津液，致津败液腐而化为痰浊，流窜少阳经络而成为有形之块。因此，病势来势较猛，红肿绕颈。它与内在的咽炎并作，所以《喉科秘旨》描写为“阴阳闭结，内外不通，如蛇缠紧关下”。

喉风型：与瘰疬型相反，是以咽炎为主症。它也是热邪壅盛，内灼咽喉，同时痰邪阻络，外结颈块。有人认为淋巴结的肿大，是由于风邪热毒夹痰而引起的继发性并发症。咽部病变较风温型严重，可以腐烂破碎，其气浓郁。

·内治·

虽然分为三型，但中医以辨证为主，加之型与型之间可以转化，即使不转化而固定未变，但机体有虚者实者，邪毒有轻感重感，病程有前期后期的不同，所以还是强调“固定安排，灵活应用”。

初起，风邪尚在浅表，发热不甚，淋巴结不肿大，咽部仅仅有疼痛、充血而无溃疡。脉浮，舌苔薄者。当用疏风清热，消肿利咽法，常用代表方有银翘散或疏风清热汤。常用药：荆芥、牛蒡子、金银花、连翘、桑白皮、黄芩、芦根、大贝母、桔梗。

继之，倾向于喉风型者，可用紫珍清咽利膈汤。常用药：连翘、栀子、黄芩、薄荷、金银花、大黄、玄参、甘草。

倾向于瘰疬型者，可用加减牛蒡解肌汤。重症用防风羌活汤。常用药：牛蒡子、昆布、海藻、僵蚕、夏枯草、薄荷、连翘、玄参。

按语：干祖望经验，本病肿势严重的，于内服药中，重用陈胆星及白僵蚕，疗效很高。【参考文献：干祖望.我对几种喉科疾病的认识和点滴经验[J].上海中医药杂志，1958(8)：41－42.】

·外治·

咽部用药，按一般急性咽炎处理。

颈部外用药，在传统习惯上多用硇砂膏外贴，但现在基本上已无人采用。一般用冲和膏。忌用金黄散、青敷药等寒凉性敷药。除非皮肤上红赤严重者，否则不可用金黄散。金黄散或冲和膏，都用饴糖作赋形剂，调成糊状，涂敷肿处，24 小时换一次。玉枢丹亦能取用。

【预防与护理】

参阅“粒细胞缺乏性咽峡炎”的有关内容。

脓菌性咽喉炎

脓菌性咽喉炎，传统名称为烂喉风。亦有伤寒咽喉痛、时气咽喉痛、热病咽喉痛、温病咽喉痛、烂喉风、风热喉、瘟毒喉痹等。

本病是咽炎、喉炎的严重者，多发生于成人，男女均可发生，具有传染性、季节性，多见于冬春季节。它不仅局部有急性炎症症状，而且对整个机体和其他器官也有不同程度的影响。

本病在五十年前，病死率极高，现在则因医学的进步，病死率已显著降低。《喉科心法》：“此阳症之中，最急最恶者也。突然而起，暴发暴肿，转肿转大，满喉红丝缠绕，疼痛异常，声音不能出，汤水不能入，痰涎壅塞闭胀，势如绳索绞喉。不急治，即能杀人。治之者必飞骑去救，不可稍缓。”

在隋唐以前，没有记载。《诸病源候论》中伤寒、时气、热病、温病四种咽喉痛，已比较忠实地反映出来。《外台秘要》的“咽喉生疮”一症，窥察处理和用药，也很符合于本病。

清代因喉科医家和书籍的大量涌现，对本病的认识和处理，也相应提高深入。

【临床表现】

起病迅速，潜伏期 2 ~ 4 天。开始身感畏寒、发热，体温可升至 39 ~ 40℃，小儿可出现惊厥。咽喉部干涩不适、疼痛，在言语及吞咽时更严重。全身不适，关节酸痛，头痛头昏，恶心欲呕，泛泛作吐。大便秘结难圊。咽部肿胀严重，有阻塞性鼻音，舌根麻木而发音不清，甚至发音嘶哑，或伴有耳痛，颈淋巴结肿大触痛。

局部检查：咽喉黏膜充血，伴以肿胀，咽侧壁、咽腭弓的黏膜肿胀更甚。悬雍垂下坠，扁桃体红肿，隐窝处有黄白色点状渗出物，可融合成片。如其重点在喉者，则见声带一片充血水肿，杓状会厌襞增厚、水肿，甚至阻碍呼吸。血液检查，白细胞总数增多，更以中性粒细胞增多为显著。

起病迅速，有全身症状。咽、喉黏膜充血水肿，间有脓性分泌物，更重要的是白细胞总数与淋巴细胞增多。预后良好，在理论上也有导致毒邪内陷的可能，但在临床上只要治疗及时，措施得法，很少导致这样的不良后果。

【病因病机】

风热：《喉科指掌》论述“风热而起”。

风火相煽：《喉科金钥》论述“风火相煽”。

郁火热毒：《喉科秘本》论述“因郁火而兼热毒”。

风痰：《杂病源流犀烛》论述“风痰壅盛”。

风痰湿热：《喉科紫珍集》论述“久积风痰湿热”。

毒气：《诸病源侯论·伤寒咽喉痛候》论述“毒气上熏，故咽喉不利”。

上实下虚：《诸病源侯论·热病咽喉疮候》论述“上实下虚，热气内盛，熏于咽喉”。

醇酒厚味：《喉科明辨》论述“醇酒厚味太过，致肺胃积热”。

肝(肺)胃热毒：《喉科杓指》论述“肝(肺)胃热毒，外感时邪而发”。

心脾热毒：《焦氏喉科枕秘》论述“热毒伤心脾二经之气”。

疫疠之气：《喉科泄秘》论述“天行疫疠之气”。

病后：《喉科秘旨》论述“此症发于伤寒之后，表邪未尽”。

临床实况是：肺胃积热，外接风邪，感触疠气，以致火动痰生，痰助火势而致。此外，平时过食煎煿厚味或辛辣热物、动火、生痰之品，或五志之火，由内燔灼,也是常见的诱因。

【辨证论治】

一般可分三期。但都在风、热、痰三者之中表现与发展着。唯各期的前、后不同而三者的谁重谁轻也随之而起变化,也即某一期的主要者进入另一期成为次要者,某一期的次要者进了另一期即为主要者。

初期:咽喉疼痛,吞吐不利,畏寒(也有不畏寒者)发热,头痛,口渴善饮。局检红赤充血,痰涎较多。舌苔薄白或薄黄,脉浮大。风邪尚在浅表,大多为风热所致。

中期:发热,头痛加剧,口渴狂饮,大便闭结。局部检查则口发臭气,黏膜充血加重,出现成片的脓点或由脓点融合成片的假膜。舌黄苔或黄腻,脉来实、数、洪。乃风邪化热,热毒壅盛的表现。

后期:寒热消失,食欲渐增,甚至饥饿求食。局部充血逐渐减轻,黄点或假膜消失,臭气减退。脉舌也日趋正常。

本病并发症较多,常见者有化脓性中耳炎、鼻窦炎、颈淋巴结炎等。更有不幸者,还有关节炎、心肾等并发症,甚至败血症。

这初、中、后三期,大多为循序而进,但也有仅仅进入初期而为医药所控制。也有由初期而直接进入后期者。不过一进后期,即诸邪宣泄,除极为少数的正气一向亏弱者之外,大多即转康复而无后遗症。

·内治·

属于风热者,宜疏风清热法,常用代表方有桑菊饮或银翘散。风甚于热者,六味汤。热甚于风者,清咽凉膈散。常用药:荆芥、薄荷、黄芩、芦根、金银花、桑叶、玄参、桔梗、甘草。

属于热毒壅盛者,常用代表方为紫珍清咽凉膈散或黄连解毒汤之类。常用药:黄连、黄芩、大黄、芦根、金银花、重楼、桔梗、甘中黄。

后期恢复中,只需清肃残邪,常用方有甘桔汤、五味消毒饮之类,都可取用。少数实在虚弱者,加些太子参。

不幸而并发败血症,参阅本篇第二章第四节鼻疖肿之论治。

·外治·

初期轻症,用冰硼散。中期高潮或重症,宜锡类散、尤氏卯字号吹药。如其痰涎壅盛者,参用午字号吹药。后期恢复阶段,中白散或珠黄散。

必要时刺少商、商阳,砭出血。

【预防与护理】

1. 对患者采取隔离。

2. 嘱患者及时服药,认真外用吹药,高峰时每天 8~10 次,甚至 1 小时 1 次。轻症每天 3~5 次。口水外吐,不能吞咽。

3. 注意休息。

4. 注意保持大便通畅。

5. 一切腥发海鲜食物,进入后期要增加营养。

慢性咽炎

慢性咽炎传统名称为虚火喉痹、慢喉风。《内经》里有五处谈到“喉干”,《金匮要略·血痹虚劳病脉证并治》的小建中汤“咽干口燥”,都与慢性咽炎无关。

《诸病源候论》中十三种咽喉病,只有“状或痒或痛,如甘(疳)䘌之候”的尸喉,殊符于慢性咽炎。但不知何故,后人把尸喉,都作为咽喉结核的同义词了。《备急千金要方·胃腑·喉咙论》的“喉则耿耿如物,常欲窒、痒、痹、涎、唾”、《太平圣惠方》的“尸咽喉痒痛”、《圣济总录》的“尸咽喉”等,都是慢性咽炎。可知唐宋以后,慢性咽炎逐渐受重视。直到《普济方》的“咽干”及论“虚热”证,则对慢性咽炎的认识又提高了一步。再后《医方类聚》中的“咽喉痛,含化糖霜即愈”“咽干,涕唾如胶,或肾气不足,心中悒悒,目视䀮䀮,少气……甘草汤方”等,则在 15 世纪时对慢性咽炎的认识与处理又达到了一个新的境界。

至清代,因学术的进步,对慢性咽炎的名称也逐渐趋向时代化。如尸咽、格阳喉痹、慢喉风、喉疳、劳碌喉风、辛苦喉风、鱼鳞癣、阴毒喉痹、喉节、气子、阴毒喉风、阴症喉痹、气虚喉痹、血虚喉痹、阴虚喉痛、弱证喉癣等。如此庞杂的名称，实在使人眼花缭乱而无法整理，所以1960年版《中医喉科学讲义》大刀阔斧地砍掉一切杂名而全部归纳为“虚火喉痹”。但也有其不足之处，把“咽”还是作为“喉”。

慢性咽炎为旷日持久的慢性咽部病变，其正确的名称应该为慢性单纯性咽炎。如其进一步发展，咽部淋巴组织及黏膜下结缔组织增生，甚至侵入咽肌。咽部黏膜上皮增厚，上皮下层水肿，淋巴组织围绕黏液分泌腺增生，所以这个阶段的称为慢性肥厚性咽炎，也称慢性增生性咽炎。

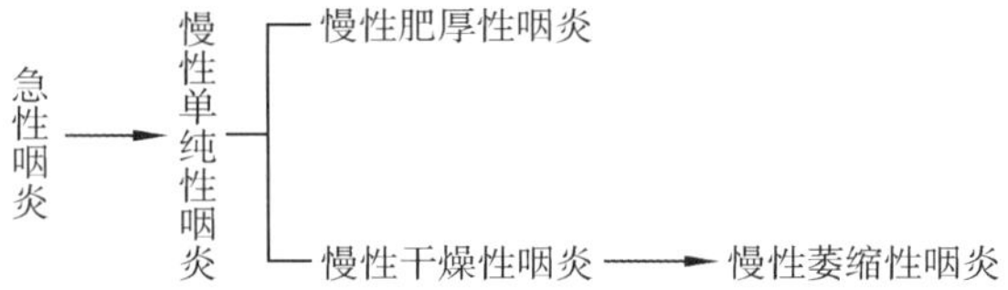

慢性单纯性咽炎向另一面发展，则咽部特别干燥，或为干燥综合征的一个组成部分，即称慢性干燥性咽炎。再进一步发展，黏膜萎缩枯瘪，干燥感也进一步加重，那是慢性萎缩性咽炎。

本病为咽喉病中最常见的多发病，也是最难治疗的疾病，诚如潘氏《喉科心法》所谓“即老医难以下手”，而且还有不少人患病在身而自己还不知道。根据国内统计，在城镇居民中，其发病率占咽喉科病的10% ~15%，现在还在不断上升中。

除幼小儿童外，任何年龄的男女都可发生，其中尤以青壮年为多。如果嗜烟、恣酒、茹辣者则更多。还有空气、水源的污染，也是一个重要原因。

尽管在明清时期，中医对所有疾病的治愈率普遍提高，但十分可惜，对慢性咽炎的处理，直到现在还是不如人意。那么如何来提高疗效？事实上很简单，只有准确地辨证论治和耐心接受长期服药的患者。

可能是在清初到中华人民共和国成立前的这一段时间，有一件鲜为人知的事情，当时所有的喉科专业医生除了百不得一的高明者外，所有的喉科专家是不会治疗慢性咽炎的。这种情况，也真实地反映在清代大批的喉科专业书上。所以患有慢性咽炎者，不能不叩扉于内科医生。且看晚清各家内科医案，都有慢性咽炎的一门。

【临床表现】

除了长期的病程及病情时重时轻，在受凉、疲劳、欠睡、多言及烟酒后特别加重作为主要症状之外，还有以下几个必然具备的特征。

干燥：基本上任何一个慢性咽炎患者，都有咽部干燥感觉，尤以干燥性咽炎和萎缩性咽炎更严重。从一般性干燥思饮到最严重的饮水也难以求润。在薄暮、子夜或言语过多时更为严重。甚至可波及鼻咽、喉咽到喉部。

疼痛：一般都很轻微，也有少数无疼痛者。主要的是由干燥导致的燥裂痛。重症当然也可以出现撕裂样痛及烧灼感，疲劳和多言，也可加重或引起作痛。

痒感：也是一个常见的证候之一，所以常可引起咳。事实上这种痒感也是干燥所致。在狂咳时，只有饮水，可以抑制，所以称之为喉源性咳嗽。

烧灼：这种烧灼感，经常伴随干燥而出现，正因干燥而后才产生烧灼感。

清嗓运动：清嗓，不是症状，不过是反映出咽喉部潴留或附丽着量少而十分稠黏的厚痰。因为稠厚而黏性如胶的分泌物停留在喉部，而且牢牢附着黏膜，使人十分不舒服，所以患者时时刻刻想用“咯”和“喀”的办法来除之而出现清嗓动作。

异物感：由于咽部缺乏津液的滋养湿润，食物不能顺利通过，就有异物感。即使不在饮食时，也因没有津液而产生鲠介感。这种异物感可因饮水而暂时舒服一些。与癔性咽喉异感症有所不同。

除此以外，还有三个次要的症状。①胸闷：病人可以清楚地主诉在胸前及两膺，有闷塞感觉。叹息后可宽畅片刻。②两颈侧有牵制感：严重的常常误以为落枕。③咽部反射敏感：晨起漱口刷牙，即引起恶心欲吐。检查时压舌板尚未触及舌体，即可泛恶吐逆。偶有耳中憋气或耳鸣，听力障碍。

一般慢性咽炎患者，都不耐多言，言语一多，喉头即感不适。平时容易感冒。更有少数患者，伴有消化不良，肠功能紊乱等。脾虚者，冬天畏寒。

局部所见，咽壁黏膜呈淡红色充血，且不像急性咽炎呈弥漫性。干燥少液，严重的可使咽后壁黏膜菲薄如包在糖果上的受潮玻璃纸。小血管暴露、扩张、网布，古人称之为“如海棠叶背”或“如哥窑纹”。两侧索经常肥大。

如为肥厚性咽炎，则后壁淋巴滤泡增生，严重的散在性者，一如蟾蜍皮肤。至于团块性的可以一大块隆起。伴以周围间隙间黏膜的萎缩，致红白相映，十分粗糙。

如为萎缩性咽炎，则咽后壁黏膜萎缩，萎缩的黏膜，已不能透映出里面的红色而成一片白色，干枯无津，古人称为“如网油状”。

长期时轻时重的咽部不舒服，咽部干燥、微痛或微痒，伴以异物感，在疲劳、多言之后加重，咽部慢性充血，咽后壁淋巴滤泡增生或黏膜萎缩而干者，基本上可以诊断为此病。

【病因病机】

气分有热：《医学见解·喉证》论述“凡白喉症（白色喉症，指虚证的慢性病），无论癣（指喉结核）、烂（萎缩的黏膜）、疳（中医习惯地把一切慢性病统称为疳）、蚀（指角化或溃疡），总属气分热也”。

嗜酒：《医学入门·咽喉（附失音、骨鲠）》论述“虚火，因饮酒，则动脾火”。

愤怒：《医学入门》论述“愤怒，则动肝火”。

色欲：《医学入门》论述“色欲，则动肾火”。

疲劳：《喉科指掌·辛苦喉风》论述“辛苦喉风，因日夜辛苦而发”。

七情：《医彻·喉痹》论述“喉痹，属七情所伤者”。

忧思：《医宗金鉴·外科心法》论述“慢喉风……亦有忧思太过而成者”。

阴阳不和：《太平圣惠方》论述“夫尸咽者……皆阴阳不和，脾肺壅滞”。

阴虚火旺：《景岳全书》论述“皆肾阴亏损，水不制火而然”。

龙雷之火：《景岳全书·咽喉》论述“格阳喉痹，由火不归原，则无根之火客于咽喉”。

肝肾两虚：《喉科指掌·劳碌喉风》论述“劳碌喉风，肝肾两亏，发于关内”。

肾阳虚：《喉科心法》论述“由其人肾阳本虚，寒邪乘虚，直中其经，逼其微阳上浮而为咽痛”。

虚火刑金：《黄氏纪效新书》论述“喉痹久延，痛且干，虚火刑金之象”。

金不生水、水不制火：《枫江陈莘田外科临证》论述“喉痹咽鲠，丝丝缠绕……金不生水，水不制火”。

本病病机为肺肾阴虚和肾阴不足，因此称为阴虚喉痹或阴虚喉风。但根据临床统计，真正属上述证型者不超过20%。而出于脾土衰弱者十居八九。精简归纳起来，大体上可分四个证型。

劳伤损气，肺怯金亏：凡过于劳累者，气分必伤，经年累月之后，肺气势必日损，所以张宗良列出“劳碌喉风”“辛苦喉风”，自有其道理的。此外，大气污染，肺先受害；水源污染，胃先蒙灾。而咽喉者，正是属于肺胃两经。肺主输布，肺气本已损伤，再加输布津液的功能障碍，属于肺经的喉受害而干。胃主消化营养，污染的水源，以中医理论来权衡，总是认为有毒，胃经蕴毒，属于胃经的咽受累而病。还有急性咽炎的反复发作，咽头喉头炎症的长期存在，逐步演变为慢性。这类患者，经常困顿于感冒之中而反复急性发作。

肾虚火旺，燥液灼津：一般都为肾水不足，难以制火。这种火，例称虚火或阴火，又称无根之火或龙雷之火。它是命门有余之火。肾属阴脏，内寓水火（即真阴与真阳），二者必须保持平衡，即所谓“水火既济”。一旦肾水以种种原因而亏损时，即失去制火的能力，于是使肾阳偏旺而化火。火一旺反过来烁水，水被烁而更枯，终至水愈枯而火愈旺。

脾虚难化精微：脾一虚，则精微难化，精微难化，则津液无处而来。“喉需液养，咽赖津濡”，无津液以濡养，咽喉哪得不干？自古以来比较少有人来注意，可是笔者体会很深。

脾主运化，也就是消化饮食和输布精微。把这种营养成分通过肺的作用——肺朝百脉——而运输和散布到全身。见示意图：

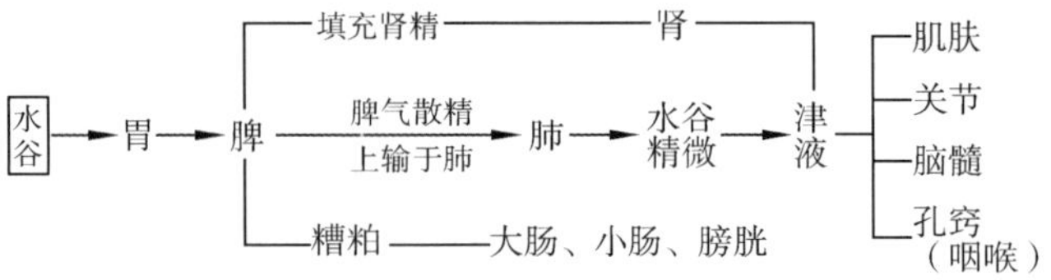

至于造成这种脾虚不化精微的原因很多，但大体上不外乎以下几种。见示意图：

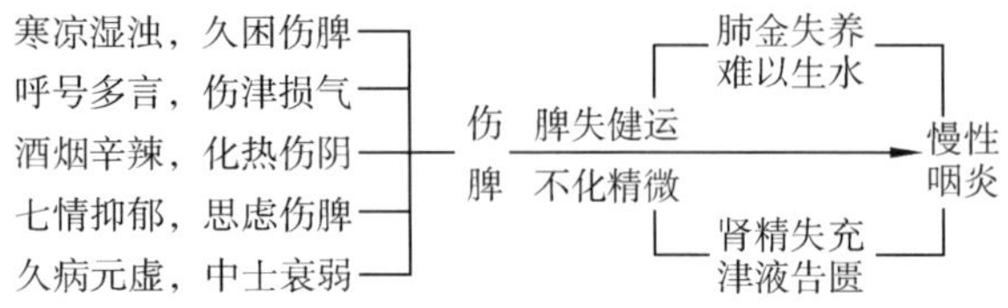

严格地说起来，肺怯金虚和肾虚火旺的作俑者，还是脾胃受损。因之《素问·阴阳类论》所谓“咽喉干燥、病在脾土”，的确是一言中的之词。

从图示中我们可知津液损伤，主要原因是：①在肾：肾虚则无以藏精，水源枯竭。②在肺：肺虚则难以输布精微于机体各处。③在脾：脾衰土弱，不化精微而断造水之源。④在津液的本身：常见在热性传染性疾病的高热之下，必然烁津被劫而干枯，也有慢性病经年累月的耗血（津血同源）、耗津，更有肿瘤病的放疗等。这都是属津液本身的问题，与前三者，完全不同，故不属本文范围。但亦与本病有关系。

【辨证论治】

肺怯金虚：大多出于急性炎症之反复发作不休者，或一向气血双亏之体，患急性咽炎而无痊愈倾向者，以及烟瘾特大的嗜烟者。全身症状为精神疲怠，全身乏力，食欲失振，睡眠难酣多梦，小便频数，大便偏干。口干求饮，喜进冷饮。在休息时可以减轻一些，劳累或天气骤变时加重。局部自觉症状为微干微痛，痰涎较多而易咳。常有一种难以用言语来表达的不舒服感觉。脉象细、小、软，舌质淡白无华而瘦。局部见咽部充血不明显，后壁淋巴滤泡为散在性增生，侧索可能增大。

肾虚火旺：全身性症状大多眩晕头痛，急躁易怒，情绪不易稳定。大便干结难解，常有便秘。局部自感症状，干燥严重，频频求饮以缓解，饮料要求冷的，甚至愈凉愈感舒服，伴以烧灼样感觉的刺痛，用患者自己的话来说，是“火气特大”。也有阵发性作痒，痒后随即干咳不止，而且这种干咳愈咳愈难受，少痰，甚至无痰。严重的进食也嫌干涩而不畅通，往往借助汤水以送下。脉多细数或细弦，舌少苔或无苔，质红绛瘪瘦少津。局检咽黏膜呈晦暗型充血（少数也有艳红者），小血管暴露网布。后壁淋巴滤泡散在性增生，部分黏膜萎缩，致红白相映，斑斓污红。整个咽部少液而干，其中更以后壁尤为明显。

脾虚土弱：病程也是十分漫长，甚至十年八年无痊愈倾向。全身症状，大便偏溏，甚至稀薄不成形，四肢沉重无力，胸前闷痞，入冬畏寒怕冷甚于常人。咽部也不舒服，但较前二者为轻。咽干而不太思饮，即使求饮，也喜温水或热水。舌薄苔，也有薄腻者，质嫩、胖、淡白，甚至舌边有齿印，脉软弱乏力。局检咽黏膜很少充血，严重的有水肿感。后壁淋巴滤泡为团块状增生，无干燥现象。也有慢性咽炎出现以上局部的脾虚症状，咽喉干燥，烧灼刺痛，咽部为弥漫性充血，黏膜干枯少液，小血管扩张暴露，后壁淋巴滤泡散在性增生及污红。全身症状也有心烦易怒，形体瘦弱，频频求饮，大便干结。舌少苔或无苔，甚至出现裂纹或剥脱，脉细数等为脾阴虚证。

心火内焚，肾水暗竭：自改革开放以来，工商贸易，日趋繁荣，人事工作亦奋发辛勤，争分夺秒，操心劳力，日理万机，因之“厂长经理综合征”也应时而来，发生于耳鼻咽喉专科者多为耳鸣、耳聋及慢性咽炎三症，虽然发病时间不长，但来势较猛，所有以上的局部症状，基本上都有，尤其突出者为小血管暴露扩张，甚至网状散布。全身症状大多为心烦意乱，情绪喜怒无常，失眠多梦，神疲倦怠，食欲不振，两便失调。舌少苔，质瘦多红，脉细、小、弦。考脾胃有阴阳之分，人身的营血、津液、脂膏之类的液体物质，都是由脾阴来灌溉滋养的。脾阴（胃阴，又称胃液），《成方便读·补阴益气煎》注中谓“夫胃者卫之源，脾者营之本。脾阴虚，即营血亏耗”。

总之，《素问·阴阳类论》的“咽喉干燥，病在土脾”,确有其指导意义。脾阳虚、脾阴虚,临床上更需仔细观察和鉴别。

·内治·

本病以内服药为主,而且以汤剂的效果为显著。不过疗程漫长,往往需一次性而中间不间歇进药少则50余剂,多则150余剂。只要辨证明确,取方用药无讹,服食连续不断,严忌烟、酒、辣三害者,基本上都可治愈。

“三个指头,一杯苦水”,是中医的特点,也是阻碍中医大发展的原因之一。唯有改进剂型,制成成药,但又违背了中医“辨证论治”。

肺怯金虚:取法益肺生金,常用代表方有百合固金汤、养阴清肺汤之类。必要时加阿胶。阿胶一药,入水不化,火煮难溶,可以用蒲黄或蛤粉,和阿胶(打成粗粒)同置在铁锅内,下面加旺火,不断地拌抄,终至阿胶化为液体,与蒲黄或蛤粉凝聚成小粒子。炒至阿胶干枯,筛去蒲黄或蛤粉。其凝聚于阿胶者,即为阿胶珠,即易溶于沸水中。其药性存在无减色,但能一煎而化尽。常用药:生地黄、熟地黄、百合、玄参、沙参、麦冬、乌梅、柿霜、甘草。

按语:柿霜一味,《本草纲目》谓其“清肺生津,治咽喉疮痛”,尤得干祖望偏爱,为治疗本病之妙药。【参考文献:严道南. 干祖望老中医治疗慢性咽炎的养津三法[J]. 黑龙江中医药,1983(3):1,44】

肾虚火旺:当以潜阳育阴,生津养液法,常用代表方有知柏八味汤、左归饮之类。常用药:知母、黄柏、熟地黄、山萸肉、山药、牡丹皮、枸杞子、桔梗。严重的可用大补阴丸。为了生津有力,可加用乌梅、玉竹、天花粉、石斛之类。

脾虚土弱:凡脾阳虚者,可用补脾培土法,常用代表方有参苓白术散、补中益气汤之类。常用药:太子参、茯苓、白术、白扁豆、陈皮、山药、升麻、桔梗、甘草。为了升提清阳以促使脾气加速醒复,除有高血压病患者之外,可用升麻、葛根、柴胡、蔓荆子等升提之品。脾阴虚者,除用参苓白术散之外,另可加用益胃汤、增液汤、沙参麦冬汤等方。更讲究一些,加西洋参、枫斗。有时出现阳气衰极者,可用补中益气汤或益气聪明汤。利于长期进药者,亦可取用丸剂。

按语:在本证中,柴胡慎用,干祖望认为柴胡虽有升阳之功,但有劫肝阴之弊,故代之桔梗以宣升阳气。需要说明的是,历代喉科医家多忌用苍术、白术之类温燥之品。干祖望认为,此乃偏见。《医学启源》评价白术“生津液,止渴”,《本草求真》更谓其“味苦而甘,既能燥湿实脾,复能缓脾生津”。【参考文献:[1]陈国丰. 干祖望论虚火喉痹中的脾虚阴火证[J]. 中医杂志,1996,37(3):153－154;[2]严道南. 干祖望老中医治疗慢性咽炎的养津三法[J]. 黑龙江中医药,1983(3):1,44】

心火旺、肾水枯者:清养心而补益肾。可用清心益肾法,常用方有天王补心丹、柏子养心丸合大补阴丸。常用药:人参、茯苓、茯神、柏子仁、麦冬、酸枣仁、五味子、芡实、莲肉、黄柏、知母等。

按语:干祖望治疗慢性咽炎,重视辨证,既不废养阴又善于培土健脾一法,后者之应用,尤为独具只眼。【参考文献:王澄芳. 耳聋治肺,鼻塞治心,咽燥健脾,清涕责肾——学习干祖望老师治验一得[J]. 甘肃中医学院学报,1988,(1):25－26】

·外治·

最好的外用药,首推西瓜霜(制法请阅《新中医药杂志》1956年6月号干祖望“西瓜霜”)。每日喷3~4次。

《重刊梅氏验方新编》:“于梅(霉)雨时,捕集蜒蚰,与梅子同腌。遇喉症,辄应手而愈。”的确,这是一切慢性咽炎最好的噙化剂。

此外,也可用“话梅”(为蜜饯果脯之一,但必须是真正的梅子,才有效。各食品糖果商店均有出售)作噙化剂使用,但必须强调,仅仅是梅子制成的,其他无效。如有太咸太甜之感者,先可用开水洗一下。每次口含30分钟,含至淡而无味后,吐掉。每天可含5~7枚。可起改善症状的作用。

【预防与护理】

慢性咽炎为难治之症,而且病程漫长,所以护理更为重要。内容不外乎饮食、居处、劳逸、服药和精神五方面的护理。这五者,在慢性咽炎来说,都是比较重要的。

1. 严禁烟、酒、辛辣。《顾氏医镜》:"烟为辛热之魁,酒为湿热之最。凡姜椒芥蒜及一切辛辣热物,极能伤阴。"

2. 注意营养。《素问·阴阳应象大论》:"精不足者,补之以味。"《素问·五常政大论》:"谷肉果菜,食养尽之。"都是强调营养的。

3. 生活和工作,需在空气新鲜的环境里。《寿世保元》认为:"人卧室宇,当令清净。净则受灵气,不净则受故气。故气乱人。"

4. 居室要寒暖适宜。

5. 注意劳逸结合。《素问·上古天真论》:"不妄作劳,故能形与神俱而尽终其天年。"过度操劳者,必伤必病。《尚书·旅獒》:"玩人丧德,玩物丧志。"玩物是过分优逸的同义词。志丧者形必涣散衰败。

6. 戒多言。言多损气,气损致津伤。

7. 注意锻炼。《素问·四气调神论》的"夜卧早起,广步庭前"以及《吕氏春秋·尽数》的"流水不腐,户枢不蠹,动也",都是强调身体的锻炼。

8. 民间谚语"急发一朝生死决,慢喉百帖断根难"。意思是急性喉病可以一夜之间决定生死;慢性喉病,求其痊愈,要一百剂药尚难言把握。

9. 药茶,也是中医的一个特殊的简便疗法,就是用少量的药物,代替茶叶来作饮料。既方便,又可持久,对慢性病的确是大有用处。阴虚者,用生地黄、沙参、麦冬等分三味。阳虚者,用白扁豆、焦米仁、山药等分三味。代茶叶泡茶作饮料,天天常饮。

10. 保持情绪稳定,多阅读些有益文献,以涵养性情。《千金翼方·起居·养性》:"焉能无闷,闷则何以遣之,还须蓄数百卷书,易老庄子等,闷来阅之。"孙思邈藏书数百卷,独独指名《易经》《老子》《庄子》三书,不是没有道理的。

11. 对治疗要有信心、恒心和决心。因为本病疗程极长,见效缓慢,往往容易失去信心。再则本病有时也可暂时减轻,足以苟安于一时,治疗就为之放松。因之一定要有信心、恒心和决心,才能有治愈之日。

【医案】

·案一·

石某,男,43岁。1983年5月30日初诊。

患者咽痛三年,时轻时重,或觉干燥,但不思饮。或感有痰附丽于喉壁间,却难咳出。饮食如故,大便微溏,曾诊断为慢性咽炎,多方医治,或效平平。

检查:咽后壁淋巴滤泡增生,间隙间黏膜变性肥厚,轻度弥漫性充血。舌苔薄腻,质胖嫩,脉平。

医案:咽喉者,水谷之道路,脾胃之门户。中土一衰,内湿自生,湿郁化热,上扰清道,乃作咽中诸症,治取健脾渗湿一法。

处方:

太子参 10 g	茯苓 10 g	白术 6 g
白扁豆 10 g	山药 10 g	桔梗 6 g
马勃 3 g	玄参 10 g	金银花 10 g
甘草 3 g	5 剂煎服	

上方连进14剂,顿觉舒服异常。以后以此方为基础,约治两个月而告痊。

按语:自清代温病学兴起,医家多认为咽燥为津液不能濡润之故,而投以泻火养阴之剂。干祖望私淑东垣,宗脾胃论治。认为口虽渴但不思饮,痰难咯而便微溏,又兼舌胖嫩且苔厚腻,可知咽干原非火燥,实因湿邪停留中焦,阻滞津液不能上承。脾主运化,若能使脾气健旺,传输精微之职正常,和调五脏,洒陈六腑,上济咽喉,则干燥自除。故取健脾渗湿之参苓白术散为基本方化裁。方中太子参、白术、山药补气健脾,茯苓、白扁豆渗湿健脾,桔梗宣发肺气而通利水道,并载诸药上行,金银花、玄参、马勃清热凉血以利咽,甘草调和诸药。治疗结果是满意的,本案中,干祖望紧抓辨证论治,能透过现象辨出疾病本质,从而以患者病瘳痊愈而告终。

干祖望认为临床所见慢性咽炎患者阴虚火旺证不过20%左右,大多数患者属于脾虚证,脾虚难以化生精微,津液难以上承咽喉,亦是本病的重要病理之一,他常用四君子汤或参苓白术散为主方,根据患者临床症状适当化裁,每每能收到较好的疗效。古代中医多认为“二术（苍术、白术）不入喉门”，因二术性温而燥有伤阴之弊。干祖望却认为脾虚湿阻，清阳不升致咽喉失养而干燥者，取白术健脾化湿，升清利咽，效如桴鼓，湿浊黏腻困束，阻碍精微上承，此时以白术一燥，则死结自开。但偏于阴虚者应慎用，可选白扁豆、薏苡仁等，健脾而不伤阴。

·案二·

蒋某，男，25 岁。1991 年 10 月 21 日初诊。

患者一年前以感冒受凉而后移咽炎。干燥并不求饮，伴以难用言语表达的不舒服，有时有异物感，清嗓，胸闷失畅，叹息始安片刻。怕冷，容易感冒，入冬鼻塞。

检查：扁桃体（双）Ⅱ度肿大，咽峡充血，右颌下区扪到指头大淋巴结一个。舌苔薄，舌体瘦但有齿痕，脉细。

医案：满座皆君子，小人自无容身之地，宗此而裁方。

处方：

党参 10 g	白术 6 g	茯苓 10 g
白扁豆 10 g	山药 10 g	玄参 10 g
金银花 10 g	百合 10 g	枳壳 6 g
甘草 3 g	7 剂煎服	

二诊 1991 年 11 月 5 日。怕冷好些，左上齿酸楚。

检查：咽峡充血已无，扁桃体Ⅱ度肿大，左上齿叩痛，舌苔薄白，脉平。

医案：正气一充，诸邪逊色，咽部效益似不明显，但内科症状较占先，原旨再进，异功散主之。

处方：

党参 10 g	白术 6 g	茯苓 10 g
陈皮 6 g	山药 10 g	百合 10 g
昆布 10 g	海蛤粉 15 g	桔梗 6 g
甘草 3 g	7 剂煎服	

三诊 1991 年 11 月 21 日。咽干明显缓解，不舒服感也有所减轻，清嗓动作基本消失，胸膺闷感所存极微。牙齿酸感未除，畏寒情况改善很多。

检查：扁桃体右Ⅱ度肿大，左Ⅰ度肿大，咽峡充血减轻，舌苔薄白，脉平。

医案：初投异功散，见效平平，非药无效，量未及也。原方稍事增损继服，其效颇著，乃药力已达病灶矣。效方不更，古有明训。

处方：

党参 10 g	白术 6 g	茯苓 10 g
白扁豆 10 g	山药 10 g	麦冬 10 g
山豆根 5 g	沙参 10 g	芦根 30 g
甘草 3 g	7 剂煎服	

按语：干祖望从脾论治慢性咽炎，并非异想天开，标新立异。《素问·阴阳类论》早云“咽喉干燥，病在脾土”，且干祖望打比喻为：花卉枝叶枯槁之时，园丁一味浇水反使根柢糜烂，不如疏土透气，沐浴阳光。本案患者怕冷，易感冒，这是卫气失藩篱之故。张元素所云“满座皆君子，小人自无容身之地”，意为“正气存内，邪不可干”。故初诊以补脾益气的四君子汤加味治疗，又益以山药、白扁豆补气渗湿健脾，百合、玄参养阴润燥以缓咽干，取百合固金汤之义，同时佐以金银花清热利咽，枳壳理气祛湿，使得全方攻补兼施，补而不滞。本方重在益气，使得“正胜邪自去”，二诊时，虽咽部症状改善不太明显，但其余浮邪已散失殆尽。因此，在补脾益气、养阴润燥的基础上去掉清热凉血之品，而慢性肿大从痰论治，干祖望增加了味咸软坚的昆布、海蛤粉，并配合桔梗甘草汤化痰利咽。三诊时，情况改善程度令人满意。干祖望停止攻伐，没有猛追穷寇，而以补益为主。一来思虑攻伐日久，正气虚衰，先补为是。二来俾正气充沛，邪可自去。

·案三·

杨某，女，43 岁。1991 年 9 月 11 日初诊。

患者病咽喉者已七八年之久。六年前两度言而无声，经本科治愈。刻下主症为咽喉奇干，甚至有撕裂感。口水下咽不利，水亦难润，呈进行性发展。皮肤干燥而痒。

检查：咽后壁淋巴滤泡散在性增生，少津。舌苔薄，脉细。

医案：喉需液养，咽赖津濡。咽而奇干，津液之失养可知，同时肌肤干燥而痒，亦为营卫失其灌溉而然。津血同源，同荣共辱，病似两宗，证也一源。取培土生金，金旺生水，水源一充，津血向荣矣。

处方：

太子参 10 g	山药 10 g	茯苓 10 g
白扁豆 10 g	当归 10 g	沙参 10 g
麦冬 10 g	玉竹 10 g	绿豆衣 10 g
黄精 10 g	7 剂煎服	

二诊 1992 年 4 月 8 日。去年饮药，诸症俱除。刻下咽又干，裂痛已消失，饮水可润。偶有痒感，一痒就咳，咳而无痰。

检查：咽后壁淋巴滤泡散在性增生，舌苔薄，边有齿痕，脉细。

医案：多年慢喉痹，宗《内经》"咽喉干燥，病在脾土"处治，以四君作核心，增液汤为辅翼。

处方：

党参 10 g	白术 6 g	茯苓 10 g
沙参 10 g	玄参 10 g	麦冬 10 g
川黄柏 3 g	知母 10 g	玉竹 10 g
甘草 3 g	7 剂煎服	

三诊 1992 年 4 月 24 日。咽部干燥改善，作痒不显，咳也不多。咽部异物感存在。

检查：咽壁稍润。舌苔薄，脉平。

医案：津液枯竭，失养于咽，取六君加增液作标本兼顾之计。

处方：

太子参 10 g	茯苓 10 g	山药 10 g
白扁豆 10 g	百合 10 g	沙参 10 g
麦冬 10 g	生地黄 10 g	天花粉 10 g
玄参 10 g	芦根 30 g	7 剂煎服

按语：中医治病要坚持整体观念和辨证论治。本案患者不仅咽喉奇干，而且皮肤也燥痒难当。一是津液不舒之机，一是血虚失养之兆，而津血同源，病机属一。医师往往便在此时拟定滋阴养血之法。干祖望却认为，脾为后天之本，主布运津液，不健脾而单纯补阴，是舍本逐末的做法。欲补水不若先充水源，金生水而土生金，培土生金则水源自充。三次治疗都以四君子汤为基本方，初诊时用惯用药山药、白扁豆助君药补气健脾，同时，不废养阴一法，以沙参、麦冬、玉竹、黄精补肺肾之阴，使得标本同治。二诊以增液汤为辅翼，继续贯彻培土生金养阴润燥的原则，及至三诊，咽干、咽痒、咳嗽、皮肤干燥等症已豁然消失，只是稍残留咽部异物感。此是津液枯竭，失养不润，邪已去而正气未复，又拟六君子加增液汤继进治疗，扫荡残骸，最终获取良效。

·案四·

郭某，女，50 岁。1995 年 5 月 12 日初诊。晨光厂。

患者慢性咽炎十年之久。主诉干燥，波及口腔，疼痛而痒，痰样物附丽于喉壁，咯之不爽；咽头常有异物感；对灰尘、烟气特别敏感；求饮喜温，胸闷，夜寐多梦。

检查：咽后壁淋巴滤泡增生，部分黏膜萎缩。舌淡红，苔薄，脉细。

医案：坤德失其厚载，精微运化失常，取李东垣法。

处方：

太子参 10 g	茯苓 10 g	山药 10 g
白术 6 g	白扁豆 10 g	百合 10 g
玄参 10 g	沙参 10 g	桔梗 6 g
甘草 3 g	7 剂煎服	

二诊 1995 年 5 月 30 日。上方已进 18 剂。口干稍稍缓解，痰样异物感依然存在，胸闷已解。向有口腔溃疡，近日又发作了 3 天，右侧颈部作痛。

检查：咽后壁小血管扩张，黏膜萎缩改善。舌腹部右侧有小溃疡一个。舌淡红，苔薄，脉细。

医案：培土生金之法，矢已中鹄，当然坚持。转添溃疡，胃热所致。一标一本，同时兼顾。

处方：

太子参 10 g	白术 6 g	茯苓 10 g
山药 10 g	连翘 6 g	金银花 10 g
芦根 30 g	白茅根 10 g	山栀子 10 g
甘草 3 g	7 剂煎服	

三诊 1995 年 6 月 16 日。累进药 35 剂。口腔溃疡愈后未复发。咽部干燥减轻，痰也少些，颈痛减轻，胸闷缓解。唯咽头异物感改善无多。

检查：咽后壁黏膜稍感滋润一些。舌苔薄白，脉细。

医案：从《脾胃论》裁方，药已中鹄。步原旨出入。

处方：

党参 10 g　　茯苓 10 g　　白术 6 g
山药 10 g　　白扁豆 10 g　　百合 10 g
沙参 10 g　　麦冬 10 g　　桔梗 6 g
甘草 3 g　　7 剂煎服

四诊 1995 年 7 月 21 日。干燥已轻，稠涎亦少，异物感一度消失。近日以奇热不舒而又有出现。并出现胸闷，伴有咽痒咳嗽，咳时有痰。

检查：咽后壁轻度充血。舌苔薄白，脉平。

医案：高温奇热，易感新邪；扶正之法，暂难适应。不能不以祛暑除邪为以当急务。

处方：

桑叶 6 g　　菊花 10 g　　金银花 10 g
连翘 10 g　　苦杏仁 10 g　　象贝母 10 g
射干 3 g　　鸡苏散[包] 12 g　　青蒿 10 g
7 剂煎服

五诊 1995 年 8 月 4 日。咽头干燥好得多，异物感也残存不多，颈痛（在甲状软骨左侧）很轻，胸闷已畅，咳亦减轻。

检查：咽后壁仍有污红感。舌苔薄腻，脉细。

医案：症也慢性咽炎，时也正临大暑；治当以清为补，乃张聿青手法也。

处方：

生地黄 10 g　　玄参 10 g　　沙参 10 g
金银花 10 g　　菊花 10 g　　芦根 30 g
白茅根 10 g　　太子参 10 g　　桔梗 6 g
六一散[包] 12 g　　7 剂煎服

六诊 1995 年 8 月 18 日。咽干总难消失。饮水求热。异物感也未见全消。检查：咽后壁污红改善。舌苔薄白，脉细。

医案：奇干难润，液枯津槁，饮水求热，显然在脾不在肾，仍取培土生金，金充水至。

处方：

党参 10 g　　白术 6 g　　茯苓 10 g
山药 10 g　　白扁豆 10 g　　百合 10 g
麦冬 10 g　　沙参 10 g　　桔梗 6 g
甘草 3 g　　7 剂煎服

七诊 1995 年 9 月 15 日。奇干又感湿润一些，咳嗽基本已消失，仍有些痰，异物感似有似无中。

检查：咽后壁污红，比前又见好些。

医案：脾阳渐振，肺阴始润。看来培土生金一法，幸无虚投。效方不更，原旨。

处方：

党参 10 g　　白术 6 g　　茯苓 10 g
山药 10 g　　白扁豆 10 g　　焦薏苡仁 10 g
百合 10 g　　麦冬 10 g　　天花粉 10 g
沙参 10 g　　7 剂煎服

八诊 1995 年 10 月 20 日。坚持进药，至今未辍；顽固奇干，总算其润三分之二；一向易感冒，现已不发作；喉头异物感现似有似无之中。

检查：咽后壁光滑如常，黏膜已无病态。唯有轻微充血感。舌苔薄白，脉细。

医案：顽干奇燥，在锲而不舍之进药后，总算早魃得驱还我滋润矣。善后扫尾，仍在健脾法中。

处方：

党参 10 g　　白术 6 g　　茯苓 10 g
白扁豆 10 g　　百合 10 g　　山药 10 g
玄参 10 g　　麦冬 10 g　　沙参 10 g
女贞子 10 g　　7 剂煎服

按语：本案患者慢性咽炎十年，咽干欲饮而喜温，喉头痰多而难咯，实质是脾气虚弱为主证，肺阴不足在其次。故以参苓白术散加百合、沙参为基本方。初诊时箭矢“中鹄”，效不更方，古有明训。

干祖望学识渊博，工作认真，态度严谨，治疗复杂性反复不愈的慢性咽炎也不会一蹴而就，其可贵之处就在于问诊比别人详细、分析比别人透彻、方法比别人灵活，因而患者也能很好地配合。其中，二诊突生胃热口疮，三诊时令暑热逼人，处方稍加变通，改为张聿青的甘寒清热法。一旦外邪驱除，立刻恢复采用“东垣手法”，补气为主，培土生金，坚持治疗 5 个月。于是，“顽干奇燥，在锲而不舍之进药后，总算早魃得驱、还我滋润矣！”

·案五·

江某，女，14 岁。1998 年 10 月 9 日初诊。南京新百。

患者自幼咽炎发作频繁，每年多次。俱以输液用抗生素而缓解。前年扁桃体摘除而改善不多。平时感觉咽痒，有痰潴留喉头，不易咯出，且因之清嗓频频，咽喉作干，求饮喜热，两侧鼻经常交替阻塞，有时两耳闭气不舒，畏寒，入冬则重裘难温；容易感冒。

检查：咽后壁暗红，部分黏膜已变性，苍白欠红。右下鼻甲肥大。舌质胖，苔薄，脉细。

医案：质禀藜藿之赋，童年已有衰羸之象。脾气一衰，卫气因之而弱，此凛寒及频频感冒之所以作也，正以脾土失坤德之载，精微难生而咽为之病。脾土一弱，清阳失举，呼吸失畅，事在意中。治以重培脾土佐以益气升清，取李东垣补中益气汤合参苓白术散综合裁方。

处方：

党参 10 g　白术 6 g　茯苓 10 g
山药 10 g　白扁豆 10 g　穞豆衣 10 g
柴胡 3 g　升麻 3 g　红花 6 g
甘草 3 g　7 剂煎服

并嘱其慎起居，防风寒，饮食忌辛辣。

二诊 1998 年 10 月 30 日。在此 21 天中，咽炎未有急性发作，但仍有畏寒、咽头有痰而不易咳出，稍有咳嗽，胃纳较差。

检查：咽后壁仍暗红，变性白黏膜渐呈红润。舌淡红，苔薄，脉细。

医案：感冒大多为期匝旬，而且尚有“免疫”之期，今也一寒即难还温，显然属于“虚人感冒”，越表而越虚之境，唯汪昂《医方集解》提出虚人感冒，治不能表，而用补中益气汤。初诊之际早已考虑及之，但收获未能理想，诚恐取补太轻，方宗原旨，加大襄扶力度。

处方：

黄芪 10 g　白术 6 g　党参 10 g
茯苓 10 g　防风 6 g　穞豆衣 10 g
紫河车 10 g　山药 10 g　升麻 3 g
甘草 3 g　7 剂煎服

患者服药三周，咽喉诸症已得缓解，续用成药补中益气丸调治。

按语：藜藿，原来是指藜（灰菜）和藿（豆苗或豆叶）。“藜藿”一词，泛指粗劣的饭菜饮食。干祖望在这里用“藜藿”表示患者营养吸收不良、身体虚弱。对于此类藜藿之体，主张用补气健脾之补中益气汤来襄扶。

干祖望崇尚脾胃学说，常自称“私淑东垣”。用补气健脾法治疗慢性咽炎，是他的创造。朱丹溪曾说“喉痹大概多是痰热”，所以自古有“二术”不入喉科之说，喉科疾病实证多属痰热，虚证多属阴虚火旺，不能用苍术、白术之类温燥之品。干祖望认为此说与今日疾病谱不符：古代食物匮乏，营养不足而阴虚者多；当今却是饮食不节伤及脾胃者多、体力锻炼少而气虚者多。在慢性咽炎患者中，脾气虚者可占七成。治疗慢性咽炎脾气虚证有多种方法，其中单纯脾虚者首选四君子汤或是补中益气汤。

本案患者的特点是病程较长，弱不禁风之体，时值中秋即已畏寒，入冬则“重裘难温”，虚寒之证明显。一般病毒性感冒，“匝旬”（10 天左右）可愈，由于病毒在短期内尚不发生变异，所以应有数月“免疫期”。但是此患者竟长期处于类似“感冒”状态中，实际上是气虚和阳虚的表现。初诊时尚未进入冬季，故先治其气虚，取补中益气汤。选用防风，则与黄芪、白术配伍，有玉屏风散之意；红花为佐，在补气同时兼有养血作用。穞豆衣，是干祖望治疗慢性咽炎常用的一味药。穞豆衣是大豆的黑色种皮，味甘性平，具有养血平肝、滋阴清热作用。二诊时选用的紫河车则补血兼补气作用。干祖望认为这些药补阴血而不损阳气，用在补气方剂中既能气血双补，襄扶虚弱之体，又能使全方不致太温燥，毕竟慢性咽炎患者咽干是其主症，辨证的同时要兼顾病症的特殊性。

综上，襄扶“藜藿”是针对气虚较甚患者补气健脾的方法，选用补气药为主，佐以少量滋阴养血之品。

·案六·

史某，女，41 岁。1991 年 7 月 19 日初诊。电视台。

患者咽部觉有“肿”“胀”及异物感。口唇经常脱皮。有时刷牙时泛恶。

检查：咽后壁黏膜萎缩、污红，右扁桃体窝中有潴留的脏物。舌苔薄，脉细。

医案：禀赋迹近藜藿，情绪缺乏稳定，加之阴津内枯，咽喉失其濡养，致咽头不舒、喉有鲠介。治当缓肝之急，润咽养阴。

处方：

甘草 3 g	小麦 12 g	生地黄 10 g
大枣 5 枚	玄参 10 g	麦冬 10 g
沙参 10 g	金银花 10 g	芦根 30 g
桔梗 6 g	5 剂煎服	

二诊 1991 年 8 月 27 日。异物感已似有似无，胀感消失，环唇干裂剥皮者改善良多。但近又再度有蠢然之态，手心灼热。

检查：咽后壁淋巴滤泡增生，已收敛一些，萎缩者也潮润一些。舌苔薄，脉细弦。

医案：累进中药 28 剂，疗效满意。唯近来又有环唇之恙蠢然再来之感。良以立秋已临，金气一旺而然。原旨难改，再添一润。

处方：

甘草 3 g	浮小麦 12 g	生地黄 10 g
大枣 5 枚	川黄柏 3 g	知母 10 g
麦冬 10 g	乌梅 10 g	沙参 10 g
芦根 30 g	7 剂煎服	

按语：在慢性咽炎的治疗上，干祖望除了重视脾胃外，也会根据实际情况考虑其他脏腑。干祖望认为，肝为将军之官，风木之脏，刚烈而常肆虐，好动而易酿祸，人身任何一种疾病，它都是可以介入的。其在慢性咽炎一病中，可以引起直接疼痛，但是其他的咽干咽痒及异物感等症状，肝是通过脾肾两经来假途灭虢，借刀杀人。临床上可见其乘土、烁水、欺火。木本克土，肝气横逆则乘脾，脾土受约，清阳不升，津液无以上乘，精微失其传化；肝为刚脏，肝气无制则成肝阳，水为木之母，肝旺则反食其母，煎烁肾水，导致阴虚而阳亢；同时，肝气郁结，木郁不达，则可引动心火，循经上犯。

肝阳上亢型慢性咽炎，干祖望常取滋水涵木法，在滋养肾阴、壮水之主时，酌配石决明、牡蛎、白蒺藜等平肝潜阳之品；肝气横逆型慢性咽炎，干祖望取抑肝扶脾法，自拟支脾伐木饮，药如柴胡、白芍、川楝子、橘叶、党参、白术、茯苓、山药、白扁豆、甘草；肝急脏躁型慢性咽炎，干祖望每用甘麦大枣汤为主方加减，本案即是一例。了解了以上观点，初诊的缓肝柔木、清热养阴已近乎水到渠成。患者咽部觉有“肿”“胀”及异物感，口唇经常脱皮，有时刷牙时泛恶，情绪不稳定。中年妇女，宗肝急脏躁论治，予甘麦大枣汤合增液汤加味。甘草、小麦、大枣柔肝缓急；玄参、生地黄、麦冬、沙参养阴润燥；芦根、金银花清热利咽；桔梗化痰利咽。二诊诸症好转，而龙雷之无根相火有被肝阳引发之势，故以知母、黄柏并用以平肾火，乌梅配甘草又有酸甘化阴、润燥利咽之意。

·案七·

常某，男，36 岁。1991 年 12 月 10 日初诊。安装公司。

患者胆囊炎已六七年，幸发作不频繁，表现为右胁针刺感，今天不痛。支气管扩张已十年。客岁今年未发过。咽痛已半年，同时耳痛伴随，右侧轻左侧重。现在前两病已平稳无发作迹象，后两病乍轻乍重。

检查：咽后壁轻度污红，双外耳道（－）。舌苔薄，脉小弦。

医案：咽主地气而属阳明，阳明伏热。当然循经上犯，于是干也痛也俱来。厥阴、少阳之脉环耳。肝失条达，在郁结之下，痛亦阵作。治当疏肝清胃。其所以咽痛耳痛相随者。可能与舌咽神经有关。

处方：

柴胡 3 g	夏枯草 10 g	菊花 10 g
白茅根 10 g	芦根 30 g	玄参 10 g
重楼 10 g	延胡索 10 g	没药 3 g
枳壳 6 g	7 剂煎服	

二诊 1991 年 12 月 20 日。药进 10 剂，到第 8 剂开始疼痛明显减轻，现痛感还有些，唯新增耳中胀感与痒感，咽头之干无改善。喉头似有痰样物潴积。

检查：咽后壁黏膜出现萎缩现象，耳（－）。舌苔薄，脉平有弦意。

医案：求润咽嗌之干，固属当务之急，但止耳中之痛，依然不能轻弃。法取原旨，稍稍倾侧于养津。

处方：

柴胡 3 g	延胡索 10 g	没药 3 g
佛手 5 g	天花粉 10 g	玄参 10 g
麦冬 10 g	沙参 10 g	桔梗 6 g
甘草 3 g	7 剂煎服	

三诊 1992 年 1 月 3 日。疼痛基本消失，偶有一痛则两耳深部作胀。唯喉头奇干，而且似有黏痰附丽，食甜咸食则制干最有效。

检查：咽后壁黏膜萎缩。舌苔薄，脉平而细。

医案：主诉则痛去十之三四，但检查则仅去十之一二而已。来日方长，求其根治决难一索即得。

处方：

生地黄 10 g	玄参 10 g	麦冬 10 g
沙参 10 g	乌梅 10 g	没药 3 g
延胡索 10 g	知母 10 g	甘草 3 g
陈香橼 6 g	7 剂煎服	

四诊 1992 年 1 月 17 日。咽干缓解，但有异物感，清嗓频频。耳痛仅仅左侧偶一有之。药后脘胃部作胀，大便干结难解。

检查：咽后壁萎缩的黏膜稍有润意。舌苔薄，脉平。

医案：求荣萎缩之黏膜，乞灵生津之方药，事属正规之法。唯药后脘胀，大便干结，则改取"虚补其母"手法，方用白术，陶弘景视为生津之品。虽然有"二术不入喉门"之说，事可作为别论。津液一充，润之肺胃则咽干得润，润之大肠则大便正常。盖肺与大肠表里相关也。

处方：

太子参 10 g	白术 6 g	茯苓 10 g
山药 10 g	白扁豆 10 g	山楂 10 g
六曲 10 g	麦冬 10 g	天花粉 10 g
沙参 10 g	7 剂煎服	

五诊 1992 年 1 月 24 日。刻下咽干，喉咽部告轻，而鼻咽部加重，剧痛之下左耳作痒作痛。异物感明显改善，脘胀消失，代之以嘈杂感。难解之大便稍感润滑一些。

检查：咽后壁已滋润一些。舌苔薄，脉平。

医案：旱魃蹂躏之处，由喉咽上迁鼻咽，虽似以暴易暴，但毕竟趋向好转，不见乎萎缩之处日渐红润乎，其所以有烧灼之感，亦属由燥致火而然。《内经》谓：诸痛痒疮，皆属于心（火）。耳之痛痒情出于斯。治再培土生金。金旺水沛。

处方：

白术 6 g	党参 10 g	茯苓 10 g
白扁豆 10 g	山药 10 g	沙参 10 g
麦冬 10 g	荆芥炭 6 g	芦根 30 g
玉竹 10 g	7 剂煎服	

六诊 1992 年 1 月 31 日。干燥感方面，不若初期处方有效。痰多，食欲反而激增，常有饥感。咽部烧灼感仍较严重。

检查：咽后壁黏膜萎缩，又较上诊严重。舌苔薄映黄，脉平。

医案：奇干不润，少阴之水难充，食欲反增，阳明之火偏旺。治则前方取培土生金，多少有迂回曲折，而远水难求之嫌，今取大补阴丸合玉女煎，作直捣黄龙之策。

处方：

川黄柏 3 g	知母 10 g	生石膏 30 g
熟地黄 10 g	生地黄 10 g	麦冬 10 g
甘中黄 3 g	芦根 30 g	乌梅 10 g
玉竹 10 g	7 剂煎服	

按语：本案是一例咽痛伴随耳痛的案例，证候较为交错复杂，前三诊可作为第一阶段，四诊和五诊作为第二阶段，六诊作为第三阶段。治疗手段经历了疏肝清胃、滋阴润燥、健脾益气、清热泻火的交替，最终以大补阴丸合玉女煎收功。

初诊时患者以咽痛伴耳痛为主诉，结合舌脉，干祖望辨为肝气郁结、胃热上蒸，拟疏肝清胃为大法，获效之后，恐诸多理气药太过温燥，不利于其咽干一症，故二诊时益以天花粉、玄参、麦冬等滋阴生津之品，同时考虑患者喉头有痰梗阻，加桔梗化痰利咽，三诊仍宗此法，原方稍稍出入。四诊时耳痛消失，干祖望腾出手来专心对付咽干，亮出的又是其钟爱的参苓白术散。

这次诊疗过程中，干祖望思路灵活，随症而变，遣方用药也不拘泥，不拘泥并非信手涂鸦，这是经过仔细斟酌之后的选择。

·案八·

陈某，女，45 岁，1992 年 10 月 8 日。南京工商局。

患者咽痛十多年，平时易感冒，清涕常流，鼻塞不通，畏寒烘热，头脑失常昏蒙。

检查：咽黏膜淡红，两侧索肥大，舌苔白滑，脉细软。

医案：命门之火不足，虚阳趁机外越，下有黍黎之悲，上有累卵之危，外寒乘袭，结滞咽喉，宜引火归原，温敛浮阳。

处方：

附子 6 g	诃子肉 10 g	益智仁 10 g
肉桂后下 3 g	黄芪 10 g	党参 10 g
山药 10 g	细辛 3 g	甘草 3 g

7 剂煎服

按语：咽痛十多年，是否言必称虚火？非也。患者平时易感冒，清涕常流，鼻塞不通，畏寒烘热，头脑失常昏蒙，咽黏膜淡红，两侧索肥大，舌苔白滑，脉细软，亦非脾虚一证。细细深究，属命门之火不足，虚阳外越之格阳喉痹。《景岳全书》云："格阳喉痹，由火不归原，则无根之火，客于咽喉。"无根之火上攻咽喉则咽痛，火不归原则恶寒，阳浮于外则烘热。《喉科心法》云："阴证喉痹，由其人肾阳虚，寒邪乘虚，直中其经，逼其微阳上浮而为咽痛"，正是本案的体现。干祖望法宗先贤，取引火归原，温敛浮阳，方中附子大辛大热，温阳助火；肉桂温中散寒、引火归原；诃子肉、益智仁温肾敛涕；黄芪益气固表，补肺升阳以固华盖、温分肉；党参、山药健脾益气、培土生金；细辛散寒化饮；甘草调和诸药，合附子又能辛甘化阳。

本法主治肾阳亏虚、命门火衰、阴霾乘袭所致的慢性咽炎，一般人见到咽痛可能直接清热泻火，抑或想到温阳法而畏惧诸药之热性不敢下手，干祖望之所以下笔敢大胆，正是吃透了疾病的性质，所谓艺高人胆大，他常谓：智欲圆而行欲方、胆欲大而心欲细，正确地把握了病性，即能如庖丁解牛般，恢恢乎游刃而有余地矣。

·案九·

杨某，女，23 岁，1991 年 3 月 20 日。安徽马鞍山。

患者一年前感冒后，咽部出现不少泡状物，并觉干燥，求凉水以润之，伴喉痒咳嗽，痰少见红，仅 2~3 天，平时易患感冒，多方求助，效不显著。

检查：咽后壁淋巴滤泡严重团块性增生，伴充血（晦暗型），舌苔薄白，脉细弦。

医案：曩昔感冒之后，屡进甜味药品，证属邪伏肺经，兽困难泄，治宜宣泄兽困，宣肃伏邪。

处方：

麻黄 3 g	苦杏仁 10 g	荆芥炭 6 g
桔梗 6 g	石菖蒲 3 g	蝉蜕 3 g
天竺黄 6 g	枳壳 6 g	甘草 3 g

5 剂煎服

二诊 1991 年 3 月 27 日。上方服五剂后，喉痒、干燥减轻，咳嗽次数显著减少，痰仍有少许。

检查：咽后壁淋巴滤泡团块性增生，少量充血，舌苔薄白，脉细弦。

处方：

麻黄 3 g	苦杏仁 10 g	荆芥炭 6 g
桔梗 6 g	石菖蒲 3 g	蝉蜕 3 g
大贝母 10 g	射干 3 g	甘草 3 g

5 剂煎服

按语：本案属于非主流病案，治法也是采用的变法，外邪袭人，失治误治，邪气滞留体内，日久阻滞咽喉，这类患者往往咽干求饮，喉痒作咳，痰少质黏，频频清嗓，咽喉壁淋巴滤泡严重团块样增生。干祖望认为此为外邪困兽于内，治法以宣散伏邪为主，兼顾辨证，这种在慢性咽炎治疗中属于变法，但是符合审证求因的原则，是以常达变的手段，为常法中之变法。方中麻黄、苦杏仁、甘草为《太平惠民和剂局方》之三拗汤，干祖望喜用其治疗咽痒干咳。荆芥炒炭用，一来缓和解表之力，二来炭可入血分，搜剔营血中风邪析出；蝉蜕辛凉解表，疏风止痒；天竺黄为干祖望喜用药物之一，他曾呼吁正确的写法应为"天竹黄"，亦为慢性咽炎夹痰热之主药。

·案十·

张某，男，35岁，已婚，汉族，1989年10月20日初诊。江苏省石油化工设备公司。

患者鼻、咽干燥作痛一年多，水药已进百余剂，疗效不满意，眼似也有干燥，左沿胸锁乳突肌疼、胀、牵制感、头痛，总之都在左边，求饮喜热。

检查：左沿胸锁乳突肌比对侧丰腴，左右不对称，咽峡弥漫性充血，鼻(－)，舌苔薄，质紫，脉有涩意。

医案：消火滋阴，百余剂而已益，当然零碎治余，病在其干，左颈肿痛，舌质紫，脉涩，不能不考虑唐容川所谓奇干易燥，瘀所使然，乳突胀痛更显然为瘀，取化瘀法，虽未治干而治在其中。

处方：

当归尾10 g　赤芍6 g　桃仁10 g
红花6 g　泽兰6 g　白芷6 g
大贝母10 g　马勃3 g　芦根30 g
甘草3 g　5剂煎服

二诊 1989年10月31日。药进七剂，咽头干燥已感有些滋润。内上只有一个"点"，仍然干燥如前，左侧胸锁乳突肌痛胀，牵制感依然，左侧头痛依然，且右侧有波及之势。

检查：一切症状同初诊，舌苔薄，脉有涩意。

医案：取化瘀作敲门之砖，已有启扉之象，再宗原旨。

处方：

红花6 g　桃仁10 g　落得打10 g
泽兰6 g　白芷6 g　大贝母10 g
乳香3 g　没药3 g　黄药子10 g
芦根30 g　7剂煎服

三诊 1989年11月14日。半月中仅进七剂，咽头奇干依然，唯左侧颈部比较舒服一些，病出左鼻，上连及脑。

检查：咽峡充血(红艳型)重复在咽后壁、鼻黏膜充血，左侧胸锁乳突肌肥大，上段更严重，柔软，无压痛，舌苔薄，脉有涩意。

医案：时历半月，服药占其半，辍药占其半，效欤否欤，无法判断，仍从化瘀入手。

处方：

当归尾10 g　赤芍6 g　泽兰6 g
没药3 g　桃仁10 g　金银花10 g
玄参10 g　桑白皮10 g　生石膏30 g
知母10 g　5剂煎服

按语：本案患者主诉即干燥，鼻、目、咽俱为所累，奈何服用中药百余剂而不见好转，可见非常法所能奏效。从方案结果来看，干祖望采取的是活血化瘀法，这招出其不意的治法再次令人咂舌。那么活血的依据在哪里呢？干祖望是不可能臆断其有无的。首先，耳鼻喉科的查诊提供了了解疾病性质的蛛丝马迹，额镜下咽峡弥漫性充血，甚至小血管扩张暴露，这是血不循经的表现，中医称之为"哥窑纹"或"海棠叶背"；其次，唐容川在其代表性著作《血证论》中提出"瘀能致燥"的学说，瘀血阻滞经络，气机受阻，津液困厄，故作燥证，此时应活血化瘀，推陈致新；再次，患者左沿胸锁乳突肌疼、胀、牵制感、左侧头痛，舌苔薄，质紫，脉有涩意，又给瘀血证提供了佐助。既然取王清任遗法，下手便不必首鼠两端，当归尾、赤芍、桃仁、红花、泽兰活血化瘀，推陈致新；白芷善医头面而止痛；大贝母润燥化痰；马勃、芦根清热利咽；甘草调和诸药。二诊时左侧胸锁乳突肌痛胀，牵制感依然，左侧头痛依然，舌脉照旧。可干燥却意料之中地好转了，可见活血制燥确有其临床实用价值，所谓铜山东崩，洛钟西应，燥出五官，瘀在锁骨，以后两诊继续宗活血化瘀为大法，调理诊治。

本案慢性咽炎非同寻常，"左侧胸锁乳突肌痛胀，牵制感"，此处为鼻咽癌淋巴结肿大可疑区域，因此患者、医者都较重视。对此，选择活血化瘀方剂，也是体现了"久病入络"的辨证思路。慢性咽炎病程漫长，治疗不易，患者往往容易失去信心。再则本病经治疗也可以苟安于一时，治疗就为之放松。因之，干祖望常告诫患者一定要有信心和恒心，坚持治疗，才能有痊愈之日。为了患者长时间服药方便，不必日日烧丹灶，他手订了一个效方，即广受慢性咽炎患者喜爱的"参梅含片"，由南沙参、玄参、乌梅、生地黄、天花粉、薄荷、甘草等药物组成，在江苏省中医院往往供不应求。

·案十一·

何某，女，62岁。1996年10月4日初诊。本市退休。

患者咽喉干燥，咽喉有异物感。痰多而稠，难以咯出。如能咯出稠痰，即可舒服一时。不论饥饱，脘胃部总有胀感。

检查：咽黏膜暗红。舌苔薄白，脉细。

医案：咽干痰稠，林佩琴视为燥症，以清润为治；胃脘胀满，叶天士视作肝木乘土，治以平肝扶土为是。遵此裁方，谅无不妥。

处方：

柴胡3 g	白芍6 g	橘叶10 g
六曲10 g	黄芩3 g	天竺黄6 g
天花粉10 g	川贝粉[冲服]3 g	紫苏子10 g
桔梗6 g	7剂煎服	

二诊1996年10月18日。干燥、痰潴，俱有减轻迹象，唯殊难巩固，常常动荡不安，脘胃作胀，亦已改善。

检查：咽黏膜干燥。舌苔薄白，脉细。

医案：肝木侮乘脾土，当然脘胃难舒。脾受凌而怯，则精微难化，终致津不上承而咽头奇干。同时不化津液而产生痰浊，于是潴痰即多。仍取柔木扶土，不事一一兼顾，所谓"射马擒王"之法也。

处方：

柴胡3 g	白芍6 g	当归10 g
橘叶10 g	枳壳6 g	太子参10 g
白术6 g	川贝粉[冲服]3 g	天竺黄6 g
桔梗6 g	7剂煎服	

三诊1996年12月6日。咽干润了一些，但仍存在。近三四天似有感冒。干燥再度又来，且伴以疼痛及烧灼辣感。鼻腔稍有堵塞，前几天晨起有锈痰几小口。

检查：咽后壁似有泛红，小血管稍有暴露。舌苔薄白，脉细。

医案：唐容川曾有"瘀能致燥"之说，可以从血药转移，而且津血同源，更无隔阂。唯今有轻邪新感，暂时取标舍本。

处方：

桑叶6 g	菊花10 g	金银花10 g
连翘6 g	玄参10 g	苦杏仁10 g
薄荷[后下]6 g	桔梗6 g	甘草3 g

7剂煎服

四诊1996年12月20日。感冒痊愈，咽干稍润，残存者依然，饮水减少，疼痛已轻，若大声或多言则咽喉仍有疼痛，咳嗽频作，喉头仍有潴痰，脘胃部隐隐胀感不舒。

检查：咽黏膜不充血。舌苔薄白，脉细。

医案：纭纭诸症，悉告式微。唯新添咳嗽与脘胀，则又非前诊预计之法可应付矣。暂取张聿青轻清轻养手法。

处方：

生地黄10 g	玄参10 g	沙参10 g
苦杏仁10 g	象贝母10 g	陈皮6 g
焦谷芽10 g	六曲10 g	枇杷叶10 g
桔梗6 g	7剂煎服	

一周后，患者电话告知诸症已愈，并致感谢。

按语：杜甫《前出塞九首之六》诗曰："射人先射马，擒贼先擒王"，后人常用"射马擒王"来比喻抓住要害。干祖望在治疗慢性咽炎时的"射马擒王"法，是在肺燥、脾虚、肝郁诸证并见，证候复杂时，重点着眼肝与脾的关系，抓住这一对主要矛盾。

《金匮要略》有"见肝之病，知肝传脾，当先实脾"之训，正是说到肝与脾关系的要害。本案患者主诉症状不多，咽干、咽异物感、痰稠、腹胀。诸症联系起来看，既类似林佩琴《类证治裁》所描述的"燥症"，又符合叶天士《临证指南医案》所论及的肝木乘土之证。其中咽喉异物感和脘腹胀满是肝郁气滞所致，肝气失于调达是众贼之王，擒贼必先擒王。初诊处方以柴胡、白芍柔肝为先，率全方达到实脾润肺之目的。此法奏效以后，二诊再加入太子参、白术，增强了"实脾"作用。三诊，干祖望在医案中论述了步步为营的计划：久病干燥，还有唐容川的活血化瘀一招可用。但是不可死搬教条，遇到新感外邪，还须暂时取标舍本，改用疏风祛邪法。四诊，患者感冒初愈，尚存咳嗽，干祖望采用了甘寒清热、轻清轻养方法作为善后处理，最终诸症皆得缓解。

·案十二·

华某,女,54岁。1995年1月27日初诊。二十七中。

患者咽头干燥、作痛已数年,近一个半月来有痰样物附丽于喉头而不能外豁,求饮喜温,晨起刷牙时恶心欲吐,咽痛严重时两耳也隐隐牵痛。

检查:咽峡轻度充血。舌苔薄白,脉平。

医案:感冒越月,邪不外透,化火炼咽,治当清泄。

处方:

桑叶6 g	菊花10 g	金银花10 g
连翘6 g	玄参10 g	生地黄10 g
沙参10 g	桔梗6 g	天竺黄6 g
甘草3 g	7剂煎服	

二诊1995年2月10日。药进14剂,耳痛及咽部敏感、恶心欲吐等症有所改善,咽干作痛及喉头潴痰难豁者依然,睡眠差,上半夜不易入睡。

检查:咽峡充血。舌苔薄白,脉细。

医案:失眠主在上半夜,咽峡长期充血,良以心火难消耳。治从泻离填坎。

处方:

生地黄10 g	白茅根10 g	竹叶10 g
灯心草3扎	芦根30 g	重楼10 g
金银花10 g	桔梗6 g	甘草3 g
7剂煎服		

三诊1995年3月3日。干燥还有残存,疼痛极微,痰虽还有少许,但已不再贴丽于咽喉。检查:咽后壁还有些充血感。舌苔薄白,脉细。

医案:药进35剂,病减百分之五十,效果尚感满意。原方再进。

处方:

生地黄10 g	熟地黄10 g	白茅根10 g
金银花10 g	重楼10 g	竹叶10 g
天花粉10 g	天竺黄6 g	山药10 g
玄参10 g	7剂煎服	

四诊1995年3月17日。干燥残留极轻,喉头黏痰潴留感已消失。

检查:咽峡不充血,舌苔薄白,脉细。

医案:几取清心益肾手法,颇感对症。既然充血可敛,不予更张。

处方:

熟地黄10 g	生地黄10 g	白茅根10 g
连翘6 g	山药10 g	茯苓10 g
泽泻6 g	牡丹皮6 g	金银花10 g
乌梅10 g	7剂煎服	

按语:"泻离填坎","离"是八卦中的火卦,"坎"是八卦中的水卦,泻离填坎实际上是泻心火、补肾阴的意思。针对心火偏旺、肾阴不足证候,汉代张仲景就曾创制"黄连阿胶汤",由黄连、黄芩、芍药、阿胶、鸡子黄等组成。干祖望应用泻离填坎法与张仲景法有所不同,一是不用苦寒之黄连,而用甘寒的竹叶、灯心草、白茅根之类;二是不用阿胶、鸡子黄等"血肉有情之品",只用生地黄、玄参、麦冬之类植物中药。

本案患者的特点是全身患有多种慢性疾病,慢性咽炎病程较长,反复发作。初诊时,病情并无特殊,只是一般的慢性咽炎因感冒而发作,因此治疗也用桑菊、银翘组方。二诊时,外邪已解,咽炎症状较轻,失眠症状凸显。据此,干祖望断其"良以心火难消耳",采用了泻离填坎手法。这时候处方的特点是用生地黄补肾阴,白茅根、竹叶、灯心草泻心火;重用芦根助以养阴;重楼、金银花、桔梗、甘草作为里咽喉的佐使药。运用此法三周后,三诊"病减百分之五十",五周后接近痊愈。干祖望这两次的处方,只在原方的基础上稍加增损,泻离填坎的思路未变。其中可以看出,咽喉有痰用天竺黄,咽喉干燥难除用乌梅,咽喉不充血用山药、茯苓,此其用药特色。

·案十三·

顾某,女,59岁。1996年6月18日初诊。

患者咽部干燥十年之久,舌麻,有烧灼感;大便较稀。

检查:咽部轻度充血。两口角糜烂。舌质淡胖嫩,苔薄滑润,脉细。

医案:脉证合参,脾气不足,心火偏旺。方取参苓白术散。

处方:

党参10 g	白术6 g	茯苓10 g

白扁豆 10 g　山药 10 g　竹叶 10 g
灯心草 3 扎　当归 10 g　乌梅 10 g
甘草 3 g　7 剂煎服

二诊 1996 年 7 月 9 日。舌麻明显减轻，烧灼感消失，咽干亦润。

检查：咽充血消失，而口角仍有糜烂。舌苔薄白，脉细。

医案：邪去思补，再取参苓白术散。

处方：

太子参 10 g　白术 6 g　茯苓 6 g
山药 10 g　白扁豆 10 g　百合 10 g
当归 10 g　赤芍 10 g　竹叶 10 g
桔梗 6 g　7 剂煎服

三诊 1996 年 7 月 16 日。药后舌痛反而加重，口腔黏膜破碎，发热 39℃，头昏、食欲不振，咳嗽。检查：咽峡及舌边轻度充血。舌苔薄白，脉浮紧。

医案：夙恙徘徊，新邪又袭，当然舌痛加重而口腔破碎。急标缓本，先祛新感。

处方：

桑叶 6 g　菊花 10 g　金银花 10 g
连翘 10 g　蝉蜕 3 g　鸡苏散[包] 15 g
灯心草 3 扎　竹叶 10 g　白茅根 10 g
藿香 10 g　7 剂煎服

四诊 1996 年 7 月 23 日。痛与麻仍未减轻，伴以辣感。口干。

检查：两口角糜烂。咽、舌不充血，舌苔薄白，脉平。

医案：主诉一无改善，不能不药取峻猛。

处方：

黄连 3 g　黄芩 3 g　知母 10 g
生石膏[先煎] 30 g　木通 3 g　甘草梢 4 g
生地黄 10 g　党参 10 g　白茅根 10 g
芦根 30 g　7 剂煎服

五诊 1996 年 7 月 30 日。舌体干而麻，仍无改善。咽头也干，但不思饮。两口角破碎无愈意。

检查：咽部轻度充血，两口角糜烂，舌苔薄白，脉平。

医案：数度更方，恨鲜一效。王清任认为瘀留心苗，舌体作痛。唐容川论点，瘀则作干。此番裁方，易辙于化瘀。

处方：

桃仁 10 g　泽兰 6 g　当归尾 10 g
赤芍 6 g　蒲黄 6 g　竹叶 10 g
灯心草 3 扎　白茅根 10 g　桔梗 6 g
延胡索 6 g　7 剂煎服

六诊 1996 年 8 月 13 日。化瘀方药，累进两周。痛得轻，辣亦微，麻仍然，干渐润。服 7 剂有效，再服 7 剂则效果不著。

检查：咽峡充血。口角左已正常，但尚有残余。舌苔薄白，脉细。

医案：从瘀入手，初获成果，当然效方不更。咽峡充血，不能不酌加清火。

处方：

桃仁 10 g　蒲黄 6 g　泽兰 6 g
当归尾 10 g　赤芍 6 g　金银花 10 g
连翘 6 g　黄芩 3 g　灯心草 3 扎
白茅根 10 g　7 剂煎服

七诊 1996 年 9 月 3 日。服药一周，病情得缓，辍药一周，病势反扑。舌体麻木而痛，干燥。鼻腔冒火，环唇燥烈，口角糜烂。

检查：咽峡充血（红艳型），口角两侧糜烂，舌苔薄白，脉平偏细。

医案：屡用攻责之剂，有效而难以根除。而且控制一松弛，反扑之势更猛。今取柔肝一法，冀求以柔克刚。

处方：

生地黄 10 g　熟地黄 10 g　竹叶 10 g
灯心草 3 扎　女贞子 10 g　墨旱莲 10 g
覆盆子 10 g　桑椹子 10 g　当归 10 g
牡丹皮 6 g　7 剂煎服

八诊 1996 年 9 月 17 日。咽痛连及舌根，伴以麻木，经过治疗，连片的疼痛与烧灼感已有较明显减轻。

检查：咽部充血基本缓解。舌苔薄白，脉细。

医案：经治以来，取用化瘀者十之三四，清火养阴十之六七。今日裁方，宗章次公之用虫药。

处方：

生地黄 10 g　熟地黄 10 g　竹叶 10 g

灯心草 3 扎　女贞子 10 g　墨旱莲 10 g
覆盆子 10 g　桑椹子 10 g　九香虫 10 g
地鳖虫 10 g　7 剂煎服

按语：这是一个历时三个月治疗慢性咽炎的病案，其间伴发舌炎及口疮。患者脾胃之气不足，心肝之火偏旺。脾气不足则寒，心火偏旺则热，寒热矛盾集中出现。在治疗过程中，患者还一度新感外邪。本病例的诊疗过程，就是辨别寒热虚实主次的过程。

初诊抓住患者咽部充血轻、大便稀、舌质淡三个要素，辨证为脾气虚弱，治以补气为主，初获疗效；在选择补气药物时，干祖望认为人参最强、党参次之、太子参再次之。但是太子参作用比党参柔和，在咽喉干燥的病例，谨防用药温燥太过，干祖望常选用太子参。二诊乘胜再投参苓白术散，就考虑了这个“柔”字：由于去除了竹叶、灯心草，全方可能偏于温燥，因此不用党参，改用太子参。

三诊，患者感冒新邪，发热、舌炎加重；时令三伏暑天，采用清热祛暑法，方向固正确，药力尚不够。于是四诊“不能不药取峻猛”，暂别“柔”法，改用黄连苦寒清热。虽然患者服药七天未诉有效，但苦寒清热剂功不可没。从这一处方可以看出，干祖望用药也是“应柔则柔、该刚则刚”，一切随证而变。

五诊，患者“不思饮”，可知邪热已除，但舌麻、咽干主证未愈。凡遇慢性咽炎病程较长、常法无效，干祖望往往会考虑“久病留瘀”，选用活血化瘀法。在此，辨证依据有二：一是“瘀留心苗”，舌麻舌痛；二是津血同源，瘀则咽干。六诊，原法以巩固疗效，患者诸症减轻。但停药之后，仍有反复。

刚与柔是相对的。桃红四物汤相对于抵当汤是“柔”，而相对于归芍地黄丸和二至丸却是“刚”。既然“攻责之剂有效而难以根除”，说明不能急取，只可缓图。故七诊改用滋阴养血，以柔克刚。用药两周，终于使舌炎和慢性咽炎同时缓解。从本案看，以柔克刚，既体现在滋阴养血的“柔肝”法，也体现在干祖望运用补气、清热、活血诸法之中。

·案十四·

王某，女，39 岁，1996 年 7 月 16 日初诊。晨光厂。

患者慢性咽炎日久，曾多次服用中药，均短期有效，而后反复发作。刻下咽喉异物感明显，并以舌体为中心，奇干，伴麻木，有烧灼感。

检查：咽轻度充血，后壁淋巴滤泡增生。舌苔薄白，脉细。

医案：历进柔肝、培土、养阴、生津，一无成效。六郁之证，方取越鞠戏药，私淑“游击”，迂回应战。

处方：

甘草 3 g　小麦 12 g　大枣 7 个
香附 10 g　川芎 3 g　当归尾 10 g
赤芍 6 g　芦根 30 g　沙参 10 g
7 剂煎服

二诊 1996 年 7 月 23 日。麻木减轻，烧灼已无，舌体上有异物感。

检查：咽部已不充血。舌质淡红，苔薄白，脉细。

医案：怪病多痰，仍以戏药“游击”。

处方：

胆南星 3 g　枳壳 6 g　陈皮 6 g
半夏 6 g　天竺黄 6 g　甘草 3 g
浮小麦 15 g　大枣 7 枚　竹叶 10 g
朱灯心 3 扎　7 剂煎服

三诊 1996 年 8 月 6 日。药后一度诸症俱除。但之后又出现麻感及干渴。咽头异物感又出现。

检查：鼻、咽、口腔（－）。舌苔薄白，脉细。

医案：方取先贤，术宗游击，盖应对“戏药”之症，别无良策也。

处方：

香附 6 g　川芎 3 g　山栀子 10 g
白术 6 g　紫苏子 10 g　六曲 10 g
陈皮 6 g　紫苏梗 10 g　佛手 6 g
7 剂煎服

四诊 1996 年 8 月 20 日。咽头干燥及麻感缓解，仍有咽头异物感，打呃而不反酸。

检查：咽（－），舌苔薄白，脉细。

医案：咽炎其名而戏药其实，这番裁方，取柔肝与消痰。

处方：

柴胡 3 g　白芍 6 g　白蒺藜 10 g
陈皮 6 g　半夏 6 g　茯苓 10 g
白术 6 g　乌药 6 g　木香 3 g
紫苏梗 10 g　7 剂煎服

五诊 1996 年 9 月 20 日。近月来诸症时轻时重，咽部异物感始终难除，舌体麻木而疼痛、烧灼感，甚至有抽掣。

检查：舌体正常，咽后壁淋巴滤泡轻度增生。舌少苔，脉细弦。

医案：离火内燃，肝急脏躁，治疗实属艰难。在一筹莫展中，试取交泰。

处方：

川黄连 3 g　肉桂 3 g　甘草 3 g
浮小麦 15 g　大枣 7 枚　芡实 10 g
代代花 7 枚　当归 10 g　白芍 6 g
7 剂煎服

六诊 1996 年 9 月 27 日。此方进七剂，咽头异物感上午重、下午轻，舌根疼痛消失，麻木感、抽掣感减轻，有时咽干，得水可润，喜温。

检查：咽后壁增生之滤泡稍示收敛。舌苔薄白，脉细。

医案：肝急脏躁，症入顽途，加之"戏药"，今再上承交泰合甘麦，诚恐再蹈前辙而无灵。

处方：

肉桂 3 g　川黄连 3 g　浮小麦 12 g
大枣 7 枚　甘草 3 g　香附 6 g
延胡索 6 g　橘叶 10 g　没药 3 g
7 剂煎服

按语：慢性咽炎常与其他病症如梅核气兼夹，形成复杂疾病群，时作时休、时轻时重。症状重时，药效较为明显；症状稍有起色后，病情却又反复，令无数医者束手。对此干祖望采用了"戏药游击"战术。

戏药，又称嬉药，出自清代赵濂《医门补要》卷上："有病日久，初服此医之方一二帖颇效，再服则不效；又延彼医，不问药对症与不对症，初服一二帖亦效，再服又不效；及屡更数十医皆如此，为戏药。"证之临床，确有一些患者，更换医生、更换治法，短期有效，随即又有反复。在慢性咽炎、梅核气一类慢性病尤其常见。究其原因，《医门补要》认为"病久胃虚，易生变幻，虽医药频更，始则中焦犹暂受，继则气力莫能当"。

初诊，患者已经屡次服用多种中药，其慢性咽炎仍然时作时休。根据咽喉异物感、舌干、麻、烧灼感等症，断为"六郁"证，取甘麦大枣汤合越鞠丸，重点治其气郁、血郁。获效之后，并不留恋原方，二诊立即改变战术，主治其痰郁、火郁。这种"打一枪换一地"战术，干祖望谓之"方取先贤，术宗游击"。其后的三诊、四诊，均是或化痰郁，或理气郁，或消食郁，游击迂回，嬉戏病邪，调理脏腑。五诊，针对患者出现舌疼痛、烧灼感、抽掣感等症，属心火偏旺，肾水不济，故合用交泰以交济水火，调适阴阳，终使诸症痊愈不再"未有期"。

回顾本案，戏药"游击"法有两个特点：一是适用于慢性咽炎主观症状重、客观表现轻者；二是"方取先贤，术宗游击"，证候变化快，处方用药活。

慢性喉炎

慢性喉炎，传统名称为慢喉风。中医疾病归类手段特殊，把以嘶哑为主症的慢性喉炎归类于"嘶哑"。故而这里所称"慢性喉炎"，仅仅以慢性单纯性喉炎为对象。

慢性单纯性喉炎，多数在急性喉炎过程中，治疗失时、失当，未能恢复健康，或急性喉炎的原因继续存在，而演变为慢性喉炎。

慢性单纯性喉炎，病变是喉黏膜充血、水肿，发音嘶哑。以嘶哑最为突出，历来中医都归类于"瘖""喑"和"嘶哑"一门中。

本病男性大大多于女性。其中嗜烟恣酒好辣者、过度不适当的发音者、邻近器官长期患有慢性炎症者、慢性气管炎者、有风湿性疾病者，以及言语特多的职业工种等是更为好发的对象。

【临床表现】

主要症状是发音嘶哑，其程度各有不同，在不同的时间里也有区别，一般在早晨为重，后随着活动而声音渐渐变好，但翌晨又差了。

检查所见，喉黏膜弥漫性充血，其色以晦暗型较多。声带失去清白，呈粉红色到深红色不等。声带肥厚甚则呈"柱状"，尤以边缘为显著，变成圆形，更严重的呈息肉样改变。发音时两声带难以靠合而出现梭缝隙裂。

室带也严重水肿，颜色经常与充血的声带相同。严重的可以向上隆起呈球状，向正中线发展而超越遮盖于声带上面，覆盖占去声带1/3～2/3，甚至全部把声带埋没，在发音时室带两侧边缘互相接触。杓部、杓间区也有同样病变。

其病变为双侧性，两侧对称，如其声带有息肉样改变者，则出现息肉一侧为重点。无全身症状。脉舌两诊，也无多大参考价值。

根据患者长期声音嘶哑，检查声带两侧对称，不难做出诊断。能尽量噤声，并注意休息保养，可以逐渐告愈。但再用声过多、过高或方法不对，仍然可以再度嘶哑。反复发作，即可发展为肥厚性喉炎。

如其表面失去光滑而出现粗糙者，必须做活组织检查，用以排除恶性病变。

像这样变化，在饮水时可出现"呛"食逆溢。

【病因病机】

主要原因为多言损气，疾呼伤神。气损即滞，气滞后一方面可以生痰，终至痰气相凝。另一方面因气以帅血、血以气行之故，气滞者带来了血瘀。在痰凝与瘀滞之下，久困声门而发病。

神伤则气血违和，这又是另一条途径来促使瘀结痰生，更加重了疾病的发展。

【辨证论治】

常常无全身症状，舌、脉难凭，只有局部症状作为唯一的辨证素材。

《杂病广要·痰涎》引《治病活法秘方》："痰涎壅滞，随气而升，结于胸膈，上逼咽喉。"《丹溪心法·痰》："凡人身上中下有块者，多是痰。"《丹溪纂要》："痰成块，气郁滞者，难治。"因此不论声带的漫肿肥厚或室带的增生水肿，都是痰证。

《血证论·瘀血》："瘀血在经络脏腑之间，则结为癥瘕。瘕者或聚或散，气为血滞，则聚而成形，血随气散，则没而不见。"声带的充血，室带的增生肥厚，基本符合唐容川的论点。

关于瘀血与痰浊相结合的论点，可以参阅《杂病广要·瘀血·痰血相挟》，谓"血逆则气滞，气滞则生痰，痰与血相聚，名曰瘀血夹痰"。又谓："若素有郁痰所积，后因伤血，故血随蓄滞，与痰相聚，名曰痰夹瘀血。"慢性单纯性喉炎的辨证方法，以上三段古人学说，早就分析得十分清楚了。

·内治·

用常规来处理"嘶哑"，未局部检查，必然走到"养阴生津法"的歧路上去。非徒没有好转，而且是雪上加霜，将病驱至绝路上去。《临证指南医案·失音》后注"久嗽失音，必由药误，麦冬、五味子，此失音之灵丹也。服之久，无不失音者"，正是针对慢性喉炎误用养阴生津法而言。

所以慢性喉炎的正确治疗，是以破瘀为主，化痰为辅，常用代表方为通窍活血汤、二陈汤的衍化方。常用药：赤芍、牡丹皮、川芎、桃仁、红花、五灵脂、落得打、昆布、海藻、鸟不宿。如其瘀滞严重的，可加苏木、五灵脂、落得打、土鳖虫等。如其痰证明显者，再选加胆南星、昆布、海藻、瓦楞子等。总之，药力效益是有的，但进步很慢。

【预防与护理】

1. 主要为尽量少讲话，尤其不能高声叫喊。
2. 严禁烟、酒、辛辣食物。
3. 生活、工作环境，要保持空气清新。
4. 少吃冷饮。
5. 多吃有益的食物如海蜇、海带、芋艿、慈菇之类。

【医案】

·案一·

王某，男，23岁。初诊1991年6月28日。

患者声嘶两个月，似乎有过感冒，未经任何处理。发音哑于俄顷之间，无一切自觉症状。

检查：声带肥厚，弥漫性慢性充血。左侧前

1/3处呈出血样严重充血，有隆起感，闭合隙裂较大，运动正常，室带活跃。咽后壁淋巴滤泡增生，黏膜部分萎缩感。舌苔薄，中央一大块无苔光滑，脉细。

医案：喉门抱恙，悉非一般，故而主张峻剂一攻。脉细舌光，阴津早已失沛。似乎滋养与攻补之间颇感枘凿，故而取药不能不磨棱去角。

处方：

泽兰 6 g	丹参 10 g	当归 10 g
赤芍 6 g	桃仁 10 g	玄参 10 g
金银花 10 g	天竺黄 6 g	桔梗 6 g
射干 3 g	7 剂煎服	

二诊 1991 年 7 月 19 日。进服 14 剂，自感舒服一些，发音时畅朗一些。昨起发热、头昏，发音又趋嘶哑一些。

检查：声带充血明显转淡，以声带的肥厚收缩，故左声带前 1/3 处的隆起以周围肿退而因之暴露出来，闭合很差。舌苔薄，脉细有浮意。

医案：坎坷痊途，横遭感冒之袭，尽管有效之方难辍。但总难弃“急标缓本”规律于不顾。

处方：

桑叶 6 g	菊花 10 g	金银花 10 g
板蓝根 10 g	连翘 6 g	马勃 6 g
藿香 10 g	鸡苏散[包] 10 g	桔梗 6 g
蝉蜕 3 g	7 剂煎服	

三诊 1991 年 7 月 30 日。发言时感到轻松一些，嘶哑无改善，干燥已滋润。

检查：声带广泛性充血已消失，局部性水肿及潮红依然。舌苔薄，脉平。

医案：声带天水一色之充血，幸告消失，局限水肿潮红，盘踞难去，翻尽中医文献，总无对策之方。总感所取之清热化痰活血，尚属中的之矢。

处方：

泽兰 6 g	桃仁 10 g	当归尾 10 g
天竺黄 6 g	赤芍 6 g	陈皮 6 g
白芷 6 g	莱菔子 10 g	紫苏子 10 g
金银花 10 g	射干 3 g	7 剂煎服

按语：慢喉瘖的病因病机以往一直沿用“金破不鸣”学说，干祖望在多年的临床实践中注重五官科“五诊”之“查诊”，总结得出“声带属肝”这一新颖观点。他认为声带色白，形态坚韧如筋膜，而肝主身之筋膜；另外，肝主调节人体一身气机，而声带的开合运动正是肝调节喉气的一种形式。本案中“声带肥厚”“天水一色之充血暗红”即为肝郁气滞血瘀所致，故干祖望治疗慢喉瘖总以活血祛瘀居多。

本案患者为声带慢性充血，干祖望用活血祛瘀为大法，化痰散结为辅翼。案中患者初诊查体所见“声带肥厚、弥漫性慢性充血”之类，理应“主张峻剂一攻”，取用活血开音汤或逐瘀开音汤，但是患者“舌中央一大块无苔、光滑，脉细”，此为阴津已伤之虚证，是否耐得住“一攻”，如若撇弃声带充血之标，先从滋阴生津论治以求本，则声嘶不能改善。此时，干祖望主张活血，但不能破血，在经验方的基础上酌减峻猛之品，而参以清热利咽、养阴生津之剂，活血用泽兰、丹参、赤芍、桃仁，而未用三棱、莪术辈，且配当归养血和血，使得活血而不伤正；玄参、射干、金银花清热利咽、养阴生津，兼顾阴虚津亏之本，标本兼顾，故二诊时症状减轻。然二诊时患者复感外邪，再一次面临治标与治本的选择，此次干祖望采取“急则治其标”，先清浮邪，正如孙子所云：不攘其外，何以安内。处方以吴鞠通《温病条辨》之辛凉轻剂桑菊饮和辛凉平剂银翘散为基础，酌加蝉蜕、桔梗等利喉开音之品，并兼顾“长夏多湿邪”，予藿香、佩兰、鸡苏散清暑利湿。三诊时感冒已愈，声嘶好转，仍用前法，清热化痰活血以善后。

·案二·

杨某，男，30 岁。初诊 1997 年 8 月 9 日。

患者发音郁闷，而且费劲，声亦失润，时逾两个月左右。开始为感冒。

检查：咽黏膜轻度充血，后壁淋巴滤泡增生，扁桃体（双）Ⅰ度肿大，声带充血，左侧严重，左声带中 1/3 处边缘为重点。舌苔白，脉平。

医案：月前感冒，失表而邪留困伏，清道不清，音何能润？喉何能安？可从宣解。

处方：

麻黄 10 g	苦杏仁 10 g	甘草 3 g
蝉蜕 3 g	马勃 3 g	射干 3 g

金银花 10 g　　赤芍 10 g　　5 剂煎服

二诊 1997 年 8 月 16 日。咽干，发音已好转。

检查：左声带充血情况似有减轻。舌苔薄白，尖有红意。

医案：症由外邪久停失表而致，终致邪郁不化。已进三拗汤解表得表，故而发音基本已正常，咽部依然感干燥。刻改用神授卫生汤以化瘀清热。

处方：

当归尾 10 g　　红花 6 g　　金银花 10 g

天花粉 10 g　　白芷 6 g　　连翘 10 g

甘草 3 g　　乳香 6 g　　没药 10 g

大黄后下 10 g　　5 剂煎服

三诊 1997 年 8 月 23 日。声带充血告淡，咽干不舒者时有时无。

处方：继以原方 5 剂煎服。

四诊 1997 年 8 月 31 日。自感舒服许多，发音明显转亮，惜乎局检所见，殊无寸进。

处方：继以原方 5 剂煎服。

五诊 1997 年 9 月 17 日。上药已进 25 剂，发音似有改善，干燥也滋润一些。

检查：咽部仍有些充血，双扁桃体（±）。右声带充血已消失，但不甚清白；左声带充血较前淡些，隆起物平缓，但色转白，似钙化点样，两声带较肥厚，闭合良好。舌苔薄白映黄，脉平。

医案：瘀呈化意，热有敛迹。不过喉炎一症，治程特长。《喉科心法》一书寄语："喉痒一症，老医亦难插手。"可知求效之难矣。原方。

处方：

当归尾 10 g　　红花 6 g　　金银花 10 g

天花粉 10 g　　白芷 6 g　　连翘 10 g

甘草 3 g　　乳香 6 g　　没药 10 g

大黄后下 10 g　　5 剂煎服

六诊 1997 年 10 月 22 日。经过服药，症状已减轻"许多"，十分舒服，发音正常，不来复诊。但近来又不舒服，有干感，声音又差，但较过去还是好的。

检查：咽后壁淋巴滤泡增生。声带右侧已清白，左侧仍充血，集中于中间处的一块已消失。舌苔薄，脉平。

医案：自觉症状固已好转许多，他觉症状尚难使人满意。原方尚进，鼓励坚持。

处方：

当归尾 10 g　　红花 6 g　　金银花 10 g

天花粉 10 g　　白芷 6 g　　连翘 10 g

甘草 3 g　　乳香 6 g　　没药 10 g

大黄后下 10 g　　5 剂煎服

按语：久病声嘶当属"金破不鸣"，向来最费周章，治疗常规以润喉开音，总势难满意。干祖望认为，久病多属瘀，因之声带充血日久，总是瘀成，加之咽喉干燥不舒，责之郁热，瘀停热结，理应化瘀清热，故而打破喉科陈规，用清热破瘀法，方取神授卫生汤加减。神授卫生汤出自《外科正宗》，方中羌活、防风、白芷、穿山甲、沉香、红花、连翘、石决明、金银花、皂角刺、当归尾、甘草、天花粉、乳香、大黄，功能以疏风清热、活血化瘀、解毒消肿为主，用以治疗痈疽、发背、疔疮、瘰疬、痰湿流注等红肿化脓性外科疾病。干祖望早年从事外科，对外科方剂运用得心应手，此方加减用于慢性喉炎，旨在取其活血化瘀、清热消肿之功，屡屡使用疗效颇佳。

干祖望治喉病有十六字治法口诀，为"先锋解表，把守四关，虚扶险劫，脾肾先衰"。意为：急性喉病以解表为先，其次考虑痰浊、热毒、血瘀和气滞四个关口，虚证宜扶正补养，急、险、逆症应劫，分秒必争，慢性病虚证以脾虚、肾虚为主。本案患者发病两个月，似在急性与慢性之间，恙起外感之后，虽表邪渐去，但邪留困伏，清道不清，故仍从宣解，取三拗为先；二诊解表得效，发音基本正常，咽部依然感干燥，即改用神授卫生汤。因效果稳定，坚持用药两个月之久。

·案三·

龚某，男，61 岁。初诊 1985 年 12 月 20 日。

患者嘶哑已逾三个月，平时容易感冒。更因工作多言，局部作胀作鲠。咽头干燥少痰，喜饮，近来已戒绝香烟。

检查：咽后壁黏膜萎缩，干燥，少液。右侧声带轻度水肿，充血。舌苔滑腻淡黄，脉平。

医案：喉咽俱病，三个月之久。咽部津枯已成慢性，喉部息肉，时有时无。发音且哑且沉。舌苔提示，先以痰湿论治。

处方：

茯苓 10 g　紫苏子 10 g　莱菔子 10 g
射干 3 g　马勃 3 g　天竺黄 10 g
青皮 6 g　竹茹 10 g　桔梗 6 g
甘草 3 g　7 剂煎服

二诊 1986 年 1 月 3 日。药进 10 剂，喉头胀感鲠感消失，干燥改善，仅仅下午出现，但嘶哑无明显改变，面部两胫下午出现浮肿。

检查：咽后壁黏膜萎缩稍润一些。声带肥厚，两侧依然，充血晦暗，左轻右重，未见新生物，运动正常。舌薄苔黄（已化大半），脉平。

医案：痰湿漫于中州，浊邪蒸于清窍，一度化痰利湿，看来初效已来，而未能痊愈。仍当再履原旨，以扫余邪。第以声带晦暗充血，不能不酌参化瘀之品。

处方：

茯苓 10 g　地骨皮 10 g　莱菔子 10 g
射干 3 g　天竺黄 10 g　益母草 10 g
桃仁 10 g　落得打 10 g　蝉蜕 3 g
7 剂煎服

按语：本案患者声嘶三个月，咽喉肿胀，声带水肿，舌苔滑腻为湿证，故以化痰为法，以二陈合三子加减，用青皮取代陈皮，陈皮理气化痰，而青皮行气作用强于陈皮，干祖望认为有破气之功，化痰消肿优于陈皮。二诊时肿胀渐消，干燥改善，但声带晦暗充血，考虑为瘀，加益母草、桃仁、落得打等。声带属筋，色泽白，充血有红艳者为热，夹以肿胀者为痰火，治以清热化痰，干祖望常以二陈、三子加金银花、重楼、连翘等；晦暗者为瘀，常加桃仁、红花、当归尾、落得打等；病程较久，声带、室带漫肿，色晦暗为痰瘀交阻，干祖望常加重化痰软坚破瘀散结之品，如三棱、莪术、王不留行、土鳖虫、昆布、海藻、瓦楞子等。

·案四·

李某，男，41 岁。初诊 2005 年 10 月 20 日。

患者声音嘶哑十余年，曾经抗生素及中药等治疗。曾患过敏性鼻炎，今已药治而缓解，咽头干涩亦以进药而润。唯病时历多年，出语失泽，急促之间，竟难成言语，多言之后及天凉之时即嘶哑。畏冷，四末不温，如静止时则明显，清晨初起床时最易受凉。

检查：咽后壁淋巴滤泡散在性增生，黏膜弥漫性慢性充血，小血管扩张暴露。间接喉镜下所见：双声带轻度肥厚，无小结及息肉，声门闭合失密，两室带增生，超越遮盖声带。舌体淡红而胖，苔薄白，弦脉。

医案：卫气失固表之责，喉头有痰瘀之结，虚也实也，同时并存。治而舍其补，则正之不存，邪焉能去？治而忘其补，则疾病无法消除，只能攻补兼施。治宜益气化痰活血。

处方：

炙黄芪 10 g　白术 6 g　太子参 10 g
茯苓 10 g　三棱 6 g　莪术 6 g
僵蚕 10 g　落得打 10 g　陈胆星 3 g
天竺黄 6 g　7 剂煎服

二诊 2005 年 11 月 5 日。药进 14 剂，声嘶、畏寒有所缓解，仍不耐多言。舌体淡红、边有齿痕，苔薄白，细脉。

医案：此类疾病，大多症状消除而舌苔之痕常存，治法宜倾向于补，攻邪之品，用亦浪费。

处方：

炙黄芪 10 g　白术 6 g　党参 10 g
茯苓 10 g　僵蚕 10 g　当归尾 10 g
赤芍 6 g　天竺黄 6 g　陈皮 6 g
光杏仁 10 g　7 剂煎服

按语：《仁斋直指方·卷八·声音方论》说“心为声音之主，肺为声音之门，肾为声音之根。”干祖望在此基础上加了一句：“脾为声音之本。”还进一步提出：“声带属肝，得肺气而能震颤；室带属脾，得气血之养而能活跃；会厌、披裂则阳明属焉；环杓关节隶乎肝肾。”

本案患者不惑之年，声音嘶哑病程较长，根据喉部检查所见，符合慢性肥厚性喉炎，实证为主，若据此投以逐瘀开音汤，似能速效。但患者原有过敏性鼻炎，“畏冷，四末不温”，且非体力劳动者，形体壮而不实，不能不考虑其久病体虚因素，应慎用峻剂。干祖望医案中强调了其虚实夹杂："虚也实也，同时并存。治而舍其补，则正之不存，邪焉能去；治而忘其补，则疾病无法消除。"

再观患者声带与室带，"双声带轻度肥厚"，根据"声带属肝"的理论，应当理气疏肝，活血化瘀；"两室带增生，超越遮盖声带"，根据"室带属脾"的理论，又当补脾。干祖望制订治疗原则："只能攻补兼施"。于是方以炙黄芪、白术、太子参等为主，配以逐瘀开音汤之三棱、莪术辈，处方既有较强的活血化瘀作用，又不戕伤正气，足见其构思之妙。

二诊服药14剂后，破瘀之品已显功效。声带肿胀减轻，声音嘶哑改善，此时追伐穷寇固然可行，但须顾护患者正气。从临床疗效来看，舌胖、边有齿痕，反映出患者脾虚证候未有缓解，若峻猛之品用之太多显然不利。所以干祖望说："治法亦倾向于补，攻邪之品，用亦浪费"。减去了三棱、莪术，而以补中益气汤加味组方，这也体现了干祖望在攻邪与补虚矛盾转换过程中的辨证思维。

·案五·

张某，男，43岁。1991年7月9日初诊。南京港务局。

患者1个月前感冒之后，诸恙悉去，唯至今咽有钝痛，稍有干感，饮凉饮可以尚舒片刻。发音时失泽，偶有脓痰。

检查：两侧索肥大，声带右侧肥厚欠清白，左侧充血，重点在游离缘，前中1/3处有红色息肉，不高但基底广泛，运动尚可，闭合差。舌苔薄腻，脉实。

医案：操职弄潮，难免狂呼，则易伤气，气伤则滞，滞则为瘀、为痰，加之多时淫涝，湿重则对痰更有助桀之势。痰潴声门，气伤簧键，赘息之来，自在意中。虽然摘除最为理想，但以充血、基广而难以施刀。只能寄望药石矣。

处方：

三棱6 g　　莪术6 g　　桃仁10 g
落得打10 g　　昆布10 g　　海藻10 g
蛤粉15 g　　海浮石10 g　　射干3 g
桔梗6 g　　7剂煎服

二诊1991年9月5日。时历两个月，挂不到号。所以仅进14剂。在进药之际，有所改善，喉痛减轻，嘶哑也有所改善，因停药而有再度重来之势。

检查：双声带肥厚呈柱状，弥漫性充血以边缘为重点，左声带中段之隆起已消失；两室带严重增生，呈球状。舌苔薄，脉平。

医案：取攻坚、化瘀、消痰之法骈进，颇有效果。惜乎中断。虽不敢言"前功尽弃"，但"不进则退"势所难逃。不能不谆谆嘱言"药不能歇，言不能多，烟酒辣戒之务尽"！

处方：

三棱6 g　　莪术6 g　　桃仁10 g
落得打10 g　　泽兰6 g　　昆布10 g
海藻10 g　　煅瓦楞30 g　　赤芍6 g
黛蛤散[包]20 g　　7剂煎服

三诊1991年12月13日。上药连进30剂，嘶哑基本恢复到正常。但喉头不舒、疼痛、异物感，几乎没有减轻，在此期间一直维持原来情况。

检查：咽峡充血红艳、水肿，后壁淋巴滤泡增生。声带肥厚改善，边缘充血已消失，现为弥漫性暗红色充血，不红艳而淡。两室带增生，但球状形已消失。舌苔薄，脉平。

医案：30剂药而音得泽，总是有效之证。唯刻下喉头之病，大有移祸于咽隘之感，而且二者取药，截然不同。咽应清化，喉欲破瘀，强而合之，多少感有利益均沾而失却主攻力之嫌。

处方：

三棱6 g　　莪术6 g　　泽兰6 g
山豆根10 g　　金银花10 g　　桃仁10 g
没药3 g　　黛蛤散[包]20 g　　重楼10 g
桔梗6 g　　7剂煎服

按语：本例患者因咽喉病后余邪未清，结聚于喉，加之职业需要过度、不当发声，耗气伤阴，喉咙脉络受损，时值夏令雨季，淫涝湿盛，加重痰浊为病，多重因素导致气滞血瘀痰凝，发为本病而喑，干祖望谓之"赘息之来，自在意中"。初诊取用三棱、莪术破血行气，桃仁活血祛瘀，落得打又名积雪草，原是伤科用药，干祖望用治喉病，取其清热利水、活血消肿止痛之功用，昆布、海藻、蛤粉、海浮石均为咸寒软坚散结、消痰利水之品，射干、桔梗清热利咽、引药上行，惜辍药数日药力不够，病情反复卷土重来。二诊声带、室带肥厚之势不减，加泽兰利水消肿活血，赤芍行瘀消肿，黛蛤散清肝肺实热，此三者皆为肝经之药，正体现了“声带属肝”理论。三诊喉部红肿之势大减，但“大有移祸于咽隘之感”，干祖望采用三棱、莪术、桃仁、没药等继续破喉病之瘀，合用金银花、桔梗、山豆根清化咽病之热，咽喉兼顾，但药力分散，只叹“喉病已难医之症，服药又一曝十寒，求其疗效，谈何容易”？

·案六·

闵某，女，38岁，教师。1992年4月7日初诊。安徽定远。

患者嘶哑两年，为进行性发展，上课下来即言不出声。之后添加口腔、环唇、咽喉干燥，不思求饮而强润之，伴有疼痛、烧灼和异物感。

检查：咽峡未见明显异常，声带肥厚，呈柱状，双侧声带中段边缘有翳样物隆起，充血晦暗而有局限性。全部声带欠清白，两室带严重增生呈球状突出。舌少苔，脉平。

医案：十五春秋绛帐传经，争得先进之荣，劳咽伤喉事在意中。此嘶哑已非“金实”与“金破”能作权衡矣，故《临证指南医案》疏注中痛斥取用沙参麦冬病例，即指此症而言也。良以多言损气，气损则滞，滞则生痰，滞则血瘀，加之旦旦而伐之，终至气滞、血瘀、痰凝于喉咙弹丸方寸之地而兽困难解。取用重剂攻坚化痰理气破瘀手法，似可挽此狂澜，同时严格噤声（即做不开口工作）作绿叶之助。如其长此以往恐难免十二金人之缄口。

处方：

三棱 6 g	莪术 6 g	红花 5 g
桃仁 10 g	木香 3 g	乌药 6 g
天竺黄 6 g	川贝母 10 g	乳香 3 g
乌不宿 10 g	7 剂煎服	

二诊 1992年5月12日。进上药22剂，言语亮朗许多，发言也感到轻松，干燥也有所缓解，疼痛、烧灼、异物感各有程度不同的减轻，但不能多言。此次月经量亦不像曩昔之多。

检查：声带充血接近消失，仅为欠于清白，两室带也较为明显收敛。舌苔薄，脉平偏细。

医案：“士别三日，刮目相看”，此症此治可当之而无异议。坚守原旨，步步深入。

处方：

三棱 6 g	莪术 6 g	当归尾 10 g
赤芍 6 g	天竺黄 6 g	乳香 3 g
射干 3 g	川贝母 10 g	玄参 10 g
桔梗 6 g	7 剂煎服	

上方7剂服完后，改服下方，以免路远就医难之苦。

处方：

生地黄 10 g	竹叶 10 g	当归尾 10 g
天竺黄 6 g	赤芍 6 g	射干 3 g
乳香 3 g	川贝母 10 g	玄参 10 g
桔梗 6 g	7 剂煎服	

按语：多言损气，疾呼伤神，气损即滞，滞而生痰，故而痰气相凝。气以帅血，血以气行，气滞而血瘀。日久气滞痰凝血瘀困顿声门，而致声带充血、室带肥厚，赘息恣生。神伤则气血失和，瘀结痰生，加重病情。干祖望认为“声带属肝、室带属脾”，病在气血，喉病之治重在行瘀，辅以行滞化痰。其治疗慢性喉炎有一“活血开音汤”，由四物汤（当归、川芎、赤芍、熟地黄）与喉科六味汤（荆芥、防风、薄荷、僵蚕、桔梗、甘草）化裁而来，主要药物为红花、川芎、赤芍、当归尾、落得打、天竺黄、僵蚕、桔梗、甘草等，适用于声带肥厚、闭合欠佳的长期声嘶患者，此为平剂，痰瘀并进，兼以清热；还有一“逐瘀开音汤”，由张仲景之桂枝茯苓丸与三甲散化裁而来，主要药物为三棱、莪术、穿山甲、土鳖虫、当归尾、赤芍、乳香、没药等，适用于声带肥厚、身无虚羸之象者，此为峻剂，重在治瘀。此外，还有一自拟三甲散，最为著名，主要药物为三棱、莪术、穿山甲（代）、土鳖虫、蝉蜕、鳖甲、昆布、海藻、桃仁、红花、落得打等，方中治血治痰方药各半，不乏血肉有情之品。上三验方步步深入，各有侧重，因此病顽固，治程漫长，临床上应根据患者病情，因人择方，灵活应变。

本案患者初诊声带充血、室带肥厚，伴有疼痛、灼热，治以破瘀化痰，兼顾行气止痛；二诊瘀化音清，月经量少，顾及舌脉，故少以凉血滋阴之品，而后方才易三棱、莪术为生地黄、竹叶以生津润燥，归入"正途"，先攻后补，并非见"嘶哑"即"养阴生津"、犯《临证指南医案·失音》所指之误——"久嗽失音，必由药误，麦冬、五味子，此失音之灵丹也。服之久，无不失音者"。

·案七·

林某，男，31岁。1993年4月6日初诊。

患者喉病十年，两度手术（声带息肉），嘶哑基本上已解决。唯从此喉部十分不适，有异物感。进食顺利，一度奇干，经过中药治疗而好些。有痰附于咽喉后壁而难以外咯，故而频频清嗓不歇。不耐多言，在受凉疲乏和多言欠睡之后，倍加严重。

检查：咽后壁干燥少液，部分黏膜萎缩。左声带前1/3处波及中1/3处钝角隆起，粗糙，左侧声带充血（晦暗型），在隆起区为重点。左侧披裂增生，后联合挤向右侧。舌苔薄，脉有弦意。

医案：咽、喉两病，重点在于声带。充血固属常事，粗糙应具戒心。在未明确之前暂取清解。

处方：

生地黄10 g	竹叶10 g	灯心草3 g
石上柏10 g	重楼10 g	金银花10 g
桔梗6 g	天竺黄6 g	玄参10 g
甘草3 g	5剂煎服	

二诊1993年4月13日。自1992年7月至1993年4月10日，三次活检，俱为息肉。所有症状如前，不耐多言，左侧咽部为疼痛重点。

检查：咽、喉所见同上诊。纤维喉镜检查与间接喉镜所见相同，并作病理检查为"息肉"。舌苔薄腻，脉平。

医案：上池之水已饮，泾渭之流分清，可以断言，良以痰气久凝于弹丸之地，终至结瘀至肿。可取攻坚、破瘀、化痰。

处方：

三棱6 g	莪术6 g	桃仁10 g
瓦楞子30 g	泽兰6 g	昆布10 g
海藻10 g	蛤壳20 g	当归10 g
天竺黄6 g	7剂煎服	

三诊1993年7月6日。水药日日进服，至今未辍。自感有所好转，表现为言语轻松畅爽，发音亮朗。左侧喉部轻痛，伴以牵制感，内有异物感，痰多能豁。仍然不耐多言。

检查：咽后壁稍稍滋润一些。左声带息肉仍存在，周围充血已淡，赘体收敛一些。舌苔薄，脉小弦。

医案：充血渐淡，赘体依然，前后权衡有进步，再加重攻坚。

处方：

三棱6 g	莪术6 g	五灵脂5 g
当归10 g	赤芍6 g	桃仁10 g
蛤壳30 g	海藻10 g	没药3 g
瓦楞子30 g	7剂煎服	

四诊1993年7月27日。进药未辍，但进步不明显。左喉依然作痛，作牵制感，痰多能咯。总之仅仅保持稳定。有干燥感，求水喜温。

检查：咽后壁有润感，左声带欠清白，前1/3处隆起者稍有收敛。舌苔薄，脉平。

医案：趋向痊途，虽感步履姗姗，但毕竟不是裹足不前，前法坚守。

处方：

三棱6 g	莪术6 g	桃仁10 g
五灵脂10 g	连翘6 g	没药3 g
重楼10 g	瓦楞子30 g	当归10 g
赤芍6 g	7剂煎服	

五诊1993年8月31日。上方连续未辍，进服到今天。左喉左颈牵制痛俱已减轻，痰不太多，但频频思吐，干燥亦已缓解。

检查：咽部接近正常，左声带隆起处已平复，左侧披裂肿大。舌苔薄，脉平。

医案：苦战多时，声带病基本告愈。刻下之不舒而痛，可能左披裂之肿胀耳。再取软坚一法。

处方：

三棱6 g	莪术6 g	桃仁10 g
当归10 g	赤芍6 g	乳香3 g
没药3 g	浙贝母10 g	白芷6 g
天竺黄6 g	7剂煎服	

按语：本案患者喉病多年，两度息变，均已手术解决，今来就诊恐息赘再犯声带。初诊以声带充血、粗糙为主，咽喉俱病，治取清解；二诊明确息变，取攻坚、破瘀、化痰；三诊、四诊效不更法，原旨续进，加重攻坚；五诊终于云散见日，完美收官。

干祖望数次组方均以三棱、莪术为君，取其破血行气、消积止痛之功。药理实验证明，两药均有抑制血小板聚集、延长血栓形成时间、缩短血栓长度和减轻重量的作用，还有延长凝血酶原时间及部分凝血致活酶的趋势，降低全血黏度。

王好古云："三棱，破血中之气，肝经血分药也。三棱、莪术治积块疮硬者，乃坚者削之也……通肝经积血。治疮肿坚硬。"《本草纲目》有言："三棱能破气散结，故能治诸病，其功可近于香附而力峻，故难久服。"《医学衷中参西录》载："三棱气味俱淡，微有辛意；莪术味微苦，气微香，亦微有辛意，性皆微温，为化瘀血之要药。以治男子痃癖，女子癥瘕，月经不通，性非猛烈而建功甚速。其行气之力，又能治心腹疼痛、胁下胀疼，一切血凝气滞之症。若与参、术、芪诸药并用，大能开胃进食，调血和血。若细核二药之区别，化血之力三棱优于莪术，理气之力莪术优于三棱。"另《本草经疏》指出："三棱，从血药则治血，从气药则治气。老癖癥瘕积聚结块，未有不由血瘀、气结、食停所致，苦能泄而辛能散，甘能和而入脾，血属阴而有形，此所以能治一切凝结停滞有形之坚积也。洁古谓其能泻真气，真气虚者勿用，此见谛之言也。故凡用以消导，必资人参、芍药、地黄之力，而后可以无弊，观东垣五积方皆有人参，意可知矣。何者？盖积聚癥瘕，必由元气不足，不能运化流行致之，欲其消也，必借脾胃气旺，能渐渐消磨开散，以收平复之功，如只一味专用克消，则脾胃之气愈弱，后天之气益亏，将见故者不去，新者复至矣。戒之哉。"故用治结节之瘀，该二者属首选之药。

张锡纯认为，三棱、莪术开胃健脾，使脾胃强壮，自能运化药力，以达病所，而且三棱、莪术善行气止痛，能"开至坚之结"，肝气调达，疏泄如常，则气血通畅，痰自消而病自愈。这些经验，结合干祖望治声带肥厚之方，攻坚化痰，通积破滞，对临证应用颇有启迪。

·案八·

章某，男，52 岁。1984 年 3 月 6 日初诊。

患者嘶哑已越五个月。除喉头干涩、紧迫感外，余无特殊症状，痰不多。

检查：咽(－)，声带暗红晦滞。两室带严重增生，除声带后 1/3 处可见到外，全部已覆盖于声带之上，也充血，显晦暗型。舌苔薄映黄，脉实有力。

医案：声带一片晦红，大有"水天一色"之慨。室带两厢峙肿，亦兴"冥顽不灵"之叹。常规取药，徒有蒸梨之效；从癖裁方，或邀徙柳之功。欲破困境，唯此一筹。

处方：

三棱 6 g	莪术 6 g	鳖甲 10 g
穿山甲 10 g	柴胡 3 g	乳香 3 g
没药 3 g	昆布 10 g	海藻 10 g
落得打 10 g	5 剂煎服	

二诊 1984 年 3 月 20 日。药进 12 剂，现在干涩及紧迫感比较轻些，口干善饮，痰不多但已能外咯。胸部有闷感。

医案：顽症求功，殊非易事。区区十二剂水药，亦不过杯水车薪。原方再续进，志在坚持。

本例共治九次告痊。取药也每诊出入不大。第三诊用过土鳖虫。六诊调整加太子参 10 g。

按语：叶天士在《临证指南医案・失音》中说：凡声音嘶哑，"金空则鸣，金实则无声，金破碎亦无声，此三言足以该之矣。"受叶天士此语影响，两百多年"金实不鸣、金破不鸣"一直作为声音嘶哑的病机概括，即声嘶必有肺经受邪或肺脏虚损，肺气不能"贯喉咙而出音声"，导致声音嘶哑。与此相应，宣肺、补肺成为治疗声音嘶哑的常法。

知常达变，是名家共有特点，干祖望亦不例外。干祖望认为，现代中医耳鼻喉科比古代先进之处，首先在于检查技术上的发展，可以"喉镜犀烛"，观察声带。慢性喉炎在喉部检查，表现为声带水肿、肥厚、边缘突起(小结)，或室带肥厚、超越，这是由于正气与邪毒搏结于声门，脉络不利，气滞血瘀，水津不行，聚而成痰，痰瘀互结而致；或因肺气不利，久而声门气血瘀滞所致。这些患者病程虽长，但全身脏腑之气血并不虚弱，其证候以实证为主，治疗宜以活血祛瘀为主，化痰散结为辅。

在多年临床经验的积累基础上，干祖望摸索出一首行之有效的方剂，验之临床，效若桴鼓，取名“丹青三甲散”，组成有三棱、莪术、穿山甲、地鳖虫、蝉蜕、鳖甲、昆布、海藻、桃仁、红花、落得打。偏于气滞者，加九香虫、枳壳；偏于血瘀者，加五灵脂、王不留行、泽兰；偏于顽痰者，加川贝粉、海蛤壳、莱菔子；嘶哑严重者，加射干、木蝴蝶；声带充血红艳者，加白茅根、蒲公英。方中三棱、莪术、穿山甲破血逐瘀；桃仁、红花、地鳖虫活血通经；昆布、海藻、鳖甲软坚散结；蝉蜕利咽开音。落得打一味，又名积雪草，既有活血消肿止痛，又有清热解毒利水的功效，干祖望认为这是具有化瘀清热作用的咽喉要药。

本案患者即是典型的慢喉瘖症，并且有声带充血、室带增生，干祖望在其经验方“丹青三甲散”的基础上酌减桃红等活血之品，加柴胡、乳香、没药等行气以祛瘀，前后九诊，终于以病瘳告终。

本则医案是一则很好的骈文，对仗用典，皆为纯熟，有六朝之遗风，形容声带充血严重为水天一色，两侧室带对峙肿大为冥顽不灵，蒸梨指将雪梨蒸熟后再食，索然无味，形容乏效。徙柳比喻病愈，相传古人治“人面疮”（发于膝盖的化脓性炎症，形似人脸而得名），以水洗之，然后将水泼到柳树上，最后人疮愈而柳树生疮，称徙柳。

·案九·

庞某，男，69 岁。1992 年 1 月 15 日初诊。省疗养院二区。

会诊单述：“患者右腹股沟斜疝修补术后、右上腹癌术后、慢性支气管炎入院疗养。近两个月来，咽痛声音嘶哑，曾在省人民医院五官科会诊。诊为咽炎。给予抗生素及雾化吸入，中药采用养阴清热利咽，疗效欠佳，特请贵院干教授会诊。”

病史已学习。

检查：咽峡黏膜小血管暴露网布。左室带大部分将左声带覆盖，右室带增生，声带（双）充血黯红。舌少苔，脉细弦。

医案：年临仗朝，八年中两度手术，当然正气之失充，不言而喻。迩来在全身症状中，咽喉疼痛，伴以干涩，声出不泽。喉镜所见声门畸形失常。问诊所得，正气不充。查诊所见，气血之滞，痰浊之凝。治当理气化瘀消痰结合正衰，稍加补益。不过声门狼藉之态，与手术夙恙，总有蛛丝马迹之嫌，录方以候郢政。

处方：

党参 10 g	紫河车 10 g	三棱 6 g
莪术 6 g	当归尾 10 g	天竺黄 6 g
赤芍 6 g	重楼 10 g	川贝母 10 g
石上柏 10 g	7 剂煎服	

按语：肺连气管，“贯喉咙而出声音”，故喉瘖与肺的关系，历来受到重视。《圣济总录》卷六十六的“风冷声嘶”篇说：“盖肺象金，金主声，人五脏有五声，皆禀肺气而通之。今风冷乘于肺经，则气道不调，故声音不出而嘶哑也。”明代《景岳全书》卷十九则进一步提出：“金实则不鸣，金破亦不鸣”。明清以降，医家大多用“金实不鸣、金破不鸣”来概括喉瘖病机。干祖望通过自己的临床经验，结合历代文献研究成果，提出了著名的“声带属肝学说”和“室带属脾学说”，为嗓音病的诊疗开辟了新思路。

本案患者是一例高龄慢喉瘖病例，并且有过两次手术史，正气失充早已不言而喻，通过局部查诊，可见室带增生、声带充血，干祖望认为：充血有两种情况，血色鲜红者多为心火炽盛，循经熏灼声门，多用清心泻火之剂，药如生地黄、灯心草、白茅根等，若血色暗红，多为气虚或气滞所致血液运行不畅，瘀结声门，若血瘀日久且患者体质无虚羸之象，拟逐瘀开音之峻剂，药如三棱、莪术、穿山甲、土鳖虫、当归尾、赤芍、乳香、没药等，但考虑此患者年高力衰，元气不足，纵是既往体质不虚，也是强弩之末势不能穿鲁缟，逐瘀之中必要参以扶正之品，补中有攻，攻中有补，攻邪而不伤正，扶正而不恋邪，方中以党参补脾益肺，紫河车大补气血，二药相合，襄扶藜藿；三棱、莪术、当归尾、赤芍活血祛瘀；天竺黄、川贝母清热化痰；重楼、石上柏解毒抗癌。全方化痰祛瘀，稍参补益，避免了虚体病人治疗中“杀敌一千自损八百”的局面，在充分注重局部症状的前提下，全面考虑全身情况，体现了中医治病的整体观念，即便如此，干祖望仍不自矜才能，最后自谦道：录方以候郢政。“郢政”乃“斧正”之意，此处用来写给请求会诊的单位，有自谦之意。

·案十·

宋某，女，44 岁。1991 年 7 月 26 日初诊。南汽。

患者一年多来，一遇高声呼喊即陡然无音。言语时总感劳累费劲。

检查：咽后壁散在性淋巴滤泡增生，充血红艳。声带轻度充血晦暗，室带肥厚，前 1/3 处隐约有小结痕迹。舌苔薄，尖有红意，脉平。

医案：多言损气，气怯则急言木讷。时临涝灾酷暑，湿困热蒸。治以先从渗湿清暑旁及益气。

处方：

藿香 10 g	佩兰 10 g	绿豆衣 10 g
青蒿 10 g	蝉蜕 3 g	桔梗 6 g
焦薏仁 10 g	太子参 10 g	白扁豆 10 g
六一散[包] 15 g	5 剂煎服	

二诊 1991 年 8 月 13 日。在此期间发音亮朗一些。下午还有些失泽不润。一度感冒，新增咽头作痒，一痒即咳，痰不太多。

检查：咽后壁淋巴滤泡增生，充血已淡，声带、室带肥厚。充血仅仅在边缘部一条。小结痕迹不太清楚。舌苔薄，脉平。

医案：湿去暑消，化痰益气之剂得其时矣。

处方：

太子参 10 g	茯苓 10 g	陈皮 6 g
苦杏仁 10 g	天竺黄 6 g	前胡 10 g
沙参 10 g	麦冬 10 g	川贝母 10 g
甘草 3 g	7 剂煎服	

三诊 1991 年 9 月 10 日。发音基本正常，咽痒致咳，痰多已全部消失。

检查：声带肥厚减轻，运动闭合可，充血消失，仅在左侧后端稍有一些。室带较前瘦削，舌苔薄，脉平。

医案：发音基本正常，检查一点残红。再事养液润喉而冀声音稳定，估计不必复诊。

处方：

生地黄 10 g	玄参 10 g	麦冬 10 g
天竺黄 6 g	苦杏仁 10 g	沙参 10 g
桔梗 6 g	玉蝴蝶 3 g	甘草 3 g

7 剂煎服

按语：慢喉喑是喉黏膜的非特异性慢性炎症，以声音低沉，讲话费力，声音嘶哑，日久不愈为主要特征，是喉科常见的慢性疾病。成人及职业用声者多发。慢性喉炎病程长者，有一部分发展成为肥厚性喉炎。患者声音嘶哑日久不愈，喉中有痰而不易咯出，检查可见其声带色灰暗，肥厚如梭状，或如棒槌状，发音时声门不能密闭。舌暗红或有瘀斑瘀点，苔薄白，脉象多弦涩。干祖望认为，治疗慢性肥厚性喉炎，方法不同于治疗一般的喉炎。肥厚性喉炎由于其病程冗长，“久病入络”，声门的气血瘀滞，痰浊凝聚，以致声带肿胀肥厚，不易消退，声音嘶哑，日久不愈。治疗当以健脾渗湿、益气化痰、活血通络为主。

对于室带的肥厚，干祖望提出了“室带属脾”学说，他认为室带为肉，脾主肉，眼具五轮，喉有五属，其中脾为音声之本，室带得脾之气血滋养而能活跃。室带主人之音域，音域属足太阴，蠡宽狭以量脾之充羸，所以脾气健旺与否可观察室带而知。

本例为脾气亏虚、湿困热蒸于声门而为病。治则以补气健脾、化痰祛湿。其脾为生化之源，脾气旺、运化健则无痰而声洪，脾气虚、运化微则痰生而声嘶。本案前后三诊，初诊时临涝灾酷暑，湿困热蒸，渗湿清暑旁及益气；二诊湿去暑消，治以化痰益气；三诊发音基本正常，检查一点残红，再事养液润喉而冀声音稳定。用药也非常平和，初诊以藿香、佩兰、绿豆衣、六一散清暑祛湿；太子参、薏苡仁、白扁豆健脾渗湿；桔梗、蝉蜕利咽开音。二诊以太子参、茯苓健脾益气；天竺黄、前胡、贝母、陈皮理气化痰；苦杏仁止咳；沙参、麦冬养阴润喉。三诊以增液汤合桔梗甘草汤为平稳过渡，终于使得一年多的顽疾“拨开云雾见青天”。

·案十一·

阮某，女，52 岁，1991 年 8 月 2 日初诊。

患者嘶哑已40多天。可能起于高叫呼号而致。初不痛，继之即痛，痛区在喉之左侧，颈项有牵制感。有时气促，有痰难豁。

检查：声带水肿，充血不严重。舌苔腻如敷粉，脉平偏细。

医案：音色失泽，音量不扬，病起泽国之际。湿浊已深伏于里，因循于酷热之暑，火更助燃于后，加之盲目投补，更作投石下井之举。湿浊热火层层困束，簧键橐钥，哪得有空清本色，而且舌诊如此。更可证实此是，别无他法，只能泄之宣之。

处方：

麻黄3 g	苦杏仁10 g	甘草3 g
前胡6 g	藿香10 g	佩兰10 g
陈皮6 g	茯苓10 g	蝉蜕3 g
天竺黄6 g	7剂煎服	

二诊1991年8月13日。嘶哑、右颈作痛及牵制感，气促与有痰难豁等俱得不同程度的减轻。昨天午睡时颈痛又严重一些，口干较严重。

检查：声带水肿减轻，充血消失。舌苔薄，脉平。

医案：一经宣泄，所伏之邪与有弊之药俱告肃清。在此毫无掣肘之下，恣意裁方。

处方：

生地黄10 g	玄参10 g	竹叶10 g
天竺黄6 g	灯心草3 g	蝉蜕3 g
桔梗6 g	络石藤10 g	甘草3 g

7剂煎服

按语：本书中多次提到干祖望采用宣泄困兽的方法来治疗疾病，这是他治病的一大特色，他认为外邪久困于内，引动内邪以作困兽之斗，此时不宜滥用清解，最好宣之泄之，使邪有出路，邪去正自安。患者长夏患病，病起泽国之际。湿浊已深伏于里，因循于酷热之暑，火更助燃于后，加之盲目投补，更作投石下井之举。湿浊热火层层困束，舌苔腻如敷粉，湿热熏蒸，故而音色失泽，音量不扬。宣散外邪，干祖望喜用三拗汤，因患者有痰难豁，加前胡、陈皮、天竺黄理气化痰；有时气促，加茯苓健脾益气；长夏多湿，泽国一片，加藿香、佩兰芳香化湿；又以蝉蜕开音，药进7剂，症状减轻，簧键橐钥，得其空清。簧键是乐器的发声装置，橐钥出自《道德经》第五章，是风箱的意思，干祖望用来比喻人体的发声器官，《鸡峰》中记载有"橐钥丸"，其方组成为：大黄二两，当归一两，槟榔一两，藿香一两，人参一两，木香一两，丁香一两，硫黄一两，水银一两，白术一两，桂枝一两，治疗气滞疼痛，颇有风箱之意。

二诊时诸症好转，颈痛于昨日午睡再度严重，并且口干，由于毫无掣肘，干祖望认为不必首鼠两端，逡巡而不敢进，大可赤橙黄绿青蓝紫，手持彩练当空舞，以竹叶、灯心草清火祛湿；天竺黄、桔梗化痰利喉；生地黄、玄参滋阴生津；络石藤用在此处，令人咂舌，这是干祖望的经验用药，络石藤在治疗颈部疾病时有其独到的引经作用，为其他药物不能代替。

·案十二·

陆某，男，72岁。1991年8月13日初诊。毛毯厂。

患者音色失常在前年经治而愈。今年6月底嘶哑由于疲劳而作，在此一个半月中休息后好些，疲乏后加重。今天为不轻不重之间。有轻微的脱肛现象。血压偏低。

检查：喉部暴露不全，声带欠清白；室带增生。舌少苔，脉细。

医案：职在杏坛，年超杖国，中气之式微，事在意中。中气冲击乏力，簧键哪得有声。取益气升阳手法。好在血压不高，升柴恣取无忌。

处方：

升麻3 g	柴胡3 g	党参10 g
白术10 g	茯苓10 g	山药10 g
百合10 g	蝉蜕3 g	玉蝴蝶3 g
甘草3 g	7剂煎服	

二诊1991年11月12日。8月之方，累进56剂，发言改善，即使多言一些，也未加重。

检查：声带充血已消，唯有肥厚感，舌苔薄，脉平。

医案：发音已亮，主观上病告覆杯；充血已清，客观上病灶已去，再作扫尾工作，所谓扫尾者，力求巩固而已。

处方：

太子参 10 g	茯苓 10 g	山药 10 g
百合 10 g	白扁豆 10 g	苦杏仁 10 g
射干 3 g	桔梗 6 g	天花粉 10 g
甘草 3 g	7 剂煎服	

按语：室带肥厚常因长期声带闭合不全，而致室带代偿性增厚而形成。其主要表现为声嘶不扬，发声不能持久，或发声稍久即出现声嘶沙哑，甚则失音，言语费力，咽喉干燥，有黏痰堵塞感，咯吐不清，病变严重者可见呼吸不畅，吞咽不利。检查见双侧室带肥厚肿胀，严重者形如圆球，极度肿胀者常遮盖于声带之上，一般可遮盖 1/3 ~ 2/3，黏膜充血，呈晦暗色。多言损气，气损则滞，滞则生痰，气滞又可致血瘀。气滞、痰浊、瘀血相互搏结，而致室带肥厚肿胀。干祖望认为这类患者往往具有一个共性：讲话多。每在教师、推销员中多发，多言损气，气损则滞，滞则生痰，气滞又可致血瘀。气滞、痰浊、瘀血相互搏结，而致室带肥厚肿胀。脾开窍于口，口舌多动，必伤脾气，根据“室带属脾”理论，治宜健脾益气、化痰散结，可稍佐理气活血，方取参苓白术散，药如党参、茯苓、白术、白扁豆、淮山药、薏苡仁等，气滞明显者加木香、槟榔、九香虫；瘀血明显者加炮山甲、土鳖虫、鳖甲；痰证明显者加昆布、海藻、瓦楞子。

本案患者年老力衰，疲劳而致声音嘶哑，中气式微显然，更兼脱肛及血压偏低，气虚之证益显，中气不足，橐钥无风，鼓动乏力，无以冲击簧键，所以声音无所出，取参苓白术散为主方，加升麻、柴胡升提阳气，冲击簧键；蝉蜕、玉蝴蝶利喉开音。患者坚持服药，长达 56 剂之久，终于竖子得驱，金音得还。干祖望仍以参苓白术散善后，调理而愈。

脾为后天之本，年老之后则力衰，脾胃必为所累，后天失于调养则为病，本案患者的脱肛，也是中气不足、气虚下陷的表现，因此补益中气很是适宜。

·案十三·

刘某，男，46 岁。1991 年 11 月 8 日初诊。河南林县。

患者今夏以开会多言。陡然发音嘶哑，当时诊断为右声带息肉，9 月初做摘除手术，但音色总难恢复，做过针灸，效亦平平。刻下音色失泽，难以引颃高声。不耐多言，多则嘶哑，口干不思饮。伴以异物感。

检查：双声带肥厚一般，游离缘无缺损迹象，但不整齐，沿游离缘有条状充血带，运动良好，充血鲜艳。舌苔黄腻，边有轻度痕，脉平。

医案：息赘摘除两个月，发音音色失泽，不耐多言，言语费劲，良以案牍劳神，千机日理，心火偏旺。《内经》“在天为火，在地为热，在色为赤”。声带边缘之充血，即属于斯。治当清其离火，益其坎水。

处方：

生地黄 10 g	木通 3 g	白茅根 10 g
竹叶 10 g	灯心草 3 g	蝉蜕 3 g
百合 10 g	石斛 10 g	桔梗 6 g
甘草 3 g	7 剂煎服	

又：上方服至声带充血消失后，用下方。

生地黄 10 g	山药 10 g	泽泻 6 g
茯苓 10 g	石斛 10 g	百合 10 g
麦冬 10 g	太子参 10 g	沙参 10 g
桔梗 6 g	甘草 3 g	7 剂煎服

按语：干祖望说慢性声带充血一般有两种情况，五志之火内燃，或瘀阻声门，而致声带长期充血不消。血色暗红，多为气虚或气滞所致血液运行不畅，瘀结声门，此时应用活血化瘀之剂，药如桃仁、红花、丹参、泽兰等，若充血晦暗严重而体质不虚，可予破瘀峻剂，药如三棱、莪术、炮山甲、土鳖虫等，但血色鲜红者多为内火炽盛，循经熏灼声门，治宜清热泻火，方选五味消毒饮，药如金银花、连翘、蒲公英、紫花地丁、赤芍、牡丹皮等。如见心烦失眠，小便黄赤，舌尖红等，为心火偏旺，宜加白茅根、木通、竹叶、灯心草等；如见烦躁易怒，口干口苦，舌红脉弦者，为肝火上炎，宜加夏枯草、山栀子、龙胆草等，如见咳嗽痰黄或痰中带血，舌红苔黄，为肺经郁火，宜加桑白皮、黄芩等；如见五心烦热，骨蒸潮热，午后为重者，为肾阴不足，虚火上炎，宜加知母、黄柏，如见口渴多饮，胃脘嘈杂，大便秘结者，为胃火偏旺，宜加芦根、生石膏、甘中

黄等。

本案患者有声带息肉病史，又因案牍劳神，日理千机，心火偏旺。干祖望从清心泻火论治，处以导赤散加味，生地黄、木通、竹叶清心去火；白茅根、灯心草助其清心；桔梗、蝉蜕利喉开音；甘草调和诸药。但是这仅在离火，未及坎水，真武不至，旱魃难驱，故加石斛、百合养阴以润燥。干祖望很推崇张聿青轻清轻养之法，全方以甘寒清热，而未用苦寒，可见干祖望在清热药的取用上是有所讲究的，他认为大苦大寒之品应慎用，久用易苦寒败胃，胃气一伤，诸病丛生。所以干祖望在疾病后期很注意顾护脾胃之气，他常自称私淑李东垣。

·案十四·

郑某，女，38 岁，1992 年 4 月 10 日初诊。安徽滁县。

患者嘶哑匝年，音量极低，由生气导致，陡然而来。在 1975 年也有过一次，未治疗而痊。不痛仅干，痰多难咯，狂饮喜热。

检查：咽后壁黏膜萎缩，两侧索肥大，声带肥厚、呈柱状。闭合很差，中间最宽处超过 0.1 厘米之谱，声带有轻度斑状充血。舌苔薄，脉平偏细。

医案：肾不纳气，病之本也；同时多言，损气以助桀作伥，肺热内伏，病之标也，治当标本兼顾。估计音量提高似有寄望，唯治程较长耳。

处方：

桑白皮 10 g	苦杏仁 10 g	象贝母 10 g
熟地黄 10 g	五味子 10 g	山药 10 g
诃子肉 10 g	牡丹皮 6 g	菟丝子 10 g
茯苓 10 g	泽泻 6 g	7 剂煎服

二诊 1992 年 5 月 8 日。药进 14 剂，自感发音轻松一些。但在疲乏以后又严重起来。干燥有时可以好些，痰有时已能外咯。多汗，汗时皮肤发凉。

检查：声带渐趋清白瓷色，但闭合仍然很差。舌苔薄，质有红意，脉细。

医案：肾不纳气之声带闭合不密，当然只能改善于俄顷之间，幸充血渐淡渐消，标证之伏热已有去意。刻下可专注于治本。

处方：

熟地黄 10 g	山药 10 g	五味子 10 g
牡丹皮 6 g	茯苓 10 g	泽泻 6 g
天竺黄 6 g	黄芪 10 g	百合 10 g
桔梗 6 g	7 剂煎服	

按语：本案声嘶患者除了声带有斑块状充血外，还有声门闭合不严，对于闭合性差的问题，干祖望做了深入的研究。声带闭合不严呈竖缝，前后同样宽窄者，属肾虚，肾不纳气，治以补肾纳气，常用都气丸加减，药如熟地黄、山萸肉、诃子肉、五味子、枸杞子、菟丝子、肉苁蓉、坎脐等；声带闭合不严呈梭状缝者，为气血两亏或中气不足，以十全大补汤、补中益气汤加减，药如黄芪、党参、白术、茯苓、当归、熟地黄、川芎、白芍、肉桂、诃子肉、甘草等；声带闭合不严呈三角缝者，为肝肾不足，治以补益肝肾，常用左归丸加减，药如熟地黄、山药、枸杞子、白芍、山萸肉、牛膝、菟丝子、五味子、茯苓、牡丹皮、泽泻等。

本案中干祖望即选用的五味都气丸，为六味地黄丸加五味子而来，并取诃子肉温肾纳气以开音，考虑患者音量极低、痰多，可从肺论治，因为“音调属足厥阴，凭高低以衡肝之刚怯；音量属手太阴，别大小以权肺之强弱；音色属足少阴，察润枯以测肾之盛衰；音域属足太阴，析宽窄以蠡脾之盈亏。肝刚、肺强、肾盛、脾盈，则丹田之气沛然而金鸣高亢矣”。所以又加桑白皮清泻肺热；苦杏仁、贝母止咳化痰。二诊时充血渐淡，肺热已去，所以专注于治病以求本，继续以都气丸为主方，稍事加减，配黄芪益气升阳，百合养阴润肺，桔梗化痰利喉。

从声带闭合不全的形状来辨证，是干祖望的一个创举，这个理论虽然不是从经典中剥脱而来，但是绝非异想天开，是建立在干祖望数十年临证经验的基础上，正所谓“纸上得来终觉浅，绝知此事要躬行”，这里介绍来，以飨同道，也是体现了干祖望“授人以鱼不若授人以渔”的精神。

·案十五·

任某，男，25 岁。1991 年 7 月 12 日初诊。

患者嘶哑二十年，时轻时重，此番严重发作月余，嘎哑日甚。有时痰中仍夹有血丝，咽喉有异物感，渴喜热饮。昔有咳嗽，今已止。

检查：声带肥厚呈柱状，游离缘不齐，闭合差。两室带增生超越，覆盖于声带上1/3，未见出血点，唯一片严重晦暗型充血。舌苔薄，脉平。

医案：音调嘎哑低沉，气滞血瘀痰凝，宗化瘀消痰攻坚一法。

处方：

穿山甲3 g	海藻10 g	昆布10 g
三棱6 g	血余炭10 g	莪术6 g
红花6 g	桃仁10 g	失笑散包 10 g
桔梗6 g	7剂煎服	

二诊1991年8月4日。咽喉干燥已润，痰则明显减少，痰中血丝又见两次。为了提高音量则有费劲之感，高低音之间失于调剂。

检查：声带仍肥厚，边缘已整齐，闭合之差改善。室带依然增生，稍收敛一些。严重的晦暗充血已淡化一些。舌苔薄，脉平。

医案：从化瘀攻坚入手，颇得唐容川、王清任之三昧。方既中病，病即告轻，当然步随前迹，作一气呵成。

处方：

三棱6 g	莪术6 g	穿山甲片10 g
鳖甲10 g	海藻10 g	昆布10 g
煅瓦楞30 g	桃仁10 g	赤芍6 g
桔梗6 g	7剂煎服	

三诊1991年8月20日。发音较为亮朗一些，虽干燥已不明显，但饮水仍很多。痰中血丝已18天未见，痰结成块，咯出即舒。高低音仍难调节。

检查：前腭弓小血管暴露，声带闭合好些，运动可，肥厚充血晦暗，室带增生，充血晦暗。舌苔薄，脉平。

医案：水天一色，声门全部如丹，总系热与瘀并。化瘀裁方，坚持难改，但稍加甘寒之品，亦属无妨。

处方：

当归尾10 g	赤芍6 g	牡丹皮6 g
半枝莲10 g	金银花10 g	紫花地丁10 g
桔梗6 g	落得打10 g	桃仁10 g
7剂煎服		

四诊1991年10月30日。发音虽然改善，但仍有“闷”的感觉。干燥已润，痰不多。不耐多言，更其是读书，即使声音较大，亦即不舒。近来一度感冒，但很快即愈。

检查：声带肥厚，充血不显，但与8月20日所见相比，反而红些，为艳红。室带增生有些收敛。舌苔薄，脉平。

医案：二十年顽疴，得能“稳步前进”，毋再奢求，旨承上方。

处方：

当归尾10 g	赤芍6 g	穿心莲10 g
桃仁10 g	泽兰6 g	金银花10 g
桔梗6 g	天竺黄6 g	大贝母10 g
落得打10 g	黛蛤散包 15 g	7剂煎服

按语：明代张介宾《景岳全书》卷二十八“声喑”篇曾提出：“声音出于脏气，凡脏实则声弘，脏虚则声怯，故凡五脏之病皆能为喑。”干祖望赞同张景岳这一观点，认为慢性喉炎声音嘶哑的具体表现有多种，轻度者声音略低，不能发清脆高音；中度者声音低沉，或带有杂音；重度者声音沙哑，或如耳语声。评价嗓音质量，有音量、音调、音色和音域四个要素，这些要素和中医的脏腑辨证有何关系？干祖望提出自己独到的理论：“音调属足厥阴，凭高低以衡肝之刚怯；音量属手太阴，别大小以权肺之强弱；音色属足少阴，察润枯以测肾之盛衰；音域属足太阴，析宽窄以蠡脾之盈亏。肝刚、肺强、肾盛、脾盈，则丹田之气沛然而金鸣高亢矣。”

本案喉喑为“二十年顽疴”，且加重月余。患者嗓音的音量、音调、音色、音域四要素均较差，但从病情来看，“嘎哑”“声带边缘不整齐”，当以音调低沉，不能发高音为主要矛盾。“音调属足厥阴”，所以选择入足厥阴肝经的活血化瘀药物为主组方。在多年的临床实践中，干祖望总结出活血化瘀治疗慢性喉炎的方剂主要有两个：一为平剂，从四物汤与喉科六味汤化裁而得，名为“活血开音汤”；二为峻剂，从仲景之抵当汤、桂枝茯苓丸与三甲散相参而成，名为“逐瘀开音汤”。活血开音汤由红花5 g,川芎3 g,赤芍6 g,当归尾6 g,落得打10 g,天竺黄10 g,僵蚕10 g,桔梗6 g,甘草3 g组成,适用于慢性声音嘶哑,检查见声带肥厚,声门闭合较差,全身其他症状不明显者;逐瘀开音汤的主要药物是三棱10 g,莪术10 g,穿山甲10 g,土鳖虫6 g,当归尾10 g,赤芍6 g,乳香3 g,没药3 g,适用于声带肥厚日久不愈,用一般的行气活血剂疗效不著,但身体壮实,无虚羸之象者。本案初诊时选用的是峻剂"逐瘀开音汤"。由于患者痰中夹血丝,故方中用了血余炭等止血药。

二诊时,患者服药已经三周,声嘶、咽干、痰中夹血丝、声带边缘不整齐等临床表现均有所改善。见此干祖望心中大喜:"颇得唐容川、王清任之三昧",活血化瘀法用得恰到好处。决意"步随前迹,作一气呵成",选方则更接近"逐瘀开音汤"。

三诊,患者服药共计五周。虽音调失常仍为主要矛盾,但症情有两个新的变化:一是音调改善之后,音量不足矛盾开始凸现,"音量属手太阴";二是须解决"水天一色,声门全部如丹"之问题。根据这两个变化,从"热与瘀并"的病机考虑,改用"活血开音汤",并加入金银花、半枝莲等入肺经的清热药物。方中落得打一味,又名积雪草,既有活血消肿止痛,又有清热解毒利水的功效,干祖望认为这是具有化瘀清热作用的咽喉要药。

四诊,患者服药已三个月余,发音、咽喉不适感等均已明显改善,"二十年顽疴,得能稳步前进,毋再奢求"。这时候治法也进一步由改善音调转为提高音量为主,大贝母等入肺经的药物加重了分量。这些都反映了干祖望灵活多变的辨证选方择药思路。

萎缩性咽喉炎

萎缩性咽喉炎又称干燥性咽喉炎,传统名称为虚火喉痹。

萎缩性咽喉炎,为一种病程极长而又极为难治的咽喉慢性病。其早期,萎缩的程度尚未达到严重阶段者,则例称为干燥性咽喉炎。但也有学者认为这二者不是前后期的问题,乃是两个不同的病种。这两种说法,至今还没有定论。

本病大多是继萎缩性鼻炎后成为萎缩性咽炎,而喉炎又是继咽炎之后而继发的。有些萎缩性咽喉炎是干燥综合征症候群的一个部分。

《普济方》的咽干,可能是本病的最早文献资料。之后如干喉风、喉干燥痛、虚火咽痛等,基本上都是本病。

【临床表现】

萎缩性咽炎的初期或程度较轻者,可以没有显著的症状。但在病变发展过程中,势必产生咽部干燥、毛涩、不舒服及异物感。诚如《喉科紫珍集》的描写:"有如茅草长刺喉中,又如硬(鲠)物,咽(噎)于喉下。"即使频频饮水,也不能使这不快感觉完全消失。同时咽部感觉迟钝,甚至压舌板触及舌根或软腭而不引起咽反射。

萎缩性喉炎,则声音嘶哑,低沉无力,为主要症状。故《喉科泄秘》谓之:"甚至饮食为之碍,咸物染之痛,久必喉哑。"由于喉黏膜分泌腺的萎缩,所以喉内常有稠厚的黏液,甚至形成皮痂,引起剧烈的刺激性咳嗽。所以《喉科心法》称之为"痨嗽咽喉痛"。

萎缩性咽炎,咽部所见,都可见到一定的病变。咽后壁的黏膜失去正常的光泽、滋润,每当咽反射时或咽缩肌收缩之际,黏膜起皱,更突出其干燥枯槁的表现,还有稠厚的分泌物,紧贴在咽壁上,形成一层膜样物,甚至因其干燥而成为灰色的痂皮。所以《喉科紫珍集》谓"斑生苔癣,垒若虾(癞虾蟆)皮。"

萎缩性喉炎,在喉部可见黏膜的干燥充血。声门部常有稠厚分泌物粘住两侧的声带。声带可能松弛无力,以致在发"咿"时声带中央部闭合不全,成一梭状缝。

咽喉部异常干燥,甚至有燥痛灼痛,进干食时困难。检查可见黏膜干燥无液,萎缩枯槁。

【病因病机】

上焦有热:《普济方》论述"夫脾肺不利,上焦有热,则津液枯燥,搏于咽喉,故令干痛"。

上膈虚热:《普济方》论述“上膈虚热,咽干”。

燥:《医碥·伤燥》论述“伤燥……在上则鼻咽焦干。”《医学摘粹·燥证》:“燥病者……或清窍不利”。

此病主要病因,在于燥。至于燥的导致,则有许多因素。但燥气既出现于目前,那就不一定深究致燥之源。但急慢、虚实是必须分清的。

【辨证论治】

《素问玄机原病式》:“诸涩枯涸,干劲皴揭,皆属于燥。”所以本病诊断不难,因燥之为物,诚如《张氏医通》所谓:“偏助狂火而损其阴,阴中伏火,日渐煎熬,血液衰耗,使燥气失润而为诸病。在外则皮肤皴揭,在上则咽鼻生干。”

《类证治裁·燥症论治》:“燥为阳明秋金之化,金燥则水源竭而灌溉不周。”至于致燥的原因,林佩琴又称:“燥有外因,有内因。因乎外者,天气肃而燥胜,或风热致伤气分,则津液不腾。因乎内者,精血夺而燥生。或服饵偏助阳火,则化原日涸”。

根据先贤们的解释,这个燥病之来,源出肺肾两经,所谓“母(肺、金)子(肾、水)同病”。因为肺阴一伤则金必燥,金燥则不能生水而水无源流,无水以灌溉,清窍失濡而干燥。肾阴水亏则不能济火,火旺则烁肺伤金,更增加其燥气。肺肾之间,互为因果,相互关联,造成一种螺旋形恶性循环而终至津枯液竭,咽喉失养而枯槁萎缩。

·内治·

一般大法,基本上和慢性咽喉炎出于一辙。可是在久治不愈之下,应该进一步深入探讨,找寻新的治疗途径。至于在哪一个突破口上来进一步探讨?当然从燥证方面着眼。

治疗燥证,一般常规,就是养阴生津。但在具体的致燥原因方面,还有千变万化的机制。如简单机械养阴生津,那是一种头痛医头、脚痛医脚的对症疗法,绝非辨证论治。只有分析出“致燥之源”并有针对性处理这个原因才是。

燥是津液枯竭的表示,至于津液被劫的后果,应首先从津液的形成谈起。所谓津液,可以广泛地指机体内一切水。精确一点来讲,是指由饮食、水谷、精微通过胃、脾、肺、三焦等脏腑的共同协作所化生的营养物质。它在经脉之中为血液、淋巴液,在经脉之外为组织液,在眼为泪、在鼻为涕、在口为涎、在胃为胃液等。津和液,二者的性质、分布部位和具体功用,稍有不同之处。津比较清稀,分布于肌肉之间以温润肌肤。液则比较黏稠,分布并濡养关节、脑髓及孔窍。所以咽、喉部的,严格地说起来,是“液”,但我们日常中还是习惯地称为“伤津”“津枯”及“生津”“养津”。津、液虽有些区别,但从整体功能而论,二者又是相同的,可以相互联系、相互转化的。至于它的形成、输布过程,主要是依赖肺、脾二者起到的主要功能活动。《素问·经脉别论》:“饮入于胃,游溢精气,上输于脾,脾气散精,上归于肺,通调水道,下输膀胱。”可知脾主运化升清,把由胃肠道吸收来的有用物质,化为水谷精微,上输于肺。肺主通调、以朝百脉,使这水谷精微运送散布到全身各个组织。一旦脾的运化失健,则不能转化物质为精气,也就是津液无产生基地,当然津液宣告枯竭。如其肺有病变,则一向以“恶燥”见称的华盖娇脏,偏偏燥了起来,于是无法正常地散布水谷精微于全身组织,而且更把接收过来的水分蒸发灼烁,咽喉部无津液之养而干枯。另外,以肾亏水涸,不能涵木制火,也能火旺鸱张而上炎,燔津烁液,津液枯涸。另外还有一种情况是脾、肺、肾功能正常,在化生、输布、贮藏的几个环节也毫无问题,但被急性传染病的高热燔烁,煎津煮液,以及大量出汗、流血过多、用药不当、放疗而引起的片刻间津干液涸,干燥即至,这种情况,我们称为“劫津”,又与以上的“耗津”有所区别。见图示:

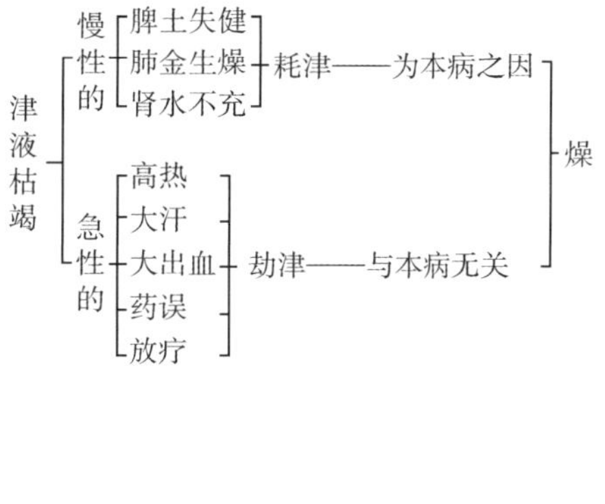

所以同样一个燥证，又有“耗津”（慢性）、“劫津”（急性）之别。同样一个慢性的“耗津”，又有脾、肺、肾三者之分。绝对不能一视同仁，因之论治也由此各异。

脾土失健：治法以健脾益气，也间接地生津养液。历来对这一点，关注的人不多。譬如扶持抢救一盆没有水源供应而致枝枯叶萎的花草，一味地使它荫凉、通风，甚至除去周围的一切致热、致燥因素还不行，只有在根部灌水才是。所以治脾以润燥，就是这个道理。常用代表方有参苓白术散或健脾丸之类。常用药：太子参、茯苓、白术、白扁豆、山药、升麻、桔梗、麦芽之类。

肺气燥伤：这是外来的一切燥气，侵袭肺金，也有内燥所伤，自戕自贼，终使肺脏不能正常地输布津气。故而应润肺生津，常用方有加减养阴清肺汤或沙参麦冬汤之类。常用药：沙参、麦冬、百合、大贝母、玄参、生地黄、玉竹、天花粉、白扁豆、桔梗等。

肾虚水竭：经常还伴以相火上凌，所以在滋阴中参以清息龙雷，俗称育阴潜阳法，常用代表方有知柏地黄汤或大补阴丸之类。常用药：熟地黄、山药、山萸肉、墨旱莲、女贞子、龟甲、知母、黄柏、甘草。并根据相火的实际情况而加些龙齿、石决明、龙骨、白蒺藜之类。

急性的劫津：急性的劫津虽与本病没有直接关系，但为了加快显效起见，并不反对加些生石膏、天花粉、玉竹、芦根、石斛、沙参、麦冬之类。

曾经遇到这样一例奇干燥证，所有的养阴生津方药，毫无一效，不论健脾、益肾，都无反应。在最后重用鳖甲、西洋参、枫斗（石斛）、乌梅，也一无润意。在此技穷之际，忽然想到唐容川的血瘀致燥一说，乃取用泽兰、桃仁、当归尾、赤芍、丹参等药，另取蒲公英作引子，竟然药到病除。因病例太少，可能出之偶然，故而不敢列入正文，仅供参考。

·外治·

噙化参梅含片，每天4～5片。

吹用西瓜霜；含漱蜒蚰梅，每天4～5枚。

导引，《苏沈良方》：“每夜……盘足坐，叩齿三十六通，握固，闭息，内视五脏……待肠满气极，则徐徐出气，俱出入息匀调，即以舌搅唇齿内外，漱练津液，未得咽下。复作前法，闭息内观……调息漱津，皆依前法。如此者三，津液满口，即低头咽下。”它的操作是，在凌晨盘膝而坐（趺坐），将上下牙齿相碰（叩齿）作响，计三十六次。然后用舌尖撞击门齿，这样则唾液分泌即旺盛起来。两手握紧拳头，但须握成空心拳，用力握紧（握固），思想上排除杂念，凝精聚神，把呼吸调整到似有若无（闭息），好像见到自己的五脏六腑一样（内视五脏），意守丹田，运真气于丹田而似乎产生满腹温煦和充气的感觉（肠满气极）。达到了这样境界，就慢慢地放松（徐徐出气），不过呼吸还是要均匀有节奏。之后即用舌尖搅击唇齿之间，这样又可使唾液大量出来（漱炼津液），但这种唾液不能急速吞咽下去，应该慢慢地分成数十口下咽。照此操作，共行三次。

静养生津法：平时睡醒时，即起端坐，凝神息虑。舌舐上腭，闭口调息，津液自生，分作三次，以意送下，此水潮之功也。坚持日久，确收良效。

【预防与护理】

1. 居室空气宜湿润，不宜太燥。在夏天可多泼洒冷水，冬天可在火炉上放一不加盖的水壶。
2. 饮食方面，宜清淡且易消化的食品，不宜厚味油腻及生冷。
3. 禁烟、酒、辛辣食物，少食油炸食品。
4. 可多吃水果，但忌荸荠及花生。因荸荠生燥，花生生痰。
5. 情绪方面，要保持稳定。
6. 本病是慢性病，治疗进药是有一定时间的，故而切忌急躁。
7. 适当地注意休息。

【医案】

·案一·

杨某，男，62岁。1991年7月2日初诊。化工学院。

春雪严寒，导致感冒，主为咽喉俱病，刻下急性症状已消失。但咽头干痛严重。幸今天痛有减轻，而奇干难润，伴以烧灼感。狂饮不择温凉，鼻腔也有干感。今天在较平稳阶段。

检查：咽后壁干燥如纸，黏膜大片萎缩。舌苔根部有些，前半无苔，脉细。

医案：年开六秩，本已天癸竭而津液告怯之金秋，因此津液之先劫后耗，干燥之来事在意中。治当增液汤加味。

处方：

生地黄 10 g	麦冬 10 g	沙参 10 g
黄精 10 g	芦根 30 g	玉竹 10 g
白芍 6 g	天花粉 10 g	玄参 10 g

7 剂煎服

二诊 1991 年 9 月 6 日。时历两个月，除齿痛辍药之外，基本上服上方无歇，总的情况收善良多。在此期间一度感冒，但程度、病期、恢复都大大轻于曩昔。今天以齿病之后，所以并非最佳状态。咽干不重，干中之痛已无。痰不多而黏稠。

检查：咽后壁大片萎缩的黏膜表面稍转滋润。舌苔薄，脉细。

医案：顽疴虽未言愈，但已平稳，好在慢症变化无多，可以裁订较长治程，方药取培土以生金，金旺而水生手法。

处方：

党参 10 g	白术 6 g	茯苓 10 g
白扁豆 10 g	山药 10 g	麦冬 10 g
沙参 10 g	天竺黄 6 g	玄参 10 g
甘草 3 g	7 剂煎服	

按语：萎缩性咽喉炎致病的关键在于“燥”。《类证治裁》：“燥为阳明秋金之化，金燥则水源竭而灌溉不周。”治“燥”的目的在于津液荣润，此即依赖于肺、脾二脏的功能活动。《素问・经脉别论》：“饮入于胃，游溢精气，上输于脾，脾气散精，上归于肺，通调水通，下输膀胱。”脾主运化升清，化水谷精微，上输于肺。肺主通调、以朝百脉，输布水谷精微于周身。一旦脾运失健，则生化乏源，津液宣告枯竭。如其肺燥，则一来华盖娇脏无法输布水谷精微，二来将接收来的水分蒸发灼烁，咽喉失于濡养而干枯萎缩。另外，以肾亏水涸，不能涵木制火，也能火旺鸱张而上炎，燔津烁液，津液枯涸。

本案患者年逾六旬，天癸告竭，外感之后，津液更损，发为本病。初诊治肺燥之标，当以润肺生津为主。二诊养津液之源，取培土生金大法，干祖望将此法比喻为“扶持抢救一盆没有水源供应而致枝枯叶萎的花草，不光要使它荫凉、通风，除去周围的一切致热、致燥因素，关键要在根部灌水才是”，甚是贴切。

・案二・

闻某，女，55 岁。1991 年 8 月 9 日初诊。机电学院。

患者两个月前开始咽喉疼痛，徘徊于甲状软骨之上，其痛游走不定，伴以异物感，进食顺利。痰量奇多，咯之不难。胃纳奇差，失眠也较重，这一周来下午有低热。

检查：咽后壁黏膜大部分萎缩，舌根乳头稍有充血感。舌苔薄腻，脉平有濡意。

医案：痰浊之证，生于气滞，滞从湿成，湿因久涝久雨而得。治从化浊消痰入手。

处方：

陈皮 6 g	半夏 6 g	天竺黄 6 g
胆南星 10 g	藿香 10 g	佩兰 10 g
焦苡仁 10 g	六曲 10 g	紫苏梗 6 g
茯苓 10 g	5 剂煎服	

二诊 1991 年 8 月 13 日。奇多之痰，明显减少。甲状软骨处不舒适也似乎缓解一些。异物感游走无定处。低热有减轻。失眠也有改善。

检查：咽后壁萎缩的黏膜有润感。小血管扩张充血。喉（－），舌根部乳头肥大一些。舌苔薄映黄，脉平偏细。

医案：凭二陈香燥烈气，症状改善奇速，当然为中的之矢。但津枯之证只可一而不可再也。这番裁方，撤二陈，取甘麦。

处方：

天竺黄 6 g	川贝母 10 g	紫苏梗 10 g
佛手 6 g	地骨皮 10 g	大枣 5 枚
浮小麦 12 g	六曲 10 g	藿香 10 g
甘草 3 g	7 剂煎服	

三诊 1992 年 8 月 23 日。药进 9 剂，低热消失，诸症在平稳中改善，食已有味。

检查：咽后壁黏膜萎缩者稍有润意。舌苔薄，脉平。

医案："肝急脏躁，气怯痰多"，经治之后，虽有好转，但脾虚生痰是其终产证也。治取异功散加甘麦大枣汤主之。但咽炎一症，亦不可"王顾左右"。

处方：

太子参 10 g	茯苓 10 g	陈皮 6 g
天竺黄 6 g	大枣 5 枚	浮小麦 12 g
紫苏子 10 g	女贞子 10 g	墨旱莲 10 g
甘草 3 g	7 剂煎服	

按语：干祖望认为治疗燥证，常规以养阴生津为主，但在具体的致燥原因方面，还有千变万化的机制。如简单机械地养阴生津，则是一种"头痛医头，脚痛医脚"的对症疗法，绝非辨证论治。只有分析出"致燥之源"并有针对性地处理这个原因才是。本案患者之"燥"竟然源自"久涝久雨"，淫涝泛溢，湿邪困脾，脾失健运，痰浊自生，气机阻滞，痰气交凝，故而出现"奇多"治痰，肺为贮痰之器，脾为生痰之源，肺脾二脏俱受牵连，津液生化、输布过程受阻，出现"燥"之表现是在意料之中，故初诊治从化浊消痰入手，万不可见"燥"治"燥"，妄以"润燥生津"，否则只会南辕北辙，失之千里。二诊治痰见好就收，撤香燥烈气之二陈，益甘缓之甘麦，兼顾患者围绝经期"肝急脏躁"及失眠之症；三诊归于益气健脾，正气存内，邪不可干，脾气得健，痰湿得消，津液自来。

·案三·

王某，女，72 岁。1993 年 3 月 5 日初诊。

患者鼻病咽病，作已多年。近来两个月喉部作胀及不舒服，偶有些疼痛、干燥，求饮不勤。痰多而稠，清嗓可咯。涕血多时，今天很多。咳嗽已两个月，吃药即止，停药又咳。

检查：两侧利特尔区破碎。咽后壁黏膜萎缩，但不充血。舌苔薄，脉细。

医案：高龄津竭，肺燥金枯。时值初春木旺之际，故而夙恙中又加新病。治以益金为本，清火为标。

处方：

百合 10 g	生地黄 10 g	熟地黄 10 g
桑白皮 10 g	玄参 10 g	沙参 10 g
赤芍 6 g	黄芩炭 3 g	牡丹皮 6 g
甘草 3 g	7 剂煎服	

黄芩油膏 1 盒，外用涂鼻腔。

二诊 1993 年 3 月 16 日。药后咽干失舒缓解多多。唯偶然作痛之感依然未见改变。涕血已没有，咳嗽也很少。

检查：咽后壁黏膜仍有萎缩感，利特尔区粗糙、充血，已无破碎。舌苔薄，脉细。

医案：一经轻清轻补，诸症日趋向愈，例当原方深入。

处方：

熟地黄 10 g	生地黄 10 g	百合 10 g
桑白皮 10 g	沙参 10 g	麦冬 10 g
佛手 6 g	落得打 10 g	牡丹皮 6 g
甘草 3 g	7 剂煎服	

按语：《类证治裁》："燥有外因，有内因。因乎外者，天气肃而燥胜，或风热致伤气分，则津液不腾。因乎内者，精血夺而燥生。或服饵偏助阳火，则化原日涸。"本案患者"高龄津竭，肺燥金枯"，又值初春木旺之际，可谓内外皆使之燥，初诊主要清火益肺，标本兼治。二诊效不更法，轻清轻补，继续深入，其中佛手理气止痛，一味落得打本是伤科用药，可清热利水、活血消肿，在此取其活血止痛之功。另外，本案患者有鼻病咽病多年，干祖望认为久病属瘀，不排除"血瘀致燥"的可能，笔者认为方中赤芍、牡丹皮、落得打之品也可取此意。

悬雍垂过长

悬雍垂过长，传统名称为帝中风，还有悬痈、垂倒、悬雍肿、帝钟风、悬雍垂长、纯白小舌、悬疔、悬旗小舌、蒂丁下垂、小舌落下等名称。

本病在《诸病源候论》称为悬痈和垂侧，盖古代"痈"与"雍"可以通用。

凡急性的一时性水肿充血，属于感染性炎症，则不是本病。

【临床表现】

本病往往好发于神经官能症患者或缺乏运动

及有习惯性便秘的人。

局部症状，为悬雍垂超长，可能还有一个较粗、肥大的末端。在咽部松弛状态时，即可触及舌面或紧贴咽壁（前者最多，后者很少见），因之即产生异物感，甚至可引起咳嗽或呕吐，但也有极少数患者，毫无感觉。

【病因病机】

风热厚味：《喉科紫珍集》论述“因受风热，食煎炒厚味”。

热气：《东医宝鉴》论述“所以暴肿者，抑亦热气使然也”。

风邪热气：《诸病源候论・咽喉垂倒候》论述“脏腑有风邪热气，上冲咽喉，则肿垂，故谓之垂倒”。

胃中积毒：《喉科指掌》论述“胃家积毒”。

胃火：《喉科枃指》论述“胃火郁甚而发”。

脏腑伏热：《诸病源候论・悬痈肿候》论述“五脏六腑有伏热，上冲于咽喉，热气来于悬痈（雍），或长或肿”。

思虑过度：《焦氏喉科枕秘》论述“思虑过度，心火上冲帝丁”。

穿着过暖：《喉症全书》论述“重衣叠被”。

细长的悬雍垂，多为发育上的特异，也有因屡屡发作的急性或慢性咽炎、扁桃体炎的长期刺激而病变。

【辨证论治】

脾主肌肉，悬雍垂虽然未有确认为属脾，但以其全为肌肉组成，当然可作属脾论断。

脾气一衰，宗气下陷，终使这个特殊组织的肌肉松弛无力，甚至出现瘫痪状态，则要趋长拖落下来。

・内治・

脾胃一虚，则阳气生化乏源，中气不足，清阳下陷难升，所以肌肉松弛下垂，症属慢性，更无疼痛发炎表现。治当益气升阳法，常用方有补中益气汤之类。常用药：黄芪、白术、陈皮、升麻、柴胡、党参、当归、桔梗、甘草。另外，也可参酌收涩之剂，如诃子散中的诃子肉，真人养脏汤中的肉豆蔻、罂粟壳，以及石榴皮一类的药物，可以酌加在内。

・外治・

古代就认为需要手术处理，故《外台秘要》谓：“开口捧头，以筷抑舌，及烧小铁烙于管中，灼之，令破。灼火毕，以盐随烙处涂之。”当然，这种办法是比较粗糙的，而且烙后涂盐，这种疼痛是令人无法承受的，其疗程也比较长。

正确的治疗方法是这样：先在悬雍垂和两侧软腭间，注射1%普鲁卡因0.5～1毫升，待麻醉后，用钳子抓住悬雍垂，然后将应该截去过长的部分，以弯头剪刀剪除。剪后即用百草霜散掩上止血，必要时可缝针。以后用珠黄散频频喷吹，至愈合为止。

药物治疗，用枯矾及生明矾各半，研细，入冰片适量，每天涂擦4～6次，但疗效很不稳定。

【预防与护理】

1. 手术剪除或烧烙后，禁进热食、硬食直到愈合。
2. 忌烟、酒、辛辣食物。
3. 及时上药。
4. 尽量减少讲话。
5. 保持大便通畅。

咽部疱疹

本病一时难以找到一个比较恰当的中医病名来对照。《尤氏喉科秘书》《咽喉经验秘传》的“喉刺”，在症状描写上十分相似，但是在预后方面距离太远。《喉科枃指》的“帘珠喉”也很相仿，但是本病绝没有“满口如白网油状，两边微肿”。《喉科指掌》“气子”的描写，也似乎本病，但病程以“年”计算，则又不可能，《喉科秘旨》的“连珠风”也迹近本病，但它的描述含糊不清，而且有理由怀疑就是“帘珠喉”的讹传，因为“帘”“连”读音相同。喉病既可称“喉”，也可称“风”。排除了几个似是而非的病名之后，只有《咽喉脉证通论》的“风热喉癣”，可以说是咽部疱疹的中医病名。它的症状是“其状喉间或帝丁两旁微有疙瘩，一起即觉，时作寒热。若食热毒之物而起，不作寒热”。

本病在临床上大多未溃者称口疮，已溃者为口糜。《素问·气交变大论》中的“口疮”，可作为最早的论述。

本病常继发于急性鼻炎、肺炎、流行性感冒、疟疾或身体其他部位的疱疹之后而发生，也有单独原发者。咽部表现开始发生小水疱，破裂后则成为小溃疡。预后好，唯疼痛较为严重。

【临床表现】

本病多数为继发性，如为原发者，并无全身症状，唯咽部发生疼痛。有时疼痛较重，甚至夜不能寐，还可牵及耳部也感疼痛。疱疹多发生于软腭、悬雍垂及腭弓等处，常呈线状分布。初期为黄白色小疱，旋即自形破裂而成为小溃疡，损害为浅在性，周围黏膜微呈充血，这种小溃疡一般在3～4天内可以愈合。但也有第一批疱疹初告消退，而第二批又接踵而至者，愈后不留痕迹。如在口腔者，又称疱疹性口腔炎。

【病因病机】

火气流行：《素问·气交变大论》论述“岁金不及，炎火乃行，民病口疮”。

膀胱、小肠积热：《素问·气厥论》论述“膀胱移热于小肠，上为口糜”。

湿热：《医方论》论述“口糜，本于湿热”。

脾热、肺热、心热：《证治汇补·上窍门·口病》论述“口疮虽有脾热，然分赤白二种，白者肺热，赤者心热”。

临床实况大多由于脾胃积热，郁蒸上凌而致。因为热蕴过久，势必蒸酵而化为湿浊，内中湿性下沉，多犯下身。唯浊气轻浮飞扬，好犯头面，尤其是空清诸窍。脾主湿，咽部接近口腔，口腔属脾，以“循经”而论，口腔与口咽被侵的机会更多。不过这种浊气，毕竟由湿邪所衍生，在治疗上依然以化湿、利湿和燥湿为主要手段。

【辨证论治】

初期一般大多有充血及疼痛，主为火气为祟。由疱疹而成小溃疡，而且其色转白，则为湿浊，但仍属火属热。

·内治·

一般都应清热清火，轻者可用银翘散，重者用清胃散。常用药：金银花、连翘、竹叶、芦根、升麻、黄连、牡丹皮、生石膏、甘草。如其波及身体者，心经也有积热，可参用导赤散。常用药：生地黄、木通、竹叶、玄参、白茅根、灯心草、桔梗、甘草。如夹有湿浊者，酌用茵陈蒿汤。常用药：茵陈、竹叶、胡黄连、白茅根、芦根、生石膏、金银花等。

·外治·

初起，宜绿袍散。出现溃疡，改用冰硼散或中白散。后期，用珠黄散或养阴生肌散。

【预防与护理】

1. 平时少吃辛辣食物。
2. 注意口腔卫生。
3. 及时上药。

咽黏膜下出血

咽黏膜下出血，传统名称为飞扬喉，亦有飞疡、悬旗小舌、悬痈、悬棋蛊毒风、夺食风、呛食风、悬痈、稔食风、飞蛾风、飞扬风、飞丝风、血蛾、抢舌风、悬疔、飞疡喉等名称。

本病是指悬雍垂及其周围的软腭黏膜或口腔黏膜，突然在1～2分钟内产生或大或小的血疱。虽然是一种多见的轻症小恙，可是在历来喉科专业书里，都渲染成杀人重病危症，如《喉科指约》《喉科秘旨》的“凶恶之症”的描写，都过于夸张。

第一个记载本病者，为明代《疮疡经验全书》，谓“口中猝然有肿，转胀转大，此名飞疡也。渐至杀人，用小刀点出血”。以后各家著作，都承袭了“渐至杀人”一语而未与临床核实，始终以危症视之。正因其发病极快，来势凶猛迅速，大有“飞扬跋扈”之势，所以即名飞扬。

本病大多在进餐时，尤其是晚餐时最多发生。可能由于硬食所伤，故也称创伤性血疱。由于是小血管渗出血液，但黏膜则完整无恙，于是滞积于黏膜下，因为不断出血，故而血疱也很快地膨大，所以又称口腔黏膜血肿。本病一般多发于男性，尤其是青壮年人。

【临床表现】

此病既无预兆，更无全身症状，而且绝大多数在进餐时发生。当时陡然感到咽部有异物感，病者必然利用"咽"或"咯"的动作来排出异物，可是越咽越咯则异物感越明显。在短短1～2分钟咽部即全部堵塞，不能吞咽，言语障碍，甚至呼吸也似乎有困难感觉。在软腭上，更多在悬雍垂上，可见到一个紫红色大血疱，大小不一定，从绿豆大小到伍分硬币大，堵塞在咽部，但始终没有疼痛感。不久即可自行破裂，排出大量血液或血块，片刻之间一切症状完全消失。但不久在出血处形成一个面积与血疱同样大小的浅在性溃疡面，疼痛即产生。如无继发感染，此溃疡面可在3～5天间自行愈合，愈后不留痕迹。如有感染，则转为溃疡。

如有大血疱位于悬雍垂或其周围的黏膜。起病迅速，在1～2分钟内可完成初期—高峰—破裂的全部病程，未破前一无疼痛，破裂后即开始作痛者，即可诊断此病。

【病因病机】

风热：《喉科指掌》论述"此症，风热上壅"。

肺胃积热：《重楼玉钥·夺食风》论述"因饮食火物，触动肺胃积热，致陡起斯疾"。

脾家热毒：《咽喉脉证通论》论述"此证乃脾家热毒，外感风热而成"。

风热痰毒：《喉科紫珍集》论述"此症因上焦蕴积热毒风痰，壅塞而起。"《明医指掌·喉痹证一（咽喉十八证 附）》："风痰壅热在喉咙，因生血泡咽关闭。"

触毒或怒火：《焦氏喉科枕秘》论述"怒火盛，或中秽毒"。

多食厚味：《图注喉科指堂》论述"多食厚味燥酒"。

临床实况主因是肺胃积热，热盛化火，逼血离经妄行。诱因为进食之际，热物、硬物的摩擦、刮伤。一般在5天内（小面积的3天左右）可以自愈。如其有感染而形成溃疡者，则时间要长一些，其病程也根据其溃疡面的大小而定。

【辨证论治】

出血当然属热属火，绝无虚证，基本上不需要辨证。无论热与火，唯有程度上轻重不同而已。

凡伴有便秘，血疱破裂后疼痛严重的，其热必重。舌诊较重要，质红为热，腻者夹湿，脉象在本病中参考价值不大。

·内治·

治法十分简单，一般取用清热凉血法，常用代表方为清咽利膈散或加减三黄凉膈散。严重的加强通便，即谓"釜底抽薪"。常用药：金银花、大黄、黄芩、生地黄、牡丹皮、白茅根、地榆炭、甘草。

及时刺破血疱，泄尽积血。愈早刺破愈好，迟则血疱愈来愈大，而且发展迅速。但一般在患者到达医院之前，大多早已自行破裂了。不论自溃或刺破，刺破孔应大些，以便泄血通畅。但最好保留黏膜，如其撕去之后，势必形成溃疡。但也有无法保留者，只得撕去。

初期，可用绿袍散。形成溃疡后，用冰硼散。如出现义膜者，用锡类散。后期用珠黄散。

【预防与护理】

1. 注意进餐时不要狼吞虎咽。
2. 在进食热物与硬物时要小心或尽量少食。
3. 发现咽部异物感时，马上停餐检查一下，有无血疱，有则马上刺破。
4. 已破之后，要注意口腔卫生。
5. 不论饮料与食物，温度不宜太高。
6. 及时治疗。

扁桃体炎

扁桃体炎，传统名称为乳蛾。有关本病最早

的论著，首推《儒门事亲》，谓“单乳蛾、双乳蛾，结薄于喉之两旁近处，肿作。因其形似，是为乳蛾”。所以乳蛾一名，沿用到现在。至于《喉科泄秘》等书中的血蛾，实非扁桃体疾病，乃口腔黏膜血肿的飞疡喉。

乳蛾之后又有许多别名，罗列于下，其中包括急性与慢性：单乳蛾、双乳蛾、肉蛾、蛾风、喉闭、闭喉、喉痹、横蛾、竖蛾、蛾疮、喉蛾、阳蛾、阴蛾、莺翁、鹅聚、连珠蛾、鳅症、伏寒乳蛾、白色乳蛾、烂蛾、结烂乳蛾、石蛾、木蛾、落井乳蛾、死乳蛾、乳蛾核、烂头蛾、蛾子、蛾疾、飞蛾、慢蛾风、乳蛾核、喉瘤等。

乳蛾即扁桃体炎已得到大家一致认可，但干祖望认为是错误的。因为乳蛾是人体解剖的名称，它是扁桃体而不是扁桃体炎，所以《世医得效方》称为蛾风，是十分妥当的。正常的喉有了病，称喉风。那么正常的乳蛾，有了病，当然应为蛾风。

另外还有一种说法是，之所以称其乳蛾者，是因为其形象一如蚕蛾，干祖望也认为错了。应该解释为蚕蛹才是，橄榄形的肿物与蚕蛹颇为神似。考“蛾”是一切昆虫纲、鳞翅目、异角亚目昆虫蜕变到最后阶段的成虫。当它由毛虫过渡到成虫时的中间阶段，即称“乳蛾”，俗称为蛹。“乳”是幼小之谓。

历来曾把它分为单蛾和双蛾，张子和创说于前，后人随之于后，事实上是毫无意义的，尤其是什么横蛾和竖蛾，更是画蛇添足。至于什么“单轻双重”“单重双轻”争议，更是荒诞无稽。

我们目前临床上分为急慢两种，是十分科学的。

一、急性扁桃体炎

一般急性的有充血性扁桃体炎，中医称风热蛾风与热毒蛾风，还有化脓性扁桃体炎又称烂蛾风。慢性的在习惯上称为阴虚蛾风，是不恰当的，因为真正由于阴虚而致的为数甚少，而且由阳虚而致者也不多，因之直呼为慢蛾风，更为精简明确。

中西医名称对照，大体上是：

- 扁桃体炎
  - 急性充血性扁桃体炎
    - 卡他性、滤泡性 —— 风热蛾风
    - 隐窝性、实质性 —— 热毒蛾风
  - 急性化脓性扁桃体炎
    - 隐窝性、实质性 —— 烂蛾风

急性扁桃体炎，常指腭扁桃体炎症而言，往往同时还有一定程度的咽黏膜及其他咽淋巴组织的炎症，但重点在于腭扁桃体。

【临床表现】

充血性扁桃体炎起病较急。初起时咽部有干燥或烧灼感，旋即疼痛，痰涎增多，有刺激性咳嗽。全身症状，有高热（在儿童更高），头痛，食欲不振，四肢疼痛等。当咽部疼痛剧烈时，妨碍饮食，疼痛并可放射到耳部。检查可见，扁桃体肿大，黏膜弥漫性充血，甚至腭弓和悬雍垂明显水肿，严重的可致软腭也充血肿胀，咽后壁淋巴滤泡及咽侧索红肿。颈部颌下淋巴结肿大及压痛。其中轻型一类，为急性卡他型及滤泡性扁桃体炎，其主要病变在扁桃体表层。严重的一类，为急性隐窝性、实质性扁桃体炎，主要病变在扁桃体小窝甚至实质。二者的轻重是十分明显的，大多区别在风热与热毒之间。有急性热病的同时，出现扁桃体肿大及疼痛充血等炎性症状者，即可诊断为本病。

化脓性扁桃体炎多发于春秋两季，发病对象青年最多，少年儿童次之，五十岁后的很少见。患者全身不舒，恶寒高热，头痛，体温常可升至38～40℃。局部疼痛开始于一侧，随之两侧俱痛，而且很严重，常可引起耳痛、耳鸣、失聪，下颌角淋巴结肿大及疼痛。白细胞总数及中性粒细胞均增高。

局部除具备了充血性扁桃体炎所有现象外，隐窝内分泌物特多，因之融合成膜状的一片，所以称之为“烂蛾风”。扁桃体肿大、充血、疼痛，表面附着一层污物。唯此膜决不超越出扁桃体本身范围之外，这是与白喉最大的区别。

【病因病机】

风寒：《喉科秘旨》论述“此病因风寒而起”，

“凡伏寒之症”。

时邪：《喉证明辨》论述“肺经积热，受风邪凝结，感时而发”。

风火相煽：《喉科金钥》论述“风火相煽”。

风温：《疡科心得集》论述“风温客热，化火循经上逆”。

热毒：《咽喉论》论述“火毒”。《秘传喉科十八证》：“热毒积于血分”。

肺胃郁热：《喉科指掌》论述“肺胃郁热”。《喉科心法》：“无非积热所致”。

气管受邪：《喉科金钥》论述“左气管受邪患左蛾，右气管受邪患右蛾，左右受邪患双蛾”。

其实，临床上所见极为简单，仅有两型：风热蛾风，时邪外感，直犯肺胃，上凌咽喉。热毒蛾风，内伏郁火，或为风热所化之火，或二者兼而有之。

【辨证论治】

风热蛾风，邪从外袭，故而有种种急性热病的全身症状。局部的扁桃体，主要为肿大及充血，从Ⅰ度到Ⅲ度，但它的严重与否并不决定于肿大程度，此时扁桃体周围的黏膜也有一定程度的充血。舌苔薄腻或白或黄，脉大多为浮为数。

热毒蛾风，全身症状较前者为重，常出现便秘等症。局部扁桃体除上面所有症状外，在小窝开口处常有分泌物外溢，呈点点白色，故有帘珠之称。舌苔黄，脉洪、大、数。

·内治·

时邪外感，直犯肺胃者，大多舌苔薄黄或薄白，脉浮数，当用疏邪解表一法。如属风寒的用辛温解表，常用代表方为六味汤。常用药：荆芥、防风、薄荷、桔梗、蝉蜕、大贝母、甘草。如属风热的用辛凉解表，常用代表方为桑菊饮或银翘散之类。常用药：桑叶、菊花、桔梗、连翘、金银花、芦根、荆芥炭、竹叶、甘草等。

内有伏热者，大多舌苔黄腻，脉大、洪、数，当从清热解毒入手。常用代表方为加减清喉汤或六味汤中加用清热解毒药。常用药：桑叶、牛蒡子、荆芥、苦杏仁、大贝母、玄参、天竺黄、菊花、黄芩、山栀子等。

化脓性扁桃体炎当峻剂清热解毒，常用方有清咽利膈汤，黄连解毒汤也可取用，甚至犀角地黄汤等。如其出现干黑舌苔，更有伴以心烦不安，大便多天不解者，可用峻剂通便，常用代表方有大承气汤，所谓釜底抽薪。常用药：金银花、连翘、芦根、竹叶、大黄、重楼、牡丹皮、射干、甘中黄、黄连、黄芩、山栀子等。便秘者，用大黄、玄明粉、番泻叶等。

·外治·

一般轻症用月石散或冰硼散，重症用吹喉去腐散或通用消肿散，后期用中白散。化脓性扁桃体炎在高峰时可取用锡类散。

·其他·

用三棱针，直刺少商、商阳穴，放血。每日一次。

【转归与预后】

一般预后良好，唯化脓性愈后可以留有瘢痕。凡无并发症者，多在5～7天内逐渐痊愈，化脓性时间则较长些。

局部并发症，最多为扁桃体周围脓肿，全身并发症有风湿性关节炎、心内膜炎或肾炎等症，而化脓性扁桃体炎有时可导致败血症。

急性扁桃体炎痊愈之后，如若发作频繁者，可以考虑切除，这样并发风湿性关节炎、心内膜炎、肾炎的机会大大减少。不过近来也有学者不主张切除，因为它是人体比较重要的免疫器官。

二、慢性扁桃体炎

本病在临床上最为多见。在儿童多表现为扁桃体异常肥大（生来即有的肥大，可以不必作为疾病来论治），在成人，则表现为炎性症状。发病年龄，一般以7～14岁儿童为多。发病率两性差别不大。本病是一种常见的多发病，不容易引起人们重视。而且还有一个特点，它肥大的程度和自觉症状不是同步的，有些肥大仅仅Ⅰ度，而已感到十分痛苦；Ⅱ度的，根本没有丝毫的不适。

本病的表现主要是扁桃体肥大、僵化。更麻烦的是经常反复急性发作，病孩可出现发育不正常、体力衰弱等。

根据病理变化来分型：一为木蛾；二为石蛾；三为落井乳蛾，统称死蛾。

【临床表现】

一般患者都容易感冒，伴有气管炎。在不发作的间歇期间，往往无明显症状，即使达到Ⅱ～Ⅲ度，也没有特殊的感觉。仅仅有时有些异物感、刺痛感或阵发性咳嗽等。有时可以有些口臭，如其隐窝内有干酪样脓栓积留者更为严重。有时扁桃体肿胀过大，则产生咽部堵塞，吞咽不利，呼吸失畅，言语欠清和熟睡后有鼾声等。久病拖虚正气，可以引起头痛、泛恶、四肢乏力、容易疲劳等。甚至使幼小婴儿发育受到影响。

除以上共性之外，木蛾、石蛾、落井蛾三者也有其各异之处。①木蛾：扁桃体最肥大，突出于腭弓之外，最大的两侧可以相接触。色呈淡红，质地较柔软。本病主要发生在儿童，但大多数是生理性，以后可随年龄的增加而逐渐退化。②石蛾：扁桃体间质内有纤维组织增生，继而因纤维组织的收缩，使它体积收缩，淋巴组织萎缩。因其不大且韧硬结实，故喻之为石。③落井乳蛾：主要病变潜伏于扁桃体位置的深处，因病理性萎缩收小，致不外突出来。以上三者，很容易急性发作。发作时也有高热等一切急性症状，但其程度与病程或可略逊于第一次发作。

扁桃体长期肥大，反复发作者，可以考虑本病。其他如消化不良、营养障碍、头痛乏力、慢性贫血、低热及小儿发育迟缓等，往往也是本病的并发症。

一般在临床可以分为三型。

增生型，或称肥大型：为淋巴组织增生。症状为扁桃体增生肥大，凸出于腭弓之外。有僵化感，故中医称为石蛾风。

纤维型，或称萎缩型：扁桃体实质内纤维组织增生，之后纤维组织收缩，使扁桃体体积缩小，淋巴组织萎缩，故中医称为死蛾风，形容其求得正常已不可逆转了。

隐窝型：主要病变深在扁桃体隐窝内，毒邪长期隐伏，蠢蠢然借机施虐，故而慢性扁桃体的口臭，悉为本型发出。表现为扁桃体及淋巴滤泡有明显慢性炎症长期存在，常见隐窝口明显扩大，形成小的囊肿或脓肿，或淋巴组织瘢痕化。中医称为阴虚蛾风。

此外，还有学者把这三型再归纳为单纯型与病灶型。前者内含增生型与纤维型，后者为隐窝型。前者，偶有急性发作，平时无明显症状，即使有亦十分轻微；后者发作频繁，全身症状则常有不适感，容易疲乏、低热等。

慢性扁桃体炎，容易引起并发症：全身的有风湿热、关节炎、心脏病、肾炎等；局部的有咽炎、喉炎、咽鼓管炎、中耳炎、颈淋巴结炎等。

【病因病机】

先天：《喉科秘旨》论述“此症因胎生本原不足所致”。

痰：《疡医大全·单双蛾门主论》论述“三经之痰证，尽阻塞于咽喉，结成火毒而不可解”。

火：《洞天奥旨》论述“蛾疮……而火则一也”。

饮食所伤：《咽喉脉证通论》论述“因嗜酒肉热物过多，热毒积于血分”。

肝火痰结：《喉科杓指》论述“肝火痰结”。

血热：《秘传喉科十八证》论述“热毒积于血分”。

瘀：《喉科秘钥》论述“乃肝火老痰，结成恶血”。

酒色：《咽喉经验秘传》论述“多因酒色、郁结而生”。《类证治裁》说“多因酒色郁热而生”。

情志郁结：《焦氏喉科枕秘》论述“气恼郁结不伸而起”。

疲劳：《重纂包氏喉证家宝》论述“劳力气恼”。

愤怒：《喉科紫珍集》论述“此症因受怒，郁结而起”。

虚火上炎：《疡科心得集·辨喉蛾喉痈论》论述“亦有虚火上炎而发者”。《疡医大全》：“乃肾火不藏于命门，浮游于咽喉之间。”

肾虚：《咽喉脉证通论》论述“房事太过，肾水亏竭”。

升降失度:《谦益斋外科医案·孙案》论述“阴不上乘,阳失下降”。

阴虚阳亢:《石室秘录·逆医法》论述“凡人肾水大耗者,肾中元阳不能下藏,盖无水以养火而火必上越也。日日冲上,而咽喉口小,不能任其出入,乃结成肿痛,状似双蛾”。

临床实况一般多为急性扁桃体炎未得适当治疗或由于经常反复发作所致。其中木蛾患者,在少数病例中具有遗传因素,往往一家人都患有此病。其病因,以下二者为多见:①禀赋不充,气血双亏,致痰浊凝滞难解而木然僵肿。这以儿童为多。②正气虚怯,邪毒留恋不去,长期难解而木然僵肿。以成人为多见。

【辨证论治】

慢性扁桃体炎,不一定有全身症状,即使有,也难作为辨证取材的可靠资料。同时又难凭脉、舌两诊。因之只有依据局部症状。

现根据三型异同来分析。

增生型:主症腺体增生肥大,且有僵化感者,显然气血失其流畅而痰浊滞凝,可以目为气滞痰凝。

纤维型:组织已呈僵化,为最严重的气血双凝证。

隐窝型:机体正气大衰(指成人)或禀质未充(指儿童),正气衰竭,无力祛邪攘毒而致毒邪长期寓蛰。一旦有机可乘,则毒邪蠢然必动。同时其频频发作者,又以卫气失其藩篱之职,无法抵御外来细小之邪所致,证属正不胜邪,卫失其固。

不过不论怎样,扁桃体这一组织,出生时即肥大,之后随童龄之迭增而自行吸收缩小。如其不能吸收缩小,则儿童正气必然失其充沛,成人则必然虚弱。

·内治·

气滞生痰证:取理气化痰法。常用方取六君子汤合三子养亲汤综合裁方,再加枳壳、乌药以加强理气。

气血双凝证:取益气破瘀法。代表方有补阳还五汤,加党参以增强益气力度,加胆南星、白芥子、川贝母以补充方中化痰药。间时可在破瘀药中删掉几味,使药味不致太多。

正不胜邪证:当然扶正怯邪一法。取方可以取四妙勇安汤方义,既扶正,又祛邪。笔者常用药为:黄芪、党参、当归尾、昆布、海藻、枳壳、山豆根、三棱、莪术等。

尚有儿童或不愿服中药者,可买芋艿30 kg,晒干利于收藏。每天取250 g,煮熟,调成淡、甜、咸味都可,每天做餐品或闲食。连吃4个月,多少也有些作用。唯一缺点,连吃两个月后,即难以下咽,原因是厌了。

“药石无灵”与“千方易觅,一效难求”两句俗谚,用之于慢性扁桃体炎,则准确而得体。凭你怎样辨证明确、论治合宜、取方适当、用药周全,但恐难获得满意的疗效。不过此言,全从笔者水平出发,绝对不能作为中医界的实际情况。

·外治·

目前,还没有发现较为有效的药物,在急性发作时例外。

以本病来说,手术是主要的治疗而不是辅助。常用的有:①扁桃体摘除;②烙灼法,取用已久,而且效果很好,没有不良反应。(参阅总论·第八章·第二节·烙)

【预后与转归】

一般药治(指内服药)效果殊难满意,许多学者都主张摘除,但近来愈来愈多学者,都反对摘除而主张保守疗法,认为扁桃体全部摘去,可使机体的生理平衡发生紊乱。故而目前又倾向于中医的烧灼法。它既有摘除的效果,而无摘除的不良反应。

如任其反复发作,常可引起其他疾病的继发,则摘除一途不能不加考虑。

【预防与护理】

1. 急性发作期间护理与急性咽炎相同。
2. 在摘除手术期间,按术后护理常规处理。
3. 多吃芋艿、山慈菇、荸荠、海带、海蜇等食物,因其具有促使扁桃体退化和萎缩的作用。

【医案】

·案一·

张某,女,11岁。初诊1998年3月2日。

患者前天郊游后开始咽喉疼痛,当晚发热,拒食。昨天加重,在卫生所输液打针吃药。今天咽部更痛,兼之头痛,发热。

检查:咽峡充血,双扁桃体肿大各Ⅱ度,腺窝上有脓性分泌物。舌苔薄黄,脉数大,体温38.1℃。

处方:

炒牛蒡8 g	荆芥5 g	僵蚕8 g
天竺黄5 g	金银花10 g	大贝母10 g
金锁匙8 g	桔梗4 g	3剂煎服

外用通用消肿散3 g。

二诊1998年3月5日。药后得汗,疼痛大减,已不怕冷不发热,昨晚晚餐吃得很好。

检查:咽峡充血消失,双扁桃体肿大仍然为Ⅱ度,腺窝内分泌储留物清除。舌苔薄,脉平,体温36.9℃。

处方:

桑叶5 g	菊花8 g	金银花8 g
连翘5 g	马勃3 g	天竺黄5 g
玄参8 g	桔梗5 g	3剂煎服

按语:本案是一例疾病初起的病案,患者头痛、咽痛、拒食、发热,是风热邪毒外袭机体所致,风、热、痰三因并重。此处拒食的解释,干祖望说,外邪侵袭,肌表正气不敌,体内正气此时散走肌表,协助卫气御邪,使内中亏虚,中气运化无权,发为拒食。治疗时不必补益中气,一来补气药多为温燥,更添热势,二来补药壅中反而会恋邪,只要外用疏散,内以清解,浮邪得去,内寇能除。干祖望治喉七十年,总结出十六字经验:"先锋解表,把守四关,虚扶限劫,脾肾先衰"。如何解释呢?首先,一切喉病都可以先行解表,干祖望最喜爱的是《喉科指掌》中的六味汤,组成为荆芥、防风、薄荷、僵蚕、桔梗、甘草,急性期就是要以快速祛邪外出为首务,一旦六味汤不敌,立即辨其阴阳寒热,阳证予以七星剑汤(麻黄、苍耳子、野菊花、豨莶草、重楼、紫花地丁、半枝莲),阴证予以阳和汤(麻黄、熟地黄、鹿角胶、姜炭、肉桂、白芥子、甘草)。解表期一过,则需把守四个关门,即痰凝、热毒、血瘀、气滞。一旦出现虚证,立即襄扶,出现险症,登时劫夺,如控涎丹、雄黄解毒丸、六神丸、猴枣等,都为劫夺名将。喉病后期,虚证浮现,一般脾肾两脏居多,参苓白术散和六味地黄丸每常取用。

本案既为初起,考虑患儿年幼,剂量稍稍减少。服药后效果十分明显,再予桑菊银翘玄桔之属扫荡余邪,调理而安。

·案二·

方某,男,45岁。初诊1992年2月22日。

患者11天前发热(38~39℃),伴以喉痛,痛在左侧,沁及左耳,当时诊断为化脓性扁桃体炎,取用抗生素,主症3天而逐渐恢复。但至今疼痛不息,波及左颞头皮。还有些怕冷,疲乏无劲,胃纳不香。

检查:左扁桃体肿胀,隐窝内尚有分泌物。舌苔薄,脉弦。

医案:病情在于后期,但邪伏兽困,无宣泄之机而因循,经久难痊。再与清解,大有东隅已逝之叹。

处方:

白芷6 g	防风6 g	山豆根10 g
薄荷后下6 g	马勃3 g	荆芥6 g
天竺黄6 g	桔梗6 g	大贝母10 g
甘草3 g	5剂煎服	

二诊1992年2月28日。药进5剂,疼痛明显减轻,左颈头皮及耳深部之痛残存无几,胃纳稍增,乏力无劲者仍然。有些咳嗽,由痒而作。

检查:左扁桃体肿已退,分泌物已无。舌苔薄,脉平。

处方:

桑叶6 g	菊花10 g	山豆根6 g
金银花10 g	连翘6 g	玄参10 g
大贝母10 g	桔梗6 g	甘草3 g

5剂煎服

按语:本案患者11天前发病,按理已属中期,治当清热解毒、化痰消肿。但干祖望认为,皆为外邪侵袭,肌表正气不敌,体内正气此时散走肌表,协助卫气御邪，以致内中亏虚，中气运化无权故治疗时在清热化痰的基础上仍用解表。以荆芥、防风、白芷、薄荷疏风解表，透邪外出；天竺黄、大贝母清热化疾；马勃、山豆根清热利咽止痛；桔梗、甘草化痰利咽并调和诸药。服药5剂，效若桴鼓，同样以桑菊银翘玄桔之属扫荡余邪，调理而安。

干祖望还根据扁桃体发作情况选择用药。如急性发作期，表面无糜烂者用药常选前胡、牛蒡子、桔梗、海浮石、天竺黄、枳壳、枳实、郁金、莱菔子、全瓜蒌、天花粉、甘草、金银花、连翘、山栀子，其中连翘、金银花、山栀子在重症必用。数日后表面有糜烂者，常选用前胡、薄荷、牛蒡子、桔梗、金银花、连翘、山栀子、天竺黄、海浮石、竹茹，发病超过3天者，前胡、薄荷不用。便秘者，加枳壳、枳实、瓜蒌仁、郁金。急性扁桃体炎后期，大多出现邪去阴伤症状。口干少津，舌红少苔，宜养阴清热，以扫残邪。药用生地黄、生石膏、知母、玄参、天花粉、玉竹、射干、马勃、桔梗、甘草等。外吹珠黄散或中白散。急性扁桃体炎应及时根治，以防转为慢性反复发作。

·案三·

尤某，男，14岁。1997年11月5日初诊。燕子矶粮食局。

患者扁桃体一直肿胀，一逢感冒受凉，必然引起急性发作。经过不少治疗，都无成效。有时沉睡时有鼾声。冬天怕冷，四末难温。食欲不振，好静不好动，大便多圊且稀。西医建议切除，本人不同意。

检查：双侧扁桃体各Ⅱ度，右侧接近Ⅲ度。增殖体肥大，柔软。舌苔薄，脉弱。

医案：及时逾时之腺体应萎缩而不萎缩，正气衰也。更根据望、闻、切三诊提示，具有先天不足、后天失调之征。正以正气一衰，气血循行乏力而痰瘀丛生，更倍加僵化而难能准期萎缩。治法只有扶正消痰一手，盖扶正则推动全局，消痰则吸收僵化。

处方：

党参10 g	白术6 g	茯苓10 g
山药10 g	陈皮6 g	大贝母10 g
山豆根10 g	马勃3 g	甘草3 g

7剂煎服

二诊1997年12月16日。进药28剂，扁桃体肥大，睡沉鼾声依然如此。但食欲胃口已开，不怕冷了，大便结实，是十分满意的。

检查：同初诊。脉舌同初诊。

医案：药不瞑眩，当然无效。幸胃纳得增、身不怕冷与大便结实，斯乃露出其冰山一角之功。必要时切除之术，亦可考虑。

处方：

党参10 g	白术6 g	茯苓10 g
紫河车粉（吞）3 g		山药10 g
山豆根10 g	麻黄3 g	熟地黄10 g

7剂煎服

以后未复诊，证明治疗失败。

按语：本案患者是属于偏于气虚阳虚一类的，从其入冬怕冷、四末难温可看出，食欲不振，大便溏薄又为脾虚提供了佐证，正是因为患者先天禀赋不足，后天失于调护，以致体质羸弱，疾病丛生，是干祖望笔下的“藜藿”之质，这类病人无疑要进补，但是倘若一味进食滋腻，阻碍了脾阳，戕伤了后天之本，则又导致伯仁因我而死的悲剧。患者双侧扁桃体、腺样体俱作肥大，中医当从“痰”考虑，干祖望常用的治痰法有九种：清热痰、温寒痰、翻风痰、理湿痰、润燥痰、消结痰、攻顽痰、健脾痰、益肾痰。此处用的是健脾化痰之法，脾为生痰之源、肺为贮痰之器，脾运不健，湿浊内生，日久凝结成痰，贮于肺脏，现于咽喉。初诊干祖望取五味异功散加味，以异功散健脾理气、化痰消肿；山药健脾益气；大贝母润燥化痰；马勃、山豆根利咽消肿。进药后咽部仍然，改善不显，然而经过中医辨证论之后开出的汤药却大大改善了患者的全身症状，体现了整体观念的先进之处。二诊以党参、白术、茯苓、山药健脾益气，巩固后天；紫河车温补气血，营养先天；山豆根利咽消肿，值得在此一提的是，干祖望在治疗咽部慢性肿大时，常在挂金灯、金果榄、山豆根、毛慈菇、昆布、海藻这些药物中酌取1～3味，辨病处理；本方的最后两味药是干祖望法宗先贤的一大特色，麻黄配熟地黄是阳和汤中的药对，熟地黄温补营血、填精益髓，麻黄发越阳气、开泄腠理，二药相合，滋而不腻、温而不燥，麻黄遇熟地黄则失去发汗之力，熟地黄逢麻黄即避免黏腻之嫌，是干祖望治疗阴证疡肿僵硬不化时的惯用药。

扁桃体结石

扁桃体结石，传统名称为石蛾。西医认为扁桃体隐窝或其他腺窝内有钙或镁的磷酸盐或石灰酸盐的积聚，则即成结石。

中医称为石蛾。《喉科泄秘》解释谓："白而硬者，石蛾也。"的确，这种结石，是色淡而坚硬。《谢映庐医案》的"鬼齿"，也是本病。但它的原文是"舌下另生一齿，大如枣核，摸之棱指，按之似痛……敲之即散(碎)，外黄内白"。那可能是舌腺结石而非本病。

【临床表现】

本病除具有慢性扁桃体炎各种症状之外，并无特殊症状。若合并感染，则有疼痛、耳痛及吞咽困难等。因常有臭味的分泌物，故而口腔中长期产生怪味及客观性臭气。

检查可见，结石的存在，常为一个，但也有多个者，从米粒到小核桃大。扁桃体有充血现象或有流脓的小瘘管，待少量稀薄脓性分泌物流出后，即可看到黄色或白色结石体。如用探针探测，则有硬物可触到，这就是结石。有时埋藏较深，故《喉科秘钥》谓："此症生乳蛾地位，少进寸许"。

如扁桃体或舌腭弓处有肉芽增生或流脓窦道，可触及沙沙声的硬物，大多为本病。有时可借助于X线摄片以证明本病。

【病因病机】

先天：《喉科指掌·石蛾》论述"或胎生，或因本原不足"。

禀质衰弱：《喉科秘旨》论述"小儿形气未充，脏腑柔弱，易为外邪所感……凝结不散"。

痰：《喉科金钥》论述"乃肝火老痰，结成恶血"。

营血、津液是用来濡养全身机体的。在正常健康情况下，气血冲和，正气充沛，则机体运行不息，生气盎然。一旦五脏违和，尤其是肝胆郁火，使气运失常，血滞为瘀，津败液腐为痰。痰之顽者即老痰、结痰之类，滞留一久，结成硬物。故而《喉科秘钥》论述"肝火老痰"一语中的。本病一般预后良好。

【辨证论治】

在局麻下，将扁桃体隐窝扩大，然后用镊子或钳子取出，喷以珠黄散。伴发慢性扁桃体炎者，则在不发作期间处理扁桃体炎，从而使它自行消失。一般内治服药，无效。

【预防与护理】

1. 长期保持口腔洁净。
2. 戒除烟酒。
3. 有慢性扁桃体炎者，积极治疗。

咽扁桃体肥大

中医历来就没有这个病种，当然谈不到专用病名。中医习惯上把症状来作为疾病名称，因此本病绝大多数混在"鼾眠""鼻塞"中来论述。如《诸病源候论》的鼾眠，《太平圣惠方》的鼻痈(通雍字)，《圣济总录》的鼻塞、气息不通、齆鼻，以及《普济方》的许多鼻病中不少为本病。

【临床表现】

因病灶在鼻咽顶部，故主要症状就以此为中心而放射到其周围邻近组织。

局部：①鼻：长期阻塞，流涕量增多，鼻中隔弯曲。有的前庭及上唇皮肤长期受到鼻涕刺激，多有皮炎或湿疹。正因为鼻塞不通，所以发音的共鸣失济而言语重浊不清，呈阻塞性鼻音。②耳：听力减退。耳鸣也伴随而来。易并发卡他性中耳炎或化脓性中耳炎。③咽喉：因鼻咽部分泌物下流及张口呼吸的影响，可以引起咽炎、腭扁桃体炎、喉炎与气管炎。甚至影响消化道造成消化不良。④颈：颌下、颈侧及枕部的淋巴结，往往肿大。⑤面部表情：因长期口式呼吸，可影响面部发育。常为鼻唇沟消失，上切齿突出外露，上唇高翘，眼神冷漠迟钝，故有“腺体样容”之称。

全身：发育与营养状况较差，瘦弱，食欲不振，性情急躁而欠活泼。因肿物的堵塞而引起睡觉不酣，易醒。有打鼾声，也有磨牙者，多伴有哮喘或遗尿及智力低下。

检查所见：口咽部硬腭变高变狭，常伴有腭扁桃体肥大。口咽部可看到鼻咽顶后壁有增大的淋巴组织，像剥了皮的金橘。鼻咽部指诊，触到柔软块状物。

【病因病机】

《诸病源候论·鼾眠候》：“鼾眠者……眠里喉咽有声也。人喉咙气上下也，气血若调，虽寤寐不妨宣畅。气有不和，则冲击喉咽……迫隘喉咽，涩而不利，亦作声。”

每个人的生长代谢都是依靠正气来进行的。儿童时期肿大的咽扁桃体能随着年龄增长而退化萎缩，正是身体健康生长的正常表现。如其禀质不充，天赋羸弱或后天失养，则扁桃体无法按自然规律退化、消失，用一句精简的术语来说，是虚。如及时治疗，预后良好。

【辨证论治】

虽谓禀质不充，但其中也有实证。凡营养较佳，发育正常，没有明显的虚羸象者，偏之于实证。与之相反，体质瘦弱易生病者，当然以虚为主，痰浊次之。脉诊与舌诊，颇有辨证的参考价值。

·内治·

实证：以消痰软坚为主。常用代表方有三子金灯汤。常用药：紫苏子、莱菔子、白芥子、挂金灯、桔梗、山慈菇、六曲、甘草。

虚证：以益气化痰为主。常用代表方有四海六君子汤。常用药：海藻、昆布、海浮石、海蛤壳、太子参、白术、茯苓、法半夏、桔梗。

此外，药食同源，尤其是儿童进药困难，运用食疗也是一个较好的办法，其中以芋艿最为理想。每天约吃200 g，调味不论淡的、甜的、咸的、干蒸、炖煮、烧汤都可。连服3～6个月。次之为慈菇，因生长时间不长，四季难以为继，而且无法调味，仅仅煮熟淡食，还有海带、海蜇等，也是本病很好的药用食物。

儿童年满4岁以上，可以手术摘除。但手术容易损伤软腭而引起软腭麻痹，或引起耳咽管口闭塞并发卡他性中耳炎，也可能损伤咽壁，造成瘢痕过多而致咽部干燥，而且有些患儿不能好好配合不能服药内治。保守疗法，以用食物疗法，最为稳妥。

【医案】

·案一·

薛某，男，5岁。1992年2月4日初诊。南京。

患儿从小开始夜多打鼾，每逢感冒，呼吸困难，平卧之际，倍加严重。

检查：右侧扁桃体Ⅲ度肿大，悬雍垂正常。鼻腔无异常，增殖体丰腴。舌苔薄，脉平。

处方：

昆布 10 g	海藻 10 g	胆南星 3 g
枳壳 6 g	天竺黄 6 g	象贝母 10 g
海蛤粉 20 g	挂金灯 6 g	7剂煎服

医嘱：平时多吃荸荠与海蜇，服上方20剂，无效即行手术治疗。

二诊1992年3月10日。药进21剂，鼾声小些，急走后仍然喉鸣气促。检查同上诊。药已生效，手术与否，事可观察缓待一时，原法原方踵进。

按语：正常生理情况下，儿童6～7岁时腺样体发育最大，青春期后逐渐萎缩，到成人则消失，若腺样体增生肥大且引起相应的症状，即称为腺样体增殖或腺样体肥大，多认为系鼻咽部及其毗邻部位或腺样体本身的炎症反复刺激所致。干祖望立足于中医理论，指出禀赋不足或后天失养，气血不足，运化不畅，痰气郁滞，久凝不化而致本病。主要治疗大法为“化痰散结”，如营养较佳，发育基本正常，未有明显羸象者，以消痰软坚为主，方选三子金灯汤，药如挂金灯、胆南星、白芥子、紫苏子、莱菔子、山豆根、夏枯草、贝母、鸡内金、甘草。鼻塞多涕者加辛夷、苍耳子；咽痛加射干、桔梗；消化不良加山楂、山药；痰多加陈皮、法半夏；耳痛加夏枯草；听力减退加升麻、柴胡。如见全身虚弱消瘦者，治宜益气化痰为主，方选四海六君汤，药如党参、白术、茯苓、山药、贝母、薏苡仁、昆布、海藻、海蛤粉等。

患者长期鼻咽及口咽腔慢性炎性刺激，腺体丰腴，气道阻封，日久则痰气互结，由无形而转成有质，堵塞于气道入口，造成其鼻塞、打鼾、张口呼吸。刻下首推手术，但孩童胆怯，先试药治。此证为痰气结实证，治当以化痰软坚，益气消肿为主，奈何有形之物要完全消除更有待时日，药进后初显成效，当坚守原方，将有形逐渐消于无形。

·案二·

陶某，男，8岁。1992年7月21日初诊。南京。

患者鼻塞不通已三年，四季皆然，夜寐鼾声如雷，失嗅。一揉鼻翼即衄血。

检查：鼻腔未见异常，两利特尔区黏膜粗糙，增殖体丰满。舌苔薄，脉未诊。

医案：病出颃颡，痰浊内停，治以消痰退肿，必要时手术处理。

处方：

昆布 10 g	海藻 10 g	天竺黄 6 g
紫苏子 10 g	枳壳 6 g	大贝母 10 g
挂金灯 5 g	7 剂煎服	

二诊 1992年8月11日。药进14剂，通气改善，鼾音大减，嗅觉也提高一些，能闻到臭蛋之味。辍药三五天后又出血。

检查：利特尔区粗糙仍在，干燥。鼻咽部触诊，增殖体仍然触到。舌苔白腻，脉未诊。

处方：原方加白茅根 10 g，牡丹皮 6 g。7 剂煎服。

黄芩膏1盒，外用涂鼻腔。

按语：腺样体肥大患儿4岁以上即可行手术治疗，本案患儿8岁，症状符合腺样体肥大标准，干祖望认为病出颃颡，痰浊内停。治以消痰退肿，必要时手术处理。“颃颡”一词出自《内经》，即“鼻咽腔”。《灵枢·忧恚无言》云：“咽喉者，水谷之道也；喉咙者，气之所以上下者也；会厌者，声音之户也……悬雍垂者，音声之关也；颃颡者，分气之所泄也。”患儿仅此一病，余无他症，干祖望遣方从三子金灯汤化裁，药仅七味，效专力宏，方中紫苏子降气化痰；枳壳理气化痰；天竺黄清热化痰；贝母润燥化痰；昆布、海藻软坚化痰；挂金灯利咽化痰。全方紧扣化痰消肿，诸法并进，故收桴鼓之效，只因期间衄血而稍参清热凉营。

本案患儿前后服药21剂，避免了手术之苦，干祖望在治疗腺样体肥大时，不啻以内服汤剂为主，还辅以外用药和食疗方，他十分推崇多吃芋艿，认为本品是极好的化痰软坚食物，四季皆可食用，慈菇、海蜇、海带亦可。效来神速，事出意外。本应原方续进，唯以衄血而再参清营，加用清热凉血止血药物。本案的理法方药，似无吹疵之处。但效果显著，似乎有些“玄”的感觉。但也不能武断地认为“失真”。因为该患儿已具备了出现这个奇迹的条件，正气充盈，标准的实证，加之用药及时对证，消痰化肿也可药来神速。

扁桃体周围脓肿

扁桃体周围脓肿，传统名称为喉痈。后又有猛疽、痈喉、喉痈、喉内生疮、咽喉生疮、嗌痈、喉内痈毒、咽中悬痈、喉中发痈、喉卒痈肿、七情痈、舌根痈、喉杵、松子风、双喉痈、气痈、积热、喉痈、喉疔、搔舌痈等名称。

本病是中医的喉痈，但喉痈不等于本病。中医的喉痈，可包括扁桃体脓肿、扁桃体周围脓肿、舌扁桃体脓肿、咽后脓肿、咽旁脓肿等，有时还可把咽壁或咽间隙化脓性感染也包括在内。

虽然中医常以喉痈来代表咽部许多种脓肿，但有些文献，也予以仔细划分的，如喉痈、悬痈、关内痈、关外痈、斗底痈等。因不论哪一种脓肿，除了所在位置不同外，其余的病因、病机及治疗完全相同，而且许多咽部脓肿中以扁桃体周围脓肿，最为多见，此处仅讨论本病。

本病是发生于扁桃体的结缔组织和咽缩肌之间的一种局部化脓性感染。此病发病率颇高，尤以青壮年占多数。10 岁以下儿童与老年者少见。男性多于女性。一般多为单侧性，两侧同时发病者，笔者在六十多年中仅仅到 2 ~3 例。发病季节以春、秋两季为多。

中医对本病的认识很早，在《灵枢·痈疽》中就已述及。

【临床表现】

在本病形成之前，一般都有扁桃体急性炎症。若急性扁桃体炎经过 4 ~6 天后，非但没有好转反见加重，特别是疼痛集中而加剧，吞咽更觉困难者，应该就考虑到本病，它的特征如下。

疼痛：疼痛明显地出于一侧，集中而尖锐，常可放射到同侧耳部。由于剧痛，所以不想言语和进食。入睡后，也常因反射性吞咽动作引起剧烈锐痛而惊醒。一待化脓成熟切开或自溃泄脓之后，疼痛很快地缓解或消失。

肿胀：舌腭弓上段及患侧软腭明显红肿隆起，可把扁桃体遮盖。扁桃体也可充血，常被推向内下方，表面有时覆有脓性渗出物。悬雍垂红肿，也被挤到对侧而歪斜。严重者也可引起呼吸困难。一般在 3 ~5 天后，就成脓而波动。如不切开，也能自行溃破。

言语不清：因严重肿胀，咽部狭窄，舌根与软腭运动受限制，加之涎唾增多而大量积潴，所以言语很不方便，似乎口中含有东西，发音不清。

饮食困难：肿胀严重，软腭、舌根活动受限制，失去了协助吞咽动作功能，往往在吞咽食物尤其是流汁时，部分窜入鼻腔，部分拒不接受，最危险的是流入气管。中医习惯上称之为“呛食”。

面呈急性病容和颈项假性强直：面呈急性病容，有痛苦表情。颈部因疼痛而不敢活动，头部转动时势必连肩部一同转动。头偏向患侧，并稍有前倾。少数还有牙关紧闭，开口不到一指，甚至更小，使检查增加困难。

其他：在同侧颈部或下颌，可以扪到淋巴结肿大，并有压痛。

至于全身症状，有高热、畏寒、头痛、全身不适，食欲锐减，大便干结，小便短赤。最严重的可以出现衰竭现象。

脉象多为洪、大、数、弦。舌苔也大多为黄腻、糙黄腻，严重的也可出现灰黑干苔。

白细胞总数可达(10 ~25) $\times 10^9$/L。

检查可见，舌腭弓上段及软腭，明显红肿隆起。悬雍垂水肿，偏向健侧。扁桃体推向内下方。如脓肿位于扁桃体后上方，则咽腭弓红肿，扁桃体被推向前内下方。

如欲明确脓液有无，可在最隆起处穿刺抽吸。

诊断并不困难。凡剧痛在一侧，隆起的肿胀使病侧上腭呈蛙腹状，内侧耳深部疼痛，讲话含糊不清，语音重浊，进食困难，饮水倒呛，面有急性病容及颈项假性强直者，即可考虑为本病。如再加以白细胞总数与中性粒细胞增高，更无误诊可能。

【病因病机】

风热：《疡科心得集》论述“其感风热而发者”。

积寒：《喉科指掌》论述“积寒在内，外感时邪”。

重寒直折：《喉科指掌·声哑喉痈》论述“着寒太重，肺脏闭塞”。

肺脾积热：《喉科指掌》论述“肺脾积热”。

胃火：《喉科紫珍集》论述“胃火上冲”。

风火或风寒：《喉科指掌》论述“有红点者风火，无红点者风寒”。

肝胃火毒：《喉证明辨》论述“此足厥阴肝、足阳明胃二经火毒，上冲所致”。

心小肠积热忧愤：《喉科集腋》论述“手太阳、手少阴经积热，忧愤所致”。

热：《喉科秘本》论述“肥人性躁感热者，多生”。

毒气：《疡医大全·喉痈门主论》论述“心肝火炎于脾肺，毒气攻喉”。

饮食所伤：《喉科泄秘》论述“过食辛辣炙煿，厚味醇酒，感热而发”。

误食死物：《喉症全科》论述“食秽恶、自死禽兽等物所致”。

恼怒:《咽喉脉证通论》论述“因恼怒伤肝,肝血不和,以致肺气壅塞,火炽上升,发于喉间”。

七情:《囊秘喉书》论述“七情所郁而生”。

临床上大多出于肺胃热毒。其一,为肺经积热,复感风邪。风热相搏,产生痰浊。终致风、热、痰三者杂凑而致。其二,为过食辛辣厚味或遇饮醇酒、热性食物,以致阳明积热化火,上凌清道而致。总之,不外乎肺胃两经的热毒。

本病一般来势凶猛,如能及时治疗,适当处理,预后俱属良好。如其失治、误治或护理失当,大有可能招致毒邪内陷,直犯心包而死亡。

【辨证论治】

此症完全隶属于外科痈疽的化脓性炎症。故而其证单纯,属于热毒。又以其发生在属胃之咽故而目为阳明(足阳明胃经)热毒。

虽然原发者由外感所诱,或膏粱厚味、肠胃积热,但最终必然化热。继发者,乃残邪移祸,移祸过来残邪,最后也是化热。热盛为毒,这是外科学铁铸的定论。

初期:大多表证明显。如凛寒严重,疼痛不剧,舌苔薄,脉浮紧者,是风热为重点。但应当注意,这是指原发性而言,如为急性扁桃体炎的继发性者,则无此时期,可直接进入中期。

中期:为病情趋向高峰的阶段。此时疼痛加剧,甚至呈跳痛,局部的红肿也更严重,言语的失清也达到极点,常因不能进食而出现衰竭现象。舌苔黄腻,也可能出现干黑苔,脉实、大、数、弦。这是热毒内陷,如其胃火特旺,则症状更加严重。

后期:指不论切开或自溃之后,经过大量的脓液泄出,不论全身症状或局部症状,在短暂的时间里较快地缓解衰退,如能进食则神气也从衰竭中恢复过来,舌脉逐渐恢复正常。

在一般化脓性疾病中,常有因正气过虚而久久不能愈合者,中医习惯上称为“溃疡”,但本病一般不会发生。

·内治·

既用外科理论,当然取用外科治法,也就是站在外科角度上治疗发生于咽部的痈疽。外科常规治病,就是“消、托、补”三法。

初期:用消法,消就是消散它,现代语为吸收。以疏风清热为法,但因这个时期很短(这是指原发性而言),如不能及时采用疏风清热之剂可立即取用仙方活命饮。此方因具有破瘀利气、消痰清热作用,且还有解表药在内,能使困束的毒邪,网开一面,可以更快地外泄。但这个阶段也很短暂,至多两剂。如能消散(吸收)的话,两剂可以解决。否则即使再多用,也属徒然。常用药:金银花、白芷、天花粉、当归尾、赤芍、穿山甲、大贝母、没药、芦根、桔梗、甘草。

中期:用托法,托,全称为托毒外出。就是已经无法吸收的脓肿,使它加快酿脓化腐,用以控制脓腔的扩大和外围组织的浸润,希望溃破后脓腔不大,易于愈合。但咽部脓肿托毒方难以选择,自订的为:生黄芪、炮山甲、皂角刺、金银花、紫花地丁、桔梗、甘草。黄芪必用生,可以不留邪;穿山甲不能用生必须加以炮制;禁用苦寒的解毒药;桔梗、甘草作咽部引经药。一般仅仅2~3剂,内脓早已成熟,即禁用。

后期:已大毒外泄,余邪残存,所以可用清热排脓法,使残邪清肃。此时已不宜苦寒剂,当以甘寒为妥,如五味消毒饮之类最适合。

在理论上中医对痈疽的后期,都要用扶正法,但本病绝无溃而不敛的情况,并不强调创口不愈合而用补法。当然,正气衰弱者,还是必须扶正的。

万一出现败血症,当用犀角地黄汤。如神识迷糊者,加紫雪丹(散)4.5 g,分3次吞服,一天服完,或安宫牛黄丸,每天2粒,分2次化服,不能进服者,鼻饲。

按语:干祖望治疗本病,多采用仙方活命饮加减。尤其对病在初、中期(高峰阶段)为火热邪毒遏而不宜,尚未成脓者,用药到病除,速见奇效,对已存成脓之象,但尚未溃破者用之疗效亦佳。

干祖望在初期取用仙方活命饮,60年来一直感到非常得心应手。凡起病后在24小时以内取用者,消散(吸收)率可达100%;48小时内80%;超过72小时无效。如其未用抗生素者,疗效更高。

干祖望认为，仙方活命饮为外科第一方，具有疏风散邪（防风、白芷），清热解毒（金银花、甘草），消肿止痛（穿山甲、皂角刺），活血化瘀（当归、赤芍），消痰散结（天花粉、贝母），散瘀定痛（乳香、没药），行气除胀（陈皮）等功效。故合而用之，颇见良效。干祖望在临证时随证化裁，得心应手。他说，此方适用于痈肿之热毒初起，赤肿焮痛，化脓而尚未溃破，属于阳证体实者。对喉痈一症，应标本治，药随证移。脓尚未成者服之可使邪毒消散；脓已成可促使邪毒外泄，重用化痰散结、消瘀退肿之剂。脓将溃者，取用消肿托毒散瘀止痛之药。唯脓已溃破之后，不可再服本方，列为忌用。【参考文献：徐静. 干祖望老中医治疗喉病的经验［J］. 辽宁中医杂志，1984（10）：3－5.】

·外治·

初期，脓肿尚未形成之际，喷黄氏通用消肿散，每天4～5次，溃破后不宜用。喷后保留在咽部的时间愈长愈好。最后因涎水过多而无法承受时，即可吐出，切忌吞咽。

中期脓肿已形成，当予以切开引流。在过去限于条件，所以常用的是喉枪或笔刀。现在是于黏膜表层予以丁卡因溶液涂布或喷射，必要时还可注射普鲁卡因溶液，待其麻醉之后，在最隆起处切开黏膜与黏膜下组织，深约1厘米，再插入止血钳，进入脓腔，扩张切口，直至脓液排尽。

中医取用的引流物，是用绵纸捻制成的药线（又称纸钉、药钉、捻子）。长5厘米，中央对折，然后又将两个末端折成90°的弯曲，呈“V”字形。擂上锡类散，插入脓腔，弯折的两末端，暴露在外。但常因流淌脓液、涎水，或言语、饮食、吞咽等动作而脱落，则即以新的再予插入。否则，创口非但容易粘连闭锁，而且排脓难畅。待脓腔缩小到不能再插药线时，即撤去药线，改喷珠黄散。

【预防与护理】

1. 严忌海鲜发物、助火、动风、生痰、刺激性的饮食，宜进流质或半流质饮食。

2. 尽量噤声。

3. 疼痛到无法承受时，可针刺或自己手掐合谷穴，两侧交替。

4. 认真上药（喷药）。

5. 切开或自溃后24小时内，应静卧休息。必要时取头低脚高位，以利于脓液的畅泄。

6. 溃后24小时内，严密观察创口有无出血。如有出血，应及时处理，以防大出血。

7. 插在创口内的药线，注意不能脱落，一旦脱落立即插新的。

8. 如果口腔不干净，可取硼砂溶液或银花甘草汤作漱口剂，频频漱口。

9. 在创口愈合之后，最好忌食水族鱼腥物两周，否则后遗口臭。

10. 本病始终要注意保持大便通畅。

【医案】

朱某，女，34岁。初诊1991年10月25日。

患者近两个月扁桃体周围脓肿几度发作，此起彼伏。现左侧肿胀在第7天，局部疼痛，有热而不高，呼吸及吞咽时有些妨碍，已输液、用抗生素6天。

检查：双侧扁桃体Ⅱ度，左右尚对称。左侧颈外轻度丰腴。舌苔薄，脉弦。

医案：营气不从，逆于肉理，又夹痰火，发作于咽。仙方活命饮主之。

处方：

金银花10 g	没药3 g	白芷6 g
防风6 g	穿山甲10 g	当归尾10 g
赤芍6 g	牡丹皮6 g	僵蚕10 g
大贝母10 g	3剂煎服	

以通用消肿散外用吹喉。忌腥荤食品。

二诊1991年10月30日。药进3剂，重点从右侧迁移到左侧，疼痛减轻，僵硬变软，吞咽妨碍改善多，痰不太多，有异物感。舌尖痛，环唇燥痛。

检查：扁桃体稍较前收敛而不明显。左侧充血。舌苔薄，脉细弦。

医案：取用外科第一方，确实不辱使命。再当清热化痰消肿，作追踪之击。

处方：

桑叶10 g	金银花10 g	天竺黄6 g

玄参 10 g　　僵蚕 10 g　　连翘 6 g
象贝母 10 g　　天花粉 10 g　　桔梗 6 g
甘草 3 g　　5 剂煎服

三诊 1991 年 11 月 5 日。现在两侧相持胀感尚有，疼痛已轻，工作下班后又加重，咽唾沫时右侧痛。

检查：左侧扁桃体近乎正常，右扁桃体周围残脚未消。舌苔薄，边有齿痕，脉平。

医案：残邪不撤，肿痛难除，用半首仙方活命饮应付。

处方：

防风 10 g　　白芷 6 g　　金银花 10 g
乳香 10 g　　没药 3 g　　天花粉 10 g
陈皮 6 g　　大贝母 10 g　　挂金灯 10 g
穿心莲 10 g　　7 剂煎服

四诊 1991 年 11 月 12 日。两侧扁桃体作胀、作肿而痛，右侧咯出了一些脓而舒服一些，左侧变形严重。

检查：两侧扁桃体及其周围，高肿凸出，黏膜未见充血。舌苔薄，脉细。

医案：喉痛左右对峙漫肿，拖延两个月，或左或右，乍重乍轻，偶亦稍泄脓液而苟安，已至“散既不能，成亦不易”之局面。如此顽症，套方常药似已难于应付。取《外科精要》之托里散合《外科正宗》之仙方活命饮作背城借一之举。

处方：

生黄芪 10 g　　金银花 10 g　　当归 10 g
炮山甲 10 g　　大贝母 10 g　　白芷 6 g
防风 10 g　　天竺黄 10 g　　皂角刺 6 g
陈皮 6 g　　甘草 3 g　　5 剂煎服

五诊 1991 年 12 月 3 日。上方进服 14 剂。中辍 7 日，无甚明显反应，症状较前好些，辍药 3 天后有些疼痛。

检查：已收敛部分，触诊韧硬。舌苔薄，脉平。

医案：背城借一，竟然焚舟而得胜，当然原方难撤。但坚韧木然，更需攻坚之品。

处方：

三棱 6 g　　莪术 6 g　　生黄芪 10 g
金银花 10 g　　当归 10 g　　甘草 3 g
大贝母 10 g　　乳香 3 g　　没药 3 g
挂金灯 6 g　　7 剂煎服

以通用消肿散外用吹喉。每日 4 次。

按语：本病一般发于扁桃体被膜与咽上缩肌之间，在扁桃体的前上方，多为一侧发病，中医喉科根据其具体部位的不同还分为悬痈、关外痈、关内痈、斗底痈等。干祖望认为本病既为脓肿，即属中医外科范畴，治疗上不外“消、托、补”三法，只要掌握了本病的辨证论治，即可举一反三，应付一切咽部脓肿，虽然它们部位不同，病名各异，而其病因病机及治疗的理法方药是一致的。

他提出本病的病机为“风、热、痰”三者壅滞咽喉，并认为肺经素有积热和偏食烟酒辛辣是重要致病原因，在治疗上，以清热解毒、化脓消肿为主，并擅长内外治相结合以提高疗效。干祖望提出本病绝不能一张方管到底，一定要根据疾病的发展阶段来辨证论治。

初期局部红肿疼痛，吞咽时咽痛加剧，可伴以恶寒发热，头痛，周身不适，舌苔薄白或薄黄，脉浮数，治宜疏风解表。常用荆防败毒散加减，用荆芥、防风、羌活、独活、薄荷、前胡、柴胡疏风解表，桔梗、甘草、马勃、山豆根清热利咽。如热象明显者，可选用疏风清热汤，以荆芥、防风、金银花、连翘、牛蒡子、桔梗、甘草、赤芍、浙贝母、黄芩等疏风清热，消肿解毒。初期表证阶段一般很短，至多 1 ~ 2 天，应随着热势的进退而更方，若局部红肿，边缘不清，应加重清热解毒、消肿止痛药物，如选用甘桔汤与黄连解毒汤，常用药如生甘草、桔梗、薄荷、连翘、川黄连、山栀子、黄芩、竹叶、板蓝根、山豆根、马勃等。外用通用消肿散吹撒患处。

成脓期见壮热不退，口渴烦躁，局部肿胀，边界渐起明显，逐渐高肿，疼痛增剧，触之较软，同侧耳窍亦可疼痛，言语不清，带有鼻音，因咽喉肿塞，而致汤水难下，饮水常致呛咳，甚至呼吸不利，喉头痰涎黏稠量多，大便干结，舌苔黄腻，脉实有力。治宜清热解毒，消痈透脓。方选仙方活命饮，药如金银花、重楼、紫花地丁、穿山甲、皂角刺、白芷、赤芍、当归尾、浙贝母、桔梗、天花粉等，并可含化六神丸，每日 3 次，每次 10 粒。大便秘结者，加大黄、玄明粉，亦可参用清咽利膈散。外治可局部吹敷通用消肿散，或冰硼散。脓成者，可切开排脓，在痛肿最突出处刺破，务必使脓液畅流。若正气虚弱，邪毒内陷，脓成难溃者，可选用托里消毒散，重用生黄芪、白术、党参、茯苓等益气托毒，白芷、桔梗、皂角刺、天花粉透脓消肿，银花等清热解毒。

溃后期脓肿溃破，局部红肿疼痛大减，热势亦减，治宜清热解毒。方选五味消毒饮加味，以金银花、川黄连、蒲公英、紫花地丁等清热解毒，桔梗、天花粉、贝母等消肿利咽。外用药可选用冰硼散或尤氏申字号方。恢复期常伴有体弱多汗、乏力、口干，舌红少津，为气阴受损，治宜益气养阴，清解余毒。常用太子参、黄芪、天花粉、金银花、黄连、石斛、山药、甘草等，外用养阴生肌散吹喉。

本案用外科第一方仙方活命饮为主方化裁，考虑到外感、痰凝、热毒、气滞、血瘀等诸多因素，后期又参以攻坚破积之品，从而收到很好的疗效。

咽角化症、扁桃体角化症

咽角化症、扁桃体角化症，传统名称为鱼鳞风。本病古文献中未见到其专论。因其星星白点，貌似假膜，所以经常可混淆在烂喉痹、烂喉风或烂乳蛾一类病种里论述，甚至视为“奇病”或“恶疮”。

《普济方》的“上焦有热，咽喉生疮，赤根白头”一症，很像本病。因其角化点星星点点，为白色头周围黏膜的红色陪衬，故谓赤根。但因叙述太简，无法进一步证实。

【临床表现】

本病多发生于扁桃体表面，但咽扁桃体、舌扁桃体及咽后壁的淋巴滤泡上也常显示出有病变，间可延及喉部。首先发现咽部有白色或淡黄色颗粒状小点。如其出现在咽部，可能有不适感或异物感。如发生于舌根部者，可刺激会厌软骨而产生咳嗽。以上病变能在数周内自行脱落消退，但也容易再发作。也有的为期很长，可维持几个月，甚至几年。

局部检查可见扁桃体隐窝口及其表面，有孤立性的小突起物，呈乳白色或淡黄色，大小从针头大到米粒大，突出于表面。顶端有尖韧感。用探针或压舌板触之，性质坚硬，且不易除去。与扁桃体的渗出物绝不相同，周围黏膜并无充血等炎性现象。本病多见于女性。因无一切自觉症状，所以大多在检查时发现。

在咽扁桃体上，有白色或淡黄色的坚硬如米粒大的栓塞物，呈点状孤立存在。这种栓塞物一半深埋在内，与基底紧密粘连，一半暴露在外，周围组织无病变可见者，即可诊断本病。

【病因病机】

本病多为反复感受风热之邪，致脾胃湿浊上蒸，熏蒸咽扁桃体，使隐窝口闭塞不通而成。

【辨证论治】

角化点偏黄，有口臭，或有异物感者，属胃经湿浊。角化点色白，一无感觉，大便偏稀者为脾湿内生，湿郁化浊，浊气上凌清道而致。舌诊、脉诊无参考价值。

·内治·

实证，清胃化浊，可用藿香正气丸或用车前草、芦根泡茶代饮。常用药：藿香、佩兰、紫苏叶、桔梗、陈皮、茯苓、白芷、甘草等。

虚证，健脾胜湿，可用参苓白术散。常用药：太子参、茯苓、白术、白扁豆、陈皮、桔梗、六曲、甘草等。

·外治·

如为数不多者，可将角化栓逐个拔除，再喷以冰硼散或绿袍散。

【预防与护理】

1. 少吃辛辣品及戒烟酒，多吃容易消化的食物。
2. 注意口腔卫生。
3. 保持大便通畅。

喉源性咳嗽

本病名第一次出现于1989年光明中医函授大

学教材干祖望所编著的《中医喉科学》中。这种咳嗽，四十年前并不多见，近因成药盛行，特别在剂型改革中，强调调味，重用糖浆。很多病家不论什么感冒、咳嗽，不知解表，只懂止咳，于是频频进服含有重糖的止嗽剂。终致浮邪不泄，兽困肺经，从此即干咳难止。因糖不但能助湿生痰，更以其阻遏体内诸邪难以外泄的流弊，为害最大。

本病特点是咽喉作痒之后即咳。咳时很不爽快，而且连续地咳而不息，除非饮水，否则难以休止。少痰，无全身症状。胸部X线检查无异常，有时显示肺纹理增多增粗。病程漫长，几个月至几年。

【临床表现】

阵发性喉头奇痒毛涩，随之即干咳，呈连续性，甚至痉挛性。自觉咳的起点在声门之上连续不断地咳，越咳喉头越不舒服与一般咳后即感舒服者绝对不同。同时，一经作咳，即难休止，很少有痰。这样干咳，每天常有七八次之多，严重的可以一小时内十多次。少数患者，发音嘶哑。胸透无异常，至多为肺纹理增粗增多。局部检查，咽峡或声带有轻度充血，此乃在狂咳中受到冲击而致，嘶哑也为咳嗽所伤。

【病因病机】

伏邪不泄：《证治汇补》论述“外感风寒，概应温散，不知久则传里，变为郁咳”。

相火：《罗氏会约医镜》论述“兼内热有火者，须保真阴，壮水自能制火”。

肺阴虚：《血证论·咳嗽》论述“肺脏津虚，火气乘之，致成燥咳”。

心火：《素问·至真要大论》论述诸痛痒疮“因皆属于心”。

脾虚：《医贯·咳嗽论》论述脾虚咳嗽“因误服寒凉，致脾土受伤”。

瘀血：《血证论·咳嗽》论述“又有咳嗽……仍是瘀血为病”。

临床实况是：实证，除因感冒外邪，失于疏解，再进甜味药品，以致浮邪不泄，兽困于肺经之外，尚有心火、瘀血之别。虚证，有相火偏旺，浮越上凌，又有肺阴不足，燥邪偏亢。还有由于禀赋特异或慢性咽炎的干、痒等刺激而导致者。

【辨证论治】

邪伏肺经者，必然病前有感冒史。而且当时治疗并不注意解表祛邪，一心求其速愈而乱投止咳或甜味药物。舌苔薄腻，脉无异常。

相火浮越者，常伴有头晕头痛，急躁易怒，颧红掌灼等。舌红少苔，脉来弦细。

肺阴不足者，作痒干咳，甚则咳引胸痛，偶有黏痰带血，咽喉干燥，黏膜慢性充血，或部分黏膜萎缩。舌偏红、苔薄，脉细。

心火偏亢者，常表现为咽喉疼痛，局部有烧灼感，饮水则舒。伴心烦或心悸，夜寐不安，舌尖红，苔薄，脉细数。

脾气虚弱者，有痰阻于咽喉样的异物感，常需“吭、咔、咯、吐”的清嗓或吞咽动作。往往吭之不尽，咔之不清，尤以讲话过多或疲劳后更为明显。咯吐时见有透明色黏痰或无痰。伴有神疲乏力及胸闷，便溏或干而不爽，舌质淡或胖有齿印、苔薄白或白腻，脉细弱或濡细。

瘀血阻滞者，表现为渴喜温饮，咽喉黏膜慢性充血干燥，舌有紫气、苔薄，脉细涩。

禀质过敏者，异气刺激咽喉则作痒干咳，咳甚呕恶。

慢性咽炎导致者，主要具备慢性咽炎的所有症状。

·内治·

邪伏肺经者，当再宣肺祛邪。常用代表方有三拗汤之类。虽然是亡羊补牢，但东隅虽失，尚有桑榆之收。经方派，则全方取用，用量也特大。时方派则可以加些解表、化痰、豁痰、清肺的药物，但添入的药绝对不能多于原方三味的重量，否则原方药力反被稀释淡化。常用药：麻黄、苦杏仁、桔梗、荆芥、蝉蜕、大贝母、干地龙、甘草等。笔者喜加紫苏子、莱菔子、射干、干地龙。病去80%之后，可用一般治咳方药以扫尾。

相火浮越，必须潜阳育阴，常用代表方有知柏八味丸之类。常用药：知母、黄柏、生地黄、牡丹皮、百合、牛膝、桔梗、甘草等。

肺阴不足，当养阴润燥，常用代表方有养阴清肺汤之类。常用药：沙参、麦冬、生地黄、知母、石膏、桑叶、苦杏仁、白茅根、天竺黄、川贝母。

心火偏亢，当清心泻火，常用代表方有导赤散之类。常用药：生地黄、竹叶、白茅根、灯心草、玄参、牡丹皮、芦根、天竺黄、知母、苦杏仁、石膏。

脾气虚弱，宜健脾益气，常用代表方有参苓白术散或补中益气汤之类。常用药：太子参、白术、茯苓、白扁豆、山药、百合、苦杏仁、陈皮、升麻、桔梗、甘草。

瘀血阻滞，须活血化瘀，常用代表方有桃红四物汤之类，常用药：桃仁、红花、当归、生地黄、赤芍、蝉蜕、干地龙、炙苏子、贝母、桔梗、甘草。

禀质过敏，治宜脱敏敛肺。常用代表方有脱敏汤之类。常用药：紫草、茜草、墨旱莲、蝉蜕、干地龙、金沸草、桑白皮、荆芥炭、乌梅、诃子肉、甘草。

慢性咽炎所致者按慢性咽炎处理。

·外治·

吹喷西瓜霜最佳。

【预防与护理】

1. 感冒、风寒咳嗽、风热咳嗽等有浮邪的急性病，总以宣散为宜，切忌收敛遏邪，故禁用糖浆制剂。

2. 既病之后，严禁烟、酒、辣及糖类。

3. 饮食宜低糖、低盐。

4. 其他可参阅“慢性咽炎”的有关内容。

【医案赏析】

·案一·

吴某，女，55 岁。1991 年 6 月 17 日初诊。省委。

患者咳已多年，其间一度告愈。第二次作咳在 1985 年，发于着凉感冒之后，有时可以间歇，但去年临夏而已痊愈。治疗经过主要为甜性药物为多。刻下咳嗽清嗓频频，咽干求饮，喜热汤（愈热愈舒服）、前胸有痞塞感，严重时有些胸膺闷痛、痰液殊少，色白。

检查：咽后壁淋巴滤泡稍有增生，呈散在性颗粒状散布，轻度小血管扩张，充血在有无隐约之间。苔薄，舌体胖，边有齿痕，脉细软。

医案：禀质偏薄，案牍劳形，曩昔有痰火（西医名曰结核）之恙，可知坤德失其厚载，卫虚易感风邪，邪一入侵，又多进甜药，而生痰透邪，困顿于中，难以外泄，当然因循难痊。治当先泄困邪，以奠今后补益之基。首拟三拗。

处方：

麻黄 3 g	苦杏仁 10 g	紫苏梗 10 g
象贝母 10 g	川贝母 10 g	陈皮 6 g
桔梗 6 g	莱菔子 10 g	白术 6 g
甘草 3 g	5 剂煎服	

二诊 1991 年 6 月 24 日。药进 5 剂，喉部感觉舒服一些，清嗓动作已减少，胸膺也比较通畅一些。求饮仍然。

检查：咽后壁淋巴滤泡增生、小血管扩张变化不大，充血消失。舌苔薄、舌体稍胖，脉细软而缓。

医案：困邪渐泄，急性之恙，待以覆杯；慢性咽炎，尚须调理。诊来舌胖，脉细而缓，藜藿之质，终难排除。伴有萎缩性胃炎，当兼顾关注。取原旨修润一二。

处方：

党参 10 g	麦冬 10 g	五味子 10 g
沙参 10 g	山药 10 g	石斛 10 g
白扁豆 10 g	桔梗 6 g	玄参 10 g
甘草 3 g	7 剂煎服	

按语：本例病证，干咳多年，已成夙疾顽症，诊脉合参，阵发性咽痒，一痒即咳，清嗓频颇，咽干求饮，舌苔薄，舌体胖，边有齿痕，脉细软。中医及此可以下药。但干祖望与时俱进，利用现代诊疗设备的先进性，借鉴西医学的观点，发现咽后壁淋巴滤泡稍有增生，呈散在性颗粒状散布，轻度小血管扩张，充血在有无隐约之间。这正是老中医难能可贵之处，也体现了干祖望“五诊”的学术思想。历来只有“望、闻、问、切”四诊，干祖望认为，现代先进的科学设备用于疾病的诊断和治疗不无裨益，正所谓“他山之石，可以攻玉”，他提出“望、闻、

问、切、查”五诊合用的观点，本案中即有体现。

干祖望有一诊治绝招：初病患者一经宣泄，邪去正安而病愈；久病者宣泄后邪去而正衰，一定扶其正、固其本，以巩固治疗。本例二诊正是以“缓则治其本”为指导思想。

初诊确立治法后，方药趋于宣肺祛邪，佐以理气化痰开窍，疗效满意，医案中“覆杯”一词原指饮酒结束后将酒杯倒置桌上，代表完毕，此处借喻疾病已愈，二诊时虑其终为藜藿之质，正气已衰，“藜藿”出自《韩非子》，比喻不值钱的野菜，此处比喻患者体质较差。既为藜藿，不可“宜将剩勇追穷寇”，而应扶正固本培元，方可固若金汤，以生脉散酌加健脾益气养阴之品调理。

·案二·

杨某，女，50 岁。1991 年 6 月 28 日初诊。本院。

患者多年以来咽喉干涩，思饮求润，不择温凉。因痒咳，同量时有黏痰附着、难咯，刻顿清嗓不歇，不耐多言，多则嘎哑。胸有闷感，下午手心灼热。

检查：咽后壁淋巴滤泡散在性严重增生，小血管纵横网布，伴以充血艳红。苔薄，脉细而有劲。

医案：病因多年，未能全属于虚。良以五志之火内燃，上煮咽隘。此症取刘河间手法最为适宜。

处方：

生地黄 10 g	竹叶 10 g	玄参 10 g
白茅根 10 g	金银花 10 g	芦根 30 g
桔梗 6 g	青蒿 10 g	5 剂煎服

按语：本病一般无明显全身症状，也无明显的影响健康迹象，就是每日阵发性喉头作痒，一痒就干咳，咳声多为短促而沉闷，咳时为连续性，病程短者数月，长者五六年，与一般性咳嗽可以容易区别。近年来本病的发病率逐渐上升，除了常用感冒冲剂、止咳糖浆甜腻之品恋邪使邪困遏之外，也常因现代生活节奏过快，长期处于高精神活动状态，情志活动失调，影响了机体阴阳、气血和脏腑生理的平衡，造成气机郁结，郁久则从阳化热，致火热内生，上熏咽隘，易致此病，本例就是这样的情况。

患者病已多年，多数情况下是属虚证，但干祖望没有拘泥于常法，仔细诊察，辨以五志化火，取刘河间思想来论治。刘河间结合《内经》中的运气学说及其他有关论述，在理论上提出了“六气皆从火化”“五志过极皆为热甚”学术观点，在治疗上，治热病善用寒凉之剂，重视降心火、益肾水，主张开发郁结、宣通气液，卓有创见，他说：“经所谓发表不远热，攻里不远寒，余自制双解、通圣辛凉之剂，不遵仲景法，桂枝、麻黄发表之药，非余自炫，理在其中矣。故此一时，彼一时，奈五运六气有所更，世态居民有所变，天以常火，人以常动，动则属阳，静则属阴，内外皆扰，故不可峻用辛温大热之剂……故善用药者，须知寒凉之味。”

干祖望按照刘河间思路，主以寒凉为主，选导赤散化裁，取甘寒的生地黄、竹叶、芦根、金银花清五志之火，兼以生津，其中竹叶清心火，先“降心火”；选用咸、甘微寒的玄参既可以清热泻火，咸又能入肾，可滋阴，再“益肾水”；因火热内生，上熏咽隘，咽后小血管纵横网布，伴以充血艳红，取甘寒的白茅根清热凉血；用青蒿，既可清阴分伏热也可透外感之热，无论虚实，都可用之，且能凉血；桔梗这味药乃画龙点睛之笔，一则本身就有利咽作用，二则作为引经药，载诸药上行，三则可以开肺气，使肺宣发肃降得畅，最后“开发郁结、宣通气液”。全方思路缜密清晰，刘河间的学术思想体现得淋漓尽致。回看本案，患者主要是咽部症状，但全方除了桔梗之外没有一味是清利咽喉或者祛痰止咳的药，中医的精彩就在于辨证论治，水平的高低也在于此。

·案三·

李某，男，42 岁。初诊 1997 年 5 月 20 日。

患者病历半年，两度胸膺失舒致咳，俱已治疗而愈，从此喉头存一作痒之点，一痒即咳，咳至痛感泯灭痒感即舒。现在仍然发作性作痒干咳，无痰略出，但感有痰意，附丽于喉壁上难豁。

检查：咽后壁污红成片，伴以充血，右侧扁桃体上有一潴留性囊肿，咽峡及软腭有小血管扩张暴露。舌苔薄，边有齿印，脉细。

医案：病出肺系，半稔于斯。虽然几度起伏，但残邪总难尽泄，终至兽困于中，治疗手法最佳为一泄是尚，暂取三拗。

处方：

麻黄 3 g　苦杏仁 10 g　桑白皮 10 g
川贝粉 3 g　桔梗 6 g　陈皮 6 g
天竺黄 6 g　石菖蒲 3 g　紫苏梗 6 g
甘草 3 g　7 剂煎服

二诊 1997 年 5 月 27 日。喉头集中一点之痒已经扩散淡化，因之痒感已轻而咳亦相应而稀少。

检查：咽部充血基本消失，小血管收敛一些。舌苔薄边有齿印，脉平。

医案：取用宣泄一法，兽困之邪，已有破樊毁牢而得出之景，为祛邪务尽计，仍宜继续宣邪。

处方：

麻黄 3 g　苦杏仁 10 g　黄芩 6 g
川贝粉 3 g　大贝母 10 g　天竺黄 6 g
紫苏子 6 g　紫苏梗 6 g　甘草 3 g
7 剂煎服

按语：喉源性咳嗽主要临床特点为咽痒则咳，痒停则咳止，或咽部有异物感而出现“吭、咔、咯、吐”等频繁清嗓动作。干祖望认为这类患者日渐增多，除了工业发展、空气污染之外，很多是医源性造成的。如外感风邪常用感冒颗粒剂、止咳糖浆，殊不知甜腻之品恋邪，易困遏肺经；还有不辨风热、风寒表证而通用苦寒的清热解毒、寒凉之品使邪困遏，则邪气如同野兽困于笼中，欲出不得出，郁而成病。对此干祖望强调一定要将困遏肺经之邪宣泄出来方能治疗此病，正是八法中“汗法”的具体临床体现，最常用的代表方即三拗汤（麻黄、苦杏仁、甘草、生姜），以解表散寒，宣肺止咳。这也体现了干祖望审证求因，一丝不苟的科学态度。倘若辨病不辨证，单纯以喉部症状为诊疗要点，施以苦寒，佐以辛凉，则为前医翻版，抱薪救火，薪不尽则火不灭，徒耗采薪之功耳，非但无益，日渐戕害，终成顽疾。

·案四·

夏某，女，46 岁。初诊 1992 年 8 月 4 日。

患者一个月前感冒后期引起咳嗽，至今未止。致咳之因，主为喉头作痒，但少数可由风袭、热气而致。痰不多，频频清嗓不止。舌感破碎而疼痛一个月。鼻塞不通，清涕或脓涕较多，口干而燥，求饮喜冷。

检查：右鼻下甲肥大。咽峡、上腭小血管网布。喉（－）。舌苔薄，中央无苔，脉平偏细。

医案：肺系邪郁，失宣于清。当予清泄肺经。

处方：

黄芩 3 g　马兜铃 10 g　苦杏仁 10 g
象贝母 10 g　玄参 10 g　金沸草 10 g
桔梗 6 g　天竺黄 6 g　山栀子 10 g
甘草 3 g　7 剂煎服

二诊 1992 年 8 月 11 日。7 剂之后，痒轻而咳明显减少，而且已有痰涎，能咳能豁，咽部还有些不舒服。口干缓解，鼻塞改善。

检查：咽峡轻度充血，舌苔薄，脉细。

医案：肺一清宣，诸邪得泄，再步原旨深入。

处方：

黄芩 3 g　桑白皮 10 g　栀子 10 g
苦杏仁 10 g　天花粉 10 g　天竺黄 6 g
玄参 10 g　射干 3 g　桔梗 6 g
枇杷叶 10 g　7 剂煎服

按语：喉源性咳嗽是干祖望所定的病症名，此新病种已经得到临床医生们的重视，有关治验报道也逐渐增多。在治疗上，干祖望常用如下几法：一是宣肺泄肺为主，方用射干麻黄汤或葶苈大枣泻肺汤化裁，其特点是了解患者感冒过程中是否服用过止咳糖浆类药物，干祖望认为糖能敛邪，使邪困肺经不能外泄，此时虽无表证，仍宜宣泄。二是健脾化痰利咽，方用香砂六君子汤、二陈汤、参苓白术散、甘桔汤化裁，其特点是病者咽部不舒，如黏痰附着咽壁，常清嗓样咳嗽。三是疏风脱敏利咽，常用桑叶、荆芥炭、防风、蝉蜕、徐长卿、紫草、墨旱莲、甘草等，其特点主要有季节性，多发于花粉旺盛期，多与过敏体质有关。四是养阴潜阳，为数极少，俱为龙雷之火上越所致咳嗽，常用知柏八味丸，其特点为咽干而痒，痒则咳或清嗓。

本案是干祖望运用刘河间手法的再一次体现，不过不同于第二则医案的是，前番是清泻心火，而这次是清肺泄白。患者有感冒病史，肺经郁热而未散，既然肺系留邪，失于宣发，此时当以清代宣，以黄芩、马兜铃清热泄肺，专攻太阴；山栀子通泄三焦火热；苦杏仁宣上畅中，又能止咳化痰；贝母、天竺黄清热化痰；桔梗、玄参清凉利咽；金沸草为旋覆花之茎，有降气止咳之效。

7剂清肺泄白汤药效果如何呢？二诊时得到的答复是作痒减轻，咳嗽减少，口感缓解、鼻塞改善。针对病因病机的中药汤剂可以称得上效若桴鼓。干祖望欣喜之余，在医案中写道：肺一清宣，诸邪得泄，再步原旨深入。方中用黄芩、桑白皮、栀子清泻肺热；苦杏仁、枇杷叶、桔梗止咳化痰；天竺黄、天花粉清热化痰，天花粉又有生津之效；玄参、射干清热利咽养阴生津。

·案五·

刘某，女，44岁。初诊1997年6月13日。

患者咽头一痒，咳即随之。有痰而黄不多，已一年。发轫于感冒恢复期，从此即时轻时重，困扰至今。咽部伴以疼痛与烧灼，俱以咳嗽的轻重而轻重，一接触冷气即鼻塞。胸部似有些烧灼及隐痛感。耳鸣在左、能接受噪声。

检查：咽后壁污红，两侧索肥大，舌苔薄，脉细。

医案：喉源性咳嗽，为时匝年良以当时浮邪清肃未净，而徘徊于手太阳经耳，治以轻清轻养。至于耳鸣，不过病及耳腧笼葱，不必另行处理。

处方：

桑白皮10 g	薄荷[后下]6 g	紫苏子10 g
荆芥炭6 g	苦杏仁10 g	大贝母10 g
枇杷叶10 g	干地龙10 g	蝉蜕3 g
射干3 g	7剂煎服	

按语：本例患者咽痒咳嗽一年，久病必伤阴。咽部烧灼疼痛，亦有阴虚之象。但干祖望辨证，认为咽部污红，侧索肥大，咽痛烧灼，延及胸膺，当属表邪未能清肃。仍应清宣为法。表邪散去，诸症自除。

·案六·

薛某，男，66岁。初诊1992年6月30日。

患者咽痛已四五年，主症为干，狂饮求润，偏喜热饮，有痰而清嗓频频，作痒即咳（不痒不咳）。半年前产生鼻病，感冒后导致不通气，右重左轻，交替而作，得暖及运动之后可以缓解一些，夜重于昼，有干燥感，擤涕用力后有血夹在涕中。

检查：咽后壁淋巴滤泡极轻度增生，充血呈斑状，两侧索潮红。鼻中隔偏曲，左侧有下嵴突。鼻下甲肥大，收缩右迟钝、左尚可。鼻咽部未见异常。舌苔薄黄，脉平。

医案：水衰火旺，四五年来一直徘徊于此情此境中。水衰则干涩、喉痒（咳是痒的后果）。火旺则鼻塞涕血。同时鼻中隔嵴突、鼻下甲肥大更是鼻塞之助桀作伥者。治先养阴与清火并投。

处方：

生地黄10 g	白茅根10 g	金银花10 g
天竺黄6 g	玄参10 g	川黄柏3 g
知母10 g	侧柏叶10 g	芦根30 g
天花粉10 g	牡丹皮6 g	7剂煎服

二诊1992年7月21日。上方进14剂，诸症俱告式微。在此期间有过两度高潮，主症为鼻干，甚至出现烧灼感，波及咽喉，鼻塞亦随干燥感而加重或减轻。涕中血丝已没有，喉痒作咳已轻。

检查：鼻咽部充血已淡，鼻腔同上诊。舌苔黄腻，脉平。

医案：驱除旱魃，必赖军稚（军稚：观音手中的净瓶）。原方深入。

处方：

知母10 g	川黄柏3 g	生地黄10 g
玄参10 g	石斛10 g	黄芩3 g
玉竹10 g	天花粉10 g	芦根30 g
麦冬10 g	7剂煎服	

按语：本案患者喉痹与喉咳兼而有之，重在阴虚而火旺，水衰则干涩、喉痒作咳，故以生地黄、白茅根、玄参、天花粉、芦根、玉竹、石斛养阴生津，金银花、黄芩、黄柏、知母、牡丹皮清热降火，水盛而火自灭。

·案七·

吴某，男，48岁。初诊1997年11月18日。

患者咽痒咳嗽，源于感冒之后。刻下鼻塞已通畅，仍咽干咽痒，声音欠亮，咯痰色白，饮水择温，胸闷不舒，食欲尚可。

检查：咽后壁轻度充血，淋巴滤泡增生，咽侧索稍有肿大。舌苔薄，脉细弦。

医案：风邪束肺，治当宣泄。三拗汤主之。

处方：

麻黄 3 g　苦杏仁 10 g　甘草 3 g
干地龙 10 g　蝉蜕 3 g　射干 3 g
川贝粉 3 g　象贝母 10 g　天竺黄 6 g
7 剂煎服

二诊 1997 年 12 月 2 日。药进 14 剂。咽痒稍感减轻，干咳略痰已少，虽然奇寒突至，一无囊之，胸闷稍舒。舌苔薄，脉细。

医案：三拗汤虽有明日黄花之慨，但腠理密御之严寒天气，仍难放弃。

处方：

荆芥炭 6 g　麻黄 3 g　苦杏仁 10 g
川贝粉 3 g　大贝母 10 g　枇杷叶 10 g
蝉蜕 3 g　紫苏子 10 g　甘草 3 g
射干 3 g　28 剂煎服

三诊 1997 年 12 月 16 日。药达 28 剂后，咳嗽基本消失。近来 5 天又开始作咳。

检查：咽峡轻度充血，舌苔薄，脉弦。

医案：顽咳乍止，新感又来。仍取宣法。

处方：

桑叶 10 g　薄荷 6 g　麻黄 3 g
苦杏仁 10 g　蒲公英 10 g　大青叶 10 g
大贝母 10 g　桔梗 6 g　甘草 3 g
7 剂煎服

四诊 1997 年 12 月 30 日。喉痒即咳，曾一度经治而愈。然二度虽已进药而依然未见减少。咽有干感，有时喉部亦有附丽之痰。

检查：咽后壁小血管暴露，纵横网布于黏膜（红艳型）。舌苔薄映黄，脉平。

医案：喉痒即咳，仍难控制，总属症情，主在心火偏旺，现取清心。

处方：

生地黄 10 g　白茅根 10 g　金银花 10 g
竹叶 10 g　灯心草 3 扎　干地龙 10 g
蝉蜕 3 g　金沸草 10 g　苦杏仁 10 g
玄参 10 g　7 剂煎服

按语：本例患者，两度发病，均因外感风邪而致咽痒咳嗽。初诊外感风寒，客于肺经，肺气失宣，而致咽痒，痰混清白，或兼有泡沫，治拟温肺。三拗汤以麻黄为主药，温肺止咳，配苦杏仁、射干、川贝粉、象贝母、天竺黄宣肺化痰止咳，干地龙、蝉蜕止痒。二诊时症情缓解，坚持原旨。三诊虽然也是外感后咳嗽，但咽峡充血，显然有热象，是风热困肺，致痒致咳。虽仍以三拗汤治之，但以桑叶、薄荷、蒲公英、大青叶相辅，疏风散热。四诊时热象更为明显，咽后壁小血管暴露，黏膜红艳，热灼津液为痰，故咽有干感，黏痰附丽，疏解已无济于事，即改用清心泻火法。

·案八·

肖某，女，67 岁。初诊 1997 年 5 月 30 日。

患者五年前喉源性咳嗽，治后接近痊愈，而总难杜根，从此经常干咳咽痒，终以打喷嚏而咳息。咽头干涩常伴有蚁行感，常以逆吸之涕露留而咽头殊不舒服。

检查：咽后壁轻度淡红，慢性充血。舌苔薄，边有齿痕，脉平偏细。

医案：宗“有声无痰为咳属肺，有痰无声为嗽属脾”论点，则病出太阴经似无异议，唯一嚏以止咳，则终有过敏之嫌，久进肺经之药，效不明显，更能证实此点。刻下裁方，试取常规方中参以脱敏。

处方：

桑白皮 10 g　紫菀 10 g　金沸草 10 g
苦杏仁 10 g　川贝粉 3 g　干地龙 10 g
蝉蜕 3 g　紫草 10 g　茜草 10 g
墨旱莲 10 g　射干 3 g　7 剂煎服

按语：李中梓在《证治汇补》中指出：“有声无痰为咳属肺，有痰无声为嗽属脾。”本例患者顽咳不已，达五年之久。唯嚏可以止咳，嚏者，鼻痒所致，与过敏有关，咽痒咳嗽，一嚏即止，可谓同源之病，此起彼伏。干祖望认为：此则终有过敏之嫌，常规宣肺止咳，效不明显，常规方中参以脱敏。常规方者桑白皮、紫菀、金沸草、苦杏仁、川贝粉、射干宣肺化痰止咳；脱敏者，干地龙、蝉蜕、紫草、茜草、墨旱莲（脱敏汤）止痒脱敏。

·案九·

刘某，男，10岁。1992年1月3日初诊。南京。

患者去年10月突然高热41℃，经治而愈。从此痰多而咽干，并作奇痒，痒后而咳。

检查：咽峡不充血而正常，后壁淋巴滤泡团块状增生，部分黏膜萎缩。舌苔薄白，脉细。

医案：浮邪失表不当时，困邪内蕴到今日，为时将80天之久，解铃还须系铃人，再取宣邪解表，作桑榆之收。

处方：

荆芥炭6 g	麻黄3 g	天竺黄6 g
紫苏子10 g	象贝母10 g	苦杏仁10 g
白果7个	甘草3 g	7剂煎服

二诊 1992年1月10日。药进7剂，喉痒明显减轻，咳亦因之而少，痰则仍然较多，口有干感。

检查：咽峡所见基本上同上诊。舌苔薄，脉细。

医案：久困之邪，大半已驱而散矣，唯咽部表现迹近慢咽，再以轻疏化痰。

处方：

荆芥炭6 g	大黄6 g	苦杏仁10 g
紫苏子10 g	川贝母10 g	桔梗6 g
白果7个	甘草3 g	7剂煎服

按语：本案患者有高热病史，此后痰多，咽干奇痒，属于肺经郁热而未散。既然肺系留邪，失于宣发，此时当以清代宣，以麻黄、荆芥清热泄肺，专攻太阴；苦杏仁宣上畅中，又能止咳化痰；贝母、天竺黄清热化痰；白果敛肺止咳；紫苏子有平肺气止咳之效。

二诊时患者咽喉作痒减轻，咳减少，痰仍然较多。干祖望认为久困之邪，大半已驱而散矣，唯咽部表现近慢咽，再以轻疏化痰。将天竺黄改为大黄，去麻黄而加桔梗正是此意。

·案十·

刘某，男，55岁。1992年2月14日初诊。市政公司。

患者十多年咽痒作咳，有黏痰难豁难咯，而且日作数十阵，同时清嗓不歇，幸无干燥。嗜酒而烟不多吸。近来感冒。

检查：咽后壁黏膜部分萎缩现象。舌苔薄，舌质淡，脉细。

医案：肺怯金枯，宿邪伏困，近撄感冒，大有“屋漏又遭连夜雨”之慨。初步裁方，以宣为事，今后处理益脾生金。

处方：

麻黄3 g	苦杏仁10 g	紫苏子10 g
薄荷(后下)6 g	桑叶6 g	桔梗6 g
大贝母10 g	甘草3 g	天竺黄6 g

7剂煎服

二诊 1992年2月25日。药进7剂，痒与咳稍缓解，但出现黏痰附丽于咽峡及喉，幸尚易咯，胸闷较前减轻。

检查：咽峡所见，情同上诊。舌苔薄腻，脉细。

医案：久困手太阴之伏邪，稍有解悬之象。去疾务尽，莫嫌矫枉之过正，再步原旨，以冀黄龙之直抵。

处方：原方除薄荷、桑叶，加莱菔子10 g，天花粉10 g，7剂煎服

三诊 1992年3月3日。最近一周喉头作痒加重，咳亦加重。鼻有阻塞感，痰涕又多起来，难于外豁，常有附丽于黏膜之感。胸闷在一度舒畅后，再度作闷。

检查：咽峡充血不明显，小血管暴露网布。舌苔薄，脉平而细。

医案：纵然邪困难宣，但14剂加味三拗汤绝非无力。脉舌提示亦无新邪之再侵。探取六君，以观进止。

处方：

太子参10 g	白术6 g	茯苓10 g
陈皮6 g	姜半夏6 g	苦杏仁10 g
桔梗6 g	紫苏子10 g	甘草3 g

7剂煎服

按语：本例患者咽痒咳嗽十年，有感冒病史。干祖望辨证：咽后壁黏膜部分萎缩，舌薄苔，舌质淡，脉细，当属表邪未能清肃，肺气失宣所致。仍应以清宣为法。表邪散去，诸症自除。以“加味三拗汤”加减，药进14剂，脉舌提示亦无新邪之再

侵。探取六君，以益脾生金。

·案十一·

何某，女，52 岁。1992 年 2 月 28 日初诊。南京。

患者两个月前以感冒发轫，继之干咳，每咳必由喉头干涩作痒而来，痰少而稠，吃不少糖质的止咳药，但无效。

检查：咽峡稍感潮红，血管扩张。舌苔薄，脉细。

医案：浮邪外感不宣而遏，加之补敛之剂乱投，致伏困于手太阴之邪，重重困束，只有网开一面，疏而散之。

处方：

麻黄 3 g	苦杏仁 10 g	天竺黄 6 g
薄荷[后下]5 g	桔梗 6 g	紫苏子 10 g
象贝母 10 g	紫苏叶 6 g	甘草 3 g

7 剂煎服

二诊 1992 年 3 月 6 日。药后咳嗽明显好转，接近消失。对异味、异气的刺激敏感也已能接受，一度咽头作痛，刻已缓解。

检查：咽峡接近正常，舌苔薄映黄，脉平。

医案：久困之邪已作元载之解围，后期处理，可用常规。

处方：

生地黄 10 g	玄参 10 g	麦冬 10 g
天竺黄 6 g	天花粉 10 g	苦杏仁 10 g
紫苏子 10 g	象贝母 10 g	桔梗 6 g
沙参 10 g	甘草 3 g	7 剂煎服

按语：本案例患者有外感病史，乃失于解表，滥用甘润之品所致。干祖望认为，很多病家不论什么感冒、咳嗽，不知解表，只懂止咳，于是频频进服含有重糖的止嗽剂。终致浮邪不泄，兽困肺经，从此即干咳难止。因糖不但能助湿生痰，更以其阻遏体内诸邪难以外泄的流弊，为害最大。治宜宣肺祛邪，方中用麻黄、天竺黄宣肺解表，清泻肺热；苦杏仁、桔梗止咳化痰；紫苏叶、紫苏子行气化痰；薄荷解表利咽，诸药合用共奏宣肺祛邪之功。二诊已明显好转，用药常规处理即可。

·案十二·

周某，男，66 岁。1992 年 2 月 28 日初诊。南京。

患者去年秋季，着寒感冒，从此干咳咽痛，拖延至今。咽下痛不太求饮，干咳必因咽痒而作，伴以异物感。大便以稀为多。

检查：咽后壁黏膜萎缩成片，充血，尚滋润，小血管暴露。舌苔薄，脉浮。

医案：金寒秋冷，直捣肺经，伏邪困遏，始终失其外泄。治当先肃伏邪，再求益金。

处方：

麻黄 3 g	苦杏仁 10 g	象贝母 10 g
陈皮 6 g	蝉蜕 3 g	射干 3 g
天竺黄 6 g	桔梗 6 g	甘草 3 g

7 剂煎服

二诊 1992 年 3 月 5 日。进药 7 剂，咽痒干咳和异物感明显俱减，干痛偶有一作。

检查：咽后壁黏膜萎缩仍然，充血消失。舌苔薄，脉平。

医案：凭“欲扬先抑”之理而三拗汤去痰之得以满意，盖伏困之邪去而无后顾之变矣。再取益气润肺手法，冀萎缩的黏膜再求红润，不过进步迟迟。

处方：

百合 10 g	熟地黄 10 g	生地黄 10 g
白扁豆 10 g	玄参 10 g	桔梗 6 g
山药 10 g	太子参 10 g	沙参 10 g
甘草 3 g	7 剂煎服	

按语：本案例患者乃感冒后伏邪困遏，失于外泄所致。干祖望有一诊治绝招：初患者一经宣泄，邪去正安而病愈；久病者宣泄后邪去而正衰，一定扶其正、固其本，以巩固治疗。本例二诊正是以“缓则治其本”为指导思想。

初诊确立治法后，方药趋于宣肺祛邪，佐以理气化痰开窍，疗效满意。二诊采取益气润肺手法以固其本。

·案十三·

胡某，男，62 岁。1992 年 3 月 13 日初诊。建邺区。

患者去年年底由感冒导致咳嗽，而且由喉痒致咳。现在主症为喉头疼痛，伴以烧灼感，偶然有些异物感。咳有白痰能咯出，近4天痰中带血丝。口干求饮喜热水。两颈侧有牵制感。

检查：咽后壁淋巴滤泡增生，作以污红充血。舌苔薄，根部微腻，脉平。

医案：去年岁余外感，未能肃清而残留，至今未宣而兽困于中，此病之本也。春寒料峭，玄府应开而不开，更难宣泄，此病之标也。治从疏泄与清化。

处方：

荆芥炭6 g　桑叶6 g　薄荷后下6 g
苦杏仁10 g　紫苏子10 g　菊花10 g
金银花10 g　玄参10 g　桔梗6 g
甘草3 g　7剂煎服

二诊1992年3月20日。药后咽痛已减，咳亦轻松一些，痰量稍见少些，喉痒次数减少，血丝已无。两颈侧牵掣感亦好得多。

检查：咽后壁淋巴滤泡增生仍然，充血消失殆尽。舌后半苔腻尚存，但面积缩小，脉平。

医案：浮邪乍泄，但未到“润泄”之境，仍宜穷追其寇。

处方：

荆芥炭6 g　桑叶6 g　菊花10 g
象贝母10 g　金沸草10 g　苦杏仁10 g
紫苏子10 g　桔梗6 g　天竺黄6 g
甘草3 g　7剂煎服

按语：本案患者有感冒病史，肺经郁热而未散，咽部烧灼疼痛，亦有阴虚之象。干祖望辨证，认为咽部污红，咽痛烧灼，当属表邪未能清肃。此时当疏泄与清化，以桑叶、金银花、薄荷、菊花、荆芥炭清热解表，苦杏仁宣上畅中，又能止咳化痰；紫苏子解表散寒，降气消痰；桔梗、玄参清凉利咽。

二诊时患者咽喉作痒减轻，痰量稍见少些。浮邪乍泄，但未到“润泄”之境，原方加金沸草增强其降气止咳之效，穷追其寇。

·案十四·

徐某，女，38岁。1992年3月3日初诊。金陵石化。

患者1975年摘除扁桃体后，咽病至今难痊。1个月前加重。咽痒（起于去年8月份），回溯去年8月感冒，以用西药治疗而痊。但从此喉痒而作咳至今。狂咳时恶心。局部干而痛，狂饮求润喜热沸水。胸透示肺纹理增粗。

检查：咽峡基本上未见异常。舌苔薄，脉细。

医案：狂咳今朝，病樱客岁，良以中秋外感未解，兽困半年于肺经。再用三拗，所谓亡羊而补牢。

处方：

麻黄3 g　苦杏仁10 g　大贝母10 g
薄荷后下6 g　紫苏梗10 g　紫苏子10 g
天竺黄6 g　桔梗6 g　甘草3 g
7剂煎服

二诊1992年3月10日。咳已明显减轻，但喉干奇重，正以其干而“导致”头脑与舌体亦痛。无痰，作痒。有冒烟感，狂饮求润，喜热。

检查：咽（－），舌根右侧轻度充血，舌苔薄，脉细。

医案：困邪乍解，难言肃清，邪解以后之津亏，确已早早来临。治当肃残邪而毋忘养液。

处方：

麻黄3 g　苦杏仁10 g　大贝母10 g
天花粉10 g　紫苏子10 g　玄参10 g
天竺黄6 g　玉竹10 g　白果7枚
甘草3 g　7剂煎服

按语：本病例患者有感冒病史，诊脉合参，阵发性咽痒，一痒即咳，狂咳时恶心，咽干痛喜热饮，舌苔薄，脉细。

干祖望认为，该患者为外感未解，兽困半年于肺经所致。初诊患者一经宣泄，邪去正安而可病愈；方药趋于宣肺祛邪，佐以理气化痰开窍，“三拗汤加减”疗效满意。二诊时虑其困邪乍解、难言肃清，而且邪清后津亏已伤，为防其进一步发展，在祛邪同时酌加天花粉、玉竹养阴生津。体现了中医整体观念和辨证论治。

·案十五·

巫某，女，76岁。1992年6月2日初诊。水西门。

患者多年之前的咽喉病经治而愈。最近两三个月以感冒而引起咽喉不适，感有疼痛、瘙痒、干燥，甚至干裂样感觉。咳嗽痰难咳，胸闷。纤维喉镜检查：声带轻度肥厚及充血，闭合不密。室带增生肿胀呈球状。舌苔薄尖少苔，质有红意，脉平。

医案：湿浊弥漫，痰体痰证，复加风热之扰，故而以慢性病之症而以急性姿态出之。拟取疏风清热消痰化浊之法。

处方：

荆芥炭 6 g	蝉蜕 3 g	僵蚕 10 g
天竺黄 6 g	大贝母 10 g	藿香 10 g
佩兰 10 g	毛慈菇 10 g	六一散[包] 15 g
陈皮 6 g	7 剂煎服	

二诊 1992 年 12 月 21 日。上药服后，百症皆除。近来咽痒而咳又作，已经服用疏风利咽之药而好些，干稍得润，发音也亮朗许多。一向清涕滂沱者，刻下量稍少而质较浓。

检查：咽后壁严重污红充血，稠痰附丽潴积。双侧假声带肥肿，右侧超越。鼻腔（－）。舌尖少苔，中部苔薄，脉平。

医案：清肺化痰之剂，已获大效，总之痰浊之扰依然缠绕难除，仍步原旨。

处方：

太子参 10 g	苦杏仁 10 g	紫苏子 10 g
蝉蜕 3 g	大贝母 10 g	射干 3 g
陈皮 6 g	芦根 30 g	天竺黄 6 g
甘草 3 g	7 剂煎服	

按语：本案例乃湿浊复加风热之扰，循经上范咽喉所致。湿聚生痰，痰阻气道，故见咽痒作咳，咳痰黏稠，风热上扰，先及咽喉，故咽痒干燥，舌苔薄尖少苔，质有红意，治以疏风清热、消痰化浊为法。二诊病情大为好转，湿邪重着黏腻，缠绕难除，仍按原方加减，以行气化痰降浊为主。方中以射干、天竺黄清热利咽；紫苏子、陈皮行气化痰；太子参、芦根、大贝母滋阴清热化痰；苦杏仁宣上畅中，止咳化痰；蝉蜕祛风解表，清利咽喉。

·案十六·

沈某，男，28 岁。1992 年 6 月 19 日初诊。铁路段。

患者病咽十三年，主症为咽干而痒，痒则狂咳，甚至狂咳而使呼吸困难，虽非日日如此，但经常难歇，清嗓频频，不思求饮。

检查：咽后壁淋巴滤泡增生、间隙间黏膜萎缩。舌苔薄白腻，脉平。

医案：肺经兽困之邪，历久无法外泄，故而多年之咳，势必愈咳而愈甚。宜先宣泄清肃困邪，也即欲扬先抑之意也。

处方：

麻黄 3 g	苦杏仁 10 g	薄荷[后下] 6 g
大贝母 10 g	玄参 10 g	射干 3 g
蝉蜕 3 g	天竺黄 6 g	天花粉 10 g
甘草 3 g	7 剂煎服	

二诊 1992 年 7 月 21 日。一个月以来上方之药续进未辍，咽痒、咳、干燥初觉舒服一点，后依然无进退。入冬畏冷，四末冰凉无温。

检查：咽后壁所见同上诊，但萎缩者已滋润一些。舌苔薄，脉平。

医案：三拗汤仅作短期之治，当 7 剂之后稍感舒服一些，之后则如同嚼蜡矣。因之已有虚掷之象。考咳由于痒，痒由干生，可证始作俑者，厥唯一干，禀质坤德不充，脾土失健而精微生化失常，此干之上因。兹应擒王射马，先健脾土，以充精微。

处方：

太子参 10 g	白术 6 g	茯苓 10 g
山药 10 g	白扁豆 10 g	沙参 10 g
麦冬 10 g	玉竹 10 g	京玄参 10 g
芦根 30 g	7 剂煎服	

三诊 1992 年 8 月 14 日。上药又进 14 剂，咽痒干咳巍然不减。辍药多天也无加重之感。

检查：咽后壁污红仍在，萎缩有进一步改善。舌苔薄，边有明显齿印，脉平。

医案：治脾药纵然获效不明，但以舌诊而谈，仍然未走歧途。此番取药，改针对脾阳及脾阴。

处方：

太子参 10 g	山药 10 g	麦冬 10 g
生地黄 10 g	白扁豆 10 g	沙参 10 g
乌梅 10 g	白茅根 10 g	枇杷叶 10 g
百部 10 g	7 剂煎服	

四诊 1992 年 9 月 4 日。痒与咳的间歇期长些，次数减少，痰不多，咽已轻。

检查：咽后壁萎缩日渐改善，但有充血艳红。舌苔薄，质有红意，边有齿印，脉平。

医案：从脾处理，在平稳中得有进步。唯以后壁反添红意充血，不能不予以损益。

处方：

太子参 10 g	白扁豆 10 g	苦杏仁 10 g
桔梗 6 g	大贝母 10 g	天竺黄 6 g
白茅根 10 g	重楼 10 g	金沸草 10 g
枇杷叶 10 g	7 剂煎服	

五诊 1992 年 9 月 18 日。咽痒与干咳，在第三诊时为最佳状态。但近又动荡起来，可能与停药一周有关。盖动荡回潮是在停药之时。

检查：咽后壁黏膜萎缩，现在已消失，但有充血，为弥漫性。舌苔薄，脉平。

医案：又见反复，以其局部充血，可知症结当在于火，《内经》所谓"诸痛痒疮俱属心火"。再从清火中化痰制咳。

处方：

生地黄 10 g	白茅根 10 g	苦杏仁 10 g
大贝母 10 g	麻黄 3 g	紫苏子 10 g
射干 3 g	百部 10 g	甘草 3 g
7 剂煎服		

六诊 1992 年 10 月 6 日。喉头痒与咳仍有，但觉舒适一些。干则稍有些缓解。

检查：咽后壁充血消失，萎缩也未见，唯感有些干感。舌苔薄，边有齿痕如锯，脉平。

医案：诸症中作痒仍难平息，仍宜轻清与轻养兼顾。

处方：

生地黄 10 g	玄参 10 g	苦杏仁 10 g
荆芥炭 6 g	麻黄 3 g	百部 10 g
射干 3 g	天竺黄 6 g	紫菀 10 g
大贝母 10 g	甘草 3 g	7 剂煎服

七诊 1992 年 10 月 23 日。痒与咳已改善与缓解许多，同时咳后由更难受转变为稍舒服，痰不多。

检查：咽后壁黏膜充血、干涩、萎缩三者俱去。唯淋巴滤泡出现散在性增生。舌苔薄腻白，边有齿痕，脉平偏细。

医案：从宣泄、清肺柔清养，纵然进展姗姗，毕竟有顽症低头之慨，痊门乍启，再求登堂入室。

处方：

生地黄 10 g	玄参 10 g	黄芩炭 3 g
苦杏仁 10 g	百部 10 g	大贝母 10 g
蜜炙麻黄 3 g	射干 3 g	桑白皮 10 g
甘草 3 g	7 剂煎服	

按语：本案例患者病情不断变化，病情反复，干祖望先宣泄清肃困邪，再健脾土，以充精微，继以从清火中化痰制咳，环环相扣，祛除病邪。

·案十七·

冯某，男，51 岁。1993 年 2 月 19 日初诊。南京。

患者烟酒之嗜已戒一年，咽头作痒，一痒即咳，咳后有痰，痰中夹血，已有一年余（在戒烟酒之前）。虽然戒烟之后，有所减轻，但总难告痊。刻下局部有轻度异物感，痒与咳同前。作痛与烧灼感很少出现。痰中夹血，昨天还有。

检查：咽后壁、前腭弓小血管扩张暴露。舌苔薄，脉平。

医案：烟焚酒烁，病之因也；嗜去病存，病之情也。病以作痒为主，可宗《内经》"诸痛痒疮，皆属于心"处理。

处方：

生地黄 10 g	竹叶 10 g	灯心草 3 g
白茅根 10 g	金银花 10 g	重楼 10 g
紫花地丁 10 g	玄参 10 g	桔梗 6 g
甘草 3 g	7 剂煎服	

二诊 1993 年 3 月 2 日。药进服 11 剂，痒感稍感缓解，咳亦少些。痰中之血，在这十多天中仅出过一次，烧灼感仅在夜间有些。药后大便增多，有时一日两次，不稀。自感左侧半边很好，右半边依然。

检查：咽后壁干燥少液，小血管扩张收敛些。舌苔薄，脉小。

医案：采用清火已露对证端倪，但有大便偏多之弊。再取清火消炎以治标，健土醒脾以求本。

处方：

太子参 10 g	白术 6 g	茯苓 10 g
山药 10 g	白扁豆 10 g	生地黄 10 g
芦根 30 g	白茅根 10 g	淡竹叶 10 g
甘草 3 g	7 剂煎服	

三诊 1993 年 3 月 16 日。咽头痒感接近消失。在晨兴薄暮之际仍有干咳，其余时间已很少。痰中带血，至今未见。但咽头烧灼感与干燥感又出现。大便日一次，偶或两次。

检查：咽头小血管已不见，咽后壁有些小红点。舌少苔，脉平而小。

医案：上诊取醒脾手法，仅仅为纠正便多而未用咽喉之品。此番第三诊，再师河间裁方。

处方：

桑叶 5 g	菊花 10 g	金银花 10 g
天竺黄 6 g	连翘 6 g	陈皮 3 g
枇杷叶 10 g	桔梗 6 g	苦杏仁 10 g
7 剂煎服		

按语：本案例患者烟焚酒烁，乃为病之因，又见反复，病以作痒为主，以其局部充血，可知症结当在于火，《内经》所谓“诸痛痒疮，皆属于心”。一诊从清火中化痰制咳，症状改善，二诊有大便偏多之弊。再取清火消炎以治标，健土醒脾以求本。在上方基础上加白术、茯苓、山药、白扁豆以健脾求本。三诊仍以利咽喉之品为多，再师河间裁方，旨在标本兼治。

喉脓肿、喉软骨膜炎

喉脓肿及喉软骨膜炎，传统名称为喉风。《喉科心法》：“紧喉风、哑瘴喉风、弄舌喉风，此三症，亦缠喉风类也，证候大同小异。因其锁紧咽喉，故名紧喉；因其口紧牙紧，不能出声，故名哑喉；因其舌胀出口不缩，时时搅动，故名弄舌。皆险症也。”根据作者潘诚的叙述，完全符合喉脓肿或喉软骨膜炎的特点。因为喉脓肿是喉的任何一部分黏膜下面局限性发炎而致脓液的积潴，当然可以引起喉头窒息、发音障碍及舌体被挤压等症状。此外，如《咽喉经验秘传》《喉科秘旨》等书中的缠喉风，《喉科枃指》的内外肿喉，基本上也类似本病。喉软骨膜炎乃是覆盖在软骨组织表面的一层致密结缔组织骨膜的非化脓性炎症。这种炎症，的确难以用任何手段来发现的，除非压迫下的有无压痛供给你一点辨病资料。

事实上喉脓肿和喉软骨膜炎，是两种完全不同的疾病，但以中医“证”的角度上来看，却不论病因、辨证及论治，都是完全相同的，至于病情的轻重中医也认为它有所不同。

【临床表现】

喉脓肿全身症状有身体不适，恶寒发热，体温升高，甚至高达 40℃，但也有症状轻微的甚至不太明显者。喉软骨膜炎无全身症状。

喉脓肿局部表现如下。

疼痛：喉部疼痛及压痛，严重的可以涉及耳的深部，在吞咽食物时，更严重，所以《咽喉经验秘经》强调“咽喉疼痛”。

嘶哑及窒息：因会厌显著肿胀，则声音改变。病及声带时，则产生嘶哑失音。当声带受害到一定程度时，使声门缩小，引起呼吸障碍，故称哑瘴喉风。进一步发展，舌体即失去正常运动能力，便是弄舌喉风。

吞咽困难：喉头一病，本身及周围组织产生肿胀，饮食即感困难。

肿及颈外：环状、甲状软骨的病变，可致颈部出现红肿。故而《重楼玉钥》有“外颈红肿至咽喉”、《尤氏喉科秘书》有“颈如绞转，热结于内，肿绕于外”的形容。

颈部与颌下淋巴结多数肿大。

检查所见，常因会厌肿胀而喉部不能全部暴露。如用纤维喉镜，则可见声带广泛性充血。如环杓关节发生强直，则该侧声带即固定不动，也能见到被损害黏膜的脓性分泌物。血检白细胞数大多增加，中性粒细胞明显增高，常在 80% 以上。红细胞沉降率或可增速。

喉软骨膜炎局部表现：仅为喉部作痛，特点是没有剧痛，长期存在能够承受的钝痛。检查仅有甲状软骨、环状软骨的检查，可以用触诊来完成。

其余5块，还是无法检查。检查方法，就是在这些软骨上找出压痛点，然后做吞咽动作，每当吞咽时压痛点可以上下移动升降则确诊无疑了。脉诊、舌诊根本不起作用。

【病因病机】

1. 喉脓肿　时邪：《喉科指掌·缠喉风》论述“肺感时邪，风痰上壅，阴阳闭结”。

风痰：《喉科紫珍集》论述“风痰壅于喉膈之间”。

痰毒：《喉科秘制》论述“聚毒痰涎，凝结而成”。

湿热：《咽喉脉证通论》论述“风痰湿热，久积于内”。

心经积热：《喉科紫珍集》论述“热毒积于心经”。

心中躁急：《喉科秘本》论述“因心中躁急而发”。

阴阳相结：《喉科秘旨》论述“阴阳相结，内塞不通”。

酒色劳力：《焦氏喉科枕秘》论述“因风热蕴结，或酒色劳力”。

临床实况为热毒之邪较盛，壅结声门而发病。

2. 喉软骨膜炎　《内经》论述“气伤痛”。属气滞。

《内经》论述“诸痛痒疮，皆属于心”。这里的心，并非五脏的心，乃心居南方，色红，属火，是火的助语词，因此还有火的参与。其痛仅仅是钝痛，可证有火也极轻，仅仅是热。

【辨证论治】

1. 喉脓肿　一般都是热毒壅滞，但初期有全身症状者，尚伴有风邪外感，舌苔薄白或薄黄，脉浮数。

疼痛严重，或大便秘结，体温奇高者，则热毒较重，舌苔厚腻而黄，脉来洪大有力。

本病预后尚可，唯需治疗得宜，护理周密，否则也具有一定的危险性。

2. 喉软骨膜炎　气滞而凝证和微有热证。

·内治·

1. 喉脓肿　在初起之际，当取清热解毒剂，常用代表方有黄连解毒汤或银花解毒汤，仙方活命饮也可取用，但需除去穿山甲、皂角刺。常用药：防风、白芷、金银花、天花粉、重楼、赤芍、大贝母、桔梗等。有风邪者，加用解表法；痰多者，加天竺黄、莱菔子、胆南星等；便秘者，加大黄、玄明粉，必要时佐服六神丸。如其出现毒陷心包现象，取紫雪丹或至宝丹。犀角地黄汤，也是有效的方剂，可惜药缺难配。

2. 喉软骨膜炎　气滞而凝，当然利气散凝；热则甘寒清热。

前者越鞠丸最合适，去山栀子，以苦寒而不用。后者取外科专治骨疮的五神汤。去牛膝、车前子，再加乌药、枳壳以加强利气。

·外治·

1. 喉脓肿　咽部用消肿散或开关散。后期改用绛雪散。

颈外可用玄明粉饱和液，作湿罨包。干则频频加水，使其长期湿润。

用三棱针，刺少商、商阳两穴，并挤出紫血少许。

2. 喉软骨膜炎　可以每天三餐后三次洗面时，用热手巾热敷在颈前部喉结处5分钟。

喉梗阻

喉梗阻，传统名称为肺绝喉风。

中医自《内经》讨论喉痹之后，留下了不少名称，除去清代一些俚言鄙语以外，大致如下：喉痹、马喉痹、咽中闭塞、咽喉闭、聚毒塞喉风、真正锁喉风、呛食喉风、内外喉肿、走马喉痹、内肿锁喉风、匝舌喉风、肺绝喉风、叉喉风、夺食风、鱼口风、走马喉风、紧喉风、弄舌喉风、喉闭、呛喉风、吹舌喉风、风火喉等。由于名称过于庞杂，使人无所适从。所以1960年版《中医喉科学讲义》称为急喉风，并谓“本病因其来势迅速，其急如风，故名”，笔者深表同意。

【临床表现】

呼吸困难：大多为吸气性困难，鼻煽，甚至锁骨上窝、下窝、肋间隙、剑突下窝，都发生吸气性凹陷。一如《景岳全书》所描述的“喉窍紧塞，息难出入……救不堪之状，甚可怜也”。这是“喉风十六绝症”中“鼻煽唇青”一绝。

声音改变：常见的为发言无音，所以有“声哑喉”或“哑喉风”等称。在呼吸时可以发出嘟吼声或吹笛声。这是“喉风十六绝症”中“哑喉呛食”一绝。

喘鸣：为吸入的气流通过狭窄的声门而发生的，一般阻塞愈重而喘鸣愈响。这是“喉风十六绝症”中“声如锉锯”一绝。

缺氧：因吸入的氧气不足，不能维持其需要，患者即四肢厥冷，面青唇绀，冷汗淋漓等。这是“喉风十六绝症”中的“汗出如珠”一绝。

正气衰竭：经过疾病的折磨，终至正气衰竭，阴阳离决。表现于脉诊由细数而到摸不出，呼吸由没有节奏而到慢慢停止，全身瘫痪松弛，终至衰竭而虚脱。这是“喉风十六绝症”中“脉细身凉”“六脉沉细”和“天柱倒折”的三绝。

假如有办法检查喉部的话，偏重于痰者，披裂、会厌襞都呈严重水肿，青灰色或青蓝色，分泌物奇多。偏重于热毒者，严重充血，分泌物稠黏色黄。偏重于风者，水肿充血，俱不严重，甚至不明显，但纯属风邪为患的殊为少见。

总之，此病发作仓猝，发展迅速，来势凶猛，病情危险。

【病因病机】

风：《景岳全书·二十八卷·咽喉》论述“风邪闭塞喉窍”。

风热：《医方类聚》论述“肺脾二经，积蓄风热，则经络不利，气道壅塞。邪毒之气，致于咽喉砂”。

风痰：《喉科杓指》论述“肺感时邪，风痰上壅”。

风毒：《普济方》论述“风毒客于喉间，气结壅结而生热，故喉肿塞而痹痛”。

火：《喉科指掌》论述“此系急症，肝脾火闭不通”。

热毒：《诸病源候论·马喉痹候》论述“热毒之气，结于喉间”。

毒：《奇效良方》论述“喉关聚毒”。

厚味：《喉科紫珍集》论述“因食厚味，受风热而起”。

心肺有邪：《喉证明辨》论述“邪热客于心肺”。

多因素综合作用：《喉科心法》论述“乃实火为患，脏腑积热，热甚生风。风火迅速，鼓激痰涎，堵塞咽喉隘也。”

喉梗阻的原始致病因素较多，把常见的先天性畸形、喉外伤、喉肿瘤、声带麻痹四者排除之后，常以风、热、痰三因为多，尤其是痰与热毒。因此，可以引用《喉科心法》语，谓“乃实火为患，脏腑积热，热甚生风，风火迅速，鼓激痰涎，堵塞咽喉隘也”。

治疗稍有失当或失时，即可引起死亡。现因气管切开术的普遍采用，病死率已大为降低。

【辨证论治】

急性咽喉病，中医早有定律，为风、热、痰三证。

凡偏于风者，不论全身症状或局部症状，除呼吸困难之外，都比较轻微。但三者之中偏于风者最少。

偏重于痰者，局部病变以水肿为主，痰涎也多，常可潴留于喉头而增加堵塞。舌苔白腻或滑腻如敷粉，脉多濡滑。

偏重于热毒者，局部必有严重的充血，口中并有浓郁的臭气。全身症状有高热、大便秘结、小溲红赤而少、神烦不宁等。舌苔黄腻或糙黄，脉多洪、大、数。

不过这三者，大多同时存在。而且还相互作用，互为因果而转化，这种转化异常迅速而莫测。

·内治·

治疗本病，重在抢救及时。中医对此病，一向强调“飞骑急救”，争取抢救时间，也即俗谚所谓“走马看喉风”。稍有失当或失时，即可引起死亡，随着气管切开术的普遍采用,病死率大大降低。

第一要务是解除呼吸困难,只要有一息可通者,即有希望存活。

急救时暂不用汤药。“丸以缓图”,这是一般的认识,但少数几种丸剂,比汤剂来其效更速,而且紧急仓促之际更能随时取用。这一类药,有雄黄解毒丸、六神丸、控涎丹、梅花点舌丹、救心丸等。

急取雄黄解毒丸吞服。每次1.5 g,开水送下。必要时每隔6小时服1次,但每天不能超过3 g。如此丸预备不多,甚至没有,急用六神丸代替,每次10~15粒,6小时1次,开水送服。经过内外施治,呼吸必然暂时缓解可通,然后急用汤剂。

凡偏重于痰者,当消痰退肿以利咽。常用代表方有麻杏石甘汤合蝉蜕、马勃、干地龙、天竺黄、胆星等。

如偏于热毒者,法当清热解毒、消痰利咽,常用代表方有黄连解毒汤合导痰汤共进,犀角地黄汤更是有力的峻剂,目前犀角在配方中的代用品为水牛角加量应用。常用药:黄连、黄芩、山栀子、法半夏、陈皮、茯苓、胆南星、枳实等。

如偏于风者,当息风消痰利咽法。常用代表方为导痰汤合三虫散同用。常用药:胆南星、法半夏、陈皮、茯苓、全蝎、白僵蚕、蜈蚣、甘草等。另外,可将羚羊角粉、全蝎(或蜈蚣)、白僵蚕等分为细粉剂,每天3 g,分2~3次内服,开水送下,儿童减半。

总之,本病的内服药,力求药力猛、见效快,而且还要拿到即用,不能耽误。

除六神丸外,控涎丹也可暂代。用量每次1.5~3 g。小儿可用鲜竹沥,每次1~3毫升,每隔2小时1次。猴枣(并非猴枣散)研粉,而且要研细如尘灰,开水送服,每天3次,每次0.3 g。

·外治·

外治与内治一样,力争急速。

中医三法(桐油钱、巴豆油烟熏及擎拿)以其有违科学或方法拙笨或疗效不高,悉已废弃。但身为喉科医师,不能不略知一二,作为医史常识,并非兴“思古之幽情”。唯气管切开,为唯一的好办法。

【预防与护理】

1. 严密观察呼吸、脉搏等生命体征,以及是否有烦躁的表现。

2. 取出口中义齿。

3. 周围环境保持安静,光线适宜,室内通风,但避免直接吹风。

4. 冬天取暖时,热源不宜置于近处,包括空调等。

5. 卧位一般取头高足低位,但不宜在头下垫物品,可垫高头侧床脚。

6. 忌食含糖及脂肪高的食物。

7. 观察大便,注意保持通畅。如有便秘,取灌肠,不忌服药。

8. 不论水剂或粉剂,应少量地徐徐地喂饲。在听到药物咽下声之后,再喂第二匙。

9. 牙关紧闭者,可使用开口器,但切忌粗暴操作。

10. 如用鼻饲,水分比例宜多,使吞下顺利。

11. 如发现昏迷,急刺人中、十宣,同时鼻腔内喷开关散。待苏醒之后,再做其他处理。

12. 因难于进食而出现力不能支者,可静注营养液。

13. 极度衰弱者,忌擎拿。

14. 必要时,做气管切开手术。

【医案】

严某,左,(中华人民共和国成立前)杏月初三日。

肺绝喉风,起于昨晚而加剧于今朝,咽喉捆束,喘吼流涎,艰于言语,纳食更难。脉沉而不训,舌苔黄腻。擎拿反应极微,建议速送某医院抢救。现拟方药,以免泄白:①羚羊尖三分(磨、吞);②高丽参五钱(另煎兑服);③陈胆星一钱,全蝎三钱,白僵蚕三钱,宣木瓜三钱,石菖蒲一钱,羌活一钱,竹沥一小盅。

按语:干祖望认为,第一步要解除呼吸困难,以解燃眉之急,只要一息可通,便有存活希望,汤药难以速成，急取雄黄解毒丸，每隔6小时一次，每次1.5 g急急吞服，重者鼻饲，在无雄黄解毒丸的情况下，六神丸、控涎丹、猴枣亦可取用。

干祖望认为急性喉阻塞一症，风、痰、热三者同时存在，相互作用，相互因果甚则相互转化，风可化火，火能炼痰，风火迅速，鼓激痰涎，堵塞气道。不过必须认识到，水肿者以痰为主，急性炎症以热（火）为主，痉挛者以风为主，应分清主次、标本，以便有利于治疗。已缓解之后，取疏风清热消痰法，可拟麻杏石甘汤加蝉蜕、地龙、陈胆星、天竺黄；若热毒盛，取黄连解毒汤，热重者可取犀角地黄汤；风痰盛，取导痰汤和三虫散（全蝎、蜈蚣、僵蚕）。纵使是汤药，也要效力猛，见效快，煎煮各个环节丝丝入扣，不得在时间上蹉跎虚掷。如果到了Ⅳ度梗阻，汤丸不下，干祖望介绍过传统中医喉科最后的抢救三法：桐油钱法、巴豆油烟熏法、擎拿法。虽然现在临床已不再使用，但是确实在喉科史上做出过不可磨灭的贡献。干祖望就曾凭借少年时寒暑苦练的擎拿功治愈过多例肺绝喉风患者，在中华人民共和国成立前的松江一带名噪一时。

由于本病之凶险，故目前门诊接诊的喉梗阻患者，急性期多使用抗生素及糖皮质激素治疗，必要时行气管切开术。故单纯中医治疗医案收集颇有难度，这则医案是中华人民共和国成立之前的记录，从干祖望的旧手札中寻找而来，患者当时已是情况危急，在擎拿功不能奏效的情况下，干祖望建议其去医院抢救，并拟出一方作延缓护心之用。方中高丽参大补元气，回阳救逆，以免正虚亡阳；羌活、木瓜祛风舒筋；全蝎、僵蚕、陈胆星、石菖蒲息风豁痰通窍；竹沥清热化痰。

本病的治疗上，虽然目前已有气管切开术作为保险，但手术创伤，急虽治标，终究戕伤正气，能使得患者免除手术，还应积极用药，特别是中药的治疗，有时能起到抗生素无法取代的作用。

嘶哑与失音

失去音色称嘶，失去音调音量称哑，完全言而无声称失音。嘶哑与失音，历代名称也很多，如瘖、无音、失音、𤸪、沙、喝、喑、嘶嗄、声破、失声、声嘶、声乾、瘖痖、嘶喉、声散、郑声、喉瘖、哑风、音瘖、卒瘖不清、哑劳、声哑、喑哑之、失音不语、哑喉等。

嘶哑或失音，在西医文献中除《中国医学百科全书·耳鼻咽喉科学》之外，没有其他书籍将其作为一个独立病名而专门讨论。但中医则不然，从《内经》开始，一直就作为一个重要病种来研究讨论，仅仅一部《内经》，提到本病的达七八处。

《史记·仓公列传》有“使人瘖”的记述，索隐谓：“瘖者，失音也。”《史记·刺客列传》“吞灰为哑”，《国策》也认为“哑，变其音”。至于《后汉书·王莽传》的“莽为人，大声而嘶”的嘶，乃非疾病，不过音色的粗糙失泽而已，否则无法“大声”得起来，证明音调与音量还是正常的。

嘶哑、失音和发音障碍，是有区别的。因为发音障碍症中尚有舌瘖、失语症包括在内，已不属本文所讨论的对象。《医述》已解释得很清楚，谓“失音者，舌能转运，喉中则寂然无声也。不能言者，舌强不能转运，喉中格格难出，其声自在也”。概括而言，不论喉部功能性或器质性病变而声出异常者，即本病，也即本文所讨论的。由于其他原因导致不能讲话者，称舌瘖，最多见的为中风的失语症。

《张氏医通·失音》：“有禀赋不足，不能言者。有乳母五志之火遗儿，重闭清道，不能言者。”可能是儿童迟语，例如唐睿宗时尚书杨元琰及宋太宗时进士杨亿，在童年都不能讲话，或者先天性聋哑，也都非本文所讨论。

至于正常人的声音也有高有低、有大有小。例如《偃曝谈余》“石崇声似鼓”，以及《古事比》“孙休时，能响言，声闻十数里外”，是声音的高亢者。又如《汉书·王莽传》“大声而嘶”及《齐书·萧坦之传》“语声嘶，时人号为萧哑”，这是音色相当差的了。

《东医宝鉴》把声音支配五行认为“金声响，土声浊，木声长，水声清，火声燥”，在理论上固然言之凿凿，但临床上难以分辨。

《脾胃论·五脏之气交变论》："声者、天之阳，音者、天之阴。在地为五律，在人为喉之窍，在口乃三焦之用。肺与心合而为言，出于口也。此口心之窍开于舌为体，三焦于(与)肺为用，又不可不知也。"李东垣已把发音的机制，解释得十分清楚。声音的发出，当然在喉，但口腔的辅助成音，肺的鼓动气流，外腑三焦主持诸气，君主之官心的主宰组织语言，都是不可缺一的。例如《灵枢·忧恚无言》的"喉咙者，气之所以上下者也。会厌者，音声之产也。口唇者，音声之扇也。舌者，音声之机也。悬雍垂者，音声之关也。颃颡者，分气之所泄也"，以及"则发气疾，其开合利，其出气易……则开合难，其出气迟"等，都阐说这个道理。《素问玄机原病式》的"凡诸发语声者，由其形(属体、即器质)、气(属用、即功能)之鼓击也"，则更进一步阐明喉、口、舌、唇、齿等是器质的"体"，三焦与肺是功能的"用"，"体"通过"用"的作用，才能完成一套发言的动作。《东医宝鉴》引《得效》谓："嘶者，喉破也，非咽门病也。"他第一次把咽喉不分家的笼统概念，澄清起来。《医学入门》："齆，鼻塞貌。"1979 年版《辞海》："齆，鼻道阻塞，发音不清。"这是由共鸣的失常而造成了阻塞性鼻音，与本文嘶哑，毫无相关之处。《景岳全书·声喑》："声音之病，虽由五脏，而心之神、肺之气、肾之精，三者为之主耳。"这是在心、肺之外，又加上了肾在发音方面的职责和作用。

自《古今医统》的"有内热痰郁、窒塞肺金而声哑及不出者，及有咳嗽久远伤气而散者"，到《类证治裁》的"夫金空则鸣。失音一症，亦如金实则瘖，金碎则哑"，再到"金实不鸣，金破不鸣"致哑八字病机。这八字定律，已沿用了四百余年，现在已远远不能满足于临床上的要求。

根据以上先哲们提供对发音的诸多论说，总结起来一句话，发音并非一脏一腑或单独一个器官所能胜任，需通过不少脏腑及许多邻近器官的协作。

发音与语言
- 动力
  - 肺(气的鼓动者)
  - 三焦(气的调节者)
  - 肾(纳气者)
- 发声—喉
- 辅助
  - 唇
  - 舌
  - 口
  - 齿
- 共鸣
  - 鼻腔
  - 鼻窦
- 思维和组织—心

根据这个概念，那么本文所讨论的焦点就是在于"动力"与"发声"两个部分。

【病因病机】

局部感染：《伤寒论》论述"少阴病，咽中伤生疮，不能言语，声不出者"。

受凉风寒：《诸病源候论·中冷声嘶候》论述"中冷声嘶者，风冷伤于肺之所为也。肺主气，五脏同受气于肺，而五脏有五声，皆禀气而通之。气为阳，若温暖则阳气和宣，其声通畅。风凉为阴，阴邪搏于阳气，使气不调流，所以声嘶也"。

醉卧当风：《类证治裁·失音论治》论述"醉卧当风，邪干肺窍"。

风痰客肺：《张氏医通·失音》论述"喉中声嘶者，则又喉瘖，此风痰阻塞，使气道不通，故声不能发而无音也"。

痰：《医学入门》论述"痰塞不语"。

痰湿：《张氏医通·喑》论述"肥人痰湿壅滞，气道不通而声喑者"。

痰热：《类证治裁·失音论治》论述"痰热客肺，喘急上气，致失音"。

火：《类证治裁·失音论治》论述"火邪伤肺，咽痛声哑"。

湿：《名医类案》论述"凡新宅壁皆湿，地亦阴多，人乍来，阴气未散……毛窍皆开，阴湿之气从而乘心经。心经既虚，而湿又乘之，所以不能语"。

虫：《存存斋医话稿》记载"陆氏子，患咳失音，医治殆遍，不得效。乌程汪谢城孝廉，司铎会稽，因求诊。曰此虫咳症也，为疏杀虫方，分量颇轻，并令服榧果。旬日而愈”。

酒色:《杂病广要》论述“酒色过度,肾脏亏伤,不能纳气归元,气奔咽嗌……致气乏失音”。

酒肉:《名医类案》论述“食酒肉,遂厥气走喉,病暴瘖”。

饮食伤胃:《古今医案按·喑》论述“饮食骤饱,倦卧半晌,醒后忽喑哑不言,劳倦伤脾,饥饱伤胃,阳明之气遏而不升,津液不行,贲门壅涩,语言不能出耳”。

逆风号叫:《类证治裁·失音论治》论述“其逆风叫号,致伤会厌者”。《包氏喉科指掌》论述“迎风损肺”。

惊:《仁斋直指方》论述“大惊入心,则败血。顽痰填塞心窍,故瘖”。《鲍氏验方新编》论述“因受惊吓,失言不语”。

冬令特别严寒:《素问·气交变大论》论述“岁火不及,寒乃大行,民病暴瘖”。

肺气过实:《张氏医通·喑》论述“失音大都不越于肺,然须以暴病得之,为邪郁气逆”。

大肠燥结:《医述》论述“大肠之脉散舌下,大肠燥结,热气上蒸心肺,肺与大肠相表里”。

窍闭:《景岳全书》论述“实者,其病在标,因窍闭而瘖也”。

多言损气:《包氏喉科指掌》论述“本原不足,诵读太急”。《医统》论述“因歌唱伤气而声不出。此不内外因也。养息自愈”。

痛哭叫骂:《张氏医通·失音》论述“亦有叫骂声嘶而喉破失音者”。

经期失音:《医参》论述“室女有无故而瘖者,月闭也,亦胞脉绝也……指瘀血阻塞少阴,通舌本之道也”。

妊娠期失音:《女科经论·经论妊娠舌喑属胞之络脉绝》论述“人有重身九月而瘖,此何为也……贯肾,系舌本,故不能言”。

痰火失音:这里的痰火,专指结核而言,并非上面所言的痰与火。《红炉点雪·火病失音》论述“火病失音,唯痰火声嘶,则与诸症大异。何也?以水涸火炎,熏燥肺系,金为火烁而损”。

疠风失音:麻风病古称疠风。《解围元薮·哑风》论述“哑风,此症音哑无声,风邪触于关户,囊钥闭塞,激动痰火。轻则声嘶而喉破,重则语哑而失音”。

结毒失音:这里的结毒,即杨梅结毒,亦即花柳性病的末期。《霉疮秘录》治验第26案论述“喉闭声哑”“余谓毒气壅于肺道,以至音声不出”。

误治误药:《临证指南医案·失音》论述“久嗽失音,必由药误。麦冬、五味,此失音之灵丹也。服之久,无不失音者”。

后遗症:《景岳全书·声喑》论述“凡患风毒或病喉痈,病既愈而声则喑者,此其悬痈已损。虽喑无害也,不必治之”。

邪气:《素问·宣明五气》论述“五邪所乱……搏阴则为喑”。

肝急脏躁:《素问·大奇论》论述“肝脉骛暴,有所惊骇,脉不至若喑,不治自已”。

忧思:《景岳全书·声喑》论述“凡忧思过度,致损心脾而为喑”。

过敏性:《金子久医案》记载“张左,吸入洋油气味,陡然咽喉癣痒,旋即声音失扬,绵延已有二月”。

伤气:《医统》论述“有咳嗽久远,伤气而散者”。

阳气衰:《脾胃论》论述“多言之过,皆阳气衰弱,不得舒伸”。

元气不足:《医统·治法》论述“凡病人久咳声哑,乃是元气不足,肺气不滋”。

血虚受热:《杂病广要》论述“咳嗽声嘶者,此血虚受热也”。

虚损:《世医得效方》论述“虚损憔悴,气血不足,失声久喑”。

肾虚:《仁斋直指方》论述“肾虚为病,不能纳诸气以归元,故气逆而上咳……则其声愈干矣”。

肝火犯肺:《百病辨证录》喑哑门(三则)论述“心中之火,过于大旺,未免刑金太甚,锻炼销烁……唯有焚化之刑”。

肝旺肺燥:《临证指南医案·失音》论述“有肺经燥甚,木火上炎,咽干喉痹而喑也”。

津枯血槁:《张氏医通》论述“久病得之,津枯血燥”。

五脏皆可致病:《医述》论述“凡五脏之病,皆能为喑。忧思积虑,外而致喑者,心病也。惊恐愤抑,卒然致喑者,肝病也。风寒外袭,火燥刑金,咳嗽而致喑者,肺病也。饥饱疲劳,致败中气而喘息为喑者,脾病也。酒色过伤,欲火燔灼,以致阴亏而盗气于阳,精竭而移槁于肺,肺燥而嗽,嗽久而喑者,肾水枯涸也”。

阴阳俱绝:《难经》论述“病人阴阳俱绝,失音不语”。

精气内夺:《素问・脉解》论述“内夺而厥,则为喑痱,此皆虚也”。

以上诸家论说的繁多,可证明嘶哑一症的复杂,不是一般只用“金实不鸣,金破不鸣”八个字就可以应付的。不能认为这些论点中的某一个是错误的。因为当时医生与医生之间很少联系,更遑论交流了,所以都是但凭一人所见所知而形成“以偏概全”的局面。这些论点虽然不能作为今天的指导,但还是存在一些参考作用的。

【辨证论治】

急性嘶哑或失音

大多数为伤风、感冒、急性咽炎的并发或继续,西医直接称为急性喉炎而绝无嘶哑病名出现。

喉部有发痒、微痛、干涩、粗糙、烧灼及异物感等不舒服感觉,也有无一切先驱症状而很快出现声音嘶哑者,可以从轻度音色粗糙到完全失音。间接喉镜下,可见黏膜充血,声带呈淡红色或红艳色,但也有一片苍白者。闭合大多正常。脉浮数或浮紧,舌苔大多薄白或薄黄。

风寒:风寒之邪外袭,肺先受之,于是郁闭腠理,客于清道,致声门气血双凝,开合不利,卒然声嘶。

风热:既可来之直中,也可风寒转化为热,而使风热客于咽喉。

奇寒直折:至声门生气荡然,音难畅发。

风寒为患,兼有咽喉稍痛、作痒,咳嗽,鼻塞流涕,严重的可畏寒头痛,无汗或少汗。局检,咽峡、声门充血。舌苔薄白,脉浮紧。

风热为患,咽喉伴有灼热感,发热头痛,口干善饮,大便秘结。局检,咽峡、声带充血严重。舌苔薄黄,脉浮数。

奇寒直折者,大多在极度严重着凉之后,卒然言出无声,全身症状一派寒证。局检,一切正常,声带、室带也有苍白者。舌苔白,脉细小。

风寒者,应疏风散寒、宣通肺气,常用代表方有三拗汤加味或加减六味汤。常用药:麻黄、苦杏仁、桔梗、蝉蜕、荆芥、防风、甘草等。

风热者,应疏风清热、解毒扬声,常用代表方有疏风清热汤,再加利咽之品。常用药:桑叶、菊花、桔梗、金银花、芦根、蝉蜕、玄参、射干等。

奇寒直折者,应温中祛寒、开窍扬声,常用代表方为桂枝汤加细辛、紫苏等,甚至可加附子。

女子临经失音

临经发音音色失常,往往每次经来必作。本症最多见于从事文艺工作的女性,如报幕员、讲解员、演员等。在月经来过之后,即可自行恢复正常。可以引用《医述》的话,是“瘀月闭也,亦脉络绝也,皆瘀血阻塞,少阴通舌本之道也”。其病机相仿于妊娠。

治疗原则是调经。一般,血热者,清热凉血,常用代表方有荆芥四物汤加减。寒凝血瘀者,温经活血,常用代表方有温经汤加减。气血双亏者,当益气补血,常用代表方有人参养营汤加减。肝气郁结者,当疏肝解郁、和血调经,常用代表方有逍遥散加减。常用药:当归、白芍、柴胡、薄荷、香附、佛手、郁金、补骨脂等。

妊娠期失音

中医向称子喑,是妊娠期间尤其是在临产期迫近的时候出现声音嘶哑,甚至不能发出声音。即使不加治疗,分娩后也可恢复。《笔花医镜》就强调“不须服药,分娩后自能言矣”。

因胎儿渐长,经脉胞络受阻,因而肾气不营于舌本,使发音的功能暂时性丧失。

一般没有其他病变者,无须治疗。必要时采用养胎益肾之品处理。

癔性失音

本病多见于青年女性,其发作常是突然的。患者往往受到精神上的刺激或在过度紧张、悲愤、恐惧、忧郁、愤怒及疲劳之后，失去了正常发音能力。即使发出一些言语，也是很微弱的耳语，甚至可到无音的程度。本病常反复发作，有些人也会骤然恢复，但在某种情况下又重复发作。

患者常在情绪紧张与受精神刺激之后，突然言出无声，也有在早晨起床后失音者，仅能使用极微弱的耳语，即中医所谓的郑声。即使使用极大的气力来发音，他人也不能辨别出说话的内容。但在哭、笑和咳嗽之际，笑声、哭声和咳嗽声完全正常。检查，在发音时喉结部摸不到声带的颤动感。声带无明显病变，少数病例可呈苍白。呼吸时声带活动正常，发音时闭合不密。

本病由于心肝血虚，兼以情志抑郁不畅，肝急脏躁所致。它是一种不能自主的脏躁症，所以当取养心安神、和中缓急的甘麦大枣汤为贴切。常用药：甘草、小麦、大枣、酸枣仁、郁金等。同时可用暗示疗法，首先帮助患者树立治愈的信心，了解其思想情况，因势利导，纠正不正确观念，消除顾虑和紧张，打消其消极思想。

另外，可采用针刺疗法，取舌背中线中后1/3处交界的聚泉穴，用三寸毫针斜刺入，然后捻转反轻捣。在针刺时嘱患者发音。也可用火柴一根，划出火后，急吹熄，在尚有红色火焰时急切刺合谷穴，男左女右，每隔12小时一次。对灼刺处，用纱布保护，以免感染。

声带充血

正常声带是瓷白色的，所以充血时十分明显。这里的充血，并非上文“急性嘶哑或失音”的充血，乃针对长期嘶哑而并无其他疾病症状的病例而言。无全身症状。发音长期粗粝干枯，发言费力。局检：声带充血，一侧或两侧。未见新生物，运动良好，闭合可正常也可不密。如有粗糙者，当特别小心，谨防癌变。同时两侧室带可能有增生现象。

本病病因一为五志之火内燃，二为瘀阻声门。凡充血呈红艳者，为五志之火。呈晦暗者，为瘀证。虽然以局检为主，但全身性的四诊也颇重要。

五志之火，常用代表方有五味消毒饮。如偏于心火的，加白茅根、木通、竹叶、灯心草等；偏于肝火者，加夏枯草、牡丹皮、山栀子等；偏于肺火者，加桑白皮、黄芩等；偏于肾火者，加黄柏、知母等；偏于胃火的，加芦根、生石膏、人中黄等。

瘀证，宜化瘀活血，常用代表方有通窍活血汤、三甲散之类。常用药：三棱、莪术、当归尾、桃仁、红花、土鳖虫、鳖甲、穿山甲、鸟不宿、积雪草、赤芍、牡丹皮、郁金、蝉蜕、桔梗等。

声带水肿或肥厚

水肿是肥厚的前期，以急性为多。肥厚为水肿的继续或后期，以慢性为多。它可以使发音嘶哑，而同时，长期嘶哑也可促使它肥厚。无全身症状。局部可出现胀感或紧张感，也可有异物感。发音时费劲而音色闷浊。检查所见，声带肥厚，严重的可呈圆柱状。如其呈鱼鳔样者（水汪汪）为水肿。不过不论水肿或肥厚，有些伴有充血。

水肿，急性为风痰，慢性多脾虚。肥厚，为顽痰凝滞。不论哪一种伴以充血者，参阅上文“声带充血”。不过水肿者，较少与瘀证结合。

风痰证，宜疏风消痰，常用代表方为荆芥二陈汤加白僵蚕。常用药：荆芥、蝉蜕、半夏、胆南星、茯苓、陈皮、白芷、大贝母等。

脾虚证，宜健脾燥湿化痰，常用代表方有六君子汤之类。常用药：砂仁、党参、茯苓、白术、桔梗、薏苡仁等。

顽痰证，实证当攻坚化痰，常用方有涤痰汤之类。虚证当益气化痰，常用方为六君子汤，为了加强其消痰作用，可加白芥子、天竺黄、昆布、海藻、瓦楞子、百药煎等。

此外，罕见的突发性失音，来势凶猛，症见呼吸困难、喉头痰声辘辘、整个声门水肿严重者，为寒凝痰积，当祛寒豁痰，代表方用桂枝汤合控涎丹。必要时气管切开。

声带小结

声带小结，是言语过多、两侧声带摩擦频繁使上皮增生角化、间质纤维化及玻璃样病变而形成结节，故而多见于言语过多的各种职业从业者，以及经常狂呼乱叫高喊的男童等。

临床表现为言语长期嘶哑，但并无其他疾病迹象。在长期嘶哑中以声带小结患者最多。局检，早期可在声带游离缘的前、中1/3交接处见到黏膜不光滑，伴有黏液聚集，并有针头样白色突起，大多为对称性。晚期小结硬化，突起明显，妨碍声门的闭合。

多言损气，气损则滞，于是被帅之血当然也有瘀积的可能。声带前、中1/3交接处，两声带摩擦的地方最容易受到刺激，因而也容易角化而成为小结。所以用气血凝滞来说明，还是准确的。

首先要求噤声使声带休息。内服化痰利咽药，如黛芩化痰丸、清音丸之类。常用药：青黛、黄芩、半夏、胆南星、枳实、瓜蒌仁、海蛤壳、海浮石、莱菔子、桔梗等。亦可服用清音丸、铁笛丸之类化痰利咽的成药。必要时，手术除去。

息肉

它是喉部常见病、多发病之一。嘶哑程度因息肉大小和位置的不同而不同。它往往病在一侧，双侧者极为少见，但也有少数两侧并发者。

临床表现为初起声带边缘出现局部水肿，血管扩张。早期常呈红色，之后变为苍白水肿样半透明赘物，多数为单个，有蒂。如为多发性，则嘶哑程度更严重。

病机多为多言损气，气损生痰，久则由无形之痰气凝成有形之赘物。

小的可用软坚消痰法，如三子养亲汤、消息丸之类。常用药：紫苏子、莱菔子、白芥子、昆布、海藻、瓦楞子、山楂、莪术等。

息肉大者内服药疗效不佳，摘除为上策。但也有因种种原因而不能手术者，只能服药内治。除以上两方外，《金匮要略》的桂枝茯苓丸也可取用。但需加强消痰之力，加昆布、海藻、瓦楞子、白芥子、莱菔子、百药煎等化痰软坚药及木香、乌药、青皮等理气药。

单味山楂，也有治疗息肉的作用，但服用的时日宜长。

血性息肉、声带黏膜下出血及血管瘤

用现代医学理论来说，这三种病是截然不同的，但以中医理论体系来作准绳，则三者可以相提并论，因其病因、病机、辨证论治完全相同。

血性息肉，基本和息肉相同。唯一特异之处，乃息肉呈红色或暗红色。

声带黏膜下出血，突然出现发音困难、嘶哑，有疼痛感，不耐多言。局检可见声带上有不规则的鲜红色、紫红色斑块，似乎附在声带上。之后，逐渐变成深紫、黑褐、棕色、淡黄而至消退。

血管瘤，喉部血管瘤比较少见，大多在声带上。局部检查可见有蒂或无蒂的红色或略紫的圆形肿物，大小不一。少则平低如斑，多则隆然突起。

病机为败血离经，潴滞膜里。

血性息肉，以摘除为宜。血管瘤也可手术。唯黏膜下出血，只能采用保守疗法。

药治，取活血化瘀法，常用代表方有通窍活血汤或会厌逐瘀汤。但除去麝香，因为此药不入汤药。还除老葱，因现在仅有胡葱而家葱已难找到。此外应加牡丹皮，它与赤芍配伍，可以清血中伏热。为了加强药力，可再加王不留行、泽兰、苏木、积雪草、益母草等较猛的药物。再加艾叶，利用它的温通而使瘀滞之血易于疏通、吸收。必要时可以考虑加䗪虫。

声带闭合不密

在嘶哑病中，声带闭合不密者为数极多。一般通过药治，多少可以改善，唯中1/3处巨大梭缝，药治很难奏效。发音低沉无力。

检查所见大体上有以下三种类型：①闭合不紧密；②前1/3处与后1/3处稍感不密或基本正常，唯中1/3处有裂隙，呈两头尖中间宽的梭子型，我们称为梭缝；③后1/3处呈三角形裂隙，洞开不闭。以上三者，治疗效果以第一种最好，第二、第三种则难获成效。

由于肾合命门，命门为“呼吸之门”“元气之所系”。肾上连肺脏，其脉上贯于膈，入肺中。呼吸出入与发音，其主在肺，其根在肾。一旦肾气虚怯，不能摄纳肺气，于是声带闭合无能而出现裂隙，所以这种患者多有脉细无力。

又由于声带属肝，肝虚无力，则声带松弛而失去弹性，当然更使其闭合困难。因此三者，证属三阴（肺、脾、肾）亏损。

既属三阴齐虚，治疗方法当然是取用益肺养肝、补肾纳气之法，常用代表方有六味地黄汤，加五味子、诃子肉、胡桃肉、补骨脂等药品。如嫌药味太多，可除牡丹皮、茯苓、泽泻。必要时可用蛤蚧。

声带瘫痪

声带瘫痪引起的嘶哑，在临床上也占有一定的比例，但其疗效常不能使人满意。

单侧不完全瘫痪者，主要为患侧声带外展障碍，症状不显著，偶可发音稍低，常在体检时偶然发现。间接喉镜检查，吸气时声带居近中线位，不能外展，而发声时仍可内收使声门闭合。

单侧完全瘫痪者，则外展及内收功能完全丧失。喉镜下见声带固定于一个位置上不能活动，不能外展，使发音障碍。如其不能内收，非但嘶哑的程度严重，而且经常可使食物，尤其是流质，侵入气管及肺内，甚至可以引起窒息而导致患者死亡。

辨证首先区别其虚实，除借助包括脉诊、舌诊在内的全身症状外，还要观察声带的紧张度。一般松弛外展者多虚，紧张内收者多实。

实证，宗痹证处理，取祛风散寒利湿法，常用代表方有防风汤之类。常用药：蜈蚣、全蝎、木瓜、桑寄生、油松节、白芍、怀牛膝等。

虚证，宗痿证处理，取补益肝肾法，常用代表方有虎潜丸之类。常用药：熟地黄、龟甲、知母、牛膝、白芍、当归、锁阳、续断、金狗脊等。

增生性喉炎与喉厚皮病

这是最难治而危险性较小的两个喉科慢性病，常见于一些患有慢性咽炎而不加注意保养和治疗者。各种外在因素如高声狂叫、嗜烟、酗酒等也常是该病的诱发因素。增生性喉炎，症状同一般慢性喉炎，主要也是嘶哑，且在喉部有胀感及难以用语言来表达的不舒服感。局部检查可见喉部黏膜增生肥厚，两侧室带肿胀如球，常可覆盖于声带上面，遮去其1/3～2/3，甚至声带全部被肿胀的室带所淹没，形成双重声带。

喉厚皮病，比增生性喉炎少见，好发于30～60岁的男性。病灶局限于后部，局部可见杓间区明显隆起。位于声带突者，对称性呈结状隆起。

瘀滞声门，胶凝难化，也有夹杂气滞与痰浊者。充血呈晦暗者，主要为瘀证。充血不明显而呈淡白苔白者，为痰气相凝。充血红艳者，为急性发作期。

瘀证，宜活血化瘀，但因其顽固，故用药宜峻猛，可用加减三甲散。常用药：三棱、莪术、鳖甲、蝉蜕、昆布、海藻、积雪草、穿山甲等。偏于痰者，加昆布、海藻及控涎丹。气滞严重的，加木香、乌药、青皮、大腹皮或槟榔等。

喉肌无力症

虽然本病在中医学中历来就统归于“喑”，但其性质则并非一般的“喑”症。患者发音低沉无力，易疲劳，不能发出高音。《伤寒论》中“实则谵语，虚则郑声”的郑声，即指此病。此为阳气极度衰弱，正气欲脱之证。唯这里的郑声，正气虽衰而绝无欲脱之虞。

有时饮食及唾涎常被吸入气管，引起反射性咳嗽。

辨证：正气衰竭，荣血两亏。脾主肌肉，失其坤德之载，故而松弛无力。肺主气，肺无敦厚之气，无力冲激声带。肝主声带，肝虚无以力驭声带，当然弹性尽丧。

总之，证属气血两亏，脾气无存。

检查可见，声带内收及外展运动正常，发音时声带松弛而缩短。用力呼吸时，声带可随气流上下而摆动。如用力将环状软骨向后推挤，则音色即好转。脉细。舌少苔，质淡。

治疗取养血补气生津法来温肌养肉，常用代表方有天真丸、十全大补汤之类。气血双亏，则气血两补，代表方为十全大补汤之类。脾气无存，以四仙饮子最为合适。考仙茅，温肾阳，益筋力；仙掌子，补脾健胃；仙鹤草，虽为止血药，但上海民间称脱力草，专治脱力劳伤，激发脾胃之气，在瞬息之间可以振作精神，惜乎古今本草所漏载；仙灵脾即淫羊藿，补肾壮阳，可治腰膝乏力、四肢不举。此四者作用快、药力专，余曾称之为“中药的激素剂”。常用药：肉苁蓉、当归、山药、天门冬、白芍、阿胶、党参、白术、黄芪、坎炁等。

针刺也有很好的疗效，可取洪音、哑穴（见郝金凯《针灸经外奇穴图谱》）两穴四点。

喉关节炎

患者大多向有多发性关节炎病史，喉部关节也是这种关节炎的一个组成部分，所以也不是真正的“喑”症，是属于“历节”“痛风”一类的疾病。

主要是喉头产生异物感及疼痛，在吞咽和说话时加重，其痛可沁及耳部。其次是声嘶、气急、喉鸣和偶有喉梗阻症状。一般喉部症状多在其他关节病痛之际或稍后发生，间歇期一如常人。局检可见声带闭合或外展略受限制。急性发作时，杓部红肿，声带不能活动。

病因病机：一般初期的，多为风寒湿邪侵凌关节，流注声门。久则正气拖虚，气血双亏，肝肾受损。

初期的，应祛风散寒利湿，常用代表方有加减薏苡仁汤之类。久病的，应气血双补，取补益肝肾法，常用代表方有三痹汤之类，唯部分取药过猛，如乌头、细辛，宜删去。常用药：独活、秦艽、防风、赤芍、当归、牛膝、熟地黄、杜仲、乌梢蛇。

【预防与护理】

1. 严格噤声，使声带休息，严禁长时间谈话与高声叫喊。
2. 禁食烟、酒、辛辣食品。
3. 尽量少食重糖和多盐食品。
4. 不宜食过冷和过热的食物。盛夏更忌冷饮，以免阴寒直折，使气凝血瘀更加严重。
5. 服药要有恒心。

癔性咽喉异感症

癔性咽喉异感症，传统名称为梅核气，另外还有喉吤、咽中如有炙脔、喉节、回食单、甸气、梅核膈等病名。

【临床表现】

大多于无意中发现，既无全身性病变，更无前驱症状，唯感到喉头有异物感。诚如《诸病源候论·咽中如炙肉脔候》所谓“如有炙肉脔”，故而患者常咳嗽或做吞咽动作想排除它，但是症状不但没有减轻，鲠介之感反而愈加明显。这种异物感，往往在工作紧张时、熟睡时或专心于某一事情时，可以完全消失。一待空暇无事之际，则又明显起来，在疲劳或情绪不快时更重。当吞咽口涎、流汁、空咽时，感觉十分明显。但进食干饭、馒头、饼干等时，反而毫无感觉，通过顺利。很多患者十分担心是喉癌或食管癌，致思想包袱十分沉重。

本病女性多于男性，故《女科要旨》谓“男子间有之。”

检查可见无器质性病变，但多数病例的软腭反射常常迟钝、消失或过度敏感。

诊断本病，虽然并不困难，但切忌急下诊断。应该检查口腔、口咽、鼻咽和喉咽，先排除器质性病变。再检查淋巴结、舌骨、甲状软骨、环状软骨和甲状腺有无异常，有何肿物。必要时拍颈椎片及茎突片食管钡透。若以上检查都无所发现，方可做出诊断。

【病因病机】

寒气：《女科经论·咽中证》论述“气为积寒所伤，不与血和。血中之气溢而浮于咽中，得水湿之气而凝结难移。妇人血分受寒，多积冷结气，最易得此病”。

风邪热气：《医方类聚》论述“风邪热气，搏于经络，蕴蓄不散，上攻于咽喉，故令咽喉中如有物妨闷也”。

痰气郁结：《诸病源候论·咽中如炙肉脔候》论述“此胸膈痰结，与气相搏，逆上咽喉之间结聚”。

肝气：《临证指南医案》论述“肝气之逆，久之则诸气均逆而三焦皆变，不特胃当其冲矣”。

阴气不足，肾气上冲：《女科要旨》论述“阴气不足而肝反郁热，甚则结寒微动，挟肾气上冲，咽喉塞噎也”。

阴阳之气痞结：《女科百问·第二十八问·咽中状如梅核或如炙肉》论述“阴阳之气痞结，咽膈噎塞，状若梅核”。

心理作用：《慎斋遗书》论述“妖本虚无，总由人心所致”。

脾虚:《脾胃论·脾胃盛衰论》论述"饮食下节,劳役所伤,以致脾胃虚弱,乃血所生病,主口中津液不行,故口干咽干也"。

本病大多偏于实证,常见于临床者,一是六郁;二是痰气相凝,事实上也属于郁证,唯独偏重于痰郁与气郁二者;三是肝气失之条达,不论什么原因导致肝气郁逆,于是乘土犯胃,胃气失降,则咽喉部鲠介不舒;四是肝急脏躁。

本病预后良好,且无并发症与继发症。

【辨证论治】

经过详细检查,排除了其他病患后,即可考虑几种致病因素。局检很少有参考价值,主要依赖于全身症状。

凡六郁为因的,主要是以胸膺为主的痞闷不畅的感觉,加以叹息,可以苟安片刻。脉多沉涩,舌有腻苔,食欲不振,但无虚象。

凡痰气相凝者,舌苔白腻滑润,口干而不思饮水,胸膺不畅痞闷。脉多沉滑。

因于肝者,大多消化功能紊乱,善怒心烦,常有头眩、胸闷胁痛、泛酸厌食等,脉多弦劲。

来之于脏躁者,以更年期的女子为最多。常有精神忧郁、幻觉,感情易于激动,反应不是过敏便是迟钝,善于胡思乱想。想得最多的为自己生了癌症。脉舌变化无一定规律。

六郁所致者,应取解结开郁法。常用代表方为越鞠丸。常用药:川芎、香附、苍术、山栀子、六曲、路路通、佛手、紫苏梗、广郁金。如重于痰郁者,重用化痰药。重于热郁者,重用清热药。重于食郁者,重用消食宽中药。

由于痰气相凝者,当行气开郁,取降逆化痰法,常用代表方有半夏厚朴汤。此方在《和剂局方》中加上大枣,改称四七汤,作用相同。为了加重消痰分量,可加胆南星、天竺黄、枳壳等药品。

由于肝气者,当疏肝理气,常用方有逍遥散。为加重疏肝分量,可加绿萼梅、九香虫等药品。

由于脏躁者,当缓肝润燥,首推甘麦大枣汤。也可用炒焦的麦芽(焦了有香味)代茶饮,长期服用,效果不差。讲究一些的,每次再加代代花七朵。

由于脾虚者,补脾不若健脾,健脾不若醒脾。因而在本证型中首重芳化,醒脾化浊,次佐扶土,益气生津。常用方有参苓白术散或补中益气汤。常用药:太子参、陈皮、白术、茯苓、薏苡仁、焦山楂、藿香、佩兰。

此病,除药治之外,精神疗法也较重要。过去一个时期,曾经把所有患者定时约来医院座谈。开始让他们各自发言,互相介绍,不过都是各诉其苦。最后由掌握座谈会的医师予以总结及解释。这个办法自有其作用。每遇恐癌者,笔者首先说得喉癌、食管癌的如何恐怖,使患者投其所想而即可取得其信任。然后说出二者最有辨别的三个关键,问他"你是哪一种?"三个关键性鉴别点是:

1. 癌症吃饭作梗,饮水空咽不梗。不是癌症则饮水梗,吃饭不梗。

2. 一般癌症多为别人替他发现的,自己糊里糊涂不会知道。你这个癌,是谁发现的。

3. 一得癌症,体重迅速下降,精神疲乏,必然产生消极思想,抱有"随他去"而索性不去考虑了。你体重下降不下降?精神好不好?是否天天在忧虑着?

这个方法,相当有效。因为一个恐癌症患者,对你正面说的大道理,他永远也不会接受。不管上述哪一个证,用麦芽 30 g、代代花 15 朵,天天泡茶作饮料,大有裨益。

【预防与护理】

1. 详细解释,消除患者的顾虑。
2. 饮食不能过饱,但不必忌口。
3. 情绪不愉快时不要进食。
4. 加重其工作量或让其出门游览,尽量不使患者独居一室而予以胡思乱想的机会。
5. 多阅读有益的书报。
6. 锻炼身体。

【医案】

·案一·

夏某,女,47 岁,1991 年 11 月 27 日初诊。林业大学。

1 年前起喉头异物感，幸一度缓解平安。今年 9 月份以疲劳而再度发作，喉头似有物堵塞。咽有干感。经临凌乱而淋漓难净。低热，腰酸，胸膺痞闷，叹息苟安片刻。老年性失眠，纳便正常。

检查：咽(－)。舌薄苔，脉弦。

医案：更年疲乏，丧父情伤，麇集于一躯。六郁之证，哪得脱逃？取疏肝理气开郁一法。

处方：

柴胡 3 g	青皮 6 g	陈香橼 6 g
香附 6 g	六曲 10 g	紫苏梗 10 g
仙鹤草 10 g	甘草 3 g	小麦 12 g
大枣 5 枚	合欢皮 10 g	7 剂煎服

二诊 1991 年 12 月 6 日。喉头堵塞明显缓解，残留不多。咽干未润，求饮时喜温。低热已退，腰酸依然，胸闷稍稍舒服些，失眠俱在凌晨。消化不良，食后胃脘作胀，甚至泛酸不能进冷。

检查：咽(－)。舌薄苔，脉细。

医案：进越鞠，六郁虽开，但肝气未疏。一经侮土，脘胃难安，承原旨而开郁减灶，扶脾添筹。

处方：

柴胡 3 g	青皮 6 g	陈皮 10 g
陈香橼 6 g	木香 3 g	紫苏梗 10 g
白术 6 g	合欢皮 6 g	砂仁[后下]3 g
甘草 3 g	7 剂煎服	

三诊 1991 年 12 月 14 日。又进 7 剂。喉头鲠介很轻，但添喉痒而咳，干亦未润，消化不良，有时脘部作胀。失眠已能酣睡，腰痛亦甚。舌薄苔，脉有弦意。

医案：诸症彼伏此起，可能期进更年，治再柔木和土。

处方：

柴胡 3 g	白芍 6 g	木香 3 g
砂仁[后下]3 g	山楂 10 g	六曲 10 g
佛手 6 g	紫苏梗 10 g	桔梗 6 g
甘草 3 g	7 剂煎服	

四诊 1992 年 1 月 9 日。喉头异物感已稍改善。咽干极微，饮亦减少，胸闷还有一些。胃脘部有胀感，泛酸，背部游走性作痛，经常丘疹遍体出现。舌薄苔，脉有弦意。

医案：方取柔肝和胃，虽效不明显，但时值更年之扰。易辙更方，似无多大必须。

处方：

柴胡 3 g	白芍 6 g	紫苏梗 10 g
六曲 10 g	山楂 10 g	佛手 6 g
陈皮 6 g	陈香橼 6 g	枳壳 6 g
木香 3 g	焦谷芽 12 g	7 剂煎服

按语：本病传统名为梅核气。诚如《诸病源候论》所谓“咽中如有炙肉脔”。《喉科集腋·卷下·咽喉杂症》中对“炙脔”做了解释，曰“炙脔，干肉也。咽中贴贴，如有灸肉，吐之不出，吞之不下。此病不因肠胃，故不碍饮食二便……”故而患者常作咳嗽或吞咽动作想排除，但是症状不但没有减轻，鲠介之感反而愈加明显。本病女性多于男性，故《女科要旨》谓“男子间有之”。许多人患此病后存在恐癌心理，思想沉重，致六郁更甚，症状愈加。干祖望认为本病大多偏于实证，常见于临床者，一是六郁，二是痰气相凝，三是肝气失之条达，四是肝急脏躁。常用越鞠丸、半夏厚朴汤、逍遥散、甘麦大枣汤等对症施之，疗效颇著。

本案患者正值更年，加之丧父之悲，情志不畅，胸膺痞闷，叹息频频，一派肝郁之象，朱丹溪认为“气血冲和，万病不生，一有怫郁，诸病生焉”，此其理也。肝气一郁，血行不畅，则经行凌乱，肝气犯胃，胃失和降，胃气上逆，则咽喉部鲠介不舒。此证气郁较重，故选越鞠丸加减。初诊干祖望主用疏肝理气之法，用青皮、香附破气开郁，调达气机；用紫苏梗、香橼宽中理气；再合柴胡辛散之性，使厥阴风木得升，太阴肺金得降；加甘麦大枣汤补益肺胃，养心安神，加合欢皮解郁宁心安神，神曲健脾和胃，仙鹤草止血调经、补虚。二诊时郁结已开，故喉鲠渐轻，气郁一舒，昏沉立减。盖肝气横逆已久，木过乘土，脾土受伐，故运化无力，食后作胀。正如《金匮要略·脏腑经络先后病脉证》述“见肝之病，知肝传脾，当先实脾”，故干祖望益白术以补脾胃，然而毕竟本虚而标实，加木香、砂仁行气健脾除满，使补而不滞，并继续疏肝理气。三诊、四诊时患者喉鲠已大有改善，唯脾胃运化不佳，干祖望即撤去温燥破气之药，代以柔肝敛阴之白芍，加佛手、楂曲、谷麦芽疏肝健脾、消食和胃，诸症悉除。对于此病的变证，干祖望也有预见，此即叶天士所说“肝为起病之源，胃为传病之所”。胃性喜润降，得阴始安，所以干祖望对温燥药的运用特别小心谨慎，知叶天士“忌刚用柔”之法，选用白芍、佛手等辛而不过散、温而不过燥之品，补益脾胃，于土中泻木。

·案二·

刘某，女，32 岁。1991 年 6 月 28 日初诊。南京。

喉病三四年来，频频急性发作，但骤发而骤愈，这番在去年 4 月开始，咽头疼痛，痰多如涌。满口黏糊，之后渐减轻，但喉头有异物感。纳食正常，干燥求饮喜冷水。大便干结，三四天一行。

检查：咽（－）。舌薄白苔，舌体胖，脉细。

医案：鲠介喉头，查无病变，梅核气也。理气化痰，开郁为治。

处方：

香附 10 g	苍术 6 g	川芎 3 g
六曲 10 g	紫苏梗 10 g	山楂 10 g
佛手 6 g	陈皮 6 g	瓜蒌仁 10 g
柏子仁 10 g	7 剂煎服	

二诊 1991 年 7 月 16 日。药后大便已正常，痰减少，口中黏糊消失，痛亦减轻。但异物感及难言的不舒服仍然存在。

检查：咽峡稍感渐红。舌薄苔，边有齿痕，脉细。

医案：凭越鞠而诸恙减削，但偏香偏燥，总嫌矫枉过正。这番裁方，取其旨而磨其棱角。

处方：

香附 6 g	川芎 3 g	紫苏梗 10 g
广郁金 6 g	山楂 10 g	香橼 6 g
六曲 10 g	柏子仁 10 g	玄参 10 g
佛手 6 g	7 剂煎服	

三诊 1991 年 8 月 6 日。咽痛轻而新添痒感。痰则已少，仅仅偶尔几口。咽部常感粗糙，而有时还有黏糊感，不能多言。大便尚正常。小溲偶有赤黄。

检查：咽（－）。舌薄苔，脉细。

医案：证已由实转虚，方须舍攻取养。唯溺有赤意，清火药应入一二。

处方：

生地黄 10 g	竹叶 10 g	玄参 10 g
麦冬 10 g	天花粉 10 g	紫苏梗 10 g
佛手 6 g	天竺黄 6 g	百合 10 g
柏子仁 10 g	7 剂煎服	

四诊 1992 年 9 月 10 日。服药未辍，痒感消失，痰量已正常，声音正常。但干燥较甚，求水以润，喜冷水。胸有闷感而不严重。饮食正常，唯多矢气，言多讲一些亦无妨。今天异物感很明显，溺仍黄。舌薄苔，脉平。

医案：纵然顽症，毕竟在稳步前进之中。此番处方，步迹原旨加重滋阴。

处方：

生地黄 10 g	木通 3 g	玄参 10 g
竹叶 10 g	麦冬 10 g	芦根 30 g
白茅根 10 g	紫苏梗 6 g	百合 10 g
柏子仁 10 g	7 剂煎服	

五诊 1991 年 10 月 25 日。此期中一度感冒，导致急性发作。刻下急发已痊，遗留咽头、口腔干燥。痰已无而日趋正常，但口中有黏腻之感。胸闷消失，言出其声不扬。

检查：咽（－）。舌薄苔，脉平偏细。

医案：痰涌及不耐多言，三顽已除其二，尚堪称庆。刻下口干咽燥。主在养阴。

处方：

生地黄 10 g	麦冬 10 g	玄参 10 g
石斛 10 g	天花粉 10 g	川黄柏 3 g
知母 10 g	桔梗 6 g	芦根 30 g
甘草 3 g	7 剂煎服	

六诊 1991 年 12 月 20 日。在此期间没有感冒，十多天没有吃药，干燥仍有，但较前改善。汗多，疼痛也远不及当初。痰已不多，但有稠黏感。唯大便干结，两三天一圊。多言之后也无多大影响。

检查：咽（－）。舌薄苔，脉细。

医案：来院六诊，时近半年，顽固之疾，已届覆杯时刻。虽近又失舒，辍药匝旬，固难辞其咎，但心理作用更不可排除。再予养阴，作扫尾之用。

处方：

生地黄 10 g	麦冬 10 g	玄参 10 g
郁李仁 10 g	石斛 10 g	天花粉 10 g
芦根 30 g	柏子仁 10 g	桔梗 6 g
太子参 10 g	甘草 3 g	7 剂煎服

按语：戴元礼云："郁者，结聚而不得发越也。当升者不得升，当降者不得降，当变化者不得变化也。此为传化失常，六郁之病见矣。"其中升、降的枢纽在于脾胃，变化的部位在于脾胃，传化的主要脏腑也是脾胃，可见六郁证的主要病位是在脾胃。这样理解，就与朱丹溪所说"凡郁皆在中焦"相吻合。六郁者，包括气、血、痰、火、湿、食之郁也。丹溪翁根据上述理论独创六郁之说，以越鞠丸一法统治六郁。一诊方中用香附治气，川芎治血，栀子清火，苍术治痰湿，神曲治食。干祖望认为，梅核气以实证居多，而无论何种郁证都以治气为要，何也？六郁之中，以气为主，气郁则升降不行，运化失常，可致血、痰、火、湿、食诸郁，故以本方治六郁之轻症，香附疏肝解郁、理气调中为君，佛手、陈皮、紫苏梗宽中健脾、疏肝行气为佐，使气机流畅，五郁得除，痰郁亦随之而解。患者口干喜冷饮，大便干结，此为燥，加入瓜蒌仁、柏子仁润肠通便，亦有清热化痰、宽胸散结之功。七服药尽，二诊大便已通，痰气略开，然气非辛散之品不能宣，痰非温热之药不能化，虽已见效，毕竟其人阴液素亏，恐矫枉过正。这番裁方，仍取越鞠之意而加入玄参以养阴生津。三诊患者咽喉干燥、痒感明显，干祖望根据《内经》所述"饮入于胃，游溢精气；上输于脾，脾气散精；上归于肺，通调水道，下输膀胱；水精四布，五经并行"，认为此为虚火，需责之于肺胃。咽喉者，属肺胃两经，金虚则津液难以输布，土衰则缺乏造水之源，故此时实证已除大半，证由实转虚，干祖望用增液汤（玄参、麦冬、生地黄）加百合以清热生津、养阴固金，淡竹叶、天竺黄清热化痰、泻虚火以除咽部黏腻之感。四诊患者咽喉症状好转，唯干燥较甚，此值秋燥当令，肺胃难润，胸闷溺黄是心热移肠，用导赤散清心育阴，导热下行，同时加重甘寒之清热生津之品。至五诊主症已除，顽痰已化，胸闷亦减，只遗留口腔、咽喉干燥，干祖望加入芦根、石斛养阴生津，甘草、桔梗开肺润喉，黄柏、知母苦寒之品资水清下焦之火，顾护肾阴。服药已瘥，辍药匝旬，患者大便干结，六诊时再予养阴生津、润肠通便扫尾。并嘱患者放宽心情，保持情绪舒畅。干祖望认为，治疗梅核气不可忽视心理治疗，患者常因心理因素而复发此病，《慎斋遗书》中便有"妖本虚无，总由人心所致"的记载。所谓妖，即指幻觉，为患者的一种心理因素。此病西医称咽喉神经官能症，本非器质性病变，故情志不舒、肝气不畅为引发本病的内因。元代朱丹溪将火证分为实火、虚火与郁火。谓火证"轻者可降，重者则从其性而升之"。而在本案中，干祖望明辨火证的类型，尊丹溪"实火可泻、虚火可补"治则，清心火，抑相火，资水养阴来降内伤之虚火，收到了显著疗效。

·案三·

刘某，女，39 岁。1991 年 7 月 21 日初诊。江南水泥厂。

喉头有痰样物附丽不舒已 2 年，不痛少痰，纳食时有些不舒服，冬重夏轻。

检查：咽后壁淋巴滤泡轻度增生，污红。会厌溪两侧有囊肿各 1 个。舌薄白苔，脉平。

医案：气滞则痰生，痰生则气更滞。喉部肿物全从痰气而来。取越鞠丸而独崇化痰理气之功。

处方：

香附 6 g	白术 6 g	川芎 3 g
天竺黄 6 g	山栀子 10 g	六曲 10 g
紫苏梗 10 g	莱菔子 10 g	麦冬 10 g
白芥子 5 g	5 剂煎服	

二诊 1991 年 8 月 18 日。药后痰样物附丽于喉部者已减轻。纳食时鲠介感变化不大。五六天前下糟牙齿痛胀。

检查：咽后壁充血消退，会厌溪中囊肿仍然。舌薄苔，脉细。

医案：咽症有所改变，但囊肿岿然不动。治当着重消痛。至于齿酸及双肩酸、颈掣者，良以贪凉而为贼风所侵耳。

处方：

香附 6 g	白术 6 g	川芎 3 g
天竺黄 6 g	紫苏梗 10 g	陈皮 6 g
防风 6 g	莱菔子 10 g	桑枝 10 g
鸡苏散包 10 g	7 剂煎服	

三诊 1991 年 12 月 10 日。喉头痰样物附丽鲠介者明显减轻，但一遇寒凉，诸恙又卷土重来。左侧牙痛已止，稍有酸、麻、胀感。

检查：咽（－），会厌溪囊肿无变化。舌薄苔，脉细。

医案：药进而诸恙俱减者，属外来之病；受凉而夙恙再作者，乃机体之虚。故而前者治而除之，今也固本以求稳定。当然固本而毋忘去病。

处方：

黄芪 10 g	白术 6 g	茯苓 10 g
绿豆衣 10 g	陈皮 6 g	紫苏子 10 g
百合 10 g	天竺黄 6 g	桔梗 6 g
甘草 3 g	7 剂煎服	

四诊 1992 年 2 月 14 日。治后基本上痊愈。但近一旬又再度重来。左咽又阻塞，左颈作酸及牵制感，风吹之后，左侧头面不舒作痛。痰多似乎也在左侧。

检查：咽（－），会厌溪丰满感已收缩些。舌薄苔，脉细有缓意。

医案：迎春疲劳，过节恣食，加之生活节奏之特殊，致喉头异物感卷土重来。仍取客岁治法。

处方：

香附 6 g	川芎 3 g	山楂 10 g
六曲 10 g	紫苏梗 10 g	防风 6 g
羌活 3 g	天竺黄 6 g	佛手 6 g
桑叶 6 g	7 剂煎服	

按语：咽异感属中医学“梅核气”范畴。足厥阴肝经之脉“上贯膈，布胁肋，循喉咙之后，上入颃颡”，故肝与咽喉疾病关系密切。“百病生于气”，肝主疏泄，喜调达而恶抑郁。气本无形，若因七情所伤致肝气郁结，郁则气滞，气聚则似有形而实无形。“怪病多由痰作祟”“脾为生痰之源”，肝郁日久横逆犯脾，致脾失健运，聚湿生痰，痰分有形与无形。无形之气与无形之痰，搏结于咽喉，故咽中梗阻，吞之不下，吐之不出，似有物而实无物，所以不妨碍饮食的吞咽。总之，本病的发病机制是肝郁气滞，气郁痰凝，痰气交阻。越鞠丸始载于《丹溪心法》，原方以行气解郁为功，主治气血痰火湿食所致的以气郁为主的郁证。全方具有行气散结、降逆化痰之效。故本案干祖望取越鞠丸加减而行化痰理气之功。方中香附、川芎、紫苏梗理气开郁，使气机流畅则痰郁随之可解；白芥子、天竺黄化痰散结，祛痰郁而利咽开窍；莱菔子、神曲助脾胃运化而断生痰之源；“气有余，便是火”，故用栀子清肝以防气郁化火。二诊患者咽部症状减轻，但颈掣肩酸，为外感风寒湿邪阻滞经络，干祖望加防风、桑枝、鸡苏散行祛风寒暑湿之功，继进 7 剂，患者鲠介感明显好转；但机体素亏，一遇寒凉，诸恙又卷土重来。三诊时患者诸症明显好转，故标本兼顾，治本为主，以生黄芪补气固表卫外，白术健脾益气，培土生金；黄芪、白术相合共奏玉屏风散之义，顾护卫气，抵御外邪；绿豆衣和茯苓一疏一利解其表，继续理气化痰，药尽基本痊愈。后此病仍有复发，为春节饮食，起居不慎，仍取客岁治法，亦效若桴鼓。

·案四·

罗某，女，40 岁。1991 年 10 月 31 日初诊。中山大厦。

2 年以来，喉头及鼻咽部异物感，逆吸或清嗓后有成块黏痰咯出。咯出后可以苟安一时。

检查：咽后壁淋巴滤泡散在性增生。两侧索肥大。舌薄苔，有朱点，脉细。

医案：慢性咽炎，症之轻者；喉之鲠介，亦可冠以梅核。主为痰气之累。治当消其痰顺其气，但对尚不瞩目之咽炎，亦不能不加关注。

处方：

生地黄 10 g	玄参 10 g	天竺黄 6 g
瓜蒌仁 10 g	沙参 10 g	麦冬 10 g
光杏仁 10 g	川贝母 10 g	佛手 6 g
紫苏子 10 g	7 剂煎服	

附简便方：天竺黄 6 g，玄参 10 g，焦麦芽 10 g。每日按此量泡茶饮。

按语：梅核气与慢性咽炎密切相关，本则医案中患者兼有咽炎，咽后壁淋巴滤泡增生，致咽喉干燥、异物感，亦是梅核气之证。干祖望对症分析，认为此为肺肾阴虚、肺怯金亏。肺虚则津液不能上承，咽喉干燥，气机不利则聚而成痰。治宜益肺生金，方取沙参麦冬汤、养阴清肺汤之意，天竺黄、瓜蒌仁加重祛痰，苦杏仁、紫苏子合用一宣一降，调畅肺气。东垣论杏仁主于肺经之血，可宣肺除郁开溺。紫苏子配合苦杏仁二药皆入肺与大肠，有润肠通便之功，降肺气化痰止咳平喘效果更著。

对于本病的治疗，干祖望提倡应以心理治疗为主，药物治疗为辅。应使患者情绪舒畅，尽量消除对本病的恐惧，所以在一般情况下，并不主张每天服药，服药对患者也是一种不良刺激，可用焦麦芽代茶，以疏肝理气，男性患者可用代代花代茶，女性患者可用玫瑰花。因代代花偏入气分，玫瑰花偏入血分之故。如患者自觉症状较重，则可综合局部与全身情况辨证治疗。

白　喉

白喉，中西医名称一致，传统名称还有：天白蚁疮、喉白、白菌、白缠喉、白喉咙、白缠喉风、时疫白喉、蛾风白喉、肺痨白喉、虚寒白喉、白膜白喉等。

白喉为白喉杆菌引起的急性传染病，传染力很强，多发于学龄前儿童，1～7岁之间最多，但在地方性大流行时，成人也能感染。秋末至冬春为本病高发季节。

西医又分为咽白喉与喉白喉，中医则并不分开，不过为了更明确而利于诊断、治疗起见，还是分论为佳。

【临床表现】

在临床上有咽白喉、喉白喉两症，重型的称恶性白喉，可在很短时间内死亡。

1. 咽白喉　全身症状为身体不适、头痛、乏力、食欲不振、大便秘结。体温稍有上升，一般在37.8～38.5℃之间，重型则可达39℃以上。脉搏初期为细数，后期为细弱无力。面色苍白，呈急性病容。四肢发冷，精神异常憔悴。轻型的颈部及颌下淋巴结肿大，伴有压痛。重型的极度肿大，因之颈部即显得粗大。

咽部检查：轻型的，咽黏膜充血并不剧烈，局部的点状白膜与扁桃体炎很难区别。疼痛不明显。重型的，白膜除了满布于扁桃体之外，更向软腭、悬雍垂、咽腭弓、咽后壁蔓延扩展，还可以有坏死和出血。白膜表面光滑，不易剥脱，强行剥去则容易出血。但以后又很快重新形成。常有特殊气味的口臭。软腭可能出现麻痹。

2. 喉白喉　多为咽白喉的继续。局部的假膜除了在咽部，更犯及喉部之外，有轻度咳嗽，咳声嘶哑。严重的可呈犬吠样咳嗽声，故有人称之为喉鸣。因喉部狭窄，有时出现吹笛声。呼吸虽不十分急促，但因辅助呼吸肌的失常而呈不安的现象。面色苍白，进而全身发绀。因喉头狭窄程度加重，故而咳嗽时杂音更多。在吸气时有拉锯样声音，故中医称为“声如锉锯”。因呼吸得不到充分空气，所以颈部下方及腹部（尤以胸廓侧下部），见有吸气性凹陷。

检查所见，早期黏膜充血、松弛微肿，之后出现散在性斑点状假膜，最后互相融合成典型的片状假膜。若假膜脱落，则该处黏膜有腐烂的出血面。如假膜悬于喉腔，则可引起窒息。有时假膜不多或在声门上面，则常不易发现。

临床上诊断不难。首先要了解有无接触史。局部表现是诊断的主要依据。当咽黏膜的假膜已经超越扁桃体的范围时，更加容易诊断。若细菌涂片和细菌培养出现阳性，则可确诊。

【病因病机】

心肺邪热：《时疫白喉捷要》论述“邪热客于心肺之间”。

寒暑不时：《白喉辨证》论述“寒暑之不时，气血之不调”。

肺脾蕴毒：《疡医大全・天白蚁疮门主论》论述“此乃肺脾蕴毒而成”。

燥气：《喉白阐微》论述“肺肾阴虚，感天时燥金之气而患者，即燥之喉也”。

燥气加少阴君火:《白喉条辨·辨病源第一》论述“燥气盛行,邪客于肺,伏而化火。至初春雨水骤至,春寒外加。少阳相火,不能遂其条达之机,逆挟少阴君火,循经络而上,与所伏之燥火,互相冲击,猝乘咽喉清窍而出”。

出于多因者:《喉证明辨》论述“白点在外关小舌旁者,多属热。在内关小舌旁者,多属寒……实热症,其白由外而内。虚寒症,其白自内而外”。

【辨证论治】

本病病因多端,而且还有初期、中期、后期以及恶性型等,所以难以肯定为某一个证。为了更好地掌握取方用药,可将它分为4个类型。

<table>
<tr><td rowspan="3">咽白喉</td><td colspan="2">风热型</td></tr>
<tr><td colspan="2">阳热型</td></tr>
<tr><td>阴虚型</td><td rowspan="2">气阴衰竭型</td></tr>
<tr><td>喉白喉</td><td>喉风型</td></tr>
</table>

风热型:恶寒、发热,热势逐渐上升,咳嗽(并非由假膜的刺激所引起),头痛。舌苔白腻或淡黄,脉浮数。咽部出现少数点状或片状白色假膜。

阳热型:热毒炽盛,高热,烦躁,口渴,大便秘结,小溲红赤而少。舌苔黄腻,甚至可以出现焦黑而干,脉洪数。局部假膜呈片状涌出,基底及周围红赤充血,出血,有臭气,疼痛较严重。

阴虚型:本型可以原发,但由风热型、阳热型转化而来的也不少。假膜继续蔓延扩展,遍及咽部甚至口腔。浮如棉花、苔藓。热度不太高(少数也有高热),口渴频饮而量不多,且喜温喜热水而拒冷,舌薄苔或无苔,舌质红绛。

喉风型:假膜向内向下扩展,阻塞气道,哮鸣样咳嗽,声嘶以至失音,喉间痰声如拉锯,呼吸困难,吸气时出现胸部内陷,烦躁不安。口唇及皮肤青紫,肢端冰冷。舌苔厚腻,脉来不驯。

除此四型之外,也可以说这四型的后期,大多出现气阴衰竭证。表现为精神憔悴,心悸不安或呼吸短促,恶心呕吐,面色惨白,两目无神,缺乏面部表情,四肢厥冷,也有腭咽肌瘫痪致饮食不能者。此时舌质淡白或绛红,苔少甚至没有。脉细而弱,先数后迟或伴结代。发展下去,终致死亡。

虽然症状多端,但归纳起来的“白喉三型”,不出顺、危、逆三者。

·内治·

风热型:取清热解毒利咽法,佐以疏表法,常用代表方为加减紫珍连翘散。常用药:连翘、当归、赤芍、牛蒡子、黄芩、薄荷等。

阳热型:虽然也是清热解毒利咽,但重点在于清热解毒。代表方有喉科凉膈散。常用药:大黄、山栀子、黄芩、薄荷、连翘、玄参、桔梗等。

阴虚型:取养阴清肺,佐以解毒法,常用代表方有加减白喉养阴清肺汤。常用药:生地黄、麦冬、玄参、贝母、牡丹皮、芦根、射干、天竺黄、桔梗等。

喉风型:取豁痰泻肺法,代表方有竹沥葶汤或麻杏石甘汤。小儿服猴枣粉(不是喉枣散)。常用药:竹沥、葶苈子、麻黄、苦杏仁、生石膏、大贝母等。

若出现了气阴衰竭症状,急服生脉散而重用五味子。但不用党参,必用红参。甚至独参汤、参附汤都可对证取用。在假膜脱去之后的恢复期,可用善后养正汤来肃清残邪,扶持正气。

·外治·

发泡疗法,采用巴豆朱砂膏有一定疗效。取巴豆1~2粒,剥去外壳,研烂,加入少量朱砂,再研均。用橡皮膏,剪成1.5厘米×1.5厘米大小,中央剪出一个小孔,贴在印堂上。然后把研均的巴豆朱砂膏,置于小孔上,使它直接接触小孔中的皮肤。然后上面再覆盖一张橡皮膏。2~3小时后,揭去,即有一个小水疱,内含黄色黏液性分泌物。严格消毒后刺破这个水疱,用消毒棉吸尽分泌物。最后用消毒纱布盖上,以防感染。此法向为历代喉科所乐用。

传统的吹药有:前期用张氏通关散或玉钥匙散;假膜过多者,用吹喉去腐散;后期及假膜脱尽后,用月白珍珠散或珠黄散;如要清洁口腔者,取用张氏洗喉方漱口。

·其他·

土牛膝根,洗净,取汁。既可单独服用,也可冲入任何一张方药中。每天极量，全鲜草不能超过200 g，儿童减半。

【预防与护理】

1. 六月龄以上小儿，应接种百白破疫苗。

2. 土牛膝根，煎水代茶。一天用量，小于1岁者用15 g；3～5岁30 g；6岁至成人46 g。加水2倍，煎煮。每500毫升水，煎至60毫升为度。每天3次，连服3～5天。大流行时，可服7～10天。

3. 多吃大蒜、蒜苗、葱、姜等食物。

4. 隔离患病者，直至症状消失，且化验连续2次阴性，然后解除隔离。

5. 对患者的住处、衣服、用具，均须严格消毒。

6. 患者发热时，要绝对休息。

7. 保持大便通畅。

8. 病室空气要保持新鲜，但不能直接吹风。

9. 宜进高热量、高蛋白、高营养的食物，并多食米汤、青菜、豆腐等清淡、容易消化之品。禁鱼腥、辛辣等刺激性食物。

10. 保持口腔清洁。

11. 病愈后要休息2周。如曾出现气阴衰竭，则休息时间增加10～12周。

猩红热

猩红热，传统名称为喉痧，为某种链环菌引起的急性传染病。特征性症状就是：发病急促，首先发热；之后咽痛、扁桃体红肿，舌乳头粗大（草莓舌）；最后，自耳后、颈部渐及全身发出针头大小、密集艳红的皮疹，状如拔去羽毛的鸡皮，但口的周围苍白，面部无疹而潮红。因疹色红艳，故称猩红热。多见于儿童，好发生于冬、春之季。

自张仲景在《金匮要略·百合狐惑阴阳毒病证治第三》中称为阳毒之后，到清初的一千五百余年中，始终没有过明确的病名。喉痛丹痧可说是自阳毒之后的第一个病名。另外，还有喉痛丹痧、烂喉疫痧、痧喉、温毒喉痛、烂喉痧、烂喉丹痧、疫时烂喉、喉痧、烂喉痧症、烂喉风丹痧、红痧症等。

【临床表现】

起病虽然急速，但至少有12小时的潜伏期（一般为2～5天，最多为12天）。一般可分初、中、后3个阶段。

初期，咽炎为猩红热的前驱症状。轻者为包括扁桃体在内的充血疼痛，严重的则侵及软腭、悬雍垂，并有渗出物及假膜形成。发热2～3日，口腔两颊黏膜红赤，近臼齿处可见细小白色斑点，名为黏膜疹。出现畏寒或寒战，继以高热，可达40℃。头痛、恶心与呕吐为常见的症状。舌苔薄白，脉浮。

中期，继黏膜疹后，即皮肤出现红疹，红疹从耳后颈部向其他邻近部位扩展，最快的在一昼夜间可以满布全身。但环唇一匝没有，故俗称“白面痧”，医学名称为“环口苍白区”。这种红疹呈弥漫性密集小点，加压则红色即转成白色，撤压后马上又呈鲜红色。但在皮肤皱褶处（腕部、肘部、腋窝、腹股沟、膝关节曲侧等处）加压也不褪色。咽部炎症相应加重。扁桃体肿胀加大，渗出物增多，假膜增广。除硬腭以外，软腭黏膜也有点状红疹出现。颌部、颈部淋巴结肿大，压痛。舌苔黄，脉大、洪、数。白细胞一般可增至$(10\sim20)\times10^9/L$，中性粒细胞常达75%～90%。嗜酸性粒细胞在初期消失，此期增高。中期病程，大多持续3～4天后开始衰退，表现为体温下降、红疹消退、咽部症情减轻，所有其他症状也随之逐渐消失。

后期，约病后1周左右，表皮由面部而到躯干四肢开始角化、脱落。手掌与脚底的脱皮常为大片的，皮疹退后无色素沉着。咽部的肿胀充血及颌部、颈部的淋巴结都开始消失，但淋巴结的消失比咽部诸症的消失要缓慢。此期，常可持续2～4周。

最后必须提及一句，还有一种不典型的咽部病变的发作，并不与全身症状同步出现，而往往在恢复期中，晚于起病时间1～2周，在医学上称为“晚发性咽炎”，中医常常归纳在“逆证”中。

此外，咽、扁桃体、舌腭弓、软腭及悬雍垂等处，初期可出现淡灰色斑，第二天坏死斑点即脱落，露出椭圆形溃疡，边缘垂直，多向深部内陷，有时发生软腭穿孔或悬雍垂坏死，有大量有臭气的涎液外流。颌下、颈部淋巴结肿大逾常。全身症状严重，体温高至40℃以上。脉数不驯，舌有厚腻苔或灰黑苔，很快衰竭到死亡。这也是"逆证"。

典型的猩红热，诊断并不困难。凡咽炎和麻疹相继出现，发作迅速，来势较猛。麻疹的皮疹呈弥漫性鲜红色点状，加压褪色，独在匝口周围苍白无疹点。咽部肿胀充血，出现杨梅舌。有时软腭也有点状小丘疹。加以细菌培养有大量溶血性链球菌，即可确诊。

【病因病机】

温病学说：《临证指南医案·疫》论述"疫疠一症，都从口鼻而入，直行中道，流布三焦……若逆传膻中者，为神昏舌绛，为喉痛丹疹""疫厉秽邪，从口鼻吸入……与伤寒六经，大不相同……必大用解毒，以驱其秽""吸入疫厉，三焦皆受，久则血分渐瘀"。

风寒温热时疠之气：《吴医汇讲·烂喉丹痧治宜论》论述"症之所来，不外乎风寒温热时疠之气而已"。

湿热郁蒸：《吴医汇讲·烂喉痧论》论述"太阴阳明二经，风热之毒而至烂之由，亦不可不知湿热郁蒸所以致烂耳"。

天气疫疠：《疡科心得集·辨烂喉丹痧顺逆》论述"夫烂喉丹痧者，系天行疫疠之毒，故长幼传染者多。外从口鼻而入，内从肺胃而发""如起时一二日后，脉细弦劲，身虽红赤，痧不外透，神识昏蒙，语言错乱，气逆喘急者，此疫毒内闭，即为险逆证"。

临床实况为感受疫疠之邪，从口鼻而直入肺胃。加之内有伏热，外感风邪，二者相搏而致。肺主皮毛，脾（胃）主肌肉。循肺胃两经而外泄肌肤，乃为皮疹。肺主喉而胃主咽，上干肺系之喉、胃系之咽，乃咽喉肿痛腐烂。本病除极少数逆证之外，只要医护得法，预后大多良好，而且护理重于治疗。

本病常可引起的并发症有急性化脓性中耳炎、急性鼻窦炎、急性颈淋巴结炎等，大都发于病后1～2周。另外，还有急性肾炎、急性关节炎、心肌炎、心内膜炎等，常在病后2～4周出现。

【辨证论治】

治疗本病，首先不能以喉科医生的习惯、论点、方法来对付它，应该以内科医生的温病论点、方法来对付它。因为此病固然皮疹与咽炎并存，但应知皮疹的危险性大于咽炎。只能以皮疹为本、咽炎为标，在不妨碍咽炎治疗的前提下，一切以皮疹为主。

温病辨证，精细持慎，非专科实难做到，但粗加厘析明辨，尚能应付。猩红热最精简的辨证，可分初、中、后3个阶段。

初期，恶寒发热，头痛恶心，咽喉疼痛。脉浮，苔白者，邪尚在表。

中期，红疹密布，咽喉肿痛糜烂。脉实，苔黄者，邪已化热或内伏的热毒旺盛。

如其疹色不红，透布不畅者，必然出现神识迷糊，四肢不温，脉象沉细，乃邪不外透内陷迹象，属危证。

如其喉头糜烂严重，壮热心烦，大便秘结，甚至神昏谵语，惊厥者，乃热毒盛炽，内陷心营，属重证。

如疹密自汗，谵语如狂，撩衣摸被，口干无涎，唇燥起裂者，乃热毒深重，弥漫三焦，耗液竭阴之证。如不及时控制，势必引动肝阳、肝风，后果不堪设想。

后期，出现精神倦怠，面色失华者，这是正常现象，是正气经过疾病的折磨而衰弱。如其出现舌质红绛少津，脉来细数，低热徘徊不去者，这是温邪耗伤津液过甚，出现的阴虚迹象。

·内治·

本病既属于温病范畴，故其治疗也如抽丝剥茧般烦琐，精工细凿地取方用药，不能有半点差错，大有"有半子之错，即可败其全局"之概。总之，治疗猩红热的原则，以"清凉宣透，泄热解毒"八个字为基本原则。

初期邪尚在表者，应宣泄肺胃，透邪外达。常用方有加减清解透表汤、解肌透痧汤之类。常用药：荆芥、牛蒡子、西河柳、浮萍、豆豉、蝉蜕、芦根等。

在初期，虽然未见危证、逆证，但这一阶段的治疗，来不得半点差错。若有毫厘之失，必然导致严重后果。所以应注意早期用药：①不能取辛温药，否则必然伏下伤津、添火、动风的祸根；②不能用苦寒药，否则遏邪内陷，痧不能透，邪不能出，终至内陷；③不宜泻下药用之过早，否则直折下夺，在下一泻则在上无法透泄，而且泻必伤阴。阴伤则无汗液以托邪透痧。再则阴衰势必火旺，火旺也能引动肝风。

中期，虽然热毒之势表现得十分鸱张，但仍是“顺证”佳象。应取清透泄热，凉营解毒法，常用方有清咽栀豉汤之类。常用药：山栀子、豆豉、金银花、薄荷、牛蒡子、连翘、蝉蜕、芦根、竹叶等。

出现痧不外布、邪难外透，有内陷迹象者，取辛凉透表，清宣肺卫法。常用代表方有加减银翘散，重用麻黄、蝉蜕、紫苏叶、桔梗、浮萍等。

出现热毒炽盛，内陷心营者，宜取清气凉营，解毒救阴法。常用代表方有加减黑膏汤之类。再严重的取犀角地黄汤。

出现耗津竭阴者，急取急下存阴法，可取犀角承气汤。

不论哪一型，出现神昏谵语者，都可用紫雪丹、至宝丹或安宫牛黄丸以清心开窍，除热解毒，这三药，吴鞠通曾做过这样的评价：“安宫牛黄丸最凉，紫雪丹次之，至宝丹又次之”，事实上也的确如此。安宫牛黄丸是芳香化浊开窍，苦寒泻火。紫雪丹是走脏络，搜困闭之邪。至宝丹是清热解毒，镇痉安神，治中恶气绝、惊痫抽搐。

后期，正气衰弱者，用八珍汤是常规。常用药：党参、白术、茯苓、熟地黄、白芍、当归、牡丹皮、芦根、桔梗等。

·外治·

喉部吹药，初期用冰硼散；中期用月白散或消肿散，严重的用锡类散；后期用珠黄散。

在痧无法外透时，可用西河柳（不论多少）煎汤浴身，用以帮助其外透。也可用茄子的枯梗、红枣，燃烧取烟，置患者室内。为防止空气太干燥，同时室内可用不加盖的锅子或水壶烧水，取蒸汽以润空气。

【预防与护理】

1. 对患者进行严格隔离。
2. 在本病流行期间，勿带儿童出入公共场所。
3. 与本病有接触史的儿童，可服预防药，如大青叶、板蓝根或贯众，煎汤代茶饮，连服1周。
4. 患者卧室应保持安静。室内温度应在18～20℃为宜，湿度应在50%～60%之间。
5. 加强通风换气，保持病室空气新鲜。
6. 应垂挂窗帘、门帘，最好为红色。如无红色者也以深色为佳。
7. 禁绝一切秽气、臭气及其他难闻的怪味。严禁焚烧纸类、布类，因这种气味可以使透泄正常的麻痧隐去，造成毒邪内陷的恶果。
8. 被褥要干燥洁净。
9. 饮食要清淡，多饮开水。
10. 如为儿童，要将其指甲剪短，以防因搔痒而抓破皮肤。
11. 保持口腔清洁，咽部及时上药。
12. 患者衣服及餐具等日常生活用品，应加以消毒。
13. 病后还需隔离，至鼻咽部分泌物化验2次阴性，一般为6～7天。

盘状红斑狼疮

盘状红斑狼疮是一种自身免疫性疾病，多见于15～40岁女性。本文主要介绍盘状红斑狼疮在咽喉部的损害，以下简称咽部狼疮、喉部狼疮。咽部狼疮日久，则多侵及口腔或喉部。喉部狼疮除继发于咽部狼疮之外，原发者不多。

中医将本病一直列于各种慢性咽喉病中，所以一般慢性的喉痹中肯定有本病在内。《喉科紫珍集》中呛食喉风的言语鼻音、进食反流等临床症状，很似本病，但无法进一步证实。

【临床表现】

咽部狼疮，常感咽部不舒、干燥，吞咽稍有不利。病及软腭，则言语呈开放性鼻音，饮水时可向鼻腔倒灌，但并无疼痛，也无颈部淋巴结出现。

局部病变，多在舌腭弓、软腭、悬雍垂等处。扁桃体则不易发生病变。初期，黏膜呈现多数红黄色小结，之后渐至腐烂，相互融合成灰白色、胶状、不整齐的肉芽创面，周围组织轻度充血。因其病程过长，常见创面一部分愈合而另一部分又有新的发展。少数病例，可发生于硬腭中央，软组织腐烂，使骨质暴露，甚至穿孔。

喉部狼疮，常发生嘶哑，喉部不适、麻木，轻度刺激性咳嗽等症状。检查所见，病变在会厌软骨及披裂会厌襞。开始有结节样浸润，逐渐增加延展，继而出现浅在性溃疡。之后，再慢慢发展而引起会厌软骨坏死，同时也有愈合的现象。可见瘢痕组织及畸形，但狭窄并不多见。

一般全身症状不明显。肺部也不一定有结核病变。

根据病史及以上症状和检查所见，结合其缓慢、无痛及再发后愈合、愈合后又再发的特点，可以得出诊断。如配合脓液或溃疡处涂片培养检查结核杆菌或做活体组织检查，则更准确。

【病因病机】

实证，肺胃湿热浊气上蒸。虚证，肺胃阴伤。

【辨证论治】

无全身症状，虽然有糜烂、溃疡，但无痛痒感觉，所以热毒之邪可以排除。糜烂、溃疡为下有湿浊之气上蒸所致。至于轻度充血，也是湿浊久蒸而产生的轻热。这种轻度的热象，湿浊一去，可以自行消失。经久之后，嘶哑、麻木，以及溃疡的反复产生与愈合，必然正气消耗。归经在所在之处，当然隶属于肺胃两经。

·内治·

实证，应取渗湿化浊、清咽利喉法，方用《医宗金鉴》之鼠粘子五苓散。常用药：鼠粘子、猪苓、茯苓、白术、泽泻、桂枝、薏苡仁、车前子等。

虚证，应取清咽养阴法，方用加减养阴清肺汤。常用药：生黄芪、麦冬、玄参、川贝母、白芍、百合、射干、生地黄等。

·外治·

初期，锡类散。后期，养阴生肌散或珠黄散。

【预防与护理】

参阅“慢性咽炎”的有关内容。

咽喉结核

咽喉结核，传统名称为喉癣，又有尸喉、尸咽喉、鱼鳞风、火病咽痛、火病失音、喉疮、喉癣、肺花疮、喉刺等病名。结核一病，中医古称痰火，诚如《红炉点雪》所谓“夫痰火者，痨瘵之讳也”。

咽结核与喉结核，常是一种继发性疾病，特别是肺结核的继发者。因为不论肺的本身或咽喉，都是同隶于手太阴经。

咽喉结核，最早见于《诸病源候论·尸咽候》，其谓：“尸咽者，谓腹内尸虫，上食人喉咽生疮，其状或痒或痛，如甘䘌之候。”至于把咽结核与喉结核区别论述者，那是《红炉点雪》，前者称火病咽痛，后者称火病失音。因之可知，医家对本病在隋代已有初步认识，至明代则认识得比较深透了。

【临床表现】

表现在咽部者，为悬雍垂、软腭和咽后壁的黏膜上有少数黄、灰、白小点，之后由孤立而融合，最后形成大片浅在性溃疡，边缘呈环状，四周有炎症，疼痛，吞咽困难，发音不清。如其持续高热、出血，则可在短时期内因衰竭而死亡。在慢性病例中，咽峡或后壁有1～2处灰白或红色浸润，周围略有炎症。以后渐渐溃破，成为溃疡，覆以灰色肉芽及脓液，边缘呈潜行性鼠啮状，并可渗血。有时鼻咽部可见结核瘤，为柔软的红色肿物，容易出血，最后也势必溃破。其症状为疼痛、吞咽困难、耳痛、鼻音。常因继发感染而趋向严重，有时可因剧痛、饥饿或衰竭而死亡。

表现于喉部者，最初为喉内作痒，有烧灼感、咳嗽、异物感，声带易于疲劳。之后如有一部分的声带及披裂区增厚，则将造成持久性的嘶哑。喉腔入口处尚有溃疡，如并发软骨炎以及披裂软骨或会厌软骨坏死变化者，则吞咽时将产生疼痛，并有反射性耳痛。由于声门下水肿、结核瘤、肉芽组织或软骨炎而产生声门狭窄者，当有呼吸困难的症状。

二者的全身症状，大多有咳嗽、多痰、持续性低热、贫血、食欲不振及体重减轻，甚至咯血。

凡局部有无数浅在性、边缘不齐、灰黄色的小溃疡，声音嘶哑，而且是久治不愈，发展缓慢者，大多可以考虑此病。如同时伴有肺结核或面部狼疮，就更可以帮助诊断。活组织检查，是最可靠的诊断依据。

【病因病机】

尸虫：《诸病源候论 · 尸咽候》论述“腹内尸虫，上食人喉咽生疮”。

三虫：《圣济总录 · 尸咽喉》论述“道家服药，务先去三虫者，以其为人害也”。

阴阳不和，脾肺壅滞：《太平圣惠方》论述“此皆阴阳不和，脾肺壅滞，风热毒气，在于脏腑，不能宣通”。

阴虚、痰、血：《丹溪手镜 · 痨瘵》论述“其根多有虫啮心肺一也，盖因阴虚或痰与血病”。

肾火上冲：《喉科集腋》论述“此因肾水之耗，以致肾火上冲”。

相火：《红炉点雪》论述“若夫土衰水涸，则相火蒸炎。致津液枯竭，由是而咽喉干燥疼痛等症作矣”。

肺损：《红炉点雪》论述“若夫水亏火炎，金伤声碎者，则犹钟磬击损，欲其如故，须复铸之。所以痰火声嘶，其得全愈者鲜矣”。

为其他结核病的继发者：《喉科集腋》论述“先患痨病重症，虚火上升，荣血已枯，其喉上腭有红点，密密如蚊蚤咬者”。

临床实况为感染尸虫（即痨虫、瘵虫）。宋代医家在前人尸虫学说上加以实践，总结出“痨证有虫，患者相继”的论点，完全符合本病的主要病因。本病病机为气血两衰，因禀赋娇薄，生活不当或病后失调，气血精液不足，正气先虚，邪（包括尸虫）乃入侵。或因肺阴不足，金失滋养。或为阴虚火旺，燥热内灼，损肾烁津。

此病以前被认为不治之症，诚如《红炉点雪》所谓“其得全愈者鲜矣”。《喉科集腋》甚至认为“喉刺多因先犯痨病重症……死，勿治”。但随着生活水平改善，医疗水平提高，本病的预后大为改观。

【辨证论治】

气血两衰者，全身症状表现为面色苍白、头晕心悸、气短乏力。舌质嫩、淡、胖，脉细、弱。局部则黏膜苍白，溃疡面污秽，疼痛不太严重。嘶哑者，必然郑声耳语。

肺阴不足者，干咳或咳少量白痰，也可能带血如丝。午后掌跖灼热，肌肤低热。口燥咽干，频频求饮，食谷不馨。局部糜烂疼痛，黏膜色淡。常以咽头作痒而咳，但咳声短促。舌苔薄，边尖可以出现红意，脉细带数。

阴虚火旺者，咳嗽气急，痰量少而质稠，带有黄色。咯血反复发作。盗汗骨蒸，午后低热，常在37.5～38℃之间。颧颊潮红，心烦口渴，善饮喜凉。失眠多梦，身体消瘦，善烦易怒。男性可见遗精，女性可见月经不调，二者都可性欲亢进。咽喉疼痛剧烈，有烧灼及痒感。黏膜多充血，分泌物附着。舌质绛而干或呈脑纹，苔少或剥，脉细数。

· 内治 ·

气血两衰者，当气血双补，常用方有加减保真汤。常用药：西洋参、黄芪、当归、地骨皮、黄柏、知母、百部、熟地黄等。

肺阴不足者，当养金补肺，常用代表方有月华丸。常用药：天冬、麦冬、生地黄、熟地黄、山药、百部、沙参、茯苓、川贝母、阿胶。但在临床上尚须因证加减。

阴虚火旺者，应取滋阴泻火法，常用代表方有百合固金汤或秦艽鳖甲散。常用药：百合、熟地黄、生地黄、玄参、贝母、白芍、麦冬、桔梗、秦艽、鳖甲等。但也须加减以适合现在病情。

此外，养阴清肺膏、猪肤膏、两仪膏、玉竹膏等，都可代茶饮。

但本病切忌苦寒，故《红炉点雪》强调："痰火诸症，孰其如此。所谓龙雷之火，不可水伏，唯滋阴抑阳，使水升火降，津液复回，而后可止。若以苦寒正治，则阳火愈炽而脾土自败，犹渴饮鸩，立促其毙也。"《理虚元鉴》更提出"三禁"学说，内容为："治劳三禁，一禁燥烈，二禁苦寒，三禁伐气是也。"

·外治·

局部吹药最佳者，为西瓜霜、珠黄散，喷在咽部，也可慢慢咽下。如其大便稀薄，西瓜霜禁用。

【预防与护理】

本病中医强调预防，根据《理虚元鉴》虚劳的预防提出一套护理要点，主要精神如下。

1. 知防：春防风、防寒，夏防暑热，秋防燥，冬防寒又防风。

2. 二护：保护好两足、肩俞和肩际，这是全身最易受邪之处。

3. 三候：是时时防外邪，节嗜欲，调七情，勤医药。

4. 二守：一服药，二摄养。二者所宜守之久而勿失也。

5. 四难：难以做到的精心护理，一定要做好。难以对久病者长期侍候无厌弃心理，一定要克服。难免在治疗中有失手，一定要消除。难在对父母、兄弟、夫妇的挚而有别、童仆的勤而不欺（意思即为了溺爱而放弃医护原则），一定要掌握原则。

麻　风

麻风亦称白癞、哑风。本文主要介绍麻风在咽喉部的损害，以下称咽部麻风、喉部麻风。《素问·风论》的"疠者，有荣气热胕，其气不清，故使其鼻柱坏而色败，皮肤疡溃。风寒客于脉而不去，名曰疠风"是有关本病最早的记载。《论语·雍也》记载"伯牛有疾"，这位冉伯牛，乃是我国见之于记载的第一个麻风病患者。对于病名，《庄子》称疠，《公羊传》称痢，《肘后备急方》称癞，《备急千金要方》称恶疾大风，《丹溪心法》称大风，自《窦氏疮疡经验全书》称大麻风后，此名即沿用到今天。

至于最早论及咽喉麻风者，为《诸病源候论》，称之为白癞。其症状除了一般麻风病共同的症状之外，强调突出"语声嘶破"。

《解围元薮》的"中于足太阴……蚀脾则音哑""唇翻失音""使气道不调，清声闭塞……轻则声嘶而喉破，重则语哑而失音"等记载可以证实我国在16世纪中叶对咽麻风、喉麻风就已有了详细的认识和较为满意的疗效了。

凡瘤性麻风严重者，约有40%发生咽喉部的病变。神经性麻风少有害及咽喉部的，即使发生，亦在后期。病变的顺序，往往先病于咽而后及喉。

【临床表现】

咽部麻风，常侵及软腭及悬雍垂等处，自觉症状为麻木。初期有浸润及结节发生，伴以麻痹，之后，渐成溃疡，终则瘢痕形成。使悬雍垂向后牵引，有时也可腐烂被蚀。扁桃体亦可浸润及溃疡，呈灰白色，边缘不整齐，颇似结核。溃疡愈合后，可使扁桃体缺损及扁桃体窝瘢痕收缩。

喉部麻风，多在会厌部。但亦常侵及披裂软骨、披裂会厌襞及喉室带。初期声带多无明显病变，但之后即发生结节性浸润，渐渐形成溃疡。愈合后瘢痕形成，收缩牵引，终致喉部狭窄及畸形，则各种程度不同的嘶哑也随之产生。

本病势必先有全身性病变，所以诊断也较容易。但必须与梅毒、结核相鉴别，必要时进行活检或细菌培养试验。根据麻风接触史，慢性经过，全身皮肤、黏膜和神经的典型损害，麻木区的出现，以及麻风菌素试验阳性等，即可得出诊断。

【病因病机】

五风：《太平圣惠方》论述"总而言之，不出五种，即是五风所摄……若蚀人脾，则语声变散"。

风寒入脉：《素问·风论》论述"风寒客于脉而不去，名曰疠风"。

胕中有热：《素问·风论》论述“疠者，有荣气热胕，其气不清，故使其鼻柱坏而色败”。

阳明湿热：《外科正宗》论述“阳明湿热”。

湿热生痰：《疯门全书》论述“湿闭久而生热，热郁久而生痰，轻则鼻塞，重则声哑”。

风湿搏于阳分：《解围元薮》论述“风湿阴邪，抟于阳分。凝滞津液，使气道不调，清声闭塞……轻则声嘶而喉破，重则语哑而失音”。

五志之火：《解围元薮》论述“语哑而失音，五火皆动，肺金伤败”。

传染：《疡医大全》论述“大麻风有三因……三曰传染”。

虫：《圣济总录·大风出虫》论述“皆风之所化，风入五脏，化生五虫，成则五癞”。

正虚邪入：《疡科心得集·辨大麻疯论》论述“乃因其人中气不足，而感天地间阴疠浊恶之邪……唇翻声嗄”。

发病原因为麻风杆菌感染，证可分两种。实证，大多出现在前期，为天地间疠气浊邪，侵入肺胃，凝滞于中，使清窍闭塞而致。虚证，大多出现在后期，纵然正气告亏，但浊邪尚弥漫稽留，充斥遍体而独盛于咽喉。

《中国麻风病学》把麻风分为轻、重、败症和不治四型，咽喉部麻风列入“败症”一型中，可知尚不至于达到不治的地步。

虽然预后不良，但病程漫长，不至死亡。

【辨证论治】

·内治·

本病辨证，重在虚实二者。

实证，当以息风辟邪为法，常用代表方有醉仙散加利咽常用药。常用药：胡麻子、牛蒡子、枸杞子、白蒺藜、苦参、防风、瓜蒌根、桔梗、玄参等。

虚证，当取扶正息风法，常用方有神应消风散加慢性咽喉病常用药。常用药：防风、当归、生地黄、苦参、蝉蜕、胡麻子、牛蒡子、知母、桔梗。

·外治·

实证，吹用人中白散。虚证，吹用珠黄散或月白珍珠散。不论虚实，换肌丸也可试用。

【预防与护理】

1. 流行地区的医疗机构中，应设麻风检查治疗站。

2. 要将患者严格隔离。

3. 患者的一切日用品包括衣服、被褥、餐具等，以及分泌物、排泄物，能消毒的严格消毒，不能消毒的烧毁，不能向外传出。

4. 当取用换肌丸时，禁食鸡蛋、鸡、鸭、鹅、母猪肉、无鳞鱼、牛奶、辣椒、生蒜、生姜、芋艿、芥菜、雪里蕻、榨菜、毛笋等食品。

梅　毒

梅毒是一种慢性全身性传染病，属于性传播疾病。本文主要介绍梅毒在咽喉部的损害，以下称咽部梅毒、喉部梅毒。咽喉梅毒中医称杨梅结毒，又有杨梅疳、喉癣、天白蚁、咽喉结毒、过桥疳、杨梅结毒喉疳、杨梅喉癣等名称。

中医最早谈及梅毒的书籍为《世医得效方》。杨梅疮一名，最早见于《外科理例》，同时咽部梅毒、喉部梅毒也在此书中初次提到。

梅毒在20世纪40年代前是广泛流行的性病，中华人民共和国成立后经积极防治，已基本消灭，但近年又有新病例发现，且发病率在提高，必须引起重视。

【临床表现】

咽部梅毒有三期。

第一期，咽部有轻微疼痛，多为单侧性。有时还有烧灼感和难以用言语来表达的不舒服感，饮食稍有不便。检查所见，一侧扁桃体、腭弓处，充血肿胀，呈结实坚硬感，上有溃疡。溃疡面被有灰白色假膜或有肉芽样物质。同侧颈部，可扪及淋巴结肿大。

第二期：疼痛加重，但也不至于剧痛。常有低热、头痛及全身乏力。检查可见，咽黏膜呈弥漫性晦暗型充血，间有小红点，分布于全部咽峡，重点大多在软腭。也有与皮肤梅毒皮疹同时出现咽部斑点者，大多散布于舌缘、颊部、软腭、悬雍垂、扁桃体等处，弥漫性融合成片。斑点常呈圆形或卵圆形，大小不等，色呈蓝白色，表面常有糜烂，四周衬有红晕。颈部肿大的淋巴结增多。

第三期：溃疡加重扩大，但疼痛反而消失。范围也由局限于咽部而扩展到鼻咽部、咽后壁及舌根部，发出浓郁的臭气，出现开放性鼻音。同时上腭也被损坏，可以通达鼻腔。全身常可出现衰竭现象。

喉部梅毒的症状，根据病变部位、范围及严重程度而定。凡后天性的主症为嘶哑，甚至失音。梅毒瘤迅速溃烂，患者虽不感疼痛但常吞咽困难，甚至呼吸障碍而窒息。先天性的，除兼有全身症状外，还有皮疹与鼻炎。喉部症状为嘶哑、咳嗽、喉痉挛及喉狭窄等。检查，在二期阶段，可见黏膜充血，并伴有黏液性、脓性分泌物。会厌可见黏膜斑。在三期则斑点增厚，黏膜呈晦暗型充血。有时出现深在而边缘陡锐的溃疡，衬以红晕。愈后遗留瘢痕收缩而引起会厌卷曲或缺损。直接喉镜下可见，除上述种种病变之外，触之浸润发硬。声门变小。

根据病史、家族史、有无不洁性交史，结合典型的临床表现及阳性血清反应，可以确诊。

【病因病机】

肾虚火旺：《喉科指掌·喉癣》论述“肾虚火旺，发癣于喉”。

毒入于肺、大肠：《霉疮秘录》论述“夫结毒者，霉疮毒气……结毒于大肠、肺结者为喉癣”。

结毒于肺胃：《喉科集腋》论述“此杨梅结毒于肺胃也”。

临床实况为杨梅结毒，深伏肺胃，循经上犯咽喉。本病预后不良，常为终身痼疾。往往以久病拖虚正气，终至衰竭而死亡。

【辨证论治】

只要确诊之后，重辨病而不重辨证。但虚实两纲，必须牢牢掌握。

·内治·

实证，不外乎清热解毒利咽，常用代表方有玄参解毒汤或利咽土茯苓汤。常用药：玄参、茯苓、天冬、贝母、当归、黄芩、土茯苓、穿山甲、威灵仙、桔梗等。严重的佐服牛黄化毒丸。

虚证，宜佐服气血双补药或吉林参（白参）、西洋参。但解毒药仍要用。常用药：党参、白术、白芍、熟地黄、当归、土茯苓、黄芩、马勃、桔梗等。

·外治·

咽部吹药，用陈氏喉癣吹药。

【预防与护理】

参阅“咽喉结核与麻风”的有关内容。

咽喉异物

咽喉异物，传统名称为谷贼。习惯上虽然常称谷贼，但事实上颇不恰当，盖谷贼一名，仅仅专指麦芒、谷芒一类的咽喉部异物，难以代表所有的形形色色的异物。如用某某异物等反而较明确。

咽喉部异物病例的报道，以及食管、气管异物，在中医学文献中是很早就有了。异物的种类，无奇不有，除了常见的鱼骨、猪肉骨、纽扣、豆类、果核、塑料小玩具等，还有如《备急灸法》的棋子、《疡医大全》的螺蛳、《喉科心法》的烟袋、《喉科杓指》的烟筒等，真是林林总总。至于《羊城晚报》1985 年 12 月 28 日报道的广东省人民医院替妇女伍某，在喉部取出 4 厘米的蚂蟥；《江苏医学》1978 年第 5 期介绍的 3 厘米 × 1.5 厘米 × 0.5 厘米桃树枝由左耳轮脚前插入而成为咽部异物，历 3 年而取出。这都是罕见的咽喉部异物。

取出异物的手法，早在《肘后备急方》《历代名医蒙求》中，已介绍了许多，其中有的到现在还有其使用价值。

【临床表现】

咽部异物的主要症状，为咽部疼痛，常出之于异物的停留处。进行吞咽动作时更痛，故饮食感到困难。位于梨状窝的，更可妨碍饮食，以致唾液外溢。刺入咽壁的，有时可发生咽部脓肿或颈深部感染，甚至食管异物穿孔而引起严重后果，1957年《中华耳鼻喉科学杂志》中就有过这样的病例报道。凡异物已咽入而并不嵌顿，可以直入胃部，但曾于咽部发生擦伤者，患者常感到咽部疼痛，似乎仍有异物存在的幻觉。不过这种刺激症状，约于24小时后可以消失。

喉部异物，更为危险，大的可以堵塞喉部而引起窒息，小的常引起声嘶或失音、咳嗽、咯血、呼吸困难、喘鸣及喉部疼痛等症状。以上症状的轻重，根据异物的种类、大小、位置而决定。

咽部异物，应详细检查咽部，包括鼻咽、喉咽。更要注意各隐蔽部位，如扁桃体及其下部、会厌谷、梨状窝等处。较大的异物，容易发现。小鱼刺则最难找寻，一则因其深刺在组织之内，再则因其半透明而与人体组织呈同样颜色，可在间接或直接喉镜下用喉钳取出。金属异物，可摄X线片定位。

喉部异物，在喉镜检查下可发现。但也有偶然隐藏于喉室而不易见到者，也可借助于X线片，对不透明物质，也有帮助。

【辨证论治】

本病无证可辨，而在治疗上却有丰富的内容。中医过去，大多采用丹方来“消”它，除了在不少医学文献中所介绍的之外，于历代杂文散记中也有许多记载，但效果殊不理想。

见于文献者，有《外科全生集》的双砂汤。因有甜味，更受儿童的欢迎。

最好的办法，就是取出。

对异物确实已不存在，但仍然鲠痛者，可用精神分散法来应付，古人早就利用过，如《医师秘笈》:“又如自疑有所食而积在内者，则姑下之而诈云已去其物，则可以安其心矣。凡此之类，皆可治病，在人神而明之。”

【预防与护理】

1. 进食时不要讲话，尤其是吃鱼类等多刺多骨的食物时。

2. 儿童的玩具，宜大不宜小，防其误吞入。

3. 咽喉部有异物时要及时取出。

4. 异物取出后，暂时少讲话。

5. 进食时若刺入异物，忌用饭团吞下。如此则鱼刺等异物，越咽而陷入越深。

第四章　口腔部

口　糜

口糜亦称鹅口疮、雪口、雪口疳。本病为口腔黏膜及舌上满布白屑，形如白米煮成的糜粥一般。糜原意是把米粒煮至稀烂的粥，故称口糜。以其纯白如雪，故又名雪口。又因其白如鹅口，故又称鹅口疮。

在临床一般分为两类：小儿口糜、虚证口糜。

一、小儿口糜

【临床表现】

好发于1岁以下的婴儿，肥胖或营养不良者更易发生此病。一般发生于口腔的两颊、上腭、口底及舌体上。初期为小的散布于各处的小白点，稍高出于黏膜，边缘不清，四周无炎性症状。不久即融合成片。容易拭去，但很快又可再度出现。

本病虽然疼痛轻微，但能造成小儿吮乳困难，使其啼哭不安。如其白色假膜扩展，则可以引起严重的后果。

只需符合以上各个特点，诊断并不困难。

【病因病机】

胎中禀受：《圣济总录》论述“此由胎中禀受谷气偏多，既生之后，心脾气热，上熏于口，致成斯疾”。

脾胃郁热：《医门补要·鹅口疮》论述“脾胃郁热上蒸”。

肺热：《幼幼集成·口病证治》论述“此肺热”。

热积心脾：《幼科金针》论述“热积心脾”。

临床上主要为先天胎毒，蕴积心脾或口腔不洁，局部感染所致。尤其是有些婴儿把最后一口乳汁含在口中而不咽下，更容易患本病。

【辨证论治】

口腔属脾，舌属心，病在心脾两经，已确认无疑。

绝大多数为脾胃湿浊，上蒸清道。局部的白色假膜，如同棉絮的堆积蔓延，口中发出抹布味。流涎拒食，小溲黄赤。

少数为心火偏旺。局部白色假膜薄而少，间歇期黏膜充血。烦躁不安，多啼哭。大便秘结难解。舌尖红赤，苔黄。

也有由胎毒所导致的。中医认为胎在母腹中，常可接受母亲疾病之邪而移祸于胎儿，称为胎毒。

·内治·

在理论上，脾胃湿浊者，当醒脾理湿化浊。常用代表方有胃苓散加减，重用藿香、佩兰。心火偏旺者，当清心泻火。常用代表方有导赤散之类，也应重用藿香、佩兰。但是请问如此多的一剂药味，质小之体能承受吗？因之最理想的处方，轻症取白茅根、焦苡仁、藿香、佩兰四味。

胎毒，在母体中就已产生。治疗最佳方法为犀黄（即西黄），研成粉尘样细粉。每天服0.1 g，30天为1个疗程，共计3 g。服后唯一不良反应为大便稀薄，但也不足为病。

·外治·

用5%硼砂溶液浸湿消毒纱布，轻轻拭去假膜，再上珠黄散。每天1～3次。但切忌拭时粗暴用力。

还有民间土法，十分有效而科学。取用靛青大粗布，俗称青大布，浸湿，抹擦。靛青大粗布为靛青染成，已有青黛的药力作用。大粗布粗糙，容易去垢。可惜现在已淘汰了。

二、虚证口糜

【临床表现】

本病好发于老年、体弱及久病者。糜粥样的白色物，满口散布，因之常有粗糙感。如在舌背部，则辨味能力大大降低。其他症状与儿童口糜相同。

涂片或细菌培养，常可找到白色念珠菌。

【病因病机】

久病而虚：《医门补要》论述“小儿久病，肺胃大虚”。

虚热、虚寒、虚火：《寿世保元·卷六·口舌》论述“如服凉药不已者，乃上焦虚热，中焦虚寒，下焦虚火，各经传变所致”。

凉药伤正：《寿世保元·卷六·口舌》论述“若概用凉药，损伤生气，为害非轻”。

劳伤无火：《医述·杂证汇参·口》论述“亦有似热非热，及劳伤无火等证”。

本病在正气虚弱的总纲之下，又有3个不同类型的证。气血双虚者，由于久病尤其是胃肠病的久病者，正气已极度衰弱。阴虚火旺者，即肾阴虚损已极，引动龙雷之火浮越。元阳无火者，衰弱到元阳无火。

【辨证论治】

这里的辨证，不在局部而在全身表现。

气血双虚者：久病之下，出现失眠、多梦易醒、心悸、健忘、倦怠疲乏、纳食无味、面色少华。舌质淡，苔薄白，脉象细弱等。

阴虚火旺者：常有潮热、颧红掌灼、五心烦热、消瘦、头目眩晕。舌红而干，脉来细数等。

元阳无火者：由于久病而正气消耗殆尽，表现为面色苍白、全身无力、畏寒易汗、头眩耳鸣、心悸短气、语声低微、大便不成形甚至稀溏。舌质嫩、胖、淡，脉细弱无力。

·内治·

气血双虚者，当培益心脾，补益气血。常用代表方有八珍汤或十全大补汤。常用药：党参、茯苓、白术、当归、白芍、熟地黄、六曲、藿香、甘草等。

阴虚火旺者，常育阴潜阳，常用代表方有六味地黄汤加龙骨、石决明、珍珠母之类。常用药：熟地黄、牡丹皮、山萸肉、茯苓、泽泻、山药、龙骨、珍珠母、赤芍等。

元阳无火者，予以温补，常用代表方有附桂八味汤之类。高龄虚甚者也可取用鹿角胶、鹿茸等。

·外治·

吹绿袍散。噙含官桂，用法：将官桂洗净，含在口中，不计时间，最少每次含3～4小时。

【预防与护理】

1. 注意口腔卫生，保持清洁。
2. 每天用盐开水漱口。
3. 多吃水果、蔬菜，加强营养，增强体质。
4. 慎用苦寒药品（中药）、抗生素（西药）。
5. 如患者为婴儿，则授乳前要注意洗净乳头，哺乳器应予严格消毒。

疱疹性口腔炎

疱疹性口腔炎，传统名称为口疮（见《素问·气交变大论》），亦有口疡（见《素问·五常政大论》）、口舌疮、口中疳疮、口破、口疳、口舌生疮、赤口疮等名称。本病好发于儿童。更多见于患流感、感冒、肺炎的同时或之后。初起时伴以体温升高，随后口中出现小溃疡。

【临床表现】

一般多出现于上呼吸道疾病中。发病初，常有发热、头昏、全身不适，以后即口腔黏膜充血水肿，并出现多数散在或簇集的针头大小透明的小水疱，簇集的可以互相融合成一个较大的糜烂。饮食困难，口涎奇多，伴以烧灼性疼痛。同时颌下淋巴结肿大。舌苔薄黄，脉数或无变化。一般病程7～10天，愈后溃疡不留痕迹。淋巴结肿待一段时间后也可自行吸收。

【病因病机】

火气：《素问·至真要大论》论述"大热将至，火气内发"。

心脾盛热：《诸病源候论·唇口病诸候》论述"脏腑盛热，热乘心脾，气冲口与舌"。

上焦壅热：《丹溪心法》论述"口舌生疮，皆上焦热壅所致"。《景岳全书》论述"口舌生疮，因多上焦之热"。

饮食所伤：《外科正宗·大人口破第一百十八》论述"此因膏粱厚味，醇酒炙煿，心火妄动发之"。

营养过剩：《幼幼集成·口疮证治》论述"此因胎禀本厚，养育过温，以成口疮"。

实际临床中，大多为风邪化火，上迫清道，阳明积热。经过治疗，一般预后良好。

【辨证论治】

风邪化火者，初起有不同程度的全身性症状。局部炎性症状不严重。脉多浮数，舌苔薄黄。

阳明积热者，局部炎性症状严重，疼痛烧灼，并有口臭。大便闭结，小溲红赤，口干多饮，舌黄粗糙苔，脉数、大、洪。

·内治·

风邪化火者，当疏风清热，常用方有桑菊饮、银翘散之类。常用药：桑叶、菊花、桔梗、连翘、薄荷、芦根、竹叶、牛蒡子等。

阳明积热者，清化阳明，常用代表方有白虎汤。大便闭结者用凉膈散。常用药：生石膏、知母、芦根、竹叶、升麻、生地黄、牡丹皮等。

·外治·

可吹冰硼散或绿袍散。颈外淋巴结肿可以不必处理。

【预防与护理】

1. 保持口腔卫生，食后漱口。

2. 保持大便通畅。

3. 内服药和外用药物的用法按医嘱认真执行。

复发性口腔炎

复发性口腔炎，传统名称为虚证口疮。另外，还有口糜、口舌疮、口烂、口疮不歇、虚劳口疮、口疮久不瘥、白口疮、热劳症、阳虚口疮等名称。

本病特点为反复发作不休，病程漫长，是黏膜病发病率最高的一个常见病、多发病。常好发于青壮年和中年人，女性多于男性，10岁以下儿童与老人较少见。它常与全身健康状况有密切关系，如神经衰弱、酷嗜烟酒、营养不良、过度疲劳、腹泻、便闭、女子月经不调等。口腔黏膜反复出现孤立性、圆形或卵圆形浅在性小溃疡，可单发或多发，口腔黏膜的任何部位都会发生，但以唇、颊及舌黏膜上更为好发之处。自发性疼痛剧烈，对冷和热、酸和咸十分敏感。每批口疮的病程有自限性，一般为十日左右，当然也有较长一些的。如严重而顽固的，则第一批没有痊愈，第二批又接踵而至，连续不断。

【临床表现】

第一期为疱疹期：黏膜充血水肿，其上出现粟粒大的小水疱，伴以发胀、发涩及烧灼感，片刻间即破裂而成溃疡，因为疱疹的存在期很短，所以门诊不易见到。但也有些病例，没有经过第一期而直接进入第二期。

第二期为溃疡期：疱疹破裂而成溃疡，为圆形或卵圆形，直径从2～3毫米到1厘米，一般不会超过1厘米。基底浅，边缘整齐。四周的红晕在前期可能出现，后期则消失。溃疡面有黄白色渗出物覆盖。此时有剧烈的烧灼痛，遇冷、热、酸、咸等刺激，都无法忍受，言语、饮食俱感困难。此期可持续4～5天。

第三期为恢复期：溃疡面有肉芽组织修复。基底逐渐平坦，面积缩小，如有充血也即消失，疼痛从缓解到消失。这样经过2～3天即痊愈。愈后不留痕迹。

虽然每批口疮发作时日不长，但反复出现溃疡，病程漫长，致使患者长期陷入病痛之中，精神上备受折磨，从而影响到生活、学习和工作。但本病一般对全身的健康状况，并没有什么影响。

【病因病机】

风热：《圣济总录·卷第一百一十七·口齿门》论述“口疮多年不瘥，风热上攻”。

酒色劳倦：《景岳全书》论述“酒色劳倦过度，脉虚而中气不足”。

心脾热：《诸病源候论·唇口病诸候》论述“脏腑热甚，热乘心脾，气冲于口与舌”。

脾湿生痰：《疡医准绳》论述“脾热生痰，热涎相搏”。

心火：《石室秘录·寒治法》论述“口舌生疮，乃心火郁热而然”。

胃气弱：《圣济总录·口疮》论述“有胃气弱，谷气少，虚阳上发而为口疮者”。

胃气伤：《续名医类案》论述“此胃气被伤也”。

胃弱痰盛：《外科理例·口舌疮一百二十二》论述“人胃弱痰盛，口舌生疮”。

中气不足，脾胃虚弱：《疡医大全·口疮门主论》论述“中气不足，脾胃虚衰，不能敛纳下焦阴火，被逼上炎，以致阳虚口疮”。

脾胃虚火：《续名医类案·卷十七·口》论述“脾胃虚衰之火，被逼上炎，则为口疮”。

脾胃湿寒，胆火上炎：《医学摘粹》论述“脾胃湿寒，胆火上炎，而生口疮”。

中焦土虚，相火上炎：《丹溪心法·口齿七十八》论述“因中焦土虚，且不能食，相火冲上无制”。

元脏虚冷：《圣济总录》论述“元脏虚冷上攻，口疮”。

肾经虚热：《续名医类案》论述“此肾经虚热也”。

上热、中寒、下火：《口齿类要·口疮二》论述“上焦实热，中焦虚寒，下焦阴火，各经传变所致”。

上实下虚：《医学入门》论述“上实下虚，致口舌生疮”。

忧思虚火：《张氏医通》论述“因忧思损伤中气，虚火泛上无制”。

七情：《医林绳墨》论述“七情所扰”。

饮食：《医林绳墨》论述“五味过伤于脾胃也”。

烦躁过度：《医学津梁》论述“七情烦躁过度，则心火炎盛而口疮生矣”。

起居失宜：《医林绳墨》论述“起居失宜，不能静养，以致心脾火动，口舌生疮”。

总而言之，不外乎：心脾两经积热；清阳不升，浊蒙清道；阴虚龙雷上潜；土衰水槁，火旺金寒；元阳无火。除经年累月的困扰之外，并无一切不良后果。

【辨证论治】

心脾积热者：大多在初发阶段，病程不长，溃疡多发于唇、颊、舌尖、舌边等处。数目较多，表面呈黄灰色，周围黏膜红赤，疼痛剧烈，进食时尤甚。全身症状为大便干结，小溲色赤，口渴善饮。舌苔薄，质红，脉数有力。

清阳不升，浊蒙清道者：溃疡大多融合成片，基底灰白，上面覆盖着灰白色和浅黄色渗出物，周围黏膜淡白。有时口气呈抹布味。口水增多，口有淡味或甜味，大便偏稀，小便混浊，食欲不振，全身倦怠，四肢沉重。舌苔腻，质嫩而胖，甚至边有齿印，脉多沉而细。

阴虚龙雷上潜者：病程较长，此起彼伏而病情时轻时重。基底的肉芽红赤，疼痛在午后为重，有烧灼感，口干多饮，在疲劳、失眠及情绪不佳时更加严重。全身症状有五心烦躁，大便干结，失眠等。舌苔少，质瘦而红，脉细而数。

土衰水槁，火旺金寒者：症状无一定类型，以上各种症状都可以出现。辨证上十分困难，但临床上反而较多。

元阳无火者：多见于年高者或久病者。口腔中溃疡并不太多，无痛感。表现于全身者，终日凛寒，四末不温，入冬更重裘难暖。面色苍白不华，大便偏稀，全身乏力，动后作喘。脉细、弱，舌苔薄，质淡。

按语：此外，干祖望教授另有一分明虚实的特色辨证之法。即口干引饮，喜冷水者多为实热、火；喜温水、热水者，实证不多见，阴虚、脾虚为多。【参考文献：干千，干祖望．口疮证治［J］．辽宁中医杂志，1993，(12)：14－15．】

·内治·

心脾积热者：治当清心凉脾，消炎止痛。张景岳偏重心火，故用泻心汤；王肯堂偏重脾火，故用凉膈散。临床经常把二者综合取用。但必须视其心火重或脾火重而用时有所倾斜。常用药：生地黄、白茅根、竹叶、灯心草、藿香、芦根、金银花、紫花地丁等。

清阳不升，浊蒙清道者：主要用益气升阳法，常用方有益气聪明汤或补中益气汤。但补药有些证候不宜太重，应该酌用芳香化浊之品，使全方配合更有玲珑剔透的妙处。补药少用无流弊，芳香药多用有好处。常用药：太子参、白术、茯苓、藿香、佩兰、升麻、柴胡、鸡内金、甘草等。

阴虚龙雷上潜者：治以养阴清热，临床喜用知柏八味汤合玉女煎。常用药：知母、黄柏、生地黄、牡丹皮、泽泻、熟地黄、玄参、盐水炒牛膝、甘中黄。

土衰水槁，火旺金寒者：以其病机复杂，故而用药亦难。不过也有捷径，水槁只需培土。培土生金，金则温。金一振作，金可生水，水旺即能制火，所以临床喜从健脾培土入手，比较常用《谢映卢医案》的“椒梅附桂连理汤去甘草”（见第四卷杂症门“下唇生疮”）。

考《张氏医通》在理中汤（人参、白术、干姜、甘草）中加入黄连、茯苓。今谢氏又加入川椒、乌梅、附子、肉桂，去甘草。正巧妙地针对着本病。

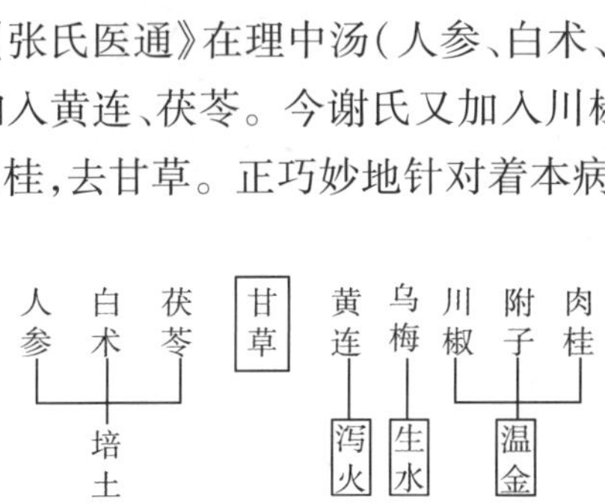

·外治·

初期绿袍散；中期养阴生肌散；后期珠黄散；噙漱药：冬青树叶、官桂。

【预防与护理】

1. 注意口腔清洁，在发作期间用3%硼砂溶液或淡盐汤漱口。

2. 发作期间，宜进半流质饮食。

3. 间歇期间，宜多吃蔬菜及容易消化的食物，少吃油腻、煎炸、辛辣之品，戒烟酒。

4. 少用抗生素。

5. 保持充足的睡眠，不能过度劳累，避免胡思乱想和精神紧张、情绪激动。

【医案】

·案一·

包某，女，51岁，1996年6月11日初诊。南京小营制药厂。

口腔溃疡5年病史。过去频频急性发作，但现在日趋频繁。刻下已2个月至今，连续不断发出，至今未愈。今年4月下旬，开始发热嘶哑，咽头疼痛，至今未痊。刻下发热嘶哑已无，唯咽痛仍在。

检查：咽后壁淋巴滤泡增生，污红。扁桃体（双）+。前腭弓（双）充血。舌尖、颊、前庭有小溃疡多个。舌薄苔，脉细。

医案：坤德失其厚载，伴以杂邪外侵，刻下裁方，仅能“醒”而不能“补”。

处方：

藿香10 g	佩兰10 g	山楂10 g
六曲10 g	白术6 g	茯苓10 g
炒苡仁10 g	元参10 g	桔梗6 g
六一散包 10 g	7剂煎服	

二诊1996年7月9日。咽痛明显减轻。口腔溃疡又一次出现，其程度明显较前为轻。

检查：咽后壁充血已消失，其他同上诊。上腭以软腭为重点，小血管暴露网布。右侧前庭齿龈有2个小溃疡，充血。舌薄苔，脉细。

医案：困脾初醒，心火内燃。治宗醒脾之法难弃，清心之药必增。

处方：

藿香10 g	佩兰10 g	山楂10 g
白术6 g	茯苓10 g	白茅根10 g
生地黄10 g	木通3 g	金银花10 g
竹叶10 g	7剂煎服	

按语：《诸病源候论》载“脏腑热甚，热乘心脾，

气冲于口与舌”是口疮发生的原因，故晋代以后多以清泄心脾积热为大法。《口齿类要》中论述为“口疮，上焦实热，中焦虚寒，下焦阴火，各经传变所致”，为治疗口疮提供了新的思路。《圣济总录》中又记载了一型，“有胃气弱，谷气少，虚阳上发而为口疮者”，为引火归原法提供了依据。

口疮患者在临床上十分常见，且本病缠绵难愈，又极易复发，每次发作时日不确定，未必很长，但反复出现，周而复始，常可数月数年甚至数十年长期困扰患者，使病者身体上的折磨与精神上的负担十分沉重。诚如《备急千金要方》所云：“若不久慎，寻乎再发，发即难瘥。”

干祖望治疗口腔溃疡最为常用的方法，一是因其局部疼痛充血而用清泻心火法，二是见诸溃疡分泌物多而用藿香、佩兰之类化湿药物，本案之治综合了两种方法。

本案患者病情易反复，目前属于平稳期，干祖望认为平稳期为复发性口疮的最佳治疗时期，本案是坤德失其厚载，伴以杂邪外侵。针对此时，干祖望私淑东垣的四君子汤及参苓白术散等补气健脾之品就当暂且搁置，仅能“醒”而不能“补”。方中藿香、佩兰芳香化湿；白术、茯苓、薏苡仁健脾渗湿；山楂、六曲消食导滞；六一散清暑利湿；桔梗、玄参清热化痰、利咽止痛。病在江南7月间，湿邪当令，此方也符合因时因地制宜的思想。

本病的治疗，在发作间歇期的保养十分重要，如果饮食不节，则治疗起来好比“为山九仞，功亏一篑”，良好的生活习惯对于本病的愈合起到关键作用，油腻、煎炸、烧烤、辛辣、烟酒等绝不能沾惹，且要持之以恒，不能一曝十寒。

·案二·

王某，女，40岁，浦口车站。1985年1月1日初诊。

口腔溃疡，发作4天，局部疼痛较重，夜寐尚可。

检查：唇边为重点，溃疡多处，肉芽峥嵘，粗糙充血，舌薄苔，脉弦数。

医案：中州湿重，当然上犯脾窍，口疮之频频发作，势此必然，心火炎炎，上犯其苗则是糜烂，充血而剧疼，刻下时在度轫之际，正是燎原不可向迩之时，务当重剂以清之。

处方：

川连 3 g	生地黄 10 g	木通 3 g
白茅根 10 g	竹叶 10 g	灯心草 3 扎
芦根 30 g	升麻 3 g	金银花 10 g
甘中黄 3 g	7 剂煎服	

外用：绿袍散3 g分次外用。

二诊 1985年1月21日。药进7剂，口腔左侧溃疡已趋向愈合，舌尖峥嵘粗糙者，已有收敛倾向。

检查：舌尖偏右仍有一个溃疡，充血已淡，舌薄苔脉细弦。

医案：口疮貌似愈合，实非病瘥，乃症状改善或又进入间歇期耳，总之为今之明，一向瘥愈不满旬月，经来必然剧发，逐渐增长与减轻以后则冀其迭减而告瘥，治宗原方，稍事增损。

处方：

生地黄 10 g	木通 3 g	白茅根 10 g
竹叶 10 g	芦根 30 g	车前草 10 g
升麻 3 g	灯心草 3 扎	滑石粉[包] 20 g
鸡内金 10 g	7 剂煎服	

外用：绿袍散续进。

三诊 1985年1月28日。溃疡已全部愈合，但仍有红点列布而烧灼感，亦未消失。

检查：舌体正常，舌尖边有小红点几颗，舌少苔脉平。

医案：溃疡虽愈，是敛迹而非瘥愈，仍宜调理，莫谓“无病”呻吟。

处方：

太子参 10 g	茯苓 10 g	白扁豆 10 g
薏苡仁 10 g	藿香 10 g	山药 10 g
灯心草 3 扎	鸡内金 10 g	六一散[包] 12 g
竹叶 10 g	5 剂煎服	

四诊 1985年2月4日。仅仅停1周，又再发作，过去也有过1周的过度者，来势比从前轻些，3天无大便。

检查：舌尖右边又有溃疡，充血红艳，舌薄苔脉弦。药治收获，仅仅为此次发作之来势缓耳，重清心脾，以挫其势。

处方：

黄连 1.5 g　　生地黄 10 g　　白茅根 10 g
生石膏 30 g　　竹叶 10 g　　木通 3 g
灯心草 3 扎　　生锦纹后下 6 g　　芦根 30 g
人中黄 3 g　　5 剂煎服

外用：绿袍散 3 g分次外用。

按语：《圣济总录》云“口舌生疮者，心脾经蕴热所致也。盖口属脾，舌属心，心者火，脾者土，心火积热，传之脾土，二脏俱蓄热毒，不得发散，攻冲上焦，故令口舌之间生疮肿痛”，故治疗宜心脾俱治。

初诊时溃疡多处，肉芽峥嵘，充血剧痛，此为祝融肆虐，心火亢盛，且大有燎原之势，干祖望以重剂清心泻火，以导赤散为主方，加白茅根、芦根、灯心草、金银花、甘中黄等助其清泻，方中升麻一味，有“火郁发之”之意，同时又是脾经引经药，因脾开窍于口，故适合取用。

单凭清火，似非上策，考火之来由于湿困蒸郁而化。湿之生由于脾虚难以振作而然。所以清火为治标，化湿为治本，醒健脾土更为本中之本。本证湿、火俱在，治疗宜清火利湿同施。

二诊时加的车前草、滑石粉皆为祛湿行水之药。三诊时溃疡已经愈合，干祖望认为此乃假象蒙蔽，病邪潜伏，以退为进，酝酿着下次爆发，不如乘其低头退却之际，一鼓作气，斩草除根。继续拟清心利湿之品，并且考虑久作攻伐，脾虚湿盛为疾病之本，既然标证已除，此刻缓则治本，益以太子参、茯苓、白扁豆等益气健脾之品。

本案中外用药一直未停，外用药能够直接作用于局部，是治疗口疮的行之有效的方法，内外兼治往往能起到较好的效果。绿袍散出自《卫生宝鉴》，组成为黄柏、青黛、冰片、甘草，能够清热泻火、解毒化浊。另外，干祖望有时也推荐噙漱剂，即含在口腔里约 1 小时后吐掉，一日三四次。常用冬青树叶子洗净噙含，元阳无火者，用官桂，也须洗净晒干。

·案三·

罗某，女，64 岁。1989 年 11 月 3 日初诊。

近月来多发性口疮，疼痛颇剧，无片刻之宁，饮食言语为之障碍，大便干结，三日一次。每日仅以牛奶作主要充饥食物，但腹中知饥。血压很低，血红蛋白 65 g/L。头晕，视力日衰，每日低热，作行薄暮。肛门前阴也有溃疡。

检查：口腔以舌边为重点，大片糜烂，伴有口吃较重，舌苔厚腻而垢，底有裂纹，脉细寻而后得。

医案：正已式微，邪尚浓郁。补则留邪，清则耗正。而且口水为泉，正是严重消耗津液，刻下治疗，既不能孤注一掷，更不可因循敷衍。采取四圣，以窥动静。

处方：

黄芪 20 g　　当归 20 g　　省头草 15 g
金银花 20 g　　甘草 6 g　　5 剂煎服

二诊 1989 年 11 月 10 日。药仅 5 剂，滂沱流涎已止，满口糜烂断然干净。但疼痛反而加剧，且有气息，狂饮喜凉，溺赤而灼。

检查：满口浮腐已净。以舌边为重点，肉芽凹凸不平，伴以充血。舌苔厚腻而垢者，已有化意。脉细。

医案：四圣而得挽狂澜，疼痛之加，盖药之焕然者今得正常矣，仍以轻清轻解。

处方：

柏子仁 10 g　　生地黄 10 g　　竹叶 10 g
白茅根 10 g　　当归 10 g　　金银花 10 g
生黄芪 10 g　　灯心草 3 扎　　甘草 3 g
5 剂煎服

外用：养阴生肌散 3 g。

按语：口疮辨证，首重虚实，根据局部症状，结合全身症状分析，诚如陈实功《外科正宗·大人口破》中所说：“虚火者，色淡而白斑细点，甚者陷露龟纹，脉虚不渴。此因思烦太甚，多醒少睡，虚火动而发之……实火者，色红而满口烂斑，甚者腮舌俱肿，脉实口干。此因膏粱厚味，醇酒炙煿，心火妄动发之。”一般而言，临床上实证多于虚证，但是虚证有时会被误诊为实证而论治。

本案口腔溃疡证情较重，而且患者气血亏虚明显。此时单纯扶正或攻邪均不适宜。干祖望选用兼有扶正祛邪作用的四圣饮，实为高招。患者脉细寻而后得，血压极低，此是气血大亏之象，津血同源，血虚无以化生津液，则午后低热而大便干结。四圣饮为黄芪、当归、金银花、甘草四味，方中攻补兼施，温清并行，黄芪补气升阳，当归养血育阴，金银花清热解毒，甘草调和诸药。由于患者舌苔厚腻而垢，口腔大片糜烂，湿浊为患已是不浅，单纯扶正犹恐恋邪，加佩兰芳香化浊，省头草为佩兰别名。考虑血虚为本，阴虚为标，津血同源，养血自能育阴，且滋阴恐湿浊不化，故干祖望未用养阴药物，全方药仅五味，但二诊时滂沱流涎已止，满口糜烂断然干净，令人咂舌不已，因患者疼痛仍剧，狂饮喜凉，溺赤而灼，在前方基础上加导赤散清心泻火。柏子仁一味颇有考究，心为君主之官，五行属火，一味清心，不如加上养心宁心之品，获效更佳，另外，患者大便干结，柏子仁也有润肠通便的功效。

·案四·

阚某，女，汉族，64 岁，1999 年 1 月 26 日初诊。南京。

口腔溃疡已 2 年多，症状符合复发性口腔炎。刻下则倍形加重，疼痛、烧灼，即使未有溃疡，亦终朝难息。两耳齐鸣，以右侧为重点，伴以脑鸣、口干。

检查：溃疡不明显。咽（－）。舌体有破碎，薄白苔，细脉。

医案：心火炎炎，虚阳上亢，陈士铎称之为“君火与相火并存”，治当收敛虚阳，清泻心火。取交泰丸之意立方，拟取导赤与金匮肾气丸综合拟订。

处方：

肉桂 3 g	生地黄 10 g	熟地黄 10 g
山药 10 g	山萸肉 10 g	竹叶 10 g
白茅根 10 g	灯心草 3 扎	牡丹皮 6 g
泽泻 6 g	7 剂煎服	

二诊 1999 年 2 月 23 日。药进 7 剂，依然无效。补述口腔咽部有粗糙感。两唇麻而灼痛。耳鸣声如高压锅之冒气声。更特异处为有汗难出。

检查：下唇齿痕明显，充血。舌质淡红，薄白苔，细脉。

医案：药后主诉迥异，毋怪乎金匮肾气丸味同嚼蜡。考肺主皮毛，有汗难泻者则肺中伏邪，兽困于中，再取“肉桂”不啻抱薪救火，无效而亦无大损，亦之幸矣。根据今日之诉，则应宣泻肺经蛰热，似最合适。同时肺经之穴名曰笼葱，寓居耳中，当然可以影响而及之。

处方：

蒲公英 10 g	桑白皮 10 g	黄芩 3 g
山栀子 10 g	升麻 3 g	金银花 10 g
马兜铃 6 g	生地黄 10 g	石菖蒲 3 g
竹叶 10 g	7 剂煎服	

按语：口疮多从心脾积热论治，张景岳偏重心火，喜用泻心汤治疗，王肯堂偏重脾火，喜用凉膈散治疗。

清泻肺热法为干祖望所重。咽喉者，肺胃之道路，肺热炽盛，循经上犯，口通于喉，亦能影响。本案之所以从泻肺治疗，还有另外两个佐证。一是有汗难出，二是耳鸣。干祖望认为，虽然汗为心之液，但是肺主皮毛，有汗难出者则肺中伏邪，兽困于中，腠理闭塞，开阖失利。汗液有生化之源，只是无法蒸蒸而出。至于耳鸣，在本书“耳鸣耳聋”一篇中已有介绍，干祖望提出了“耳聋治肺”的观点，王孟英云，肺有结穴在耳中，名曰笼葱。所以，清泻肺热法治疗口疮是变法中之常法，虽然没有按照常规办事，但是针对本案患者具体情况而言，符合中医因人制宜的辨证论治思想。

本案有个插曲，即是初诊辨为“心火炎炎，虚阳上亢”，陈士铎称之为“君火与相火并存”，干祖望治以收敛虚阳，清泻心火。取导赤散与金匮肾气丸综合拟方，岂料药进 7 剂，味同嚼蜡。由于二诊时患者主诉有所变化，才改用清肺之法，干祖望感慨初诊用方是“不啻抱薪救火”，这个典故出自北宋文学家苏洵《六国论》，原文为“以地事秦，犹抱薪救火，薪不尽，火不灭”，意思是抱着柴薪去救火，比喻不但不能解决问题，反而使事情往糟糕的方向发展。

方中以桑白皮、黄芩、马兜铃清热泻肺；蒲公英、金银花取五味消毒饮之意，清热解毒愈溃；生地黄、竹叶取导赤散之意，清离火而伐兑金；栀子能清泻三焦火热；升麻、石菖蒲升清开窍，升麻引药入口,石菖蒲开窍聪耳。

·案五·

奚某,女,汉族,36 岁,已婚,1978 年 11 月 17 日初诊,公安。

口腔溃疡7 年来由轻而重,经常发作。今夏开始严重起来,半年中未有间隙地长期存在,经常便秘。

检查:两颊黏膜有溃疡多块,较大较深,伴以扁平苔藓。两颌下淋巴结压痛。舌质淡红,薄苔,结脉。

医案:口疮固属于脾,脉系心病,暂以心脾两益为是。

处方:

黄芪 10 g	党参 10 g	白扁豆 10 g
淮山药 10 g	藿香 10 g	莲子 10 g
芡实 10 g	茯神 10 g	益智仁 10 g
木香 3 g	远志 10 g	郁李仁 10 g

5 剂煎服

按语:口疮从心脾积热论治是为常法,每用清泻心脾火热之方。然而,干祖望再一次突破常规,采取心脾两益之法治疗口疮。

本案患者病程绵长,已历七载,且发作无间歇,长期存在,生活质量之差可想而知。干祖望从脾虚论治,拟参苓白术散加减。脾居于中焦,为坤土之脏,后天之本,病已七载,必然累及脾脏,脾气失于健运,清阳之气不得上升,浊阴之邪不得下降,黏滞于口腔,胶着于黏膜,故发为溃疡。脾气运化水湿之职失常,津液无以濡润肠腑,则常年便秘。干祖望在处理口疮时的治脾思路分为四步:湿困脾阳者,用醒脾法,用药偏于芳香燥湿,如藿香、佩兰等;湿邪困脾兼轻度脾虚者,用运脾法,用药偏重健运和祛湿,如焦楂曲、茯苓、薏苡仁、蚕沙等;脾失健运者,用补脾法,常取参苓白术散加减;脾虚极弱者,用激脾法,常在补脾基础上加三仙,即仙茅、仙灵脾、仙鹤草,前二味为二仙汤,补肾火而暖脾土,仙鹤草又名脱力草,能迅速恢复劳累过度的神疲困乏。

由于患者脉结,此是现代医学的心脏疾病,干祖望在健脾的同时,兼顾养心,心脾两益。方中黄芪补气升阳;党参、白扁豆、山药健脾益气;藿香醒脾化浊;莲子、芡实、茯神、远志、郁李仁养心安神,补心气,固心阳,郁李仁又有润肠通便之功;益智仁温肾暖脾,补火生土;木香理气行气,使全方补而不滞。

本案患者没有间歇期,但是大部分患者是间歇发作。干祖望提出,发作高潮之际,当然要用药治疗,平稳时期,也不能麻痹大意,当长期进药,唯药量可取维持量,即两日一剂或三日一剂。他赞成将汤药改为丸剂或膏剂,一般春、夏、秋三季以丸剂为宜,冬季以膏剂为佳,达一周年而不复发者,方才可以视为治愈。

白塞综合征

白塞综合征,传统名称为狐惑。狐惑一名,出自《金匮要略》,谓“蚀于喉为惑,蚀于阴为狐”(见“百合狐惑阴阳毒病第三”)。基本上一直沿用至今。唯《医宗金鉴》则认为狐惑是牙疳、下疳的古代名称。

【临床表现】

本病初期,大多首先在口腔、眼睛发生病变。经过一段较长时间后逐渐出现前、后阴的病变。

口腔:多在口唇、舌侧边缘、舌尖、龈颊等处反复破溃蚀烂,彼伏此起,长期不愈。这种症状也常波及扁桃体、咽后壁、鼻咽腔等。开始在黏膜上出现小水疱,旋即变为溃疡。溃疡面充血灼热、疼痛,并有臭气。

眼睛:红赤涩痛,畏光流泪,眼眶疼痛较甚。前房积脓,则视力衰退,瞳孔缩小,严重的可以导致失明。

生殖器随之也出现病变:男性常在龟头、阴囊、阴茎等处发生溃烂、疼痛;女性则阴唇、阴道等处发生溃烂、肿胀、疼痛,有时可延及肛门及其周围。

此外尚有全身性症状,如皮肤上出现红斑、关节炎等。

本病病程漫长,周期性时轻时重。本病具有

“主要”“次要”两个症状群。主要症状有口腔溃疡、生殖器溃疡、眼症状、皮肤病损4项。次要的有胃肠症状、血栓性静脉炎、心血管症状、关节炎、中枢神经系统症状。

凡在主要症状群中具有2项或2项以上，再加上次要症状群中的2项或2项以上者，即可诊断为本病。

【病因病机】

湿毒之气：《诸病源候论》论述“皆湿毒气所为也”。《备急千金要方》论述“狐惑由湿毒气使然也”。

阴虚血热：《金匮要略方论本义》论述“阴虚血热之病也”。

虚邪阴火：《高注金匮要略·百合狐惑阴阳毒病证治第三》论述“此虚邪阴火，逼伤胃中真阳，而为上浮下陷之症也”。

本病临床上急性的为湿热内积，毒火熏蒸。慢性的为脾肾阴虚，正气式微，邪侵全身。

本病病程较长，病机复杂，如治疗得法，护理适当，其后果不至于太差。

【辨证论治】

湿浊内积，毒火熏蒸者：各处溃疡疼痛严重。偏重于口腔者，重点在阳明；在眼和生殖器者，重点在肝胆在皮肤者，重点在肺经；在关节者，重点在脾经。全身症状常有发热，嗜睡，食欲不振甚至拒食厌食。舌苔厚黄腻，表面滑润，脉濡。

脾肾虚亏者：口腔、牙龈、生殖器溃疡，疼痛不剧，肢体皮肤可有红斑或结节。身疲无力，头目眩晕，耳鸣耳聋，失眠，咽干，多汗，大便偏干。男子梦遗，女子经来失常，舌红绛少苔，脉细数。

正气式微，邪侵全身者：口腔、外阴部溃疡，长期反复出现。面色无华，食少无力，畏寒，下肢浮肿，四末不温或有长期低热，纳谷不化。舌质淡，脉沉细无力。

·内治·

湿热内积者，当利湿清热，常用方有甘草泻心汤。要依据病变重点在某经某脏而取用清解某经某脏的药物。

脾肾虚亏者，当取补脾益肾法，方可临时选用，因为本病症状多端，证型复杂。

正气式微者，当大补正气。八珍汤、十全大补汤都可取用，甚至人参包括高丽参(红参)、吉林参(白参)和西洋参，以及紫河车、阿胶等，也可酌情使用。

·外治·

口腔用药，有养阴生肌药、珠黄散等。

生殖器破损者，可取苦参、金银花煮水洗涤，外扑黄柏粉或松花粉。

【预防与护理】

1. 口腔溃疡方面，参阅“复发性口疮”的有关内容。

2. 生殖器、皮肤方面的溃疡，注意保持干净与干燥。

【医案】

·案一·

杨某，男，27岁。1977年3月26日初诊。

肇于舌烂，继则阴囊及包皮糜烂，终则两目红赤疼痛，如此反复发作已近3个月，刻下正处在间歇期间。西医诊断为白塞综合征。

检查：舌体肥胖，未见溃疡，包皮、阴囊皮肤呈斑状暗红色泽改变。舌有黄苔，脉来弦劲有力。

医案：邪伏厥阴，故病在两目、前阴；火郁心脾，乃口腔糜腐。刻在间歇期间，故而病亦在韬晦阶段。诊之脉弦有力，显然邪毒有待机蠢动之象。舌有黄苔，亦证明蕴热未清。至于舌体肥胖，则绝非脾虚见征。可按“舍舌从证”之旨而不究，故以清心泻肝之法。佐以补益，取张洁古扶正自能邪去之意耳。

处方：

胡黄连1.2 g	夏枯草9 g	柴胡3 g
金银花9 g	茵陈12 g	太子参9 g
当归9 g	朱茯苓9 g	莲子9 g
枸杞子9 g	碧玉散[包] 15 g	5剂煎服

二诊1977年4月11日。进药15剂，暴者至

多间隔 20 天必发，现 22 天症状未作。舌苔薄黄，舌质红润而胖，脉平有弦意。病在肝脾心三经，固无疑义。证及脉舌，仍以实证为主；苔黄有热，质红怀火，舌体之胖，可能由脾热之蒸。脉弦平者，肝经之火，仍泻而未彻，微功已建，宜从前法步进。

处方：

柴胡 4.5 g	菊花 12 g	胡黄连 1.5 g
甘中黄[包] 1.5 g	煅人中白 6 g	滑石 18 g
牡丹皮 9 g	茵陈 12 g	太子参 9 g
元参 9 g	5 剂煎服	

三诊 1977 年 5 月 27 日。迩来每日服药为辍，平稳未发已有近 3 个月。

检查：舌薄白苔，质色正常，脉平。

医案：求其巩固，可从脾经着眼，盖毕竟主症在口，口为脾窍之故也。古云"丸缓汤荡"，刻下以丸缓图，归脾丸口服。

处方：归脾丸 100 g，日 2 次，每次 9 g。

1977 年 6 月 18 日来信云：已离宁返家，"一直很好"，因当地无此丸药，要求处一煎药方，以资续服。方以归脾汤化裁。

1977 年 7 月 25 日，再函告"至今没有发作"。

按语：白塞综合征，始终在湿热一证中徘徊游弋。湿久困则发酵而氤氲生热，热蒸则湿更难以清理，这个观点看来古今是统一的。且看《金匮要略》狐惑的"默默欲眠，不欲饮食"，就是湿困的表现。《诸病源候论》谓"皆湿毒气所为也"，《备急千金要方》谓"狐惑由湿毒使然也"，《金匮玉函二注》谓："虫生于湿热、败气、瘀血之中，其来渐矣，遏极乃发"，《金匮要略方论本义》谓："狐惑者，阴虚血热之病"。本症并非不治之症，唯难以迅速告痊耳。用药认定"清理营分湿热"六个字，然后根据其出现的症状而用药随之变化。根据"目属于肝""肝脉络阴器""脾开窍于口""舌为心之苗"的理论，干祖望认为本病的病机是湿热蕴毒客于肝脾心三经，与虚火交织上炎而为患。本案患者肇于舌烂，继则阴蚀、目赤、脉弦苔黄，乃湿热蕴结三经所致，治当清泻肝、脾、心，使邪去而正安。方中曾用大黄、人中白善清血分之热，其渗透力强，既有苦寒药之力，又似甘寒药物流弊，对慢性疾病患者无克伐之害。另外还具有"骨肉"之精，远非"草木无情"之品难与人体糅合。

·案二·

韩某，男，29 岁，1992 年 7 月 21 日初诊。淮阴市。

西医诊断"白塞综合征"。起病于 1984 年，当时由口腔溃疡开始，之后眼睑一度发生溃疡，阴部几度溃疡。口腔溃疡终朝存在，唯乍轻乍重而已。两胫红斑满布，左膝漫肿。平时畏风及不规则低热。今天恰在急性发作之前奏，精神萎靡，头脑昏沉，大便偏干，小便色黄。曾在上海某医院住院治疗未能控制。

检查：口腔黏膜点点小溃疡，重点在前庭。两胫皮肤色素沉着斑块满布，伴有红色的斑，左大腿肌肉萎缩松弛，膝关节对侧肥大。舌薄白苔，边有齿印如锯，脉濡。

医案：脾土失健，坤德难充，因之内湿自生；湿困中州，其浊再借之以成，湿浊交蒸之下，脾窍首蒙其祸，"突边安有净土"，当然溃疡破碎，彼伏而此起矣。同时，四肢属脾，眼科肉轮属上，阴部为至阴之处，当然池鱼之殃势所不免。暂宗健土益脾，佐以芳香化浊。方从金匮赤小豆当归汤化裁。

处方：

赤小豆 15 g	当归 10 g	白术 6 g
茯苓 10 g	太子参 10 g	山药 10 g
藿香 10 g	佩兰 10 g	山楂 10 g
六曲 10 g	六一散[包] 15 g	7 剂煎服

外用：养阴生肌散，外用吹口腔患处。

二诊 1992 年 8 月 11 日。时历两旬，药进 14 剂。始服 7 剂，自感效果较好；续进 7 剂，无。溃疡彼伏此起，幸这次之疡，比昔为轻。两胫红斑减轻，未见蠢然之再动。

检查：口腔前庭小点溃疡仍然星罗棋布，周围充血。两胫如上诊，左侧红斑已消，右侧也在待消之中。舌薄苔，边红而有齿印，脉平。

医案：古方今用，幸无明日黄花之叹，只能步迹原旨。唯需予嘱病家，病症反复发作，经过曲折迂回，是其特点，情绪务须稳定，虽然求痊不易，假锲而不舍，终能获愈。

处方：

赤小豆 10 g　当归 10 g　太子参 10 g
白术 6 g　省头草 10 g　茯苓 10 g
生石膏 30 g　山药 10 g　益元散[包] 12 g
六曲 10 g　荷叶一角　7 剂煎服

外用：养阴生肌散，吹患部。

三诊 1992 年 9 月 1 日。无明显变化，总之药物之有效与否，全部依托情绪、劳逸而变化。情绪舒畅体息则不药亦能向愈，情绪失畅、疲劳，即使进药也无效。

检查：两胫斑块大多已色素沉着。口腔所见大体同上诊。舌苔厚腻而糙，边艳红充血，脉平。

医案：病历八年，遍访名医，足履各地，终以棘手以辞，不过束手坐视，总不及搜索枯肠，乞灵于僻方冷药，以翼万一之率。取张介宾玉女煎。

处方：

熟地黄 10 g　生石膏 30 g　麦冬 10 g
牡丹皮 6 g　赤芍 6 g　地骨皮 10 g
当归 10 g　甘草 3 g　小麦 12 g
赤小豆 12 g　大枣 7 枚　7 剂煎服

四诊 1992 年 9 月 22 日。上药方又进 14 剂后口中破碎改善许多，干也稍润，而且渐增者似已停止。烧灼感及喉痛还有一些，膝关节酸痛仍严重。尤其是在天气骤变之际，步履有艰难晃然之感，自知无力。终朝凛然无温，重衣不暖，易汗，大便干结难闻。

检查：右侧颊黏膜及前庭黏膜有小溃疡 5 ~ 6 个。两胫沉着的色素在吸收淡化中。舌薄苔（已比上次明显改善），边有齿痕，脉平。

医案：玉女煎显然有效，所恐者“戏药”之症驾临耳，前方再深入。

处方：

熟地黄 10 g　生石膏 30 g　山药 10 g
知母 10 g　当归 10 g　赤小豆 12 g
六曲 10 g　甘草 4 g　浮小麦 12 g
大枣 7 枚　7 剂煎服

五诊 1992 年 10 月 13 日。又进药 14 剂，进程中殊感平稳，在此期中（2 周）仅仅发过 2 次，但很轻微，轻而且速愈。阴部有溃疡，比过去反而重些。小便有灼热感。入晚凛感及咽痛已轻，鼻有干燥感，有血丝及血痂。

检查：口腔还有 2 个溃疡，鼻中隔“C”形弯曲。两耳郭有红斑及冻伤样破碎。舌白或腻苔，边有齿痕如锯，脉细。

医案：四度门诊，仅仅求得平稳而稍稍能驭制，顽症难医，事属必然，以舌诊而论，宜从脾上入手；以黑箱而言，金匮之赤小豆当归合《景岳全书》中玉女，也尚满意。同时两下肢足跟疼痛，步履艰难，又不能坐视。

处方：

熟地黄 10 g　知母 10 g　川黄柏 3 g
赤小豆 10 g　当归 10 g　山药 10 g
浮小麦 12 g　怀牛膝 10 g　甘草 3 g
大枣 7 枚　7 剂煎服

六诊 1992 年 11 月 3 日。在此 20 天间，曾一度高热，幸汗出而解，热退而又进水药，低热已制住，阴部溃疡消失，溺出之际灼热感已无，鼻干血迹都已消失。口腔溃疡仅仅减轻而未能根除。

检查：口腔内无明显破碎，环唇起燥皲。舌薄苔，边有齿痕大而深，脉细。

医案：赤小豆当归、甘麦大枣，俱出仲景之手，施之今日锋芒不减当年，以古方治顽症，殊感得心应手，当然不敢草率更方。

处方：

熟地黄 10 g　知母 10 g　川黄柏 3 g
赤小豆 10 g　当归 10 g　甘草 3 g
浮小麦 15 g　大枣 7 枚　金银花 10 g
白茅根 3 g　芦根 30 g　7 剂煎服

七诊 1992 年 12 月 18 日。急发之右眼巩膜充血已消失。口腔溃疡在最近 3 个月中无明显动荡。现在环唇干燥，皲裂角化。在疲劳之后，仍然有感觉，但幸无明显表现。左膝关节为重点的多发性关节酸、痛、肿三者并存，严重时活动有障碍，畏寒，左大腿肌肉有萎缩感，两小腿皮肤干燥起屑。近来出过一次鼻血（3 天前），量一般。

检查：口腔（－）。鼻腔利特尔区黏膜粗糙左重右轻。舌薄苔，边有齿痕如锯，脉平。

医案：口腔、眼、下体，百天俱持平稳安宁，总有向愈发轫之始，此外关节、肤痒，亦当同时关注。

处方：

赤小豆 10 g	当归 10 g	山药 10 g
浮小麦 10 g	大枣 7 枚	甘草 3 g
独活 6 g	功劳叶 10 g	桑寄生 10 g
绿豆衣 10 g	油松节 2 个	7 剂煎服

按语：干祖望治疗白塞综合征，常从湿邪论治。《金匮要略·百合狐惑阴阳毒病第三》中描述狐惑病患者表现为“默默欲眠，不欲饮食”，这是湿困的表现；《诸病源候论》谓“皆湿毒气所为也”；《备急千金要方》记载“狐惑由湿毒使然也”。历代古籍皆为“治狐惑从湿邪”提供了依据。

脾失健运，湿邪由内而生，口为脾窍，首当其冲，口舌生疮；而湿邪困遏中焦，更伤脾气，如此恶性循环，导致溃疡此起彼伏，长期存在而难愈矣。四肢属脾，表现左膝漫肿；眼科肉轮属土，眼睑部亦发生溃疡；湿性下趋，阴部为至阴之处，溃疡难免发生；精神萎靡，头脑昏沉，舌薄白苔，边有齿印如锯，脉濡均为脾虚湿盛之象；大便偏干、小便色黄，可见热邪亦存于体内，用药不可忽视之；另患者两胫红斑满布，乃热郁营分，外受风邪所致。

对于该证论治，干祖望并没有自拟新方，而是选用了《金匮要略》中的赤小豆当归汤化裁，其中赤小豆去湿清热解毒，当归活血养正，以祛血中之风，该方本为风湿流于肠胃而设，非狐惑之方，干祖望用于此，可谓匠心独运；又唯恐单一味赤小豆清热祛湿之力不够，干祖望在方中加用了藿香、佩兰芳香化湿，六一散清热利湿；脾喜燥而恶湿，湿邪困遏，脾气必伤，治应健脾化湿，方中四君子汤和山药即为此意，另山楂和六曲有醒脾之意。

治疗该病，干祖望主张内外同治以期更好的效果，外用白珍珠散或养阴生肌散吹患处。

二诊时，患者虽诉后 7 剂无效，医生此时切忌由此判定上方无效，应仔细四诊，本案患者虽口腔溃疡又起，然已较上次发作为轻，两胫红斑也减轻，可见上方系属对症，应再接再厉。

·案三·

罗某，女，64 岁。1989 年 11 月 3 日初诊。

因口疮而就诊。

初诊：近月来多发性口疮，疼痛颇剧，无片刻之宁，饮食言语为之障碍，大便干结，三日一回。每日仅以牛奶作主要充饥食物，但腹中知饥。血压很低，血红蛋白 65 g/L。头晕，视力日衰，每日低热，作行薄暮。肛门前阴也有溃疡。

检查：口腔以舌边为重点，大片糜烂，伴有口吃较重，舌苔厚腻而垢，底有裂纹，脉细寻而后得。

医案：正已式微，邪尚浓郁。补则留邪，清则耗正。而且口水为泉，正是严重消耗津液，刻下治疗，既不能孤注一掷，更不可因循敷衍。采取四妙，以窥动静。

处方：

黄芪 20 g	当归 20 g	省头草 15 g
金银花 20 g	甘草 6 g	5 剂煎服

二诊 1989 年 11 月 10 日。药仅 5 剂，滂沱流涎已止，满口糜烂断然干净。但疼痛反而加剧，且有气息，狂饮喜凉，溺赤而灼。

检查：满口浮腐已净，以舌边为重点，肉芽凹凸不平，伴以充血。舌苔厚腻而垢者，已有化意。脉细。

医案：四圣而得挽狂澜，疼痛之加，盖药之焕然者今得正常矣，仍以轻清轻解。

处方：

柏子仁 10 g	生地黄 10 g	竹叶 10 g
灯心草 3 扎	白茅根 10 g	当归 10 g
金银花 10 g	生黄芪 10 g	甘草 3 g

5 剂煎服

外用：养阴生肌散 3 g。

按语：肝经湿热证首选龙胆泻肝汤，但慢性疾病有时不耐如此苦寒之剂，可选择其中柴胡、黄芩、山栀子、生地黄等，益以夏枯草、菊花等清肝泻热而不苦寒伤正之品。营分风热证可用化斑汤，方中荆芥一味建议炙炭存性而用，能透出血分之风邪，配合侧柏叶、地骨皮等清透营血之热。虚证狐惑病无统一规范，临床可见气虚（脾气虚弱，湿浊上犯）、血虚（筋脉黏膜失其濡养）、阴虚（肝肾阴虚,虚火上炎)、阳虚(火不归元,虚阳浮越)。

本案患者血压很低,血红蛋白 65 g/L,脉细寻而后得,气血亏虚明显;口疮疼痛颇剧,无片刻之宁,饮食言语为之障碍,大便干结,三日一回,热邪亦不轻;此时治疗上处于两难之境,补则留邪,清则耗正,应权衡正虚与邪盛的多少,而后再拟方施治,干祖望选用有扶正祛邪作用的四圣饮,实为高招。四圣饮首见于宋代陈自明《外科精要》,继见于清代赵学敏《串雅内编》,并更名为"四金刚",由当归、黄芪、金银花、甘草四味药组成,有补气养血、固正解毒之功,原用于外科正虚毒留之证,干祖望将该方用于此,有奇效。患者舌苔厚腻而垢,湿浊为盛,故在四圣饮基础上加用省头草芳香化湿。

四圣饮汤中金银花有"透营转气"之效,可将本在营分之邪热转至气分,因而在二诊时出现满口溃疡疼痛反而加剧,且有气息,狂饮喜凉,溺赤而灼之气分热盛表现,治疗以轻清轻解为主,方中竹叶、白茅根和灯心草质轻力微,即有此义,另外为防营分尚有余邪未清,方中加了生地黄清热凉血,仿导赤散之意。

扁平苔藓

中医一向无此病名,常把此病混在口糜、口疮中。本病多见于中年女性,是慢性口腔黏膜病。

【临床表现】

黏膜损害,多在口腔两颊、舌面、唇内及齿龈等部位,而以两颊齿咬合处最为常见,大都为对称性存在。基本上没有明显的自觉症状,故而患者难以告诉医生发病时间。仅仅有轻度似痒似痛的粗糙感而已,有时还有牵掣感。

它是一种上皮角化异常,其临床表现有两型:一为光滑型,一为糜烂型。

光滑型:病变区最初有针头大小的凸起,呈蜡样光泽,逐渐扩大,相互连接融合成线纹状、网状、环状、哥窑纹或形象不规则的斑片,也有红色边缘。间隙间也有正常的黏膜。大都无自觉症状或仅有极轻的痒痛粗糙、牵掣感,有些病员患病多年而尚不知道,在口腔检查时才发现。损害区重点在颊黏膜中后磨牙区部位。

糜烂型:损害区出现糜烂,白色线纹周围的黏膜充血、水肿、表面糜烂,也可能有溃疡。有剧烈的刺激性痛及自发性疼痛,麻木感、烧灼感,影响饮食或用舌舐时,触觉很不灵敏。也有少数病例,在皮肤上有苔藓同时存在。

凡在两颊齿咬合处黏膜,出现以上特殊损害,不甚疼痛,有极浅在的红赤糜烂,边缘呈地图型者,都可诊断为本病。

一般无全身症状,舌以薄白、薄黄苔为多见,脉无参考价值。对人身健康无影响。口臭也助区别虚实,味臭者属实,抹布味者属虚。

【病因病机】

基本上有实证、虚实夹杂证、虚证三者。

实证,以脾胃湿浊久困,循经上犯,致内蕴湿浊之邪从口腔外泄。

虚实夹杂者,脾胃失健,内湿自生,湿困中州,浊熏上窍,虽大体有上面所言的湿困,但病机有所不同。

虚证,脾阳困顿,阳气难升,于是阴霾一片,口腔中当然产生病变。

基本上无严重的不良后果,但少数亦能转变为白斑,较麻烦。

【辨证论治】

病变区出现充血、糜烂、疼痛,有时出现口臭。脉象数、弦,舌苔黄腻者,为脾胃湿浊久困。

病变区无充血,不疼痛,口中有抹布味,舌苔薄、质胖,脉濡涩而弱者,为脾阳困顿,内湿自生证。

病变区无自觉症状,损害并不严重,且有长期消耗性慢性病,尤其是患消化系统慢性病或年事已高及体弱十分明显,舌苔薄,质嫩、胖、淡白,脉细、软无力者,为脾阳无火。

·内治·

脾胃湿浊久困者,当理气化湿,常用代表方有五苓散、胃苓散之类。常用药:猪苓、土茯苓、白术、泽泻、桂枝、苍术、厚朴、甘草等。

脾阳困顿，内湿自生者，应健脾醒土，常用方有异功散与五苓散综合取用。常用药：太子参、白术、茯苓、半夏、陈皮、土茯苓、鸡苏散等。

脾阳无火者，当温补脾阳，常用代表方为附桂八味汤。此方似乎温补肾而未及于脾，但应知肾之阳为元阳，元阳温煊则脾阳自温。常用药：附子、肉桂、熟地黄、牡丹皮、泽泻、山药、茯苓、白术、鹿茸等。

·外治·

外用药无多大作用，如使用，糜烂型宜月白珍珠散，还有珠黄散，二者均宜。光滑型不必用药，反而多受刺激。

【预防与护理】

参阅以上“复发性口腔炎”“白塞综合征”的有关内容。

【医案】

·案一·

董某，女，68岁，1991年1月24日初诊。

西医诊断为“扁平苔藓、鳞状上皮轻度不典型增生”。自感左颊黏膜粗糙，别无其他感觉。

检查：左颊黏膜角化严重，病变区厚而色灰，周围轻度充血。舌薄黄腻苔，两侧有紫气，脉平偏细。

医案：病程时历二十春秋，病症已冥顽不灵。各诊互参，既湿浊之蕴藏，又瘀滞之助桀。治当健脾以燥湿，化瘀以破滞。以其顽症，更应坚持服药。

处方：

益母草10 g	三棱6 g	莪术6 g
红花6 g	太子参10 g	白术6 g
茯苓10 g	桃仁10 g	鸡内金10 g
山楂10 g	5剂煎服	

二诊1991年2月8日。自感已好些，自己照镜子观察觉惨白斑淡了一些。

检查：充血及惨白者，稍改善一些。舌淡黄薄苔，有紫气，脉平偏细。

医案：征途遥远，5剂仅仅为发初之始，稍有良好反应，已深感满意，方药不事五日京兆。原方5剂煎服。

三诊1991年7月9日。上诊处方一直服用至今未辍，自觉好得多。

检查：两颊黏膜厚灰白色角化全部消失。唯黏膜似乎并未完整，左重右轻，小血管迂回曲折怒张，在黏膜下层，左侧尚有。舌苔糙腻（比过去稍薄些），紫意淡些，脉平。

医案：念载顽斯疴，半年改善。虽不能谓摧枯拉朽。但意外之速如移榆者，亦不能否认。治步前旨，稍偏于补，俾坤德一充，痊门更近。

处方：

党参10 g	白术6 g	黄芪10 g
茯苓10 g	山药10 g	红花6 g
桃仁10 g	鸡内金10 g	山楂10 g
六曲10 g	甘草3 g	5剂煎服

按语：黏膜扁平苔藓患者若患病日久，气血凝滞，经络瘀阻，扁平苔藓日久不愈，黏膜粗糙。干祖望拟行气活血、通络祛瘀法，方选红花散瘀汤加减。药如当归尾、红花、乳香、没药、三棱、莪术、青皮、积雪草等。干祖望往往把化浊、健脾、祛瘀通络等药物配合运用。他认为，本病治疗中既要注意辨证分析，又不能过于强调分型。若有慢性肝病、肾病或其他疾病，全身表现为阴虚证候或气血虚弱证候者，亦须按照全身表现辨证，酌情加入化浊祛瘀之药物。

本案患者左颊黏膜角化严重，病变区韧厚而色灰，周围轻度充血，极有嬗变为黏膜白斑的可能，且患者舌边有紫气亦为佐证，故干祖望急予攻坚破瘀之品，由于湿浊蕴藏是病之根本，故健脾祛湿与活血化瘀相参而用，方中益母草、桃仁、红花活血化瘀；三棱、莪术攻坚破积；太子参、白术、茯苓健脾渗湿；鸡内金、山楂消食导滞以运脾。

患者坚持服药半年，两颊黏膜厚灰白色角化全部消失，获效满意。干祖望又以此方为基础，减去三棱、莪术等戕伐之品，酌加黄芪、山药诸补气药物，以为长久之计。俾坤德一充，痊门更近。

为了方便临床诊断，干祖望将本病分为光滑

型和糜烂型两类，光滑型为针头大小的突起，有蜡样光泽，逐步扩大融合成线纹状、网状、环状或形态不规则的斑片，边缘轻度充血。糜烂型为损害区出现糜烂，在白色线纹周围的黏膜充血、水肿、表面糜烂，也有可能有溃疡。另外，辨口气也有助于诊断，口臭者多为脾经湿热，属实证，口中抹布味者多为脾阳不振，属虚证。

口腔黏膜扁平苔藓缺乏古代文献的记载及论述，所以干祖望完全凭自己的见解和经验，闯出了一套全新的治疗手段，前人栽树后人乘凉，我们后辈在处理本病时，能够有据可依，有法可循，都是前辈知识的积累所铸就的。

·案二·

贾某，女，64岁。1993年4月2日初诊。东台市政府。

西医诊断为口腔扁平苔藓，去年年底开始已有豆粒大小的一块异样感，当时活检确诊，从此面积扩大，厚度加深，出现痛感。口干狂饮难润，求热而局部拒热。大便偏干，借麻仁丸或香蕉方可正常。

检查：两侧颊黏膜糜烂，十分粗糙，左重右轻。舌薄苔，脉平。

医案：传统理论，脾开窍于口，口腔诸恙责之于脾，实则泻之，虚则补之。但时至今天，获效虽艰，循章处理，仅仅敷衍而已。欲立新功，不能不另觅新径。

处方：

三棱5 g　莪术6 g　红花6 g
益母草10 g　桃仁10 g　当归尾10 g
赤芍6 g　鸡内金10 g　山楂10 g
佩兰10 g　7剂煎服

二诊1993年4月9日。口干缓解一些，大便已趋正常，疼痛依然。

检查：两侧糜烂已改善许多。舌薄苔，脉平。

医案：抛弃常规，僻方投治，尚称应乎。再宗原旨深入。

处方：

三棱6 g　莪术6 g　红花6 g
桃仁10 g　山楂10 g　六曲10 g
白术6 g　鸡内金10 g　六一散[包] 12 g
7剂煎服

外用：蚕沙120 g，分次煎水含漱外用。

三诊1993年6月6日。药进7剂，现在口腔舒服一些，疼痛在进热饮热食时有些，但又见白斑出现，大便正常。

检查：右颊已接近正常，左侧糜烂改善许多，但出现米粒大局限性孤立性白色硬斑小粒，较浅在。舌薄苔，脉平。

医案：培土以厚坤德，是乃立本之策，当然紧握不舍。唯以白斑重视，不得予之以攻。

处方：

党参10 g　白术6 g　茯苓10 g
山药10 g　白扁豆10 g　蛇蜕3 g
蝉蜕3 g　三棱6 g　莪术6 g
藿香10 g　7剂煎服

外用：锡类散2瓶，局部吹用。

四诊1993年7月2日。服药9剂，口腔一切在平稳中。唯时临暑季，向有"疰夏"夙恙，今则饮食渐感呆顿，幸大便正常。

检查：同上诊。舌薄苔，脉细。

医案：脾经之恙，时临暑夏之天，而且明显之有疰夏亦及时而至，厚土健脾之剂，大有合于证而碍于时，重做调整，此番两全其美。

处方：

藿香10 g　佩兰10 g　陈皮6 g
白扁豆10 g　茯苓10 g　青蒿10 g
桔梗6 g　焦苡仁10 g　夏枯草10 g
六一散[包] 10 g　荷叶一角
西瓜翠一团(自加)　7剂煎服

按语：干祖望治疗扁平苔藓，重在内治。若局部溃烂，进食刺激，则可用外用药。临床上往往把化浊、健脾、祛湿通络等药物配合运用。扁平苔藓日久不愈，黏膜粗糙。治宜行气活血、通络祛瘀，加予芳香化浊、益气升阳之药，药如藿香、佩兰、苍术、白术、炒扁豆、薏苡仁、茯苓、陈皮、赤小豆、焦麦芽、炒山楂等。

干祖望认为脾之窍为口，则口腔疾患，理当责之于脾。脾气不充，内湿易滞，湿滞则困顿脾阳而清阳难升。致阴霾笼罩，浊蒸清窍。同时湿浊久困，口腔常蒙湿浊之凌，则"突边安有净土"可言矣，当从振作脾气为是。

·案三·

肖某，女，45 岁。1992 年 5 月 14 日初诊。市政公用局。

一个半月前发现口腔黏膜病变，西医诊断为"扁平苔藓"，余无一切症状。

检查：黏膜变厚，粗糙，边缘不清，左重右轻，舌薄苔，脉平。

医案：湿郁于下，浊蒸于上，治当清理湿浊。

处方：

鸡内金 10 g	藿香 10 g	佩兰 10 g
土茯苓 10 g	赤小豆 10 g	山楂 10 g
六曲 10 g	桔梗 6 g	六一散[包] 15 g

7 剂煎服

外用：养阴生肌散，吹口腔患处。

晚蚕沙 70 g，煎水含漱用。

二诊 1992 年 5 月 19 日。上药仅服 4 剂，即觉口腔黏膜好转，尤其是口内黏糊感明显减轻。

检查：两颊黏膜损害范围均缩小，舌薄黄腻苔，脉平。

医案：即使药而神效，则三四天中决无刮目之变，故而上诊处方坚守不改。

处方：

鸡内金 10 g	藿香 10 g	佩兰 10 g
土茯苓 10 g	赤小豆 10 g	山楂 10 g
六曲 10 g	桔梗 6 g	六一散[包] 15 g

7 剂煎服

按语：口腔黏膜扁平苔藓好发于成人，男女发病率相近，中年女性略多，本案即是一例。口腔为人体之清窍之一，有赖于清阳之气煦养，若脾气虚弱，运化不健，则清阳之气不能上升，湿浊之邪反而上僭，弥漫清窍，表现在口腔黏膜乃为苔藓病变。湿浊久留，经络阻隔，气血凝滞，则苔藓难愈。

干祖望在临床中发现，清阳不升、浊阴上蒙的患者，往往口腔扁平苔藓糜腐成片，纳谷不馨，进食咸、辣等刺激性食物则患处疼痛，可伴有腹胀、便溏、苔腻等症。治宜芳香化浊、益气升阳，方选藿香正气散，可合用参苓白术散或补中益气汤。药如藿香、佩兰、苍术、白术、白扁豆、薏苡仁、茯苓、陈皮、赤小豆、焦麦芽、炒山楂等，暑天亦可在方中加入六一散 10 g 包煎。

本案患者除了口腔局部症状之外，无全身症状，舌脉诊好比宝剑在匣中，无用武之地。干祖望辨为湿郁于下，浊蒸于上，湿浊困遏脾经，清阳不升，浊阴不降，脾开窍于口，故作口腔病变。拟清利湿浊为大法，方中藿香、佩兰芳香化湿；鸡内金、山楂、神曲导滞运湿；六一散清暑利湿；土茯苓、赤小豆解毒祛湿；桔梗引药上行。全方紧扣"理湿"二字，并且内外兼治，以养阴生肌散吹患处，蚕砂有较好的祛湿化浊之效，现代研究又发现其能抗炎，外用漱口颇为适宜。服药仅 4 剂而见效，原方不变，患者坚持服药，终获痊愈。

白　斑

因此病无甚疼痛及少见，所以中医书中没有专论，常把此病混在口疮、口糜中。其中极少数可以转变成癌。

【临床表现】

本病是一种发生于黏膜的局限性角化过度性白色斑片，属癌症前期病变。多发于 40 岁以上的男子，患者嘴唇、两颊黏膜或舌体出现擦不掉的白色斑块。最初无自觉症状，斑块呈浅白色。日久即变为灰白色或乳白色，而且变厚变硬，此时即产生粗糙感，少数有胀感痛感。损害特点为形状不等的乳白色发亮的白斑，有时呈网状结构。与底部粘连很紧，不能擦去，强行剥去则引起出血。好发部位为两颊、前庭的黏膜，次为舌背及上腭。白斑大小不一，可从芝麻到爪甲样大，边缘愈小愈清楚，周围黏膜无炎性症状。本病发展较慢，但要消去也很不容易。

【病因病机】

大多数学者认为本病是由于长期过多地吸烟、嗜酒、吃辛辣食物，以及不适合的假牙、龋齿的残冠、残根或大龋洞边缘对黏膜慢性刺激所致。

中医认为当属气血违和，由活的黏膜递变为死的斑片。

一般虽然求愈困难，但亦无多大的危险。如不予积极治疗，则其中极少数可以癌变。

【辨证论治】

中医对这类疾病，一般只能借助“辨病”，只需诊断出某病，就可以取用某法某方某药。主要为攻坚、理气、破瘀。无成方可取，临床常用三棱、莪术、王不留行、红花、桃仁、乌药、枳壳、积雪草、青皮等。为了加强其理气破瘀之效可加乳香、没药。虫类药的九香虫（理气）、䗪虫（破瘀）在正气充沛的患者也可取用。出现正气衰弱者，当然还要顾及扶正，同时在取药方面也需稳妥和平为要。

此外，除去局部的刺激也是重点之一，应除去不良修复体和残冠、残根等。

至于局部，可用蚕沙煎汤，每天 2～3 次含漱，每次至少 10 分钟，漱过之后，再用温开水漱口。切忌强行剥去或使用腐蚀药物，这样反而会促使其癌变。

【预防与护理】

1. 戒烟酒，禁食辛辣食物。
2. 忌吃过热、过冷的食物，以避免新的刺激。
3. 其他参阅以上口腔黏膜病的护理。

【医案】

廖某，男，60 岁。1992 年 6 月 2 日初诊。

1989 年初在咽部出现溃疡，一直难以愈合。在今年春节复发，到肿瘤医院放疗（4 月份）后再度“痊愈”。5 月份在右咽又出现一个溃疡，现在西医在观察中。近 2 天中无退无进在踟蹰僵持中。现在自觉症状几乎没有，但咽部有些干。

检查：左右软腭各有白斑样物。舌白腻苔，脉细弦。

医案：几度溃疡出现于咽峡及其周围，西医确诊，症非一般，中医裁方取攻坚破瘀，佐以化浊。

处方：

石上柏 10 g	重楼 10 g	三棱 6 g
莪术 6 g	桃仁 10 g	泽兰 6 g
当归尾 10 g	藿香 10 g	佩兰 10 g
白花蛇舌草 10 g		7 剂煎服

外用：养阴生肌散 5 g，吹口腔局部。

二诊 1992 年 6 月 26 日。上药进 14 剂，同时伴以西药，昨天肿瘤医院检查认为在稳定中有好转。口干及大便干结依然。

检查：右侧白斑边缘已模糊，左侧已消失而残存一些。舌白腻苔，脉平偏细。

医案：药后效益殊堪满意，不过中药不能攫美，盖尚进服西药，上方专事取攻坚化瘀化浊，宗“效方不更”遗训，不似三日京兆。

处方：原方 7 剂煎服

三诊 1992 年 8 月 25 日。在此期间上方进 21 剂。问无自觉症状，大便干结，仍无改善，只能乞灵于麻仁丸。

检查：见到的白斑右侧薄些，面积依然，左侧因边缘出现模糊而似乎扩大一些。舌薄苔，有轻度脑纹舌，脉细。

医案：病情平稳可喜，唯大便依然，艰难告苦。在原旨中稍稍扶正。

处方：

太子参 10 g	白术 6 g	茯苓 10 g
三棱 6 g	石上柏 10 g	莪术 6 g
桃仁 10 g	泽兰 6 g	白花蛇舌草 10 g
重楼 10 g	甘草 3 g	7 剂煎服

另以晚蚕沙 250 g，分次煎水含漱口腔。

外用：养阴生肌散 6 g，外用吹口腔患处。

按语：口腔黏膜白斑的发生，与湿浊困顿脾土，清阳不能上升，口舌失养有密切关系。病之久者，局部经络阻隔，气血凝滞，因此与瘀血不化有关。

传统认为脾开窍于口，故治疗白斑多从清利脾经湿热论治。干祖望认为白斑的病程较长，一般无症状者及患处光滑者，以内治为主，局部粗糙、糜腐者，可配合外治。临床常见 2 种证型。①湿浊内伏，脾土受困：口腔白斑，表面糜烂或有白腐物附着，大便溏薄，舌苔腻。治宜以芳香化浊为主，佐以健脾渗湿，方选藿香正气散加减。药如藿香、佩兰、滑石、茯苓、薏苡仁、泽泻、苍术、白术、山楂、六曲等。②瘀血不化，经络阻隔：白斑有韧硬感，黏膜表面粗糙，口干而不欲饮，无明显全身症状。治宜活血化瘀。药物首选三棱、莪术，用量在3～10 g，还可用红花、当归尾、赤芍、苏木、地鳖虫等。

本案患者即是一久病之人，口腔疾病缠绵辗转三载未愈，干祖望把机体软组织的局限性角化视为“僵而死”，所以然者，为失去气血的营养，气不温煦，血不濡养，轻者是气滞血瘀，重者是气血不行。从其局部症状来看，脾虚为本，瘀浊为标，刻下标证明显，干祖望先予治标，拟攻坚破瘀，佐以化浊，方中三棱、莪术攻坚破瘀；桃仁、泽兰活血化瘀；当归尾活血又能养血，以防戕伤太过；藿香、佩兰芳香化浊，且为脾经之药；重楼、石上柏、白花蛇舌草解毒抗癌。

药进14剂，右侧白斑边缘已模糊，左侧已消失而残存一些。对于黏膜白斑这种“病去如抽丝”的病种而言，这个疗效是堪称十分满意的，效方不更，持之以恒，不能一曝十寒，三日京兆。

2个月之后三诊，见到的白斑右侧薄些，面积依然，左侧边缘出现模糊，面积缩小一些。干祖望在原旨中稍参扶正，马上得天下之后，犹须案上治天下，益以太子参、茯苓、白术等健脾益气化浊之品，以作长久之服，而无矫枉过正之忧。

干祖望处理此病时，如果连服诸日无效，还适当加入地鳖虫、僵蚕、九香虫等虫类药，冀其通经入络。另外，虽以内治为主，也不忽视外治，常予养阴生肌散、绿袍散等吹敷患处，也考虑用蚕沙煎汤漱口。

血管神经性水肿

本病在历代文献中似乎没有见到过，仅在《马培之外科医案》中被道及，谓“风注，古书未载。头额间忽然肿起，软似绵，大如馒头，木不知痛，按之似有痒状”。因之，现在中医都用风注称之。遗憾的是对风注两字未知其出处。

【临床表现】

本病属于荨麻疹中的巨型荨麻疹，系过敏反应。专发于头面而独以上唇为最多见。发作急速，陡然在上唇部产生局限性浮肿，由小而大，并向周围蔓延。发展到一定程度时自行停止。该处皮肤紧张、光滑，有微痒及烧灼感，也有仅仅感到麻木而毫无其他感觉者。少数可伴有呕吐、腹泻。如水肿产生于喉部，则可以引起呼吸困难甚至窒息。即使不加处理，3～4天后也会自行消退。但有病区经常反复发作。

如出现上唇部陡起无痛性浮肿，并无全身症状，仅有局部麻木不仁感，即可诊断。如患者有过敏体质，诊断更不困难。

【病因病机】

《马培之外科医案》：“此风入腠理，卫气滞而不行。”

风入腠理，营血伏热或禀质过敏。

除喉部产生水肿之外，本病预后良好。

【辨证论治】

一般常规取疏风凉营脱敏法，因无现存方药可取，根据经验拟有脱敏汤，疗效尚感满意。常用药：生石膏、干地龙、白僵蚕、蝉蜕、茜草、紫草、旱莲草、荆芥炭、豨莶草、牡丹皮、赤芍。如属风寒者，去牡丹皮、赤芍、旱莲草，加桂枝、白芍、甘草。

也有反复发作，禀质虚怯，一受浮邪轻感即发者，为卫气之衰，可取玉屏风散。

【预防与护理】

1. 避免与本病有关的致敏物质接触。
2. 少进烟、酒及辛辣、鱼腥之类。
3. 充分休息，注意保持周围环境空气新鲜。
4. 发病期喉头有不舒适或异常感觉者，即找医生予以检查、治疗。

【医案】

苗某，男，70岁。1983年7月19日初诊。

退休。

4天前陡然喉头及舌体肿胀，且有麻木感，言语亦为之不利。其中喉肿为初次发作，不若舌肿之昔已有之。颜面肿胀，过去也经常发作，有时连及上下唇，此次之肿已3天而肿失。

检查：咽(－)，苔薄腻淡灰，脉平。

医案：症属过敏无疑，但中医何称？则《外科启玄》之无痱疮，似乎有些相仿。但《马培之医案》之风注更为相符。治以脱敏汤加味。

处方：

蝉蜕3 g	晚蚕沙10 g	徐长卿10 g
墨旱莲10 g	鸡苏散[包]15 g	茜草10 g
紫草10 g	荆芥炭10 g	7剂煎服

二诊1983年7月26日。咽喉疼痛，肿胀消失，言语也方便，刻下左颧无为重点肿。

检查：舌薄苔，质嫩，脉来洪大。

医案：巨型麻疹，血管神经性水肿，实的而一而二也。在侧言，温肿元作，大多聚作骤消，殊少持续稽留，良以宗气以充，则邪来之，病法姗姗英。合当扶正与祛邪并顾。

处方：

黄芪10 g	防风6 g	白术6 g
茜草10 g	紫草10 g	桑叶6 g
苍耳子10 g	蝉蜕3 g	蚕沙10 g
僵蚕10 g	7剂煎服	

三诊1983年8月9日。咽喉疼痛得轻，而左颧及右侧上下唇肿胀，麻木不仁，同时头鬓里起有小块消，两掌作痒。

检查：咽(－)，左颧丰腴，左下唇肥厚，舌黄腻苔，脉浮大。

医案：《圣济总录》之人疮，过敏症也。《外科启玄》之风，过敏也，《马培之医案》之风，亦过敏也。本症纵然未能符合于上三症，但其因其机，源出一宗，仍取敏法，不过咽颊、唇口周旋轮之息，则玉屏风似有早投之嫌，用蒽生汤加减。

处方：

重楼10 g	菊花10 g	半边莲10 g
墨旱莲10 g	蝉蜕3 g	紫草10 g
茜草10 g	蛇蜕3 g	7剂煎服

按语：《圣济总录》论曰："风注者，由体虚风邪之气客于营卫，邪气行游，连滞停注，故名风注，其状皮肉掣振，痛无常处，一年之后，则有头发堕落，颈项掣痛，骨拉解鸣，目疼鼻酸牙虫中之证，又十二风所注不同，温风所注，头痛欲解发，汗风所注，头痛体热，骨节两强，柔风所注，游肿在腹，或在手脚，水风所注，啖食，眠卧汗出，九风所注，脑转肉裂，目系痛，恶闻人声，绝风所注，暴倒仆，口有白沫，癫风所注，披发狂走，遇物击破，狂风所注，叫呼骂詈，独语谈笑，寄风所注，口噤面㖞，四肢不遂，纠风所注，体生疮，眉毛堕落，蚝风所注，顽痹如蚝螫疮，或痒或痛，罩风所注，举身战动，或鼻塞，其状虽异，其为邪气停注则一也。"并给出治一切风注痛之安息香丸方。

干祖望认为，风注之颜面舌体肿胀，酷似西医的过敏，当以驱邪脱敏为方。他从皮肤科学来一脱敏汤，组成为茜草、紫草、旱莲草，用于治疗本科室的过敏性疾病，如变应性鼻炎等，无不应手取效。他说，江上之清风，与山间之明月，取之不尽，用之不竭，何必强分科室彼此，他山之石可以攻玉，医者要学会"拿来主义"。

初诊从祛风脱敏论治舌体肿胀麻木，在脱敏汤的基础上加蝉蜕、徐长卿、荆芥炭祛风散邪，荆芥炒炭用是干祖望的经验，一是防其疏散太过，二来冀其入血分，将血中之风邪透出。又加鸡苏散、蚕沙祛除湿邪，因时制宜。二诊时可见获效明显，肿胀消失，言语也方便，此次应考虑《黄帝内经》所云：正气存内，邪不可干，适当添以扶正之品，正气一固，自能驱邪外出，以脱敏汤合玉屏风散，扶正与祛邪并行。三诊时右侧上下唇肿胀，麻木不仁，干祖望做了自我批评，扶正的方案是对的，但是似乎过早，邪气未出尽而先扶正，有恋邪之弊。改补为攻，继续以脱敏汤打底，加蝉蜕、菊花、蛇蜕疏风解表脱敏；重楼、半枝莲清热解毒脱敏。

关于运用攻法、补法和攻补兼施的问题，医者要明察秋毫，当补反攻会戕伤正气，当攻反补会留恋邪气，干祖望的自我批评正给我们敲响警钟，在临床过程中要慎之又慎，千万不可马虎。

剥脱性唇炎

剥脱性唇炎，传统名称为茧唇风。另外亦有紧唇、沈唇、唇疮、唇裂沈紧、口吻疮、紧唇疮、茧唇、唇风、唇瞤、唇紧、驴嘴风等名称。

本病主要发生部位为下唇的唇红区，病程较长，黏膜被剥脱后，下唇肉芽上分泌出黏液性的分泌物，积累在唇上，由薄薄的“翳”样物逐渐增厚，由无色转成灰黑色皮痂。因其紧紧附丽于唇上，就以唇部作模型，形成半圆形的厚壳，一如半片蚕茧，故称茧唇。厚到一定程度时，即可自形脱落，暴露出新的肉芽，再逐渐分泌黏液，堆积加厚而脱落。如其循环不已，经年累月无法告愈。

常因损害过久而可以转化为唇癌，但为数不多。现在很多人就把此病作为唇癌，殊感不妥。其实这二者的鉴别十分明显。鉴别之一，本病自始至终无疼感，初期感染虽也有些，但很轻微；癌则初期无痛，后期作痛。之二，本病的蚕壳样皮痂脱去时可以完完整整地全块脱尽，暴露出的新鲜肉芽，光滑无损；癌则无完整的蚕壳样皮痂，肉芽上也有损害。之三，本病自始至终虽然病程极长，但没有血迹；而癌则易于出血。之四，本病病变局限于唇红一个范围内；而癌则可以无规则地向周围扩展。之五，本病肉芽触诊柔软；癌则有坚硬的结节硬块。

【临床表现】

本病特点，专发生在下唇。在三型（脱屑型、糜烂型、腺型）唇炎中属于糜烂型。有原发和继发二者，但其病机、症状、处理则完全相同。

原发者，在下唇开始时很不受人注意，产生轻微的灼热及瘙痒，揉擦以后即舒服。继之即渗溢出黄色黏液性分泌物。继发者，都是在下唇燥裂、角化、黏膜脱落的基础上开始渗液的。二者都感到局部有干燥不适感，都在不知不觉中用舌头去舐润它，故民间称之为舐唇疳，所渗出的黏液性分泌物都为黏性很重的黄色胶水样物，但很澄清。不断渗出，都附丽于整个唇红位置上，由薄薄一层“翳”样物逐渐加厚到 1 ~ 2 毫米，到无法再负担时，即毫无感觉地自行脱落，脱落物一如半片茧壳，痂壳脱落之后，即暴露出下唇唇红部新鲜肉芽，在很短时间里，娇嫩的肉芽突然失去了保护而或可有些干燥、疼痛，但不久在第二次渗液、增厚、茧壳型皮痂形成时，又无异常的感觉。这样经过渗液、堆积、形成茧壳型皮痂直至脱落，如此周而复始进行，成为一个慢性病。每一周期为 2 周左右。始终不会出现全身症状。

【病因病机】

风热：《圣济总录》论述“风热所客，则为紧唇之病”。

风邪寒湿：《诸病源候论 · 紧唇候》论述“重被风邪、寒湿之气，搏于疮”。

胃经风火：《外科真诠》论述“由阳明胃经风火，凝结而成”。

脾胃有热：《外台秘要 · 紧唇方一十三首》论述“脾胃有热，气发于唇”。

脾胃受风：《疡医大全》论述“脾胃受风”。

胃火挟痰：《外科大成 · 茧唇》论述“胃中积热，火痰留注所致”。

膏粱厚味：《外科医案汇编》论述“膏粱厚味，热遏阳明”。

脾胃火毒：《洞天奥旨》论述“此皆脾胃之火毒也”。

脾经血燥：《外科证治全书》论述“脾经血燥”。

燥、热、风、寒：《疡科心得集 · 辨唇疔茧唇唇疳论》论述“故燥则干，热则裂，风则瞤，寒则揭”。

阴血衰少：《疡科心得集》论述“若妇人患此，阴血衰少故也”。

七情火动伤血：《外科证治全书》论述“皆七情火动伤血”。

痰随火行：《外科正宗 · 茧唇第六十三》论述“过餐煿炙，又兼思虑暴结，痰随火行”。

现在临床上实际情况是：前期，大多为脾经湿热，心经伏火上犯，但有时湿重于火，有时火重于湿；中期，大多脾虚土衰，暗生内湿；后期，则久病伤营，血虚而生风。

只要认真治疗，预后一般良好。为时过久之病，往往可使下唇永久性肥厚。在理论上有人认为其中的少数可转变成唇癌，但在临床上很少见。

【辨证论治】

脾湿心火上犯者：局部可有些炎症表现，常有痒、痛、烧灼等不适感觉。火重者多痒多痛，湿重者渗出物比较多。脉濡数，舌多腻苔。

脾虚土衰者：为时必久，茧样皮痂的脱落、再生周期较长，全身症状大多有精神疲倦不振、大便偏稀。舌质胖、淡、嫩，甚至边有齿印，脉软乏力。

血虚生风者：局部分泌物较少，每当茧状皮痂脱落后，肉芽特红而干，最严重的可有抽搐感，所以又称“唇瞤”。全身症状为颧红掌灼，口渴，便秘等。舌少苔，质红而干，脉细数。

·内治·

脾湿心火上犯者，当渗湿清火，常用代表方有五苓散、胃苓散、导赤散之类。常用药：苍术、白术、陈皮、茯苓、泽泻、白茅根、竹叶等。

脾虚者，当健脾制湿法，常用代表方有参苓白术散之类。常用药：党参、茯苓、白术、白扁豆、陈皮、山药、薏苡仁、桔梗等。

血虚生风者，既可取用猪苓散的重用阿胶养血，更可养血息风，常用代表方有四物汤加蝉蜕、菊花、白蒺藜、钩藤等息风之品。为了加重养血的分量，可加阿胶。

·外治·

最好的办法是在痂脱之后，不使其再生。方法为长期贴用黄连油膏纱布，把油纱布剪成比下唇肉芽暴露面稍稍大一些，牢牢紧贴。每次进食或自行脱落后，马上再贴新的。每天至少贴5次。

如进入慢性阶段，则黄连膏中再掺入10%～15%的八宝眼药粉，调匀待用。用法如前。也可取用乌金纸（包冰片的衬纸）随手贴上，把整个暴露的肉芽全部覆盖。但现在乌金纸已很难觅得。

民间丹方，用薄荷全草，稍稍使潮，点火燃烧，有烟上升时，上面覆以大瓷碗，其烟熏在碗上，轻轻掸下，用麻油调匀，涂在唇上。

以上三法，唯黄连油膏纱布，最方便而实用。

【预防与护理】

1. 切忌用舌尖去舐润。

2. 忌进食过热、过冷的食物及饮料（冷饮）。

3. 禁烟、酒、辛辣食物。

4. 唇红部新的黏膜再生之初，还要注意保护一段时间。

【医案】

·案一·

李某，男，15岁。2005年5月21日初诊。

1999年开始无明显诱因无定时出现上唇为主的漫肿，伴麻木、轻度瘙痒，无疼痛及其他自觉症状。上唇肿胀、麻木无定时、无明显诱因发作，过去曾有半年未作。上齿龈常有溃疡，并有口臭（客观性）。刻下：上唇肿胀，轻度麻木、瘙痒，口腔破溃，时有心烦自恼。

检查：上唇漫肿，唇周数条小裂口。人中偏左数枚小丘疹。上唇齿龈皱褶间溃疡1个，呈无规则形，无明显充血。舌体红，苔薄白，弦脉。

医案：先治其标，再图其本。惜乎路途遥远，首诊主方，标本并取。药后复诊，可作定夺。清热泻火息风。

处方（先方）：

生石膏30 g	知母10 g	荆芥炭6 g
金银花10 g	连翘6 g	白茅根10 g
芦根30 g	桑叶6 g	防风6 g

14剂煎服

处方（后方）：

荆芥炭6 g	羌活3 g	独活3 g
防风6 g	当归10 g	干地龙10 g
蝉蜕3 g	乌蛸蛇10 g	豨莶草6 g

7剂煎服

嘱其：忌辛辣刺激食物。

二诊2005年6月11日。药进后痒止，麻木消失，漫肿退而未尽，溃疡愈合。但鼻腔干燥灼热，咽干喜饮，水温求冷，大便干结难解。

检查：舌体红，苔薄白。脉细。

医案：风证久病，燥何能润？仍拟清热润燥。

处方：

荆芥炭 6 g	豨莶草 6 g	绿豆衣 10 g
盐水黄柏 3 g	白芍 6 g	知母 10 g
生石膏先煎 20 g	当归 10 g	鸡血藤 12 g

7 剂煎服

按语：唇炎是各种致病因素所引起的唇部炎症性疾病的总称。根据其临床经过可分为急性唇炎和慢性唇炎两大类。急性唇炎一般发病急，主要可见唇部急性肿胀、充血、水疱、渗出、糜烂、破溃等，甚则出现浅表性溃疡，且感疼痛、刺痒、灼热。慢性唇炎一般病程较长，嘴唇干燥、脱屑、皲裂，反复产生痂壳，唇部皱褶明显，有的可见唇部组织增厚、肿硬、失去弹性，唇色异常。

近年来，随着唇部化妆品的增多、药物性牙膏的出现，以及过食辛辣、刺激性食物等不良生活习惯的影响，使唇炎有日渐增多的趋势，不仅直接影响进食和语言交流，又有损于形象美观，人们求治心情十分迫切。西医在该病的治疗上尚无特效手段。

干祖望认为，脾在体合肉，其华在唇，唇风之证，责之脾胃蕴热，宜健脾清热、活血祛风，常能获效。

本案例干祖望主要抓住两点：一是脾开窍于口，其华在唇，唇风多为脾胃湿热，治以清脾胃湿热，用石膏、知母、芦根等；二是风，治以祛风，药用荆芥、防风、桑叶。这里值得取经学习的有两点：其一，祛风为何用荆芥炭？干祖望认为荆芥祛风力量太强，易耗伤阴液，故用炭使祛风力量小一点，不至于耗伤阴血，更重要的是荆芥炭入血分，可从血分中将风邪祛出；其二，二诊时用白芍、当归、鸡血藤，其奥妙是风邪易伤阴血，祛风胜湿之品亦易伤阴血，故本病后期应养阴养血，且养阴血也可达到息风之功，起到善后调理和巩固治疗之效。正所谓"治风先治血，血行风自灭"，被干祖望恰如其分地体现在临床处方用药中。

根据多年临床经验，干祖望总结出治疗唇炎的三型三治法：脾湿心火上犯，当渗湿清火；脾虚湿重，当健脾燥湿；血虚生风，当养血息风。至于外用药，初期用黄连膏纱布盖贴，后期用黄连膏中加 10% ~15% 八宝眼药，调匀盖贴，具有很好的疗效。

·案二·

别某，女，30 岁。1992 年 5 月 12 日初诊。大厂区。

咽病 2 年，唇病 1 年。主症始以多稠痰而咳。经治后咳止而稠痰减少，有时胸膺痞塞。环唇龟裂，之后以感冒之扰而上下唇俱肿胀。继之环唇及口腔出现糜烂，言语、进食障碍，伴以疼痛而且较剧，口水奇多，外溢难止。干则结痂，烧灼感。因患有红斑性狼疮。现服激素、雷公藤片、六味地黄丸。

检查：口腔硬腭有 2 块严重充血斑。未见溃疡，环唇糜烂，下唇水肿，两口角为重点，舌严重脑纹样，深达 0.3 厘米，纵行十数条。少苔而瘦，脉细。

医案：貌似茧唇（剥脱性唇炎）而实难列入茧唇行列。舌背脑纹，深而且多，纵然有阴虚之感，但脾经之湿浊未除，总难单纯以养阴，暂取醒脾化浊，同时亦难取香燥。

处方：

茵陈 10 g	车前子包 10 g	太子参 10 g
茯苓 10 g	山楂 10 g	碧玉散包 15 g
土茯苓 10 g	藿香 10 g	佩兰 10 g
六曲 10 g	7 剂煎服	

外用：黄芩膏、养阴生肌散调和，涂唇部。

二诊 1992 年 5 月 19 日。自感好些，咽痛接近消失，干燥略润，浓痰依然很多，胸膺痞塞仅在晨时有些，环唇燥裂明显改善，烧灼感减轻，燥裂以涂擦油膏而没有。颌下、颏下的结节似乎在发展。

检查：颌下、颏下两区桂圆核大小的淋巴结十数个结实坚韧，无粘连、无压痛。环唇尚滋润（擦油膏）。两口角有糜烂，舌裂均同上诊。少苔，脉细。体温 37.1℃（上午）。

医案：蕴结之湿浊渐化，阴虚之象迹更显，治当倾向扶正滋阴。不过颌下痰核磊块，总非一般常见之恙，另当扣外科之扉，深入检查另予治疗。

处方：

川贝母 3 g	玄参 10 g	昆布 10 g
海藻 10 g	煅牡蛎 20 g	沙参 10 g

当归 10 g	白芍 6 g	白扁豆 10 g
生地黄 10 g	7 剂煎服	

外用药续用。

三诊 1992 年 8 月 14 日。咽喉脓痰奇多，吞咽稍有痛感。发音失泽，环唇糜烂一度缓解而刻又如前。低度发热，至今未清，喉头异物感严重，常以干燥奇痒而导致频频干咳，头昏沉感。

检查：咽峡充血（红艳型），两侧出现散在性增生溃疡，环口唇红赤糜烂，喉检因不配合而失败。舌红而光无苔、纵行裂痕深而且多。脉细有数意。

医案：虚热日趋严重，津液已至涸境，非玄武南海之水，似乎难制其炎炎之焰。急取大补阴丸合玉女煎。狂澜之挽，事非易易。

处方：

熟地黄 10 g	知母 10 g	川黄柏 3 g
生石膏 30 g	麦冬 10 g	石斛 10 g
乌梅 10 g	女贞子 10 g	鳖甲 10 g
青蒿 10 g	墨旱莲 10 g	7 剂煎服

外用：珠黄散 3 支，吹用。

按语：干祖望治唇炎重在治脾，脾主肌肉，其华在唇，脾胃虚弱或为湿浊所困，则唇失所养，乃致发病。病之日久，气血阴阳无生化之源，而致阴虚血虚，血虚则可生风化燥，阴虚则可津液干涸，使本病经久难愈。一方面嘴唇糜烂红肿瘙痒，一方面又干涸枯燥龟裂。

此类患者多为脾虚湿盛，脾虚与湿浊往往互为因果，但临床可分脾虚为主和湿浊为主者。以脾虚为主者，唇肿色淡，干燥而多鳞屑，伴食少、便溏、舌淡胖。治宜健脾化湿，干祖望常用参苓白术散加减。药如太子参、茯苓、白术、薏苡仁、白扁豆、山药、砂仁等。以湿浊为主者，多兼有风热或心火，而成湿热之证。见唇上多滋水黏液，糜烂色红。治宜清热利湿，干祖望常用加味四苓散或四苓散合导赤散。药如茯苓、猪苓、泽泻、生地黄、竹叶、木通、滑石、灯心草等。

本案是一例脾虚湿盛兼阴液亏虚的患者，环唇干燥龟裂而又糜烂结痂、口水奇多，此时面临两个选择，一是芳燥健脾，祛湿化浊，一是养阴固液，益水之源。而芳燥健脾有耗伤阴液之忧，养阴固液有困遏脾阳之弊，如何抉择？干祖望独具匠心，湿浊为标，脾虚为本，脾不生津，而致阴伤，此时急则治其标，先予化浊，而避免过分辛燥之品，予以清利导湿，甘淡化湿，方中茵陈微苦寒，清利湿浊；车前子、土茯苓、碧玉散助其利湿祛浊；藿香、佩兰芳香化湿；山楂、六曲消食导滞，健运脾气；太子参、茯苓益气健脾以治本。并用黄芩膏外涂患处，黄芩能清热燥湿，且膏剂外涂后，可防止糜烂后嘴唇干燥龟裂。二诊时症状减轻，处方以化痰软坚之品治其颌下结核。三诊时脾虚湿盛治标已去，而阴虚之本逐渐显露，干祖望认为，虚热日趋严重，津液已至涸境，非玄武南海之水，似乎难制其炎炎之焰，急取大补阴丸合玉女煎。

关于本病的外治，干祖望有以下经验。①贴乌金纸。可剪成适当大小，以唾液蘸湿贴之，每日换一张。②撒吹口散。在患处撒吹口散适量，每日3～5次。也可以 30% 吹口散与 70% 黄连膏调和后，涂于唇上，每日 3 次。③用薄荷全草（连根带叶）炙灰，以麻油或菜油调敷于唇。他还每常嘱咐患者，平时唇觉干燥，不宜经常以舌舔唇，因水分在唇上挥发，反而加重干燥。唇上结痂，不可随意剥弄，以免皮破而加重感染。

舌下腺囊肿

中医对本病的名称比较统一，称舌下痰包或痰包。如有感染而出现炎症时，即称莲花舌等。但莲花舌一称，有时乃指舌下腺炎而言。

【临床表现】

初起时，仅仅在舌腹下一侧，产生一个柔软而不痛不痒的小肿物，逐渐缓慢长大，长大到一定程度，肿物即可扩展到对侧舌下。包囊呈淡黄色或淡蓝色，表面光滑半透明，有波动感。开始无自觉症状，长得过大时始觉胀痛或麻木，妨碍言语及进食，常流涎不止。碰破后，即可流出鸡蛋白样的黏液，当时即可瘪下而平复，但不久又饱满起来。

【病因病机】

痰饮流注：《外科正宗》论述“乃痰饮乘火流

行,凝注舌下”。

气滞痰凝:《喉科秘旨》论述“舌下痰包,乃气滞痰凝而致”。

【辨证论治】

基本不需辨证,如辨证主要辨其痰的虚实。

·内治·

实证:常用代表方有二陈汤合三子养亲汤。常用药:半夏、陈皮、茯苓、紫苏子、莱菔子、白芥子、海浮石等。

虚证:常用代表方有六君子汤。常用药:党参、白术、茯苓、半夏、陈皮、神曲、大贝母等。但本病的内治,作用不大,主要靠外治。

·外治·

必须摘除,但注意不能刺破。《外科正宗》提出的“用利剪刀,当包剪破,流出黄痰”是错误的。

【预防与护理】

戒烟酒,禁食辛辣刺激性食物。

【医案】

孙某,男,33岁,1991年6月12日初诊。

以左侧舌下腺囊肿,手术后出血颇多,并缝合线残留一点,故而反复感染,今天已清除。刻下主症,右侧舌系带部有异物感,无疼痛。

检查:舌下系带右侧有小疱1个。无充血,柔软,颌下及颈部未扪到淋巴结,舌苔薄,脉细。

医案:心苗肿胀,事在离火。刻下左侧已手术而去,右侧舌腹又有水肿如疱。良以火为痰之本,痰为火之标,标本相互所致,取清火化痰。

处方:

天竺黄6 g　　生地黄10 g　　竹叶10 g
川黄连3 g　　大贝母10 g　　白茅根10 g
白芷6 g　　车前子[包]10 g　　白芥子6 g
甘草3 g　　5剂煎服

外用:通用消肿散,外用吹患部。

二诊1991年7月10日。药进5剂,似有好转反应,异物感基本上消失,舌体转仄也较灵活。

检查:舌下系带右侧水疱已消,但隆起丰满仍然明显。舌系带的歪斜也较前改善一些。舌苔薄,脉细。

医案:丙丁之火,一药而焰消。当然离火一清,痰浊由此而减,肿亦大退,不过口腔属脾,脾困则残余之肿难平。刻下裁方,应舍河间之方,就东垣之法。

处方:

天竺黄10 g　　佩兰10 g　　茯苓10 g
白术6 g　　大贝母10 g　　藿香10 g
白芷6 g　　白茅根10 g　　莱菔子10 g
六一散[包]15 g　　7剂煎服

外用:通用消肿散,外用吹患处。

三诊1991年7月17日。异物感消失之后,尚未重见,舌体尚舒服,稍有麻木感。

检查:隆起丰满有些收敛。舌系带歪斜又矫正许多。舌薄苔,脉平。

医案:初取清火化痰,凭苦寒以挫其势;再化痰浊,以应梅天淫雨之环境,即所谓“天人合一”之论。两战两捷,其效满意。今则取健脾以制痰,亦即攻补兼施之意耳。

处方:

太子参10 g　　白术6 g　　茯苓10 g
山楂10 g　　白扁豆10 g　　六曲10 g
白芷6 g　　大贝母10 g　　白芥子6 g
天竺黄6 g　　六一散[包]12 g(荷叶包刺洞)
7剂煎服

按语:舌下腺囊肿相当于中医所称的“痰包”。痰包之名首见于《外科正宗》,指发生于舌下的痰包,其云:“痰包,乃痰饮乘火流行,凝注舌下,结如匏肿,绵软不硬,有碍言语,作痛不安。用利剪刀,当包剪破,流出黄痰,若鸡子清,稠黏难断。捺尽,以冰硼散吹之。”此处,干祖望认为对于舌下痰包的外治“用利剪刀,当包剪破,流出黄痰”是错误的,不应当刺破囊肿。

《医宗金鉴》曰“痰包每在舌下生,结肿绵软似匏形,痛胀舌下妨食语,火稽痰涎流注成”,明确指出“痰包”的成因是痰火流注。对于痰火,龚居中认为:“夫痰火者,痨瘵之讳名……火为痰之本,痰为火之标,而其阴虚,则又为致火致痰之本矣”。又谓:

“阴虚则火动，火动则痰生。”（见《红炉点雪》）舌为心之苗，因之一切舌病都责之于心，心属火属阳。

本案中初诊时干祖望由痰火入手，首先取用化痰辅以滋阴降火：生地黄清热养阴生津，淡竹叶、黄连清心火，天竺黄、大贝母清热化痰；5 剂过后痰火清退，肿胀亦有所消散。薛己的《口齿类要》指出，口为足太阴脾经的开窍之处，也是手太阴肺的假用门户，故一般口腔疾病大多责之于脾。《灵枢·五阅五使》曰：“口唇者，脾之官也。”口腔属脾，脾困则残余之肿难平。脾为生痰之源，肺为储痰之器。痰不储于肺，随咳排出体外，反随经流窜，集于舌下形成“痰包”。故二诊时再取健脾燥湿化浊之法，佩兰、茯苓、白术利水渗湿健脾；天竺黄、大贝母续以清热化痰；莱菔子降气化痰；六一散清热利湿，使得肿胀基本消退，舌下异物感消失。三诊时取参苓白术散加减，健脾燥湿化痰以清余邪，巩固疗效。三诊过后肿胀消失，舌下再无明显异物感，收效满意。

舌下腺炎

舌下腺炎，传统名称为重舌。因舌下有物肿起，形似两个舌头重叠，故称重舌。如其表面粗糙一些的，称莲花舌。以其垫衬在舌下，故又称垫舌。

【临床表现】

本病多见于儿童。初起舌下瘀血水肿，逐渐扩展，呈扁的半圆形，充血严重，疼痛，可影响舌的伸缩，言语含糊不清，口涎增多而外溢。妨碍饮食，如在婴儿则不能吮乳。全身症状，有发热、头痛、口干、小便短赤等。严重的颌下淋巴结肿大压痛。舌苔黄而干，质红，脉数。

【病因病机】

心脾两经积热，循经上犯。

【辨证论治】

·内治·

应清热泻火，可用导赤散或黄连解毒汤综合加减。常用药：生地黄、竹叶、木通、黄连、黄芩、山栀子、蒲公英等。

·外治·

局部，取用玉匙散，每天喷 3～5 次。

【预防与护理】

参阅“舌下腺囊肿”的有关内容。

【医案】

于某，女，24 岁，1985 年 2 月 12 日初诊。

舌下异物疼痛，泌及咽喉，颈侧（右）。

检查：舌下右侧，有 0.5 厘米 ×1.5 厘米大小的隆起，轻度充血，表面有破碎现象，右颌下扪到淋巴结，扁桃体（双）Ⅱ度（长期如此），舌薄苔，脉实。

医案：舌为心之苗，离火上炎，取道玄武，清心泻火法，导赤化裁。

处方：

生地黄 10 g	木通 3 g	竹叶 10 g
灯心草 3 扎	白茅根 10 g	芦根 30 g
川连 1.5 g	山栀子 10 g	甘草 3 g

7 剂煎服

另用冰硼散 3 g。

二诊 1985 年 2 月 16 日。疼痛大减，言语、纳食两俱方便，四射的“泌痛”完全消失。

检查：舌腹右侧的肿物退消一半，表面已光滑，充血消失，舌薄苔，脉平。

医案：方既有效而续进，所谓一鼓而擒之也。

处方：原方继服。

按语：《临症验舌法》云“凡内外杂证，无一不呈其形、著其气于舌……据舌以分虚实，而虚实不爽焉；据舌以分阴阳，而阴阳不谬焉；据舌以分脏腑、配主方，而脏腑不差，主方不误焉。危急疑难之顷，往往无证可参，脉无可按，而唯以舌凭，妇女幼稚之病，往往闻之无息，问之无声，而唯有舌可验。”

本案心火内炽，胃热助威，《喉科指掌》谓之“莲花舌”，此症因脾家热毒积久而发，生于牙根内面，走窜如莲花一座。患上即针出血搽金不换药。

再针两手商阳穴，用六味汤加减：紫河车二钱、当归尾一钱、赤芍一钱、川连一钱、连翘一钱、大黄三钱、山栀子一钱、木通一钱、生地黄二钱、穿山甲一钱、石膏生者五钱。连服二服，如不退，用十八味神药收功。《囊秘喉书》又谓之“重舌”。

干祖望认为：舌属心，舌之中属心，舌根亦属心，舌之四围属脾。舌边红，属心火。舌苔白寒黄热，焦黄热甚，黑者热极，若黑而润为假热。喉之左右通舌根，属肝。小舌名帝丁，属胃，又属肾。舌下紫筋为舌系，下通于肾。

全方以导赤散加味，取峻剂苦寒，以清离火，大有摧枯扫烂之功。方中生地黄、木通、竹叶、甘草为导赤散，取“心与小肠相表里”之意，使得心火从小便而解，此谓“予邪以出路”；灯心草、白茅根、川连、山栀子、芦根清热泻火，助其共讨旱魃，力克离宫。全方效专力宏，一鼓作气，直折上炎之火势，故有二诊时捷报传来，疼痛大减，言语、纳食两俱方便，四射的“泌痛”完全消失，舌腹右侧的肿物退消一半，表面已光滑，充血消失。

牙周炎

牙周炎，传统名称为牙宣，又有齿龈肿、齿间出血、齿动摇、齿龈宣露、牙宣出血、牙宣疳䘌、牙衄、齿䘌等名称。

牙周炎为牙齿周围组织的慢性破坏性进行性疾病。本病的发展，伴以牙龈发炎溢脓、牙周膜变性、牙槽骨吸收，最后导致牙齿动摇、脱落。

局部致病因素，有口腔卫生不良、牙石积聚、食物嵌塞、食后剔齿及不良修复体等。

本病分牙周炎、牙周变性及牙周萎缩 3 个阶段。故而《医宗金鉴》总括为：“牙宣初起肿牙龈，日渐腐烂久露根。”

【临床表现】

本病多见于中、老年人。男子多于女子。

初期，也可称为发炎期。牙龈间乳头充血肿胀，伴以疼痛。稍稍触动即易出血，即使吸吮时也能出血。经常在早晨起床时，匝唇一周，结有薄薄血痂线状的一圈。此期中医称牙衄。

中期，也可称为变性期。牙龈周围开始糜烂，出血增多，疼痛加重，同时还有刺痛、灼热及胀感，妨碍饮食，对热与冷特别敏感，并有口臭。此期中医常称为齿䘌。

后期，也可称为萎缩期。此时一切炎性症状逐渐消失，但齿根宣露、摇动，甚至脱落。牙龈萎缩干瘪。从此即无法恢复原状。中医即称牙宣。宣者，宣露也。

一般无全身症状，如有的话，大多在初期末、中期初及高峰时期。届时舌苔黄腻，脉大、数等。

【病因病机】

风邪：《圣济总录・齿龈宣露》论述“风邪袭虚，客于齿间，则令肌寒血弱，龈肉缩露，渐至宣露，永不附着齿龈也”。

冷风：《圣济总录・牙齿挺出》论述“受于风冷，与龈间津液相搏，化为脓汁，则龈肉落缩，齿根宣露”。

风热毒气：《太平圣惠方》论述“牙齿宣露挺出，皆由风热毒气所为”。

热毒：《济生方》论述“热毒上攻，宣露出血，齿龈肿痛，不可忍者”。

脾胃火：《窦氏疮疡经验全书》论述“此脾胃二经火也”。

心肾火邪：《疡科心得集》论述“心肾火邪，逼血妄行”。

虫：《备急千金要方》论述“凡齿龈宣露，多是疳䘌及月蚀”。

龙雷之火：《外科医案汇编》论述“不独胃火炽盛，而龙雷之火亦复上腾”。

大肠虚：《丹溪手镜・卷之中・齿》论述“大肠虚，齿为之宣露”。

阳明气弱：《谦益斋外科医案》论述“此阳明气虚，血失所附而然”。

气血虚：《诸病源候论・齿挺候》论述“气血虚竭，不能荣于齿”。

肾气虚壅：《济生方》论述“亦有肾气虚壅，齿痛宣露”。

肾虚胃热：即“少阴不足，阳明有余”的牙周炎。见于《景岳全书》：“若肾阴本虚，胃火复盛，上实下虚而为热渴肿痛者，玉女煎为最妙。”

古人之所以诸说纷纭者，大多是片面看到某一阶段某一症状。其实本病病因病机并不复杂，一般初期为胃火上蒸；中期为胃火炽盛而致热毒内焚；后期虚证，其中又有两型，一为阳明有余，少阴不足，一为纯粹的肾虚。

【辨证论治】

胃火上蒸，初期和中期两个阶段，大多属于此型。常因膏粱厚味、醇酒辛辣，致胃经积热，郁久酵化为火。上下齿龈分属手、足阳明经，循经上犯，当然齿龈首当其冲。热蒸则肉腐，肉腐则龈烂。

热毒内焚，必在中期的高峰阶段。大多出现于中期或中期以后，即出现“少阴不足，阳明有余”证。肾主骨，齿属骨余。肾虚精气下竭，上不荣于齿。同时又胃火上蒸，蒸则龈腐。造成上实下虚，标实本虚的局面。

在久病的后期，炎症消失而虚象必然日趋严重，以其病在齿而当然责之于肾。

认真治疗，预后尚佳。最坏的转归，牙齿脱落。

·内治·

胃火上蒸者，取清胃泻火、凉营解毒法。常用代表方有清胃散、白虎汤之类。

严重的热毒，可用清热解毒法，体质差的用甘寒，如五味消毒饮之类。体实而壮者用苦寒，如黄连解毒汤或银花解毒汤之类。疼痛、出血、臭气严重者，龙胆泻肝汤、犀角地黄汤都可选择取用。

少阴不足、阳明有余者，当补肾水与清胃火，最理想的当然是玉女煎。常用药：生石膏、知母、麦冬、生地黄、熟地黄、芦根、牛膝等。

肾虚，当补肾益精，常用代表方有六味地黄汤或大补阴丸等。

·外治·

最适宜者，前期用锡类散，后期用珠黄散。但吹药中都不应加入冰片。如其要求芳香者，改用檀香末。

出血过多者，珠黄散中加百草霜散。

漱口剂，不必取用药物，只需生理盐水即可。应注意口腔清洁。

·其他·

虚证，可用吴茱萸，不计多少，研末，用醋调成厚糊，男左女右，临睡前涂在涌泉穴，外用纱布裹住。次晨揭去，连用数天。

【预防与护理】

1. 平日少食酒类、辛辣食品。
2. 饭后漱口，少剔牙。
3. 已病之后的护理，参阅上文的口腔病护理方法。
4. 吹药中忌加冰片。因冰片有促使出血的作用。
5. 如牙齿已摇动，最好拔除。
6. 注意休息，忌劳累。

【医案】

周某，女，45岁，1987年2月20日初诊。南京电表厂。

因牙龈疼痛起疱而就诊。曾在口腔医院就诊，近日牙龈疼痛已轻，出血已很少，唯齿龈上起疱“脱皮”。

检查：7-5| 内侧破碎，21|12 唇侧渗血充血，舌薄黄脉细。

医案：取用玉女煎确是神来之笔，盖典型之少阴不足、阳明有余，唯病药用旋已久，良以营分之郁热，热稽困耳，用原方加清营。

处方：

生地黄 10 g	熟地黄 10 g	生石膏 30 g
知母 10 g	牡丹皮 6 g	赤芍 6 g
川黄柏 3 g	牛膝 6 g	墨旱莲 10 g
女贞子 10 g	甘中黄 3 g	7 剂煎服

另用养阴生肌散 5 g 外用。

二诊 1987年2月27日。牙齿疼痛已轻，自发性出血已没有，起疱与脱皮仍然循环不息，大便已正常。

检查：$\frac{\quad|\quad}{7\text{-}5|\quad}$内侧充血已轻，有些伪膜，$\frac{\quad|\quad}{3\ 1|1\ 3}$内外侧充血已轻，无渗血，苔薄黄，脉平。

医案：玉女煎痊扉叩开，深希赖此以登堂，原方加重扶正。

处方：

熟地黄 10 g　补骨脂 10 g　生石膏 30 g

知母 10 g　麦冬 10 g　牛膝 6 g

山药 10 g　覆盆子 10 g　墨旱莲 10 g

甘中黄 3 g　7 剂煎服

三诊 1987 年 3 月 6 日。右上槽齿龈又在疼痛起疱。近来头昏胃呆。

检查：$\frac{\quad|\quad}{6\text{-}4|\quad}$外侧齿龈红肿。$\frac{\quad|\quad}{1|1\ 2}$外侧红肿比前轻。舌薄苔，脉细。

医案：两进玉女煎，两番进步。方药对证，翻复者，又属必然。坚持药治，总能覆杯。

处方：

熟地黄 10 g　生石膏 30 g　山药 10 g

补骨脂 10 g　藿香 10 g　佩兰 10 g

知母 10 g　墨旱莲 10 g　芦根 30 g

甘中黄 3 g　7 剂煎服

外用：通用消肿散 5 g。

四诊 1987 年 3 月 20 日。自己有“反反复复”的感觉。

检查：齿龈浮肿，充血破碎，舌薄黄，脉平。

医案：纵然迅展呈鹅步鸭行，但毕竟在缓慢中寸寸进步，坚持原来治法。

处方：

生地黄 10 g　熟地黄 10 g　生石膏 30 g

知母 10 g　麦冬 10 g　山药 10 g

补骨脂 10 g　芦根 30 g　升麻 3 g

甘中黄 3 g　7 剂煎服

五诊 1987 年 4 月 3 日。这个时期十分舒服，而且一度齿龈和疼痛浮肿、出血竟然消失殆尽。近来几天又稍稍出现。

检查：$\frac{7\text{-}1|\quad}{7\text{-}3|\quad}$齿龈肿胀已退去许多，破碎及充血仍有但程度已轻，舌薄苔，脉细。

症已改善，症无异迁，加味玉女煎当然续进弗彷徨。

处方：原方继服。养阴生肌散 3 g 外用。

六诊 1987 年 4 月 10 日。一度日趋向好，但近因感冒，又在反复中。

检查：$\frac{7\text{-}5|\quad}{2\text{-}1|1\text{-}2}$有充血及脱皮，但与过去已不同，过去为游漫一片，刻下是局限的几处，舌薄黄苔脉细。日趋好转之症，新邪干扰而动荡，伤也。

处方：

生地黄 10 g　熟地黄 10 g　生石膏 20 g

知母 10 g　牡丹皮 6 g　赤芍 6 g

升麻 3 g　蒲公英 10 g　板蓝根 10 g

省头草 10 g　7 剂煎服

七诊 1987 年 4 月 24 日。

检查：$\frac{7\text{-}3|\quad}{\quad|\quad}$齿龈唇侧，又一片红艳如丹，精神不振，舌少苔，脉细。

医案：顽症之残余动荡，总难一锤定音，唯以为自慰方，病损区已收缩到三分之一，再取清养两顾手法。

处方：

生石膏 30 g　芦根 30 g　白茅根 10 g

熟地黄 10 g　生地黄 10 g　川黄柏 5 g

知母 10 g　牡丹皮 6 g　地骨皮 10 g

升麻 3 g　7 剂煎服

八诊 1987 年 5 月 15 日。诸患悉已减轻，口中黏膜即脱者，改善了许多。

检查：齿龈上红艳如丹的充血，已淡出一半以上。舌薄苔，脉平。

医案：病前周旋二月，炙手之势，已挫其半。虽未能额手，但覆杯有望。省效之方不取轻率篡改。

处方：原方继服。

按语：牙宣为病，初期风热外袭，而齿龈属阳明，胃热亦内盛，证属胃火风热，因而治疗上干祖望除了用麻杏石甘汤或银翘散疏风清热外，均佐以凉胃药，轻者用白茅根、芦根，重者选生石膏、山栀子。中期阳明热甚，风热演变为热毒，证属阳明热毒，方取白虎汤清热泻火，但此方清热解毒效力缺乏，干祖望擅于在此基础上合用黄连解毒汤或五味消毒饮。后期阳明之热渐退，肾虚症状出现，而干祖望认为热邪煎灼津液，这里的肾虚都为肾阴虚而无肾阳虚之说，此期辨证有两种情况，其一胃热全无，只表现为肾虚症状，证属肾阴不足，治以滋阴补肾，基础方为六味地黄丸，如果牙齿松动，可加枸杞子、补骨脂加强固齿作用；其二胃热与肾虚同时存在，属虚实夹杂，辨证属阳明有余、少阴不足，在临床运用时，干祖望主张分析实证和虚证孰多孰少，以便权衡裁方，提高疗效，治疗时干祖望喜用张介宾所创之玉女煎加减以清胃热、补肾阴，可谓将玉女煎运用得炉火纯青。

对于牙周炎的治疗，干祖望强调内外同治，初期和中期运用冰硼散等，后期可使用白珍珠散、养阴生肌散等。

此例患者就诊时，牙龈疼痛轻浅，出血很少，唯齿龈上起疱“脱皮”，舌薄黄脉细，可知经过前面的治疗，现已属后期阳明有余、肾阴不足，原来使用的玉女煎确属对证，但干祖望认为此患者病史已久，热入营血，仅用玉女煎已不能起效，唯在此基础上加用清热凉血药物，方可奏效，方中生地黄、牡丹皮、赤芍、甘中黄即为此意，另外干祖望还加用了二至丸补肾阴、川黄柏泻肾火，同时予以养阴生肌散外敷内外同治以求更佳的临床疗效。

二诊时，患者牙痛已轻，自发性出血已无，牙龈充血减轻，无渗血，苔薄黄脉平。可见上方已起效，但牙龈起泡与脱皮仍然循环不息，此时正虚胜过邪实，原方应加重扶正，并且此患者病久，阴损及阳，可在热邪清泻之后稍加补益肾阳之药，故而干祖望在原方基础上去了生地黄、牡丹皮、赤芍，加了补骨脂、麦冬、山药和覆盆子。

三诊，齿龈红肿疼痛又作，且有头昏胃呆，可知患者内生湿热，湿邪上蒙清窍发为头昏、阻遏中焦气机发为胃呆，干祖望用了藿香和佩兰化湿和中，并佐以芦根凉胃。另外，红肿又起，为防助热生火，去掉了上方中的覆盆子，另通用消肿散外用消肿。

再次复诊时，患者虽自觉改善不明显，但确处于慢慢恢复中，五诊虽因感邪动荡，有充血及脱皮，但与过去已不同，过去为游漫一片，刻下只是局限的几处，可见干祖望用药恰到好处，其中用升麻 3 g 引药上行，使药物直达病所，用药独到，值得借鉴。

根尖炎

根尖炎，传统名称为牙疔，还有蚷、牙痈、齿龈肿痛、附牙痈、黑疔、牙痈风、牙蜞风等名称。

中医认为病变范围小的为牙疔，病变范围大的为牙痈。其中包括牙齿髓腔的感染、牙尖周围的感染，甚至牙根周围的感染。

【临床表现】

主要症状是患牙持续性剧烈疼痛，且觉牙齿有上浮感觉。之后，疼痛更剧，同时伴以不同程度的全身反应，如体温增高、凛寒、头痛、全身不适、大便秘结、食欲明显减退等。

局部检查，患齿有叩击痛。随病情的发展，肿胀逐渐明显，最后在龈乳头间出现半球形肿物，由绿豆大（疔）到半片莲子大（痈），触诊有波动感。严重的，同侧颊部也肿胀。同侧颏下或颌下淋巴结肿大、压痛。

【病因病机】

风邪：《太平圣惠方》论述“头面有风，风气流入于阳明之脉，与龈间血气相搏，故成肿也”。

风热：《外科医案汇编》论述“风热发为牙痈”。

温邪：《谦益斋外科医案》论述“产后营枯络空，温邪外袭”。

胃热胃火：《外科真诠》论述“属阳明胃火所致”。《焦氏喉科枕秘》：“此症胃火上冲，发于牙龈。”

胃经湿热火毒：《喉证明辨》论述“皆由阳明胃经，湿热火毒上攻”。

肾火：《医宗金鉴·外科心法》论述“牙疔……即黑疔也，属肾火毒”。

厚味及触毒：《喉科紫珍集》论述“此症因食臭恶自死禽兽，或餐煿炙厚味，或受恶秽之气”。

总之急性发作者，多为龋齿或牙周病的继续，由于胃火上凌而致。如为热毒火旺者，一切症状更严重。慢性的，为急性的转归而致，大多由于气血双亏，也有阴虚火旺所致者。

本病一般预后良好。但治疗失时或失当，则延迟时日，常常可以继发齿槽脓肿或骨髓炎。最常见的是，时日一久，造成瘘管，中医称为“牙漏”。

【辨证论治】

初起阶段，全身症状明显。局部肿胀，疼痛，脉来浮数，舌苔薄黄者，属风热。

局部疼痛剧烈，甚至呈跳痛，舌苔黄腻，脉弦、数者，为热毒炽盛证。

虽然局部症状基本消失，但仍有脓性分泌物，伴以全身虚怯、神疲乏力，舌苔薄，质淡而嫩，脉细者，为气血双亏证。

久溃不愈，口干，伴以颧红掌灼，心烦善怒，脉细数，舌苔干而质红者，为阴虚火旺证。

・内治・

风热证，当取疏风清热法，常用方有桑菊饮或银翘解毒散。常用药：桑叶、菊花、连翘、薄荷、芦根、防风、竹叶、牛蒡子等。

热毒炽盛者，重剂清热解毒，常用代表方有黄连解毒汤。大便闭结，酌加大承气汤。常用药：黄连、黄柏、黄芩、大黄、枳实、牡丹皮等。

气血双虚者，益气补血，常用代表方有八珍汤或十全大补汤。常用药：熟地黄、白芍、当归、川芎、白术、茯苓、肉桂、党参等。

阴虚火旺者，养阴清火，常用代表方有玉女煎。常用药：知母、黄柏、熟地黄、生地黄、生石膏、牛膝、牡丹皮等。

・外治・

初起，可用通用消肿散。成脓后，切开。溃破后，用冰硼散最佳。为引流通畅计，可插捻子。参阅“咽喉病”第十五节“扁桃体周围脓肿”的外治方法。后期，用珠黄散。

如其面颊部肿胀严重，可敷如意金黄散，用饴糖赋形，每日换 1 ~2 次，如无饴糖，改用蜂蜜。

【预防与护理】

参阅“牙周炎”的有关内容。

【医案】

翟某，男，28 岁，1997 年 9 月 16 日初诊。淮安。

今年 1 月患龋齿引起的根尖周围脓肿，在前庭经医生切开排脓，但后又在舌面自溃一孔出脓。经过治疗，前庭溃孔愈合。而舌面 $\begin{array}{c|c} 3\text{-}2 & \\ \hline & \end{array}$ 一孔一直存在不愈合。现在如用力一吸，在溃孔里就可吸出牙膏似的一根小条子，有臭气。在身体不舒服时，即有脓水溢出，但不臭。

检查：$\begin{array}{c|c} 3\text{-}2 & \\ \hline & \end{array}$ 在齿间，有一瘘管，周围无炎症。无叩击痛。舌薄苔，质淡白无华，脉细无力。

医案：证属瘘管，且很单纯。良以患者营养不良，神形衰羸，正气不充，实无力以荣肌养肉而获得收口。治宗外科“溃疡首重脾胃”论点裁方。不过气亏及血，酌加四物。

处方：

党参 10 g	黄芪 10 g	白术 6 g
茯苓 10 g	山药 10 g	当归 10 g
丹参 10 g	何首乌 10 g	
阿胶（另烊冲兑）10 g		甘草 3 g

7 剂煎服

二诊 1997 年 10 月 6 日。口中咸味已没有（即渗出物减少或没有）。孔洞仍然存在，但吸出的牙膏样物质已减少，如其吸得次数多了，即没有。

检查：同初诊。舌薄苔，质淡，脉细。

医案：渗出物明显减少者，正以正气渐充而足以抑止其产生矣。瘘口不闭，良以病灶涉及槽骨而有所影响耳。方已对症，毋事更张。

原方除何首乌，加熟地黄 10 g。

取用维持量（两天进一剂，方法：第一天煎出第一汁，冷藏明日服，再煎第二、第三汁，当天服完，第二天把昨天药汁加温进服），坚持 1 个月。

三诊 1997 年 11 月 21 日。分泌物已没有。食欲已增，精神亦旺。

检查：窦道口在细心中仍能找到。舌薄苔，脉细。

医案：愈合之期待临，荏弱之身渐充尔，诚所谓“土肥而苗壮”。再以成药扫尾。

四仪膏 500 g，每服取一汤匙，开水烊化成饮料，晨晚各一次饮服。

按语：牙髓炎发展到最后，牙髓组织全部坏死，感染自根尖管下移会导致更为严重的根尖周炎，因而，在发现牙髓炎后应该尽早治疗。

急性期可见病牙周围红、肿、热、痛，此属阳明热甚，法取清热解毒法，重者用黄连解毒汤，轻者用五味消毒饮，干祖望主张此时可加用凉胃药，如生石膏、山栀子、芦根、白茅根等，对于病情严重者，可加用调胃承气汤以达到釜底抽薪之效，外治法可选用冰硼散、西瓜霜、如意金黄散等敷于患处。

若已成脓，可待脓蒸成熟，触之有波动感，方可自溃或者切开排脓，切忌切开过早，伤正恋邪，患牙处形成瘘口，反复溢脓，疮口难收，转为慢性。如若脓成不溃或脓出不畅，可用托法托毒外出，正气尚充者法用透托法，方如透脓散，正气不足者法用补托法，方如神功内托散、托里消毒散。

本案患者属龋齿引发牙髓炎，感染自根尖管下移引起根尖周化脓性炎症。前庭切开排脓治疗不利，切开过早，未能将脓液全部排出，转为慢性，脓水色淡，瘘管周围无炎症，舌薄苔，质淡白无华，脉细无力，可见证属正虚邪恋。又以患者营养不良，神形衰羸，干祖望认为此乃脾气虚弱，无以化生血肉，无法生肌敛疮，疮口久久不得愈合。正所谓“脾主肉”“脾主四肢”。方中选用黄芪，既可生肌敛疮，又可托毒外出，可谓一举两得；“气为血之帅，血为气之母”，气虚可引起血虚，干祖望在补益脾气的同时，不忘加以四物汤养血；养血又不忘活血，选用了既能补血又不滞血的当归，同时又在方中加用了丹参活血。

二诊时，患者正气渐充，邪气渐去，脓水形成减少，疮口转为干燥，有利于瘘口的愈合；但此时瘘口仍未闭，干祖望认为此乃病灶已涉及槽骨，故在原方的基础上去何首乌，改用了熟地黄，主要是考虑到熟地黄可以补肝肾、益精髓、强筋骨，加快瘘口的收敛愈合。

三诊时，患者病已好大半，分泌物已没有，窦道口在细心中仍能找到，可见邪气已去，唯留有气血亏虚，此时选用四仪膏，不但药力可以单枪直入，而且携带服用均方便，干祖望尤其喜用。

尽管如此，为求万全，干祖望嘱咐患者，待正气恢复后，酌情行补牙术，对于已经丧失咀嚼功能的牙齿（残冠、残根）可予以拔除。

坏疽性龈口炎

坏疽性龈口炎，传统名称为走马牙疳。《诸病源候论》的齿䘌一候，很可能是本病，可惜古人叙述偏简，无法进一步证实。《医宗金鉴·外科心法》的青腿牙疳，事实上不是本文讨论的牙疳，可能是维生素 C 缺乏症。同时更看到《医宗金鉴》将此病编排于第七十卷的“股部”而并不置之于第六十五卷的“齿部”，可以证明编撰者对此早已有所认识。另外，如齿䘌、牙齿风疳、疳蚀、走马疳、齿病口疳疮、宣露、崩沙、疳溃烂龈等都是本病的常用名称。走马牙疳，其所以冠以走马者，形容其病情严重、发展迅速以及预后不佳，如怒马狂奔一样。

本病好发于儿童，而且都为麻疹的继发者，冬末春初为本病的好发季节。

【临床表现】

往往在急性病尤其是麻疹之后发作。在牙龈边缘出现暗红色或紫黑色斑点，按之稍呈硬感。很快即流淌血水，有臭气。继之在极短时间里即腐烂崩溃，形成大块坏死组织。但不痛而痒，故而许多儿童用手去搔抓。

一般不超过 48 小时就唇穿齿落而死亡。诊断比较容易，只要在麻疹后期齿龈出现奇臭溃烂者即是。

【病因病机】

历代医家对本病的看法，比较统一。《太平圣惠方》认为：“由风热蕴积，脾肺壅滞，邪毒之气，冲注口齿，遂成疳也。”后人论调，基本上如出一辙。

当然也有少数学者持有不同论点,《幼幼集成》认为"此由肾热,其气直奔上焦"。其实陈复正是根据"牙属肾"的规律来推求的,很不符合实际。

本病乃病邪火毒,内积阳明。因阳明经多气多血,故而也易腐易烂。

本病预后不良,死亡率很高。

【辨证论治】

《外科大成》虽然也分为鼻疳、唇疳、舌疳及喉疳四型,但在临床上起不到什么指导作用。临床分为三期,对辨证似乎一些帮助。

始腐期:在麻疹恢复期,体温下降,精神逐渐安宁。可是此期体温非但不降,反而上升,烦躁也再度出现。涎水急速增多,牙龈边缘充血,很快连及龈乳头出现坏死性溃疡。溃疡面可被白色假膜覆盖。若除去假膜则可渗血,与此同时,发出腐尸样的恶臭。这个阶段,符合《医宗金鉴·外科心法》"牙根作烂,随变黑腐,臭秽难闻"的描述。此时舌苔黄腻,脉大,小便红赤。

崩沙期:不能控制,病情迅速加重,以致牙龈边缘及龈乳头因大量坏死而腐蚀消失,继而牙齿松动,脓性口涎中血出更多,臭气加重。此时疼痛反而缓解,出现痒感。所以患者经常用手指去搔抓,同时出现全身衰弱现象。舌苔糙腻厚垢,或黄或黑,脉来细数不驯。

溃槽期:此期除明显的齿龈坏死腐蚀之外,溃烂更侵及颊、唇、舌背、上腭、鼻咽、咽喉等处,以致唇穿齿落。《外科正宗·走马疳第一百十一》云"牙根脱落,根柯黑朽,不数日间,以致穿腮破唇,诚为不治",这是走马牙疳的典型症状。病情已进入毒陷致脱的危境。脉细或伏,舌被坏死组织污染,已无法看到。

·内治·

始腐期,用清热解毒法,常用代表方有清疳解毒汤加减。常用药物如人中白、黄连、知母、连翘、牛蒡子、拳参、石膏、山栀子等。

崩沙期,加强清热解毒药物的剂量,常用方为芦荟消疳饮加减或犀角地黄汤之类。出现明显虚弱者,可用白参。

溃槽期,以患者正气极衰,法以固脱为主,解毒清心为辅。固脱重用独参汤或参附汤。解毒清心用安宫牛黄丸、紫雪丹之类。

·外治·

始腐期用中白散。崩沙期与溃槽期用砒枣散。上药之前,先用米泔水漱净口中污秽。

如唇颊穿溃者,用黄连膏盖贴,每12小时换一次。如其溃烂处坏死组织已脱落干净,肉芽鲜红时,改用珠黄散,再贴黄连膏纱布。

【预防与护理】

1. 麻疹患儿,应特别注意口腔卫生。
2. 严防患儿用手指掐挖。
3. 局部勤用药,上药前将口腔漱净。
4. 用砒枣散时,注意将口水吐出,不要有一滴一点吞下。
5. 被口水污染的纱布、棉球、手帕等,要及时焚毁。
6. 患者用过的碗、筷、匙、杯等,要严格消毒。
7. 其余参阅"根尖炎"的有关内容。

下颌骨骨髓炎

下颌骨骨髓炎,传统名称为骨槽风。本病出现于医学文献中,大约自明代开始。不过以前并非失载,一般都归类于附骨疽、咬骨疽、多骨疽几个病种里。《普济方》的"附骨疽篇"曾谓"附骨疽者,以其无故附骨成脓,故名附骨疽",可以证实。

最早称骨槽风者,当推《疡医准绳》。以后即有不少名称,如骨槽风、穿腮毒、穿珠(疽)、附骨、穿喉、牙槽风、牙叉发、穿腮发等。

【临床表现】

本病多见于青壮年,以20~40岁为多。发病前常有拔牙史或局部有过炎症。本病来势缓慢。初起先在耳前及腮颊间隐隐酸痛,开口正常。如给予热敷,即感到舒适。无全身症状,所以也不易引起病者重视。经过较长的时间,患处开始肿胀,但肿的边缘极不清楚,皮肤色泽与温度正常。逐渐漫肿加剧，张口不便，但仍然可以强迫张启。疼痛虽然加剧，但仍然是钝痛而不剧烈，这时可以出现全身症状，有凛寒不适、头痛、纳呆等。再后，肿胀由板硬转化为柔软，且有波动感，则已化脓。如其自溃的话，创口大多在齿槽部。溃破后虽然脓泄较多，但肿胀并不因此而消退。

严重的也可由颊部向外穿溃。在穿溃之前，在穿溃处先发出一个直径为1～1.5厘米的半球形肿物，边缘清楚，柔软、波动感明显，皮色稍现淡褐色。2～3天后即行自溃。

此后，脓性分泌物流之不尽，历久难以愈合，经年累月，毫无向愈倾向。经过一段较长时间，把内在的死骨脱落干净之后，才得愈合。愈合后，在颊部留下深深凹下的瘢痕。

【病因病机】

风火：《外证医案汇编》论述"此手少阳、足阳明风火所结"。

风温：《谦益斋外科医案》论述"风温入于少阳之络"。

风邪入骨：《外证医案汇编》论述"此系风邪深入骨髓所致"。

大肠邪毒：《窦氏疮疡经验全书》论述"太阳受病，结于大肠之间，邪毒交生，灌于经络之内"。

三经风火：《外科真诠》论述"乃少阳三焦阳明胃经风火也"。

饮食所伤：《外科正宗》论述"膏粱厚味"。

毒火蕴遏：《马培之医案·骨槽风》论述"毒火蕴遏，伤阴耗气，不能去毒化脓"。

寒邪：《谦益斋外科医案》论述"此阳络空虚，寒邪袭入，盘踞不出"。

寒风：《疡科心得集·骨槽风后论》论述"风寒袭入筋骨，邪毒交生"。

七情：《疡医准绳》论述"由忧愁、思虑、惊恐、悲伤所致"。

郁怒伤肝：《外科正宗·骨槽风第五十三》论述"此得于郁怒伤肝"。

血虚：《谦益斋外科医案》论述"由血虚阳亢，化火上冒"。

药误：《外科全生集·骨槽风》论述"多服生地、石膏，以致成患"。

对临床常见的情况加以归纳，不外乎前期与后期之分。前期的两证最为多见，即火证与寒证。后期也分两证，为气血双亏证与阴虚火旺证。

火证：平素过食炙煿，恣酒嗜肥，以致阳明蕴积热毒或七情郁结，肝脾两伤，以致三焦实火上炎。若是复感外邪，毒火搏结，气血郁遏，其火更炽，腐蚀肌骨。

寒证：内以清阳不升，阴霾一片，后又外感风寒、寒气，以致气血失和，阴凝肌骨之间，终致肌肉僵化而造成阴疽局面。

气血双亏证：进入后期，脓出邪泄，势必生肌长肉而告愈。但一则"大脓之后，气血必虚"，再则禀质一向不充，一经痈疽折磨，更加虚弱，终致久溃难敛，反过来又以泄脓流水，大耗气血，形成恶性循环，致溃疡无法愈合。

阴虚火旺证：津血同源，长期流脓，正是使得津枯血耗。水不济火，火必无法控制燔旺起来，这样火一旺反过来煎燥阴津，阴津愈枯，其火更旺，也是一个恶性循环，最后同样使溃疡无法告愈。

这种慢性病治疗较难，但如认真诊疗，预后尚可。

【辨证论治】

火证：起病比较急速，但较之一般脓肿还是属于慢的。初期在患侧磨牙尽处，牙龈和腮部焮红高肿，疼痛较重。外侧腮部、颊部亦可肿痛，致开口不便，妨碍咀嚼。经过四五日后，疼痛加重，常出现跳跃性疼痛。六七日后，红肿处柔软而波动。如不予切开，则十余日后在口腔内可以自溃。之后腮颊外侧也自溃，流出臭秽脓液，经久不愈，转入后期。全身症状在初期出现，呈现一般急性病症状。

寒证：在本病中可以占多数，也可以说是本病的典型者。病情来势十分缓慢，初起先在耳前及腮颊肌肉关节之间隐隐疼痛或起一核，继则漫肿坚硬，边缘界限不清，色白不红不热。牙关闭合从不方便到张启困难，妨碍饮食。经过一段漫长时间，化脓自溃，进入后期的慢性阶段。全身症状很不明显，常为低热，厌食，神疲乏力。舌苔薄，脉细弱。

无论火证、寒证，溃破之后，都同样转为慢性，从而出现阳虚与阴虚两个证型。所谓阳虚，即相当于气血双亏；阴虚则为阴虚火旺。局部症状，基本相同，特点是漫肿不消，流脓不止，无愈合倾向。但前者痛感不明显，后者可有疼痛，脓性分泌物前者清稀，后者较稠而黄。手术后或朽骨脱出后，才能愈合。全身症状二者截然不同，故以全身症状为鉴别重点。

气血双亏证：大多四肢怠惰，面色苍白，大便偏稀，食欲不振，怕冷，入冬重裘难温，平时容易感冒。舌苔薄白，质嫩、胖、淡白，严重的边有齿印，脉软无神。

阴虚火旺证：大多性情烦躁，口干善饮，大便偏干，怕热不怕冷，舌苔少，质瘦而干，色红。

·内治·

火证：应疏风清火解毒，初期可选用清阳散火汤之类。如炎症明显，有代表方黄连解毒汤之类。大便闭结者，酌用承气汤。常用药：升麻、生石膏、知母、黄连、竹叶、蒲公英、黄柏等。

寒证：初期应散风祛寒解毒，常用代表方有荆防败毒散之类。初期过后，即可用祛寒解凝一法，特效方有阳和汤。常用药：熟地黄、麻黄、鹿角霜、白芥子、肉桂、川芎等。用时只需辨证明确，神奇之效定然眩示于你的面前。全方7味，可以全部照抄。

气血双亏者：当气血双补，常用代表方有八珍汤、十全大补汤之类。常用药：党参、茯苓、白术、熟地黄、当归、白芍、肉桂、川芎等。

阴虚火旺者：当滋阴抑火，常用代表方有知柏八味汤之类，必要时大补阴丸也可取用。常用药：知母、黄柏、熟地黄、山药、牡丹皮、龟甲、地骨皮等。

此外本病初起，尤其是寒证，急服小金丸，疗效较佳。服法：每天2次，每次2 g，开水送服。另外，阳和丸也可取用，服法：每天2次，每次1.5 g，开水送服。

热、寒二者都可取用者，有犀黄丸。服法：每日2次，每次3 g，开水送服，也可用于初起时。

·外治·

初起时，口腔内可用通用消肿散。颊部肿者，风热型可用如意金黄散。风寒型忌用凉性剂，应用冲和膏。口腔内溃破者，初期宜冰硼散，后期宜珠黄散。颊外创口，用黄连膏纱布外贴，再用纱布保护固定。初期用九一丹；中期用黑虎丹，因黑虎丹具有排出朽骨的作用；朽骨排尽后，用珠黄散。但都需用捻子来引流。

后期死骨尚有残留者，老中医外科还有一手绝招，用蜣螂虫（别误会，不是蟑螂。蜣螂，为金龟子科昆虫屎螂的干燥全虫，有毒）。炙炭存性，研细粉，加冰片5%，利用纱条或中医纸钉，送入脓腔内，死骨即容易外出。

·其他·

脓腔内如有朽骨存在，可以手术取出，这样可大大缩短病程。

【预防与护理】

1. 注意口腔卫生，尤其在拔牙之后或患牙病之际。

2. 病中注意饮食，如是寒证，严禁一切寒性食物，包括药物在内。

3. 已病之后，对内外（指口腔与颊外）溃疡及时用药，保持清洁。

4. 后期，加强营养，饮食限制可以适当放宽。

5. 排泄物及敷料，要消毒或烧毁。

6. 保持安静，充分休息，适当活动。

7. 保持情绪稳定。

第五章　常见肿瘤

中医认为肉眼可以看到的肿瘤，未破溃者隶属于肿疡，已溃破者为溃疡。经久不愈，用尽所有方法而终难挽救其生命者，即目以为恶疮。

清末发现了有肿瘤这个病种，大多称为癌或癥，也作瘔，取义于肿块粗糙，磊块不平而硬如岩石，溃破后，形如岩壑。把岩字加上"疒"字，即成瘔了。瘔读 kè，肿瘤的总称。

癌字第一次出现在中医古籍《卫济宝书》之"痈疽五发"中，第一个论述的就是"癌"，但实际上却是脓肿，和肿瘤毫无关系。癥、瘔、癌三字，《康熙字典》中没有收录。宋代《广韵》有癌字，读 yán，但指的是颈淋巴结炎。1914 年的《新字典》中才有癌字，谓："读如喦，毒瘤之生于脏腑内者，凹凸不平，硬固而疼痛，如胃癌、乳癌。"1915 年版《辞源》始有"癌肿"一解，谓："诸恶性肿毒……施治尤难。"

中医最早对肿瘤有所认识者，当推高锦庭（1755—1827 年），他在《疡科心得集》中把"失荣"（鼻咽癌颈部转移）、乳癌的始末病机以及"肾岩翻花"（阴茎癌）与"舌疳"（舌癌）四者称为四大绝症。

耳鼻咽喉口腔科的常见肿瘤有：外耳道癌、中耳癌、颧骨岩部癌、鼻癌、鼻窦癌、鼻咽癌、唇癌、舌癌、舌根癌、口底癌、龈癌、唾腺癌、口咽癌、扁桃体癌、会厌周围癌、喉癌、声带癌等。分析症情则应辨病与辨证相结合，并要借助现代科学的检查手段。治疗手段，首推放疗和化疗，以及早期手术，但如能结合中医进行辨证论治则疗效更佳。尤其是放疗、化疗、手术之后的患者，更需要中药。中医中药能延长其生命，是已经得到公认的。前期重西医西药，后期寄望于中医中药，是最好的选择。对肿瘤的治疗原则是：前期重消痰去毒，后期峻补伴柔肝。

耳鼻咽喉科常用抗癌药功效分类如下。

清热解毒：半枝莲、夏枯草、垂盆草、白毛藤、重楼、白花蛇舌草、凤尾草、野葡萄藤、石上柏、漏芦、天葵子等。

清痰退肿：昆布、海藻、瓦楞子、山慈菇、泽漆、百药煎。

散结解毒：蛇莓、露蜂房。

活血散结：积雪草、鬼箭羽、平地木、虎杖、水蛭、蜣螂、䗪虫。

平肝理气：八月札、九香虫。

活血止痛：铁树叶。

止痛：蜈蚣、全蝎、石见穿、香附、延胡索。

制癌：灵芝、马勃。

外耳道及中耳癌

外耳道与中耳相邻，一旦发生癌变，迟早二者均会同病，因此，原发部位常难断定。因为中耳癌向外扩展时即侵犯外耳道；外耳道的癌肿向内延伸时，则侵犯中耳。

慢性化脓性中耳炎，长期渗液不涸，以及外耳道乳头状瘤的瘙痒潮湿，久久不愈，日久都有癌变的可能。有掏耳习惯的，更易得外耳道癌。

【临床表现】

早期：出血，有水样、带血的分泌物或用棉棒擦拭时有血。这种分泌物具有一种特殊的臭气。耳痛也是早期症状之一。开始时隐隐钝痛，继则持续性疼痛，并放射到乳突部。听力下降及耳鸣。头痛多在患耳一侧，有时剧痛。开口不方便。

晚期：以上诸症加重加剧。出血由一般而成

大量出血；耳痛加剧到不能忍受；听力为纯听力丧失殆尽；头痛加剧到剧烈难耐；不能开口，言语、进食艰难。颈部淋巴结肿大。检查可见外耳道内的肿瘤组织，触之易出血。晚期则溃烂而僵硬。臭气重到使别人无法接近。X线片、活组织检查、脱落细胞检查都可证实属恶性肿瘤。最后因正气衰竭或在大出血中死亡。除以上表现外，只要X线片、活组织检查、脱落细胞检查三者中有其两项证实后，即可明确诊断。

【病因病机】

本病包括头面部恶性肿瘤，主要病因有：七情抑郁、局部长期刺激、特殊的疠毒之气侵袭。最终正气耗损殆尽而告终。

【辨证论治】

主要在辨病基础上辨证。唯辨证很简单，仅仅虚、实两证。初期，大多为实证；中期，虚、实互见；晚期，虚证。但更重要的，常有时邪外感的临时侵犯，则必须与本病严格分清，还有其他各种慢性病的并存，则需二者同时处理，甚至取用“急标缓本”的常规治法来应付。

有人认为治疗恶性肿瘤，仅仅加几味抗癌药就可以，这是极端错误的。如其这样想，充其量是一个用中药的医生而不是中医。中医是严格遵守“理法方药”四位一体的治疗原则的。

中医处理癌病的裁方，是有其传统基础的。对头部诸癌的组方基础，根据：①发病位置；②抗癌药；③主要表现如溃烂、疼痛与出血；④后期再加上正气虚弱。如此，治法就一目了然了。如其还有兼证则不管急性病的外感或慢性病的困扰，都要在一张方药中严格组合，示意如下。

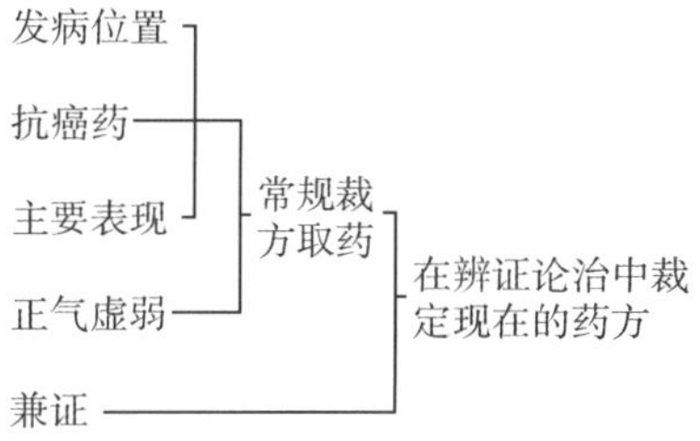

遵守上述原则，初期的中耳癌方，应在龙胆泻肝汤、通窍活血汤、温胆汤等方中加入抗癌药即是。至于溃烂、疼痛、出血三者，在抗癌药中早已有针对性较强的药物。

后期着重扶正，八珍汤、十全大补汤、六味地黄汤，都可取用。

溃烂、疼痛、出血，单凭抗癌药的应付，已远远不够，必须再取强有力的药物加强其作用。末期虚脱时，可用独参汤或参附汤。但个人认为这样做一则回天无术，再则徒增患者痛苦，最好还是免去“多此一举”之劳为是。

·外治·

最好取用珠黄散。

任何外用药，尽量不用冰片。虽然它有辟秽的作用，但有增加出血之弊，二者对比，得不偿失。

【预防与护理】

1. 最重要的是，使患者保持情绪乐观。
2. 居处保持空气新鲜，寒暖适当。
3. 进高营养、易消化、低脂、低盐、低糖饮食，禁咖啡、可可、浓茶等。
4. 适当运动，可进行太极拳、健身操或八段锦及古老的吐纳导引等锻炼。
5. 严禁烟、酒及辛辣食品。
6. 保持患病部位的清洁。
7. 患者用具、餐具等，严格消毒，分泌物烧毁。
8. 未经医师允许，切忌乱进“滋补”品。

鼻咽癌

本病在我国发病率较高，广东省居第一位，其次为广西、湖南、福建等省区。本病发病年龄大多在40～60岁之间，男多于女。好发于鼻咽顶部、鼻咽后壁及咽隐窝，也可在耳咽管口、软腭后方及鼻后孔等处。肿瘤初期甚小，大多为黏膜表面饱满或隆起，粗糙不平或为小溃疡，也有出现肉芽组织者。肿瘤逐渐发展可呈现为溃疡型、结节型、浸润型及菜花型四者。

【临床表现】

本病发展比较隐蔽，所以原发性癌的最初阶段在临床上很少见到，约 50% 的病例是因颈部淋巴转移或脑神经受累的症状出现后而就医的。一般常见的症状如下。

鼻塞：早期必具症状之一。开始为单侧，之后为双侧，最后完全堵塞。

出血：也是早期必有症状之一，当病变区发生溃疡时即出现。最初为涕中夹血迹，大多逆吸时出现。有时排出的涕液呈红色或粉红色，称为“锈涕”，常因病程的进展而增多。一到晚期则大量出血。现大出血已不多见，主要是由于及时进行早期治疗，如手术、放疗、化疗等。

耳部症状：听力下降，耳鸣，甚至出现憋气或疼痛。

眼部症状：下眼眶常感不适，似胀非胀，似痛非痛，严重的也可影响视力。

颈部淋巴结肿大：常为单侧，无痛，进行性。开始肿块能活动，很快即粘连不动。肿大了的淋巴结可相互融合成团，略带分叶状，扪之块垒峥嵘而石硬。这个肿物中医称为“失荣”。初期多在患侧乳突下方，下颌角后方，胸锁乳突肌后缘。稍晚，也可分布于中颈部及下颈部，向下发展可一直到达锁骨上窝。

脑神经症状：有顽固性偏头痛或全头痛，初为阵发性，后为持久性。

以下为局部检查表现。

溃疡型：好发于咽后壁或咽隐窝深处，也可发生于侧壁上的耳咽管之前或鼻咽顶部。出现小溃疡，有坏死并可逐渐向周围组织扩展。

结节型：最常见于耳咽管处，呈结节状或息肉状。结节表面无溃疡或仅有极小的溃疡。它常可环绕耳咽管四周浸润，并很快把耳咽管堵塞。若向下扩展蔓延，则可使同侧的软腭变形。

浸润型：病变多在黏膜下浸润生长，黏膜表面似完整无缺。所以此型最易漏诊。活检标本也难取到。

菜花型：又称乳头型癌，病变区呈菜花样突起，表面十分粗糙，容易出血，即使在初期，出血即已很多。

除了一般局部检查之外，细胞涂片、X 线、活组织检查等，是必不可少的。

根据局部检查及细胞涂片、X 线、活组织检查结果，即可得出诊断。

【病因病机】

同外耳道及中耳癌的病因病机。还要考虑到肺胃两经的蕴热伏邪。

【辨证论治】

参阅上节外耳道及中耳癌的治疗。但因病变位置属于肺胃，故而要经常关注这点。

【预防与护理】

参阅“外耳道及中耳癌”的有关内容。

【医案】

·案一·

徐某，男，60 岁。初诊 1991 年 4 月 23 日。

鼻咽癌放疗术后，咽干痰黏。中药与放疗，对肿瘤则大有收捏迹象。表现为涕少而塞通，精力充沛，唯咽峡出现干涩，伴以烧灼感，痰亦稠黏，难咳，清嗓频频。食欲较差，吞咽出现不利，以干渴而求饮，拒凉拒热。

检查：软腭咽峡及咽后壁等大小不等的溃疡数十个，为卵圆形或圆形，为 25 平方毫米左右，表面污秽，四周稍有充血感，为孤立性无融合倾向。舌中央有一老黄腻苔，周围薄白苔，舌边有齿痕，尖部稍呈红意，舌体淡红，涩脉，细脉。

医案：癌邪侵袭，湿热内蒸，俱属实证。湿积而化浊，浊向上凌，咽首当其冲，所谓“突边焉有净土”也。纵然难以排除光疗反应，但毕竟症结，还在湿浊，暂以清化湿浊为主，言补益、言抗癌似乎暂退二线。乃宗中医“急标缓本”常规，未知然也，治从清化湿浊。

处方：

藿香 10 g　　佩兰 10 g　　山楂 10 g

六曲 10 g　　芦根 30 g　　白茅根 10 g

绿豆衣 10 g　　车前草 10 g　　六一散[包] 10 g

白花蛇舌草 10 g　　7 剂煎服

二诊 1991 年 5 月 24 日。放疗结束，经过良好，唯刻下所苦，主为咽口奇干而渴，喜温拒凉拒热，口腔溃疡长期存在，头有昏感，夜睡多梦，食旺而无味，两耳有憋气感，听力下降，偶有感冒。

检查：咽峡无异常发现，有些充血感。颊黏膜增厚，粗糙有溃疡。舌体淡红，舌薄白，有小而浅的裂痕（过咸和酸有刺激感）。

医案：强光一照，阴津必伤，津伤则咽口失灌溉之源而干渴。液槁乃无以濡养黏膜而粗糙、破碎。津血同源，津荣津辱，正是血荣血辱，血不营其脑髓，当然头痛失舒及多梦幻。治当大力生津佐以抗癌，至于养血，则早已寓之于生津之中。

处方：

石斛 10 g　　玄参 10 g　　麦冬 10 g

西洋参[另煎冲兑] 5 g　　石上柏 10 g

马勃 3 g　　重楼 6 g　　沙参 10 g

黄精 10 g　　丹参 10 g　　葛根 6 g

7 剂煎服

按语：现代医学科技的飞速发展，有利于鼻咽癌的早期诊断，干祖望很推崇西医的肿瘤切除及放化疗方案，认为这是恶性肿瘤迅速发展时期的首选疗法，但在这一切现代医学的措施施行以后，中医学很有优势，能够安邦定国、力挽狂澜，大有“鲁阳援戈，日返三舍”之态。

本案就是干祖望通过传统的辨证论治来治疗鼻咽癌的记录，患者正是鼻咽癌放疗术后，咽干痰黏。鼻涕偏干，少而不通，咽峡干涩，伴以烧灼感，痰黏难咯，清嗓频频。食欲较差，吞咽不利，以干渴而求饮，饮则独喜温饮，拒凉拒热。由此而看，一派阴虚之象，养阴抗癌已成大法，但干祖望力排众议，独具匠心，将“补益”和“抗癌”统统调居二线，竟予清化湿浊之剂。这是干祖望力主的查诊优势的体现，他在系统接触耳鼻咽喉专科疾病后，认为中医传统的望闻问切四诊法在目前的耳鼻喉科医疗中有所不足，建议修订四诊为五诊，增设查诊，查诊见软腭咽峡及咽后壁等大小不等的溃疡数十个，为卵圆形或圆形，表面污秽，四周稍有充血感，这是湿浊内蕴、郁久化热、湿热夹杂、上攻咽喉所致。此时矛盾的双重性再次突显，本为阴伤，标为湿浊，先治标还是先治本呢？干祖望宗“急则治其标、缓则治其本”的原则，先予清化。以藿香、佩兰辛燥芳香以化湿；山楂、六曲健脾助运以导湿；绿豆衣、车前草、六一散清热利尿以祛湿；芦根、白茅根清热泻火以除湿中之热；白花蛇舌草抗癌解毒，为辨病选药。

二诊时标证已除，长期的放疗射线照射人体，势必伤及阴分，故患者阴虚毕露，此时再予大剂养阴生津，如沙参、麦冬、石斛、玄参、西洋参等，酌配马勃、重楼、石上柏等抗癌之品。值得一提的是，患者头痛失舒，干祖望既辨为血虚不能濡养，为何不养血呢？他认为津血同源，津荣津辱，正是血荣血辱，血不营其脑髓，当然头痛失舒及多梦幻。治当大力生津佐以抗癌，至于养血，则早已寓之于生津之中，只加了葛根以舒经止痛。本案标本明晰，故而获效满意。

·案二·

袁某，女，55 岁。初诊 1989 年 10 月 31 日。

鼻咽癌 7 年，当时治疗之后，一贯良好，今年 2 月大出血，经过检查认为有复发现象，同时上颌窦有囊肿已摘除。自 4 月起又放疗，至 6 月结束，经过良好，现在咽头奇干，灼痛，吞咽不顺利，同时不想进食，有时声音嘶哑，耳鸣重听，头痛嗜睡，大便偏干，颈椎有病经牵引而改善一些，天天低热，下午掌灼。

检查：鼻咽、咽后壁、咽峡干燥无液，舌白腻，脉来沉细。

医案：正气日衰，加之放疗，当务之急，扶正中以养液为前提。

处方：

黄精 10 g　　黄芪 10 g　　金银花 10 g

当归 10 g　　石上柏 10 g　　马勃 3 g

重楼 10 g　　生石膏 20 g　　知母 10 g

玄参 10 g　　芦根 30 g　　7 剂煎服

二诊 1989 年 11 月 7 日。诸恙依然，无明显改善，补诉两目酸涩，背部发胀，心中热而喜冷饮。

检查：鼻咽少液，舌苔厚腻而白、干，脉细。

医案：斯病斯证斯症，情出一辙，仍宜前扶正养液，但舌腻而厚，不能不稍参化浊。

处方：

黄精 10 g	太子参 10 g	藿香 10 g
佩兰 10 g	茵陈蒿 10 g	石上柏 10 g
重楼 10 g	马勃 3 g	知母 10 g
芦根 30 g	7 剂煎服	

按语：本案患者就是典型的放疗后阴伤的病例。阴伤的虚火和射线强袭所致的实火相互夹杂，相兼损伤正气，所以患者除咽干之外，还有低热、掌心烧灼等症状；声音嘶哑和耳鸣皆是阴虚阳亢，虚火熏灼声带和耳窍所致。故干祖望取扶正养液一法，参以苦寒甘寒，以息龙雷之火，否则旱魃不驱，玄武不至，咽喉难以滋润。方中补气补阴补血清热兼顾，黄芪益气，黄精填阴，当归补血，金银花、芦根、生石膏清热解毒、泻火清热，知母、玄参泻火又有滋阴之功，马勃利咽开音，石上柏、重楼解毒抗癌。金银花、玄参、当归仿四妙勇安汤，原治脱疽，此处晋才楚用，清热解毒、消肿止痛。二诊时无审进展，是否初诊失败。乃癌症患者，诸脏皆虚，阴分已随病邪和治疗而消耗殆尽，区区7剂水药，大有杯水车薪之感，原方继进，徐徐图之，因为舌苔厚腻，故用藿香、佩兰二味来芳香化湿。

·案三·

刘某，女，30岁。初诊1992年3月27日。

确诊为鼻咽癌，初以颈淋巴结肿而发现，现为放疗第4天，有泛恶口干。

检查：咽峡充血，重点在后壁。鼻咽顶部组织充血，右重左轻并隆起，且左右各有一块黏膜粗糙。舌薄腻苔，脉细。

处方：

石上柏 10 g	石见穿 10 g	重楼 10 g
马勃 3 g	姜竹茹 10 g	天竺黄 6 g
沙参 6 g	麦冬 10 g	白花蛇舌草 10 g
六曲 10 g	7 剂煎服	

二诊 1992年5月22日。近来咽头干燥，疼痛也甚，出现烧灼感，痛及左耳。伴以盗汗，齿龈也作痛。

检查：鼻咽部丰腴，黏膜惨白，会厌水肿，左侧舌面充血，有浅在性溃疡，右重左轻，两侧智齿部有溃疡。舌薄苔，脉细。

医案：在癌症基础上感染，而且炎热方兴未艾。不予大剂清化，难遏燎原。取犀角地黄汤加味。

处方：

生地黄 10 g	牡丹皮 6 g	赤芍 6 g
水牛角先煎 30 g	金银花 10 g	黄芩 3 g
山栀子 10 g	石上柏 10 g	重楼 10 g
白花蛇舌草 10 g		5 剂煎服

三诊 1992年5月26日。药进3剂，炎炎之势已退。现咽头仍疼痛，耳痛及龈痛轻些，盗汗减少很明显，鼻塞加重而涕出亦多。

检查：咽后壁左侧有隆起感及局限性充血，鼻咽腔组织肿胀充血，伴有黏膜破碎渗血。舌薄苔，脉细。

医案：续发感染，高潮已越而难言清肃，再从清化，同时毕竟本病存在，绝非一般炎症而坦然。

处方：

生地黄 10 g	金银花 10 g	重楼 10 g
半枝莲 10 g	紫花地丁 10 g	山栀子 10 g
马勃 3 g	石上柏 10 g	芦根 30 g
白花蛇舌草 10 g		7 剂煎服

外用：通用消肿散，吹于口腔患处。

四诊 1992年6月2日。急性炎炎之势幸已趋向平稳，昨日在小舌旁有小溃疡疼痛，干甚而有烧灼感。

检查：悬雍垂两侧黏膜有剥脱现象，鼻咽部水肿收敛，充血消失。舌薄苔，脉细。

医案：上症平稳，标症炎势亦衰。再从清化与养阴兼顾。

处方：

生地黄 10 g	金银花 10 g	紫花地丁 10 g
石上柏 10 g	重楼 10 g	马勃 3 g
白茅根 10 g	半枝莲 10 g	玄参 10 g
白花蛇舌草 10 g		7 剂煎服

外用：养阴生肌散5 g。

按语：本案例是鼻咽癌患者放疗期间同时用中药调理的病例。放射疗法，烧灼局部，损伤阴液,津液匮乏,黏膜红肿,破溃出血,久则瘢痕形成,张口受限等。干祖望在此时治疗,坚持抗癌与养阴相辅。首诊中用石上柏、石见穿、重楼、白花蛇舌草、马勃清热解毒,消肿止痛;姜竹茹、天竺黄化痰散结;沙参、麦冬养阴润燥;六曲健脾理气和胃。

二诊时为放疗后,阴亏症状更加明显,咽头干燥,疼痛加甚,出现烧灼感,痛及左耳,齿龈作痛,伴以盗汗。癌症基础上感染,更有放射之炎热,所以不予大剂清化,难遏其燎原之火。取犀角地黄汤加味。本方是清热解毒、清营凉血的重剂,虽犀牛角已无可取用,干祖望仍遵其方义,用水牛角代用之,合生地黄、牡丹皮、赤芍清热凉血;金银花、黄芩、山栀子清热解毒;石上柏、重楼、白花蛇舌草清热消肿抗肿瘤。好在峻剂不负厚望,药进3剂,炎炎之势已退。继续以养阴清化兼顾。

通用消肿散和养阴生肌散均为经验方。前者以清热解毒、消肿止痛为主,用于黏膜红肿、化脓等;后者以养阴生津、生肌敛疮为主,主治黏膜溃破。

·案四·

倪某,男,53岁。初诊1992年3月24日。

发现右顶部有一无痛性包块,11月确诊为鼻咽癌。经过30多天放疗,包块明显缩小。口腔、鼻腔、鼻咽腔一向没有症状,所以也无明显反应。放疗后不良反应为喉痛、奇干。有撕裂感,纳食及讲话时,倍增痛苦,胃纳很差,近有咳嗽。刻下七八天来有凛寒感,寒后有热感,同时出汗蒸蒸,一动即作,睡时没有。痰黏居多,咳之不易而清嗓不止。

检查:体温37.6℃。咽峡水肿充血(红艳型),鼻咽部充血水肿。右颈侧扪到五分硬币大硬结1个,边缘不清楚。舌白腻、滑润苔,舌胖、边有齿痕,脉有弦意。

医案:病属"斯疾",放疗正在进行之中。唯引以为虑者,刻有感冒及痰浊内停。《孙子兵法》:"不攘其外,何以治内?"当然先以轻宣外感,重化痰浊为法。

处方:

桑叶10 g	菊花10 g	蝉蜕3 g
大青叶10 g	紫苏子10 g	苦杏仁10 g
马勃3 g	莱菔子10 g	天竺黄6 g
焦薏苡仁10 g	5剂煎服	

二诊1992年4月1日。放疗结束于2月17日,当时诸恙告失,感冒很快而愈。在50天中很平稳,体重增加,饮食亦可。引以为难忍者,口干舌燥(咽喉部感觉还好),多饮喜温。

检查:咽(-)。鼻咽腔有丰腴感,右轻左重。下颌下有水肿现象,硬结不清楚。舌薄苔、质有红意而干、透有紫气,脉小有力。

医案:放疗之后,病情平稳,除口干舌燥之外,余无自觉之症。颌区颏下有丰腴饱满感,但核块已无。治当抗癌与扶正并顾。

处方:

太子参10 g	白术6 g	茯苓10 g
石斛10 g	白扁豆10 g	马勃3 g
重楼10 g	龙葵10 g	石上柏10 g
白花蛇舌草10 g		7剂煎服

按语:"不攘其外,何以治内"是《孙子兵法》中的一句名言,这里引用来比喻"先宣散外邪,再治疗内患"的治法,也体现了"用药如用兵"的精神。本案患者除了口、鼻、咽喉的一系列症状以外,更有凛寒发热、汗出蒸蒸等表证,此时的治法有以下几种:解表、止咳、化痰、抗癌、消肿等,干祖望选择的是解表法为主,兼顾化痰,因为外邪不去,内部不安,而化痰者,良以痰黏巨多,咯之不易,舌白腻,滑润苔,舌胖边有齿痕亦可为佐证。方中取桑菊饮意,以桑叶、菊花、蝉蜕疏散风热;大青叶、马勃清热利咽;苦杏仁、紫苏子、莱菔子止咳化痰;天竺黄重化痰涎;焦米仁健脾除湿。

二诊时感冒和痰多俱各病瘥,所苦者仍是口舌干燥,患者前番痰多如曳锯,痰为湿邪,困厄脾阳,脾气不振,运化失常,中央之土坍塌则水津不得四布,津液不能上承于口,况且癌毒留滞体内,阻碍气血津精运行,治当健脾扶正以祛邪,参苓白术散化裁。太子参、白术、茯苓、白扁豆益气健脾生津;石斛养阴增液润燥;马勃、重楼、龙葵、石上柏、白花蛇舌草解毒抗癌。在抗癌药物的选用中，干祖望也讲究辨证，清热解毒用重楼、半枝莲、石上柏、白花蛇舌草等；清痰退肿用昆布、海藻、山慈菇、泽漆等，散结解毒用蛇莓、露蜂房等，活血化瘀用积雪草、鬼箭羽、平地木等，疏肝理气用八月札、郁金、九香虫等，癌痛明显用石见穿、延胡索、蜈蚣等。

·案五·

吴某，男，28岁。1997年2月19日初诊。

10月份从右颌而发现癌变于鼻咽腔，即予以化疗。近在肿瘤医院改为放疗。刻下，颌侧肿物明显缩小、吸收，喉头产生苦味。涕血亦已绝迹，唯咽头作痛作干，舌无辨味，泛恶欲呕，呕出物最后有咖啡色血块。

检查：前后腭弓、软腭、咽峡、咽后壁一片弥漫性充血（红艳型）。舌薄腻白苔、滑润，脉浮大。

医案：顽凶跋扈，中医药无法控制。刻下西医治疗后，符合初步制服。良以雷霆光疗，总有负面带来，以证而言，刻下正是。离火炎炎之际，"补正"与"抗癌"要务暂难急急取用，暂取导赤散及增液两方。

处方：

生地黄 10 g	白茅根 10 g	竹叶 10 g
灯心草 3 扎	甘草 3 g	芦根 30 g
沙参 10 g	金银花 10 g	七叶一枝花 10 g
半枝莲 10 g	牡丹皮 6 g	7 剂煎服

二诊 1998年1月6日。药进14剂，一切急性症状消失殆尽，奇干、不辨五味仍然如初。

检查：充血全部消失，舌斑斓白薄苔、少润，脉平。

医案：急性炎症消失，则为虎之伥之际，刻下裁方，养阴扶正抗癌取药。

处方：

党参 10 g	生地黄 10 g	柏子仁 10 g
麦冬 10 g	沙参 10 g	石上柏 10 g
白花蛇舌草 10 g		半枝莲 10 g
七叶一枝花 10 g		天花粉 10 g

7 剂煎服

按语：鼻咽癌是耳鼻喉科较为常见的肿瘤，好发于鼻咽顶部、鼻咽后壁及咽隐窝，干祖望临证七十年，治过不少鼻咽癌患者，他认为本病的发展比较隐蔽，多数患者是由于颈部淋巴结转移或脑神经受累而被发现。临床上出现以下几个症状时，医生就要提高警惕：由单侧到双侧鼻塞，直至完全堵塞；出现"锈涕"，多在逆吸时出血明显；听力下降及耳鸣耳痛；下眼眶胀痛不适；颈部淋巴结肿大；顽固性偏头痛或满头痛。

鼻咽癌经放射治疗以后，鼻咽部及咽部干燥是最常见的症状，因为一来癌肿吸收全身营养，包括影响水液代谢，二来放疗射线属于六淫中的火热邪毒，照射人体必然耗竭阴液，对此配合应用中医的扶正祛邪方法有助于缓解症状，鼓舞正气。

本案例患者因鼻咽癌而求治于西医，化疗之后，近在放疗之际，虽颌侧肿物明显缩小，但阴伤气损，咽头作痛作干，前后腭弓、软腭、咽峡、咽后壁一片弥漫性充血（红艳型），是阴虚火盛，干祖望认为是离火炎炎之际；舌无辨味，泛恶欲呕，呕出物最后有咖啡色血块，乃脾气受损所致，肿瘤之患，理当"补正"与"抗癌"并举，然当务之急，以养阴润燥为先，暂取导赤散及增液。药进14剂，一切急性症状消失殆尽，归入正途，扶正抗癌，党参、生地黄、柏子仁、麦冬、沙参、天花粉补气生津；石上柏、白花蛇舌草、半枝莲、七叶一枝花抗癌祛邪。

·案六·

史某，男，39岁。初诊1992年1月20日。

去年之秋，右颈部起有核子。从而发现为鼻咽癌，由活组织检查而确定。时在8月下旬。未发现前，并无一切症状，仅仅为颈部肿块。经过2个月放疗，颈部核子消失，悬雍垂畸形也纠正，放疗前掌灼及放疗中耳鸣，以疗程结束后而消失。唯口干咽燥则无法缓解，甚至有烧灼感产生，颏下两颌浮肿不退。

检查：鼻腔（－）。咽峡未见异常。唯软腭反射消失。鼻咽顶部有丰满感，很光滑。喉咽部会厌呈儿童型，会厌溪丰满感。其他无异常。颈部未扪及硬结，唯颏下颌下轻度肿胀。舌薄苔，后1/3有刺，质胖而红，脉平有数意（92次/分）。

医案：病名纵然难听，症状十分平稳。宗常规扶正抗癌。但凭脉论证,刻下先宜退肿与清心养阴。

处方:

太子参 10 g	石斛 10 g	麦冬 10 g
沙参 10 g	石上柏 10 g	知母 10 g
马勃 3 g	重楼 10 g	柏子仁 10 g
白芷 6 g	浙贝母 10 g	7 剂煎服

医嘱:上方进 14~21 剂复诊。忌大葱、大蒜、韭菜、辣椒、胡椒、雪里蕻、芥菜、咖喱、榨菜等。

二诊 1992 年 3 月 4 日。今天西医复查,核子比出院时更形缩小,颈部肺部无淋巴结肿胀。局部所见有稠厚分泌附丽难脱。西医认为在平稳中趋向好转。

上诊处方累进 20 剂,干燥依然存在,无点滴唾沫,时时乞灵于水润,且有烧灼感。偶然作痛,亦由干燥所导致。在正常起居情况下,睡眠一般。体力上似乎衰弱乏劲,尤其是多运动之后,下肢疲累更甚,跟部有些隐痛。

检查:咽后壁干燥无液,鼻咽部大体如上诊。会厌溪丰满已收敛。颈外同上诊。舌少苔,舌背之刺已减去 1/2,质红,脉细数。

医案:诸症平稳,倾向式微。唯脉象较前为细。总之正气以持久而渐虚,事实亦属合理发展,无足为虑。此番处方,以重剂养阴生津为是。

处方:

石斛 10 g	麦冬 10 g	石上柏 10 g
西洋参另煎 3 g	玄参 10 g	知母 10 g
川黄柏 3 g	熟地黄 10 g	马勃 3 g
乌梅 10 g	重楼 10 g	7 剂煎服

按语:对于肿瘤一病,为何现当代社会逐渐多发并且最能让人谈虎色变,干祖望有他自己的看法:①随着生产力的发展,科技革命将自然环境摧残破坏,严重的污染及生活环境的改变使得人体邪毒凝聚;②社会的多元化发展使得人的思想越来越复杂,压力越来越大,情志因素严重影响人的健康,内伤气血则癌毒易酿;③医学检测手段的飞速发展查出了若干年前不知所患何病的肿瘤;④生活水平的提高促使更多人逐渐重视健康,而不是仅仅图饱暖。

本案患者虽诊断为鼻咽癌,但经放射治疗,症状已十分稳定,唯以口干咽燥、掌心灼热为苦,此时应予以扶正,重点在于养阴,因其结核可扪及,稍参化痰消肿。太子参、石斛、麦冬、沙参养阴生津、济坎润燥;石上柏、重楼、马勃清热解毒、抗癌消瘤;知母泻火滋阴;柏子仁养心安神;白芷、大贝母化痰消肿。二诊时诸症平稳,倾向式微,坚持原旨,加西洋参、玄参、熟地黄、乌梅重剂养阴生津。大葱、大蒜、韭菜、辣椒、胡椒、雪里蕻、芥菜、咖喱、榨菜等食物,中医称为"发物",多为辛辣之品,当以禁忌。

喉 癌

喉癌在喉部恶性肿瘤中占 90% 以上,其中应该包括声带癌在内。

按照肿瘤发生位置的不同,又可分为:会厌喉侧面癌、假声带(室带)癌、喉室癌、声带癌、声门下癌等。本病好发于 50~60 岁,30 岁以下及 70 岁以后者少见。发病率男性大大高于女性,其比为 8∶1。近年来年轻人的发病率有增加趋势。

中医古籍中关于此病的记载、论述几乎未见,故从略。

【临床表现】

喉癌早期症状,根据其病变位置及累及情况不同而表现各异,主要有以下几方面。

嘶哑:为早期必具症状之一。主要是由于肿瘤影响声带活动所致,常见者以声带癌最明显,初期可能仅有音色粗粝,发言疲倦费劲。继则因病变的日增而嘶哑程度加重,由明显的嘶哑而达到后期的完全失音。一般声带癌的嘶哑为进行性,室带癌为间歇性。

咳嗽,也是早期症状之一。多因肿瘤刺激或肿瘤的坏死分泌物增加所引起,一般多呈刺激性。痰不多,但常有血丝或小血块。若会厌受累破坏,在吞咽时出现剧烈的狂咳。

异物感:也是早期症状之一。喉头感到难以用言语来表达的不舒感。总感有东西卡在喉部。严重的或进入后期,还伴有吞咽困难。

饮水逆呛：饮水时一不注意即作呛，常使极少量液体食物流进气管。

呼吸困难：大多是吸气性呼吸困难。这种症状，常发生于声门下的喉癌。由于声门下气道狭窄，且有环状软骨环绕，因之早期也可出现。

吞咽疼痛：一般向患侧耳部放射，有时也可吞咽不便。

咯血：喉癌发生于声门上部者，大多有此现象。

肺部感染：由于喉癌的坏死组织及分泌物不断侵入肺部所致。

颈部肿块：一般喉癌、咽癌和声门上癌，可较早发现。声带癌和声门下癌的转移较少。

晚期，和其他所有癌症一样，必然出现多种现象。

【病因病机】

发声劳累：据统计约有60%的喉癌原发于声带，而声带的中段又是最常发之处，因此处乃发声的要地，因之中医一向认为"多言损气"，自有其一定道理。因为帅血之气一损，受帅之血必瘀，在气损血瘀之下，气血违和而病变出矣。

吸烟饮酒嗜辣等不良嗜好：诚如《顾氏医镜》所谓："烟为辛热之魁，酒为湿热之最，凡姜椒芥蒜及一切辛辣热物，极能伤阴。"

空气、食物、化学品、放射性污染等：这些都是致癌的元凶。

【辨证论治】

治疗大法，所有头面诸窍癌症，基本上是相同的。但"咽属胃而喉属肺"，归经不同，所以治疗上也应有所侧重。

早期喉癌，应采取放疗、化疗及手术。

后期可根据情况辅以中医辨证治疗，以改善全身情况，减轻放疗、化疗的反应。

【预防与护理】

1. 平时戒除烟酒，少吃辛辣食品，减少发病机会。

2. 尽量注意不使言语过多，歌唱者注意正确发声。

3. 定期体检。

4. 无原因嘶哑，要及时检查、治疗。

舌 癌

舌癌主要发生于40～60岁的男子，好发位置60%在舌中1/3处的边缘部。其次是舌根、舌背、舌底及舌尖。

吸烟与不讲究口腔卫生与本病的发生有一定关系。边缘性舌癌常发生于锐缘的龈齿旁。黏膜白斑与本病的关系尤为密切，临床观察有50%以上的病例继发于黏膜白斑。

中医最早评论本病者，当推高锦庭（1755—1827年），他在《疡科心得集》中有一篇"辨舌疳岩舌疔论"，谈之颇详，对它的预后也给出了这样一句定论，谓："此证治法虽多，百无一生，纵施药饵，不过苟延岁月而已。"但在今天，本病的治愈率大大提高。

【临床表现】

舌癌早期症状，常为一无痛性微微隆起或无破溃的硬结，也可在白斑的基础上逐渐形成肿块，直径多在1厘米以内。因其不痛而且无其他症状，很少被人重视，因此而延误治疗良机。病情进一步发展时，在肿块中心部发生微隆起的小溃疡。浸润亦愈向深层及周围扩展，因此它的实际浸润范围远远超过肉眼所见的大小。

随着病情的发展，除溃疡之外，还可以形成菜花状或浸润性病灶。菜花状癌变，最后充满了口腔的大部分，并发生坏死或感染。疼痛和出血，也由此日甚一日，发出浓郁的臭气。最终因剧痛和大出血而正气衰竭，以致死亡。

细胞涂片、活组织检查是必需的常规检查。

【病因病机】

主要病因为局部的长刺摩擦刺激所致。

如能早期采取手术摘除病灶，预后较为乐观。

一待溃烂，即预后不良。

【辨证论治】

早期，采取手术摘除病灶，甚至可连及舌体切除。失去手术机会后，急做放疗、化疗。病情稳定后中药调理。重在攻邪扶正，裁方取药时应考虑“舌为心苗”，在用药上有所侧重。

【预防与护理】

1. 注意口腔卫生。
2. 治疗牙病，拔除残根，纠正不合适的义齿及牙托。
3. 严格戒烟。
4. 警惕黏膜白斑，认真医治。
5. 如怀疑为本病，彻底检查，以便早发现、早治疗。

【医案】

叶某，女，33岁。1991年7月2日初诊。淮阴市工作。

长期口腔溃疡，重点在右侧舌体。1991年5月确诊为“舌癌”，6月做切除手术，切除3/5的右侧舌体，并将左腕肌肉移植到切除部位。手术相当成功，但亦做了颈部淋巴结清除。创伤较大，病者体质极度衰弱，需他人扶助进入科室。舌体肿胀充血，炎性症状无法消退：鼻腔干燥冒火，手掌灼热，因而来求中医治疗。

检查：张口仅一指，舌体肥胖，正中旁线（左）一纵行缝合线，前端（舌尖部）还露些肉芽。$\begin{array}{c|c} & 68 \\ \hline & 68 \end{array}$齿龈肿胀。右颊比对侧明显丰腴，右颈手术区组织结实韧硬。舌苔厚腻如敷粉（左），右为移植的“舌体”，有毳毛。右脉细。

医案：病发于心苗之舌，虚起于磨折正亏，正是峻补之证。但骨蒸苔腻，虚不受补，而且时临盛夏，滋腻之品正在投鼠忌器之例，暂取轻清轻养。

处方：

地骨皮 10 g　　青蒿 10 g　　生地黄 10 g
竹叶 10 g　　石上柏 10 g　　灯心草 3 g
牡丹皮 6 g　　赤芍 6 g　　白扁豆 10 g
白花蛇舌草 10 g　　7剂煎服

二诊 1991年7月9日。药进7剂，牙痛已无，掌灼依然，鼻干咽干，冒火感似乎轻些。一度多痰难咳，药前体温38.3℃，药后37.1℃，总之稍平稳，口气极重现已转轻，精神大为好转。

检查：开口为一指多些，缝合线痕移于中央（因右半舌体的肿胀消退），舌苔左半少许，右半并非舌苔而浊腻，脉细（右）。

医案：初试轻清轻养手法，虽有离于治病要诀“立求攻补”之旨，但以轻舟过峡而言，殊感很妥。以其去恙不多，不宜急切求功而进求峻剂，仍应原旨化裁。

处方：

青蒿 10 g　　生地黄 10 g　　竹叶 10 g
石上柏 10 g　　重楼 10 g　　藿香 10 g
牡丹皮 6 g　　地骨皮 10 g　　赤芍 6 g
白花蛇舌草 10 g　　7剂煎服

三诊 1991年7月19日。舌部诸恙较平稳，唯咀嚼时可以咬着舌边（左）。右耳深部作痛（手术后的），右耳轮麻木发冷感依然，低温仍有（下午37.5℃）。口气很重。

检查：舌中缝合痕又向右侧偏移（说明右侧在收敛），舌体胖、边有齿痕。张口不足两指，右外耳道（－）。舌薄苔，脉细。

医案：梅涝始去，酷暑来临，加之疲劳过甚，至口、齿、舌三病，殊有动荡之感，治从清化祛暑。

处方：

青蒿 10 g　　地骨皮 10 g　　生地黄 10 g
金银花 10 g　　藿香 10 g　　石上柏 10 g
佩兰 10 g　　马勃 3 g　　牡丹皮 6 g
六一散[包] 12 g　　白花蛇舌草 10 g
西瓜翠一团（自加）　　5剂煎服

四诊 1991年7月27日。上药进7剂，情况殊感平稳，耳痛得减，掌灼渐轻，颊肌自噬亦不若过去之严重。

检查：右耳（－），张口达二指，舌体接近正常。舌薄白苔，脉平。

医案：值已“客避邮亭，船藏密浦”之际，尚无一切不舒，幸甚。原方不敢轻率更张。

处方：

青蒿 10 g　地骨皮 10 g　生地黄 10 g
藿香 10 g　佩兰 10 g　石上柏 10 g
牡丹皮 6 g　石斛 10 g
白花蛇舌草 10 g
西瓜翠一团（自加）　7 剂煎服

五诊 1991 年 8 月 22 日。上药服后，途中口腔溃疡已愈合。左侧下槽牙$\frac{\quad|\quad}{\quad|8}$疼痛，掌心仍然灼热。

检查：舌已正常，活动自如，张口已与正常人相似大小。埋伏齿部红肿。舌薄苔，脉平。

医案：舌病基本告失。刻下所苦，掌心灼热，虽退些而尚存，同时左智齿疼痛。处方之主在乎掌灼肤热，齿则能拔则拔，最为上策。

处方：

桑叶 6 g　菊花 10 g　蝉蜕 3 g
生地黄 10 g　牡丹皮 6 g　青蒿 10 g
芦根 30 g　地骨皮 10 g　鳖甲 10 g
红枣 5 枚　7 剂煎服

六诊 1991 年 9 月 5 日。舌体平稳良好，唯舌根部右侧有异物感，口气减轻，掌灼似乎也退些，睡眠尚可。唯左前臂刀口有“瘢痕疙瘩”出现。舌薄苔，脉细。

医案：刻下所苦，厥为掌心灼热与口气，至于喉头舌根鲠介感事可佐以理气之品，“瘢痕疙瘩”事非药力所能应付，必要时光疗可试。

处方：

熟地黄 10 g　麦冬 10 g　川黄柏 3 g
生石膏 15　知母 10 g　青蒿 10 g
鳖甲 10 g　地骨皮 10 g　牡丹皮 6 g
紫苏梗 10 g　佛手 5 g　7 剂煎服

七诊 1991 年 10 月 22 日。上诊方药进服 20 多剂，很舒服，因挂号困难，在其他医院治疗，方药似不对症。现在主症为口腔干燥，求饮以润，但维持滋润者为时不久。口中气味很重，掌灼还有一些。

检查：右侧舌体稍有胖意。脉平偏细。

医案：症登佳境，毋事奢求。刻下宜于轻清胃火，淡扫积浊，毋用峻方重药以自扰。

处方：

藿香 10 g　佩兰 10 g　生地黄 10 g
绿豆衣 10 g　竹叶 10 g　灯心草 3 g
金银花 10 g　地骨皮 10 g　牡丹皮 6 g
白茅根 10 g　7 剂煎服

八诊 1991 年 10 月 31 日。刻下一切正常，唯为口咽之干所苦。舌薄苔，脉平偏细。

医案：重肉白骨，力挽狂澜，归功于西医手术。驻足红颜，再熏春暖，资助于中药微功。药以之病，矫枉无须过正。事务观察，关注营养。

处方：

太子参 10 g　生地黄 10 g　麦冬 10 g
泡水代茶饮

按语：感受味觉是舌的重要功能。《灵枢·脉度》云：“心气通于舌，心和则舌能知五味矣”，已认识到舌能感知五味的变化，是指舌的味觉功能，现代研究证实舌的味觉则是由分布于舌黏膜乳头的味觉纤维，通过味蕾感受刺激。舌的各部分对各种味觉刺激的灵敏度不同：舌尖对甜、酸、苦、咸的感觉非常灵敏；舌根部主要对苦味敏感。有的乳头突起仅对一种味觉起感应，也有的可对 2 种或 2 种以上的味觉起感应。病理上则如清代曹炳章《辨舌指南》所指出：“内脏有病，无论属寒属热，于舌之味也有特殊征象，可辨寒热虚实，亦宜知之。如胃虚则舌淡，胆热则口苦，宿食则食酸，寒胜则舌咸，脾肾虚留湿亦咸，风热则涩……”

现代医学把舌味觉异常区分为味觉缺乏（失味症）、味觉减退、味觉障碍三种。如严重烧伤、各种重病及手术后的患者，多会觉得食物无味，糖尿病患者时有舌甜，胆道疾病每有舌苦，消化性溃疡患者易发生舌酸，颌下腺炎患者可发生舌咸，有心理疾病患者可有奇怪的味觉症状。部分舌味异常的物理化学诊断，可运用不同浓度的蔗糖溶液、稀盐酸溶液、奎宁溶液、食盐溶液等，分别蘸于舌上测出甜、酸、苦、咸阈值等，凡阈值升高或不能辨别滋味者，为味觉缺乏（失味症），即中医的舌淡乏味证。若阈值降低，对某种味道特别敏感者，为味觉异常。凡口甜者，其甜味阈多降低等。

本案患者为一例舌癌术后患者，因干祖望一号难求，本案患者能坚持八诊，并搜集到翔实资料，殊为不易。初诊时患者为舌癌术后，由于刚刚舌体切除＋颈淋巴结清扫，所以创面较大，正气受损，长期服药，身体肿胀，可见此时西药抗生素并不能奏效，转而求助中医。干祖望认为，恶性肿瘤发作期，西医的化疗或者放疗，以及手术疗法，确实起到了力挽狂澜的作用，而后来改善症状，提高生活质量，却是中医大有发挥之地，正如八诊所言：重肉白骨，力挽狂澜，归功于西医手术。驻足红颜，再熏春暖，资助于中药微功。干祖望就是如此，客观公允，从不自矜功劳，也不夸大疗效。初诊时患者炎症反应较重，充血肿胀明显，干祖望取张聿青“轻清轻养”治法，清心泻火，清透虚热，因为舌为心之苗，心火上炎，心阴受损，以导赤散及地骨皮散加味，水火并治。其后效方不更，根据不同时期的情况，予以凉血、疏风、化湿、养阴、理气、抗癌等多种复合治法，最终用小方收工，取得满意疗效。

唇　癌

唇癌好发对象为50岁以上的男性。通常分为上唇癌和下唇癌两种，一般下唇癌多于上唇癌。下唇癌多发生在唇的外、中1/3交接处，90%～95%在下唇的唇红缘部。上唇癌多在正中线或其左右。

有许多书籍把唇癌和剥脱性唇炎混为一谈，之所以造成这个混乱，可能由于《窦氏疮疡经验全书》所引起。是由于窦氏把“始起一小瘤如豆大，或再生之，渐渐肿大，合而为一，约有寸厚，或翻花如杨梅如灵芝如菌形”的近似唇癌而又非剥脱性唇炎的病变者，冠之以“茧唇”之故。

【临床表现】

本病早期多为黏膜增厚、白斑皲裂、慢性溃疡或乳头状瘤等癌前期病变，很少发生于健康的黏膜上。病变区经久不愈，渐成硬结或形成表面被以痂皮的溃疡，揭去后即出血。溃疡多呈翻花状，周围略高于黏膜表面，坚硬，有不同程度的浸润。

初期无痛感，晚期作痛，且有区域淋巴结转移，同时癌瘤溃疡面日益扩大。由于组织坏死崩溃而大量出血，且有十分难闻的尸味臭气，甚至有时可有较大坏死组织脱落。最后因剧痛及大出血而衰竭死亡。

有的学者，把它分为外突、溃疡和疣型三型。

外突型：较多见。开始仅有黏膜增厚。继之形成硬结。最后向外突出呈菜花状，表面糜烂，并大片脱落坏死的组织。

溃疡型：早期即出现溃疡。溃疡周围有隆起的癌组织，边缘外翻呈堤状。此型发展虽然较慢，但最后还是侵及全唇。

疣型：肿瘤呈疣状，表面有裂隙或小溃疡。常向下唇的皮肤部蔓延侵蚀，甚至波及颏部。此型生长缓慢，很少向深组织浸润，故不易发生转移。

根据临床表现，一般容易诊断。但明确的诊断，还是靠活组织检查。

【病因病机】

《窦氏疮疡经验全书》：“皆出六气七情，外感而成。或心思太过，忧虑过深，传授脾经。或食酿酒厚味，积热伤脾而肾水枯竭以致之。”

凡头面五窍的癌症，其病因、病机基本上大同小异。本病病因主要为：七情抑郁；恣食酒类、厚味炙煿，致热伏脾胃两经，上蒸而致；局部长期的慢性刺激。

【辨证论治】

初期，实证为多，后期虚证为主，

唯裁方取药时，要注意“唇属阳明”，在用药时应有所侧重。

·外治·

取用黄连膏纱布，保护创面。腐败组织难于脱落者，加用黑虎丹或洋浮散。肉芽干净者，用珠黄散。出血者，用草霜止血丹。

以上除出血忌用冰片外，珠黄散等都可用冰片。

【预防与护理】

可以参阅“舌癌”及“剥脱性唇炎”的有关内容。

第五篇

干祖望外科学

5

【按语】

1972 年,干祖望在江苏省中医院创建并正式挂牌了中医耳鼻咽喉科。在此之前,他的临床工作主要在外科。

干祖望总结多年的临床经验,创立了一套独具风格的中医外科学理论,并将其运用于临床,疗效卓著。他把中医外科分为“疮”(化脓性感染)、“皮”(皮肤病)、“窍”(上窍为除眼之外的耳、鼻、咽、喉、口腔,下窍为前后两阴)、“杂”(内痈、丹毒、脉管炎、烧伤、冻伤、肿瘤等)四部分。

干祖望说,自明清以来,外科有“正宗派”(以陈实功《外科正宗》为代表)、“全生派”(以王洪绪《外科全生集》为代表)、“心得派”(以高锦庭《外科心得集》为代表)三个主流学派。自己则是“野狐参禅”,故取名《野参外科学》。

第一章　疮　门

一般人往往把疮疡等同为外科病,这是曲解,我们只能承认疮疡是外科病中之一类,外科病中还有皮肤病、窍病以及其他杂症。不过,疮疡一门的疾病,在整个外科领域里所占的比例,毕竟是比较高的。

一个外科医生的高明与否,全在于疗效的高低,而疗效建立于论治的得失。论治的得失,又取决于辨证的正确与否。要想辨证准确,首先要对病变了解清楚。了解病变原理,知道它的病因及变化,名为析因探变。因此,每一个外科医生处理疾病时,要经历必不可少的三个环节,这三个环节分别为析因探变、辨证和论治。而这三者之中,更以析因探变为最基本。

析因探变

一、前言

谈“变”,必须要先了解它的“常”。所谓“常”,就是正常的机体生理。《素问·上古天真论》谓:“故能形与神俱,而尽终其天年,度百岁乃去。”王冰注:“形与神俱,同臻寿分……去谓去离于形骸也。”在这里很明白地指出,人身的生命存在,必须具备精神与形骸二者。

《灵枢·天年》谓:“百岁,五脏皆虚,神气皆去,形骸独居而终矣。”在这里更说明“形骸”得以存在,还是在于精神的作用。精神的产生,是由于五脏功能的活动。

(一)精神

有了精神,人体复杂的生命得以生存及活动。这种活动,也可以说是起源于内脏的功能。故凡营卫气血的运行,饮食、呼吸的出纳,外而视、听、言、行,以及喜、怒、哀、乐、思考、学习等一切思想活动,都是内脏活动的表现。同时更结合着自然、节令、气候、地区、处境等影响,不断地和周围环境维持相互平衡的关系,然后人才能正常地、健康地生存着。前者为人体的整体性,后者为人体与周围环境的统一性。这便是《素问·生气通天论》所谓“阴平阳秘,精神乃治”。

一旦人体内脏功能发生紊乱或人体与周围环境的相互关系受到破坏,便会产生各种疾病,外科病当然也包括在内。要是这种破坏程度发展到最严重阶段,甚则引起死亡。这便是《素问·生气通天论》所谓“阴阳离决,精气乃绝”。

(二)形

形,为虽然有形而并不固定的物质(气,有时不太明显）。形在人体活着的时候，可以存在而活动，死后则即行消失或者形先消失而死亦随之。

（三）骸

骸，非但有形有质，而且在没有特殊条件（如腐烂、严重破坏性灾害等）之下，可以永远存在。陆九芝评王清任检视尸体谓"暴露犬食之残骸剩骨也"，又谓："试思人之已死，瘪者倒矣，倒者倒矣，气已断，何由知是气门？水已走，何由知为水道？"（《世补斋医书·论王清任医林改错》）陆懋修准确地把形骸区分开来。

所以多数外科病的发生，首先"神"起病变，次之损害及"形"，最后"骸"有所表现。它的步骤是：神→形→骸（病变）。

只有少数不内外因中的外来伤害不符合这个规律。

凡表现于"神"的病变，不外乎"内脏功能发生紊乱"或"人体与周围环境相互关系受到破坏"的种种功能性病变。凡表现于"形"的病变，是血瘀、气滞、津液化为痰浊。凡表现于"骸"的病变，便是各种各样外科病的出现。反过来说，"骸"有病，必然"形"先病变；"形"有病，多"神"先有病变。

促使或造成这种"内脏功能发生紊乱"或"人体与周围环境相互关系受到破坏"者，便是各种致病因素。但是各种外来的致病因素，只是变化的条件，并不可能一加到人体上就必然引发疾病，多要通过内脏反应的内因，才能发生疾病。

同时，同样一个外来致病因素，在机体反应不同的情况下，病变的所在地及其性质也会因此而不同。随之出现"内脏功能发生紊乱"或"人体与周围环境相互关系受到破坏"的表现及其程度上的差别，于是临床上的疾病及其"证"，也就各有所异。

"内脏功能反应"活动所产生的变化，是"对抗邪气的生理措施"和"被损害结果的表现"。前者是正气问题，后者为邪气问题。在这"正""邪"消长的过程中，便产生了中介症。在这个阶段中，如果还是正气占优势，则中介症尚可免于产生。所以，虽然在"内脏功能反应"阶段中已产生了"内脏功能紊乱"与"人体与周围环境的相互关系受到破坏"，但尚不至出现临床症候群——"证"。这种情况，相当于疾病的潜伏期。

这一连串的病变不断发展，从致病因素到最后结局这样一个过程，就是病程。这个病程要是完整的话，那就是上面已谈过的，一定具备"因、变、病、果"四个阶段。

二、因（病因）

关于病因，中医有三因学说，其奠基人是张仲景。《金匮要略·脏腑经络先后病脉证第一》曰："千般疢难，不越三条。一者，经络受邪入脏腑，为内所因也。二者，四肢九窍血脉相传，壅塞不通，为外皮肤所中也。三者，房室、金刃、虫兽所伤。"此已描绘出了三因学说的轮廓。陈言（1121—1190年）上承张仲景三条，并结合辨证心得体会，认为"医事之要，无出三因"，总结出三因学说，并撰有《三因极一病证方论》一书，简称《三因方》。

因，为原始致病因素，有三因见图如下。

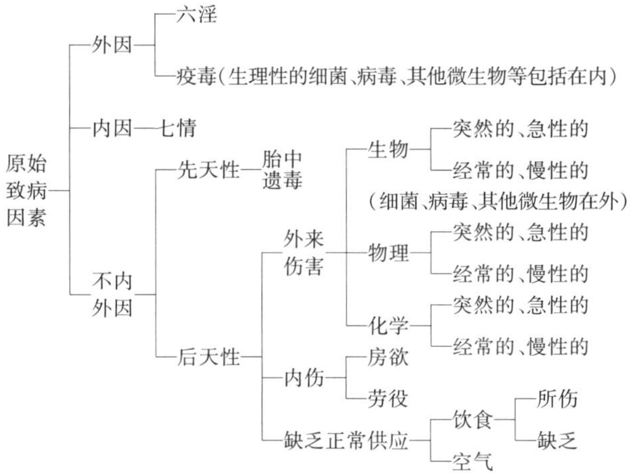

三因学说简图

这三种因素，我们不应该机械地理解为"外因是外来的，相当于哲学上所谓起变化条件的外因；内因是内在的，相当于哲学上所谓起变化根据的内因"。我们必须明白，不论这三因中的内因、外因、不内外因，都是属于哲学上的外因，都是外来刺激。不过三因中的内因，与内脏功能反应的关系紧密（因为通过思想活动），因此容易与哲学上的内因相混淆。

我们亦可以这样认识，三因中的外因，是非条件刺激，属于自然因素，是浅在的、阳性的。它固然也是与内脏功能相互作用然后产生疾病，但却并不通过思想活动任何一个环节。所以，我们就认为外因致病是“病发于腑”。

三因中的内因，是条件刺激，属于社会因素，是深在的、阴性的。它除了和内脏功能相互作用然后产生疾病以外，更重要的是结合人的思想活动。所以我们就认为内因致病是“病发于脏”。

至于三因中的不内外因，事实上是一项“其他原因”，实在无法归纳到以上两个因素的框框里。其中除了先天性因素之外，主要为后天性因素。在后天性因素中还包括外来伤害、内伤和缺乏正常供应三个内容。外来伤害，不论是生物的、物理的还是化学的，它和六淫的外来刺激有一定区别。因为外来伤害的致病作用十分迅速（慢性的物理、化学刺激例外），不比六淫的来之以渐。外因所致病，必有潜伏期，而外来伤害病，一般的在致病因素作用之后，立即发病，没有潜伏期，此其一。六淫病是先通过内脏反应而产生疾病，而外来伤害病是先造成疾病的外貌形式再与内脏功能反应相结合，才决定其转归及结果。明白地说，内脏功能反应在外因病开始发生上起着主要作用，而在外来伤害病开始发生时并不起主要作用，此其二。外来伤害仅仅在疾病开始时发生作用，这些作用在疾病过程中（即它与内脏功能反应而产生中介症后）就会消失。不若外因致病在病变过程中尚有可能存在下去（即它尚能不断地刺激内脏而产生或影响中介症），此其三。再谈内伤。内中饮食所伤病在于腑，劳役是伤形神，与内因的伤脏显然有区别，姑且不谈。房欲伤肾，固然好像与“病发于脏”的内因相似，但也有不同。因为七情伤脏，非通过思想活动不可，而不内外因内伤的伤脏，并没有通过思想活动。缺乏正常供应，便是缺乏正常刺激物如缺氧、食品正常成分的缺乏等，当然不可能会混淆到内因或外因中去。

此外，也可以从另一个角度上来区别，内因、外因的致病，在形迹上都不可以用肉眼来看到；而不内外因的致病，多具形迹可寻。

从以上的种种分析来看，可以获悉三因所致疾病有深浅轻重之别。外因（六淫、疫毒等）与不内外因（外来伤害、缺乏正常供应、内伤等）不通过思想活动致病，故病浅而轻，属阳；内因（七情等）通过思想活动致病，故病深而重，属阴。至于病机，自《诸病源候论》后，历代有发挥阐明，可惜还没有人把它提纲挈领地加以概括总结。其实病机的产生与发展，都由病因及其演变而致。如果纲领性地总结一下，可称“五变”“六致”与“三种结果”。

“五变”，就是五种“证”。这五种“证”，必须通过转变然后形成。如热盛生风、血燥生风的“风”；脾虚内湿自生的“湿”；湿邪久困而蒸化为热的“热”；风能致燥、津枯血槁而燥的“燥”；元阳无温的“寒”。这风、湿、火、燥、寒五“证”，从根本上说与六淫的五证完全不同。

“六致”，也是六种“证”，都是其他诸“证”变化的终产物，没有一个是原发性的。这“六致”是：气滞、血瘀、痰浊、郁、脏躁和升降失度。

最后必须指出，很多人认为一切疾病中原始致病因素不仅在疾病开始，而且在疾病整个发展过程中，都始终起着作用，它持续到什么时候，疾病也就存在到什么时候，它的作用一消除，疾病也就痊愈。这是极端错误的。因为一般的原始致病因素，都在内脏功能反应后，即开始产生中介症之际即行消失。当然也有少数病例，在病变过程中原始的致病因素还在不断地刺激机体而产生持续性的致病作用。

三、变（病变）

变，是变化，是病变。广义地说，整个病程都属于变。狭义地说，这个变的内容，包括着三因侵袭机体后引起的内脏功能反应和内脏功能反应与三因相互作用后的“病理机转”两个部分。

（一）内脏功能反应

所谓“内脏功能反应”，其实就是机体对三因的防御功能，也就是机体对三因刺激的应答性。这种反应学说，在《内经》中早已一再提到，例如《灵枢·百病始生》：“风雨寒热，不得虚，邪不能独伤人。卒逢疾风暴雨而不病者，盖无虚，故邪不能独伤人。此必因虚邪之风，与其身形，两虚相得，乃客其形。”很明白地说明疾病发生，还取决于机体本身的情况。这种机体本身的情况，便是内脏功能反应的具体表示。

此外，《素问·阴阳应象大论》曰：“风胜则动，热胜则肿，燥胜则干，寒胜则浮，湿胜则濡泻。”又《素问·举痛论》曰：“怒则气上，喜则气缓，悲则气消，恐则气下，寒则气收，炅则气泄，惊则气乱，劳则气耗，思则气结。”这都是在说明内脏功能对非条件刺激（不通过思想活动的风、热、燥、寒等）或条件刺激（通过思想活动的怒、喜、悲、惊等）所产生的不同反应。

此外，前面也已谈过，对不内外因的外来伤害，在急性受伤的一霎时，固然来不及即刻有涉及内脏功能的反应，好像只有变化条件的外因（哲学上的外因），而未触及变化根据的内因（哲学的内因）。但是不久之后，创伤的发展转归（即痊愈、恶化或死亡），还是决定于内脏功能反应。否则为什么同样一个外伤，会有不同的后果呢？

人体内脏被外来刺激所激惹，如其人心境开朗、正气充沛，则漠然无动，中介症也无从产生。这是只有变化的条件而没有变化的根据之故。反之，如其心怀不开朗、正气不充沛，于是只要有外来刺激的激惹，中介症即会产生。这是变化条件已经过变化根据而起了作用之故。《内经》谓“正气存内，邪不可干”又谓：“风雨寒热……卒逢疾风暴雨而不病者，盖无虚。”故《医原》更补充了这种学说，谓：“一切病皆生于心。心神安泰，病从何生？不见农夫冒暑耘耨，无暑病。”

在发生疾病或疾病发生的前后这一个时期内，内脏本身便产生各种不同程度的紊乱。这种紊乱，一方面固然是外因（哲学上的外因，即三因）相互作用而发生疾病，另一方面，更产生对自己本身不利的刺激。它的后果，是使已经不正常的功能紊乱更加紊乱，以及已经破坏了的人体与周围环境相互关系更加受到破坏。这种情况，近代语称之为“恶性循环”。《外科正宗》的“故将五脏多乖变，自然六腑不调匀”，也正蕴含着这个意义。《金匮要略》的“夫治未病者，见肝之病，知肝传脾，当先实脾”，就是切断恶性循环的措施之一。

（二）病理机制

病理机制相当复杂。一般情况下，一切致病原始因素在内脏功能反应的相互作用下，会产生一连串既具规律而又莫测的变化。这种变化结果，便产生出中介症。例如：雨雾霜露、卑低湿地、汗出自干、湿衣潮衾等，都可由外侵入，郁结熏蒸而成外湿；内生的由饮食所伤、思虑伤脾而致脾阳不运、脾气损伤引起内湿。以上外湿、内湿，便成为“原发性”中介症的一种“湿”。之后，又受其他影响而转化为另一种病源，如火、痰、湿、热、寒、湿等便是“继发性中介症”了。

病理机制简表

<table>
<tr><td colspan="7">广义的“变”</td></tr>
<tr><td rowspan="2">因</td><td colspan="3" rowspan="2">狭义的“变”</td><td colspan="3">中介症</td></tr>
<tr><td>原发</td><td>狭义的“变”</td><td>续发</td></tr>
<tr><td>来之于天——雨雾霜露
来之于地——卑低湿地
来之于自身——汗出自干
来之于生活中——湿衣潮衾
来之于饮食——酒水乳酪、膏粱厚味、生冷水果
来之于七情——思虑太过</td><td>侵入肌肤、内入肉理

伤胃，胃病及脾（通过思想活动）</td><td>内脏功能反应</td><td>郁结熏蒸，产生外湿

脾阳不运，脾气损伤，产生内湿</td><td>湿</td><td>转化{酵蒸热化为→
浊化津液为→
阳盛则火胜化为→
阴盛则水胜化为→</td><td>火
痰
湿热
寒湿</td></tr>
</table>

四、中介症

关于中介症，古人很早就发现它了。徐灵胎《医学源流·病同因别论》指出："凡人之所苦，谓之病，所以致此病者，谓之因。如同一身热也，有风有寒，有痰有食，有阴虚火生，有郁怒忧劳怯虫病，此谓之因。"徐灵胎的所谓"因"，在他的心目中便是中介症。惜乎袭用了"因"字，使人没法领会到他的精神而只见到他的字眼。

中介症，固然是一个独立名词，但也可以作为"变"阶段的一个"点"。事实上确也如此，它不可能与"变"分裂开来。

所谓中介症，就是机体内部矛盾（内脏功能反应）和外部矛盾（三因）及二者相互作用产生变化后的产物。它一方面禀受机体内外矛盾的激惹、结合、相互作用而形成，另一方面便制造出临床上所见的许多疮疡。同时各种临床症候群——"证"也是中介症在活动过程中留下的行迹记录。明白地说，三因是因，疾病及其结局是果，因、果之间相互变换、相互转化是变，中介症是变的阶段中一个重要环节——"点"，是处于"因""果"二者之间的媒介、关键、枢纽、桥梁。

在中介症里，有原发性和继发性两种。凡病理过期程中由第一次"三因＋内脏功能反应，相互作用"产生的结果为原发性中介症。凡由于原发性的自然发展或受其他影响，而在第一次结果基础上再产生第二次或第二次以上的结果，为继发性中介症。

这些原发性、继发性中介症之中，又可分为"神型"和"形型"两个类型。凡病变仅仅及于"神"而未损及"形""骸"者，为"神型"。病变进一步发展到损害及"形"者，为"形型"。至于损害及"骸"的，则已非中介症而是"疾病"了。

- 中介症
  - 神型
    - 原发性
    - 继发性
  - 形型
    - 原发性
    - 继发性

（一）神型中介症

所谓神型中介症，不论它为原发性或继发性的，都为病变及于"神"的阶段，在"形"或"骸"上还未见到病变痕迹。

神型中介症，有风、寒、暑、湿、燥、火、疫、痨瘵、郁证等。但其中风、寒、暑、湿、燥、火等，已非原始的、宇宙间的、自然界中的、机体以外的风、寒、暑、湿、燥、火，而是机体内的、通过内脏功能反应的内因（哲学上的内因）和外因（哲学上的外因），是原始的、宇宙间的、自然界中的、机体以外的风、寒、暑、湿、燥、火相互作用后的产物，是已经和"人"拧在一起的东西了。

同样一个神型中介症，在原发阶段时，它多少还有些接近于原始致病因素的性质。而一到继发阶段，则已经过衍化迭变，性质已与原始的不同，甚至相反。

（二）形型中介症

所谓形型中介症，是由于原发性、持续性的神型中介症，进一步在"神"的病变基础上，损害及"形"的病变。明白地说，是气、血、津液三者的病变。在气则阻滞，在血则瘀积，在津液则化为痰浊。

原发性的致病因素，消失得较为迅速，故治疗上只要针对中介症即已足够。而继发性的致病因素，绝不可能迅速撤除，相反会相持并存下去。因此，治疗上要各方面兼顾，即一方面处理继发性中介症，而另一方面要消灭制造继发性中介症的原发性中介症。

此外，这四种中介症——原发性神型中介症、原发性形型中介症、继发性神型中介症、继发性形型中介症，有时可以由其中一种而同时引起几种疾病，也有时几种中介症只引起一种疾病。更有一种，在较长的病程中，由几种中介症交替作用。这就像在一个大的事物发展过程中包含着许多矛盾一样。

五、病与果

病，大家都知道，是病变，是疾病。果，就是疾病的预后、结局。有人认为产生疾病，便是整个病程的终点——果,这种认识过分简单或者可以说是不正确的。因为产生的疾病,尚未包括其转归与结局,往往转归的千变万化,有时并不亚于"变"这个阶段来得简单、短程。而且疾病的变化,在一定条件下又会引起新的变化。也就是说,在某一个阶段上的"果"(即某一种病的果),可以在一定条件下转化为另一个变化的"因",成为另一种病变的开端。所以"病"在"因""变"之后,固然是属于"果",可是它的后面,还紧随着一个用来结束疾病的结局——或痊愈、或死亡、或带病延年。这种结局,乃是真正的"果"。

六、结语

外科病的原始致病因素,固然不外乎三因,但不是说每个中介症的形成一定内因、外因、不内外因三种因素完备。临床上很多的中介症,有的只有一因而不涉及其他两因,也可能只有两因而不涉及余下的一因。当然,三因俱备的,也不是没有。

前文谈及,大凡外因及不内外因,因为它没有通过思想活动,所以属非条件刺激,是自然因素,故它所致的中介症,多数属轻的、浅的、单纯的,引发的疮疡,也多位于皮、肉、脉等。内因,通过思想活动起作用,所以属于条件刺激,是社会因素,故它所致的中介症,多数属重的、深的、复杂的,引发的疮疡,也多位于筋、骨等。至于不内外因之中,也还需要区别一下,凡外来伤害及缺乏正常供应,则多阳证。内伤则毕竟牵涉脏腑、形、神,当然理多阴证,但与通过思想活动引起的阴证来对比,则还是较为轻些、浅些的。

更需要强调指出,所有致病因素的"三因",完全是哲学上的"外因""外部矛盾"。所以如果把外科病发生的主要的、决定性的作用归之于"三因",乃是只承认外因(外部矛盾,是哲学上的外因),而不承认内因(内部矛盾,是哲学上的内因),还是不够全面。

我们在文献或口头上常常谈到的风、寒、暑、湿、燥、火,事实上有两种:其一为宇宙间的、自然界中的、机体以外的"六淫",其二为"中介症"。我们临床上所消除的,即治疗的,并非"六淫"而是"中介症"。

辨　证

一、辨五疮

这是外科病疮疡门辨证中最基本的部分。

皮、肉、筋、脉、骨五疮,每一疮症中均包括两个内容:一为具体的物质,二为物质存在的抽象形式。明白地说,前者是疮疡所发生的地方,乃解剖上可以见得到的组织结构(具体的物质),后者就是它所出现的动态(即中介症的行迹纪录)——"证",是某一症候群(物质存在的抽象形式)。此外,筋疮的基本内容更特殊,还有经络在内。我们认为只有筋疮是配得上经络的。朱丹溪也有这样的观点,《丹溪心法·痈疽》中强调:"诸经唯少阳、厥阴经生痈疽,理宜预防,以其多气少血,肌肉难长,疮久未合,必成死症",而并未言及其他经络。

(一)皮疮

这类疮疡,是在机体的最外层。除了表皮、真皮、皮下脂肪组织三者之外,还包括一些浅层肌肉在内。所以,它的中介症在活动行迹记录中,都表现为轻浅的表证。

它的病种,不外乎疖子、脓疱之类。它的症状,是局部的、浅在性的潮红灼热,刺痛或灼痛样疼痛,局限性高肿或尖撮,化脓后有脓栓或少量稠脓,溃后迅速痊愈。全身症状不明显,至多有些寒热、食呆而已。

其中介症,没有形型,而都是神型,如风、热、火、暑、湿等。故都属阳证、实证、热证。

至于出现大寒大热、烦躁不宁,甚至神昏谵妄者,则已转入肉疮、脉疮了。

总之,皮疮以热证为多,有云其"属心肺者,诸热实火,而肺经之火,更轻更浅"。

(二)肉疮

疮疡中以肉疮为多。因为肉在人体上的数量

比重也最多。而且一切疮疡，由皮而深入一些，非肉疮莫属。由筋由骨而发者，也必假道于肉而泻其毒邪。而且在腐筋蚀骨之际，更不可能四围毗邻的肌肉毫无波及损害。

其所患发的部位，当然是解剖上所称的肌肉。其病种，既有急性阳证，也有较为慢性的半阳半阴证，如痈、疽、毒、发、烂疔等。其中，疽，可能与筋疮、骨疮“兼症”；发，很多与脉疮“兼症”。它的临床症状，局部的有较皮疮为深的红肿、高肿或漫肿。痛势有锐痛、钝痛、灼痛、裂痛等。腐化后，有蒸脓的也有作腐的。如在关节部位，至多暂时发生某些功能障碍。但愈后多数不留后遗症。全身症状较为显著，如恶寒发热、脉浮洪数、头痛等。有里证的为发热口渴、烦躁、便闭、溺赤，脉象沉实有力等。

其中介症中有神型的也有形型的，有阴有阳，有虚有实。神型中介症有风、火、暑、湿、寒、郁等。形型中介症有瘀、痰、气滞。虚证中介症如气血虚弱、脾胃虚弱等。

总之，肌肉属脾，脾秉土湿之气。湿郁既可化热，湿蒸更可生痰，故多湿热、痰浊的实证。同时思虑伤脾，劳累伤脾，饮食伤脾，所以有半阴半阳、半虚半实的证候出现。

（三）筋疮

中医所谓的筋，包括了韧带、肌腱，连乳腺、部分的淋巴结等也包括在内，因此筋疮发病位置也在这几处。此外，凡是足少阳胆、足厥阴肝两经循行之处，如少阳的耳前、耳后、颈前、腋下、膝外侧等，厥阴的膝内侧、腿弯、少腹、前阴、乳头等处的阴证，慢性的疮疡，也按筋疮论治。

它的病种，有部分的疽、瘰疬、横痃、部分乳房疾患，以及石硬顽坚、溃后肉凸的恶疮等。它的症状，局部多见白肿坚硬，不焮不灼，疙瘩核子，疼痛不甚（有的作闪电样的掣痛，在突然发作后即很快消失），溃后肉凸翻花，创口僵硬或凹陷峥嵘等。也有以其肝藏血，肝病不能统血而频流鲜血者。它的病程较长，难消，难成，难愈。全身症状初期不太显著，经久则有肝阳上亢、正气衰弱等证出现。

其中介症往往虚实交错，阴阳互见，而其中以郁证为主。虽然也有神型的风、火、湿、暑，形型的痰、瘀、气滞等，但多合并有肝火。它的寒证，则已非肤浅的风寒、表寒，而是阴寒了。

总之，肝主筋，筋病即肝病，实则横逆生火，虚则津枯血燥而筋脉失荣。因此五疮中的筋疮，最为难治。

（四）脉疮

《素问·六节藏象论》谓：“心者生之本……其充在血脉”，所以一切涉及循环系统的外科化脓性疮疡，都属脉疮。

它的患发部位，虽然不能像其他四疮在形式上一定要在脉上或侵及血脉，但它的毒邪则无论如何是在血分。明白地说，疮毒之邪侵袭进入血分者，就是脉疮。

它的病种，为面部疔疮、严重的毒、严重的发，以及其他痈、疽发展到最严重的阶段。它的症状，局部为焮红发热，灼痛大痛，一派炎炎之势。全身的症状在各疮中最为明显，表现为大寒大热、头痛口渴、呕吐作泛、小溲赤短、大便秘结、脉数不驯等。有些病例，神识尚清楚，有些则迷糊嗜睡或狂躁不宁，甚至谵妄撮空等。

其中介症，无形型而只有神型。而神型中也只以热毒为主。心属火，为阳中之阳。故脉疮也为纯阳火证，无寒证、虚证、阴证。

总之，脉属心，心在五行为火，所以脉疮的症状及性质，完全是火毒之证。故一切阳性、急性的化脓性疮疡临到死亡，除了大出血、正气衰竭之外，一定经过脉疮这一最后阶段，因之也可以说，脉疮是阳证疮疡中最严重的证候。

（五）骨疮

《医宗金鉴》把人体分为五层，把骨划为最里的一层，所以疮疡发于深层者，俱为骨疮。当然，还包括着直接犯发骨髓及关节者。

它的犯发部位，是在骨部及关节。

它的病种，属于阳证的，有骨痈；属于阴证的，有疽、石疽、骨疽、穿骨流注及一切阴证顽疾等。不过不论其阴证、阳证,大多数骨质会受到损坏。

它的症状,阳证可见突起漫肿,疼痛有形,大体上和肉疮相近似。阴证,局部的可分为肿、溃、漏三个阶段。肿疡阶段,为白色不焮的漫肿,按之具有不正常的柔软,正所谓"其软如绵",不痛或微痛,也有少数病例是酸痛的。这种病症,往往患发于关节,有时与肉疮"兼症"。也有的白色不焮,毫无痛感,肿形为拳状硬块,高凸而根脚收缩,甚则形如峻岭的峭壁,按之沉着不移(移动的即为筋疮)。硬度结实,所谓"其硬如石"。这种疾病,往往不犯发于关节,有时与筋疮"兼症"。溃疡阶段,则脓出清稀,久不收口。到了漏证阶段,则多数窦道很深,管口僵化,脓出淋漓不干,也有带有巨大脓腔者。全身症状,前期不显著,后期则出现衰弱或痨瘵之象。

其中介症,有神型的风、火、湿、暑、寒、郁,形型的痰、瘀、气滞等。

总之,骨属肾,肾为寒水之脏,所以除了真正患发于解剖上的骨的实证、阳证的骨痈外,一般说来,骨疮毕竟以阴证、寒证为多。

作为外科疮疡主要辨证的五疮,也有类似于伤寒六经的情况。六经有"传变"或"直中",五疮也有由皮疮发展而成为肉疮、筋疮、脉疮者,以及由肉疮发展到骨疮者,犹之"传变"。也有一开始发作就是脉疮或骨疮者,犹之"直中",不过伤寒以"传变"为多,而疮疡以"直中"为多。至于疮疡的"传变",以五疮对应的五脏五行之位来预测,则母传其子的为顺,如骨疮转化为筋疮、脉疮转化为肉疮、肉疮转化为皮疮;子传其母为逆,如皮疮变为肉疮、肉疮变为脉疮。

最后,需要提出说明的是,五疮之间的界线,并不十分明显,尤其是"兼症"或发展过程中转化到另一疮的时候。此外,更不会是一成不变的是,很多由某疮开始而却又以某疮(另外一疮)来终止。

二、辨肿

肿字,在汉字上有两个炎性典型病征的意义,是"肿"(他觉)和"胀"(自觉)。不过现在大多习惯专指第一个病征"肿"。

各种不同的致病原因和内脏的不同反应会产生不同的中介症,它表现在肿的方面有不同。

1. 风肿　以五疮言,大多出现于皮疮、肉疮,筋疮也可偶见。以部位言,则多在上半身,尤其是在头面部。它的肿势是浮肿、漫肿而不局限,边缘多不清楚、不整齐。但也有边缘分划清楚者。切诊柔软而有弹性,压之无指陷痕,皮肤不紧张。其产生和消失都较迅速。

2. 湿肿　多见于肉疮,发生部位以下半身为多。肿型为漫肿而不是高肿。切诊有握雪感,压有指陷痕。其产生与消失较为缓慢。

3. 热肿　多见于皮疮、肉疮、脉疮,全身上下都可发生。肿型或局限或散漫。望诊为肌肤红赤,甚或紫赤,呈浸润性。切诊有灼热感,凡局限型肿者,多呈结实;散漫型肿者,多呈柔软。产生和消失也较迅速。

4. 寒肿　多见于肉疮、筋疮、骨疮,发生部位不定。望诊多呈白色,少数出现很轻微的青绀色。切诊略坚硬。其产生和消失都很缓慢。

5. 湿热肿　大多具备了湿肿的一切典型表现,不过肌表出现红色灼热。

6. 瘀肿　大多发生于肉疮、筋疮,发生位置无定。一般浅在者,肿势多局限。在皮肤薄处,可见暗蓝色瘀斑,其色可逐渐变为蓝紫色、绿色、黄色、淡黄色而至消失;深在者,不一定可以见到瘀斑,大多呈界限明确的圆形块状物。切诊坚硬,有时也有灼热感。

7. 气滞肿　一般多见于肉疮,间或见于筋疮、骨疮。望诊以局限者为多,但也有漫肿者。肌肤皮色正常。切诊柔软而有轻度弹性故随按随起,无指痕存在。有时也可以随着情绪的波动而变化,如在不愉快时,肿势大些;愉快时,可以小些。

8. 痰肿　见于筋疮者,多顽固。肌肤皮色不变,浅者可以看到形如白果、梅子或鸡蛋的圆形或椭圆形凸起的包块、核子。切诊坚硬,初期可活动游移,后期粘连不活动。其产生与消失,均十分缓慢。见于肉疮者,多风痰或湿痰。其风痰多发于颈项及上半身，湿痰多发于下半身。肌表皮色，风痰可能微泛潮红，但也有不红者；湿痰白色不变。切诊或硬或软。肿型以局限者为多。其产生与消失不十分缓慢。见于骨疮者，多寒痰，漫肿无界域，肤色苍白，切诊柔软如绵，毫无弹性，其产生与消失俱慢。

9. 郁结肿　多见于骨疮、筋疮，偶或见于肉疮。其好发部位，大多在足少阳胆、足厥阴肝两经循行之处。肿势局限成块，异常坚硬，古人谓之"石硬无情"。开始时尚活动游移，以后逐渐粘连不动。肿块表面不很平滑，高低块垒，肌肤皮色正常，假如发现一处潮红而褐色者，乃后期自溃的预兆。它的产生十分缓慢，退消更属困难。

10. 虚肿　多见于肉疮、筋疮、骨疮。肿势散漫不局限，四周划界不清。切诊无异常发现。如在下半身，则多卧床休息可改善其症状。

总之，由外因所致的肿，多见于皮疮、肉疮、脉疮，内因所致的肿，多见于筋疮、骨疮。不过同时更要配合其他病征作参考，如《医学入门》所谓："形伤则痛，气伤则肿。或先痛后肿，伤乎血。先肿后痛，伤乎气。肿痛并致，气血俱伤"，说明结合其他病征辨证的重要性。

三、辨疼痛

疼痛，几乎是一切动物通有的感觉。它是由于气血壅滞、经络阻隔不通或火盛毒炽、腐筋蚀肉等所致。虽然是正常的病理反应，但对机体却带来了极大的损害。故《慎疾刍言》谓之："痛则冲心犯胃，耗血亡津，恶证发生矣。"根据痛的不同类型，就可以分析出造成这种疼痛类型的是哪一种中介症，因此在诊断上也有较大价值。

我们固然知道，不同的中介症，可以造成不同类型的疼痛。但也可以在两大客观因素之下使疼痛的参考价值有所降低。对这一点也需加以认识，以免被假象所扰乱。其一是疼痛在患者主观估计上有极大的出入，同样一个致痛因素，在不同人的机体上会形成不相等的疼痛反应程度。有些人对致痛因素很有耐受性，有些人则对致痛因素特别敏感，《形色外诊简摩》称这种差异为"忍痛不忍痛"。忍痛者，如《尚友录》载"关羽……曾为流矢贯左臂……羽伸臂命凿之，血流淋漓，饮酒自若"；不忍痛者，如《酉阳杂俎》载"吴太医，治孙和夫人，曾醉舞如意，误伤邓颊，血流丹婉弥若"。事实上前者的痛，肯定是重于后者的，而所描述的疼痛程度和表现，却是后者反重于前者了。其二是与病变发生的组织与部位有关，凡组织疏松之处，疼痛可能缓和些。反之，疼痛自然厉害些。证之《灵枢·论痛》的"人之骨强筋弱肉缓皮肤厚者耐痛……坚肉薄皮者，不耐针石之痛，于火焫亦然"，也完全符合。

痛有自发痛和压痛。自发痛乃系自然发生的痛。压痛是指加以触压时有疼痛，放开时并无任何痛觉，它与自发性痛并无本质的不同。对自发痛者加以按压的时候，患者往往也会疼痛到难于忍受的程度。当然，压痛也有轻重之别，一般轻压即痛者，在文献中便称为"拒按"。以下所讨论的，为各种中介症所致的疼痛。

1. 热痛　热痛见于皮疮、肉疮及筋疮的为多，故一定是伴有红肿、灼热的症状。一般在皮疮者为刺痛、燥裂痛、灼痛，在肉疮者为切痛、裂痛，在筋疮者为牵引性痛而伴有酸或胀感。在手指、足趾及皮肤紧张处者，则有跳痛或抽掣痛。总的说来，都是属于锐痛一型，而且会有灼热感，痛时拒按，遇冷则感觉舒服些。

2. 寒痛　寒痛多发生于肉疮、筋疮、骨疮，肌肤色白不变，痛处固定不移，且以钝痛为多。有时伴有麻木或酸楚的感觉。痛时喜揉按，遇暖则疼痛即缓。

3. 风痛　肉疮、筋疮多见风痛。它的痛区较为广阔而又游走无定，是一种游走性疼痛。如在筋疮，会有放射性疼痛，有时也有酸楚发生。

4. 瘀痛　多见于肉疮、筋疮、骨疮，其痛沉重黏着而固定不移。接触或冷或热的刺激时会有短时期的舒服，但也是拒绝揉按。

5. 气滞痛　多见于肉疮、筋疮。其痛区虽然不若风痛的善于游走，但也并不固定在一处。虽然尚局限而面积则较大。痛势以钝痛为多。

6. 郁痛　多见于肉疮、筋疮、骨疮。其痛的特点，第一为隐隐然似痛非痛；第二为突然地来一次闪电样的掣痛，痛虽尖锐，但片刻即消失。不过不论为第一或第二种情况，俱为阵发性的痛。如情绪上有不良刺激，则会立刻发作或加重。

7. 虚痛　多见于除了皮疮、脉疮以外的一切虚证疮疡。其痛型介乎固定与游走之间，在疲劳及饥饿时更显著，喜揉按，按则疼痛稍缓。凡严重的虚痛，往往有过敏性锐痛或余象性（即真正的疼痛已移去，好像仍有疼痛者）的感觉。

8. 空痛　见于少数疮疡溃破之后。痛的时间，由数分钟至1～2天，其长短因疮疡的脓腔大小而决定。其唯一特点，是加以压迫疼痛立即消除。

9. 蒸脓痛　见于一般疮疡，但骨疮较为少见。其痛势开始为阵发性的钝痛，然后则为持久性的锐痛，所谓“痛如雀啄”。其痛十分严重，在夜深人静时更甚。最后转为胀痛，一直持续到溃破泻脓后方可减轻或消失。

总之，疮疡的形成，各自不同，而疼痛的产生，更非一致。虽然古有“诸痛痒疮，皆属于心”或“痛由不通，通则不痛”等说法，但是不过系原则性而言，诚如《外科理例》所谓：“大抵疮之寒热虚实，能皆为痛”。

此外，对“不痛”的疮疡，也值得一提。

疮疡疼痛，事出必然。至于皮肤痱痤，逆胪嵌爪的没有疼痛，却非异事，因为本非大症而坏及深部组织。至若肿胀猖狂，反而不疼不痛，则苟非大毒，无以致此。所以这种不疼不痛的出现，其危害性实则倍于大痛者。一般不痛的疮疡，计有三类。

见于肉疮者，为已转化为臁疮（也有少数是疼痛的）、瘘管之类。因为腐烂日久，时而稍稍收敛好转，时而发展恶化，反复频繁，几经寒暑，流水不涸，痛痒俱无者，乃久烂之余，津液干枯，形同槁木，冥顽不知，所以出现不痛的局面。

见于脉疮者，如面部疔疮，因循失治或妄加挤压，曾不终朝而毒邪内陷走黄，胸闷恶心，神思昏聩，这个阶段则局部已麻木失知而出现不痛。这是“神先肉死”的现象，故不痛。

见于筋疮、骨疮者，如痰、阴虚瘰疬等，起发坚硬，木肿不痛，这是阴霾无阳，至冷而不痛。

四、辨麻木

刘完素《素问玄机原病式》云：“麻者，亦由涩也，由水液衰少而燥涩，气行壅滞而不得滑泽通利，气强攻冲而为麻也。”

五、辨痒

痒为发生于机体上一种除了疼痛以外的不快感觉，常常使人不假思索地进行搔抓。痒在临床上，可分为非病的痒与疾病的痒两种。

（一）非病的痒

这种瘙痒，不作为疾病而论。相反，有时认为是疾病的好转预兆。

1. 肿疡消散的痒　凡肿疡经过治疗（也有正气充沛而将外邪排斥出外的）而有消散吸收倾向者，往往可以出现痒感。这是已经壅滞的气血重新得到宣通的缘故。

2. 溃疡愈合前后的痒　凡溃疡将近愈合之前或方才愈合，尤其是顽固而久溃者，也有痒感。这是病初肌肉肿胀，气血壅滞不通，将愈时肿胀退消，气血疏和，滋养新肉，愈合之初，气血重告通流之故。

以上两种非病的痒都是柔痒、微痒，使人并不感到难以忍受之苦。而且在望诊上也无异常发现。

（二）疾病的痒

1. 感冒风热　凡疮口瘙痒，范围较大，干燥的，为疮口经风之故。

2. 感受湿气　疮口湿润，范围较小，产生水泡或湿疹，有时竟可滋水浸淫。这是疮口经水或脓水浸渍所致。

3. 膏药所致的痒　凡疮口周围盖贴膏药（其他软膏也可以发生，但较少见）的部位，皮色红而有湿疹，俗名“膏药风”。它的发作迅速，一发起就见与所盖膏药同样大小的一块。此外，如患者属湿重者，可以借此向四周扩大发展。这是接受药品的刺激或该处毛孔被膏药遮盖不得通气而起。

六、辨酸楚

酸楚一症，在古时与疼痛不分家，故《广雅》谓“酸，疼也”。一般疮疡，以疼痛为常事，至若酸多于痛或只酸不痛者，多为筋疮、骨疮的阴证。

形成酸楚的致病原因不同，故特点有别。

1. 风湿　营亏络虚，风湿之邪袭入使然。其酸，重于风者，酸区游移而多在上半身；重于湿者，酸区沉着而多在下半身。二者都伴有疼痛。

2. 寒　寒为阴邪，故作酸也沉着一处，持久性隐隐然而作，很少伴有肿胀。加以热敷、热熨，酸楚即可缓和。

3. 劳力伤经　凡劳力伤经者，负重行远，筋力疲劳，气滞血瘀，经脉不能舒畅使然。故其酸楚局限于一处，尤以关节为多。

4. 衰弱　衰弱引起的酸楚，往往与疼痛、麻木并见，没有肿胀。

七、辨出血

疮疡引起的出血，有局部性和全身性两种。

局部性的，凡创伤、手术、腐蚀侵及血络、劳力伤经等，都足以使溃疡出血。不过这种出血，在中医诊断上参考价值不大。

属于全身性疾病所引起的出血，分析起来有以下几种。

1. 热　血性得寒则凝，得热则行，热甚则逼血妄行。此型的出血，血色鲜红，连续流出，有时作喷射状，所谓“血流如注”。

2. 虚　肝虚不能藏血，脾虚不能统血，心虚不能生血，都能引起出血。血虚固然出血，气虚不能摄血者也能出血。因为血以气行，气为血帅，气一方面鼓动血的流行，另一方面对血加以摄纳，使它就范而不致猖狂妄行。气虚除可以导致血瘀（即因气滞而致瘀的血瘀）之外，也可使血无摄纳约束而妄行。此型的出血，血色不红，出时断断续续，量不多，大多为渗出性的出血。

3. 情绪刺激　七情中对出血最有影响者，为肝的忿怒和脾的忧思。因为大怒伤肝，肝阳潜越，血随以涌，其证性情暴戾狂躁，脉来弦、牢、有力。出血部位都在足少阳、足厥阴两经循行之处及诸阳所会的头面部。其出血类型，多为阵发性，每次出血量较多。忧思损脾，久即成郁，郁甚动火，火动于中，血受其逼，其证情志沉默寡欢，脉来弦、紧、沉、涩、迟、细不等。出血基地，为阴证的肉疮、筋疮或骨疮。出血类型，多为持续性，每次出血量虽然不多，但积累起来也不少。

八、辨脓

《灵枢·痈疽》谓：“热胜则肉腐，肉腐则为脓。”脓系气、血、津液、肌肉受到不同致病因素损害后的终产物，因此，它的量、质、色、气味，无一不是各种疾病的中介症和机体强弱的忠实反映。所以古人形容它能“量体质之盛衰、病情之夷险”。

（一）量

脓为气、血、津液、肌肉所化，固然它的产生，对机体来说是有害的，但是在排泄毒邪这一点来看，也有其有益的一面。不过如其漫无止境地腐化蒸酿，则会引起严重的不良后果。所以对同样的脓多或脓少，在不同条件及情况下，即有其不同的认识。

1. 肥人脓宜多，少则尚未腐化；瘦人脓宜少，多则败坏过甚。

2. 人体不同部位的肌肉，有丰腴、削薄的不同。如大腿、臀部、女子乳部等丰腴之处，脓多不为怪；手指、足趾等处肌肉薄弱，脓虽少也属必然。

3. 疮疡本身的关系。如疽、痈、痰等，脓量向来为多；面部疔、小疖等，脓量就不可能多了。

（二）质

一般以稠厚、不透明、牛奶般的脓液为最正常。

凡稀薄的，一般认为是虚弱。但其中还可区分为良性与不良性两种。

1. 良性的薄脓　凡肉疮、筋疮，脓蒸于内，日久不溃，则稠厚的脓液，也能转化稀薄。一旦切开或自溃，如水直流，色泽不晦，气息不臭。同时结合全身症状，并无衰弱等不良情况者。

2. 不良性的薄脓　不良性的薄脓计有两种：一为阴疽，一为痨瘵。

阴疽：凡肉疮、筋疮或骨疮，乍溃之后，脓出清稀如水，或浊腻晦黯，黑如豆沙汁，或如污泥浆，则必气血久衰，正气不充而无力化脓。再参考面色神气，如形容枯槁，囚首垢面，色脱肉销，脉细而弱，则预后不佳。

痨瘵：多见于筋疮、骨疮，肉疮中也偶遇到。一经破溃，脓质清稀，脓色如清水、豆腐浆或米泔水，其中夹有白色的腐败物，如破絮块块或如腐渣成团，气臭腥秽者，溃后愈合困难。

（三）色

正常的脓液，初溃时宜淡黄或淡绿色，不透明，此为正气充沛。凡色青绿，稀薄不稠的，为毒留日久。凡脓中夹有瘀块的（下肢为多），其色黯红或紫黑，为毒伤经络。凡夹有鲜血的，为腐烂、手术、震动、情绪刺激等伤及血络。

不正常的脓液颜色，凡脓血不分，色泽不清，如豆沙汁、泥浆者，为正气虚而邪毒盛；凡清如冷水、泔水，有腥气者，为正气大虚。

（四）气味

参阅下文“十、辨气味”。

九、辨腐

腐肉，《内经》称为恶肉，《洞天奥旨》称为死肉。《灵枢》谓“热重则肉腐”。凡腐肉最多的疮疡，为发、烂疔之类。用于诊断小疮的价值不大。凡腐肉质柔如棉絮，色泽不太黑，并伴有适量脓液，四周界限明显的，是正气充沛，足以胜邪的象征。

凡腐肉顽硬不化，脓少或干涩无脓水，边缘不清，是正气衰弱。如《疡科心得集》所谓“气不能引血外腐”。

腐而恶臭者，必属阴证。还有腐去臭在者，为“肉死脾败”。

总之，脾主肌肉，腐肉的正常与否，全关血气盛衰及脾气强弱。盛而强，则易腐易脱；衰而弱，则难化难腐、顽固不脱。至于上面提到的“伴有适量脓液，四周界限明显”，都是为腐肉脱落做好准备条件，也就是气血、脾气盛而强的反映。

十、辨气味

根据疮疡局部的气味，大致上可以分为实、虚和正常三型。

1. 实　臭属实证。凡臭气浓厚重浊，愈靠近疮疡患处，其臭愈烈者，为实热之盛，属阳证。大多见于皮疮、肉疮。只要实热一清或腐坏脱落，其臭即解。

凡臭气轻清尖锐，能够远远撒布，未近疮疡而其臭已飞越而来，古人谓之“虽异香不解”者，为局部的坏死，属阴证。大多见于肉疮、骨疮，以及不属疮疡门中的失荣、乳岩、肾岩、翻花疮、走马牙疳之类。

2. 虚　腥属虚证。虚在血分，则为血腥气味。虚在气分，如抹布气味没有血腥气味。这一型的腥臭气，大多发生于筋疮、骨疮的脓液。

3. 正常　凡发生在消化系统的疮疡、窍病、杂症的脓液，定有臭气存在。如牙痈、牙龈痈、风热骨柞风以及肛门痈等，其臭气中还夹有恶浊的粪气。这是因为阳明经多气多血，易于作腐的缘故。

疮疡局部气味特点辨证简表

气味	特点	原因	类型
臭	浓厚重浊，愈近疮疡愈臭轻	热毒	实证
	清尖锐，臭气飞越撒布	坏死	
腥	血腥味	血虚	虚证
	没有血腥味	气虚	
粪臭	含有粪臭气味	阳明经多气多血而易腐	正常
尸臭	如尸体腐臭者	仅为走马牙疳及岩症所独有	

内治法

外科消、托、补三法，是明代陈实功在《外科正宗》里提出来的。所谓“治”，是因为它“不治”（乱）而“治之”的意思。这种不治，就是疾病，也就是矛盾。而治也就是解决矛盾的方法。疾病分为不同质的疾病，犹之矛盾分为不同质的矛盾一样。解决不同质的矛盾，一定要用不同质的方法，那么治不同质的疾病，当然也要有不同质的处理。这种不同质的处理，就是“论”。明白地说来，就是用不同方法来处理不同的疾病，称为“论治”。同时，一个复杂的疾病，很可能有许多中介症存在，而其中必然有一个是主要的——标本的“本”。由于它的存在和发展，规定或影响着其他中介症的存在和发展——标本的“标”。那么在处理上，就要先解决这个主要的中介症。这个中介症处理好了，其他由于它所影响的中介症，也可迎刃而解，这也是属于“论”的范畴。

还有一种病程较长的或情形复杂善变的疾病，其发展过程中的各个阶段，各种不同的中介症也在更换交替着，这种情况下，当然也需要采用不同的方法来处理，这也属于“论”。

此外，我们一方面固然针对中介症，而中介症是与人体的气血、津液、脏腑、皮肉、筋骨拧在一起的，因此更要掌握人的一方面。否则只顾其一，不顾其二，是片面的、表面的，这也是属于“论”的范畴。

至于对“治”来说，其处理原则有两种方法，就是预防和治疗。预防是阻止原始致病因素的发生，因而它的意义是积极的；治疗是消除已经发生了的疾病，事实上就是中介症，故它的意义似乎消极了。外科病多了一个局部，因此治疗上也就有“内治”与“外治”两法。我们的方法，外治是多数采取“对临床疾病下手”的“对症疗法”，而内治则一定是“针对中介症下手”的“辨证论治”。

中医一向认为人的机体是整体性的，所以在处理外科疮疡时，并非机械地只顾外治，而相反地主张在全身性的整体疗法——“内治”上着眼。因此，内治一法，在整个治疗法中，就占到较为重要的位置。

疮疡内治的目的，不外乎消除痛苦，至低要求是减轻痛苦、缩短病程和挽救生命三大要点。为了消除痛苦，首先要消灭中介症。为了缩短病程，对既不能消散又不能化脓作腐而出现僵持局面的肿疡，要促使其化脓作腐而速溃速烂。对不能按期愈合的溃疡采取填补其正气之法，使正气充沛而加速其愈合。为了挽救生命就要针对威胁生命或足以致死的刺激，做出及时的救治措施。这种消灭中介症的办法，名为“消”。使其速脓速腐、速溃速烂的办法，名为“托”。填补正气而加速其愈合的办法，名为“补”。这消、托、补三大法，交织成一套外科疮疡的治疗大法。至于挽救生命的办法，也就在这三法中选择取用，这是“正宗派”特别强调的。

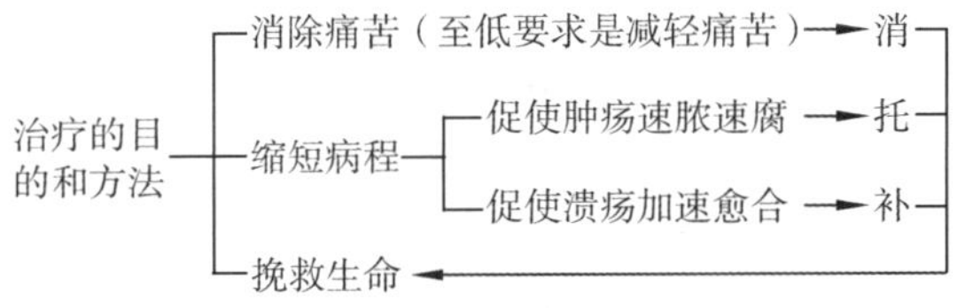

内治三大法图示

一、消法

（一）消法分类

张子和认为：“夫病之一物，非人身素有之也，或自外而入，或由内而生，皆邪气也。邪气加诸身，速攻之可也。”明确告诉我们对中介症，当攻之无情，使其消灭。明白地说来，消灭中介症，就是消法。很多人把消法讹解为使肿疡消散，那是认识太狭隘。

消灭的对象，固然是中介症，但有时中介症尚在不断地产生或增长，则表示还有原始致病因素或原发性中介症尚在不断地刺激着，那么就应当同时阻止原始致病因素对机体的进攻或兼顾其原发性中介症。假如已经没有原始致病因素的继续刺激或原发性中介症，则单纯以消灭目前的中介症为主要任务。

同一种中介症，它的轻重、深浅、表里、标本、寒热、阴阳完全因五疮的不同而有所不同，因为中介症也正是轻重、深浅、表里、标本、寒热、阴阳的不同而选择性地发为何疮。例如同一“痰”证，在肉疮，则多为湿痰、风痰、气滞之痰，而一到筋疮，则就是郁痰、顽痰了，而它独不发于皮疮、脉疮。同一“寒”证，在肉疮多为风寒或外感阴寒，但一旦到筋疮、骨疮，则为外感阴寒或内伤阴寒了。因此我们为了一击而中，必须将中介症和五疮的辨证结合在一处。这种方法，可称为“五疮中介症辨证法”。

一般将消法用于神型中介症者，其下细分有表法、解法、下法；使用于形型中介症者，其下细分有利气法、破瘀法、消痰法。在以上各法之中各有一个常用的、基本的主方，如：表法中有荆防败毒散，下法中有凉膈散，解法中有黄连解毒汤（热）、荷梗汤（暑）、五苓散（湿）、阳和汤（寒）、逍遥散（郁），利气法中有复元通气饮，破瘀法中有活血逐瘀汤，消痰法中有二陈汤。

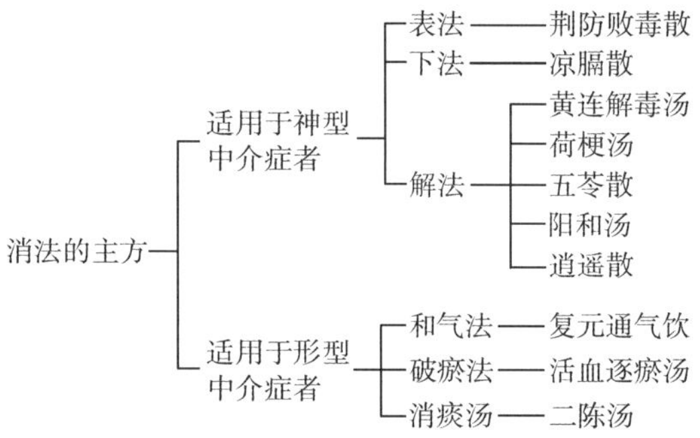

消法分类应用图示

1. 表　我们知道，所有侵入机体的外邪，经过机体内脏功能反应而生神型中介症，这种中介症浅居肌肤，尚未深入时，当急取“表”法。

所谓表法，也就是要用“汗之”的手段来“开玄府”而逐邪气——中介症。故所有“开玄府”的方剂，大多具备了以下四大作用。

其一，一切风寒感冒、风热之邪郁结腠理，一旦玄府得开，则风寒、风热得解。

其二，一切风寒、风热以外的外邪，如热毒、暑热、疫疠、瘴气等，当邪尚在皮毛肌表，还未入里时，能得玄府之开，则诸邪也能推而出之。

其三，疮疡浮肿，除了气血凝滞所致之外，便为津液不得畅流，化为水湿而潴积肌肤间。如其玄府得开，则潴积的水分从玄府外泄，肿胀也可以消退。古人善用风药及对“风能燥湿”的认识，事实上即属此义。

其四，更有内在的热毒，虽有外泄企图，而偏遇风寒外束，使本能透泄的热毒不得顺利宣散，于是相搏在皮肤腠理之间而发生病变。若此时玄府得开，则风寒先解，热毒亦随之畅泄，于是病患即消退于无形了。

所以荆防败毒散，正是疮疡中“开玄府”的代表方剂。很多人认为“表”法，仅仅只是利用“汗之”手段来发散一些风寒者，那是不全面的。其实“汗之”一法，不独为一般疮疡所采用，更不仅仅是为表证而设。

它如疔疮初期用蟾酥丸来“汗之”，麻风初期用保安万灵丹来“汗之”，梅毒初期用杨梅一剂散来“汗之”，破伤风初期用十里奔散来“汗之”，试问这疔疮、麻风、梅毒、破伤风是风寒所致的吗？还可证之于《医宗金鉴·外科心法要诀》，其取用荆防败毒散治疗的33例疮疡、窍病、皮肤病、杂症中，能有几例真正是属于风寒的呢？

因此，我们如果施用得当，就能很有把握地通过它的解表消毒、退肿、消炎来使疮疡得到消散吸收或重症转轻的效果。

最后必须指出，本法在以下三种情况下必须慎重使用：其一为中介症不在表而在里者，因为邪既不在于表，即使出了汗，邪还是留在体内，徒然使机体白白地失去津液；其二为阴虚者，因汗液本是津液的一部分，阴虚者津液素亏，再加以“汗之，使亏者更亏，甚至会出现液燥风动等严重后果，故《金匮要略》有汗出则痉”的说法；其三为出汗过多者，由于出汗时阳气受损，汗出不止必然引起阳气衰竭，即古人所谓“大汗亡阳”。

2. 下　下法的使用对象，是针对邪毒郁结于里而已无法使用表法、解法来解决的疾病。它的主要作用是攻逐郁结于里的热毒，使其从大量排出的大便而解，即古人所谓“釜底抽薪”之法。因为它的适应证一定是热证和体实者，而且具有明显的里证，如全身症状发热、便秘、烦渴引饮、脉来沉实有力，局部症状的高肿、红赤、灼热、疼痛等，因此，该法在外科疮疡消法中是最少应用的一个方法。

本来下法的性质，有寒下与温下两类，而外科疮疡的适应证为“实热”，所以在这两类中也就独取寒下的凉膈散了。

使用下法时，必须避免以下四种情况：①表证尚未解除者；②高年津枯者；③正气向来衰弱者；④妇女在妊娠期、产后及月经期间。

3. 解　解法是针对中介症既不在表又不在里的一种治疗方法。凡有风的，予以疏散而解除它；有热的，予以清凉而解除它；有暑的，予以清化而解除它；有湿的，予以渗利而解除它；有寒的，予以温散而解除它；有郁的，予以开导而解除它，等等。至于具体内容，详见下文。

4. 利气　见本节“气滞”内容。

5. 破瘀　见本节论“瘀”内容。

6. 消痰　见本节论“痰”内容。

（二）消法的具体应用

我们这里所讨论的，为适用于消法的神型中介症的治疗。神型中介症是机体接受三因的外来刺激，通过内脏功能反应（机体的防御机能、对外来刺激的应答）或在原发性中介症的基础上进一步发展，使内脏功能紊乱及人体与周围环境相互关系破坏而产生的病变。而这种病变，仅仅损害及“神”这样一个阶段者。

其中常见的风、热（火毒）、暑、湿、寒、燥、郁等中介症，可用消法治疗。以下将分而论之。

1. 风　中介症的风证，有外风、内风两证，在疮疡则以外风为主。它的原始致病因素，为机体外的、自然界中的风。随外风侵袭机体的轻重不同，可区别为感冒、外伤、内中三级，而疮疡则以感冒为多见。

因为疮疡多为感受外风，所以所发的疾患，也多为表证、实证、阳证。

凡脉疮、骨疮无风证。皮、肉、筋三疮，都有风证，但以其中介症有所不同而治疗上各有所异。一般常规治法为：皮疮宜辛凉发散，肉疮宜辛凉发散或辛温发散，筋疮宜养血祛风。

（1）皮疮。同样外感风邪，还有风热、风寒之别。所谓风热，大多是最轻的外感，乃感受风邪，迅速化热或在触冒时就已风、热并感。皮疮的风证，多为风热，故治宜“辛凉发散”。常用药有薄荷、菊花、竹叶、牛蒡子、蝉蜕、连翘之类。常用方有银翘败毒散、牛蒡解肌汤之类。这类方剂，发汗力较轻，而佐以了适当的清热药。

（2）肉疮。肉疮的风证，既有风热，更有风寒。所谓风寒，是以寒为主，热轻寒重。治宜辛温发散。常用药有桂枝、羌活、防风、陈皮、葱白之类。常用方有荆防败毒散之类。这类方剂，发汗力较强，使中介症因汗泄而解。至于肉疮的风热的治疗，则与皮疮的相同。

（3）筋疮。风证而发于筋疮，就已非皮疮、肉疮的风热、风寒的“风”了。因为风邪入筋，往往能耗津燥血，所以筋疮风证的治法，宜养血祛风，常用方有独活寄生汤之类。

银翘败毒散（《医方集解》）、牛蒡解肌汤（《疡医心得集》）、荆防败毒散（《外科理例》）、独活寄生汤（《备急千金要方》）的方药组成与对照如下。

消法风证常用方组成对照表

	银翘解毒散	牛蒡解肌汤	荆防败毒散	独活寄生汤
金银花	○			
连　翘	○	○		
茯　苓	○		○	○
柴　胡	○		○	
川　芎	○		○	○
羌　活	○		○	
独　活	○		○	○
牛蒡子		○		
薄　荷	○	○		
荆　芥		○	○	
栀　子		○		
丹皮炭		○		
石　斛		○		

续表

	银翘解毒散	牛蒡解肌汤	荆防败毒散	独活寄生汤
玄　参		○		
夏枯草		○		
防　风			○	○
前　胡	○		○	
枳　壳	○		○	
桔　梗	○		○	
甘　草	○		○	○
生　姜	○			
人　参			○	○
当　归				○
赤　芍				○
干地黄				○
桑寄生				○
秦　艽				○
细　辛				○
杜　仲				○
肉桂心				○
牛　膝				○

风证最多见于肉疮，而且以风寒为常见证，故荆防败毒散就成了风证中的代表方剂。不过还要知道的，荆防败毒散并非单纯地为疏风而设，凡一切邪毒在表者，不论为寒、热、疠、瘴、毒等都能采用。

2. 热（火毒）　对于外科疮疡中的热、火、毒三者，似乎有这样的体会，凡火、毒之轻者为热，重者为火，热或火转化到最后阶段为毒。此外，感受外来的不正之气——疠疫、瘴气、邪毒等也为毒。

五疮的热，治法各有不同。

（1）皮疮。皮疮热毒最为轻浅，所以治疗方法也只需清凉解毒，常用方有五味消毒饮之类。

（2）肉疮。肉疮热毒当较皮疮为深为重，所以治疗方法可以采取“清热”“降火”“直折”的办法。常用方，如轻浅的，同于皮疮；重一些的宜清凉解毒法，方有银翘败毒散、急消汤之类；严重的当用苦寒降火法，方有黄连解毒汤、银花解毒汤之类。大热、口渴、烦躁、便秘、溺赤、脉来沉实有力等热毒内结在里的，当用攻里泻热法，方有内疏黄连汤、凉膈散之类。

（3）脉疮。脉疮热毒最为严重。故即使轻剂，起码也是黄连解毒汤、银花解毒汤、内疏黄连汤、凉膈散等，以苦寒降火或攻里泻火。重剂则需清心解毒法，如清热地黄汤（犀角地黄汤）、过铸走黄方之类。

（4）筋疮。热毒入筋，必夹肝经木火，因筋属肝之故。肝为将军之官，其风淫火炽，不易平抑，故用药务宜峻猛一些以直折它。常用方有栀子清肝汤之类。

（5）骨疮。热毒在骨髓，处理同肉疮。

我们要知道，清热方法也要根据五疮的辨证，才能层次分明地应用。假如皮疮、肉疮的轻浅者，不宜过用寒凉，否则寒凉直折，反致血凝气结，红热虽退而僵块残留不消。同时，下身诸热，也当考虑湿邪，因为湿也能化热，法宜佐以淡渗导湿，不得徒恃清凉，致湿积胶黏不化。只有脉疮的实热火毒，非大剂清凉不可。因为心经积热，变幻迅速，犹之救焚火沃焦，不可病重药轻。

至于过铸走黄方中重用羚羊角，是因为热毒攻心，先侵心包络，包络手厥阴经与肝足厥阴经同为厥阴，厥阴受灼，肝火一定横逆，故心经火热，必涉于肝，心肝同焚，非同时直折不可。

五味消毒饮（《医宗金鉴》）、急消汤（干祖望经验方）、黄连解毒汤（《外台秘要》）、银花解毒汤（《疡科心得集》）、内疏黄连汤（《素问病机气宜保命集》）、凉膈散（《太平惠民和剂局方》）、犀角地黄汤（《备急千金要方》）、过铸走黄汤（《增订治疗汇要》）、栀子清肝汤（《外科正宗》）的方药组成与对照如下。

消法热（火毒）证常用方组成对照表

	五味消毒饮	急消汤	黄连解毒汤	银花解毒汤	内疏黄连汤	凉膈散	犀角地黄汤	过铸走黄汤	栀子清肝汤
金银花	○	○		○				○	
茯　苓				○					
白　蜜						○			
野菊花	○								
蒲公英	○								

续表

	五味消毒饮	急消汤	黄连解毒汤	银花解毒汤	内疏黄连汤	凉膈散	犀角地黄汤	过铸走黄汤	栀子清肝汤
紫花地丁	○	○		○					
青天葵	○								
黄芩			○		○	○			○
赤芍							○	○	
甘草		○			○	○		○	○
连翘				○	○	○		○	
天花粉		○							
当归					○			○	○
桔梗		○			○				
茜草根		○							
菊花		○							
浙贝母		○							
黄柏		○	○						
黄连			○	○	○			○	○
栀子			○		○	○		○	○
犀角				○			○	○	
牡丹皮				○			○		○
夏枯草				○					
薄荷					○	○			
木香					○				
白芍					○				
槟榔					○				
大黄					○	○		○	
芒硝						○			
竹叶						○			
生地黄							○		
防己								○	
川芎									○
柴胡									○
牛蒡子									○
石膏									○
紫苏子								○	

本法中的代表方为黄连解毒汤，因为所有实热证的用药，都不能脱离这一组方基础。反过来说，实热疮疡也是以肉疮为最多见，应用本方的机会最多。凡实热在里的里证，也多出现肉疮，所以凉膈散的使用机会也较多。

3. 暑　一般疮疡中介症中的暑证，大多来自冒暑，故常发为皮、肉、脉三疮。因夏热火盛灼蒸，肌肤首先冒暑，邪侵皮肤而发为皮疮。脾主湿，又主长夏，暑从湿化，故肉疮也是多得暑证。古人认为“暑为阳邪，心属离火，故暑先入心，从其类也”，所以脉疮暑证，较为严重。至于筋、骨两疮确为少见，但也不是没有。

治疗大法，便是消暑利湿。因为无湿不能成暑，治暑首先治湿。方有清暑汤、荷梗汤之类。暑湿较重者，用解暑败毒汤之类。

以上三方在整个清方中固然是挂一漏万，但在于疮疡，也是足敷应用了。而其中荷梗汤广泛地适合于一切有暑邪的外证，因此也可以认为是清暑方中的代表方剂。

4. 湿　湿，是神型中介症，原发、继发的俱有。一般原发性的，相当于古人所谓外湿。继发性的，相当于古人所谓内湿。

湿很少单独存在，往往以和其他中介症相结合的形式出现，也可与本身所转化的继发性中介症相互并存。例如夹热的为湿热，夹寒的为寒湿，夹风的为风湿。

治疗原则，凡原发性的，往往为六淫所引起，即古人所谓“湿由外而入者也”。故只要渗利导湿，便可使它排出体外。继发性的，往往在机体内某种条件下化生而来，古人所谓“饮食气血之病，湿由内而生者也”。化生内湿的大本营是脾土，因为脾胃亏败，则阳气不振，水不能气化，而湿即产生。所以治疗起来，必须健脾燥湿，以治本兼标。

以五疮来作标准，其治法是：皮疮——清热渗湿；肉疮——清热利湿，健脾燥湿；筋疮——祛风燥湿，清肝渗湿；骨疮——祛寒利湿，清热渗湿。

（1）皮疮。一般湿证，主要以下身为多，而独皮疮中介症的湿证，并不局限于下身，可以遍于全身。可惜这型湿证，往往为热象所掩蔽而不彰。因此，我们在治疗皮疮时可以不论上身、下身，而应多考虑到渗湿一法。

皮疮很少内湿，也就是没有继发性的，而且大多伴有热证，故宜清热渗湿法，方有龙胆泻肝汤之类。

（2）肉疮。《素问·至真要大论》曰：“诸湿肿满，皆属于脾。”因湿为土气，所以肉疮的湿证，也是最为多见的中介症之一。它有原发的，也有继发的。

治疗大法，原发性的，宜清热利湿，方有二妙丸、五神汤、萆薢渗湿饮之类；继发性的，宜健脾燥湿，方有五苓散、除湿汤之类。

(3)筋疮。筋疮湿证，原发、继发俱有。大致上有风淫、湿热两证。治法，前者宜祛风燥湿法，方有羌活胜湿汤之类。后者，宜清肝渗湿法，方有清肝渗湿汤之类。

(4)骨疮。骨疮湿证，以寒湿为多，因肾属寒水使然。大多来自先受湿气，又伤寒冷所致。故治宜祛寒利湿法，方有肾着汤之类。但也有湿郁化热，酿成湿热相蒸的情况，则不忌凉剂，也可使用清热渗湿法，方有五神汤、化骨玉神丹之类。

龙胆泻肝汤(《医方集解》)、二妙丸(《丹溪心法》)、五神汤(《外科真诠》)、萆薢渗湿饮(《疡医心得集》)、五苓散(《伤寒论》)、除湿汤(《证治要诀类方》)、羌活胜湿汤(《内外伤辨惑论》)、清肝渗湿汤(《外科正宗》)、肾着汤(《金匮要略》)、化骨至神丹(《石室秘录》)的方药组成与对照如下。

消法湿证常用方组成对照表

	龙胆泻肝汤	二妙丸	五神汤	萆薢渗湿饮	五苓散	除湿汤	羌活渗湿汤	清肝渗湿汤	肾着汤	化骨至神丹
龙胆草	○							○		○
黄　芩	○							○		
栀　子	○							○		
泽　泻	○			○	○			○		
木　通	○							○		
车前子	○		○							
当　归	○							○		
甘　草	○					○	○	○	○	○
生地黄	○							○		
黄　柏		○		○						
苍　术		○				○				
茯　苓			○		○	○			○	

续表

	龙胆泻肝汤	二妙丸	五神汤	萆薢渗湿饮	五苓散	除湿汤	羌活渗湿汤	清肝渗湿汤	肾着汤	化骨至神丹
金银花			○							○
牛　膝			○							
紫花地丁			○							
萆　薢				○						
薏苡仁				○						
赤　芍				○						
牡丹皮				○						
滑　石				○						
通　草				○						
猪　苓					○					
白　术					○	○			○	○
半　夏						○				
厚　朴						○				
陈　皮						○				
藿　香						○				
桂　枝					○					
生　姜						○				
大　枣						○				
羌　活							○			
独　活							○			
蔓荆子							○			
藁　本							○			
防　风							○			
川　芎							○	○		
柴　胡	○							○		○
天花粉								○		
灯心草								○		
附　子									○	
白　芍								○		○
干　姜									○	
茵　陈										○

《成方切用》谓五苓汤：“二苓甘淡，一走气分，一走血分，故能清其化源而后下降利水。泽泻甘咸，入肾利水。白术苦温，健脾去湿。官桂辛热，

热因热用，引入膀胱，以化其气，使湿热之邪，皆由小水而出。”故五苓散中的药品，俱为渗湿方的基本药品。由于本方可以很广泛地应用于各种湿证疮疡，所以很有理由被称为湿证方中的主方。

5. 寒　这里所谓的“寒”，可以包括外感的寒邪和内伤的阴寒两种。

寒，本为六淫之一，乃杀疠的气候。虽然为冬天的主气，但在其他时令里也可能出现。它侵袭机体，和内脏功能作用之后，即产生了中介症的寒证，乃为外感寒邪。凡内脏阳气虚弱、阴气有余而产生的寒证，乃为内伤阴寒。前者大多为原发的，后者大多为继发的。

因为继发性的寒邪，最易伤人阳气，故称之为阴寒。五疮中，皮疮为小证，脉疮为纯阳之证，二者俱无寒证发生。余下三疮，都有寒证，治疗大法为：肉疮——解表散寒；筋疮——温通经络；骨疮——回阳祛寒。

（1）肉疮。肉疮寒证，除了风寒之外，还有单纯的寒证。不过它的性质，还是“寒邪外袭，阳气无损”。因此治疗方面，宜采用“解”的办法。法为解表散寒，方有轻症的香苏饮，重症的保安万灵丹之类。

（2）筋疮。筋疮寒证，乃系“寒邪内侵，阳气受困”，所以，也有人称为“外感阴寒”证。它是天地间阴沉之气，直入经络筋脉，阴寒凝滞，使经络不通，筋脉失和，沉着不解。所以单用汗解法，已失其作用，要有“温”的办法。但毕竟因它属于外感，故宜“温”“解”兼施。其法为温通经络，方有阳和丸、阳和汤之类。

（3）骨疮。骨疮的寒，为“寒邪直中，阳气衰微”，所以，有人称为“内伤阴寒”证。它是房劳伤肾，生冷损脾，内既伏阴，外又寒邪直入，此外也有误进寒凉攻伐之剂导致者。所以“温”为主，当用“回阳祛寒”法，方有加减大防风汤、回阳救逆汤之类。

香苏饮（《太平惠民和剂局方》）、保安万灵丹（《外科正宗》）、阳和丸（《外科全生集》）、阳和汤（《外科全生集》）、加减大防风汤（干祖望经验方）、回阳救急汤（《伤寒六书》）的方药组成与对照如下表。

消法寒证常用方组成对照表

	香苏饮	保安万灵丹	阳和丸	阳和汤	加减大防风汤	回阳救急汤
香　附	○					
紫　苏	○					
陈　皮	○					○
甘　草	○	○	○	○	○	○
干　姜			○	○		○
防　风		○			○	
苍　术		○				
全　蝎		○				
当　归		○			○	
天　麻		○				
川　芎		○			○	
羌　活		○			○	
荆　芥		○				
麻　黄		○	○	○		
细　辛		○				
川　乌		○				
草　乌		○				
何首乌		○				
雄　黄		○				
肉　桂			○	○		○
熟地黄			○	○	○	
鹿角霜			○	○		
白芥子			○	○		
人　参					○	○
白　术					○	○
附　子					○	○
茯　苓						○
半　夏						○
五味子						○
黄　芪					○	
白　芍					○	
石　斛		○				
麝　香						○
生　姜						○

阳和汤一方，许辛木谓之：“诸疽内陷，乃气血虚寒滞所致，阳和一转，则凝结之毒，自能化解。”因此，阳和汤在许多疮疡的祛寒剂中成为唯一的代表者。它的优点，正如邵子雨所谓，是能“真从

至阴之至，透至阳分”（见《外科辑要》）之故。当然“水能载舟，亦能覆舟”，如果用之失当，许多流弊也会继而随之了。

6. 燥　燥证，在疮疡门中殊为少见，不若皮肤病中的为主要中介症，尤其是慢性的。这里从略。

7. 郁　所有神型中介症中的“证”，一般都与宇宙间的、自然界中的、机体以外的六气相“貌似”（即六淫中有风，中介症中也有风；六淫中有寒，中介症中也有寒）。而独郁证属于宇宙间的、自然界中的、机体以外的，的确并无与之类似的东西。但如果把它与痰瘀、气滞一概而论，以为它的损害仅仅在“神”的阶段而不侵及于“形”，当然也是不对的。

所谓郁，《古今医鉴》谓：“盖郁者，结聚而不得发越也，当升者不得升，当降者不得降，当变化者不得变化也。”这里的所谓郁，乃七情郁证。而七情之中，常见于疮疡的，为肝、脾两郁。凡人思虑则伤脾而气郁，忧忿暴怒则伤肝而木郁。人身血气，贵乎条达，如是则百脉畅遂，经络流通。一旦忿怒怫郁，则气阻而血也滞，于是阴证的疮疡必然形成。脾主肌肉，故脾郁发为肉疮。肝主筋，故肝郁发为筋疮。肉疮、筋疮，都可以传变为骨疮，故骨疮郁证，也都兼具了脾郁、肝郁。

（1）肉疮。肉疮郁证的结果，多成湿滞痰凝，治宜调气开郁法，方有气郁汤之类。

（2）筋疮。筋疮郁证，多系怒动肝气，火因上炎，故宜柔肝解郁法，方有逍遥散、归脾汤之类。

（3）骨疮。骨疮郁证，都由肉疮郁证、筋疮郁证传变而来，因之治法也完全相同于此二疮的郁证。

气郁汤（《证治准绳》）、逍遥散（《太平惠民和剂局方》）、归脾汤（《校注妇人良方》）的方药组成与对照如下表。

消法郁证常用方组成对照表

	气郁汤	逍遥散	归脾汤
香　附	○		
苍　术	○		
川　芎	○		
栀　子	○		
半　夏	○		
陈　皮	○		
浙贝母	○		
紫苏子	○		
甘　草	○	○	○
槟　榔	○		
木　香	○		○
当　归		○	○
白　芍		○	
白　术		○	○
茯　苓	○	○	○
柴　胡		○	
薄　荷		○	
人　参			○
酸枣仁			○
远　志			○
黄　芪			○
龙眼肉			○
生　姜	○	○	○
大　枣	○		○

古人认为五行皆有郁，但在疮疡中则只有木郁与土郁，而更以木郁为主，因此郁证也多发为筋疮。筋疮郁证的主方，为逍遥散。因此，逍遥散一方也便成了开导疮疡郁证的主用方。

这里所讨论的形型中介症，是由于原发性、继发性的神型中介症进一步在“神”型病变的基础上损害及“形”的疾病。明白地说来，是气、血、津液三者的病变。

8. 气滞　气，是维持着机体一切生命活动的动力，所以古人认为“气聚则生，气散则死”。它对宇宙万物的生长、发育、运动、变化，都起着一定的作用，诚如张景岳所谓：“夫生化之道，以气为本，天地万物，莫不由之，故气在天地之外，则包罗天地。气在天地之内，则运行天地，日月星辰得之以明，雷雨风云得之以成，四时万物得之以生长收藏，何非气之所为。人之有生，全赖此气。”

具体地说来，机体中正因为有气的活动，所以血接受它的推动鼓舞而能周流循环不息，津液因它的气化而得以清升浊降而散布全身，并且水道的通利，汗液、尿液的排泄，无一不是气的作用。

不过一个气字，在机体中虽然代表着许多东西，但是在这里所指的，只不过是其中之一——气血的“气”。这种气，在机体中，外护于表，内行于里，迅流一身，出入升降，是为正常。否则清者化浊，行者阻滞，丧失护卫而不和，里失营运而不顺，于是血则因此而瘀，津液也因此而凝，疮疡的肿痛也因此而俱来。

因血、津液的凝瘀，即由于气的阻滞，故有人主张诸疮的瘀血凝滞、痰浊阻塞，不必强调直接理血、豁痰，只要疏行其气，气行血也行，气流津液也流，是为一举三得。举凡通达经络，宣导经脉诸法，固无一不在行气一法中考虑。

在临床上的气滞，是有气滞$^{(+)}$与气滞$^{(-)}$两型。前者属实，为有余之证，后者属虚，为不足之证。

凡接受六淫刺激、七情内伤，俱可导致气的阻滞。也有在血瘀、痰凝的基础上反过来促使气的阻滞，这便是气滞$^{(+)}$，即古人所谓的“实”。凡由种种衰弱、不足而致气行失其正常的流利而滞涩者，为气滞$^{(-)}$，即古人所谓“虚”。这两型气滞，最多者为肉疮、筋疮，骨疮也可能出现，但治法相通。

治疗大法：属于实证的气滞$^{(+)}$，宜疏滞行气法，常用方有复元通气散、五香流气饮之类；属于虚证的气滞$^{(-)}$，宜补中理气法，方有补中益气汤、疮科流气饮之类。

复元通气饮（《秘传外科方》）、五香流气饮（《医宗金鉴》）、补中益气汤（《脾胃论》）、疮科流气饮（干祖望经验方）的方药组成与对照如下表。

消法气滞证常用方组成对照表

	复元通气饮	五香流气饮	补中益气汤	疮科流气饮
木　香	○	○		○
小茴香	○	○		
穿山甲	○			
青　皮	○			
陈　皮	○		○	
白　芷	○			○
浙贝母	○			
藜　芦	○			
丁　香		○		
藿　香		○		
沉　香		○		
甘　草	○	○	○	

续表

	复元通气饮	五香流气饮	补中益气汤	疮科流气饮
金银花		○		
羌　活		○		
僵　蚕		○		
连　翘		○		
瓜　蒌		○		
独　活		○		
人　参			○	○
黄　芪			○	○
白　术			○	
当　归			○	○
升　麻			○	
柴　胡			○	
干　姜			○	○
防　风				○
桔　梗				○
白　芍				○
厚　朴				○
枳　壳				○
乌　药				○
槟　榔				○
紫　苏				○
肉　桂				○
川　芎				○

9. 瘀　瘀为形型中介症之一，不管它为原发性或继发性。一般人以病名或病理名词来看待它者，当然也有一定的理由。

它是许多血证中的一种，很多人认为外科病中的瘀证，就是血证，这是不妥当的。因为外科病中的血证，并不只有“瘀”证，而且有其他几种。大致上有以下四种。

这里所讨论的，为瘀$^{(+)}$、瘀$^{(-)}$两证。

上面早已谈过，血是流动性的液体物质，在气的推动和气血相互配合的情况下，周流不息，滋营全身。它有一定的运行途径（经络脉管），即所谓“循经”而行。既不会越轨而出，也不会逆行倒流，更不会停滞瘀蓄。

《说文解字》曰：“瘀，积血也”，又颜注：“瘀，积血之病也”。

因此，凡是停积留滞之血，可以说是瘀血的基本定义。《灵枢·百病始生》:“阳络伤则血外溢,血外溢则衄血,阴络伤则血内溢,血内溢则后血。”这里说血液离开轨道后,不论为阳络阴络、外溢内溢,既排于体外有形可见,则就无所谓瘀了。所以一般对瘀血的命名含义有人理解为“凡是离经之血,不能排出体外而凝滞体内,乃为瘀血”。这样作狭义的概念,尚无不可。

失血,在大量溢出时,固然不可否认是危险的,但它的病变倒并不十分使患者受累。相反地,瘀证的危险性固然大大不及失血,可是它的危害倒是使病者足够消受了。因为它的转归、后果正如《血证论》谓:“吐衄便漏,其血无不离经,凡系离经之血与营养周身之血,已睽绝而不合,其已入胃中者,听其吐下可也。其在经脉中,而未入于胃者,急宜用药消除,或化小便出,或逐从大便出,务使不留,则无余邪为患。此血(指瘀血)在身,不能加于好血,而反阻新血之化机。”

同样一个瘀血证,在外科病角度观察,很明显地有两种类型,为瘀$^{(+)}$、瘀$^{(-)}$。其中瘀$^{(+)}$更有离经外溢型与留经瘀滞型。

(1)离经外溢型的瘀$^{(+)}$。正常运行的血,一旦因为各种原因而致离经外溢,溢出之后,又不能排出体外,于是这些离经之血,既不能外泄,更不能重返经脉中,于是“与营养周身之血,已睽绝而不合”。它只得留滞于经络脉管以外的组织中,停滞凝结而成瘀。这种情况,最多见于闭合性创伤所致的疮疡。

(2)留经瘀滞型的瘀$^{(+)}$。正常运行于经脉内的血,因受到某种刺激迫使它不能正常流行。虽然并未夺轨而出地离经外溢,可是在管道中也发生了滞涩或凝滞的变化。这种情况,最多见于负重远行登高努张以及严重的寒冷低温或物理压迫所致的疮疡。

(3)瘀$^{(-)}$。我们都知道,血液流行,在乎气的推动鼓舞,所谓“气为血帅,血以气行”。一旦气机受阻,推动乏力,鼓舞失权,就足以使血行不畅。不畅后果,势必由呆滞而致瘀凝。这种证候,除了气的推动鼓舞失权以外,根本找不出其他原因来说明。这种疾病,在外科病中以痛脚气、顽固久病的皮肤病等最为典型。

总之,瘀$^{(+)}$证,属实证、阳证,是“邪”所造成,故宜攻宜破;瘀$^{(-)}$证,属虚证、阴证,缘于“正气”失常,所以只有补气、行气为主,配合化瘀为治。

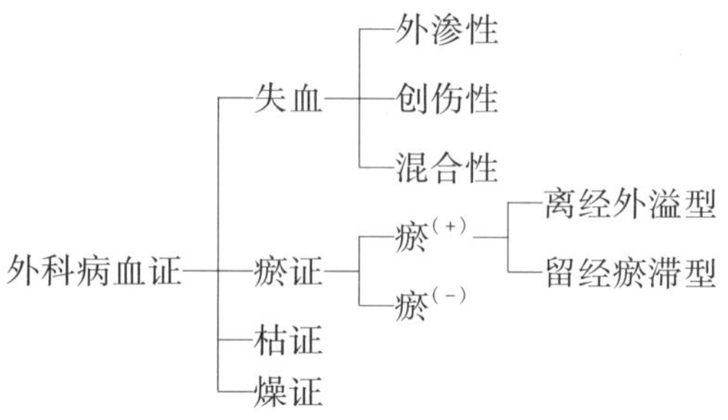

外科病血证分类图示

瘀证见于疮疡者,只有肉疮、筋疮及骨疮。脉疮无瘀证,即使痛脚气、脱疽等,也是杂症而非疮疡。皮疮更无瘀证,即使如脱发或白蚀等,也是皮肤病而非疮疡。

一般治疗,不论肉、筋、骨三疮,凡是属于瘀$^{(+)}$的,宜行血破瘀法,方有复元活血汤、嵘峒丸之类;属于瘀$^{(-)}$的,宜行气化瘀法,方有活血逐瘀汤、和营止痛汤之类。

此外,单味药的选用,一般轻症用药为丹参、益母草、当归尾、赤芍、红花、泽兰叶、苏木等;重症用桃仁、三棱、莪术等;因瘀致痛者,用五灵脂、乳香、没药、香附、延胡索、广郁金、降香等。

活血散瘀汤(《外科正宗》)、和营止痛汤(《伤科补要》)、复元活血汤(《医学发明》)、嵘峒丸(《医宗金鉴》)的方药组成与对照如下表。

消法瘀证常用方组成对照表

	活血散瘀汤	和营止痛汤	复元活血汤	嵘峒丸
防　风	○			
连　翘	○			
枳　壳	○			
川　芎	○	○		
当归尾	○	○	○	
赤　芍	○	○		
苏　木	○	○		
桃　仁		○	○	
乳　香		○		○

续表

	活血散瘀汤	和营止痛汤	复元活血汤	蠓峒丸
没　药		○		○
红　花	○		○	
天花粉	○		○	
皂角刺	○			
黄　芩	○			
乌　药		○		
陈　皮		○		
甘　草		○	○	
木　通		○		
大　黄	○		○	
瓜　蒌			○	○
柴　胡			○	
穿山甲			○	
续　断		○		
黄　酒				○
羊　血				○
牛　黄				○
天竺黄				○
藤　黄				○
麝　香				○
腰　黄				○
冰　片				○
阿　魏				○
血　竭				○
三　七				○
儿　茶				○

10. 痰　古人解释痰字，《类篇》谓“病液”。的确，如欲讨论痰证，务须先从津液谈起。

所有机体内的一切水分，都可以称为津液。饮食通过消化之后，其中具有营养作用的物质，即化为“水谷精微”。这种水谷精微，先输送到脾，再由脾而输入肺，通过肺的气化作用，分为清为浊。浊的从膀胱输出体外，清的由于肺主一身之气而弥散灌溉全身，滋养机体。

正常生理情况下，作为全身一切水源的津液，可以转化为许多为机体迫切需要的液体。例如，它通过中焦的作用而转化为血，通过冲脉的作用而转化为哺乳妇女的乳汁，以及通过五脏的作用而又可转化为汗、涕、泪、涎、唾五液。

在病理情况之下，它便可以转化为危害机体的液体。而在各种有害液体中，以痰为最普通而常见。

由津液而转化为痰，其中一定有其“致转化因素”及其系列的机转。这种机转，古人认为是：“人之气道，贵乎清顺，则津液流通，何痰之有。若外为风暑燥湿之侵，内为惊怒忧思之扰，饮食劳倦，酒色无节，营卫不清，气血浊败，熏蒸津液，痰乃生矣。”所以它遇到风（六淫之外风），以风能燥湿，善于挥发水分，因而使津液变质而成痰。同时，又以风性好动，可以鼓煽津液，津液被其激惹而成痰。此为风痰，好发为筋疮。

人体遇到湿（六淫之外湿），澄清的津液可发生混浊，清浊不分，于是浊化而成痰。此为湿痰，好发为肉疮。

如果膏粱厚味，酒曲乳酪，热积阳明或瓜果生冷，致脾阳不运，产生内湿，终致胃中水谷精微，不能气化为津液而只能浊化凝聚为痰。这种痰证，也属湿痰，也好发为肉疮。

如果胃气虚弱，脾阳困顿，运化失权，致无力把饮食的有用成分化为水谷精微，半途变质而腐化为痰。这是脾虚之痰，也好发为肉疮。

更有肾阴亏损，龙雷反炽。这种龙雷相火，煎灼津液而成痰，是为“痰火”。这种痰火，龚居中认为：“夫痰火者，痨瘵之讳名。火为痰之本，痰为火之标，而其阴虚，则又为致火致痰之本矣。”又谓：“阴虚则火动，火动则痰生。”（见《红炉点雪》）故它好发为筋疮、骨疮。

以上各种机转，《冯氏锦囊秘录》加以总结，谓：“痰非人身之所素有，乃津液既腐而成痰，则亦随所在经络而见症。”古人固然把痰证分为许多类型，但在外科病中则不外乎：以上诸痰，俱为原发性的形型中介症。还有原发性或继发性的神型中介症所导致的，也不在少数。

外科病疮疡的中介症，很多为痰，其原因是津液和气血一样，满布全身，故而古人认为“痰之为物，随气升降，无处不到”。

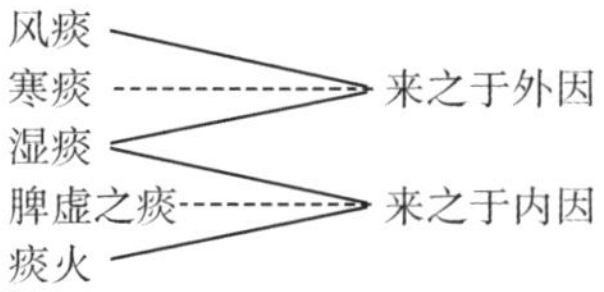

外科病痰证分类与病因图

痰病很多，其病于肌肉、筋骨、经络间的，方为外科病。外科疮疡中痰证虽多，而独不发为皮疮与脉疮。

治疗大法，一般为：肉疮——利湿豁痰，健脾化痰；筋疮——疏风豁痰，疏肝豁痰；骨疮——温运化痰，抑阳养阴，开郁豁痰。

（1）肉疮。痰证见于肉疮的，以湿痰为最多。它的原因与机转，大体上如下图所示。

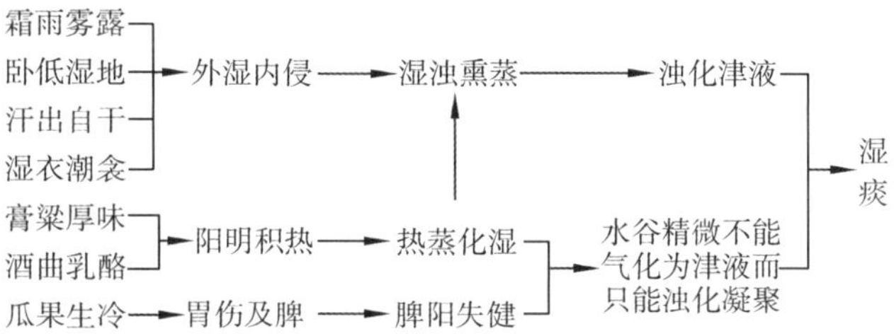

肉疮痰证病因病理图

故肉疮痰证，主要为利湿化痰，常用方有二陈汤、导痰汤等。如其湿邪过重，可加苍术、厚朴、薏苡仁等。由于脾阳不运的，加党参、白术（即六君子汤）等以健脾化痰。

（2）筋疮。筋疮痰证，以风痰为多见，故治以疏风豁痰，常用方有荆防二陈汤类。尚有肝胆积火，火旺则熬炼津液成痰，滞留筋脉之间。同时肝主筋、藏血，肝胆之火在熬炼津液之余，更煎灼血液，血受煎灼则枯耗，筋失血养则筋脉挛结。故此时一方面筋脉挛结，一方面顽痰积滞，因此它的临床表现，多为顽坚石硬。因此筋疮痰证的治法，宜在治痰中佐以疏肝养血之品，即疏风豁痰法，常用方有消痰丸、夏枯草膏之类。至于证属痰火者，参照下文骨疮。

（3）骨疮。骨疮痰证，部分为阴寒凝结致津液聚而成痰的寒痰，凝瘀经络，深附着骨，所以当用温运化痰之法，常用方有姜桂丸之类。部分为痰火为患，当抑阳养阴、开郁豁痰，凡未溃者宜十七味消核方之类。

总之，痰虽为一证，但各疮性质不同，治也各异。又以为营卫风寒阻滞，遂致冷凝络脉中固有的津液，留顿阻塞而成痰证，因此一般治痰，常用行气化痰法，常用方有二陈汤、三子养亲汤、木香流气饮之类。至于实痰、顽痰，则不妨用破气攻痰法，如控涎丹、滚痰丸之类。

二陈汤（《太平惠民和剂局方》）、导痰汤（《严氏济生方》）、荆防二陈汤（干祖望经验方）、消痰汤（《疡医大全》）、夏枯草膏（《医宗金鉴》）、姜桂丸（《洁古家珍》）、十七味消核方（干祖望经验方）、十八味消核丸（干祖望经验方）、三子养亲汤（《韩氏医通》）、木香流气饮（《外科正宗》）、控涎丹（《三因极一病证方论》）、滚痰丸（《玉机微义》）的方药组成与对照如下表。

消法痰证常用方组成对照表

	二陈汤	导痰汤	荆防二陈汤	消痰汤	夏枯草膏	姜桂丸	十七味消核方	十八味消核丸	三子养亲汤	木香流气饮	控涎丹	滚痰丸
茯　苓	○	○	○	○				○		○		
甘　草	○	○	○	○	○		○	○		○		
陈　皮	○	○	○	○	○			○		○		
半　夏	○	○	○	○		○						
白芥子				○					○		○	
胆南星		○		○		○						
枳　壳		○								○		
防　风			○							○		
荆　芥			○									
旋覆皮			○									
玄　参					○		○	○				
川贝母				○			○	○				
牡　蛎							○					
桔　梗				○	○		○	○		○		
枳　实		○								○		
当　归					○					○		
白　芍					○					○		

续表

	二陈汤	导痰汤	荆防二陈汤	消痰汤	夏枯草膏	姜桂丸	十七味消核方	十八味消核丸	三子养亲汤	木香流气饮	控涎丹	滚痰丸
乌　药					○					○		
川　芎					○					○		
夏枯草					○		○					
浙贝母					○							
僵　蚕					○		○					
昆　布				○	○		○	○				
香　附					○			○				
红　花					○							
黄　芪									○		○	
肉　桂						○				○		
连　翘							○	○				
射　干							○					
黄　芩							○					○
海　藻				○			○	○				
海　带							○	○				
蒲公英							○					
天　葵							○					
薄　荷							○					
天花粉							○					
沙　参								○				
知　母								○				
天　冬								○				
麦　冬								○				
柴　胡								○				
紫苏子									○			
莱菔子									○			

续表

	二陈汤	导痰汤	荆防二陈汤	消痰汤	夏枯草膏	姜桂丸	十七味消核方	十八味消核丸	三子养亲汤	木香流气饮	控涎丹	滚痰丸
木　香										○		
紫　苏										○		
槟　榔										○		
生　姜						○				○		
甘　遂											○	
大　戟											○	
礞　石												○
沉　香												○
百药煎												○
大　黄												○
前　胡			○									
青　皮										○		
大腹皮										○		
泽　泻										○		
大　枣										○		

二、托法

所谓托，是引毒外出的方法。其目的是可以促使轻症早溃早愈而缩短病程，对重症则是避免毒邪的扩散或内陷。所以古人认为“托者，起而出之也”。

托法的适应证为：①肿疡既无法消散，而又难以成脓作腐而陷于僵持局面者；②溃疡脓应多而不多，腐应浮而顽坚或脓液清稀者；③溃疡脓腐虽出，而周围或基底坚硬依然不消者；④不论肿疡、溃疡，毒邪有扩散、走窜、内陷等趋势者。

以上四者的出现，其原因在于“邪毒”与“正气”两方面。邪毒之原因指毒邪散漫或深在、气滞、寒凝。正气方面指气血衰弱。

托法内容，有两点：凡针对实证的，为透托法；针对正虚的，为补托法。

透托用于肿疡，是托里透脓；用于溃疡，是托里排脓。补托用于一般性的虚证，是托里消毒；用于大虚欲脱者，为回阳托毒。

透托与补托之间的区别：透托是针对实证而

少用或不用补药，补托是针对虚证而重用补药。但是有时也二者合用。所以王肯堂曾分析托法的用药法规是“内托之药，以补药为主，活血祛邪之药佐之，或以芳香之药行其郁滞，或加温热之药灼其风寒”（见《证治准绳·疡医》）。

1. 透托法

（1）托里透脓法。适用于肉疮、筋疮、骨疮既不能消散而又难以起发或外溃者，用以促其成熟外溃。方有透脓散之类。穿山甲、皂角刺、笋尖、香蕈、蘑菇等，都为透托要药。

（2）托里排脓法。适用于肉疮、筋疮、骨疮的溃疡，因毒邪散漫或深在，以及不得外泄畅出。处理方法，不是攻透而是排脓。方有托里排脓汤之类。桔梗、白芷、天花粉、浙贝母等，都是排脓要药。

2. 补托法

（1）托里消毒法。不论肿疡、溃疡，凡毒气未解，正气不足而不能促使毒邪外泄或泄而不畅的，即予以补益来托里、消化来消毒，方有托里消毒饮、参芪内托散之类。

（2）回阳托毒法。凡疮疡不论肿疡，阳气衰微，毒邪不能向外透泄，以致疮肿不高，形塌不焮，正虚不能化脓作腐，脉细身凉者，即宜温补透毒。又如本属阴证，漫肿平塌，不红不热，因循日久，有内陷正脱者，即宜回阳补托。这种温补透毒、回阳补托，都称为回阳托毒法。方有回阳三建汤、神功内托散之类。总之，本法的机制，为阳和一转，正气一充，毒邪也自会外泄了。

透脓散（《外科正宗》）、托里排脓汤（《医宗金鉴》）、托里消毒饮（《外科正宗》）、参苓内托散（《外科正宗》）、回阳三建汤（《外科正宗》）、神功内托散（《外科正宗》）的方药组成与对照如下表。

托法常用方组成对照表

	透脓散	托里排脓汤	托里消毒饮	参苓内托散	回阳三建汤	神功内托散
黄芪	○	○	○	○	○	○
穿山甲	○					○
皂角刺	○		○			
川芎	○		○	○	○	○
当归	○		○	○	○	○
人参		○	○	○	○	○
白术		○	○	○		○
白芷		○	○			
甘草		○	○	○	○	○
白芍		○	○	○		○
茯苓		○	○	○	○	○
连翘		○				
浙贝母		○				
陈皮		○		○	○	○
金银花		○	○			
肉桂		○		○		
桔梗		○	○			
牛膝		○				
生姜		○		○	○	○
牡丹皮				○		
大枣				○		○
熟地黄				○		
附子				○	○	○
山药				○		
地骨皮				○		
枸杞子					○	
山茱萸					○	
木香					○	○
紫草					○	
苍术					○	
独活					○	
红花					○	
厚朴					○	

三、补法

所谓补，乃“治虚之道”，是一种“填之充之”的治疗方法。其目的是填补机体某一部分的薄弱，使它恢复正常。这样，不但可以促使疮疡早日痊愈，有时更可以挽救生命。

张山雷指出：“医以治病，非以补虚，有病则唯以去病为主。补养两字，绝非通治百病之法，内外二科，皆此一理。”（《疡科纲要》）的确，治疗外科病不宜无目的地进补。

所谓虚，它在外科疮疡方面的情况如下。

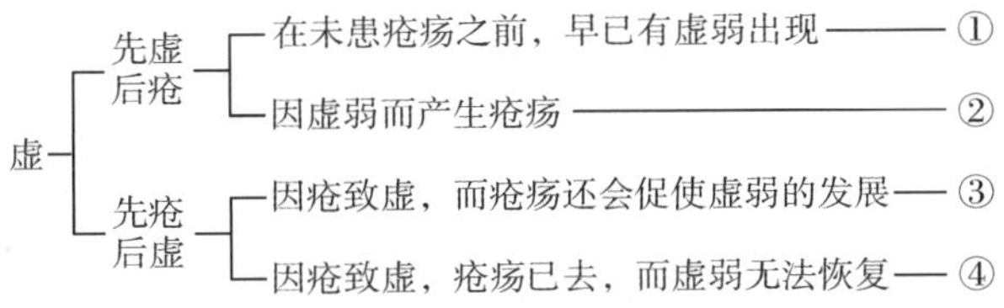

虚证与疮疡关系图

因此我们治虚的补法，就针对①②④三种情况。对先虚后疮①者，所以进补，是扶助其正气而不致正不胜邪。对先虚后疮②者，补虚也就是治疗疮疡，所谓绝制其原始致病因素的方法。对先疮后虚④者，非补不足以恢复其正气而挽救其生命。只有对先疮后虚③者，我们不主张忽略了“消”法而盲目进补。因为因疮致虚的虚而专从进补，完全把有用的营养供应于毒邪，所谓“资盗以粮”。此外，先虚后疮①，也得有此同样的考虑。

疮疡中出现的虚证，不外乎气血、脾胃、肝、肾几方面。因此，我们补的对象，也在于此。无论何疮，都能致气血虚，故各疮疡都为补的对象。脾胃、肝、肾，可以根据五疮来推求。一般规律是：肉疮——调补脾胃为主，补气血为辅；筋疮——补益肝肾为主，补气血为辅；骨疮——补肾填精为主，补气血为辅。

至于皮疮、脉疮，不用补益。盖皮疮小恙，正气所耗无几，不必谈补。脉疮为火毒之邪，一旦邪泄，则毒去身安，也无须补益。所以，我们认为“脉疮无虚证”。假如脉疮出现虚证的话，则已与肉疮“兼证”了。

1. 补气血　“大脓之后，气血必亏”。因为疮疡形成与发展过程中的疼痛寒热，必败其神，作腐蒸脓，更坏其形。神形一伤，气血必虚。不过在补益气血的同时，更要考虑到阴阳相济的问题。例如气虚者，宜补其上，当重用黄芪、党参之类。血虚者，宜补其下，当重用地黄、当归之属。阳虚者多寒，宜补中兼温，肉桂、附子、干姜等药可以酌用，而对清润的药有所禁忌。阴虚者多热，宜补中兼清，麦冬、天冬、芍药、生地黄等药可以考虑，而辛燥的药则有所不宜。

一般常用方，气虚的有四君子汤、六君子汤、补中益气汤之类，血虚的有四物汤等，气血二者俱虚，有八珍汤、十全大补汤、人参养营汤等。

2. 补脾胃　脾主肌肉，所以病患肿疡阶段由于肿痛影响，痛苦备尝，饮食少进，致脾胃之气受伐。一旦溃决，脓腐大泄，已经受伤的脾胃，便不易恢复。所以调补脾胃一法，也为急务，古人有谓“溃疡首重脾胃”。而且脾胃为气血生化之源，脾胃之气实，气血亦自充沛。常用方有六君子汤、参苓白术散之类。

3. 补肝肾　筋疮虚证，责在肝肾，故以滋养肝肾为主，所谓补益肝肾之法。常用方有六味地黄汤、归肾丸之类。

4. 补肾填精　骨疮虚证，责在肾阴。因肾中有水有火，水亏则火旺，火旺则肾命所系的脑髓必伤而全身骨髓也蒙其害。因此处理方面，补水即所以降火，填精即所以补髓。常用方有大补阴丸、先天大造丸之类。

四君子汤（《圣济总录》）、六君子汤（《太平惠民和剂局方》）、补中益气汤（《内外伤辨惑论》）、四物汤（《仙授理伤续断秘方》）、八珍汤（《瑞竹堂经验方》）、十全大补汤（《传信适用方》）、人参养营汤（《三因极一病证方论》）、参苓白术散（《太平惠民和剂局方》）、六味地黄丸（《小儿药证直诀》）、归肾丸（《景岳全书》）、先天大造丸（《外科正宗》）的方药组成与对照如下表。

补法常用方组成对照表

	四君子汤	六君子汤	补中益气汤	四物汤	八珍汤	十全大补汤	人参养营汤	参苓白术散	六味地黄丸	归肾丸	大补阴丸	先天大造丸
人　参	○	○	○		○	○	○	○				○
白　术	○	○	○		○	○	○	○				○
茯　苓	○	○			○	○	○	○	○	○		○
甘　草	○	○	○		○	○	○	○				
熟地黄				○	○	○	○		○	○	○	○
白　芍				○	○	○	○					
川　芎				○	○	○						
当　归			○	○	○	○	○			○		○
陈　皮		○	○				○	○				
半　夏		○										
黄　芪			○			○	○					
升　麻			○									
柴　胡			○									
生　姜							○					
大　枣							○	○				
肉　桂						○						
远　志							○					○
砂　仁								○				
山　药								○	○	○		
扁　豆								○				
薏苡仁								○				
莲子肉								○				
桔　梗								○				
山茱萸									○	○		
牡丹皮									○			
泽　泻									○			
菟丝子										○		○
杜　仲										○		
枸杞子										○		○
牛　膝												○
黄　柏											○	
龟　板											○	
知　母											○	
紫河车												○
黄　精												○
肉苁蓉												○
何首乌												○
淫羊藿												○
黑　枣												○
补骨脂												○
骨碎补												○
巴戟天												○
木　香												○
丁　香												○

四、结语

根据上面说明，外科内治三法，“消”是以去病为原则，属攻；“补”是以扶正为目的，属补；而“托”虽然也包含着补的内容，但“攻透”与“排脓”，则是既不属攻，又不属补的独特的外科疗法了。

此外，如止痛、止血、退肿、软坚等根本不可能成为一种独立的治法。因为痛、出血、肿、坚硬等，都是中介症所产生的临床症候群而不是中介症，在治疗上首要消灭其中介症，各种症候群也就不治而愈了。

最后，必须指出，三法的精神，完全贯彻在祛邪与扶正两个方面，而我们的应用，当以祛邪为主。因为大多数疮疡，毕竟火毒实证为多。虽然也有气血不充，不能托毒外出，非补托不足为功者；虽然也有年高、虚人，本需温补者；虽然也有大脓之后，机体消耗过多，必需补益者；但是数剂之后，胃纳稍佳，精神已振，即可撤除补药，仍以祛邪为主。因为余毒只要稍留一些，终会死灰复燃，补而适足以资邪助毒。

附：外科常用丸散剂

一般外科临床家，很多喜用丸散剂，原因是除了方便之外，丸散剂还有许多汤剂所没有的优点。

1. 宜于急症　古人认为丸散成药“宜预为制备，以应他猝之变”（《谦益斋医案》），适合于急症，如蟾酥丸、紫雪丹之类。

2. 宜于慢性病　如瘰疬、阴疽等症，非一朝一夕可以治愈。“丸以缓图”，无论在经济上、便利上、疗效上，都有其使用价值，尤其是因为便利而使人容易持之以恒。

3. 宜于顽固重症　丸散中很多猛峻之剂，可以立建奇功，往往为一般汤剂所不及者，如控涎丹、蟾酥丸之类。

4. 宜于小儿或不能进服大量汤药者　因丸药

剂量小，容易使患者接受，如六神丸、犀黄粉之类。前者细小仅如小米粒子，后者至量不出0.3～0.6 g。

5. 宜于同时患有多种病者　凡两种以上的不相同疾病，在病因上、病变上、治疗上无法结合起来的，则只有同时使用丸剂（或两种丸剂，或汤剂与丸剂并进）。这样则非但避免在一张处方中用药凌乱杂凑，而且能大大地提高效果。

当然，它的缺点也是难免的，如：①方药呆板，不能因证变化；②脾胃弱者，不易消化吸收；③不能普遍地适用于各种疮疡。

下表所介绍的，为外科常用的丸散剂。不过它的“归类”十分困难，其原因有以下几点：其一，历来没有参考材料。虽然《谦益斋外科医案》末后有“附疡科日用丸散膏丹论略”，但未尽适合作本文的参考；其二，方中组成药物，有些可以解释而理解，有些则以水平关系而不能领会；其三，往往一方中牵涉到好几方面；其四，各人临床上体会不同；其五，各加工单位，可以随意把药品加减。

因此，这里的“归类”，只大致分为祛邪与扶正两大种类。

外科常用丸散剂对照表

		药名	适应证	主要药物	功效	服法	备注
祛邪类	风热	大活络丹	痈疽流注初起	羌活、僵蚕、麻黄、青皮、香附、黄连、大黄等	息风清热	陈酒送下，每次1粒（龙眼大）	
	风痰	小活络丹	经络中有湿痰瘀血	川乌、草乌、胆南星、乳香、没药等	息风消痰	每服1丸（重0.6 g）	
	痰	蹲鸱丸	瘰疬（轻症）	芋艿	消痰软坚	每服9 g	宜于久服
		消痰丸	瘰疬	玄参、川贝母、牡蛎	消痰软坚	每服9 g	
		豁痰丸	痰毒流注、瘰疬等	陈皮、青皮、玄参、皂角刺等	消痰软坚	每日4.5～6 g	
		控涎丹	皮里膜外之痰	甘遂、大戟、白芥子	逐顽痰消坚肿	每日1.5～3 g	
	湿热	二妙丸	湿热疮疡	苍术、黄柏	清热利湿	每日9～12 g	
		三妙丸		苍术、黄柏、牛膝			孕妇忌服
		四妙丸		苍术、黄柏、牛膝、薏苡仁			
	瘀	嵺峒丸	疮疡由于血瘀所致	乳香、没药、血竭、三七、麝香、雄黄等	行瘀止痛活血通经	每服轻症一小粒（0.9 g），重症一大粒（1.5 g）	孕妇忌服
		云南白药	疮疡由于血瘀所致	雪上一枝蒿、搜虎、独丁子、三七、蝼蛄、草乌、人中白、白及、白参等	行瘀止痛活血通经	每服3.6 g，分4天，每天3次，每次0.3 g	
	郁	逍遥丸	郁怒所引起的疾患	柴胡、薄荷、当归、茯苓、白术、白芍、甘草等	平肝开郁	每服9 g，每天1次	
	疔	蟾酥丸	疔疮初起	蟾酥、雄黄、乳香、没药等	解表消毒	每服1～2粒（绿豆大）	

续表

		药名	适应证	主要药物	功效	服法	备注
祛邪类	一般阳证	六神丸	疮疡初起及咽喉急性病	乳香、没药、梅片、麝香、蟾酥、百草霜	消散解毒	每次1岁1粒，10岁10粒，10岁以上都10粒，每日服2～3粒	孕妇忌服
		梅花点舌丹	疮疡初期	熊胆、雄黄、麝香、血竭、蟾酥	消散解毒	每服大粒1粒，小粒3～4粒	孕妇忌服
		醒消丸	疮疡初期或溃疡坚肿不消	乳香、没药、麝香、雄黄	消散软坚	每服6 g	孕妇忌服
		西黄丸	疮疡初期或溃疡坚肿不消	乳香、没药、麝香、牛黄	消散软坚解毒	每服3 g	
	半阳半阴证	小金丹	肿疡、溃疡顽坚	木鳖子、草乌、麝香、乳香、没药、墨炭等	消散软坚	每服3粒(黄豆大)，每日1～2次	孕妇忌服
	阴证	阳和丸	肿疡、溃疡顽坚	肉桂、麻黄、干姜	温经通络，消散软坚	每服1.8～3 g	
扶正类	血	当归养血膏	血虚者	当归、白芍、川芎等	养血	每天30 g，开水送服	
	气	补中益气丸	气虚者	人参、黄芪、白术、升麻等	补气	每服9 g	
	气血	十全大补丸	气血两亏	人参、白术、茯苓、熟地黄、当归、黄芪、肉桂等	补气血	每服9 g	
		两仪膏		熟地黄、人参		每服30 g	
	阴津	六味丸	阴虚	熟地黄、山茱萸、茯苓、泽泻、丹皮、山药	滋阴补肾	每服9 g	
		二至丸		女贞子、旱莲草	滋阴	每服9 g	
	肝肾	大补阴丸		龟甲、黄柏、知母、生地黄	养肝肾	每服9 g	

外治法

所谓外治法，是与内治法相对而言的。而这种外治法，并非外科所独占，不过以外科最多用外治法而已。

所谓外治法，不外乎三种：药物外治、手法外治、物理疗法外治。

外科的外治法，是三者俱备。

此外，外科常用的治疗方法还有：药物＋物理(熨、洗、灸)；手法＋药物(插钉)；手法＋物理(压迫、挂线)。

外治法还经常与内治法配合用于外科病的治疗。

一、药物外治

用药物外治，有赖乎药物的药力作用，不过它的给药途径，不是经过消化道，而是通过皮肤(肿疡)、黏膜(口腔、咽喉、阴道)及伤口(溃疡)而已。

外治法所用的药物剂型很多，较为常见的有硬膏、软膏、粗粉、细粉、液剂等剂型。

(一)硬膏

硬膏，有蜡样稠度、胶样黏度，在常温中是硬固的，加以微温则有黏着皮肤的性能，加以高温则成稠厚的液体，冷却后仍然还原到固体。中医外科外用药中的膏药，为典型的硬膏。

关于它的品种，《医学源流论》谓："一以治表，一以治里。治表者如呼脓、去腐、止痛、生肌，并遮风护肉之类，其膏宜轻薄而日换。治里者，或驱风寒，或和气血，或消痰痞，或壮筋骨，其膏宜厚而久贴。"这里所谓治表者，就是现在的"小膏药"；所谓治里者，就是现在的"大膏药"。

1. 小膏药　将药膏薄薄地摊在油纸上，取其轻薄柔软，用以贴盖溃疡的创面。它在治疗上的作用有：①保护疮面，避免外来寒、热、风的刺激；②使创口好肉与外界隔离，以免秽物的侵入；③保持创口滋润，促使气血畅行及组织的新生；④固定创口，使其充分得到休息而便于愈合；⑤借它的吸附作用，使掺药利于吸收。

以上的优点，为现代纱布所不及。因为小膏药既不通风也不通气，于是会自行产生一种"氤氲之气"，这种"氤氲之气"较之于纱布良好的通风通气更有利于创口的愈合。当然该剂型也有它的缺点，就是容易产生过敏现象，中医称为"膏药风"。这种小膏药，临床上分为大小五号，列表如下。

小膏药型号表

名称	直径	备注
1号	2.5 厘米	指中间圆形的药肉*直径
2号	4 厘米	
3号	6 厘米	
4号	8.5 厘米	
5号	11 厘米	
特号	不定	根据创面大小而临时摊制

*药肉：即膏药中的药膏

小膏药中普通常用的，有下表介绍的几种。

常用小膏药对照表

名称	制法	颜色	应用范围	特点	备注
太乙膏	煎炼	黑	一般溃疡		每天换 1～2 次
云台膏	煎炼	黑	一般溃疡		
千锤膏	捶打	红	头面热疖		
鲫鱼膏	煎炼	白	胫部溃疡	没有刺激不生药疹	

2. 大膏药　将药膏厚厚地摊在特制的膏药布面上，厚度 0.3～0.5 厘米。厚，取其药力雄厚，布面，取其久贴耐磨，裱以纸背，取其硬而容易摊制。它的作用，诚如徐大椿所谓："若其病既有定所，在于皮肤筋骨之间，可按而得者，用膏贴之，闭塞其气，使药性从毛窍而入其腠理，通经贯络，或提而出之，或攻而散之。"（《医学源流论》）其作用体会起来有以下三点：①局部刺激，在温暖舒适中促进病区的气血畅通，增加抵抗力或再生力；②使掺药附着肉并产生氤氲之气，以加速药力的吸收；③通过人体经络，间接地影响内脏。

故它的应用对象，为筋疮、骨疮及深一些的肉疮和慢性疮疡。不宜用于皮疮、脉疮及浅在性肉疮的急性疮疡。

大膏药中普通常用的品种，列表如下。

常用大膏药表

名称	应用范围	备注
清凉膏	肉疮的阳证	①贴上后，可保持 5～7 天，第 2～6 天药力最强；②方出《理瀹骈文》
阳和膏	肉、筋、骨疮的阴证	
飞龙阿魏膏	筋、骨疮及失荣、乳岩的未溃者	

其制法参阅：干祖望. 祖国宝贵医学遗产之一的膏药介绍[J]. 中医杂志，1955，(11)：32.

（二）软膏

软膏，状如烂泥，在常温中不溶解，遇到体温以上的温度，才开始溶解。是专用以涂布人体外部肌表及敷涂纸上或布上而贴用的一种剂型。

根据考证，它是膏药的前身，但是并不因膏药的产生而遭到遗弃，这是因为它具有很多膏药所不能代替的优点。如：①以其柔软，附着服帖，所以宜于创面较大者；②一般不会发生药疹；③滋润，贴上时不易发生燥裂，揭下时不会撕痛。

一般通用的软膏，解毒清热的有黄连膏、生地膏，收敛的有玉红膏、紫草膏、地榆膏等。使用方法是将软膏平摊在消毒纱布或棉纸上面，然后取以盖贴，每天换 1～2 次，有时也可以 2～3 天换一次。

（三）粗粉剂

所谓粗粉剂，是药末颗粒不十分细腻者，因为它的给药途径不是伤口而是皮肤，粗糙一些没有关系。这种剂型的药，是敷药和围药。它的使用对象，为初起的皮疮、肉疮。至于筋疮、骨疮，大多取用大膏药。

围药，其实就是敷药，不过在使用时"敷"的方法不同而已。它的作用，是使疮毒局限集中，在涂布时留出中央一个空隙作为毒邪汇集之"处"。因此，它不但可以用于肿疡，而且还可用于溃疡。关于围药的重要性，徐大椿谓："外科之法，最重外治，而外治之中，尤重围药。凡毒之所最忌者，散大而顶不高。盖人之身，岂能无七情六欲之伏火，风寒暑湿之留邪，食欲痰涎之积毒。身无所病，皆散处退藏，气血一聚而成痈肿，则诸邪四面皆会，唯围药能截之，使不并合，则周身之火毒不至矣。其已聚之毒不能透出皮肤，势必四布为害，唯围药能束之，使不散漫，则气聚而外泄矣。如此则形小顶高，脓易溃矣……不但初起为然，即成脓收口，始终赖之，一日不可缺。"（《医学源流论》）如其属于围药的适应证而取用敷药的方式（即中间不留空隙的涂法），则必引起薛己《外科心法》所谓"疮毒入内……使毒气内攻者，必不救"了。

现在常用的敷药、围药，用于阳证者，有金黄散、青敷散之类；用于阴证者，有回阳玉龙膏、朱氏温煦丹之类。

敷药、围药的赋形物，一般所用有以下几种。

1. 鲜植物叶汁　其中有鲜菊花叶汁、鲜马齿苋汁、鲜大青叶汁、鲜芙蓉叶汁、鲜丝瓜叶汁等。因为这些植物叶的本身就具有清热解毒作用，故大多用于皮疮、肉疮的阳证。

2. 蜂蜜　古人认为它是"得草木群英之精华，合霜露雾气以酿成"，所以能降火除热，止诸痒痛，且具滋润特性，可以避免药粉中水分蒸发消失、干燥龟裂而引起的干缩板痛，故宜用于阳证灼热颇盛而敷药中水分易于消失的疮疡。

3. 植物油　其中有菜籽油、花生油、大豆油、麻油等。一般都具有清热、凉血、泻火、滋润作用，故适用于皮疮。尤其是麻油能起燥去湿，更宜于皮疮、湿疹、水火烫伤的初期。

4. 饴糖　与蜂蜜相仿。

5. 酒　酒性味辛热善走，可以畅行气血，辟邪逐寒，宜于阴证、寒证及瘀血证。

6. 醋　醋性味酸温，能散瘀解毒，行气破癖，宜于皮疮、肉疮，冀其消散。

7. 水　水包括许多品种，如开水、井水、河水、茶叶水等。一般用它为赋形物者，取其容易吸收及方便。

我们总结，最佳的赋形物是饴糖。

此外，掺在大膏药上面的"加药"，也是属于粗粉剂中的一种。它就是《理瀹骈文》所谓"膏与药，分为二……古人于熬者曰膏，撮者曰药"的撮药。它是在应用时临时加之于大膏药上的。常用于阳证者，有硇砂散、阳消散之类；常用于阴证者，有桂麝散、阴消散之类。

（四）细粉剂

这一种药品的给药途径是创口或黏膜，因此对它的细度要求极高，非研至"细腻无声""轻如飞尘"不可，否则不但不能吸收，而且还会变为异物而为害。一般细粉剂，可以分为两种：一为创口上的掺药，一为口腔、咽喉、耳窍的吹药。

用于创口上的掺药，其作用可分为腐蚀、拔毒去腐、长肉生肌、生皮收口及收敛胬肉五种，列表如下。

常用掺药表

种类	作用	用法	常用药品
腐蚀剂	除去坏死组织	掺在创口或粘纸钉上	白降丹、吊药等
拔毒去腐剂	提脓去腐	掺在创口或粘纸钉上	升药、五五丹、五虎丹、推车散等
长肉生肌剂	促进新肌生长	掺在创口或粘纸钉上	九一丹、丹盆散等
生皮收口剂	促进上皮愈合	掺在创口上	七白散、八宝丹、月白散等
收敛胬肉剂	收敛胬肉	掺在胬肉上	乌盆散等

常用吹药表

种类	用法	常用药品
口腔、咽喉、吹药	吹入口腔、咽喉里	人中白散、冰硼散、西瓜霜等
耳窍吹药	吹入耳窍里	红绵散、聪听散等

此外，尚有属于粗粉剂的使用范围而却要使用细粉剂者，是种干扑粉剂。凡热毒阳证，溃破后，四周红肿，且肌表光亮潮润，假如用围药，则因使用前用水调剂，增加了水分而助其湿润，假定放弃用药，则坐视扩展。在这种情况下，则宜用干扑粉剂来干扑，既能解毒退热，更能使潮润者收湿干燥。这种药，常用者有碧玉散、花粉散之类。所以要求极细腻，因为药粉颗粒一粗，即无法附着于皮肤。

（五）液剂

液剂在外用方面，大致上有以下四种。

1. 洗溻肿疡　凡疮疡初起，用以淋洗渍溻，使其疏导腠理、通调气血而达到消散的目的。

2. 用以湿敷　如元明粉溶液之类。

3. 灌注疮疡脓腔窦道　如胆黄液（猪胆汁、黄连）、黄连液之类。

4. 洗涤溃疡　作为清洁消毒的苏木汤之类。

（六）锭剂

所谓锭剂，是将具有强力的药物，加工后掺以黏性赋形物，做成方块、管形、菱形或药丸的成药。用作外科外用药的有两种类型。

其一为较为贵价的敷药。因为这种涂药成分中，多含有麝香、冰片等贵重香料药品，制成锭剂，可以避免其潮解及药性走失。临用时只要加以水或其他汁液溶化或磨锉即可。这种药品，如紫金锭、梅花丹、一笔消之类。

其二为直接塞嵌于疮口里的外用药，如立马回疔丹、蟾酥丸、枯痔钉之类。因为这种药品的药性激烈，如果不制成锭剂而散掺，则被腐蚀的范围就太广了。

附：药线

药线，又名捻子、檵子、药檵、药钉、纸钉等。用于肉疮、筋疮、骨疮及少数皮疮、脉疮的溃疡。用法是将其插入创口脓腔里。它的作用有四点：①将掺药送达创口深部；②通畅引流，使脓液畅出；③防止疮口粘连闭锁；④重视医疗保护，凡探测脓腔、窦道的深浅时，为了避免患者精神紧张恐慌起见，所以不用金属的探条而先用药线来代替。

有关药线的文献记载，最早见于宋代《卫济宝书》，其谓："疮已溃，须用好厚纸作一合索捻子，捻入""当决之，决而以油捻子塞之，良久乃出，可以尽毒"。它的材料，是上白棉纸（即桑皮纸），用搓索方法搓绞而成。

它的品种有两型：一为绞丝型，其优点为上药多；一为杆型，其优点是光滑，对长期插线的创口肉芽可减少摩擦避免发生"起肛""生管"的情况。两种药线的同一要求，是搓得"匀"和"硬"。

它的粗细、长短规格，视疮疡的深度而选择。计有五号：1 号，长 2.5 厘米；2 号，长 4 厘米；3 号，长 6 厘米；4 号，长 8.5 厘米；5 号，长 11 厘米。

笔者制订的某一号药线的长度，相等于同一号小膏药药肉大小的直径。这种规格，在临床上使用时十分便利。

使用时，先将掺药擂上，如嫌黏得不多，可将药线在小膏药中抽勒一下（将药线夹在膏药中），使它满身药肉，然后擂药即多了。第二步，将尾部拆散，弯成"丁"字形，避免进入脓腔内而没法拔出。最后将头部插入脓腔窦道中。

此外，还有一种特长型的绞丝型药线，长达尺余。临用时要长要短，可以自由剪取。使用固然方便，但不为临床家所乐用。因为它有三大缺点：其一，粗细不能适当地配合其长度；其二，软而不硬；其三，没有"头"部，只有两个尾巴，插入时一遇液体，尾部马上便分裂成"丫"字形，不但不易插入，而且引起疼痛。

二、手术外治

中医采用手术来处理疮疡，已有很久历史，

《灵枢》中的“泻”“砭”“斩”等，以及《周礼》中“劀杀”等，都证明中医学在很早之前，就掌握了切开、放血、切断以及其他手术来治疗外证了。

但是后来，手术逐渐被内治法所替代，这种情况，以明代最为突出。

中医外科手术，并不太多，其原因在于中医理论体系以整体观念出发而重视内治，再则限于当时的客观条件。但是几种基本的手术，还是可以在临床上应付自如的。现在常用的手术，计有：决（包括刺在内）、割、斩、剪、砭、烙、缝、劀，可称“外科手术八法”：①决——切开手术及穿刺手术；②割——割除或摘除手术；③斩——切断手术；④剪——扩创手术；⑤砭——放血法；⑥烙——烧灼法；⑦缝——缝合术；⑧劀——剔除腐肉、朽骨、异物的手术。

（一）决

是切开手术，在古文献中又称为“刺”“泻”。凡有脓之后，必须切开，不但可以排除脓液及坏死组织，而且可以消除其紧张。

在考虑切开之前，首先要辨别它的有脓或无脓。辨脓法是通过按摸的方法，也就是外科的“切”诊。一般愈浅在的愈容易辨别，反之，愈深的愈不易辨别。不过最重要的还是经验。

脓的本身，就是液体，因此我们便利用这个物理特点来进行诊断。大凡一个皮球或类似皮球的东西，里面满灌了水，在其端轻轻地敲击一下，则球内的液体即产生波浪的传导向另一端冲击。同时在它的某一部分加以压迫，则其他部分也可以感觉到液体传导的震荡。应用于人体上的诊断也是如此。在脓腔里有震荡、冲击的波动，我们名之为“应指”，《疡科心得集》称为“应手”。当然，这种“应指”“应手”，绝不可能像水在皮球里那样来得明显，尤其是深在性的疮疡。

切开的工具，在古代是用石片（砭石），以后逐渐地进步，由粗糙的铁质而到精致的钢质刀。干祖望所自创的，是“五面平”刀。所谓五面平，用剃刀钢（钢的名称）制成，一般长5～7厘米，如采用藏锋式开刀法者，只能长5厘米，包括“刀口”及“刀柄”在内。式样如一般的脚刀，所特异的是无论刀锋的一端到刀柄的另一端，以及中段的阔窄、厚薄，都是平直不弯的，刀的五个“面”都平直如镜。因为它的五面都是平的，所以只要在光滑细腻的刀石上，将刀的任何一面磨一下，马上将所有的污秽锈迹擦去而无一遗留。这样不但便于消毒，而且更增加了刀锋的锐利。

执刀方式，古人称为刀法，共有两种。常用的为露锋法，另为藏锋法。露锋法中，又分执火炬式和执笔式。执火炬式宜用于皮疮及浅在的肉疮，执笔式宜用于筋疮、骨疮及深在的肉疮。

露锋法执火炬式，专用于浅在的肉疮及皮疮，切口处不必考虑肌纹的顺逆（即纵横），只要选择疮疡有脓部分的最下边缘，将刀头进入到相应部位后，再向上向外挑起。每逢夏令的头上热疖，也可采用此法一口气切开几十个。

露锋法执笔式，用于筋疮、骨疮及深在性的肉疮，切口处需要顾及肌纹的顺逆，除了横痃切口须要逆纹外，其他都要顺纹。次之，选择脓腔的最低部位切开，可使引流通畅。再次，尽量避开关节活动处，以免愈后有瘢痕而妨碍运动。进刀时不宜鲁莽从事，切口需要长些，慢慢地切开。如遇血络经脉，可用双折硬银丝探入，以见脓为度。

此外，如在手指、手掌、足趾、足跟的厚皮处，则在切开前，先将该处厚皮慢慢地削薄，削的面积，应比疮面大1～2倍。削至薄无可薄时，也用削的角度，从侧面下刀。这样既不伤及里面好组织，而且刀口较大，不易闭锁。

藏锋法，为中医外科独具的最具优良传统的切开方法。其法，将刀平夹在右手食指、中指间，刀尖在指端部，刀口在手背一侧。并将两指夹紧伸直，则全部刀身完全隐藏在指缝内。开始手术时，先用两手再按切疮上，待患者认为医师在辨脓而不注意时，即迅速地将食、中两指第2～3两节拳曲，使右手握成拳状，则刀已脱颖而出，于是完全像露锋法中的执火炬式一样，直到疮头切开。不过使用此法，必须掌握住“稳”“快”两大要点。采用本法的最大优点，是使人特别是患者看不到刀而不会产生紧张及恐惧。当然，也有它的缺点，是消毒不严密以及脓肿位置过深难以掌握其安全性。

切开后，对深在的疮疡可探以鱼形软银丝，由四周按挤向中，使脓畅出为度。对巨大的疮疡，切开后第一次泄脓，反而不宜过多，需保留 1/3 ~ 1/2，否则不但引起空痛，而且容易造成出血。

如需要创口小，则用“刺”的办法，取用工具为三棱针或四棱针。它的手法经过，大致上相同于“决”法。这种刺法，现代称为穿刺。

（二）割

割除、摘除手术，古人称为“勾割”。所用的医械，很可能就是钩刀之类。严用和《济生方》在述及治内痈疮时谓“用勾刀决断其根”，正是一种摘除手术。唐代张鷟《朝野佥载》记载：“里正背有肿，大如拳，元亮以刀割之”，这是指割除手术。

（三）斩

斩是一种切断手术。其实这种手术，是一种关节离断术，是从较小的指、趾关节部分予以离断。实施这种手术时，无须特种器械，很简单地迅速进行，而且骨端即为自然的末端，无须特别处置。

后世，用头发来缠扎患指（趾），逐日收紧，待至色黑肉死，然后用利刀割下，以及用蛛丝缠去等等，都是在这个基础上发展出来的。

（四）剪

剪是一种扩创术。使用对象为蝼蛄疖或发的初期，以及其他疮口太小而泄脓不畅通的疮疡。施用于发的，尤其是对口发及背发，可以其疮顶点为中心，用利剪剪开，作“十”字形或“十十”字形、“井”字形。其剪开范围为已有病变的浸润区，其深度则以能充分暴露坏死组织为度。

（五）砭

砭在宋代以后，称为镰，《圣济总录》云：“法用镰，割出血。”《外科精义》云：“镰之要，在泄其毒。”它是一种放血疗法。工具为三棱针，也可利用瓷器打碎以后碎片的锐角。使用方法，如用三棱针者，就在需要砭的皮肤上轻轻乱刺，其深度至多在真皮下面一些，其密度为 1 平方厘米中有 8 ~ 10 个针孔，范围则依疮面的大小而决定。用瓷锋者，取竹筷一根，一端劈开夹住瓷片，两面用线扎紧即成。使用时一手持筷，一手轻轻敲击筷柄，边敲边移动，令每个孔中隐隐出血为度。其密度、范围，如三棱针刺法。

现在在临床上因磁锋取用不便，消毒麻烦，三棱针也嫌不方便，故大多改用梅花针。

（六）烙

烙是利用带有高热度的固体物，在人体上做持续性的烧灼而发挥治疗作用。其中又可分为烙铁与火针两种。

【烙铁】

烙铁，分为铜质（大型的）或银质（小型的）。它在临床上的用途有三。

1. 用于发一类的肉疮，疮顶溃孔虽多，但阴陷不起，僵而不腐或肉虽腐而外层遮盖坏组织顽坚不化，于是取用烙法。

目的：利用高温来促使组织急性败坏，速脓速腐。

工具：宜用铜制大烙铁。

方法：将烙铁在酒精灯上烧红，在疮的中间下烙。每次 3 ~ 4 烙，每烙在疮上停留 3 ~ 5 分钟，以烙至脓出腐酵为度。

2. 用于赘生或肿物者，如牙蕈、耳痔、乳蛾等。

目的：利用高热来灼烧，使赘生物或肿物萎缩坏死。

工具：宜用银质小烙铁。

方法：先将铁烙在酒精灯上烧红，在应烙的地方烙上，每次 2 ~ 3 烙，每天至多用一次，可以逐日或隔日继续施行，以达到有效时为止。

3. 止血，凡一般有小血点的出血或在小赘物切除后的出血，可以使用本法来止血，它是利用高热来烧灼，以急速产生痂皮来止血。

目的:产生痂皮,阻止出血。

工具:最小的烙铁。

方法:用最小的烙铁,烧红烙治。不过需要注意,烙时需用顺势带拖的方法来起烙,同时起烙愈快愈好。因为起烙不快及不采取拖的办法,往往会使方才产生的痂皮,又被烙铁所揭去反而使出血点的创面又扩大一些。

【火针】

火针,古名燔针。应用上有两种,一为穿刺疮疡,一以消散疮疡。前者是大火针,后者是小火针。

1. 大火针,用以穿刺泄脓　适应证:阴证疮疡需要切开者。凡筋疮、骨疮及深部肉疮的阴证,用刀切开,恐其刀口僵化闭锁,于是非用火针不可。因取用火针,可使阴证化阳,疮口红活。

用具:为金属的粗针,长约 10 厘米,1/2 插在细竹管内,作为针柄。一半外露,作为针身。在针身的尖端,磨锉成尖锐的针锋,以便在下针时减少阻力而利于插入。

方法:将针置酒精灯上烧红,针对需要针刺的地方插入,一针不能直达脓腔者,可针第二针,以泄脓为度。

2. 小火针,用以消散肿疡　适应证:有坚硬肿块的阴证或半阴半阳证尚未成脓者。这样,可使阴寒凝滞之处,阳和温暖,驱散阴寒,温经通络而使阴证得消。

用具:即一般针灸针刺用的金属毫针。

方法:照例将针烧红刺入。但很细的针,加以高温,凡手术不熟练者,行之十分困难。所以可以先将针刺入,然后在针柄上用艾球烧灼,使针体达到高温为止。

不过,上述的烙与火针,只宜用于阴证。红肿热痛的,俱属禁忌。此外,头为诸阳之会,头部与手足指掌皮肉较薄之处也在禁忌之列。

（七）缝

缝是缝合术,最多用于外伤。当然,必要时也用于疮疡。

缝合术在明代以前十分风行。但在近代,反而少用。因此有人就认为缝合术是西医的手术,这是不对的。早在隋代巢元方《诸病源候论 · 金创肠断》中就已明白介绍。此术在唐代更见盛行,而且十分普及,如《资治通鉴》曰:“引刀自剖其胸,五脏出,流血被地……以桑皮线缝之,傅以药,经宿始苏。”又明代《陆巡说听》:“遇虏被刃,而喉未断,捧头奔回,缝以油线,得不死,但能仰而不能俯。”这正说明中医缝合术的成就。

方法是取大号缝衣针,穿上药线。这里的所谓药线,是用粗的丝线,经煮沸消毒。然后在创口两旁的肉上,一面刺下去一面回上来。其实这种形式,就是普通的连续缝合。

缝合术的文献材料,并不多见,《疡医证治准绳》中较为精细完备。

（八）劀

《周礼》注谓:“括去脓血。”《说文解字》解释:“括去恶疮肉也。”总之,它是剔除腐肉、朽骨、异物的手术。这种手术,是临床上的重要手术之一,而且需要及早施行。故薛己《外科心法》谓:“坏肉恶于狼虎,毒于蜂螫,缓去之则戕贼生命。”

附:麻醉

中医外科所采用的麻药有两种:一为内服,一为外用。内服称“蒙汗”,华佗的麻沸散,便是世界上最早的内服麻醉药。张介石《资蒙医经》谓:“蒙汗一名铁布衫,少服止痛,多服则蒙汗。其方闹洋花、川乌、瓦楞子、自然铜、乳香、没药、熊胆、朱砂、麝香,凡九味,右以绝细末,作一处,用热酒调服,乘饮一醉,不片时,浑身麻痹。”这是一张完整的内服麻药处方。不过现在临床上已不取用了。现在所用的,为外用麻药,为一种涂布剂,名双乌散(生川乌 3 g,生草乌 3 g,生南星 3 g,生半夏 3 g,生芋艿 3 g,生蟾酥 3 g,细辛 3 g。共研末,浸于好烧酒中七天,去渣,滤过即成),用时,浸于纱布上,湿透,裹包手术区。上药后,即发生灼热感,之后逐渐麻木。15 ~ 20 分钟后,可以进行手术。

此外,也可单独使用或结合使用针刺的方法来抑制或减轻疼痛。刺穴为两侧合谷穴及足三里，采取强刺激手法。使用于手术时，术后疼痛也可应用之。

三、物理疗法

外治中的理疗，历史也已相当长久。因此，有许多如泥疗法、蜡疗法、水蛭疗法、烟熏疗法、水疗法等，因为年代久远现在反而不太常用了。

这里所讨论的，为针、灸、熨、热敷、火罐、水罐、按摩、蜡灸、压迫等疗法，俱为现代临床上的常用者。

（一）针

这里所讨论的针，并非用以决脓的铍针，更非用以穿刺的三棱针或火针，乃是以上两针之外的各种不同类型的金属毫针，按照一定的穴位刺入肌肤，进行各种不同手法的刺激，用以治疗疮疡。

（二）灸

灸是利用艾或其他药物，直接或间接置于肌肤上面燃烧，使集中的高温深透肌肤而获得疗效的物理疗法。

现在临床上常用的灸法有三种：一为隔物艾柱灸，二为烟卷距离灸，三为着肉烧灼灸。它的主要作用是依靠高温将其药力送达腠理而使已凝滞的气血运行通畅，达到肿疡消散的目的，使溃疡愈合或阴证化阳。

【隔物艾炷灸】

是先将某种药物切成或捣成一个薄饼，放于要灸的地方（干祖望的方法是在薄饼之下，衬以单层纱布，这样则在必要时可以移动），上面置艾炷。如面积较大，可多放几个艾炷。最后点火烧着艾炷。

至于灸几壮、艾炷的大小如何、每天灸几次或隔几天灸一次，应根据其具体情况而决定。如灸时肌肤不能接受灼痛，可微微地扯移纱布，使艾炷的火力不会固定于一处而灼伤肌肤。

作为将肌肤与艾炷隔离的药物，如用大蒜者，名隔蒜灸；用姜者，名隔姜灸；用豆豉者，名豉饼灸；用商陆者，名商陆灸；用附子者，名附子饼灸。

【烟卷距离灸】

是把许多药末，加入艾绒，裹在桑皮纸里，搓成艾条，点着火，靠近受灸的地方，距离 2～3 cm，远远熏灸。这种方法，为现在临床上经常取用的。其中包括以下几种。

1. 神灯照法　用雄黄、朱砂、血蝎、没药各 6 g，麝香 1.2 g，研细末。每次用药末 0.9 g，桑皮纸裹成烟卷，长 3～4 厘米，用真麻油润透，离疮半寸许，着火徐徐自外而内地熏照。每日 1 次，初用 3 条，逐渐加至 4～5 条，照后随即准备敷围药。

2. 杂木灸　它虽并非烟卷，但它的类型和作用，完全是属于烟卷距离灸，故按烟卷距离灸论。方法是用杂木劈成指头样粗细，长约 20 厘米，燃着一端，等火力旺盛后即吹熄，利用火头来熏灸，火头熄灭，再点再灸。

【着肉烧灼法】

这种灸法，是把火头直接接触到人体上的，所以有时可以烧出水疱。常用的有以下几种。

1. 雷火神针　取艾叶 9 g、丁香 1.5 g、麝香 0.6 g，将药末与艾叶糅和，用夹纸作筒如指粗，卷入艾叶，临用时以纸 7 张衬于患处，点着雷火针，抵在纸上捺紧，即时发生灼痛，务当忍受。待灼痛去后，即行撤去。病重者可重灸一次或几次。

2. 阳燧锭　用蟾酥、朱砂、川乌、草乌、僵蚕 1 条，研细末，另用硫黄 45 g，置杓内，微火炖化，再入诸药末，搅匀，再入麝香 0.6 g、冰片 0.3 g，搅匀。即倾入温瓷盘内，让它凝成一张薄片，冷后即成，贮藏待用。用时取出瓜子样大小一块，黏于所要行灸的地方，用灯草醮油，燃火粹药锭上，灸几壮，使起水疱，挑去黄水，加以包扎保护。

以上灸法，只能用于阴证，阳证及头面部禁用。

（三）熨

熨也是利用其高热来温散凝寒、通畅气血。虽然类似于灸，实则大有不同。灸的火力集中而且高，熨则火力扩散而较低。灸是固定于一处，熨是游移各处。

一般的熨法，一种是单纯利用物理的，即《内经》所谓“熨引”，如使用热水袋等方法；一种是综合药力者，即《内经》所谓“以药熨之”，其法是将药物加热，裹在纱布里，在受熨之处，缓缓移动熨去，冷后加热再熨。

使用对象也以阴证为主，半阴半阳则按实际情况而定。

（四）热敷

热敷，像熨一样，是利用热的物理作用。中医外科用热敷疗法，已有悠久的历史，如《冷炉医话》谓：“故乳吹乳痈等症，初起只须内服逍遥散及六神丸，外煎紫苏……用手巾两方，绞热替换，焐（即热敷，音乌。在江浙杭嘉禾松江一带的土语，以热取温名焐，陆氏出身嘉兴，故有此字）乳，轻者乳散乳通。”

（五）火罐

是将一个竹制或上釉陶器的小罐，内燃以火，急覆于受拔之处，罐内便成为一个密闭的空间，因火的燃烧而消耗氧气，致罐内空气稀薄而负压，因而紧吸着皮肤而使毒邪拔出。它的作用是拔毒外出，宜于阴证或半阴半阳证的肿疡。

（六）水罐

水罐的原理，与火罐相同，不过水罐不是用纸片燃烧而是代之以水煮而已。同时，火罐应用于肿疡，水罐应用于溃疡。取用口径稍大于疮疡的鲜嫩竹筒一段，长15～20厘米，一端留节，刮去青皮，厚约0.5厘米，靠近竹节处钻一小孔，以小木塞塞上。用时，投入沸水中煮5分钟，拿出来乘热急覆疮口上，即行吸住。之后竹筒渐冷，拔去木塞，筒即自脱，同时即有脓液吸在筒中。拔后，疮口即行上药敷包。如脓未尽，次日可以再拔。

这种方式，一般在门诊上嫌其麻烦，大多不太使用而改用吸乳器来代替了。

（七）按摩

按摩具有促使经络疏通、气血流畅的作用，可达到加强营卫运行的效果，因此一般因气血凝滞而致的肉疮、筋疮骨疮，都很需要这种疗法。而且它没有明显的禁忌证，不论正气虚衰、老年、孕妇、病中、病后，都可以无拘束地使用。即使小孩也乐于接受。

（八）蜡灸

蜡灸的适应证，为年久不愈的深而创面大的溃疡。肉疮口在2～5厘米直径之间，麻木僵硬无痛，颜色不红活，只有少数的稀脓水，没有稠脓者最宜。

方法：先将疮口清洁，用面粉加水，做成柔软的粉团，搓成指头或筷子样粗细（疮口小的细些，大的粗些），沿疮口外围1厘米处绕起来，形成一个井栏样的堤岸，并将面粉团堤的基底部与人体肌肤捺实。再取白蜡刮成爆花状薄片薄屑，放于疮口上面粉堤中，白蜡薄片或薄屑需比粉面团堤高出一倍。然后在白蜡上面用燃烧着的艾条熏灸（普通的卷烟也可），使白蜡屑渐渐溶化，如蜡少可再添。这样将火源游移熏灸，至白蜡将近溶尽时，一般患者已觉灼痛，于是将艾条提高一些，不痛则放低一些。如此灸到疼痛不可忍受时为止。最后待冷却蜡凝后，从一边卷去而揭除白蜡，即上药包扎。如此可每日一次，也可2～5天一次，根据实际情况而定。

凡向有疼痛者，或病变位于头面部者忌用。

（九）压迫

凡脓腔过大，一时新肉芽无法填充及粘连，或疮口在上，脓腔居下，形成袋形潴脓，《医门补要》称为“兜脓”的，或脓腔适在人体的运动最频繁之处，则非用压迫疗法不可。此外，还有成脓已透的阴疽——肉疮、筋疮、骨疮，欲使它免于穿溃，如将脓抽空之后，也宜取用此法。因此，压迫法在中医外科中是较为多用的。

方法：先测定脓腔的所在部位，将纱布折叠成同脓腔同样大小的一块，平放于脓腔外面，然后用绷带缠紧。不过有几点必须注意。

1. 缠带起点，需由疮口远端开始，然后向疮口缠来。

2. 愈在疮口远端，缠扎宜愈紧，愈近疮口处，宜较宽松些。

3. 开始起缠绷带的地方，需要超出脓腔的面积范围，起码在2～5厘米以外。当然还是看脓腔的大小来决定，脓腔愈大的起缠绷带的范围应愈多超过一些。

4. 宽紧要适宜，过宽不起作用，过紧则气血流行受阻。

5. 每天需放松后再缠一次。

这种疗法，不适用于毒邪未尽的疮疡。

第二章　皮　门

皮门，指古人所谓“热疮痤沸”“游风丹毒”“浸淫疥癣”“瘾疡癜风”一类皮肤疾病。

这类疾病的记述，在中国已有很久历史，远在公元前14世纪的甲骨文中，已有“疥”和“疕”字。《周礼·天官》也有“春时有首疾，夏时有痒疥疾”的记载。《论语》中“伯牛有疾”的“疾”，也是最顽固的皮肤病之一，相当于麻风。

在中国古代，虽然没有提到有皮肤病专科医师，但在《解围元薮》中有：“医者艺之一，疠科特医之一耳”的记载，可以获悉在明代，早已有专业性的疠科了。惜乎所谓疠科的医师，在当时是为数极少的，且散在民间，故而少见于文献反映。

至于皮肤病科的专著，在明代有薛已的《疠疡机要》、沈之问的《解围元薮》，清代有萧晓亭的《疯门全书》等。此外，其他的外科文献中，也有不少皮肤病的记载。皮肤病在整个外科病中，除了疮疡以外，它的发病率所占的比例为最高，因此在外科范围内，也是一个重要部分。

皮肤，覆盖着人身的全部表面。因此在体位上是属于阳面，故《灵枢·九针》谓：“皮者，肺之合也，人之阳也。”它在人体最外层而具有保卫作用。这种作用，也有人称之为卫气。一旦失其司职——保卫工作，则外邪可从皮肤打开缺口（不一定为有形的）而内侵，诚如《灵枢·本藏》认为：“卫气和，则分肉解利，皮肤调柔，腠理致密矣。”

此外，因肺主皮毛，所以反过来说，皮毛也负担了部分肺脏的工作，它除保卫功能之外，还可以与体外大气与体内浊气相交换，故《理瀹骈文》许序谓：“人身八万四千毫孔，皆气之所由出入，非仅口鼻之谓。”

皮肤之所以能存在荣润，是接受津血的滋养，故《素问·经脉别论》认为：“脉气流经，经气归于肺，肺朝百脉，输精于皮毛。”故人体正气强盛的，皮肤也健康，《素问·六节脏象论》谓“肺者气之本，魄之处也，其华在毛，其充在皮”，就是说明这个问题。

皮毛既然为机体组织之一，当然不可能免于疾病，而且它的病变，也相当繁多。

它所表现的病变，当然都是浅在而浮越于肌肤之上的。如望诊所得的斑点、细疹、疙瘩、风块、水疱、脓疱、脱皮、糜烂、溃烂成疡、皲裂、结痂、飞屑、枯槁、不毛、瘢痕等，闻诊所得的臭气、腥气等，切诊所得的灼热、粗糙、板硬等。严重的更合并着许多全身症状。在以上许多症状中，形成了不少类型的症候群而造成临床上多种多样的皮肤病。

皮肤疾病根据其症状及病程发展资料可归纳为疮、毒、癣、风、瘾以及损容六症，为皮病六症，犹之许多的疮疡归纳为五疮一样。

皮肤病的形式过程，只有三步。而且不论它急如痦瘰的随发随退或慢如蛇皮风的终身痼疾，而这三步形式，必然全备毋缺。这三步形式是：成形→发展→痊愈。

它的形式固然三步，而它的病程则也是“因、变、病、果”四个阶段，以下分别讨论之。

析因探变

皮肤病的病因、机转，完全与疮疡一样，说得完整些，与一切内、外各科病是相同的，因此不做重复介绍。

一、因

皮肤病病因，固然还是三因，但它的内因很少，甚至可以说没有。皮肤病病因也有它的特点，是先天性的较多。

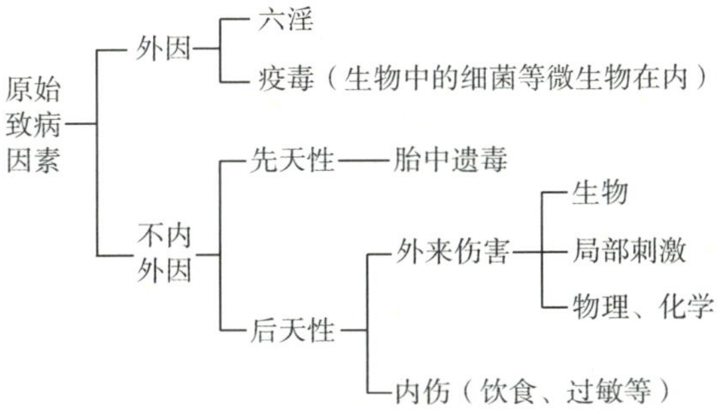

皮肤病病因图示

皮肤病因为无内因症，所以任何病种，俱以阳证为多，故造成死亡的，除疠症之外，很少见。按理讲既无内因症，概属阳证病，理当速病速愈，似乎不可能再见慢性病或顽固病了，但事实上"癣""风"两症，非徒淹缠为累，抑且也有终身不愈者，其理安在？此乃它在"变"的机转中过于错综复杂，此其一。疮疡的原始致病因素，基本上在与内脏功能反应后开始产生中介症时即行消失，而皮肤病的原始致病因素，往往不会迅速消失，可以在病变过程中不断地刺激机体而产生持续性的作用，致中介症也持久性地存在活动，此其二。

二、变

皮肤病的病变，当然也是通过内脏的反应然后产生一连串的变化。但是因为都属外因、不内外因，所以并没有参与思想活动。不过因为在病变中反复刺激，因果循环（即第一阶段的果又可成为第二阶段的因，第二阶段的果也可成为第三阶段的因，即所谓"旧果新因"），即造成了淹缠难愈的局面。

一般急性病（疮、毒）及慢性病（癣、风）的前期，它的"变"，大多如下图所示。

根据两个示意图可以看出：急性皮肤病不论为外因、不内外因，经过其病变机转之后，都可以产生神型中介症4种——风、热、湿、毒，进一步再产生2种形型中介症——虫、瘀$^{(+)}$。

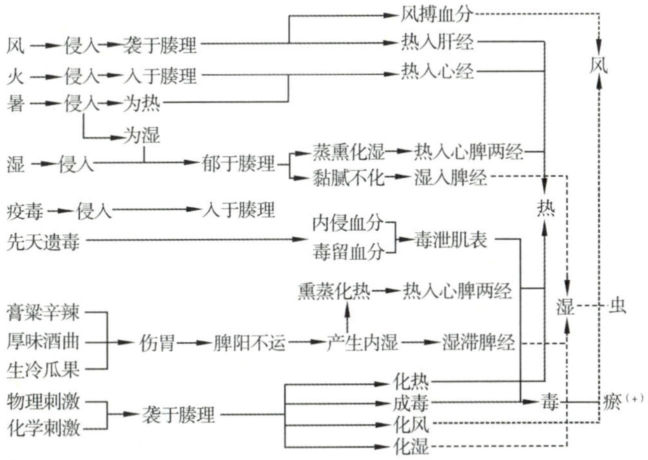

皮肤病病因病机图1

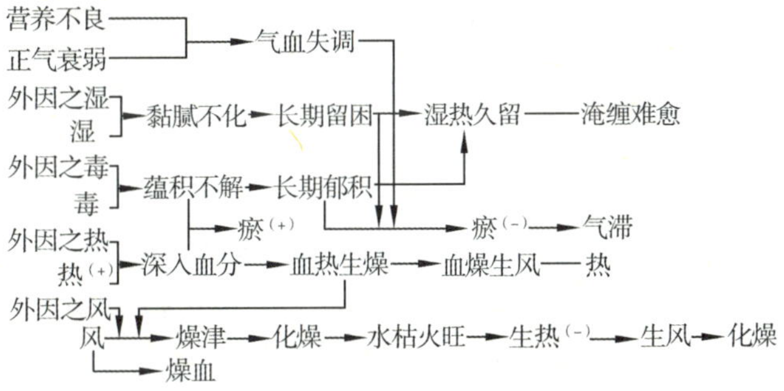

皮肤病病因病机图2

造成慢性皮肤病历久不愈者，不外乎湿热的恶性循环、瘀$^{(-)}$和气滞的恶性循环、生风化燥生热的恶性循环这三个关键环节。我们掌握了以上两病（急、慢）的规律，则不难来谈皮肤病了。

三、中介症

皮肤病的中介症，神型的有风、湿、毒、热等。而其中的热，更有"+"或"-"之别。皮肤病中介症的内容、性质，完全和疮疡相同，因此不做重复介绍。但其中的瘀、热与虫三者，为前面所未有，有必要进行讨论。

1. 瘀　瘀在皮肤病中，可分阳性的"瘀$^{(+)}$"与阴性的"瘀$^{(-)}$"两种。盖一般疮疡瘀证，大多为外伤损络、努力暴张、经阻产后等引起的离经溢血所致。而皮肤病瘀证，则非如此。

凡热毒入于血分，其邪既未内侵脏腑，又不能浮越外泄，乃搏于肌表之间。血变热毒熬逼，势必中毒凝瘀，轻者色点红赤，重者大片斑烂，紫者热极，黑者血死，是为阳证之“瘀$^{(+)}$”。这种瘀证，必然有形色可见。

多种因素可引起血行不畅或气机阻滞，而这种血行不畅及气机阻滞，又自相因果、交替相互作用，致不畅者更不畅、阻滞者更阻滞，终于使该处皮肤阴阳不交，气血不到，皮失滋荣而枯槁，毛失灌养而脱落，成为“麻木不仁”“皮槁毛拔”的阴证之“瘀$^{(-)}$”。这种瘀证，在皮肤肌表上，并无明显的痕迹可寻。

古人对这两种瘀证，虽未明确指出为“瘀”，但始终认为“赤者[实则是瘀$^{(+)}$]病在血分，白者[实则是瘀$^{(-)}$]病在气分”。在治疗规律上，认为“在血分则凉血，在气分则行气”。所谓凉血，实则清解，所谓行气，实则化瘀。

2. 热　热在皮肤病中，可分为“+”与“-”两种。

热$^{(+)}$，又分为两种：其一由外感而来，凡风、寒、暑、湿、燥、火，在一定条件下，都有化热可能；其二由脏腑之火形成，如在脏的，大怒则火起于肝，房劳则火起于肾（不属于内因而属不内外因），悲哀动中则火起于肺等，各脏腑之火，也即是该脏腑原发性的热$^{(+)}$。不过上面已说明，皮肤病很少内因，所以由脏所生的热，并不多见，唯属于不内外因饮食所伤的胃中之火，乃为临床所常见，尤其在急性病的疮毒两症中。

热$^{(-)}$，为一切热$^{(+)}$、燥证所引起的。凡津液在热$^{(+)}$、燥两种中介症影响下，必然生热$^{(-)}$。机体之所以和平协调，全赖乎水火既济。凡津液不断被热$^{(+)}$、燥所煎灼，则必津枯血燥，以致阴伤水涸。阴伤者阳盛，水涸则火炽，终于产生“热$^{(-)}$”。

总之，热$^{(+)}$为有余，热$^{(-)}$为不足。

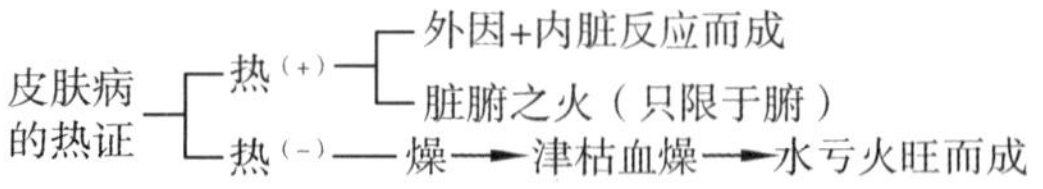

皮肤病热证病机图

3. 虫　虫症在中医学中发现很早，而且对它的认识也较为明确。早在《周礼》颜师古注章中就谓：“疥，小虫攻啮皮肤，漼错如鳞介也。”巢元方《诸病源候论》更谓：“疥……并皆有虫，人往往以针头挑得，状如水内蜗虫。”明代叶子奇《草木子》中更谓：“疥有虫，使明者针而取之，其大不以半粟也，肤革完全，乃因人气血不和而化生者。”清钮秀《觚》中谓：“曹溪金孟常短视，离物寸许即模糊不辨，近则能察毫末，年逾七十余犹然。见人有疥者，辄为搜取其疥内虫，云：‘疥虫有雌雄，雄者颌下有鬓，种种然可数。亦有老少，少者色白，但其口稍黑耳’。”

凡湿热交蒸过久，产生孕育之气，复得津液给养，乃滋化生虫。所以古人认为“虫从湿化”。故在治疗上，燥湿即以杀虫。有人以为“风可化虫”者，与理不合。因为风能燥湿，适足以杀虫。

皮肤疾病，虽为肤浅轻症，但其病变复杂、病程漫长，故它的中介症，往往每一个证候，必有几个中介症综合并存，而且时消时生，反反复复。

四、病与果

病、果问题，大体上和疮疡相同。不过皮肤病的后果，除死于并发症及麻风外，很少死亡病例，除非并发其他疾病。

五、结语

皮肤病的致病因素，较疮疡简单，没有内因病，但是先天性的较多。

它虽然阳证为多，但由于湿毒容易久留、瘀与气滞的恶性循环、生风化燥生热的恶性循环而致慢性缠绵。

中介症较少，其中瘀分“瘀$^{(+)}$”与“瘀$^{(-)}$”，热也有“热$^{(+)}$与“热$^{(-)}$”，似乎为其特点。此外，虫的中介症，也为它所独有。

辨　证

皮肤病辨证，当然也是运用“五诊”，根据“十纲”而完成，这里不做讨论。

至于其具体方法，可从两方面着手：先辨“六症”，犹之疮疡的五疮；再辨局部症状，因皮肤病患者很少有全身症状，且脉、舌对它的参考价值也不高，所以局部症状的表现在辨证上占到首要位置。

辨六症，首先是确定它的病种性质；辨局部症状，是在已经确定了的疾病中再仔细地分析现阶段的病变实况。通过这两重诊断，则整个疾病的实质即暴露无遗了。这样处理，完全是先认识了整个大事物，然后在其发展过程中再分析其包含着的许多矛盾的科学方法。

一、辨六症

所谓六症，是皮肤病中的六大病种。这六症是疮、毒、癣、风、疠和损容。

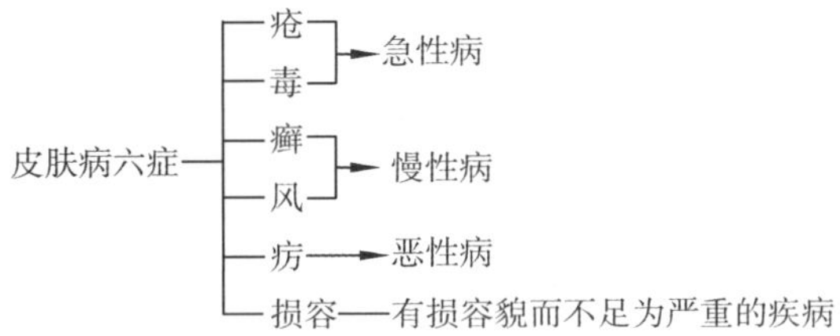

皮肤病六症分类图

此六症，每症都有其独特性。所以六个症，也就是六个类型。每一个类型（症）中包括的疾病虽多，但它们的病因、病变、症状、治疗等，则相差不远，甚至相同。六症的概况如下表。

皮肤病六症的分类与临床表现对照表

六症	主要中介症	局部症状		全身症状
		外观表现	自觉症状	
疮	湿热毒	水疱、脓疱、糜烂、剥皮、大量分泌物	有痒、有痛	有
毒	热毒瘀(+)	风块、红斑、皮肤完整不破、无分泌物	痒痛或有或无	有
癣	风湿热虫	局限、成片、有干燥的也有潮润的	痒	无
风	燥瘀(+)热(+)	病变不集中而散发、飞屑、干燥、小血痂	痒	无
疠	疠毒	疙瘩、溃烂、毁形	麻木不仁	无
损容	—	皮肤色素异常	无	无

1. 疮　这里的疮，固然不是疮疡门的疮疡，可站在皮肤病的角度来看，已经相当近乎疮疡门的疮疡了。它也有化脓（或提浆）、糜烂、疼痛以及全身症状，严重的也能引起毒邪内陷或死亡。只是它不具备疮疡的全部四种形式及四个阶段。

这一系病患，计有：浸淫疮、天疱疮、脓窝疮、蜘蛛疮、蛇丹疮、疥疮、坐板疮、水毒、粪毒等。

它们的致病因素为外邪内侵。主要中介症以温、热、毒（实则热之重者）为多见，当然并不是说没有其他的。

它们的发作，除少数疾病（疥疮、坐板疮）外，都为急性型，并有寒热等全身症状。病变除少数疾病（蛇丹疮好发于腰部、坐板疮好发于臀部）之外，一般发无定处。

它们的局部病变，原发的必然起水疱或脓疱，继发则糜烂、剥皮、疼痛、流出大量分泌物。待分泌物带走所有毒邪之后，即收浆生皮，其痊愈也很迅速。但其中也有个别病患如坐板疮，虽然具备了急性疮型的特点，但病程较为漫长。

2. 毒　毒，固然也是急性病，但它的特点是不会损坏皮肤，当然也没有分泌物了。因其热毒之邪郁于血分，所以除伴有严重的全身症状外，也可以引起死亡。

这一系病患，计有瘖癗、丹毒、葡萄疫、紫云风等。

它的致病因素，有外来的六淫，也有内生的胃火、心火等。故它的中介症主要为热毒，而且又伏于血分。

它们的发作，除紫云风外，多为急性，伴有寒热。病变表现俱为全身性的。

它的局部病变，为肌表上出现风块或红斑，灼热而不会破皮，所以没有分泌物。病变局部可有痛觉，也可有痒感，但其中不产生痛痒的居多。

一般发作迅速，痊愈也较速。紫云风虽然病程较长，但尚不失为亚急性的典型。

3. 癣　癣，为皮肤病中顽固慢症之一。它的症状，一如湿地上苔藓，故名癣。特点是病变区域，必然局限于一处，形成一块或一片。以其病在浅层皮肤，所以没有重症，也没有生命危险。

这一类病患，计有各种癣、胎癣、秃癣、绣球风、脚湿气等。

癣的致病因素，大多为外来六淫疫毒，内在饮食所伤。它的中介症为风、湿、热以及虫等。

癣的局部病变，有圆形、半月形或地图形红斑状细疹、脱屑，之后可变成坚硬的斑块或湿痒。也可初起为细疹，后来中心分离，向周围扩展，层层套叠不绝，形如花瓣。更有一片细瘰，病变区与周围皮肤划界清楚，上面盖有细小的麦皮样飞屑。此外，秃癣专侵头部、绣球风专侵阴囊、脚湿气专侵脚部。癣的自觉症状为严重的瘙痒。

这型疾病，来之以渐，痊愈也难，尤其脚湿气之类，甚至可以淹缠几十年。

4. 风　风，古人称为疯，并将一般顽固的、恶性的（厉）皮肤病，归纳为“三十六疯症”。不过这里的风，并不包括恶性的在内，而且也并不强凑三十六的数字。风症固然较癣症为重，但无危险。

这一类病患，计有瘾疹、痒风、血风疮、白屑风、癞皮风、蛇皮风、鹅掌风等。它们的致病因素较为复杂，但中介症则不外数证，其中主要的为热$^{(+)}$、瘀$^{(-)}$、血虚三者。

它们的病损所在，可以达于遍体，为散发性的，古人谓之“漫无轮廓”者。一般主要症状为细疹、粗糙、飞屑、小血痂以及瘙痒等。

这型病患，往往淹缠数年至数十年而不得根治，时好时坏，反复发作。其中不少病种的发作具有时令性。

5. 疠　疠，为皮肤病中的恶性疾病。《内经》称为大风、疠风，《肘后方》称为癞病，《备急千金要方》称为大风恶疾，朱丹溪称为麻风、脉风，近代称为大麻风，即现代所谓麻风病。

这一系中的病，只有麻风一种。因为本病在各型、各期中，可以出现不少症状病变，因此古人也就根据各种特征而命名。例如脱发者名拔发风，遍体瘙痒麻木者名癞癣风，肌肤厚木粗糙者名牛皮风，指趾脱落者名绝足风或牛蹄风，脚底穿孔者名肾毒风，遍体腐烂臭不可闻者名恶疠风等。

疠的致病因素是多种的，但中介症只有一种，为疠毒。它的病变是麻木、脱毛、起疙瘩、溃烂以及毁形而死亡。

6. 损容　这类疾病，至多有损容貌，对人身带来的损害不大，甚至可以说没有。

这一类病患，计有肺风粉刺、面尘、紫白癜风、狐臭等。

它的症状，各有不同，这里不做详述，见各论。

二、局部症状辨证

皮肤病以其很少有全身症状足供参考，因此局部症状在诊断辨证上价值很高。例如《金匮要略》谓浸淫疮“从口流向四肢者，可治；从四肢流入口者，不可治”，就是极好的局部诊断资料。

所有临床症候群——证，都是中介症的忠实反映，我们只要抓到细微的一点一滴，就可以“探微知显”了。因此在临床工作时对一点一滴似乎微不足道的临床表现也应细心收集而不肯轻易草率地放过，皮肤病当然也不例外。

以下对皮肤病常见局部症状逐一进行讨论。

1. 斑　斑，古人解释为“驳文也，杂色曰斑”。在病理上来说，是局部的，一块或数片的皮肤变色，或红或紫，甚至或黑或白。这种损害，既不隆起而高出皮肤，也不凹陷，所以只是望诊上的病变而非切诊所能诊察得到的，故《临证指南医案》谓之：“斑者有触目之色，而无碍手之质。”斑多呈圆形或椭圆形，如斑点较大者，可以出现不整齐的边缘。《医林绳墨》谓之：“有色点而无颗粒者，为斑”“如锦纹成片者，亦曰斑”。

凡其色鲜明红艳，伴有灼热的，如果局部加以压迫，则斑点颜色即有改变——或变淡或消失，当停止压迫时，红色又重新出现，以后为时过久而转化为紫色者，属湿热、热毒。

凡发生于外伤之后，斑点始呈红色，继而转成紫色、青色、黄色、淡黄，当压迫这些斑点时，颜色改变很少，这是瘀(+)。但在皮肤病中不太多见。

凡病变区毫无自觉症状，斑色与周围正常皮肤相比，或深或淡，甚至皙白如纸，加以压迫，颜色毫不改变者，属气血滞积或风邪久郁所致。

此外，白者属气，赤者属血，黑为肾病。

2. 疹　疹，也称细疹。它是细小而隆起皮肤表面尖撮的小粒，里面有极少的水分存在。《外科正宗》称为“密如撒粟，尖如芒针”，《医林绳墨》谓“疹则浮小而有头，粒如疡刺手”。

凡疹旁皮肤浮肿，基底有红赤灼热，压迫时其颜色变白，瘙痒较甚者，属热或属湿热。抓后即有黄色黏水渗出者，湿邪更重。

凡疹旁肌肤正常，基底无红赤灼热，周围干燥，也有瘙痒，抓后无水而干燥者，属风热或风毒。

3. 疙瘩　通常高出于皮肤平面，其外观很似细疹，但较大，且为圆形（而疹是尖的），大小可由粟粒大至松果实大，里面没有液体存在，故硬度上小的结实的为多，大的则柔软的为多。《疯门全书》称为“疹粒如珠”的便是。

凡疙瘩呈红色、淡红的，与周围健康皮肤界限明显，有灼热感，有痒痛感，有时也可溃烂的，为湿热或热毒。

凡疙瘩颜色不红，无痛痒感觉，更无溃烂而干燥者，为风邪郁于腠理。

4. 风块　风块，又名风团、风疹块、扁疙瘩。它实质上是局部皮肤上的小面积浮肿。其发生和消失都很迅速，形状大小不一，颜色可呈红色、粉红色或白色，但以红色、粉红为多见，周围伴有红晕，红晕外皮肤划痕正常，常见融合成一大片，当然也有单独孤立而不相融者。《疡医大全》描写为“扁疙瘩，形如豆瓣，堆垒成片”。

凡风块色红者，病在血分，为血热、热毒或风毒。

凡风块色白者，病在气分，为风、寒。

凡风块痒在白天的，为病在气分；痒在夜间的，为病在血分。

此外，虫咬或搔抓之后也可出现风块，但面积必局限于一处而不会广泛。

5. 瘾疹　瘾疹具“斑”的性质而有“疹”的形式，也就是细小的针头大的红斑。故《备急千金要方》谓之：“赤疹忽起，如蚊蚋啄。”

它与斑的区别在于大小，细小如针头，可能有些轻微的隆起。它与疹的区别是里面无液体存在，而且不若疹的大撮、密如撒粟。

凡瘾疹色红的，为风热、湿热、血热。

凡瘾疹色淡而干燥枯槁者，为血虚。

凡瘾疹每每发于秋冬，冷潮时更严重的，为寒气收敛，腠理阳气不能发越，怫郁内作。

6. 水疱　水疱是空心的疙瘩。它可以原发，也可以由丘疹变来。普通者大如芥子或米粒，也有个别病患如天疱疮、水烫伤，可以大如鸡蛋。内含清、混浊或血样的由津液转化而成的液体，皮薄透明，故《景岳全书》谓之“皮薄而泽”。当其灌浆充足时则紧张，少时则松软，到吸收时则收浆干瘪。形状可以呈圆形、尖锐或有脐窝，但都高出于皮肤表面。小疱穿破后液体流出，形成剥皮的湿润面或结痂。化脓就是脓疱。

所有水疱，都为湿热。如液体中伴有血水者，兼血热。

7. 脓疱　脓疱，可以原发，也可以由水疱转化而成。主症是内灌脓液。凡脓疱位于浅在肌表者，主要为湿热。治疗后，皮肤上不会留有永久的改变。

凡脓疱位于深部，破后形成凹面溃疡者，为热毒。

此外，疮疡中最小的疖子，一部分也等于是较大较深的脓疱。

8. 糜烂　糜烂，一般发生于水疱、脓疱破溃之后，也可因细疹、疙瘩擦破而成。

这种糜烂，并不太深，所以痊愈之后，皮肤不会留下永久性的改变。如其糜烂入于肌肉，应考虑其已转化为其他外科病——疮疡。

糜烂的出现，主要为湿热、热毒。

9. 溃烂成疡　它是深部的糜烂，往往见于深在的脓疱或疙瘩的溃破之后。因其深在，故治愈之后，必然留下瘢痕。

凡出现溃烂成疡者，则已由皮肤病转化为疮疡了。

10. 皲裂　皲裂的出现，是皮肤本身弹力消失、伸缩性发生障碍的结果。古人称为皴揭。

凡皲裂不深，只病及于表皮者属卫气不固及干燥使然。因为卫气不固，皮肤即失去韧性及滋润，燥也由此而生，所以像冬天的手足，并无外来原因（其实受冷的刺激，便是原因），也会自行裂开。这种皲裂，在治愈之后，不会残留痕迹。

凡皲裂侵及真皮及深部组织，属血虚。因为营血不能滋养肌肉，一遇外来牵引或机体局部活动，就会发生较深的裂口。这种皲裂，疼痛十分严重，治愈后的瘢痕也较大。

11. 飞屑　屑，是附着在皮肤表面可以剥脱的外皮。飞，是剥落及脱落的意思，《医学纲目》名其为“索泽”。

皮肤应接受津血的滋养，故《素问・经脉别论》认为“脉气流经，经气归于肺，脉朝百脉，输精于皮毛”。一旦津血不能营养皮肤，则皮肤必会枯槁，枯槁则剥落、脱落。

凡皮肤枯槁，事前该部位并无损害，之后白色屑皮剥落或脱落，一加搔抓则更甚，《备急千金要方》所谓“搔之白皮如麦”者，为风、温、热三者，蕴伏皮肤间而致气血凝滞，气血凝滞则皮肤失于营养。此外也有气滞引起血瘀(-)而致者。不过这两种在外表上鉴别很难，而且造成皮肤失养的机转也相仿，因此不得不借重于脉、舌了。

凡皮肤大片脱落或该部位曾有损害病变者，多见于皮肤病“疮症”之后。

12. 不毛　不毛，即毛发不正常地脱落而没有新生毛发代替。

凡见于事前曾有损害病变的区域或瘢痕上者，为必然现象，不作疾病论。

凡毛发枯槁、脆折、脱落，没有新生接替者，为血虚不能荣养所致。此外瘀(-)也可以引起不毛。但二者区别极难，只能证之于脉、舌了。

凡不毛而兼有严重的瘙痒者，为风邪；如有轻度瘙痒，则还是血虚，因血虚能使局部组织失于营养而致不毛。有人认为白天痒甚，属风、属气；夜间痒甚，属血分，也有其辨证价值。

——以上为望诊。

13. 痒　痒感，是一种皮肤的感觉。一般可分为两种：一为嬉痒，一为瘙痒，二者性质不同。前者，不作疾病论，是在日常生活中常常遇到的生理性的痒感。如袜带、裤带扣得过紧之后，在扣带地方发生一些微痒或剃完胡须后，尤其是在逆剃的1～2日后所感到的微痒，以及穿着混有不良纤维的毛衣后在颈部腕部所感到的刺痒等，这都是属于生理性的，非疾病所致。此外，凡肿疡得到消散，溃疡进入愈合阶段，也都可以有轻微痒感，这在临床上称为柔痒，性质也属于嬉痒。后者，为本文所讨论的病理性痒感。它的发生，有阵发的持续的及偶然的，程度有轻有重。剧烈的痒，可以使饮食、睡眠、精神等受到严重的影响。一般来说，痒感都有夜间增剧的倾向，这是因为病在血分，血分病入夜为甚的关系。

致痒因素很多，如风、湿、热、血虚等。

凡干燥、飞屑、痒区走窜无定者，为风。因风胜则燥，燥则干而飞屑。风性善走，善走则行窜而致痒区无定。

凡湿所致的痒，因湿困腠理，流溢肌表，使血浊不清，故主要症状为潮润湿烂，其痒必剧，黏水频流，浸淫蔓延，最易糜腐扩展。又湿为黏腻之邪，沉着固定，所以它的痒区也沉着局限。

凡热所致的痒，主要表现为伴以灼热红赤，遇冷则缓。其理由刘完素认为“夫人近火，微热而痒，热甚则痛，附近则灼而为疮，皆火之用也”。《古今医统》也认为“皮肤郁热，生风作痒”。此外，外温增高或肝旺忿怒的时候，也可使痒势增加，都证明这样的瘙痒是接受外火（外湿）、内火（肝火）的直接刺激所致的。

凡血虚所致的痒，痒势较缓而持续，外表也呈干燥状态。这种痒往往与“燥”“风”周而复始地相生相因，循环地作用着、刺激着。

此外，凡每至秋冬必作或在寒潮时候出现，并伴有瘾疹者，《名医类案》认为是由“寒气收敛腠理，阳气不能发越，怫郁内作” 所致。

14. 痛　疼痛在皮肤病中，远远不及瘙痒多见，故非主要症状。

凡皮燥皲裂或有沾水而不予保护敷料致经风燥裂而痛者，是外在性的，只要加以湿润，即刻可以解除，不足为病，在辨证上并无价值。

凡疼痛而伴有灼热，局部喜冷拒热者，为热。《医学纲目》曾指出：“皮肤痛，皆属火邪伤肺……火淫所胜，热上皮肤……治诸寒。”

凡疼痛剧烈，糜烂深入肉里，并伴有寒热等全身症状者，当考虑其转化为其他门类外科病——疮疡。

15. 麻木不仁　凡痛觉感受性降低，甚至失去痛觉者，名为麻木不仁。

出现皮肤麻木不仁，乃营卫滞而不行之故。《类证治裁》谓“皮肤麻木，肺气不行”“阻滞阳气，不能偏运”。

16. 蚁行感　凡望诊上皮肤没有病变发现而自觉有虫蚁爬行于皮肤上感觉的，为蚁行感。《解围元薮》描写为“浑身淫痒，蜉蝣不息，犹如腐木细虫，行于肌肤”。中医名为痒风。

出现蚁行感者，为血虚。

——以上为问诊。

17. 灼热　这种灼热，势必伴有红势、疼痛及紧张感。

凡灼热而潮润、糜烂、恶热喜凉者，为湿热。

凡灼热而干燥，伴红肿疼痛者，为风热。

凡灼热而干燥，不伴疼痛、红肿及紧张感者，为血虚生热的虚热。

18. 板硬　它的特征，为皮肤肥厚，皮肤纹路增深，色泽深暗，干燥，粗糙，主要为硬化而呈皮革样者。

皮肤板硬缘于气血不和。

——以上为切诊。

三、结语

上面早已说过，中介症是症的产生基础，症是中介症的忠实反映，犹之影形关系。现在小结一下下面三者的关系，见图如下。

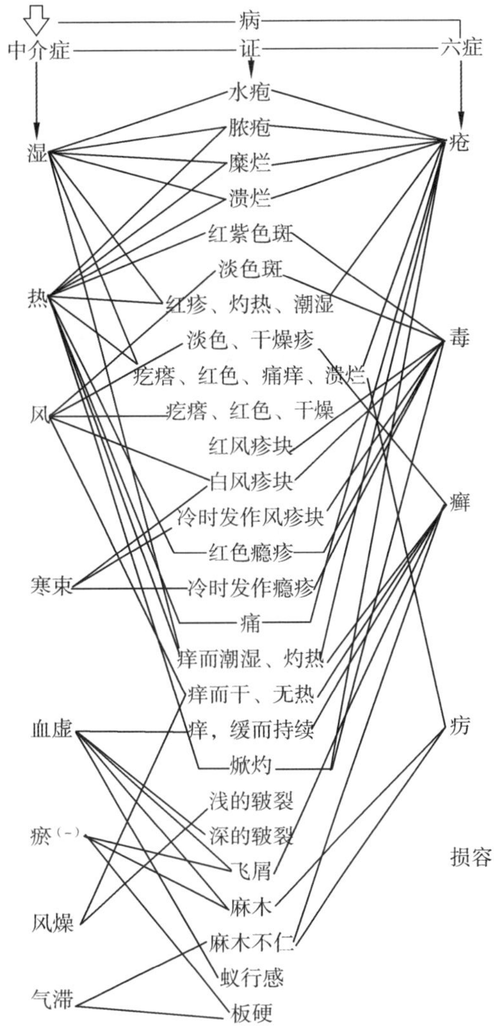

中介症与病机辨证关系图示

上图只是一个概念轮廓、示意而已，不是完整的、全面的。

皮肤病固然是“癣疥之患”的小恙，可是除疮、毒两症外，它的淹缠、顽固，确为其他疾病所不能比拟。因此在它的病变中，必须诊断明确，可以抓住个别重要环节而一击以中。要想辨准确，关键在乎细致。不论形状、颜色、干湿、构造、痒痛，以及周围皮肤、全身症状，都为重要的辨证内容。

对问诊，也需不嫌其烦。因为它的特点，多为先天性传染性及来之以渐（指慢性），所以既往史也较其他疾病为重要。

此外，望诊必须看得周全，因此有时也要暴露患者的整个身体。这种全身检查，是根据皮肤上的很多症状表现而获得正确诊断的关键。这些症状都是患者本身能够看到而未加注意，故仅恃问诊而不细致望诊多不得而知。同时也应当顾及患者的羞耻感，特别是对女患者们，不应该机械地要求她们完全脱去衣服，只要依次暴露各部分皮肤就可以了。

脉象，主正邪之间的消长及气血的盛衰。舌诊，察津液水分的荣枯。故急性皮肤病重视脉象，慢性皮肤病重视舌诊。

内 治

一、内治两原则

皮肤病内治法固然很多，但基本原则只有两个，为消症（中介症）、养液。前者以消灭中介症为前提，故多用于急性病；后者以滋养津液为主要，故多用于慢性病。但这两法，未必独立使用，也可相互配合，尤其是慢性皮肤病。

消症的内容，有疏风、息风、清热、燥湿、理湿、解毒、杀虫、破瘀(+)、行瘀(-)、理气等。养液的内容，为生津和养血。不过还包括作为生津、养血的原因处理，如息风、润燥、清火等。息风、润燥、清火三者，在表面上看似乎不属于滋养范畴，可是它们也是滋生水津的主要手段之一，而且还是在积极的方面发挥作用。

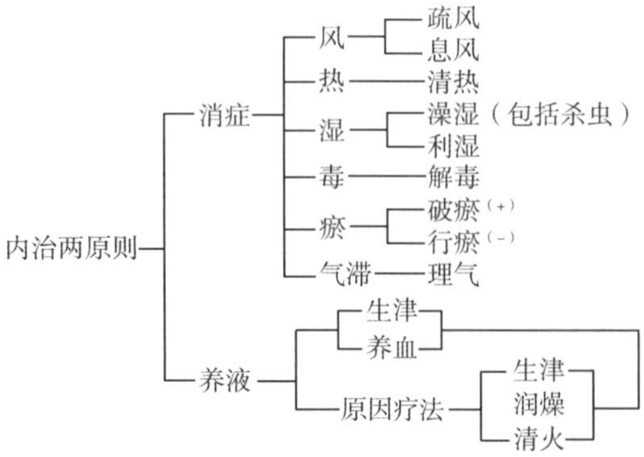

皮肤病内治原则示意图

一种皮肤病必然同时有几种中介症存在，有时竟分不出主次，因此处方也不得不面面顾到。例如消风散、消风导赤汤、皂角苦参丸三方中，养血、疏风、清热、利湿都有，我们无法将它们分别归纳为某一法的方剂。所以皮肤病的方剂归类问题，是十分费事的。

消风散（《外科正宗》）、消风导赤汤（《医宗金鉴》）、皂角苦参丸（《医宗金鉴》）的方药组成与对照如下。

		消风散	消风导赤汤	皂角苦参丸
养血	当归	○		○
	生地黄	○	○	
	麻子仁	○		○
	川芎			○
	何首乌			○
	枸杞子			○
燥湿	苍术	○		○
	苦参	○		○
	土茯苓		○	
	白鲜皮		○	
	白芷			○
疏风息风	白茉莉			○
	防风	○		○
	荆芥	○		○
	牛蒡子	○	○	○
	蝉衣	○		
	薄荷		○	
	威灵仙			○
	天麻			○
	独活			○
	蔓荆子			○
	羌活			○
	白花蛇			○
	全蝎			○

续表

		消风散	消风导赤汤	皂角苦参丸
清热	知　母	○		
	石　膏	○		
	木　通	○	○	
	甘　草	○	○	○
	金银花		○	
	黄　连		○	
	灯心草		○	
	连　翘			○
其他	大枫子			○
	皂角刺			○
	白附子			○
	牛　膝			○
	草　乌			○
	杜　仲			○
	青风藤			○
	人　参			○
	砂　仁			○

现在将六症分别讨论，其中疮与毒并合为急性病，癣和风并合为慢性病，疠为恶性病。损容详见各论，不做专门论述。

二、急性皮肤病

急性皮肤病，来之急骤，病程也短，病因、机转较单纯，中介症不外风、热、湿、毒、虫、瘀等。处理此六症的原则，为消症法。

1. 风　皮肤病风症，在急性病中多为外风，也就是原发成分的风。它是浅在的、单纯的，只需疏泄透散，古人所谓“表而出之”。唯往往伴有热证，因此在处方中也有清热药参入其中。

常用方有秦艽牛蒡汤、防风升麻汤、防风通圣散等。

秦艽牛蒡汤(《医宗金鉴》)、防风升麻汤(《片玉心书》)、防风通圣散(《宣明方论》)的方药组成与对照如下。

	秦艽牛蒡汤	防风升麻汤	防风通圣散
秦　艽	○		
牛蒡子	○	○	
枳　壳	○		
防　风	○	○	○
犀　角*	○		
黄　芩	○		○
升　麻	○	○	
甘　草	○	○	○
栀　子		○	○
麦　冬		○	
荆　芥		○	○
木　通		○	
葛　根		○	
薄　荷		○	○
玄　参	○	○	
当　归			○
白　芍			○
芒　硝			○
大　黄			○
连　翘		○	○
桔　梗			○
石　膏			○
川　芎			○
麻　黄	○		○
滑　石			○
白　术			○

* 现已禁用，可选择代用品水牛角

2. 热　急性皮肤病的热证，为实热。大多由六淫、饮食所伤等直接变化而来，还是属于原发性的，所以较为单纯。治法不外乎清热。但如夹风者，再参息风药；挟湿者，再加利湿药。

常用清热方中，纯粹清热的，有黄连解毒汤、清凉饮、清火消毒汤之类；热毒较重，当清热降火，方有凉膈散、化斑解毒汤之类；毒邪严重的，方有犀角地黄汤(现称清热地黄汤)之类。

清热疏风的，有解毒泻心汤、升麻消毒散、白虎加味汤之类。

清热利湿的，有清脾甘露饮、龙胆泻肝汤之类。

黄连解毒汤（《外台秘要》）、清凉饮（《简明医彀》）、清火消丹汤（《外科真诠》）、凉膈散（《太平惠民和剂局方》）、化斑解毒汤（《外科正宗》）、犀角地黄汤（《备急千金要方》）、解毒泻心汤（《外科正宗》）、升麻消毒饮（《医宗金鉴》）、白虎加味汤（《集成良方百种》）、清脾甘露饮（《医宗金鉴》）、龙胆泻肝汤（《医方集解》）的方药组成与对照如下。

	黄连解毒汤	清凉饮	清火消丹汤	凉膈散	化斑解毒汤	犀角地黄汤	解毒泻心汤	升麻消毒饮	白虎加味汤	清脾甘露饮	龙胆泻肝汤
黄　连	○	○			○		○				
黄　芩	○	○		○			○			○	○
黄　柏	○										
栀　子	○	○		○			○	○		○	○
薄　荷		○		○					○		
桔　梗								○			
枳　壳		○								○	
甘　草		○	○	○	○		○	○	○	○	○
生　地			○			○				○	○
牡丹皮			○			○					
玄　参			○		○		○				
牛　膝			○								
赤　芍			○			○		○			
天花粉			○								
连　翘		○		○	○			○		○	
大　黄				○							
芒　硝				○						○	
茯　苓				○							
淡竹叶				○					○		
牛蒡子					○		○	○			
知　母					○		○		○		
石　膏					○		○		○		
升　麻					○			○			
人中黄					○						
犀　角*						○					
防　风							○	○	○		
荆　芥							○		○		
滑　石							○				
灯心草		○					○				
木　通							○				○
当归尾								○			
金银花								○			
羌　活								○			
白　芷								○			
红　花								○			
麦　冬									○	○	
半　夏									○		
桑白皮									○		
葛　根									○		
苍　术										○	
土茯苓										○	
泽　泻										○	○
茵　陈										○	
龙胆草											○
柴　胡											○
车前子											○
白　蜜				○							
淡竹叶					○						
白　术										○	
当　归											○

* 现已禁用，可选择代用品水牛角

3. 湿　湿在急性皮肤病中，为一个主要的中介症，尤其是疮，可以说造成疮症的唯一条件，就是湿。

湿一定伴有热，其理由是仅有单纯的湿，是无法造成皮肤病的。在湿邪为患的过程中，一定蒸熏化热，湿热交蒸，疮症乃成。

单纯利湿的方剂，有清肌渗湿汤之类；单纯燥湿的方剂，有不换金正气散之类；利湿而兼清热的方剂很多，常用的有萆薢渗湿汤、清脾除湿饮、二妙丸、除湿胃苓散之类。

清肌渗湿汤（《医宗金鉴》）、不换金正气散（《太平惠民和剂局方》）、萆薢渗湿汤（《疡科心得集》)、清脾除湿饮(《医宗金鉴》)、二妙丸(《类证治裁》)、除湿胃苓散(《医宗金鉴》)的方药组成与对照如下表。

	清肌渗湿汤	不换金正气敢	萆薢渗湿汤	清脾除湿饮	二妙丸	除湿胃苓散
苍　术	○	○		○	○	○
厚　朴	○	○				○
陈　皮	○	○				○
甘　草	○	○		○		○
升　麻	○					
柴　胡	○					
白　芷	○					
泽　泻	○		○	○		○
木　通	○					○
灯心草	○			○		○
半　夏		○				
生　姜	○	○				
藿　香		○				
黄　柏			○		○	
萆　薢			○			
薏苡仁			○			
土茯苓			○	○		○
牡丹皮			○			
滑　石			○			○
通　草			○			
白　术	○			○		○
黄　芩				○		
黄　连	○					
大　枣		○				
淡竹叶				○		
栀　子				○		○
连　翘				○		
茵　陈				○		
枳　壳				○		
芒　硝				○		
猪　苓						○
防　风						○
肉　桂						○

4. 毒　毒为重症的热，因此清热泻火之剂，也即解毒剂。

5. 虫　虫从湿热而来，应以燥湿利湿清热为法，主要靠外用药杀虫。杀虫内服方有芦荟丸，其组成：芦荟、青皮、雷丸、芜荑、黄连、胡黄连、鹤虱、木香、麝香。

6. 瘀$^{(+)}$　瘀证在急性病中，都为“瘀$^{(+)}$”。它是热毒搏于血分，则血凝而瘀。故破瘀当中应佐以解毒，方有解毒破瘀汤，其组成：生地黄、当归尾、赤芍、泽兰、红花、苏木、绿豆、甘草、连翘、牡丹皮。

7. 气滞　气滞证，在急性病中十分少见，唯在丹毒偶尔出现。这种气滞，还是由于风邪相搏所致。而这种风邪，也偏于寒而不偏于热。因此，在治疗时，应在疏理滞气中佐以透泄风寒，这样则标本兼顾。方有乌药顺气散(《太平惠民和剂局方》)之类，其组成：乌药、橘红、枳壳、白芷、桔梗、麻黄、僵蚕、川芎、大枣、甘草、生姜、炮姜。

三、慢性皮肤病

慢性病，不管它是原发的或继发的，必然经年累月，淹缠难愈，甚至终身不得根治。

它除了具备继发性中介症以外，还带来了“津枯血耗”的后果。而这个后果，又作为“新因”而反复产生新的“后果”。于是相互作用，反复刺激而形成恶性循环，这是一种。

津耗血枯→生燥→生热→生风→燥灼水分→津耗血枯。

此外，不论原始的什么因素造成气滞或血瘀，气滞还可以再生血瘀$^{(-)}$，血瘀也同样可以导致气滞。以后则互相刺激转化、环生。在这个恶性循环中，气愈滞则血愈瘀，以致病变区皮肤也更失于润养而不仁。这是另一种。

还有津血并不枯耗，气血也不滞瘀，而长期病累者，那是属于慢性病中的实证了。乃湿热之邪留困血分，虽然为患已久，可是尚未清澈使然。这种“尚未清澈”，并非不在外泄，而是湿热正在不断地新生形成。一方面在外泄或清解，而另一方面新生的湿热正在机体中依然维持着原来的程度。不断产生的理由也很明白，湿郁久则化热，热郁久则成毒，毒在血分则血浊，血浊则不清而再生湿，这样周而复始地循环着，何怪乎久不得愈。因为湿为黏腻之邪，黏则必润，腻者必滋，在变化过程中虽热可以煎熬津液，而有黏腻的物质——“湿”来滋润，所以病程虽长而津液不伤。也就是视其为“实证”的根据。

从这里可以证明，慢性皮肤病的缠绵、顽固、难以治愈，是由于中介症群的恶性循环。这样恶性循环的体系有三个，即：①湿热的恶性循环；②燥、热$^{(-)}$、风、伤津的恶性循环；③气滞、血瘀$^{(-)}$的恶性循环。

以下我们来讨论对上述三个恶性循环的处理，也就是对一切慢性皮肤病的内治方法。

（一）湿、热

对湿热交蒸而并未伤及津、血的处理较为单纯，不外是利湿、清热或利湿与清热同时并进。我们可以切断其中的一个环节或二者同时兼顾。在取方中，当采用利湿清热剂。不过虽然津、血未伤，但久病的皮肤病，考虑对津血的保养，还是必要的，因此在利湿药中，应该以利湿而不伤津液为原则，所以燥湿药不宜沾唇。常用方有龙胆泻肝汤、猪苓散、加味大分清饮之类。

龙胆泻肝汤（《医方集解》）、猪苓汤（《伤寒论》）、加味大分清饮（干祖望经验方）的方药组成与对照如下表。

	龙胆泻肝汤	猪苓汤	加味大分清饮
黄　芩	○		○
栀　子	○		○
生地黄	○		
甘　草	○		
木　通	○		○
龙胆草	○		○
泽　泻	○	○	○
柴　胡	○		
车前子	○		○
当　归	○		
猪　苓		○	○
茯　苓		○	○
滑　石		○	
阿　胶		○	
枳　壳			○
黄　柏			○

（二）燥、热$^{(-)}$、风、伤津

这个问题，应该从四个基本环节——燥、热$^{(-)}$、风、伤津上来处理，因此内治也从这四方面着手。

1. 润燥　津液、血液枯涸到一定程度时，则势必出现燥象。它的形成有两个方面：其一，为水分枯涸，真阴受伤，无以滋养；其二，为风的鼓煽和由风所产生的虚热、热$^{(-)}$煎熬。因此我们一方面固然要用滋润剂来纠正，而另一方面要更积极地息灭内风和清退虚热。这样则既能滋润其枯槁，更能控制其枯槁的继续发展。常用方有消风散、养血润肤饮、活血润燥生津汤之类。

2. 清热　这里的热，并非原发神型中介症的实火之热，而是继发性的虚火之热，在符号上是“热$^{(-)}$”。它也是恶性循环中的主要中介症。它前面接受燥而形成自己，而以后又产生风以燥伤津液。故清热一法，也是切断其恶性循环的手段之一。正因为它不是实热，所以清化也切忌苦寒。盖苦寒药继于清凉作用的后面，便是生燥。而燥正是皮肤病的致病因素。所以《余听鸿诊余集》认为：“血燥生风，用利湿之品，利去一分湿，即伤其一分阴，湿愈利而血愈虚，血愈虚而风愈甚。”虽然余听鸿所指的为利湿，但其生燥的机制则相同。其用方有六味地黄汤、甘露饮之类。

3. 息风　这里的风，是继发性的风，它是由血虚生热，热盛而生风。所以光凭风药来息灭它，则必愈息而愈炽。因为风药的本身就具有燥的作用。燥可以使水分消耗，而慢性皮肤病的风，恰恰是在燥的影响下产生的。若再用风药一燥，非但没有好处，而且会强化内燥。所以在这种情况下使用的息风剂，必须参佐滋阴润燥之品，古人谓之润燥息风。常用方有地黄饮、当归饮子之类。

4. 养血　其中以养血为最基本的方法。血生则津液也润，血旺津润，则一切的火，俱有水来涵润抑制，古人认为“水火既济”。一切因之而起的恶性循环也无法持续而中断，整个恶性循环体系也就崩溃了。一般常用方有四物汤、当归养血汤、神应养真丹之类。

消风散(《外科正宗》)、养血润肤饮(《外科证治全书》)、活血润燥生津汤(《医方集解》)、六味地黄汤(《小儿药证直诀》)、甘露饮(《太平惠民和剂局方》)、地黄饮(《医宗金鉴》)、当归饮子(《济生方》)、四物汤(《仙授理伤续断秘方》)、当归养血汤(干祖望经验方)、神应养真丹(《三因极一病证方论》)的方药组成与对照如下表。

	消风散	养血润肤饮	活血润燥生津汤	六味地黄汤	甘露饮	地黄饮	当归饮子	四物汤	当归养血汤	神应养真丹
荆　芥	○						○			
防　风	○						○			
甘　草	○				○	○	○			
当　归	○	○	○			○	○	○	○	○
白　芍			○				○	○	○	○
生地黄	○	○				○	○			
苦　参	○									
苍　术	○									
蝉　蜕	○									
牛蒡子	○									
知　母	○									
石　膏	○									
木　通	○									
熟地黄		○	○	○	○	○		○		○
黄　芪		○					○		○	
天　冬		○	○			○				
麦　冬		○	○			○				
升　麻		○								
黄　芩		○			○					
桃　仁		○	○							
红　花		○	○			○				
天花粉		○								
火麻仁		○								
山茱萸				○						
牡丹皮				○		○			○	
泽　泻				○						
茯　苓				○						
山　药				○						
枳　壳					○					
枇杷叶					○					
石　斛					○					
茵　陈					○					
何首乌						○	○			
玄　参						○				
白蒺藜						○	○			
僵　蚕						○				
川　芎							○	○	○	○
阿　胶									○	
羌　活										○
天　麻										○
川木瓜										○
菟丝子										○
瓜　蒌			○							
干地黄					○					

根据以上处理原则，不难把这个恶性循环体系予以击破。

最后指出，处理这种病例，虽然好像把燥、热、风、伤津分开来，但事实上还是四位一体的“养液”法。因为养血固然不可否认是养液的基础，但所谓息风、清热、润燥三法，正是替养血创造条件，而且还可巩固养血的效果。

(三)气滞、血瘀

上面谈过，由各种因素所引起的血行不畅，成为阴证之“瘀(-)”。而这种瘀(-)，又足以阻滞气机的流行，继续产生气滞。这种血行不畅及气机阻滞，又自相因果，交替地相互作用，以致不畅者更不畅，阻滞者更阻滞。所以我们要处理这一个恶性循环，应当从行气、化瘀两方面着手或同时兼顾。行气常用方，有胡麻仁丸之类，用于急性的乌药顺气散也可采用。化瘀的瘀(-)，不比瘀(+)的实证，因此应同时参以养血药品，常用方如通窍活血汤、化瘀润肤汤之类。唯通窍活血汤中麝香，则宜改用乳香和没药。

胡麻仁丸(《外科正宗》)、乌药顺气散(《太平惠民和剂局方》)、通窍活血汤(《医林改错》)、化瘀润肤汤(干祖望经验方)的方药组成与对照如下表。

	胡麻仁丸	乌药顺气散	通窍活血汤	化瘀润肤汤
胡麻仁	○			
苦　参	○			
威灵仙	○			
石菖蒲	○			○
白附子	○			
独　活	○			
甘　草	○	○		
乌　药		○		
橘　红		○		
枳　壳		○		○
桔　梗		○		
白　芷		○		
僵　蚕		○		
生　姜		○	○	
川　芎		○	○	
赤　芍			○	○
桃　仁			○	○
红　花			○	○
老　葱			○	
红　枣			○	
当归尾				○
泽　兰				○
苏　木				○
丹　参				○
益母草				○
麻　黄		○		
炮　姜		○		
大　枣		○		
麝　香			○	
黄　酒			○	

总结起来,慢性皮肤病中虽然变化多端,中介症又复杂,但也不会超出此前所讲的三个恶性循环。在治疗上,“湿、热”一环,宜用消症法;此外两环俱为养液法,不过一环显著而一环隐晦一些而已。

(四)恶性皮肤病

恶性皮肤病,为癞、麻风一类的疾患。以其顽固难治,犹如岩症在外科病中一样的难治而称为恶疮一样。

内治方面,大体上可以分为三期。

第一期:开始时,当解表通络。常用方有磨风丸、醉仙散、搜风顺气丸、追风散、万灵丹之类。

第二期:在颜面发生变形时期,则宜祛风逐毒。常用方有通天再造散、类聚祛风散、必圣散、苦参丸、换肤散、消风散之类。

第三期:为后期,主要应调补气血。当然,在可能的范围里,还是要抓住机会配以祛风解毒。常用方有何首乌酒、补气泻营汤之类。

磨风丸(《医宗金鉴》)、醉仙散(干祖望经验方)、搜风顺气丸(《校注妇人良方》)、追风散(《梅氏验方新编》)、万灵丸(《传信适用方》)、通天再造散(《三因极一病证方论》)、类聚祛风散(干祖望经验方)、必圣散(《外科正宗》)、苦参丸(《疮疡经验全书》)、换肤散(干祖望经验方)、消风散(《外科正宗》)、何首乌酒(《疡医大全》)、补气泻营汤(干祖望经验方)的方药组成与对照如下表。

	磨风丸	醉仙散	搜风顺气丸	追风散	万灵丸	通天再造散	类聚祛风散	必圣散	苦参丸	换肤散	消风散	何首乌酒	补气泻营汤
茜　草	○												
麻　黄	○				○								
牛蒡子	○	○			○						○		
苍耳子	○												
细　辛	○			○	○					○			
川　芎	○			○	○				○	○			
当　归	○								○	○	○	○	○
荆　芥	○				○				○	○	○		
蔓荆子	○	○			○				○	○			

续表

	磨风丸	醉仙散	搜风顺气丸	追风散	万灵丸	通天再造散	类聚祛风散	必圣散	苦参丸	换肤散	消风散	何首乌酒	补气泻营汤
防　风	○	○		○	○		○		○		○		
茯　苓									○				
白蒺藜									○				
栀　子									○				
车前子	○		○										
威灵仙	○									○			
天　麻	○				○					○			
何首乌	○				○				○			○	
羌　活	○				○				○				
薄　荷				○	○								
玄　参					○								
地　榆					○								
麻　黄					○								
旋覆花					○								
菊　花					○								
独　活	○								○				
胡麻仁		○	○								○		
枸杞子		○					○			○			
白　芍		○								○			
苦　参		○							○	○	○		
瓜蒌根		○											
轻　粉		○						○					
槟　榔								○					
豨莶草	○												
郁李仁			○										
菟丝子			○										
牛　膝			○										
山　药			○						○				
枳　壳			○				○						
大　黄			○			○		○					
皂角刺						○			○				
郁　金						○							
川　乌				○	○				○			○	

续表

	磨风丸	醉仙散	搜风顺气丸	追风散	万灵丸	通天再造散	类聚祛风散	必圣散	苦参丸	换肤散	消风散	何首乌酒	补气泻营汤
全　蝎													○
石　斛													
甘　草					○		○		○		○		○
朱　砂									○				
雄　黄				○									
牵牛子						○		○					
黄　芪							○						○
赤　芍							○						
地骨皮							○						
地　黄							○				○	○	○
白花蛇										○			
乌梢蛇										○			
地　龙										○			○
白　芷				○	○					○			
菊　花					○					○			
紫　参										○			
沙　参										○			
木　贼										○			
不灰木										○			
天门冬										○			
石菖蒲										○			
定风草										○			
草　乌				○	○					○		○	
苍　术				○						○	○		
木鳖子										○			
石　膏											○		
知　母											○		
木　通											○		
蝉　蜕					○						○		
蛤　蟆												○	
穿山甲												○	
侧柏叶												○	
松　叶												○	

续表

	磨风丸	醉仙散	搜风顺气丸	追风散	万灵丸	通天再造散	类聚祛风散	必圣散	苦参丸	换肤散	消风散	何首乌酒	补气泻营汤
五加皮												○	
胆南星				○									
酒												○	
升麻													○
连翘													○
苏木													○
黄连													○
白豆蔻													○
人参													○
桃仁													○
黄芩													○
桔梗													○
麝香													○
梧桐油													○
水蛭													○
虻虫													○

四、结语

皮肤病内治原则为消症与养液。前者为攻有余，后者为补不足。急性皮肤病，来之急暴，有余之症必多，故以消症法为主要。慢性皮肤病，病程漫长，津液必耗，不足之症必多，故以养液法为主要。

在具体治法上，则对急性皮肤病、慢性皮肤病、恶性皮肤病各有一套规律。

急性皮肤病的内治方法，除特殊病例外，基本如下：①对风——疏风清热；②对热——清热解毒（包括解毒）、清热降火；③对湿——利湿、燥湿（包括杀虫）、利湿清热；④对瘀(+)——破瘀解毒；⑤对气滞——利气疏风。

慢性皮肤病的内治方法，应针对前述每一类恶性循环，基本上如下：①对湿热——利湿、清热；②对燥伤津——润燥、清热、息风、养血；③对气滞血瘀(−)——气利、化瘀。

对恶性皮肤病，则在它先后三个阶段中，也分以下三步处理：第一期——解表通络；第二期——祛风逐毒；第三期——调补气血。

最后，对皮肤病内治法常用中药做一个归纳。

（一）疏风与息风药

凡原发性的风，是急性的、浅在的，是邪在表，故宜“疏”。疏风的中药有薄荷、苍耳子、黄防风、荆芥、麻黄、秦艽、升麻、柴胡等。

凡继发性的风，是慢性的、深在的，是邪在里，故宜“息”。息风的中药有僵蚕、威灵仙、羌活、白蒺藜、浮萍、天麻等。

对顽固的风，可选全蝎、乌梢蛇、白花蛇、蕲蛇、大枫子等。

（二）燥湿与利湿药

对急性病的湿，宜燥，取其效速。燥湿的中药有苍术、白术、厚朴、白芷、陈皮、苦参等。

对慢性病的湿，宜渗利，因燥药必伤津液之故。利湿的中药有茯苓、防己、泽泻、猪苓、薏苡仁等。

更有利湿而保津的药如车前子、茵陈、滑石、萆薢等。

也有湿、热并重，需重用清热药来代替利湿的，因苦能生燥之故。其药有木通、黄柏、苦参、龙胆草等。

还有风、湿兼具或其湿在表而可用表法来宣解的，有防风、秦艽、羌活、独活等。

（三）清热药

凡轻的、浅的皮肤病或津液已伤而禁用会化为燥的苦寒药的，宜用甘寒药。甘寒清热药有连翘、紫花地丁、金银花、天花粉、玄参、石膏、知母等。

凡重的、深的皮肤病，宜用苦寒大凉药，否则不能直折灭火。苦寒清热药有黄连、黄芩、黄柏、栀子等。

对付更重、更深的热毒，则用犀角（现已禁用，可使用代用品水牛角）、人中黄等。

如果我们能够掌握以上规律，那么在临床上处理皮肤病时，就可以左右逢源了。

外　治

皮肤病外治方法，不外乎两种：药物的外治和物理的外治。这二者既可单独使用，也可相互配合，而且更需与内治呼应并进。一般急性皮肤病，多取用药物外治，而慢性皮肤病则多药物外治与物理外治并重。

一、药物外治

皮肤病的外治用药，较一般外科病外治用药价值更高，因为其给药途径，是直达病灶。尤其是杀虫剂，其作用是内服药所无法替代的。

前“疮门”中说过：“多数外治是采用对症疗法”，而独皮肤病则有时也为“针对中介症下手的辨证论治”。真正符合《理瀹骈文》所谓：“外治之理，即内治之理，外治之药，亦即内治之药，所异者法耳。”这个法，便是消化道给药法和皮肤（有时也为创口）给药法。

皮肤病外用药，以剂型来论，有液剂、软膏剂、粉剂、烟熏剂四大类。而液剂中还细分酒剂、油剂、醋剂、水剂及其他等，其用法有洗、浸、涂擦及蒸熏四种。软膏剂又有两型，其一为煎制而成的油膏，其二为粉剂药加油或凡士林调制而成。粉剂用法，一为干扑，一为取其他汁液调涂（其实是糊剂）。调制中的赋形物，有鲜植物叶汁、鲜植物根汁、蜂蜜、植物油、酒、醋、水等，而且还有动物身上的涎液、胆汁或血液。烟熏法，用药艾条或粗锉的末药。

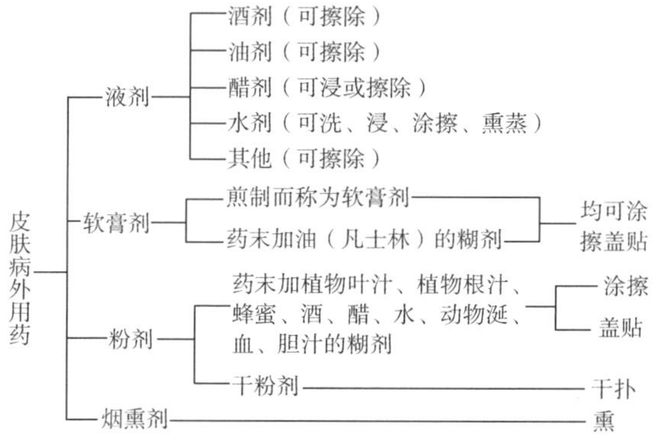

皮肤病外治用药应用方法图示

【使用方法】

1. 盖贴　这是用软膏剂或糊剂平摊在消毒纱布或棉纸上面，然后盖贴的方法。

每盖贴一次药物，可维持一天，故得天天换药。唯必须注意，盖贴之后，药面必与肌肤或创面牢牢贴紧，不得稍留空隙，故在贴上时要予以轻轻按压。

凡寒冬冷天，面积较大的创面，在盖贴之前，宜将药面加温，否则引起疼痛，甚至创口着寒而变症。

2. 涂擦　凡直接使软膏或糊剂附着于肌肤上的，称涂；把液剂拭在肌肤上面或把软膏或糊剂极轻极薄地抹在肌肤上的，称擦。这种方式，为皮肤病外治上药最广泛采用的方法。

3. 干扑　凡不用赋形物的药粉，直接涂布在皮肤上的，称为干扑法。不过干扑法在“药”和“皮肤”两方面必须要具备几点条件。在药的方面，细度的要求特别高；在皮肤方面，皮肤必须潮润，甚至有适量分泌物。二者缺其一，则无法使用。

它的优点是：干净清洁；收湿起燥；使用方便。但也有其缺点，即：容易掉落；如分泌物过多，则必胶硬结靥，干裂疼痛，对急性病反而阻遏毒邪外泄。

凡干扑药粉，每日不限次数，只要药粉掉落过多，即可再扑。

4. 洗　洗，一方面利用“其体纯阴，其用纯阳”的水来宣通气血，发散邪气；另一方面则利用药力作用，直透病灶。

正常的皮肤，对外来药物刺激并不敏感。一旦有病，其感应性增高而对药物的反应也增强。所以洗法对皮肤病来说，是一个最好的办法，因此为临床家所乐用。

5. 浸　凡极端顽固的皮肤病，一般洗浴则药力无法深入而起作用，于是采用“长时间的洗”，索性把患病区浸泡在药水中，这就是浸泡法。

不过此法只能适于四末，头面躯干部则不适用。

6. 蒸　蒸，是利用“蒸气”使药力透入人体肌肤。药力借蒸气的氤氲之气，直透腠理，温通经络，疏启汗孔来解毒、除痛、止痒。

蒸法运用于皮肤病的历史已相当久远，《备急千金要方》中早就有用狼牙水来熏蒸阴癣的。

7. 熏　熏，是利用烟气来透入肌体皮肤的处理。因烟从火生，借其温暖之气，畅达气血，故能拔引郁毒外泄。浓厚的烟气，更能杀虫而不伤宿主。

熏的方法，临床上常用者有二。其一，为艾药条熏法，只燃着一根艾药条，放于病患区的下面，渐渐熏灼。因此法便利，不需设备，而且不论家居旅行，俱可进行，故在临床最为多用。其二，把药物贮藏于一特制容器中，容器顶部通有导管，把烟引导外透，导管另一端，则对着受熏之处。此法优点，为烟力足而集中，且能控制其浓度。

【常用方剂】

1. 软膏类　这里的软膏剂，与疮疡门所用的完全一样，系用植物油与药物熬煎后，再加白（黄）蜡而成，在常温中可延展而不熔化的外用药剂；也有用药粉再加油类混合而成者。但后者事实上为糊剂的一种。

以上两种软膏，前者油脂较多，宜用于急性皮肤病的糜烂、剥皮、流水者，用法为盖贴，常用药方有黄连膏、生地膏之类；后者所含药末比较多，质地也较浓，故宜用于慢性皮肤病，用法为涂擦，常用于急性的有渗湿膏、黄灵丹膏之类，用于慢性的有铜绿膏、杏脂膏、润肤膏之类。

黄连膏（《医宗金鉴》）、生地膏（《小儿卫生总微论方》）、渗湿膏（干祖望经验方）、黄灵丹膏（干祖望经验方）、杏脂膏（干祖望经验方）、铜绿膏（《疡科选粹》）、润肤膏（干祖望经验方）的方药组成与对照如下表。

	黄连膏	生地膏	渗湿膏	黄灵丹膏	杏脂膏	铜绿膏	润肤膏
麻油	○		○	○			○
白蜡	○						
黄连	○						
黄柏	○		○	○			
生地黄	○	○					
升麻		○					
大青叶		○					
栀子		○					
紫草		○					
当归尾	○						
姜黄	○						
枯矾			○				
升底			○				
东丹			○	○			○
石膏				○			
滑石				○			
炉甘石				○			
冰片				○			
绿豆粉				○			
轻粉				○			
苦杏仁					○	○	
猪脂		○			○		
铜绿						○	
松香						○	
蓖麻子						○	
烟膏							
当归							○

2. 酒剂类　皮肤病所用的酒制剂，一般为在常温时处理的冷浸剂。其适应证为慢性病，如肺风、顽癣、绣球风等症。使用方法为涂擦。

常用方有土槿皮水、黄白液之类。

土槿皮酊（《中医皮肤病学简编》）与黄白液（干祖望经验方）的方药组成与对照如下表。

	酒	土槿皮	斑蝥	白矾	硫黄	轻粉
土槿皮酊	○	○	○			
黄白液	○			○	○	○

3. 油剂类　油剂，有冷浸的，也有煎制者。其适应证，为顽固的皮肤病或表现为干燥、皲裂、失润的皮肤病。使用方法也为涂擦。

常用方有红油、蜈蚣油之类。

红油（《外科证治全生集》）与蜈蚣油（《疡科选粹》）的方药组成与对照如下表。

	红砒	蜈蚣	麻油
红　油	○		○
蜈蚣油		○	○

4. 醋剂类　醋制剂，大多为冷浸制剂。其适应证也为顽固的慢性皮肤疾病。使用方法大多为浸泡法，但也有涂擦的。

临床上常用的有鹅掌风药水、藿香醋剂之类。

鹅掌风药水、藿香醋剂（《外伤科学》）的方药组成与对照如下表。

	醋	土槿皮	枯矾	蛇床子	铜绿	白及	雄黄	樟脑	胆矾	信石	藿香	大黄	黄精	皂矾
鹅掌风药水	○	○	○	○	○	○	○	○	○	○				
藿香醋剂	○										○	○	○	○

5. 粉剂类　粉剂，即散剂，通常为一种或两种以上的药物加以磨研而成。如果加入油类以赋形，即为软膏剂；加其他液汁以赋形的，即为糊剂。

粉剂在临床上应用最广，取用最便利，而且也是软膏剂、煎剂、洗剂的基础药，所以方剂也较多。如用于急性皮肤病的有三黄散、石珍散、青蛤散、三白散、中白散之类，用于慢性皮肤病的有文蛤散、必效散、雄黄解毒散、冰硫散、退红散之类，用于恶性病的有类聚祛风散、双乌散、疯门回痹散之类。损容病中也有不少专用的成方，另详载各论。

至于赋形剂的取材，也依其需要而定。如痒甚或有瘀滞者用酒、醋，干燥裂痛或皮肤枯槁者用油，特种皮肤病者用植物叶汁、根汁或动物的血、涎、胆汁等。

三黄散（《备急千金要方》）、石珍散（《外科正宗》）、青蛤散（《外科大成》）、三白散（《太平惠民和剂局方》）、中白散（《喉科家训》）、文蛤散（《三因极一病证方论》）、必效散（《医宗金鉴》）、雄黄解毒散（《痈疽神秘验方》）、冰硫散（《外科正宗》）、退红散（干望经验方）、类聚祛风散（《医宗金鉴》）、双乌散（干祖望经验方）、疯门回痹散（干祖望经验方）的方药组成与对照如下表。

	三黄散	石珍散	青蛤散	三白散	中白散	文蛤散	必效散	雄黄解毒散	冰硫散	退红散	类聚祛风散	双乌散	疯门回痹散
黄　连	○	○	○										
黄　芩	○												
黄　柏	○	○	○		○								
大　黄	○						○						
轻　粉		○	○	○		○	○			○			
石　膏		○	○	○									
青　黛		○	○		○								
蛤　粉			○										
铅　粉				○									
白　矾								○	○		○		
文　蛤						○							
儿　茶					○								
薄　荷					○								
元明粉					○								
马　勃					○								
酸　梅					○								
人中白					○								
川　椒						○			○				
川槿皮							○						
海桐皮							○						
百药煎							○						
巴　豆							○						
斑　蝥							○					○	
雄　黄							○	○		○		○	
寒水石								○			○		

续表

	三黄散	石珍散	青蛤散	三白散	中白散	文蛤散	必效散	雄黄解毒散	冰硫散	退红散	类聚祛风散	双乌散	疯门回痹散
硫　磺									○		○		
樟　脑									○	○			
信　石										○		○	
草　乌										○		○	
白附子										○		○	
胆　矾										○			
贯　众											○		
蛇床子											○		
芒　硝											○		
川　乌												○	
细　辛												○	
苦杏仁												○	
白芥子												○	
麝　香												○	
姜													○
山　柰													○
肉　桂													○
丁　香													○
白豆蔻													○

干扑药，也就是以上粉剂，并无专药。

6. 熏剂类　这一类剂型，大多为祛风、止痒、杀虫之剂。锉成粗末后，和在艾叶中，用桑皮纸搓卷成条。也可不加艾叶搓条，散装待用（放置于特制容器中燃烧）。

【常用中药】

皮肤病外用方固多，但常用的中药不外几类。兹归纳于后。

1. 清热药　黄柏——清热燥湿消炎；大黄——泻火清热；石膏——清热退火；青黛——清热凉血。

2. 解毒药　人中黄——解毒散瘀；贯众——解毒杀虫祛瘀；蟾酥——攻毒破瘀；斑蝥——腐蚀死肉，拔大毒；大枫子——劫毒杀虫。

3. 燥湿药　蛇床子——燥湿止痒；明矾——燥湿杀虫；苍术——燥湿行气；轻粉——燥湿攻毒。

4. 止痒药　川椒——行气破瘀止痒。

5. 杀虫药　硫黄——杀虫；雄黄——杀虫解毒；铜绿——破瘀杀虫；胆矾——祛风杀虫；砒石——杀虫；升底——杀虫止痒；烟膏——杀虫止痒。

6. 收涩药　东丹——收湿止痒；文蛤——收湿止痒；炉甘石——收湿生肌。

7. 辟秽药　密陀僧——除臭杀虫；白芷——祛风燥湿解臭；冰片——散火宣通解臭；樟脑——宣通除湿解臭。

二、物理疗法

皮肤病的外治，以药物为主，尤其是对急性皮肤病。但在慢性皮肤病、恶性皮肤病中，则物理疗法还是有其地位的。皮肤病常用的物理疗法有针、灸、砭、烟熏、洗浴五者。

1. 针　就是一般取穴针刺法，大多取经穴而下针。常用经穴有曲池、合谷、肩髃、曲泽、委中、阳辅、悬钟、风市、小海、三阴交、昆仑等。

2. 灸　也就是一般常用的灸法，大都用于恶性的麻风。此外，如《疯门全书》的“烧”法，事实上也是灸法的一种。其适应证为麻风，其法《疯门全书》谓：“裁纸作条，大者如食箸，入清油中浸透取出，放杉木上渗干，燃时如不爆，先将各处死肉以簪试之，不痛，即以墨点记，次用油纸条燃火，照墨点记烧，烧起火泡，更妙。泡破烂，即以膏药贴之。”

3. 砭　皮肤病所用砭法，一般多用梅花针。用法参阅疮疡门外治法。其作用为疏通皮肤的瘀滞，故只宜用于气滞血瘀者。此外如湿热交蒸的固然忌用，而血燥生风生热的，也在禁例。

第三章　窍　门

窍，指头面部五官七窍和前后阴，五官科编在《干祖望耳鼻咽喉科学》中，本章编入前后阴病。

前阴病

一、析因探变

前阴，指男、女两性的生殖器，为人身九窍之一，属足厥阴肝，为任脉之会，又属督脉。以所出之尿属膀胱，气化之出在小肠，因此又与手、足太阳有关。兼之男女媾精伎巧所出，又可属肾。又以饮食入胃，游溢精气，上输于脾，脾气散精，上归于肺，通调水道，下输膀胱，则亦可属于手太阴肺。《素问·厥论》谓："前阴者，宗筋之所聚，太阴阳明之所合也"，则更可知其可关乎脾、胃了。所以王肯堂认为："阴疮……须细心求而责之，不可专主一厥阴肝经，而唯清肝导湿之为事，斯无误矣。"

前阴病，为疝、疮疡、梅毒、恶疮以及阴肿、阴痒、阴冷、阴挺、阴蚀等女性病。疾病固然较多，但它的病因、病变则不外乎如此。

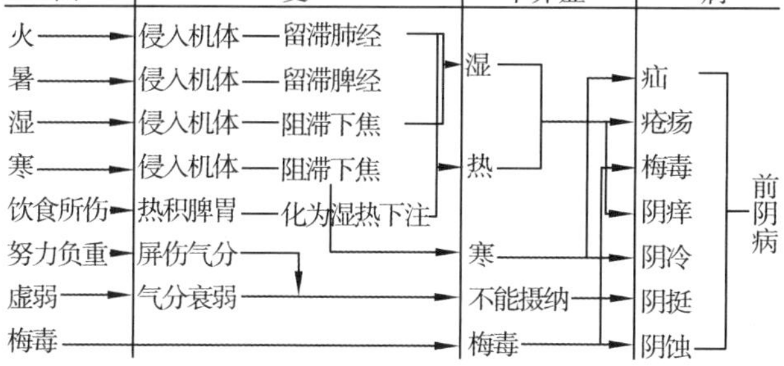

前阴病病因病机图

二、辨证论治

辨证方面，可以参阅此前各章。

内治方面，凡湿滞者，宜五苓散、济生葵子汤之类；凡湿热交蒸者，宜三妙丸、龙胆泻肝汤之类；凡热盛者，宜黄连解毒汤、银花解毒汤之类；凡气不摄纳者，宜补中益气汤之类。

病梅毒者按梅毒治疗，这里不做介绍。

五苓散（《伤寒论》）、济生葵子汤（干祖望经验方）、三妙丸（《医学正传》）、龙胆泻肝汤（《医方集解》）、黄连解毒汤（《外台秘要》）、银花解毒汤（《疡科心得集》）、补中益气汤（《内外伤辨惑论》）的方药组成与对照如下表。

	五苓散	济生葵子汤	三妙丸	龙胆泻肝汤	黄连解毒汤	银花解毒汤	补中益气汤
茯　苓	○						
猪　苓	○	○					
泽　泻	○			○			
白　术	○						○
桂　心	○						
土茯苓		○				○	
冬葵子		○					
枳　实		○					
瞿　麦		○					
车前子		○		○			
木　通		○		○			
黄　芩		○		○	○		
滑　石		○					
甘　草		○		○			○
苍　术			○				
黄　柏			○		○		
牛　膝			○				
龙胆草				○			

续表

	五苓散	济生葵子汤	三妙丸	龙胆泻肝汤	黄连解毒汤	银花解毒汤	补中益气汤
栀　子				○	○		
当　归				○			
生地黄				○			
柴　胡				○			○
黄　连					○	○	
金银花						○	
紫花地丁						○	
犀　角*						○	
连　翘						○	
丹　皮						○	
夏枯草						○	
黄　芪							○
人　参							○
当　归							○
陈　皮							○
升　麻							○

* 现已禁用，可选用代用品水牛角

后阴病

一、析因探变

后阴，即肛门，又称魄门。《素问・五脏别论》王冰注曰："魄门，肛门也，上合于肺，故名魄门。五脏之浊，从此而出，故亦为五脏之下窍。"可见，以所属脏腑来说，后阴是属于肺经的。

同时，又以其所出糟粕，变之于肠胃，握肠胃升降之权。胃与脾为表里，故也与脾脏有所牵涉。

更有肾开窍于二阴的学说，因后阴位处下焦。肾火亢则后阴之道燥结而难通，肾火惫则后阴之道滑泄而不固，二者皆乖则粪便之常度失其治节。

既然后阴属肺、肾而又与脾脏相关，所以后阴病的内治，不论攻补，都从以上三经着手。

不过后阴一窍，部位偏远。《格致余论》认为："臀居小腹之后，而又在其下，此阴中之阴也，其道远，其位辟，虽曰多血，气运不到。气既不到，血亦罕来。"对它的组织特异性，《辨证录》认为："盖肛门之肉，不比他处之肉，而肛门之皮，亦不比他处之皮。他处之皮肉，非横生则纵生也，唯肛门之皮肉，有纵有横，最难生合。"所以单恃内治一法，很难获得最高疗效，大多主张以外治为主。

后阴病，为脱肛、肛门痒、肛门裂、痔核、肛漏等几种。它的病因、病变大致如下。

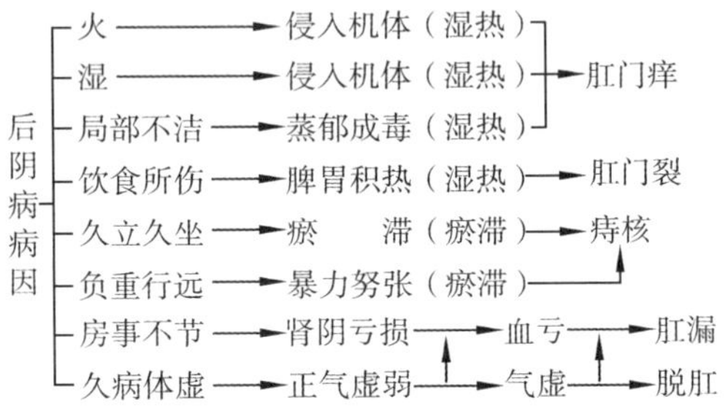

后阴病病因病机图

二、辨证论治

一般辨证，可以参阅以上各章。

论治方面，除痔核、痔漏以外治为主之外，其他各症，还是倚重内治。

凡湿热下注的，宜四苓散、清热渗湿汤之类。

凡由于瘀滞所引起的，宜复元活血汤、通窍活血汤之类。

凡由于气虚、血虚所引起的，当宗一般大法来补气补血。

四苓散(《丹溪心法》)、清热渗湿汤(《赤水玄珠》)、复元活血汤(《医学发明》)、通窍活血汤(《医林改错》)的方药组成与对照见如下表。

	四苓散	清热渗湿汤	复元活血汤	通窍活血汤
白　术	○	○		
茯　苓	○	○		
猪　苓	○			
泽　泻	○	○		
黄　连		○		
黄　柏		○		
苍　术		○		
甘　草		○	○	

续表

	四苓散	清热渗湿汤	复元活血汤	通窍活血汤
桃　仁			○	○
红　花			○	○
大　黄			○	
天花粉			○	
当　归			○	
柴　胡			○	
穿山甲			○	
赤　芍				○
川　芎				○
麝　香				○
大　枣				○
葱				○
姜				○

三、结语

九窍病，固然复杂，但有它的一定规律可循。举凡每窍必有其所主的内脏，同时更有经络可据。明白地说来，某脏开窍之处，即属某脏，某经络循行之处，也与其经络所主的脏腑有关。其大致如下。

目：属肝，眼睑属脾。

耳：属肾，因经络与肝胆也有关系。

鼻：属肺，因位居中土，故也属脾胃。

口齿：舌属心，牙齿属肾，齿龈属阳明。

咽喉：咽属胃，喉属肺。

前阴：属肾，与肝、膀胱、小肠有关。

后阴：属肾，与肺、大肠有关。

因有上述生理联系，故九窍有病之后的治疗，也有一定原则。简述如下。

眼睑病：清泄肝火，利脾湿。

耳病：实泻肝胆，虚补肾。

鼻病：实泻肺胃，虚补气。

口齿病：舌病，泻心火；牙病，实泻阳明，虚补肾。

咽喉病：实泻肺胃，虚补肾。

前阴病：实泻湿热，虚补肝肾。

后阴病：实泻湿热，虚补气血。

第四章　杂　门

外科病的杂症，是除了疮疡、皮肤病、窍病三者之外的一切外科疾病。如恶疮、瘿瘤、疝、痛脚气与脱疽、梅毒、漏症、损伤等。此外，尚有较小的病种，如痄腮、胼胝、恶脉、血箭血痣、大脚风、鹤膝风等。

恶疮（癌症）

恶疮，就是癌症。包括失营、蕈、翻花疮及乳岩等几种顽固的外科疾患。它唯一的特征，是在肿疡形式上为“石硬无情”，在溃疡形式上为“翻花峥嵘，或烂如岩壑”。不论它的病程或长或短，大多引起患者死亡。故《疡科心得集》把恶疮中舌蕈、失荣、乳岩、肾岩翻花列为“四大绝症”。

恶疮一症，古来一直视为阴证，《外科证治全生集》也把它归入阴证一门。其实它并不与其他真正的阴证完全一样，马培之曾明确指出“乳岩（恶疮中的一种）乃心肝二经，气火郁结，七情内伤之病，非阴寒结痰”（《马评全生集》）。所以它开始时固然也出现白色、不焮、不痛等一连串的阴证征象，但是都属假象。只要看它溃破后的炎性症状及其恶痛，就可证实这一点。

恶疮也比较容易与其他疮疡鉴别。要点如下。

其一，恶疮开始的生长时日不能确定。因为初期没有什么症状存在而不易发觉。它在开始发现时，是一个小小肿核或包块。这个肿核或包块，多数还是在无意中摸到的。

其二，这种恶疮的肿核或包块，多数质地坚硬。表面不很平滑，有结节感，无压痛。开始游离于皮里肉外，随着它的发展，活动性逐渐降低，以后粘连沉着。诚如《疡科心得集》所谓“按之石硬无情。推之不肯移动。如钉着肌肉者是也”。

其三，它的生长速度，急缓相差很远。有些病例几十年中一无变化，但有些病例可在1～2个月内扩展到严重的地步。

其四，恶疮在溃疡阶段，有两个相反的形态出现。第一型，为凸起型，其中又可分为大、小两型。小型的为蕈、菌、芝、梃等，它的形态是在溃烂的表面发生蕈、菌等样的赘生物。大型的为翻花疮，肉凸翻胬或如菜花样的东西。这两种凸型的恶疮，前者多发生于口腔、鼻、耳、阴茎等处，后者随处可生。这二者的早期，只是一个微小的小丘、疣子、水疱或斑点，然后逐渐扩大起来。第二型，为凹陷型。它的凹陷是腐烂而形成的，露出峥嵘的沟壑样。前者《医宗金鉴》称为“翻花突如泛莲”，后者《医宗金鉴》称为“腐烂深如岩壑”。不过第一型到了后期，把它凸出的部分腐掉，也能烂入肉里而凹下去，就转变为第二型，所以这两型恶疮，并不是一成不变的。

其五，疼痛，在未溃之前，完全没有或即使偶然地痛一下，也像闪电一样，一个突然的掣痛后，很快消失。将溃及初溃时，也不发生疼痛。一待疼痛发生，马上就是不可忍受的剧痛，而且这一种特殊性质的恶痛，除吗啡等强力止痛药外，无药可止。但到了后期，吗啡也失去作用。

其六，溃烂后的出血，也是特殊之一。而且每出一次，病症即恶化一步。

其七，它的好发部位，为足少阳胆、足厥阴肝两经循行之处。

其八，患者年龄，多数在40岁以上。《寿世保元》谓：“凡人年四十以上，头顶鬓颐、背膂腰胁或筋骨之上，所视不见之处，稍有疮疖，便不可轻易待之，若视之怠慢，以为常疾，每见从微至显，丧命者多矣。”

第九，患者的表情，都为情志沉默、郁郁寡欢，即使生平很旷达乐观者，患了恶疮之后，即判若两人了。

第十，一般脉象，都以弦脉为主。

以下讨论恶疮的论治。

一、平肝开郁

因为恶疮固然为戾气作祟，但刺激它、形成它、影响它的因素，还是在于肝经郁怒、脾经积虑。尽量消除它的主要因素，也是一种积极的有效措施。尤其是在肿疡阶段，更有其重要意义。

一般常用方剂，有加味逍遥散、归脾汤、清肝解郁汤之类，其方药组成与对照如下表。

	丹栀逍遥丸	归脾汤	清肝解郁汤
柴　胡	○		○
当　归	○	○	○
白　芍	○		○
白　术	○	○	○
茯　苓	○	○	○
香　附			○
甘　草	○	○	○
黄　芩			
陈　皮			○
薄　荷	○		
牡丹皮	○		○
栀　子	○		○
姜	○	○	○
人　参		○	○
黄　芪		○	
龙眼肉		○	
酸枣仁		○	
木　香		○	
远　志		○	
大　枣		○	
川贝母			○
熟地黄			○
半　夏			○
川　芎			○

二、清解戾气

清解戾气以枸橘李汤效果最佳，但它的适应证，只限于未溃之前的坚硬者。每天需服 100 ~ 200 g，而且以新鲜为佳。每一疗程，需用 5 ~ 10 kg 的大量药物。此外未溃的病变宜用小金丹、西黄丸、醒消丸之类。

尚有未溃已溃通用的，如无价丹、飞龙夺命丹、解戾丸等。小金丹、西黄丸、醒消丸出自《外科全生集》，而无价丹、飞龙夺命丹、解戾丸则是干祖望经验方，其方药组成与对照如下表。

	小金丹	西黄丸	醒消丸	无价丹	飞龙夺命丹	解戾丸
白胶香	○					
木鳖子	○					
草　乌	○					
五灵脂	○					
地　龙	○					
乳　香	○	○	○		○	
没　药	○	○	○		○	
当　归	○					
麝　香	○	○	○		○	
墨　炭	○					
雄　黄			○			
西　黄		○				
夏枯草						
蒲公英						
两头尖				○		
川贝母				○		
枸杞子				○		
紫花地丁				○		
半枝莲				○		
柴　胡				○		
川楝子				○		
蜂　房				○		
朱　砂					○	
胆南星					○	
半　夏					○	

续表

	小金丹	西黄丸	醒消丸	无价丹	飞龙夺命丹	解戾丸
血　竭					○	
硼　砂					○	
硇　砂					○	
砒　石					○	
斑　蝥					○	
巴　豆					○	
番木鳖						○
甘　草						○

三、消痰

消痰虽非主要治法，但在初起有坚块时，还是经常采用的，而且有一定的价值。

常用方有化坚二陈丸、王氏二陈汤之类，甚者用控涎丹。化坚二陈丸（《医宗金鉴》）、王氏二陈汤（《外科证治全生集》）、控涎丹（《三因极一病证方论》）的方药组成与对照如下表。

	化坚二陈丸	王氏二陈汤	控涎丹
陈　皮	○	○	
半　夏	○	○	
僵　蚕	○		
茯　苓	○	○	
甘　草	○	○	
黄　连	○		
白芥子		○	○
甘　遂			○
大　戟			○

四、清热

清解戾气，也就相当于《问斋医案》的“清凉泻火法”，但是，尚有其大同之下的小异。因为清解戾气，是以辟戾为主，这里是以清热解毒为主。大凡恶疮在腐烂严重时，有时也会由暂时性的热毒所致。

常用方有银花解毒汤、龙胆泻肝汤之类。银花解毒汤（《疮科心得集》），龙胆泻肝汤（《医方集解》）的方药组成与对照如下表。

	银花解毒汤	龙胆泻肝汤
金银花	○	
紫花地丁	○	
犀　角*	○	
土茯苓	○	
牡丹皮	○	
夏枯草	○	
黄　连	○	
连　翘	○	
龙胆草		○
黄　芩		○
栀　子		○
泽　泻		○
木　通		○
车前子		○
当　归		○
甘　草		○
生地黄		○
柴　胡		○

* 现已禁用，可选用代用品水牛角

五、扶持正气

恶疮对人体正气的消耗，是来之以渐的，所以扶持正气，也是一个重要环节。古人治疗这类疾病的处方，十之八九为补益。不过在补益的主题下，还配合一些针对中介症的方药。一般常用的扶持正气的方剂，除八珍汤、十全大补汤之外，有香贝养荣汤、益气养营汤、人参养营汤、清肝解郁汤、和营散坚丸之类。

八珍汤（《瑞竹堂经验方》）、十全大补汤（《传信适用方》）、香贝养荣汤（《医宗金鉴》）、益气养营汤（《张八卦外科新编》）、人参养营汤（《太平惠民和剂局方》）、清肝解郁汤（《外科正宗》）、和营散坚丸（《外科正宗》）的方药组成与对照如下表。

	八珍汤	十全大补汤	香贝养荣汤	益气养营汤	人参养营汤	清肝解郁汤	和营散坚丸
人参	○	○	○	○	○	○	○
白术	○	○	○	○	○	○	○
茯苓	○	○	○	○	○	○	○
甘草	○	○	○	○	○	○	○
熟地黄	○	○	○	○	○	○	○
当归	○	○	○	○	○	○	○
川芎	○	○	○	○		○	○
白芍	○	○	○	○	○	○	○
黄芪		○		○	○		
肉挂		○			○		
香附			○	○			○
川贝母			○	○		○	○
陈皮			○	○	○	○	○
桔梗			○	○			○
生姜		○	○	○	○		
大枣		○	○	○	○		
柴胡						○	
五味子					○		
远志					○		
栀子						○	
牡丹皮						○	
天花粉							○
昆布							○
升麻							○
红花							○
夏枯草							○

除以上几种治疗大法之外，针对癌病特殊的出血、恶痛也有其相应的治疗方法。恶疮出血，不同于一般血热妄行者，大多为肝阳上亢逼血逆行或心脾两虚，不能统血。方有丹栀逍遥散、归脾汤之类。恶疮的恶痛，是由于戾气的鸱张怒发，因此，止痛的唯一手段就是压制戾气。常用而较为有效的方剂为龙虎散，此为干祖望经验方，组成：五灵脂、全蝎、蜈蚣。

瘿　瘤

瘿与瘤，虽然常常连在一起，但事实上为两种疾病。瘿，系瘤的一种，它专发于颈部。古人称帽带为缨，瘿的患发位置，恰巧为帽带挽结之处，因此便名为瘿。瘿、缨为同音之故。

一、辨瘿瘤

1. 瘿

(1)颈部前侧结喉处，逐渐粗大起来，进展很慢。这种粗大，甚至呈馒头样下坠。按之柔软，皮色如常，毫无疼痛感觉。

(2)为了与其他痰块、瘰疬等区别，可用手指捏住肿块，令病者做吞咽动作，该肿块随结喉上下移动者，为本病。

2. 瘤

(1)凡瘤体大小不定、生长缓慢、硬度不等或有随着喜怒、劳逸有所消长者，多为气瘤。气者，古人认为“怒则气上，喜则气消，劳则气耗，思则气结”。

(2)凡瘤体较大，其质软硬一如肌肉，外表皮色也与一般皮肤相同者，多为肉瘤。肉瘤属脾，因脾主肌肉之故。

(3)凡形同肉瘤而内含牙膏样物质者，为粉瘤，俗名豆渣瘤。该种腐败物质为肉腐所致，故亦属脾。

(4)凡瘤质坚硬，因硬为肝病外科的本色；也可为青筋盘曲而成，筋主肝，因此这一类型的瘤，大多为筋瘤。

(5)凡瘤体表面出现红色或黯红色，硬度呈压缩性柔软，为血瘤。尚有见婴儿红色胎记，其症状为皮肤肥厚皱纹，红色而扁平的，名为胎瘤或血丝瘤，也属于血瘤。

(6)凡多发于股骨，次之为胫骨、肱骨等处，瘤体附着骨头，坚硬疙瘩，推之不移，色白如常的，为骨瘤。

此外，如瘤中有东西的，为物瘤。瘤中含褐黑色的黑色素物，初期缓慢发展，后期迅速增大，颜色变深，有流血、溃烂或中心发生硬节时，则很容易变成恶疮而引起死亡，为黑砂瘤。

二、论治

1. 瘿　以疏痰顺气为治，有时也可参以补气药物。常用方有通气散坚丸、玉壶丸、四气舒郁丸、化瘿丹等。

通气散坚丸(《外科正宗》)、玉壶丸(《仁斋直指方论》)、四气舒郁丸(《疡医大全》)、化瘿丹(干祖望经验方)的方药组成与对照如下表。

	通气散坚丸	玉壶丸	四气舒郁丸	化瘿丹
陈　皮	○			
半　夏	○	○		
茯　苓	○			
胆南星	○	○		
人　参	○			
枳　实	○			
香　附	○			
石菖蒲	○			
天花粉	○			
川　芎	○			
甘　草	○			
荷　叶	○			
灯心草	○			
生　姜	○			
天　麻		○		
头白面		○		
当　归	○			
桔　梗	○			
海　藻	○		○	○
黄　芩	○			
贝　母	○			
海　带			○	○
昆　布			○	○
海　蛤			○	○
木　香			○	
海螵蛸			○	
泽　兰				○
猪　肉				○
羊　肉				○

2. **瘤**　气瘤，以清肺疏气为主，常用方有通气散坚丸之类。肉瘤，以消痰为主，常用方有千金指迷丸、二陈汤、顺气归脾丸等。筋瘤，以疏肝解郁为主，常用方有清肝芦荟丸之类。血瘤，成人由于心火，小儿由于胎毒遗热，故宜抑火滋阴，常用方有芩连二母丸之类。骨瘤，以滋阴补肾为主，常用方有调元顺气丸之类。此外，瘤症宜于外治手术者，有物瘤、粉瘤，当开刀摘除或用腐药蚀去。黑砂瘤宜保守治疗。

通气散坚丸(《外科正宗》)、千金指迷丸(干祖望经验方)、二陈汤(《太平惠民和剂局方》)、顺气归脾丸(《外科正宗》)、清肝芦荟丸(《外科正宗》)、芩连二母丸(干祖望经验方)、调元顺气丸(干祖望经验方)的方药组成与对照如下表。

	通气散坚丸	千金指迷丸	二陈汤	顺气归脾丸	清肝芦荟丸	芩连二母丸	调元顺气丸
陈　皮	○			○			
半　夏	○	○	○				
茯　苓	○	○	○				○
胆南星	○						
人　参	○			○			○
枳　实	○						
香　附	○			○			
石菖蒲	○						○
天花粉	○						
川　芎	○				○	○	
当　归	○			○	○	○	○
桔　梗	○						
海　藻	○						
黄　芩	○					○	
川贝母	○			○		○	
芒　硝		○					
枳　壳		○					
甘　草	○			○	○	○	
乌　药				○			
白　术				○			
茯　神				○			
酸枣仁				○			
远　志				○			
黄　芪				○			
木　香				○			○

续表

	通气散坚丸	千金指迷丸	二陈汤	顺气归脾丸	清肝芦荟丸	芩连二母丸	调元顺气丸
芦　荟					○		
白　芍					○	○	
生地黄					○	○	○
青　皮					○		
昆　布					○		
黄　连					○	○	
皂角刺					○		
知　母						○	○
蒲　黄						○	
麦　冬							○
山　药							○
红　枣							○
牡丹皮							○
地骨皮						○	○
泽　泻							○
龙　骨							○
砂　仁							○
黄　柏							○
山茱萸							○
海蛤粉					○		
荷　叶	○						
灯心草	○					○	
生　姜	○						
羚羊角						○	
熟地黄						○	
侧柏叶						○	

疝

疝气是指腹内脏器向体表外突出，而在局部形成的肿块。常见于腹股沟及阴囊部位。中医病名始出于《黄帝内经》，有冲、狐、溃、颓、厥、癃疝等名。古人所谓疝包括两种疾病，如李士材《病机沙篆》谓："攻于脏腑，则为腹中之疝。会于阴器，则为睾丸之疝。"外科病中的病，是李氏所谓的睾丸之疝。也就是林慕我《活人书》所谓："积土成山，积气成疝，疝者山也。其气日积月累，聚而不散而成疝，犹之积土成山，自小至大，由卑至高之义。"古人对于疝病的论述，不胜枚举，现将其搜集于下。

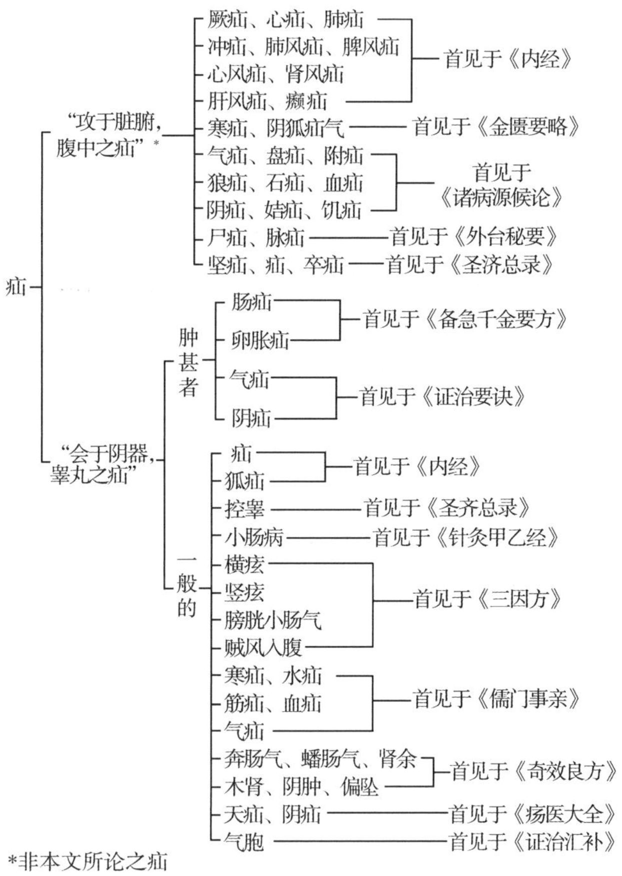

*非本文所论之疝

两类疝症的分类与出处图

各疝的症状、类型辑列于下。

(一)总称

癞疝：阴器痛。

小肠病：同上。

小肠气：同上。

天疝：阴气积于内，复为寒气所袭而发。

阴疝：阴囊肿痛。

(二)狐疝型

肠疝：狐疝严重者。

狐疝：卧则入腹，行则出腹入囊，形容它"狡兔三窟"，起伏无常。

蟠肠气：同上。

（三）卵胀型

卵胀病：系寒疝严重者。

疝气：一核偏坠或俱肿胀。

气疝：上连肾区，下及阴囊，号哭忿怒，气郁急迫而胀痛者。

寒疝：筋挛卵缩，其状囊冷结硬。

（四）偏坠型

偏坠：一侧睾丸肿胀。

（五）筋疝型

筋疝：囊下筋胀，或溃或痛。

（六）水疝型

水疝：阴囊肿痛而状如水晶。

（七）㿗疝型

阴疝：核大如斗。

㿗疝：阴囊肿大如斗升，不痒不痛。

木肾：沉寒胀大而痛硬。

气胞：疝不痛，如升斗。

（八）化脓型

血疝：状如黄瓜……结成痈毒。

以上20种病，分析起来，计有以下7种，即狐疝、卵胀疝、偏坠、筋疝、水疝、㿗疝、化脓性疝。临床所常见的为狐疝、卵疝（偏坠）、筋疝、水疝、㿗疝。

内中偏坠相同于卵疝。化脓性的当列入囊痈或子痈中。所以本章所讨论的只有以上5种。

一、辨证

古人对疝的观察与辨证，是相当细致与明确的。例如李士材《病机沙篆》谓："大凡疝症受热，则挺纵不收。受寒则牵引作痛，受湿则肿胀下坠"。又如李惺庵《证治汇补》谓："疝痛无形，走注不定者，七情四气内搏而然。疝痛有形不移其处者，痰瘀食积，下聚而成。"又如《临证指南医案》谓："暴疝多寒，久疝多热。"怀抱奇《医彻》谓："肝火下注，则患左丸，肝性急速，故痛胜于肿。脾湿下流，则患右丸，脾性缓慢，故肿胜于痛。"故大致总结为肝郁气滞、中气不足、寒凝肝脉。

1. 狐疝　其犯发部位为少腹与大腿间褶缝中或阴囊内。其特征是常有一种沉重的感觉或轻度坠重。持重及咳嗽的时候更形膨大或能随着咳嗽而产生冲击感。一般在平躺时，外面加以压力，肿物即可推回腹中，有时在回位之际发出气泡音。肿物里的内容，有的为气，有的为肠，故又称为盘肠气。气虚为其主要的、唯一的中介症，故这种肿块，都为色白不焮，属虚证无疑。按之柔软，属气。卧隐立显，以及持重、咳嗽时更甚者，证明气失摄纳之权。

2. 卵疝（偏坠）　本病病变在卵——睾丸，故睾丸本身肿大，有压痛及坠重作胀感觉，疲劳后更甚。在一侧者，即为偏坠。有时在睾丸的一端，可以摸到很硬的结节。关于本症的病因与中介症，主要是以下几点：肾虚，气实、气虚，肝气，寒，痰。总结起来，凡发作急的，属实；缓慢及反复发作者，属虚。凡痛多于肿的，属热；肿甚于痛的，属湿。凡挺纵紧张，为热；牵引作痛，为寒；肿胀坠重感的，为湿。

3. 筋疝　患侧阴囊弛缓下垂，皮肤菲薄，富于皱襞，可以见到或切诊到蜿曲扩张如蚯蚓样的筋团。凡直立或腹压增加时更为明显，仰卧则较缓和。自觉有不太明显的牵引感、隐隐作痛。其病因，为肝气横逆。肝主筋，故肝气横逆则筋作挛结。有时亦为血瘀所造成，因筋藏血，血瘀则筋脉拘急曲张。凡蜿曲弛张者，属筋；凡紧张怒胀者，属肝气横逆。

4. 水疝　有两种类型：一为病在阴囊，一为病在睾丸。病在阴囊者，皮色光亮，有半透明样，皱襞消失，蠕动也没有。严重的在毛孔中可以溢出（甚至可以射出）黄色清水，也有如米泔水者。其病因，为湿热之邪郁于脾经。至于如米泔水者，乃湿热之邪浊化津液而然。在睾丸者，睾丸一侧或两侧肿胀，但以一侧的为多。大如鸡蛋，有弹性紧张，轻度疼痛，但时久以后，疼痛自会减轻。慢性的则睾丸自觉由小而逐渐增大,不到相当程度没有特殊痛苦。到了相当程度时,则步行、正坐、性交都以因受牵张而困难。本症特征,在切诊方面,将阴囊皮捏紧之后,即有应指感觉。在望诊方面,试于强光下照射透视,呈透明。凡在阴囊者,属湿热在脾经。凡在睾丸者,属湿热在肝经。为时过久,也可以考虑气虚。

5. 癞疝　阴囊肿大,自然皱纹变化,阴囊表面皮肤增厚,颜色沉着,有时还有许多小疱疹出现。按之木硬的程度,足以骇人。普通的如人头样大小,严重的有 15 ~ 20 kg。其病因,为湿热积滞或痰浊凝结,经长期不得宣化使然。

二、论治

狐疝多因气虚不能摄纳所致,宜用补中益气汤(丸),升提以治病,补气以固本。

卵疝,寒者,宜温,常用方有四补丸、吴茱萸汤。此外也有寒极者,宜用化木汤。

四补丸(干祖望经验方)、吴茱萸汤(《圣济总录》)、化木汤(《辨证录》)的方药组成与对照如下表。

	四补丸	吴茱萸汤	化木汤
香　附	○		
木　香	○		
吴茱萸	○	○	
荜澄茄	○		
当　归		○	
肉　桂		○	○
高良姜		○	
川　乌		○	
细　辛		○	
干　姜		○	
白　术			○
附　子			○
柴　胡			○
杜若根			○

化热者,宜清热利湿,方有渗湿化坚汤(干祖望经验方,方药:川楝子、泽泻、猪苓、木通、滑石、栀子、橘核、黄柏、青皮)。湿证,属于湿热,宜渗湿化坚汤、济生葵子汤。寒湿,宜吴萸小茴汤之类。

渗湿化坚汤、济生葵子汤、吴萸小茴汤(均为干祖望经验方)的方药组成与对照如下表。

	渗湿化坚汤	济生葵子汤	吴萸小茴汤
川楝子	○		
泽　泻	○		
猪　苓	○		
木　通	○	○	
滑　石	○	○	
栀　子	○		
橘　核	○		
黄　柏	○		
青　皮	○		○
赤　苓		○	
冬葵子		○	
枳　实		○	
瞿　麦		○	
车前子		○	
黄　芩		○	
甘　草		○	
肉　桂			○
吴茱萸			○
小茴香			○
羌　活			○
紫　苏			○
厚　朴			○
柴　胡			○

至于痰者,宜利气消痰,方有二陈汤、橘核消坚丸之类。二陈汤(《太平惠民和剂局方》)、橘核消坚丸(干祖望经验方)的方药组成与对照如下。

	陈皮	半夏	茯苓	甘草	人参	当归	白术	肉桂	川楝子	橘核	炒延胡	木通	海藻	海带	昆布	桃仁	淫羊藿
二陈汤	○	○	○	○													
橘核消坚丸					○	○	○	○	○	○	○	○	○	○	○	○	○

气滞者，宜行气，方有导气汤、乌药散之类。导气汤(《医方集解》)、乌药散(《疡医大全》)的方药组成与对照如下表。

	川楝子	木香	小茴香	吴茱萸	青皮	槟榔	乌药	高良姜
导气汤	○	○	○	○				
乌药散	○	○	○		○	○	○	○

气虚者，宜补益气分，方有补中益气汤、虚疝汤之类。补中益气汤(《内外伤辨惑论》)、虚疝汤(干祖望经验方)的方药组成与对照如下。

	黄芪	人参	白术	甘草	当归	陈皮	五味子	升麻	柴胡	补骨脂	肉桂	附子	川芎
补中益气汤	○	○	○	○	○	○	○	○	○				
虚疝汤	○	○	○		○				○	○	○	○	○

肾虚者，宜滋阴补肾，方有六味地黄汤之类。

此外，古人对治疗方面的经验及所掌握的规律，也有很多总结。例如《医说》对用药的原则谓："本厥阴一经而述类象形，如荔枝、橘核、茴香、棠球之属，以类而推。在血分则桃仁、玄胡，在气分则枳实、青皮，寒则乌头，热则栀子，湿则苍术以燥之，气则香附以理之，虚则葫芦巴以温之……"

痛脚气、脱疽

一、痛脚气

痛脚气的最早记载是《素问·平人气象论》中的"足胫痛"、《素问·脏气法时论》的"脚下痛"和《灵枢·阴阳二十五人》的"踵下痛"等。本病的特征是常自觉下肢寒冷、逐渐加剧的无力、工作时在足趾及胫腓部有蚁走感及阵发性疼痛，安静时疼痛减轻些。病情发展后，则安静时也有疼痛发生。有些患者在夜间也经常感觉到灼痛及恶痛，甚至痛得呼号呻吟。

检查主要见症为患肢苍白和发绀，通常两侧下肢均被侵及，但侵及一侧的情况显然较多。切诊则下肢冰凉，趺阳脉模糊或消失。足高举时显著苍白，放下后则明显发绀。为时一久，则该处汗毛全部脱掉。

1. 辨证、论治　本症中介症是气滞与血凝，故治疗上以调和营卫、活血祛瘀为主。如寒证严重者，宜参以温经通络。有化热现象者，宜酌加清热解毒。至于寒热并存的，当温凉并进。此外，如有虚象出现，当加补益气血之品。由于实证的恶痛，可以酌加五灵脂、延胡索、乳香、没药等药以止痛。

活血祛瘀者，有活血逐瘀汤之类；有寒者，有加减急救回阳汤之类；已化热的，有加减解毒济生汤、四妙勇安汤之类；寒热综错杂见的，寒、温药可以并进；虚者，有八珍汤、足卫和营汤之类；实痛者，有加减身痛逐瘀汤之类。总之，本病以活血破瘀利气为不二法门，故它的应用处方，也脱离不了王清任的治病以气血为主的学说，因此所采用的方剂，也多以王清任《医林改错》为依据。

活血散瘀汤(干祖望经验方)、加减急救回阳汤(干祖望经验方)、加减解毒济生汤(干祖望经验方)、四妙勇安汤(《验方新编》)、八珍汤(《瑞竹堂经验方》)、足卫和营汤(干祖望经验方)、加减身痛逐瘀汤(干祖望经验方)的方药组成与对照如下表。

	活血散瘀汤	加减急救回阳汤	加减解毒济生汤	四妙勇安汤	八珍汤	足卫和营汤	加减身痛逐瘀汤
石菖蒲							
枳　壳	○						
川　芎	○		○		○	○	○
当归尾		○	○				
赤　芍	○	○					
苏　木	○						
泽　兰	○						
桃　仁	○	○	○			○	○
瓜蒌仁	○						

续表

	活血散瘀汤	加减急救回阳汤	加减解毒济生汤	四妙勇安汤	八珍汤	足卫和营汤	加减身痛逐瘀汤
大　黄	○						
槟　榔	○						
红　花		○				○	○
益母草							
乳　香		○					○
没　药		○					○
甘　草		○	○	○	○	○	○
附　子		○					
白　术					○	○	
牛　膝			○				○
金银花			○	○			
黄　柏			○				
牡丹皮	○		○				
紫花地丁			○				
知　母			○				
天花粉			○				
玄　参				○			
当　归	○			○	○	○	○
党　参					○	○	
茯　苓					○	○	
生地黄					○	○	
白　芍					○	○	
黄　芪						○	
五灵脂							○
延胡索							○

2. 外治　外治方面，可用活血逐瘀汤蒸熏洗泡。寒证明显的，用高粱酒 200 毫升，加温取其蒸气进行蒸熏疗法，隔日一次。转成脱疽者，宗脱疽处理。

二、脱疽

脱疽是指发于四肢末端，严重时趾（指）节坏疽脱落的周围血管疾病，又称为脱骨疽。其临床特点是多见于青壮年男性、老年人及糖尿病患者；好发于四肢末节，下肢多于上肢；初起时患肢末端发凉怕冷疼痛、麻木，间歇性跛行，继则疼痛剧烈，日久患趾（指）坏死变黑，甚至趾（指）节脱落。“脱疽”一名首载于我国现存第一部外科专著《刘涓子鬼遗方·第四》，曰：“发于足指，名曰脱疽，其状赤黑，不死。治之不衰，急斩去之，治不去，必死矣。”

1. 病因　其中介症大体上有寒凝、气血瘀滞、火毒和虚弱四者，其病因及机制如下。

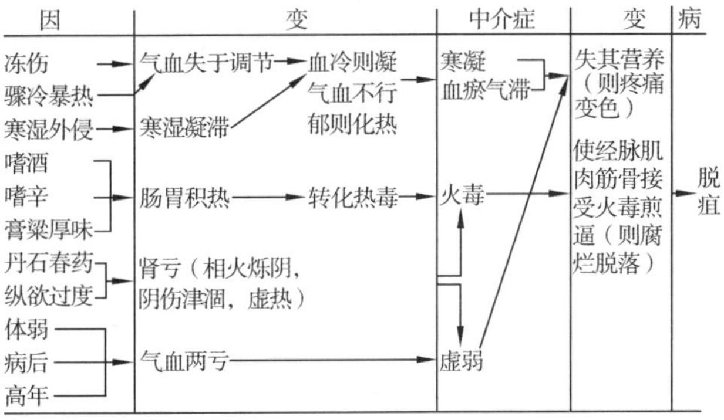

2. 辨证

（1）多发于寒冷季节，以 20～40 岁的男性多见，常一侧下肢发病，继而累及对侧，少数患者可累及上肢。

（2）发病前多有长期多量吸烟、受冷、潮湿、外伤等病史。

（3）脱疽发病缓慢，病程较长，常在寒冷季节病情加重，治愈后易复发。根据疾病发展过程，临床分为三期。

一期（局部缺血期）：患肢末端出现发凉怕冷麻木、酸胀疼痛，表现特点呈间歇性跛行，患肢可出现轻度肌萎缩、皮肤干燥、皮色变淡或发白、出汗减少、指（趾）甲生长缓慢、皮肤温度低于健侧，患肢足背动脉搏动可减弱，部分患者小腿可出现游走性红硬条索（游走性血栓性浅静脉炎）。

二期（营养障碍期）：患肢发凉、怕冷、麻木、坠胀疼痛，间歇性跛行加重，并出现静息痛。患肢肌肉明显萎缩，皮肤干燥，汗毛脱落，趾甲增厚且生长缓慢，皮肤苍白、潮红或发绀，患侧足背动脉、胫后动脉搏动消失。

三期（坏死期或坏疽期）：坏疽可先为一趾或数趾，逐渐向上发展，合并感染时，足趾紫红肿胀、溃烂坏死，呈湿性坏疽，抑或足趾发黑、干瘪，是干性坏疽。病程日久，患者可出现疲乏无力、不欲饮食、口干、形体消瘦，甚则壮热神昏。

根据肢体坏死的范围，将坏疽分为三级：一级坏疽局限于足趾或手指部位，二级坏疽局限于足跖或手掌部位，三级坏疽发展至踝（腕）关节及以上部位。

根据辨证分型看，又可分为以下几个证型。

凡火毒重的多潮润腐烂，虚弱的多干燥枯死。

凡火毒重者，在病变区先起浮肿，肌肤青紫，有水疱，疼痛十分严重。患处与健康组织往往没有分界而向上扩展，而且还发出一种异常触鼻难闻的恶臭。《医宗金鉴》谓之"虽异香难解"。也有在日常生活中的创伤，如穿着紧鞋或热水袋烫伤、冻伤等引起疼痛而糜烂，很迅速地发展为脱疽者。这种糜烂的病变区，都在足趾。

凡血瘀气滞及虚弱者，则患处的足趾先呈苍白色，逐渐变成淡褐色或黑色，疼痛，冰冷。如患处与健康组织之间有了分界，则为顺证。因为坏死的一趾，可以枯萎脱落不致向上扩展。否则，可以由一趾而累及一肢。

其全身症状，在前者为重，后者为轻。故前者的死亡率也高于后者。

（三）论治

治疗以活血化瘀为原则。初期以温经活络为主，中期以清热活血为主，后期以益气活血、滋补肝肾为主。

证候：寒凝证见患趾（指）发凉，麻木，坠胀疼痛，步履不利，喜暖怕冷，遇冷痛剧，肤色苍白，舌质淡，苔白或白腻，脉沉细或沉迟。治以温经散寒，方选加减急救回阳汤、阳和汤之类。

气血凝滞证见患趾（指）坠胀疼痛加重，疼痛量持续性，出现静息痛，夜间加重，难以入寐，日夜抱膝而坐，步履沉重乏力，活动艰难。患趾（指）肤色紫红或黯红，下垂时更甚，小腿皮肤干燥，肌肉萎缩，小腿可有游走性红斑、结节或硬索，舌质黯红或有瘀斑，脉弦或涩。治以活血化瘀，方选加减血府逐瘀汤之类。

火毒证见患肢剧痛，日轻夜重，局部肿胀，浸淫蔓延，溃破腐烂，肉色不鲜；身热口干，便秘溲赤；舌红，苔黄腻，脉弦数。治以清热解毒活血，方选加减解毒济生汤、银花解毒汤之类。

虚弱者阴虚的有阴阳二气丹，阳虚的有顾步汤，阴阳两虚的有人参养营汤之类。

加减急救回阳汤（干祖望经验方）、阳和汤（《外科证治全生集》）、加减血府逐瘀汤（干祖望经验方）、加减解毒济生汤（干祖望经验方）、银花解毒汤（《疡科心得集》）、阴阳二气丹（《外科正宗》）、顾步汤（《外科真诠》）、人参养营汤（《三因极一病证方论》）的方药组成与对照如下表。

	加减急救回阳汤	阳和汤	加减血府逐瘀汤	加减解毒济生汤	银花解毒汤	阴阳二气丹	顾步汤	人参养营汤
当归尾	○		○	○				
桃　仁	○		○					
红　花	○		○	○				
赤　芍	○		○					
乳　香	○		○					
没　药	○		○					
甘　草	○	○	○	○		○	○	○
附　子	○							
干　姜	○							
白　术	○							○
桂　枝	○							
麻　黄		○						
熟地黄		○						○
白芥子		○						
炮　姜		○						
肉　桂		○						○
鹿角胶		○						
枳　壳			○					
川　芎			○	○				

续表

	加减急救回阳汤	阳和汤	加减血府逐瘀汤	加减解毒济生汤	银花解毒汤	阴阳二气丹	顾步汤	人参养营汤
牛　膝			○	○			○	
金银花				○	○		○	
黄　柏				○		○		
牡丹皮				○	○			
紫花地丁				○	○		○	
知　母				○				
天花粉				○				
犀　角*					○			
连　翘					○			
黄　连					○			
夏枯草					○			
天　冬						○		
麦　冬						○		
玄　参						○		
五味子						○		○
人中白						○		
泽　泻						○		
白　矾						○		
青　黛						○		
冰　片						○		
蜂　蜜						○		
人　参							○	○
黄　芪							○	○
石　斛							○	
当　归							○	○
白　芍								○
远　志								○
陈　皮								○
茯　苓					○			○
菊　花							○	
蒲公英							○	
生　姜								○
大　枣								○

* 现已禁用，可选用代用品水牛角

梅　毒

梅毒，以其疮如水果中的杨梅，故又名“杨梅疮”。最早记有梅毒的书，可能为13世纪杨士瀛的《仁斋直指方》，在“诸疮论内”记有走皮趋疮：“或淫夫龟上生疮，初发如粟，拂之则痛，由是出清脓，作臼孔，侵蚀臭烂，日渐大痛，曰妒精疮……妇人亦有生于玉门者，曰阴蚀疮。或满颊满项发如豆梅，痒而多汁，延蔓两耳，内外湿烂，如浸淫疮之状，曰走皮瘾疮。乡野呼为悲羊疮。”此外，又有阳霉疮、砂仁疮、棉衣疮、时疮、大风疽、木棉疔、茱萸疮、唐疮、臊疮、霉毒、耻疮、杨梅疔、琉球疮等。

一、辨证

一般有不洁性交史或性伴侣有梅毒病史。

1. 一期梅毒　主要表现为疳疮（硬下疳）和横痃（硬化性淋巴结炎），一般无全身症状。硬下疳90%发生在男女外生殖器部位，少数发生在唇、舌、口腔、咽及肛门、直肠等处。其典型表现初为丘疹或浸润性红斑，继之轻度糜烂或成浅表性溃疡，其上有少量浆液性分泌物，内含大量的梅毒螺旋体，传染性极强。边缘隆起，边缘及基底部呈软骨样硬度，无痛无痒，直径1～2厘米，圆形，常为单个，偶为多个。局部淋巴结肿大。疳疮不经治疗，可在3～4周后自然消失，而淋巴结肿大持续较久。

2. 二期梅毒　一期梅毒未经治疗或治疗不彻底，梅毒螺旋体由淋巴系统进入血液循环形成菌血症播散全身，引起皮肤黏膜及系统性损害，称二期梅毒。主要表现为杨梅疮。

3. 三期梅毒　亦称晚期梅毒，主要表现为杨梅结毒。此期特点为病程长、易复发，除皮肤黏膜损害外，常侵犯多个脏器。

（1）三期皮肤梅毒：损害多为局限性、孤立性、浸润性斑块或结节，发展缓慢，破坏性大，愈后留有瘢痕。常见者如下。

结节性梅毒疹：多见于面部和四肢，为豌豆大小铜红色的结节，成群而不融合，呈环形、蛇形或星形，质硬，可溃破，愈后留有萎缩性瘢痕。

树胶样肿：先为无痛性皮下结节，继之中心软化溃破，溃疡基底不平，为紫红色肉芽，分泌如树胶样黏稠脓汁，持续数月至2年，愈后留下瘢痕。

近关节结节：为发生于肘、膝、髋等大关节附近的皮下结节，对称发生，其表现无炎症，坚硬，压迫时稍有痛感，无其他自觉症状，发展缓慢，不溃破，治疗后可逐渐消失。

(2)三期黏膜梅毒：主要见于口、鼻腔，为深红色的浸润型，上颚及鼻中隔黏膜树胶肿可侵犯骨质，产生骨坏死，死骨排出，形成上颚、鼻中隔穿孔及马鞍鼻，引起吞咽困难及发音障碍，少数可发生咽喉树胶肿而引起呼吸困难、声音嘶哑。

(3)三期骨梅毒：以骨膜炎为多见，常侵犯长骨，损害较少，疼痛较轻，病程缓慢。其次为骨树胶肿，常见于扁骨，如颅骨，可形成死骨及皮肤溃疡。

(4)三期眼梅毒：可发生虹膜睫状体炎、视网膜炎及角膜炎等。

(5)三期心血管梅毒：主要有梅毒性主动脉炎、梅毒性主动脉瓣闭锁不全、梅毒性主动脉瘤和梅毒性冠状动脉狭窄等。

(6)三期神经梅毒、脑膜梅毒、脑血管梅毒、脊髓脑膜血管梅毒和脑实质梅毒：可见麻痹性痴呆、脊髓痨、视神经萎缩等。

二、论治

梅毒治疗，内治为内服药，一般说来有三大法，为汗法、解法、劫法。

1.汗法　使用的是解表剂。是在毒邪尚未深入尚在表的时候，予以汗解，使毒邪从全身汗孔透泄。此处解表剂所解的不仅仅是风寒、风热。常用方有保安万灵丹、透骨搜风散之类。其毒邪虽已深，但尚可以汗解，只不过用药较为猛峻，如杨梅一剂散、金蟾脱甲酒之类。

保安万灵丹(《外科正宗》)、透骨搜风散(《外科大成》)、杨梅一剂散(《医宗金鉴》)、金蟾脱甲酒(《外科正宗》)的方药组成与对照如下表。

	保安万灵丹	透骨搜风散	杨梅一剂散	金蟾脱甲酒
苍术	○			
全蝎	○			
石斛	○			
当归	○			
甘草	○			
天麻	○			
川芎	○			
羌活	○	○	○	
防风	○		○	
荆芥	○			
麻黄	○		○	
细辛	○			
川乌	○			
草乌	○			
何首乌	○			
雄黄	○			
透骨草		○		
生芝麻		○		
独活		○		
小黑豆		○		
紫葡萄		○		
槐花		○		
核桃肉		○		
六安茶		○		
白糖		○		
生姜		○		
大枣		○		
威灵仙			○	
大黄			○	
白芷			○	
金银花			○	
穿山甲			○	
蝉蜕			○	
蟾酥				○
酒			○	○

续表

	保安万灵丹	透骨搜风散	杨梅一剂散	金蟾脱甲酒
皂角刺			○	
山羊肉			○	
炙麻黄			○	

2. 解法　就是清热解毒法。梅毒毒邪，已不能以汗法解决，那么便要使用解毒法。解毒治疗梅毒是一个最直接、根本的方法。但还要顾及其临床症状而在用药上有所不同。一般常用的，有化毒散、土茯苓汤、解毒天浆散等。

化毒散（《赤水玄珠》）、土茯苓汤（《医林纂要》）、解毒天浆散（《外科正宗》）的方药组成与对照如下表。

	化毒散	土茯苓汤	解毒天浆散
大　黄	○		
穿山甲	○		
当归尾	○		
僵　蚕	○		
蜈　蚣	○		
土茯苓		○	○
防　风			○
黄　柏		○	
川　芎			○
当　归			○
天花粉			○
金银花			○
白蒺藜			○
薏苡仁			○
黄　芪		○	
连　翘		○	○
白　芷			○
甘　草		○	
牛　膝			○
防　己			○
皂角刺			○

续表

	化毒散	土茯苓汤	解毒天浆散
南　藤			○
木　瓜			○
蝉　蜕			○
白鲜皮			○

3. 劫法　梅毒的毒，不同于其他的毒邪，所以在汗、解两法失其效用时，唯一的办法，只有采用劫剂。所谓劫剂，《医学源流论》解释为：“劫剂者，以重药夺截邪气也……用猛厉之药，与邪相争，或用峻补之药，遏抑邪气，药猛厉则邪气暂伏而正亦伤，药峻补则正气骤发而邪内陷，一时似乎有效，及至药力尽，而邪复来，元气已大坏矣。”总之，是在并不太考虑患者机体会受到损害的情况下，采用剽悍剧烈的药品，赖其强猛的药力作用压倒并消灭梅毒之毒。因此，历来很多人反对这种疗法。劫法中较为著名的方剂，有铅回散、三打灵药等。

铅回散（干祖望经验方）、三打灵药（干祖望经验方）方药组成与对照如下表。

	硫黄	黑铅	水银	白矾	火硝	食盐	朱砂	皂矾
铅回散	○	○						
三打灵药			○	○	○	○	○	○

铅回散制法：本方来自《外科正宗》，专治严重的梅毒，如筋骨疼痛，朝轻暮重者。取用铅240 g，铜勺内熔化，倾入水中，将铅取出，再熔再倾，如此百遍，铅尽为度，候半日，待水澄清，去罐底铅灰，倾水在三重纸上，纸下用灰吸干水气，晒干与硫黄等分研细罐贮，每服 3 g，温酒调服，至重者不过三次即效。

三打灵药制法：处方，水银 30 g，白矾 30 g（焙去水分），火硝 30 g（焙去水分），食盐 30 g（焙干），朱砂 15 g，皂矾 30 g。先将白矾、火硝、食盐、皂矾、朱砂共研极细末，再加水银，又研匀，直研至不见水银星为度。再将这料药末，均分 3 份备用。先以第一份，置铁锅内，上覆大瓷碗，碗锅连接处，予以密封，然后用炒干黄沙将碗掩住，下面加火（同升药一样）。30～45 分钟后，揭开碗锅，黏在碗上的霜样药粉，即是灵药。因为是第一烧，故称第一打灵药。之后，取第二份原料药，再掺入第一打灵药在内，如前法再烧。烧后再得第二打灵药。最后取第三份原料药，加入第二打灵药，如法再烧，得第三打灵药。这第三次所得药粉，即为三打灵药。因药经“三打”，水银本性已死绝，服食较少流弊。

漏　症

漏症，是由于病理变化形成的通道、溃疡，常流不正常的分泌物之病变。有先天性和后天性之别。其包括两个必备条件：一为通道，二为常流分泌物。而通道又可分窦管与贯通管两种。

- 漏症
  - 盲管性漏症（通道性）
  - 贯通性漏症（通道性）
  - 溃疡性漏症
  - 渊性漏症

一、盲管性漏症

盲管性漏症，其漏管通达组织深部，只有一个小口与外界相通，里面是有底端的盲管。常见病种有一般冷漏（即慢性疮疡遗留所致）、乳漏、阴囊漏、蟮漏等。

其中介症，为“邪”与正虚两种。“邪”在这里是指异物而言。因为这种异物，如张子和所谓“非人身素有之”的东西，它可潜伏在人体任何组织里，使这一处的组织失常。而且它“梗”在里边，当然使一切创口不能闭锁了。这种异物，有拔剩的药线、粗极而难以吸收的药物、脱下的死骨等，而其中以死骨为最多。正虚，乃气血两亏，气血亏则不能营养肌肉，于是脓腔及其泄脓道的肌肉僵化不仁，失却“血肉之情”的生气。

1. 辨证　凡精神尚佳，脉来有余，而创口红活而不断有分泌物者，当考虑有异物。凡在四肢创孔窦管中插入药线，有时觉得触及粗糙物者，为死骨。凡有漏症，精神倦怠，脉来细弱者，当考虑为虚。

2. 论治　凡合并有肉疮症状者，以调补脾胃为主，补气血为辅。并有筋疮症状者，以调补肝肾为主，补气血为辅。并有骨疮症状者，以补肾填精为主，补气血为辅。

外治：有异物者，可以扩大创口使异物易于排出或用推车散以剔除死骨。凡较为浅在而与外面皮肤成角（≤45°）的，可以考虑采用挂线疗法。如无异物的，可用腐蚀药，蚀去窦管四壁的僵硬部分，使新肌再生而促进愈合。

总之，盲管性漏症，有异物的以外治为主，内治也很重要，因为补充了正气亦可以使异物容易排出。无异物的以内治为主，但也要借用外治，可以使内治之功更显著。

二、贯通性漏症

贯通性漏症，为瘘管，是一瘘口通中空的内脏、胸腔、腹腔或其他小的空腔，另一瘘口在皮肤表面，与外界相通的贯通管。

常见病种，有“胸漏”通于胸腔，有“膈下漏”通于腹腔，并起来名为“胸隔漏症”。通于肠的有“海底漏”，通于肛门的有“肛门漏”，这二者属痔漏。此外如通于藏泪之处的为“眼漏”，通于槽骨空隙的为“牙漏”等。

本病不管属原发或继发，都由正气虚弱而产生。此外，可根据其漏于何处而诊断为某一部分的虚弱，如眼漏责之于肝，因为眼为肝窍；牙漏责之于肾，因为齿为肾余之故。

胸漏通胸，为手少阴病。膈下漏通腹，为足少阴病。但古人认为不论为胸漏、膈下漏，都可以作肾虚论。如《疡医大全》认为：“人以为心漏也，谁知乃肾虚成漏乎。夫心肾本相通也，心气必得肾气以相生，肾气必得心气以相闭，心漏之成，成于肾气之泄也。”这正符合于心肾相交之义。

总结起来，胸膈漏症，都属肾虚。

1. 辨证　凡胸、腹部久溃疮疡，不得愈合，探以药线或探针可深达数寸，平时脓水淋漓不干者，大多属于本症。

凡胸漏而分泌物中夹有涎液痰沫者，势必贯通及肺。膈下漏而分泌物中夹有粪便者，势必通及大肠。这种情况，为胸膈漏中的重症，治疗尤为困难。

2. 论治　内治，以温补肾阳为主，常用方有鹿茸补漏丸、温肾丹之类。

鹿茸补漏丸（《外科证治全书》）、温肾丹（《疮疡经验全书》）的方药组成与对照如下表。

	鹿茸	附子	盐花	红枣
鹿茸补漏丸	○	○	○	
温　肾　丹	○	○	○	○

3. 外治　凡阴寒症状明显的，用附子饼覆盖疮口，再加艾灸，隔日一次，灸后再贴收口敷料。凡阴寒症状不明显者，可用胆连汤灌注脓腔中，灌足后，外盖小膏药，每日一次。

胆连汤：黄连 3 g，加水 50 毫升，然后再溶入熊胆 1.5 g，溶尽，滤过，待用。

三、溃疡性漏症

溃疡性漏症，其特征为虽然并不通达组织深部，只是一个较为浅在的溃孔，而且证实没有异物存在，可是经年累月无法收口。在形式上，完全类似于一般疮疡的溃疡。常见病种为漏蹄风。

本病的致病原因，总结为湿热外倾、醇酒厚味、劳力、房欲不节所引起。

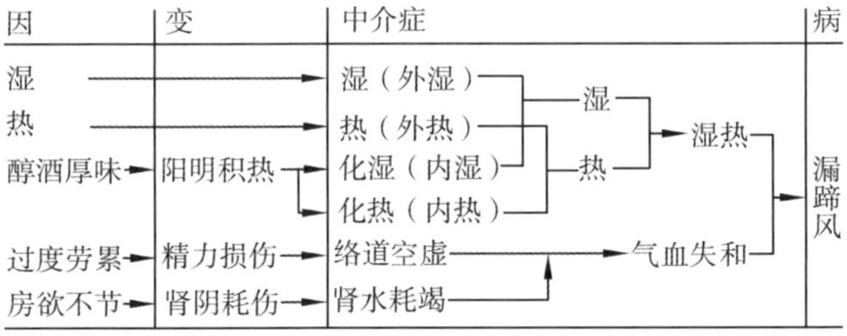

1. 辨证　本病的溃孔，主要发生于脚底部易于受到压迫的地方，如脚跟部及相当于大趾与小趾的根部。

溃疡的边缘皮肤特别增厚，色泽惨白无华，疮内基底肉色紫黑不净，分泌的稀薄清脓，经常淋漓渗出，而且带有腥臭气息，在疲劳及身体不舒服时，更多而且更腥臭。

恶化时，越烂越深，深侵骨部。但是由于知觉丧失，却不觉痛苦，即使走路或撞击，也毫无疼痛。除此，患肢会产生畸形，如形如马蹄样。

这种溃疡，时而增剧，时而好转，往往持续多年不愈。有时也能偶尔愈合一时，但不久又复发溃烂，最后还是经常性地洞开不合。

2. 论治　内治方面，凡表现湿热尚盛者，可服萆薢渗湿汤、五神汤之类。凡出现肝肾不足者，宜用知柏八味丸之类。病情顽固之时，也可采用濒湖白花蛇酒（以水煎代酒亦也）按疯症处理。

萆薢渗湿汤（《疡科心得集》）、五神汤（《外科真诠》）、知柏八味丸（《医方考》）、濒湖白花蛇酒（《本草纲目》）的方药组成与对照如下表。

	萆薢渗湿汤	五神汤	知柏八味丸	濒湖白花蛇酒
萆　薢	○			
滑　石	○			
牡丹皮	○		○	
牛　膝		○		
通　草	○			
薏苡仁	○			
秦　艽				○
金银花		○		
紫花地丁		○		
茯　苓	○	○	○	
车前子		○		
知　母			○	
黄　柏	○		○	
熟地黄			○	
山茱萸			○	
山　药			○	
泽　泻	○		○	
白花蛇				○

续表

	萆薢渗湿汤	五神汤	知柏八味丸	濒湖白花蛇酒
羌　活				○
当　归				○
天　麻				○
五加皮				○
防　风				○

四、渊性漏症

所谓渊性漏症，乃没有明显的病变，不过它的分泌物假道于机体上某一器官而经常流淌不止，犹之“渊”泉一般。其典型的病种，为鼻渊，故称渊性漏症。常见病有渊漏（即鼻渊）、耳漏（即耳疮）等。以上两病，俱属窍病，这里从略。

第五章 中医外科护理

创口处理

这里指的所谓创口,并不是指狭义的局限于溃疡的疮面,而是包括一切有形的肿疡及一切皮肤损害。

一、暴露

无论诊察、治疗或换药,首先接触到的就是创口(包括肿疡及皮肤损害)。除了头面、手足以外,所有创口都要通过暴露过程才可得到接触。夏令时节衣服单薄,较为方便,冬令时节天寒衣厚,暴露就比较麻烦,尤其是儿童、老人及重病者更是如此。因此,医护人员有义务协助患者暴露创口。

暴露的范围,当然以愈广阔愈好,目标全部一览无遗则便于诊察和治疗。但是也不能不顾及患者可能着寒受冷,以及在暴露时产生的疼痛。所以在暴露时所考虑者,为全面露出、注意避免着寒及防止污染三点。疮口不宜经风着寒,以冬令时节尤甚。《疡医大全》谓:“冬月……宜要预先炭火,使暖逼尽余寒,然后揭开用药。”

1. 凡病在右臂、右手者,脱衣物时先脱左侧衣袖。病在左臂、左手的,先脱右侧衣袖。

2. 凡病在背部,则脱下衣裳后,要重新反穿衣裳(就是衣裳的背部贴在胸前,衣裳的胸前反在背部),以免受凉。

3. 凡创口与衬衫、衬裤、袜子有粘连者,要注意防止撕伤。

4. 凡四肢肿胀粗大无法脱下时,可沿缝线剪开衣物。但事先必须取得病家同意。

5. 凡病在足上,脱鞋袜时,宜先握住踝部,再轻轻脱下。如烫伤、创伤者,宜注意不要撕破皮肤。

6. 凡在创口上的覆盖物已与肌肉粘连胶结者,宜先加湿润,然后揭去,不可粗暴使力。创口有血痂者,也当如此。

7. 凡敷料胶住头发、汗毛、腋毛等处时,宜用利剪剪开,不能暴力撕拉。

8. 凡揭盖有溃疡的膏药,若创口广阔的,宜从四周逐步揭起,不宜从一边一直撕去,以免撕伤新生组织。此外,如为接触性传染病,往往一发数处,而患者有时自已也未必能感觉到,必须全身严格检查,以便能早期发现全部病变。

二、清洁

所谓清洁,除了真正的洗、冲、擦、拭、消毒以外,还包括挤脓、祛腐在内。

1. 凡肿疡被敷药所污染的,可用冷开水或温开水洗涤,用清茶水也可。敷药为油类的,局部皮肤污垢可用汽油或松节油擦洗。

2. 凡贴膏药,药肉紧附皮肤,无法除下时,可另取干燥坚韧纸一张,贴附在膏药肉上(必须用掌心熨贴,使膏药肉真正与韧纸结合黏住),在某一处边缘顺势用极迅速的手法撕揭,这样则大部分甚至全部黏附在皮肤上的膏药肉即可随纸全部揭去,并使患部及周围皮肤洁白无瑕。一次不尽,可同样再做第二次处理,以揭尽为度。如局部毛发较多,无法使用此法者,只能用汽油擦拭,但效果不及用纸黏揭。

3. 凡溃疡,先用干棉球或醮有药水的棉球,于中央向外呈螺旋形擦拭。干净后,再用酒精棉球擦揩周围皮肤。

一般大小的创口，最好宜干拭，不宜湿揩。必要时用湿揩的，揩后应即刻擦干。

一般创口，避风吹、进水及灰尘。

4. 凡脓血胶结者，宜先加以湿润，然后擦揩。

5. 凡按脓（挤脓），不宜粗暴。如脓腔较大的，挤时宜四指并齐后全部按上，必要时连手掌一起按上以扩大按压面积。因为按的面积愈大，疼痛愈少。

6. 凡按脓时，缓缓地按下固然可以减轻疼痛。而按后放手，也以缓缓为要。因放手愈缓，疼痛也愈轻。

7. 凡在足趾、手指的病变，不宜重力挤压，否则易将肉芽夹成胬肉。

8. 凡在颜面的病变，也不宜重力挤压，重挤则硬疖可以成疔，疔疮可致走黄。

三、包扎

外科病取用包扎的意义有：①固定敷料；②防止寒邪及毒邪侵入；③止血；④约束及压迫过大的脓腔；⑤限制伤肢的运动及扶托作用。

包扎时，不宜过松或过紧。凡夏天、阳证、热证宜薄；凡冬天、阴证、寒证宜厚；凡湿重、热盛者，禁忌包扎。

包扎肘部，需使肘部先屈曲然后包扎；包扎肢体，需使肢体先伸直而后包扎。

四、止血

不论疮疡或创伤的出血，务必迅速制止。

1. 凡一般出血，可用百草霜散（百草霜90%、禹余粮5%，花蕊石5%）或止血丹掩上，也可用经过高压消毒的马勃掩上，再加以包扎即可。

2. 凡严重的出血，除掩用止血药外，在出血处加垫纱布，然后扎紧。但要注意观察远端肢体血运的情况，至少每隔24小时要放松一次，然后再扎紧。

五、保护

一切肿疡、溃疡，俱宜保暖，因气血遇冷则凝之故，尤其是在寒冬。热盛者例外。

1. 凡疮疡所在之处，衣服宜宽敞，不宜狭窄压迫。

2. 凡疮疡所在之处，不论衣服、包扎，俱宜柔软，以免压迫、摩擦。

3. 凡溃疡，尤其是创面广泛、肉芽翻花的，要绝对避免摩擦。否则非但不易痊愈或出血，而且有转化为恶疮的可能。

4. 凡肿在四肢者，患体宜抬高。

5. 凡病变在下肢，尤其是胫部，易于反复发作者，瘢痕处宜加薄布绑扎，避免外伤。

6. 凡耳中流脓，固然需要保持清洁干燥，但亦不宜经常重力擦洗。只宜用疏松的棉球，吸收水分使其干燥。否则，摩擦过重可能会引起耳痔、耳聋的产生。

7. 凡乳痈、囊痈及乳房、阴囊疾病者，需用三角带吊起，既可以减轻疼痛，又可避免因坠重而引起的一切不良后果。

六、愈合后疮疡的处理

1. 凡面部疮疡初愈之际，当用淡水小膏药（即不加任何掺药的小膏药）继续敷贴1～2周，可以避免瘢痕发生。

2. 凡疮疡瘢痕过于凸起的，在初愈时宜加以压迫。过久则用鸦胆子乳或水晶膏（见《医宗金鉴·外科心法要诀》黑痣）腐蚀。

3. 凡头发中疮疡（包括一切皮肤病在内）初愈，疮瘢上白秃不毛者，可用生姜放水中浸泡后，经常轻轻摩擦患处，擦至瘢上皮肤微红微热为度，有刺激生发的作用。每天一次，至生出毛发为止。

4. 凡疮疡愈合之后，依然存在隐隐疼痛者，可能是气血虚弱使然，不一定为还瘢复发，不必做任何处理。如遇寒邪即痛者，则需加盖敷料厚厚包扎。

5. 凡燥痛者，可时时擦搽植物油类药以滋润局部，切忌用水类药来湿润。

6. 凡有燥皮角化，不宜撕剥。必要时可以修剪去，但不宜剪透。否则易引起再度肿胀疼痛的还瘢复发。

上　药

中医外科的外治，尤其在外用药方面，极其丰富多彩，上药便是其中的一个特点。

上药，也称换药，它是更换敷料工作中的一个环节。单单凭药的名贵高级、消毒严密正规，而上药不得其法，也会影响治疗效果。中医外科外用药品种较多，因此上药这个环节，显然居于一个重要位置。

中医外科外用药剂型较多，一型有一型的使用方法，不尽雷同。现将较为常用的介绍于下。

一、大膏药

大膏药的药肉，具有胶样黏性，在常温中保持其硬固形态。加以微温，则成为溶浆的半液体，黏性更足，可以黏着皮肤不脱，所以使用时，一般可用火熏。唯阳和膏等含有香料的大膏药，不能火烤，否则药性势必会遭到严重破坏。必要时放于热开水中浸泡一下，待其柔软半熔化时，拿起拭干贴上。

使用时，过多的膏药边及背纸四角宜剪去，但需留边一圈。因为不剪边，棱角外翘，容易兜擦脱落；不留一圈，则药肉受人身体温作用易于软（液）化而向四周溢出，若没有膏药边一圈保护，则易于沾污衣服。

如嫌背纸太硬，可放在温开水中浸泡10分钟，然后剥去表面的白纸，再用干毛巾吸干水分。然后如法贴上，便柔软服帖了。

1. 凡贴在肩头、肘尖、膝盖等处，需在膏药上剪开几剪刀，使成花瓣型，然后贴上，则十分附着服帖了。

2. 凡贴在乳房上的膏药，应该露出乳头。也可在乳头上预先盖上一方厚纸，保护乳头。厚纸的取材，可利用本膏药剪下的边角。

3. 凡膏药贴到身上之后，需用手掌按15～20秒钟（冬天需要时间更多些），以便黏得更牢。

4. 凡膏药贴于有毛之处，宜先剃去毛发，以免在揭下时产生困难。

5. 凡膏药贴于腋下、胯间、委中等处，若是布裱膏背，会因太硬而不服帖。需要将它浸于净水中10～15分钟后，揭去背后的布，并洗去浆水，使其变得柔软服帖。

一般大膏药，在揭下时，往往会拔去不少汗毛，不但疼痛，而且容易引起感染。因此在贴上之前，宜在膏药上面薄薄地撒上一层均匀的“玉精炭”。这样，以后保证揭下时毫毛无损，一揭即脱。所谓“玉精炭”者，是用蜒蚰虫炙干，磨成细粉。

大膏药每贴上之后，隔一周左右更换一次。

二、小膏药

取用小膏药时，膏药边宜剪去，但也宜保留一圈边缘，否则以后不易撕揭。剪边时，手指不可触及药肉上，只可拿捏外面边缘。贴上后，宜按压一下，使膏药不易脱落。

贴上后，膏药宜紧贴肌肤（包括没有皮肤的肉芽），不留落空距离。否则以后揭下膏药时，膏药上布有一薄层露珠样蒸气，使创面不得红活干净。膏药贴紧着肉，可以产生氤氲之气，这是纱布所永远不能做到的。

用小膏药过敏者，则改用软膏。

小膏药一般每1～2天换一次。

三、软膏

软膏除了可以代替小膏药之外，更多的是适用于一切急慢性的皮肤病。凡对小膏药有过敏反应者，都可以用软膏。

替代小膏药的软膏，用时将它平摊在消毒纱布或柔皮纸上面，然后盖贴患处。每天换一次，必要时可增可减。

用于皮肤病的软膏，一般是直接涂搽，每天1～2次。也有脱皮流水等情况而不能直接涂敷者，可以将软膏摊涂在布上或纸上盖贴。

四、硬膏

先将要贴硬膏的创口清洁，然后将硬膏剪成比创口稍大的块，将它覆盖在创口上，紧紧加以绑扎。一般每3～4天换一次。

五、敷药

1. 糊剂　糊剂的使用，大多直接涂在需要的地方。涂上之后，一般不用其他敷料来保护。使用糊剂时不像软膏的薄薄一层，而是堆得厚一些。

2. 敷药　敷药即围药，宜调得厚薄适宜，否则不易敷涂。涂敷的方法有二：一为直接的，即直接涂于疮上；一为间接的，先将敷药、围药摊布于棉布或纱布上，然后盖贴。凡大面积病患或手指、足趾、耳朵等处宜用间接法，小面积的宜用直接法。

敷药宜随调随用，不宜隔宿。

敷药范围宜大于肿区、病患区或其红晕外。如在四肢的，更宜冒过于其上游的边缘。

凡敷药用于额上者，宜干敷，以防其药水渗入眼里。

其他部位如敷药发现有干燥者，宜用原来的赋形品（如水油、酒、醋、鲜草汁之类）常常润湿。这样不但可以减少燥痛，而且药力也容易发挥。

凡用于溃疡周围的围药，注意勿侵入疮口。

六、粉剂

外科外用药粉剂，有以下几种。

粗粉剂：①敷药（或围药）——习惯上称为敷药；②大膏药上的掺药——习惯上称为掺药。

细粉剂：①用于一般创口者——习惯上称为撒药；②用于窍口者——习惯上称为吹药；③用于皮肤上的——习惯上称为扑药。

1. 掺药　取用少许药粉掺布于大膏药中心或直接掺布于病变部位。

2. 撒药

（1）创口小的，掺在小膏药上面；创面大的，撒在摊有软膏的纱布（或纸）上面。

（2）凡创面内高低不平者，可直接撒在创面上。

（3）凡脓腔深的或有瘘管者，则黏在纸张条上进行引流。

（4）凡撒在小膏药、软膏上或创口上的，要求弥散均匀，宜少不宜多。在以后揭下小膏药时，以不见残余药粉为合适。

（5）凡创口凹陷者，应细心向内撒匀掺透。

撒药用具，取新的羊毛笔，剪去笔尖，留下约全部笔锋的2/5，洗净消毒。用时把笔头醮药粉，捏住笔杆，用环指弹动笔杆，使药粉受震动而均匀落下。

3. 吹药　吹药主要用于口腔、咽和耳朵。又称喷药。

如吹咽部者，喷粉器的“头”，必须对准咽壁，不能向下对喉，否则易将药粉呛入气管，引起呛咳。如为小儿，甚至会造成窒息。

如果喷粉器为橡皮材料，捏时宜轻宜缓，以免风力太猛。而且捏瘪之后，需拔出口腔之后才可放松还原其球形，否则会将口中痰涎吸入喷粉器中。

吹药后，需将口腔紧闭3～5分钟。如有口涎，固然不宜下咽，但也不宜即刻吐出。必待3～5分钟后，才可开口吐涎，且当时不要漱口。

喷出的药粉，务宜弥散均匀。

一般吹药，每隔2～3小时一次。必要时可增加次数，轻者当然也可以减少次数。

吹在口腔的，与喷喉方法大体相同。

耳朵里吹药，一般先将外耳道加以清洁，可用干棉签拭干。外耳道太脏的，用5%黄连水冲洗，但冲后仍宜拭干。吹的药，也宜少不宜多，要弥散均匀。多则与分泌物胶结成块，变成异物而毫无药性可言。

分泌物越多者，每次吹的药越少，而吹药次数加多。

老式铜质“喷筒”是钢制品，其原理是同时利用两片薄铜的震动而将药送出。当铜片震动时，即发出“哔卜”的响声，故又称为“哔卜”。“喷筒”不宜用于耳朵吹药。

凡冬天吹药之后，外耳道口可用棉花球堵塞。

4. 扑药　扑药的用法完全与化妆品用扑粉相同。

七、液剂

液剂在外科外用药方面，大致有五种，其使用方法有所不同。

1. 凡为洗溻肿疡的，在《外科精义》中论之最深，但现在很少采用了。其方法是用大块纱布醮透药水，带水拖擦，而且慢拖慢擦，时间应长些，每次 15 ~30 分钟。洗后，宜擦干，兼忌风保护。

2. 作为洗涤与清洁创口的液剂，与现在方法一样。

3. 作为湿敷用的液剂，用多层纱布或新毛巾，浸透药液，夹湿水敷，干则再加水湿润。不过这种方法不宜用于冬天。

4. 浸泡的液剂用于手足远端（中医称为“四末”）者。将药水放存于大小适用的大口容器里，然后将病指（趾）或病手（掌）浸泡于内。如在冬令天寒，药液可以加温，其温度以与体温相等为度。

5. 用于灌注脓腔或耳道中的液剂，先将药液抽在注射器内，不必装置针头（装上针头，往往易误插于肌肉组织中，致药液不在脓腔或耳道而反注入无病的肌肉里）。先将脓腔中的脓液排尽，然后插入注射器徐徐灌注。灌到不能再灌时，抽出注射器，外面加以保护包扎。如需要将药液保持一段时间，上面贴盖小膏药。如不需要保持较长时间，则用纱布盖贴。

在灌注时，要注意体位，宜疡口在上，脓腔窦道在下，使药液不致反流。

八、锭剂

大型锭剂：临用前用水或其他液汁像磨墨样磨开。也可用锉刀（过去也有用鲨鱼皮制的板样锉）干锉成粉，然后仿敷（围）药用法使用。

小型锭剂：先将创口清洁，如无溃孔者，用刀或粗针在上药之处刺一小孔，然后将药锭插入，外用小膏药封贴。一般以 24 小时为一个阶段。但也有敷贴更长时间的，需根据具体情况来决定。

九、药线

为了引流及送药深入患处，需要使用药线。它的使用方法，必须符合以下规则。

1. 凡经过高压消毒的药线，不可用手及不干净的镊子去取，必须用消毒镊子去夹取，以免污染。

2. 凡插药线时，宜向上插入，不宜向下倒插。

3. 凡插药线时，已经插入而想把它折弯者，应用消毒水滴在想要弯折的地方，待它潮湿软化后再折弯，以免产生疼痛及有损创口。

4. 凡插药线，需要选择长短、粗细适合的药线。慢性疮疡忌用绞丝型药线，宜用杆型药线。急性及已溃疮疡，宜用绞丝型。使用时，先将掺药黏上。如嫌黏得不多，可将药线在小膏药药肉上抽勒一下（将药线夹在对折的小膏药里面，一手夹着小膏药，也就是隔着小膏药而捏住药线，一手把药线从小膏药内抽出来），使药线杆上黏上一层膏药肉。然后，往药粉中一滚，所黏的药粉就自然会多了。

5. 插药线之前将尾部拆散，加以弯曲。杆型的成“Y”形，绞丝型的是“T”形。插入之后药线不会全部滑入脓腔而忘记拔出，变作异物为患。

6. 药线的头部不宜剪去。否则当插入时一遇脓液水分，剪处势必自动歧分，分裂成“Y”字形，不但插入困难，且易引起疼痛不适。

7. 插药线时，固然需要插到底部。但久溃疮疡在插到底部之后，要拔出 0.1 ~1 厘米，以便疮疡底部肉芽易于生长。

8. 脓腔过深、肌肉组织的层数较多时，要注意原来留置的药线拔出后，应立即插入银丝至脓腔底部，待挤脓清洁后，拔出银丝，马上将新的药线插入脓腔。否则，往往会因肌肉收缩或还原而阻碍排脓道，使新的药线无法插进。

9. 脓腔过深的疮疡，有时突然药线插不进去，多数不是因正常肉芽生长，而是腐肉堵塞所致。所以药线还要插到原来的深度。否则，一旦插不到底，底部必然形成“死腔”，造成假性愈合而引起以后的许多病变。

当新的药线未插入，原来留置的药线又已拔出一段，疮腔（即脓腔）里没有药线的一瞬间里，体位不能更换，因可造成药线插不进去的麻烦事。遇到深部的疮腔更要注意。

第六篇

干祖望养生学

6

导　语

伏生[①]传经，卫会[②]纳谏，谁谓人老珠黄；黄汉升[③]挺进定军山，杀得曹大军兵亡将折；吕公望[④]走出渭河水，襄助周天下定国安邦，证实宝刀不老；甄太医[⑤]八十岁后，写出三卷《针经论》；孙真人[⑥]一百岁时，完成两部《千金方》，更示大器晚成。女娲氏[⑦]炼五石补天，时临鲐背[⑧]；黄道婆[⑨]教万人纺织，亦近期颐[⑩]：诚所谓"男女都一样[⑪]"。

责是[⑫]：松年鹤寿、矍铄奋扬等美好赞词加冠于夕阳红客头上，其谁曰不宜。

当然长寿养生之术，各有千秋，但加以溯本求源，归纳总结，则我侪之身聚多福、天赐遐龄而获得方瞳、玉面之童颜[⑬]者，乃千古名言"盛世人多寿"耳，盖盛世予我以养生条件。且看唐代名医甄权享年101岁、孙思邈食禄141稔[⑭]，俱有幸而生逢"贞观""永徽"[⑮]两治之盛世之中。

撰作此书，绝非"白头宫女说玄宗[⑯]"，实系反映盛世人寿之芸编、缥帙[⑰]也。

云间[⑱]干祖望

序于南京中医药大学之茧斋[⑲]

1999年1月，时年八十八

【注释】

①伏生：指西汉学者伏胜，济南人。秦始皇焚书坑儒，幸伏胜把《尚书》等书，藏于夹壁内而得以保存下来。汉文帝派太常使掌故晁错向他请教，伏已90多岁，由女儿的转述，把烧毁的书口传下来。

②卫公：指春秋时卫国公卫和，执政55年，倾听及采纳忠言，愈老而头脑愈清醒，享年95岁。后人称为"有道之君"。

③黄汉升：即三国时蜀将老黄忠。85岁时在定军山一仗，他一马当先，打败了百万曹军，并刀劈了魏将夏侯渊。

④吕公望：即周朝的开国功臣姜太公。在渭水边弃渔从政时已80岁高龄。

⑤甄太医：指唐名医甄权（541—643年）。晚年撰有《针经》3卷。

⑥孙真人：指唐名医孙思邈（541—682年）。82岁开始撰写《备急千金要方》，100岁后再写《千金翼方》。两书为中医古文献中极为重要的巨著。

⑦女娲氏：传说谓伏羲氏的妹妹。

⑧鲐背：《尔雅·释诂上》"鲐背，寿也"。言老人背上生斑，成鲐鱼之纹，视为长寿之征。所以古人把90岁称为"鲐背之年"。其实这是老年斑，开始先在面上出现，之后再向全身发展。

⑨黄道婆：黄道婆（1245—？年），元朝松江（今上海市松江县）人。沦落厓州，从黎族人家得纺织方法。晚年回家，把纺织法传授于乡间妇女。现在上海博物馆尚有不少关于黄道婆的传记、纺织工具等的陈列介绍。

⑩期颐：《幼学琼林·老幼寿诞》"百岁曰期颐"。

⑪男女都一样：引用计划生育运动的一句口号。

⑫责是：现代语为"因此"。

⑬方瞳：道家认为神仙的眼瞳是方的。

玉面：指年轻人颜容如脂似玉。

童颜：孩儿的面颜。

⑭稔：读rěn，稻谷一年一收，谓之"一稔"，用在此处，与岁、年为同义词。

⑮“贞观”“永徽”:历史上最被认为太平盛世者,主要为唐太宗的贞观年代(627—649 年)和唐高宗的永徽年代(650—683 年)的“贞观之治”和“永徽之治”。

⑯白头宫女说玄宗:把唐诗元稹《行宫》诗中“白头宫女在,闲坐说玄宗”两句凑合而成。意即白发老人谈谈往事的闲话。

⑰芸编、缥帙:芸,香竹。其叶夹在书册里,可防虫蛀。故芸编即作为书册的代名词。缥帙,古书多用淡青色丝织品作为书套,因之把缥帙两字,作为书本的同义词。

⑱云间:古时把上海市松江县,称云间。

⑲茧斋:作者私人营筑的工作室及藏书室,题名为“茧斋”。生平许多写作、出版物都产生于此。

第一章　一句诠言，要牢牢记住

——任　真

在过去一般人眼里，只要身体无病，就是健康。笔者在童年（七八十年前）常常听到“有病方知无病仙”“强人最怕病来磨”两句俗谚，反映出当时的健康观。但这十分粗糙、低级、不全面、幼稚。随着人们认识的提高，健康观也有相应的进步，认为人体各器官、系统发育良好、功能正常、体质壮健、精力充沛，并具有良好劳动效能才是健康。而自从联合国专门机构之一世界卫生组织（WHO）在日内瓦提出“健康是一种身体上、心理上、社会适应上完好的状态，而不仅是没有疾病或虚弱”这一健康新观念之后，人们的健康观又更上一层楼，提高到科学和全面的境界。

笔者身体力行五十年的一套养生法，自认为是最科学、完整、全面的养生保健方法，否则我怎能到今天90岁，尚未退休，照常出勤上班；半天门诊，头不晕腰不酸，思路清晰；做报告二三小时，站着写板书，形同年轻人；至于撰写创作，经常放弃双休，超过子夜12点睡觉；病房在十六楼，一贯不坐电梯。

所谓“诠言”，仅仅两个字，是“任真”。“任真”两字，是整个养生之道的主要灵魂。所以任何枝枝节节的具体想法和做法，都在这个思想指导下开展、行动、深入、完成。没有这个明确的指导思想而养生保健，是盲目的，甚至可能走到反面而尚不自知。

真，是天真，也就是天然的真趣，是天赋的生机。凡一切有生命的东西，甚至最低级的野草或文昌鱼，有了它即能生存，失去它必然死亡。这个宝贵的“真”字，我国古代早就认识得清清楚楚。例如：

儒学方面：《战国策·齐策》的“归真返璞，则终身不辱也”。辱字含义，除了耻辱、失去、恶毒……之外，病和死也包括在内。

道教方面：《庄子·齐物论》的“百骸九窍六脏，赅而存焉……其递相为君臣乎，其有真君存焉”，更直截了当说明了“真”君的存在，然后有人及其他生命。

佛学方面：“真如无为”“真空妙有”学说，正是说明超尘脱凡的成佛，离不开一个“真”字。我们当然不盼成佛，但“成佛”之前的健康长寿毕竟是需要的。

就是我们一般的凡夫俗子，也知道“真”字的可贵。宋代苏轼（1037—1101年）就说过“清露未曦电已徂，此灭灭尽乃真吾”（见“六观堂老人草书”）。他的意思就是真正的我，是一个脱去外壳的本质。

医学方面对它说得当然更完整透彻。如《备急千金要方·太医习业》的“不读庄老，不能‘任真’”，及《备急千金要方·治病略例》的“以任天真”，都是这个“真”字。

“真”字究竟是什么？唐代颜师古（581—645年）注《汉书·扬王孙传》“以后我真”的“真”字谓：“真者，自然之道也。”用现代语来说，是没有经过人工雕琢的天然之品。

至于是谁把“真”和“任”联系起来？是唐代超级长寿翁，享年141岁，100岁后写成一部巨著《千金翼方》的孙思邈（541—682年）。所说的“以任天真”，其“任真”的含义是日常生活中除了工作及嗜好之外的一切，都要随之、任之，顺其自然发展、生长。

不过问题又来了。人的周围，就是世界，人离不开周围的环境，而这周围环境就是要使你身不由己，左你右你来影响你。你的“真”是否能守卫得住？春秋战国时孟轲（公元前372—前289年）认为人的“真”（即“人之性”）是善的，但受到外来影响，可以变为恶。同一时代的荀卿（公元前313—前278年），恰恰与孟轲相反，认为人的“真”是恶的，只有加以正当教育，才可变恶从善。这个“人性善”和“人性恶”的争论至今还没有结论。我们不是哲学家，管它是善是恶，但有一点必须认识清楚，所谓“真”，是纯洁的，一尘不染的，来不得半点污垢秽浊。所以随之、任之、顺其自然也有一定的限度。

同时你应更清醒地知道你的存在，完全是人民给你衣食住行及教育保健、娱乐休闲的生存空间，所以你的健康长寿，也是为了多偿还一些欠人民的债，甚至争取多付一些利息。因而要将工作置于养生之上。例如，你当了兵根本就不能谈养生；公仆们心中只有人民而没有自己，哪里还能强调养生；搞业务的也未尝不这样。除了工作之外，要听任自然的生长与发展。为了更好地听任生长与发展，对有碍自然生长发展的不良嗜好绝不可任之、纵之，必须戒之、禁之。

人，本来就有天赋的生长、发育、生存的本能，应该好好利用这个本能，使其充分发挥作用。何苦强加人为的、主观的意志进行干扰，甚至失妥、不科学得像栽培盆景那样加工摆布，走到“任”的反面。《孟子·公孙丑上》有这样一个故事：一个宋国人，见田间郁郁葱葱的稻苗生长得很好，但他好心善意地希望它们更好一些，于是把每一株秧苗拔高一些。当时稻苗即刻长高了不少，他便怀着喜悦的心情回家。他的儿子不信，跑到田间一看，稻苗都死了。这个“揠苗助长”的寓言，唤醒了不少走入迷途的人们。后人都会讥笑宋人的愚蠢与无知。但现在在养生队伍里的“宋人”却特别多。

人，更不可这样。战国时楚灵王喜欢细腰的女子，于是有些女子被迫用帛布把腰紧紧捆束起来，也有些女子为了赶上时髦而自动减食。一时间楚国捆死饿死了许多女子。再有南唐李后主强迫宫女绵帛绕裹双脚，使双脚变形成小小月牙一样。这个缠脚恶风遗留到清末，使女子多数体弱多病。最近在浙江省离嵊州市三十公里的富润镇范二村发现一位出生于1898年现已102岁的老太太过招英，现在还能从井里打水。她的特异之处就是，有一双正常的没有缠绕过的天然脚，这在一百年前的社会里是少有的。不管细腰也好缠脚也好，都是断伤天真的具体事例。现在人们知识提高了，再也不会看到这等怪事、蠢事。可是这类怪事、蠢事在养生保健队伍中还多多地存在着，最突出的就是明明身体健康无病，但还要去吃保健品、营养品、补药，来打乱你的正常。

《素问·四气调神大论》的“夜卧早起，广步于庭，被发缓形，以使志生……夜卧早起，无厌于日，使志无怒，使气得泄……早卧早起，与鸡俱兴，收敛神气，使秋气平……早卧晚起，必待日光，使志若伏若匿……”才是典型的“任真”。

宋代苏东坡（1037—1101年）之弟苏子由（1039—1112年）曾谓“今诚忘物我之异，使此身与天地相通，如五行之气中外流注不竭，人安有不长生者哉”（见《龙川略志》卷十）。北齐刘昼亦谓“恬和养神，则自安于内；清虚栖心，则不诱于外；神恬心清，则形无累矣”（见《刘子·清神》）。这两位先贤，真道出了“任真”与养生的深奥、微妙的个中体会。故而清代养生家曹庭栋（1700—1785年）在75岁时写的《老老恒言·燕居》中“智者之养生也，必须四时而调寒暑”一言，最能反映出他已注意到养生，要来一个调节使之有条件“任真”。

宋代叶梦得（1077—1148年）《石木燕语》卷三：“文潞公致仕归，入对，时年八十矣。神宗见其康强，问：卿摄生亦有道乎？潞公对：无他，臣但能任意自适。”这任意自适，就是典型的“任真”。文潞公的任意自适，就是受到同一时代司马光（1017—1086年）的启发，司马光曾说过：“人生无苦乐，适意即为美”（见《司马温公集·晚归书室呈岁君倚》）。适意就是“任真”。

每一个人的禀质天赋、环境好恶、际遇顺逆、宜彼忌此、四季均不同，因之保健养生方面也不能采取一个模式。唯有“任真”能“放之四海而皆准”（引自《礼记·祭义》）。

总之一句话，“养生之道”除了“工作”之外可以谈可以做；“任真”两字，除了“不良嗜好”之外可以谈可以做。精简而具体地说，“任真”就是不能把纯洁的思想扭曲，机体方面更不能人为地左之右之地把它东矫西纠。至于剪发、刮胡子、修指甲，乃也是协助其“任”而无害于“真”。

第二章　二者并重，要深刻认识

——养心＋养身，养心重于养身

养生之道，须心身并养，且养心重于养身。2 500年前老子的学生辛计然就说过：“太上养神，其次养形”（见《文子》）。心藏神（《素问·调经论》），故神即是心；形骸即身体，故形即是身。

养生而论，单以心与身的孰重孰轻？也是以心为重。荀况（公元前313—前238年）也谓：“相形不如论心”（见《荀子·非相》）。

南北朝梁的范缜（450—510年）在《神灭论》中指出：“形者神之质，神者形之用。是则形称其质，神言其用，形之与神，不得相异。”异，就是离开、脱离、离异，用现代语来说，“形”是人的机体，“神”是人的精神和思想，也即古人或中医之所谓“心”。思想也就是心，有了思想而没有机体，那么哪里还有一个人；光有了机体而没有思想，也不是完整的人。所以机体加思想，才能成为一个完整的人，范缜的确说得很好。

事实上，思想比机体更重要，所以要求健康长寿而只知道在机体上投资，是“舍本求末”的愚蠢无知，是徒劳的。重点投资于思想上才是把水灌溉在树根上的“本立而道生”。清代学者石天基在《传家宝》中直接爽快地说：“身安不如心安。”北齐时生不逢时的学者刘昼也谓：“将全其形，先在理神”（见《刘子·清神》）。《庄子·达生》中的“形全神变，天为一”，更突出强调非但身心两重而且心更重于身，这样就符合于荀况所谓“本末相顺”（《见荀子·礼论》）。如其重身轻心，则一如汉代贾谊（公元前201—前169年）《新书·过秦下》指出的“故周王序（指先本后末之序）得其道，千余载不绝；秦本末并失，故不能长”了。

所以养生者必须先养其心后养其身，要机体的健康必须首先有赖于思想的健康愉快。春秋时伍子胥（？—公元前484年），在文昭关以极度悲恐忧虑而一夜之间须眉头发由黑变白。范增（公元前277—前204年），因忧忿而诱致背部生痈丧身。

或谓这是公元以前事，是否准确？再则他两人更没有亲口说是病出于精神创伤。那么再举现代的一例。1966年开始的“三家村”冤案，邓拓在1966年、吴晗在1969年先后因倍受折磨而含恨归天，只有廖沫沙独享天年，活了下来。有记者问廖：“你是怎样幸免于难的?”廖第一句回答是“我的养生之道的第一点就是凡事不着急，遇事想得开，有点阿Q精神”。第二句是“我本一个小人物，林彪、‘四人帮’那么一搞，竟使我举世闻名”。第三句是在被批斗之际写的一首七律诗：“书生自喜投文网，高士于今爱折腰，扭臂栽头喷气舞，满场争看斗风骚。”他第一句是说明这场苦难与我无关；第二句，流露出因祸得福，颇自得意；第三句，更表达出这种风韵潇洒的事，我能有幸而遇到。试问这样地对待环境，哪有伤心之理？心既不伤更遑论伤身。笔者在“文革”时，宿牛棚、挨批斗、清扫厕所，可是本来仅仅48千克之躯，长到了53千克。可惜好景不长，之后又下滑到49千克左右，保持到今天。

唐代孙思邈（541—682年）提出了养心保健法，并身体力行，享年141岁。他提出一句名言，值得我们铭记心中。谓：“德不克，纵服玉液金丹，未能延年。”这里的“德”，除了道德、品德之外，更可作为儒家“人的自然禀性”来领会，例如《礼·中庸》的“故君子尊德性而道问学”一言可证。“克”，是克己，意思是能够克制自己的私欲，约束自己，如《论语·颜渊》的“克己复礼为仁”的克学。

“德不克”就是“你对自己本身的自然本性没有约束”，也就是心还没养好，即使你天天吃补药养身，也没法得到健康长寿。

这里再用一个通俗的比喻。浇花木的水，应该浇在根部，切莫专事润洒其枝叶。浇在根部虽然一时间不可能见到效益，洒在枝叶即刻就可见到滋润潮湿；但浇在根的，可以全部给花木以营养，而洒在枝叶上的蒸发干掉，对花木一无获益。所以养生，养在心的就是浇根部；养在身者，当然仅仅似枝叶上洒些水而已。

现在不求理论，实事求是地以事论事吧。凡仓库保管员、农植场农艺师、动物园饲养员和保健养生学家，四者的目的完全相同，他们对工作对象（不管是材料、成品、植物还是动物和人）所负的职责，都是使服务对象保全完整无伤，不变质不老化，力求延长寿命。但其工作手段却截然不同：仓库保管员的对象是死的、无生命的，只需采取一些措施如避光、避热、避火、防潮、防霉、防燥、防蛀等，虽曰麻烦，认真做到，便是尽职了。但农艺师则不然，他的工作对象是具有生命的植物，除了保管员的基本功之外，更要注意光照、水分、施肥、除草、除虫、防旱、防涝、防台风、修剪等许多保管员所没有的工作。而饲养员的工作对象非但有生命，而且还有低级的思维活动，其工作内容当然也要高出一筹。至于人，则思想活动已发展到较高的境界，你还像仓库保管员、农艺师、饲养员那样不懂养心，能行吗？

所以，历来不少养生格言中多有突出养心的。如唐代白居易（772—846 年）写有“心有千载忧，身无一日闲”的诗句。其他如无名氏《天隐子・安处》中的“内安于心，则身安矣”；宋代陆游（1125—1210 年）的“一笑失百忧”；宋神宗时中大夫龚鼎臣的“物有善蛰藏者，保其身也；人若能藏蛰志意，是保其神也；保身则气全，保神则形全，形与神不相离也”；明代李时珍（1518—1593 年）的“衣食足则形乐而外实，思虑多则志苦而内虚”；明代冯梦龙（1574—1646 年）就认为“气是无烟火药”。养身与养心孰重孰轻更可心中了然了。

历来的养生家虽然没有明确强调养心的观点，但“禁怒”“忌怒”“淡泊”“无欲”，倒也没有忘掉。至于你有了“怒”才想“禁”和“忌”，有了“欲”再想“无”是没有用的。把心养好之后，“怒”和“欲”自然不会产生出来。你等这个火烧了起来之后，再把它扑灭，则不让这个“火”烧起来，不是更好吗？因为你真正能够养心，这“怒”与“欲”根本不会产生。明代薛瑄（1389—1464 年）《读书录》谓：“二十年治一怒字，尚未消磨得尽，以是知克己最难。”其所难者，薛学士虽然满腹经纶尚仅知制怒甚至不怒，而不知道不生怒需要从养心中得来，当然不能责怪一般像我们这样的凡夫俗子了。

或谓，这“古人云”是否再适合于今天？当然适合。革命前辈陶铸（1908—1969 年）对心与身的看法，也是心重于身。曾谓：“一个人只有物质生活，没有精神生活，是不行的”（见《理想、情操、精神生活》），物质指身，精神指心。

现在会址设在日内瓦的世界卫生组织关于健康的概念有了新的标准，把道德修养纳入健康范畴。美国一项持续 25 年的跟踪调查发现：敌对情绪较强者，死亡率达 14%，而性格随和者仅 2.5%。孤独寂寞者死亡率比乐于助人者高 2.5 倍。所以已有人提出一句“心慈者长寿”。这句口号，绝对不是佛教的因果论，而恰恰是中国流行了 2 500 年的“仁者寿”。其理安在？因为养心达到无私欲、无利己者，都是心慈者，也即中国人所谓“仁”者。《庄子・田子言》“哀莫大于心死”，更证实养心远远重要于养身。

第三章　三不要想，要真正做到

——不想病、不想老、不想为子女谋福利

第一个不要想：不想病

病有三种：疾病、假病和诈病。

疾病，可以破坏你的正常生活而导致你在痛苦中走向衰弱、死亡。急性的有伤寒、温病及意外创伤；慢性的有风、痨、臌、隔，还有外科的疮、皮、窍、杂；男科的腺、性、精、育；女科的经、带、胎、产；幼科的惊、疳、痧、痘，以及许多老年性疾病及意外创伤。不过我们不必担忧，只需发现早、诊断早、治疗早，加之治疗得宜，摄护合理，都能获得身安病去的优良预后。当然，慢性病的调理，必须假以时日。

假病，貌似疾病但却是正常的生理性反应。例如爬了高山、楼梯，必然气喘气促，这是"还氧债"。因为登山爬梯，体力消耗加大，机体需要氧气骤多，故而缺少氧气，负了氧气的债，一待休息的机会，大口大口地呼吸，是在偿还赤字支空的氧债。当然，心脏不健康的，必须考虑心脏病而不宜爬高。睡觉时间太多或枕头过低过高而头脑昏昏，在光线极差之处阅读书报而两眼昏花，恣食狂饮（酒）后脘腹饱胀不运，临睡多喝浓茶咖啡或大事在心而睡眠难以入寐……都是假病，不宜杞人忧天而乱求医药。另外癔性病患者身上，假病特多，纵然这种感觉是假的，但你的癔病毕竟是真的，这种病，不属这里所谓"不想病"的病，还是要加以关注。

诈病，根本不是疾病。所以这里要你不去想的是假病。假病在医药知识不精明及善于胡思乱想、多愁善感者的身上，的确背有沉重的思想包袱，心头上的疙瘩总难解脱。长期忧心忡忡，必然引来真正的疾病。催眠术最能说明这个问题。人的思想能领导你走向健康或衰弱甚至疾病到死亡。在2 300年前的《荀子·荣辱》中就有"乐易者常长寿，忧险者常夭折"。林黛玉以善忧、孤独而多病短命。所以一般不上纲、不上线的小小不适，不该过分地杞忧遐想，忙于求医吃药。

第二个不要想：不想老

老，是死的前奏曲，也是开始替你画上一个休止符号。死，对人来说，毕竟不是快乐的喜事。一个老人，经常甚至时时刻刻脑子里萦系着"老"了的话，也就是自我提醒已死之将至，试问你还有欣欣向荣的勃勃朝气吗？我从不想老，所以虽然今年已90岁，工作起来还劲头十足，今后需做的事，常早早安排，及时动手。明年用的皮帽或明年用的凉鞋，都该晒太阳的晒太阳，该擦油的擦油。准备明冬明夏再戴再穿，脑子里始终没有想到甚至不承认已"老"了。领导安排给年轻人干的事，我经常争取参加，甚至和他们再争长短。事实上也的确如此，我的"老"，的确还没有及格。

老有四个标准。

（1）甲子年龄：这是硬件，你过了三百六十五天，不管你要不要，就是在你头上加上一岁。

（2）工作年龄：也就是工作成效的年龄，并非表格上常用的"工龄"。一个三四十岁而出工不出力，做工作敷衍不负责，上班时看报喝茶，每星期混过40小时，甚至迟到早退者，早已垂暮之年的老老了。相反，任你七八十岁，工作积极，成绩斐然者，应该属于青壮年。笔者就是工作年龄的青年人。

（3）体质年龄：以体质的强弱来作标准。若年未五十而百病（包括真病、假病及诈病）丛生，终朝与药瓶药罐做伴，则早已老了。反之，身无一病，健步如飞，思想上还是朝气蓬勃，即使七八十，仍然是

青壮年。笔者就是体质年龄的青壮年者。

(4)思想年龄:这是四种年龄中最主要的年龄。凡经常屈指计算何时离休退休;在生活上力求舒适、享受、潇洒;日求三餐,应图一唱(卡拉OK);不看报、不读书、不学习;工作"混",福利"追",这样的人不必问他的甲子年龄,早已成为行将就木的颓然老朽的老人。一个"朝闻道,夕死可也"的皓首穷经者;工作上"一息尚存,努力不懈"者;生活上"葱汤麦饮两相宜,葱补丹田麦疗饥"的吝啬老头,纵然雪发霜鬓,还是一个年轻小伙子。

因之,我们不应该单单想着仅占1/4的甲子年龄的老不老,应该想到3/4的工作、体质和思想的年龄老不老。有何惧哉!而且更使人欣慰者,占1/4的年龄虽然无法勒马驻车使不前进,但3/4的年龄却可以自己掌握,要它年轻就年轻,要它老化就老化。所以占1/4的甲子年龄仅仅是天平上一粒无足轻重的小小砝码,你去想它干吗!

再说,甲子年龄的衰老,也有其标准的。《灵枢·天年篇》认为,二十岁气血始成;三十岁五脏大完,肌肉坚固,血脉盛满;四十岁五脏六腑十二强路,皆大盛;五十岁肝气始衰,目始不明;六十岁心气始衰;七十岁脾气虚,皮肤枯;八十岁肺气衰;九十岁肾气焦;百岁五脏皆虚,神气皆去,形骸独居而终矣。可知人到50岁精壮达到了顶峰,60岁开始走向下坡,但也需再走上50年之后才出现五脏皆空,而且空并不等于死。即使60岁开始衰,也是慢慢地而非一落千丈,没有理由哀叹老之已至。最近(1993年夏季)世界卫生组织经过种种测定、实际调查和分析讨论,决定将人生年龄重新划分为:44岁以下的为青年(过去为35岁);45~60岁为中年;60~74岁的为年轻的老人;75~89岁为老年人;90岁以上为长寿老人。试问你是不是已在90岁以上了?

写到这里,想起南京一首童谣:"六十小弟弟,七十满街飞,八十多来兮,九十不稀奇,一百上年纪。"

一百仅仅是上了年纪,客观上承认你已老了而不是死,那么百岁以后仍然还可以悠哉闲哉地活上几年甚至几十年。到底一个人能活多久?科学的人寿计算法是,把你发育健全之际的年龄,乘以7。如16岁,乘7,则可活112岁;若20岁,乘7,则可活140岁;即使早到10岁,乘7,那么也有70年的寿命。

第三个不要想:不想为子孙谋福利

绵延瓜瓞,庆衍螽斯,本来就是每一个人创造社会财富与衍宗接代两大任务。"母瘦雏肥",正是尽到了应尽的责任与义务,但父母培养子女一旦成人,到有知识、品德和工作能力后,即可卸去这份责任。反过头来,理应他们来赡养你了。无知的乌鸦尚且力行"反哺"。所以父母为子孙去谋福利,真是"画蛇添足""其愚不可及也"。

是否老天故意捉弄愚人。古来朱门肉臭之家,有大笔大笔的遗产可以传给子孙,而这批子孙大多不孝。不少孝子贤孙大都出之于贫门寒户,父母给予你的没有债务,已算万幸了。

现在不少人在福利性住房上钩心斗角,用尽心机,冒贪污舞弊风险来替子孙安排,真的可笑可耻而又可怜。其实你一生中筹划自己本身的福利,早已心劳而力瘁,你再值得为子孙去辛劳吗?

且别小觑了"儿孙自有儿孙福,莫为儿孙做马牛"这句俗语,在养生之道中确是金玉良言。南宋王应麟(1223—1296年)临终时,给子女的遗产仅仅几卷"破书",诚如他写的《三字经》最后四句"人遗子,金满籯,我遗子,唯一经"。多么潇洒与旷达,并没有听到他的子女饥寒而死。清代女诗人金缨谓:"不当为子孙求福。"为什么?宋代林和靖(967—1028年)早就替你解释了,谓:"以德遗后者昌,以财遗后者亡"。又谓:"为子孙作富贵计者,十败其九"。无独有偶,日本"全国老人协会"理事长加藤泰纯博士的养生法,也有三个不要想,为:忘记死亡,忘记钱财,忘记子孙。

再则,你为子孙去谋福利,是否能保证你的子孙不是巴金笔下的"他们这些不孝子弟,拿了爹的钱,不听爹的话"。更是何苦!

你能真正做到这三个不想,就已进入了"忘我者是神仙"的忘我境界了。我就在这忘我中,得到了乐趣、健康、无病,活到今天88岁还照常上班工作,还能撰写这本书。

第四章 四害戒绝，要严格执行
——戒绝烟、酒、赌、午睡

烟必须严禁

中国什么文化都很丰富充实，独烟文化付之阙如。你看历代医药不少古籍文献，能有几许谈到烟的。

首先接受并开始接触烟的是美洲的印第安人。在一个建筑于公元432年前的古建筑里，可以看到有人吸烟的浮雕。这一年恰巧是写有《中散杂汤丸散酒方》和《中散药方》的羊欣逝世（根据《宋书·本传》及《隋·经籍志》）。中医对烟文化和酒文化一凉一热就可反映得十分明显。

同时，考古学家在印第安人住过的洞穴中也发现过烟叶和烟斗。

1492年，当哥伦布（1451—1506年）发现美洲新大陆时，他在一个岛上，曾看见印第安人在吸烟。哥伦布描述为在一支长管的一端，燃烧着一种植物的叶子，另一端用嘴含住，并吐出一股烟雾。写成于这个时代的本草，如王鏊的《本草草方》、刘文泰的《本草品汇精要》等，其中并没有烟草出现。至于唐代黄温《景阳井赋》"合城破兮烟草春"的烟草，绝非现在制烟的烟草，而仅仅指人赖以生活的烟火。至于传宗接代的有后称香烟、风景中的水称烟波、缠绕于高山周围的云称烟岚、灰尘称烟尘、浓雾称烟霏、春天的柳枝称烟柳、打仗称狼烟、出门作客在途中称烟尘客、卖笑妓女称烟花女……都只是把烟作虚设助语词而已。即使宋代陆游（1125—1210年）《剑南诗稿·小园》"小园烟草接邻家"，也非现在所谈的烟草。

那么中国人抽烟何时开始？欠资料而难考。唯清代林则徐（1785—1850年）《林则徐日记》"搜缴烟枪一千七百五十四杆，并烟斗、烟具，俱槌碎焚毁"的烟字才是现在所谈戒烟的烟了。所以同一时代稍稍迟了一些的名医陆九芝（1818—1886年）《世外斋医案·烟漏》中第一例由烟致病的腹泻谓："今人万病，皆古人所已言，未闻别有古人不知之病也。若今所有烟漏一证，则真是今病而为古人所未知。"你想无此烟，哪有此病。曾称为小百科全书，写成于鸦片战争（1840—1842年）之前的《词林典腋》里凡人的日常生活中用品如茶、酒、酱、醋、油、盐、姜、菜、肉、果等应有尽有，而独独没有烟字。

清代末叶鸦片烟毒害人间之事，在当时医药书籍中更能反映折射，例如搜集于《陈修园医书全集》中的《救急经验良方》的"救服鸦片烟膏毒"、鲍相璈《鲍氏验方新编》的"解鸦片烟毒"及五首附方（见十二卷）、梅启照《梅氏验方新编》的"急救误吸生鸦片烟方"（见第三集"急救"）。此外还有不少戒烟的丸散膏丹面世。

今天的鸦片，可以说已升级换代而情将绝迹，代之以白粉、大麻、海洛因……有人认为鸦片不属于烟，是毒品。因为它来之于罂粟，并非烟草。而且属于烟草的话，更不能谓中国无烟字，《本草纲目》明明载有"阿芙蓉"一药（见二十三卷、谷部）。

香烟原料烟草，并非我国土产，在明代万历间（1573—1619年）自菲律宾的吕宋传入。开始仅在福建莆田一带移植，后则传入内地，现在以华北、东北及西南各地为主。其实它真正的产地在南美洲，真正的名称为淡巴菰，日本至今还在用这个原名。

在清代中叶，用它作原料，稍用些辛夷、干姜、冰片作附加剂制成鼻烟，吸时用鼻子去吸入，盛行于清代中叶末叶，到20世纪20年代趋向绝迹。但遗留下来的由玻璃制成内有工笔图画的鼻烟壶，现在作为文物来欣赏和收藏。

同一时代另一种制法，制成粉末的黄烟(称旱烟)和一如肉松一般的皮丝、小型茶砖样的青条(称水烟)。三者除青条性烈味浓辛辣之外的二者，烟性和平、烟味淡薄，故多为妇女们及士大夫阶级所钟爱青睐，青条大多为劳苦大众所欢迎。

所谓旱烟，就是只需一根中空的黄烟筒，一端烟斗，一端吸嘴，燃火烧烟，抽吸即可。水烟则非用铜质制成的水烟筒不可，内贮清水，所吸之烟必须经过水再供抽吸。但自卷烟的兴起而逐渐失宠，风光逐渐消失而在五六十年前即绝迹了。水烟筒也成了玩古者的收藏对象。

卷烟问世，虽已百年左右，但为人民大众所接受至多不过 80 年。大约在 60 年前才逐渐普遍起来，现在则烟民遍地。它的危害性已被人们警惕。我们刻下所戒之烟，就是它。

为什么要戒？早已众所周知，何苦再浪费笔墨给不需要读阅者增添讨厌。

酒最好戒掉

烟，有百害而无一利，酒则罪大于功。因之在这“四害戒绝”大题目下，可以偷偷地开个小差。当然，酒在人身体机体里，毕竟不是需要的物质，不沾唇，最为上策。现在可把“酒不醉人人自醉”改为“酒不杀人人自杀”，关键在于你是“酌情染指”还是“酩酊酗酒”。

《战国策・魏二》云：“昔者，帝女令仪狄作酒而美，进之禹。禹饮而甘之，遂疏仪狄，绝旨酒。”所以夏禹是见之于文字记载的第一个饮酒的人。可知公元前 21 世纪我国就已能酿酒了。1974 年在河北省平山县发掘的战国时期中山王墓里，出土距今 2 200 年以前的古酒，当打开酒坛盖子时，仍飘逸出醉人的酒香。

对酒或喜欢它或厌恶它，古人也难以一致。明代冯时化(1525—1568 年)《酒史》中谓：“元次山……以不饮酒为恶客”，而元结(719—772 年，字次山)诗中的原句为“有时逢恶客”，同一时代的陈继儒(1558—1639 年)则认为“痛饮者恶客”(见《群碎录》)。由此而知冯氏是喜饮者而陈氏为厌酒者。

对酒公平的评价，是明代李时珍(1518—1593 年)在《本草纲目》中谓：“甘苦辛大热，有毒。行药势，杀百邪，恶毒气。通血脉，厚肠胃，润皮肤，散湿气，消忧发怒，宣言畅意。养脾气，扶肝，除风下气”(在“谷部”二十五卷)。

酒的危害人身，主要在酒精。但没有酒精，酒也不成为酒了。长期饮酒，对肝的损害也大，什么脂肪肝、肝炎、肝硬化都可不招而来。因之又可继发营养障碍、胰腺炎等而终致肝功能衰竭。又可引起心肌变性、纤维化及肥大。除此之外，对任何哪个脏器、系统都会产生不良影响。酒后的兴奋、发热、愉快、抑止甚至步履飘然，都属酒精中毒，严重的中毒可以置人于死亡。

古人对酒的危害性，早在《素问・上古天真论》中就指出“以酒为浆”者必然“以耗散其真”。这里的真，就是“任真”之“真”，你不去任它而断之伤之、耗之散之，那还了得。至于自古以来，酒害死了多少人？在所有史册上尚没见过这个统计表。但从历史上三个有名酒徒刘伶、阮籍(210—263 年)和李白(701—762 年)来观察，刘伶年龄无考，阮籍享年 53 岁，李白虽然长些但也仅享 61 岁，都没有克享天年。唐代又有“酒中八仙”，为首的为李白、贺知章(659—744 年)，还有李适之、李琎、崔宗之、苏晋、张旭、焦遂后，六人生殁无考，贺知章则 86 岁时逝世，倒是不折不扣超过耄耋之年的寿星，你又怎么说呢？再回顾上面所说，喜饮的冯氏享年仅 43 岁，拒酒的陈氏却活到 81 岁，则似乎寿星的座位还是虚位以待地等候着不饮酒者。当然，以上之言，不过是姑妄言之姑妄听之，诚如唐代元稹(779—831 年)所谓“闲坐说玄宗”(见《行宫》)一样，连“参考”都没法“仅供”。

酒，毕竟以戒为好。佛教《璎珞本业经》“一切众生……以戒为本”，在八戒或十戒中都置于首而在第一戒。可是在五戒之中已退居末位，具有“王者在家之人所持”，又留下一个大空间。

嗜酒者，固然允许你小量地饮些，但必须在这“限、好、菜、时、兴、歇”六个范畴内开戒。

［限］ 量，是容量。例如建筑物的承受量，运输工具的吨数量：未达量、适量、超量，都有其度、量、衡来计算。而独独人体上的工作量、力量、气量、度量、饭量、酒量等是没有具体标准的。除工作量还有客观的定额之外，都是糊涂账，谁也说不清楚。尤其是酒量，更无法说清。一个是容量，一个是中毒量，你所说的量，是容量还是中毒？一个没有酒量的一点一滴入了肚，马上可出现皮疹、头痛、眩晕、呕吐、全身灼热等症状，其实这未必是中毒而属于过敏反应而已。尽管你是海量的酒客，也会中毒，严重中毒，也不会因你大酒量而饶恕了你，超过极限量也毫不手软地要使你心脏停止工作。

常谓"饮酒要适量"，所以"适"是相当不全面的，必须要"限量"。量有两个内涵，其一为容量的多少；其二是内含酒精的度数。所以这个"限"度数重要于"限"容量。

唯"度"数，对不同的酒，有不同的所指，你绝对不要把这个"度"字广泛地运用于所有的酒类。白酒、黄酒（即绍兴酒）的"度"，指内含酒精的多少。100 毫升中含 50% 的，即 50 度。啤酒的度数不是酒精。啤酒是用发芽的谷物酿造而成的，啤酒的度数实际上指的是麦芽汁浓度，即 10 度啤酒，每千克啤酒麦芽汁 100 g。麦芽汁中的浸出物是多种成分的混合物，以麦芽糖为主。常见的浅色啤酒，酒精度为 3.3% ~3.8%；浓色啤酒酒精度为 4% ~5%。因之，真心嗜好酒的，都喝的白酒或黄酒，谁去喝啤酒。

任何剧毒药都有极限量和安全量，对酒而言，世界卫生组织就明白指出"饮酒没有安全量"。因之我们必须限量并饮用低度酒。

［好］ 好，就是要喝好酒。一般人心目中的好酒，价越高的越好，这个观念是愚蠢的。我曾见到一张漫画：

图一是画着几双皮鞋，标价牌上写 50 元，没有顾客；图二同样是这幅画，50 元改为 80 元，仍然无人问津；图三同样是这幅画，80 元改为 100 元，依然门可罗雀；图四中 100 元改为 300 元，摊前人头攒动，拼命抢购。

也有人认为包装越高级越好，是错误的。明代刘基（1311—1375 年）在六百年前就替这批假冒伪劣的货色评了价，谓："玉质而金色，剖其中，干若败絮。"（见《卖柑者言》）

那么，怎样才是好酒？

黄酒也称陈酒、绍兴酒，打开瓶塞，即有一股浓郁淳纯的香味，吸入鼻中，似乎直透脑子里。凡淡而乏味、酸味、异味，都不能喝。酒汁透明淡黄，一如啤酒者，好酒。凡透明度差，色暗晦者，劣酒。把瓶摇晃或倒置几次，在酒面上沿瓶的一圈出现少量泡沫，之后又缓慢消失，澄清无混浊者，好酒。没有泡沫或特多而迅速消失者，不清澄而混浊，是劣酒。凡好酒，加温后其酒味更加浓郁醇香，所以黄酒在习惯上，都是加温后饮用的。加温后变化不大甚至无变化者，是劣酒，甚至假酒。

辨别白酒，当然另有别法。常用的方法有以下几种。

（1）取一滴酒置掌心中，两掌对合，用力搓擦，擦至掌心发热后，酒已蒸发干涸。留下的气味，芬芳浓郁者，好酒。不香或很淡甚至有青草味、异味者，劣酒。

（2）将瓶倒置，观察酒花变化。如酒花向上翻腾，扩播均匀，慢慢地消失者，好酒。扩播不均匀，迅速消失者，劣酒。

（3）取一滴食油，滴酒中，其油扩散整齐规则，下沉较慢者，好酒。扩散不整齐不规则，下沉迅速者，劣酒。

此外，时下假白酒充斥于市，所以真假之分，更重要于好劣。你要识别真假，可取小半杯白酒，加入等量凉开水，搅均匀。若出现混浊者，则此酒的确是用粮食酿成的，当然是真的。若清澄不浑，证明是酒精加水的假酒。但 30 度左右的酒因其所含酒精不多，难以出现混浊，但液面上应有油状物产生。没有也是假的。

总之，我们不饮则已，要饮必须好酒，劣质酒是饮鸩止渴，绝对拒绝。

［菜］ 菜是佐膳佐酒的菜肴。佐酒的菜，必求营养丰富的佳肴。古人所谓"美酒必伴佳肴"，而且还要多些。绝对不能把酒来裹菜，必须以大

量的菜来裹酒。

酒精中毒，是化学性的。但物理性的刺激，常会使口腔、食管、胃、肠的黏膜受到不良刺激。所以狂饮久饮的酒徒，死后解剖出来的胃黏膜没有一个正常，都是粗糙、变性甚至像蟾蜍皮那样的高低不平。

菜多了，可以把酒的刺激性缓解、中和。纵然化学性的不良刺激无法减轻，但物理性的不良刺激可以减轻到最低限度。同时营养成分高的也可以减轻化学性的中毒。如果从医生立场来说，则更有一大套的理论。从酒精的代谢规律看，最佳佐酒之肴当推高蛋白和含维生素多的食物。因为酒精经肝脏分解时需要多种酶与维生素参与。酒的度数越高酒精含量也越大，所消耗的酶与维生素也就越多，菜多就能及时补充。富含甲硫氨酸与胆碱的食品尤为有益，如新鲜蔬菜、鲜鱼之类。但还请注意，切忌用咸鱼、香肠、腊肉下酒，因为熏腊食品含有大量色素和亚硝胺，与酒精发生反应而受到另一种损害。

上海一带，称孔乙己样的饮酒，为“吃苦酒”，所以童谣有“吃苦酒，早些走”。上海人称“死”为“走”。

［时］　所谓“时”，乃指最佳的饮酒时间。在理论上说，每天下午两点以后较为适当，因为上午几小时，胃里分解酒精的酶浓度不高，饮用同量的酒，比下午更易吸收。使血液中的酒精浓度升高，对肝、脑等器官造成较大的损害。

此外，空腹、睡前、感冒时，也不宜饮酒。尤其是白酒，以免心血管受害。

好在中国人就有“早餐要早，中餐要饱，晚餐要好”的习惯。所以在时间上不加刻意选择的绝大多数人都在晚餐饮酒。

至于饮酒最危害的时间，当推在两餐之间。有一项对15 000名意大利人的调查发现：有在两餐之间饮酒习惯的人和仅仅用餐时饮酒的人相比较，前者死亡率比后者高，其差异在女性身上更突出。美国纽约市布法罗大学的医学家玛利滋·戴维森教授认为，当胃处于较空的状态时，酒精被胃壁血管吸收得更快。两餐之间呈空腹状态，过多的酒精被胃壁迅速吸收，使血液里的酒精很快达到较高的水平，当然要使心血管和其他疾病容易发生了。

［兴］　兴是高兴，高兴时饮酒，刺激小。悲伤、忿怒、忧郁时最忌饮酒。

因为情绪对胃的影响最大，当高兴时，胃的功能活跃而健康，情绪低落或悲伤、忿怒、忧郁时胃的活动能力突然下降，而酒精的经过、逗留、吸收都是在胃。

唐诗“抽刀断水水更流，借酒浇愁愁更愁”，正是这样。酒，又称合欢，的确在酒后能使情绪欢乐。可是在情绪不佳之际想用以浇愁消愁，那就错了。酒后的反应，是怒者更怒、悲者更悲、愁者更愁。非但在精神上得不到一丝一毫的好处，而且在机体上损害更大于精神。

所以强调，在你高兴时可以喝些，不高兴时，绝对不要沾唇。

［歇］　歇，就是中辍也、中断也，停一停的意思。我们饮酒，也应停停歇歇，不宜每日必饮，一个星期中可停止一二天。这样既避免成瘾，又能不使酒精潴积起来。

而且歇的理由也很多，菜不好可以歇一天，情绪不高兴可以歇一天，时间不凑巧可以歇一天，没有好酒可以歇一天。而且歇了一二天再喝起来味道更好。正因为“有兴即饮，少兴即歇”的没有酒瘾，停上几天更无难受之处。

我们能在这“六字”指导下来饮酒，可以说“为害不大矣”。但还有几个“饮酒误区”，必须走出。

(1)“可以御寒”。在严寒环境中，围上火炉，喝一口白酒，似乎有温暖感觉，但事实上完全不是这样。酒会扩张血管，时间短暂得很，就在这一霎间把体内的热量向外泄出。一待血管收缩，反而更冷。

(2)“浓茶解酒醉”。事实上无济于事，反而有害于心肾两脏。酒精本来对心脏就有较强的刺激性，而浓茶也具兴奋心脏的作用。两股力量合在一起，即加大了心脏的负荷。因之有心脏病者切忌以浓茶来解酒。酒精被吸收后，90%以上被肝脏的醇脱氧酶氧化为乙醛，再被醛脱氧酶氧化为乙酸，最后被肾脏排出。不过其进行很慢，一般须4～6小时，酒再加茶，由于茶中的茶碱有利尿作用，可促使尚未气化的乙醛过早地进入肾脏，而乙醛对肾脏有损害作用，其危害性不可低估。

(3)“酒能催眠”。有这样想法及做法的人，你所要求的，得来的是“适得其反”。酒精在血中的浓度一高，会使心跳加快，血压升高，患有动脉硬化者易致脑血管意外、心肌梗死。

赌非戒不可

古来茶有《茶经》(唐·陆羽著)、酒有《酒史》(明·冯时化著)、花卉有《群芳谱》(明·王象晋著)，而独独没有《赌经》。因之对于赌的历史知识，一片空白；假如要想知其一二，则不能不旁考侧证，依赖于古文献中的片言只字，加以缀串、集腋而得其梗概。

唐代韩滉(723—787年)在任江淮转运使时，判决了和尚在庙里聚赌案，他在判决上写：“白日既能赌博，通宵必醉樽罍”(见《判僧云昙五人聚赌喧诤语》)。赌博不可能一下子在唐时冒出，肯定以前早已有之，可惜没有文字记载，如其再向上追溯，则又发现写《三国志》的陈寿(233—297年)在《三国志·吴韦曜传·博奕论》中谓：“今世之人，多不务经术，好玩博奕……至赌及衣物，徙棋易行，廉耻之意驰而忿戾之色发变。”他把赌徒描写得入木三分。现在赌场里钱输光了，什么手表、金戒、金镯都押上去，看来古已有之。这里不能说赌博开始于后汉，至迟在后汉已盛行了。

《水浒传》第二十九回“各店里并各赌坊、兑坊，加利倍送闲钱来与施恩”。第三十八回“李逵慌忙跑出城外，小张乙赌房里来”。可见宋代非但有赌，而且还有赌场。不过《水浒传》是小说，作者施耐庵为元代人，罗贯中为明代人，其证是否准确？好在还有真正宋代人周密(1232—1308年)的《武林旧事·游乎》也谓“游手奸黠，实繁有徒，有所谓美人局、柜坊、赌局”。这样就可以说，宋代赌风更盛，赌场也遍地皆是。但名称很不统一，光在这里就有两种：赌坊、赌局。

元代，《元史·刑法志四》“诸赌博，因事发露，追到摊场，赌具赃证明白者，即以本法科论”。正因为赌风日益猖狂，政府不能不管，这种行动，现在民间称为捉赌。赌场的名称，又加两个，赌摊、赌场。

明代，刘若愚《明宫史·十月》：“贪婪成俗者多。是以性好赌博”。从这里可以反射出赌徒的品质是十分贪婪恶劣的。

清代，张人镜《月浦志·风俗志》：“唯赌风未戢”。梁启超(1873—1929年)的《赌国》也提到“至是粤东殆以赌风扬天下”。这里月浦在上海宝山，粤东指广东，这两个俱为清末时人，那时的确全国以广东、上海赌风最猖狂。

四害中的赌，远远超过烟与酒。前二者充其量害死你自己一个人，即使现在已认识被动吸烟者的受损害程度反而超过吸烟者，但毕竟受害不严重。而赌则非但毁掉你的机体，更毁掉了你的灵魂，在赌红了眼的时候什么犯法的事都能做得出。因而家庭也为之破坏，社会治安也被破坏。且看卜昼卜夜地浸沉在赌博中，赢了大肆挥霍，输了想翻，越翻越输，输到身无所有，负债累累，妻离子散，只有铤而走险，杀人越货，许多的凶杀就是在这种情况下引发的。昆剧《十五贯》的娄阿鼠就是最典型的人物。

午睡有害无益

烟、酒、赌三者，称之为害，必须痛戒，恐怕没有什么人会起来反对。午睡有害须戒，很可能会使人困惑。

午睡，在春秋战国时代(公元前770—前221年)早已有此习惯，当时称为“昼寝”，可知此害也由来久矣。唯独孔老夫子(公元前551—前479年)是第一个公开反对午睡的人。当他知道他的学生宰予午睡后，就破口大骂：“朽木不可雕也，粪土之墙不可杇也”(见《论语·公冶长》)。

因为人类感觉最深的宇宙节律是昼夜的循环交替。地球绕地轴自转，所以地球上所有的生物在二十四小时中，都经历一段光亮和一段黑暗的时间。这样的二十四小时称为一个太阳日。植物和动物对黑夜和白日的反应有各种各样的不同，有多少种生物就有多少种反应，这种反应称为“生物钟”。唯独人的生物钟对地球的反应是十分相似（符合）的，白天活动，黑夜休息。于是就有“日出而作，日落而息”的生活规律适应这个生物钟。也就是真正的“任真”，也做到了《素问·上古天真论》的“法于阴阳，和于术数，故能形与神俱而尽终其天年，度百岁乃去”。如其你，夜间不睡或在白天睡觉，可就打乱了这个生物节律。这生物钟的生物节律，其重点就是在“白夜节律”。

纵然你说得头头是道，仅仅是理论，充其量是中西结合的理论，还是看不到摸不到的空谈。那么就拿出一个看得到的真实现象来证明吧。

中医认为“心藏神、肝藏魂、肺藏魄”，当你步入睡乡时，这神、魂、魄三者可以暂时离开你的躯壳，即可和天地间的大气融合成为一体。每一个太阳日中，子时（23—1 点钟）属☵、属坎、属水；午时（11—13 点钟）属☲、属离、属火。你的神、魂、魄浸泡在水中，水能滋养万物，你泡了一夜，早上起来，巩膜就出现天蓝色，即使成年人也能与小孩一样地碧绿澄清。当你在午间睡觉，这三者就投掷于火焰里，火可毁灭万物，所以午睡起来，两眼巩膜即红丝满布，使你望而生畏。用中医术语来说：夜间正常的睡觉，是对人滋养添神；白昼午睡，则引火焚身。因之失眠的患者没有一个精神奋发的。但有时也有“废物利用”，因其有火气，所以高龄老人必然阳气内衰，那么你可好好地困一个午睡，适足以温阳益气，比吃药还管用。也可以说午睡，是治疗老人阳气衰竭的自然疗法。

午睡同时又可反映出一个“懒”，“懒”就是“惰性”，是影响人体健康的大敌。它是由心理、行为和病态三个方面组成的。它的后果，在神经系统表现为松弛、应急能力和反应能力减低甚至消失，这是“心”的被损害。在机体方面，免疫能力明显下降，得病易而愈病难，大有百病麇集之感，这是“身”的被损害。心身被害，那还谈保健养心干什么？

即使正常夜间的睡眠，也不宜过多。美国心脏病专家发现，每晚睡眠 10 小时的人比睡 7 小时的人，因心脏病死亡的概率高出 1 倍，因中风而死亡的概率高出 3.5 倍。他是从 1966 年开始进行这项调查的。当时他对 40 ~ 80 岁的男女，发出 80 万份调查表，2 年后收回并分析得出这个结论。

现在在正常的夜间睡眠之外，再添加额外午睡，行吗？

第五章　五个误区，要坚决走出

——进补与养生作为同义词、有病首先考虑虚、迷信医药、追求舒适享受、狂欢尽兴

有人说误区就是陷阱，堕入之后，即难以再出。其实误区比陷阱更危险、更凶恶，陷阱是凶相毕露，只要你一望，警惕即刻提高。而误区则不然，非但没有使你有凛然之感，而且伪装得缤纷彩色，使你非追求它不可。你已进入了它的包围圈，而祸临已在眼前，还是"自以为得计"地庆祝自己的选择正确。这里指出的五个误区，就是如此，跌进了陷阱，你还庆幸自己走进幸福之门。即使旁人提醒，也不会相信。

误区之一：进补与养生作为同义词

什么叫"补"和"补药"？我们中医治疗疾病（事实上中医不治"病"而治"证"的，为了通俗，权作治病），只有"攻""和""补"三种手法和药物。凡实证：外部的入侵、多余的、过甚的、亢进的用攻法；虚证：没有外部的侵入、缺乏的、不足的、衰退的用补法；至于不实不虚，仅仅阴阳失调、升降紊乱、气血不和的，用和法来调和它。

补法，很明确，把缺的填补、短的接长、薄的加厚、破碎的拼缀起来。但药则不一定。例如你缺水了，白水就是补药；低血糖了，白糖就是补药；盐分缺乏了，盐就是补药。至于病，血虚的补药是熟地黄、当归；气虚的补药是黄芪、党参；津液虚的补药是西洋参、石斛等。血虚而去用黄芪、党参、西洋参、石斛，非但一无好处，反而越补越坏。当然气虚而用补血、补津液药，也是求利而得害。这用得不当的补药，适足以成为有害之物，可以耸听地说起来，是毒药。再打一个更通俗易懂的比喻，当你跌在烂泥路上爬起来回了家，一心想恢复你原来清秀美好的容貌，根据报纸上常看到的广告谓"××雪花膏是美容最好的化妆品"，于是买了几瓶来涂擦全身，最后怎样情况不言可知。其实只需在水龙头下一冲，马上可以还你清白光彩的容貌。那么为何不去冲水而买雪花膏来涂擦呢？无知。

药，不论攻的、和的、补的，都非每个人像日光、水、粮食一样地不可一日离它，在万不得已——疾病时，才乞灵于它来祛病。

人是靠营养来维持、生存、生长的，幸而人所需要的营养物质，都在日常喝的、吃的各式各样食物中具备无缺，即使饮食以外的氧、光照，也替你搭配得合情合理。这种足够的供应，是最平衡而协调的，我们何苦千方百计地去扰乱它、破坏它。一个甜蜜幸福的小家庭，常常毁灭于第三者的闯进，更遑论一个人身的机体，闯进一个第三者，太平吗？

在理论上说，补药绝对不宜于养生，乾隆时名医罗国纲谓："虚者宜补，实者宜泻，此易知也"（见《罗氏会约医镜·虚实真假辨》）。反过来说，不虚不应补。所以一切药物，加之于一个不需要的正常人身上，就反而对正常的平衡制造紊乱，变健康为疾病。罗氏接下又谓："若误用补，必益其病……医杀之耳。"没有经过医者，当然是自杀。

走进这个误区，就是进入害生之道。可引用《蠢子医·补益不可泥》的"谨补歌"来加深我们的认识。歌为："世人皆说补益好，岂知补益不当殊难了……人身原是小天地，日月为神江河道，胸膈喜顺利，肠胃喜通调，日食三合米，胜似参芪一大包……试看今之呆公子，恒列八珍以自高……此皆善于补益者，好似螳螂抱树条"。

再把目光移向20世纪与21世纪交替的今天，在媒体上不断报道、门诊部不断看到9岁小姑娘乳

房发育膨胀，10 岁女孩月经来潮，11 岁男孩胡须在茸茸然冒出来，12 岁小胖子体重 60 千克，等等。这都是真正营养的恩赐。媒体上经常可以看到，一批吞服 DDT、农药、灭鼠药的自杀者，仅仅闹一场笑话而没有死掉，因为鸿运高照而没有买到真品。若这批早熟儿童的父母有幸买到的补品是假冒伪劣的，则也能百泰平安了。

现在保健品、补药林林总总，多得使人眼花缭乱。一般正规药厂的药的确"货真价实"，而欺诈骗人的用"米粉 + 调味 + 色素 + 糖衣""自来水 + 色素 + 糖水"作原料的假药厂更不在少数，他们出厂价基本上是同样的：一分加工费和原料（能用真的已属难能可贵了）、二分包装、三分广告、四分回扣（没有极大的回扣，根本卖不出去）。你花了 100 元人民币，得到的东西仅值 10 元。假定是假原料，则你一无所得。假定是含有毒的，即你不是去买营养品、补药而是去买砒霜。

我看到《服务导报》用方头黑大字报道："国内市场 × × × 均为假药"，副题为"有关部门紧急通知一律查封"，这个"伟大的补药"昨天还在全国大中城市里广告满天飞，人们在药房里排队买它，一夜之间风云突变到如此。其实报上这类事早已屡见不鲜而见多见不怪了。因之笔者常传授给喜补的亲戚朋友一个吃补药既保安全又可获效的方法，就是把越贵、越包装漂亮的药拿来，把药全部丢进垃圾箱里去，这是保险安全的。再把说明书烧灰，用开水吞服，因为所有的天大效用都在说明书上。或谓"这太不科学"，我说无伤，五六十年前就是吞香灰来治病的。

现在杭州流行着这样一首顺口溜："假冒多于真，伪劣铺满地。防盗门不防盗，保健药不保健。装门装包气，吃药吃个屁。"当然，经过公安局鉴定的防盗门，"三有"的保健品，绝对不在其中。其实伪劣哪里仅仅这二者，但这里仅及二者，因为它与人身安全保健，有着直接的关系。

我们即使买到正式厂家的真品，但人对任何药物久服常服之后，纵然不谈抗药性，必然产生耐受性。一旦真的需要它，你能获得理想的受益吗？故而中医界也有"少年吃补，老年吃苦"的口头禅。笔者曾在书上看到一首《补药歌》，词浅理深，将"滋补与养生作为同义词"的女士们、先生们一读大有裨益。歌为：

吃饭细嚼，衣裳少着，
睡要睡着，烟香谢却。
心弗焦灼，走路跳跃，
虽非补药，胜过补药。

误区之二：有病首先考虑虚

中医辨证的工具，就是"四诊八纲"，八纲中就有"虚""实"两纲，也就是代表两个绝对不同的证。"实则泄之，虚则补之"，治疗也各走背对背的两极。用反了，非但搬不掉你的"病"，甚至还搬掉了你的"命"。

很多人一有病，甚至小小不舒服，就想用补药来补补这个虚，找医生就是想补我虚。他的天真想法是"即使没有病，补总是好事"。其实错了，他把补，视为和人民币一样，再多也不会把一个家撑死爆炸。

一个人经常头痛，或听力不济，或两耳鸣响，真的虚当然可以发生，但更多的为风邪外袭、肝阳上亢、清阳上升等。这是"实则泄之"的适用证，若反用"补之"，适得其反，轻病变重病。

失眠，连糊涂医生在内的一般人，第一想到的就是虚。事实上除了下半夜及通宵失眠，的确可以考虑虚证之外，上半夜的实证多于虚证；凡晚餐吃得过饱，中医称为"胃不和，则卧不安"；茶叶、咖啡、可可、酒等多饮了，引起兴奋；睡前精神过于兴奋、情绪失常、心事在身、胡思枉想；疼痛、瘙痒等的干扰；温度、气压的异常；周围环境的噪声；还有少数人更换一个新环境的不适应等，都可使你在上半夜失眠。高龄人凌晨失眠，这是老年性失眠，是属于生理性的，不属病。当然也有例外的。

激烈运动或工作之后的气喘，并非都是虚。因你激烈运动时，氧气消耗加多，一待你休息，就大口大口地猛吸氧气，这是还"氧债"。

舌背开裂，中医指出是"阴津大虚"。但健康人开裂者也很多，这是生理而非病理，西医称为"脑纹舌"，不是病。如何来区别？凡平时吃酸的咸的有刺激感的，是病；毫无刺激的，不是病是健康的，一点也没有虚。

疲倦乏力、精神委颓、四肢无力等现象，更多人认为是虚了。但中医眼里，一望而知是“湿困脾阳”，用俗语说是“湿气重”。这种湿邪之证一进补，那么你真的疾病就光临了。而且湿为黏腻之邪，非一朝一夕马上可以治愈，你的倒霉时间，还长哩。

所以你不分青红皂白去找医生，经验不足学识不高的医生根据你的主诉来用补药，你可倒霉了，把病愈治愈糟。幸而遇到了老医生，他不会听你一面之词，他有他的主见，不会根据你的要求来给药，他会用不攻不补、吃与不吃同样的安慰剂来哄哄你，病好了，你还感谢他补得不错。

误区之三：迷信医药

人身之与医药，一如企业实体之与银行贷款，它只能起到急救、帮助渡过难关的作用，无法作为你的长期资金的大后台。所以医与药，也仅仅治病救急，绝对没有能力来使你不死长寿。当然他既能治病救急获安，也间接地使你长寿。但得到这份福利的人，是有病有急的而不是你这样无病无急者。想用药物来提高你的智慧，更是玄了、假了，更不要说延年益寿。宋代大文豪苏东坡（1036—1101 年）对公认为补精益智的益智仁做过这样的评价，谓：“海南产益智（绍圣中，1094—1097 年贬谪在海南）……其为药治气，止水而无益于智。智岂求之于药”（见《东坡手泽》）。谁说的我已记忆不起，“若药有灵，神农至今不死”，你看，卖药的韩康，东汉时在长安街上卖了三十多年的药，连小孩都知道他，可他自己却眼看着药而死掉。吾师钟道生，自己为医而自己不服药，他生前一句格言：“久病成医，久药成鬼。”中国人几千年来，从来也没有找到过“长生不老药”，可外国人倒找到了。谁？英国的萧伯纳（1856—1950 年）。他说：“最好的长生不老药，便是在己身未填沟壑之前彻底地用尽自己。老年人要善用自己的力量，而不要低首于无聊的苦恼与疾病”（见《老人应如何使老有所用》）。笔者，非但把它贴在座右，而且也踏踏实实地这样做。

纵然《诗腋》把药捧上了三十三重天，说什么“仙鸟曾携种，骚经旧识名”“海上仙人果，山中玉女梦”，但无论如何，逃不出东方朔（公元前 154—前 93 年）的一句话，“药医不死病，死病没药医”。借助医药来除病去疾，当然是有求必应，如其作为保健养生，则难说了。宋太宗赵匡义（939—997 年）虽贵为天子，富拥天下，但脑子十分清醒，在《宋朝事实类苑》里有这样的叙述，谓“太平兴国九年，太宗谓宰相曰：朕……深夜就寝，五鼓而起，盛暑昼日，亦未尝寝，乃至饮食，亦不过度，行之已久，甚觉得力……我命在我，不在于天，全系人之调适尔”。他后面几句，更加言简而意赅。人包括命运在内的精神与机体的好差，都自己可以掌握。在保健养生方面，全赖调适。调适也者，乃调节到最适合的位置上，那就是“任真”的。

谈了药，再谈医。“医家应有割股之心”这句话我们听得熟之又熟。但可惜讲此言者，没有明确指出，医生应割的是自己的股还是患者的股？现在并不个别的医生，为了多拿药价回扣，不问什么病，都是这个药，所以收入也高了，有时回扣大大地超过工资。假定是割患者的股，则完全做对了，好医生。

每次评晋级、评工资、评模范、评先进的填表，在“服务态度”里大多是“为人民服务”“视患者胜亲人”。而我则自问，还远远没有这高尚的境界，实事求是地填“你求健复我求名”。纵然一个要健康一个要成名绝对不是同路人，可是却坐在一条船上了，要治好病。

中华人民共和国成立前有一张漫画，至今记忆犹新，画的是两个一丝不挂的人在打架，旁边一人把两人的衣裤鞋拿走了，旁有“律师”两字的画题。同时还另有一张漫画，画题是“医生”。

患者受惠受害，关键全在医生的医德上。不过一般人说：“医德”远远的“今不如昔”。那么昔人的究竟有多少？没有度、量、衡，无法计算。有人说中医自唐代孙思邈（541—682 年）的《大医精诚》，之后明代龚廷贤（1557—1619 年）的《医家十要》，陈实功（1555—1636 年）的《医家五戒十要》、缪希雍（1546—1627 年）的《祝医四则》，到清代张路玉（1617—1698 年）的《医门十戒》止的 1250 年中，医学文献中谈论“医德论”，用三位数字计，真是洋洋大哉。这样庞大数字来谈医德，当然古人高极了。可是也有人说“凡‘禁止小便’‘禁倒垃圾’的纸条，多在小便、倒垃圾最多的地方出现”，更奇怪的是纸条的多少和小便、倒垃圾的多少是呈正比的。

有了药，没有医生就不能用，所以“用药”一词，包括医和药。明代顾逢伯《分部本草妙用・自序》“尝闻用药如用兵，药之能力，各效其医”。本来载舟之水，也能是覆舟之水。水尚且如此，更遑论用药了！你想把健康长寿寄望于医药者，最后给你一个回报，是竹篮打水。

误区之四：追求舒适享受

历来养生家都反对舒适享受作为生活中的作风。原因很简单，它不是积极的而是消极的，消极是堕落、失败的桥头堡。所谓堕落与失败，并非单单指事业而言，人身的强弱、夭寿也蕴含在内。

唐代大诗人元稹（779—831 年）给儿子信中谓：“吾生长京城，朋从不少，然而未尝识倡优之门，不曾于喧哗纵观”（见《元稹集》）。他这样出身名门，家居大京，具有一切舒适、享受、潇洒大好条件，竟然勤俭自守，为什么？是但求心安体适的聪明人。

孟轲（公元前 372—前 289 年）曾说“天将降大任于斯人也，必先苦其心志，劳其筋骨，饿其体肤，空乏其身，行拂乱其所为”（引自《孟子・告子下》）。其实哪有老天爷来安排你，完全是证明一个人在勤劳、逆境中，容易磨炼成为“大任”的成功者。事实上也是如此，一个人的成功（包括事业、学说、健康、长寿）都是从勤劳中得出来的，从来没有在潇洒（内含舒适、享受、无所事事）中潇洒出来的。

当然我们极端反对苦行僧般的愚蠢行为，而应该在现存的环境生活里度过，现存的舒服决不放弃。至于苏东坡“苟非吾之所有，虽一毫而莫取。唯江上之清风，与山间之明月，耳得之而为声，目遇之而成色，取之无尽，用之不竭”（引《前赤壁赋》）的享受，我们应直取不疑。

谈衣着吧，只需蔽体、保温已足够，当然为了美，也不妨穿得花俏漂亮一些。老年人为了淡化一些老而穿得特别入时一些，我也不反对。但得有分寸，如不戴帽子、穿高跟皮鞋等有害于身体的当然也要拒绝。至于唐代葛鸦儿《怀良人》诗的“蓬鬓荆钗世所稀，布裙犹是嫁时衣”的寒酸穷气，我们也不赞同。明代吕坤（1536—1618 年）谓：“一向单衣耐得冻，乍脱棉袄冻成病”，斯言资人两个深思：其一，穿多穿少，自我感觉不一定很明显，穿旧穿新更无所谓了。其二，没有娇气的人单衣也并不觉冷，多穿之后而骤然脱轻即要生病，因为“娇”了。

饮食在保健方面，远远超过了衣着的重要，故而古人对它的议论也特多。如《论语・述而》：“饭蔬食饮水，曲肱而枕之，乐亦在其中矣”。可知饮食不必山珍海味，一般粗茶淡饭而心怡神悦者，就足以保健而养生了。东汉王充（27—97 年）认为“美食祸腹”，北宋林和靖（967—1028 年）也认为“口腹不节，致病之因”，明代李时珍（1518—1593 年）也称“爽口物多终作疾”，清代梁章钜（1775—1849 年）也谓：“欲得长生、腹中长清，欲得不死、腹中无滓”。即使一般认为有益于人体的味精，也不宜多吃，多了可使你思想迟钝而脑神经受损。总之，真正的养生者对饮食，必须做到：“量不能饱，质不求精”。吃去糠皮极多甚至去尽的白米者，是典型的“买椟还珠”，比楚人还要愚笨。

从养尊处优一事，不由人联想到现代人的喜欢摆阔。摆阔虽然貌似与保健养生风马牛不相及，但在理论上说，是“先丧其志，后及其身”。以戒指（指环）而言，也算不得是摆阔，但戒指所戴之处，以其藏垢纳污而细菌特多。如其患有过敏者，更是招来过敏病的发生。宝石最能显示出你的身份和豪华，但你不知，宝石一物，乃几百万年的地质演变过程中长期受到地壳低放射强度射线作用形成的，因此名贵的宝石首饰具有超过正常含量的放射性，大大有害人体健康。所以常佩戴宝石的人，其乳腺癌、肺癌、血瘤等发病率较高。而且越名贵的宝石，其放射性更强。古人谓“伴君如伴虎”，而你却常伴的是杀伤力最强的放射性杀手，试问你将希望得到什么后果？

还有化妆品的侵害，可以说常常在媒体上不断地看到。至于日常生活中的洗澡，乃是在清洁卫生上有百利而无一弊，但有些老中医认为“人不宜多浴，多则伤及元气”。乍听起来真是无稽之谈，荒谬之至，其实相当有其道理。一般夏天过分讲究卫生的人，一天要洗上三四次。孰知洗太多了害也即来，因为人体皮肤和汗腺里流出的汗中有分泌出来的盐、碱等结晶物质，可使皮肤保持润滑，并阻止蚊虫叮咬与细菌的侵入。如果洗澡过勤过多，会将这些物质破坏掉。同时，人在洗澡时的水温和洗涤用品对毛细血管都有一定的不良反应。因此，有人反对过勤过多地洗澡，自有其科学的根据。

人不能不讲卫生，但过分讲究也能招致负面的作用。你长期饮用蒸馏水，也不一定给你一个不折不扣的好处。有人做过一个实验，用蒸馏水来养金鱼，不出三天，鱼都背向下而肚皮朝天了。矿泉水也为养生家所欢迎，但你更要知道矿泉水本身就是一种“药水”，它含有多种化学物质和游离的二氧化碳，人体饮入过多，会影响胃液的分泌和胃的消化功能，影响胆汁的形成与分泌，使人体内酸碱平衡失调。同时矿物盐也会刺激肾脏与膀胱，特别是钠盐对患有慢性肾炎、高血压、心脏病伴有浮肿的患者危险尤烈。

一个人要求寿命延长，首先身体要健康；要身体健康，必须思想开朗与光明坦荡。达到这个境界，其他的事业、声望势必同步成就。但更要知道这种各方面的收获和成就，都是从艰苦朴素、勤俭有为中得来，在养尊处优、追求享受、贪图安逸中失去。几千年来，最舒服的享受者，首推皇帝，但恰恰大都短命。

清代著名养生家张培仁谓：“谈致寿之道有四：曰慈、曰俭、曰和、曰静……俭于饮食，可以养脾胃；俭于嗜好，可以聚精神；俭于言语，可以养气息；俭于交游，可以择友寡过；俭于应酬，可以养神息劳；俭于夜坐（指入睡过迟），可以安神舒体；俭于思虑，可以安烦去忧。”

清代石无基的《传家宝》谓：“朱门生饿殍，白屋出公卿。”的确，大户贵族之家的子孙，连换一口饭吃的本领都没有；贫苦之家的后代，很多能出伟人。大教育家陶行知（1891—1946年）也谓：“穷苦和学问，是好友；富贵和学问，是仇敌”（见《陶行知文集·学问之要素》）。诚然，穷苦可以培养出学问来；富贵之家一切舒服有的是给你享受，这种环境永远不可能培养出学问来，大有冰炭之不相容，不是仇敌是什么？陶行知的所谓“学问”，其内涵很多，什么事业都可以列队其中，所以健康长寿也能算一份。

总之，勤俭裨益于事业成就，更有益于保健长寿；处优有害于事业，更有害于保健养生。故而“舒适享受”“养尊处优”而滑到“骄奢淫逸”的误区，是甜味的砒霜、美声的炸弹、无形无影的匕首，被害人至死还浸泡在蜜糖里，哪能醒悟，所以危害性也最大。

误区之五：狂欢尽兴

欢乐和兴致，是保健养生的重要项目之一，但无休无止的欢乐和兴致，还有超越于正常的过分欢乐和兴致，例如斗杯（作斗争的斗字来解释）狂欢、几天几夜的连续打牌、卡拉OK通宵达旦、超体力的登山涉水等，则即转益为害了。《鹖冠子·环流》中谓：“物极必反，命曰环流。”本来嘛，任何事物过了头，必然走向其反面。过了分即使有益的东西也将变为有害。即使日常的茶，也不能狂喝恣饮。明代许然明《茶疏·宜节》中谓：“茶宜常饮，不宜多饮。常饮则心肺清凉，烦郁顿释；多饮则必伤脾胃，或泄或寒。”又如维生素A，药力再平和也没有了，但1999年4月2日《服务导报》第7版载有：“哈尔滨12岁女孩，吃了两年多维生素A中毒了。据医生说，中毒后，造成股骨下端早期闭合、膝关节挛缩畸形，不能行走。而且这种中毒是不可逆的。”

所以孔夫子的“过犹不及”说（见《论语·先进》），的确成为千古名言。也是孔夫子说的“不多食”（见《论语·乡党》），朱熹（1130—1200年）注谓:“适可而止,无贪心也”。因之我们的欢乐兴致,就是不要过分,适可而止。

相传有这样一个故事。过去的钱,是外圆中方中央有孔的金属制品。为便于携带,用绳子穿起来,穿满了即称一贯。有人贪心,绳子上已穿满了钱,他却拼命把绳子拉长而把钱穿上去,终于拉断了绳子,一文钱也拿不到。这是“恶贯满盈”的故事。它同无节制的狂欢尽兴完全是情出一辙。

清代曹庭栋(1700—1785 年)《老老恒言·夜坐》“大凡快意处,即是受病处”。至于老年人更当“随事预防,当于快意处发猛省”。这都是对狂欢尽兴的危害性敲起了警钟。《淮南子·道应训》的“乐极生悲”,即指此而言。

至于曹庭栋的另一言“棋可遣闲,易动心火。琴能养性,兼磨指甲”“若笼画眉、架鹦鹉,不特近俗,并烦调护,岂非再多一累”(俱是《老老恒言·消遣》)的语气,则从这一个极端走到另一极端,而且养成一个“娇”气。不过你绝对不能指责他,这是各人自有各人的特性,曹氏就是不喜欢豢养小动物和下棋、弹琴者。

至于狂欢尽兴,不一定专指娱乐兴趣而言,可以包括许多方面。星期一,已被认为“不可忽视的危险日”,因为此日发病率高于一周中的任何一天。原因是经过几天的疲劳,再加上一天(现在是两天)的狂欢尽兴,都要在这天向你算账、结账。

你要做到不狂不尽,必先做到持平稳静。

第六章　六勿沾边，要守身如玉

——不卷入无意义的漩涡、不赶大潮、不贪便宜、不骄不娇、不与人攀比、不做违心与不应该做的事

“沾边”，沪语也，如其斯文一些的则称“染指”，意思就是接触他，与他往来。“守”，孟子说的“守身，守之本也”（见《孟子·离娄》），意思就是保持自己的节操，像白玉一样的洁白无瑕。这里的六勿沾边，是指这六件事，都为保健养生的腐蚀剂，只有远而避之，保健养生才可获得成功。

一个人宝贵的时间与精力，要倾注于你的事业、道德和有益于身心方面。最不应该把你有限的时间和精力，分散到其他不值得你去沾边的地方去。可是奇怪得很，一般人偏偏乐于沾边，甚至趋之若鹜。

以下不能沾边的六件事，必须时时刻刻提高警惕。

不卷入无意义的漩涡

一些毫无原则性的争议，及鸡毛蒜皮的无聊口舌，是最浪费时间与精力的败兴蠢事。当然，你不会制造出这种争论，但这种事情却经常发生在你的周围，有时竟不容你不卷入其中。所以逢到这种漩涡，唯有“闭门推出窗前月，莫管他家瓦上霜”。

因为越是无谓的纠纷，越没有准绳来权衡判断，所以当你卷入以后，也越没法结束。君不见在国外最卖座的京剧《三岔口》，店主刘利华与旅客任惠堂厮打了一夜，各自筋疲力尽，谁也没有胜过了谁，最后知道是误会。这正是一个典型的毫无原则性的漩涡。他们毕竟是演戏，打得愈厉害愈忠于事业。而在真实的生活中呢？你说。

不赶大潮

在我们的生活里，永远也没有风平浪静的一天。我还记得在日寇侵华期间，突然冒出了一个能医百病而且灵验非凡的“红疗法”。一时间全国为之轰动，闹了许多时间，到后来方知为日本浪人玩的把戏，主要是推销他红色的什么药水。上当的不少，推波助澜地参与其间，朱红色的粉末“药”或朱红色的“药水”，药房里经常脱销。中华人民共和国成立后，不知哪里吹来了一股风，说新鲜的鹅血可以治疗食管癌。当时笔者正在北京中医进修学校，朱颜研究员带头实验，我们也天天吃鹅肉，吃掉的可能比王羲之（303—361 年）用书法换来的白鹅还要多，几个月的鹅宴让我到今天对鹅肉还不想吃。之后什么甩手疗法、饥饿疗法、饮冷水疗法、鸡血疗法、倒走疗法、××疗法、××疗法，使研究者也疲于奔命，费了许多时间和精力，终于一无所获，但毕竟还是小事。

还有假气功治疗疾病，“气功大师”一个个彼伏此起，使不少人丢了人民币还搭上一条命。

“下海”大潮，来势猛，潮头高，潮脚广，赶潮人也不少。当然几个幸运儿，口袋里鼓了起来。但更多的人喝饱了海水，没有被吞噬，不能不“回头是岸”而爬上来，连一身衣裤都丢掉而捞不回来，光了屁股换来一个经验及一句经验之言。什么言？“老子再也不上当了”。还有人还带回了两个病，花柳病和“厂长经理综合征”。这样劳心劳力地赶大潮，在保健养生之道上多了几个伤痕疮疤。

现在小到“关店大拍卖”“拆迁大拍卖”、8（谐音发）元一件、买一送二、摸彩等廉价潮，大到汽车大奖、炒股等大潮。小潮大潮，今天一个潮，明天一个潮，长江后浪催前浪，永远不息的浪潮，真是“电掣金蛇怒，雷轰玉虎狂”的天崩地塌，山走河移。廉价买来是一包气；炒股，你不是弄潮儿，你

能发财吗？几万人摸得一辆汽车，真的可以把“一将功成万骨枯”改为“一奖成交万袋空”！所以不论什么浪潮在你面前摆足姿态，不论什么滥送秋波的展览、炫耀，你必须听而不闻、视而不见，做到宋代苏洵（1009—1006年）《心术》中所谓：“泰山崩于前而色不变，麋鹿兴于左而目不瞬”的冷眼旁观、冷手不动、冷脚不移，则一定可以“安完然后可以制利害，可以待敌”（见《心术》）。

你不赶大潮，所以也不会有麻烦、上当倒霉的事，何等心安意得，在病历上少写几笔，在生死簿上多添几岁。

农村里的社台戏、庙会戏的观众，都是站着看的。由之也产生了一首顺口溜“长子看戏，矮人吃屁”。的确，长个子鹤立鸡群，台上活动尽收眼底。矮个子站在那里仅可与长个子腰部并肩，眼睛已无用武之地，只有鼻子独具活动的广阔空间了。所以在大潮中，你这个短人还想得到什么？可能你也是长子，那么“天上有天，山外有山”，比你长的还多哩。而且你是不是具备了天时、地利及人和的三得利。例如启动得早，时间的巧遇，有没有后台、后门。而且后台、后门还是最举足轻重的大事。2 300年前孟老夫子（公元前372—前289年）在《孟子·离娄上》一章里就已惊叹“无后为大”。

可惜的是，你没有读过《国语·齐语》的“士之子恒为士，农之子恒为农……少而习焉，其心安焉，不见异物而思迁焉”。能做到不“见异思迁”者，就是安分守己。所以这“安分守己”四个平淡无奇的字，的确对养生保健方面，有最大的好处。

不贪便宜

天上从来没有金子、珠宝掉下来。也一如世界上没有真正便宜的事。你说没有，也未必。那么这个便宜从何而来了？我说，“凡在自己身上或身外之物包括人格在内的所有一切健康和一切财产、家具、用品等东西，没有受损、被窃、丢掉，就是真正的便宜”。

小到马路上买来的皮鞋，穿不到半天就“笑口常开”了；衬衫一下水，以后只能给洋娃娃穿；菜场上买来的美式炸鸡腿，咬一口就知道是一块面粉团；鲜血淋漓的鱼肉，一下水全是红墨水和臭鱼臭肉。大到挖空腰包，提尽存款，拼命向“高利不法集资”的皮包公司储存，最后的结果，堂堂大门口上加上一把铁锁或法院封条。更有甚者，利用手中的大印，贪赃舞弊而吞下一颗炸弹。都是贪图便宜而自食其果，也就是《吕氏春秋·权勋》所谓：“贪于小利，以失大利者也”。

人是难以知足的，诚如《后汉书·岑彭传》所谓：“人苦不知足，既得陇，复望蜀”“鱼我所欲也，熊掌亦我所欲也”（照录《孟子·告子上》原文）。哪一个人不作如此想。万一第一次小便宜占到了，但一而再，再而三，长此以往，总有一次大亏其本，终落得财丢物失，甚至声誉人格也毁于一朝，岂不身心两伤。君不见清朝大学士和珅（1750—1799年），开始是在皇宫里銮仪卫值差的一个轿夫。之后爬到兵部尚书，管理银库、缎匹库、颜料库的户部三库，正以贪心所主使，开始了他的营私受贿勾当。乾隆晚年，大兴土木，靡费银两二亿万两之多，这些开支出纳都由和珅经营，当然大饱私囊。1798年还晋封为公爵。可是翌年保护伞乾隆驾崩，嘉庆登基，江南道监察御史广兴等联名揭发，嘉庆即迅速查办，宣布其二十大罪状，终于给他一条绳子，要他自己勒死。

明代凌濛初（1580—1644年）早在350年之前就警告你这叫做贪小失火，所以为人切不可做讨便宜苟且之事。

国外，现在国内亦然，买彩票炒股票，千百万财产得来全不花工夫。但失败后自杀的也不少，而发了财没有花掉而被人谋财害命者更比比皆是。都因“获得便宜”四个字变为“呜呼哀哉”四个字。所以一个真正的保健养生者，绝对不会去贪便宜，最好连想都不去想。

不骄不娇

老祖父从我懂事开始到他谢世为止的一段漫长时间里，一直教诲我“骄能丧志，娇可戕生”。人骄了以后，一切自大，学习、工作、事业就不再有所前进。同时朋友疏远，亲戚冷落，下一辈更见到你威灵显赫，谁敢来麇集你周围。最后就落得一个

“孤家”“寡人”。虽然表面上似乎与保健养生没有关系，但你一骄之后，必然使你一如李密（224—287年）所谓“外无期功强近之亲，内无应门五尺之童，茕茕孑立，形影相吊”（见《陈情表》），连生趣都谈不到，更遑论乐趣。而这个乐趣就是在保健养生中最有益的东西。

陈毅元帅就说过：“骄傲自满必翻车”（见《陈毅诗词选集·感事抒怀·手莫伸》）。美国富兰克林（1706—1790年）也谓：“绝望毁掉了一些人，而傲慢则毁掉了许多人”。绝望已经是可怕了，而骄傲更为可怕，我们还敢沾边吗？

“种在花房里的花草，是经不起风雨的”。为什么？娇了。我一生自己奉行着及教诲子女弟子们，“思想要活泼，活泼到海阔天空；言语要谨慎，谨慎到三思而言；行动要文明，文明到谨小慎微；生活要野蛮，野蛮到如禽如兽”。因为思想不活泼，你的事业怎能成就；言语不谨慎，即祸从口出而麻烦就会找到你；行动不文明，怎能赶上时代而做一个有修养的中国人；生活不野蛮，连一点自卫能力都没有，还奢谈什么保健养生。其中与保健养生具有切肤之感的直接关系密切的是生活要野蛮。你看那凶禽猛兽哪一个不是身强似铁、力大无穷，它们也不懂得卫生不卫生，冷的吃，生的啃，馊的吞，腐的食，它们的胃肠系统从来也没有过什么消化不良、功能紊乱、吸收障碍、吃了冷的要肚痛、吞了生的要腹泻、啃了腐的要中毒……为什么？就是在于野蛮。

当然禽兽毕竟是禽兽，人毕竟是人，绝对不能“同日而语”，所以人是无法做到似禽兽的。但你也要看看弃婴，在狼窝里长大的“狼孩”，也有同狼一样的生活习惯，茹毛饮血。其实人的肠胃同样具有禽兽肠胃的功能和壮健，正因为在“娇”字之下养成了脆弱和退化。人是食肉类动物，当然无法锻炼转化为食草类动物，但锻炼为食肉类动物样的健壮坚强总有其可能。所以一个已经娇生惯养后形成的娇嫩肠胃，如能保持其“任真”本能，肯定还可以恢复其强者健者。且看现代军训中有让士兵们不带粮食水液，在荒无人烟的荒岛上，学会啃树根草皮、吞小动物来度过一两周的强化训练，就可证明人还是能做到的。当然，我们的目的是保健养生，并不是军训。

且看人的肺与胃吧，肺属脏属阴，属手太阴经，多气少血柔弱异常，故称娇脏；胃属腑属阴，属足阴明经，多气多血顽强得很。胃比肺不知道要超过几倍几十倍的强壮有力，但胃在5～10℃气温的季节里，喝20毫升的冷水已受不了了，甚至可以生病。何也？太娇养惯了。柔弱脆嫩的肺，在0℃以下，照样以每分钟18次吸入350～500毫升的冷气而毫无不适感觉，为什么？因为从来也没有人把冷空气加温到接近人身体温后再给它吸入，惯了，即使再冷，也能承受，就没有娇气。笔者从来也没有娇气，生活方面十分野蛮，到今天还是这样。现在近90岁了，在严冬零度以下的寒天，清晨空腹可以吞食四五个冷元宵，甚至已冻得结结实实的，不喝一口热水，照样可以太太平平地十分舒适。何也？也是在身上找不到一丝一毫的娇气。

人的弱不禁风，绝大多数是娇气在作祟。同时这股娇气使你身体更弱更衰，这是螺旋形恶性循环。如其把这个恶性循环中某一环节切断，又即可以还我强壮。此言最有力的证据，是在“文革”期间，我们一批“反动学术权威”“臭老九”，被请进了牛棚，这批平时手不能提篮、肩不能挑担、脚不能走路、车子电梯代步、靠人参牛奶珍珠粉来养命的名老中医，一进牛棚不到一月，都能在马路上拉大车，200千克大石头四五个人可以轻松地从车子上搬上搬下。不给你吃“三九胃泰”，但你的食粮成倍地增加；没有吃安眠药，可是你一上床马上鼾声震耳，连每夜非起来小溲三四次的也到天明之后才想到放掉一点。没到三个月，体重增加了，肌肉也结实了，病也没有了，唯一的遗憾就是肚子里经常有空虚之感。人还是这个人，因为你的娇气，被“革命小将”打跑了。

英国莎士比亚（1564—1616年）说过：“一个骄傲的人，结果总是在骄傲里毁灭了自己”。鲁迅（1881—1936年）也说过：“独有老衰和腐败，倒是无可救药的事”。这老衰和腐败，正是娇气的典型表现形象，而且老衰和腐败，也是娇气的病因、病根。这两位戏剧家、诗人、文豪虽然肤色不同，但对骄和娇的为害性，都有一个公平的观点和评价。

不与人攀比

比，比较也，我国早已有之。汉代贾谊（公元前201—前169年）曾谓“度长絜大，比权量力”（见《过秦论上》），太史公《史记·游侠列传》也有“比权量力，效功于当世”的记载。所以“比”字并非坏事，而且太史公所谓“比”，还内含着比贡献，更是值得提倡和歌颂。古人为“比”字还写了一部专业书，称《古事比》，计五十二卷，作者为清代桐山人方中德，字田伯，号依岩，成书并梓刻于康熙戊子年（1708年）。《孟子·告子上》“鱼我所欲也，熊掌亦我所欲也。二者不可得兼，舍鱼而取熊掌者也”。鱼与熊掌二者，不比较，怎能知熊掌味美于鱼而取熊掌。这是对食品滋味的比。《国策》“邹忌修八尺有余，而形貌昳丽，朝服衣冠，窥镜谓妻曰：我孰与城北徐公美？”这又是一个比的故事，但这里是对形貌美的比。这样的比，对人的心身都没有产生不良影响。

不知什么时候出现了“攀比”这个词目，《汉语大词典》中，注为“向高处比较，如当前分配中的主要倾向，仍然是吃大锅饭，搞平均主义，互相攀比，必须连续在思想上和实际工作中加以克服”。凭我们读报、看书的经验中得来的嗅觉，可以嗅出“克服”两个字，是针对着不是“好的”“佳的”而言。其实攀比工作、攀比贡献、攀比成绩、攀比品德，谁说不是美的字眼。可惜的是这样攀比的人是否还有？而攀比地位、职称、工资、待遇、汽车、宿舍、福利者，比比皆是。

而且这个坏风气，已遗传到下一代了。他（或她）们在小学里，不攀比分数而比贺年卡看谁送得多买得好，以致攀比谁的爸爸出息？谁的妈妈漂亮？压岁钱谁收到的多？更遑论我们成人，此毒不除，遗患无穷。先从心受害到你的身。

你只要一比，马上使你的心不平衡，一不平衡之后，当然使你一肚子的忿怒、怨恨、心烦、意懒，甚至“老子要大干一场”！非但你自己创了身、伤了心，而且更涉及社会治安。林彪（1909—1971年）就是如此，他虽然是万人之上，可比一比毕竟又是一人之下。心不平衡，只有冒一下险来获得平衡，终于身毁名裂而遗臭万年。

你要攀比的话，收入吗，搞原子弹的可能不及卖茶叶蛋的。待遇吗，一天，我院下午6点来了一个急诊，头颅被铜管砸开，马上手术，首先剪光头发。但理发师因时间已到，下班不干。终以好言好语加30元人民币，草草两分钟把头发剪光。主刀医师在手术台上，一直干到零点，拿到2.5元夜餐费。正如上海俗语所谓：“纱比纱在乎细，人比人一包气。”所以我们绝对不要比，更遑论是攀比。

你尽管主观的不想比、不敢比、不去比，但有时这个“比”还是要在眼皮底下展示出来，因为“攀”是你可主动抵制，而“比”则你是被动者，你也没法逃避。到这个时候，你只有打开晋代张华（232—300年）《鹪鹩赋》的“将以比上方不足，而下比有余”读上几遍，就可心平气和了。后人把它浓缩成八个字“比上不足，比下有余”。这八个字，古往今来，的确摆平了多少心中不平衡的人，解脱了许多人的苦闷，甚至避免了多少不幸的案件。

“不攀不比，不恼不气”，倒是一个真正保健养生者的重要法宝。

不做违心与不应该做的事

人最痛苦的是：内疚、后悔和遗恨三者，因为你已无法去挽救和弥补。“疚”而出之于“内”，当然已触及心灵，已非一般肤浅之痛可以比拟。悔，已经难受了，而后悔更难受。“恨”而成“遗”，真是“天长地久有时尽，此恨绵绵无绝期”。你想避去这种内心的痛苦，必须清除造成疚、悔、恨的因素，那就是不做违心与不应该做的事。你做了，永远也没法挽救和弥补，所谓“早知今日，何必当初”。

先贤们一贯教诲我们，要我们不做违心和不应该做的事，如唐代韩愈（768—824年）谓“以义取人，以道自任”；宋代程颢（1032—1085年）谓“自谋不诚则欺心而弃己，与人不诚则丧德而增怨”；元代柯丹丘谓“平生不作皱眉事，世上应无切齿人”；明代薛瑄（1389—1464年）谓“人心宽平则光明，狭险则幽暗”；清代叶子奇谓“心不负人，面无惭色”。凡见不得人的事，必有暴露的一天，诚如革命烈士恽代英（1895—1931 年）所谓：“恶势力没有经久而不失败的”（见《来鸿去燕录・致若愚信》）。所以你做了违心与不应该做的事，仅仅在“遗恨终身”的精神方面来惩罚你，还是轻恕了你。

总之，我们为人应当一如明代吕坤（1536—1618 年）所谓：“人生天地间，要做有益于世的人。纵然没这心肠没本事，也休做有损于世之人”（见《呻吟语・修身》）。

我们这里是讨论保健养生的，现在奢谈做好事、坏事，干吗？其实做好事或坏事直接切切相关于保健养生之道，而且还至关重要。一个人不做违心与不应该做的事，可以终日坦然，在一日三省我心时，总是平稳过关，心情愉快，胸境悠悠，孔老夫子称之为“君子坦荡荡”。你做了违心与不应该做的事，总是忧心忡忡，孔老夫子称之为“小人常戚戚”。老百姓也有一句话为“白天不做亏心事，夜半敲门不吃惊”，终朝的提心挂胆，你还能心安体适吗？严重一些的话，若违纪违法，还要你伏法坐牢，甚至枪毙。

写到这里，又见到全国各报，载有“豆腐渣工程制造者戒”，报道的是重庆市綦江市虹桥垮塌案。主其事者林某某，利用职务之便，收受贿赂，对工作严重渎职，致使虹桥工程违法设计，违法施工，违法使用，造成特大人员伤亡事故，犯有受贿罪和玩忽职守罪，判以死刑枪毙！

枪毙了连生命都不保，更遑论长寿。即使没有枪毙了，蹲在牢狱里，还能谈得到保健吗？

第七章　七桩好事，要持之以恒

——打抱不平、旅游赶节聊天漫谈、品上等香茗听有益音乐、多站多走多爬梯、买书读书藏书教书写书、劳动、在平淡中生活

一个“大班底”，除了“场面”之外，“江湖十二脚色”必须完全不缺，首先就是“当家”“大梁”，次为“硬里子”，最低级的为“抹布”“龙套”在内的“班底”。这里都是“吃天王饭”的“行话”，不一定人人都知道。“大班底”，即京剧团，“江湖十二脚色”即演员。“当家”“大梁”是主角，在习惯上女称“当家”，男称“大梁”。“硬里子”是第二级演员，地位似乎低于主角，但他们（不管男或女）的技术水平大都在主角之上。主角只需会唱三五出戏，即可应付登台，任何一个主角戏，“打泡”至多三五场，而“硬里子”则几百出戏都要能演。次之他们的调门（即音嗓或高或低，主角可以练完一个）必须配合主角而需能高能低。主角派别可以待在某一家而终身不变（至于年老衰退的慌暄走板则属另一回事）。而“硬里子”则追随主角是哪一派而临时需唱那一派。所以若只有主角而无配角，也就是只有“当家”“大梁”而没有“硬里子”，即无法登台唱戏；有“硬里子”而无“当家”“大梁”，照样照常演唱。有时“硬里子”比“当家”“大梁”更重要和难度高，例如老生戏的“草船借箭”，“大梁”是诸葛亮，“硬里子”是鲁肃；坤角戏“锁麟囊”，“当家”是薛灵湘，“硬里子”是赵守贞等，都是如此。

这里的七桩好事，就是保健养生一副班子里的“硬里子”，切弗等闲观之。

打抱不平

一提到“打抱不平”四个字，不加思索地脑子里便出现了捋臂扬拳、竖眼弹睛、摆出架势来拔刀相助的英雄豪侠的形象，不是王天霸、展昭一流人物，就是披了黑色大氅的佐罗。和上章“六勿沾边”中“不卷入毫无意义的漩涡”一节，岂非矛盾之至吗？其实这二者是绝对不同的两码子事。前者是一个毫无原则性的意气之争，后者则是具有大是大非的原则性问题，一个完整的人在是非问题上含糊不得。

明代方孝孺（1357—1402 年）在燕王面前、解放战争的烈士在反动派面前，都不惜生命来争取到一个正义战胜邪恶的胜利。前者为了朱家正统，后者为了劳苦大众，都非自己头上的事，的的确确、实实在在的是打抱不平的典型。现在我们打抱不平，当然也是站在被侮被欺者的一方，代表的是正义。而且这种打法绝对不是血气方刚的勇斗力打，而是纸扇轻摇，面无愠色。既然打的是不平，当然被打的对象是坏人坏事，所支持、所帮助的对象是好人好事。因之我们是正气浩然的“得道者多助，失道者寡助”，所以只有胜利而无失败的惆怅。这种愉快难以言喻。

京剧《四进士》中的宋士杰，愈老而愈爱打抱不平，纵然这是剧作家笔下的虚构人物，但我想一定有其真人真事的模特。他在舞台上头戴鸭尾巾，足登福字履，身穿素褶，面戴白满，神清气爽，矍铄潇洒，十足的一个就木老人。但在九龙口一个亮相，没有一个观众不产生景仰与尊敬之感，满堂喝彩和掌声当然在意料之中。当然也有一小撮人在咒骂他，“这老不死的，专门捣老子的蛋，和我们过不去，再不死而还活下去还要害人！”其实这种咒骂才是真正的歌颂，兴许比歌颂还珍贵。这样我们有条件尽量多打些抱不平，也多获得咒骂，用以平添乐处→愉快→保健→长寿。当我们卷入不是“无原则的漩涡”的漩涡中，已能感到自己与宋士杰浑然一体，外则神态轩昂，内则内心充实，

这种正气浩然，身心奋发，油然而生的内心欢乐愉快，正是真正保健养生的最好营养品。1993 年 8 月 4 日《扬子晚报》第 6 版“每日文摘”转载《中国劳动报》一篇“快乐七要求”一文谓：快乐是由七个要素组成的：①“正直”，打抱不平当然是正直的人；②“勇气”，没有勇气的不会敢打抱不平；③“热诚”；④“博爱”，这二者，正是爱打抱不平的思想基础；⑤“信念”；⑥“希望”，一旦卷入这个有意义的漩涡，当然不会没有信念与希望，否则也不会来干的；⑦“快乐”，最后胜利必然在正义的一方，快乐也当然必得。这“七要”在打抱不平者身上俱全。

旅游赶节　聊天漫谈

祖国幅员广阔，山川壮丽，文化古老，历史悠久，名胜古迹，革命遗址，各处乡土风俗……美不胜收。如能处处身临其境，的确心旷神怡，延年益寿。古人常以“山花野鸟，水色溪光”“经入羊肠，峰横鸟远”为乐。这种远足玩游，现代人绝不有逊于古人。唐代韩愈(768—824 年)一登华山顶巅不肯下来，华阴县县令用尽许多方法方才诓他下来；唐代杜甫(712—770 年)游岳庙而流连忘返，来阴县县令不得不用小船接他回来(俱见《古事比・游贤》)，至今还传为美谈。毋怪乎明代徐霞客(1586—1641 年)的一生，全部消磨于青山绿水之间，因为旅游的乐趣，固然使人有神仙享受之感，而且怡神养性健身，在保健养生方面，绝非保健品和健身器所能望其项背。

所谓“节”，内含花会、庙会、香汛等定期或不定期的集市。届时不管它的地址在交通要道或穷乡僻壤，都会人山人海，热闹非凡。我们有条件和机会的话，都可赶一赶，多少能使你年轻几岁。

旅游赶节，以远近各殊，需要你动脚奔走甚至长途跋涉，不若家中方便稳定舒适。但也正因为不方便、不稳定、不舒适而产生另一个滋味，而兴趣、乐趣就在这里兴起。例如辗转奔走、饮食无定时、休宿无定处，甚至羁旅、跋涉、沐雨、栉风、触尘、蒙露而添加你的不方便、不稳定、不舒适的别有一番情境与乐趣。虽然似乎劳累一些，但可以开阔视野，纵耳倾听，锻炼了你的坐、立、行、息，使您身心两快。

以上是动的方面，还有静的，那就是以聊天漫谈为最好的保健养生方法。既称漫谈，则最少要有三个重要条件：其一，对象定然是语出投机、思想接近的亲朋好友，无拘无束，用现在时髦话说起来，是“不打领带”；其二，至少两人，把“孤独”就已赶走了；其三，只有悠悠自在而没有紧张、不快的气氛。即使不去管他谈的有没有趣味，而眼前的环境与气氛也已使你足够安静轻松了。单凭这个安静轻松而再加以漫谈，就能无闷不解、无忧不消了。

唐代大名医孙思邈(541—682 年)可能是一位喜欢漫谈的人。他隐居在终南山时，与邻居的道宣和尚，两人经常没时没了地漫谈，而且白天不够，还要谈个通宵，此见《佛祖历代通载・南山律师道传》十五卷：“处士孙思邈，尝隐终南山，与宣相接，结林下之交，每一往来，议论终夕。”虽然不能说孙思邈享年 141 岁是漫谈谈出来的，但知心好友的聊天漫谈毕竟对保健养生大有好处。唐代元稹(779—831 年)诗《行宫》言：“白头宫女在，闲坐说玄宗。”她们没事干，就聊天漫谈来谈古话今，颐养性情。不知怎样，把聊天漫谈和“白头”连贯到一起，可能漫谈的确是延年一法。

因之我们可以把“与君一席话，胜读十年书”改为“漫谈一席话，销却十天愁”。

品上等香茗　听有益音乐

世界上三大饮料中，中国的茶独占鳌头而永领风骚。宋代宋子安《东溪试茶录・自序》称茶为“山川至灵之卉，天地始和之气，尽此茶矣”。宋氏对茶的赞美，集所有辞典、字典上所有最好的字眼，也难以超越此言。

茶的确是有益饮食之物，它能清热降火、消食健脾、止泻利水、醒脑除烦、振精神、除疲倦。因为好的茶叶中含有多酚类、糖类、果酸、氨基酸等，与口腔中唾液发生了化学反应，使口腔得以滋润、清爽，产生清凉感。所以它的止渴作用，为任何饮料所无法代替。根据论证，茶还能减轻杀伤性很强的放射线的危害。美国新泽西州拉特格斯大学的研究人员已证实绿茶可以预防皮肤癌。纽约瓦尔哈拉的美国保健基金会副主任钟峰尤称，绿茶可以防肺癌。

古人对茶文化的高深研究和讲究，也是祖国文化遗产的一个组成部分。如宋代在福建省泉州造洛阳桥的蔡襄喝茶，在茶的色、香、味、贮藏、开水等，各方面很有讲究（见《茶录》）。同一时代的赵如砺对制茶的采、焙、拣、蒸、榨、研、过黄……更有一套特殊方式方法（见《北苑别录》）。明代许然明对沏茶用水，也有一番研究，如择、贮、盃、煮、水器、火候、烹点、汤候等，直到饮啜的次序都有一定的要求（见《茶疏》）。可惜的是，这种"道"在发祥地的中国已近乎失传，幸而日本还保留了这些遗风。

我们日常生活中，也不可能如此地规规矩矩仿古操作，只需茶杯干净卫生，茶叶高级一些，用水滚开三者不马虎就够了。但茶叶强调要高档的，的确如唐代茶圣陆羽（733—804 年）所谓："久食益意志"（见《茶经》）。清代养生家曹庭栋（1700—1785 年）也称："苦茶久食，益意志"（见《老老恒言》）。正因为它清淡宜人，长饮有益，故清代无名氏《词林典腋》称嗜茶者为"佳人"。

不过低档劣质茶叶及贮藏周年以上者，苦涩而无香无味，而且反会助湿碍胃，伤脾伐气，绝对不能饮用。俗谓"隔夜茶，不能喝"，所谓"隔夜"，并非 3 号沏茶到 4 号就是隔夜，应该是超过 24 小时称隔夜。例如中午 12 点沏的，到明天 10 点仍然可喝，因为并未隔夜，下午当然不能喝。唯天气过热，则应把 24 小时再缩短到 20 或 16 小时。

泡茶浓度，当适当为宜，过淡则饮之无味，无口感可言，过浓也有流弊，因茶叶内含有大量的咖啡因，咖啡因的兴奋作用对老年人特别明显，常可导致心动过速或心律失常，使心脏增加额外负担。老年人血管硬化而血压偏高，喝过浓茶之后，肌肉紧张、血管收缩，从而导致血压迅速增高。老年人胃液分泌功能降低，茶叶内的鞣酸使食物蛋白沉淀，并影响维生素和微量元素的吸收。但话又说回来，此人一向茶瘾很大，那么也可习惯成为自然，即使再浓，对他也无多大影响，仍然可以浓些，这也是"任真"。

我们喝茶，不必一定十分讲究，唯茶叶与水，必须高档茶和滚开过的水。此外饮具，当以陶器为最理想。瓷器次之，玻璃、搪瓷又次之，塑料杯走味严重，弗用。至于保温杯则不能用，因超长期间把高温保持下来，可使茶叶色香味损失过多而失真。

好的音乐与歌曲，真是美的享受，但必须选择健康的、文静的。现在许多地方正在兴起"音乐治病"研究，看来是大有可为的。理论是它能放松心身、振作精神、涤烦去躁、散郁消愁、诱发睡眠、增进食欲等，从而调整机体的各方平衡。在生理上可引起呼吸、血压、心脏搏动、血液流速、排泄功能等产生有益的良性变化。甚至有些专家还认为，某些音乐还能刺激体内释放一种内啡肽，可以达到松弛身心和舒缓疼痛的效果。音乐对治疗老年人病症更有独到之处，尤其是治疗早期老年痴呆症，疗效更为突出。

同样的声音，对人所引起的反应却不一样。晋代壮士祖逖，中夜闻到荒鸡高啼，立即起来舞剑，这就是"闻鸡起舞"的故事。因为凌晨划破长空的一声鸡鸣，悲歌雄壮，激起人们的振奋，毋怪乎使他无法继续在被衾中安静，而起来"白虹紫电、掩日流星"地把宝剑出鞘起舞一番。相反，宋代欧阳修（1007—1072 年）夜读，闻到窗外秋声，伴以虫声唧唧，这股"舞幽壑之潜蛟，泣孤舟之嫠妇"（引《前游赤壁赋》文）抑郁不快之声，大使庐陵太守悲从中来，长叹"噫嘻悲哉"而"助之以叹息"，在惆怅中写下了《秋声赋》。

这种撩拨叩动音弦的音乐歌曲，并非知识分子的专利独享，即使文盲智障者照样有相同的感受。有这一回事，一位水平极低的歌星，开独唱会。一待歌唇乍启，座中听众即陆续流亡，不出 20 分钟，早已"座皆虚席"了。但仅存一位老太听得入神，而且始作暗泣，继之抽泣，终致大哭。终场后歌星喜得知音客，特地拜访她，并问："你对我的歌感动得如此深?"答："我老伴生前是收破烂的，他的吆喝声我听了几十年，现在他死了，再也没法听到。今天又听到了，哪有不伤心之理。"

笔者喜听的音乐，有江南丝竹、潮州音乐之类，戏曲则有昆剧、京剧、苏州弹词之类。当然，各有所嗜，绝对不是我所喜者强加于旁人，又是一个“任真”。至于一如大炮爆炸样的山崩地裂声，与狗叫狼嚎的喊救命样歌声，根本就远之如避洪水猛虎。但不是说高分贝的不要听，另如义勇军进行曲、京剧场面的急急风和西皮倒板、《四郎探母》中出调的“番”字等慷慨激昂、高腔高调，倒也十分欢迎，因为它有韵味，不失一个“美”字。以歌曲来说，不论他们用的是本嗓或假嗓，都是苦练出来的真功夫，绝非从不苦训久练，骗骗人的癞皮喉咙。

多站多走多爬梯

亲戚朋友光临，第一句话就是“请坐”。舞台上的“撤坐”，就是倒霉打开了扉页。坐是尊敬、威风、神气，而且也毕竟比站的蹲的舒适。现在的沙发固勿置论，就是我童年时代启蒙老师坐了一辈子“冷板凳”也没有见过他抱怨坐得不舒服而唠叨一声。有人还把“坐”，称为“此乃人类进化的特征”。其实，站比坐更有益于保健养生。因为坐，腹腔内的脏腑即受到压迫，下肢的血行循环也以腹股沟严重弯折而流通失畅，呼吸也以膈间受到限制而不如站立位的畅呼深吸，而且坐位还可使痔静脉压迫而容易患有痔疮……如其久坐则为害更大，可以引起心肌萎缩，并导致血液在动脉中沉积，为高血压、冠状动脉血栓等疾病埋下了祸根。久坐又可使四肢大量瘀血，出现瘀滞，静脉曲张。久坐更可引起背部、腹部肌肉下垂，背下半部肌肉疼痛等，对比之下，站立远远比坐要有益得多。但有些工作是必须坐着的，那也不可能强行站立而不坐，不过也有补救办法，就是坐了一段时间后，换换体位或站立、行走一下。

人身上的天赋本能，应该加以使用。在使用中锻炼，在锻炼中使它更加壮健而增长其使用期。不加使用，势必导致脆弱、衰退、老化甚至丧失其天赋的功能。人的两腿两足，天生本能就是站、走、跪、跳和攀登，当然还有其他如旋转、远眺时足趾着地脚跟悬空，杂技演员还能做出一般人难以做到的各种动作。都说明你肯锻炼，本能以外的功能也可由锻炼而辟出新的功能。而其中主要的还是站与走。且看现在吉尼斯创立新纪录的什么单腿独立、旋转、撑臂等，就是最有说服力的证明。

时下汽车等代步品以及电梯、电动扶梯、高山索道吊车比比皆是，把你天赋跪、走、攀、登的功能逐渐地削弱甚至退化。所以如果时间上不是那么紧张的话，为了你的健康，还是争取多走多跑多攀登楼梯。

有一天，一个母亲带了一个四五岁的小孩来医院我科（十六病区、十六层楼）探望病人。在楼下遇到了我，我还是老样子不搭电梯而步步攀登。小孩好奇，随了“医生爷爷”一起爬梯。爬到五楼，母亲已无法上登，小孩则坚持要爬。于是一老一小，费了一刻钟左右都登上了顶层（十六楼）。难道中年的母亲体质远远不及垂髫小孩和耄耋老人吗？不，正因为平时的懒惰，把天赋本能退化了。1986 年 7 月，笔者参加江苏省科委组织的“江苏省专家教授夏令旅行团”到青岛度假，寓延安一路黄海饭店八楼。他们都电梯上下，而我则爬上爬下，开始大家都笑我土老儿电梯都不会坐，同时又自叹身体太差。之后也有人好奇，跟我一同上下楼梯来玩玩。到最后假终回来之前，上下爬梯的已多至十余人。其中两位给我印象最深，他俩都是弱不禁风的学者，一为大学声学系教授，一为农学院教授，立誓回家后也不坐电梯而要爬一爬。这说明并非他们真的爬不动，而是“怕”爬，诚如孟老夫子（公元前 372—前 289 年）所谓：“是不为，非不能也”（见《孟子·梁惠王上》）。

每当你开口讲话时，运用的肌肉竟达 72 块之多；迈出一步时，你必须动用 13 块腿部肌肉。在所有运动中当以划船与爬梯，必须动员全身的肌肉来参加协作。所以这两项运动，对人的受益也最大。但划船则不可能天天有这个条件和机会，而爬梯则随时随地都可。尤其是今天，大楼林立，楼梯多于马路。

爬楼，两下肢固然是主角，但内脏尤其是心与肺也不能袖手旁观，甚至还有脑子的平衡等，而更重要的是意志的配合。老实说，我有时爬到十三四楼时，也感到心有余而力不足，也想过接力于电梯，但凭着坚强的意志，再鼓勇气，最后十六楼还是安然抵达。不过在这里必须郑重指出，如心脏不健康者，这种冒险甚至可以说是愚蠢的事，千万不能干。

爬梯对全身都有好处，但最受益者为两条腿和两只脚。脚的结构，由26块骨头组成支架，19条肌肉控制着骨的运动。33个关节缓解着骨与骨之间的摩擦和改变着运动方向，50多条韧带大大提高脚的坚固性和耐劳性，4万多汗腺显示出脚部强大的分泌排泄能力，50多万根血管体现出脚部新陈代谢的强盛。所以全息生物学认为，脚是人体的一个缩影，全身各组织器官在脚部都有相应的投影点，通过脚能够诊治相应组织器官的疾病，说明了脚与人体复杂结构的一致性，显示出脚与人整体间存在着千丝万缕的联系。脚部功能结构的改变，会引起全身功能的改变。加强脚部的功能锻炼，就可以改善整体的功能，提高人体素质。

中医一句谚语："病从头上起，老自脚跟来"。的确，人老了两只脚首先衰退。故而多站多走多爬梯，是最好的保健养生之法。

买书、藏书、读书、教书、写书

书，的确是世界上最好的有益珍品，从古代"万般皆下品，唯有读书高"，之后"知识就是力量"，到现在"科教兴国"，哪一句话不是把书捧为至高无上的法宝。所谓读书、知识、科学，都是书的同义词。人们的知识、科学、技术，无不来之于书。

笔者与书诚如佛家谓之自有其"夙缘"。自呱呱落地时，就落在书堆里，因为祖父是研究"版本学"的，所以藏书很多。5～18岁在江南藏书家、南社四子（邵力子、柳亚子、姚石子、姚蓬子）之一姚石子家塾里度过。18～22岁习医，老师是书呆子钟道生先生。22～38岁，时在一心想消灭中医的国民党时代，白天挂牌行医之余，为了以后生存而致志于文学创作，为了吸收营养，不能不买书、藏书、再读书。45岁时调入江苏省中医研究所工作，专事整理中医古典文献，工作强迫我精读细读古医书。之后调入教育界，编纂撰写繁多，再不读书，将无啖饭之地。现在除了一个审稿专业户外，还在补偿数十年来积欠的文债。虽然除去许多工作而写的讲义、书册；主编副主编的；与人合作的20种之外，个人创作已经出版者达200万字（发表的论文俱不计算在内），还想补上200万字，争取出版300万字的著作。故而买、藏、读到今天还没"鸣金收兵"，好在"有书万事足，无病一身轻"的我，总能完成指标。

先谈买书。古无书店，但事实上早在汉平帝元始四年（公元4年），位于长安（今西安）城东南角的常满仓之北，每月朔望两次，人们可在此交换或买卖书籍。买书乐处，只有各类珍品收藏家才能尝到，其中自有一番滋味。在当年经济拮据中去买书，真是"肚里少一餐，架上多几本"，其乐更倍于寻常。不过这种快乐，旁人是无法想象的，诚如欧阳修所谓："不知太守之乐其乐也"（见《醉翁亭记》）。

藏书。一个与书打交道的人，在他数十年中亲手积累起来的"左图右史"中徘徊、凝坐，即使不阅不谈，也能欢从心出。清初，松江（属上海市）才子郭友松一首《守岁迎春诗》谓"笑君枉储千钟粟，焉及余家几卷书"。虽然郭才子除夕之夜在摸黑中（无钱买灯油）饮着白开水代的屠苏酒，但他胸襟开朗，心里腾欢，从诗句里反射出来，何等风流潇洒，所以然者，就是有几卷书。

读书。宋代陆放翁（1125—1210年）《剑南诗稿·不寐》有"读书有味身忘老"。非但是"读读读，书中自有黄金屋"，而且还能忘老。近贤徐特立（1877—1969年）更鼓励多读书，谓："必须多读书，多读书才可以增益见闻"（见《徐特立文集·研究历史的目的与方法》）。

教书。《吕氏春秋·欢学》早就说过"古之圣王，未有不尊师者也。尊师则不论贵贱贫富"。《晋书·孔愉列传》谓"强邦建国，教学为先"，《陆九渊集·师说》谓"师者，人之模范也"。人们对教书老师何等敬重，你有幸而在讲台上站立一下，就已享受到一份欢乐与愉快。毋何孟老夫子对我们教书的总结了一句话，是："君子有三乐……得天下英才而教育之"（见《孟子·尽心上》）。

写书。古人把道德、贡献和写书，列为人生三大要事，故《左传·襄公二十四年》言："大上有立德，其次有立功，其次有立言。"虽然五代时中书侍郎王定保在《唐摭言·节操》中言："范宣之三立，德居其首"。但我总觉得还是立言最有乐处。后汉曹丕（187—226年）《论文》中认为"文章，经国之大事，不朽之盛事也。年寿有时而尽，荣禄止于其身，二者必至之常期，未若文章之无穷"。这里的文章就是书。的确如此，人的寿命有限，富贵荣华、高官显爵，一到你死，也随你的寿命同时消亡。只有你写的书，永远不会消失地一代十代百代流传下去。听书写书一事，对我来讲最有吸引力，能不使人感到愉快吗？

读书、教书、写书更有一个大好处在于保健养生方面的。1983年2月12日《参考消息》转载一篇《知识就是力量》的文章，内谓："日本科学家进行了一系列实验。参加实验的有20～70岁的2 000多人，实验结果发现，凡经常积极从事脑力劳动的人，尽管60岁，思维却同30岁的人一样清楚。而有些不用脑筋的三四十岁人，脑力却衰退了"。与书打交道的好处，就是动用你的脑子。

劳动

《韩非子·外储说左上》里有一个寓言，说一位郑国人想买鞋子，先在家里用线量了脚的长短，准备拿它去购买合适的鞋子。但到了市上鞋店里，却没有带来这条量准尺寸的线。尽管营业员已经给了他一双鞋子，他还是回家去拿这条线，等到再来时，已落市收摊，鞋店也关了门，鞋子也没有买到。旁人对他说，你用脚来试穿一下不就得了。而郑人的回答是："我有准确的线，其他都不能相信了"。读到此文，没有一个人不笑他的愚蠢，其实，这样的愚蠢人现在还多哩。在哪里？在轻视劳动而迷信打拳、舞剑、挥棍、八段锦以及现在形式多样、名称繁多而内容基本相同的什么功、什么功的一批保健养生家。

不管什么事、什么功、什么健身器，主要动作都是模仿人在劳动时各种姿势，一投手一投足，前俯后仰，左顾右盼，没有一个动作是离开人在劳动时的活动的，那么人已经有了劳动，又何必多此一举？不用自己的脚而偏偏用以脚为标准量出来的一条线。当然各人的劳动各有着重点，如邮递员的两足、木工的手、教师的嘴、交通警的两上肢、送货员的四肢肩背等，仅仅使用一个部分，其他部分没有参加机会，那么只能借助于打拳、舞剑及健身器来弥补。老人、体弱、残废不能劳动者，也只能依赖它。

一个健康人，有其劳动条件而不利用，偏偏钟情于练拳、运动、健身器，这和郑人不用自己的脚来买鞋而独独信赖于量脚的一条线，又有什么区别呢？

在平淡中生活

平淡也称平澹。是指日常生活中既没有高的山峰也没有低的凹洼，平平常常，稳稳定定，一无大惊大悲大恸大喜的处境，是最适合保健养生的生活。所以自古以来的人最欢迎它，例如：宋代王巩要求"性贵平淡"，明代张居正（1525—1582年）也主张"人之才性，以平淡为上"，清代龚自珍（1792—1841年）也要求自己"百年心事归平淡"，近贤谭嗣同（1865—1898年）说得更富于哲学，谓"平澹无奇，发于自然"。所谓"自然"，就是一个"真"字，我们本来应该"任其天真"，而我们保健养生的关键，就是要"任真"，在第一章"一句诠言"中已郑重而细致地讨论了这个问题。"任真"是抽象的，凭这个在平淡中生活来具体表现出来。

既以淡为最合适，那么过淡的不足和过浓的有余，都非所宜了。浓、淡两字本来取用于颜色和饮食，但现则已延伸到许多方面。例如宿舍的星级宾馆化装潢，称浓；明窗净几，无灰无尘，称淡；假如进一步淡下去淡到室如悬磬，一桌一凳一床，则又非淡了。衣着名牌服装名牌鞋袜，就是浓；休闲净洁，适合身材，就是淡；淡过了头而三角裤一条，则又非所宜了。现在"淡"的是生活琐事，凡对一切日常生活及其用品，求得合理、卫生、舒适、安全够用而不浪费，这就是淡。一味追求过甚，越出正常范围以外的，就是浓。浓了就可以走到你所要求的反面，也就是变利为害。淡过了头虽然比浓的危害小得多，但"舒适"则失掉了，何苦。用一句俗语来说，一切不要过分。因为生活琐事太多，这里举例一二。

饮水当然要求开水，当天烧的，没有污染过的，这已足够。如其你特别讲究卫生，常喝蒸馏水，那就过浓了，非但对你无益，而且反而招来损害。因为蒸馏过的过于净化，并不适合于人的机体需要。

噪声明显为声的污染之源，但你尽量求得幽静就够了。如其真的进入无声环境，也不会给你一个快活神仙的日子过。德国一位科学家做过这样一个实验：让几名受试者居在一个完全没有声音的房间里，受试者一开始可以听到自己心跳声和血管里血液流动声，之后又听到行走时关节摩擦声，即使沙沙的衣服声也能听到。半小时后，听觉更加灵敏，即使轻吸一下鼻子，就若听到了雷声，甚至一根小针掉到地上时，也会听到像一个大铁锤叩击声。一小时后，受试者开始感到极度恐惧，精神高度紧张。三四小时后，受试者便逐渐失去理智。所以科学家们告诉我们，既要减轻噪声对人体的危害，同时也要创造一个“和谐而适度的环境”，就是一个“淡”字。

有人认为睡眠时间愈长愈好，可以对健康帮助愈大，错了。早在18世纪，德国哲学家康德（1724—1804年）认为，人的睡眠宜少不宜多。据统计，人在紧张、少睡眠情况下，比松弛、多睡眠时发病率低25%～38%。为什么？因为人在进行思维活动时，中枢神经细胞产生大量的神经肽。这种神经肽，可以增强体内免疫系统的吞噬细胞对入侵体内有害微生物的吞噬力量，以减少生病。

在日常生活中林林总总的好事，你做过了头，也就是失去“淡”，不论过“浓”或过“淡”，都会成为坏事。虽过“淡”比过“浓”要好些，但毕竟没有坚守“淡”字的必要。明代郑瑄的“口中言少，心头事少，肚中食少，自然睡少。依此四少，神仙可了”，宁少毋多的求淡排浓思想，的确是保健养生的法宝。

第八章　八字做法，要终生不懈
——童心、蚁食、龟欲、猴行

童　心

十多年前在某一个会议上，结识绍兴中医院院长董汉良主任医师，那时笔者仅七十六七岁，以我耄耋之年，精神体力活动，健于素壮。于是谈及我如何保养，那时我根本不知道什么是保养，唯把日常情况，倾诉无遗。1988 年 1 ~2 月期《祝您健康》9 版，董院长的“干祖望养生八字诀”一文发表了。从此方才知道求得健康，竟然还有方法。董氏并把我林林总总、杂乱无章的习惯提高到一门“保健养生学”，更使人满意的是以这八个字来形象化。从此我才注意日常生活中的每一个环节，而且把这八个字对照起来也十分恰当。但又产了一个一如唐代李商隐(813—858 年)诗《锦瑟》中“庄生晓梦迷蝴蝶(是庄周做蝴蝶的梦？还是蝴蝶做庄周的梦？)”同样的困惑迷惘，这八个字为笔者自己创立的呢还是董主任传授给我的？

宋代陆游(1125—1210 年)诗《园中作》中“花前自笑童心在，更伴童儿竹马嬉”的童心，何其可贵奈尔。其实这个可贵的童心，每个人都有，而且还能使它不随你童龄的消逝而消逝，可惜你自己放弃了它。唐代大诗人元稹(779—831 年)诗云“伊予固童昧，希真亦云早”，这个童昧的天真，当然比童心还更深入，比童心在保健养生的获益也更为有力。

这里的所谓“童心”，不外乎下面三个内涵。

第一，是天真，不念旧恶，不想未来，不懂世事，不干名利，除了本身业务必须做好之外，什么都可以不想，让大脑尽量休息，蓄有余力来把自身业务做得更好。所谓：“人有妄想则坐卧不安，人有奇想则起坐不定，人有贪想则闻见皆非，人有异想则疑虑必大”。一个人常常浸沉在睡卧不安、起坐不定、闻见皆非、疑虑必大中，怎能得到最起码的保健养生。你平时少费脑力，正是为了更好地保健养生。但人的大脑不使用，势必退化，所以在事业上大用特用，使脑力永葆青春。

第二，童心是无邪的，绝无欺诈、撞骗、设陷阱、占便宜等邪念。为什么这样纯洁的心，为儿童所独有？因为童年一过而成成人，童心也随各种追求而消失。

第三，童心单纯，思想到处倾向于美好、愉快，没有过多的奢求，所以对什么事都知足而满意。他的天真、无邪、满足，都是保健养生的神丹妙药。春秋战国时楚国，有老莱子者，年七十，为了父母欢乐，自己穿了花花绿绿的小孩衣裤，在堂前父母亲身边，学儿童的游嬉，唱儿歌。他的出发点是为了父母快乐，但对自身的保健养生倒获得了更大的效益。如其不具备真正的童心，那儿童的游嬉、儿童的歌曲怎能做得起、唱得出来。

童心的宝贵，就是来之天真，诚如明代李贽(1527—1602 年)在《童心说》中所谓：“夫童心者，绝假纯真，最初一念之本心也。”所以其大大有益于保健养生者，即在于斯。

蚁　食

饮食与人身的关系最密，影响最大，所以历来谈到保健养生时，必然不加思索地把饮食置之首位。

蚁食有两内涵：一像蚂蚁一样饮少食微；二像蚂蚁一样什么都吃，甚至最坚硬的金子也照样啃它一啃。用现代语来说，是一不求多，二不求精。

吃得少，古人一直在那里叫喊着“食不宜多、肴不求精”。三国魏大将军长史应璩早就强调饮食必须“量腹节所食”，节就是节制你所能承受的食量。为什么要量腹？因各人食量大小不同，无法统一其标准，只有根据各人的食量来权衡。

凡食物入胃后的消化，必须胃本身的蠕动和分泌胃液。适量进食，则恰巧有适量的胃液和蠕动工作能力；过饱过多则胃液不够，动力不足，即难以完成其消化的工作。消化有问题，吸收当然有影响。在消化与吸收两个功能失职以后，人的营养即无足够的来源，怎能谈保健。少食一些，则胃液有剩余，蠕动有储力，非但脾胃没有疲劳困乏，而且营养成分也更能吸收与利用。故清代李笠翁（1611—1679 年）劝人饮食要“饥饱之度，不得过于七分是已”。以医家立场来说，就是“乳贵有时（指婴儿），食贵有节（指成人）”。事实上照此实行，也非难事，但常难以做到，何也？有“贪”和“馋”两个魔鬼在作怪。

现在再谈蚁食第二方面——不求精与挑食。这是涉及对质量要求和偏嗜的问题，食物结构，各有不同。人是需要许多赖之以生存与生长的营养物质，这种物质就来之于五花八门各种不同的食物中。专挑美味偏嗜的食物吃，即不可能均匀地吸收到各种各样有益物质，所以挑食相当有害。

再说求精求细，而且现在更有人认为越贵的越好，这都是愚蠢的。要知道越精制的食品，正因为它去妄去粗去得过多而营养成分也随之浪费越多，且看白米就是这样。

所以蚁食的好处，一是“食不过饱”，二是可以吸收到的营养物质品种多、质量高，再加以消化力健旺，吸收力做到“取之尽锱铢”（借用《阿房宫赋》原文）。这样的功效，正是古今养生家梦寐以求的理想珍品。

龟　欲

鳞介中的乌龟，祖国古代就以其寿命之特长而奉为祥瑞的象征，作为“四灵”之一，什么“玉灵夫子”“涵洞先生”等许多赞美的桂冠也一顶一顶地向它头上套来。它的长寿而与世无争，的确除了它难以找到第二个。凭这一点人们就为之倾倒、羡慕，甚至景仰到无可再高的地位而作为有灵之物。因之养生家把它作为吉祥物或标榜，再恰当也没有了。

这里我们向它学习的，为与世无争的胸襟与一无所求的澹泊两点。正因为具备了这两点，所以一个“欲”字，在它身上连影子都找不到。

乌龟从来也没有和他物争吵过。自古至今只有斗鸡、斗牛、斗蟋蟀、龙虎斗、鹬蚌争，而独独没有过斗乌龟、乌龟打架。即使有人捉弄它、欺凌它，它也吐面自干的藏头藏脚缩尾巴地让你做一个没有对手的英雄，决不还击，成功地运用“一静可以制百动，一忍可以支百勇”的战术。故而宋代景佑进士龚鼎臣分析乌龟这样做是“物有善藏者，是保其生也”。当然，人毕竟是人，在大是大非面前，决不能也如此。

有人称赞乌龟的忍耐工夫真好，错了。《归唐书·刘君良传》云“郓州寿张人张公艺……但书百余忍字”，这是有名的“张公百忍”。为什么要忍？因为肚子里有不称心的事而产生对付办法。现在乌龟肚子里空空如也，没有丝毫不称心的事，根本不需要一个“忍”字。人民卫生出版社 1996 年初版、1998 年再版《干祖望医话·养生》的“怒不可遏”一文中谈到在忿怒中力求一“忍”者，比大发脾气、骂人、打架还更损害身体。

人们向乌龟学习的，就是无“欲”。对人最厉害的杀手，也就是“欲”。古今中外所有的贪赃枉法、杀人越货，甚至战争，哪一个不是在“欲”字中孕育出来的。

猴　行

猴，是动物中最喜活动而无片刻之安的家伙，终朝蹦跳奔跃，攀高树，登峻岭，走悬崖，探险谷如履平地。舞台上的孙悟空就是浓缩和夸张它的全部形象。它从早到晚地活跃着，只动不静。其所以然者，因为它有强而有劲的臂力、腿力及全身性的体力；反过来说，这种强有力的臂力、腿力及全身性的体力，正是从它超强度的活动中获得的。

人的机体，和猴子最相似，所以若人也能做到这样，当然可以身心两健、行动灵敏而永葆青春。

所以后汉华佗(141—208年)把五禽之戏中的"猿功",置之首位。猿功也者,就是模仿猴子的诸般动作。所以笔者到今天,还在仿年轻人的跳远攀高,因之70厘米左右的阶梯仍能跳上跳下不让年轻人。其理何在?乃天天在猴行中度过。所以一如香港1993年3月号《紫荆杂志》"干祖望八十如此精神,长寿的原因是什么呢?他用八个字来概括,那就是:童心·蚁食·龟欲·猴行"(第78页)。

笔者从四十岁起,在此四十多年中,一直在充分地利用这种功夫,甚至夸张一些虚称为锻炼了。清代汉军正黄旗人徐荣在《清诗锋·劝民》中谓:"不见闲人精力长,但见劳人筋骨实"。所谓闲人,指不事劳动者,在坐、吃、困、拉、玩五个字中度日的人;劳人是指像猴子一样蹦蹦跳跳生产工作的人。为什么像猴子一样的人能身强、脑敏、少病、长寿?清代梁章钜(1775—1849年)在《履园丛话·水利》中回答,是"善养生者,必使百节不滞而后肢体丰腴,元气自足"。

我把这种跳蹦多动称为"猴行",即猴的行动。但要一个老人而能做到这样,必须具备三个条件:一,健康的心脏,结实的体力;二,强有力的能掌握平衡的功能(老人所以经常跌跤,就是掌握平衡的功能衰退);三,具有无忧无虑而欢乐天真的童心。但你也不必过多地考虑"我已力不能及",你也能在猴行中获得较多的好处,甚至心脏也能改善。平衡一定也可在不断猴行中伴随而回来。童心嘛,你能好好关注到"养心",当然也能使失去了多年的童心,再度回到你们怀抱里。

养心根本不需要体力,随时随地都可以实行。猴行非有体力不可,可是它没有准绳指标,从马拉松赛跑到扶杖散步,都在猴行之列。基本上绝大多数的老人都能做得到。

写到猴行一节,不能不加以一个小小的声明。即1993年5月东南大学出版社出版,张泽宁、黄健民两君编著《名人与养生》一书中介绍"干祖望:童心、蚁食、龟欲、猴行"一文,写来十分翔实。唯最后几句如"不过老人的运动量要恰当、适中,要适可而止,不宜超负荷运动,高龄老人不宜参加激烈的运动",和我的主张稍有分歧。我认为除有心血管病及其他器质性病变的严重者之外,高年也可参加,且看冬泳、长跑(马拉松),七八十岁的参加者很多。因为人身上的各组织器官,常有潜力可挖,当然不及年轻人的库存丰富。

如果在任何方面,首先挂出一块免战牌"高年人不能参加",那就是在思想上在自己头上套上一个"我是老人"的紧箍咒,把自己捆束起来。笔者从来没有考虑过"老人不宜"四个字,因为我从来没有承认过我已老了。年轻人能干的事我也能干,干不过他们,也是理所当然,何羞之有!

第九章　九九归原，毋忘任真

你小到讲一句话、写一篇文章、做一堂报告，大到定一个计划、设计、工程、运动……都要在一个主导思想下工作、进行和完成。你没有主导思想，是没法稳健地圆满完成的，除非你一开始就抱着“这只船余到哪里就那里”而不希望胜利完成。这个主导思想，就是这讲话、文章、报告、计划、设计、工程、运动……的灵魂。

这个主导思想的形成，分为演绎法和归纳法二者。演绎法是先定下了这个主导思想，然后在这个主导思想下展开你的行动；归纳法则先有行动，然后把许多行动加以归纳，最后总结出它的主导思想是什么。我这个主导思想的“任真”，并非演绎法而实实在在地由归纳而获得的。唯二者都有其优缺点，演绎得来的，总有其“闭门造车”的不足；归纳得来的，开始难免走些歧路甚至误途。

以保健养生而言，你没有这个主导思想，昨天是听张老头的进补论，大进补品；今天听李老太的茹素吃斋论，戒尽一切荤腥；明天又听王先生的静坐导引论，做你的导引；后天再听赵师傅的因果报应论，你就去烧香拜佛；大后天倾听钱医师的营养论，你就大鱼大肉，拼命往嘴巴里填塞进去……这样千姿百态、错综杂乱的方式方法下，你所得到的是什么？其实以上诸论除了因果报应论是愚昧到连脑子都没有之外的，其他方法，只要符合你的工作、环境、身体素质、思想方法者，都是保健养生可以选择取用的。因为人与人之间，没有雷同之处，诚如战国时子产所谓“人心之不同，如其面焉”（见《左传·襄公三十一年》），哪里可以随便盲目取用。当然，这种小异，都是在大同之下分支的。

我这一套养生之法，经过五十年的使用，但绝对不是一开始就有以“任真”作为主导思想而执行起来的。初期三十年中根本就没有想到怎样养生保健，仅仅在日常生活中勤俭朴实、不干坏事而已。之后十年中眼见同道们、亲戚们的身体都在老化起来，方才感到“我比他们强”。为什么强？也不知道，但只有一点心中很明白，是勤、俭、朴、实、努的报酬。十年之前也就是五十年中的最后十年，读到《祝您健康》董主任“八字诀”后，并加我没有衰弱而仍然精神奋发一如青壮，于是知道有一种“保健养生”学说与方法来使你“驻颜有术”。经过这十度春秋，一套比较完整的方法也总结出来，而且也为一部分知音者所欣赏。

细细体会这八个字，也很有玩味，大有咀嚼价值，真的必须“品核公卿，裁量执政”（引《后汉书·党锢传序》），使对它的认识更加深入。

蚁食与猴行，是养身，童心与龟欲，是养心，心身两养，才能完整一套养生方法。而且更以养心为重，因为思想是指导一切行动的。

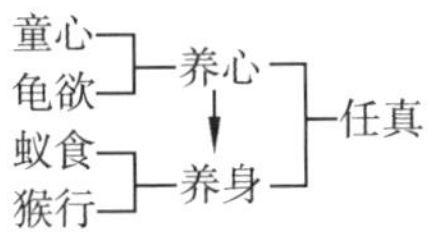

从另一个角度上分析，童心与龟欲为养心，所以力求淡泊。猴行与蚁食为养身，所以力求振奋。任你机体尽量振奋，但对精神上的淡泊，毫无影响，所以产生的终产物还是淡泊。

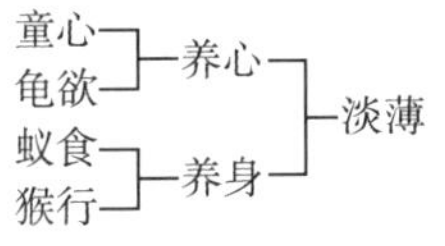

这样淡泊，就是“任真”的表现，“任真”是淡泊的基础。所以也是“一而二，二而一”。

第十章　十难全美，要取舍用之

十全十美，宇宙间是没有的。例如清朝第四代皇帝爱新觉罗·弘历（1711—1799 年），晚年以“十全老人”自称。其实他仅仅是一个王爷，他坐龙廷六十一年（1735—1796 年），就是他老子用卑鄙手腕篡窃得来的，主要的“德”就缺了，还能全得起来吗？现在人人知道的“十足赤金”，事实上最高的含金量绝不超过 99.99%。

我这“八字养生”法，十年中以媒体的宣传介绍，竟然名声比医名还大些。所以每到之处，经常被邀当众介绍，在全国各地也已进行许多场次。有时以听众颇有共鸣而十分成功，也有以不合口味而听众越溜越少之时。这就体现出各人的好恶不同，同样一个报告题，有时成功，有时砸锅。诚如上海一句俗谚“牛吃稻草鸭吃谷，倒挂蝙蝠不眠鹤”。用一句斯文话则是“文章自古无真价，全在他人恶好中”。在这一个问题上，更可以体会出“任真”在养生保健中的价值了。

见之于文字上的对我的“养生之道”的誉毁，也有两个不同的方面。誉之者如 1990 年 6 月 25 日《中国中医药报》署名文章谓：“由此可见，塑造良好的心理素质，是养心的根本，心静而气合，心旷而神怡。蚁食，猴行得法，足以延年益寿”。1993 年 3 月号香港《紫荆杂志》谓：“干祖望的八字长寿秘诀，内核是法乎自然，归真返璞，以自然之道。养自然之身”（见 79 页）。毁之者，1993 年7～8 月第 4 期《祝您健康》：“干祖望最突出的怪，还在养生学说的离经背道”（见 3 页）等等。不过还算大幸，誉之者大大多于毁之者。事实也的确如此，这里有许多地方的确一般人不能接受，如其强而受之，反而造成求福得祸。

最后希望采取我的方法来作保健手段的读者，先学习一下聂荣臻元帅《努力开创我国科技工作的新局面》中一句话：“现代科学技术是复杂的，要采用多种途径，不能一刀切。”因之也不希望读者一刀切地全盘接受或一刀切地全部否定，需要取舍用之。

本篇全文出处：干祖望. 童心·蚁食·龟欲·猴行[M]. 南京：东南大学出版社，2001. 仅在个别处有所规范

国家出版基金项目
NATIONAL PUBLICATION FOUNDATION

『十三五』国家重点出版物出版规划项目

干祖望医学文集

茧斋索隐

（下）

干祖望 著 / 干千 主编

山东科学技术出版社

目　录

（下册）

第七篇

干祖望医话

7

第一章　疾　病

糖尿病

糖尿病是危害严重人类健康而又未被人重视的常见病。它损害、蚕食着上亿人的健康，其危害程度仅次于心、脑血管疾病和肿瘤。而且一经结识，即难以分离，所以太史公写有“常有消渴疾”（见《史记·司马相如传》）。太史公毕竟是大文豪、史学家，一个“常”字，用得自是有其分量的。

它中医名称为消渴，当然消渴中还含有尿崩症。早在两千多年前，中国即有关于消渴的记载，《素问·奇病论》谓“此肥美之所发也。此人必数食甘美而多肥也。肥者令人内热，甘者令人中满，故其气上溢，转为消渴”。继之，《金匮要略·消渴小便利淋第十三》也有“男子消渴，小便反多，以饮一斗，小便一斗”的记载。从《诸病源候论》之后，论者日多，人们对消渴的认识也愈臻完整和详细。

中医将消渴的口渴饮多、腹饥食多、频溺尿多和消瘦肉减这些典型症状归纳为“三多一少”。同时又把消渴分为上消、中消和下消，所以有的文献上称为三消。上消，为随饮随渴，小便奇多；中消，为随食随饥，口渴狂饮，大便秘结；下消，为饮多溲多，或饮少溲多，或溺出黄浊。同时还提醒人们，还存在这样的情况，有的糖尿病患者虽然血糖、尿糖远超正常值，但其体型仍肥胖，也未表现出临床症状。你再也不要迷信这个“三多一少”了！如孟轲（公元前372—前289年）所谓“尽信书，则不如无书”（见《孟子·尽心下》）。

现代人中患糖尿病的很多，想来古人也不少。见之于文字记载者有：

汉代司马相如（公元前179—前118年）。司马迁（公元前145—前？年）在《史记·司马相如传》谓“相如口吃而善著书，常有消渴疾”。

北周胆力过人的郑伟。《庚信用大将军襄成公郑伟墓志铭》载有“消渴连年，屡有相如之患。至于大渐，遂如范增之疾”。昔范增以发背疽而死，可知郑伟更以糖尿病而并发背部的大痈。

明代某贵妃。据明代陈继儒（1558—1639年）的《晚香堂小品·销夏部》载“贵妃素有肉体，至夏苦热，常有肺渴……”

糖尿病以其发病率高，患者也多，所以古来小记札记也多记述及之。如宋代洪迈（1123—1202年）的《夷坚志·庚志》谓：“临川人苦消渴，累岁更十名医，不效。尝坐茶坊，见道人行乞……问有渴消方乎？曰：‘正有之。用苦楝根新白皮一握，切焙，入麝香少许，以两盏水煎一半，空心饮之。虽困顿一二日，然疾可愈。’乃延留之而如方服药……自此渴顿止。”

宋代自称“广寒仙裔”的陈元靓在《岁时广记》载：“经验方，治一切渴。”

清代《清朝野史大观·清代述异》载：“祥符孙雨农，言昔汴人得中消病者，日食米一二斗，腹日以膨亨，人无能救药者。闻某县有名医，往就之诊。”

以上记载，都有方药，而且看似都能愈病。不过很多有悖医理药理，不敢转载，以免遗患人间。如要详知，现在有许多中西医专业书足供研读。

最后，介绍几种对糖尿病有益的食物，如黄

鳝、山药、芦笋、苦瓜、南瓜、胡萝卜、海带、大蒜、菠菜、芹菜、圆白菜、大豆及其制成品等。

出处：干祖望. 糖尿病[J]. 辽宁中医杂志，1996(01)：36.
干祖望. 干祖望医书三种[M]. 2版. 济南：山东科学技术出版社，2008：76－77.

有头疽、无头疽病名的出笼

疽，初见于《灵枢·八十一篇》，仅仅与痈并用而指一般化脓性疮疡而已。六朝《鬼遗方》(483年)中对其解释仍然上承《灵枢》。直到南宋《卫济宝书》(1165年)中才开始介绍疽的特征为“初起如麻豆子大，痒痛抓破如小疮，后渐结瘢痕，以次皮破，窍穴渐如蜂房”，很明显，这是认为疽是由毛囊炎而扩大为痈了。《集验背疽方》(1196年)中的都是背部痈。至薛己《外科心法》(1528年)卷四中载有的附骨疽、卷五中载有的肺疽，这些都是深部脓肿、冷性脓肿。自此开始，中医之“疽”有痈与深部脓肿两个不同的病种，如其再夹脱疽等杂症在内，则更芜杂混乱。如此混乱的认识从明、清、民国一直持续到中华人民共和国成立之初。例如1960年中医研究院编写的《中医外科学简编》、中医研究院外科研究小组编写的《中医外科证治经验》，甚至1965年苏州市中医院编写的《中医外科临床手册》还是如此沿袭下来。

对这种混乱的病名，笔者心中殊感不舒，立志要把它公开地澄清，以利今后中医外科学的发展和提高。故在《广东中医》1957年第2期上发表了《谈疽》一文。笔者在“现在在临床上所称的疽”一节中谓：“有三种：一为慢性脓肿；一为西医所名的痈；一为除了以上两种以外的其他外科疾病，如脱疽(坏疽性下肢脉管炎)之类。”最后在“尾语”一节中谓：“由于从古以来，对于疽字之定义，未曾搞清，因而在外科文献中发生了很多纠缠。为了斩却许多葛藤，使外科病名得到准确的、一致的含义，我主张，凡是慢性脓肿，都可叫作‘疽’。凡西医所说的痈，不妨叫作‘发’。其他不属于以上二者，则根据其特征和类型以归纳，不能广泛称疽。”可能这个倡议，有人附议，故人民卫生出版社1959年出版的《中医治疗经验选集·疮疡》予以全文转载(见87～92页)。

在1958年南京中医学院(今南京中医药大学)组织编写“外科学讲义”时，笔者毫不客气地提出“有头疽”“无头疽”两个新病名，可是几审都通不过，理由是中医应该认真地循求古训，不能巧立病名而致不伦不类。所以此讲义中仅仅在“外症的分类·疽”中含含糊糊地写道：“有两种证候：一种发于肌肉之间，初起就有脓头，色白焦枯，形如粟米、黍粒，易向周围扩展腐烂，脓头多的像蜂窝一样，例如脑疽、背疽之类。另一种发于筋骨之间，初起肤表没有脓头，漫肿色白，疼痛不甚，在未成脓之时，治疗难于消散，既成脓之后难于溃破，溃后亦难收口，往往损伤筋骨，或形成漏管。例如附骨疽、穿踝疽之类。”此讲义于1958年12月在江苏科学技术出版社易名为《简明中医外科学》出版。

1960年，笔者兼授课于南京中医学院附属医院护士学校(现为卫生学校)时，又编写另一部外科教材。此书撰写由笔者独自完成，于是“权在我手，为所欲为”，就推出了“有头疽”“无头疽”两个新病名。该部分内容共写了六页。这两个新病名的亮相，竟然一点也没有招来非议或批驳。

全国著名外科教授顾伯华，对此病名相当认同，并首先引入他于1966年在上海科学技术出版社出版的《中医外科临床手册》中。从此，“有头疽”“无头疽”这两个新病名为中医外科界所接受。

虽然这个病名的诞生仅仅三十多年，但已普及于临床、文献之上，甚至还有人认为这个病名“早已有之”了。

出处：干祖望. 有头疽无头疽病名的出笼[J]. 辽宁中医杂志，1996(09)：38.
干祖望. 干祖望医书三种[M]. 2版. 济南：山东科学技术出版社，2008：71－72.

没有不治之证　难见治病专药

“见血不治血”“见痰不治痰”是中医在辨证论治中常见的治则。如果见出血而用止血药、有痰而用化痰药，就谈不上中医有上工与下工之分了。

可现在许多中成药，多是以治疗某病的特效药姿态出现。这特效药、那特效药，日见增多。李时珍（1518—1593 年）笔下的“京师售一粒金丹，云通治百病”（见《本草纲目·阿芙蓉·发明》），可能他见到这等情况，引为奇异而特地奋笔一书。如果李时珍推迟四百多年而步入红尘，发现这种情况已多得触目惊心，“见多不怪”，也就不会再多费这些笔墨了。

有人问我：“中医是否现在已由治‘证’而嬗变为治‘病’？”回答这个咨询，十分困难。如果引用徐灵胎（1693—1771 年）评孙思邈（541—682 年）的处理疾病是“有一病而立数方，亦有一方而治数病”（见《医学源流论·千金方外台论》），则这是不恰当的。

吴鞠通（1736—1820 年）也谓：“无不偏之药，亦无统治之方。”而且此言置在《温病条辨·万物各有偏胜论》中第一句，接下去续谓：“某方统治四时不正之气，甚至有兼治内伤产妇者，皆不通之论也”。吴鞠通斯言，表面上似乎反对一方统治多病而赞成专病专药，但细细分析琢磨，仍然是主张辨证论治、反对见病投药。

为了阐明吴鞠通之言，可以用张山雷（1873—1934 年）的话作为补充。张山雷在《疡科纲要》中言：“凡是一病，虽曰自有对病应验之药，然同此一病而温凉寒热、虚实轻重，始传未传，亦复各各不同，亦无预定一方，可以通治之理……须知见证治证，随宜加减，纯是一片灵机。”（见“治疡药剂·总论”）可见张氏也是不赞成治“病”而强调治“证”的。

现在我们不必引经据典地论述大道理，只需用外行人水平来以事论事，心动过速和心动过缓同样是心脏病，能否用同一种药来治疗？甲亢和缺碘同样是甲状腺病，用同一种药有效吗？胃酸过多和缺乏胃酸同是胃病，用同一种特效药能否都可生效？

究竟有没有特效专用药呢？那么请体会一下宋代科学家沈括的话，其谓“医之为术，苟非得之于心而恃书以为用者，未见能臻其妙”（见《梦溪笔谈》十八卷）。为什么？因为书是呆的、死的。

如果人们想凭一张说明书甚至广告而求得的药，可以真正治疗疾病的话，那么明末清初人李中梓（1588—1655 年）说的“知常达变，能神能明，知者谓之智圆”（见《医宗必谈·行方智圆心小胆大论》）和喻嘉言（1585—1682 年）说的“治病不明岁气盛衰，人气虚实，而释邪攻正，实实虚虚，医之罪也”（见《医门法律·申明内经法律》），岂不全属废话？

出处：干祖望．没有不治之证难见治病专药[J]．辽宁中医杂志，1994(01)：19．
干祖望．干祖望医书三种[M]．2 版．济南：山东科学技术出版社，2008：77－78．

两位“安石”都有鼻病

《永乐大典》中转录《册府玄龟》谓：“谢安，字安石，本能为洛下书生咏，有鼻疾……”

清代王士祯《香祖笔记》谓：“王安石常患偏头痛，神宗赐以禁方，用新萝卜取自然汁，入生龙脑（即冰片）少许，调匀。昂首滴入鼻窍，左痛灌右鼻，右则反之。”

考谢安石为晋代人，善行书，晚年官至太保。王安石为宋代名相，为宋朝实行新法的大政治家。两人都有鼻病，已言谢病为鼻炎，而王病虽然没有言明，但从症状及治法上推测，其所患系典型的慢性鼻窦炎。

唐代冯贽《云仙杂记》谓：“贺知章，忽鼻出黄胶数盆，医者谓饮酒之过。”考贺知章（659—744 年）为唐代人，以文辞知名，官至光禄大夫，晚年弃家做道士。他为人放旷，吟诗作文之前，必须饮酒以诱发灵感。贺的鼻病，显然是鼻窦囊肿突然破裂。

看来古代的耳鼻喉科病，也颇为常见，但为什么独独没有耳鼻喉这个专科呢？原因很简单，由于没有西医的一套检查设备，光靠中医是没法建立起这一专科的。而现在借助于西医的诊断手段，才成立了中医独付阙如的这个专科。但若一味推崇西医而忽视了中医辨证论治的精髓，中医必然走向衰落，诚如孔老夫子所慨叹的“一则以喜，一则以惧”（《论语·里仁》)。

但笔者敢斗胆保证,我绝不会使中医的学术衰退式微,而且还能使其更繁荣一些,可是后代则难说了,但我还是厚望我的门生弟子们,切勿作"隔江犹唱后庭花"的商女。

出处:干祖望.两位"安石"都有鼻病[J].江苏中医,1999(12):37.
干祖望.干祖望医书三种[M].2版.济南:山东科学技术出版社,2008:75-76.

【注释】

阙如:指欠缺本应具有之物。出自《论语·子路篇第十三》。阙:欠缺。如:助词。

病

汉字的造字,含义深远。就以"病"字来说,更是"说来话长"。

古人认为万物生于土,育于水,毁灭于火。《易·坤》就有"坤厚载物,德合无疆"。考坤为八卦的"☷",为地,也就是土。意为土地的淳厚以载万物,其贡献是没有限度的。土地对人类的贡献是无法估计的,因之我们就把土称为坤德。

水是万物赖之以生长的物质,太空中不少星球之所以没有生物,就是因为缺少水。

火能毁灭万物,连字体中含有"火"字的都蕴有破坏性、毁灭性的含义,如灰、灾、炎、炮、炸、灭、焚、煞、燎、爆、烬、烂等。"五步一楼,十步一阁,廊腰缦回,檐牙高啄……长桥卧波,未云何龙,复道行空,不霁何虹"(引杜牧《阿房宫赋》)的阿房宫,"周围广达二十四余里,半水半陆,园景汇集了当时江南若干名园的特点,集我国古代造园艺术精华,被誉为万园之园"(引《汉语大词典·圆明园》)的圆明园,即是分别遭到项羽、英法联军一把"火",落得个"毁于一旦,恨在千秋"!

且看下列汉字,"生"的基底就是"土";"活"字就有"水";消灭的"灭",带有"火"字。

人既是活的,必然少不了火气,但这适量的火就是热能,也即"水能载舟"的水。如其怒火、肝火、郁火、欲火等有余而不该存在的火,即成"覆舟之水"的水,必然使你遭受毁灭。"病"字的组成,就可反映出这点。

怒火一升,肝火即旺,在这种旺火的燃烧之下,你即不能自我控制而失去理智,诚如《论语·卫灵公》所言"小不忍,则乱大谋",言之中的,入木三分。因为在怒火、肝火上升之际,"忍"字在脑子里根本没有立锥之地!纵然乱了大谋,但毕竟损失的都是身外之物,而对身体的戕害却更为严重。自古至今还不知有多少人物死在怒火、肝火中。范增(公元前277—前204年)回彭城途中背疽而死,周瑜(175—210年)柴桑吐血折命,都是怒火中烧所致。

贪欲之火,不但使你"身败",还要使你"名裂"。身败仅仅痛苦一时,名裂则百世莫赎。你可以想想在折戟沉沙或铁窗囚笼里还有什么快乐健康可言。

"病"字组成,有"广"有"丙",广而加丙,即失去了健康与生趣。在五行学说中,丙是(东方甲乙木,南方丙丁火,中央戊己土,西方庚辛金,北方壬癸水)"火"的同义词。在写信取用文言文的时代,写信人要收信人严守秘密,把书信读过即毁掉者,就写"阅后付丙"。亦即看过之后,付之一炬。所以病之来,主要因素是"火"。

出处:干祖望.病[J].江苏中医,2000(07):25.
干祖望.干祖望医书三种[M].2版.济南:山东科学技术出版社,2008:74-75.

痰

以一般常识来说,痰不过是人身排泄物之一,是肺泡、支气管和气管分泌出来的黏液,正常情况之下,量很少,肺部或呼吸道等发生病变时就增多。但说起中医的痰病来,那文章就大了,学问就深了,甚至可以使外行人莫名其妙。

通读一部《内经》,却找不到一个"痰"字,你相信吗?《素问·宣明五气论》的"五脏化液,心为汗、肝为泪、肺为涕、脾为涎、肾为唾",连人身最常见的排泄物中也独独没有"痰"的存在。是否"涎"即是"痰"?你说没有"痰"字,但痰病的症状,倒也不少，如《素问》的“饮积”“饮”“水饮”以及《灵枢》中“水泆（溢）饮”等。

《神农本草经》收载的365味药物中，也没有一味写明是治痰之药，只有巴豆治“淡澼”及大黄、甘遂的治“留饮”，似乎是治痰之药。特别是“淡澼”的“淡”字就是“痰”字。《广韵》注“通痰”，《文字集略》疏“淡，胸中液也”。日本大医丹波元坚在《杂病广要》中的解释是：“痰，古作淡。淡，澹水动也。故水走肠间，名为‘淡饮’。”今之痰者，古之云涕、云唾、云涎、云沫是也。这“痰”“淡”通用，直到晋代还盛行着，例如书圣王羲之（303—361年）所书《问慰诸帖》上的“胸中淡闷，干呕转剧，食不可强”就可以证实。《伤寒论》中虽然也有许多“饮”字，但还没有一个“痰”字。

“痰”的最早出现，当在《金匮要略·痰饮咳嗽病脉证并治第十二》中的“隔上病痰，满喘咳吐”。之后即广泛地使用了。直到明代，对“痰”的研究、深入、阐明、发微达到了顶峰。

中医痰证学说在临床上的运用，是十分广泛的。除了呼吸系统疾病，它是重要的主证之一，凡内科的中风、失语、眩晕、头痛、耳聋、耳鸣、健忘、胸闷、脘胃痛胀、呃逆、嘈杂、呕吐、臌胀、泄泻、便秘、瘫痪、麻木、四肢不举、胁痛、自汗、恶寒不温、失眠、癫痫、郁证、遗精、脚气、疟疾等都有其踪迹。外科的阴疽、癖块、瘰疬、流注、流痰、乳癖、无名肿毒等也都是痰的终产物。妇科的白带、不孕、流产、痛经以及儿科的惊厥、痉搐、痢疾、食积、诸疳、疝气等，也从来没有过放弃它的作祟。喉科的急证危症中，它和风、热配合，鼎足而立的“飞扬跋扈”。

连一个意识障碍、神志不清者，也加上一个“痰迷心窍”的“桂冠”。凡是久治无效的疑难杂症，棘手到技穷时，还要想到“怪病治痰”。

出处：干祖望．痰［J］．辽宁中医杂志，1995（11）：513．
干祖望．干祖望医书三种［M］．2版．济南：山东科学技术出版社，2008：72－73．

嘶　哑

中医文献中极少载有喉科病。所谓“喉风”却是咽病。仅名为“急喉风”或“锁喉风”的急性喉阻塞，才是喉科病。此外，嘶哑病则作为内科病论治，它有许多异名，如喑、失音、嘶哑、喉瘖等，都归属内科病，而出现于内科文献中，从来没有在喉科专业书中露脸。《古今图书集成·博物汇编·艺术典·声音门》中搜集了16部医书的资料，《杂病广要》搜集了12部医书的资料，《医述》搜集10部，所搜集的这38部医书中仅仅一部《本草纲目》是本草专著，余者都是内科专书。其中理论、辨证、论治与喉科相关的，只有急性上呼吸道感染所致的嘶哑，其他的都是言不中的，甚至是误导。

“金实不鸣，金破亦不鸣”被奉为辨治嘶哑的金科玉律，但这在笔者看来也不过是一句毫无实用价值的废话。我们知道除了极少数急性上呼吸道感染性嘶哑能治疗获效之外，绝大多数的嘶哑治疗效果欠佳。只能取用西药来应付，可惜的是又没有特效药物。

那么是几千年来的先哲们无能吗？绝对不是。这是由于受到时代空间的条件所困厄，没有一套现代西医的检查仪器辅助所致。现代化检查犹如燃犀烛奸，使声门的变化在喉镜下可一目了然，因此所谓喉科病都是看得见的外科病。

中医本来就不是治“病”而是治“证”。现在通过喉镜等局部检查发现暴露出来的红（充血）、肿、畸形、损害、新生物等都是辨证的第一手可靠的资料。当然这种辨证，已不同于内科的方法，而是外科的手段。

中医的辨证，主要是内科的，但外科有自己独特的一套，它已绝对不等同于内科，主要是注重病变区的局部表现。诚如《医宗金鉴·外科心法要诀·痈疽总论歌》所言：“阳盛焮肿赤痛易，阴盛色黯陷不痛，半阴半阳不高肿，微痛微肿不甚红。”又谓“临证色脉须详察”，意即外科的辨证，主在色而次在脉。所谓“色”，就是局部的表现。因之我们中医喉科的辨证要察“色”，这就是“望”诊。有经验的医生，不论中西医，他听你的发音，就可分辨出所患疾病是声带小结息肉，还是声带麻痹或固定，甚至肿瘤，这就是典型的“闻”诊。再加详细地询问病情，这是“问”诊。最后来一个候脉察舌，甚至通过纤维喉镜触诊其硬度，那就是“切”诊。如此地“望、闻、问、切”，中医一套喉科学检查，岂非完整了？请看拙著《干氏耳鼻咽喉口腔科学》（1999年江苏科学技术出版社出版）中的“嘶哑”病，其诊疗工作都是通过这道程序来完成的。

至于从肿胀中凭其充不充血，坚硬与柔软，水肿或粗糙，有无疼痛，来区别风、热、痰、瘀；凭其充血的程度与层次来区别风、热、痰、瘀；凭其组织的失常来区别风、热、痰、瘀等，那又是一套较深的学问，已非医话的范畴了。

出处：干祖望.嘶哑[J].江苏中医，2001(12)：42.
干祖望.干祖望医书三种[M].2版.
济南：山东科学技术出版社，2008：73－74.

【注释】

燃犀：《晋书·温峤传》载，传说温峤曾至水深而多灵怪的牛渚矶，他点燃犀牛角照向水面，看到了很多水中怪物。能明察事物，洞察奸邪叫“燃犀”或“犀照”。

寤　寤生

寤，《灵枢·口问》谓：“阴气尽而阳气盛，则寤矣。”马莳、张介宾两氏的疏注，认为是睡后清醒，也就是“寐”的相反者。

《灵枢·九针》谓：“余犹不能寤。”原注谓：“寤同悟。”丹波元简《灵枢识》，仿效马莳而未予一言，因为马莳也没有解释此字。看来只要联系上下文而对经文加以分析，“悟”的解释很恰当，而且《尔雅》也作如此疏注。

《左传·隐公元年》：“庄公寤生，惊姜氏，故名寤生，遂恶之。”杜预注曰：“寤生，难产也。”也有人谓：“凡小儿堕地，能开目视者，谓之寤生”，笔者却不敢同意。《释名》解释寤生为“忤也”，则也暗示着有逆产、难产的含义。

此外，如《烈女传·辩通阿谷处女传》的“向者闻子之言，穆如清风，不拂不寤”，以及《礼·擅弓》的“噫”字，郑注谓“弗寤之声”，则寤字用之于此处，都可作逆产、难产目之。焦弱候《笔乘》谓：“凡妇女产子，首先出者为顺，足先出者为逆。庄公盖逆生，所以惊姜氏。”即使《史记·郑世家》也作：“（武姜）生太子寤生，生之难。”太史公也确定了这个“寤生”是生产之艰难者。所以“寤生”一词作难产解，当无疑意了。

但令人费解的是，历来妇科文献有许许多多难产的同义词，如逆产、产难、横产、难生、生之难、伤产、催产、冻产、偏产、倒产、碍产、盘肠产等，而独独没用寤生之名。

《傅青主女科》有血虚、交骨不开、脚手先下、气逆、子死产门、子死腹中等几种难产，《傅青主产后编》有冻、热、横、死、盘肠等难产，也没有引用明于表达而雅致的“寤生”。学富五车、才高八斗的傅青主，绝少可能没读过杜预所疏注的《左传》。

出处：干祖望.寤寤生[J].
辽宁中医杂志，1995(04)：183.
干祖望.干祖望医话[M].
北京：人民卫生出版社，2012：397－398.

癌

谈虎色变的“肿瘤”一名，是外来词，中国称之为“癌”。

癌这个病种，在清代末年至民国初才逐渐为民间所知，但尚未达到妇孺皆知的程度。现在则连小学生都知道，而且一谈到它，就人心惶惶。这个原本天字第一号的绝症，因为出现了艾滋病，它的赫赫威名稍稍有所逊色。而且日新月异的各种疗法，使它的腾腾杀气也渐渐缓和下来。

癌字首先出现在医籍中者，当为南宋《卫济宝书》（1165年前后），书中的“痈疽五发”中第一个就是癌。但事实上这个癌，不过是一个普通的脓肿，和肿瘤根本是风马牛不相及。

宋代《广韵》有癌字，读yán，但指的是淋巴结炎。

癌、㿉、癌三字，在搜有49 030个字的清代《康熙字典》中，也没有席位。

在字典或辞典中第一个有癌字的，首推商务印书馆于1914年出版的《新字典》（由陆尔奎等七人主编）。其谓：“癌，读如喦。毒瘤之生于脏腑内者，凹凸不平，硬固而疼痛。如胃癌、乳癌。”

于1915年出版的《辞源》中始有"癌肿"一词，谓："诸恶性肿毒……施治尤难"。

中医最早对肿瘤的认识较深者，当推高锦庭（1755—1827年），他在《疡科心得集》中将"失荣"（鼻咽癌颈部转移）、"乳癌"（乳腺癌）、"肾癌翻花"（阴茎癌）与"舌疳"（舌癌）这四者称为四大绝症。他的观点，基本上和今天中医的论点相一致。

笔者于1933年开业从医，当时中医近代文献很少，对恶性肿瘤的阐述，只有高锦庭一派学说统治着整个医林。西医也不多，当时风靡一时的《罗卡两氏外科学》中的肿瘤一门中，仅有肿癌（赘瘤）与囊肿两病，没有恶性的。还有一部日医茂木藏之助著、汤尔和译的《外科学》，在当时也是一部权威之作。但它解释肿瘤的定义，也仅仅谓："肿瘤也者，系组织不正常发育所起之新生物，其组织或存有胎生时之组织，或虽有生后之构造，但与生理之组织不同，细胞之排列不规则，其发育与身体之营养、官能等无关，急速或缓慢无界限的发育之谓也"。1934年张崇熙著的《医学各科全书·内科学》中倒有食管癌、肠癌、膵（即胰腺）癌、肾脏癌；《医学各科全书·外科学》中也有乳腺癌。可惜的是，"无特效药，唯有对症处置"。

中医的，有1934年余无言编著、上海医界春秋社出版的《混合外科学总论》，在"肿疡论"中一语在涉及肿瘤时，谓"因核之间接分裂，而生长增大，遂使新生血管得营养而益蕃殖者也。然平常则称肿瘤"。基本上还是套用当时西医的论点。

因为那时想读到一本即使是一言一语的中医理论书籍，也是十分困难的。不过有时也有奇迹怪事出现，当时上海小报《晶报》《金刚钻报》以及另一报纸（时隔六十年，已记忆不起）倒给中医上了一堂很好的"肿瘤学"课程。当时这型小报，读者大多为有闲的地主、买办阶层。此时很少有"追星族"，只有京剧迷，所以这型小报每天都刊有京剧的消息动态，名伶、坤角的韵事及桃色新闻，来吸引读者购买。时名伶须生余叔岩不幸在五十岁得了膀胱癌，这时癌症尚不多见，所以各小报竞相争载。正因为他是大名伶，全国遍求名医，甚至还请教过洋大夫。在这三四年中，他的疾病新闻，也作为各小报主要的报道。各中西医也群起论讨病情，从西医的手术到中医的一方一药，都成了记者们的大好素材。几年的剪报，汇集起来就是一部完整的"肿瘤学"。笔者就是其中最热心、工作踏实的一员。这本剪贴的"肿瘤学"，一直保存得很好，可惜"文革"时遗失。纵然现在而言，已无什么实用价值，但它是我年轻时认真钻研业务的真实见证，失之可惜。

出处：干祖望．癌[J]．江苏中医，1996(04)：23．
干祖望．干祖望医话[M]．
北京：人民卫生出版社，2012：369－371．

疗痔记

癸酉（注：1993年）暮春，以患痔多年，无闲取治，因循坐视而致四个混合痔、一条小瘘。迩则脱出溢血而达到忍无可忍地步，乃毅然予以一疗。

痔而称疗，遵古训也。宋代陈自明《外科精要·序》有"攻牙疗痔"一语，似乎是最早言及治疗痔疮的文字记载。

平时人们对肛门的关注，实在太少太少。但该部位手术后则感到整个人身似乎仅有这个肛门存在于宇宙之间。除了疼痛、作胀、烧灼、里急后重及难以言表的难受之外，即使清嗓、喷嚏、咳嗽等引起的腹肌收缩及改变一下体位，也会连及该部，给患者带来莫大的痛苦。

终朝卧床，整个思想，都集中到一个小小的肛门上，平时所考虑不到的肛门问题一下子全都涌上心头。

古人把粮食称"谷"，故不食人间烟火者称辟谷，种田称播谷。但肛门是排泄大便的，为何称为谷道？只有食管才有资格称谷道吧？

痔疮是危害谷道之贼，理应把痔疮、肛瘘称之为谷贼，才名正言顺。但为何把咽喉部异物称谷贼，真使人费解。

肛门的另一个名称为魄门。《难经·四十四难》谓："七冲门……下极为魄门。"魄字含义何在？因肺气上通喉咙，下通肛门，魄藏于肺，故曰魄门。或谓魄与粕，古时通同，例如《庄子·天道》的"古人之糟魄已夫"可证。

《医宗金鉴·外科心法》六十九卷的24幅痔疮图,其实大多为内痔、外痔及混合痔而已,枝枝蔓蔓,实属衍文。

中医痔科,人称"痔瘘科",殊失妥当。考"瘘",为颈部脓肿,如《素问·生气通天论》的"陷脉为瘘",《中国医学大辞典》注"鼠瘘"为瘰疬之别称,故而称"痔漏科"才是。但《诸病源候论·诸痔候》有"痔久不瘥,变为瘘也",那么则称"痔瘘科",也未为不可。

至于《说文解字》《释名》《广雅》中的"痔",则又非这里所论之痔,乃人体上有虫来蚀食的疾病。

流传很广的"十人九痔"一言,找遍了新旧各种词典及《俗语典》和许多《成语词典》都没有找到,可以证明是言出无据的,唯有《实用中医外科学·肛门病》中见到一例。根据先师钟道生的解释,不是"十人九痔",而是"十人九是",意思是十个人之中,有九个人认为"自己总是是的而没有错的"。

在病房中度过了三个星期,口占了一绝五言六麻小品,为:

饮尽千般苦,刀圭剪镊叉;

问君缘底事,为摘后庭花。

杜牧如地下有知,见我把他"泊秦淮"的"后庭花"移植到这里,必当啼笑皆非了。

出处:干祖望.疗痔记[J].江苏中医,1993(09):25.

干祖望.干祖望医话[M].北京:人民卫生出版社,2012:389-391.

【注释】

暮春:春天最后一段时间,指农历三月。

攻牙疗痔:出自宋代陈自明《外科精要·序》之"况能疗痈疽、持补割、理折伤、攻牙疗痔,多是庸俗不通文理之人,一见文繁,即使厌弃"。

七冲门:人体部位名。出自《难经·四十四难》,即"唇为飞门,齿为户门,会厌为吸门,胃为贲门,太仓下口为幽门,大肠、小肠为阑门,下极为魄门(即肛门),故曰七冲门也"。

第二章　敬　业

大名医的座右铭

有一种文章，目的是为了训诫自己，莫入歧途，常置于案头座位之旁，以资朝夕相见，其名为座右铭。东汉崔瑗，少年时曾手刃杀兄之仇，晚年从政有迹，就是史上写座右铭的第一个人。

医生的座右铭，笔者也读过不少，但惜无上品。1993 年 11 月 29 日《报刊文摘》第 3 版上载有《光环莫再变金箍》一文，非但题辞功力极深，而且言之有物，的确可以起到了训诫世人的作用。

内容谓卫冕成功的棋手谢军，在 1991 年秋从马尼拉折桂归来之后，欢迎会、庆功会、赞美声、歌颂声等，把她捧得飘飘然如上腾九霄，而在 1992 年 4 月于长沙的国内一战，她竟与名次无缘；同年 6 月，在马尼拉奥林匹克团体赛中，又被她以前的手下败将奇布迩达妮打得落花流水；几次欧洲热身赛之后，也被“北”风吹回了家；尤其是匈牙利一赛，竟然只拿到了最末一名。

谢军毕竟清醒了，在“捧死你”的死门里挣扎出来，从零做起，在 1993 年卫冕成功。

棋的事为什么会联系到医界来？因为我们名老中医的处境几乎与谢军一模一样！在名医们功成名就之后，哪一个不来奉承？其程度恐怕还在谢军的遭遇之上，因为我们的名老中医还有一面大旗，就是“德高望重”。重要的高层次的会议请他，出版书作序请他，医药机构有事请他，焉能不飘飘然？

我很希望老先生们在飘飘然之际，再读一遍《光环莫再变金箍》中的一句警句，即“接连的失败使谢军悟出一个道理，作为一个棋手，其价值就是在于下棋，棋不行，一切的一切都完了”。从中可以悟出一道理，“作为一个名医，其价值就是在于治好了别人治不好的病。你把这个本领丢了，你的一切的一切还能再有吗？”现在我再加一句，除了业务之外，你是不是名副其实的“德高”？更要自我好好扪着良心来回答。

我想把“光环莫再变金箍”一篇小块文章，抄下来作为大名医的座右铭，再好没有了！

出处：干祖望. 大名医的座右铭[J]. 辽宁中医杂志，1994(11)：516－517.
干祖望. 干祖望医话[M]. 北京：人民卫生出版社，2012：23－24.
干祖望. 干祖望医书三种[M]. 2 版. 济南：山东科学技术出版社，2008：6－7.

对先贤名言也应郑重取用

先贤名言，虽似一鳞半爪，但多饱含着他们毕生经验，不啻吉光片羽，真是宝贵的文化遗产。但也有因其所处的时代、环境以及各人背景的不同而未必完全适于我们今天的实践的情况。例如就耳鸣而言：

清代郑曦谓：“耳聋，肾经之病。”（见《医家四要》目次）这种仅仅根据理论的固定安排而作出的推理，在临床上未必尽然。就病机而言，耳聋者仅一小部分确属肾虚所致，而在虚证方面尚有气虚、血虚或清阳不升等，属实证者则更多，如风痰邪闭、气滞、震伤，甚至耵聍栓塞、航空性中耳炎、咽鼓管异常开放等。

明代王纶谓：“耳鸣是痰火上升，壅闭听户，有渐聋之机。”（见《明医杂著·医论》）明代李用粹谓：“新聋多热，少阳阳明火盛也；旧聋多虚，少阴肾气不足也。”（见《证治汇补·耳病》）明代方隅谓：“体虚不足而久聋。”（见《医林绳墨·耳》）甚至《灵枢·海论》有云：“髓海不足，则脑转耳鸣。”以上都是很片面的观点。

明代赵献可谓：“耳鸣以乎按而不鸣，或少减者，虚也。手按之而愈鸣者，实也。”（见《医贯·耳论》）事实也不尽然。除鼓膜以外的外耳道炎性病变，的确一加手压其鸣更甚外，其他一切耳鸣不论虚实，加按不加按，其鸣都无变化。

明代李用粹所谓的“忿怒动肝火，则左聋”（见《证治汇补·耳病》），更是不符合临床，不过是想当然地由“肝生于左，肺藏于右”的论点推想而已，临床上很少有其指导意义。

明代张介宾谓：“耳鸣当辨虚实，凡暴鸣而声大者多实，渐鸣而声细者多虚。”（见《景岳全书·耳证》）这倒是张介宾经验之言。不过以“暴鸣”与“渐鸣”来判虚实，虽有其参考价值，但绝非定论。暴聋多于实证，渐聋多于虚证，临床上的确如此。古人对音调与音量二者，辨别尚不太明确，所以，音量大的与音调高的都目为“大”，凡音调低的与音量小的都目为“细”或“小”。张介宾所谓“大”与“细”乃指音调而言，并非音量，因为临床上的确是音调高的为实，低者为虚，音量大的未必属实，有时音量极大的常见于最虚的人。故而张介宾所谓“大”与“细”者专指音调而不及音量。

此外，能否接受外来噪声，倒是虚实的最好辨证标准，惜乎古人从来没有谈及。凡耳鸣时听到外来噪声，可以把鸣声压低或消失者，为虚；凡耳鸣时接受了外来噪声后，其鸣声更大，伴以心烦意躁者，必实。凭其接受的反应大小，更可进一步匣测其程度，更是万无一失。

金元四大家之首刘河间谓：“耳鸣有声，非妄闻也。”（见《素问病机气宜保命集·大气为病·火类》17 条）此为鉴别主观性耳鸣（非震动性）与客观性耳鸣（震动性）最具准确性的辨证准绳。

出处：干祖望．干祖望医话［M］．北京：人民卫生出版社，2012：27－28．

【按语】

2011 年 1 月 11 日，一尊高约 9.5 米的孔子青铜雕像在天安门广场一侧的国家博物馆前落成。连外国媒体都说：“孔子像的竖立，标志着中国人对孔子的一次重要反思”，将其解读为中国人对传统文化的思索和选择。

虽然媒体追逐得热闹，身为传统文化继承人的我们，应该冷静思考一下，对于传统文化、历史典籍、先贤名言，究竟应该采取怎样的态度？不可否认，任何经典和先贤名言，都有着自己的时空特征和局限性，有着鲜明的时代烙印，不可能在任何时代、任何地方都放之四海而皆准。完全复古显然是不可能的，而全盘否定，进行全新的、毫无根基的发明创造也是不明智的。我认为一个比较好的办法是站在先贤们的肩头，对古代先贤思想进行创新性转化或现代诠释。要学习先贤名言，更要结合时代发展的研究成果和认知水平，丰富和完善经典理论，赋予其崭新的活力，使之适应于这个时代的发展进步。

关于如何看待古代先贤、圣人的名言和典籍，本文中干祖望通过举例“耳鸣”，给了我们很好的启发：先贤名言，我们应该郑重取用。要有选择地吸收，还要创新发展，不能一味地故步自封、全盘接受。我们可以尊敬古人的成就，但不应在先贤和经典面前自卑，我们得有胸襟接纳前人的理论，还得有信心去超越他们，只有超越前人，社会才会前进，国家才会进步。或许，这种传统文化与现代文明的和谐并存与圣贤提倡的中庸之道是一致的吧？

“概念化”是靠不住的

“好像已三五年了”“可能是受凉吧”“似乎在中学时代就开始了”“大概在去年还是前年”“或许……”以上答词，都是典型的概念化的产物。

考所谓概念化者，是放弃了客观的、实实在在的而是用主观的、简单的、朦胧的、模糊的来代替实事求是。现在犯概念化错误的人，连耳朵都不用，凭的仅仅是臆测与想当然。而且读书不求甚解的概念化者，着实大有人在，有时笔者也叨陪末座了。

在概念化中，诸葛亮总是比周瑜大得多。盖前者一出场即三绺黑须，周瑜到死也没有出过一根胡髭。其实诸葛亮比周瑜小 6 岁，周瑜 36 岁谢世之际，诸葛亮仅仅 30 岁。

在概念化中，认为金元四大家一定是活动于同一时代。其实错了。刘完素出生于金天辅四年，享年 80 岁。张子和生于金天德三年，享年也 80 岁，比刘完素小 31 岁。李东垣生于金世宗大定二十年，享年 71 岁，比张子和又小 29 岁。朱丹溪生于元至元十八年，享年 77 岁。以上生于金代的三人中，享年最短的李东垣去世后 30 年朱丹溪才诞生。故这四个人空间的跨度达 238 年之久，哪里能生活在一起？

在概念化中，紫花地丁和黄花地丁，总是豆与豆萁似的亲兄弟吧？但事实上，紫花地丁属堇科，黄花地丁属菊科，二者全无丝毫的关联。

在概念化中，似乎六味丸和六味汤也像阳和丸和阳和汤一样，是同一处方而赋形不同耳。错了！六味丸乃六味地黄丸的简称，为宋代钱乙手订的名方，组成为熟地黄、山萸肉、山药、茯苓、泽泻和牡丹皮。而六味汤为清代《喉科指掌》作者张宗良的常用方，组成为防风、荆芥、薄荷、僵蚕（天虫）、桔梗和甘草。二者安能相同？

在概念化中，朱丹溪是滋阴派，应该不用香燥的烁津方药。可是恰恰相反，由大燥烁津的苍术、甘温行气的香附以及川芎、六曲、山栀子组成的越鞠丸，就是朱丹溪的得意之作。

在概念化的印象中，凡著书立说，尤其是编著不朽之作者，肯定是年事很高的老先生才能胜任。一部饮誉医林六百余年不衰的《十药神书》，当然应出于老先生的手笔，而且叶天士治疗痨瘵血症就是依靠该书而成名的（见《十药神书·程永培序》）。其实，《十药神书》是作者葛可久在元至正五年（1345 年）其 40 岁时完稿的。

在概念化的印象里，《诸病源候论》仅仅是一部专谈病理学的理论著作，应该不会有什么治疗方法或方药的。其实不然，该书确实记载了一些治疗方药。如“服栀子汤即瘥”“急作栀子豉汤”“急服栀子汤”（见“寒食散发候”）、“藜芦丸”“鸡子汤”（见“时气候”）、“续命汤”“越婢汤”“竹沥汤”“风引汤”（见“脚气缓弱候”）、“理中汤”（见“久冷痢候”）。

因之，我敢说：“概念化是靠不住的。”

出处：干祖望. 干祖望医话[M]. 北京：人民卫生出版社，2012：19－20.

【注释】

叨（tāo）陪末座：受人宴请的客气话。叨：谦辞，受到（好处）。陪：奉陪。末座：席中最后的座位。

还不是明日黄花

宋代胡继宗在《书言故事·花木类》中谓：“过时之物，曰明日黄花。”意思是重阳节过后，菊花开始枯萎，即无欣赏价值了。文章也未尝不如此，自己写的东西，当时很是自我欣赏，觉得相当不错，但过了一段时间，即感到一无是处了，更甚于属于时令性的事物。

前天整理书柜，理出 1964 年 7 月 20 日南京中医学院《实习通信》第 4 期，时逾二十五度春秋，毋怪乎颜色已不是白板纸而成为牛皮纸，轻轻一抖，疏脆如出土文物似的。为了好奇，像考古专家那样轻轻地翻阅了一遍，竟然在第 4 版上发现了我的一篇文章。读完之后，感到在今时还很需要写这样的文章，此文还不是明日黄花。

将历史的镜头逆转回到 25 年之前，那时我在喉科（还没有耳鼻喉科）工作，但外科要我去带学生临床实习，其实带教医师已经有两三位之多，增添一个也是多余的。

我的临床作风，可能确是有异于一般。第一喜欢在病历上画示意图，尤其是对多发性脓肿、脚底上的鸡眼、夏天儿童头上的暑疖等病，画图既能少写许多字，而且还一目了然。我也自信在画图方面是有一定水平的。第二，用方取药，从经方到时方，经常以证选择，一无定章。第三，每一例一份“医案”，喜欢平仄、骈体、四六、声韵等形式，而且所用典故也不少，古今中外想到就用（到今天还是如此），等等，于是引起同学们的好奇。为何说好奇？因为他们看来还不懂，怎能谈得上欣赏。于是一时间，大家模仿，争相传抄我写的医案（即病例）。这样难免刺激了同事，学生也不好好学习而效法于我，的确有些乌烟瘴气之概，领导也难免对我有些微词。

因之，我即写了一篇题为"向临床实习同学推荐一篇医古文"的短文，发表于《实习通信》上。内容是以东汉马援《诫兄子严敦书》作楔子，以龙伯高喻我院外科诸位老师，以杜季良自喻。主要精神是嘱同学向他们学习，如其向我学习，势必走入邪路。因该文尚有一谈之价值，兹将它一字不改地抄录于后。

读医古文，一则学习藻词，再则吸收养料，诚一举而两得法也。第刻下临床实习之际，堪作冰鉴座右铭者阙如。这番推荐，亦雪中送炭之计耳，古文为何？东汉马援之《诫兄子严敦书》。

文曰："龙伯高敦厚周慎，口无择言，谦约节俭，廉公有威，我爱之重之，愿汝曹效之。杜季良豪侠好义，忧人之忧，乐人之乐，清浊无所失，父死至客，数郡毕至，吾爱之重之，不愿汝曹效也。"今汝曹执经问难，何处不是杏坛。立雪坐风，遍地皆为绛帐。龙伯高者有之，方非圣法不取，药无根据不用，拘谨审慎，方圆规矩。杜季良者有之，博览群书野典，中外古今，冷方僻药，信手尽是文章，怪补奇攻，得心自有天地。良师满座，何适何从？实则《诫兄子严敦书》早已言之于前，曰："效伯高不得，犹为谨敕之士，所谓刻鹄不成，尚类鹜者也。效季良不得，陷为天下轻薄子，所谓画虎不成，反类犬者也。"

文固陈旧，意尚深长，诸子有闲，愿君一读。

当然，今天的读者对象，已非25年前我所带教的实习生，而是包括学生在内的青年医务工作者。衷心希望年轻的朋友们老老实实地奠定扎实过硬的中医基本功，切勿好高骛远地搞花架子。

出处：干祖望. 干祖望医话［M］. 北京：人民卫生出版社，2012：21－23.

【注释】

明日黄花：明日，指重阳节后；黄花，菊花。原指重阳节过后逐渐萎谢的菊花，后多比喻已失去新闻价值的报道或已失去应时作用的事物。出自宋代苏轼《九日次韵王巩》诗："相逢不用忙归去，明日黄花蝶也愁。""昨日黄花"不是成语，应该是后来人通过明日黄花的意思错用的。

手稿被毁之后

司马迁《报任少卿书》云："悲莫痛于伤心"，《三国志·蜀志·孙乾传》云："未尝不痛心入骨"，甚至《晋书·桓温传》亦云："所以痛心绝气，悲慨弥深"。不论什么伤心、痛心、绝气，每个人除非痴呆，谁都无法回避它。我们这一批人最最伤心、痛心的事，是花了几年、十几年、几十年甚至一生的心血爬格子爬出来的手稿，一朝被毁。例如笔者费了二十年左右的心血，写成了一本五六十万字的《魏塘外科学》，在"文革"中被毁了，仅仅残存三四万字。当时我如丧考妣地呼天抢地，迄今仍在"天长地久有时尽，此恨绵绵无绝期"（引白居易《长恨歌》）。像这样的人与事，古往今来正不知道有多少。

当然，也有极少数可以用"凤毛麟角"来譬喻的有毅力者，把既已毁掉的手稿，不惜再付出全部心血来复活它。现在我手头的就有两部，而且还是名著。

其一为卢之颐的《本草乘雅半偈》。考卢氏（1599—1664年）为明代钱塘（今杭州）人，生平有不少著作。其原著《本草乘雅》，是在他父亲卢复的《本草纲目博议》一书的基础上，用十年漫长时间完成的。不幸在明末战乱中全部散佚而毁。用他自己介绍，谓"会有兵变，挈家而逃，流离万状，诸楚备尝。沿至丙戌之十月，始得生还，而家徒四壁，则板帙之零落殆尽可知已。既慕古人破甑弗顾之意，而仍自怀千金敝帚之思，勉缉旧业"（引《本草乘雅半偈·自序》）。这样才把已毁手稿回忆整理而成，因已不全，乃称"半偈"。这种精神，既已难能可贵，况且卢氏还是一位全盲者。

其二为费伯雄的《医醇賸义》。考费氏

(1800—1879 年)为清代江苏武进人,字晋卿,家居孟河城。此书命运,诚如费氏所言:"爰将数十年所稍稍有得而笔之于简者,都为一集,名曰《医醇》……乃灾梨半载,而烽火西来,赤手渡江……自念一生精力,尽在《医醇》一书……坊刻定本与家藏副本,尽付祝融,求之二年,不可复得……追忆《医醇》中语,随笔录出,不及十之二三。儿辈复请付梓……虽非全豹,亦见一斑,且指速处正复不少……勉从其请,改题《医醇賸义》"。书成于清代同治二年(1863 年),当时费氏已是 63 岁的老人了,而且左足在几年前就已瘫废。

这两位身残年迈者,凭的是什么力量而鼓舞其毅力的产生?卢氏谓"不欲自秘其师承",费氏谓"庶几后学一归醇正,不惑殊趋"。纵然人各有志,但力求中医学术的振兴有后,则俱出一辙。

出处:干祖望. 干祖望医话[M].
北京:人民卫生出版社,2012. 24 – 25.

【注释】

破甑(zèng)弗顾:即"破甑不顾"。比喻既成事实,不再追悔。出自《后汉书》卷六十八:"孟敏字叔达,巨鹿杨氏人也。客居太原。荷甑墯地,不顾而去。林宗见而问其意。对曰:'甑以破矣,视之何益?'林宗以此异之,因劝令游学。十年知名,三公俱辟,并不屈云。"

千金敝帚:即"敝帚千金"。意思是一把破扫帚,看成价值千金的宝贝。出自汉代刘珍《东观汉记·光武帝纪》。

今天的中国女排给我们一个良好的教育

一个名震全球,曾经"五连冠"的中国女排,在巴塞罗那一役,竟然惨败得丢盔弃甲、溃不成军。还算侥幸,排到倒数第二名,否则"见不得江东父老",比垓下的项羽更狼狈。其实,胜败乃兵家常事,而且事物有盛必有衰,有生必有死,诚如《朱子近思录》所谓"太极动而生阳,动极复静,静而生阴,静极复动,一动一静,互为其根"的哲学论点。君不见乎花开必谢、月满即缺,谢与缺是无法逃避的事。但如能"好自为之",则谢与缺还包括惨败,都可以延迟一些。女排的不能"好自为之",通过总结,一则以"五连冠"声望自负,目空一切;一则平时纪律散漫,训练怕苦。可高度概括为"骄""娇"两字。

一个医生,尤其是稍有声望的医生,必须从这个惨败中接受教训,总结与深思。一旦有意或无意地陷入"骄""娇"二气之中,其害比匕首砒鸩还要致命。

中医的"骄",主要表现于不读书、不学习(指医学、药学)、临床敷衍了事、待人盛气凌人、倚老卖老、得过且过,把人民培养的一技之长,视为发财致富的资本。"娇"的表现为无病装病、小病大养、上班可借"老""弱""多病"而大加保养。长此以往,中国女排的苦果也像潘郎过市"掷果盈车"般向你掷来,掷到你身败名裂。即使不致这般严重,但你向有的知名度就要烟消云散而终于乌有,你上半生拼搏出来的荣誉,将会付之东流!中国女排即使丢掉了上一代的光辉,但还有下一代的可以挣回来,你呢?

京剧界有这样一个轶事。谭小培对他的父亲谭鑫培说:"你生的儿子这样不争气,把你的牌子砸了;而我的儿子(指谭富英)多么有名气。"同时再对儿子说:"你的爸爸真是饭桶,而我的爸爸多伟大!"你呢,有没有谭小培这样的福分?

古谚道:"打天下难,守天下更难。"中医的守天下,就是不骄、不娇。

回忆老祖父弥留之际,遗嘱我要知道这八个字,即"骄能丧志,娇可戕身"。

愿中医界同仁,好好吸取中国女排折戟巴塞罗那的教训。

出处:干祖望. 干祖望医话[M].
北京:人民卫生出版社,2012:26 – 27.

龙飞凤舞

书法家的狂草,能获得"龙飞凤舞"的评语,当然是最高的赞美。可医生毕竟不同于书法家,写起字来绝对不能潦潦草草,必须银钩铁划,一丝不苟,以资药师配药不致误事。但现在很多医生,一心要当书家,而且比擅狂草的书法家还要"书法家"。

人谓阎王殿上的判官手中一笔一纸是“笔点生死”，那么医生处方笺上的狂草，比判官还可怕。因为判官笔下的死者，总是“阳寿已终”的该死者；而医生笔下的死者，都将是死得冤哉枉也的屈死。

至于“桔梗”草得像“桂枝”，“桂枝”草得像“桔梗”，问题尚不致死人。“竺黄”草得像“麻黄”，则乱子大了。回忆笔者从师习医的翌年（1930 年），嘉善县一位中医在口腔外用药处方中的“矾石”草得像“砒石”，配药药工不折不扣地见方发药，倒霉的病人即“拜拜”了。一点也没有离谱地完成了“狂草、照配、死人”的公式。此案当时也轰动了沪杭铁路线上的大大小小城镇。

所以，五六十年前的中医，每味药都要写三个字，如奎白术、玉桔梗、粉萆薢、左秦艽、嫩桑枝、云茯苓、子黄芩、京元参、净麻黄之类；讲究的甚至要写四个字，如西潞党参、太仓薄荷、蒙自肉桂、叭哒杏仁、绿芦黄连、锦纹大黄、九节菖蒲、水炙甘草之类。如此，则即使出现误笔，也能前后对照而不致错配。当然，现在的快节奏时代，再也不可能回退到过去的那一套了。但至低要求要写得工整清楚，这一点难道也无法做到吗？

擅写龙飞凤舞的女士们、先生们，为什么要对病人的指责、社会的呼吁、老年医生的教诲置若罔闻呢？因为倒霉屈死的不是他（她）自己而是他人。可是也有“玩火自焚”的自食其果者。时在 1926 年左右，浙江督军卢永祥之子卢筱嘉寓居上海，有病，请当地某名医治疗。名医在医案中写有：“如能心神守舍，则失眠无虑矣。”其中因其字写得龙飞凤舞，把“失”的第二个撇写得又粗又直，形同一竖，最后的一捺，小得几乎看不见，好端端的“失”，成了“牛”字。繁体的虑，是虎头下一个思字；繁体的处字，虎头下一个“匆”字。因写得太草，“思”写成“匆”字，于是“虑”变成“处”字。“失眠无虑”变成了“牛眠无处”。考“牛眠”两字，是死人的棺材埋葬之处。现在“牛眠无处”，就是死无葬身之地。卢公子哪得不火冒三丈。在怒发冲冠之下，饬家仆们重重地揍他一顿。一位姨太太，更是出名的母老虎，她认为医生要倒卢家的霉气，意欲将一个霉气回送给医生，命阿姨取来马桶套到名医头上，同时将其坐来的自备包车（高级人力车）也砸烂了，车夫逃走了。某名医只能眼青鼻肿，带了一身粪臭狼狈逃回家。

不出数天，《晶报》上有署名布衣的一副对联送给某名医，联为：

鼻肿眼青，换得黄金得偿“失”；

龙飞凤舞，招来黑运粪浇“牛”。

上海人称大便为黄金，倒霉为黑运。联固上乘，但亦太谑而虐矣。

出处：干祖望. 龙飞凤舞[J]. 江苏中医，1994(12)：27.
干祖望. 干祖望医话[M]. 北京：人民卫生出版社，2012：17－18.

【注释】

龙飞凤舞：出自宋代苏轼《表忠观碑》。原形容山势的蜿蜒雄壮，后也形容书法笔势有力，灵活舒展。

饬（chì）：1. 整顿，使整齐：整饬纪律；2. 古同“敕”，告诫，命令；3. 谨慎；4. 古同“饰”，巧饰。

青年医生应该欢迎坎坷、麻烦

坎坷对人的折磨，可能会使意志薄弱者走到自暴自弃、愤世嫉俗甚至自杀的道路上去。麻烦给人带来的害处虽然没有坎坷来的明显与严重，但给人带来的烦恼与痛苦，在心灵上、精神上造成的创伤也是不可低估的。谁要是被这两个幽魂钟情上，谁就倒霉得如入十八层地狱。说也奇怪，从古至今包括大名医在内的所有伟大人物，没有一个人逃得过坎坷和麻烦。

这个道理，思索了数十年，最近才悟出些。七十年前读的《孟子·告子下》之“天将降大任于斯人也，必先苦其心志，劳其筋骨，饿其体肤，空乏其身，行拂乱其所为”一言，就是解开这个谜的金钥匙。

我不能不承认自己是一个后知后觉的笨伯，七十多年前因为背诵不出吃过手心（当时私塾体罚学生的方法之一）的这句孟子名言，到今天才得以领会。因为不论是坎坷还是麻烦，都是对你的考验和磨炼，是促使你成长造就的机会。孟轲斯言，为历代许多人心领神会，如唐代倒霉文人李咸用曾谓“好事尽从难处得”（见《全唐诗·李咸用·送谭孝廉赴举》）；明代李贽谓“物不经锻炼，终难成器；人不得切琢，终不成人”（见《焚书·答耿司寇》）；近贤蔡锷也说过“人才由磨炼而成”（见《蔡锷集·曾胡治兵语录序及按语》）；现代名人陶行知在《中国师范教育建设论》中明明确确地总结出一句话，是“逆境令人奋斗”。

因之本来对人极坏的“坎坷”和“麻烦”，事实上倒是我们极好的际遇，若能光临，也未始不是好运佳事。

在病房里，管上两三位麻烦的病人，你绝对不能抱怨，应该尽心地处理和应付，这是你的幸运，是你增长才干的良机。对门诊上复杂的病例，你不该向上级医师一推（向上级医生请教是可以的，而且还是好事），遇到兼症，也不应该随便转科，应该逼着自己细心、用心地去处理。对当时无法应付的，向上级医师请教处置后，下班后应翻书、琢磨，做好充分准备，等待第二次遇到相同病情时能有效诊治。

坎坷有时会找到你，如晋升、评级以及其他待遇所欲不遂时，要知这未必全是坏事。你应该首先扪心自问，为什么？若因你的品德、业务能力不及别人，那么就应该奋发图强，苦读苦钻，勤劳工作来提高自己。当然，也有可能是由于你的头颈太硬、骨头太硬、嘴巴太凶、不懂得吹牛拍马、不会奉承上司、不肯说谎话所致，那就要在保持这种个性的同时，更要在业务上过得硬。

我在临床上，一贯不把病人转科出去，不管他内、外、妇、幼儿科什么病，除非是需要眼科的特殊检查及外伤科的专门手术者。

最后，赠送年轻同道们一句话，你应该欢迎坎坷，多多自找麻烦。千万要好好读一下，牢牢记住孙中山的金石铮言——“不以挫折而灰心，不以失败而退怯”（见《黄兴集》）及“遇艰难沮丧志气者，不能为大业”（见《宋教仁集·我之历史》）。

出处：干祖望. 青年医生应该欢迎坎坷、麻烦[J]. 辽宁中医杂志，1995(08)：368－369.
干祖望. 干祖望医话[M]. 北京：人民卫生出版社，2012：402－403.

第三章　考　证

"炎"与"黄"

我们是炎黄子孙，谁都知道，但炎、黄两字作何讲，恐熟悉者不多了。

炎，是炎帝，即神农氏，传说为上古时人物，他教人以耕耘播种，人类得以生存繁殖。据说当时发明钻木取火使人们放弃了茹毛饮血的野蛮生活而享受到熟食的燧人氏，发明架梁构屋而使人们辞别土居泥穴的原始生活得以避灾避兽而安居乐业的有巢氏与神农氏三者俱有功于世，泽被后人。

继三氏之后，又有轩辕氏，他因时代的进步而"发明"和"创造"了衣、食、行、文化、算历、医学等，更丰富了人们的生活条件，受到后人的崇敬。尽管这许许多多发明创造并非黄帝亲手所干，但他也后来居上，地位甚至于更高越于前者三氏。《太平御览》引《蒋子万机论》目为"既胜四帝（青帝、炎帝、白帝、玄帝）"。

炎帝神农，姜姓，因以炎德旺而尊为炎帝。《淮南子·天文训》谓："南方火也，其帝炎帝。"他除了耕种庄稼之外，更遍尝百草，首创药物治病，后人尊为药物之祖。故而中药号为本草。黄帝，为少典之子，姓公孙，居轩辕之丘，故称轩辕氏。又居于姬水，即改姓为姬。国于有熊，故又称有熊氏。他与臣子岐伯等共创了医学，所以业中医者称为岐黄之业。黄帝也就奉为中医的先师了。

如此说来，我们虽同样是炎黄子孙，而中医和中药师，更接近炎黄而成为嫡子长孙哩。

出处：干祖望．"炎"与"黄"[J]．辽宁中医杂志，1996(11)：38－39．
干祖望．干祖望医话[M]．北京：人民卫生出版社，2012：40－41．

胸锁乳突肌中医称什么

人体解剖名称，中西医虽然各异，但也大多能对照得上。其中，骨骼方面对照上得最多，而肌肉则最少，至今大部分都没有对照的。

胸锁乳突肌，虽然处在人体的黄金位置，不论春夏秋冬，都可以公开亮相。就是照相，它也叨陪末座来与尊容相映成趣。人身上佩戴的最珍贵的珠宝饰物，最最重量级的大都套在此处。古来几位强项之人得以名标青史、百世流芳，也完全靠它左弼右辅地支撑其头颈。没有它，你的项能强得起来吗？但遗憾的是连一个中医名称都没有，谁都替它抱不平。

《灵枢·痈疽》："其痈坚而不溃者，为马刀挟缨。"马刀挟缨是何物？王冰、马莳、张志聪都缴了白卷，谁也没有解释出来。后人研究后，才知道该疮疡发生在颏下的位置在帽带打结的地方。缨是帽带；马刀为海产贝类，似蚌而小，形狭而长，壳很薄，轻轻一压即碎，上海称为"春"。于是，人们大多认为马刀挟缨乃形容疮疡狭长如马刀者。

读莫枚士（1837—1907 年）《研经言》第四卷的"《金匮》马刀考"，提出了新的见解，谓"注家皆谓马刀为疮，形长如马刀蛤。然经文与侠（通挟）缨对举，侠缨以部位名，而马刀以形似名，俪语不类。马刀当亦部位之名，与侠缨相近。大约是颈侧腘肉，在耳之下而略近于后，下当肩井之下，揣之曲肖马刀者。颈侧腘肉之名马刀，犹掌侧白肉之名鱼际，亦古命名之例。夫生于侠缨之处曰侠缨，则生于马刀之处曰马刀，经之对举，义当如此"。根据莫枚士见解，挟缨以解剖部位称，则马刀也应是解剖组织的名称，这才符合古人用辞取"俪语""对举"文法的习惯。而且既有以"鱼际"

来命名肌体组织，那么应当以“蛤”来命名肌体组织，所以把“在耳之下而略近于后，下当肩井之下，揣之曲”的一块腘肉称马刀。莫枚士的这个见解，殊感入情合理。既然手上有大小“鱼际”，扁桃体称为乳蛾，那么马刀蛤名肌肉，更是理所当然。

那么根据莫枚士的描述，到颈侧去寻找对象，则非胸锁乳突肌莫属了。现在我们方才知道，古代中医称胸锁乳突肌为马刀。

出处：干祖望．胸锁乳突肌中医称什么[J]．辽宁中医杂志，1999(05)：43．
干祖望．干祖望医书三种[M]．2版．济南：山东科学技术出版社，2008：64－65．

书有未曾经我读，事非亲历话难真

“书有未曾经我读，事非亲历话难真”，这是一句相传已久的古谚，的确是一句颠扑不破的真言。书太多，谁都不能一一读遍，因之，你不知道的东西太多了，不论你说的、写的，也经常错误百出。任何大小事没有身临其境者，你介绍起来也会错误百出。

笔者在1995年第7期《辽宁中医杂志》的《陆离光怪话书名》中把“春脚集”解释为：“春，是回春之意；脚，凡工厂作坊在制成成品之际产生的废料或残余者，称下脚料。春脚者，谦虚地自称在回春术中的下脚料。”错了！

后得北京市西三旗育新花园8号楼何绍奇先生来函指出错误。并言及“春脚”早有出典，谓：“春脚一词，自有出典，见王仁裕《开元天宝遗事》，其文云：宋璟爱民恤物，朝野归美，时人咸谓璟为有脚阳春，言所至之处，为阳春煦物也。后世诗文中亦多用此典。如蒲松龄有文云：抚婴拔薙，布有脚之阳春；止水平衡，消长乳之冤气。汤显祖《牡丹亭》：阳春有脚，经过百姓人家；皆是”。（以上照录何先生原函）

春脚有典而不用，竟然以“下脚料”来解《春脚集》，非但“贻笑大方”，而且有“不知为知”之羞，此其一。其二是读书太少，而且不虚心，而率尔操觚，以一个老年成熟的人来论，更是“太不应该”。

通过一字师何绍奇先生教导之后，不能不在内疚自惭中搜索枯肠，终于在何先生指导下重温了几本文献，同时也引出了关于春脚的另外两个典故。其一为宋代嘉定间(1206—1210年)建阳令刘克庄《贺新郎・戊戌素张导词》：“春脚到，福星见。”用春脚一词来颂有德政的父母官。其二为宋代宝庆元年(1225年)进士李昴英《兰陵王词》：“孤酌，住春脚，便彩局天的时光，宝珍慵学。”也是把廉洁的官员喻为春脚。

至此，则“春脚集”的含义即一清二白了，绝对不是“下脚料”。而且那时工厂作坊也不多，“下脚料”这一个名称恐怕也没有面世。总之，“书有未曾经我读”，尚可自谅，书实在太多了，而自作聪明，妄加疏注，则内疚得难以自容。

没亲历其境的往事，你介绍起来不管用什么好辞藻说得有声有色，但准确性总难达到满分，“道听途说”也就应运而生矣。1996年第5期《中国医药学报》拙著《中西医结合史》(见4～5版)中的“第四次结合(1955年以后)”的“同年北京中医进修学校创立及开班招生，这是中西医结合工作在无形中的展开。北京医学院开办了一班专收在职中医的三年制特殊班级……”

此文见报后，即得北京市中医研究院广安门医院院长费开扬教授来函，指出与事实不符。“当时是刘少奇批示后，在全国各大军区考选送到北京中医调干生共42名，先在北大补习一段数理化后，即于1952年与当年的高中毕业大学录取生一同上课，一同实习，为期五年，一同正式毕业，有文凭。如施奠邦、唐由之，南京之徐景藩、诸方受，上海之吴翰香、黄吉赓、王羲明等，都是同窗同学。当时之高中生……不过中医同学年龄比他们大而已。后来，毛泽东主席即提出应西医学习中医……故中医学习西医仅仅只办了我们一个班……不是三年制专授西医的中医班。”(照录费教授来函)

费教授是这一届毕业生，身历其境。笔者仅仅是与北京医学院这一班同时存在的北京中医进修学校第七届学员，只知其浅表的概念。而且又事隔四十年左右而回忆及之，“话难真”当然是情理之中。不过在执笔之际，欠缺考虑及慎思，匆匆成章，没有对自己的写作负责，也是无法逃卸责任的。

出处：干祖望．书有未曾经我读，事非亲历话难真[J]．辽宁中医杂志，1999(10)：470．

干祖望．干祖望医书三种[M]．2版．济南：山东科学技术出版社，2008：63－64．

医书外谈——耳朵和听觉

天柱，谁都知道是足太阳膀胱经位于后正中线入发际5分的腧穴名称。但《太平御览·长沙耆旧传》谓"耳为天柱"(见三六六卷)。《词林典腋·形体门》又称耳朵为"齿田"。从字面来讲，实在使人费解。

相传龙没有耳朵，外来声源都依靠双角来传达。所以"龙加耳"，就是听不见。这种听不见，又称"耳背"，见《古尊宿语录》。"耳重"，见唐代张籍《咏怀》诗句。"耳沉"，见京剧《玉堂春·会审》台词。"耳伴"，见《清平山堂话本》。"耳闭"，见《西游记》三十四回。"耳聩"，见宋代苏轼《仇池笔记》。"重听"，见唐代白居易《欢喜二偈》诗句。

相传，秦始皇的一把无情之火，几乎把中国文化毁于一旦。幸亏汉初伏胜老先生向晁错口授古今文29篇，而使中国文化再得新生。那时他已是又盲又聋的九十多岁老人。后魏中书侍郎裴伯茂、隋代散骑侍郎崔儦、宋代秘书少监洪炎(见《古聿比》)等，都是聋人做大官。我们中医，西晋皇甫谧(215—282年)、北宋庞安时(1042—1099年)也是聋人大名医。近代上海大名医张骧云(1855—1925年)，人称张聋声，门庭若市，他的影响历76年而至今不衰。

以一般人来说，聋人以视听的不全面而大大减少了与周围环境的接触而难以广阔，故《淮南子·说林》把无知者，称为"聋虫"，和"文盲""法盲"成双凑对地并立着。

听力良好者，也有其负的一面。如《礼记·乐记》谓："郑音好滥淫志……皆淫于色而害于德。"《汉书·中山靖王刘胜传》谓"今臣雍阏不得闻，谗言之徒烽起"、《战国策·秦策》谓"曾参杀人"、《战国策·魏策》谓"三人言而有虎"，这种淫词、谗言、流言、妄语，聋人是遭不到这种麻烦的。《诗·小雅·小异》谓"耳属于垣"，这种隔墙窃听的卑鄙行为，聋人是绝对不干的。所以唐玄宗深有体会地说："不痴不聋，不作家翁。"(见《资治通鉴·唐纪代宗大历二年》)而羡慕聋人福分比聪听者为好。的确，"有福之人人服侍，无福之人服侍人"，世界上聪子服侍聋人的多，却少有聋人去服侍聪子的。

唐代诗人孟浩然的《春晓》诗中"春眠不觉晓，处处闻啼鸟"，一直使笔者怀疑失实，你既春困酣睡沉眠，怎能闻到鸟啼声？

南朝梁陶弘景之《真诰·运象篇》谓："耳者，身之牖，听众则牖闭，妄有磨镜之石，决牖之术，即能洞彻千里，妙察绝响。"可知治疗耳聋，是"决牖之术"。眼睛称为人的窗口，那么耳朵是小窗，把关闭的小窗打开，当然"渔阳鼙鼓动地来"(引白居易《长恨歌》)了。治耳聋者为决牖之术，那么，笔者是不折不扣的决牖使者了。但言之可愧，笔者也是"无丝竹之乱耳"(引刘禹锡《陋室铭》)，丧失100分贝听力的聋人。

商汤把天下让贤于务光，务光听了大怒，就投河自杀。尧把天下让贤于许由，许由听了大怒，用水冲洗了两只耳朵。显然许由比务光聪明得多，他非但没有死，而且"许由洗耳"的故事，由《史记》《汉书》《庄子》《高士传》等大炒特炒而千古传为美谈。务光丢了老命，至今少有人知，连《尚友录》《历代名人姓氏编》《中国人名大辞典》都没有他的座位。只有《汉语大词典》有他的词目，并谓"古代隐士"。凭吊他的人，也仅仅见到唐代"千缗买只胡琴"的陈子昂《感遇》五言诗，有"务光让天下，商贾竞刀锥"之句。

眼病诗，唐代诗人白居易(772—846年)写了不少，而耳病诗则少见。但清代钱牧斋(1582—1664年)写过"左耳病戏作十二韵"，内有"叹世侵寻似鹿皮，聋虽半耳已如痴，盈樽社酒凭谁饷，决牖仙方久不知"。

出处：干祖望．医书外谈——耳朵和听觉[J]．

辽宁中医杂志,2002(03):173.

漫谈辨证论(施)治这个词目

我们这批老中医在中华人民共和国成立之前,根本不知道什么是辨证论治、辨证施治,但是我们掌握运用得很是正规纯熟。且看在中华人民共和国成立前即已开业十年八年的现年80岁以上的老中医业务水平就可以证实这点。现在辨证论(施)治之声,叫得上冲云霄,哪一个中医不说?哪一篇文章不写?可是在临床上真正能使用的,更遑论运用纯熟的,能有几人甚至是否还有?虽然事出异常,但情在理中。何也,听我解释。

辨证论(施)治一词目,在20世纪60年代前是没有的。1887年写成的欣澹庵著的《四诊秘录》(最后一本诊断学古籍)中没有它。再有,1921年商务印书馆出版谢利恒编纂《中国医学大辞典》中也没有这个词目而更可证实了这点。

人民卫生出版社1958年出版的南京中医学院编著的《中医学概论》上,最早出现"辨证"(见"营卫气血和三焦在辨证上的意义")两字,并有"卫气营血证候鉴别简表"来阐述辨证的内涵与使用。

人民卫生出版社1961年出版的北京市中医学校编的《辨证施治纲要》一书,才产生了"辨证论(施)治"一个词目,并明确扼要地介绍它是"将检查所见,进行分析归纳,以此作可辨证、立法、用药的依据。这是中医辨证施治中的第一步,也是最重要的一环"。

人民卫生出版社1973年出版的中医研究院、广东中医学院合编的《中医名词术语选粹》、1978年人民卫生出版社出版的《简明中医辞典》、1992年中国大百科全书出版社出版的《中国大百科全书·中国传统医学》等都把"辨证论(施)治"作为重要词目而收入书中。

可惜得很,中医辨证的手段,在20世纪80年代之前一直未见成体系的讲解,使教者不能言之有物,学者不能目睹,使用者无法规矩在手。因之,笔者在发表于《江苏中医药》1987年第10期的论文《中医要推陈出新、不要新陈代谢》中图文并重地介绍中医辨证该如何使用的方法。虽然也收到了数十封来函追询,但究竟产生了多少作用则不知。

以上是这个词目的源由。

至于为什么历代中医不知"辨证论(施)治"而运用得很好,而现在"辨证论(施)治"的口号喊得响彻云霄而用得不多甚至不用或用不起来?原因很简单。过去的中医都是家传或师传,加之以读传统原版医学文献,跟师临床至少三年,盲目地随着老师治疗手段来依样画葫芦,画得虔诚、画得日久,当然一丝不苟地继承下来,甚至更青出于蓝。现在则学校先读书本,没有实践。即使临床实习,带教老师无固定,在临床时,没有一套明显的"辨证论(施)治"方法手段给学生们看到。学生本身也不努力,不肯在讲义之外多多读些古代文献、在临床以外多多浏览些杂志期刊。如能用心地一读《中医需要推陈出新、不要新陈代谢》的话,也可帮助你学会辨证功夫。无师自通的学者,就是凭这一副干劲而成功的。现在有钻研干劲的人不多,也是造成这个局面的一个原因,可能还是主要的。

西医治"病",中医治"证"。所以,你想在西医束手无策的病上而显些本领,完全是做梦。只有拿出看家法宝——治"证",则可一如张子和(1156—1228年)自夸"岂不如反掌哉"(引《儒门事亲·霍乱吐泻死生如反掌说》)的"肉骨还生"。但这个"证",只能是在准确的辨证方法中获得的。

出处:干祖望.漫谈辨证论(施)治这个词目[J].辽宁中医杂志,2003(08):672.

孙思邈生年考

唐代孙思邈享年几许,史料所载,说法不一,其间先后相差竟有百年左右,至今研讨争议不辍,尚无定论。

自《四库全书总目提要》《十七史商榷》提出孙思邈生卒质疑之后,便引起了人们考证的兴趣。在此后的两百多年中(指1781年《四库全书总目提要》、1789年《十七史商榷》梓行至今),见仁见智的争议,始终没有停止。

孙思邈既是历史人物,当然应以史为凭。自中华人民共和国成立后,许多史学家、医学家一致认为其享年101岁,但疑点不少,经不起史料的核实。

然孙氏卒年早已明确无疑，即唐代永淳元年（681 年）。若依享年 101 岁之说推断，则孙氏当生于 581 年。《新唐书·孙思邈传》云："洛州总管独孤信见其少，异之，曰：圣童也，顾器大难为用尔。"[1]意谓孙氏是一个神童，是大器晚成的料子，年轻时是不可能有所成就的。考独孤信其人，于正光（520—524 年）末方发迹，经历西魏文帝大统（535—551 年）显赫时期，至北周孝闵帝时（557 年）被封魏国公，当年即因赵贵谋反案而被宇文护逼至自尽。若孙氏生于 581 年，则其尚未出生，而独孤信却早已作古 24 年，如何相会？若孙氏享年 141 岁，则当出生于 541 年，此次两人相见，独孤信正处于位极人臣、权倾朝野的黄金时期，孙氏也适在 13～14 岁之间。以时间论、以地理论，孙氏家耀县，独孤信身居陇右（耀县东南），都很符合。

《备急千金要方·卷第十一·坚癥积聚第五》谓："治蛟龙病。开皇六年三月八日……大验。"[2]开皇为隋文帝年号，开皇六年为公元 586 年。如依 101 岁之说，孙氏时年 5 岁，岂能临床治病？若据 141 岁之说，时年 45 岁，临床治病，合情合理。

《新唐书·孙思邈传》谓："太宗初，召诣京师，年已老，而听视聪瞭。"[2]考太宗即唐高祖李渊之子李世民。627 年，太宗即位，改号贞观，当时即召见孙思邈。如其生于 581 年，当时仅仅 46 岁，哪里称得上"年已老"？"听视聪瞭"更是理所当然，绝不会无事生非地赞美几句。然若生于 541 年，那么孙氏当时 86 岁，与"年已老，而听视聪瞭"方能相谐。

《新唐书·孙思邈传》谓："思邈自云开皇辛酉岁生，至今年九十三矣。"[1]这是孙氏 101 岁之说的主要立足点，考下句"九十三矣"便发现矛盾了。若生于 581 年，则其时仅为 53 岁。关键在于我们对此处"开皇"二字，不能死读死解。开皇年号的二十年中，无辛酉年。在此前的大同七年、此后的仁寿元年才是岁次辛酉，此点姑且不论。首先我们对"开皇"两个字不能以事论事，而要用唯物辩证法来领会它。考"开皇"也者，是年号，杨坚（541—604 年）在大定元年废北周，自称帝，改元为隋，年号为开皇。一如清代爱新觉罗·玄烨在执政期间把年号称为康熙，爱新觉罗·载湉在执政期间的年号称光绪，爱新觉罗·溥仪执政期间称宣统一样，后人习惯上大多称玄烨、载湉、溥仪为康熙、光绪、宣统，有谁还称他们的姓名？所以孙思邈口中的"开皇"，并非隋代的年号，而是指杨坚。既指杨坚，则辛酉年便有了，即 541 年，亦即西魏文帝大统七年。

当时一段时间，史学家称为六朝，也称南北朝，西魏在北朝。孙氏出生那年仅有三个偏安的政权：①西魏文帝元宝炬大统七年建都长安（今西安）；②梁武帝建都金陵（今南京），是年乃大同七年；③东魏孝静皇帝迁都邺（今河北临漳县西南），年号兴和，是为兴和三年。

如此认识"开皇"，则孙氏生于 541 年，便毫无疑问了。然以年号目之，则只能得出孙氏生于 581 年的结论，此说与诸多事实扞格不合。唯其生于 541 年，下文"今年九十三矣"才完全相符。若其生于 581 年，开皇年仅 53 岁，岂能与卢照邻相遇于长安？且 581 年乃辛丑年，541 年方为辛酉年。

综上所述，孙思邈当生于六朝西魏大统七年，即 541 年，享年 141 岁。【参考文献：[1]欧阳修，宋祁. 新唐书·孙思邈传[M]. 北京：中华书局，1976：5596. [2]孙思邈. 备急千金要方[M]. 北京：人民卫生出版社，1982：215.】

出处：干祖望. 孙思邈生年考[J]. 南京中医药大学学报（社会科学版），1999（01）：20－21.

病、症、证三字必须区别

照理说，"病""症""证"三个字，各有各的含义，也各有各的使用场合，泾渭分明，互不混淆。但不知为何，至今还有许多人搞不清楚，交错使用，尤其是"症""证"两字。为此不嫌饶舌，详做介绍。

一、病

病，狭义地讲当然是人体失去了健康之谓，广义的说来，真是漫无边际。如：

癖好或嗜好得太过分者，如明代李贽（1572—1600 年）《书小修手卷后》谓："我一身病洁，凡世间酒色财，半点污染我不得。"

忧虑，明代方孝孺（1357—1400 年）《王温子栗字说》谓："天下之所病者，非不足于温也"。

怨恨，清代纪昀（1724—1805 年）《阅微草堂笔记·滦阳消夏录》谓：“奴辈病其司夜严，故以计杀之。”

仇恨，战国《战国策·秦策》谓：“是故兵终身暴灵于外，士民潞病于内，霸王之名不成。”

耻辱，鲁迅（1881—1936 年）《坟·人之历史》谓：“而笃故者，则病侪人类于猕猴。”

污点，《礼·儒行》谓：“常以儒相诟病。”

批评，章太炎（1869—1936 年）《文学说例》谓：“近人率以诘诎不通病之。”

不容易，《新唐书·李绛传》谓：“知人诚难，尧舜以为病。”

不利，《史记·商君列传》谓：“利则先侵秦，病则东收地。”

不妥或错误，三国魏曹植（192—232 年）《与杨德祖书》谓：“世人之著述，不能无病。”

难堪，《孟子·滕文公下》谓：“胁肩谄笑，病于夏畦。”

担心，《礼记·乐记》谓：“病不得其众也。”

艰难困苦，《续资治通鉴·宋孝宗淳熙十年》谓：“朕得百姓欢乐，虽自病亦何害。”

贫困，明代唐寅（1470—1523 年）《谒金门·吴县旗帐》词谓：“赋税今推吴下盛，谁知民已病。”

祸害、灾难，参加纂修《明史》的清代潘耒《河堤》诗谓：“埂堰始冲决，淮南受其病。”

侵犯或攻打，《左传·庄公三十年》谓：“冬遇于鲁济，谋山戎也，以其病燕故也。”

失败，《国语·晋语三》谓：“以韩之病，兵甲尽矣。”

古人连“我道之不行”也称为病，证见《家语·七十二子》的“学道不能行，谓之病”。以上无边无际的广义之病，和医学上的病，事实上一无关系。把范围缩小一下的病字意义，就是包括人在内的一切事物失去正常或健康者，也都可称之为病。如作文的语法或逻辑上有不妥或错误之处，称为病句。

不安全的车子称病车，如巴金《发的故事·星》谓：“司机勉强开着这辆病车。”

残花，唐代崔橹《暮春对花》诗谓：“病香无力被风欺，多在青苔少在枝。”

败叶，唐代杜甫（712—770 年）《薄游》诗谓：“病叶多先坠，寒花只暂香。”

唐代卢照邻（约 635—约 689 年）写有《病梨赋》，用以借有病梨树来哀叹自己的不治之症。

枯树，唐代刘禹锡（772—842 年）《酬乐天扬州初逢席上见赠》诗谓：“沉舟侧畔千帆过，病树前头万木春。”

即使“病”加之于人身上的，也不一定全是呻吟床榻上的疾病。如：

酒醉，明末清初吴伟业（1609—1671 年）《子夜歌·十二》谓：“君来只病酒，辜负解香钿。”

饥饿，《国语·鲁语》谓：“因民之为殄病是待。”

心事重重，前蜀韦庄（约 836—910 年）《婺州屏居蒙右省王拾遗车枉降访病中延候不得因成寄谢》诗：“画角莫吹残月下，病心方忆古园春。”

二、症

说来你可能不会相信，“症”这个字，在七百年前是没有的。连搜集有 46 964 个字、特大巨著的《康熙字典》中也没有“症”字的踪迹。更使你惊奇的是，连中华人民共和国成立后出版的《中医名词术语选释》（1973 年）、《简明中医辞典》（1979 年）都没有请它列席。

在辞书中最早亮相登台者，为《新字典》（1914 年）与《辞源》（1915 年），俱谓症：“俗字，读如正。病之征验也。”《中华大字典》（1915 年）注为“俗证字”。之后，《辞源续编》（1931 年）也没有补遗，1947 年出版的《辞海》也仅仅作四个字的疏注，谓：“症，证俗字。”

1979 年出版发行的《辞源》与《辞海》中，对症的解释前者仅谓：“病症，古皆作证”，后者也仅仅谓“疾病的症候情况”一言，可谓简略之至。连杀青于 1994 年的五千万字超大型巨著《汉语大词典》，也仅有“症候、病象”四个字。

那么在七百年前还没有的“症”字，究竟在何时方才面世？根据笔者在读书中所见，首见于宋代吏部侍郎忠简公李昴英的《文溪集》其谓：“症候转危，景象愈蹙”（见《宝祐甲寅宗正卿上殿奏劄》）。唯李的生殁，无直接资料可稽，但知其与贾似道(1213—1275 年)为同僚,可知为宋宁宗赵扩至度宗赵禥这一时期中人物。再考宝祐甲寅,则为公元 1254 年。如以前没有出现过这个“症”字,那么 1254 年是它的诞生之年。明代王守仁(1472—1528 年)著的《文成公全集》中也有“近来学者,时行症候”(见《寄杨仕德》书)一言。不过以上两个“症候”,似乎并非指疾病,而借用譬喻当时的环境与学风而已。

明明确确指出是疾病的“症”者,则是明代万历进士谢肇淛的《五杂俎·物部》,其谓:“人有阴症寒疾者。”清代乾隆间浙江嘉兴名医沈源,在 1786 年写成了《奇症汇》。由此推算起来,中医使用这个“症”字,当在 16 世纪。

此外,至 1992 年为止,对“症”字解答得最令人满意者,为《中医新知识辞典》(1992 年中国医药科学技术出版社)。其谓:“对症治疗,即针对疾病外在表现的主要症候进行治疗,中医不主张‘对症治疗’,因为有时症状并不是疾病本质的反映,把握不准,容易导致误治。但在标证紧急的情况下,急则治其标,对症治疗的目的在于减轻病人的痛苦,控制病情发展,为治愈病患赢得时间,创造条件。”根据这个解释,可以这样说,“症”是疾病反映出来的情态和表现,因之应该作为症状、症情、症候来讲。所以它不同于“病”,更不同于“证”。

三、证

证字有三个解释。

第一个,为证据的证,如证人、证件、证券、证明、人证、物证、赃证等的证。此证非本文所讨论的证。

第二个,为“症”的古体字。当“症”字未出现之前,都写作“证”,而且是作为“病”的同义字。例如:《列子·周穆王》谓“过陈,遇老聃,因告其子之证”,就是“因告其子之病”。

第三个,《中国医学大辞典》谓:“证,体内病状之发现乎我外,如事物之有对证也。”又举了一个例子,谓:“如肝病则目视不明,肾病则耳听不聪,肺病则鼻嗅不灵,心病则舌强难转,脾病则口味难辨。肝肾肺心脾之位于体内者难见,则就五官变态之可见者,证明其内脏病况而施治”。同时,又举了第二个例子,谓:“太阳经脉行于肌肤之内者难见,今见头项强而恶寒,便可证其为太阳经病而施治”。最后结语谓:“论伤寒者,又有重证不重病之说。后人代以症字,殊失本义。”

中华人民共和国成立后出版的第一本中医教材《中医学概论》谓:“辨证,即辨别证候,证候虽由许多具体症状所构成,但并不是症状的简单罗列,而是对各个症状进行分析、综合和归纳……是通过辨的工夫,抓住病症的本质。”

《中医学概论》:“证,是综合分析了各种症状,对疾病处于一定阶段的病因、病位、病变性质及正邪双方力量对比等各方面情况的病机概括。”

现在我们所谈的,就是指第三个解释。

“证”,是视之无形、嗅之无味、听之无声的抽象的东西,但在中医治病辨证时却是确确实实存在着的。它是中医用独特的思维方法,把许多症候群借五诊(望、闻、问、切、查)手段捕捉得来的。一般的证,可分为外侵的、内伤的和死亡前出现的三级。

一级为外侵的,亦即李东垣(1180—1251 年)所谓“外伤”,有风、寒、暑、湿、燥、火、疫、疠、中毒、意外伤等。

二级为内伤,有风、寒、湿、燥、火、痰、瘀、滞、积、郁、虚(各式各样很多)、损等。

三级为死亡前出现的,有肝风内煽、大汗亡阳、气随血脱、毒(邪)入心包、阴阳离决、正衰虚脱等。

所以“证”是辨出来的,绝对不是有目共睹的“症”,也绝对不允许你混淆。

出处:干祖望.病、症、证三字必须区别[J].
医古文知识,1995(04):27-29.

错　了

昔日金科玉律,今朝发现不对了,这叫“错了”。据考证,古代中医人物的传记中有很多错误之处。

一、伊尹

大家都公认伊尹是创造汤药的鼻祖,错了。考伊尹出身微贱,以善于烹饪术而获得成汤的信任，登上了宰相的宝座。最后以篡夺王位而伏法。他根本与医药（不要说汤药）毫不相关。铸成这个大错者，是皇甫谧（215—282 年）。他在《针灸甲乙经・序》中写的“伊尹以亚圣之才，撰用神农本草，以为汤液”，误导了后世医家。当时的《神农本草经》是否已完整成书，尚属疑问，所以他的“以为汤液”，仅仅是鸡汤、肉汤的汤液，被误以为煎煮的汤药。

二、窦汉卿和《疮疡经验全书》

窦汉卿是针灸医生，事迹见《元史类编》。他根本没有写过外科医书。他仅著有《针灸指南》《流注指要赋》《窦太师针灸》等几部针灸学书。《疮疡经验全书》系明代窦梦麟手笔而托名窦汉卿的伪书。因《古今图书集成》把它收入而误插在宋代著作中而误导了后学者。

三、王纶

写《明医杂著》的王纶，大家都误认他是医家。《明史稿・吴杰传》说他是“举进士，迁礼部郎中，历广参政，湖广广西布政使。正德中（1506—1521年）以副都御史巡抚湖广。纶精于医”。《历代名人姓氏全编》谓其“由进士，除工部主事，改礼部仪制，转主客司员外郎，时鸿胪寺办事通事……升广东参政，湖广右布政……”可知他是一位典型的职业官僚。正因为不是临床家，所以临床经验并不丰富，故李时珍评他的《本草集要》是“别无增益，斤斤泥古者也”。其实他自己也承认不是医生，他在《明医杂著・序》中也称“今方奔走仕途，何暇及矣”。

四、王肯堂。

世人一致捧他为名医，其实他和王纶一样，也是大官僚，而且还是学者、书法家、藏书家。《古今图书集成》就这样肯定地说：“士大夫以医名者，有王纶、王肯堂。”《明史稿・方伎传》说他“博学群书，兼通医学”。所以他对医学不过是“兼通”而已。在《伤寒准绳》自序中他也自称：“渔猎于书林，盖三十余年矣。”这个书林，当然内中含有医学。正因为他精于医学，所以动起笔来，就不离乎医学，且看《四库全书提要》就记下了：“其所著《郁冈斋笔尘》，论方药者十之三四。盖于兹一艺，用力至深，宜其为医家圭臬矣”。他也是“其母尝过疾……乃锐志于方药”。动机也一如王纶。至于为什么大家误以为他是名医，《明史稿・王杰传》解答了这个问题，是以其尤精医理，故又附见于“方伎传”中，所以有识之士还是不承认他是医生的。例如《胤产全书・张序》云其“若夫云间俞公之授是书，金坛王公之参是书”，就把他和松江俞允（字嘉言，洪武进士）这批文人名儒并论。至于当官，他做过检讨、南京行人司副和福建参政等。而他的小楷（有名的抄书家）和文才，在文坛上哪个不知郁冈斋主其人？郁冈斋的藏书也很有名。

五、尤乘和《尤氏喉科》

尤乘与《尤氏喉科》根本风马牛不相关。上海卫生出版社 1957 年出版的《尤氏喉科》署为尤乘编著，是大错而特错。《尤氏喉科》的真正作者，为无锡尤存隐。考明代御史周青，平一冤狱，当事人感恩之余，赠喉科外用方 17 张。周传之于外甥无锡尤氏，尤氏即以此发家，传至尤存隐断祧，赘一婿，不肖。婿将此方鬻于《沈氏尊生书》作者沈金鳌及《疫痧草》作者陈耕道之父石泉。从此这 17 张秘方，广传于世。所以无锡一带，独多著名喉科。

出处：干祖望. 干祖望医话［M］.
北京：人民卫生出版社，2012：36－38.
詹文涛主编. 长江医话［M］.
北京：北京科学技术出版社. 1989：20－22.

陈士铎和他的三部书

《石室秘箓》四卷、《百病辨证录》十四卷、《洞天奥旨外科秘录》十六卷，署名作者都是陈士铎，故人称“陈氏三录”。不过《石室秘箓》用的是箓。

陈氏，浙江山阴（今绍兴）人。生活于清代康熙年间，但生殁日无考，唯知其享年 80 余岁。嘉庆八年的《山阴县志》、乾隆五十七年的《绍兴府志》等，虽有记载，但都语焉不详。字敬之，号远公，别号朱华子，自称大雅堂主人。祖父陈安期，颇好方术，云游四川，遇峨眉山道士，授以秘方，故陈士铎也为道教中人物。

陈有“三录”之外，尚著有《内经素问尚论》《灵枢新编》《外经微言》《本草新编》《脏腑精鉴》《脉学阐微》《辨证玉函》《穴气新编》《伤寒四条辨》《婴孺证治》《伤风指迷》《历代医史》《济世新方》《琼笈秘录》《黄庭经注》《梅花易数》等书，所以他在《百病辨证·自序》中谓“君擅著作”，洵非虚语。可惜以上诸书，现俱散佚。

三录的出版时日，《石室秘箓》一序称“康熙丁卯冬至前一日”，一序称“康熙丁卯冬至后十日”，所以是 1687 年。《百病辨证录》无时日，但根据序文语气，当在 1687—1688 年间。《洞天奥旨·自序》谓“康熙甲戌仲冬望后三日”，则分明是 1694 年 11 月 18 日。

三录，后人对它评价不高，指责很多，如清代王三尊《医权初编》评《石室秘箓》谓“此书读书多而临症少，所谓文学之医也。唯恐世人不信，托以神道设教。吾惧其十中必杀人一二三也”（见卷上第 28 篇），《四库全书提要》亦称“是书托名岐伯所传，张机、华佗等所发明，雷公所增补……方术家固多依托，然未有怪妄至此者，亦拙为作伪矣”。以上评语确实客观而公正持平，笔者附议。

有许多学者认为，陈氏之托名古人者，并非存心怪妄放纵，乃出于不得已而为之，因以上许多古人都是傅青主的代书词。

傅青主（1606—1684 年），明末清初山西阳曲（今太原市）人，名山，后改青主，自号朱衣道人或石道人。由于其曾受道法于白龙池还阳真人，因之也可以说是道教中人。他工文善诗，精通书画，更深知医学。康熙十七年，政府诏求博学鸿词，李宗孔等推荐傅山，傅山辞谢，皇上不准，强迫以床抬着进京，终因傅山以死相拒，故而恩准回乡。由于傅山是一个坚定的“扶明灭清”者，因之就认为陈士铎与傅青主有过这样一层关系。

持有这个看法的有四个依据：①两人在康熙年间，同寓北京；②都是道教中人物而俱精于医者，一号朱衣道人，一号朱华子，他们心目中的人主同是明朝，明朝皇帝姓朱；③陈氏著作中有几处论点，接近甚至相似于傅青主；④傅氏为避世逃名的高士，不肯暴露自己的真名实姓，故而陈氏用古人来代替。为什么偏偏伪托黄帝等人，因为尊敬傅氏。

笔者绝对不同意这个臆测，理由有三。第一，傅氏应召之际，早已年逾七十，不可能半夜里飘然到陈氏寓所中来，因为早已步履维艰了，否则的话，清帝为什么用床来抬他呢？第二，少数论点的接近或相似，不可能代表主要和绝大部分，如其一定要指出陈氏的学派，那么可以斗胆地说，是“宗赵养葵（约 1573—1644 年间）的”。第三，最最铁证如山的是《洞天奥旨·自序》中的“康熙丁卯秋，遇岐伯天师于燕市（即北京）”及《百病辨证录·自序》中的“丁卯秋，余客燕市……忽闻剥啄声，启扉迓之，见二老者……”考康熙丁卯，为公元 1889 年，此时傅青主早已谢世 5 年矣。

出处：干祖望. 干祖望医话［M］. 北京：人民卫生出版社，2012：31－33.

【注释】

洵（xún）：诚然，确实。

、丨一

写错了字，称写白字；读错了字，称读白字。为什么错字称白字，实在使人费解，找了许多书也没有找到出典。或谓为“别字”的谐音，也有认为借用唐代岑参《送王大昌龄赴江宁》诗中“白首徒攻文”一言来讽刺写错、读错的人，纵然书读到老死，也是白读的。

平心而论，中国的汉字也太多了，《康熙字典》搜有 47 035 个字，《中华大字典》有 48 128 个字，谁能全部读过写过？尤其是罕见少用的字，写几个白字、读几个白字也不足为奇。但对常用字则不允许写错或读错了，尤其是各行各业人士写本行的常用字。

我们乡镇的卫生院不必谈，就是大城市里的大医院、名医院有两个常用字经常写白字。第一是传染病的“染”字，常常多一点，把个“九”字写成“丸”字。考古人染布染纱，少不了水和木制的盆桶之类，故染字有水有木。若要染成一个漂亮的颜色，也就必须反复地染上几回。古人用“一”字代表少数、“九”字代表最多数，故九制熟地、九制大黄丸、九制豨桐丸等的九制不一定真的经过九次的精制，也仅仅说明已经通过多次反复的修制。所以染字中的“九”字，也代表多次的染成。如其从水从木从丸，那是什么字？这个“丶”不能加。

第二个是耳鼻喉科的“喉”字，常常中间多了一个“丨”，把“侯”字写成“候”字。侯是公侯的侯，候是等候的候。一个正常健康的“喉”咙，你若添上一个“丨”的异物，你想它能平安无事吗？所以这个“丨”也不能加。

第三，笔者亲眼见到一名老中医，处方笺上把“戌”腹米，写成“戍”腹米，不写“一”而换上一个“丶”，那大错而特错了。凡写“丶”者为戍，读 shù，是军人防守站岗的意思，如卫戍、戍边之意。而且从“人”从“戈”，一个人旁边加上一条戈，很明显就是站岗守卫的架子。凡写“一”者为“戌”，读 xū，是地支的第十一位戌时。戌腹米来之于狗的腹中，十二生肖中的狗，属戌。故“一”不能错用。

还有人把主任医师、副主任医师的“任”字右旁“壬”，写作“王”，更是司空见惯。王字是三划一竖，而壬则一撇、一长划、一短划、中间一竖。主任的任，右边不是王而是壬。

出处：干祖望. 干祖望医话[M]. 北京：人民卫生出版社，2012：41－42.

“三世”指什么

《礼·曲礼》谓：“医不三世，不服其药。”意思是这个医生不是“三世”，就不敢吃他的药。此言在医界及病家心目中的确起到相当的影响。那么，这“三世”指的是什么？

其一，《增一阿含经》谓：“三世，云何为三？所谓过去、将来、现在。”道家把三世作为“前生为夙世、今生为现世、来生为来世”。这二者，绝难引用到这里来。

其二，《礼·曲礼》中“去国三世”的疏注为“三世，祖至孙”。所以《中国医学大辞典》就解释为“择其父子相传者，三世也”。照此而言，一个医生不是三代祖传，就没有人来敢吃他的药了。乍听起来很有道理，三代相传么，将门之子，势必高明。但再细细思索起来，总感有强词夺理之感。照此一说，即使是老子传的，也还嫌缺少一代。其实自古以来，名医之出于祖传者能有几人，而很多名医都是他本人第一代跨进医门的。

战国时期，赵国名将赵奢，以大胜强秦大军而威震朝野。儿子赵括，确属不折不扣的将门之子，可是用不来兵，打不来仗，“纸上谈兵”的丑闻就出在他身上。三国时期，蜀主刘备，由一个卖草鞋的登上了王位，当然是一等能人，而儿子阿斗却是十足的蠢材。现在京剧名伶谭鑫培的儿子谭小培对父亲说：“你的儿子是一个饭桶，而我的儿子（指谭富英）确是一个大角儿。”同时对谭富英说：“你的老子为什么是一个饭桶，而我的父亲却是名伶。”从此看来，一个能人不一定有能人般的儿子，而能人也不一定有能人般的父亲。所以三代出名医之论，实足是唯心的。

其三，清代梁章钜《浪迹丛谈》谓：“所谓三世者，一曰《黄帝针经》，二曰《神农本草》，三曰《素女脉诀》。《脉诀》所以察证，《本草》所以辨药，《针经》所以去疾。古之医师，必通于三世之书。”梁氏此说，实来之于明代宋濂《赠医师葛某序》的“古之医师，必通三世之书。所谓三世者，一曰《针经》，二曰《神农本草》，三曰《素女脉诀》”。不过这个“三世”，解释起来让人觉得很别扭。

其四，清代名士钱牧斋《玉剑尊闻序》内有“周官之六典如故，公羊之三世非遐”句。那么《公羊传》的三世又是何物？乃“所见世”“所闻世”“所传闻世”三个时代。根据后汉专事研究《公羊传》的何休解释，那是关于“治国平天下”的学问。因为政治家治国与医家治病情同一辙，否则宋代以天下为己任的范仲淹也不会说“不为良相，当为良医”了。所以关于三世的解释，应是一个医生若不具备好的政治家的头脑与手腕，则病人是不敢吃他的药的。不过这个解释，还是十分牵强。

其五，汉代董仲舒的解释三世，是“所见六十一年，所闻八十五年，所传闻九十六年，凡二百四十二年”（见《春秋繁露》）。用三世来形容涉世时间（现在说起来是医龄）之长。所以一个医生涉世不长，就不会有人敢吃他的药了。当然必然有人讥笑了，人怎能活240多年？其实这是古人善于、惯于用的夸张笔法，白发尚且可以长到三千丈（见唐代李白《秋浦歌》“白发三千丈，缘愁似个长”句），人也可以夸张到能活两三百岁。不过这在严肃的场合，取用这个夸张说法，也是不妥当的。

其六，《说文》“三十年为世”，那么三世也得90年。一个长寿的老医生也无法涉历90年的医龄。笔者认为，一个医生具备了32年的医龄，就是三世之医了。因为这32年的计算，是行医30年，加上一年作为之前的30年中，加上一年作为之后的30年中，两头横跨了三世。

出处：干祖望.三世[J].江苏中医，1995(09):25.
干祖望.干祖望医话[M].
北京：人民卫生出版社，2012:43－45.

《喉白阐微》是否即《白喉阐微》

安徽人民出版社1956年出版的由清代歙县枢扶氏郑若溪著的《喉白阐微》，为中医喉科专业文献中的佳作，其前言中谓：“《喉白阐微》一书，是清朝嘉庆间安徽歙县郑若溪先生的遗著……原为郑氏家藏秘本，百年来一直秘而不传……郑氏后裔中医师郑景岐先生深受感召，毅然将其先代家藏秘本贡献出来，这种精神令人钦佩”。

今读1937年版《歙县志·人物志·方技》第十卷“郑于丰、郑宏纲传”中，已有郑著《白喉阐微》一书。

考郑宏纲，为郑氏喉科第二代，字梅涧。子承瀚，字枢扶，当然为第三代传人。

根据文献记载则《白喉阐微》为郑承瀚所作，而《喉白阐微》为郑枢扶所作。承瀚、枢扶本属一人，则显然《白喉阐微》与《喉白阐微》当属一书。

出处：干祖望.干祖望医话[M].
北京：人民卫生出版社，2012:45.

几个难以解释的医、药、病专用词

大夫：唐制，太医院医师中设有奉医、大夫、太医和署令四个级别。故而北方人称医生为大夫。

郎中：宋代医官另设官阶，内有大夫、郎中、医效和只候等级别，所以南方人称医生为郎中。

看病：医生治病，为何称看病？因为秦汉时代中医初创阶段，检查诊断粗糙简单，只能以外表的观察作为重点。例如《左传》谈医和是“秦伯使医和视之”，《史记》写扁鹊有“见垣一方人，以此视病”的功能，治病都是在“视”。中医的四诊，不是也以“望”诊置首位？故而治病可称看病。

打针：针是扎的、刺的，为何称打？考打字有许多意义，其中一个是指某一种动作的代称，例如打水、打伞、打电话等等。

开疮：中医手术称开刀，当然还包括开切手术在内。中医称脓肿为疮。开疮者，切开脓肿的简称。

望病人：不论是礼节地探望病人，或是亲朋好友关心病人，或是带有慰问性质地来问候病人，都在“望”的形式下完成的，故称望病人。

打板子：在古代一个人要去衙门告状，不管你怎样，必须先打你二十或四十大板，挨打的当然苦痛十分。疟疾发作之时，患者首先凛寒，继而大热，终而头痛如裂，这个苦痛与被打四十大板相似，故称打板子。

忌口：古今中外一样，病人的膳食、菜肴、辅食品，有不利这个病或那种病的，悉宜禁忌不食，这是忌食。口的主要功能有言语、进食两种，另外如代偿性呼吸、协助双手做些事等当然不作分内之事。故而忌口者，是指不食还是不语，所指不确，显不妥当。但已成为习惯，错了也能领会原意的。

占阵：把这个病进入痊愈阶段而又再度继发同样的疾病称占阵。占阵无法解释，可能占字为再字的同音字，阵为一阵一阵，犹谓一次一次。再阵者，再一次发作。

服药：古时以药治病，不一定都是嘴里吃的，如涂的、罨包的、熏的等，还有佩挂在身上的。佩挂在身上的称服，《山海经》不少“服之”，“服之”就是指这个意思。因之吃药也借称为服药了。

过药：吃了苦味药后，再吃水果或糖来冲淡或解除其苦味，称过药。过字解释很多，其中一个作超过、逾过的意思，例如《史记·外戚世家》的“皆过栗姬”就作此解。所以过药的意思是用适口的甜味超过这苦的味道。

帖：一剂药两剂药，又称一帖药两帖药。古时在书本封面上题有书名，称签或帖。每一包药的包皮纸上也应写有药名，这也称帖。故而现在包药的纸包上虽然并没有标写药名的帖或签，但习惯性地把帖字延用下来了。

兑药：买药称兑药。兑，是交换的意思。兑药，是用等价的钱来换等价的药物。也谓用小的衡器来做买卖的称兑，如兑金环、兑金戒指、兑人参等之类。药是小分量的交易，故也可称兑。

赎药：上海把买药称赎药。考自己的东西，流落到他人手里，再把它拿回来称赎。人的健康也是自己向有的东西，一旦失去健康，买药是为了把健康拿回来。故称买药为赎药，意即拿回自己向有的健康。

一字：少量粉剂，古人常用一字来衡量其多少。考古人流通的币制，以铜钱最为时长而面广。它是外圆内方孔的铜质片状物，一面铸有四个字，如开元通宝、光绪通宝之类。凡用铜钱取粉药在整个面积1/4者，恰巧遮没一个字，故称一字。

子：在中药上面冠之以“子”者，如子黄芩之类。子，乃小也，言其用细小的黄芩。

京：也有药名上冠之以“京”者，如京元参之类。京，大也。是说元参以大者为佳，并非出产于北京或南京。君不见皇帝住的城郭最大，故称京城。

炙存性：在中药的炮制过程中，这三个字最难掌握。大凡一个潮湿的药品，在火上烤焦而成为灰烬的话，必然经过“湿→潮→润→干→燥→枯→焦→炭→灰→烬”这十个阶段。所谓存性者，就是在“枯”和“焦”的中间这个阶段，偏于枯的，未能发挥其炙的作用，偏于焦者，药性宣告走失，所以炙存性者，是最最适合的一个阶段。

出处：干祖望. 干祖望医话[M]. 北京：人民卫生出版社，2012：52－54.

【注释】

皆过栗姬：出自《史记·卷四十九·外戚世家》，原文谓：“栗姬，齐人也。立荣为太子。长公嫖有女，欲予为妃。栗姬妒，而景帝诸美人皆因长公主见景帝，得贵幸，皆过栗姬，栗姬日怨怒，谢长公主，不许”。意思是：栗姬是齐人。刘荣被立为太子。长公主刘嫖有个女儿，想给太子做妃子。栗姬好嫉妒，景帝的几位美人都是靠长公主而见到景帝的，她们得到的尊贵和宠爱都超过了栗姬，栗姬天天怨怒，为此就谢绝了长公主的要求，不应允亲事。“过”在此意为超过、胜过。

解㑊

《素问·平人气象论》曰：“尺脉缓涩，谓之解㑊（xiè yì）。”

解㑊作何解？解㑊相当于临床上何病？分开来解释，则解者，懈也，松懈、懈散；㑊字没有注释，仅仅出现于两个中医古代病名，“解㑊”与“食㑊”。根据《素问》原注为：“寒不寒，热不热，弱不弱，壮不壮。”《奇症汇·心神》的解释为：“懈倦困弱，寒不甚寒，热不甚热。恶见人，心惕惕然。或热多而汗出，肢体百骸散解，痿弱而能任持，少气而不欲言左右。佇不可以名状。”根据《素问》措辞的反映，是有严重的自觉症状，但查不出看不见阳性体征。《奇症汇》的解释很清楚，即虚弱及疲怠不堪。这种症状，十分常见。上海人言及疲乏到极度时，即谓“骱都散了”，这个解字可能即从此而来。

再看食㑊的症状是：恣食善餐而羸弱尪瘦。因之可以知道以疲怠不堪为主症的为解㑊，以能食善餐为主症的是食㑊，如此则㑊之义也明矣，是指神疲尪瘦而虚弱到极顶之谓。同时再与“尺脉缓涩”的“缓涩”来配合，更加相符了。

从临床角度来看，是典型的“湿困脾阳”。实者应醒脾理湿，虚者宜健脾培土。唯临床上虚证多于实证，因之最佳选择的方药，唯四君子汤与三仙汤（淫羊藿、仙茅、仙鹤草）合参使用。其中仙鹤草用来似乎有些奇特。其实仙鹤草在上海又被称为脱力草，民间用红枣同煮成汤，专用于劳累过度、神疲乏力者。

【注释】

佇（néng）：困倦虚弱之意。

出处：干祖望. 干祖望医话[M].
北京：人民卫生出版社，2012：55.

五 微

阅读清代无名氏的《词林典腋·技艺门·医》，有这样一副联句："上中下药分三等，声色气病察五微"。

上联谁都熟悉，《神农本草经》把120味药物称为上药，120味药物称为中药，125味药物称为下药。而下联的"五微"，找遍了中医文献都没有找到这个词目，并扩大到所有《辞源》《辞海》一类的词书，也踪迹全无。虽然倒也有一个现存的，是诗韵阳平中的一东、二冬、三江、四支、五微、六鱼中确有"五微"，但和这里的五微毫无半缕相关。就是《增广诗韵全璧》的"微"字之上，也有几个冠之以数者，但有三微、六微、七微、九微而独独没有五微。

不管他五微、十微，再向"微"字上找答案。则微者，不外乎为细小、隐蔽、不易被人发现等等。如其把全文联贯起来，大致上不外乎说，不论病者的声音、颜色、神气方面的异常是怎样的细小、隐蔽、不易被人发觉，在病中或病前总有迹象暴露出来。

因之想到《素问·五脏生成论》有云："故色见青如草兹者死，黄如枳实者死，黑如煤炲者死，赤如衃血者死，白如枯骨者死，此五色之见死也。青如翠竹者生，赤如鸡冠者生，黄如蟹腹者生，白如豕膏者生，黑如乌羽者生，此五色之见生也。"这青色中的翠竹与草兹之分，赤色中的鸡冠与衃血之分，黄色中的蟹腹与枳实之分，白色中的豕膏与枯骨之分，黑色中的乌羽与煤炲之分，可以说是微乎其微、微到了难以区别，这是否称之为分别五色的"五微"？纵然这个解释不致错误，但终完没有拿出有力的佐证。

考《词林典腋》一书，作者所取的资料，不论一词一语、一联一对，都有可靠的根据。故而"五微"一词，不会没有来历，可惜的是我读书太少而无法知道。

在这里不由自主地想起了自己"书有未曾经我读"及"学到用时方恨少"，不由脱口朗诵了七十年前读过的汉代乐府古辞《长歌行》中两句："少壮不努力，老大徒伤悲！"

出处：干祖望. 五微[J]. 江苏中医，1995(02)：25.
干祖望. 干祖望医话[M].
北京：人民卫生出版社，2012：38－39.

【按语】

这篇医话发表后，著名中医学者何绍奇先生曾对干祖望关于"五微"词意的解释有不同看法，并对该词意加以诠释。

什么是"五微"？何先生说："遍查中医文献，且扩大到《辞海》《辞源》一类工具书，俱无所获。后来他读到《素问·五脏生成论》：'故色见青如草兹者死，黄如枳实者死，赤如衃血者死，白如枯骨者死，此五色之见死也。青如翠竹者生，赤如鸡冠者生，黄如蟹腹者生，白如豕膏者生，黑如乌羽者生，此五色之见生也。'说这个解释不至于错，但究竟对于'五微'一词，缺乏依据。"他认为"五微"实际上是"五色微诊"的缩写，其出处就在《素问·五脏生成论》之"夫脉之大小滑涩浮沉，可以指别；五脏之象，可以类推；五脏相音，可以意识；五色微诊，可以目察；能合色脉，可以万全"。说明"五微"是通过医生望诊，观察患者面部颜色细小变化来了解五脏病变进退的重要手段之一，与经文中所说的切脉、闻音构成了中医诊断的重要内容。实际上我更倾向于何先生的解释。

但干祖望对"五微"一词词意的查找及诠释的历程令人感动。我有两点想一吐为快。第一，干祖望在耄耋之年仍孜孜不倦地读书做学问，而且笔耕不辍，力求以历史事件真相、典故或经典出处澄清中医理论中的存疑之处，而且在撰写文章中所引用的每一本古代医书内容，都尽量对其作者的生卒年代在括号内标明，以使读者明确文献的先后顺序，干祖望的这种亲恳求实的治学之道实为我们后辈之楷模。第二，干祖望在本文最后有"书有未曾经我读"和"书到用时方恨少"的感叹，道出了干祖望对知识的汲取愿望是多么得强烈！

干祖望在20世纪90年代初曾荣登南京市所有高校教师个人“藏书”榜首，获南京高校教师“藏书状元”称号，说明了他对书的热爱。同时，通过他晚年经常公开发表在中医专业杂志的“茧斋医话”中所介绍的杏林典故、对某些事件议论和词语诠释中可窥其读书涉猎之广、功力之深、数量之巨，但干祖望仍经常有“书有未曾经我读”和“书到用时方恨少”这样的急迫感（见《辽宁中医杂志》1999年第26卷10期茧斋医话《书有未曾经我读，事非亲历话难真》一文）。以干祖望这样的年龄、资历、学问涵养尚有这样的感叹，作为后辈的我们还有什么理由不发奋学习、深研中医文献，还有什么理由不勤于中医临床实践来验证这些理论呢？

六　窗

清代王燕昌所著的《王氏医存》十卷中，有“以心治心”篇，谓“养心家以一心疗万病，盖心病则身病，七情俱忘，六窗俱闭，元气浑沦，百脉皆畅……”其中“六窗”作何解，遍查中医各种辞典也一无所得。即找遍了新旧辞书，也没有它的一席地。

记忆起宋代苏辙有过这样一首诗，谓“六窗渐暗犹牵物，一点微明更着油”（见《七十吟》）。“六窗”究竟做何解释，仍难明了。再读明代李贽的《告土地文》中也曾说过：“十界同虚，判念便分龙虎；六窗寂静，一棒打杀猢狲。”那么可知典出释家。

佛教大乘之法相宗以“体别为正义，六窗一猿，为体一家之譬”。因之李贽的“一棒打杀猢狲”自有其可靠的典故。同时也知道“六窗”和“六根”是同义词。

所谓六根，乃指眼、耳、鼻、舌、身、意六者困扰人的根。《法华论》曰：“六根清净者，于六根中悉能具足见色闻声辨香别味觉触知法等，诸根互用应知。”因之王氏的“六窗俱闭”就是六根清净。

那么，为什么用“窗”字来表达“六根”呢？因为一般人不问杂事、不管闲事者，称为“关门推出窗前月”，以门窗喻为耳目，月光比之一切麻烦的事物。因为不关门、不闭窗，麻烦事还要找上门来。诚如宋代元祐年间和苏东坡同在杭州做官的毛滂诗谓：“酒浓春入梦，窗破月寻人。”（见《临江仙·都城元夕》诗）所以王氏不用“根”而用“窗”自有其道理。

所以“六窗俱闭”，就是将可以与外敞开交流的耳、目、鼻、舌、心及思想意识六个窗口，统统关闭起来。如果人能做到闭目养神，两耳不闻天下事，鼻不闻香臭，舌不贪山珍海味，身不入是非之门，思想纯正不去胡思妄想，当然就可以“元气浑沦，百脉皆畅”而“又何病焉”了。

出处：干祖望. 六窗[J]. 江苏中医，1995(03):23.
干祖望. 干祖望医话[M]. 北京：人民卫生出版社，2012:39－40.

病　灶

病灶，谁都知道是医学常用术语，指组织或器官遭受病原体的侵蚀而导致的局部损伤者。那么为什么不称病区、病域、病点而独独取用与人身毫不相干的“灶”字呢？则知者很少。

考“灶”字，主要解释是炉灶也。不管它是最原始的挖土作坑还是现代的煤气灶、电气灶，都是用以烹煮食物、烧水的设备。但它的其他解释也五花八门。例如：专事炼丹的丹灶；人称倒霉晦气为倒灶；古时把驻扎的军队撤走称减灶（典出战国时庞涓攻韩，孙膑救韩故事）。

以上三者，与灶字的本身，尚有联系。以下则与炉灶的灶已风马牛绝不相关了。如：战国时葬马用的棺椁，称垅灶，事见《史记·滑稽优孟传》。古人有一种卫生措施，称埻灶，见《管子·轻重己》之“教民樵室钻燧，埻灶泄井，所以寿民也”。儿子胜过父亲称跨灶（马前蹄上有两个穴位，称灶门，马疾奔时后蹄往往超过前蹄脚迹，跨越过灶门所踏之痕迹，因曰跨灶）。

中药以“灶”名者，有灶马、灶鸡、灶心土、灶额墨、灶突墨等。疾病以“灶”名者有灶尾丹、灶额丹等。

病灶之灶，毕竟做何解释？考“灶”字除了炉灶之外，还可与“造”字通用，例如《周礼·春官·

大祝》的"掌六祈，二曰造……"这个"造"字即"灶"字。

"造"字的解释，除了造化、制造之外，还有"成也"（见《礼记·王制》的"造就也"）、"至也"（见《孟子·离娄》的"君子深致之以道"）。那么成病、至病的致病之处，当然可称病造了，也就是病灶。

如其再夸夸其谈，更可以引用《史记·龟筴传》的"卜先以造灼钻"的造，是烧灼最厉害之处，当然可以比喻炎症的中心点。不过这样的"妙论"，已失之于"玄"了。

出处：干祖望.病灶[J].江苏中医，1995(10)：25.
干祖望.干祖望医话[M].
北京：人民卫生出版社，2012：33－34.

不值得考证的考证

考证是一门专事根据资料来考核、证实和说明文献或历史等问题的学问，故又称考证学。凡研究文史的学者都能掌握这门学问。中医有数千年的悠久历史，因之我们也必须掌握这一门技术。可是也有一些问题，即使你费了许多精力，考证出来，但对医学不论在文献理论或临床应用上都没有多大用处，那么这个考证是多余的、浪费的，可以随它对也好错也好。这只能名之为"不值得考证的考证"。

李时珍（1518—1593年）在《本草纲目·刘寄奴草》中谓："宋高祖刘裕，小字寄奴。微时伐荻新洲，遇一大蛇，射之。明日往，闻杵臼声。寻之，见童子数人，皆青衣，于榛林中捣药。问其故，答曰：我主为刘寄奴所射，今合药敷之。裕曰：神何不杀之？曰：寄奴王者，不可杀也。裕叱之，童子皆散，乃收灵药而反。每遇金疮敷之即愈，人因称此草为刘寄奴草。"明代高承《事物纪原·草木花果》中也有这样的记载。

我们读一下《刘涓子鬼遗方》："刘涓子，晋末于丹阳郊外骑射，忽见一物高二丈许，射而中之，如雷电，声若风雨，其夜不敢前追。诘旦率门徒子弟数人，寻踪至山下，见一小儿提罐，问何往？谓我主被刘涓子所射，取水洗疮。而问小儿曰：'主人是谁人？'云黄父鬼。仍将小儿相随还，来至门，闻捣药之声，比及，遥见三人，一人开书，一人捣药，一人卧。尔乃齐唱叫突，三人并走，遗一卷《痈疽方》，并药一臼。"

考刘涓子为刘裕的堂侄。刘裕执掌了东晋大权之后，东征西伐，打出一个自己的江山，建立宋国，自称武帝，庙号高祖。刘涓子就在他的军队里充任军医。两人是同一时代而且都是姓刘，一射伤大蛇，一射伤黄父鬼；一得到刘寄奴药草，一得到《痈疽方》。

刘涓子事见《鬼遗方》，此书成于483年。《本草纲目》《事物纪原》乃上承《南史》资料，《南史》乃唐代李延寿所撰，成书于659年。这里所述的是两回事，还是李延寿把刘涓子的事移植到刘裕头上？也可能二者都是鬼话。即使你费上极大的力气考证出来，对中医学术方面也一无作用，有心费时间去考证，不若多读几卷书。

出处：干祖望.不值得考证的考证[J].
江苏中医，2000(01)：27.
干祖望.干祖望医书三种[M].2版.
济南：山东科学技术出版社，2008：65－66.

《千金方》中几个难以解释之处（上）

孙思邈（541—682年），是集儒、医、道、释于一身的传奇式人物，加之享年141岁，博学多能，见多识广，所以其所著的两部《千金方》（《千金要方》《千金翼方》）写得洋洋大观，丰富多彩，杂以各家之说而出现不少难以解释的字和词汇。笔者几十年来为了读通这两部巨著，的确费了不少功夫，翻了不少的书，写了不少的读书笔记。

《千金要方·序》所言"燧人氏书，观斗极以定方名"的"斗极"，乃道家视为星宿中至尊的北斗。极，北极星，《论语·为政》称为北辰，也是儒家认为最高贵的星。前者为大熊星座的七颗较亮的星；后者为小熊座α星，即勾陈一星。

《千金要方·大医习业》谓"不读庄老，不能任真体运"。"任真"的含义是听其自然地生长与发展;“体运”是体察领悟宇宙间一切命运气数。此二者都是道家语言,也就是孙思邈认为包括医学在内的一切思想方法和行动准则的总纲领。以下《千金要方·治病略例》中的“宁可服其药,以任天真”,也是同一意义。

《千金要方·大医精诚》云:“大医之体,欲得澄神内视,望之俨然,宽裕汪汪,不皎不昧。省疾诊疾,至意深心。详察形候,纤毫勿失。处刺针药,无得参差。”本文前五句,是道教修养法之一的“坐忘”,能使人遗形忘我,内外清澄。即《庄子·大宗师》的“堕肢体,黜聪明,离形而去,同于大通”。《天隐子》也谓:“何谓坐忘? 曰:遗形忘我。坐忘者,因存想而得也,因存想而忘也。”凡人通过坐忘,“然后旷然与变化为体而无不通也”(引郭象注《庄子》的“坐忘”原文)。之后才能获得后六句的提高医疗质量的论述。

《千金要方·妇人方上·求子》云:“百想经心,内伤五脏。”“经心”为道家语,《抱朴子·崇教》有“忧惧之劳,未常经心”,是烦心的同义词。

又云“及与德合,并本命……”都是道家语。典出《庄子·德充符》中的“德充于内,应物于外,外内玄合,信若符命”。本命是指人出生所在六十甲子干支之年,其干支即为本命。所以“合德”“本命”两字,为其他医书中所没有的。

又有“并遇福德者”的“福德”,为福德宫。道家以流年推算吉凶神煞,列为十二命宫,其中第十为福德宫。

《千金要方·肝藏·肝藏脉论》谓:“左目甲,右目乙,循环紫宫”。考“紫宫”又称紫府,根据《神异经》所言,坐落在青丘山,为神仙居住之所。用在这里映射心或脑子。此外,这里的“左目甲、右目乙”,也是道家学说,虽谓受到《内经》影响,但欲知《内经》亦来之于道家。《素问·刺禁论》中的“肝生于左,肺藏于右”,王冰注谓:“肝象木,旺于春,春阳发生,故生于左也。肺象金,旺于秋,秋阴收杀,故藏于右也”,显然是从五行八卦而来。即使这个学说在临床上有其指导意义,但他采用的是演绎法而非归纳法,多少也是有问题的。

又云:“有六童子三王女守之。”“王女”即玉女,道家称为王华之女。童子即金童,道家称为金晨之童。《灵宝大法》谓:“伏愿侍者金童,传言玉女,为臣奏启,上闻天奇。”考王华及金晨,都是仙宫名称,所以金童、玉女,是指仙人身边未成年的男女儿童。为什么孙思邈在数字上用“六”与“三”? 因为这两个字是最为道家所常用、乐用的。“六”,《老子》谓“天得一以清,地得一以宁,神得一以灵,谷得一以盈,万生得一以生,侯王得一以为天下正,其致一也”,这是“六一”论。“三”,《洞神八帝妙精经》谓“三皇所受要在道妙者,太一、真一、玄一,是谓三一者也”,这是“三一”论。

《千金要方·心脏·心脏脉论》谓:“号五神居,随节应会。”典出《道德真经》中的“谷神不死”,河上公注谓“神谓五脏之神也……五脏尽伤,则五神去焉”。

《千金要方·脾脏·脾脏脉论》谓:“土有一子,名之曰金。环挟抱之,不离其身。金乃畏火,恐热来熏,遂弃其母,逃于水中。水为金子,而藏火神,闭门塞户,内外不通。”以上为方士炼外丹的秘诀术语,出于《周易参同契》,孙思邈借用于此。

《千金要方·肾脏·肾脏脉论》谓:“生来精灵之本也。”考“精灵”有两种解释:一为道家谓神与人之间的超自然体,地位低于神而高于人,一般也可以长生不死,并具有种种神通,有善良的也有邪恶的,不像神仙那样都是善良而无邪恶,善者可有益于人类,恶者则危害人类;二为宇宙间精神物质的本原。此处属于后者,如《抱朴子·道意》的“若乃精灵,困于烦忧,荣卫消于役用,煎熬形气,刻削天和”。不过不论前者或后者,都是道家语。

《千金要方·膀胱腑·脉论》谓:“号水曹掾名玉海。”“曹掾”为小官吏,也有人认为即皂隶的转音,水曹掾是指专门管理水的小官。海水往往是澄清如玉,故称“玉海”。以上两个词目,也都出于道家术语。

《千金要方·养性序》谓:“然后真一存焉,三一守焉。”道家指保持本性、自然、无为称为“真一”。《鬼谷子·本经·阴符》谓:“信心术,守真一而不化。”至于“三一”,有五种解释:一为天一、地

一、太一，三位神名；二为《道德真经》的“道生一，一生二，二生三”的简称；三为太一、真一与玄一的简称；四为精、气、神三者合一的总称；五为道教修炼方法之一，守虚无空者为“大乘”，守炼炼形者为“中乘”，守气含和者为“小乘”。这里所指者，当然为第五种解释。

《千金要方·养性·道林养性》谓：“胎息守五脏。”“胎息”为道家修炼方法之一。方法是用最微弱的呼吸把极小量的空气吸入及呼出，动作过程中必须鼻中没有声音，胸前无起伏。如《抱朴子·释滞》的“得胎息者，能不以鼻嘘吸，如在胞胎之中，则道成矣”。又称“服气”，因为关键在于肺的吸气、呼气在内服之中。道家以气为形之本，故而以服气作为修炼养生手段。胎息守五脏，意思是进行胎息，可以把五脏真气牢牢守住。

出处：干祖望.《千金方》中几个难以解释之处(上)[J].辽宁中医杂志，1992(11)：37－38.
干祖望.干祖望医书三种[M].2版.济南：山东科学技术出版社，2008：51－53.

《千金方》中几个难以解释之处(下)

对《千金翼方·禁经上》中的“玄黄肇判”一词何解？道教以天为玄，认为天者阳，始于东北，其色玄；以地为黄，认为地者阴，始于西南而终中土，其色黄。笔者认为该句应与南朝周兴嗣所著《千字文》的第一句“天地元(玄)黄，宇宙洪荒”为同一意义。

《千金翼方·妇人方上·求子·论曰》谓：“五行相克，及与刑、杀、衡、破。”考刑杀与衡破，也是道教占验派的常用词。前者为地支三刑，内容是：子刑卯、卯刑子，为无礼之刑；寅刑巳、巳刑申、申刑寅，为恃势之刑；丑刑戌、戌刑未、未刑丑，为无恩之刑；辰午酉亥为自刑之刑。后者为地支六衡，内容是：子与午相衡、丑与未相衡、寅与申相衡，卯与酉相衡、辰与戌相衡及巳与亥相衡。杀与破，乃刑与衡的不良后果。

《千金要方·风毒脚气·膏》中有“凡作膏，常以破除日”，《千金要方·胆腑·万病丸散》中有“破除日平旦，空腹酒服三丸”，《千金翼方·辟谷·服云母》中有“择取四时王相甲子，开除满之日”，《千金翼方·针灸·杂法》中有“须看破开日”。这四处中的“破”“除”“满”“开”四个字，是道教占验派中“斗建十二值日星”学说，内容是开、建、危、破、平、定、收、执、门、满、除、成十二个星名。在十二天中有一个星值日，但它并不像甲子那样有次序地轮值，而是不规则地值日，但也有另一套规律来推算安排，不过引以为遗恨者，笔者没有学到这个秘诀。在此十二星名可以算出黄道日与黑道日。黄道是吉日，黑道是凶日。计算法是用如下口诀：

建满平收黑，除危定执黄，
成开皆可用，闭破不相当。

意思是建、满、平、收四星值日为黑道日，诸事不宜。除、危、定、执四星值日为黄道日，大吉大利。成和开两星值日，为不凶不吉。闭和破两星值日，虽非凶日，但什么事也不宜去做。

《千金翼方·退居·杂忌》载：“屋宇宅院成后，不因崩损，辄有修造。乃妄动土，二尺以下即有土气。”“土气”一词令人费解。众所周知，五行中土气为生育万物之母，尊称“坤德”，怎样一变而为伤害人身的呢？而且大地表面就有土气，何须掘地二尺才得？其实孙思邈这里的“土气”，是道教符箓派、占验派的两个凶煞恶神，一个名“土”，一个名“气”。这个说法，起于南北朝(386—589年)而盛行于隋唐(581—907年)，证之于《北齐书·颜之推传》的“偏旁之书，死有归煞，子孙逃窜，莫肯在家。画瓦书符，作诸魇胜”。清代卢文弨(1717—1796年)补注谓：“偏旁之书，谓非正书。俗本杀作煞，道家多用之。”

土煞，即名为土。施耐庵(1296—1370年)在《水浒传》第二回中所言“你也须有耳朵，好大胆，直来太岁头上动土”的“土”，就是指土煞，这句话直到现在还在流行。据道家传说，“土”的形态，为男性儿童，身长仅一尺二寸(约40厘米)。现在舞台上的土地爷都是侏儒，恐怕也由此而来。甚至《封神榜演义》五十二回里的土行孙，“却是个矮子，身不过四尺，面色如土”。据道家符箓、占验派说法，土是最凶煞神之一，常可使人满门死亡。

气煞又名眚(从生从日，读 xǐn)，是人身人头，独腿鸡脚的怪物。凡人一死，它即破土而出，伴死者灵魂外出。到了“回阳日”，它与死者阴魂，一同回来，任何人一遇了眚(即气煞)，即有灾难，非死即病。所以《北齐书》中有“死有归煞，子孙逃窜”的避眚之举。眚与死者阴魂回来之后，气煞即在死者死去的地方，钻入地下。所以“回阳日”也称“接眚日”，日期不是固定的。请道士们用甲子来推算后，家人便可知道日期而可以出外逃避，俗称“避眚”。推算方法是以死者死的这天的甲子为基础，用以下口诀来求得。诀为：“甲己子午九，乙庚丑未八，丙辛寅申七，丁壬卯酉六，戊癸辰戌五，己亥相凑四。”然后根据口诀推算出的数字，天干加地支，从死的那天算起的第几天，就是回阳日。例如死于甲子日，那么天干的甲是九，加地支的子也是九，共十八天，则死后第十八天之日为回阳日。又如死于己巳，己为四，加巳之九，共十三，则死后第十三天为回阳日。就在这个回阳日，家人逃避，挂上了道士的符，即可平安无事。故《北齐书》谓之“画瓦书符，作诸魇胜”。“土”与“气”俱居地下，故《千金翼方·退居·杂忌》谓之“二尺以下即有土气”。至于《素问·六元正纪大论》中的“非是者也”之“眚”，并非气煞之眚，系灾字的同义词。考《内经》书成于秦汉之际，而气煞(眚)之说在六朝、隋、唐之际才形成。

尽管笔者费了不少精神来开解了《千金方》中几个难解之谜，但对业务的提高，作用不大。仅供茶余酒后的漫谈而已。

出处：干祖望.《千金方》中几个难以解释之处(续)[J].辽宁中医杂志，1992(12)：32-33.
干祖望.干祖望医书三种[M].2版.济南：山东科学技术出版社，2008：53-54.
注：可与《〈千金〉析疑——土气》一文互参。

《白喉忌表抉微》作者

喉科文献中《白喉忌表抉微》一书，虽字数不多，但影响极大，而其为害也更不可小觑。该书梓行后，杜同甲《白喉忌表抉微驳议·自序》所谓“病人误服其方，惨遭冤死，不知著是书者何所仇于喉病之人，而必造偏执之谬说，而尽杀之也”一言。笔者颇感共鸣。

此书作者，仅题耐修子，也有版本作耐修老人。其为何时人，籍贯何处，是否业医，殊难查考。唯《自序》谓：“嗣于友人处假得郑梅间先生《重楼玉钥》一书，阅之乃知白喉。”即可知时代在郑梅涧之后，至早是同时人。考郑梅涧为安徽歙县人，清代嘉庆至道光年间(1795—1850 年)喉科名医。其手撰的《重楼玉钥》二卷，梓行于道光十八年(1838年)，但公开于嘉庆己亥年(1815 年)。原版无名氏《序》谓：“先生(指郑氏)秘惜此书，又恐人乘危邀利，故未尝授人。”则可见撰写杀青要更早些了。至于郑氏把自己的著作秘不示人的这一习惯，可以从他的《喉白阐微》一书写成于 1797 年，冷藏了 159 年直到中华人民共和国成立之后，由后裔捐献于安徽省卫生厅，并于 1956 年由安徽人民出版社出版发行一事可证实。

《白喉忌表抉微·自序》第一句即称“余素未习医”，即可知其非医界中人物。而且把麻黄、牛蒡、前胡等 22 味药，列为“可畏哉”的白喉一切禁忌之品，更暴露出门外汉的是其不懂中医“治证不治病”。因为拿“病”来说，从来也没有特效药与禁忌药的。

他既非医生，那么是干什么的？《后跋》谓：“余在奉天，随侍赈坛一载。”当时有一神道教符箓派的一支“扶占台”十分风行。而其一待即一年，因之可以推测而知，是接近于士大夫的一个有闲阶层。

不过此人文墨则相当有功底，流利老练，绝不同于同一时代多数的好像半文盲写的喉科书的那些作者。其中如“又鉴于前车”“蓊蓊郁郁”等词句，非对文学有高度修养者难以写出。所以杜同甲虽然驳斥他的理论，但还是肯定他的文章，谓“舞弄文字，颠倒症因”(引《驳议·自序》)。

综合以上概念，他是一个精于文墨的、富裕(有妾)的士大夫有闲阶级、懂医而不精、性格固执而又自信的老人(有孙儿)。但他的真实姓名，何处人氏，则无从考证而只能存疑于脑中。

这个困扰于笔者脑子里十分不舒服而又没法驱逐的疑团，寄居了四十多年，竟然“踏破铁鞋无觅处，得来全不费工夫”。昨偶读1941年《潍县志稿》的“艺文”与“人物”，方知耐修老人，乃籍山东省昌邑县，名孙淦，字丽泉，号筱坪，举人，学问渊博，著作很多，虽未大量梓行，但散见留传于当地者不少。其弟孙淇，字左泉，优质生。当时人称他们为“二泉”，两人在文学方面知名度很高。

把以前的推测，再与史科对照，确是十分符合。

出处：干祖望.《白喉忌表抉微》作者[J].江苏中医，1993(02)：25.
干祖望.干祖望医话[M].北京：人民卫生出版社，2012：45－47.

【注释】

杀青：古代用火烫炙竹简，使青竹水分除去，就不会再被虫蛀蚀，后世用“杀青”泛指“书籍定稿”。

古医籍作者之谜

每个人都有这样一个怪脾气，对公开暴露的事物，一看一听之后，就无所留念了。但对于愈隐晦的、迷离的、朦胧的或仅见其半面及雾里庐山面貌的悬念者，愈要看一个、听一个明白，不惜时间地去追根究底。

因之，对某些古医籍的著者，若署以笔名，一定也要考证出真名是谁？除非索性来一个“名佚”或“亡名氏”，倒也两手一摊而放弃追究。

然而要去考证一个笔名的本人，诚如大海捞针，难乎其难。很多作者仅仅是一个民间医生，姓名不上史册，事迹不见经传，你到哪里去找？笔者曾考证以下几书作者，费了四五十年的“留意”与“关心”，最后“踏破铁鞋无觅处，得来全不费工夫”，一如苏东坡《美蓉城》诗句“偶然相值两浮萍”。这样难以得到的东西，理应与君共赏。

1.《中藏经》作者是邓处中　《中藏经》三卷，旧题华佗，显然伪托。孙星衍重校“序”中，也承认非华佗之作。其谓：“似是六朝人所撰，非后世所能假托。”

闽中仓司刊本，有邓处中“序”文，除详述该书来源之外，并自认为华佗外孙。根据口吻推测之，显然为邓氏所撰而托名其“舅父”。

邓处中，宋代人，生平里居未详。自号应灵洞主、探微真人，似属道家人物。

2.《大明本草》作者是日华子　日华子，宋朝时药学家，四明（今浙江省宁波）人。

3.《卫济宝书》作者是董琏　流传至今的中医外科文献，第一部为《鬼遗方》，第二部即《卫济宝书》。后者共上下两卷，陆定圃《冷庐医话·古书》谓“二十二卷”（卷二），陆氏错了。《四库全书总目提要》谓：“旧本题东轩居士撰，不著姓名。”其实东轩居士为董琏的笔名。

董琏，生平事迹及籍贯无考。其当于宋代乾道间写成此书。《四库全书总目提要》又谓“当为宋孝宗以前人”，殊为符合。

4.《理虚元鉴》作者是汪绮石　《理虚元鉴》二卷在医林中评价极高。作者为明末人汪绮石，以其德高望重而人称绮石先生。惜生平事迹无考。

清代嘉庆十八年《无锡金匮县志》谓“本书为柯德修所作”，非也。柯氏仅仅从汪氏门生赵宗田手中得到原稿，在他主持下刻了此书的第一版即柯氏版。之后，在柯氏后裔柯心斋主持下，由陈焱重刻了一版即陈氏版。

5.《白喉忌表抉微》作者为孙丽泉　孙为清代人，举人，精于文学而好道教，故自题耐修子。对医学属门外汉。籍贯为山东省昌邑县。

6.《梅氏验方新编》重刊者为陈蝶仙　在书上署名者，为天虚我生，乃20世纪二三十年代上海有名的大工厂家庭工业社的老板。当时牙膏尚未风行，家庭工业社的蝴蝶牌牙粉一统天下，故自称天虚我生的陈蝶仙也颇知名于一时。

出处：干祖望.古医籍作者之谜[J].江苏中医，1993(08)：25.
干祖望.干祖望医话[M].北京：人民卫生出版社，2012：47－49.
干祖望.干祖望医书三种[M].2版.

济南：山东科学技术出版社，2008：43－44.

《千金》析疑——土气

五行都有气，所谓“五运之气”，内中以土气为最有益于人身。它是王道之气：一则位居中央，是统治东南西北四方的中心位置；二为黄色，为最正统的颜色，《朱熹集传》就强调“黄，中央土之正色”；三是土禀性为湿，湿则雨露滋润，可以化生万物。“万物土中生”，所以又称“坤德”。坤德用现代话来说，是淳厚的母亲。所以中医书本上有肝阳肝气的木气伤人，有热邪厉毒的火气伤人等，未闻土气不利于人。

在这里使人不解的《千金翼方·退居·杂忌》（第十四卷）谓：“屋宇宅院成后，不因崩损，辄有修造，及妄动土。二尺以下即有土气，慎之为佳。”用现代文来翻译，是说凡新屋落成后，或旧屋翻造，不能把地皮乱挖，因为掘地到二尺以下，就有土气，应深深地记住这点。同时还弦外之音，“你碰到了土气，就坏了”。这节文章使人有三个莫名其妙：其一，土气的本身就是抽象的，为什么地下二尺为它的藏身之处？第二，你触犯了土气，就有灾难降临？第三，在中医理论中从来也没有土气害人的说法。

你要破译这个谜，首先要知道这个土气，已非五行中（金木水火土）的土气，乃另有所指。考作者孙思邈（541—682 年）系道教中人物，这种说法，乃道教五个流派中占验、符箓两派的说法。

占验、符箓两派认为土气乃是两个凶煞恶神的名氏，一名土、一名气。这种迷信邪说，起始于南北朝（386—589 年）而盛行于隋唐（581—907 年）。证之于《北齐书·颜之推传》中的“偏旁之书，死有归煞。子孙逃窜，莫肯在家。画瓦书符，作诸魇胜”。清代卢文弨（1717—1796 年）补注谓：“偏旁之书，谓非正书。俗本杀作煞，道家多用之。”

土煞，又名土。施耐庵（1296—1370 年）在《水浒传》的第二回中所言“你也须有耳朵，好大胆，直来太岁头上动土”的“土”，就是指土煞。此言到现在还流行着。土煞的形态，为儿童型的男性，身长仅一尺二寸，且看舞台上的土地爷都是侏儒，恐怕由此而来。甚至《封神榜》里的土行孙，“却是个矮子，身不过四尺，面色如土”（见第五十二回）。据道家说法，土是最凶煞神之一，常可使你满门死亡。

气煞，又名眚（从生从日，读 xìn），为人身、独腿、鸡脚的怪物。凡人一死，它即破土而出，伴死者灵魂外出。到了“回阳日”，它与死者灵魂，一同回来。任何人一遇眚煞，即有灾难，非死即病。所以《北齐书》有“死有归煞，子孙逃窜”的避眚之举。眚与死者灵魂回来之后，气煞即在死者死去的地方，回到地下。所以“回阳日”又称“接眚日”。这种迷信，盛行于中华人民共和国成立前的上海市及其郊区。至于回阳日，一般为死后的第八天到第十三天之间，具体日期则由道士来推算。

至于《素问·六元正纪大论》中也有“非是者眚也”的眚字，与气煞无关，应作灾字来解释。

出处：干祖望.《千金》析疑——土气[J].江苏中医，1997(11)：25.

注：可与《〈千金方〉中几个难解之处（下）》一文互参。

中西医结合史

中西医结合是时代的要求，是人民的需要。并非谁说这样做就这样做，谁想那样干就那样干。自植物无性繁殖的嫁接法问世后，就为我们的结合树立了样板，铺设了走向成功的道路。但必须申明，嫁接术没有问世之前，这个伟大事业早已开始了。

中西医结合工作开始于 1 350 年之前。中华人民共和国成立至现在的中西医结合工作，是 1 350年以来的第四个高潮。

从殷商时代开始我们从巫觋手中夺过来治病权之后，就有了中医。因为只此一家，所以根本想不到有结合之事。

与佛教鼻祖印度阿育王（约公元前 272—前 266 年）同一时期的秦始皇（公元前 259—前 210 年）时代，已有天竺（印度）的沙门室利房等 18 人来到我国咸阳（今陕西省西安之东）传教。中国与外国的交往即从此开始。

汉代元鼎二年（公元前115年），张骞（？—公元前114年）从西域归来，从此又进一步推动了中国与外国通商。该时期医学是否也互相交流，无文字记载可查。

经过历代多人撰写到汉代方才成熟定稿的《神农本草经》中的胡麻，就是从域外最早进入中原的中药之一。由此证实中药比中医更早地吸收了舶来品。

汉代建和二年（148年），安息（今伊朗）王子安清（世高）来中国，开始把阿拉伯医学传入中国。可能他们的水平与中医相比并没有突出的高明之处，所以影响极微。

汉代延熹九年（166年），我国从大秦（罗马帝国）引进大量犀角与玳瑁。从此，外国物品进入中药库者日益增多，而医学的输入与输出却没有什么记载。

直到唐朝（619—907年）之初，中医与国外医学的交流或结合才具备了条件。

一、第一次结合（622—682年）

自佛教输入中原被冷落了两百多年之后，于汉哀帝元寿元年（公元前2年），大月支国（今伊朗犁河上流）国王又派伊存来长安传教，口授佛经博士弟子景卢。这一次佛教的来华，始建立了基地。

六朝陈武帝永定元年（558年），攘那拔陀罗与阁那耶舍合译的《五明论》传入中国。所谓"五明"是指：一声明、二工巧明、三医方明、四因明、五内明。其中"医方明"指的是印度医学，这是印度医开始走进中国的标志。

印度称医生为"阿优吠陀"，"阿优"是生命、年龄和寿命，"吠陀"是知识，词意即生命的知识，也可以理解为长生之学。后人称这种医学为"吠陀医学"。这种医学很有生命力，所以也颇为中国群众接受。唯影响范围不大，仅仅局限在长安（今西安）一带。

大医孙思邈（541—682年），出生于距长安不远的北方铜川市、耀县东北7.5千米的孙家源村。当时正是唐代国内民族关系增强、交往频繁、对外采取开放政策的时期，被史学家称为"贞观之治""永徽之治"，达80年之久，孙氏一生中的黄金时代也有幸躬逢盛世。他86岁那年（607年），也就是两个"之治"的开始，应召来到长安定居。那时的长安，乃盛唐国都，以西北陆路与东南海路为主的两条丝绸之路的终起点。唐代的中国即与朝鲜、日本、印度、巴基斯坦、阿富汗、伊朗和阿拉伯等许多国家和地区开展了政治、经济、文化、宗教、医药上的广泛交流，使节、商贾、僧侣往来频繁，外来医学、药品也随之而源源不竭地输入，给医学与本草学灌注了新的血液。

当时的国内外交流很兴盛，尤其是印度因佛教与医药的关系与我国交流最多。由于孙氏身处这样的环境，所以他与外来医学的接触比任何人都密切。如果他也迷信"一切外来的好"而把印度医学迎进中医堂室之内来左右、统治了中医，那么20世纪的今天，中医之术早就"无唯类"矣，所存在者仅仅是一个空挂中医之名的印度医学！

孙思邈通过"用夏变夷"手法，使外来医学成为中国传统医学的一个组成部分。孙思邈巧妙地把与中医格格不入的"欲疗诸病，当先以汤荡涤五脏六腑"吠陀医学论点用"开通诸脉，治道阴阳，破散邪气，润泽枯朽"（《备急千金要方·序例·诊候》原文）十六个字来融会贯通、为我所用。至于《备急千金要方·序例·诊候》中的"张仲景曰，欲疗诸病，当先以汤荡涤五脏六腑，开通诸脉"一言，笔者认为绝对不会出自张仲景之口，因为张仲景使用泻法，仅仅局限于"此大便已鞕也，大承气汤主之""若腹大满不通者，可与小承气汤"。而且张仲景从来也没有说过"先以汤荡涤五脏六腑"与其学术思想不相同的话。相反他却强调"……若汗多，其热不潮，未可与承气汤""微和胃气，勿令至大泄下"（根据1955年重庆市中医学会编注本《新辑宋本伤寒论》）。这里并非指责孙思邈误引张仲景之言及曲解了张仲景学术思想，而是证实孙思邈引进外来医学之"泻"，丰富了中医传统理论的"泻"法。

吠陀医学还有一个"地水火风，和合成人"的"四大"学说，和我们的阴阳五行格格不入，但又被孙思邈巧妙地引进吸收到中医里。

对于吠陀医学的"四大",孙思邈以五行来匹配,见下表。

吠陀医学四大与中医五行比较

吠陀医学	中医五行	不调(有余)	去(不足)
火	火气	举身蒸热	身冷
风	风气	全身僵直,诸毛孔闭塞	气绝
水	水气	身体浮肿,气满喘粗	无血
地	土气	四肢不举,言无声音	身裂

同时还把"火"隐射为心,"风"隐射为肝,"水"隐射为肾,"地"隐射为脾。这样一经衔接,又天衣无缝地洋为中用了。

"四百四病"又是吠陀医学的一个论点。认为人体有101种病,"四大"各有101种病,则共有404种病。孙思邈也经常引用它。如《千金要方·序例·诊候》中的"四气合成,四神安和……"《千金要方·养性·道林养性》中的"将知四百四病",《千金要方·养性·调气》中的"计成四百四病……冷热风气,计成四百四病……病有四种,一冷痹、二气疾、三邪风、四热毒",《千金翼方·万病·耆婆治恶病》中的"疾风有四百四病"等。"四百四病"对中医来说,是学说中的"异物",根本谈不到丝毫裨益。但通过孙思邈"用夏变夷"手法,更巧妙地来解释"四百四病",谓"百病不离五脏,五脏各有八十一种病"(见《千金要方·养性·调气法第五》)。的确,以81乘以五脏的5,得数为405。虽然多了一个"1",但中国向有"缺则积而闰之,余则舍而去之"的计算常规,则还是恰巧为404。

孙思邈对印度医耆婆十分崇拜,在两部《千金方》中,屡次提到了他。更欣赏耆婆"天下物类皆是灵药,万物之中无一物而非药者"(见《千金翼方·药录纂要·药名》)一言,为之郑重地记录于著作中。而且还根据这个精神而找到不少新药。

孙思邈全套引进了天竺国婆罗门法的按摩。在《千金要方·养性·按摩法》中把天竺国婆罗门瑜伽按摩18个全部操作过程完整地予以转载。同时用更多笔墨来介绍老子按摩法,内容比外来的多一倍以上,这样就把外来医学淡化到陪衬的地位,"喧宾夺主"之弊也无法产生。

孙思邈吸收了大量吠陀医学,除上述之外,还零零星星散见于两部《千金方》中,如"胡运迦摩罗病,世医拱手无方"(见《千金翼方·万病·耆婆治恶病》),"有天竺大医耆婆……"(见《千金翼方·药录纂要》)。

盛唐之世的国都长安,既然是万商云集,外国人也不止印度一国,外来医药也当然有其他的。孙思邈既抱有"偶逢一言,岂惜千金"(见《千金翼方·禁经上》),"驰百金而徇经方"(见《千金翼方·自序》)之志,对其他外国医学,更不肯轻易放弃,所以如西州的续命汤、蛮夷酒、露宿丸,波斯大秦的悖散汤等,都要吸收、转化之后囊括到中医宝库里。还有如波斯盐、匈奴露宿丸、诃黎勒蜜丸、戎盐、西番阿魏、婆律国膏香、西域诃黎勒、西戎底野迦等。

自张仲景(145—208年)把他以前的中医学做了一次大总结后的400多年中,中医虽没有走入低谷,但也没有多大的发展。自孙思邈两部《千金方》面世之后,中医就迎来一个飞跃,因为中西医结合带来了成果,犹如新鲜的血液输给一个衰弱的人,毋怪乎清代徐大椿(1693—1771年)惊呼"仲景之学,至唐而一变"(见《医学源流论·千金方外台论》)。

第一次中西结合,为什么说在623—682年?因为孙思邈在83岁即623年开始撰写《备急千金要方》(从623年到682年谢世)。

总之,第一个中西医结合是相当成功的,其成绩自有两部《千金方》可以证实。

二、第二次结合(1581—1671年)

李时珍(1518—1593年)开始撰写《本草纲目》那年(明代嘉靖三十一年,1552年),一位与第二次中西医结合有密切关系的外国人出生于意大利,他叫利玛窦(1552—1610年)。他是明末来中国的耶稣教传教士,来中国后即任中国耶稣教会的领袖。于万历九年(1581年)到北京。他与比他小8岁的上海人徐光启(1560—1633年)交上了朋友。徐为万历三十二年(1604年)进士,官至礼部尚书兼东阁大学士，入参机务。利玛窦则用徐的爵高望重，徐则崇拜利玛窦的博学多才，故而尽管肤色不同，但相交莫逆，所以徐的新知识，完全从利玛窦处得来。徐精通西洋的天文、历法、数学、测绘、水利、农业等业务，故在治历、囤盐、农业、火攻、漕河方面，造诣极深，是历史上有名的科学家。因之徐光启吸引、同化了不少思想开放的有识之士，其中有可称为思想家、文学家、科学家并精研医学的方以智（1611—1671 年）。方为安徽桐城人，崇祯十三年（1640 年）进士，官至检讨，33 岁时（1644 年）明朝覆灭，清朝建立，他羞做亡国奴而削发为僧，遁入空门，与世隔绝，法名弘智，人称药地和尚。他的著作很多，现在我们可以读到的还有 8 部。其中《物理小识》12 卷，内容以人身、医学、饮食为主。康熙十年（1671 年）方以智赴吉安谒文天祥墓时，急病卒于途中。

方以智强调“寓通几（指哲学）于质测（指实验科学）”，反对神权。在这种思想指导下，方以智就认为中医远不及西医，因之极力主张借助西洋医学的“质测”来促进中医的发展。这种思想完全可在其所著《物理小识》中折射出来。

方以智在胚胎学方面，有过“始先鼻与命门，为小环，渐长而成任督之环”（见《物理小识·人身类》）的认识。

会厌虽然在《灵枢·忧恚无言论》中早就提到过，但始终没人知道它的实际情况。直至方以智介绍谓“口二窍，前曰喉肺窍也。会厌司开以言，司闭以食，则言之有据……”谓“咽，食管也。胃脘为贲门，入胃，从幽门循小肠阑门，接大肠及直肠，出魄门。以六腑实而不满也”（同上）。

对脑的认识，也被方以智从朦胧迷糊的“奇恒之腑”中揭开它的神秘，谓“脑为贵，而余待命矣……人之智愚，系脑之清浊”（见《物理小识·身内之贵之说》）。“脑之皮分内外层，内柔而外坚，既以保存身气，又以肇如诸筋，筋自脑出……导气于五官，或令之功，或令之觉”（见《物理小识·人身类》）。他介绍脑在生理方面，是为人身最重要的器官（为贵），人身所有组织器官都要接受它的发号施令（余待命），不论意识形态方面（觉）、动作方面（动）都受脑的指挥。而且还能决定人的聪明与愚鲁。解剖方面，指出脑的组织，并介绍了脊髓与神经（筋），指挥着（导气）全身活动与感觉。

对心的认识，方以智认为“心以呼吸，进新气，退旧气”（见《物理小识·血养筋连》）。心与血，“故血者资养之料也。血以脉行，脉有总曰络……从心出者，亦有二大络，一下一上，分细周身”（同上）。心房与心室，“由有络（血）入心，先入右窍，次移左窍”（见《物理小识·身内三资之论》）。

肌肉方面，方以智认为“论肉，其数六百界有奇，其形长短、宽狭、厚薄、圆扁、圭角、浑异其势。各上下相拼，或顺或斜，或横或异，此皆各有本用而顺本身多异之功。是其总向也”（见《物理小识·人身类》）。以上虽然是从西医角度的认识，但与此同时，方以智必用中医学说相互参证，予以沟通。因方以智精通医学，所以他的配合互参也好、解释疏注也好，即使自己主观的定论，也都入情合理，使人心服。加之方以智既非职业中医、更非西医，汇通中西医学的初衷也是借鉴西医之长，来补中医之短，目的是促进中医的发展及提高，其对中医发展作出的贡献也当为后世铭记。

但引以为憾的是，方以智没有临床经验，即无法实践。而且书名《物理小识》，一无医药气息，连医药界人士也不知道有斯人、有斯书。另一重要原因是他中途遁世逃俗，有始而无终。这样的优秀医书，高级精品著作，丹波元胤《医籍考》也没有收入而使之漏载。所以第二次中西医结合以夭折而告终。

三、第三次结合（1840—1949 年）

输入中国的外来医学，最早为印度，继之为阿拉伯，最后以欧美为主的西医。西洋医学自明代开始就悄悄地传入了中原大地。因为清朝紧闭国门，而且一般民族性是保守的，虽然有几个知识分子知道一些国际情况，但为数极少，因之，西医的影响表面上并不明显。自鸦片战争（1840—1842 年）以后，中国紧闭的大门被打得粉碎，连门闩都掌握在洋人手里。于是凡姓“洋”的东西，一拥而入，犹如水银泻地，无孔不入，西洋医学当然也侵占了医学的空间。在 1842 年 10 月订了《五口通商章程》即《虎门条约》后，就允许外国人在广州等通商口岸设立外国医院。

1844 年在厦门、宁波、上海，相继建立了外国医院。除治疗疾病以外，还承担着培养第二代西医人才的任务。对象当然以中国人为主。1856 年，西医关韬（？—1874 年）出任军医。从此军医逐渐地更换为西医。根据史书记载，最早的军医为南朝宋（420—470 年）时的刘涓子，即外科名著《鬼遗方》作者。他为宋武帝刘裕堂侄，从宋武帝北征，随军治病医伤多年。1857 年，西医黄宽（？—1878 年），从苏格兰爱丁堡大学毕业，回国行医。1859 年，在长江流域有外国医生 28 人，其助手、学徒尚未列入其内。1862—1870 年，北京、烟台、汕头、镇江、汉口、台湾、梧州、虎门、宜昌、杭州等地，继厦门、宁波、上海之后，也都相继成立了外国医院，其中 16 家为教会医院。1872 年，第一家中西医综合医院“华东医院”在香港建立。分为中西两部，任病人自由选择。1879 年，广州博济医校录取两名女生，开学校男女同读的先河。凭这一消息，可以知道西医学校早已开办多时了，而且不止一地。1885 年，我国第一位留学女西医师金韵梅，毕业于美国纽约女子医学校，学成归国。至 1889 年，全国已有教会医院 60 个。

这样在很短时期内，西医西药攻势凶猛，大有席卷天下之势。中医队伍里有识之士，不能不想到奋发图强，是否吸收一些西医之长来补中医之短。

同时凡产生了两个或两个以上的同类事物，“对比”也影随形来。西医的长处日渐显露，使一些人尤其是容易接受新生事物的知识分子，逐渐产生了西医强于中医的看法。而且更重要的是他们根本不知道中医独特的理论和治法。且看清廷大吏洋务派领袖李鸿章（1823—1901 年）在光绪十二年（1886 年）为在烟台出版的美医洪士提反《万国药方》中所作的序，谓“（中医）以意进逻，病机凭虚构象，非实测而得其真也。泰西医学，有专官、有学堂……藏真腑俞，悉由考验，汤液酒醴，更极精翔……学者合中西之说而会其通，以造于至精极微之境于医学，岂曰小补”。李鸿章此文，用现代语解释就是“中医认识疾病，是靠自己怎样想就怎样说，病理的分析，都是凭空虚构。都不是从实验中得来的真实情况。西医有专职的领导和学校正式培养。就是五脏六腑甚至经络腧穴，都是从实践验证得来。即使药物，更极精良……学者能合中西医二者学说，合一贯通，可以达到最精品的医学，谁说是小事”。

在此期间的中医，都自发性地做了结合工作。他们当时是怎样做的，我们无法见到，但留下的墨迹，可作为证据。如道光二十五年（1895 年），郑光祖的第一部中西医结合著作《一斑录》面世。光绪十六年（1890 年），广东番山郑官应编辑的《中外卫生要旨》出版，计 4 卷。5 年后，又出《续集》1 卷。光绪十八年（1892 年），朱沛文的《华洋脏腑图象合纂》出版。同年，唐容川（1863—1918 年）的《中西汇通医经精义》出版，他在自序中谓“及今泰西各国，通于中土，不但机器矜能，即于医学亦诋中国为非”。其言外之音，在憾恨之下，反映出愤愤难平之势。接下去又谓：“自顾一手一足，毫不能扶持……录其要义，兼中西之说解之。不存疆域异同之见，但求折中归于一是。冀五大洲万国之民，咸无夭折。”更是替当时奋发图强的同道们说出了具有代表性的心里话。

宣统二年（1910 年）张锡纯（1860—1933 年）《医学衷中参西录》第 1 期梓行，历时 24 年到 1934 年共出了 7 期。

许多人认为唐容川、张锡纯两氏为中西医结合的奠基人，这就错了。他两人仅仅是当时著作最多而最惹人注目的人而已。而且比《一斑录》还晚近乎半个世纪。

这样没有领导、没有组织、各自孤军作战的中西医结合工作，一直到中华人民共和国成立前夕，除了留下《中西汇通》《医学衷中参西录》两部名著外，一无所获。

四、第四次结合（1955 年以后）

中华人民共和国成立后，在 1950 年，第一届全国卫生会议召开，确定了“面向工农兵，预防为主，团结中西医”三大原则和四个决定。中医从此抬起了头，间接地为此后中西医学结合奠定了基础。

1951 年全国各地改造接生婆 56 925 人。虽然那时根本没有中西医结合的口号，但已奏响了前奏曲。同年，在全国各大军区考选42名调干生送到北京。他们都是各地开业的高水平中医师，先在北京大学补习数、理、化，翌年与当年高中毕业考进大学录取者，同在北京医学院接受五年正规教育。与此同时，国家又开办"北京中医进修学校"，生源也来之于各省市，层层落实到"医务工作者协会"，推选开业的较高水平中青年中医，脱产进修学习。

可是这两个学习单位都成了把中医改造为西医的工厂。毛泽东主席发觉之后，强调提出"西医学习中医"，并把这个方式方法作为错误路线来批判。

1954年，毛泽东主席曾说过这样的话"祖国医学遗产若干年来，不仅未被发扬，反而受到轻视和排斥""今后最重要的是首先要西医学习中医，而不是中医学习西医"。

1955年，北京首届"在职西医学习中医研究班"开学，在开学典礼上传达了毛主席提出的"把中医中药的知识和西医西药的知识结合起来，创造中国统一的新医学、新药学"。党和政府的英明，就显示在这一个战略上。因为搞中西医结合，一如植物无性繁殖的嫁接，一定先要储备好优良的亲本。一个西医若不熟悉中医基本理论学说（知识），是无法承担这个工作的。没有高水平的中医，也无法进行这个工作。只有父本母本双方旗鼓相当，才能结合出更优良的第二代。"齐大"尚且"非偶"，更遑论有父本而无母本，或有母本而无父本，这样的结合难道不是开玩笑做游戏吗？

1958年，卫生部颁发"继承老年中医学术经验"通知。这是继第一步西医学习中医之后迈出的第二步。因为单单有高水平西医这方面的优良亲本，没有高水平中医配合这个优良亲本，结合工作也不会成功。现在把两个亲本，都予以提高，为以后的丰收打下了坚实的基础。党和政府希望我们结合成功，做出了许多精密的策划，我们没有使党和政府失望。

同年，中共中央发出了对卫生部组织西医离职学习中医总结报告的批示，明确指出"中国医药学是一个伟大的宝库，应当努力发掘，加以提高"。这是对有人搞中医西医化打的"预防针"。

1959年，卫生部召开西医专家座谈会，以光辉成就来欢庆建国十周年。

同年，经统计全国已有西医离职学习中医班30个，共计2 000多人。1960年，卫生部召开西医学习中医经验交流座谈会。1964年，西医离职通过学习班学习中医，已毕业者2 400多人。中西医结合工作，在西医方面已具备了良好的基础。

1970年，周恩来总理亲自指示召开第一届全国中西医结合工作会议。在会议期间，周总理先后四次接见会议领导小组人员。伟大的中西医结合具体工作，由此正式揭幕。深感不幸的是，拨正方向的毛主席和亲自领导我们的周总理，眼见我们工作仅七年之久，即离开了我们。

今年为建国五十周年大庆，中西医结合工作筹备和前期工作十五年，正式工作三十年，弹指之间四十五个春秋流逝而去。工作是顺利的，成绩是巨大的，但是不能告慰毛主席和周总理了。

五、结语（临鉴立影）

古人把历史称为"鉴"，鉴即镜子。我们凭借镜子可以看到自身难以看到的东西，故《盛世危言·西学》谓之"临鉴立影"，也就是借助于古人的得失成败来指导我们走成功之道而远避失败之途。所以过去四次中西医结合工作，却是我们今后工作的指导。

现在客观地评价一下以上四次结合的得失。

第一次是成功的。中医在唐代掀起一个中兴高潮，正是外来医学的新鲜血液，灌输到我们古老的中医机体里。原因是孙思邈立定脚跟在中医这块土地上不动摇，取用"用夏变夷"的手法来吸收外来医学。

第二次是失败的。理由很简单，主因有三：其一，孤军作战，没有群众基础；其二，本身不是临床者，脱离了实际；其三，也是最最重要的一点，没有持之以恒，中途当逃兵。

第三次，既不失败，也不成功。但有两个只能使之失败而不能使之成功的弱点，已经暴露出来了。第一，没有领导，一盘散沙；第二，既要中西医结合，但两个亲本中只有中医而没有西医。所以有人嘲笑这样的结合，是封建社会的“抱牌位做亲”。一方面是活生生的人，另一方面是一块木头。

第四次，正在进行中，因之无法评议。唯现在有最好的领导，又做了十五年基础工作，我想一定会有极好的成绩来向党和政府报喜的。

至于今后怎样做？就是以以上四次中西医结合的经验为指南。但有一点必须提醒大家，现在西医方面的亲本，所有特点、优点全部捧上了桌面来迎接结合，而中医呢？

出处：干祖望．干祖望医书三种［M］．2版．济南：山东科学技术出版社，2008：55－62．

干祖望．中西医结合史（1）［J］．辽宁中医杂志，2000（12）：568－569．

干祖望．中西医结合史（2～5）［J］．辽宁中医杂志，2001（01～04）：49，116，175，243．

【注释】

齐大非偶：出自《左传·桓公六年》“齐大，非吾耦也”。春秋时，齐是大国，郑为小国，所以两国人的联姻不相匹配。后指凡因不是门当户对而赐婚的，表示不敢高攀的意思。

张子和倡导汗吐下法考释

——张子和不像中医而像古印度吠陀医生

《中国医药大辞典》金元四大家：“李杲、刘完素、朱震亨、张子和也。《医宗必读》以张为仲景，误。”笔者认为“不误”。以肤见而言，《医宗必读》谈的是“四大家”而未言“金元”。以实质而言，张子和不像中医而像古印度的吠陀医生，应该不能列入中医界。

张子和是主张汗、吐、下的主攻派。传统的正统中医学术里，是有内含汗、吐、下三者的攻法，是许许多多治法中的一个小小组成部分。

现在以张仲景取方用药作准则，他的汗法代表方桂枝汤利用解肌发表调营卫作用来治疗外感风寒表证，但用来十分谨慎。在赵开美复制治平本《伤寒论》（1955年重庆市人民出版社出版）的第49、50、83、85、86、87、142、211、285条许多“不可发汗”而禁用。

吐法代表方瓜蒂散，赵本的第165条以“诸亡血虚家”不可用而不用。

下法代表方大承气汤，在赵本的第48、132、150、158、209、264、347、364条都禁用。

总之，传统中医治法要掌握整体观念、治病求本、灵活应用（因时、因地、因人）三个关键。程钟龄总结张仲景用方取药规律，归纳为八法（见《医学心语·医门八法》）为汗、吐、下、和、温、清、消、补。如其把汗、吐、下三法作为“攻”法的话，则它所占的地位仅仅为六法之中的1/6。

除了古老的中医学外，还有印度医学可以媲美。在印度上古文献《陈闼婆吠陀经》的731首诗中，不少是描述疾病及其治疗方法。在公元前700多年（相当于中国周幽王至桓王时代）的《苏希罗塔本集》里，就已有关于人体血液循环的朴素论述。

当初印度称医生为“阿优吠陀”。阿优的意思是生命、年龄和寿命，吠陀的意思是知识，所以全文的意思是生命的知识者，也可理解为长生之学。后人称这种医学为“吠陀医学”。

唐代，身居丝绸之路终起点——长安（今西安）的孙思邈（541—682年）时代，因佛教的兴旺，所以与印度的接触方便而频繁，吠陀医学也随之而大量输入。孙氏除继承传统中医学之外，还吸收了国外医学知识，其中以印度为主。两部《千金方》中有不少吠陀医学相关知识的融入，即可证明。

印度吠陀医学的最大特点，也可以说理论和治法的手段所在之处，就是对病人首先“净身”。这个治法，就是把印度佛教“净口”“净心”“净意”“净行”“净业”以及“无漏”“无垢”佛教孕育下产生的医学，犹之传统中医学在道教温床上形成、发展、成熟一样，否则阴阳、五行从何而来？

所谓净身，绝非中国宫阉的净身，而是把病者身体内外荡涤得干干净净，成为一个被《维摩经》称为“八解之浴池，完水湛然满布，以七净华浴此无垢人”的无垢人。手段不外乎出汗（汗）、呕吐（吐）、泄泻（下）和放血（砭）四种方法。只需病者身体干净清洁之后，用药才能生效。甚至凭这汗、吐、下、砭四法之后，就可病去还康了。

孙氏《千金方》中收入的外国医学，基本上都是印度吠陀医学，甚至把它的"地水火风，和合成人""人体有101病，四大各有101种，全身即有404病"等学说引进到祖国医学中来。如在《千金要方·序例·诊候》中将"地水火风，和合成人，凡人火气不调，举身蒸热。风气不调，全身僵直，诸毛孔闭塞。水气不调，身体浮肿，气满喘粗。土气不调，四肢不举，言无音声……"又"四气合德，四神安和，一气不调，百病丛生。四神动作，四百四病，同时俱废发……"等吠陀医学精神全盘托出。好在他巧妙地配衬五行、周密妥帖，使人不会觉得反感刺目而已。

此外，他屡屡提及印度大名医耆婆，还予以极高评价。甚至在《千金要方·序例·诊候第四》中闹出大笑话。当他写《千金要方》时还没有见过张仲景《伤寒杂病论》，到写《千金翼方》之前，才读到张仲景著作。所以把自已想当然的概念流露在他的笔兴之下，鲁莽草率地写下"张仲景曰：欲疗诸疾，当先荡涤五脏六腑，开通诸脉，治道阴阳，破散邪气，润泽枯朽……"事实上医圣张仲景从来也没有说过这一句话，而且其论调非但不是张氏的学术思想，恰恰还是相反的。这完完全全是印度吠陀医学的中心思想。

吠陀医学通过《千金方》的广泛问世，中医界受到的影响当然不小，张子和就是其中最突出的一个。现在把张子和学说咀嚼品覆，同中医传统理论及吠陀医学对照，即可立显泾渭。张子和理论学说的见解，可从《儒门事亲·汗下吐三法赅尽治病诠十三》（卷二）中"夫病之一物，非人身素有之也。或自外而入，或由内而生，皆邪气也。邪气加诸身，速攻之可也，速去之可也"，已与吠陀医学统一口径了。他的临床治病手段，就是凭净身四法来应付。汗法，有治疗九气的"以枣姜热服"，出汗而愈（见《九气感疾更相为可治衍二十六》卷三）；吐法，有妇女白带的"以瓜蒂散，吐冷痰三二升，不数日而愈"（见《妇人赤白带下赤白错分寒热解六》卷一）；下法，有治小儿诸病的"以牵牛大黄木通三味，末之为丸，以治小儿诸病皆效"（见《过爱小儿反害小儿说九》卷一）；放血法，有治疗五官病的"以三棱针刺百会穴，出血大妙"（见《目疾头风出血最急说八》卷一）、"针出血，出则病已"（见《喉舌缓急砭药不同解二十一》卷三）。至于如"以瓜蒂散吐讫，次以浆粥养其胃气……用导水禹功以泻下，然后以洗剂渗洩之药，利其水道"（见《妇人带下赤白错分寒热解六》卷一）的先净其身，再取药治的治病特点，完全在吠陀医学规范中进行。

又有对痹证的治疗，竟然"可用郁金散吐之。吐讫，以导水丸通经散泄之。泄讫，以辛温之剂发散。汗出，则服当归芍药乳没行经和血等药"（见《痹九》卷四）。先净身，再进药的程式，而且更是三马同槽达到了一丝不苟、亦步亦趋按照吠陀医学做法达标到位。

张子和又把《素问·六元正纪大论》中"木郁达之"五个治病总则做以下的解释，《内经》曰"木郁达之""火郁发之""土郁夺之""金郁泄之""水郁折之"，张子和解释曰"达谓吐，发谓汗，夺谓下，泄谓利小便，折谓折其冲逆"。这个中医治病总则，今张子和全部均分配给汗吐下"攻"法，作为"攻"法专利御用品。所以张子和很坦白地总结自己治病原则为"世人欲论治大病，舍汗吐下三法，其余何足言哉"（见《五积六聚治同郁断二十二》卷三）。

笔者根据以上分析可以认为，张子和已不是传统中医一脉中人，而是效法印度吠陀医学的医生。

张子和脱离中国传统医学而投身于吠陀医学队伍里，并非笔者今天才注意的。比张子和小47岁的刘祁（1203—1250年），金末太学生，汴梁（今河南开封市）人，因元兵入汴而归乡潜隐后撰写《归潜志》（共14卷）。后人对此书评价很高，谓"都可征信"。而且《金史》不少资料取用此书。此书谓："张子和为人放诞无威仪，颇喜读书、作诗、嗜酒。久居陈（今河南省淮阳县）。游余夫子门。后召入太医院，旋告去隐居。名重东州。麻知几九畴与之善，使子和论说其术，而为文之。有六门三法之目，将行于世，迄今其书存焉。"《归潜志》行文正派，作者又是同时期人，同处河南，所以其言十分可信。

张子和殁后53年出生的朱丹溪（1281—1358年）曾谓："愚阅张子和书，唯务攻击。其意以为正不能自病，因为邪所客，所以为病也。邪去，正气自安。因病有在上在中在下深浅之不同，立为汗吐下三法以攻之。初看其书，将谓医之法尽于是矣。后因思《内经》有谓之虚者，精气虚也。谓之实者，邪气实也。其邪所客，必因正气之虚，然后邪得而客之。苟正气实，邪无自入之理。由是于子和之法，不能不致疑于其间。又思《内经》有言，阴平阳秘，精神乃治，阴阳离决，精气乃绝。又思仲景有言，病当汗解，诊其脉涩，当与黄芪建中汤补之，然后汗之。于是以子和之书，非子和之笔也。驰名中土，其法必有过于朋辈者，何其书之所言，与《内经》、仲景之意，若是之不同也。"（见《格致余论》）根据朱丹溪的话，张子和之道，已"圣法荡然"（借用陈修园《景岳新方贬》中批评张介宾玉女煎之言），而且"自诩神通，适以彰其妄诞而已"（借用张山雷在《疡科纲要·治疡药剂总论》中批判仙方活命饮之言）。

《四库全书提要》亦谓"其汗吐下三法，当时已多异议，故书辩之处为多"，即已反映出对张子和的怀疑。但笔锋一转，续谓"然病情万状，各有所宜，当攻不攻，与当补不补，厥弊维均，偏执其法，固非，竟斥其法，亦非也。唯中间负气求胜，不免过激"。这个评议十分公正有分寸，而且击中要害。意即他的理论可以接受，三法也无错无误，唯有"负气求胜"的狂放傲慢，使人难以释然。

张子和的投身吠陀，创立新派，是中医的发挥弘扬，功不可没。绝对不能与现代的不要中医根基而成为西医化者同日而语。他的伟大之举及其成功，自有其背景孕育与条件的形成。他的背景是南宋从王怀隐编成《太平圣惠方》后，又五次修订《神农本草经》，设立"熟首乌"，编写《太平惠民和剂局方》《圣济总录》。自张子和出生至三四十岁的一段时间里，除了高保衡、林亿校订的《内经》《神农本草经》外，还有民间的《伤寒类证》《卫济宝书》《女科济阴要语万金方》等不少医籍文献涌出，说明当时中医事业与学术的鼎盛，给了张子和以无比的鼓舞。

分析致使他成功的条件，有读书多而博，则见多识广，具备了最主要的创新立说的资本；其辞官野居，可以专心一志地钻研学问技术，发展弘扬中医的学术思想；其天生放纵不羁，浮夸狂妄"放诞"的性格，使他既不为名利所困扰，又能没有一切顾虑来患得患失，为所欲为地完成自己向往的事业，更有"笑骂由他笑骂，我的事业自我为之"的精神；有"性格野逸，与世不合"的知友麻九畴在其左右，功错问难，相互鼓励，相得益彰。

今人要向他学习的，不仅仅是在"攻"法上深入提高，还有在学术上的创新。

出处：干祖望．张子和倡导汗吐下法考释[J]．中医药学刊，2002，20(4)：401－402.

【按语】

读武侠小说读得多了，就会发现，剑走偏锋、以奇制胜，往往能达到出人意料的效果，有时候还能捷报频传，连连取胜。但是，走这个路数的，通常成不了万人敬仰的一代武林宗师。

中医也是一样。张子和学习印度吠陀医学，融会贯通，专攻汗吐下三法，颇有点武林中人剑走偏锋的意思。他将西域医学理论和治疗方法引入传统中医，强调先净身、再进药，固然有一定道理，在适宜的病人身上能起到良好的疗效，但这种一味强攻的疗法，显然与我们传统中医理论是相违背的。他还试图以他自己的见解和心得，来解释《内经》这样的中医典籍。他的所作所为，再加上他的过激言论，自然招来了同时代及后世的不少非议，以至于抹杀了他的医学成就，认为他不像中医，非但要将他从金元四大家中剔除出去，甚至还要将他逐出中医队伍。

细细论起来，将吠陀医学引入，并不是张子和的发明创造，在更早的唐代，孙思邈早已进行了尝试。孙思邈不仅将吠陀的医学理论与传统的阴阳五行融合配衬，还企图以新的角度和论调来诠释仲景理论，完全扭曲了《伤寒杂病论》。所以说到底，张子和也未必是在中医西化的道路上出发得最早、走得最远的那一个。

张子和所提倡的汗吐下三法，归根结底，毕竟是一种医学实践上的突破，不是每个医者都能想得出、做得出的，有一定的创新性。张子和强调的汗吐下三法，自成一派，想必也在他的临床实践中取得不错的效果，他自己坦言“世人欲论治大病，舍汗吐下三法，其余何足言哉”。豪言壮语，底气十足，这种底气，却来源于自信，吹牛也是要有底子的。没有实力，哪里敢放出这样的狂言。

张子和的不走寻常路的思维方式，也与他狂放不羁的行为方式密切相关，为他赢得了负气求胜的评价。要想理解这种“异类”，往往也需要开放和包容的态度，如果没有宽大的襟怀，就只能对他的出格行事耿耿于怀，难以释然了。古人云：“太上立德，其次立功，其次立言。”简而言之，就是强调人格的力量。如果别人看你的为人行事都不顺眼，你又怎能指望别人认同你的理论，夸你学问高深、本领高强呢？这可能也正是后世对张子和争议颇多的由来。中国人一向强调中庸之道，如果一个人的行为方式乖张，往往导致别人对他投来异样的目光，进而引发对他不能进行公正的功过评价。如此看来，后世对张子和的评价也未必公允客观。

张子和的剑走偏锋，注定了他的思想只能是小众的、非主流的，他终究成不了一代中医大家。好在张子和既然入了狷介之士的队伍，人家索性独辟蹊径，突破法度之外，进入了思想上自由的国度，随你捧也好、骂也罢，全然撼动不了他，毁誉争论，一切任由别人评说吧。历史上，作为一个偏离了经典的大家，终究在金元时期中医历史上还是留下了他应有的位置。

闲话眼睛（上）

一日与诗友闲聊，友言每个人要别人解答问题时，他自己的瞳孔会扩大起来，直到问题解答完才能恢复原状，并问我其理安在？我非眼科医而是耳鼻喉科医，所以直接爽快地回之以“不知道”。事后真想对这个既平常而又奇突的问题证实一下。可是老眼昏花，真要观察的话，非戴以老花镜，配以强烈光源不可。如此拍摄电影、电视的排场来应用于偷偷冷眼旁观之举，合适吗？因之这个“谜”在我脑里只能永远地存疑了。

但这一点必须承认，眼睛对本人行动、思想的折射最敏感与忠实。《孟子·离娄上》曰：“存乎人者，莫良于眸子，眸子不能掩其恶。胸中正，则眸子了焉，胸中不正，则眸子眊焉。”

现在西医十分重视眼底检查，认为眼底病多与全身病有密切关系，常为全身病的局部症状，故对于其他各科的辅助诊断常具有决定性的作用。

古人对人身上的器官，以眼睛为最亲昵，所以赞美眼睛的字句也最多。如除赞美的有《汉书·东方朔传》的“目若悬珠”、《世说新语·容止》的“眼如点漆”、《文苑英华·章孝标诗》的“星眸未放瞥秋毫”之外，还有烘托精明能干的，如《新五代史·唐明崇家人传》的“轻隽而鹰视”、《文选·吴都赋》的“鹰瞵鹗视”等等。更耐人寻味的是“青白眼”的故事，《晋书·阮籍传》谓“（阮籍）不拘礼教，能为青白眼。见凡俗之士，以白眼对之。嵇康齐酒挟琴来访，籍大喜，乃对以青眼”。在这里不能不使人佩服阮籍在千余年前早就学会了20世纪人的待人接物的诀窍。

正因为眼睛在人身上的特殊地位，所以对人的思想、品德、作风、行为等，很多可通过眼睛来表达、形容。如：读书曰目耕；读书快的曰一目十行；记忆力好的曰过目不忘；勤学曰目不窥园；凝思曰目想；殷切盼望曰眼穿；示意曰目语、眼语；工作踏实曰一板一眼；工作有条理曰有纲有目；作风严肃曰目不斜视；言人辛苦忙碌曰目不交睫；失眠曰开眼；言人有见识曰独具只眼；增长知识曰开眼界；旁观曰冷眼；声势烜赫曰侧眼；惹人重视曰注目；言人进步很快曰刮目；称心爱人曰眼中人；痛恨的事物或人曰眼中钉；妒忌曰眼红；骄傲曰目中无人；夜郎自大曰目空一切；藐视别人曰不放眼里；讥人没有远见曰鼠目寸光、目光如豆、目不见睫；讽蠢人曰有眼无珠；称文盲曰目不识丁；称法盲曰目无法纪；喻偏见曰情人眼里出西施；惊恐或窘极曰目瞪口呆；干事鲁莽曰盲人骑瞎马；对严重的惨事惨景曰触目惊心；发怒曰弹眼碌睛；大怒曰目眦尽裂；人死曰瞑目；自己没有本领去做好事情还要死撑面子曰眼不见为净，等等。

还有许多根本与眼睛毫不相干的事与物，也被扯到眼睛上去。如：目录、节目、戏目、纲目、目标、目的、盲目、夿目、头目、案目、巨眼、钉眼、羊眼（小五金业称螺丝圈的行话）、风眼、节骨眼儿等，真是包罗万象。

也正以眼病之多，不知道困扰了古今多少奇才饱学之士。

被眼病折腾得最苦的，除唐代大诗人白居易之外，恐无第二人。他自中年到75岁逝世的后半生，都是在眼病中苦度的。他明明确确言眼病的诗有"眼昏"21首、"眼暗"8首、"眼花"6首、"眼痛"3首，而且隐约或模糊涉及眼病的尚未计其内。

古来医林有名人物患有病眼、盲视者，以无统计，实难多举。凭笔者所知者，有晋代殷仲堪，"仲堪父病，积年衣不解带，执药挥泪，遂眇一目"（见《晋书·本传》及《河南通志·医家类》）；明代卢之颐，"日夜不休著述，精力消耗过甚而右目失明。疏《金匮》才及一半，两目失明，不能再亲书卷，只得瞑目安坐，摸索其义，偶有所得，口授子婿曾篁录出，越五年书成，故名《摩索金匮》"（见《浙江通志》等书）；清代马云从，康熙时山东淄青人，"以攻苦过，时时病目，庸医药之日甚，且几于盲"（见《眼科阐微·王用汲序》），于是他自己觅医自疗，并于康熙辛巳年写成《眼科阐微》四卷。余曾阅的光绪三十三年版《益都县图志·艺文志·医学验集》中谓："《眼科阐微》为王梅所撰。"实误，王不过为该书作序而已。

明代邓苑以子邓烈病目将盲，乃研究眼科，最后学成而写成一部在目科文献中很有知名度的《一草亭目科全书》。

《魏书·杨播传·附杨逸》："咸谓杨使君有千里眼，哪可欺之。"其实并非杨逸可以看到千里之遥的东西，不过形容他广设目耳，犹如现代的窃听器，能探悉到千里以外的情报而已。

出处：干祖望．干祖望医话［M］．北京：人民卫生出版社，2012：403－406．

【注释】

声势烜（xuǎn）赫：形容声威气势盛大显著。

闲话眼睛（下）

中国人认识眼睛生理、病理的时间很早。如《黄帝阴符经》谓："机在目。"《胎息经》谓："天之神发于日，人之神发于目。目之所至，心亦至矣。"两书写成于何时，已难考证，唯前者先后经过姜子牙、范蠡、鬼谷子、张良、诸葛孔明、李筌等六人的疏注整理，可证其成书极早。太极图的形成，也是以白代太阳，以黑为太阴，且依据眼睛来造型，一阴一阳相互，用以表示原始混沌之气的太极。白中有黑点、黑中有白点，在理论上是阴阳互根，在造型上是眼中之睛。因之《内经》就继承了这个论点，并指出"天有日月，人有两目"（见《灵枢·邪客篇》），"东方生风……肝生筋，筋生心，肝主目……在窍为目"（见《素问·阴阳应象大论》）。

目病也是中医最早认识的几个病种之一。《内经》中已有多种眼睛病，如：目痛、目中赤痛（见《素问·缪刺》）、目不明、目䀮䀮无所见、夺精（见《灵枢·口问篇》）、目赤眦疡（见《素问·六元正纪大论》）、目赤痛眦疡（见《素问·气交变大论》）、目眛眦（见《素问·至真要大论》）、见风泣下（见《素问·解精微论》）、目黄（见《素问·风论》）、目系急（见《灵枢·五癃津液别篇》）等。

明代赵养葵所著《医贯·眼目》谓"经曰，五脏六腑之精，皆上注于目而为之……华元化云，目形类丸，瞳神居中而前，如日月之丽东西而晦南北也……有神膏、神水、神光，真气、真血、真精……"这才是真正的中医理论。至于五轮八廓学说，自《修月鲁般经》初次发表之后，即为眼科界所采纳应用，尤其是金元之后的文献。考《修月鲁般经》在《医籍考》中未见，可知并非中医传统之书，显属舶来之品，乃吸收了古印度脱离不开释学烙痕的吠陀医学之作。所称五轮，为五体的异名，以配地、水、火、风、空五轮，黄、白、赤、黑、青五色，方、圆、三角、半月、团（卵圆形）五形。

"各圆满而具众德，故名为轮"（释家语）。对于八廓，《释门正统》谓"又列八大神将，运转其轮"，它是轮藏周围所安置的神将。的确，五轮（地、水、火、风、空）是抽象的，无法比拟，但五色是明显的。五形更感形似。如瞳孔是圆的，眼眶是方的，眼睑是团的，眼白是半月形的（如其以半月形皱襞来对照，则更逼真），内眦是三角的。这样“洋为中用”的引用手法是高超的，把这两个（岐黄医学与吠陀医学）无共同语言的理论体系结合得天衣无缝，为医学事业的发展做出了巨大的贡献。

现在一句最时髦的话，是“像保护眼睛一样地保护……”人体的器官很多，为什么旁的不谈而独谈眼睛？这反映出它重要性。因之本文最后介绍一下中医怎样保护眼睛。

保养方面：

“生食五辛，饮酒不已，数看日月（凝视太阳），夜读细书，月下看书，抄写多年，雕镂细作，博弈不休（通宵赌博），久处烟火，泣泪过多……是丧明之本。养生之士，宜熟慎焉。”（《备急千金要方·目病第一》）

“治眼不论障翳及诸症状，唯须将息（即休息）。慎风热、劳用眼力。”（《龙树菩萨眼论》）

“眼疾所禁：一者酒，二者冷霜冷风，三者向日久视，四者哭泣嗔吁，五者五辛，六者烟熏。”（《备预百要方》）

“肝者魂之处也，其窍在目……戒怒是摄生之第一法也。”“居室阴阳适中，明暗相半……内以安心，外以养目。”（《寿世青编》）

“烟为辛热之魁，酒为湿热之最。凡姜椒芥蒜及一切辛辣热物，极能伤阴，断不可用。”（《顾氏医镜》）

导引方面：

“鸡鸣以两手相摩令热，以熨目三行，以指抑目，左右有神光，令目明不病痛。”“东向坐，不息再通，以两手中指，口唾之二七，相摩拭目，令人明目。”（《诸病源候论》）

“每睡醒，且勿开目，用两大指背相合擦热，揩目十四次。仍闭住，暗轮转眼珠，左右七次。紧闭少时，忽大睁开。”（《内功图说》）

“治眼九法：梳，将两手之指分开梳，自眉至眼下，九次；擂，屈两大指，自大眼角横擂至小眼角外，九次；勒，并指横勒眼皮，九次；撮，闭目，用大、食两指撮起眼皮，一撮一放，放时张眼，九次；攀，左手从项后攀右眼，右手从项后攀左眼，各九次；揉，屈两大指骨，蘸少津液，揉大小眼角，九次；转，闭眼转睛，九次；闭，闭目良久，忽大睁开，九次；运，揉热两手心，摩眼上，九次。”（《陆地神仙经》）

食疗方面：

羊肝（《本草纲目》），菊花茶（《本草求真》），地骨皮红枣汤（《本草求真》），枸杞子（《本草备要》）。

出处：干祖望．干祖望医话[M]．北京：人民卫生出版社，2012：406－409．

古人心目中的人体各组织

我们当然有《灵枢》《素问》的教诲，对人体各组织了如指掌，而且涉猎现代的生理解剖知识，更加深了这方面的认识。古人呢？他们毕竟是外行，而且还在古代，所以从侧面去观察他们的心中是怎样认识人体组织的，倒也十分有趣。

心：唐代诗人白居易《和梦游春诗》谓“扪心无愧畏”，宋代文豪苏东坡《书唐氏六家书后》有“心正则笔正”一语，可以反映出，古人以为心主宰了人的思想。

肝：唐代韩愈《答张彻诗》谓“肝胆一古剑”，宋代文天祥的《上陈察院文龙书》云“所恃知己肝胆相照”。肝为刚脏，古人已能体会到这点，并且对肝与胆的密切关系也略知其一二了，所以《淮南子·俶真训》的“肝胆胡越”一语，更明确言明肝胆之接近相邻。

脾：明代吴敬梓的《儒林外史》四十八回有“母亲看着，伤心惨目，痛入心脾”一语，清代曹雪芹的《红楼梦》七十五回有曰“这是他向来的脾气”。这两个脾的地位，仅次于心而也能主宰着意识和性格。

肺：汉代曹植之《三良诗》中的“悲哀伤肺肝”和白居易之《代书诗一百韵寄微之》中的“肺腑都无隔”，并没有反映出其内涵，仅仅指一个脏器而已。

肾：说来或许你不信，“肾”字除在古医籍以外，在其他古代文献中很难见到，仅仅在《尚书·商书·盘庚下》有过“今予其敷心腹肾肠，历告尔百姓于朕志”，但也指人身上的一脏器。因之可知古代包括文化很高的人在内，都不知道肾是什么，当然医生在外。

眼：《孟子·离娄上》中谓“眸子不能掩其恶。胸中正，则眸子了焉；胸中不正，则眸子眊焉”。可见早在两千多年前古人就发现了眼睛是心灵的窗口。

耳：如《水浒》三十回中的“收拾一间耳房，教武松安歇”，《红楼梦》三回中的“两边厢房鹿顶，耳门钻山”。古时建筑物，两傍对称的厢房，是成对的，故称耳房。两侧相对的门，称耳门。所以古人心目中的耳，是成对成双的含义。又成对的对联，就是从耳而成。

咽喉：《新唐书·李翰》谓“巡退军睢阳，扼其咽领”，《晋书·石勒载记上》谓“四塞山河，有喉衿之势”。以上的咽领和喉衿，都是兵家要害之处，一如咽喉。的确，咽喉在古人心目中，既要饮食，又要呼吸，还要讲话，当然为人身至关重要的关隘之地了。

鼻：《汉书·杨雄传》谓“有周氏之婵嫣兮，成鼻祖于汾隅”，这怎不令人惊叹和夸耀中国古人的伟大——称最最开始的为鼻。到现在才明了，人在胚胎中发展过程第一个形成的器官就是鼻子。

口：《太平御览·口铭》谓“病从口入，祸从口出”，这对于卫生、处世方面，成了最好的格言。而且对《孔子家语·仪解》的“水所以载舟，亦所以覆舟”一语，作了有力而生动的疏注。

舌：《史记·留侯世家》的“今以三寸舌，为帝者师”及《三国演义》第三回的“某凭三寸不烂之舌，说吕布拱手来降”，都反映了古人认为舌头是最厉害的东西。无怪乎秦桧老婆王氏被称为长舌妇，据说宋朝半壁江山就断送在这个舌头上。

齿：“马齿徒增”“没齿不忘”“唇亡齿寒”的齿很明了都是人身上的齿。但《诗·鄘风》中“国人不齿”，陆游之《送子龙赴吉州掾》中“余事勿挂齿”的齿，似乎费解了。但根据《管子·弟子职》之“同嗛以齿”及《礼记·王制》之“终身不齿”的齿，则显然前者作同类、后者做记录来讲的。《说文通训定声》谓：“男以八月生齿，八岁而龀；女七月生齿，七岁而龀。”古人倒观察得详细，与《素问·上古天真论》的“齿为骨余”，可以相互补充。

唇：《汉书·贾谊传》谓“妇姑不相悦，则反唇相稽（现多作‘讥’）”。的确，每当不愉快时往往把嘴唇翘得高高的，尤其是小孩和年轻姑娘们。

发：《史记·赵世家》谓“（蔺相如）持璧却立，怒发冲冠”，《史记·项羽本纪》谓：“（樊哙）头发上指”。大怒的表现，可能都在头发上表达出来。

眉：《诗·豳风》谓“为此春酒，以介眉寿”。这是古人认为长寿之征在眉，故而寿眉、介眉，都是歌颂人的长寿。《楚辞·离骚》谓“嫉余之蛾眉兮”，是言眉毛一美，整个面貌就美好了。古人对眉特别钟情，认为长寿和美丽都属与眉相关。

须：《诗腋·形体》的“索笑掀应惯，含姿佛乍纡”，就是赞美须的潇洒脱俗，毋怪乎关羽人称美须公而更显示扬威风流。

我们天天浸泡在医学范围内谈人体各种组织，似乎早已生厌了，一旦跳出了医学圈圈而体会一下局外人尤其是古人对它的看法、印象，倒也十分有味的。限于篇幅，还有更多的资料，只能容之今后了。

出处：干祖望. 古人心目中的人体各组织[J]. 辽宁中医杂志，1995(01):36－37.
干祖望. 干祖望医话[M]. 北京：人民卫生出版社，2012:335－338.

【注释】

肝胆胡越：出自《淮南子·俶真训》。其谓：“是故自其异者视之，肝胆胡越；自其同者视之，万物一圈也。”肝胆，喻近。而胡地在北，越地在南，两地相距很远。比喻虽近犹远，有着密切关系的双方，变得互不关心或互相敌对。整个句子的意思是：从事物千差万别的一面去看，邻近的肝胆虽同处于一体之中也像是胡地和越地那样相距很远；从事物都有相同的一面去看，万事万物又都是统一的。

豳（bīn）：古地名，在今陕西省旬邑县西南。

莫把祖国医学遗产言为来之西医

余曾嘱急性咽炎患儿，多进开水。其母夸余“老先生不错，亦用西医方法”。闻之使人啼笑皆非。考急性病多进开水，在明代《本草纲目》(1578年)中言之已详，称为太和汤。言其能“助阳气，行经络”而又可“取汗”。

其实非徒太和汤，即蒸馏水亦系中国始创，即《本草品汇精要》(1505年)称甑气水者，谓“以物于炊饮饭时，承取”。

余要求进修生戴口罩。尔侪讥余“学洋医”。要知口罩，作自中国元代，事见意大利旅行家马可·波罗(1254—1324年)所作《东方见闻录》中。西医使用仅九十年，而中国使用则七百年矣。

病家、进修生固不能苛求，而身为中医者，亦将传家宝送给别人，殊属不该。将传家宝作为舶来品者，远远不止于此。例如：

病房髹漆浅蓝、浅绿，宗《冯氏锦囊秘录》“青禾绿草，可以养目”之旨。

高脚病床，亦遵《寿世青编》(作者李中梓，1588—1655年)“凡人卧床，当令高，则地气不及”之遗训。

鼻子是胚胎发生最早的器官，为《汉书·杨雄传》第一次道破。明末《正字通》谓：“人之胚胎，鼻先受形。”

灌肠，最早为《伤寒论》之蜜煎导和《备急千金要方》之“猪羊胆”。可知中医用“开塞露”“甘油锭”形式通便法距今已1 700年。一般灌肠才1 300年之久。

导尿，《医事启源》转引《备急千金要方》(562年)男性导尿，距今已1 300年。《卫生宝鉴》(1417年)记载了女性导尿，距今也已经570年。

鼻饲，始于《圣济总录》(1111—1117年)。

梅尼埃病第一个报道的为《仁斋直指方》(1264年)，比法国人梅尼埃在1861年才报道此病，早上六百年。

《素问病机气宜保命集》(1186年)之“耳聋治肺”“鼻塞治心”，揭开了耳咽管阻塞可致耳聋和鼻甲肥大可致鼻塞的致病机制。

《儒门事亲》(1228年)第一个介绍了内腔镜钳取异物的手术。

用圈套器摘除鼻息肉，最早为《外科正宗》(1617年)所记载，现在全世界都采用这个方法。

耳咽管自行吹张法，开始于《保生秘要》(元末明初)。

道破听力骨导、膜导之谜的，为《三因方》(1174年)。

震动性耳鸣与非震动耳鸣之首先发现者，为《素问玄机原病式》(1186年)。

鼓膜按摩术，初见于《景岳全书》(1624年)。

开口器第一次面世者，为《焦氏喉科枕秘》(1866年)。

请君莫把祖国的医学遗产，言为来之西医。

出处：干祖望. 干祖望医话[M]. 北京：人民卫生出版社，2012：34－36.
詹文涛主编. 长江医话[M]. 北京：北京科学技术出版社，1989：17－18.

【注释】

甑(zèng)：中国古代的蒸食用具。

中医对“思维产生之处”的认识

《素问·灵兰秘典论》谓：“心者，君主之官也，神明出焉。肝者，将军之官，谋虑出焉。膻中者，臣使之官，喜怒出焉。”所谓神明、谋虑、决断、喜怒者，都是人的思想活动，也就是思维。

《素问·阴阳应象大论》谓：“肝在志为怒，心在志为喜，脾在志为思，肺在志为忧，肾在志为恐。”这五志学说的“志”，《说文新修字义》解释为意也，也是思维。根据《内经》的精神，五脏都可产生思维。

这种观点影响很大，直到唐代还有人认为五脏都是思维的产生地。如李白(701—762年)之《古朗月行》中的“忧来其如何？凄怆摧心肝”。同一时代的郑据《七老会诗》中的：“更无外事来心肺，岂有清虚入思神”。自唐以后，好像这个说法已逐渐地消失了。

其他文献中，如屈原(公元前340—前278年)

之《九章·哀郢》中的“心绖结而不解兮,思蹇产物而不释”;《国语·周语上》的“夫民虑之于心”;《孟子·告子上》的“心之官则思”;之后《诗序》也谓“在心为志”等,这都说明思维出之于心。也有人认为《内经》的“心者,君主之官也,神明出焉”,也已偏重于心了。

汉代董仲舒(公元前179—前104年)一禀儒家论点,谓“夙夜无寐,思虑惓心”(见《春秋繁露》)。直到清初喻嘉言(1585—1682年)也认为“心为脏腑之主”(见《医门法律》),同意思维出之于心。所以心主思维之说,一直占据于统治地位。

晋代陆机(261—303年)在《文赋》中有“思风发于胸臆,言泉流于唇齿”。南朝梁刘勰(?—520年)在《文心雕龙·神思》有“思理为妙,神与物游,神居胸臆”之语,认为思维出之于胸中。当时的胸,基本上就是心,即使不这样,但在最低限度上也是并称的,且看葛洪(284—364年)在《抱朴子·博喻》谓“怀逸藻于胸心”,就可以证实。

佛教虽然来之异域,但也一如儒教认为思维产生于心。《俱舍论》谓:“思谓能令心有造作。”《大乘广五蕴论》谓:“云何思?谓于功德过失,及其具非,令心造作意业为性。”

思维在于心的论点,直到17世纪一直统治整个中医领域。清代康熙三十三年(1694年)汪昂(1615—1698年)之《本草备要》梓行,从此修正了这个学说。该书木部“辛夷”注谓:“(金正希先生)尝语余曰:人之记性,皆在脑中。小儿善忘者,脑未满也。老人健忘者,脑渐空也。凡人见一物,必有一形,影留于脑中。思今人每记忆往事,必闭目上瞪而思索之,此即凝神于脑之意也。”

其后,王清任(1768—1831年)不但同意汪昂之说,而且加以阐明发挥。他在《医林改错·脑髓说》中谓:“灵机记性不在心在脑一段,本不当说,纵然能说,必不能行。欲不说,有许多病,人不知源。思至此,又不能不说。”一个新的学说的出笼,谈何容易。尤其是中医,老的东西,一动也不能动,动了就犯“法”。过分的保守,限制了中医的发展和进步。所以王清任冒天下之大不韪而一吐为快。

王清任又谓:“看小儿初生时,脑未全,囟门软,目不灵动,耳不知听,鼻不知闻,舌不言。至周岁,脑渐生,囟门渐长,耳稍知听,目稍有灵动,鼻微知香臭,舌能言一二字。至三四岁,脑髓渐满……”这里的全部精神,就是强调出人的思维完全出于脑中。最后加上一句画龙点睛之笔,谓:“以此参考,岂不是灵机在脑之证据乎!”

再后,唐宗海(1863—1918年)、张锡纯(1860—1933年)、张山雷(1873—1934年)等人加以发展而完善了这个学说。

出处:干祖望.中医对“思维产生之处”的认识[J].江苏中医,1996(12):24.
干祖望.干祖望医书三种[M].2版.济南:山东科学技术出版社,2008:138-139.

【按语】

排除西医学认识,思维究竟产生于心抑或产生于脑?在中医界至今尚无定论。由于中医理论体系是以中国古代哲学观点来作为说理工具的,因此,中医的很多认识与形成离不开中国古代的文化背景。

“心者,君主之官,神明出焉”的心主神志理论一直在中医基本理论中占有重要位置。如将最能反映中医文化的汉字拆开来分析,凡是与思维、意识、感觉、想法、情绪、心情等有关的字和词,几乎均与心或忄有关,如思、想、意、念、悦、急、怨、忿、怒、愁、恨、愉快、忐忑、愤懑、感想等。我这里用的都是简化字,若换为我国文字改革前的繁体字,更能说明这个问题,如“憂、寧、悶”等。因此,干祖望在文中引用大量古代医学、哲学文献依据后说:“思维在于心的论点,直到17世纪一直统治整个中医领域。”

但到清代,受西方文化及西医学的影响,有学者已经开始认识到人通过耳听、目视、鼻闻、口尝所产生的听觉、视觉、嗅觉、味觉等感知或称感觉是通过脑的作用而实现的。如清初学者兼医家王宏翰(1648—1700年)的代表著作《医学原始》就有“五官居于身上,为知觉之具,耳目口鼻聚于首,最显最高,便于接物。耳目口鼻之所导入,最近于脑,必以脑先受其象而觉之,而寄之,而存之也”的论述。这种认识实际上是中西医汇通学派对“脑主神”的最早认可,这也包括干祖望在文中提到的王清任、张锡纯、唐宗海等所持的相同观点。只不过张锡纯认为思维的产生与心、脑均有关,他说“脑中为元神,心中为识神。元神者,藏于脑,无思无虑,自然虚灵也。识神者,发于心,有思有虑,灵而不虚也”(《医学衷中参西录·人身神明诠》),他又讲“心脑息息相通,其神明自湛然长醒”(《医学衷中参西录·痫痉癫狂门》)。从张锡纯所说的“识神者,发于心,有思有虑,灵而不虚也”的这句话中,我觉得他对于思维所产生处更倾向于心。若对此话题有进一步兴趣的话,推荐读一下北京中医药大学朴顺天先生发表在2002年第17卷第7期《中国中医药学报》题作为“心神为体,脑神为用”的文章,文中引用了大量的古今文献来说明问题,读者读后可能更受些启发。

义　眼

义眼亦称假眼,是“用塑料等物质模仿人眼外形制成的假眼。用以代替萎缩或被摘除的眼球,借以改善仪容,无视觉或其他感觉功能”。这个解释出之于山东科学技术出版社1990年5月出版的刘福龄主编《现代医学辞典》中。因之说明这是现代科学的成就,而更认为是舶来的洋技术。其实不然,我国早已有之。

《玉芝堂谈荟》谓:“杭州张存,幼患一目,时称张瞎子。忽遇巧匠,为安一磁眼,障蔽于上,人皆不能辨其伪。”考作者徐应秋,字君义,为明代衢州西安人,万历(1573—1619年)间进士。可以证明我国在400年前早已有制作并安装假眼的技术,而且“人皆不能辨其伪”,是相当成功的。

宋代钱俨作而托名范垧、林禹撰的四卷《吴越备史》也有义眼记录,谓:“宋立武选,以高士击球,较其能否而黜陟。周宝常与此选。为铁钩所摘,一目睛失,宝取睛吞之,复击球,获头等,遂授泾原,敕赐木睛代之。木睛不知何木?置目中无所碍,如真睛矣”。故事说的是当时(可能是宋徽宗赵佶)选拔武士用踢球来权衡高低,以定录取与否。高士可能是高俅,赵佶喜蹴鞠(即踢球),高俅正是善于蹴鞠而得宠于赵佶。周宝在考试中,外伤一目,他把拔出的眼睛吞了下去,负伤再踢而获得头名,即取得入选。除了得了一个武职之外,皇上更赐予装上了义眼。事虽不见于正史,但事实则入情合理。那么祖国之有义眼,更可提前在北宋末年的11世纪。

比这二者还早一些,有《南都新书》记述,谓“施肩吾与赵嘏同年,不睦。嘏旧失一目,以假珠代其睛,故施嘲之曰‘二十九人同及第,五十七只眼看花’”。此书作者为北宋文学家钱易,字希白,宋真宗时(998—1022年)进士。那么我国有安装义眼的技术,更可再提前一个世纪。

出处:干祖望.义眼[J].江苏中医,1998(02):33.
干祖望.干祖望医书三种[M].2版.
济南:山东科学技术出版社,2008:127-128.

人　中

《灵枢·师传》谓:“唇厚、人中长,以候小肠。”鼻唇沟称“人中”,开始于《内经》。

为什么称人中?后汉刘熙之《逸雅》的解释是“立于鼻下,狭而长,似人立也”。元末明初陶宗仪之《辍耕录·人中》解释谓:“盖自此而上,眼耳鼻皆双窍;自此以下,口暨二便皆单。”也就是说人中以上诸窍成双,人中以下即为单,它居在双、单窍之中,所以称人中。明代郎瑛(1487—1566年)之《七修类稿》认为“人居天地之中,天气通于鼻,地气通于口。天食人以五气,鼻受之;地食人以五味,口受之。此穴居中”。天在上,地在下,人当然是在中间了。

人中有一个腧穴,名水沟穴,属督脉,主治小儿惊风、中风口噤、角弓反张等暴发性急病。在急救时也可以用指甲掐压此穴,所以就有掐人中的急救法,而且已被民间大众所知,如《红楼梦》第五十七回里的“(李嬷嬷)用手向他脉上摸了摸,嘴唇人中上着力掐了两下”。其实民间知道用掐人中来急救,至少在六个世纪以前就很流行了,且看元曲《谢金吾》第二折就有“呀,叫一声杨景哥哥,直恁你的叫不回他，我这里掐人中，七娘子揪头发”。

上古彭祖，高寿，年至八百岁，因为他的人中特别长，可惜在正传中没有记载。

据传说，上帝在伊甸园造出了亚当、夏娃等许多人来，可是只有一个能讲话的，予以逐个检查，能讲话的人，咽部有一个悬雍垂，没有悬雍垂的都是哑巴。上帝想每个人都给一个悬雍垂，可惜泥土没有了。怎么办？就急中生智，在其上唇中央取下一小块泥土去放在咽部，这样每个人都能讲话了。于是上唇中央就出现了和悬雍垂一样大小的凹陷。

以上故事，一则是中国的，一则是外国的。我们只能姑妄言之和姑妄听之。

出处：干祖望. 人中[J]. 江苏中医，1998(03)：33.
干祖望. 干祖望医书三种[M]. 2 版.
济南：山东科学技术出版社，2008：134－135.

古人心中的“思维”产生之处

人的精神活动，称为思维，《汉书·张汤传》作“思唯”。现在谁都知道思维出之于脑，但包括医家在内的古人则大多认为出之于心。

“脑”字最早出现在《内经》。《素问·五藏别论》谓：“脑、髓、骨、脉、胆、女子胞……名曰奇恒之腑。”之后，汉代许慎（30—124 年）所著《说文解字》中才有“脑”字。但都没有涉及脑有思维能力的片言只字。古人都把思想活动产生之处，错误地认为是心脏。最权威之言，亦推《内经》，即《素问·灵兰秘典论》的“心者，君主之官也，神明出焉”及《素问·六节藏象论》的“心者，生之本，神之变也”。张仲景（145—208 年）上承此论而在《金匮要略·五脏风寒积聚病脉证并治》中谓：“心气虚者，精神离散，魂魄妄行。”把思维失常一症，也归结于心。

医家这样认识，一般人当然也如此。再看《易·系辞上》的“二人同心，其利断金”；《诗·小雅》的“他人有心，予忖度之”；《国语·周语》的“虑之以心，而宣之以口”；以及《孟子·告子上》也谓“心之官则思”。就是道教，也把思想活动的善恶种子和产生的善恶之果，称为“心田”。佛教也泛指一切精神现象，总称为“心”或“心镜”，如三界唯心、一心三观等。

所以把言为心声的言行一致者，称心直口快；善人，称菩萨心肠；恶人，称狼心狗肺；得意时，称心花怒放；失意时，称郁郁于心；极度悲伤者，称心如刀割；极度恐惧者，称心寒胆战；极度躁急者，称心急如焚；密谋策划者，称费尽心机；思想紊乱，称心乱如麻；台面上不能说而思想上早已沟通者，称心领神会等，都是把思想活动的形形色色归属于心。

再打开字典，凡属于思想活动的如忍、忘、念、忿、怒、怕、怖、思、怨、恐、耻、恨、悦、悔、悟、悲、悸、悽、惑、恼、想、忧、愁、愕、恸、虑、憎、忏、怀、恋、悔，都是用心字来组成。

除了“心”之外，机体上还有少数脏腑，也沾到了思维的一些余泽。“胸”，如思想上早做准备者，称胸有成竹。“肝”，如悲痛异常者，称肝肠寸断。“胆”，如邪念胜过理智的时候，就称恶向胆边生。“肠”，如爬格子灵感不来，就不能不搜索枯肠了。

那么古人对脑是否也言而及之？当然也有。《史记·刘敬叔孙通列传》中的“肝脑涂地”，不过是指战祸连年、民不聊生。《全唐诗·江右四郡谚》中的“脑后插笔”，自廷谓“言好讼也”。清代陆定圃（1802—1865 年）之《冷庐杂识·星查兄诗》中的“脑满肠肥”，也仅仅是讥笑不学无术者肥头胖耳的蠢材而已。这些都没有与思维联系起来。

脑和思维何时开始联系起来？以医学而言，可能是清代汪讱庵（1615—1698 年）所著《本草备要·辛夷》中的“人之记性皆在脑中。小儿善忘者脑未满也，老人健忘者脑渐空也。凡人外见一物，必有一形影留于脑中。思今人每记忆往事，必闭目上瞪而思索之，此即凝神于脑之意也”。从非医学文献而言，则明代方以智（1611—1671 年）所著《物理小识·身内三贵之论》的“人之智愚，系脑之清浊”。后梁启超（1873—1929 年）在《新史学·中国之旧史》中说得更透彻了，谓“汗牛充栋之史书，皆如蜡人馆之偶像，毫无生气，读之徒费脑力”。同时更可以知道，思维一名，最早称为脑力。

如此说来，古人是否比今天愚笨？那也未必。任何事物，由不知到知，都是一步一步地逐渐认识的。人类大脑平均约重 1 400 g，表面展开达 2 300 cm^2，皮质的神经细胞平均140亿个，占全身体重2%的脑，试问当时汪、方、梁三先哲能知道吗？即使今天的我们，比古人知道得更多更明白，但至今还没有彻底揭开它的全部奥秘。

出处：干祖望．古人心中的“思维”产生之处[J]．江苏中医，1998(04)：33．

干祖望．干祖望医书三种[M]．2 版．济南：山东科学技术出版社，2008：139－140．

【注释】

搜索枯肠：出自唐代卢仝的《走笔谢孟谏议寄新茶》。搜索，搜查；枯肠，比喻才思苦窘。形容写作思路贫乏，才思愚钝，极力冥思苦想竭力思考的样子。

脑满肥肠：出自唐代李百药的《北齐书·琅邪王俨传》。脑满，指肥头大耳；肠肥，指身体胖，肚子大。形容饱食终日的剥削者大腹便便，肥胖丑陋的形象。

汗牛充栋：出自唐代柳宗元的《文通先生陆给事墓表》。汗牛，使牛出汗；充栋，充满屋宇。本义是指用牛运书，牛要累得出汗；用屋子放书，要放满整个屋子。形容藏书很多。

仲景之学至唐而一变

“仲景之学，至唐而一变”。谁说的？清代徐灵胎(1693—1771年)。在哪里说？在《医学源流论》卷下“书论·千金外台论”中。

通过徐灵胎一言提醒，我们发现唐代医学的确有其“与古不同”之处。其变，是变得更好，还是变坏了？根据徐灵胎的观点是变坏了。他认为仲景之学“悉本《内经》”“所用之方，皆古圣相传”“《千金方》则不然”。字里行间里透出他十分反对不守古法、独出心裁。但徐灵胎毕竟是学者，另方面也赞美《千金方》，谓其“然其用药之奇，用意之巧，亦自成一家，有不可磨灭之处”。

现在客观地分析一下，变在哪里？笔者认为有吸收外来医学，充实了中医学内容；学科分清，趋向专业化以提高质量；发展综合疗法，在临床上得到了实惠等三个方面。《千金》《外台》书成于永徽三年(652年)、天宝十一年(752年)，考唐朝从建立到昭宣帝四年(907年)而终，共288年(从618年起)，则《千金》《外台》二书问世，为唐朝前中期时的作品。唐代士大夫精通医学药学者特多，如狄仁杰(607—700年)、王勃(650—676年)、王维(701—781年)、陆贽(754—805年)、柳宗元(773—819年)、刘禹锡(772—842年)、许胤宗等。

现在再谈三个看得见的变。

其一，吸收外来医学。孙思邈《千金方》中收入不少古印度吠陀医学的观点。其中最突出的是佛教发祥地的医学含有大量佛教思想。《千金方》的“当先以荡涤五脏六腑，开通诸脉”之说，完全来之佛教“净心”“净口”“净名”“无垢”而延伸出医学的“净身”论，因之培养出张子和(1156—1228年)的攻下派。

其二，学科分清。过去分科朦胧，隋代巢元方《诸病源候论》仅仅以证候来归类，至《千金方》才明确地分了科。

其三，发展综合疗法。中医一开始就是砭石针灸，到张仲景(145—208年)《伤寒杂病论》问世，才新兴一个“汤药派”，于是原来的砭石针灸，也名为“针灸派”。所以仅仅两个学派，十分单调。孙思邈在治疗上主张把针、灸、药、手法，甚至禁咒、符箓也配合进行，丸、散、膏、丹交错取用，内治、外治包括精神疗法兼施，以尽量争取缩短疗程、减少痛苦。他认为“良医之道，必先诊脉处方，次即针灸，内外相扶，病必愈，何则汤药攻其内，针灸攻其外。不能如此，虽时愈疾，兹为偶差(古‘瘥’字)，非医差也”(引《翼方·针灸上·取穴孔法》)，并批评那些“各承一业，未能练众方”的医生。

所以唐代的一变，把中医提高与弘扬了。同时，徐灵胎在同一篇文章中又谓“(《千金方》)不然，其所论病，未尝不依《内经》而不无杂以后世度之说……故有一病立数方，亦有一方而治数病”，更证实变一变，确使中医的辨证论治也提高到了一新的层次，展现了中医特有的“同病异治”“异病同治”风采。

出处：干祖望. 仲景之学至唐而一变[J]. 江苏中医，1999(10)：35.

干祖望. 干祖望医书三种[M]. 2版. 济南：山东科学技术出版社，2008：141－142.

【按语】

国人历来尊古崇古，仿佛一切都是老的好。记得当年读鲁迅的《风波》，里面有个九斤老太，就整天将“一代不如一代”挂在口边，好像新生儿的体重，也能说明些问题似的。读《风波》时我年龄小，很是疑惑，不理解人为什么要活在对过往的羡慕中，如果按九斤老太的理论，随时间的变迁，社会不是在进步，而是在退步了，即便是最好的结果，也就是保持原样不变而已。

没文化的九斤老太这样想也倒罢了，很多时候，很多受过教育甚至饱读诗书的人也有类似的想法。比如，电视上的“我读经典”系列讲座，二十多位教授开讲，若认真看下来，让我们大开眼界，原来传说中的先贤哲人们，留下了如此博大精深的道德文化和哲学思想啊，让现代人自叹弗如，惭愧不已。但事实真的如此吗？作为唯物主义者的我们，应该懂得一个起码的常识，物质基础决定上层建筑。在生产力低下的古代，再聪明睿智的圣贤，创造出的精神文明也不可能超越他所在的时代，所谓的经典，必然有着鲜明的时代特征和局限性。要知道，历史上所记载的东西，远远少于历史上所未记载的东西，要适当地保持一定程度的怀疑态度，不要因为盲信前人而丧失了自己独立思考的能力。

就拿中医来说，《内经》自是够古老了，将哲学、医学、养生学、地理学、天文学、气象学、数学、心理学甚至美学、乐理等学科融会贯通，对后世的中医发展起到了不可低估的影响，至今仍对中医理论研究和临床实践有着重要的指导意义。但是，随着时代的发展，这些经典的局限性就会越来越明显地显现出来，后人能做到的不该是抱残守缺，而是去伪存真，这才是发展之道。仲景学说与《内经》等传统典籍自然有着很深的渊源，但毕竟有了自己独特的内涵，中医临床医学日趋成熟，为后世辨证论治提供了理论依据和基本准则，成为后世重要典籍。所以徐灵胎就认为仲景学说到唐朝就变了味儿了，破坏了仲景学术之原汁原味和精华所在，这样不好。

其实，自东汉后期《伤寒杂病论》的诞生，至《千金》《外台》的唐代，历经五六百年的时间了，我们可以思索一下，中医理论为何至唐朝才突然出现了变化呢？

大凡变革，有渐变与突变之分。渐变，多为量变，表现为逐渐的、不显著的变化，自仲景之学兴起，至唐以前，历经三国、晋、南北朝和隋，战乱纷纷，社会冲突是主旋律，科技和文化虽也在温和发展，但多为渐变，方式则多种多样。至盛唐时期，国家统一，国运昌盛，战争多为与异族的外部矛盾，政治开明，社会稳定，经济繁荣，思想开放，文化发达，对外交流频繁，社会充满自信和创造力，达到了中国封建社会的鼎盛时期。

在这种氛围下，仲景之学才出现了突变。这种变化，应属质变。

在唐代，诞生了李白、杜甫、王维、孟浩然这样才华横溢的大诗人，文化艺术大繁荣；扩展了京杭大运河，发明了新农具，兴修了水利灌溉设施，农业有了很大发展；工业生产规模不断扩大，冶炼和造船技术有了新突破，诞生了蜚声海内外的唐三彩和神秘的青瓷；凡此等等，不胜枚举。

诞生孙思邈这样的“药王”，在人才辈出的盛唐，应该是大唐社会兴盛的产物之一，算不得意外。孙思邈不仅将西域吠陀医学引入中医范畴，在治疗手段上内外兼施，手法灵活多样。仲景学说和中医事业得到了很大的发展和提升，孙思邈功不可没。

意外的倒是一千年后清代，论及“仲景学说至唐而一变”来，言语间仿佛至唐这一变倒将仲景学说引入了歧途，背离了经典，变了味道。但是，即使是不甚赞赏唐之变的徐灵胎，也不得不给其以比较客观的评价，承认“然其用药之奇，用意之巧，亦自成一家，有不可磨灭之处”。

“仲景学说至唐而一变”，好也罢，不好也罢，任由后人评说罢。总之，中医学在唐代上了一个新的台阶。

医生名称多

医生一职，名称特多，而且都有来历。现简介如下。

医生：《唐六典》谓“医生四十人”，原注“后周医正，有医生三百人。隋太医生一百二十人”。

医士：宋代唐容《真仙岩题名》谓“零陵唐容，以端平丙申（1236 年）清明日，携二子亮元，游真仙岩，同来者医士蒋劼。”

医匠：《急就篇·四》谓“笃癃衰废迎医匠”。原注：“医匠，治病之工也。”

医师：《周礼·天官》谓“医师，掌医之政令”。

食医：《周礼·天官》谓“食医掌和王之六食、六饮、六膳、百羞（通馐）、八珍之齐。”可能是专事营养学的医生。

疡医：《周礼·天官》谓“疡医，掌肿疡、溃疡、金疡、折疡之祝药劀杀之齐”。这是指外科医生。

医婆：明代蒋一葵《长安客话·三婆》谓“民间妇有精方脉者，由各衙门选取，送司礼监御医会。选中者着名籍，待诏”。这是指女医生。

医流：宋代丁谓《丁晋公谈录》曰“武肃王左右弄术，医流，无非名士”。

方士：《素问·至真要大论》曰“余赐以方士，而方士用之，尚未能十全”。

医工：《灵枢·邪气脏腑病形篇》曰“上工十全九，中工十全七，下工十全六”。

方家：《唐六曲·尚药局》曰“凡合药宜用一君、三臣、九佐，此方家之大经也”。因中医用方药来治病，故称方家。

走方：《官场现形记》三十九回谓“请是请的，请过一个走方瞧过，亦要什么十五块钱包医”。这是指游走四方的铃医而言。

药师：《太宝积经》谓“譬如大药师，善能治疗一切诸病，自无有病”。

国手：《国语·晋语》谓“上医医国，其次医人”。故而又称医为国手，同时把中医称为国医。

大夫：宋代医事制度，医生按级别分为大夫、郎、医效、祗侯等（见宋·洪迈的《夷坚志·医职冗滥》）。

郎中：郎中本为官衔，秦代始置。宋代政和（1111—1117 年）年间开始，医官称成安郎。之后各朝即有把医官称成和郎、成全郎、保和郎、保全郎、成正郎、成愈郎、医全郎、医效郎、医侯郎、医愈郎等，所以民间（尤其是南方）常把医生称为郎中。

医学博士：《新唐书·百官志》谓“医学博士一人，从九品上，掌疗民疾”。

可能只有英文中博士与医生为同一个词Doctor。

活人者：《后汉书·方术传下》谓“（华）佗临死，出一卷书与狱吏，曰此可以活人”。《类证活人书·张序》谓“华佗指张长沙《伤寒论》为活人书”。

衙推：宋代孙光宪《北梦琐言》谓“庄宗好俳优，宫中闲日，自负芪囊药箧，令继岌破帽相随。似后父刘叟以医卜为业也（注：继岌这样化妆，一如以医卜为业的皇后父亲刘老头）。后方昼眠，岌造（走到）卧内，自称刘衙推访女。后大怒，笞继岌”。刘衙推，意即刘医生。宋代陆游所作《陈亚诗》谓“陈亚今年新及第，满城人贺李衙推”（见《老学庵笔记》），李衙推即姓李的医生。

牙推：元代关汉卿的《拜月亭》第二折谓“怕不大倾向吐胆尽筋竭力把个牙推请”。此乃“衙推”的同义词。

皮行：江湖帮中人称自己一伙人为四个行当，即“巾、皮、李、瓜”。巾行，为卜卦、算命、拆字、堪舆。皮行，为医生、卖药者。李行，为杂技、卖艺、相声、口技之类。瓜行，为乞丐，但并非一般穷人向人求乞者，是能吞剑、吞铁弹、嚼瓷碗玻璃片而吞下去、开外阁（即用刀在囟门里敲击进去）的乞丐。

从许多名称来看，医生的地位很特殊，上与宰相并肩，下与江湖乞丐为伍。

出处：干祖望．医生名称多［J］．江苏中医，2000（03）：29.
干祖望．干祖望医书三种［M］．2 版．

济南：山东科学技术出版社，2008：131－132.

吴医、越医

《水浒传》八十四回中"目今与辽兵相接，只是吴人不识越境"的"吴人"指江苏人，"越境"指浙江地方。

《汉语大词典》注"吴越"为"吴越相接，史多并称"。这也就是说江苏与浙江两省，如广东、广西称为两广，湖南、湖北称两湖一样，属山水相连的孪生省份。中华人民共和国成立后，虽上海市面积扩大，使吴越东半地区脱离衔接，但西半地区依然紧紧拥抱。

江浙两省的地理孪生姑且不论，其他如经济、政治、文化、风俗、医药也完全相同。就我们中医界而言，自温病学兴起，江浙两省医者就即共举大旗，全方合作。这个阵容里的骨干有：吴有性（1587—1657 年），写有《温疫论》；叶桂（1667—1746 年），由其弟子整理成《温热论》；戴天章（17 世纪中叶），撰有《疫病一得》；余霖（18 世纪），写成《疫疹一得》；吴瑭（1736—1820 年），著有《温病条辨》；王孟英（1808—1868 年），著有《温热经纬》《霍乱论》等；雷丰（1833—1888 年），写有《时病论》；柳宝诒（1842—1901 年），写有《温热逢源》等。他们都是江苏、浙江人氏。唯余霖有人认为是安徽桐城人，但根据《冷庐医话》考证，为江苏常州人。

江苏缘何称吴？春秋有国称吴，也称勾吴或攻吴，始祖为周太王儿子太伯，建都于苏州。江苏省名取北边的江宁与南边的苏州缀成，故而江苏就是吴。浙江之越，是春秋时，姒姓子爵，封于会稽，称越国，故即把浙江省称为越。东汉赵晔写的《吴越春秋》十卷，就是把江苏太伯至夫差，浙江无余至勾践期间的史事写成的历史小说。尽管浙江的事实有违于史记，元代徐天佑做过异同考，但还是有其价值的。《孙子·九地》的"夫吴人与越人，相恶也。当其同舟而济，遇风，其相救也，如左右手"。江苏人和浙江人，的确是同舟共济的兄弟省。"相恶"也有。公元前 473 年越王勾践灭吴。1924 年，江苏军阀齐燮元和浙江军阀卢永祥，打响了人称"豇豆（浙江的江）炒落苏（江苏的苏，落苏系上海人称茄子之谓）"的江浙大战，终以江苏大败，齐燮元逃往日本而结束。好在古今两恶，为时极短。

江苏人称吴人，浙江人称越人，早就见之于《孙子》。至于江苏医称吴医，则自江苏苏州名医唐大烈开始。唐字立三、笠山。其所编《吴医汇讲》十一卷，也可以说办了十一期，是中医最早的一种杂志医刊。他搜集了江苏四十多位名医的论文一百余篇而辑成该刊，创刊于乾隆壬子（1792 年）。当时他任苏州府医学正科，一官在身，所以能够玉成其事。浙江医称越医，则始于现在浙江宁绍实学年轻中医董汉良、柴中元。他们编有《越医汇讲》。越医这个名词也与吴医一样，在医林中树起了伟大的形象。

《吴医汇讲》和《越医汇讲》内容，稍有不同。《吴医》为分十一期出版，《越医》则一次成书。《吴医》以当时名医的论文为主，搜集成册；《越医》则立有框架，分为"越医医著""医理发微""病证治略""治法要义""析方话方""说药话药""保健养生"和"诊余琐谈"八章，由 78 位作者手写而成。二者风格虽异，而精彩不相上下。假如要我来写书评的话，不妨用宋代以"梅妻鹤子"自高的钱塘学者林和靖（976—1028 年）的诗句"吴山青，越山青，两岸青山相对迎"以应付。

出处：干祖望. 吴医、越医［J］.
江苏中医，2001（03）：39.
干祖望. 干祖望医书三种［M］. 2 版.
济南：山东科学技术出版社，2008：133－134.

【注释】

梅妻鹤子：宋代诗人林逋隐居杭州孤山时，植梅养鹤，以梅为妻，以鹤为子，清高自适。比喻清高或隐居。

【按语】

自古中国文化在介绍某一名人、某一著名事件的时候，多把他（它）的所在地或发生地的简称作为前缀，以说明人物的原籍或事情发生地点。如常山赵子龙、黔之驴、皖南事变等。

作为中国文化重要组成部分的中医界，在介绍著名医家、医家群体时亦往往将其所在地简称加在前面。如中医有吴医、越医、沪医、京医、蜀医、盐山张锡纯等。

吴医、越医群体中产生过温病学的很多中医大家如吴有性、叶桂、吴塘、王孟英、薛雪等，对中医理论和临床实践，特别是温病学说的形成和发展做出了卓越的贡献。

读了干祖望这篇医话后，我想的一个问题是：治疗外感温热病最早提出使用寒凉（包括辛凉解表）药物的人其居住地并不是在吴越，应当是金元时期居于河北河间的刘完素（1110—1200 年）。他结合北方环境气候特点及民众饮食醇厚、体质强悍的特性，围绕《内经》病机十九条，倡伤寒火热病机理论，主寒凉攻邪，善用防风通圣散、双解散等方既清里热又兼辛凉解表，实开温病治疗之先河，为温病学的形成做了很好的铺垫。

但温病学作为中医系统理论学说却是在刘完素之后的几百年——明清时代逐渐形成，产生主要在今江苏、浙江等地（温病学最重要理论著作的产生地主要是在吴、越）。我想这一方面得益于中医学理论的不断传承和发展，另一方面，也是由于当时吴越之地理、气候环境，人体体质，疾病发病特点不同，医家根据《伤寒论》六经辨证方法，对自己临床实践的不断高度概括和总结的结果。

那么，再想一想近些年来，由于世界的气候、环境都发生了很大变化，传染性疾病致病邪毒发生了很大变化，像 2003 年“非典型肺炎”、2008 年 H_1N_1 流感、2009 年手足口病等传染病流行时有猖獗，在这些防病治病的实践中我们中医该扮演什么角色？中医温病学理论对这些危害人民生命安全的疾病能产生哪些指导作用？在这些医疗实践中是否能够发现新的、卓有成效的中医诊断和治疗方法？能否对现有的中医伤寒六经辨证、温病学的卫气营血辨证、三焦辨证等学说补充或完善？是否在今后还会产生类似于吴医、越医样的中医名医群体？这都有待于实践做出回答。

以毒攻毒

加拿大渥太华大学科研人员近日发现，一种被称为 VSV 的病毒，可有效杀灭多种癌细胞。这为治疗癌症提供了新的、广阔的前景，这也是中医治疗法中的“以毒攻毒”。

“以毒攻毒”一词，的确是中医提出的。元代刘埙《隐居通义·造化》谓：“正犹岐（伯）雷（公）俞（跗）扁（鹊），不唯参苓之养性，其劫痼攻积，虽乌头亦所当用，何也？以毒攻毒。”之后陶宗仪《辍耕录·骨咄犀》谓：“其性至毒而能解毒，盖以毒攻毒也。”迨后用不良事物本身的矛盾来制另一种不良事物，也称“以毒攻毒”，像鲁迅《且介亭杂文二集》的“对于这些打着古文旗子的敌军，是就用古书作法宝，这才打退的，以毒攻毒，反而证明了反对白话者自己的不识字、不通文”。

大毒药砒霜，清代黄宫绣《本草求真》就认为“奈何以必死之药，治不死之人？”因为“唯膈痰牢固，为哮为疟，果因寒结不得已，借此酸苦涌泄吐之”。意即利用它的毒（失之于正的偏）来克制另一种毒。黄氏对乌头的看法也是这样，谓“开顽痰，治顽疮，以毒攻毒而已”。

若要攻毒，当然以“毒”来攻最为捷径而有效。《商君书·画策》谓：“以战去战，虽战可也；以杀去杀，虽杀可也；以刑去刑，虽重刑可也。”只需取用得当，没有不成功的。与之相反，为《韩非子·外储说左下》的“以肉去蚁，蚁愈多，以鱼驱蝇，蝇愈至”。

不过需要说明的是在使用“以毒攻毒”之前，必须对这个制毒之毒有驾驭控制的能力，否则原来的毒去了，但又有另一种毒代替了它，甚至比过去的毒更剧，其后果是不堪设想的。这种事情在 2 500年前的伯夷早就说过，谓“以暴易暴兮，不知其非矣”（见《史记·伯夷列传》）。清代蒲松龄也引用过这句话，谓“去一狐，得一狐，是以暴易暴也”（见《聊斋志异·周三》）。在历史上，明代被清朝所灭亡，就是清朝利用降将吴三桂引兵入关来实现的。

至于“以毒攻毒”之祸闯在我身边的，是一位同窗师兄。1948 年治疗一坏疽性龈口炎患儿。其实此儿早已毒入心包、阴阳离决了，不知怎样，师兄还是抱着“医有割股之心”的愚忠之念，极力挽救，并取用了“砒枣散”。患儿翌日便死了，导致病家去法院起诉，力求赔偿。其实此儿不用“砒枣散”也要死亡的，可是“砷中毒”三字在验尸单上写得明明白白，你还有什么话可讲、可辩？清代喉科名家尤存隐曾谓“危笃将殂，慎勿治之，以取谤怨”（《干校尤氏喉科》），不过从医德方面来看，此语是相当不道德的。因之，“以毒攻毒”的治法必须谨慎从事，不可孟浪。

出处：干祖望．以毒攻毒[J]．江苏中医，2001（10）：39．

干祖望．干祖望医书三种[M]．2 版．济南：山东科学技术出版社，2008：132－133．

【按语】

读了干祖望“以毒攻毒”这篇医话后，使我想起《素问·六元正纪大论》中黄帝与岐伯的一段著名对话，谓“黄帝问曰：妇人重身，毒之何如？岐伯曰：有故无殒，亦无殒也。帝曰：愿闻其故何谓也？岐伯曰：大积大聚，其可犯也，衰其大半而止，过者死”。

凡是学中医的人对这段话的意思都非常明白，“有是病用是药”，只要治病需要即使是“毒药”，用其特殊药性或称“偏性”“毒性”纠正人体之偏，“寒者热之，热者寒之”，用对了就不会损伤人体，反而会成为治病救人的仙丹良药。在这方面张仲景给后人留下了使用毒药治病的宝贵经验。《伤寒论》《金匮要略》中的方剂如麻黄附子细辛汤、大陷胸汤、十枣汤、乌头汤、小半夏汤等方中所含的附子、乌头、大戟、甘遂、芫花、半夏等“毒药”均为临床常用。经统计，张仲景在《伤寒论》《金匮要略》二书中使用的各种有毒药物 24 种，含有毒药物方剂 119 首，约占二书总方剂（《伤寒》113 方，《金匮》262 方）的 1/3。而且在许多方剂中常用生半夏、生附子、生乌头等“毒药”急温之或止呕。

但在使用“以毒攻毒”的治法时要注意“衰其大半而止”，防止出现“过者死”的医疗事故，亦就是干祖望在本篇医话中强调的，使用毒药“必须谨慎从事，不可孟浪”。

那么从哪些方面能够谨慎从事，亦就是干祖望说的“对这个制毒之毒有驾驭控制的能力”，避免在使用毒药治疗疾病过程中出现更大的问题呢？细读《伤寒论》《金匮要略》，从张仲景用毒药治病的经验来看，主要从掌握适应证、患者体质耐受力、药物炮制与配伍、特殊的煎服方法、剂量与剂型、胃气保护、用药后反应等方面加以注意，避免虚不任攻，犯虚虚之戒或酿成险情。

对于人体究竟何为良药，何为毒药，主要的判断还应依赖于辨证论治。清代名医周学霆在《三指禅·胎前全凭脉论》中说：“其用药也，离离奇奇，黄芩安胎者也，乌头伤胎者也，而胎当寒结，黄芩转为伤胎之鸩血，乌头又为安胎之灵丹；焦术安胎者也，芒硝伤胎者也，而胎当热结，焦术反为伤胎之砒霜，芒硝又为安胎之妙品。”这就提示我们无论你用什么药治病，都必须根据患者的具体病情，以辨证论治为前提，才能“有故无殒，亦无殒也”。

实际上，中医的用药原理，是以药性之偏纠人体之偏，补偏救弊，恢复机体的阴阳平衡。所谓毒性大小，就是偏性强弱。在用药之偏纠人体之偏时，“有病病挡之”称为“有故无殒”，即因有疾病之偏，所以用药没有危险，不会造成伤害；而“无病则人挡之”，就是说在人体无偏之时，用了有偏之药就会伤害人体，有害健康。不查患者之偏而乱用药，以至于把有偏性之药用来给健康人，不出问题才是怪事。

中医重在调而不在治，中药的“毒”，也就是用中药的偏性，顺其自然地对全身的“调”，使人体之偏（即常说的疾病）得到纠正。中医用药讲“大毒治病，十去其六；常毒治病，十去其七；小毒治病，十去其八；无毒治病，十去其九；谷肉果菜，食养尽之”。就是说治病要根据人体之偏的强弱来选择药物偏性的强弱，以期达到“阴平阳秘，精神乃治”的目的。

“是药三分毒”，中药之毒者莫过于砒霜，可为了治疗白血病，美国不也允许使用了吗？西医药的毒和其用毒方法，细算起来，也是令人触目惊心的。如庆大霉素、卡那霉素可以致人耳聋；剧毒的化疗药能够抑制骨髓造血功能、影响消化及肾功能等。然而只要有绿脓杆菌感染，只要身上患有癌肿，西医不是照样还要使用这些药物吗？这也算“有故无殒，亦无殒也”。

毒药能治病，而且能治大病、急病，这是我们祖先在长期与疾病作斗争过程中积累的宝贵财富与经验。但在目前临床实践中，即使是病情需要，用"毒药"治病的方法在中医医院也逐渐减少，甚至销声匿迹了。主要原因可能是患者惧怕不良反应不让用，但更多的是现在的中医师不会用，所以也就不敢用。

我在这里说的"不会用毒药"治病，大多是因为现在中医学院毕业的中医本科生、中医硕士生甚至中医博士生都很少系统地、认真地读中药书了，很少认真地分析哪些中药属药食两用，可以放心使用；哪些药物具有毒性，虽然有毒性，但治病还需用这些偏性去纠正疾病之偏性，同时我们又能处理这些毒性，以避免其对人体产生毒副作用。可以说，不认真读《伤寒论》《金匮要略》，根本不知道生附子、生乌头、生半夏、雄黄或其他有毒性中药的适应证、怎样配伍、怎样炮制、怎样煎煮服用这些药物、服这些药物后会有哪些药物反应，出现药物反应后应如何处理等，中医药的这些根本性的东西正在一点一点丢失掉，这样的话，中医退出急证阵地的现象就不足为奇了。所以我说这是"不会用毒药"。

我说的"不敢用毒药"，是因为在"现代化"的中医院内，一般抢救急危重患者基本上就是按西医的方法或程序，很多情况下中医药的急救只是一个摆设，中医急诊阵地逐渐丢失也就不奇怪了。

第一个议论中西医学的是谁

"本草三百六十五品，制为一百十三方。迹其撰录，非不杰然雄观。然以意进逻，病机凭虚构象，非实测而得其真也。泰西医学，有专官，有学堂，又多世业孤学，藏真腑俞，悉由考验，汤液酒醴，更极精翔……格致微妙，尽为实用……则尤中土医工所未逮者。予久伟其用心之精而立法之善矣。"

用现代语翻译过来就是说：中医用《本草经》之药来产生张仲景方，根据这种著作，不能不说是伟大宏观。但是它的逻辑，仅仅凭想象，病理学说也是凭空杜撰，一点也不是从实验中得来的。西洋医学有专门管理的机构，有培养学校，又有世世代代研究人员。一腑一脏，都是实验中得来，水制、酒制的药物尤其精确实在、实用，是中国医生所难以达到的。我很早就佩服他们用心之精，治法之良。

这节原文，见于清光绪十六年九月李鸿章为《万国药方》撰写的序文。

考《万国药方》为美籍医师洪士提反所译，出版于光绪二十四年(1894 年)，为美华书馆发行，杜柄记石印书局梓印。计八卷分八册，铅印，六眼线装，绢角，红标签，一函。

李序置于第一篇。署名为"光绪十六年九月合肥李鸿章序"十三字。下有两印章，俱篆体阴文，一为"文华殿大学士"，一为"肃毅伯章"。

通翻 165 卷《李文忠公全集》，没有发现此文。其漏搜的原因，可能昔时把医生不入"品"而归划在"流"中，"九流"之中还入在第二等里，所以不为士大夫阶级所重视。《李文忠公全集》辑者吴汝纶(1840—1903 年)连做梦都想不到当时天字第一号的大人物，为"雕虫小技"的医药，尤其是西医书，留下他珍贵的墨宝。

出处：干祖望. 第一个议论中西医学的是谁？[J]. 江苏中医，2000(11)：41.
干祖望. 干祖望医书三种[M]. 2 版. 济南：山东科学技术出版社，2008：122－123.

李鸿章最先提出中西医要结合

李鸿章(1823—1901 年)，合肥人，道光年间进士，官至太子太傅、文华殿大学士。为清末洋务派首领，所以他提出中西医要"会其通"，事在情理之中。

当时美国医生洪士提反将英人思快尔的药物学译成中文，分八卷，称《万国药方》，初版于光绪十二年(1886 年)，扉页有李鸿章序。文曰："(中医)杰然雄观，以意进逻，病机凭虚构象，非实测而得其真也。泰西医学，有专官、有学堂……又多世业孤学。藏真腑俞，悉由考验；汤液酒醴，更极精翔……美人洪士提反君，以所著《万国药方》一书见世，问序其为书……学者合中西之说而会其通，以造于至精极微之境于医学，岂曰小补。"

为什么一个日理万机的政治家，也谈到中西医的事，而且还提出结合？因为鸦片战争(1840—1842年)把中国闭关自守的大门打开了，所有姓洋的东西，便一拥而入。西医并非清代才输入中国，唯此时则大有发展之势。我们不妨回顾一下此后六十年中的大事。

1842年，外国人都有权在广州及其他五个通商口岸设立医院。

1844年，厦门、宁波、上海设立教会医院。

1847年，《中英文医学辞汇》出版。

1848年，氯仿麻醉开始在临床上试用。

1856年，西医关韬(？—1874年)为进入军队任军医第一人。

1857年，西医黄宽(？—1878年)从苏格兰爱丁堡大学毕业回国。

1859年，"北京条约"签订后，外国人可以在长江流域自由设立医院。当时全国普查医院，有外国医生28人。在1859—1886年，西医嘉约翰共译西医书籍20多种出版。

1860年，首次做胚胎截开术，取得成功。

1861年，第一张X线片在广州博济医院拍摄成功。被摄者为肿瘤病人。

1872年，第一家中西综合医院华东医院在香港建立。分清中医与西医，任病家自择。

1875年，首例卵巢肿瘤摘除手术获得成功。

1877年，据统计，全国教会医院16家、诊所24家。

1879年，广州博济医校录取两名女生，开医校男女同读的先河。

1880年，我国第一份西医专业刊物《西医新报》(季刊)在广州创刊发行。嘉约翰任主编。

1884年，怀尼氏《中日药物》出版。

1885年，我国第一位女子西医金韵梅于美国纽约女子医学校毕业回国。

1886年，美国医生译的《万国药方》出版。

1887年，英文医学杂志《博医会报》在上海创刊发行。皮特氏《药性总考》出版。

1890年，第一个西医学会"第一届中国博医会全国大会"在上海召开。

1892年，朱沛文著《华洋脏腑图象合纂》出版。当时与唐容川的《中西汇通》被视为姊妹篇。

1894年，在旁证中(余听鸿《外科医案汇编·咽喉》)得知，气管切开术已较为普遍地采用。

1895年，英国伟伦忽塔的《医方汇编》由梅滕更译成中文，在广济医局出版。

1897年，普查全国，有教会医院60所。其中39人兼教学工作。孙中山著《红十字会救伤第一法》发行。

1899年，法医学书籍《法律医学》由江南制造局翻译出版。

1900年，第一例甲状腺肿瘤切除成功。

在中医界享有盛名的唐容川(1851—1918年)的《中西汇通医经精义》也在这个时期写成(1892年)。此时中西会通的风气，吹遍了整个医林，用现代语说起来是"炒得如火如荼"。当时有1890年梓版，郑官应把中国传统养生法加上一些西洋传统的养生法编成五卷，称为《中外卫生要旨》。所以唐氏不可能先知先觉者，实在是时世造成的"英雄"。

所以当时西医发展、中医失色的出现，是第三个浪花(见《中国医药学报》1996年5期干祖望《中西医结合史》一文)。第一人提出中西医结合的应该是李鸿章。

出处：干祖望.李鸿章最先提出中西医要结合[J].江苏中医，1997(03)：29.
干祖望.干祖望医书三种[M].2版.济南：山东科学技术出版社，2008：123－124.

第四章　评　议

标准·标准化·中医

中国人一向很重视标准，距今2 200年前的古人就已谈到这个问题。《逸用书·五权》谓："政有三机五权，汝敬格之哉"。朱右曾解释"格"字谓"量度也"，量度就是尺寸。北齐颜之推之《颜氏家训》谓："以诗礼之教，格朝廷之人。"卢文弨解释"格"字为"犹裁也"。裁是裁判，就是凭这个标准来评审这个人或这件事物。人的品德或体质的标准，称为人格、体格。

这种标准统一取用于某一种同类事物，就是标准化。

中医现有"中华人民共和国中医药行业标准"，这是提高中医水平、发展中医事业的重要手段之一。例如1995年出版的《中医病证诊断疗效标准》，给中医们点起了明灯。因为中医的诊断疗法有了合法的标准，非徒争取有了目的，统计挤去水分，而且医事也免去了多余的纠纷。所以我们一致叫好。

但也有几种标准给我们带来了麻烦和尴尬，主要的就在于其违背了中医具体实情而去模仿套用西医的一套。所以有人幽默地称之为"洋为中用"，用洋的东西来套到中的头上。

中国三国宝的京剧、国画和中医，在标准方面有些特殊性，难以完全西化。

就京剧而论，西皮、二黄、高梆子、倒板、原板、流水、快板、摇板以及穿着行头(服装)、刀枪道具、身段亮相，都有严格的标准，不允许你轻率篡改。但唱法则无法统一，如高庆奎的高亢激昂、谭鑫培的韵味醇厚、言菊朋的运用怪腔、周信芳的苍劲有力，又如梅派的流畅大方、荀派的活泼热情，程派的幽咽婉转、尚派的宽亮刚劲，你想把哪一个作为标准？华东苏州评弹，唱词都在每句尤其是双句的末字上要调运腔，但徐云志偏偏在末倒第二字上用足功夫，而末字一拖而过，照理说这完全违背于统一标准的，可是最受听众欢迎，成了"徐调"的创始人。如果一定要他严守标准，评弹哪能繁荣发展？

国画亦然，当然也有它的统一的标准规范，如山水的"石分三面，树有四枝"，人物的"蹲三坐五立七"等。但有时就没法规范，红兰朱竹，在自然界根本无此颜色而大大地不守标准，但在画理上都不以犯规目之。如其用西洋画的透视、焦点、比例、冷热色等标准来衡量评判，故宫博物院里的所有名画，没有一幅能及格。为什么？京剧、国画两个国宝自有它的特殊性而该用特殊要求。如其一刀切、画地为牢，则非但使这个事业无法发扬发展，相反还会重重地挫伤它，使它枯萎下去。

"固定安排，灵活运用"八个字，就是中医运用技术手段的忠实写照。固定安排，中医理论传统，是不容你不忠实执行，而且要一丝不苟地使用。灵活运用，是指在你取证辨证、论治采方方面，全靠你的水平来发挥。例如同样一个腹痛，《素问·六元正纪大论》谓"火郁之发，民病腹中暴痛"；《素问·举痛论》谓"寒气客于小肠，故后清腹痛矣"。又如同样一个脓肿，《灵枢·痈疽》一谓"大热不止，热胜则肉腐，肉腐则为脓"，又谓"寒气客于经络之中，则血泣……故脓肿"。这里一个病就有两个证，还有一个病而五六个、八九个证的，你不选择怎行？这就是"灵活运用"，中医术语谓之"辨证"。辨证准确与否就可决定医生的水平高低，你也要绳之以标准，能行吗？

不能标准化而强予之以标准的原因何在？乃一切以西医的标准来套用到中医头上。主要有几个方面。

1. 学校制度应该适应中医的，也就是着重于临床带教。辨证论治，书本上是死的，而临床就活了。带教老师更应认定这点。

2. 西医一定要考外文，以利于阅读原版原文。中医应考古文，两千年的4 000部古典文献才是真正的原版原文，哺育着几千年的中医，而现在已废除了考古文。

3. 教材中把“病因病理”“辨证”“施治”三者明明白白地分开，可是中医的病因、病机、辨证、施治是不能分割成章，不能化整为零地斩割分开。而且很多情况下，一个病先后嬗变其证，伤寒的传经最能说明这个问题，而这个重点讲义里却没有介绍，因为西医没有。

4. 随着西医的脚步走，最能反映出中医水平的“医案”竟没有人写了。代之以表格式的填充方法。医案可使“懒”中医无法贪懒，使水平不高的医生提高水平。不写医案大大限制了绝大多数高水平的中医才能智慧的发挥。有人认为“医案”仅仅是医生卖弄文字水平，那就错了。

5. 中医院热衷于洋设备的装置，一可炫耀其门面，再则也可多一笔生财之道。但没有想到洋设备是帮助你知道“病”，而中医是治“证”，不知它对中医有多大实用价值。听说洋设备也是标准化之一。

出处：干祖望. 标准·标准化·中医[J]. 辽宁中医杂志，1998(01)：39.
干祖望. 干祖望医书三种[M]. 2版. 济南：山东科学技术出版社，2008：68－70.

闲话“八纲”

“四诊”这个词目，在270年前就见之于清代林之翰的《四诊抉微》(1723年)中。而“八纲”这个词目，确在过去没有见过。直至1958年7月的《中医诊断学》及1958年9月的《中医学概论》中才替它题了一个官名，称“八纲”。所以1921年初版、1954年再版的《中国医学大辞典》中始终没有“八纲”一词。

纵然在1958年前无“八纲”这一词目，但它的形成却为时很久。《内经》很早提出了寒热、虚实的概念。汉代《伤寒论》中，用阴阳、表里、寒热、虚实概括及区分病证。明代张介宾则提出以阴阳为“二纲”，以表里、寒热、虚实为“六变”。清代庆云阁《医学摘粹》中特别强调寒证、热证、表证、里证、虚证、实证等，基本上八纲的轮廓已具备。自提出“八纲”词目之后，随着辨证论治学术地位的确定，“八纲”在辨证论治中的核心地位及重要作用得到了充分的肯定。

“八纲”一词，在1958年前似乎没有见过。同时再回顾一下当时目为最有权威的供北京中医进修学校使用的《中医进修讲义·诊断学》(1952年)中也没有“八纲”两字。直到1973年出版的《中医名词术语选释》中才正式收有“八纲”一条，并谓：“在临床上运用这八个纲进行辨证，叫八纲辨证”。1979年出版的《简明中医辞典》亦把它作为一个正式词目而搜集在内，并解释为“辨证的八个基本要领”。从此起，“八纲”这个词目，在中医学领域里人尽皆知。

“八纲”中的这八个字凑在一起的来龙去脉，可能缘于程国彭(1620—1690年)之《医学心悟》的“病有总要，寒热虚实表里阴阳八字而已”。程国彭也仅仅称作“八字”而未称“八纲”。不论八字也好八纲也好，凑在一起，绝非程国彭的心血来潮或面壁九年而偶然得之的，也在前人学说中撷取及组织而成的。它在临床上服务了几百年，真是功不可没。

但是，“八纲”的提法有相当不妥之处。其一，阴阳的列入，是错误的。考阴阳的地位，诚如《易·系辞上》所谓“阴阳不测之谓神”。疏曰：“天下万物，皆有阴阳。”所以阴阳断不能与表里、虚实、寒热站在同一阶梯上，它是其他六“纲”的统帅。也可以说“阴阳”属“纲”，其余六者都是“目”，“纲”与“目”绝对不能混杂，所以八纲中绝对不能列入阴阳。张介宾以阴阳称“二纲”，以其他六者称“六变”，是很有道理的。

其二，把标本丢失了，属于失误。《素问》第65篇就是专论标本的“标本病传论”，还有“至真要大论”中的“六气标本，所以不同”，《灵枢·师传篇》的“春夏先治其标，后治其本；秋冬先治其本，后治其标”，《灵枢·病本篇》的“先病而后逆者，治其本……先病而中满者，治其标”，等等，对于标本，《内经》里一再强调它的重要性。元代张仲深在他的《子渊诗集》中也有一句名言，谓“欲探六脉致调和，曷审三因正标本”。李东垣《试效方》展卷第一句话就是“夫治病者，当知标本”。明代医书，更多把标本列为重点而写有专章，如盛寅的《医经秘旨》、朱丹溪的《丹溪心法》、李汤卿的《心印绀珠经》等。张介宾更强调：“治病之本，尤为求标本为首务。”（见《景岳全书·传忠录》）他们之所以不惜笔墨来讨论，正是证实它在诊断中的重要。所以后人有理由来责备程国彭在拟订“八纲”时的疏忽遗漏。比程晚生73年的何梦瑶（1693—1783年），毕竟头脑冷静，把标本归队于八纲中，与虚实寒热说、表里论、阴阳论，骈肩并立，隐隐约约透露出一个“十纲”轮廓。

其三，笔者十分欣赏“十纲”，但必须删去阴阳，补添“体”“用”两纲。体，《易·系辞上》谓：“故神无方而易无体。”疏曰：“体，谓形质之称。”用，范缜（450—510年）在《神灭论》中解释得很清楚，谓：“形者神之质，神者形之用。是则形称其质，神言其用。形之与神，不得相异”。佛家也有“体灭”与“用灭”之分。在医学上第一个人提到“体”“用”者，是李东垣（1180—1251年）。在他的《脾胃论·五脏之气交变论》中谓：“鼻乃肺之窍，此体也。其闻香臭者，用也。”

人的机体就是器质与功能二者的高度结合，故以医务界对病就分为器质性和功能性两大类。这里的体，就是器质；用，就是功能。我们根据“体”“用”两纲，更容易而准确地掌握体者，可考虑手术；用者，坚信重恃药治。

因之，笔者在自己的著作中，毫不客气地把四诊加入查诊，改为五诊。在原来八纲中删去阴阳，加入标本、体用，成为“虚实、寒热、表里、标本、体用”为十纲。把四诊八纲，改调整为“五诊十纲”。我想不会遭到同仁们反对的。如有商榷，请赐教言。

出处：干祖望．闲话“八纲”[J]．辽宁中医杂志，1994(07)：324－325．
干祖望．干祖望医话[M]．北京：人民卫生出版社，2012：59－61．
干祖望．干祖望医书三种[M]．2版．济南：山东科学技术出版社，2008：84－85．

天人合一

天人合一，有儒家和医家两个绝对不同的观点。虽然泾渭分明，但还有人把它们混淆起来。

儒家的天人合一，即天人相应。认为天是有意识的，人事是天意的体现，天意能支配人事，反过来人事也能感动天意。由此二者就合为一体了。战国时子思（公元前483—前402年）、孟子（公元前372—前289年）首先提出这个论点。汉代董仲舒（公元前179—前104年）继承并发展了这个学说，他答汉武帝“贤良文学之士”的“三策”时，从“天人感应”论出发，论证了“王者承天意以从事”的一套理论。统治阶级为了自身的需要而十分欣赏，从而使这个唯心论的影响日渐扩大。直到今天的京剧舞台上，“徐策跑城”中还有一句“湛湛青天不可欺”的高梆子唱词，可证实其流传之深且广，历两千多年而不绝。

天字的内涵很广，并非仅仅在你头上“天地河山”“天高地厚”的天。它如头等大事，谓“民以食为天”；如寄托的对象，谓天，如《礼仪·丧服》的“夫者，妻之天也”；命运，如《孟子·梁惠王下》的“吾之不遇鲁侯，天也”，不胜枚举。中医指的天，是指人身以外的接触物——环境，如《庄子·秋水》的“牛马四足，是谓天”、《孙子·计》的“天者，阴阳、寒暑、时制也”之类。

唐代孙思邈（541—682年）的“善言天者，必强于人，善言人者，必本于天”（见《备急千金要方·大医习业》），就说得非常明白透彻，人与周围环境是不能分开的。

《灵枢·顺气一日分为四时》的“春生夏长，秋收冬藏，是气之常也，人亦应之。以一日分为四时，朝则为春，日中为夏，日入为秋，夜半为冬”，《素问·厥论》的“春夏则阳气多而阴气少，秋冬则阴气盛而阳气衰”,《素问·生气通天论》的“天地之间,六合之内,其气九州、九窍、五脏、十二节,皆通乎天气”,《素问·八正神明论》的“月始生则血气始精,卫气始行。月廓满则血气实,肌肉坚。月廓空则肌肉减,经络空,卫气去,形独居”,《灵枢·顺气一日分为四时》的“夫百病者,多以旦慧、昼安、夕加、夜甚”等,都是《内经》所论“天人合一”。

之后,这个论点,一直保持到今天。

梁代陶弘景(452—536年)的“一体之盈虚消息,皆通于天地,应于万类”(见《养性延命录》),金代刘河间(1120—1200年)的“一身之气,皆随四时五运六气兴衰,而无相反矣”(见《素问玄机病原式·六气为病》),清代喻嘉言(1585—1682年)的“治不法天之纪,地之理,则灾害至矣”(见《医门法律·申明内经法律》),又吴鞠通(1736—1820年)的“医也者,顺天之时”(见《温病条辨·解儿难》)等,都是一脉相承。

其实天人合一,并不深奥,在日常生活中遍地皆是。例如“人在低檐下,谁敢不低头”,这里的低檐是天,人是人,低头就是天人合一之下的终产物。

我们为什么要研究天人合一?是要以之改善或改造在天人合一之下产生的不良后果。例如孟母三迁乃因所居处于墓间、市廛、学宫之旁,都是天,孟轲是人。以致孟子的学扫墓、学买卖,“设俎豆揖让进退”也都是天人合一之后才生产的行动。孟母之所以要三迁,就是要改变这不良的天人合一为良性的天人合一。孟母之举,是相当成功的。中医研究天人合一,道理也就是这个。

所以,中医的天人合一是指人体与周围环境的统一性,绝对不是儒家唯心的天人合一。

出处:干祖望.干祖望医书三种[M].2版.济南:山东科学技术出版社,2008:67-68.

头痛医头、脚痛医脚似地治疗“公费超支症”焉能有效

“公费超支症”,年复一年地蔓延扩大,已发展到了病入膏肓的程度,虽然几年来各地、各单位费了九牛二虎之力以治疗,看来收效极微。为什么毫无起色?无他,没有一张“辨证论治”的良方耳。

虽然有些地方似乎有所好转,但也不过暂时性地减轻一些症状而已。本症最好的药方,三百年前的陈士铎早就开出来了,即《石室秘箓》卷一的第22个方法“治本法”。原文为:“天师曰:本治者治心肾之法也。人非心不能宁静致远,非肾不能作强生育。”今可改为:“干祖望曰:本治者,治医生之法也。方非医生不能处撰,药非方笺不能拿取。”现在的千方百计都在病人身上打主意,对根本的医生方面置之未顾,真是“只求润枝泽叶而不思灌溉根柢”!

造成超支,医生听从病人予取予求,甚至搭车冒户,这是有目共睹。还有的医生水平极低,盲目用药,非徒病程延长而用药更多,而且“实实虚虚”而小病变大、轻病转重,个中浪费,谁能得知。这种暗的比明的更严重、更浪费。

“本治法”很简单:

(1)医生处方,必须在病历卡上写明什么病、用什么药、签字。其实这是一般常规,可是现在很多医生都不做了。同时在初诊时,附发一张“报销证书”。医生病历卡填好、处方写好后,在这“报销证书”写上×月×日,什么病、什么药,最后签上医生姓名。这样十分方便,给医生增不了多少麻烦。病人凭此证到单位报销。如单位认为“可疑”者,可拒绝报销。为对病人负责起见,可以由“报销证书”而“病历卡”而处方笺,三者核对。万一三者对不起来,可以拒付,其费由医生担任。这个最方便的举手之劳,永远也没有七八十岁老人用调经丸、三岁小孩用参茸大补膏、高血压老病号用六神丸等怪事发生了。

(2)接受报销单位的会计处,每次报销,必须三者(报销证书、病历卡,必要时的处方)核实,然后接受报销。如其未做到这项工作者,以后一切责任由他负责,包括经济账在内。

(3)医疗单位的药房,应抽出一人,专门接待各单位来查阅处方及有关咨询,协助做好这工作。

这个方法,仅仅需多印一份“报销证书”、接受报销单位的会计师审核“三者”的手续和医疗单位药房增添一位专职人员之外,一无麻烦可

言。对于临床医师而言，除需增加“报销证书”的填写外，其余的都是分内的事。这样做对医疗单位与病人也平添了许多好处，对提高医疗质量也大有帮助。

以上不过是笼统的、纲领的、原则的建议，如其细细深入思考、扎实地照此执行，那么更有许多的优点可发现，尤其是在对中医医疗质量的提高方面。

出处：干祖望．干祖望医话[M]．北京：人民卫生出版社，2012：68－69．

非议的非议

对某一个人、某一件事、某一本书或某一个学派的指摘、谴责甚至贬低，称为“非议”。这种非议如非之合情、议之得当、贬之有理，当然大大有益于后人。但也有抱有偏见、标榜自己的非议，我们有义务、有权利也还他一个非议，这是“非议的非议”。

中医自金、元以来派别殊多，因之非议也不少。出于一般人之手，倒也不过一笑置之，如其出于名人笔下，则影响可大了。因之对待名人的不正确非议，更需要非议的非议。在这里举三个大名人不正确的非议。

其一，吴鞠通在《温病条辨·中焦篇》中批评吴又可滥施攻下，妄用承气，谓“吴又可用大承气汤者，非是”。同时，我们再打开《温疫论·上卷·注意逐邪勿拘结粪》来核对一下，他写得清清楚楚，上承经旨，下符临床，论堪证验，从来也没有丝毫“非是”之处。

其二，张介宾的玉女煎，也是一张有名验方，三百年来驰骋于临床，建树了不少功勋，即以口腔病来讲，更是倚之为特效之方。但不知怎样，陈修园在《景岳新方砭》中谓“仲景用石膏汤中……俱极神妙。景岳竟与熟地、牛膝同用，圣法荡然。且命名曰玉女，自夸中露出不祥之兆。闽南风俗，人死，戚友具奠烛者，俱书于烛上曰‘金童去引，玉女来迎’。余目击服此煎者，无一不应此兆”。陈修园此议，太言之过甚了！若石膏与熟地黄、牛膝的同用是“圣法荡然”，那么反问一声“圣法”是怎样说的？“荡然”又在何处？我恐陈修园亦无言可答。陈修园目击玉女煎者，必应“玉女来迎”之兆，那么“一无顺利”的四逆汤与“一抔黄土”葬斯人（引《史记·张释之列传》语）的黄土汤，服了之后，也是“无一不应此兆也”吗？

其三，《医宗金鉴·外科心法要诀》置于首位的仙方活命饮，确是一首经得起考验的良方。用于急性扁桃体周围脓肿，凡发病到进药在24小时内者，消散（吸收）率达100%、48小时内达90%以上、72小时内接近50%。但在张山雷的笔下竟然成为“一无是处”的害人方。《疡科纲要·治疡药剂总论》谓：“制方者，乃预设一通治百病之成见于胸中，宜其肤浮芜杂，一无是处，而乃大张其名，眩人耳目，一则曰仙方，再则曰神授，自诩神通，适以彰其妄诞而已。今试以仙方活命饮一方而论之，药用……十三味……似此温凉并进，糅杂成方，而曰治一切痈疽，不论阴阳，宁非大谬。”张山雷利用其生花之笔，写来娓娓动人，这篇评议竟成了一篇讨逆檄方，骆宾王而地下有知，一定自叹《为徐敬业讨武曌檄》的锋利我不如君。其实张老先生对仙方活命的评价也太“过正”。你谈到“温凉并进”，则一味大凉、一味大温组成的交泰丸如何评价？“糅杂成方”，那么对三补三泻的六味地黄汤又作怎样评价？事实上方不厌杂，只要配合得宜就是良方。至于“乃预设一通治百病之成见于胸中”，似乎更难接受，根据《医宗金鉴·外科心法要诀》谓“此方治一切痈疽，不论阴阳疮毒”，很清楚，它仅仅是痈疽疮毒，绝对不是“百病”，乃是百病、千病、万病中的一个病种而已，“通治百病”似乎太曲解了，它还是一首典型的专病专用药方。

贤如吴、陈、张三公，难免尚有失之公平的偏激之言，遑论我们达理不多、修养不深的人。以上数言，很可能导致几篇“非议的非议”的非议，更是事在意中。

出处：干祖望．干祖望医话[M]．

北京：人民卫生出版社，2012：62－63.

病名官司

中国人对称呼的“名”，是十分重视的。“名不正，则言不顺”一语，尽管很少人知道是孔夫子的话，但对此言却十分熟悉，而且经常去引用它。荀子还为他写了一篇《正名篇》，论述名实，主张“定名而实辨”“制名以指实”。他的意思指概念与实际的联系。

正因为“名”太重要了，毋怪中医界内病名用中医的还是西医的之争，从1959年4月在成都召开编写中医教材计划和具体分工会议开始，到1993年9月在北京召开的“中医各科病证诊断疗效标准统稿会”，虽为时已达35年之久，仍然争论不休。每一次争论，终以主张用西医病名的失败而告终。

二者争议一开始，江苏最轰轰烈烈，笔者的立场很坚定，是主张用西医的——不，是用现代的。所有一切病名，是共有的，美国人能用，日本人能用，中国人为什么不能用，所以是属于全人类的，绝对不是西医的专利权，更不能说是“西医的”。反过来说，中医的病名也有世界性的，例如现在西医也常称中风、梅核气等，中医也从来没有提出抗议，说西医侵犯了中医的专利权。同时西医也不会因此而失去西医特点与身价，更没有变为中医。

可怜是我们主张用现代病名者，每次争议没有半次获得过胜利，真是不折不扣的“屡战屡北”。但我这个败军之将，依然还要“屡北屡战”。

主张用中医病名，而且越纯粹越好。其理由是充分的，这样才可以保持中医的特色，否则中医就没有了。其实主张用现代病名的，也有他的理由，否则也不会拉锯战竟打了35年之久。

现在请听听主张用现代病名的理由。

(1)首先应明确，与中医传统病名对峙的，不是西医病名，是现代病名。时代的车轮永远不会停止向前转动，任何事物都非静止的。例如古人称居处之所谓府、第、邸、宅等，现代则概称宿舍或家。古代称人为大人、相公、老爷、阁下、仁兄，继之为君、先生、同志，现在社会上还有把宿舍称之为府、第，把先生称为大人、相公、老爷的吗？

(2)《内经》上把乳突炎左侧称夭疽、右侧称锐毒，把颈淋巴结炎左侧称马刀、右侧称侠缨。现代则前者称乳突炎，后者称颈淋巴结炎，这是多么达意与精炼。假如今天你对病人说“你害的是侠缨”或“你害的是锐毒”，病人懂吗？

(3)保持中医的特色与优势，全在乎技术上。一个擅用西药的中医尽管病名用的是纯粹的中医传统名称，这种“名存实亡”的中医，能承认他是好中医吗？笔者就是完全靠现代化的检查(故把“四诊八纲”衍化为“五诊十纲”)及全部用西医病名。但是自转科到耳鼻喉科以后的二十多年中，笔者从来没有用过一味西药，连静脉输入生理盐水都严格禁用。“理法方药”运用得十分认真，就是现在在临床上绝迹已四五十年的传统医案，每诊治一个病人都要写上一份，天天如此，年年如此，直到今天，有谁敢说我已蜕化为西医的假中医。

(4)要保持中医的特色，必须在技术上去追求。有这样一位朋友，买了一台高档的电视机，外边的包装当然也十分讲究。当这位朋友在路途中，电视机被人从包装里偷去了，塞进只坏的。那位朋友抱着一个徒有其表的电视机包装回家，还自鸣得意地夸耀他买到了一台高档电视机。现在不抓中医技术的质量，徒事死保古老病名，和这位朋友有什么两样？

(5)保留古老的病名，说是保留中医的特色，那么现代中医穿的白大褂，用的是钢笔墨水，写横方无医案，药量用克不用钱，出诊坐汽车，但他的四诊八纲、理法方药用来毫不含糊，你能就这表面现象而说他是个变质的中医或不是中医了吗？

(6)我们现在口口声声要把中医推向国际，如其把白喉称天白蚁、白塞综合征称狐惑、糖尿病称消渴……外国人能顺利方便地接受吗？

(7)“推陈出新”是难能抗拒的规律，也就是发展与进步的反射。例如《素问》仅有聋与不聪两个病名。《诸病源候论》新添风聋、劳聋、久聋；《月令方》又添干聋、虚聋、热聋；《备急千金要方》添气聋、毒聋；《医心方》添亭耳；《圣济总录》添聤聋；《本草纲目》添肾虚、热甚、病后、老人等聋；《图经本草》添耳闭;《东医宝鉴》添湿聋;《冯氏锦囊秘录》添失听;《张氏医通》添乍聋;《医彻》添耳背;《本草万病针线》添不听;《外证医案汇编》添失聪……那么今天为了中医事业的前进而采用现代化的病名,何错之有!

有充分理由而屡吃败仗,其理由很简单,就是中国人有个传统习惯,老祖宗的一概不能动一动。正因为这样,一个讽刺性的喜剧就出现了。1957年《广东中医》第2期有笔者"谈疽"的文章,在尾语中总结出一个概念,"疽"有两种,无头的是痈,有头的是发。1958年,南京中医学院编写《中医学概论》,笔者在"外科的分类"中"疽"的分类原则是"一种发于肌肉之间,初起就有脓头……是有头疽,例如脑疽、背疽之类;另一种发于筋骨之间,肤表没有脓头……是无头疽,例附骨疽、穿踝疽之类"。但有头疽和无头疽属新名,在当时被删了。1960年为南京中医学院附属护士学校写的《外科教材》里毫不含糊地写上了"有头疽"和"无头疽"两个新病名。这两个新病名为何很顺利地推出?其一是新旧病名之争,仅仅一年,知者很少。其二,该教科书,上课是我、备课是我、撰写是我、审稿是我,最后定稿还是我,真是不折不扣的"一手遮天"。1985年,顾伯华教授编写的外科权威文献《实用中医外科学》引用了"有头疽""无头疽"之后,这两个新病名也渐渐为大众所熟悉。1987年,南京中医学院组织编写的《中医学概论》(第3版)问世,编委会在"脑疽与背疽"一节中,以"有头疽""无头疽"的确是很好的新病名,但又恐这两个病名是本院干祖望的"私货",别人的书都可以用,但本院一用之则难免有"犯讳"之嫌了。在"弃之可惜,用之犯讳"之下,便在第432页的"说明疽的特点是在一个红色肿块上有很多脓头"之下,加上一个括弧"(俗称'有头疽')",事实也真是如此,出之于"俗子凡夫"的笔下。现在用的人很多,可能都认为是传统的中医病名哩。

最后,我们温习一下古人对"名"的看法。宋代曾被范仲淹推荐为试太学助教,人称盱江先生的李觏曾谓"人之内不充而唯外(指名)之饰焉,终亦必乱而已矣"(见《李觏集·礼论后语》)。清代学者倪瑞璇也谓"人生重贤豪,不在名字美"(见《四弟恳予易其名字》)。此两公之言,确能使争议双方的头脑清醒一些。

出处:干祖望.病名官司[J].
江苏中医,1994(01):22.
干祖望.干祖望医话[M].
北京:人民卫生出版社,2012:64-67.

切勿曲解"医者意也"

绝大多数人把"医者意也"曲解为为医之道在于灵机一动,"悟"到即是。例如叶天士治难产,随手取了一张由树上落下来的叶子,服后即产。还有什么"以皮治皮""以眼治眼""以枝治肢"等等,都是错误的。

我们第一个先要领会这里的这个"医",并非医生之医,而是指医生在临床上凭思维来做出决断建立治疗方案的动词。也就是说,当医生针对每一位病人的病情等,考虑出如何来治疗的一整套医疗思维过程,才是这里所说的"医"。

"意",《说文》疏为"从心音,察言而知意也"。这里的所谓"察言",不能拘泥于一"言",而是全面地观察。也就是说,依靠了全面观察,然后才可能获得深入认识,再考虑如何裁方取药。

如其以曲解了的"医者意也"而论,一切难产、便秘者只要一吃由树上自落的果子也好叶子也好都是特效药;吃了鸡、鸭、鸽、鹅的翅膀,人也会生出翅膀了,岂非笑话!毋怪有人借之作口实,攻击中医太玄而毫无科学可言呢。

医生治疗一个疾病,即使是对常见病、多发病,亦因时令、年龄、致病因素、体质、环境等的不同而不能处以一张方子,需区别对待,非经过一个了解病情→深入认识→诊断疾病→辨别证候→论证取法→遣方用药的整个过程不可。这一个过程,尽管在思维敏捷者也须10~15分钟,再加上诊脉察舌,执笔处方,少不得20分钟。如此速度,则每小时仅可诊治3人次,上午一般仅可诊治12人次。现在,有些大夫一个上午诊到40号以上,即使以40号论,则平均每人次仅6分钟。这6分钟连写一张工工整整的处方还不够，焉能谈到一个“意”字。

笔者领会，一个医生在临床诊治时，必须详细认识疾病，通过周密思考，然后落笔处方，才是“医者意也”。也可以说，这句话与“慎思明辨”是同义语。

出处：干祖望. 干祖望医话［M］. 北京：人民卫生出版社，2012：340－341.

虚、补、补药

中医，甚至一些老病号，总是把虚、补、补药连在一起。查其原因，乃“实者泻之，虚者补之”所致。因之，你虚了我就补，补气有黄芪、党参；补血有熟地黄、当归；补津液有西洋参、石斛。医师乐于用补，病人欢迎用补，都认为补法最最安全，有病祛病，无病保健。其实，这种说法是错的。黄芪能滞胃气而不利于消化，固卫气而有邪者遏邪难泄；党参助气闭气，损肺胃真阴；熟地黄阻滞胃气，使升降失常；当归碍胃气，滑肠道；西洋参寒可伤阳，可使你中阳衰微；石斛损胃寒肾，补药也有它的负面作用。所以，有人认为“医生喜补，病人吃苦”。为什么喜用补欢迎补？因为对什么是虚、什么是补、什么是补药三者，人们还没有全面的认识。

虚是实的对立面，凡任何事物都有虚的一面。在人身上的虚有两类，一为人的虚，一为病的虚。不论人的病的，有如下四种。

一为虚弱、虚损。《红楼梦》九十回写道：“况且林丫头这样虚弱，恐不是有寿的”和清代李笠翁（1611—1679年）之《闲情偶寄·颐养·却病》中的“治伤劳虚损者，亦有之”的虚弱、虚损，是虚证。虽然可以占整个虚证中的绝大多数，但绝不是所有虚证。

二为间隙、空隙、偶然的空虚。《孙子·虚实》的“进而不可御者，冲其虚也”。诸葛亮（181—234年）失了街亭之后的西城，乃是一座虚城，无能攻能守的一兵一卒，直到赵云（？—229年）大队兵马赶到，虚城方才转为实城。所以，这里的虚，是偶然性的短时期的空隙。如《素问·上古天真论》所谓“虚邪贼风，避之有时”，王冰注谓“邪乘虚入，是谓虚邪”，即指此虚而言。临床上也经常遇到“风邪乘虚而入”的许多急性病。所以，这里的虚，绝对不是虚弱、虚损的虚。

三为假的、夸大的虚。《续资治通鉴·元成宗大德二年》所言“虚申麦熟”的虚，这是现代语所谓“虚报”，像不是实足年龄称“虚龄”“虚岁”一样。所以，真寒假热的热、真热假寒的寒，即称虚热、虚寒。与虚弱、虚损的虚，更是风马牛不相及。这在《谢映卢医案·虚寒门·寒毒中脏》（卷二）中最最典型。

四为长期消耗。《墨子·七患》中的“虚其府库，以备车马”，就是说把仓库里的钱物长期的消耗下去，买不需要的东西。所以，人长期被慢性病所困扰，名为虚证。不过患长期消耗病者，势必虚弱，所以，两虚字相混，更难分清。

我们若能把这四个虚字认清，就不至于一见虚字而滥取补法了。

补，是补充、补给、补缺、填补、修补之谓。凡短的加长、薄的垫厚、断的连接等，都是补，所以，人身体里缺什么，就补什么。气虚补气，血虚补血，阳虚补阳，阴虚补阴，脾虚补脾，肾虚补肾。

也可以说，任何药都可以作补药用，甚至大黄、芒硝也可认为是补药。毕竟，“六腑以通为补”嘛！

脱水了，补液用的水，就是补药。汗出多了少盐，盐水就是补药。所以，人们把党参、黄芪、熟地黄、当归等称为补药，是相当片面的！

出处：干祖望. 虚、补、补药［J］. 辽宁中医杂志，1998（02）：40－41.
干祖望. 干祖望医书三种［M］. 2版. 济南：山东科学技术出版社，2008：145－146.

中医在“变”中发展

一、重心的变

考历代名医籍贯：春秋战国（公元前770—前721年）秦越人，河北人。汉（公元前206—220年）淳于意，山东人；华佗，安徽人；张仲景，河南人。晋（265—420年）王叔和，山东人；皇甫谧，甘肃人；葛洪，江苏人。南北朝（386—582年）陶弘景，江苏人。隋（581—618年）巢元方，陕西人。唐（618—

907年）甄权兄弟，河南人；孙思邈，陕西人；王焘，陕西人；王冰，无考。宋（960—1279年）钱乙，浙江人；庞安时，湖北人；许叔微，江苏人；陈言，浙江人；陈自明，江西人；严用和，江西人。金元（1115—1368年）刘河间，河北人；张元素，河北人；张子和，河南人；李东垣，河北人；朱丹溪，浙江人。明至19世纪（1368—1899年）的六百年间名医集中于江、浙、皖、闽四省。由上可见，医学重心由北南迁，变化十分明显。

二、分工的变

古时，中医自从巫觋手里夺来了治病权之后，一贯取用针灸砭石熨来治病。所以，针灸科的的确确是第一代中医。当然，也有少数是内服药或外用药，但为数不多，基本上没有形成气候。张仲景（145—208年）搜集了当时所有方剂，加以分类、整理，配以临床上运用手段，写成《伤寒杂病论》，之后以药物治病的汤剂派出现，与针灸派双双并列为中医治疗方法代表人。这是治疗方法上一次极大的“变”。

孙思邈（541—682年）开始把中医分科，在《备急千金要方》中出现了“妇人”“少小婴孺”“七窍病”科，还有诸风、伤寒、五脏六腑病的内科，疔肿、痈疽、丹毒、九漏的外科。中医就成了这样一个结构：

- 中医
  - ①针灸科
  - ②大方脉——内科
  - ③小方脉
    - 外科
    - 妇科
    - 小儿科
    - 五官科
    - 骨伤科

这种状况保持到1 400年后的今天，又有耳鼻喉科、男科、皮肤科等，分工变化的实质就是治疗形式的变。

三、诊断的变

《史记·扁鹊列传》谓：“以此视病，尽见五脏癥结，特以诊脉为名耳。”可见，当时不重脉而重望诊。

《伤寒杂病论》即以脉诊作为四诊中的重点。又是一个变。

现代钱伯萱医案有“血压（150～200）/（110～130）mmHg，尿蛋白（－）”［见董建华主编《中国现代名中医医案精华（三）》第一版1589页］，“体温37.5℃”（见同书1591页），干祖望医案有“听力丧失30分贝”“两耳纯听力丧失俱在60～90分贝之间”（见《干祖望耳鼻喉科医案选粹》44页）。谁敢说这两位不是中医？

诊断学的变，更加突出。

四、药味的变

1977年在安徽省阜阳出土一批简牍中，发现比《神农本草经》还早的《万物》。内载药物不满百种。其后《神农本草经》药品已增至365种。

李时珍《本草纲目》药品已有1 892种，是《神农本草经》的5倍多。

1999年由南京中医药大学编、上海科学技术出版社出版的《中华本草》收录药味8 980种，是《本草纲目》的4.76倍多。

中药的变，的确使人瞠目结舌。

五、方剂的变

《素问·腹中论》的鸡矢醴，仅仅是几首方剂中的一首。《伤寒论》有方113首，《金匮要略》有方262首。虽然有些方剂两书都有，但比《内经》时代毕竟丰富多了。

经过1 800多年到今天，方剂增加的数目更是无法统计，而笔者尚没有看到一部《方剂大辞典》，更无从说起。不得已，暂以中国中医药出版社1993年出版的《实用中医外科方剂大辞典》为例，它搜集方剂6 017首。虽然还有不少外用方，若再加上内科、妇科、儿科、五官科用方，绝不少于1万首。变得更使人惊讶！

六、治疗手段也在变中增加

评定医疗水平的高低，只有治愈率可以作公正的权威裁判。

且看《灵枢·痈疽》中“猛疽”“脑烁”等19个化脓性疮疡，得治而生者13个，治愈率为68.4%；治而死亡者6个，死亡率占31.6%。其实这19个疾病，若由今天的中医治疗，痊愈率将达100%。

这些成绩，都是依靠“变”而获得。

七、万变不离其宗

中医从医生重点地域的迁移到疗效的提高，哪一样不是在“变”的运动中过来的？纵然千变万变，但唯有中医经典著作的精神，没有一毫一厘、半丝半缕的变化，我们只有继承或发展。

八、不变不能繁荣，离宗即刻消亡

变，是发展、提高、繁荣的手段，不变则永远停留固定于老位置上，终有一朝受到淘汰。宗，是祖先、本源、归向，是任何一种技术及其从业者的生命之源。中医的祖先，是黄帝、岐伯、张仲景……中医学术之源，是几部经典著作的精神，参以历代先贤们积累的论点、经验、名言。归向，就是我们不折不扣地怀抱着中医传统理论，踏踏实实地在历代先贤们走过的路上前进，只要你不误入歧途，骑摩托、驾汽车更好。这条正路大道，就是以传统理论作为思想指导，传统治疗手段作为今天临床的武器。

离宗之变就是消灭中医的杀手。即使仍然以“中医”自居，也不过是一个“外表存真，须眉毕具”的蝉蜕，而绝对不是真正的蝉了。

出处：干祖望．中医在“变”中发展［J］．辽宁中医杂志，2000(03)：86－87．
干祖望．干祖望医书三种［M］．2版．济南：山东科学技术出版社，2008：149－151．

【注释】

巫(wū)觋(xí)：古代称女巫为巫，男巫为觋。

找医生

古人做任何事，都要择吉日良时。《礼记·曾子问》谓：“择日而祭于祢。”连出门行走都要，如蒲松龄《聊斋志异·柳生》的“三年不得归，选日遵路”。对饮食的选择，孔子则“食不厌精，脍不厌细。食饐而洁，鱼馁而肉败，不食。色恶，不食……”(《论语·乡党》)。“孟母三迁”，是为了选择居舍。就绿化而言，宋嘉定进士章樵注谢朓诗中“积芳以选木”谓“园林丛集众芳，遴选佳木植之”。还有许多，如宋代郭彖《睽车记》的“李通判一女既笄，遴择佳婿，久未有可意者”。《司马法·用众》谓“选良次兵，是为益人之强”。郑观应《致潘兰史徵君书》谓“须先定人格……不合格者，不准入选”。《论语·颜渊》谓“舜有天下，选于众，举皋陶，不仁者远矣”。郑观应之《知耻图·后序》谓“各省广设制造厂，选聘专门名师为之教习”。唐代元稹强调国家用人必须“选才养士”(《代谕淮西书》)等。从个人的私生活到各种技术人员，到国家政府用人，哪一个不是经过筛选的。

有病，必须求医求药，否则就是“坐以待毙”。不论什么药，必须通过医生的手。否则，胡乱取用会更加危险。但对生死殊途有权支配的医生，倒漠然不重视，《汉书·艺文志》谓“有病不治，常得中医”，是求医良言。其意是医生有上中下三等，上医治病必愈，中医虽然本领不高，但也决不医你的命，下医不干掉病而干掉你的命。所以，并非要你不治，而是说你碰到了下医，倒不如不治。

一个人绝不可能先通过学习怎样生病、怎样求医的培训班而后再去生病。但对医生的鉴别还是如辨别伪钞一样，加以注意观察，大多能心中有数。

技术高低是内在的，不能一望而知。但“察其言，观其行而善恶彰矣”(《三国志·魏繇传》裴松之注引袁宏语)，加以注意观察及多想一想，也能知其大概。

以下是绝对不能相信的：①乱贴墙壁电杆广告的游医。②几种疾病(不便指明)，在现在水平下还是无法解决的，但竟有“专治包痊”者。③中医用西药或西医的医疗器械治病的，西医用中药者，证明自己没有基础本领。当然，也有中西结合的正式医师，但必有国家承认的证件。④街头那种博士、教授、专家、名医、国际名医头衔一大堆，尤其是外国的，尽管有金碧辉煌的证件挂出，是假的。如其真有这头衔，早被医疗机关聘去了。⑤包医。⑥用秘方、祖传方、宫廷大内禁方炫耀者。

以下应该怀疑的：①医院或诊所，新建的、增添学科的应该做广告，否则有谁知道。但凡长期经年累月做广告的，应加以注意。②号称用气功治病的。③家传祖传，身外之物，可以授受。技术则不同，授受当然可以，但水平则不可以凭此一授而得来。④不参用西医西药而单凭中医中药能控制、治疗恶性肿瘤的初期、后期的发展，在今天我还敢说。一待西医的放疗、化疗、手术后的稳定期来临以后，那时是在西医的“观察期”中，不但不该怀疑而应当相信中医有办法。⑤年龄过高的医生，行动迟钝，言语期期艾艾者。

以下应该存有戒心的：①一见面就问你的职业（这是应该询问的，因许多病与职业有关，但决不在一见面时即询问），他可能是在你身上想得到好处（开后门）。②你主诉没有讲完，他的处方已写完。③铁青着脸，百问不答，原因有两，其一怕烦，你想他既怕烦，哪有存心诚意地替你服务；其二，肚子里没有货，最怕你问，他没有足够的学识来回答你。先来一个冷峻的孔面，使你不敢问。④上班时，心不在焉干私事或聊天。⑤有求必应，医生原则。但无原则的迁就，就是向你要好处的前奏。⑥批评其他医生的缺点，这是医生最卑鄙的“打击别人，抬高自己”的恶劣作风。也有久病的，对你说“可惜你来迟了，早一些找我，就好办了”。这种丧失医德的医生，技术再高也不是人民医生。

以下几点能加以注意会更好：①找名医看病，当然盛“名”之下，多少有些其“实”。但“名”之来，通渠特多，如以撰写著作，出书很多而出名，善于交际而出名，家财万贯而出名，以书画铁笔活印而出名，应该注重于以医而出名者。②急性、外科（手术）病，尤其是抢救者，西医擅长。慢性病、疑难杂症，中医绝活。在选择时应该考虑考虑。③红包问题，中华人民共和国成立前有这样一回事，笔者老家有一位外科中医，替一下肢溃疡者治疗，因系慢性病，已复诊多次，而且“红包”也特别丰厚。一日，医生外出，夫人代诊。回家后，夫人言及此事，医生问“你给的什么药？”答“月白珍珠散”。医生一听，顿然失色，自言自语地念着：“可惜，可惜，财路断了。”原来医生常用的是九一丹，这个创口处在不好不坏中。一用月白珍珠散，即指日可愈的。这个红包案，笔者难下第三者客观的按语，只能留给读者去思考吧。

出处：干祖望．找医生[J]．辽宁中医杂志，2000(08)：375．

中医丰富宝库独缺喉科学

你既然是中医喉科医生，那么你一定要继承中医传统学说，可说来也使你惊讶，中医自古到今根本就没有过名副其实的喉科学。那么你要继承什么？就是一套中医的理论。

中医所指的喉，其实都是咽，甚至连鼻咽、喉咽都没有分清。为什么？“开口见喉咙”就一言定论了。其实此言并非近代所有，上溯到15世纪初就亮相了，当时文学家唐顺之（1507—1560年）《与洪方洲书》中，有“近来觉得诗文一事，只是直写胸臆，如谚语可谓开口见喉咙者”。

尽管咽喉两字，从最早的《内经》中“喉主天气，咽主地气”、《难经》的“喉咙重十二两，广七寸”“七冲门”，到最近的唐容川《血证论》“咽喉为肺之关，胃之门”，三千多年中言之诤诤有物，但一到临床就结合不起来。

其实中医真正的喉病，在文献中出现的，只有两个病种。一为急喉风，也就是属于喉科的喉梗阻；一为喑症，也就是属于内科的嘶哑与失音。

喉梗阻也称喉闭、肺绝喉风、走马喉风。它的病因大多为寒邪直中、邪客心经、气闭不通、余热未尽，处理方法虽多，但远不及西医的气管切开术。这病在张景岳的《景岳全书》中出现过：“一女子……以二陈汤加生姜煎而予之，毫忽无效。又用独参汤以救其肺，然见其势危若此，终亦未敢下手。他医见之，亦但束手而已。如此一日夜而殁。”（见《景岳全书·二十八卷·咽喉》）虽然还有擎拿、巴豆油捻子烟熏法可取用，但疗效殊难稳定，远远不及西医气管切开术十拿九稳。

嘶哑或失音，中医仅凭“金实不鸣，金破不鸣”八个字来作处理指导。笔者也凭此治病，总难获得满意收获。你既是中医，一定必须寻求古训，可是中医缺此一门，到哪里去寻，哪里去找？确有一个故事，可使笔者豁然开朗，就是佛教的故事，当12～19世纪一段时间里，佛教在它的发祥地印度，竟然到了销声匿迹的地步，幸而斯里兰卡把它保存下来，经过漫长的七百年岁月，再反馈到印度，终使印度佛教绵延到今天。过去中医所以没有喉科，是因为没有相关检查设备。从原始的间接喉镜、直接喉镜到今天的纤维喉镜，甚至还可录像、动态观察，喉科疾病暴露无遗，红肿赘疣的表现一似外科病。那么中医外科在宋代陈自明、元代齐德之、明代陈实功、清代王洪绪等代代努力出新之下，一套外科的辨证方法，基本上已完整无缺。现在喉科病成了外科病，医生把外科的辨证方法转用过来，岂非不是嫡亲的老祖宗的遗训可崇吗？因之笔者治疗喉科病就是用“外科的辨证”和“内科的论治”结合而成的。所以旁人评笔者“不像一个喉科医生，处方用药都是莫名其妙，中医喉科从来也没有见过的”，言之有理，笔者完全乐于接受。

出处：干祖望．中医丰富宝库独缺喉科学[J]．辽宁中医杂志，2001(08)：501．

干祖望．干祖望医书三种[M]．2版．济南：山东科学技术出版社，2008：148－149．

鉴别假中医的方法

所谓“假”，一定模仿真的而后产生的，所以二者之间也难以鉴别。尤其是唐代以身材短小而人称“短李”的李绅（？—846年）说的“假金只用真金镀”（见《答张孝标诗》）的假金子，但只要你往砂皮上一擦，也可原形毕露了。道理很简单，假的毕竟是假的。

假钞票的乱真，尚且可以鉴别。鉴别假中医亦是如此，只要你掌握几个“点”，就等于孙悟空的火眼金睛了。以下介绍几个点。

1．广告上自称为“名医”就是假的　因为名医不会自称的。虽然可以通过第三者的口气来称，但现在还在剧校里的学生，媒体中都称他（她）为名艺人。一个行医不到半年的也是名医。当然也有医生方才应诊，做些广告当然也是正常的，但他决不能口出胡言，恬不知耻地自称为名医。谈到名医，还有一个鲜为人知的怪事，现在很多骗子私自假造了“国际某某中医研究会”“神农某某社”，寄到中医那边（西医就没有了），声称编写什么《名医录》《名医大辞典》《世界名医汇编》等。你只需寄钱及照片，就可“批准”（瞎说）入册，还可寄给你一张“名医证书”。至于他们的骗局，在我国以北京、香港为多，海外为美国、法国，但有同一个特点，他们所有邮件通信处都在国内，可以证明他们的会址、社址肯定不在外国。因之试问他们封的“名中医”“国际名中医”是什么货色。

2．祖传秘方是假的　只有一技之长的医生，就凭这一纸秘方，用以生活。真正的中医世家，从来没有祖传秘方的。因为秘方是“一药治一病”，与中医的辨证论治是水火之不相容的。当然祖传的毕竟捞到祖传的便宜，自有不少的关键性的诀窍传下来，可是谁都不肯以祖传秘方来标榜作老虎皮。

3．常见广告上“毕业于某名中医学校”者是假的　假如真的是，可以亮出学校的名标，甚至第几届。

4．标榜用“阴阳”“五行”来治病者是假的　因为“阴阳”事实上与中医真正的学术理论没有切肤关系。“五行”是中医两个“统一”（另一个是人与周围环境的统一）的人身五脏统一的工具，一到临床上没有人取用的。假中医正不懂中医，于是“此地无银三百两，对门阿二不曾偷”的手法。

5．“你不必开口我一诊脉什么都知道”也是假的　候脉是中医的治疗工具，的确不可缺少的。但它仅仅是中医四诊中的八分之一。中医切诊有局部触诊与候脉二者。现在取八分之一而舍八分之七，“以一废七”，天下哪有这等事情。而且现在把“四诊”扩展为“五诊”，加上查诊则八分之一还不及。

6．“伤风吃什么药”“黄疸吃什么药”中医先生他能即刻处就一方给你者是假中医　因为中医是只治证而不治病的，你报的是病名，真中医根本就无法处方。

出处：干祖望．鉴别假中医的方法[J]．辽宁中医杂志，2002(02)：110．

中医耳鼻喉科发展漫议

1. 柳暗花明，歪打正着　笔者于1951年在上海市松江城厢第四联合诊所内设立了中医第一个耳鼻喉专科。开始业务殊佳，门庭若市。但时未三个月即门可罗雀，无他，缘于仅仅凭老祖宗传下来的一手，不知萎缩性鼻炎为何物，声带麻痹为何病，也不知什么是卡他性中耳炎，无法应付传统中医闻所未闻、见所未见的新病新病。1953年被调去当时位于北京市皇城根的“中央直属机关第二医院门诊部”在金茂岳院长那里学习西医的耳鼻喉科，可以说这是最早一批也是最后一批开业中医学习西医耳鼻喉科。当时，科主任章之材教授、副主任医师石玉璞（女），还有陈耀恩医师等，他们抱着大公无私的精神，手把手地把一个定型的纯中医培养成住院医师级耳鼻喉科医生，当然也教会了一套常见病的手术。这次学习，使我掌握了现代化检查、诊断以及其他不少过去所“未知”的知识，但并没有使我变成西医，却大大丰富了我的业务资本，倒替中医耳鼻喉科立下了一功。

政府倡导西医离职学习中医期间，各教学医院耳鼻喉科来了不少当时已知名度较高的西医师对口进修实习。这批“学员”，当然是学习中医，但事实上却做了我们的老师。情感是融洽的，相互教学是认真的，成绩是显著的。老实说，他们得到的比我们的少，我们得到的比他们的多。好在中医本来就有博采众长的优良传统，叶天士（1667—1746年）就拜了十七位老师。

2. 形势虽好，藏祸萧墙　中医耳鼻喉科目下虽称形势大好，但不如人意的事也不少，如一家很有影响力的晚报登出一则广告：某中医院“设特色鼻炎专科，选用进口药物鼻甲注射等法治疗……”这个中医院竟把西医沿用了五十年之久的陈旧货奉为特色！

笔者经常出访各地第一流的中医院，常规接待式上负责人的介绍，常是拥有几万美金、几十万美金的进口最新医械，独独不敢说“我院的某老擅治某病，某老专医某病，十拿九稳，居全国领先地位”。中医院真正的财富是有绝招的中医，绝对不是拿了钱谁都买得到的设备。

可以列出好多条的“隐患”，概括起来，主要有两个：一为中医已有嬗变蜕化为西医的现象，中医色彩和业务水平，一天一天地低落下去；二为老中医拿出来的绝招，太少太少，而且还无人继承下来。

3. 先生吞学生，只怨学生不争气　有人认为，中医嬗变为西医，是“中西结合”“以西医为师”之过。其实，先生如果真吞了学生，那只能怨学生自己不争气。

我们学习西医的目的，是为了吸收他们的营养，借助他们的理论，利用他们的知识和启迪我们思路的灵感。应该把他们的营养、理论、知识和思路用中医传统理论来溶解、实验、对照、筛选、取舍、归纳而变成中医理论能接纳吸收的东西，然后有所创新。笔者曾把“四诊”添入“查诊”而补充为“五诊”，以寒热、表里、虚实、标本、体用的“十纲”代替“八纲”，用意即如上述。

至于怎样把中西医结合起来，试举三例以明之。

例一：中医一向不知道的卡他性中耳炎，都称为“聤耳”，实者清热，虚者补益，隔靴搔痒了几千年。通过西医的检查，方知中耳积液相当于“痰潴听宫”，于是实证用二陈汤、三子养亲汤等，虚证用六君子汤、补中益气汤等，可以发出“有的之矢”了。

例二：中医以前也不会检查的鼻塞不通，只知道实者“肺气壅滞”，虚者“清阳不升”，“盲人骑瞎马”地走路，能达到目的地吗？现在通过局部检查，可知息肉息变者外治摘除；中隔弯曲者矫形；鼻甲肥大的实者活血破瘀，虚者益气行瘀，不能收缩者攻坚破积。不同情况的鼻塞即可多方对付。

例三：经过喉检，不能不对数千年来的“金实不鸣”“金破不鸣”之说而哑然失笑。数十种声门疾病，怎能凭此八字来解决问题。但仅仅检查而见到病灶，没有用中医学说来改造变性，你还是毫无办法。例如声带充血，其色红艳者属风热，晦暗者属瘀阻，淡红者属痰凝，网状（即小血管暴露）者属心经积火，粗糙者可怀疑恶疮。

4. 收徒传技，抢救绝招　现在中医工作早已不是高谈阔论、稳步前进的时候了，而是对包括耳鼻喉科在内的整个中医抓紧实施抢救的问题了。

大体办法：由国家或省级卫生机构指示全国有条件的中医院、中医学院校、附院、中医研究院所，在本单位中推荐一两位（没有不强求，超额不限制）对顽固难医之症能“十拿九稳”的中医师，作为该绝招的老师（不论年龄和职称），把绝招传授给要求学到这一绝招的学徒。从师者不管职称、年龄，不需入学考试，但须精通中医基本理论，有五年以上的临床史。报名后即可入学，但不缴任何费用，先试验性地授两星期课后，再由学员郑重考虑“有收获吗？值得吗？”如无，可弃学回去，也不收任何费用。认为“有收获而值得的”，即缴费入学。事前申明，无结业证书，无一切如在评职、晋级、加薪、提干等方面的福利享受。结束时不考试。以上办法，不费人力、财力、物力而立竿见影，当老师的，南郭处士之类一个也混不进来；还可以发现埋没的中医人才，抢救出不少中医的绝招，不致人亡技随。中医的硕果一多，即可阻止向西医嬗变。

出处：干祖望. 中医耳鼻喉科发展漫议[J]. 山东中医杂志，1994(08)：375－376.

【注释】

南郭处（chǔ）士：用来比喻无真正的才干而混在行家里面充数的人。同“滥竽充数”。

2000年后的中医

现在不论调查报告、媒体报道，都显示出中医形势一派大好，欣欣向荣。但也有包括笔者在内的一小撮人偏偏在另一边大叫大喊中医危机四伏，隐祸萧墙（如1994年2月21日《中国中医药报》3版笔者“蚁穴应该在大好形势中找”），甚至更哀鸣中医将灭门绝户（如华夏出版社1996年版何足道《中医存亡论》）。在这种情况下，很多人来问我，今后的中医处境将来怎样？以下是我的两个回答。

2000年之后的耳鼻喉科，已没有中西医之分。仅仅有低级的全科医师和高级的外科或内科医师三者。这种形势只有循序以进，绝不会徘徊逆转。其最客观的反映有以下几点。

1. 鼻大衄你不会后鼻腔止血及血管结扎，鼻耳开放性大创伤你不会缝合整形，喉阻塞、喉痉挛你不会气管切开，这种医生根本进不了耳鼻喉科的门。

2. 那种仅依靠镇静药来治过敏性鼻炎，用扩张血管、高压氧舱来处理耳聋，用维生素来治疗慢性咽炎，如其无效，就黔驴技穷，束手无策的医师已不符合临床需要了。只有中医利用其治“证”不治“病”的“辨证论治”来解决各种难题。在这种新要求、新形势下，必然需要一个全科医师。

3. 如果做一个镫骨切除和人工镫骨手术，或上颌骨部分截除手术，或喉部全切除术等，一个全科医生是无法全部做起来的。必须有一个对手术熟练精通的高级医师，于是发展到在手术方面有专长的高级外科医师。

4. 只知道六味地黄丸治耳聋，脱敏汤治过敏性鼻炎，苍耳子散治鼻窦炎，响声丸、铁笛丸治嘶哑，而没有掌握一套辨证论治的本领，也会是耳鼻喉科治疗学方面一个大空白。那时只有中医可以利用其独特的治疗学——辨证论治来解决。这个玄妙的“辨证”，不能不举一个例子来说明。一个突发性耳聋，有的是“风邪外袭，横犯笼葱”（肺经病），尚有“肝阳上亢，循肝胆之络上逆”（肝经病）、“五志之火，上灼听宫”（心经病）、“清阳不升，脾土困顿”（脾经病）、“肾气内怯，难荣其窍”（肾经病）。单单这五脏之证，至少有五个不同的方与药。此外，还有痰凝、气滞、血瘀、热毒、创伤等，都是“证”，所以中医治疗耳聋，至少要具备十多套理论、诊断、治法、取方、用药的不同手段。那么一个高级的中医就是耳鼻喉专科中的内科医生。我们医院里，基本上已形成了这种布局的雏形。

至于2050年的中医怎样？那是早已不可能与西医骈肩并坐的一支队伍，仅仅是属于每一个医院里的一个科室。那么这科的名称为什么？我想应称“疑难杂症科”。因为都是西医无法治疗的病，向这个科里一推。这种病都是“原因不明”“无法确诊”的“病”。中医本来不治“病”而是治“证”的，当然应付裕如了。

中医届时“不可能自成一支队伍”，肯定会有许多同事、同志为之“发指”。不过请阁下平心思索一下，现在全国的所有中医院，哪一家没有西医和西药？

出处：干祖望.2000年后的中医[J].江苏中医，1998(12)：32.

干祖望.干祖望医书三种[M].2版.济南：山东科学技术出版社，2008：152－153.

名医也有治不了的病

古今很多大名医经手治疗的病，未必百分之百地立起沉疴。但名医传中对治不了的病例，一般会讳而不言。写入传中的都是“有效”“神效”。我们读到的都是经过“过滤”后的报道。

其实，名医治不了恶症绝症，也无伤大体，《灵枢·邪气脏腑病形》就说过“上工则十全九”，即一个有本领的医生治病痊愈率为90%。大名医都能远远超过这个数字。

我六十年前在上海市个体开业，便曾因切开乳腺炎脓肿而不慎切断过一根中型血管。在之前的许多小传中(不论门生写的、子女写的)，也从来没有提到过这一回事。

明代张景岳(1563—1640年)毕竟大度，他在《景岳全书·咽喉·论治》中坦率地介绍对急性喉阻塞束手无策，谓“余在燕都，尝见一女子，年已及笄，忽一日于仲秋时，无病而喉窍紧塞，息难出入。不半日而紧塞愈甚。乃延余诊，视其脉，无火也，问其喉则无肿无痛也，视其貌则面青目瞠，不能语也，听其声则喉窍之细如针，抽息之窘如线。伸颈挣命，求救不堪之状，甚可怜也……终亦未敢下手。他医见之，亦但束手而已”。其实这不幸的女子，迟缓四百年来到人间，一个住院医师甚至实习医生，只需把气管切开，不出三分钟，就可病去而身安了。

宋代陆游(1125—1210年)的《老学庵笔记》谓：“虞世字和用，以医名天下。元符中，皇子邳王生月余，得痫疾，危甚。群医束手，虞世独以为必无可虑。不三日，王薨(即皇子邳王死了)。信乎医之难也。”有人认为这里的虞世即大名医虞世南(558—638年)，非也。考虞世南生活在唐初，为唐太宗所礼重。虞世生活在宋代，治疗皇太子病在元符(1293—1100年)。虞世医名虽然不及虞世南，但得能在宫廷中治病，也绝非一般普通的医生，至少也是当代的大名医。

元代尝献策张士诚而不用的郭翼之《雪履斋笔记》谓：“疾病有非人力可为者。宗显仁后韦氏，两目失明，募医疗者，莫能奏效……庞安常愈人之病如神，自患聋疾，终身不能愈。”考北宋庞安常(1042—1099年)，又名安时，湖北浠水县人。其年未二十岁时，就医名四闻了。

读《卢升之集》卷一的“病梨树赋”，谓“癸酉之岁，余卧病于长安光德坊之官舍……时有处士孙君思邈居之”。从文中反映，卢对孙崇拜到极点。同时也证实一个病人卢照邻和一个大名医孙思邈曾经相会面，而且还为期较长，并非一天半日的匆匆晤面。考《旧唐书·孙思邈本传》也有这样记载，谓“当时知名之士宋令文、孟诜、卢照邻等，执师资之礼以事焉……照邻留在其宅。照邻有恶疾，医所不能愈，乃问思邈名医”。下文一言不及治疗，仅仅孙氏大谈其中医的传统理论。尽管这个理深而且长的谈医论药，可惜对卢的病没有谈及，当然更看不到一方一药的治疗。

考卢氏，名照邻，字升之，为风痹所苦，终以不堪痛苦而投颍水而死。他是文台“初唐四杰”(卢照邻、骆宾王、王勃、杨炯)之一。他身患恶疾，无药可治。虽然他寓居在孙思邈家中(地址在长安城光德坊的鄱阳公主身后的废宅，唐太宗赐给孙氏为宅)，而且还问疾于孙氏。同时，他又是向孙氏执过弟子礼的人。这样关系亲近的人，孙思邈不会不用尽心机来替他治病。如能治好了病，卢氏也不会投入颍水以了其残生。以上可以证实孙思邈也有治不了的疾病。

中国人的“讳”，虽然没有被明确列入像“仁义礼智信”一类作为道德规范之一，但每个人心中都是拳拳服膺地执行着。如其没有这个“讳”，我们便会了解到从古至今的大名医都有治不了的病，而且为数肯定很多。自古以来，每写名医传时，著者皆对此事讳莫如深。诚如《公羊传·闵公元年》中所谓：“为尊者讳，为亲者讳，为贤者讳。”

出处：干祖望. 名医也有治不了的病［J］. 江苏中医，2000（08）：34.
干祖望. 干祖望医书三种［M］. 2 版. 济南：山东科学技术出版社，2008：160－161.

中国医药学是宝库

六朝梁武帝萧衍（464—549 年）一天和群臣谈论儒释道三教，并作出评价。大家一致同意是国家三宝。武帝认为释教是金子、道教是银子、儒教是稻谷，群臣们认为把儒教估价太低，有欠公平。武帝为之解释谓：金子、银子当然是天下最贵重的东西，但没有它，我们照样可以生活下去，而稻谷则我们一天也不能缺少它。在武帝心目中的宝，又有两个类型，一是价值昂贵的东西，一是人们不能缺少它的东西。那么二者对比起来，究竟孰贵孰贱？有一个民间故事可以令人省悟：传说在逃难路途中，一个怀有三块大金砖的富翁和一个仅有三个粗粮饽饽的穷人走在一起。一昼夜后，富翁饿了，要求用一块金砖换一个饽饽，这个买卖竟然为穷人所不允。富翁又想拿三块金砖做交易，结果还是落空。富翁终于饿死了，而穷人因有三个饽饽得以生存下来。金子和稻谷的贵贱，于此又放在另一座天平上衡量了。

毛泽东同志曾谓：“中国医药学是一个伟大的宝库。”这确是名人名言。但内中的宝，也有金银和稻谷之分。如阴阳五行、五运六气、司天在泉、子午流注、九宫尻神、天人合一、辨证论治，每一种学说都有其极深的学问内涵，谁敢说它不是宝？正因为它的博大精深，非一般人所能理解，于是被视为“玄谈”，有的甚至认为属中医的糟粕而建议“整理”，主张“清理”。

笔者见研究阴阳五行、五运六气、司天在泉等的学者很多，自己却不敢问鼎。但外科方面的九宫尻神还没有人来探讨，故而就费了多年的熟读、精读。在“一岁起坤，二岁震，逐年顺飞，周而复始……”的启蒙下，逐步深入再深入，发现这门学问确是博大精深，达到了“妙理玄机，曲通神悟”的境界。但使人迷糊不解者，在临床上没有人应用，当然一般人是不能代表整个外科的。沪上知名外科专家顾筱岩（1892—1968 年）是中医界独领风骚的人物。笔者曾询问过他的两位公子顾伯华、顾伯康教授，顾老是否用九宫尻神于临床？回答是从来没有。因之又观察在五运六气、司天在泉学说方面研究得很深的几位内科同仁诊疗过程，他们在临床上的诊断、处理，同样也闻不到五运六气、司天在泉的气息。

今天终于悟出了一个道理，就是中国中医药学的宝库中之宝，也有金子、银子和稻谷之分。

出处：干祖望. 中国医药学是宝库［J］. 江苏中医，1997（04）：24.
干祖望. 干祖望医书三种［M］. 2 版. 济南：山东科学技术出版社，2008：124－125.

【按语】

干祖望通过六朝梁武帝萧衍和群臣讨论儒、释、道三教对统治国家的思想地位的比喻，并引用一则“金砖与稻谷”的民间故事来说明在不同背景、不同场合的物质贵贱及其实用价值，从而得出祖国医学宝库中亦存在着的“金砖与稻谷”现象。

干祖望在引用毛泽东主席对中医药高度评价“中国医药学是一个伟大的宝库”的基础上，认为中医药宝库中的宝也有“金砖与稻谷”之分，如五运六气学说等属于金砖类，理论高深贵似金砖，但常不易被人理解而束之高阁；而天人合一、辨证论治等理论虽道理浅显易懂，却为中医临床基本功，像我们需天天食用的稻谷而必不可缺，因此其临床价值不可小觑。特别是干祖望又以“九宫尻神”这一针刺禁忌理论的临床实用价值的问题，请教于两位中医外科权威顾氏兄弟，询其父中医外科泰斗顾筱岩先生“是否用九宫尻神于临床”（因为“九宫尻神”在《医宗金鉴·外科心法要诀·婴儿部》中专门有口诀供后人学习），得到的答复是"从来没有见到他在用"。由此干祖望得出"中国中医药学的宝库中之宝，也有金子、银子和稻谷之分"的结论，提醒后学者将所学中医基本理论之精华应因人、因时、因地地运用于临床，强调中医基本理论与临床具体实践相结合的重要性。

但是，我以为黄金毕竟是人们都认同的、具有诚信价值的、可以用来当作货币流行的一种贵重稀有金属，是能在各国流通的硬通货。有了它，你在世界任何一个能兑换货币的地方，都可以变现而去购物，满足人们衣食住行的生活需要。同样五运六气学说在中医药学宝库中虽然理论深奥不易通晓明白，但只要是学中医的肯定要学《内经》，而五运六气学说内容在《内经》中占有较大篇幅，其中"天人合一"的整体观念，对阴阳学说、脏象学说、经络学说、气血津液学说、病因病机学说、治法治则学说等均产生重要影响，它无处不在自觉地指导或影响着每一位真正中医人的具体临床实践。

在我所知道的中华人民共和国成立后发生的几次急性传染病重大公共卫生事件中，中医界正是在五运六气学说这样的整体观念指导下，防治并举，特别是针对高发地区当时的气候特点或发病人群的共性症状，运用中医药辨证论治均取得了明显疗效和重大成果。

如1955年7月发生在石家庄地区的"乙脑"，中医界针对当时干旱无雨的气候结合患者的高热、口干症状特点运用白虎汤或白虎加人参汤辨证论治取得了很好的效果。而1956年7月发生在北京地区的"乙脑"，当时该地区的气候特点是阴雨绵绵，患病人群特别是小儿的症候特点是高热持续不退，死亡率很高。许多医生仿效上年石家庄地区治疗乙脑经验，沿用白虎汤，结果无效，陷入困惑。蒲辅周老中医翻阅文献，通过客观仔细全面分析，认为石家庄地区发病，是因久晴无雨，天暑地热，属暑温偏热，采用白虎汤，可辛凉透邪，清气泄热，切中病机。然而北京地区发病，久雨少晴，天暑地湿，势必温热交蒸。人得病虽是暑温，但应偏湿。蒲辅周投药改用针对湿温法诊治。遣用杏仁滑石汤、三仁汤等芳香化湿、通阳利湿之剂，而获良效，挽救了大量患者的生命。

2003年春季，三十多个国家和地区流行"严重急性呼吸道综合征"（SARS），当时称之为"非典型性肺炎"（简称"非典"），死亡率较高(4%)。面对气势凶狠的"非典"，西医医生主要采用抗生素、大剂量激素疗法或呼吸机治疗，取得了一定的疗效。但是，由于激素的不良反应，有些患者在几个月后出现股骨头坏死或其他并发症，凸显出明显的后遗症。在抗击"非典"最关键之际，中医界运用中医药辨证论治治疗非典，取得了明显的成效。我们回顾原载于2003年5月1日《中国中医药报》的报道："广州中医药大学二附院（广东省中医医院）自2003年1月初至4月初共收治了112例'非典'患者，在中医'天人合一'理论及多名全国名老中医具体指导下，取得了较好的临床疗效。"

什么是中医的"特色"

首先弄清"特色"二字的含义。特色者，乃事物所表现的色彩、风格为同类事物所没有的。反过来说，这种色彩、风格你也有他也有，那已经不是特色了。

有人说，中医的特色是戴瓜皮帽、穿长衫、指甲留得长长的、看舌头、候脉息、写毛笔字。事实上非也。这是舞台上塑造中医形象的浪漫与夸张手法。

有人说，中医的特色与道教混为一体。这也不对。中医理论在初期形成之际，的确是在道教影响下产生的，且看《内经》就可以证实这一点。道教巨著5 486卷的《道藏》，就是把《黄帝内经》《备急千金要方》《千金翼方》搜录在内。可是现在中医临床及近期的著作，早就嗅不到一丝道家气息了。

有人说，中医理论的重心是阴阳五行。但现在还有哪一位中医用它作为理论依据来治病？年轻中医毫不犹豫地回答：我们不用。老中医们记忆犹新，在中华人民共和国成立之初章次公先生发表了对五行怀疑的文章，一夜之间不少中医即群起而攻之，使章老"一时性"声名狼藉，有谁来甘做第二个“章次公”？矛盾得很，还有少数中医在使用五行，而且也真能获得良好的疗效，但他们也不肯坦率承认这是中医之宝，原因在于玄妙迷信的包装早就已使人鄙弃。笔者还是取用五行，但并非经常地取用，因为五行的的确确对一般常见病、普通病毫无用处。唯对疑难杂症在临床黔驴技穷之际，搬出这套冷门手法来应付，如伐离（火）济坎（水）、培土生金、抑木扶土、壮水制木、实则泻其子、虚则补其母，有时会产生意想不到的神奇疗效。至于“阴阳”二字，也不过聊做参考而已。

天人合一学说，是中医特色之一。它发源于道教，之后被三家（医、儒、道）所接收继承。为了适应各家的需要，在东汉时代即分道扬镳而各自为政，到现在这三家的天人合一学说已完全没有一点相同之处。儒教以董仲舒（公元前179—前104年）为首，他的天人合一说是一套专供封建社会统治阶级奴役人民的工具。道教中的发起者为张道陵（34—156年），不过他仅仅能代表道教五派（经典、丹鼎、符箓、占验、积善）中的符箓、占验两派。它的内容是人的生死祸福可以通过真人、道士作中介，去和老天爷、鬼神洽商而都可天从人愿。中医当然以《内经》作蓝本基础，但自东汉王充（公元27—97年）无神论的兴起，历代医家对经不起考验的唯心、迷信部分逐渐疏远。所以你能够排除唯心的儒家、迷信的道家的话，一定能肯定中医的天人合一学说是唯物的、可信的，因之其也沿用到今天而不衰。它的实质，可以用“人和周围环境的统一性”一句话解释。不过今天的西医也已重视这个问题，而且已在临床上扩大其运用范围，该理论也不可能永远为中医所独家占有，也就是特色特不起来。

中医不治“病”而专治“证”，又是一个特色，“辨证论治”这一个手段才是真正独特的。中医治疗的对象是：①外因的风、寒、暑、湿、燥、火；②内因的七情；③不内外因的食物所伤、外来意外之伤；④近代新增的疫疠之气、过敏、药物中毒；⑤由以上各种原因导致的终产物如热毒、气滞、血瘀、痰凝，这都是“证”。中医能治好西医所无法治疗的某些疾病，就是依靠这个法宝。过去如此，现在如此，将来还是如此。一旦失去这个法宝，中医这门学说与技术亦将随之消亡。可以这样说，中医存在一天，这个特色存在一天；这个特色消失了，中医在世界上也就消失了。

简要总结之后，可以肯定，中医的特色有两个，一个是辨证论治，半个是五行学说，半个是天人合一学说。

最后有人论及中医这个特色科学不科学？我的见解是，如其以自然科学的要求来衡量，肯定不科学，你要治疗一个人的疾病，连生理解剖都不了解，何谈科学？但以社会科学或应用技术科学的要求来评价，那是相当科学的。因它没有“一加一等于二”的框框，只要你这套办法有效就是科学。所以中医的特色根本不存在科学不科学的问题。

中医的特色总结起来有两个：半个是五行学说，但你若用不好，它仅仅使你思路狭窄；半个是天人合一学说，但不久的将来，随着西医医学模式的改变，它可能消失。一个是辨证论治，它与中医形影相随，少了它即不能成为中医，即使你可以对病发药，那已沦为用中药的医生，而不是真正的中医。

出处：干祖望．什么是中医的“特色”[J]．江苏中医，1998(01)：28．

鱼目混珠

“鱼目混珠”一语，本身就是真正的鱼目混珠。读了许多古代经史百家的文献，尚没有读到这四个字连贯在一起的。汉代韩婴《韩诗外传》有“白骨类象（齿），鱼目似珠”和唐代李白《鸣皋歌送岑征君》的“蝘蜓嘲龙，鱼目混珍”。可能就把“似珠”与“混珍”结合在一起，而混入成语中。此语初见于《玉娇梨》，谓“门生以鱼目混珠，有辱师尊藻鉴”。考《玉娇梨》系二十回的章回小说，乃明末清初署名为荑荻山人的手笔，此言在第十二回中。

世界上鱼目混珠的多啦，而且“假作真时真亦假，真因假扰假成真”，有时比真的还要真。我们医药界有四个鱼目混在里面成珠，而且有些比珠子还要珠子。

1．西医中的仿单医生　所谓仿单医生，就是没有经过正统培养的医生，生理、解剖、病理、诊断的基本知识都没有，他就是看了仿单上介绍的内容来治病。仿单为过去与成药附在一起的说明书。他不知道这是什么病，为什么产生这个病，用什么方法或药物来治疗这个病，一切茫然无知。就是靠说明书上所介绍的来使用。这个混在珠子里的鱼目，在中华人民共和国成立前比真的西医还多，中华人民共和国成立后四十多年以来，已逐渐地消失了。

2. 中成药中的单方，也是混在珠子里的鱼目　所谓中成药，就是凭中医理论选用各种药物来拼凑成方的。未用中医理论而在《本草》书或《药物学》书里取几味止咳的制成止咳药、止泻的制成止泻药，都不能称为中成药。

3. 冒牌伪气功的治病混称气功治病　气功绝对不是用旁人的气功来治疗自己的病。那些所谓的气功推拿、气功针灸，我敢说都是假的。他能治疗好病，完全是推拿或针刺的作用。因为推拿医师、针灸医师的推拿、针刺，都用过苦功锻炼出来的，是有一套"功"，犹如书家、画家的笔，也是由苦心锻炼出来的"功"。所以医生与书画家的技术高低就是由"功"的深浅所决定，但非气功。书家、画家从来未有以气功来炫耀，因之推拿与针灸哪里还有什么气功之谓。

4. 用中药的医生混到中医队伍里来，是医药界四个鱼目中最普遍、最多、最难于识别的　一个中医最最起码而必不可少的本领，就是不治"病"而治"证"。你能治证的话，首先熟悉、最低要求是掌握传统中医理论，踏踏实实在张仲景、孙思邈、金元四家、明清先哲、近现代近贤的足迹而来。你没有走这一段中医必经之路，永远也不会治"证"，你只能盲目地写几味像西医一样治病的中药，还能算中医吗？不过是一个用中药的医生，是混进珠子里的鱼目而已。

我们中医界希望开展一个"扫鱼目"运动来提高中医素质、威信和真正的地位。

出处：干祖望. 鱼目混珠[J].
江苏中医，1998(08)：35.

第五章　人　物

范文甫轶闻

日前宁波诗友谈起当地清末名医范文甫的故事。虽无正史证实，但颇有教育意义而大有记录价值。

清末，浙江省宁波名医范文甫（1870—1936年）出身书礼世家。在诊所堂前，悬有自撰联一副，为“但愿人皆健，何妨我独贫”。他的旷达胸襟，跃然纸上。

他主张以廉价的普通药物来治病，用以减轻病家尤其是贫困家庭的负担。犀角、羚羊角、人参轻易不用，实属必要时才肯取用。某富翁病，见处方平淡无奇而价贱，复诊时示意范文甫，要求用重价的药物。范乃在处方中“引”（昔时处方都有“引”“加”的习惯）黄马褂一件、石狮子一对。富翁大奇，询问是何作用？范谓：“最贵的是黄马褂（古代皇帝赏赐功臣时，最贵重的是一件黄马褂），最重的是石狮子。”富翁对他也无可奈何。

某日，一位衣衫单薄、愁容满面的老人求诊，显然是“贫病交迫”。问诊中得知年仅五十岁，这使范文甫大吃一惊，一个貌似七八十岁的人，怎会年仅五十？问到十二月出生时，更使范文甫一惊，怎么会与自己相同。为了好奇，问下去更知是生于十二日白天十二点钟。竟然与自己是同月同日同时出生。经过全套望闻问切的过程结束后，范文甫已知道他是“肝郁不疏，木失条达”的郁证。范文甫根据“心病还需心药医”的原则，向他介绍蒲松龄四进考场，都是名落孙山，但他决不忧郁而写下自勉联来鼓励自己。联为“有志者，事竟成，破釜沉舟，百二秦关终属楚。苦心人，天不负，卧心尝胆，三千越甲可吞吴”，用这个故事作为心理疗法以辅助药治。这位病人由此得到了启发。同时，范文甫又送一包银子给他，可是病员却俨然拒绝了。范文甫乃说明因与病员是同月同日同时出生，凭此奇缘，银子不受，送一副寿联可以吗？病员当即欣然接受。联为：“十二月十二日，你我同生。三千春三千秋，文金祝寿。”同时真诚地又赠送银两，此时病员就乐于接受了。经范文甫一个时期的治疗和周济，最后此人病去身安，而且在宁波的商界里占有重要席位。

范文甫的医德是值得我们学习的。

出处：干祖望. 范文甫轶闻[J]. 江苏中医，2001(08)：27.

出处：干祖望. 干祖望医书三种[M]. 2 版. 济南：山东科学技术出版社，2008：119 - 120.

九个“禹锡”五个医

说来你可能不信，自隋代到清代，有九位见之于文史记载的名人，其名或字称为禹锡，而其中五位是医生或精于医者。

相传有位新科状元，姓名与主考官完全相同，引起主考官的不快，认为小子们不该用我的尊姓大名。于是在新科状元拜谒宗师之际，存心难为他。乃出一上联，嘱他对下联，状元不敢不允。上联为“蔺相如、司马相如，虽相如实不相如”，意即我你姓名虽然一样，实则地位身价绝不相同。状元乃对下联为“魏无忌、长孙无忌，你无忌我亦无忌”，意思是，取名是各人自由，你无必要反对别人取用同样姓名。其平仄、仗对之工，实为罕得，而且语出“双关”，更是空前绝后。

其实自古及今的同名者，岂止相如和无忌，确实很多。又自汉之司马相如到近代叶长清，都字长卿。称长卿者见之于有文字记载者有二十六人之多，如再加上最早发现日本称“铃柴胡”、我国称“鬼督邮”的徐长卿，则更不止二十六人了。还有不见经传的老百姓中也名长卿者，更不知道要多上多少倍。

本文所及的这九位称禹锡者中，不是医家或不懂医者有四位，即：

南宋高宗赵构的长子赵伯圭，也即孝宗赵眘的异母兄，字禹锡。

明代会稽人周锡珪，著有《唐碑帖跋》，字禹锡。

清代浙江嘉兴人吴录，精于绘画，字禹锡。

清代吴球，也字禹锡。惜生平无考。

五位医师或精于医者，即：

崔禹锡，隋代（581—618 年）人。其所著《食经》四卷，是中国最早一批营养学（中医称食疗）著作之一。可惜没有找到他生平资料。也有学者认为其即北朝（386—581 年）魏的崔浩，在时间上也相差不远，而且也曾写过《食经》。但只知道他字伯渊，小名桃简，而从未谈到他又字禹锡。

唐代刘禹锡（772—843 年），彭城（今江苏徐州市）人。贞元九年，20 岁的他即中了进士。一篇《陋室铭》，至今天还脍炙人口。他文章以简练深刻见称，于韩（愈）、柳（宗元）之外自成一家。居洛阳时，常与白居易诗歌和唱，时人称为“刘白”。曾作为太子的宾客，故又称刘宾客，因而把自己写的专集，即称《刘宾客文集》及《外集》，在儒林中评价很高。医学著作有《传信方》两卷，也是一部名著。但后来不知怎样散佚失传了。1959 年上海科学技术出版社出版了冯汉镛在其他文献中辑出的 45 首方剂而编成《传信方集释》。扉页的“刘禹锡传”，也是从《唐才子传》中节录而来的。在这里插一句话，《传信方》有两种，另一为宋代卞大亨撰，计一百卷，可惜也早已失传。

程禹锡，名德玄。宋代荥泽（今河南荥阳）人。太宗时官至翰林使。精于医。

掌禹锡，字唐卿。宋代郾城（今河南漯河）人。进士出身，官至大理寺丞、侍御史。他虽博学多才，但为人节约，常驾驽马，衣冠污垢。著有《皇佑方域图表》《地理新书》《郡国手鉴》等。医学方面的有《图经本草》二十一卷，为本草学中的名著。据说还撰有《神农本草》（见《尚友录》）、《嘉祐注神农本草》（见陈邦贤《中国医学人名志》）两书，则难以置信。

施禹锡，号兰友。清代浙江省孝丰县（今在浙江安吉县境内）人。著有《济世慈航集》，精于医。

出处：干祖望. 九个“禹锡”五个医[J].
辽宁中医杂志，1993(10)：36.
干祖望. 干祖望医话[M].
北京：人民卫生出版社会，2012：80－82.

杏林园里道家多

打开《内经·素问》第一篇就是“上古天真论”的道家语言。《云笈七籤》之“天真地神，三界齐临”可以证实。而且《内经》一书，也已被《道藏》所搜纳。黄帝本身就是道教的鼻祖，他与老子合称“黄老之学”。因之历代中医界中道教人物及研究道教、崇拜道教者颇不乏人。

这一批道教信徒，大多取上一个道教气息极浓的字号，最多的为“子”。其子之多，真是恒河沙数。现将搜集的东晋之后 1 600 年中的名医，按年代顺序予以介绍。

抱朴子：东晋葛洪（284—364 年），江苏丹阳人。代表著作有《抱朴子》二十卷、《肘后备急方》八卷。

少室山达观子：李荃，籍贯、年龄、生平无考。道士。著有《黄帝素问阴符经》一卷。

启玄子：唐代王冰（710—804 年），籍贯无考。曾有师事孟诜（621—713 年）一说，但有疑问，盖当王冰三岁之际，孟诜即逝世。除著有《玄珠密语》之外，在整理唐以前医籍方面，立下了不朽的功绩。

东瀛子：唐代杜光庭，字宾圣，浙江丽水人。事天台道士应夷节为师。代表作为《玉函经》。

日华子：五代时田大明，浙江宁波人。代表作为《日华子诸家本草》，即《大明本草》二十卷。

无求子：宋代朱肱（1050—1125年），浙江省吴兴人，字翼中。代表作《南阳活人书》二十二卷。

宗真子：金代刘完素（1120—1200年），河北省河间人，字守真。为金元四大家之一。代表作有《素问玄机原病式》《素问病机气宜保命集》《宣命论方》等。

云岐子：金代张璧，易州人。为张元素子。代表作有《脉谈》《医学新说》《伤寒保命集》三书。惜前两书已佚。

洞虚子：元代王珪，字均章，湖南黔阳人。年未四十，即弃官隐于虞山修道。著有《泰定养生主论》十六卷。是礞石滚痰丸的发明者。

原阳子：明代赵宜真（？—1382年），河南祥符人，道士。著有《秘传外科》一卷。

梅孤子：明代高武，浙江鄞县人。代表作为《针灸聚英》五卷（内第四卷分为上下两卷）。

涵虚子：明代朱权（？—1448年），安徽凤阳人，号臞仙。代表作有《乾坤生意》二卷和《延寿仙方》四卷等。

生生子：明代孙一奎（1522—1619年），字文垣，安徽休宁人。代表作《赤水玄珠》三十卷、《医旨绪余》二卷及《孙氏医案》五卷，人称《孙氏三书》。

参黄子：明代吴崑（1552—1618年），字山甫，号鹤皋，安徽歙县人。代表作《医方考》六卷和《脉语》二卷。

通一子：明代张介宾（1563—1640年），生于四川绵竹县，后居浙江会稽（今绍兴市）。代表作为《景岳全书》六十四卷。尚有《质疑录》一卷、《医家心法》一卷。

医巫闾子：明代赵献可（约1573—1644年间），字养葵，浙江鄞县人，精命门学说。代表作为《医贯》六卷。

元元子：明代施沛，字沛然，上海松江人。代表作《祖剂》四卷，成书于明代崇祯十三年（1640年）。

悟真子：明代龚廷贤，字子才，号云林，江西金溪县人。著有《云林神彀》四卷、《寿世保元》十卷之外，还有六部名著。

飞霞子：明代韩懋，字天爵，晚年改名为白自虚。四川泸州人。代表作有《韩氏医通》二卷。

如虚子：明代龚居中，字应园，江西金溪县人。代表作为《红炉点雪》四卷，为世界上最早的一部肺结核专科书。

浩然子：明代王宏翰，字惠源。原籍上海松江，后定居苏州。著作很多，代表作为《医学原始》十一卷，还有《四诊脉鉴》《性原广嗣》《古今医史》《古今医籍志》《伤寒纂读》《病机洞垣》《女科机要》《幼科机要》《本草性能纲目刊补》等。他是一位无鬼论者，在其《古今医史》中力斥传统鬼神之说。

朱华子：清代陈士铎，字敬之，号远公，浙江山阴人。生活于清初康熙年间（1662—1722年），但生殁日无考。他著作很多，现存者有《百病辨证录》十四卷、《石室秘箓》四卷、《洞天奥旨外科秘录》十六卷三书，人称《陈氏三录》。

生阳子：清代祁坤（1610—1690年），字广生，号愧庵，浙江山阴人。代表作为《外科大成》四卷。

普明子：清代程国彭（1620—1690年），字钟龄，原名山龄，安徽歙县人，晚年隐居普陀。代表作为《医学心悟》六卷、《外科十法》一卷。

中华子：清代沈德祖，字王修，上海人。著有《越人难经真本说约》四卷、《金兰论指南集》一卷。

青溪子：清代汪琥，字苓友，乾隆间江苏长洲人（今苏州市）。著有《伤寒辨证广注》十四卷、《养生君主论》三卷。

玉楸子：清代黄元御（1705—1758年），字坤载，号研农，山东昌邑人。虽然两目失明，但著作甚丰。以《灵枢》《素问》《难经》《伤寒》《金匮》的五部《悬解》共五十六卷为其代表名著。此外还有《伤寒说意》十一卷、《长沙药解》十六卷、《四圣心源》十卷、《四圣悬枢》五卷、《素灵微蕴》四卷、《玉楸药解》八卷、《周易县象》八卷。

定定子：清代王维德，字洪绪，号林屋山人，精外科，江苏吴县人。代表作有《外科证治全生集》一书。也即外科派中全生派的鼻祖。

砚云子：清代费伯雄（1800—1879年），字晋卿，江苏武进孟河人。代表作为《医醇賸义》四卷。

惕厉子：清代张振鋆，原名醴泉，字筱衫或小山，江苏宝应人。代表作为《厘正按摩要术》四卷及《喉痧正义》一卷。

以上仅仅为知名度很高或较高的名医，如根据各地方志来统计，则不知还有多少。

还有不少称为"山人"者，但不一定都是道教中人物而未予搜集。至于"道人"，则不折不扣较之"子"者，道行更高一层。如：

蔺道人：唐代道士，虽然乡里、时代及事迹无考，但有《仙授理伤续断秘方》一书，传流至今。

可可道人：元代徐泰亨（？—1333 年），浙江龙游人，字和甫。著有《效方》三卷。

石室道人：程羽文，籍贯及生平事迹无考。著有《学海类编》，现佚。

瑞南道人：明代高濂，字深甫，浙江钱塘人。代表作为《遵生八笺》二十卷，为一部以养生保健为主要内容的医书。

休道人：明代陈宏烈，字伯襄，浙江慈溪人。著有《医学艺余》八卷。

愚谷道人：明代汤哲，字浚中，江苏嘉定人。著作颇丰，其代表作为《医学渊珠》八卷。

花月无边道人：明代沈之问。嘉靖间人（1522—1566 年）。虽然一切史料无考，但他的《解围元薮》四卷，流传很广。

溯洄道人：明代俞桥，字子木，官至太医院判，浙江海宁人。撰有《医学大原》二卷。

梅痴道人：明代周履靖（1573—1619 年），字逸之，浙江嘉兴人，善养生修道。著有《夷门广牍》及《益龄草》两书。

朱衣道人：清代傅山，字青主。山西阳曲（太原）人，被后人从他的医书中揖出有《傅青主女科》等。

守丹道人：傅青主长子，傅眉（1628—1683 年），字寿髦。以医隐居于乡，恪守父亲遗志。

梦觉道人：清代周学霆，湖南邵阳人。精修黄老之学。著有《医学百论》二卷。

也痴道人：清代黄元裳，上海川沙人，好读书，嗜藏书，丰医德。著有《内经集注》四卷。

梅庵道人：清代卫之松，江苏嘉定人。专治疑难杂症，有名于乡。

耕道人：清代钱士清，字耕山，祖籍江苏苏州，侨居浙江嘉善。撰有《伤寒合璧》等书。

冰一道人：清代金理，字天和，上海人。撰有《医原图说》二卷。

雪道人：清代陈稽，字几山，号雪庐，浙江仁和县（今杭州）人。撰有《雪道人脉纂》四卷。

道教中道行最高者，称"真人"。这批真人中更多精通于医。如：

孙真人：众所周知的唐代大医孙思邈。享年141 岁（凭干祖望撰南京大学出版社 1995 年出版的《孙思邈评传》考证为 541—682 年）。两部《千金方》作者。

华阳真人：唐代施肩吾，字希圣，号东斋。元和十五年（820 年）状元及第后，即弃家入山修道。撰有《养生辨疑诀》一卷。

琼瑶真人：宋代刘党，道士，生平事迹无考。撰有《不自秘方》一卷及《紧要二十四方》一卷两书。

尹真人：宋时道士，名尹喜。著有《黄庭秘言内景》与《黄庭外景经注》。

应灵洞主探微真人：宋代道士，名邓处中。《中藏经》的真正执笔者。

紫虚真人：宋代崔嘉彦。淳熙间（1174—1189 年）甘肃天水人，侨居江西南昌，后隐庐山修道。著有《脉诀》一卷。

长春真人：明代刘渊然，江西赣县人，为祥和宫道士。撰有《济急仙方》一卷。

洞元真人：明代李守钦，字肃庵，河南汜水人。著有《太素精要》及《方书一得》。

通妙真人：明代江西雩都县（今赣州市）人。为长春真人弟子，得授道录司左元义，后升左正一（俱为道教高级职称）。著有《青囊杂纂》。

崔真人：明代崔孟传，字朴庵。山西襄陵县（今襄汾县）人。万历间（1573—1619 年），太后病范，众医束手，真人经治而愈。

出处：干祖望. 杏林园里道家多[J]. 辽宁中医杂志，1993(11)：36 - 38.
干祖望. 干祖望医话[M]. 北京：人民卫生出版社，2012：73 - 78.

研究药物学的学者

中国自古以来出了不少精究中医的学者，研究、精通中药的学者也不少，可惜我们未加注意而已。笔者兹将读到的文献加以积累，以年代前后为序。不过读书无多，必有挂一漏万之处，希大家来补充。

原三十篇、今存十八卷、3万余字的《山海经》，它的成书时代和《内经》相近。不管它的作者是谁，或集体创作，但撰书的作者都是研究中药的，否则怎样会有许多中药及其对疾病的预防及治疗。

西汉高祖刘邦之孙刘安（公元前179—前122年），主编《鸿烈》一部大著。因他封为淮南王，故而人称《淮南子》，计二十一卷。其中有不少中药的论述。

东方朔（公元前154—前93年），因其诙谐滑稽而享有盛名，撰有《神异经》一卷。有人认为系魏晋南北朝时作品而托名东方的，我们不管它，但其中论及鲋鱼、枣林、枣子、栗、涕竹等，俱为本草专业书所未及者。

郭宪，生于西汉而殁于东汉。他的《洞冥记》志怪小说，为唐代小说开了先河。书中论龙爪韭、马肝石等，都未见于本草专业书。

晋代张华（232—300年），以博学多闻名于世。他的《博物志》，今本作十卷。书中对内茶首（应读作蔡茂）、钩吻、冬葵、远志、芎䓖、人参、蛇床子、荠苨、杜衡、细辛、雄黄、石榴、黄骗、门冬、乱休、百部、房葵、狼毒、荇华、拔楔、萆薢、狗脊……都有所详论及之。在那个时代，药物学专书仅有《本草经》，即便想要参考它书也是无法得之的。

嵇含（262—306年），自号亳丘子，名著《南方草木状》就是他的手笔。全书计三卷，为祖国最早植物志之一，后人评价极高。其中上卷记草类29种；中卷记木类28种；下卷记果类17种、竹类6种；共80种。基本上都可入药。

郭璞（276—324年），其博学与张华相伯仲。《山海经》是经他疏注的，可证他对本草学是相当有根基的。

任昉，约生活在梁武帝时期。撰有《述异记》，内有反魂树、反生香、活人草、石谷等，俱为方书所失载。

唐代冯贽的《云仙杂志》，也有五树桧、当归的论述，并谓酒后采的厚朴有损药力等等，也为一般本草书中所未载。

唐代陶谷，撰有《清异录》一书。后人常作为辞藻之用。书中对羊眼睛、大道丸、木瓜、灵豆、决明、紫菀、神曲、远志、苁蓉、云母、钟乳、黑豆、香附子、吴茱萸、艾叶、杜仲、木鳖子、瓦花等，都有论述。而且还对保健养生的九炼松脂服法及梳头洗脚可以祛病等均做了不少介绍。对针灸用针，也予以探讨。

陆羽（733—804年），是唐代有名的茶圣，他的三卷《茶经》中不少是与医药有关系的。经中有“茶、烹、器”三篇，其中尤以“茶”的一篇与医药更为密切，如苦茶的疗积年瘘及小儿惊厥，茶饼醒酒醉等，以及水分等级及对人的影响。

段公路，生活在唐文宗时代，他的《北户录》也有许多对药的见解，自有独到之处，曾涉及鹧鸪、红蝙蝠、黄公鱼、石镜、睡菜、蕹菜叶、山橘子、通犀、鹦鹉、鯱蛇等。

段成式（？—863年），与段公路属于同一时代人物。精文善诗，学问渊博，著有《酉阳杂俎》二十卷及续集十卷，为文坛上有名之作。其文中关涉的药物有：雄黄、鸡舌香、苏牙树、土槟榔、鬼矢、石栏杆、船底苔、酒杯藤、通脱木、风狸、慈竹、奈只草、百劳等百余种，洋洋乎可以辑成一本本草的书籍。

宋代张世南，字光叔。他的十卷《游宦纪闻》被后人视为“颇有足资考证者”，故而他的论药，更有参考价值。他在书中对犀角的特殊加工方法，乳香、没药的研法，麦门冬的剥法与去心等的记载，都是行家所未言及者。

沈括（1030—1095年），宋代有名的科学家。他对中医学造诣极深。所撰的《梦溪笔谈》三十卷、《补笔谈》三卷、《续笔谈》一卷，除讨论了不少药物之外，更大胆否定了枇杷、狗脊毛“射入肝脉”的谬论；介绍了秦皮的妙用和煎阿胶需用济水，等

等，诚如他自己所谓："此皆方书所不载者。"（引《梦溪笔谈·芎䓖》）

与沈括同一时代的苏东坡（1036—1101年），也是知名度很高的知医识药者，除了后人把沈括和他的笔录合编为《苏沈良方》之外，还在《仇池笔记》《东坡志林》中也多处谈论药物。

宋代洪迈（1123—1202年），精于医卜星相，因之能熟悉药物也在意料之中。他的《容斋随笔》中也有不少谈药的。

赵与时，为赵匡胤七世孙，宋代文学家。他的《宾退录》中对附子的论述，特详而且丰，迹近一篇专著。

以博学工文的姚宽，也是此时人物。他的《西溪丛话》研究药物，博采群书而加以论证，如参考了《佛经》《暹火记》《上林赋》《史记》《汉书》《杜邑记》《说文》《伏汞图》等。所以他论述的莨菪、槟榔、飞鼠、人参、戎盐、芒硝、蝉蜕等药的论点，自有其独特的体系。

宋代范成大，绍兴进士。他在《桂海虞衡志》所论的山药、辰砂、宜砂、土坑砂、水银、钟乳、滑石、铅粉、麝香、风狸、石鼠、山獭、蚺蛇、龙荔、鸡桐、铜鼓草、胡蔓藤等，都是自己亲采或亲眼观察而得来的，所以作为本草学的参考，极有价值。

宋代黄庭坚（1045—1105年）的外甥洪刍，放荡江湖，不求闻达，所以有足够的空闲时间去钻研香类动、植物。并把他研究心得写成《香谱》二卷。其中龙脑香、麝香、沉水香、白檀香、苏合香、安息香、郁金香、鸡舌香、薰陆香、丁香、波律香、乳香、木香、艾纳香、甘松香、零陵香、雀头香、兰香、白胶香、兜娄香、兜纳香、白茅香、必栗香、木密香、迷迭香、兜木香、茵墀香、石叶香、多伽罗香等，有些写得比本草专业书还翔实，有些甚至可补充本草文献的遗漏者。

明代徐应秋，万历进士，官至福建布政司。他公余之闲喜谈药物，他的《识小录》手札中，多有谈及药物，如锁阳、香附子、菟丝子、艾叶、沉香、阿魏、阿芙蓉、杏仁、楮实、鸠子、木香、蒺藜、沙苑、半夏、百部、燕窝、佩齐香等。

清代王士祯（1634—1711年），顺治进士。他的祖父王象晋乃《群芳谱》作者，专事花卉草木的研究，可能受其影响而对药物学很感兴趣。故他的十二卷《香祖笔记》中谈到药物很多。如对嵩上百合、青城虚中枣、风山三宝姜、阳江燕窝、高丽人参等都有专论。即使常用药，也多有所阐述。

清代王端履，所撰《重论文斋笔录》，对药物的探讨，也较多较深。所论如蔗虫、押不卢等，颇多稀有之品。同时对疗效不明的，也予以驳斥，如对活马脑可治痴呆症，索性直言为"明知疾不可为，姑为大言以欺世耳"。

清代人称栎下先生的周亮工，在《闽小记》中论述燕窝、沙噀、人参、沙参、苦参、玄参、海参、龙虱等药，在《书影》中也有对紫河车的详细探讨。

清代陈元龙，为官"吏畏民怀"，是一员有学问的人、有品德的官。所撰《格致镜原》中有大量的中药，因为该书系分30类计一百卷的巨著，当然容纳得下这样多的中药了。如把盐分为9种，还有红的、紫的、味甘的；麝香分遗香、脐香、心结香三等；蜀椒分巴椒、蔄藙、胡辛、含丸使者四种；俱为一般本草所未言者。而且内容之多，在非本草书中实属少见。

清代金武祥的《粟香随笔》，有木棉花、仙鹤草、木蝴蝶、金楷榄、鲭鱼胆、雄黄等多种常见中药与罕见药。

清代刘献廷，以布衣而名重公卿，他的《广阳杂记》也曾令洛阳纸贵于一时。书中也有不少中药，如藤黄、三脚蟾蜍酥、附子、小叶鹿含草、信石、人中药、黄连蛇等，立说亦有独特之处。

至于如清末民初徐珂《大受堂札记》，虽也有大量中药的记载，但他仅仅是把书上的东西照样抄录一篇，因之没有理由来恭维徐氏也是一位研究药物学的学者。

出处：干祖望. 研究药物学的学者[J]. 辽宁中医杂志，1994(03)：130－132.
干祖望. 干祖望医话[M]. 北京：人民卫生出版社，2012：95－100.

古代名人和药

人除了衣食住行之外，药也是常伴终身难离

的东西。最古的一批文献，也常常涉及药的记载，例如《书·说命上》的"若药弗瞑眩，厥疾弗瘳"等等。

《论语·乡党》谓："康子馈药，拜而受之。曰：丘未达，不敢尝。"从这个故事是可以得到两个常识。其一，服药必需审谨；其二，赠送药物，也是送礼中的一种。西晋武帝司马炎，在"太康二年(281 年)，交州贡一篚(豆蔻花)，上试之有验，以赐近臣"(见晋·嵇含《南方草木状》)。这种风气直到现在。

古时还有把药作为室内装潢的，如"(周)文工得秦贝，经半寻。穆五(文王五代孙)得其壳，悬于观"(见汉·朱仲《相贝经》)。

韩乐(待考)服十三年菖蒲，老时还日观万书，冬袒不寒。彭祖(姓篯名坚，居彭城)，常服水桂、鹿角，年逾数百岁(以上见晋代葛洪《抱朴子》)。梁代庾肩吾(即高斋学士)常服槐实，年九十，目看小字，鬓发皆黑(见北齐颜之推《颜子家训》)。

唐代安禄山(？—767 年)得唐明皇(685—762 年)之宠，就是靠献上了壮阳药助情花一百粒(见《开元天宝贵事》)。

唐代白居易(772—846 年)，因决明丸没有医好他的眼病，因之在《眼病》诗中批评谓："案上漫铺龙树论，盒中虚贮决明丸。"

有名的糖尿病患者汉代司马相如(公元前 179—前 118 年)为什么对甘蔗汁十分钟情？他的《乐歌》中有"大尊(通樽)蔗浆析朝酲"，对之含有赞美之句。

王安石(1021—1086 年)患有鼻窦炎，宋神宗赵顼赐以禁方，嘱他左痛则灌右鼻，右侧反之。说穿了什么尊称禁方，仅仅是萝卜汁中加些冰片而已(见清代王士祯《香祖笔记》)。

据说杜甫(712—770 年)曾写过一篇药物学的文章，名《除荨草》，介绍此草一名山韭，出蜀中，可治风疹，叶背紫者入药(见宋代苏东坡《仇池笔记》)。

宋代清虚先生王巩《闻见近录》载有"宋太宗评寇准曰：'寇准好宰相，但年尚少耳。'准乃服首乌而食三日，鬓发遂白，于是拜相"，此言实难置信。故当时李伯微的《旧闻证误》中指出"此所记皆误"。

宋代历任礼、刑、户三部尚书的陶谷，著有《清异录》，内有"药有五天：决明为肝天，紫菀为肺天，神曲为脾天，远志为心天，苁蓉为肾天"。这样怪论，为我们医药界中人闻所未闻者，但其归经则十分恰当。

白果有毒，近年来已对其深入探讨，但早在六百多年前的元代就已知道。当时学者李鹏飞的《三元延寿书》指出："白果食满千颗，能杀人。"其实现在实验，小儿吃 7～150 颗、成人 40～300 颗即可致死。是否古人的抗毒力耐受力强于今人？

五代名宦韩熙载(902—970 年)之死，《江南野录》说是吃了白术同时又吃了桃李而死的。但元代以道德文章自勉的李治，否定这个说法，并举"友人张君者，服苍术凡三十年，尤喜食桃李，未闻有此异也"(见《敬斋先生古今注》)作证。笔者同意李治见地。

此外，古人也很喜用"药"字比譬其他事物者。如《孔子家语·六行》的"良药苦口而利于病"，《韩非子·外储说左上》的"良药苦于口，而智者劝而饮之，知其入而已己疾也"，《三国志·吴志·孙权》的"良药苦口，唯疾者能甘之"等。所以有益良言，也称"药言"(见刘向《说苑·君道》)。

宋代以事母至孝而闻名的吴宏，曾谓："读书如服药，药多力自行。"(见《独醒杂志》)

药在人们心中，多有好的印象。但也有少数是受到贬低了的，甚至有些侮辱性的。如佛教中的夜叉，有人译为药叉。还有假冒伪劣产品，人称药人货等等。

出处：干祖望. 古代名人和药[J]. 辽宁中医杂志，1994(05)：225.
干祖望. 干祖望医话[M]. 北京：人民卫生出版社，2012：93－95.
干祖望. 干祖望医书三种[M]. 2 版. 济南：山东科学技术出版社，2008：106－107.

一贯煎与魏玉璜

一贯煎，乃清代杭州名医魏玉璜(1722—1772 年)手订。他目睹胁痛、胃脘痛及疝瘕等症，每用香燥药可获成效，但不宜久服，久则流弊丛生，故而自拟一方，称一贯煎，取意于《论语·里仁》“吾道一以贯之”的一贯万机，靡所疑惑。方中有沙参、麦冬、地黄、当归身、枸杞子及川楝子六味，对除痰饮以外的胁痛、吐酸、疝瘕及一切肝病，疗效殊为满意。其同乡陆定圃也十分喜用此方，曾谓“余仿其法，治此数证，获效甚神，特表其功用以告世之误用香燥药者”（见《冷庐医话》）。

明代吴崑《医方考》（1584 年）、清代罗美《古今名医方论》（1675 年）、汪昂《医方集解》（1682 年）及吴仪洛《成方切用》（1762 年）等成书在前，故无法收入本方。

江苏人民出版社于 1977 年出版的《中医内科学》、山西省中医研究所于 1979 年编写的《中医内科学》、人民卫生出版社于 1979 年出版《简明中医辞典》、广州中医学院于 1983 年编写的《方剂学》、河南科学技术出版社于 1983 年出版的《古今名方》及人民卫生出版社于 1987 年出版的第 3 版《中医学概论》等，俱谓本方出于《柳州医话》。其实《续名医类案》中也有述及。今言《柳州医话》者十分恰当，盖是书之梓行早于《续名医类案》也。

考魏氏，1722—1772 年，名之琇，字玉璜，号柳州。《续名医类案》是其在48 岁时开始动笔，三年中写成345 门的巨著，正待整理复核，不幸陡然病逝，年仅五十岁。殁后两年，即乾隆甲午（1774 年），政府设四库全书馆，搜集古今书籍，友人朱明斋进京上呈《续名医类案》稿，即得中选，故而此书的原始版本为四库全书本。惜乎魏氏未能目睹其出版。

魏氏工文善诗，另有《岭云集》诗集，一时脍炙人口。殁后牛眠于杭州西湖青龙山，墓碑题为“诗人魏柳州之墓”而不题“名医”，即可反映出他的诗品雅音拔俗了。诗友胡沧来等经手其丧事，并有“吊柳州”诗，谓：“诗人殁后新吟少，世味尝来古道稀，宿草更弹知己泪，清樽难起故人归。”（见《今古欢堂集》）

出处：干祖望. 一贯煎与魏玉璜[J]. 辽宁中医杂志，1995(03)：131-132.

干祖望. 干祖望医话[M]. 北京：人民卫生出版社，2012：79-80.

中医的寿命

人家都说“中医长寿的多”，事实上究竟如何？请看实际情况。

[两汉～隋]公元前 206—公元 618 年

淳于意 65 岁（公元前 205—前 140 年）。

华佗 67 岁（141—208 年）。

张仲景 63 岁（145—208 年）。

王叔和 79 岁（201—280 年）。

皇甫谧 67 岁（215—282 年）。

葛玄 80 岁（164—244 年）。

葛洪 80 岁（284—364 年）。

陶弘景 84 岁（452—536 年）。

徐之才 80 岁（492—572 年）。

巢元方 80 岁（550—630 年）。

——平均寿命为 70 岁。

[唐]（618—907 年）

甄权 102 岁（541—642 年）。

孙思邈 141 岁（541—682 年）。

崔知悌 71 岁（615—685 年）。

孟诜 92 岁（621—713 年）。

鉴真 76 岁（688—764 年）。

王冰 94 岁（710—804 年）。

——平均寿命为 80.3 岁。

[宋]（969—1279 年）

王怀隐 72 岁（925—997 年）。

钱乙 81 岁（1020—1101 年）。

唐慎微 80 岁（1040—1120 年）。

庞安时 57 岁（1042—1099 年）。

朱肱 75 岁（1050—1125 年）。

许叔微 74 岁（1080—1154 年）。

陈言 69 岁（1121—1190 年）。

陈自明 80 岁（1190—1270 年）。

严用和 68 岁（1200—1268 年）。

——平均寿命为 73 岁。

[金元]（1115—1368 年）

成无己 89 岁（1067—1156 年）。

刘完素 80 岁(1120—1200 年)。
张从正 72 岁(1156—1228 年)。
李东垣 71 岁(1180—1251 年)。
王好古 64 岁(1200—1264 年)。
罗天益 71 岁(1180—1251 年)。
危亦林 77 岁(1270—1347 年)。
朱丹溪 77 岁(1281—1358 年)。
葛可久 48 岁(1305—1353 年)。
滑寿 72 岁(1314—1386 年)。
——平均寿命 71.8 岁。

[明](1368—1644 **年**)

戴思恭 82 岁(1323—1405 年)。
楼英 69 岁(1332—1401 年)。
虞抟 79 岁(1438—1517 年)。
王履 59 岁(1332—1391 年)。
汪机 76 岁(1463—1539 年)。
万密斋 97 岁(1482—1579 年)。
薛己 72 岁(1487—1559 年)。
李时珍 75 岁(1518—1593 年)。
孙一奎 97 岁(1522—1619 年)。
方有执 70 岁(1533—1593 年)。
王肯堂 64 岁(1549—1613 年)。
陈实功 81 岁(1555—1636 年)。
缪希雍 70 岁(1560—1630 年)。
张介宾 77 岁(1563—1640 年)。
赵献可 71 岁(1573—1644 年)。
吴又可 70 岁(1587—1657 年)。
李中梓 67 岁(1588—1655 年)。
卢之颐 65 岁(1599—1664 年)。
——平均寿命为 74.4 岁。

[清](1644—1911 **年**)

喻嘉言 97 岁(1585—1682 年)。
张路玉 81 岁(1617—1698 年)。
程国彭 70 岁(1620—1690 年)。
蒋示吉 89 岁(1624—1713 年)。
柯韵伯 73 岁(1662—1735 年)。
叶天士 79 岁(1667—1746 年)。
薛生白 89 岁(1681—1770 年)。
何梦瑶 90 岁(1693—1783 年)。
徐大椿 78 岁(1693—1771 年)。
沈金鳌 59 岁(1717—1776 年)。
赵学敏 80 岁(1730—1810 年)。
吴鞠通 84 岁(1736—1820 年)。
陈修园 70 岁(1753—1823 年)。
王泰林 64 岁(1798—1862 年)。
费伯雄 79 岁(1800—1879 年)。
王孟英 60 岁(1808—1868 年)。
陆九芝 72 岁(1815—1887 年)。
马培之 87 岁(1820—1907 年)。
雷少逸 55 岁(1833—1888 年)。
张聿青 65 岁(1844—1909 年)。
余听鸿 60 岁(1848—1907 年)。
陈莲舫 74 岁(1840—1914 年)。
唐宗海 55 岁(1863—1918 年)。
——平均寿命为 74.1 岁。

[近现代](1912—1970 **年**)

张锡纯 73 岁(1860—1933 年)。
丁甘仁 61 岁(1865—1926 年)。
金子久 51 岁(1870—1921 年)。
张山雷 61 岁(1873—1934 年)。
恽铁樵 67 岁(1878—1935 年)。
谢利恒 70 岁(1880—1950 年)。
施今墨 88 岁(1881—1969 年)。
孔伯华 71 岁(1884—1955 年)。
陆渊雷 61 岁(1894—1955 年)。
承澹庵 58 岁(1899—1957 年)。
秦伯未 69 岁(1901—1970 年)。
章次公 56 岁(1903—1959 年)。
——平均寿命为 65.5 岁。

凭这个相当不完整的资料来看,各时期中医的平均寿命,两汉至隋一期,为 70 岁;唐一期,为 80.3 岁;宋一期,为 73 岁;金元一期,为 71.8 岁;明一期,为 74.4 岁;清一期,为 74.1 岁;近现代一期为 65.5 岁。其中唐代特高,因为有两位百岁以上的寿翁,宋、明、清都在73～74 岁,唯独近现代一甲子中下跌到 65 岁,很可能是这个时代工作紧张、国家多难之故。虽然内中有二十年在中华人民共和国成立之后,但这一股惯性却难以急速刹住。

从现在情况来看，要不了四五十年，肯定可到75岁之上。

再拿七期寿命予以平均，则为72.2岁。以一般情况来说，年过古稀，并不可能目为不是高寿。毋怪乎一般人心目中有"医家都是长寿"的概念，但加以分析，并非如此。

其一，历代医家的"生于""殁于"搜集不易，很多有名之名医以无准确的生死日期而无法列入，故而这一资料不能以偏概全。其二，这里统计的都是名医，一个医而成名必须一身长期奋斗，因之这里分析对象中，无形中已除外了年轻者，所以这里的享年，毫无疑问地倾向偏高。

因之可以这样说，医家并不比一般人独享高年。

出处：干祖望．中医的寿命[J]．
辽宁中医杂志，1994(06)：272－273．
干祖望．干祖望医话[M]．
北京：人民卫生出版社，2012：103－107．

假定集历代名医于一堂的话

无论学院的全体教职工或医院的全体医护后勤工作者，聚集一堂，纵然大家都是头圆足方、五官四肢完全相同，但各自的修短肥瘦、性格风范、嗜好谈吐、奢俭谦傲以及外向内向等等，绝无有一些雷同。诚如子产（公元前？—前522年）所谓"人心之不同，如其面焉"（见《左传·襄公三十一年》）。

如能起古人于地下，把历代名医请到一起来采访一下，定也十分有趣。

谈到体格风貌最"帅"的，当推葛可久（1305—1353年），他是"体貌魁硕，膂力绝人"，且好"击刺战阵"之法。缪希雍（1560—1630年）也相当神气，他也是"电目戟髯"，雄谈"今古成败"。最难博得年轻姑娘们欢迎的，可能就是唐慎微（1040—1120年）和滑寿（1314—1384年）了。根据历史资料，说唐是"外貌丑陋，举止朴实"；滑则"貌不加丰，体不加长"，身不满1.6米的矮个子。至于仪表风度方面，如王叔和（170—255年）、皇甫谧（215—282年）、张介宾（1563—1640年）的沉静寡欲、拘谨持身，张聿青（1844—1905年）的彬彬儒雅，都是属于内向的性格。还有缪希雍的大侠之风，张子和（1151—1231年）的纵情豪放；虞抟（公元1438—1517年）的诚实直爽，光明磊落；陈实功（1555—1636年）的性情慷慨、持重然诺；吴鞠通（1736—1820年）的心直口快等，都是属于外向的性格。还有秦昌遇的潇洒自适；王肯堂（1549—1613年）的浸泡于纸山墨海中而不能自拔；薛生白（1681—1770年）的孤芳自赏、傲世不求闻达等等，那又多么使人景仰和羡慕。

他们的健康状况，也相比悬殊。如孙思邈（541—682年）、方有执（1523—1593年）都是幼年多病，徐春甫（1520—1596年）一生善病，皇甫谧身患风瘫，庞安时（1042—1099年）两耳失听，殷仲堪一目失明，卢之颐（公元1599—1660年）两眼全瞎。

家庭出身也千姿百态，出身于豪门显宦者，有王焘、李东垣（1180—1251年）、李中梓（1588—1655年）、张路玉（1617—1700年）等。书香门第者，有戴思恭（1324—1405年）、楼全善（1332—1400年）、江瓘（1503—1565年）、缪希雍等。出身贫苦的有许叔微（1080—1154年）、魏之琇（1722—1772年）、柯韵伯、陈修园（1753—1823年）等。至于出身于世医家庭的，为数更是无法计数，无从一一介绍。

其家庭经济状况，当然也有穷有富。家产敦实富厚者，有庞安时的"饶于佃产"；李东垣的"世以赀雄乡里"，向张元素拜师的学费一次就交上了"千金"。贫困的如尤在泾（？—1749年）"家境败落"，穷到以卖字为生；陈修园（1753—1823年）也是"家徒四壁"；程国彭更是贫病交迫；王孟英（1808—1868年）同样是"蓬牖茅椽，绳床瓦灶"。但我想这都是尚未成名之前的处境，一夕成名，绝对不会如此。

受经济条件的影响，必然造成奢华和俭朴的两极分开。庞安时一掷千金，毫无吝色，每次出门，就另有四艘"巨舟"伴行。汪石山（1463—1539年）则"生活节俭，甘守穷庐"。

孔老夫子得意门生子夏说得不错,“学而优则仕”(见《论语·子张》)。名医必然是学而优者,所以当官的也不少。太医令及其相当于这个职位职称都是对口的官,理应在医而官者中占有最多优势,如王叔和、巢元方、杨上善、王冰(710—804年)、钱乙(1020—1101年)、朱肱(1050—1125年)、王履(1332—1391年)、戴思恭、龚廷贤、薛己(1487—1559年)、徐春甫、杨济时(1522—1620年)等,都掌过这颗大印。还有不对口的官,如张仲景(150—219年)做过长沙太守,刘涓子做过军医官,甄权(541—643年)做过秘书省正字,甄立言做过太常丞御史,王好古(1200—1264年)做过赵州教授,王肯堂做过南京行人司副职及福建修政,陆定圃(1810—1865年)和唐容川(1851—1918年)都做过七品芝麻官——县令。王清任(1768—1831年)以武秀才出身,所以做过一任兵丁的小头头——千总。

历代名医的普遍嗜好,就是读书,所以都是博学之士,而且还精于其他的艺术。如滑寿的精于音乐,王履精于天文,徐大椿(1693—1771年)精于水利,庞安时擅书能画,薛生白善画墨兰,王清任精于拳击。当然也有奇怪的嗜好,如薛生白的爱养乌龟。更有不良嗜好者,如秦昌遇的嗜赌,根据史料记载他是“一入局戏,则天子呼来不上船,往往误事”。

他们的家庭,当然美满的极多。如淳于意(公元前216—前?年)有一个孝女,名缇萦。皇甫谧有一位贤淑慈爱的叔母,皇甫氏得以成就,就是这位贤叔母教养出来的。钱乙以父亲的失踪,使他心灵上蒙受极大的创伤。喻嘉言(1585—1682年)无子,但有女儿。陆九芝(1815—1887年)的儿子陆润庠(1841—1915年)最出息,是同治状元。李东垣何幸,收到了一个好学生罗天益(1220—1290年)。

对于宗教信仰,我国一向是自由的。绝大多数的为儒教。次之为道教,如葛洪(抱朴子)、陶弘景、王冰(启玄子)、朱肱(无求子)、孙一奎(生生子)、韩懋(飞霞子)、熊宗立(勿听子)、程国彭(普明子)、陈士铎(朱华子)等,都是道教信徒。而且孙思邈还是真人,崔嘉彦还是道士哩。佛教方面如赫赫有名的鉴真之外,《慎柔五书》作者明代胡慎柔,落发空门,法名住想。清初大名医喻嘉言(1585—1682年),在他59岁时也曾削发为僧,但不久即还俗行医著作,这恐怕知者甚鲜了。信仰天主教的不多,据我所知,仅王宏翰(?—1697年)一人。

王清任、柳宝诒(1842—1901年),都在诊所旁边开设了药铺。余听鸿(1847—1907年)曾在药铺里当过学徒。

如其真的“群贤毕至,少长咸集”(引王羲之《兰亭集序》)的话,其中年龄最高者,当推141岁的孙思邈,第二为甄权102岁。至于年龄最小的是《医宗已任》作者高鼓峰(1623—1670年),仅47岁;第二名为著《十药神书》的作者葛可久,年仅48岁。

出处:干祖望.假定集历代名医于一堂的话[J].辽宁中医杂志,1996(03):130-131.
干祖望.干祖望医话[M].北京:人民卫生出版社,2012:87-90.

张子和是否宗印度医

自1 300多年前孙思邈(541—682年)把大量印度医学吸收到《千金方》中之后,从此印度医学就渐渐渗入到中医学说中来。有人甚至认为金元时医张子和的汗、吐、下三法这一套完整理论源自吠陀医学中的净身学说。

印度是佛教的发祥地,佛教与医学又是血肉相连的,他们强调研究佛学必须知医。持有张子和宗印度医学者的根据有三点。

其一,佛教主张人要六根清净,不论意识形态上的意根之外,还要包括身根都要清净。张子和三种治法,是最典型的清身洁体。如张子和谓:“夫病之一物,非人身素有之也,或自外而入,或由内而生,皆邪气也。邪气加诸身,速攻之可也,速去之可也。”(见《儒门事亲·汗下吐三法赅尽治病诠释》)二者何其相似奈尔。

其二,中国人有一个“克绍箕裘,严守祖训”的特点，尤其是古人。对张氏的论点，俱认为有背传统。如朱丹溪（1281—1358 年）批评他："张子和书，唯务攻击……由是于子和之法，不能不致疑于其间……何其书之所言，与《内经》、仲景之意，若是不同也。"（见《格致余论 · 张子和攻击注论》）又如《四库全书提要》谓："其汗吐下三法，当时已多异议，故书中辨谤之处为多。"

其三，张子和出生河南兰考（金时睢州考城），久居兰考之南的淮阳（金时称陈），当时的佛教中心，已由西安向东迁移。且看洛阳的白马寺、开封的相国寺和祐国寺塔与张子和出生之处的圣寿寺塔，都是佛教兴旺鼎盛的见证。尤其是这两座塔，都兴建于宋代。张子和研究吠陀医学的条件，可谓得天独厚。

当然，仅以上述三个理由而断言张子和治法源自印度医学，毕竟尚嫌肤浅，没有经过深入考证及提出有力凭证，只能姑妄言之而姑妄听之而已。

出处：干祖望. 干祖望医话[M]. 北京：人民卫生出版社，2012：82 - 83.

【注释】

吠陀医学：吠陀医学体系认为宇宙由五种元素组成，分别是空气、水、空间、土和火，这五种基本元素组合成了构成人体的三大基本元素。人体在健康状态下，三大元素是彼此制约，处于平衡状态的，但凡出现一丝不平衡，便会导致疾病产生。人体的三大元素与自然之间存在着一个完美的平衡点，如果遵循祖先流传下的准则健康生活，便可维持这种平衡，达到长寿。采用的治病方法主要目的是清除打破元素平衡的毒素，延长寿命。该治疗体系主要包括五种治疗方法，分别为采用粉末、膏剂或煎剂进行清洗、强制催吐、灌肠、血液净化、鼻腔给药。其治疗领域主要分为八大块，分别为内科、心理学、儿科、老年病学、不孕不育与优生优育学、外科手术、耳鼻喉科与眼科学、毒理学。

中医界的青年作家

有人这样说"现在中医出版的水平日下，实在是年轻人写得太多了"，笔者完全不能同意。文中瑰宝《洛神赋》，正是曹子建在 30 岁时写的。洪州地方官阎伯屿最瞧不起王勃（648—675 年）这个乳臭未干的大孩子，但当王勃写到"落霞与孤鹜齐飞"时，也不由自主地喊出一声"此天才也"，当时王勃仅 23 岁。我们中医历代巨著名作，不少亦出于年轻人手下。

这个考证，必须具备作者的诞期和成书于何时两个准确时日。但遗憾者，很多古人"生于、殁于"无准确资料，甚至连不准确的也付之阙如。何时写成，虽然在本书序文中可以反映出来，但很多为身后几年才由后人去梓版印刷，例如《医学纲目》，在作者楼英（1332—1401 年）殁后 164 年才梓刻印刷。书前虽然也有作者自序，但一言未及写作在哪年、定稿于何日，仅知其为"三十余载"，那么充其量仅仅知道是写在 60 ~ 70 岁之间。又如钱乙（1020—1109 年）的《小儿药证直诀》，在钱氏身后十年才面世，其中细节，更无所一知。所以要列举出青年作者及其作品，殊难发现。不过在挂一漏万的比例中尚能知悉以下几位。

在 40 ~ 50 岁间的作者及书名如下：

《名医类案》成于 1552 年，作者江瓘（1503—1563 年），定稿时 49 岁。

《医宗必读》成于 1637 年，作者李中梓（1588—1655 年），定稿时 49 岁。

《时病论》成于 1882 年，作者雷少逸（1833—1888 年），定稿时 49 岁。

《外证医案汇编》成于 1894 年，作者余听鸿（1847—1907 年），定稿时 47 岁。

《妇人大全良方》成于 1237 年，作者陈自明（1190—1270 年），定稿时 47 岁。

《温热经纬》成于 1855 年，作者王孟英（1808—1868 年），定稿时 47 岁。

《本草乘雅半偈》成于 1643 年，作者卢之颐（1599—1664 年），定稿时 44 岁。

《十药神书》成于 1348 年，作者葛可久（1305—1363 年），定稿时 43 岁。

《本经疏证》《本经续疏》成于 1832 年，作者邹澍（1790—1844 年），定稿时 42 岁。

《外科发挥》成于 1528 年，作者薛己（1487—

1557 年)，定稿时 41 岁。

《正体类要》成于 1529 年，作者薛己(1487—1557 年)，定稿时 42 岁。

在 30～40 岁的如下：

《医宗说约》成于 1662 年，作者蒋示吉(1624—1713 年)，定稿时 38 岁。

《医经溯洄集》成于 1368 年，作者王履(1332—1391 年)，定稿时 36 岁。

《古今医统》成于 1556 年，作者徐春甫(1520—1596 年)，定稿时 36 岁。

《本草纲目拾遗》成于 1765 年，作者赵学敏(1730—1810 年)，定稿时 35 岁。

《雷公炮制药性解》成于 1622 年，作者李中梓(1588—1655 年)，定稿时 31 岁。

《类经》成于 1622 年，作者张介宾(1563—1640 年)，定稿时 31 岁。

在 20～30 岁的如下：

《串雅内外编》成于 1759 年，作者赵学敏(1730—1810 年)，定稿时 29 岁。

《十四经发挥》成于 1344 年，作者滑寿(1314—1386 年)，定稿时 27 岁。

《医史》成于 1515 年，作者李濂(1488—1566 年)，定稿时 21 岁。

《医种子》成于 1620 年，作者卢之颐(1599—1664 年)，定稿时 21 岁。

《芷园臆草题药》成于 1622 年，作者卢之颐(1599—1664 年)，定稿时 23 岁。

《血证论》成于 1884 年，作者唐容川(1863—1918 年)，定稿时 21 岁。

在 20 岁以下的有：

《芷园臆草题药》成于 1616 年，作者卢之颐(1599—1664 年)，定稿时 17 岁。

考芷园为卢之颐父亲卢复的别署，当时名医。这是卢氏整理父亲的经验之作，有才能的年轻人做这个工作，的确可以胜任而游刃有余。

出处：干祖望. 干祖望医话[M]. 北京：人民卫生出版社，2012：100－102.
干祖望. 干祖望医书三种[M]. 2 版. 济南：山东科学技术出版社，2008：35－36.

为纪念家乡名医顾观光逝世 130 周年而作

我的老家——上海市金山县，说也可怜，很少有知名人物。幸而还有顾氏观光，总算替金山县添了不少光彩。纵然他已辞世 130 周年，但包括我们中医界在内的全县人民至今还在怀念他。

顾氏作品中影响最大的是辑集《神农本草经》。遗憾的是缘于梓版于清代道光二十四年(1844 年)而无法被搜录到比它早 12 年出版的丹波元胤《医籍考》中。否则的话，“一登龙门”更“身价十倍”。

顾于清代嘉庆四年(1799 年)出生于今上海市金山县县城东南约 20 千米的钱圩乡，殁于清代同治元年(1862 年)，享年 63 岁。

顾观光少年时代，勤奋好学，博览群书，善古训，精医道，对天文、历法、数学、格致等学都有较深的造诣。治学严谨，对学问则穷本索源，抉其所以然，摘其不尽然。对不同论点的辩证运用，常取客观的态度来处理。

当时正是在他前的王清任(1768—1813 年)、他后的唐容川(1851—1918 年)等推新人物，接受泰西外来医学的影响而迎接革新潮流的来临，尤其是鸦片战争，外国人用洋枪大炮、鸦片、宗教打开了大清紧闭坚锁的大门时刻，加之 1943 年蒙辱含羞订下了《五口通商章程》及《虎门条约》，当年 11 月他的家乡上海即辟埠敞开，晚年 20 年中就是处于新旧交争之际。但他能抱着“可互相证而不可互相废”“旧法及新法之所以出之”的指导思想来持平中西医学说的见解，在当时是难能可贵的。

同时，他也认为“积世、积测、积人、积智、历算之学，后胜于前”，正是符合世界上一切事物有发展变化的客观规律的思想。

他平生著作甚多，数术方面的代表作《九数外录》十篇，基本上包括了当时泰西算术的精要。其中《对数》篇改乘除为加减，改自乘开方为乘除，对平弧兰角、八线相求带来了极大的方便。至于还有《算剩初稿》《算剩续篇》等，更是他承前启后之作。南社四子之一本县知名学者姚石子认为，这些著作已做到了“洞微乎古法之源，抉择于西人未言之秘”。其他如《六历通考》《顾氏推步简法》《周骸算经勘校记》《续周髀算经后》《七国地理考》及《国策编年》等，都是在天文、地理、历法、历史等方面不可多得的佳作。

医学方面，曾校阅过《素问》《灵枢》；根据林亿校注的《伤寒》《金匮》，重予厘定目次；审订了《伤寒论》的舛误之处；撰有《伤寒杂病论集》，又辑录《神农本草经》两书，以后者名重于医林。与徐大椿（1693—1771 年）的《神农本草经百种录》（1736 年梓行）及孙星衍（1753—1818 年）的《神农本草经》对比，则徐氏本过于精简；孙氏本失于支蔓，而且取药味数也很不严肃，只有顾氏本则 365 味不多不少，最最靠近原著精神。因之除了已有的几个版本之外，1955 年人民卫生出版社又影印了两次。

顾氏生前，一直行医于故乡，门庭若市，群众称为“一味灵郎中”。

顾氏字宾王，号尚之，别号武陵山人。因沉浸于学术之中，毕生不涉科举，母死于咸丰十一年（1861 年），哭之恸。之后，长次两子，随太平军投笔从戎而去，不久妻唐氏与幼子相继去世，终于同治元年（1826 年）郁郁而逝。自古而还，好像是有一个规律“怀才者不寿”。

其墓葬于钱圩镇西北。1933 年金山县文献委员会邀集各界士绅，集会公祭立碑。至今这座在青松翠柏中书有正楷“金山顾尚之先生之墓”的石碑，与圆形水泥坟墓，静静地发出它翰墨之香，使人肃然起敬。在他逝世 100 周年时，金山县人民政府把顾墓列为县文物保护单位。

130 年了，在白驹过隙的红尘里，不能算短暂，但顾观光的遗泽留芳，到 1 300 年后还不会削弱而淡化。

出处：干祖望. 干祖望医话［M］. 北京：人民卫生出版社，2012：107－109.

典型的儒医王肯堂

六十年前的中医大多尊敬儒医，个别人还以儒医作标榜，好像儒医是医中之魁。其实真正的儒医历来就很少，就明代李梴《医学入门·姓氏》中列为儒医者，自张机至王节斋 41 人中，仅有南北朝褚澄、唐代许胤宗、宋代许叔微等三四人是可以真正被称为儒医。同样是这部《医学入门》，却无王肯堂一席之地。王在前而李在后，绝非遗漏，可能李梴把王肯堂作为“儒”而未列入“医”之故。

王肯堂，字宇泰，一字损仲，又字损庵，号念西居士，又号郁冈斋主。明嘉靖二十八年（1549）出生于江苏金坛县的书香门第。其父名樵，字明远；嘉靖进士，历任刑部员外郎、右都御史等职；卒谥恭简，在当时很有地位与知名度，《明史》中有他的列传。

嘉靖四十五年（1556），王肯堂 17 岁，母亲病，见医生水平低劣，于是发奋习医。

万历七年（1579），30 岁，中举人。

万历十七年（1589），40 岁，中进士，从此即步入宦途，选庶吉士，授检讨。

万历二十年（1592），43 岁，时日本侵略朝鲜，带兵首领秀吉平扬言出兵中国，大司马仓皇招兵买马，但不予训练。王肯堂讥其无能，乃疏陈十议，愿辞去本职，假御史名义来练兵海上。不料受到“浮躁从事”的批评。因愤而请病假，辞官回家。

万历二十六年（1598），49 岁，撰《证治准绳》。

万历三十二年（1604），55 岁，完成《伤寒准绳》。

万历三十四年（1606），57 岁，吏部侍郎杨时乔保荐，补南京行人司副。故清乾隆十五年增补、康熙二十四年《镇江府志》谓“家居十四年”。

万历三十五年（1607），58 岁，完成《妇科准绳》与《幼科准绳》。

万历三十六年（1608），59 岁，完成《疡科准绳》。

万历四十年（1612），63 岁，官迁福建布政司右参政。当时屡次上疏告老回乡，但“乞休不允”。

万历四十一年（1613），64 岁，得允退休而回到老家金坛，不幸患病，于八月初八逝世。子懋镕年仅 9 岁，所以王肯堂不少著作为之散佚。

王肯堂儒学之名为其医名所盖。其实他“家

居十四年(1592—1606年),僻居读书,与经生(指读书人)无异”“平生无棋局杯铛之好,独好著书。于经传多所发明,凡阴阳、五行、历学、算术、太乙、六壬、遁甲、演禽、相宅、术数之学,无不造其精微”“书法深入晋人堂室”(见增补《镇江府志》)。这样平易近人的高尚品德,为儒门医林中所少见。

他的医学著作有《证治准绳》四十四卷、《医学津梁》(原名《医镜》)六卷、《医论》《医辨》及辑有《古今医统正脉全书》。文学著作更多,有《郁冈斋笔麈》《尚书要旨》《论语义府》《律例笺释》《念西笔麈》《郁冈斋帖》等。如果没有散佚,肯定还要多。

同时,他还是一位藏书家,在儒林中很有名气。

出处:干祖望.典型的儒医王肯堂[J].江苏中医,1996(01):25.

干祖望.干祖望医书三种[M].2版.济南:山东科学技术出版社,2008:117-118.

【注释】

儒医:旧时指儒生而行医的人。其广义是指具有一定文化知识修养的非道、非佛的医者;狭义乃指宗儒、习儒的医者和习医、业医的儒者。

【按语】

现在有个使用频率颇高的词汇,叫“跨界”,用在人身上,即指以一人之身,游走于不同的行当。比如原本唱歌的,要去拜名师,唱了戏。

“儒”与“医”本属两道,儒本归于哲学政治范畴,属诸子;医则源于巫,归于科学技术类,属方技。自西汉以来,由于儒学的正统地位得到确认,儒家学说与政治制度相结合,其理论对后世产生了广泛的影响。随着中医学理论体系的发展,阴阳五行、五运六气、天人合一等儒学理论均被引入,至北宋末期,逐步培养出了用儒家学说为行医指导思想,精通医学理论和技术的一类医者,形成了“儒医”一说。

中国的读书人,历来重视医学,视“医”为格物致知、修身养性的一个重要方面,所以有“不为良相,则为良医”一说。故明代李梴《医学入门》有“秦汉以后,有通经博史、修身慎行闻人巨儒,兼能乎医”的说法,指出了由儒转医的有利条件。但博读诗书的读书人,真正以医为职业,做个中医郎中谋生,在封建时代,其实还是凤毛麟角。

由儒而医的,大致有以下几个原因。一是实际需要,本人因病受困,久病成医,因而矢志学医,或受儒家“孝道”思想影响,孝养父母亲长成为他们精研医术的强大动力;二是无奈的选择,读书人满腹经纶,却无人举荐,科考不利,无法实现治国平天下的政治理想,为生计起见,弃儒从医;三是于乱世中不得已的避世,不与当权者合作,不仕从医。其实,避世的选择还很多,有人选择了寻仙访道,有人选择寄情山水。相对而言,弃儒从医,更加具有现实意义,不仅实现了个人价值,还普济苍生,为百姓扶危解困。

除了第一种是主动性的选择,后二者被动性的成分居多。毕竟,医在中国传统文化中,不是什么高尚的职业,“巫医、乐师、百工之人,君子不齿”(唐·韩愈《师说》)。在儒家思想的浸润下,“万般皆下品,唯有读书高”,中国人历来推崇的只有一条路——读书入仕。诸生读的是儒家正统经学,通过科举考试,求取功名。由儒而医,多数情况下,还是政治抱负得不到施展的无奈之举。所谓儒医,标榜了医者的儒家正统身份、地位和名望,是对医家的最高褒奖。正是由于儒医的加入,中医医学理论得到了丰富和发展,流派纷呈,医家以丰富的儒学修养,构建了渊博的中医药文化。

就王肯堂而言,他本是读书人,通过科举,入选庶吉士,也算读书读得好了的、读得通了的,走了学而优则仕的路子,历任刑部员外郎、右都御史等要职,难怪后人多未将他归于“医”,而是归了“儒”的队伍。只可惜,王肯堂终究与当政者政见不一致,仕途没走顺,他的政治抱负没有得到很好的施展。辞官赋闲期间,作为典型文人的王肯堂,潜心钻研,编著的《六科准绳》等中医学著作,成了明以前的集大成者,被后世医家推崇,终于博得“儒医”的美名。

他由儒入医,纯属仕途不济的无奈之举,家居十四年,僻居读书,个中辛酸,只有自己知道。将注意力由热闹的政坛转移至枯燥的书本上，以致“凡阴阳、五行、历象、算术、太乙、六壬、遁甲、演禽、相宅、术数之学，无不造其精微”，王肯堂成了博学大家，埋头著书，留下了多部学术专著，也该算得上是由儒入医的典型个案了。跨界跨到这个份上，也该算值了。

儒医傅青主，千古一英豪

当我们读到了《傅青主女科》《傅青主男科》之后，才知道明末清初还有一位傅青主（名山）其人。其实堪称“千古英豪”的傅山，这二三册医学专书仅占他的一生工作成果的百分之一二。他的事迹足够伟大了，在儒医中无第二人可及。

地方戏“拉郎配”中被拉之郎——书生李玉的原型，就是他的曾祖父傅朝宣。朝宣虽然登了“龙门”，却饱受着皇家贵族的欺侮与羞辱。这对傅青主一生鄙视贵人、鄙视名利、反对暴政、反对专制思想和叛逆性格的形成都有相当大的影响。

傅山祖籍山西太原阳曲县西村（今太原市北郊）。因曾祖为王爷的东床，故而一跃成为官宦之家。祖父霖，荫父母福庇，也做了几任大官。从父亲傅之模开始，再也没有做官，成了书香门第。就是傅山本人，也誓死不做官。

傅山生于明代万历三十四年（1606 年），卒于清代康熙二十三年（1684 年），享年 78 岁。其上半生子民于明代（38 岁之前），下半生子民于清（38 岁之后 40 年）。

傅山少年时代好学。壮则“性任侠，见天下且丧沮，诸号为荐绅先生者多腐恶不足道。愤之，乃坚苦持气节，不肯少与时媕婀”（引清代全祖望对他的评语）。

傅山的书法孤洁秀俊，自成一家。画则受业于回族画家梁檀，山水、人物、花鸟、虫鱼皆精。

崇祯十四年（1641 年），瘟疫流行，时年 35 岁的傅山也被感染而病，几至不起，从此钻研医学。

崇祯十七年（1644 年），崇祯缢死煤山，明王室覆灭。青主时年 38 岁，更沉痛“华夏”亡于“夷狄”。于当年中秋至五峰山拜道士还阳子郭静中为师，弃家当了道士。在朱衣黄冠道士身份及行医的掩护下，往来于盂县、平定、寿阳、祁县、汾阳和晋源一带，开始了秘密的反清活动。

顺治十一年（1654 年），傅山反清活动暴露，于六月被捕，关在太原监狱里。虽开审几堂，严刑拷打，他仍语言不乱，应付自如。翌年（1655 年）夏末秋初，抚军陈公及尚书龚公，具疏（作保）请释而出狱。在清宫档案里称此事为“朱衣道人案”。因事关重大，政府秘而不宣，所以许多传记中都避而不谈，因而知者很少。出狱后，在太原家中养病。

康熙十七年（1678 年），傅青主 72 岁。统治者为了笼络民心，把狰狞的镇压手段改为糖衣炮弹的柔抚，假惺惺地下诏求贤。七月，把顾炎武（1613—1682 年）、李颙（1627—1705 年）及傅青主等知名之士召进京城来安抚赐爵，封官进禄。傅氏以腿病而谢绝，但因当地官员的威胁蒙骗，由阳曲县县令戴梦熊用轿子把傅山抬到北京。当轿子抬到距城三十里处，傅山又拒不入城。于是只能暂寓于崇文门外圆教寺中，此时傅氏因车马劳顿加之情绪波动而病倒。

康熙十八年（1679 年），疾病方瘥的傅山被抬到紫禁城。康熙授以内阁尚书（清代职官，为在内阁掌管选贤、记事、翻译及缮写的高级官员）。照例受职者应在午朝门外叩头谢恩，然后冠带入朝。而傅山不肯出轿叩头，以死相拒，政府也没办法，只好放他回家。从此布衣草履，还是读书、作画、著作及行医，直到去世。

康熙二十三年（1684 年），一个致命的打击是他的 57 岁的儿子傅眉，病缠一年之后，在父亲之前去世。傅山西河失子，悲痛欲绝，用血与泪作《哭子诗》14 首。

当年六月，傅山抱着国恨家忧，溘然仙逝。一代伟大哲人，与世永别。临终遗嘱“以朱衣黄冠入殓”。他死后也不愿穿清代衣冠，葬于太原西山。奉安时，四方挽送者数千人。

傅氏，初名鼎臣，后改名一个“山”字。原字青竹，后改青主。因他从事于反清活动，所以署名于书画上的别字很多，有公之他、公他、石头、石道人、石老人、啬庐、随厉、六持、丹崖翁、浊堂老人、青羊庵主、不老庵老人、傅侨山、松侨老人、朱衣道人、酒道人、酒肉道人、居士、傅道士、傅道人、傅子、老蘖禅、还阳真人、真山、侨黄真山、五峰道人、龙池闻道下士、观化翁、橘翁、大笑下士、西北之西北老人等30多个。这些字、号及许多笔名,无不体现出他的经历、思想、性格及嫉世忿俗。

梁启超对他的评价极高,将顾炎武、黄宗羲、王夫之、李颙、颜元及傅青主尊为“清初六大师”。

出处:干祖望.儒医傅青主,千古一英豪[J].江苏中医,1997(01):24-25.

干祖望.干祖望医书三种[M].2版.济南:山东科学技术出版社,2008:115-116.

【注释】

拉郎配:指思想守旧的人,在儿女婚姻上大包大揽,硬把一对没有感情基础的青年男女撮合在一起的做法。

媕(ān)婀(ē):无主见,犹豫不决。

【按语】

中国人历来讲究“先做人、后做事”,人品的高下,是历朝历代评判一个人功过是非的最重要的标志。

就拿傅山傅青主来说吧。一说起傅青主,大多数人联想到的是明末清初的那场民族灾难,傅青主的人生仿佛一本长篇小说,起伏跌宕,险象环生。他出身世家,少年时羡慕行侠仗义,用现如今的话说,该是个热血青年。中年感受到了亡国之恨,出家做了道士,但终难与红尘俗务彻底了断,毅然投身于反清复明的事业,后半生颇为坎坷动荡,历经牢狱拷打和怀柔笼络,却始终保持了中国文人特有的气节和风骨。

在那个历史时期,积极参与抗清活动的,不只傅山一人,比较有名的政治活动家,还有如顾炎武、黄宗羲、王夫之和黄道周等文坛领袖。可见这种抗清活动,不是单独的某一个人的选择,而是在一个特定大环境下,一群文人的不约而同的群体性行为。说到底,影响他们的,很可能是自幼所受的传统思想熏陶,培育起来的骨子里的情操和气节。而情操、气节正是支撑了中华民族生生不息的最强原动力之一。

如果再往前推算,这样的例子还不少,比如北宋的岳飞、南宋的陆游以及南宋末年的民族英雄文天祥,皆是投笔从戎的典范。文天祥留下名垂千古的《正气歌》,通篇讲的便是“正气”。正是这股正气,支撑了一代又一代的仁人志士与异族侵略者进行了坚贞不屈的顽强反抗和殊死斗争。

然而个人的力量毕竟有限,无法阻挡一个新旧朝代的更迭。在清王朝站稳脚跟,眼看确无回天之力的情况下,即使在清朝皇帝给予的尊崇荣耀和威吓震慑面前,傅青主、顾炎武、黄宗羲等人,仍然选择了拒绝合作的姿态,这仍然是气节的力量,“富贵不能淫,贫贱不能移,威武不能屈,此之谓大丈夫也”。

除了品格的魅力,傅青主在反清活动之余,一生涉猎于哲学、书画、金石等多领域,且无不精通。所谓仁者见仁、智者见智即是。提起傅山,有人联想的是反清复明政治活动家,有人联想的是他的书法画作,有人联想的则是他的医著。

据记载,傅山的书法,出自颜真卿体,被时人推举为第一人,论及书法,他的总结是“宁拙毋巧,宁丑毋媚,宁支离毋轻滑,宁直率毋安排”,强调的是天然率真,不做作;他的画艺也达到了很高的境界,所画的山水、梅、兰、竹等,均精妙,“傅青主画山水,皴擦不多,丘壑磊砢,以骨胜,墨竹也有气”(《画征录》)。其字画作品均散发出品格孤高和崇高的气节,流溢着爱国主义的气息,正所谓“文如其人”。

中医行内推崇傅青主,则是因为他的中医学造诣。傅青主在当时有“医圣”之名,著有《傅青主女科》《傅青主男科》等传世之作。傅青主自己就曾经说过,“吾书不如吾画,吾画不如吾医”,表达出了他对中医学的偏好和对自己中医水平的自信。他的医著至今流传。

若是太平盛世,一个人若能如此才华横溢、博学多识,已算得是天才和大家了,更难得的是,傅山生活在明末清初动荡不安的战乱中,他能在如此残酷的环境中,在反清的主旋律后面,仍给后人留下如此丰富的文化遗产,委实称得是个奇迹了。

施蛰存说,承平之世,丰于德而啬于才者较

多；离乱之世，丰于才而啬于德者较多。为生存，为显才，乱世中，很多通才也好，专才也罢，在德操上未免有亏欠、瑕疵，比如近代历史上沦为汉奸的才子，恐怕也不只胡兰成一人吧？像傅青主这样具备了“通才”与“盛德”的，恐是十分不易见了。也难怪，就连中国近代史上的著名文学家、史学家和思想家梁启超，都要将傅青主与顾炎武、黄宗羲、王夫之、李颙、颜元合称为“清初六大师”了。

看了本文，让人不免掩卷长叹，思绪万千。以后再读《傅青主女科》《傅青主男科》这些中医专著的时候，不要忘记傅青主曾经是一个怎样的仁人志士，他给中华文明留下了多么丰硕的成果和贡献。

陆定圃是教授

以《冷庐医话》名噪医林的陆定圃（1802—1865年），不是医生，而是教授，而且真正地在搞教学工作。

1936年《乌青镇志·人物》谓：“陆以湉，字敬安，号定圃。道光壬辰（1832年）举人，丙申（1836年）成进士。选台州府教授，丁父忧，服阕，选杭州府教授。以母老思乡，呈请终养。咸丰庚申（1860年）避居乡曲，训蒙糊口。嗣挈家至上海，江苏巡抚李鸿章闻其名，聘为忠义局董事，浙抚蒋益沣聘主杭州景阳书院讲席，甫及半年而殁……未遇时，以授徒自给。”

《乌青镇志》写得很清楚，陆定圃30岁中举人，36岁中进士，当时即任职教授，历二十八年，58岁居乡执教，63岁再度担任最高级教师，可惜别离了世界。《乌青镇志》认为其“未遇时”。的确，一位进士出身的高素质学者，一生没有发挥出他应该发挥的才能。

古代的教授绝对不同于现代的教授。宋初设此官，是专司从事教学工作的小官，府以上的城市才开始设立。清代每一个府治，才有一个府学，教授就是这府学的第一把手。虽名为官，实在小得可怜，明代从（副职）九品，比七品最小的官还小两个半阶层；清代为正七品，但还是无事可做，官俸也少得可怜，连喝薄粥都不够。

清代陈其元（1812—1882年）就有这样的描写，在他《庸闲笔记》“冷宦风趣”中谓：“校官（指在府学里当官的）为冷宦（即寒酸穷苦的官）。自撰楹联，或嘲或讽，都有可发一噱者。李时庵教授题大堂联云‘扫雪呼童，莫误今朝点卯；雷轰请客，都知昨日逢丁’。傅芝堂学傅则云‘百无一事可言教；十有九分不像官’。此二联早脍炙人口矣。屠筱园教授所书一则‘教无所教偏称教；官不成官却是官’。陆定圃教授则云‘近圣人，居大门径；享闲官，福小神仙’。”陆教授毕竟是有才学的，他的联意为：官虽小，毕竟是圣人的大门已进；事虽没有，倒享到了小神仙的清福。

其实陆定圃写的《冷庐杂识》中也谈到了府学大堂对联，而且把李时庵、傅芝堂两联也搜录在内。题目为“学宫联”，还有“宋成勳有联云：‘宦海风波，不到藻芹池上；皇朝雨露，微沾苜蓿盘中’。孙学垣联云：‘冷署当春暖；闲官对酒忙’，均能道寒羶趣味者。至福清林译之‘俸薄俭常足；官卑廉自尊’，则辞质旨深，直可作官箴读矣”。他对自己写的联，一言也未及之。考《冷庐杂识》杀青于咸丰丙辰（1856年），那时尚在杭州府教授任职中，而且自己在《自序》中写有“陆以湉书于杭州学舍”。他所以没有谈到自己的联，可能认为一个敦厚君子，不应该写出这样嬉笑怒骂、冷讽热嘲的笔墨。

他写有《续名医类案》十六卷，《冷庐医话》四卷，《冷庐杂志》四卷，《楚游录》一卷，《寓沪琐记》四卷，《吴下汇谈》二卷。《冷庐医话》在中医界可以说是人手一册，《续名医类案》《楚游录》《寓沪琐记》《吴下汇说》笔者百求而未得一见。《冷庐杂识》中谈到医药的，也有“医学源流论”“鸦胆子”“青腿牙疳”“沈妪传方”“吊脚痧”“药忌”“何书田”“五圣丹”“续名医类案”等十多篇。关于教学的很多，如“尊师重道”“文字云鉴”“博学鸿词”“师”“四库全书卷册”等。

出处：干祖望.陆定圃是教授[J].
江苏中医药，1999(06):35.
干祖望.干祖望医书三种[M].2版.
济南：山东科学技术出版社，2008:118－119.

【注释】

服阕(què):指守丧期满除服。服,穿衣裳;阕,停止,终了。

挈家:携带家眷。

【按语】

教授,现在可是一个体面的职业,是大学教师里的最高级别的职位了。能被称为教授的人,一般是具有专业素养和执教经验的精英人才。教授们,多栖身在被称为"象牙塔"的高等学府中,从事着高、尖、深的项目研究,属于被人仰慕和尊敬的对象。

不过,这可是民国以后的新事物。远的不说了,据本文可知,就在明代,教授还是从九品,地位低下,且收入微薄,几乎都不好意思算得上是吃皇粮的官员了,到清代,官衔虽略略提升了点,也就是面子上好看点,仍是虚衔闲差,没实权不说,仍然是收入微薄,未见改观,还是一副穷酸相。做教授,该是读书人的穷途末路了。彼时之教授,跟现在的教授对照一下,简直有天壤之别。所以,绝不能以今人之教授来衡量陆教授当年的处境。无独有偶,现在说起来"博士",学位是读到头了,能不能混到好工作不敢说,至少报出头衔来,是没人敢小觑的,可拿明代的三言二拍来说吧,里面的博士,乃是指茶博士,通俗点就是现在茶馆里的跑堂的,纯粹的蓝领,哪里能跟现如今的博士有一比呢?这话又扯得远了。

所以,在地方县志中才给予了陆定圃教授"未遇时"的评价,对他怀才不遇之痛惜溢于言外。其实,才华横溢而又未遇时的倒霉鬼,自然不只陆教授一人,比较有名的,战国时代的屈原,魏晋三国时代之祢衡,唐之李白、杜甫,宋之陆游,明之徐渭,清之曹雪芹,皆是如此。他们满腹锦绣,却无法货卖与识家,令后来者扼腕不已,同时又疑惑起来,为何总见小人得志多,君子只能长叹"未遇时"呢?英雄受困,只能用"天将降大任于斯人也,必先……"以自勉了,但大多郁郁不得志,终其一生,恐怕也未能迎来他人生的春天。

究其原因,才子们或恃才傲物,个性十足,让权贵们难以亲近接纳,或有谦谦君子之风,处事光明磊落,不愿为五斗米折腰,全不似那些小人费尽心机,即便没机会也要为自己创造出机会来。这也许正合了现在常听到的一句话,性格决定命运。也就是古人所说的:"时也命也。"

好在陆定圃不仅学富五车,还有一项本事,那就是耐得住坐冷板凳。做"冷官"的,无奈时发几句自嘲的牢骚话很正常,但陆定圃教授,则似乎很自得其乐,不要说愤世嫉俗、牢骚满腹了,连点自嘲戏谑都没有。他闲来题写了个对联,说道:近圣人,居大门径;享闲官,福小神仙。言辞淡淡的,透出一点点的闲适和自得其乐,甚至还有点读书人的优越感。也许,正是这份安贫守拙的安定从容,不热衷繁华富贵、自甘清贫的独特选择,才让他安心做了二十八年教授,地位卑下、收入微薄,却心无旁骛,一生埋头于医学研究和著书立说,为他博得了后世的尊敬。

这一点,或许比《冷庐医话》本身,更值得后世象牙塔里的教授们认真研究,思考学习。

精通医学的君主

你别以为历代所有君主,都是荒淫的、糊涂的庸人蠢货,其中确有不少了不起的各种奇才,至今还令人景仰与崇拜。例如:秦始皇嬴政是大军事家,魏武帝曹操是大文学家,唐太宗李世民是大政治家,唐玄宗李隆基是大音乐戏剧家,五代南唐后主李煜是大诗词作家,宋徽宗赵佶是大书画家,清圣祖(康熙)爱新觉罗玄烨是高超的技击家。而且其中知医识药,造诣极深者更多,如其身居在野的话,肯定都是大名医。在历史上有文字记载的精通医学的君主有:

炎帝,即神农氏,是中国旧、新石器时代统治者之一。《淮南子·修务训》谓:"神农尝百草之滋味,水泉之甘苦……一日而遇七十毒。"《搜神记》也称:"神农以赭鞭鞭百草,尽知其平毒寒温之性,臭(同嗅字)味所主。"《述异记》更说得绘声绘色,谓:"太原神釜岗中,有神农尝药之鼎存焉;成阳山中,有神农鞭药处"。我们都承认他是药物学的鼻祖。《神农本草经》,我们明知不是他写的,但仍不否定是他的遗泽。

黄帝,也是我国最早统治者之一,并总公认他是医学的缔造者。《素问》第一卷、第一篇、第一节、第一句就是“昔者黄帝,生而神灵”。

隋炀帝杨广(569—816 年),纵然是一个骄奢淫逸的亡国之君,但确熟晓医理,精通医道,亲自主编了三百卷的《四海类聚单要方》。可惜早已散佚,即使《医籍考》也仅仅列上一个书名。

唐玄宗李隆基(685—760 年),虽然是一位杰出的天才音乐戏剧家,但对医学更有深湛的造诣。曾手撰《开元广济方》五卷,并在开元十年(723 年)九月颁行天下。可惜此书也已失传。高僧鉴真(688—764 年)能把中华文化书带到了日本,其中最主要的内容,就是医药与音乐,可知与唐玄宗有其密切关系。

五代后蜀第二代皇帝孟昶(919—965 年),幼好方药,精通于医。母后病,屡更太医无效,乃亲为母后裁药方,即告康复。从此朝中大臣疾病,俱亲自诊视。正因为他性好医药,令翰林学士韩保升等编撰《蜀本草》二十卷,并亲自为之作序。

明太祖朱元璋第五皇子朱橚(? —1425 年),精于医药,撰有《救荒本草》四卷,及现在失传的《袖珍方》四卷。又领衔主编历史巨著《普济方》,于永乐四年(1406 年)梓行问世。此巨著有 426 卷、1 960 论、2 175 类、778 法、239 图、61 739 首方、9 489 000 字。1959 年 10 月人民卫生出版社将其全部分为十册排印出版,并加以按语谓“是书确为一部医学研究和临床参考的重要文献”。

朱元璋第十七皇子朱权(? —1448 年),为朱棣异母弟。因坐“巫蛊诽谤”之罪而得罪朝廷,虽未刑罚,但即韬光养晦,苦读医书,精通养生之道与医药真诠。著有《乾坤生气》二卷、《活人心法》二卷,流传于世。尚有《延寿仙方》《乾坤生意》《庚辛玉册》《寿世神方》《运化元枢》等书,惜俱失传。

明世宗朱厚熜(1507—1566 年),世称嘉靖帝。生平以读医药书籍为乐,故对医药十分精通。曾手撰《世宗易简方》一卷。不过“世宗”为谥号,本人生前是不可能知道的,书称“世宗”,肯定为身后旁人所题名。

有人曾谓,京剧“游龙戏凤”一剧,正是嘉靖帝微服出宫,上山亲自采药,来到景德镇上李家酒店用餐而遇到李凤姐的一段故事。过去曾有电影“一夜皇后”,也是描写此事。但事迹不见经传正史,总属小说家言,难以取信。

出处:干祖望. 精通医学的君主[J].
光明中医,1994(02):28.
干祖望. 干祖望医话[M].
北京:人民卫生出版社,2012:91 - 93.

【注释】

《淮南子》:又名《淮南鸿烈》《刘安子》,是西汉皇族淮南王刘安及其门客集体编写的一部哲学著作,属于杂家作品。

《搜神记》:辑录古代民间传说中神奇怪异故事的小说集,作者为东晋史学家干宝。

被麻风夺走生命的卢照邻

考唐初四杰之一的卢照邻氏,字升之,幽州范阳(今北京西南)人。家境一般,终以治疗久病而破产。生卒时间无直接资料,根据各种旁证,应在唐太宗贞观八年(634 年)生。贞观十二年时 5 岁,开始在家接受传统文化教育,以其聪慧勤读,终成唐初一代文人。永徽四年 20 岁,即为鄂王府典签(处理文书的小吏),居寿州。龙德二年(665 年)32 岁,入蜀,为新都尉。咸亨三年时 39 岁,辞去新都尉。去官因于染疾,《旧唐书 · 本传》:“拜新都尉,因染风疾去官,处太白山中,以服饵为事。”《新唐书 · 本传》也谓:“调新都尉,病去官。居太白山,得方士玄明膏饵之……由是病益甚。”同时在他的诗文中,也反映出疾病呈进行性的发展,情绪也日趋低落消沉。如写于此时的《宴风泉石翁神祠诗序》的“予以空骸归谷……心灰两寂,长无具尔之欢;形木双枯,将有终焉之志”;《首春贻京邑文士诗》的“倚杖出联楹……揽镜改容色”;《病梨树赋序》的“余年垂强仕,则有幽忧之疾”等。至于患的什么病,仅知“风”与“幽忧之疾”。咸亨四年(673 年)40 岁,在长安(今西安)光德坊鄱阳公主废邸找大名医孙思邈治疗,孙氏已知不治,乃讲了一套养生之道,没有给他处方。上元元年(674 年)41 岁,在东龙门山佛寺,服药疗养。此时病更重,家更贫，诚如《新唐书·本传》所言“客东龙门山，布衣藜藿。裴瑾之、韦方质、范履冰等，时时供衣药”。甚至作《与洛阳名流朝士乞药直书》向洛阳朋友遍求救济。上元三年，得到诸友救济后，乃作《寄裴舍人诸公遗衣药进书》致谢。调露二年（680年）47岁，病更重，愁苦益深，作《五悲文》以抒愤。这时的病情是“疾甚，足挛，一手又废”（见《新唐书·本传》）。永隆二年（681年）48岁，写了最后一篇绝笔之作《释疾文》。永淳二年（683年）50岁，《旧唐书·本传》谓其：“沉痼挛废，不堪其苦。尝与亲属执别，遂自投颍水而死。”在十分怨愤凄惨中结束了饱学之士的一生。

卢照邻所患何病？籍未明载。唯根据其来之以渐，病程长，“揽镜改容色”的面容改变，最后的足挛手废等症状，推测是麻风病。自杀前十年，卢照邻一直独处于东龙门山佛寺，系缘于麻风病传染性特强而采取的隔离方法。

出处：干祖望.被麻风夺走生命的卢照邻[J].江苏中医，1996(09)：24.

孔子与医学

古代儒者为了自奉，特别是侍奉双亲，很多人都懂一点医道。由儒而医的，晋有皇甫谧、殷仲堪；隋有许智藏，唐有王焘、甄氏兄弟；五代有孟昶；元有麻九畴；明有吕复、汪石山；清有黄元御、俞应泰等，可以说代不乏人。业儒而深通医理的也颇不少，如刘禹锡、苏东坡、沈括、章太炎等。可见儒者与医道有缘，但作为儒家开创者的孔子是否通医道呢？

孔子时代，中医学尚在襁褓之中，医术虽已形成，然尚未有系统的总结。但是扁鹊、医缓、医和等一批名医已经出现，他们“挟技以游公卿”，同各诸侯国的头面人物打交道。孔子很早即以知礼闻名于齐鲁，五十以后任鲁国大司寇，周游列国时也常得诸侯的礼遇。因此他是列国间很知名的人，有机会与名医接触。另外，当时的医学有很多内容是从人们的生活经验中总结出来的，孔子好学深思，为了健康地生活，不会不从生活中学习卫生知识。我们可以说，孔子有通晓医道的必要条件。

《内经》是上古医学的总结性著作，虽然成书在孔子之后，但是我们可以从中部分窥知春秋战国时代医学的内容与风貌。

《内经》都研究探讨了哪些医学问题呢？张介宾《类经》说它分有摄生、阴阳、藏象、脉色、经络、标本、气味、论治、疾病、针刺、运气、会通十二类。李念莪的《内经知要》说它分有道生、阴阳、色诊、脉诊、脏象、经络、治则、病能八门。把二者综合后分析归纳，可悉当时的内容，不外乎预防保健（摄生、道生）、对疾病的认识（阴阳、藏象、经络、标本、气味、运气、脉色、脉诊、色诊、会通）和治疗（论治、治则、针刺）三者。所以要权衡当时的人知医与否及其认识的深浅，只要对照这三者即可。

在当时，把预防保健当作医学方面的首位要务，且看《内经》启扉第一篇就是论养生之道的“上古天真论”。《黄帝内经太素》虽然首卷已佚，但第二卷就是顺养、调食、寿限等五篇，也都是论摄养保健的。孔子对养生保健也很重视，《论语》中很多议论可以从这个角度去理解。

孔子最痛恨的是午睡，《论语·公冶长》谓“宰予昼寝。子曰：朽木不可雕也，粪土之墙不可圬也”。人的生物钟应该是“日出而作，日入而息”。《素问·四气调神论》强调“早卧早起”，从来也没有要人去午睡。理由很简单，子夜属水，中午属火，人在子夜入睡，可得水气，中午入睡，可得火气。水可涵神，火能焚身。君不见早晨起床的人，眼白呈青蓝色而有神。而午睡起来则满目红丝网布。故《黄帝内经太素·顺养》指出，宵夜睡眠者是“早卧早起，与鸡俱兴，使志安宁，收敛神气”。《老老恒言》亦称：“若少壮阳气方盛，昼寝反令目昏头重，阳亢也。”

《学而》谓“君子食无求饱”。《里仁》谓“士志于道，而耻恶衣恶食者，未足与议也”。这里的恶衣恶食，是指粗衣淡饭而言。人对衣食不能过求精美，更忌恣饮饱餐。孙思邈得以百岁长寿，正是他认识到这点。《备急千金要方·道林养性》中强调“不得绮靡华丽，令人贪婪无厌，乃患害之源”“厨膳勿使脯肉丰盈，常令俭约为佳”“如食五味，必不得暴嗔”。所以山珍海味，炙煿煎熬，医家目中，都是“烂肠毒药”。理由是“饮食自倍，肠胃乃伤”(《医述·饮食》)。孔子的意思，是应该只求温饱避风，使身心两健。所以食无求饱、不耻恶衣恶食的目的，正如《简明医彀·却病延龄》说的：“人能清心寡欲，慎起居，节饮食，则病自不萌而龄可延矣”。

《论语·学而》谓“居无求安”。《论语·阳货》谓“饱食终日，无所用心，难矣哉。不有博奕者乎？为之，犹贤乎已”。医家极力主张人要活动，《备急千金要方·道林养性》谓“养性之道，常欲小劳，但莫大疲及强所不能堪耳。且流水不腐，户枢不蠹，以运动故也”。现在离退休综合征的出现，强有力地证实了这点。

《论语·乡党》谓“寝不尸”。《论语·述而》谓“曲肱而枕之，乐亦在其中矣”。孔子反对仰面朝天、伸肢展腿那样的睡姿，认为睡眠时应侧卧、微微环踡。诚然，这样的睡姿最合乎保健要求。《寿世青编·睡诀》的要求，就是“睡侧而曲”“伏气有三种眠法：病龙眠，屈其膝也。寒猿眠，抱其膝也。龟鹤眠，踵其膝也”。孔子的“不尸”“曲肱”，正是医家所赞赏的睡姿。事实证明，正是如此，仰卧则手容易搁置胸前，心肺常遭压迫。

《论语·乡党》谓“食不语，寝不言”。李士林在《寿世青编》中作这样注释，谓“寝卧不得多言笑。五脏如钟磬，不悬则不可发声”。终不如《老老恒言》的入情合理，谓“卧须闭口，则元气不出，邪气不入”。至于食不语的道理，那更众所周知了。

《论语·乡党》谓“食不厌精，脍不厌细。食饐而餲，鱼馁而肉败，不食。色恶不食。臭恶不食。失饪不食，不时不食。割不正不食。不得其酱不食……估酒市脯不食。不撤姜食。不多食……祭肉不出三日，出三日，不食之矣”。这种饮食卫生，在医学文献中更是老生常谈。

《论语·述而》谓“君子坦荡荡，小人长戚戚”。强调七情致病的中医学，对这点也是最为注意。“心底无私天地宽”，就坦荡荡了。钩心斗角，患得患失，当然要长戚戚了。《医述·养生》把坦荡荡喻之为春，长戚戚喻之为秋。春能生物，秋藏杀机。《医学溯源·养生》明白指出：“人身如天地，和煦则春，惨郁则秋。春气融融，故能生物，秋气肃肃，故能杀物。明乎生杀之机者，可与论养生。”

总观孔子的摄生养生学说，与《内经》精神完全一致。而且还有几个观点，为后世医家所采纳。

能够认识疾病，也是知医的一种表现。现在且看孔子对疾病的认识。

《论语·述而》谓“子疾病，子路请祷……子曰，丘之祷久矣”。祈祷，是当时对付疾病除了医药之外的另一种手段。根据孔子的语气，显然不赞成去祈祷。孔子是“祭神如神在”的人，他的拒绝祈祷，并非破除迷信，而是深知疾病之源在体内，何祷之有？

与此相反，伯牛病大麻风，他就着急与悲痛了。《论语·雍也》谓“伯牛有疾，子问之。自牖执其手，曰，亡之，命矣夫。斯人也而有斯疾也，斯人也而有斯疾也”。伯牛的病，是当时称为绝症的“疠”，《素问·风论》谓之“疠者……故使鼻柱坏而色败，皮肤疡溃”的不治之症。

由上可知孔子虽然不能“辨证明确，诊断无误”，但对疾病的鉴别能力，还是相当高明的。

关于疾病的治疗，孔子谈得不多，但我们知道他在这方面也有所了解。

当时的治病手段，大多是针刺、砭石、灸熨等等，直到孟子还有“犹七年病，求三年之艾也”(《孟子·离娄上》)的说法。艾并非用以内服而用之于灸熨。一部洋洋一百六十二篇的《内经》，竟无完整的方药，诚如《增补内经拾遗方论·陆序》所谓：“《内经》者，医学之津梁也……而未克引经出症，随症出论，随论出方，读者不无遗憾”。可见当时很少以药物来治病的。但就是在这种条件下，孔子对药理却有一定的理解。

《论语·乡党》章中记载“康子馈药，拜而受之。曰，丘未达，不敢尝”，这也可说明孔子是深悉对症用药的知识。《韩氏医通·绪论》中十分赞赏孔子不乱尝药的事，称为“此最上义也”。因为孔子深深懂得“无妄之疾，勿药有喜”(《易·无妄》)的道理。

根据以上所述逐一对照，证明孔子是懂得医理的，特别在养性摄生方面有精辟的见解，有些至今还是有参考价值的。

正因为他深知医学，所以对医生的评价也恳切而公正。在《论语·子路》中谓“人而无恒，不可以作巫医”，就是最好的有力证明。《医学源流论·医非人人可学论》阐申这个精神，谓：“医之为道，乃古圣人所以泄天地之秘，夺造化之权，以救人之死，其理精妙入神，非聪明敏哲之人，不可学也。非虚怀灵变之人，不可学也。非勤读善记之人，不可学也。”

或谓谁是把孔子与医学联到一起的第一人呢？恐怕是梁·简文帝。他在《劝医论》中有这样一句话，谓“同庾敳之读庄子，异孔丘之好周易”。

出处：干祖望.孔子与医学[J].孔子研究，1986(04)：39－41.

【注释】

自奉：指自身日常生活的供养。

无妄之疾，勿药有喜：《周易·无妄卦》之爻辞。意为无缘无故的疾病，不必吃药治疗也会痊愈。

第六章　医　学

春夏先治其标、后治其本，秋冬先治其本、后治其标

《灵枢·师传第二十九》的"春夏先治其标，后治其本；秋冬先治其本，后治其标"一语，似颇难理解。即使把此言的前前后后连贯来读，也很难领会其精神。

《师传》一文，用"入国问禁"作楔子而反射出问诊的重要性，从而根据其不同情况而使用不同的治疗方法手段。

至于这一气呵成的一节话，马莳解释为"春夏阳气在外，病亦在外，故先治其后病之标而后治其先病之本。秋冬阳气在内，病亦在内，故先治其先病之本而后治其后病之标"。姚士因的解释是"本标者，内为本而外为标也。春夏之气发越于外，故先治其标而后治其本。秋冬之气，收藏于内，故当先治其本，后治其标"。

中国人历来对时令节气都进行仔细观察研究，尤其对万物在春夏秋冬四季的变化。所以四季配五行、配八卦、配天干、配地支，民间稍有文化的人都知道，并非中医一家所私有。当然中医比一般人知道得更深更透，而且利用它来为保健和治病服务。且看《素问·四气调神大论》的"春三月，夜卧早起，广步于庭；夏三月，夜卧早起，无厌于日；秋三月，早卧早起，与鸡俱兴；冬三月，早卧晚起，必待日光……"都是根据四季的不同而调整生活方式。这是利用时令季节于保健的典型例子。所以，这四句一气呵成，是典型的治病例子中的一个部分。

至于这四句的精神，古人早已言之，唯求其更接近于现代，当然要用近代语来接轨。也就是春、夏两季的病以外伤为多，一般呼吸系疾病，春天最多；消化系疾病，夏天最多。外伤的外因病，当然以祛邪为主。秋冬季多内伤的内因病，当然以调节机体的失常为主。

不过你更要知道，中医任何论点，都是近乎固定的。但在实际运用时，必须顾及当时的实际情况，不一定刻舟求剑地死抱着书本。否则，您就走入孟老夫子所说的"尽信书，则不如无书"（见《孟子·尽心下》）的困境。

出处：干祖望. 干祖望医话[J]. 辽宁中医杂志，1999(07)：36.
干祖望. 干祖望医书三种[M]. 2 版. 济南：山东科学技术出版社，2008：82－83.

清君侧

读《公羊传·定公十三年》闻"君侧之恶人也，此逐君侧之恶人"，又读《晋书·谢鲲传》闻"刘隗奸邪，将危社稷，我欲除君侧之恶"。唐代李商隐（813—858 年）把《公羊传》的"逐"字、《晋书》的"除"字，改为"清"字，写入了诗，谓"古有清君侧，今非乏老成"（见《有感之二》）。

所谓君侧，是皇帝身边的坏人，为了政治清明，非除去这个坏人不可。至于逐、除、清三个字基本含义相同。"清君侧"这个词，当然应列于政治项目中，但如果中医能借用过来作治法的话，也十分适当，而且又为疑难杂症治疗法找出一条新路子，当然和政治运动中的精神领会有所不同。政治上的"清君侧"是为了巩固山河，皇帝老子更能稳坐江山。医学方面的"清君侧"，乃是先把这主要疾病周围的兼症、并发症、继发症逐个地消

灭,然后再把主症清除掉。这种手段,上海土语称“拆蟹脚”。尽管螃蟹猛力横行,先把它的脚一只一只地拆光,它就不能活动了。

“清君侧”在中医治疗中有两个作用,其一,把旁边的疾病同时治愈,你的主症就单纯而可取猛药,可以一鼓而擒之。其二,病与病之间有联系性的,喉科的如咳嗽,尤其是喉源性咳嗽,你治不好咳嗽,喉病也难愈;喉病存在一天,咳嗽照样一天也不息止。中医一贯强调“急标缓本”“先本后标”的治法,所以把“撒一网”的一锅端治法,常常置诸脑后。现在提出“清君侧”的治法,即可纠正了这个老办法。对一般老年病,或百病麇集的病人,此法更为适合。

最后又想到,“实则泻其子”“虚则补其母”之类的治法,其实也在“清君侧”范畴之内。

出处:干祖望.干祖望医书三种[M].2版.济南:山东科学技术出版社,2008:87.

腹

《素问》的“上古天真论”“金匮真言论”“阴阳应象大论”“灵兰秘典论”“六节藏象论”及《灵枢》的“本输篇”等许多经典文字中,广泛地涉及人身解剖组织,却未见有一个“腹”字。《灵枢·邪客篇》中有的是五脏、六腑、四肢、五官、九窍、募筋、䐃肉、骨节,从上至下的头、目、肩、腋、指、膝、腘、足等,也没有谈到一个“腹”。

但腹病倒不少,《素问》里有“少腹痛”(“平人气象论”)、“少腹冤热而痛”(“玉机真脏论”)、“泻腹痛”与“腹痛引阴股”(“举痛论”)、“病在少腹”(“长刺节论”)、“少腹上冲心而痛”(“骨空论”)、“病腹满”与“少腹痛”(“气交变大论”)、“腹暴痛”(“六元正纪大论”)、“腹中常鸣”或“腹大”或“妇人少腹肿”(“至真要大论”)。《灵枢》也有“少腹偏肿而痛”(“邪气脏腑病形篇”)、“小腹痛肿”(“四时气篇”)、“肠鸣腹痛”(“五邪篇”)、“其腹大胀”(“玉版篇”)等。

四诊之一的切诊,一般概念当然是切脉,其实根据事实来讲,还有腹诊在内,因为切者按也,腹诊就是靠按。但可惜的是我国腹诊远远不及日本。

日本丹波元简的《诊病奇侅》二卷,对腹部的检查及诊断,真是一部佳作。单单展卷第一句的“胸腹者,五脏六腑之宫墙,一身资养之根本,阴阳气血之发源,外感内伤之所位”,就已填补了《内经》的空白。

之后又接下去谓:“古来诊法多矣,若欲知其脏腑如何,则莫如诊其胸腹”,就烘托出腹诊的重要性。

但十分可惜,中国的腹诊反而简陋粗糙,仅汪宏之《望诊遵经》卷下有834个字的一节“诊腹望法提纲”;周学海之《形色外诊简摩》的“外诊杂法类”中诊毛发、鼻、人中、唇、齿、耳、爪甲等而独缺腹部。仅在“按法”中有“水胀者,足胫肿,腹乃大,以手按其腹,随手而起,如裹水之状。肤胀者,腹大身尽肿,按其腹,窅而不起,腹色大变。鼓胀者,腹筋起也”的寥寥几句,与日本相比,真是相形见绌。

为什么日本的腹诊如此高明?有人说因为“中国人重视头而日本人重视腹”。证之中国人的:元首、带头人、头面人物、头名状元、头等大事、头奖等,都以头来比喻,尤其是一句“头可断而志不可夺”掷地作金石声的豪言,更显示出头在人身是最宝贵的东西。

日本人的腹,与“心地”“思想”是同义词。例如指人为人阴险,称腹黑;品德恶劣,称腹污或腹秽;发怒,称腹立(中国人称怒发冲冠,又是在头上);同心协作和同舟共济,称腹合;又如腹大,指度量大或气力大;腹决,指决心;两人对坐,称腹对腹(中国称面对面,又是在头上)。

日本人武士道精神中“切腹”,表示主动切开最重要之处来象征忠诚正直。中国尤其是古人,则以头撞墙壁或刎颈,也是以人身最重要之处来表达其死是重于泰山的。

如此猜度,质之同仁,未知然否?

出处:干祖望.腹[J].辽宁中医杂志,1993(05):36-37.
干祖望.干祖望医话[M].

北京:人民卫生出版社,2012:212-213.

【注释】

䐃(jiǒng)肉:筋肉结聚的地方。

中西医的同辞异义和同义异辞

这一件六十多年前的事,至今天还记忆犹新。童年时家居上海郊区,老祖父迎来了一位客人,说是"同年友",其实是他与我祖父同在一年考中了秀才,当然以嘉宾接待。母亲知道北方人不吃米饭而喜面食,为了殷勤尊敬,在餐前问一声:"伯父,你要面还是要饭?"哪知此言一出,客人即满面不悦,拂袖告辞。为此翁媳两人间也闹了一场。北方人原来"要饭"是乞丐求乞的另一个名称,上海郊区人哪里知道?

中医与西医,其理论体系当然不同,就是有几个名称偶有相同,但其内涵意义往往相左,有许多最最明显的例子。

喉:中医对咽与喉的划界很模糊,肉眼看得见的口咽是喉,甚至看不见的下连气管都算喉。例如《太平圣惠方·咽喉论》谓:"喉咙重十二两,广二寸,长一尺二寸,有九节。"西医的喉则仅指位于相当第3~6颈椎的水平处的上通喉咽、下接气管的声门一个小范围内的组织。

开刀:中医仅指局部切开的小手术。西医泛指一切用手术刀的所有手术。

水肿:即"水始起也,目窠上微肿,如新卧起之状,其颈脉动,时咳,阴股间寒,足胫肿,腹乃大,其水已成矣。以手按其腹,随手而起,如裹水之状"(引《灵枢·水胀篇》),基本上是指腹水。西医则专指人体组织不是增生的肿胀者。

结核:中医指皮里膜外的水结节,如颈部、腹股沟的淋巴结肿,或乳房上的结节之类,都称结核。西医则仅指由结核杆菌所导致的病称为结核。

脑漏:中医称鼻窦炎为脑漏。西医是把脑脊液自蛛网膜下腔经筛板瘘孔流入鼻腔的病称为脑漏。

痈:中医把人身任何部位的浅在性脓肿称痈。西医把成簇的毛囊炎融成一片,大面积组织坏死者称痈。

溃疡:中医将没有溃破的脓肿,一概称为肿疡,穿破后则称溃疡。西医把缺乏愈合倾向的皮肤或黏膜的损害,称溃疡。

伤寒:中医泛指一般急性热病为伤寒。西医则专指由伤寒杆菌引起的急性传染病,相当于中医的湿温。

牛皮癣:中医的牛皮癣指的是西医的神经性皮炎。西医的牛皮癣指的是中医的银屑病。

天疱疮:中医的天疱疮,是遍身发生小水泡,内含浆液性分泌物,常伴有发热等全身症状。水泡自溃之后,渗出大量黄色的浆液性分泌物,常致浸淫为患。西医的天疱疮,为突然发热,出现严重的全身症状。继之大疱性皮疹首先在指部、口腔或颈部开始。小的豌豆大,大至鸡蛋大。初期内含浆液,以后变为脓性或血性。溃后倾向融合,类似烧伤,且带臭味。经过迅速,痊愈或伤亡,不过数天或数周。

除此"同辞异义"之外,中西医还存在"同义异辞"现象,如辨别脓肿的有脓无脓,西医称波动,中医称应指;肿物的消失痊愈,中医称消散,西医称吸收,等等。

至于我喉科方面的:西医描写的"咽后壁淋巴滤泡增生",则中医为"斗底气子丛生";西医描写的"咽后壁小血管扩张暴露",中医则写为"喉如海棠叶背"或"喉如哥窑";西医描写的"咽后壁黏膜污红萎缩",中医则写为"喉如网油"。这种不胜枚举的"各异",真是言之不尽。

出处:干祖望.中西医的同辞异义和同义异辞[J].辽宁中医杂志,1994(04):183-184.

干祖望.干祖望医话[M].北京:人民卫生出版社,2012:195-197.

痰

《内经》中没有"痰"字。《金匮要略》里才见到痰饮。可知公元前2世纪之前,医学上还没有认识到"痰"之疾病候。

视野放宽一些,再读读那时的所有文献,《周礼·天官·疾医》有“冬时有嗽上气逆”，《礼记·月令》有“则国多风咳”，但二者都没有谈到与咳嗽同时出现的“痰”。《说文解字》的“謦，咳也”也是言咳而不及“痰”。情况与医业专书同样。

根据《文字集略》之“淡，胸中液也”与《康熙字典》之“淡，痰古字”，可知没有“痰”病之前，连“痰”字也没有。但奇怪的是晋代早已有“痰”字，而王羲之（303—361 年）在草书《初月帖》中把“胸中痰闷”还是写成“胸中淡闷”。

《诸病源候论·痰饮病诸候》十六候，开辟了“痰证”的天地。

《中国医学大辞典》解释“痰”为“人体气血不顺，则脏腑津液酿为痰涎，从喉头气管内面之黏膜，分泌而出，梗于喉中，由口唾出”，相当不全面。《杂病广要》解释为“今之痰者，古之云涕、云唾、云涎、云沫是也”，也丢了病理性的“痰”。《简明中医辞典》较为满意，谓之曰：“某些疾病的病理产物或致病因素”，但却又忘掉了生理性的“痰”。

所以要真正认识这个“痰”，应掌握两个概念：其一，是正常的来之于肺、吐之于口的痰；其二，各种疾病的终产物，如鼻窦炎的黄涕、卡他性中耳炎的鼓室积液、脓性分泛物、白带等等，都属于“痰”，总括一句话，是人身上不正常的体液都可称“痰”。为了二者不致混淆起见，前者可称为“痰”，后者为“痰证”。

中医有句话：“见痰不治痰”，乍听起来，大似“骇人听闻”，其实中医之所以是中医，就在这个诀窍上。因为痰是疾病的终产物，你光去处理这个终产物，而不消除其致痰之源，舍本求末，试问能处理得了吗？中医是靠“辨证论治”的，所以这个“见痰不治痰”在这个问题上就是“辨证论治”的具体表现。

你看治寒痰的理中化痰丸仅有一味消痰药（半夏）；健脾制痰的补中益气汤也仅一味（陈皮）；治溢饮的小青龙汤也仅一味（半夏）；他若治肾水泛滥为痰的“肾气丸”、治伏饮的倍术丸、治支饮的泽泻汤、治留饮的桂苓汤、治痰血的白金丸、治湿痰的五苓散、治热痰的二丹丸等方，基本上都没有消痰药。

如其我们也是见病发药，不辨其证而“见痰治痰”，大用消痰药，最后结果一如《医林绳墨·痰》所谓：“若攻之太重，则胃气反虚而痰愈胜矣”，医生当然就会吃大败仗。

出处：干祖望．干祖望医话［M］．北京：人民卫生出版社，2012：166－167.

躔

躔，俗作茧，又称老茧。是手跖易受压迫或摩擦部位形成淡黄色条索状或斑块状的角质增生。内中无血管及神经，所以刺破或割开后，既不出血，更不疼痛。一般多见于体力劳动者，尤其是用手操作或长期奔走者。

它的正式名称为胼胝，而且还把在手者称胼，在足者称胝，故明代万历进士区大相《区太史诗集·治水歌》谓：“胼手胝足不言瘁，烈风淫雨有休时”。唐代诗人皮日休在《鲁望昨以五百言见贻过有褒美内揣庸陋弥增愧悚因成一千言》诗中也有“苟无切肉刀，难除指上胼”之句，更可以证实胼胝有手足之分。

明代修《元史》的宋濂在《瞿员外墓铭》中谓：“彼人胝肩茧足，以求升合利”，这是劳动者多发本病的证明。《史记·李斯列传》谓：“禹凿龙门，疏九河……手足胼胝。”

它与鸡眼不同。鸡眼除了也有坚硬的角化质外，在着皮底层还以钉状角锥形式嵌入皮肉里，所以必然伴以疼痛。唐代诗人杜甫的《入衡州》诗中言“隐忍枳棘刺，迁延胝胼疮”，乃误把鸡眼作为老茧。杜甫毕竟不是医生，对胼胝和鸡眼当然难以区别。

至于《素问·五脏生成论》的“肉胝䐢而唇揭”，这似乎为剥脱性唇炎而非老茧。

说也奇怪，这个常见病，却很少见之于中医外科文献，可能是其不必治疗之故。《外科启玄》第九卷的“担肩瘤”，基本上可能也是老茧位于肩部者，故又称胝肩。

喉病中声带小结，就是典型的老茧，不过它不在手足而在声带而已。它是成对而作，证明由于摩擦所致。所以凡多言、大声呼喊及不正确的发音(指唱歌及吊嗓而言)时的发病率就高。故国外都称其为"歌唱者小结"。而且它的损害部位一定在声带前1/3与中1/3接壤处的游离缘,因为此处为发音摩擦的重点。

因之,一般也不需要大惊小怪,不一定找医生、上医院,只需"噤声"一段时间即可。真的金人缄口而一言不发,也是不可能的,但求做到尽量节言罕语,用以避免或减轻声带的摩擦。

事实上,声带小结本身没有多大危害性,不过它的存在,会使两声带无法紧密闭合而产生不同程度的嘶哑。

如其小结体大而坚韧者,用手术摘除。如取药治,当采用攻坚、消痰、化瘀之法。常用药为三棱、莪术、当归尾、赤芍、红花、桃仁、泽兰、五灵脂、昆布、海藻、海蛤壳等。同时伴以噤声,效果还是使人很满意的。

此外,用山楂作内服药,也是一味较好的民间单方。

出处:干祖望.蹠[J].辽宁中医杂志,1995(12):558.
干祖望.干祖望医话[M].
北京:人民卫生出版社,2012:161-162.

【注释】

蹠(zhù):同"皱",收缩。

外行人谈人体组织

人体各种组织,本是医务工作者必须熟悉掌握的基本功夫。但有时听到外行人谈论起来,也头头是道。兹将阅读到的古文献中有关论述加以节录一二。

心:"心之精为火,其气为离。其状如覆莲,其神为朱鸟"(见晋·程本《子华子》)。

"人心土藏,在身之中。博士说以为火藏"(见《说文》)。

肝:"肝之精为木,其气为震,其色青。其状如悬瓠,其神为苍龙"(见《子华子》)。

"以胆为府,附脊第九椎"(见《正字通》)。

脾:"脾之精为土,其气为戊已。其状如覆缶,其神为凤凰"(见《子华子》)。

"脾象土,色黄也。口为之候,何?口能啖尝,舌能知味,亦能出音声,吐滋液"(见东汉班固《白虎通》)。

肺:"肺之精为金,其气为兑,其色白。其状如悬磬,其神为伏虎"(见《子华子》)。

肾:"肾之精为水,其气为坎,其色黑。其状如介石,其神为玄龟"(见《子华子》)。

"肾之为言泻也,以窍泻也。水阴,故肾双窍为之候。何?窍能泻水"(见《白虎通》)。

头:"人之四肢百骸莫不畏寒,独面则否。医书谓:'头者诸阳之会,诸阴脉至颈及胸而还',独诸阳脉上至头"(见清代高士奇《天禄识余》)。

鼻:"老子注曰,天生人,以五气从鼻入。鼻者肺之使,按鼻一呼一吸相乘除而引气于无穷"(见《说文·段注》)。

耳:"主听者也"(见《说文》)。

口:"人所以言、食也"(见《说文》)。

齿:"齿者,胃宫之威力"(见《三元真一经》)。

唇:"唇,口之厓也"(见《说文·段注》)。

人中:"人中,人居天地之中,天气通于鼻,地气通于口。天食人以五气,鼻受之;地食人以五味,口受之;此穴居中,故云。若曰人有九窍,自人中而上皆双,自人中而下皆单。故云,此则可名为窍中矣"(见明·郎瑛《七修类稿》)。

须、发、眉:"皆毛类。分所属:发属心,火也,故上生。须属肾,水也,故下生。眉属肝,木也,木旁生,故侧生。贵人劳心,故少发。妇人宦者无势,故无须。癞者风,风盛木落,故先秃眉"(见宋·赵令时《侯鲭录》)。

项:"头后也"(见《说文》)。"合颈之前后,曰项"(见《正字通》)。

颈:"头茎也"(见《说文》)。"颈在前,项在后"(见《广韵》)。

背:"其生色也,睟然见于面,盎于背,施于四体"(见《孟子·尽心上》)。

"故于卦之三四爻发虎尾义,便是阴去蹑他阳背脊后处"(见《朱子类语》)。

胃:"胃形长七寸,色黄"(见宋·张君房之《云笈七签》)。

肠:"一日而九回"(见汉·司马迁之《报任少卿书》)。

膝:"膝,伸也,可屈伸也。膝头曰膞,膞,团也,因形团圆而名之也"(见后汉·刘熙之《释名》)。

踝:"今人以膝端为髁,踵两旁圆骨为踝"(见宋·戴侗之《六书故》)。

胫:"胯,茎也。直而长,似物茎也"(见后汉·刘熙之《逸雅》)。

足:"足,续也,言续胫也"(同上)。

出处:干祖望.外行人谈人体组织[J].辽宁中医杂志,1996(05):227-228.

怎样才是真中医

中华人民共和国成立前有这样一句话:"中国有三只社会垃圾箱,和尚、丘八(兵)和中医。"就是说不学无术而想吃饭的、失意政客、穷途末路、无处栖身之徒,只要混进这三只垃圾箱中的任何一只,即可衣食无忧,甚至还可发财。这是对中医的最大侮辱,但事实上确实如此,你有什么办法去反驳?中华人民共和国成立后,污泥浊水一扫而净,和尚有学校,宗教身价提高了,和尚已成为真正佛教的代表人物。而我们的中国人民解放军战士更是遴选严格,不是国家优秀儿女,没有资格来参军。两只垃圾箱端掉了。现在阿混想混入医界,也非易事,可是仍然是什么人物都有,垃圾箱变成八宝箱,所以使真正的中医啼笑皆非、欲哭而无泪。

从目前的情况看,只要他能用几味中药来治病,人们就认为他是中医;毕业于中医院校,而用的是听诊器,写的是西药,无法否认他不是中医;头痛、腰痛、足痛都分别在头、腰、足拔几个大罐,这也列入中医;用几味中草药制成的药来治病,也以中医目之;更有不知《内经》《神农本草经》,未读《伤寒论》《金匮要略》,抄几首偏方验方,凭病取药,不知"辨证论治"为何物者,也竟以中医自居;这样下去,中医队伍哪能不庞大,哪能不复杂?八宝箱之称,有什么不贴切?造成这种局面的原因,乃一般人甚至包括中医本身在内,还不知道真中医必须具备的条件和资格。

中医一词,《辞源》没有解释,包括"增补本"在内的《辞海》连这个辞目都未立,唯《汉语大词典》谓"中国传统的医学"。那么今天这个"中国传统的医学"技术,掌握在谁的手里?在方脉派的手里。

所谓方脉派,望文生义,就是凭脉辨证、裁方取药的中医。反过来说,他绝对不是舍脉凭"病""抄"方治病、冠中医之名而无中医之实的中医。所以他必须具备以下四个条件,而且缺一不可。①理论基础来源于中医古典著作《黄帝内经》《神农本草经》《伤寒论》《金匮要略》,但我们还要辩证地吸收其精髓作为圭臬。所以必须具有一定的文化水平,最低要求能借助字典、辞典来阅读古文书籍。②一丝不苟地踏在张仲景、孙思邈、金元四家、明清国手、近代名医所走过的道路上继承、发展、创新,进行临床、教学及科研。③运用五诊(望、闻、问、切、查)十纲(表里、寒热、虚实、标本、体用)来辨证论治,并非对病发药来处理一切疾病。用"有痰不消痰""出血不止血"的手段来获得消痰、止血的效果,这才能称为合格的中医。④凡针灸、导引、推拿、外用药、外治法及传统的各种理疗等,必须以辨证论治理论作指导。

凡具备以上四个条件者,才是方脉派中医,也就是合格的真中医,只有他才能代表中医。只有对中医有了明确的认识,再以此作比色表,那么广大中医队伍里的假冒、伪劣就一目了然了。否则由此带来许多啼笑皆非的问题还会不断出现,使真中医欲哭无泪。所谓啼笑皆非的问题常见的有以下几种。①客观上中医队伍不断膨大,使人错误地认为中医人丁兴旺。却不了解实质上是中医水平的节节下降。②中医正在国际上掀起热潮,表面上中医形势大好。实质上外国人所见到的除中国、日本、韩国及东南亚国家地区之外的中医都非方脉派。真正中医事业没有得到丝毫的益处。③中药如六神丸、保心丹、505 外治药、101 生发水等,也是红遍全球,似乎中医也受到荫庇。如果冷静地思索一下,这都是药,与方脉派风马牛不相及,与中医事业联系不大。④中医走出国境、面向世界,且看外国人也学会了中医。只需询问一句,他们学会的是不是方脉派中医？如不是的话，那么这一批学习中医的外国人，实实在在是“买椟还珠”的顾客。所谓走出国境、面向世界，仅仅是自欺欺人之语。⑤多年中西医结合工作，收获的成果也不少。俗谚“外行看热闹，内行看门道”，那么我们内行人就观察一下这许多成果与方脉派打交道的有多少？要知中西医结合，等于植物无性繁殖的“嫁接”。它的基础是杂交的亲本，我们中西医结合的亲本，就是二者的理论和技术而绝对不是“人”或“人的工作”。不论父本或母本，都必须选择其最优良的，然后可以培育出更优良的第二代。若两个亲本中有一个不是优良品种，那这个嫁接就是徒劳的。

现在再看看中西医双方的优点所在。西医的优点是靠实实在在的数据，不像中医的朦胧含糊；有实验手段，不像中医全凭“黑箱信息”；有日新月异的检查、诊断、治疗手段及相关医疗器械，不像中医死抱着辨证论治；善于积累资料、统计总结，不像中医的付之阙如；在学说、理论、技术上天天在吐故纳新，不像中医的墨守成规；西医满布全球，人多面广成果多。从这种角度说，中医则仅在中国、日本、韩国及东南亚国家或地区传播，其他地方可以说没有。为何说“没有”？因为不是方脉派。中医的优点：①天人合一观点。就是指中医把人身器官用阴阳、五行、十二经脉统一起来，中医把人和周围环境用天文、地理、时令统一起来。②辨证论治的观点。明确地说：“中医治的是证，不是病”。③毛泽东同志所说的“中国医药学是一个伟大的宝库”，中医有大量文献资料。这三个优点，全部在方脉派手里。

现在中西医结合的亲本，西医的都用上了，中医的呢？

最后不能不呼吁大家，要认识中医、区别中医、重视中医。所谓中医，是方脉派中医。从而中西医结合也以方脉派为主，这个最低要求要作为重点。

以上是一个85岁老中医的观点，肯定难以合乎潮流，深希读者予以指正。

出处：干祖望．怎样才是真中医[J]．辽宁中医杂志，1996(10)：37－39．
干祖望．干祖望医书三种[M]．2版．济南：山东科学技术出版社，2008：108－111．

四诊八纲

“你绝不可能做成功超越乎时代背景、物质条件之外想做的事”。谁说的？忘了。如其大家都忘了或不知道，那就算我说的。因此，对四诊提出太多要求或批评其不够用、不完整，是不公正的，也是没有理由的。

那时——至多150年前的中医诊断根据，只能依靠望、闻、问、切捕捉得来。现在有了条件，应该再加上一个检查的查诊，发展为五诊。但这五诊，也不可能作为定局，今后肯定还有更新的工具和手段。

可惜得很，笔者呼喊了二十多年，无人响应。1986年6月在长沙召开的《全国高等中医院校函授教材·耳鼻喉科学》审定稿会议上，知名度很高的谭敬书教授提出要把四诊改为五诊，当时一致赞成。虽然人数不多，但很有代表性。可见“四诊”改为五诊已达水到渠成、人心所向的时候了，之所以我空喊了二十年，正因为本文开始的一句话。

八纲中的“阴阳”，是统帅下面表里、寒热、虚实的“纲”，下面六者俱是“目”，纲与目绝对不能并列在一个阶层上，应该把阴阳除掉。寒热、表里、虚实，保持原状。

把标本两纲遗漏，是八纲制订者的失误。《素问·至真要大论》谓“六气标本，所以不同”；《灵枢·师传》谓“春夏先治其标，后治其本；冬秋先治其本，后治其标”。这标本两纲在《内经》里不止一次地强调它的重要性。李东垣的《试效方》第一卷第一门“药象”中第一篇“标本阴阳论”第一句就是“夫治病者，当知标本”。元代张仲深在《子渊诗集》中谓“欲探六脉致调和，曷审三因正标本”。根据李、张两氏的语气，标本还是诸纲之首哩！所以我们有理由来怀疑古人制订八纲时有所遗漏。何梦瑶虽然在《医碥》中把寒热、虚实、标本、表里、阴阳并列而归了队，但影响不大。所以今天我们应该欢迎它归队。

体,《易·系辞》谓“故神无方而易无体”,其疏谓:“体,谓形质之称”。所以器质性疾病属“体”。用,《论语·学而》谓:“礼之用,和为贵”的“用”,就是作用,所以功能性疾病属“用”。范缜在《神灭论》中解释得很清楚,谓:“形者神之质,神者形之用。是则形称其质,神言其用。形之与神,不得相异”。异者,分开的意思,故离婚称离异。佛家也有“体灭”与“用灭”之分。我们医学方面第一人提到这两字者,为李东垣的《脾胃论·五脏之气交变论》,其谓“鼻乃肺之窍,此体也;其闻香臭者,用也”。所以体用两纲的作用,大大提高了宜于药治、宜于手术的区别能力。

现在把寒热、表里、虚实、标本、体用作十纲来运用,其谁曰不宜?至于今后的发展,那就不得而知了。

出处:干祖望.四诊八纲[J].辽宁中医杂志,1998(10):42.
干祖望.干祖望医书三种[M].2版.济南:山东科学技术出版社,2008:83-84.

没有实践的理论不如没有

孟轲(公元前372—前289年)是一个以读书为己任的学者,但曾说过:“尽信书,则不如无书”(见《孟子·尽心下》)。

的确,书上写的大多是理论。要知道“理论是实践的升华”这个说法。更要知道,这个说法仅仅在“归纳法”中产生的,要是在“演绎法”下产生的就不一样了。而且事实上,在“演绎法”产生的理论不一定比“归纳法”少。

有这样一个在自来水下打水的人,把大吊桶挂在水龙头上,水打到将满之际,自来水龙头折断了,大吊桶砸碎了,水流满地。打水者为何把大吊桶挂在水龙头上,自有他的理论。他认为水自出之于龙头的,在内在外的水重量相同,在内没有破坏龙头,在外当然再多的水,必然承担得起。其实他的理论,大错而特错,没有计算到在内水,贮藏在水管里,龙头没压力,在外的水压力全部压在龙头上,岂有不压坏之理?错误的理论当然导致错误的结果。

但也有绝对不错误的理论,也没有达到应得的效果。有这样一个药厂厂商,翻遍了所有本草、药物文献书籍,竟然制造出一种“永饱不饥丸”,没有实验,即大量出产,可是一无作用,白白丢掉了不少血本。

其实他的处方很有理论根据,其方由白米、小麦、枣子、桔梗、代赭石、甘草、脑白金七味组成,在理论上再入情入理也没有了。你看白米、小麦可以饱腹不饿。红枣,李时珍《本草纲目》更强调指出“久服不饥”,而且还有“和阴阳、调荣卫、生津液”的保健作用。桔梗轻浮上飘,使米、麦、枣不致入肠而变为粪便排泄掉。但上浮过甚,可能呕掉,更利用代赭石的重镇。一个使它不下去,一个使它不上升,在这一浮一压之下,白米、小麦、枣子就长期逗留在胃里获得永久不饿。按现代新学说谓“滋补”仅仅是一个方面,一定和“排毒”并重,甘草本是解毒排毒的首推好药。现在什么都要讲保健荣养,加上脑白金更是锦上添花,而且是中西合璧的时髦手笔。可是引以为遗憾者,这种丸药,尽管你不是仅仅吞下一丸两丸而吃个大饱而特饱,但过了五六小时后,依然饥饿难忍。如其相信说明书上“远足探险,带此一瓶,可以减轻行装负担”的话,一定应了鲁迅(1881—1936年)所谓“枵腹恭候于异地”(见《三闲集·匪笔三篇》),而做了首阳山上伯夷齐了。

现在每次阅读了什么《名方录》《名医名方集》《名医验方》等书时,总会心不由己地想起了永饱不饥丸而口不由己地叹一声“尽信书,不如无书”。

出处:干祖望.没有实践的理论不如没有[J].辽宁中医杂志,2000(09):414.

【注释】

枵(xiāo)腹:空腹,饥饿。

五　行

若谓“中医是靠五行来治病的”绝对错了,应该说“五行学说,有时也被中医运用”才对。这等于说

"人的生存，靠盐和糖"就错了，说"盐和糖，人也喜欢吃的"就对了一样。总之，中医的确有时用到五行，但不能说"没有五行中医即无执行其业务"。

考传统中医学中的"天人合一"学说，是其重点理论之一。"天人合一"是道教的，之后被儒家、医家及道教中的符箓派、占验派三家所继承。但这三家为了自己的需要，各自将其发展深入，最后落得一个"同途异归"。儒家以董仲舒（公元前179—前104年）为代表，把天人合一解释成皇帝是天的儿子，他能代表天意来统治天下。符箓派、占验派的代表人物是张道陵（34—156年），他们认为天人合一就是人若要祈福消灾、求风求雨、却病保康，可以通过道士们的打醮上天书，得到天的同意而满足要求，这是天和人的合作。而中医的是人和周围环境的统一性，人当然是人，天是指周围环境。

人既然需要与周围环境统一，这是"外"的。有"外"必须先有"内"，也就是人身自己的诸体百骸、四肢七窍的统一，"提纲挚领"首推五脏，五脏统一后，下面都能统一。用什么东西统一？只有五行。因为五行有相生相克的关系而互为一体。五脏用五行来配合，也以相生相克而得到统一。

中医的五行学说，绝对不是堪舆、算命、预知未来一套迷信的东西。不要因为吗啡、海洛因用针筒来送入皮肤而一见注射葡萄糖、白蛋白的针筒就予以没收销毁。

人家已经评议"五行是朴素唯物的"，的确，生木的是水，克木的是金，木无水不生，金属斧锯可以处理它。生金的是土，克金的是火，矿是深藏在土里，火能熔化金属。但这还是没法使用于临床。

通过了几千年无数人的经验，总结出用五行作指导思想，来指导临床上遇到的难题。例如"培土生金""伐离（火）救（水）坎""养水柔木"等，纵然古文献讲了不少道理，总难使人满意，除非你是看风水、排八字、算命卖卜者。但在临床上当你在顽病面前黔驴技穷之际，运用它"确有神效"，但你却没法讲出其"所以然"。可是事实是客观存在的，没法否定。一定成心否定的话，只有丢掉临床实践，用藻词丽句写一大套理论。

一个萎缩性咽炎，在咽后壁又干枯起皱情况下，西洋参、石斛无法求润时，你用参苓白术散益气健脾，约20剂后，病情得以改善。120剂后可以恢复正常。这就是培土生金，金旺水来而咽部得以滋润。

耳鸣严重，用六味丸、左慈丸无效，而用导赤散甚至川黄连（交泰丸已开先例）则疗效喜人。当然，你必须具有口干喜冷饮、舌红、脉细数或弦等症状，并非六味丸、左慈丸无效者俱可取用。这是伐离救水。

治疗口疮当然第一考虑脾经，但对那些烧灼样疼痛、干渴喜冷饮者，在应用一般养阴清热剂（如玉女煎之类）无效时，可以想到生于水的木，反而"子侮其母"。对实体年轻者可用龙胆泻肝汤，3～4剂可以杀其凶敌；对虚体高年者可用丹栀逍遥散，但见效即止，然后重用增液之剂。这是养水柔木。在这种情况下，五行学说的确很有用处。至于一般性疾病、常见病常规治疗能解决的，那就根本不需要五行了。最后结语可以这样说，中医有时很需要五行学说，但为时不多。常见病的常规治疗根本不需要它。

出处：干祖望.五行[J].
辽宁中医杂志，2000(04)：181.
干祖望.干祖望医书三种[M].2版.
济南：山东科学技术出版社，2008：86－87.

趣语俚言谈"辨证"

好端端一个人生了病，那就是"人"与"病"二者。而中医却无中生有，偏偏诌出一个多余的第三者——"证"，真是无事生非，自找麻烦。

其实中医的"证"，是客观存在的，并非臆测想象得之。世间事物一失正常运转时，就是"病"，而必有"证"比"病"还领先出现。北宋苏老泉（1009—1066年）之《辨奸论》中的"月晕而风，础润而雨"即可作证。这里也有三者鼎立，气候环境等于"人"，一也；月晕、础润等于"证"，二也；风、雨等于"病"，三也。又如《左传·庄公十九年》的"妖由人兴"，其中，妖是"病"，"人兴"是"证"。"人兴"用现代汉语解释为人为的，没有"人为"绝不会有“妖”的出现。那么进一步言，你要着手治妖，就要找到作出“人为”之人，然后去处理它。你不处理这个造祸者的“人为”，永远也无法消灭这个“妖”。

如此推广到论治。假如一间房屋，潮湿得无法居住，这是房屋的“病”。我们要设法除去这个“病”，必然要取用去湿致燥的治“法”。用什么“法”呢？那么必须明确这致湿的原因。如何去找原因？经过分析可能有下列原因：①基地卑低而聚湿；②久雨不闭门窗而致外湿入侵；③紧闭窗口，不得通风换气而致内湿自生；④室内烧饭烧菜或工厂使用大量有蒸气设备而蒸气过多；⑤堆贮产生蒸气的货物；⑥长期无人居住等。那么这种种因素就是“证”。

针对各种因素，我们可以做如下处理：①填高基地；②关闭门窗；③敞开门窗；④少烧饭菜，撤去这种设备；⑤搬掉这批货物；⑥开始多多动用它。这种种办法，就是对证论治的“治”法。西医则不然，只需一架除湿机，电源接通，就湿去而燥来了。当然一定会有人建议，中医也可以取用除湿机。但中医没有，如何起用？如此看来中医的烦琐远远不及西医的爽快，的确如此。但应知用除湿机而不排除其“证”，其湿会再度重来。只有除去其“证”，才能病去而根除，一劳而永逸。

这个“证”如何去捕捉得来？如房屋的湿，可凭生活常识，一望可知而得来。中医疾病之“证”，则必须精通或熟练，最低要掌握中医传统理论，并运用它分析临床上各种疾病表现，加以综合、总结，准确地“辨”而获得。

因之，中医的“证”和“辨证”，非但不属多余，而且必不可少，当然更谈不到神秘深奥，它普通、简单、通俗得很，谁都会得。但必须怀有中医理论及掌握其使用方法的人，才能做到。

出处：干祖望．趣语俚言谈“辨证”［J］．辽宁中医杂志，2001(12)：756．
干祖望．干祖望医书三种［M］．2版．济南：山东科学技术出版社，2008：80－81．

诊断治疗疑难杂症应做到稳准狠

1．中医擅治疑难杂病　或问“中西医治病谁好？”我就说“40%西医好，40%彼此彼此，10%中医好一些些（病毒性、过敏、神经系统病、功能性等），还有10%的疑难病，西医束手无策时，中医应付自如。而且愈疑难的，中医愈感兴趣”。

是否中医技术高？不是。原因就是靠老祖宗传下来的一套“辨证论治”手段。假如你没有掌握到这种手段，就是“用中药的医生”，在疑难杂症面前也是和西医一样——束手无策！

2．什么是“证”与“辨”　“证”，只有中医能见到，西医、用中药的医生和外行者，根本不知道。它是一个抽象得比空气更抽象的、虚无缥缈的词目，但在中医心里、眼里就清清楚楚地存在着，一如诗人能写诗吟诗一样，一个外行人根本一无所知。

例如，唐代王之涣之《登鹳雀楼》诗中“白日依山尽，黄河入海流，欲穷千里目，更上一层楼。”这20个字4句，外行人仅仅知道是诗人在薄暮夕阳中站在高高的楼台亭阁上欣赏黄河落日时的风景。但内行人就知之甚多了：①诗体为五言。②格律为绝诗。③取句为截头去尾，独取中心。④起承为仄起平承。⑤韵脚为下平声十一尤。⑥四句两联仗对，比较少见。⑦第三句第一字用仄声，是符合“一三五不论”，并不算错。⑧第三、第四句末字“目”“楼”为羊角对，为全诗留下小小的不足之处。如此等等，外行人懂吗？即使现在讲得十分明白，但外行人不一定能懂。诗，在一般知识分子中，大多能写、能吟，属于普通的常识性一般知识，尚且还很懂，遑论中医是一门高、深、尖的技术，专业性特强的学问，当然局外人是无法得知的。

王勃、苏东坡、沈括、章太炎等一代鸿儒，俱能知医识药，因为他们都是中医学的内行人。李鸿章的文化学识，决不在他们之下，但对中医一窍不通，所以他替《万国药方》（美国医生洪士提反译著，上海美华书馆梓印、光绪十六年即1890年出版，但现在见到的为光绪二十四年即1896年的三次重镌版）写的序文中，把中医的辨证论治目为“（指辨证）以意进逻，病机凭虚构象，非实测而得其真也”，就是说中医的治病手法，都是“以意”，即你怎样想就怎样说；“凭虚构象”，没有什么根据就可以随心所欲地成为你的印象；“非实测而得其真也”，都来之于虚无缥缈之中，不可能是真实的。这种观点可以说代表那些对中医不信任者的普遍想法。而且这种成见，虽然经历一百多年到今天，还是在“保鲜”期间。

可是中医能治愈西医所束手无策的疾病，就是凭借这套“辨证论治”。

3. 什么是疑难杂症　疾病除常见病、多发病之外，用中医语言来说，还有重、危、逆、绝及疑难复杂的五个症。重症、危症、逆症处理得当，都有康复可能。绝症则很少有办法。疑难杂症，则看你医生的本领了。

现在有人把久病、复杂一些的、难以处理的一概标为疑难杂症，那是简单化和庸俗化了，甚至可以说是错的。所谓疑难杂症，必具有以下五个特点（条件）。

其一，兼证或并发症杂乱而多，而且同时存在着各不相同的主症。其二，客观的检查毫无病变发现。其三，病情善变，常常捉摸不定地变化着。其四，脉诊、舌诊、检诊及自觉症状之间，矛盾重重，令人难以作出解释。其五，对接受的药物反应越出乎正常的。

符合以上五者，或符合其中 3/5 者，可以视为疑难杂症。但“假、冒、伪、劣”遍地的今天，在疑难杂症中也有这四者的混其间者，假冒的常有诈病、心理变态和错误治疗者，所以真正的疑难杂症，必须符合五个特点的 3/5 或以上，并剔除三个假冒的之后，才可以承认它。

4. 如何应付　如何治疗疑难杂症，虽然没有明文规定怎样职称、怎样级别，但非真正的中医不可，“用中药的医生”根本无能为力。但以下几个条件，必须具备。

首先，精通辨证论治技术。这是几个条件中最关键的第一条。

其次，博学多识。也就是知识面要广，非但中医书、西医书经常阅读，还有一切古今中外文献，都可以帮助你的思维和智慧的启发。

〔例一〕元代陶宗仪（？—1396 年）的《辍耕录·黄门》谓：“世上男子，虽娶妇而终身无嗣者，谓之天阉，世俗别命曰黄门”。中医直到现在方才知道生育是男女双方的事。这不是非医书比医书记载的还广博吗？

〔例二〕明末清初周亮工（1612—1672 年）的《书影》谓：“知女子有月事，不知男子亦有之……与海潮相应。（男子）虽无月事，而亦有盈亏”，我们近来才知道男子也有更年期，而 250 年前中国的知识分子却早就认识到了。可知医生还没有比一般人知道得更多。

〔例三〕明末清初方以智（1611—1671 年）在《物理小识》中谓：“心以呼吸，进新气，退旧气”“故血者资养之料也。血以行脉（血管），脉有总曰络（总动、静脉）。从心出者，亦有二大络，一下一上，分细周身”“有络血入心，先入右窍（右心房接受静脉回流之血），次移左窍”，给中医添了新的知识。

〔例四〕第一个提出白果多食杀人者，元代池州人李鹏飞，他在《三元参赞延寿书》中谓：“白果食满千颗，能杀人”。《本草纲目》就引用了李氏此说，所以“银杏”在“发明”中就有“《三元延寿书》言，白果食满千个者死”。

所以丰富的历代稗官小说、札记野史中有很多的医药常识可以补充中医药文献的不足。至于西医书籍，更不能不阅读。如震动性耳鸣、卡他性中耳炎、耳咽异常开放症、声带小结、声带麻痹，以及恶性肿瘤等，中医根本就不知道，试问你如何来谈治疗它？

第三，善于捕捉信息。有了信息的素材，才能有证可辨。但信息不是现成地放在你诊察台上，必须自己去捕捉。一如侦探破案，信息愈多，破案愈有把握。

五诊（四诊加查诊）是捕捉的手段；十纲（表里、寒热、虚实、标本、体用）是辨证的工具。现在谈的是捕捉，当然在五诊手段的运用。但其中起到关键性作用者，仅主诉、检查（包括脉舌诊及一切现代化检查）和追问诊三者。

（1）主诉：略。

（2）检查：脉舌两诊，获得的信息都是“证”。可现代化检查获得者都是“病”。你必须用中医理论与手段，把它溶解、分析，嬗变为中医可以吸收、运用的“证”。

（3）通过主诉和检查，病痛的主观和客观症状都已全面地获得了，但这还是浅在的信息。中医诊病要求更深入全面，唯有穷追细问。所以这个追问的重要性，可以占到全部捕捉工作的50%以上。问要深入，例如问耳鸣，首先辨别鸣声为持续性或有节奏的“哄哄”或“嗒嗒”声，这样可以树立起“非震动性”与“震动性”的初步概念。再辨别音调的高或低、音量的大或小，但一般患者不懂什么调与量者，则可告诉我如火车声、飞机声、沸水声、蝉鸣声等以示区别。进一步更问火车在行走中还是在站上发轫之际？飞机在天空上还是方才起飞时？蝉鸣一只蝉还是一群蝉？搞明了之后，再问当鸣时，闻到外来噪声时的反应，一般为三：一为鸣声被噪声盖没了，二为鸣声、噪声加起来更大更高，三为无反应。那么可以诊断出一为虚、二为实、三无参考价值。问失眠，追问下去在上半夜抑或下半夜？上半夜实多于虚，下半夜虚多于实。老人凌晨失眠为老年性失眠，不必治疗。

（4）“吹毛求疵”，在疑难杂症里捕捉信息。这也是一个有效方法。不论哪一种症状，过去的医生大多都已注意过，所以你尽量找一些不受人们注意的小小异常之处，加以特别重视。通过那些细碎小事，平时不加注意的那些不起眼的变化，顺藤摸瓜，会发现出很大的事来，诚如佛家所谓“须弥芥子”。笔者曾遇到一例高年病人常年烂嘴、口水如涌，就是口中一无臭气，反而腥味异常。这是一个极小的信息，重视捕捉后，加以分析，腥气为寒为虚，取用附桂六味，另加鹿茸，投药匝旬，五六年久疾，顷刻转机。还有一病号，年在而立，奇寒七八年，入冬非盖七条厚被子难以入睡，一切症状也符合肾无元阳，诊前每天非进附子、肉桂、鹿角胶、炮姜不可。但也有一个小小信息，两掌心灼热。即考虑为真热假寒证，忆得《续名医类案》中有过记述。当时即处一方安慰剂，嘱五日后复诊。回家翻阅《续名医类案》卷六“恶寒”记有戴思恭用大承气汤、李士材用金花汤治愈恶寒怪病。五日后来复诊，取用葶苈大枣汤，疗效奇佳。此案收入《干祖望耳鼻喉科医案选粹·其他门》神经官能症中，在413页。

（5）“出奇制胜”。此语虽然出之于《孙子兵法》，但对付疑难杂症则很有帮助。而且方法奇多，只要你善于利用，的确是左右逢源，得心应手。兹举几个例子，“不是授人以鱼，而是授人以渔”，作为启发而用。今将挂一漏万地列举几个方法。

①首先考虑的为清代赵濂《医门补要》中所载的“戏药”病，它所占比例为整个疑难杂症的1/3以上。赵谓：“有病日久，初服此医之方一二贴，颇效，再服则不效。又延彼医，不问药对症不对症，初服一二贴亦效，再服又不效。及屡更数十医皆如此。为戏药，终不治。”可惜没有对付办法。我则运用游击战，打一枪，换一个地方，每次门诊换一张方药，甚至前后矛盾，也所不计。如此则每次换方换药，积几次好转，岂非有效吗？

②第二个考虑脏躁。虽然张仲景在《金匮要略·妇人杂病脉证并治》中谈到，但后世阐发不多。山东科学技术出版社1990年出版的《现代医学辞典·神经官能症》谓：“临床表现多种多样。其特点是根据目前的检查技术不能发现与其症状相应的形态方面或病理、生理方面的变化……”与中医脏躁“如神灵所作”相符，可重用甘麦大枣汤。吾师用甘麦大枣汤时，常嘱病家把金子（戒指、手镯、项链都可）先煎一小时。

③第三个考虑的是痰。元代王隐君的《泰定养生主论·痰》谓：“痰之为物，随气升降，无处不到。为咳为嗽……”他罗列了五十种左右的疾病，并总结一句话“无端见鬼、似祟非祟、悉属痰候”。这也是必须考虑的。

④与痰相伯仲的还有瘀。宋代杨仁斋的《仁斋直指方·证治提纲·血滞》谓：“血之外症，痰呕、烦渴、昏聩、迷忘”。清代张路玉的《张氏医通·蓄血》中又称了不少由瘀导致的疾病。至唐容川的《血证论·瘀血》中几乎所有一切疾病，瘀

血一证都可制造出来。

⑤还有一个为疑难杂症的隐形杀手，是郁证。元代朱丹溪的《丹溪心法·六郁》谓："气血冲和，万病不生。一有怫郁，诸病生焉。故人身诸病，多生于郁。"以上一病（戏药病）四证（脏躁、痰、瘀、郁），在疑难杂症中最为多见。

⑥清代王燕昌的《王氏医存·久病治因》谓："凡病久治不效者，宜问明受病之因，设法重治其因，自愈（笔者治喉源性咳嗽，不管它三年五年，都用三拗汤，甚效）。勿治见有之证也。"在山穷水尽之际，的确也是柳暗花明又一村之感。

⑦清代周学海的《读书随笔·药对证而增剧》中谈道："朱丹溪治一虚人患痢，先用六君（子汤），多服久服，病症日增，略不为动。正气既光，以治痢药一剂，迅扫之。"这个治法，给治疗疑难杂症者三个启发：其一，久补无效，可试攻法；其二，对付正虚难攻者，先扶其正，后攻其邪；其三，十纲标本之分，必须明确掌握，一般常规独多先标后本，而此则先本后标，一反常规。

⑧清代赵术堂的《医学指归》全书精神就是以母子、标本作立论，常用"泻子""补母"来处理，又是一条治疗疑难杂症的通衢。

⑨清代魏玉璜的《续名医类案·恶寒》载有两例恶寒战慄，复拥火炉，姜桂附茸难温者。后用大承气汤、金花汤等攻下、大凉之剂而愈。

⑩人民卫生出版社1982年出版的《金子久专辑·学术渊源和治学态度》载："村人俞有年，患五更泄泻，困顿经久，（金）处方用补火益土之剂不应。后俞至杭州求治于名医莫尚古，服三剂而痊愈。先生（指金）知而奇之，索观其方，内有苁蓉、麻仁等润滑之品，系取通因通用之义……"。"通因通用"并非专指肠胃系病而言，如肺系用疏泄，肝系用条达，心系用清等，大多久病被一"补"字占领了整个头脑，把"通"字遗忘了。大禹治水，胜他父亲一筹者，就是一个"疏导"。

5. 思想要彻底解放　弗走老路。即称疑难杂症，势必久医久药，一般按常规的、传统的论点处理，早就用之又用，你何苦再走它的"不通之路"。

"攻其一点，不计其他"。既称疑难杂症，表现的"证"，也必千姿百态，常规就是面面顾到。即使你已"去芜存精""归纳简化"，但依然走的是旧路。对疑难杂症，就是依靠这个因不起眼而没人注意的尘细芥小的小症状，抓住不放，步步深入地分析，或可挖出大问题。公安局的破案，很多在微不足道的线索中破了大案。

不应该斤斤计较于现有的症状。王燕昌的《王氏医存·久病治因》谓："凡杂病久治不效者……勿治见有之证也。"（在卷六）所以久治不效者，大多都以临床见有的症状而失败的。当然并非把临床症状弃之不采，应当根据这样现有的症状，在细微差别中找到那些未被人注意的小线索。

"见病医病，医家大忌"，此言出于明代周慎斋的《慎斋遗书·辨证施治》里。如其作用于治疗疑难杂症，则更可奉为经典之言。周氏认为"盖病有标本，多有本病不见而标病见者。有标本相反不相符者。若见一证即医一证，必然有失"。这里指的是一般性疾病。而疑难杂症则肯定本证隐晦不见，而且也可肯定"标本相反不相符者"，所以不能采用见病医病的一套常规。

6. 强调稳、准、狠三个字　疑难杂症具有两个特点，就是显示出辨证的根据，迷离扑朔，使人分析困难，甚至无证可辨，以及对药物的接受和反应，木然迟钝。所以辨证必须持重，一定要准确无误；以其反应漠然，取药务重务峻，因之出手要狠。但一狠之下，一击而中，当然可见疗效。一击不中，必致后患。因此，必须稳重稳健，治疗效应只许成功，不许失败。

7. 总结　所以治疗疑难杂症，并不像一般人认为的什么病都能应付的幼稚、庸俗、低级的看法，而是一门把疑难杂症药到病除、药到健康的技术。你要做到这个技术，必须要有六个大支柱来支撑你这个工作：①中医全部理论要精通、能变化、善运用。②知识要广博，尤其是对于边缘科学。③善于捕捉信息、利用信息。④具有明察秋毫的辨别能力和燃犀烛奸的眼力。⑤胸有成竹地储备着应付疑难杂症的不少方法手段，随时随地可以拿出来应用。⑥具有贯虱穿杨的手段（铤而走险的治疗方法)和精详暇豫的审慎(三思而行的决定治疗计划)。

你如果拥有了这六大支柱,治疗疑难杂症即可应付裕如,稳操胜券了。如其再加以精简、浓缩,则下面八个字也能说明问题,其是:饱拥知识,随机善变。如其再添上一个"经验丰富",那就更如虎添翼了。

出处:干祖望. 诊断治疗疑难杂症应做到稳准狠[J]. 中医药学刊,2003(04):485-486,488-489.

(注:文前对干祖望的介绍性文字已删)

问出疾病问出学问

询问的范围极广,如宋代辛弃疾的《满江红》所言"问人间,谁管别离愁? 杯中物",多么潇洒;金代元好问的《迈陂塘》所言"问世间,情是何物? 直教生死相许",多么情痴;唐代李白的《忆旧游寄谯郡元参军》所言"问余恨别知多少? 落在春暮争纷纷",多么怆然。

中医五诊(望、闻、问、切、查)中就有一个问诊。但可惜的是许多人并不重视它,甚至把问诊理解为问姓名、年龄、籍贯等一个常规顺序,真是荒谬之至。

中医问诊,传统的内容有问寒热、问汗、问头身、问大小便、问饮食、问胸腹、问口渴、问旧病及问原因等共十问。其实这十问相当粗糙简略,在临床上使用起来远远不够。

笔者一直重视并善于使用问诊,有把握说"十纲"(表里、虚实、寒热、标本、体用)中40%的依据从问诊中得来的,而且准确性特高,这切诊远远望尘莫及。惜乎这样问法,为书本所没有。

笔者专攻耳鼻喉科,就试用该科问诊举例一二。

耳科:耳鸣的问诊,如《医贯》中"以手按之,不鸣或稍微减者,虚也;手按之而鸣愈甚者,实也"之言,在临床上毫无指导意义,良以古人用演绎法把外科"喜按者虚,拒按者实"的辨证规律推衍到耳鼻喉科而得之,全非经验之言。后世文抄公更盲目照抄,依样画葫芦贻误到现在。即使符合于临床的如《景岳全书》的"凡暴鸣而声大者多实,渐鸣而声细者多虚",也仅仅50%可信。盖古人不懂什么是音调,什么是音量,把高音调与大音量俱作为声之大者;低音调小音量俱作为声之细者。

其实音调的高低确是辨虚实的可靠辨证,但音量则不然,在指导虚实之辨上,并不重要。但特大的音量则又有辨证价值,唯更须佐以旁证,其同样之大,一则为大实而另一则为大虚,犹之同样黑苔却为大热与大寒之别。

笔者对耳鸣问诊,必分清音调与音量,但病人不知音调音量之别,乃问他如蝉鸣、火车声、沸水声、风吹声等后,再予以分析。如蝉鸣调高而量小,一只蝉鸣固如此,其如一群蝉噪,则调高加以量大了。

耳鸣病,对外来噪声的接受或拒绝,更是辨别虚实的主要问诊。咽科病的慢性咽炎之干,为该病重点的问诊。

如干燥而不思求饮者,实证为有湿浊,虚证为脾虚;干而狂饮者,喜热汤者为脾虚,喜凉饮者为肾虚,喜大冷大凉者,更必须考虑五志之火。

出处:干祖望. 问出疾病问出学问[N]. 上海中医药报,2003-03-08(008).

胆移热于脑,则辛頞鼻渊

我是一个纯粹的老中医,对中医四大经典著作真可谓如《礼记·中庸》所云"拳拳服膺而弗失之矣"。但对《内经》,有时也会产生怀疑。因为它不论对脏器组织或疾病种类、病机的配合与解释,都在五行范畴里取演绎法来推算,并没有用科学的归纳法,多少感到它有点儿唯心。

鼻子一有病,理所当然地认为隶属于肺,因为经曰"肺开窍于鼻"。但令人不解的是为什么鼻窦炎(鼻渊)偏偏离开了这个规律,而在《素问·气厥论》中谓:"胆移热于脑,则辛頞鼻渊。鼻渊者,浊涕下不止也"。一个"奇恒之腑"的胆,怎么与鼻子挂上了钩? 这根本是风马牛各不相关的嘛。虽然也有过"鼻如悬胆"一言(《红楼梦》第三回的一句话),但毕竟是与医学毫无联系。

在百思不得其解中，笔者倒是悟出了一个道理，因为鼻窦的青黄色分泌物迹近胆汁，故而雷越了五官归经规律，独取五色而推及胆经。

笔者在临床上，对急性或实证的分泌物特别黄浓的鼻窦炎，取用龙胆泻肝汤，竟然效如竿影。但不能久用，中病即止。

这个怀疑纵然还是无法尽释，但不能不对这个“怀疑”产生了新的“怀疑”。

出处：干祖望. 干祖望医话[M]. 北京：人民卫生出版社，2012：175.
干祖望. 胆移热于脑，则辛頞鼻渊[N]. 上海中医药报，2004-03-05(002).

从“牛刀”话起

“割鸡焉用牛刀”（《论语·阳货》）是孔老夫子在“莞尔而笑”之际说的。后人就把它的意思领会为无必大材小用。尽管此言与我们医生毫无瓜葛联系，但此言在中医临床时裁方取药当口，大可运用一番，确有很好的借鉴之处。

第一个给人启示者，即小病不必用大方峻药。

同时也可作这样的理解，牛刀是专用于宰杀牛的，它的一切与杀鸡是对不起口的。因之我们必须注意药物和方剂的归经属脏。这是第二个启示。

这里还有一个体会，所谓牛刀也者，是大件的锐器，在某些场合，大件的锐器不一定能发挥出它的作用，例如巷战时，你的大炮、导弹、飞机能发出威力吗？相反，一些匕首、刺刀倒大有其用武之地。再打一个比喻，我们生活中的常事，一本精装的书本，内有几页以重叠皱褶的纸张，多余出纸赘一角，只需用小小裁纸力轻轻一裁即得，如其取用菜刀、斧、锯等大家伙，这本精装书势必损坏。这已非“大材小用”的问题，而是“狂犷而坏精品”的事情了。这一点在临床上大有借鉴之处。且阅《张聿青医案·便闭》（卷十），收录了10例22诊，仅仅有一次用了风化硝（即芒硝）一钱五分，那当然绝对不是牛刀了。同时我们更要进一步分析这10例22诊的病情，都属不足之证。如其大热大实者，我想张聿青也会高举牛刀，狠狠地一割了之，这是第三个启示。

出处：干祖望. 干祖望医话[M]. 北京：人民卫生出版社，2012：157-158.

三字经

《三字经》是笔者5岁进姚氏家塾所读的第一部启蒙书。当时尽管读得滚瓜烂熟，但内容除“教不严，师之惰”之外，什么也不知道。为什么对“教不严，师之惰”理解得如此深刻，应该是因为与老师打我们一手心、罚立壁角、关夜学有直接关系之故。之后，读《古文观止》之际，每篇文章之下都有作者姓氏，因而也想知道《三字经》是谁写的？翻了许多资料，有谓宋代王应麟（1223—1296年）的，或谓宋末区适子（生殁无考，但知为广东南海人）写的，更有谓明代黎贞（生殁无考，但知为广东新会人）所撰的。究竟为谁的手笔，不必深究，而且也不一定能“究”出来。不过写来用最少的字数，表达了祖国上下古今所有的大事，一览无遗，而且以三字一句的韵文出之，既利朗读，更便记忆，确是一部启蒙佳作。毋怪乎大文豪章太炎（1869—1936年）在1928年加以重订，贵州人民出版社在1990年予以重新排印发行，可知其古为今用还有相当的价值。

在清末之际，又有什么《时务三字经》《女儿三字经》《卫生三字经》等等，夏衍的《懒寻归梦·家世童年》中还有一部《新三字经》，内容当然是新的了，如“今天下、五大洲，亚细亚，欧罗巴，南北美，与非洲……”

除了“正宗”三字经外，当以陈修园（1763—1823年）的《医学三字经》最有名。从第一句“医之始”到最末句“度金针”，共728句、2 184字，分为24门（目录作34门，二者不相符），真是包罗万象，丰富多彩。

1958年4月，“中共中央发布对卫生部党组关于组织西医离职学习中医班总结报告的批示”发表后，越两三年笔者就带教了不少高年资西医来耳鼻喉科临床学习。他们读的都是内科，没有我科的读本。笔者那时就也写了《耳鼻喉科三字经》作教材，倒也十分顶用。

《中医耳鼻喉科三字经》全文如下。

一、归经

人五官，功各异，其生理，五脏系。肾之窍，耳中寄。肝胆经，循耳际。鼻居中，归经肺。阳明经，挟鼻倚。肺连喉，咽连胃，足少阴，通喉气。三寸舌，心苗称。脾之窍，布口唇。龈牙齿，上下分，肠卑下，胃上矜。

二、辨证

【疼痛】风上腾，见表证。红而肿，热毒盛。肝阳升，痛必甚。虚象痛，轻而钝。

【痒】皮肤痒，风或湿。多嚏痒，过敏质。喉久痒，相火炙。

【肿】红肿热，白肿痰，漫肿气，久肿衰。

【脓性分泌物】虚或寒，清且白。黄和稠，热毒泊。

【充血】深红热，淡红寒。久病晦，似猪肝。新病艳，如染丹。

【出血】血离经，分虚实，热迫营，涌出急。脾失统，缓渗滴。

【积液】积液生，是痰浊。清白稀，因寒作。黄而稠，热与毒。

【耳鸣、耳聋】鸣和聋，兄弟气。陡然作，痰或风。来之渐，肾水空。

【鼻塞】清阳升，畅呼吸。鼻不通，寒瘀息。

【咽干】咽干燥，因素多；风邪袭，失太和。肾气虚，阴水枯。脾土弱，生化无。

【咽喉异物感】梅核气，梗于喉。有痰气，肝失柔。六郁结，七情愁。当警惕，防肿瘤。

三、治疗

【耳】耳病医，重辨证。实泻肝，虚补肾。鸣与聋，"左慈"问。有"天钩"，眩晕镇。

【鼻】疗鼻疾，辨久新。新宜表，取"翘银"。久"益气"，或"聪明"。治脑漏，"霍胆"清。"十灰散"，血可停。鼻甲肿，治心经。破瘀结，取"效灵"（效灵丹）。

【咽喉】论咽喉，明缓急。急病因，风痰热，"六味汤"，最合适。慢喉痹，"参苓术"。"铁笛丸"，声音出。喉炙脔，赖"越鞠"。

【口齿】口齿病，新久分。久责肾，新谴心。见实火，投"上清"。唇失泽，补脾经。齿龈腐，"玉女煎"。"归脾"法，治牙宣。口疮烂，"导赤"先。反复作，"附桂"宜。

你们不要轻视这篇三字经，当时我门下士中不乏西医耳鼻喉科界第一流名家，如江苏老前辈翁瀛教授、原南京军区总医院的王永福主任、原第四军医大学的王全教授等，都曾读过这篇三字经的。

注：引号内者均为方剂名称。

出处：干祖望．干祖望医话[M]．北京：人民卫生出版社，2012：158－160.

【注释】

关夜学：是一句上海方言，意思是小学生在学校里犯了错或违了纪，老师让他放学后留下来进行谈话。

精神疗法

宋代《陆九渊集》云："心病最难医"（见《语录下》）。你光靠正规的方药治疗，未必可以药到病除。明代李中梓的《医宗必读·用药须知内经之法论》中的"病无常形，医无常方，药无常品"一语，可能即指治疗心病而言。

杯弓蛇影的故事，是最最典型的精神疗法。典出《晋书·乐广传》，其谓："尝有亲客，久阔不复来。广问其故？答曰：'前在坐，蒙赐酒，方欲饮，见杯中有蛇，意甚恶之，既饮而疾。'于时河南听事壁上有角，漆画作蛇，广意杯中蛇，即角影也。复置酒于前处，谓客曰：'酒杯中蛇所见否？'答曰：'所见如初。'广乃告其所以，客豁然意解，沉疴顿愈。"乐广仅仅是当时"善谈论，每约言析理"的一个秀才，但他的精神疗法则比医生还高明。

《中国医学大辞典》记载："唐时京城医者，名元颃，治妇人误食一虫，因疑成疾。颃知其故，乃择其家之谨密者，戒之曰：'今以药吐之，吐时盛以盘盂，诡言小虾蟆跃去，切勿令病者得知，则病可愈。'其人如其言给之，疾果除。"

清代乾隆元年的《江南通志》载：明代苏州名

医邵达，邻人病危将死，乞达去治疗。达于药囊中取出金以予之，病人即霍然而愈。原来此人并没有真正的病，因太穷而愁困所致。

清代康熙二十三年版的《浙江通志》也有一则很好的精神疗法故事，谓："（明）新昌人俞用古……一女子欠伸，两手直不能下，用古曰：'须灸丹田。'因灼艾，诈解其裙带，女惊护之，两手遂下。"

三国时陈琳替袁绍写了一份《讨曹操檄文》，列数曹操的罪行。曹操搞到了原文，当时曹操正在头痛。一读之后，惊骇万分，并为之出了一身冷汗，可把头痛失掉了。《幼学琼林·文士》中的"陈琳作檄愈头风，定当神针法灸"正指此事而言。这也是一个典型的精神疗法，不过它不是为了治疗而治疗，仅仅是偶然之得。

清代青城子的《志异续编》谓杜甫的诗曾经治愈了友人郑虞夫人的疟疾。还有白岩朱公患气痛病，每在发作之际，诵读几篇杜甫的诗，即可止痛。我想郑虞夫人读杜甫诗而止疟，比奎宁还有效，实使人难以置信。白岩朱公读杜甫诗而气痛止，倒很可能，因为痛由郁致，诗能畅意，郁得解而痛必能除。

精神疗法既有其作用，反过来说，某一种精神刺激，也可以使人致病致死。1947 年，邻居陈慎言君，习医而不行医，典型的一位"狷介之士"。年近除夕，他买了许多燃料，计 850 千克（旧制 1 700 斤）。他就在桌上一张红纸背后暂记一下，成了"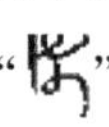"（当时简写的数字号码）。"丨"为一千，"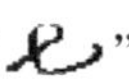"为七字，""即百字。我乡习俗，除夕需要红纸裁成条状，交叉贴在门窗上，名为"封门"。陈君即以方才记有"1 700 斤"记号的红纸裁条封门封窗。翌日元旦，陈君开门，贴在玻璃窗上的长条红纸上赫然一个惊心刺目的"死"字"，陈君一见大惊，即骇然失措，从此即抑郁而病，诸药罔效，不出百日，溘然长逝。原来这个"死"之来，乃昨天自己写的"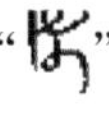"，现在他正写反看、竖写横看而使然。

出处：干祖望. 干祖望医话[M]. 北京：人民卫生出版社，2012：164 – 166.

走黄·乳蛾

自《疮疡经验全书》《外科正宗》提出了"走黄"一词，至今还没有一个明确的解释。有些文献越解释越使人糊涂。《实用外科学》最为客观，谓："关于走黄二字的解释，诸说不一。有的说黄即毒也，走黄即毒走散也；有的说黄即横，散也。"综上所述，尽管各家对走黄的字义解释不一，而各家对走黄实质的理解，还是一致的。

据笔者所知，提出这个病名的是孙思邈。他在《备急千金要方·解毒并杂治》中谓："误中于毒，素不知方，多遭其毙，岂非枉横也。"

考"枉"字，典出《礼·月全》的"斩杀必当，毋或枉桡"，故冤死的称"枉"。"横"字典出《汉书·杨雄传》的"上乃群臣横大河"，就是把大河中间截断，使水不能流，故世人称冤屈不寿而死为横死。孙氏之意，是言中毒致死者，是"走入枉"而"死于横"。因之"走黄"两字是错的，应是"走枉"。

扁桃体炎称乳蛾，俱谓"因其形状如乳头，或如蚕蛾，故名乳蛾"。据笔者理解，乳头是圆的、锐角隆起的，而扁桃体是长圆的、钝角隆起，二者根本不像。蚕蛾有眉有脚有翅，扁桃体光秃秃的一无所有。因之笔者替光明中医函授大学写的《中医喉科学讲义》上就这样写："考乳者，幼小之谓。例如小虎称乳虎、小羊称乳羔、婴儿称乳子；植物中小黄瓜称乳瓜等。蚕蛾的幼小者，是乳蛾，也就是蚕蛹。说明此病特征，在咽两旁有肿物如蚕蛹然。"

此外，中医称扁桃体炎为乳蛾也不通。因为扁桃体或乳蛾是人身上组织之一。生了病即可称扁桃体炎，那么中医此时应称之为"蛾风"。而且在 640 多年前《世医得效方》早就采用了这个病名。

出处：干祖望. 干祖望医话[M]. 北京：人民卫生出版社，2012：167 – 168.

毫无意义的外科"消托补"三法

自《外科真诠·治疮疡要诀》倡"初宜散风解毒通经为主，以图消散；中宜排托为主，以图逐毒成脓；末宜温补为主，以图易于收功，此大法也"

后，这个外科消、托、补三法，在这一百五十多年来一直被外科医生奉为圭臬。

其实，此说一放到临床上，即成为废话。且看由毛囊炎形成的痈，一开始即先从毛囊坏死所导致，试问用什么办法去消？夏疮暑疖，轻轻便便地出来，焉用补、托？扁桃体周围脓肿、浅在性小脓疱等，根本不需要什么补，脓泄之后，即告愈合。

笔者二十多年前兼业疡医，那时就使用我自己的一套治疡方法，仅十六个字，为：

先锋解表，把守四关；

托僵泻实，补益虚衰。

先锋解表：任何疮疡一开始，以“表而出之”为先锋将。例如荆防败毒散、牛蒡解肌汤、蟾酥丸、醒消丸……哪一个不是“取汗”消散（西医称吸收）。最典型阳证之方七星剑汤和最典型阴证之方阳和汤，主药都是麻黄。麻黄是表药中的屈指巨擘。

把守四关：四关者何？热毒、气滞、血瘀、痰凝。任何阴阳、急慢、大小的化脓性疮疡，都不会越出这四个病因，因之我们把守好清热、理气、化瘀、消痰四法，足以应付外科诸证了。被誉为外科第一方的仙方活命饮之所以夺得“第一方”的金牌，就是一方中具备了解表、清热、理气、化瘀、消痰五个作用。你看这十三味药配合得何其紧凑协调。方解见下图。

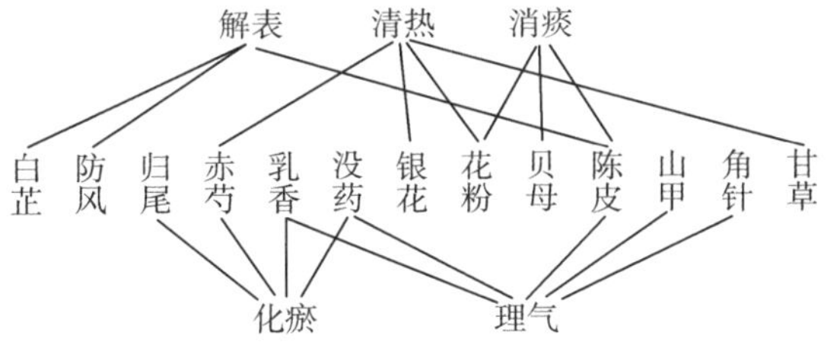

仙方活命饮方解图

当然，这里并不是说仙方活命饮能治疗一切化脓性疮疡，因为每一个疮疡，各有其重点，有热毒者、气滞者、血瘀者、痰凝者，理应针对其重点才是。在四者交错相混中无法分析出重点时用它，那是最适合不过了。所以仙方活命饮成了治疗这一型疮疡的主题。

托僵泻实及补益虚衰：以限于篇幅从略。

笔者否定消、托、补三法学说，独创十六字诀，在二十多年前撰有《魏塘外科学》，后以脱离外科，后继乏人，至今束之高阁，非徒没有深入发展，而且部分稿件，也已虫蠹鼠啮，连覆瓿也无用了。

出处：干祖望. 干祖望医话[M]. 北京：人民卫生出版社，2012：168－170.

【注释】

覆瓿(bù)之用：用来盖瓿，形容著作没有什么价值，只能用来盖盛酱的瓦罐。覆：盖；瓿：小瓮，容器，用陶或青铜制成。

法官听讼与医生听诉

《春秋繁露・精华》谓：“听讼折狱，可无审邪。”的确，从来就是“无诈不成状（即书面的诉词）”。听讼者，必须边听边分析，不能不听，更不能尽听。

病人的主诉，基本上是正确的，但也“未必尽然”。例如他想混一张休息诊断书，那医生就应该明察秋毫了。余遇这个谎诉，也有对付手段。第一诊时，把他的“病”一个一个详细记录。第二诊时，掩上病历本，问他“你上诊的毛病，有几个好转一些，哪几个没有好转？”因为他是信口开河，上次口诉当然不可能记忆犹新，他的回答也就牛头不对马嘴了。

还有，明明药后有所好转，但他说“没有好转”。他之所以如此，不出两种原因：其一，凡病痛在增加之际感觉很明显，病痛减轻时感觉就不那么明显所致。其二，纵然也感到好转，但为了使病好得更快一些，盼医生处更好的方药。对这也有办法来对付，你可按照上诊所述的几个症状分开来逐一追问它与上诊时有什么不同？这样往往能追究出究竟好转了多少。

还有一种谎诉，与上面绝对相反，明明没有好转，但他总说好点，这种情况往往出现在面对老年名医时。病人一见老医生诚恳庄严，门生学徒四旁簇拥，为了老医师的“体面”，不好意思说“不好转”或“更坏”。此时的医生凭他职业的嗅觉，心中了然知其“无此见效”。那么你应该一言破的地与他说明：“你不要为顾全我的体面而硬说好些，你一谎诉，我上当了，处的方药就失准了。”这样一说，病人即说出真情况了。但也有一小批老中医不以为这是“谎诉”而自我陶醉，结果直接倒霉的是病人，间接倒霉的是医生自己。

法国有这样一个笑话：

甲：“她的话，是言过其实的，你只能听它一半。”

乙：“那么教我听哪一半？”

甲：“！？”

其实在我们身上，有准确的回答，即是“去伪存真”。至于如何“去”和“存”，那就要凭借你的经验了。

出处：干祖望．干祖望医话［M］．北京：人民卫生出版社，2012：173－175．

老年痴呆症

清代王士祯（1634—1711年）的《居易录》中有“忽病不识字”的记载，谓：“桐城姚文燮，年六十余，忽病不识字，即其姓名亦不自如，医不知为何证也。”这是一例典型的老年痴呆症。考姚文燮，清代桐城名士，字径三，号羮湖，顺治间进士，能文善画，官至云南开化同知，在康熙间很有声望。那么中医的老年痴呆症第一例见于资料者，当然是姚文燮了。

后，王端履在《重论文斋笔录》中转载了这节文章，并加以解释谓：“余友汪苏谭（继培）吏部，亦患此症。有医者云，凡人记性皆出于脑，吏部久患头风，脑已枯涸。矧脑处至高之位，药力所不能及。后竟不起。或云，得百活马脑，食之可愈。营制马有定额，安能得其百马以疗病，盖明知疾不可为，姑为大言以欺世耳。”

以上王氏之言，在《重论文斋笔录》第二卷。但在第四卷又有文谈及此病，为：“道光丙申。同邑蔡凝堂大令，成进士归里。余询吴梅梁近状（吴为此科的副总裁，系王端履老友——干祖望按）。曰：吾师（因此科为吴主持，故得中的蔡称为吾师——同上）畏风特甚，见客亦风兜。予叹曰梅梁危矣，此与汪苏谭同病，盖脑枯也，其能久乎？未几而讣音至。”根据语气，姚文燮、汪苏谭确是老年痴呆症，而吴梅梁并非此症，王端履“误诊”了。

不过从这里可以知悉，老年痴呆症的发现，并非始于今日，古已有之。唯以新病种出现之初，医家未能认识耳。认识本来要有一个过程，你看在康熙年间还是“不知为何证也”，一到道光年间，就初步认识为“病出于脑”了嘛。

梓行于1694年的《本草备要·辛夷》云：“人之记性，皆在脑中”，是中医学中第一次谈到人脑的作用。随着医学知识传播，慢慢地一般有识人士也知道了老年痴呆症出于脑病。至于王士祯又称“脑处至高之位，药力所不能及”，毕竟是外行人而说外行话了。

出处：干祖望．干祖望医话［M］．北京：人民卫生出版社，2012：177－178．

醒　酒

我曾为“开门七件事——柴米油盐酱醋茶”一言而替酒被摈除在外呼吁过。酒在生活中，绝不比以上七件有所逊色。而且也有过“医不离酒”的说法，否则为什么繁体字的医，下面是“酉”字。

喝多了酒要醉，醉了就要闯祸。赵匡胤在桃花宫一醉而把他盟弟杀掉，薛刚酒醉之后闹花灯而打死国舅，吕洞宾在岳阳楼醉后调戏妇女等，真是害人不浅。当然也不能一概而论，肖恩醉后，也不过自谓“昨夜晚吃醉酒，和衣而卧”（京剧《打渔杀家》唱词）而已，还是太太平平地没有惹是生非。

不过笔者在醉时，的确有难言的痛苦。所以聪明的人，就发明了诸多“醒酒”妙法。例如德国人的醒酒法，是把一大块咸鲱鱼和洋葱同煮成汤，再加上热啤酒送下肚里；荷兰人是把羊蹄、牛肝和麦片，煮6小时，待稀烂后去骨，然后吃下；海地人最幼稚可笑，他们把醉酒人喝过的空瓶，在瓶塞或瓶盖上刺入13支黑头针，据说这是最好醒酒法；日本人最科学，把浸过酒清液的普通口罩，套在醉者的口鼻上。方法多种多样，不一而足。

中国毕竟是礼仪之邦，醒酒大多借重于药物。最方便的是喝浓茶，明代陆树声在《茶寮记·七茶勋》中的“除烦雪滞涤醒”一语，就把醒酒功能也列为其功能之一了。

我们临床上常用的醒酒药品，有：①葛花，《本草品汇精要》谓“（葛）花主消酒”。②枳椇子（鸡距子），钟道生谓“余醉，唯鸡距子可醒”。③酒杯藤，段成式的《酉阳杂俎》谓“酒杯藤大如盃，花坚，可酌酒，实大如指，食之消酒”。④槟榔，罗大经的《鹤林玉露》谓：“槟榔功有四……醉则使醒，酒后嚼之则宽气，余酲顿解”。⑤简子藤，陈元龙的《格致镜原》云其“候骚蔓生，如鸡卵，既甘且冷，轻身消酒……”但其中酒杯藤与简子藤，不知为何物。

其实二陈汤也是消醉佳品，在北宋时常在街头茶摊、茶铺里作冷饮一般地敞开供应，用以理湿化浊、清心醒酒。不过这种二陈汤是否即为现在我们用的茯苓、陈皮、半夏、甘草组成的二陈汤，那还须考证。

对醉者的确希望其醒，但在医学上也有求“醉”来治病的。例如《外科全生集》的醒消丸、小金丹、梅花点舌丹、飞龙丹等，都需用酒来送服，而且还要求一“醉”，才能提高疗效。

出处：干祖望. 干祖望医话[M]. 北京：人民卫生出版社，2012：178－180.

靠“硬挺”是无用的

《续名医类案·恶寒》卷六，所举11例病，大多奇寒恶冷，如盛夏重纩不温、六月重衣狐帽蒙首、盛夏拥火坐密室等，投以胡椒、姜、桂、附子、硫黄、乌头等，其寒愈甚，最后还是治以大承气汤、金衣汤、硝黄大寒剂及黄连解毒汤等，或用冷水淋至三四桶而愈。其理何在？

徐灵胎的《杂病源·寒热真假》谓：“假寒者，火极似水也”“假寒者，切忌温热”。毋怪乎愈进温热而其寒愈甚。

这型病种，我科奇多见于鼻病。例如鼻塞不通，清涕如涌，更甚是过敏性鼻炎，一遇寒冷，其嚏愈狂，如其无限制地取用热药与病“硬挺”下去，最后不是病屈服于你，而是你屈服于病。故而余常用大苦大寒之剂如龙胆泻肝汤、黄连解毒汤、三黄石膏汤等，而反能大奏其效。

当然，若辨证不明，效尤此法，则毫厘之失千里之罪你是没法逃避的。

出处：干祖望. 干祖望医话[M]. 北京：人民卫生出版社，2012：180.

耳鸣、耳聋并非全属虚证

耳鸣、耳聋，事实上虚实各半。近见一般人，一遇鸣聋，一提笔即处以“六味地黄汤”。殊深浩叹！

《类证治裁》谓：“由痰火者其鸣甚，由肾虚者其鸣微。”《景岳全书》谓：“凡暴鸣而声大者多实，渐鸣而声细者多虚。”以上的“甚”与“微”、“大”与“细”，非指音量而指音调而言。有时低音调，而音量大如潮汐者，正是大虚证。

成书于百年前的唐宗海之《医学见能》云：“耳虽肾窍辨声音，绕耳游行是胆经，时辈不知清木火，漫将滋肾诩亮明。”现在滥用六味地黄的“时辈”，应该好好地把唐氏之言多多读上几遍。

出处：干祖望. 干祖望医话[M]. 北京：人民卫生出版社，2012：181.

洞　察

一次医务工作者联欢会上的灯谜，1/3是笔者送去的。内有一谜面为“钥匙眼里看动静”，猜中的仅仅两人，很少。谜底为“洞察”。揭晓之后，颇多以绝妙而赞赏之。其妙之一，就是十分传神，毫无斧斲之痕；之二，十分忠于自己的专业性，不论中西医，你不洞察病情，怎能谈治疗。

洞察是深入地观察与了解，然后加以分析而得到洞彻。杜甫的《送韦讽上阆州录事参军》诗曰：“韦生富春秋，洞彻有清识。”要先有洞彻的结果才有清楚无误的认识。

洞察的故事，在儒家有“燃犀烛奸”，讲的是晋代温峤到牛诸矶，水底有怪。峤乃燃点犀角而烛之，水底诸怪都现出了原形；在医家有“饮上池水”，讲的是春秋战国时扁鹊饮了长桑君送的上池水，三十日后能洞察人的五脏六腑。不管是火或水，对于人具有这样的神奇作用，也只能温习一下《庄子·齐物论》的"妄言之，妄听之"了。至于托名为汉代郭宪所著的《汉武洞冥记》的"钓影山……上有金镜，广四尺。元封中，有祇国献此镜，照见魑魅，不获隐形"，就更属无稽之谈了。

其实这种烛奸显怪、见人脏腑的能力，靠一切什么犀啊、水啊、镜啊，都是毫无一用的，只有靠自己，而且这样能力基本上每个人都具有的，可惜你自己不去使用而已。当一名中医更不能不具备。

当一个好医生——古人称为上工的，大家都知道是疗效高到"十全九"。它的顺序是用"八纲"为准绳，凭借"四诊"的手段，产生"证"，因证立"法"，据法裁"方"，随方取"药"。现在精简为八个字"四诊八纲、理法方药"。但独独没有提出强调"洞察"的重要。在这八字下，当然能出好医生，但同样可以出不及格的医生，关键在于你有没有"洞察"能力。

其实你要做到真正"洞察"也不困难，只要读一下《备急千金要方·大医精诚》的"欲得澄清内视""省病诊疾，至意深心""详察形候，纤毫弗失""唯当审谛覃思"，并不折不扣地履行这几点，即便你不考虑"洞察"而"洞察"也会自己送上门来与你合作了。

临床上如果你没有洞察能力，那你永远也成不了高手的。且看目下很多中医，二三分钟处理一个病号，不要说"洞察"，连一个"察"都没有"察"，能治好病吗？中医治证，同样一个病，根据证，从最凉的黄连、龙胆草直用到最温的附子、肉桂都可取用，你不洞察行吗？明代徐祯稷有一句名言，见《耻言》，谓："马异视力，人异视识"。意思是马的差别在有无力气，人的差别在乎见识的高低。现在我可续貂一句，谓"医异视洞察"。

中华人民共和国成立前，许多医生取《礼记·中庸》的"慎思之，明辨之"节成"慎思明辨"四字来作处方笺上的起首闲章，的确有其意义。盖先有慎思，然后有明辨。明辨者，洞察也。

出处：干祖望. 干祖望医话[M]. 北京：人民卫生出版社，2012：181－183.

【注释】

斧斲(zhuó)之痕：指斧斤削砍过的痕迹，在文中比喻人技艺精湛或文笔娴熟高超。斲，同"斫"，意为削砍、雕琢。

覃(tán)思：深入思考。

音声论

"无形之用者，心为音声之主，肺为音声之门，脾为音声之本，肾为音声之根。"

范缜(450—510年)的《神灭论》谓："形者神之质，神者形之用。是则形称其质，神言其用。形与神，不能相异。"很显然中医之谓"用"，是相同现代语的功能；"质"，是器质。

心称君主之官，所以人的发音高低和音韵，以及语言的组织、措辞的逻辑，都由心来主宰。一旦君主失明，即下不安而语无伦次，甚至仅有狼嚎鸟叫样的无表达能力。肺主气，声门部位的声带全赖肺气的冲击而发出声音，故称门。脾为后天之本，肾为先天之根，肺之气赖脾的宗气和肾的纳气而能完成其工作。故《医述·瘖》谓："发音之本在肾，其标在肺。"不过程杏轩忘掉脾了。

"有形之质者，声带属肝，得肺气而能振颤；室带属脾，得气血之养而能活跃；会厌披裂属阳明，环构关节隶乎肝肾。"

上节言功能，本节谈器质。《素问·阴阳应象大论》谓："肝生筋"。中医所谓的筋，是指白色、具有强有力的弹性和韧性、硬中有软、软中有硬的纤维组织，如韧带一样扁平薄而且长者，故声带应属于肝。但无肺气的冲击鼓动，则声带亦不能出声。肌肉结构的室带，当然以"脾主肌肉"而属脾，它的生成就是靠气血来荣养。会厌、披裂为足阳明经循行之处。环构关节的荣养和活动，离不开肾液和筋样物的存在。

"音调属足厥阴，凭高低以衡肝之刚怯；音量属手太阴，别大小以权肺之强弱；音色属足少阴，察润枯以测肾之盛衰；音域属足太阴，析宽窄以蠡脾之盈亏。肝刚、肺强、肾盛、脾盈，则丹田之气沛然而金鸣高亢矣。"

中医的所谓的"瘖"，是指发音失常甚至丧失。

但其病变不外乎音调、音量、音色及音域四者。音调属肝最为明显，一个平时和颜悦色的文静幽雅者，一发了肝火，音调也会高了起来。肺主宗气，宗气一衰，音量当然不可能大了。《素问·灵兰秘典论》谓："肾者作强之官，伎巧出焉。"故而音色的甜纯润泽，都系之于肾气。《楚辞·九歌》谓："五音纷兮繁会"，《汉语大词典》解释"繁会"谓："繁多的音调互相参错"的"交响"。考土在五音中属"宫"，"宫"属五音之首，所以对音域的调节起到了主导作用，而脾则适为土脏。

"闻诊之重，其在斯乎。"

五诊（四诊经笔者加入查诊之后，成为五诊）的闻诊，在这里最有指导作用。临床上掌握了上述辨声要领，可以判断并调理其病所在的五脏，多少可以免去许多歧途错径。

出处：干祖望．干祖望医话［M］．北京：人民卫生出版社，2012：186－187.

西医容易中医难

"西医容易中医难"，保证没有一个人会举起共鸣之手。而且西医师听了，客气的会"嗤之以鼻"，不客气的必然"反唇相讥"。即使中医本身，承认的不会超过30%的人。尤其是为数不少存心在中医队伍里想跳槽到西医那边的医师，更要掩口葫芦地笑发此言论之人，非白痴即疯子。

假如说"大学教授容易，幼儿园老师难"，那么附议的肯定很多。大学教授只需精通一门科技，就可当起来了；而不懂教学法、心理学，还不会唱歌、跳舞、剪纸、画图、讲故事、操作多种乐器的人，能当好幼儿园的老师吗？

为什么？因为幼儿园老师的难，是明显的，谁都可以见到的。中医的难，是隐蔽的，谁都看不到的，甚至50%的中医界人士也看得迷迷糊糊，甚至一无所见。

不论中医或西医，由门外汉而成为高明的医家，必然通过四个层次。

第一个"懂"，就是学习，使外行者成为内行。

第二个"通"，在懂了以后，能够搞得通，头头是道。

第三个"熟"，在通了之后，多多使用（即临床），由生疏而熟练。熟了之后使用起来左右逢源，得心应手。

第四个"精"，以西医来讲，已到了登峰造极的境界了。但在中医则仅仅是学到50%。因为这四个层次，都是在"固定安排"范围内的事。而一个完整的中医在这四个属于"固定安排"的范围之外，还有"化"与"神"两个层次。

第五个"化"，是变化，也就是单单有固定安排的基本功之外的"灵活应用"。那就是辨证论治，这个辨，是有一定的章则而又没有范围的，甚至"见痰不治痰"而能治好痰证，"见血不止血"而把大出血止住。例如《张聿青医案·泄泻》中章左一案，泄泻夹血。张氏用于术、陈皮、茯苓、川连、防风、米仁、炮姜、滑石、泽泻、薄荷10味没有止泻药的药方，竟然在复诊时已"温脏清腑，注泻已止"。又如《柳选四家医案·环溪草堂医案》中的便血案，用熟地黄、炮姜、茯苓、泽泻、陈皮、车前、川朴、茅术、五味子、牡丹皮、山药、阿胶12味都非止血药的药方治愈了一例便血（见卷下"便血门"第二案）。再如《吴鞠通医案》治疗一例肺脓疡，仅用苦桔梗、桃仁、冬瓜子、米仁、甘草、芦根6味药（见卷三"肺痈·王氏"），而且没有消炎药。这就是中医绝对不同于西医的理论体系和治疗思想，也就是"治证不治病"的"辨证论治"。

第六个"神"，中医能达到神通广大，取方取药真的有左右逢源之慨，那才是真正的高级中医了。

那些头痛医头、脚痛医脚的医生，只能称之为"用中药的人"，我们不承认他是中医。"用中药的人"何难之有，只需在地摊上买一本《常用中草药》之类的药物手册，碰到炎症，就在清热解毒药中抄几味如金银花、夏枯草、菊花，出血找止血药中的大蓟、小蓟、陈棕炭，咳嗽多痰的找化痰止咳的半夏、陈皮、杏仁，大便解不下来找泻下药中的大黄、元明粉、火麻仁，失眠的找安神药中的远志、酸枣仁、珠粉，等等。

因之，我敢说一个合格的中医要比合格的西医难，现在恐怕没有人来反对了吧？

出处:干祖望.干祖望医话[M].北京:人民卫生出版社,2012:187-189.

一忍 一静

宋代苏洵有一句名言,“一忍可以支百勇,一静可以制百动”(见《心术》),的确是一个极好的战策。但可惜的是“三十六计(策)”中没有它,多少有些使人遗憾。这“三十六计”,虽然比较庸俗一些,但也大可补充《孙子兵法》的不足。旁的不谈,三国时诸葛孔明在西城,知悉街亭失守,司马懿乘胜追击,再攻西城。此时西城大兵压境,而城内则仅有两千余名老弱病兵,如何是好?但孔明一忍与一静,使了一个空城计,使司马懿不敢进城,甚至还把大兵后退四十里。如其孔明没有一忍、一静,其后果是不堪设想,这部《三国志》也就另行重写了。

南朝宋褚澄曾谓:“用药如用兵,用医如用将。”(见《褚氏遗书》)清代陈修园也说:“攻病如攻乱,用药如用兵。”(见《陈修园医书七十二种·古今医论》)故而兵法上的东西,我们大可借用,仿“洋为中用,古为今用”而成“兵为医用”,其谁曰不宜?

很多疾病初发之际,尤其是大病、重病,往往出现许多特殊的症状,要不了多久,可以自行消失,所以在这个时候,务宜静心观察(忍),等待它稍事稳定一些之后再出手截击。尤其是“若药弗瞑眩,厥疾弗瘳”(引《书·说命》)的瞑眩,更容易出现各种假象来使你上当。还有病房里的患者,因其终日无事,在疾病严重之际,倒也不过如此。一旦步入恢复期,于是什么小毛病都出来了,最多见的是失眠、耳鸣、眩昏、胃呆、头痛、关节酸痛等,他们的主诉当然要用心倾听,但你应该予以观察与筛过,切莫一言一听、一听一用药,最后势必乱了你的一套治疗计划。这个功夫也就是忍。

《备急千金要方》中的“寻思妙理”(见“大医习业”篇)、“唯用心精微,始可与言于兹矣”和“凡大医治病,必当安神定志”(见“大医精诚”篇),都是在静字之下才能做到。而且这起画龙点睛作用的“安神定志”四字,更显示出“静”字是如此重要。

中医而能真正掌握这“一忍”“一静”的功夫,便绝无鲁莽误事了。

出处:干祖望.干祖望医话[M].北京:人民卫生出版社,2012:201-202.

论左说右

自《素问·刺禁论》“肝生于左,肺藏于右”一说之后,中医对左右两字,就具有特殊的用途。

左脉含心肝,右为肺脾,显然左属阳而右属于阴。肾阳在左,肾阴在右。

以此类推及药,张介宾之左归、右归更寓意于此。此外,左经丸(见《苏沈良方》)治筋瘫手足不随,左龙丸(见《证治准绳》)治肝风,左金丸(朱丹溪方)治肝火燥盛,其所治都是肝经之病。

至于乳突炎,左侧称夭疽,右侧称锐毒;腹股沟脓肿,左称鱼口,右称便毒;臀部脓肿,左称上马痈,右称下马痈,等等,同一个疾病以其左右的不同而名亦各异。一病以左右而异名,是否有其必要?我看未必。

中医还有“左病右取”“右病左取”,《梅氏验方新编·鼻部》治鼻衄,则“独蒜切开,贴手脚心即止。左鼻贴右,右鼻贴左。”还有许多病的外治,用药敷足心,也是左病敷右、右病敷左。不是如此,是否无效,惜乎没有做过实验来证明。

晕车晕船,以指掐内关可止或缓解,一般男子掐左,女子掐右。这一点倒有人试过,男而掐右,女而掐左,的确效果比男左、女右差了许多。

中医界还有一习惯,称男为左,称女为右,所以在处方上的男女都以左右两字替代。姓张的男子、姓王的女子,就写成“张左”和“王右。”你只要打开《张聿青医案》《何鸿舫医案》《吴门曹氏三代医验集》《金子久医案》和《丁甘仁医案》就可证实这点。

出处:干祖望.干祖望医话[M].北京:人民卫生出版社,2012:204-205.

鼻

每个人都是这样，当自己指自己时，把食指总是指在鼻尖上，绝无指在口、眼睛或其他部位的。笔者研究及考证了数十年，到现在才"知其所以然"。因为甲骨文的鼻字，形近于"自"字之故，乃自己的自字。

胚胎的面部最早发于第一鳃弓及鼻额突。左右二鳃弓的腹端互相融合，成为胚口凹的下甲，名下额突。鼻额突出现于胚胎第三周。总之，鼻子乃胚胎开始形成时的最先一个组织。《汉书·杨雄传》谓："有周氏之婵嫣兮，或鼻祖于汾阳。"原注"鼻，始也。"《輶轩使者绝代语释别国方言》谓："鲁之初，谓之鼻。"明代张自烈的《正字通》中更明确地指出："人之胚胎，鼻先受形。"清代汪宏的《望诊遵经》谓："天地氤氲，万物化醇，男女媾精，五官先生鼻。"鼻子是胚胎发生最早的器官，国外在19世纪才知道，中国比他们早得多，17个世纪之前就了解清楚了。

鼻子除了呼吸之外，就是闻气味。任何一个没有受过训练的人，也能辨别出2 000种气味。一个经过训练的专家可以辨别1万种气味。但也遗憾得很，也只能辨出所有4万种气味的四分之一。你们不要惊奇世界上有这样多的气味，而世界上的颜色竟也有700万种。

谈到呼吸，每个成人，每天大约有14立方米的空气通过鼻子而出入于气管与肺。

你们知道吗？鼻子虽然管理呼吸和嗅觉两个大事，可是它们的办公室是分开的，嗅觉部主任办公室在楼上，呼吸部主任办公室在楼下。

人的嗅觉失灵，中医古代称为鼻聋。狗没有鼻聋病，而且嗅觉比人还灵敏数十倍，远在12米的一些轻微气味即可以闻到。但与苍蝇来比较，那又不及许多，如有嗅力比赛，苍蝇拿到金牌的话，狗能否列入前八名还不一定呢！

根据史书记载，汉高祖刘邦鼻子特别肥大，称为"隆准"。《史记·范雎蔡泽列传》谓："先生曷鼻巨肩。"司马真索隐谓："曷鼻，鼻如蝎虫也。"鼻形如蝎子，倒也难知其毕竟是什么样子。《北史·王慧龙传》谓："王氏世渣鼻。"可知王氏竟是酒渣鼻世家了。唐代冯贽的《云仙杂记》谓："贺知章忽鼻出黄胶数盆。"很可能是鼻窦囊肿的突然溃破。清代王士祯的《香祖笔记》载："王安石常患偏头痛，神宗赐以禁方"，用新萝卜取自然汁，入生龙脑少许，调匀，昂首滴入鼻窍。这样处理，王安石很可能是患了慢性鼻窦炎。考汉高祖为汉王朝开国皇帝，范雎为战国时魏相，王应麟为南宋礼部尚书，王安石为北宋政治家、文学家，所有记载，决不虚构。

至于明代徐应秋的《玉芝堂谈荟》谓"世间有一奇疾……有鼻中毛出，昼夜可长一二尺"，则显然为无稽之谈了。

释门《法华经·序品》中"下至阿鼻"的"鼻"，则绝非这里所谈的"鼻"字了。

出处：干祖望．干祖望医话[M]．北京：人民卫生出版社，2012：207－208．

咽　喉

《战国策·秦策》有"韩，天下之咽喉"，《史记·滑稽列传》有"当关口，天下咽喉"，很早就有过如此作喻。如此观之，人体上的咽喉不言而喻是一个重要器官了。还有《汉书·严延年传》所言"河南，天下喉咽"的喉咽，和咽喉是同一意义。

中西医对咽喉的概念，殊不相同，因为中医古时的解剖知识十分缺乏之故。中医虽然知道在颈子里面，但说法各异，如咽左喉右说（《喉科指掌》）、咽右喉左说（《伤科汇纂》）、咽前喉后说（《喉科秘本》）、咽后喉前说（《医碥》）。更有荒谬者谓"咽、喉、咙三者并列"，毋怪乎《重楼玉钥·咽喉说》辟辨谓："一云喉中三窍者，非！"

尽管《灵枢·肠胃第三十一》中详细介绍了"唇""口""舌""咽门"的生理解剖，《太平圣惠方·咽喉论》云"喉咙重十二两"，说得头头是道，但一到临床上就没有一个医生能辨别得出哪一个是咽哪一个是喉，当然这是过去的情况了。因之中医一直把口咽就认为是喉了。

西医就分别得明确了，由鼻咽、口咽、喉咽三者组成“咽”，在上；以声门一区称“喉”，在下。所以笔者上到这课时，先在黑板上画一个梯子及一个屏风。在梯格里由上而下填写了鼻咽、口咽、喉咽和喉；在屏风上并写咽与喉。最后总结说：“西医的咽喉是梯形的，中医的咽喉是屏风型”，听课者就认识得清楚了。

道家称咽喉为重楼，《黄庭内景经·黄庭章》谓：“重堂焕焕明八威。”原注“重堂，喉咙名也。一曰重楼，亦曰重环”。另一部道教文献《天仙真理》谓：“重楼者，喉之十二重楼也。”为何称十二重楼？《金丹元奥》的解释是“何谓十二重楼？人之喉咙管，有十二节是也”。所以清代郑梅涧的一部喉科专著，名《重楼玉钥》。至于中药黄精也称重楼，其理何在？则恕我不知。

为了不俯首于“不知”，乃找了包括本草在内的许多文献，都无法解释这个问题。内中对黄精资料最最丰富的为《永乐大典》，计 7 000 余字，标本图有滁州、丹州、兖州、解州、商州、荆州、永康军、扬州、洪州的黄精图十幅（内解州两幅），而独独找不到其与咽喉的关系。

出处：干祖望. 干祖望医话［M］.
北京：人民卫生出版社，2012：208－210.

“乳蛾”之称应该商榷

扁桃体或称扁桃腺，是咽部淋巴组织的成员。我们所指的仅仅是三个淋巴组织之一的腭扁桃体。以其体积最大，站在前排的黄金地段，因之它也毫不客气地代表了三个。

考蔷薇科落叶乔木的巴旦杏，其果实卵圆而常扁，又称扁桃。而人体扁桃腺的形象与巴旦杏十分相似，故名扁桃体。

中医称扁桃体为乳蛾，也是以其形象和乳蛾相仿而言。但笑话也来了，大家都认为，“因其形状如乳头，或如蚕蛾，故名乳蛾”。错误地把乳蛾一物，硬分为乳头和蚕蛾两物。其实乳者，幼小之谓也。如幼小婴儿称乳子，小狗、小老虎、小鸡、小燕、小牛等称乳狗、乳虎、乳鸡、乳燕、乳犊等。所以蚕蛾而称乳者，是小的蚕蛾，是蚕蛹，扁桃体的确形似蚕蛹。蛾则有翅有足，外形显然与扁桃体不同。

中医的乳蛾之称，与西医的扁桃体之称，同样是人体上一个组织的解剖名称。一旦有病，即称扁桃体炎，如其还称扁桃体，你承认它有病吗？如其把有病的乳蛾，还是称乳蛾，岂非天大的笑话。所以《咽喉经验秘传》称乳蛾风、《重楼玉钥》称蛾风，是相当科学的。咽炎称风，那么扁桃体炎应该“当风不让”了。

扁桃体炎就是扁桃体炎，蛾风就是蛾风，名简意达，实事求是。可是古人硬把蛾风一病，取了许许多多的异名、别号，如：

《儒门事亲》的单乳蛾、双乳蛾；
《类编朱氏集验医方》的肉蛾；
《寿世保元》的喉闭；
《医林绳墨》的闭喉；
《简明医彀》的喉痹；
《疡科选粹》的横蛾、竖蛾；
《洞天奥旨》的蛾疮；
《疡医大全》的阴蛾；
《医方类聚》的莺翁、蛾聚；
《喉科泄秘》的联珠蛾、烂蛾；
《瘟疫明辨》的结；
《喉科心法》的鰍症；
《喉科秘制》的烂乳蛾、石蛾；
《喉症大全》的死乳蛾、乳蛾核；
《秘传喉科十八证》的烂头蛾；
《喉科金钥》的蛾子；
《囊秘喉书》的飞蛾。

这些说得好听些是“落英缤纷”，说得难听些是“乌七八糟”。尽非中医的精华，而是糟粕，务宜扫而去之。如其也想保存下去，则成4月1日愚人节的最大笑话了。

出处：干祖望.“乳蛾”之称应该商榷［J］.
江苏中医，1994(05)：23.
干祖望. 干祖望医话［M］.
北京：人民卫生出版社，2012：197－199.

失　眠

明明是得到火种而酿成火灾，为什么偏偏称之为失火。明明是失去了人格、灵魂和节操的良心，为什么称为失足？明明喜悦得不能自制，为什么偏偏称为失喜……真让人大有莫名其妙之感。中医方面也有如此，齿痛到欲哭无泪之际，取用荜茇、细辛、冰片三味药研末，擦在痛处，即刻痛定而笑，但《疡医大全》偏偏名之为失笑散？至于中医失眠一名则十分恰切，此病就是失去了一个眠字。

最早谈到失眠的，当然是《内经》，如："夜不瞑"（见《灵枢·营卫生会篇》）、"不得偃卧"（见《素问·病能论》）、"目不瞑"（见《灵枢·大惑论》）。《诸病源候论》的"大病后不得眠候"（卷三）、"伤寒后不得眠候"（卷八）、"卧不安候"（卷二十二）等，讲的也是失眠。

古人都称不寐或不眠，近来都称失眠。

失眠原因很多，《医宗必读》归为五证，即气虚、阴虚、痰滞、水停与胃不和，该书作者还加了一个补充，谓："大端虽五，然虚实寒热，互有不齐。神而明之，存乎其人耳"（见"不得卧"篇）。笔者认为此系历来论述失眠病中最精辟之言。

陈士铎又加上"胆虚而风袭之"（见《辨证录·不寐门》），唐容川也加上"失血家往往有之"（《血证论·卧寐梦寐》），俱有见地。

虽然历来讨论失眠者甚多，可惜的是有关失眠的辨证，似难见到。笔者多年摸索，似有这样体会，凡失眠不出四型：其一，失眠在上半夜者，实证多于虚证，虚证寥寥可数。其二，失眠在下半夜者，虚多于实，如其老人鸡鸣即醒，乃老年性失眠，属于正常。其三，通宵难寐，或似睡非睡，虚证居多，实证可以不加考虑。其四，难寐通宵，一寐即梦，不问虚实，病在心肾，当然也以虚证为多，其中醒后而其梦境能记忆犹新者则有虚有实。乱梦一场，醒后无法回忆者属虚证。

以上个人体会，未经广泛的客观检验证实，然欤否欤，希读者验证赐教。

出处：干祖望．失眠［J］．江苏中医，1994（06）：27.

干祖望．干祖望医话［M］．北京：人民卫生出版社，2012．194－195.

应付"疑难杂症"

疑难杂症者，"疑"指迷惑难解，"难"指困难、艰难而无法解决，也就是这个病是辨证起来迷惑不解、治疗起来难于收效的病症。所以一个能治疗疑难杂症而取得一定疗效的人，不愧是高明之医——上工了。

笔者对疑难杂症很感兴趣，但治疗起来总是难惬人意。虽然单位里给笔者挂上了一个"擅治疑难杂症"的桂冠与招牌，但总是惴惴于心地唯恐真正的疑难杂症找上门来。

据说三国时曹操千方百计想与诸葛孔明谋求一面，但其缘分吝薄而始终没有得以握手一下。的确，不论在史书上或舞台上从来也没有见到过孔明与曹操同时出现。相反的，司马懿最怕碰到孔明，尤其是在西域上了一次孔明的大当（舞台上为《空城计》）后更不敢相见。但老天是最会捉弄人的，还是常让他俩狭路相逢，即使孔明死了以后，木偶造成的诸葛亮，还把司马懿吓了半死。笔者与疑难杂症，竟然一如司马懿与诸葛亮，愈怕它，它愈要找笔者。

经常有人问笔者，用什么方法来对付疑难杂症。当然这个回答是"一言难尽"的。笔者对业务一向抱有"生不保守，死不带走"的明朗态度，并非不肯讲，乃是无从说起。但言其大略，亦未为不可。

应付疑难杂症，主要的是掌握四点。

第一点，首先不要重视现象。咳嗽的不必泥于咳嗽，失眠的不必泥于失眠，头痛的不必泥于头痛。"见痰不治痰""出血不止血"等原则，正是处理疑难杂证的钥匙。理由很简单，中医是治"证"而不治"病"的。例如《王旭高医案·吐血门》，基本上都非止血药，即使人们必用的炭，在39张处方中仅有13张（为：朱、邢初诊与三诊、顾、范、吕、薛初诊与复诊、薛、华、钱、殷、郁）中出现过，而且许多方中仅有一味。尤其是尤姓的七诊处方，没有什么直接止血的药味，真名副其实的"出血不止血”。它的形式固然如此，而其精神确是真正掌握了辨证论治。

第二点，务在多读书。因为从历代中医古典文献到昨天方才出版的西医书籍，在这个书海中都可以得到灵感。但凭你几尺枯肠，是搜索不出灵感的。治疗疑难杂症，全部依靠特殊的灵感。例如笔者遇见过这样一个患者，鼻黏膜苍白，滂沱清涕一如自来水，见风遇寒即倍形严重，脉细，舌薄白苔，人亦喜暖恶寒。从脱敏汤到桂枝汤甚至附桂八味，治来一无效果。正困厄于江郎才尽、技穷无能之际，忆及《续名医类案·中寒》第三例病案，得到了启发、灵感，取用葶苈大枣汤合人参泻肺汤去人参，药仅五剂，霍然而愈。

第三点，必须深入明了、分析以前的治疗经过，包括西医的在内。这样既可明了用过而乏效的方药，不使多走重复之路，又可分析当时的病情背景，还可根据药后反应悟出供刻下辨证的极好根据，还可分析出是否由于错误的治疗所造成的。要知错误治疗导致的疑难病症很多很多。所以古人常有“不死于病而死于药”的感叹。

第四点，一般疑难杂症中的“戏药”病，占有绝大多数。“戏药”见清代赵濂的《医门补要》卷上，谓：“有病日久，初服此医之方一二剂，颇效，再服则不效。又延彼医，不问药对症与不对症，初服一二帖亦效，再服又不效。及屡更数十医，皆如此。为戏药，终不治”。赵濂虽然准确地认识、提出了这个病，可惜对病因机制及治疗，只字未提，仅仅留下了一个悬案。笔者的对付，是实证，学游击战战术，打一枪换一个地方，也就是每一次复诊换一套方剂。虚证，当要大补元气，可以目为轻症的“离魂症”。但在这时虚实之辨必须准确，否则出入太大，为害也大。

出处：干祖望. 应付“疑难杂症”[J]. 江苏中医，1994(09)：23.
干祖望. 干祖望医话[M]. 北京：人民卫生出版社，2012：199－201.

【按语】

什么东西如果跟疑难二字联系起来，通常是令人头痛，很难解决的，或许我们根本就没找到症结的关键点在哪里，如果碰到这种疑难问题，该怎么办呢？干祖望应对疑难杂症的心得体会可以给我们一些参考和提示。

首先，不能对“症”下药。疑难杂症何以成为疑难杂症，自然是源于没闹清楚疑难杂症的起因在哪里，疑难问题的本质是什么，所看到的“症状”和“现象”可能只是表象，还是云山雾罩中的表象，仿佛一团乱麻，理不出个头绪来，也不知从何说起。如果被这样的表象所迷惑，穷于应付，最后可能就陷入舍本逐末的迷潭，逐渐远离了真相，越走越偏离了真相的轨迹。如此对策，如何还能够指望抓住关键，解决问题呢。

其次，应该动态地看问题。多读书，从经典名著中汲取营养，从前人的经验和教训中寻找解决问题的灵感和成功的典范。只有站在巨人的肩上，才能看得更远。书是个好东西，浩瀚书海，包罗万象。古人说“书中自有黄金屋，书中自有颜如玉”，虽说有些功利，但如撇开这一点不谈，我们也可以理解为“知识就是力量”。知识为何能成为力量呢？知识，来自前人对事物及其发展的本质和发展的研究、发现和解释，经过实验、观察和总结归纳。一个人的力量毕竟是有限的，通过阅读书籍，可以比较容易地获得更多的知识和经验。面对疑难杂症和疑难问题，经典书籍就像个武器库，十八般兵器无所不有，任由你挑选。选对武器，运用得巧妙，可以达到四两拨千斤的神奇效果。

第三，多动脑子。要分析疑难杂症病史和治疗经历，不在失败的道路上打圈子，及时调整角度思考探索，从失败的努力中总结经验教训，不做无用功，这样才不至于在探索的道路上，屡次跌倒在同一个地方。明知不是路，还要一条道走到黑，那迎接他的，除了失败的概率，还可能有一个评价：“一根筋”。

最后，对于百般努力仍无法解决的疑难问题，还有看似很无奈的方法，那就是“戏药”。既然问题的难度超过了我们的智力水平和认知水平，也没有现成的攻略可以参考，百般努力和尝试均无果，就不妨姑且用嬉戏的态度对待它，不再探究疑难问题的实质了，也不再参照前人的理论了，放松心态，死马且当活马医吧！灵活处置，不按常规出牌，保不齐灵光一现处，冒出来的也是解决疑难杂症和棘手麻烦的一个好办法。无招胜有招，突破现有套路，不正是武林中攻无不克、战无不胜的秘籍之一吗？

从侧面来认识辨证论治

京剧里一出《天雷报》，内容是说无情义子张继保不孝，在清风亭被天雷殛毙。京剧《遇皇后》中包公见到李妃，判断为真正的太后，把她接驾回朝。理应包公向仁宗说明事实，晓以大义，使仁宗认识自己的不孝。但这样正途去做，深恐难获佳效。故而包公编导了一出《天雷报》给仁宗御览，在仁宗激动之际，再说明李后之事，仁宗大悟大惭，奉为母后，接下去就是《打龙袍》。包公这个手法，就是采用“从侧面来”的方法。

笔者曾教过一位西医朋友学中医。一张朱丹溪的大补阴丸，总是无法记住。之后采取董汉良《中药记忆法》中“音同（近）义通法”，教他五个字——“伯母洗地板”，谐音于川黄柏、知母、猪脊髓、熟地黄、龟甲。从此记得牢靠，而且永远不忘。这又是一个“从侧面来”。

中医的辨证论治，苦于没有一个有形的公式，说起来总感到是“空对空”的抽象得很。笔者也曾写过些文章来介绍辨证论治，例如《江苏中医杂志》1987 年第 10 期的“中医要推陈出新，不要新陈代谢”，出版于 1989 年的光明中医函授大学讲义《中医喉科学》第六章“辨证”里写得很详细，而且还创造性地制作几幅“辨证公式”图表。可惜这种场合只能一本正经、规规矩矩地讲说教式的正面话，绝对不能采用“从侧面来”。我也明知“从侧面来”的效果特佳，可惜迹近旁门左道，野狐参禅，难登大雅之堂。“嬉笑怒骂尽是文章”的医话，则可以像淳于髡一样的“仰天大笑，冠缨索绝”（见《史记・滑稽列传》），无所顾忌“从侧面来”说上一通。

以治疗出血为例。一般人认为止血何难，只需打开《神农本草经》《药物学》，什么大蓟、小蓟、仙鹤草、牡丹皮、白茅根、三七、白及、地榆、紫珠草、蒲黄等以及一切凉性药炙成的炭，都可凑上几味，因为这些都是公认的止血药。其实这样就大错特错了，这哪里是一个中医的思想与技术，仅仅是一个抄书的无知机械人而已。

真正中医的处理出血症，自有一套办法——辨证论治。大体上不外乎：

风热犯肺的，法宜疏风清热，方宜桑菊饮之类。

血热逆行的，法宜清营凉血，方宜犀角地黄汤（现用 10 倍量的水牛角代犀角）之类。

热毒入营的，法宜清凉解毒，方宜黄连解毒汤之类。

胃火过旺的，法宜清化阳明，方宜白虎汤之类。

肝气郁而化火者，法宜疏肝清热，方宜丹栀逍遥散之类。

肝阳上亢者（高血压的居多），法宜泻木清肝，方宜龙胆泻肝汤之类。不过体弱正衰的，少取苦寒药，多用甘寒药。必要时可加用羚羊角粉。

湿热下注的（大多为尿血症），法宜清化湿热，方宜导赤散合小蓟饮子。

瘀血内停的（大多为吐血、痰血），法宜化瘀活血，方宜化瘀活血汤之类（罗国钧编的《中医内科学》48 页）。

恶性肿瘤后期的，法宜扶正抗癌。

脾虚不能统血的，法宜健脾益气，方宜归脾汤或止血归脾汤。

气虚不能摄血的，法宜升清益气，方宜补中益气汤。但头面出血慎用，尤其是肝阳上亢者，绝对不能取用。

气血两亏的，法宜气血双补，方宜八珍汤或十全大补汤。

大出血到气随血脱地步的，法宜峻剂益气，方宜独参汤。严重的应回阳固脱，方宜参附汤。

尚有两点应该注意：上身尤其是头面上的，需并取降气药物，如紫苏子、代赭石、牛膝之类；下身尤其是子宫出血，需并取升提药，如柴胡、升麻之类。

以上种种，是中医的辨证论治法，一个抄书的无知机械人哪里会体会得到"当一个及格中医有这样的难"。

以上许多方药，很少直接取用止血专药，这就称"见血不治血"的从侧面来介绍辨证论治的最好治法。除此之外，还有什么"消痰不治痰""止泻不治泻"等在辨证论治中产生出来的绝妙的中医治病手段。

出处：干祖望. 从侧面来认识辨证论治[J]. 江苏中医，1994(10)：21.
干祖望. 干祖望医话[M]. 北京：人民卫生出版社，2012：183－185.
干祖望. 从侧面来认识辨证论治[N]. 上海中医药报，2003－11－01(002).

【注释】

野狐参禅：出自宋代严羽的《沧浪诗话·诗辨》。野狐：佛家指不能妙悟禅道而堕入异端者。比喻欺世惑众但终无所成的异端邪说。

捕　捉

捕捉一词，仅见于《汉语大辞典》，疏为"抓住机会"。似乎意犹未尽，应该再添一句"抓住特点"，才较全面。

例如轰动世界的1941年9月21日10点55—59分中国日食观测委员会在甘肃临洮摄得的"日全食的过程"纪录片，就是依靠这个伟大的"捕捉"而获得的。当时祖国正在日本铁蹄的践踏下，江山破碎，甘肃等地经常遭到狂轰滥炸，他们正是在炸弹硝烟之中摄到了这从明代嘉靖二年(1541年)起隔了400年才遇到的日全食。这就是抓住机会的捕捉。

漫画家能在三笔两笔下画出惟妙惟肖的肖像，而且从形似到神似。他靠的是什么本领？就是抓住特点的捕捉。因为各人的面孔各有不同的特点。子产(？—公元前522年)早在2500多年前就说过"人心之不同，如其面矣"(见《左传·襄公三十一年》)。谁都得认清各人不同的面相，而名画家则更得抓住特点。

对付一个疑难杂症，就是靠你善于捕捉特点的本领。可惜的是这种特点在粗心眼儿的人那里是视而不见的。关于捕捉疑难杂症的特点，自古以来，谈者不乏其人，可惜的是我们未能好好关注而已。即使你也予以关心，但绝不比亲身体会的印象更深。笔者虽专业于耳鼻咽喉，但对所有疑难杂症，都有特殊兴趣。

一税务局青年职员，奇寒七载，冬天重裘难温，坐在火炉边不能出门一步。夏天不能吃西瓜，也须在无风无冷处度过盛夏。今年初诊在新春之际。一翻其七年来病历，所服中药都是细辛、肉桂、炮姜、附子、鹿角胶、鹿茸之类，但总难生温，如其一周不服此药，即寒冷难以度日。望诊则面白无华，较为消瘦，脉细，舌质苔俱白。唯一特征，两掌心烧灼如焚，十分难受，试握体温计，为36.7℃。因之即回忆起《续名医类案》卷六的"恶寒门"中有戴思恭(1323—1405年)用大承气汤、李士材(1588—1655年)用银花汤治愈了两例冷得出奇的奇寒怪病。现在捕捉到"掌心烧灼"这个特征，肯定为真热假寒证。但为了审慎起见，嘱他明天再来。借此一个宵夜，将《续名医类案》吃透精神，翌日裁方取用葶苈大枣汤。2剂入腹，重盖的大棉被揭去了两条。5剂药后，病者自谓"全身舒服而温暄"了。复诊取白虎汤，一无成效。再三思维，葶苈大枣汤是大泄肺经之剂，肺主皮毛，久困之邪(热)通过玄府而被逐出体外。白虎汤清阳明，所宣所泄者，不落门径，焉能谈此疗效。此后取用宣肺清热，终以玉屏风散调理而愈。

客岁一位八旬的离休高干，口腔腐(不是糜)烂经年，近来口水如涌。疼痛并不明显，但烧灼感十分严重。片片白腐假膜较厚，间隙间黏膜充血，用了不少清热解毒甚至犀角地黄在内的内服药，一无成效，而且日趋严重，也曾屡用犀角及羚羊角，开始1～2剂明显改善，3剂后又严重如初。捕捉其特点，口中臭味严重，但不同于一般的恶臭、尸臭而呈腥味如鱼。就凭这一个特点，即可证明属虚寒证。斗胆取用附桂八味汤。药仅3剂，病去其半。之后以金匮肾气丸调理而告痊。

以上两例严重而顽固的疑难杂症得以轻取告

捷者，完全得力于捕捉。前者捕捉住“掌心烧灼”，后者捕捉住“臭呈腥味”。《宋史·张焘列传》谓：“自古未有不知敌人之情而能胜者。”这掌心烧灼与臭呈腥味，正是忠实地反射出来的“敌人之情”。而且这种敌情也好、病情也好，它总有或明或晦甚至不太容易看得到的特点暴露出来，诚如《文选·晋纪总论》所谓“潜谋虽密，而在机必兆”，关键就是要看你有没有本领去捕捉。

出处：干祖望.捕捉[J].江苏中医，1994(11)：26.
干祖望.干祖望医话[M].
北京：人民卫生出版社，2012：155－157.

问

一个问字，的确大有文章。你要学到技术，就非问不可，否则为什么把这两个字联在一起而称为学问？故而求学称问业；你要适应新的生活环境，又少不了问津、问禁、问俗等等。但你必须聪明一点，切勿问道于盲。

当然，你千万不要问鼎，否则就是野心家；更不能问柳，否则你就是浪荡子。至于对父母的问安、问膳、问寐，再多问也无妨，尽管现在年轻人早已不知“孝”字为何物。

问的范围也极广，如宋代辛弃疾的《满江红》谓“问人间，谁管别离愁？杯中物”，多么潇洒；金代元好问的《迈陂塘》谓“问世间，情是何物？直教生死相许”，多么情痴；宋代苏老泉的《太玄论上》谓“疑而问，问而辨，问辨之道也”，求学多么认真；唐代李白的《忆旧游寄谯郡元参军》谓“问余恨别知多少？落花春暮争纷纷”，多么怆然；宋代陆游的《满江红》谓“问鬓边，都有几多丝，真堪织”，暮年多么地哀叹；唐代李益的《喜见外弟又言别》谓“问姓惊初见，称名忆旧容”，把久别相逢于异乡的欢乐，描写得刻木三分。

中医五诊（笔者把传统的四诊改为望、问、闻、切、查五诊）中就有一个问诊。但可惜的是许多人并不重视它，甚至把问诊理解为问问姓名、年龄、籍贯、工作单位和病史等一个常规程序，真荒谬之至。

中医问诊，传统的内容有问寒热、问汗、问头身、问大小便、问饮食、问胸腹、问口渴、问旧病及问原因等共十问。其实这十问相当粗糙简略，在临床上使用起来远远不够。笔者一直重视并善于使用问诊，有把握说“十纲”（表里、虚实、寒热、标本、体用——经笔者整理过的）中40%的依据从问诊中得来的，而且准确性特高，切诊远远望尘莫及。惜乎这样问法，为书本上所没有。

笔者专攻耳鼻喉科。下面试就该科问诊举例一二。

耳科：耳鸣的问诊，如《医贯》中“以手按之，不鸣或稍减者，虚也；手按之而鸣愈甚者，实也”之言，在临床上毫无指导意义，良以古人用演绎法来把外科“可按者虚，拒按者实”的辨证规律推衍到耳鼻喉科而得之，全非经验之言。后世文抄公更盲目照抄，依样画葫芦贻误到现在。即使符合于临床的如《景岳全书》所谓：“凡暴鸣而声大者多实，渐鸣而声细者多虚”，也仅仅50%可取。盖古人不懂得什么是音调，什么是音量，把高音调与大音量俱作为声之大者；低音调与小音量俱作为声之细者。其实音调的高低确是辨虚实的可靠辨证，但音量则不然，在指导虚实之辨上，并不重要。但特大的音量则又有辨证价值，唯更须佐以旁证，其同样之大，一则为大实而另一则为大虚，犹之同样的黑苔却又有大热与大寒之别。

笔者对耳鸣问诊，必须分清音调与音量。但患者不知音调音量之别，乃问他如蝉鸣、火车声、沸水声、风吹声等后，再予以分析。如蝉鸣，调高而量小。一只鸣蝉固如此，其如一群蝉噪，则调高且量大了。飞机声，近者调高量大，远者调低而量小了。

耳鸣病，对外来噪声的接受或拒绝，更是辨别虚实的主要问诊。绝对拒绝而心烦神躁者大实，安于接受者虚。漠然无所谓者，无参考价值。

咽科病的慢性咽炎之干，为该病问诊的重点。如干燥而不思求饮者，实证为湿浊，虚证为脾虚；干而狂饮者，喜热汤者脾虚，喜凉饮者肾虚，喜大冷大凉者，更必须考虑五志之火；凡不择温凉者，无参考价值。

口腔科的口腔病，关于臭气的辨别，问诊也属重点。患者主诉有臭气，则必须追问："旁人是否也闻到你的口臭？"如旁人闻不到，属主观性臭气，虚证最多；旁人同样闻到，属客观性臭气，实证居多。但对客观性臭气，你更有必要自己也闻一闻，内中粪便臭者，阳明经大热；尸臭者可考虑肿瘤（急性坏疽性齿龈炎，也是尸臭）；抹布臭者，实证湿浊，虚证脾虚；腥臭者，实证很少见，大多为气血两亏。

涉及全身性的问诊，如失眠，必须追问他在上半夜或下半夜？或通宵迷迷糊糊难于酣沉？凡上半夜的虚证多；通宵者有虚有实。当然，凡疼痛、周围环境的突然改变、环球性时间差等，当另作别论。

大便溏薄，不一定脾虚。不论为时多长多久，凡伴有腹痛、有臭气（腥味不在内）者，可以排除脾虚。至于虚的程度，可问患者用多少手纸可以擦净肛门的粪迹。一般用手纸愈多者愈虚。不过患有痔漏者例外。

在临床上也有儿童、老人，甚至虽年轻而颟顸的患者，则必须向伴随者去了解了。

宋代王安石在《书洪范传后》中针对发问者的要求，也发过议论，谓："问之不切，则听之不专；其思之不深，则其取之不固"。所以我们的问诊，必须词简意赅，不说废话，针对性强而且专，并就患者的回答深深思考与分析，为五诊服务。如能做到上述所言，这种问诊就是成功了。

出处：干祖望．问[J]．江苏中医，1996(07)：28．
干祖望．干祖望医话[M]．
北京：人民卫生出版社，2012：189－192．

百年前中医论过敏性鼻炎

一谈到过敏性鼻炎，谁都认为是新病种。当然，这个病名是外来语，但这种病则早已有之。

清代周学海，安徽建德人，出身官宦家庭，光绪十八年（1892 年）进士，厌恶宦途，弃官学医，最崇拜苏州名医张路玉（1617—1698 年），故他的思想基本上属张氏一派。他读书甚博，撰著更多。其于光绪戊戌年（1898 年）梓版的《读书随笔》六卷，他认为是"广搜旧说""澄练精思"之作。第四卷"证治类"中有"论嚏"一文，为历来专题讨论一个"喷嚏"病所未见的论文。

文中除了陪衬性套用一些"古人云"的什么"少阳气上出，冲击而嚏""寒热相激，逐于脉中，致脉内作痒，痒即突出"等不痛不痒的理论之外，也亮出了他自己的体会，谓："嚏之来路有二：因寒束肺窍，热气擦于肺中而上冲者，其气发于胸中，上过上腭之内而下出于鼻也。因寒束督脉，热气激于脊膂而上冲者，其气起于腰俞，循脊上出脑顶之巅，而下出于鼻也。一缕寒邪，孤行气脉，而不为正气所容，故冲击而出也"。

接下来说："本属微邪，不足为病"。最后用画龙点睛的笔法来描述本病的唯一特征"然见有早起，必嚏数十次"。因为任何一种喷嚏，都不会晨兴之际必作，更不会必数十次之多。再加上"无间寒暑，而寒天较甚"九个字，更进一步使我们确认，当是今天所称"过敏性鼻炎"而无讹。

但引以为遗憾者，文中没有治疗介绍。笔者对本病常取桂枝汤合脱敏汤同用，方剂的组成为桂枝、白芍、干地龙、蝉蜕、紫草、茜草、墨旱莲、甘草。对不复杂的病来说，效果十分满意。但如张山雷（1872—1934 年）活至今天，看到此方，必然大大地予以批评，肯定要说："庞杂无纪，无法（指治法的规律）可言……温凉并进、糅杂成方……宁非大谬"（《疡科纲要·治疡药剂·总论》）。

出处：干祖望．一百年前中医论过敏性鼻炎[J]．
江苏中医，1997(06)：27．
干祖望．干祖望医书三种[M]．2 版．
济南：山东科学技术出版社，2008：94－95．

中介症

"人""病"和"人生病"，都是客观存在的事实。既然是物质，当然要永恒运动，无限地变化、发展了。所以伤寒的六经传变，温病的卫气营血转移，还有什么寒化为热、热盛生风、血虚致燥、大汗亡阳、气随血脱等病机转换，都能证明疾病是在不断运动而非静止的。可是中医在病因病理方面难以完全走出凝固性静止的桎梏。

你看，《诸病源候论》一个病有一个病因病机；《医宗金鉴》虽然病因病机增多而趋向完整，但是“从一而终”证之随病的凝固僵化，与《诸病源候论》相比，真有五十步与百步之感。时至今天当然应有所进步，但仍然把病因病理，一项一项排队列陈，“一”“二”“三”……横向看齐，很少顾及彼此之间的联系，更谈不到上下之间的贯通。而我们认识仅仅在于横向排列的款款项项，而不知道上下间的变化贯通，怎能在临床疾病初、中、后三期过程中应付自如呢？如其再出现续发症、并发症、兼症或变症，那你就更加无章可循而束手无策。这个空白点，我们有责任替古人补上一笔。

外邪侵袭人，内伤损害人，都能致病。但外邪内伤怎样使人发病，中医对此尚没有一个明确的交代，即使有，也是在朦胧含糊中滑过。在从致病因素到成为疾病的过程中必然有一个起搭桥作用的东西，尽管抽象得无形无迹。笔者把它暂称为中介症。

中介症可分为一级、二级、三级，凡邪与人结合之后（外感病多），并不经过复杂的机制者，如风、寒、暑、湿、燥、火、致敏原、瘟疫、急性意外创伤等为一级中介症。凡邪或七情之伤与人结合之后，经过复杂的机制才演变成疾病，或由一级中介症转化而来的风证、燥证、风湿证、气滞、血瘀、痰饮、郁证、脏躁、痴呆等为二级中介症。至于三级中介症，它可以由二级发展而来，也可以由一级甚至连一级都没有经过的，如严重的意外伤害直接发生、大汗亡阳、毒入心包、气随血脱、痉厥肝风等。

再根据三个级的中介症来选择治法。治法也根据三级中介症而归类为“攻”“和”“补”“抢”四法。攻，是指一切祛邪的方法，如解表、祛风、利湿、清热、解毒、攻下、催吐；和，指无邪无虚的如升降紊乱、肝胃不和、共济失调；补，当然是扶植正气、填缺补虚；抢，用之于抢救，如回阳救逆、护心解毒、养阴息风。

这样则既可以填补了中医对病因病机的空白，更可使治法有我中医自己的标准。

出处：干祖望.“中介症”[J].江苏中医，1998(10)：32.
干祖望.干祖望医书三种[M].2版.济南：山东科学技术出版社，2008：88.

“进补”与“排毒”小议

中医的进补不外乎补气补血、益阴益阳、培土壮水……现在出现了“排毒”一法，真使笔者这行医六十余年的老中医瞠目结舌。为了求知解惑，不能不广询西医。他们的回答，都相同于1999年9月2日《金陵晚报》第7版所刊的“排毒胜于进补吗？”之言，谓：“某某医院营养科的某某医师告诉我们，在西医营养学中，并没有排毒的说法”。继而又谓：“这个词汇的广泛流传，大概是源于某些营养滋补品的广告宣传。”

据我所知，“人是制造污秽的机器”，污秽超了域也可成为毒，且看吐出的痰沫、擤出鼻涕、排出的大小便，哪一样不是污染之源？不过每个人早已都有天赋的咳嗽、喷嚏、登圊的本能，使你这个七尺之躯内不会有藏污积垢成毒的顾虑。所以一个正常的人身机体，中医脑子里永远也思考不及有毒无毒。

当然，中医也有“败毒”（如荆防败毒散等）、“解毒”（如黄连解毒汤等）、“消毒”（如八宝消毒散等）、“括毒”（如天花括毒散等），但它所败的、解的、消的、括的，都有邪存在者（如风寒、风湿、感染，最最典型者为细菌性炎症），绝非自感良好、检查无症、化验正常的所谓“毒”。

至于医学上有否存在着“排毒”疗法，事实上的确是有的，它出于古印度的吠陀医学。考吠陀医学是古老的印度医学。一如中医是由道教中孕育出来的医学，其血液里含有道教细胞。印度是佛教国（尤其是在那时），所以吠陀医学也有佛教的细胞。佛教有“净口”“净心”“净名”及“无垢”之说，只有身心皆净，才能身登净土，所以吠陀医学中的“净身”疗法就成为主要理论之一。所谓“净身疗法”，不外通过出汗、呕吐、泄泻及放血四种手段而获得。金元四大家之一张子和(1156—1228年)熟练掌握除放血以外的汗、下、吐三法,故而他以“主攻派”成名。而且他所“攻”的是疾病,绝对不是养生保健,当然更谈不到益寿延年。

对此,中医界的非议很多,如朱丹溪(1281—1358年)在《格致余论》中批评他:“愚阅张子和书,唯务攻击……与《内经》、张仲景若是之不同”。《金史·张子和本传》讲得更直爽,谓“不当汗者而汗之,则死;不当下而下者,则死;不当吐者而吐之,则死……张子和汗下吐,妄庸浅术”(转录于《医籍考》五十卷)。

中医本来就是“虚则补之,实则攻之”,意思是虚弱者要补充之,有邪有病(实)者排斥(攻)之。张子和之攻,也完全准确无讹,尚且还有人批判他,如其“虚而攻之”的话,其所铸之错,更无从说起了。

本来“虚”和“实”属于两个相反极端,而“补”和“攻”更是水火之不能相容。因之“进补”与“排毒”同时登台,实在使老中医的头脑搞得天旋地转。但你必须问一下老中医,自古至今天下的书是否完全读过?清代戴莲芬的《鹂砭轩质言·顾兰陔》中有过这样一段话:“树仁见子气欲绝……遇其本(顾兰陔兄),创方用人参五钱,佐以莱菔子。饮已,目转动,能开视。树仁谢曰:‘何术神妙乃尔?’其本曰:‘是有至理,岂庸医者所能识哉?夫水泽腹坚,至春而解,无目者以攻剂投之,是犹以尺斧而伐大泽之冰,无怪人力穷而坚凝之气如故也。吾以人参温其中,而以莱菔开其路,春气洋溢,严砺化于无形,此以书理参医理,天下无不奏之效矣’”。笔者毕竟是庸医而“岂能识哉”?仅有誊抄之力而乏解释之能。

不过我们更须知道,真正的科学,终有一朝为老中医解除困惑,可能会有一天西医的营养学中会新添“排毒”一门及其说法吧!

出处:干祖望.“进补”与“排毒”小议[J].
江苏中医,2000(02):30.
干祖望.干祖望医书三种[M].2版.
济南:山东科学技术出版社,2008:92-94.

【按语】

排毒是眼下流行的词语,大到媒体的广告,小到美容院的招牌,再小到就是老百姓的语言,老百姓的语言中有排毒这个词,说明其影响力很大了,也得到认可了。

干祖望认真地追溯了毒的源流,排毒的意义,哦!原来既不是中医的也不是西医的词汇,既不是临床医学词汇也不是营养学的词汇。

网上搜索一下排毒,大部分是这样的句子,什么产后排毒饮食法则,辣妈这样吃;七种美味瘦身食物排毒减肥必备;一周排毒食谱,吃掉赘肉清除肠毒;多吃这九种排毒食物不再便秘;达人分享,轻松排毒瘦身小秘方。

排毒为什么这么流行?为什么会在短时间内成为这么流行的词语?这可能是人们生活水平提高后,解决了温饱问题后,开始追求健康,希望自己能没有疾病,能活得久一些,活得舒服一些,生活质量高一些,女人更加漂亮一些,男人更加强壮一些。君不见多少关于健康的书畅销,多少健康的电视节目掀起民众收视高潮,又造出了多少所谓的电视健康明星,甚至某种食物的价格也随之攀升,暂且不说他的真假或者含金量多少。健康之于人的重要性,民众追求健康的热情可见一斑。

民众有这样的强烈的需求,现今图书也好,媒体也好,网络也好,关于这方面的宣传是良莠不齐的。有些人说话过于口满,把一种食物说成可以治疗百病的东西,甚至现身说法,不得不让没有医学常识或科学素养的人信服,顶礼膜拜,并在生活中坚定不移地执行,以至于出现类似于“洛阳纸贵”的现象。

排毒也许就是这些宣传中的一种,在某种意义上甚至有误导的嫌疑。

我曾经接诊过一个病人,他坚持每天要流汗,不流汗就觉得很多毒素没有排出来,心里不舒服,为了流汗就在健身房大量的运动,大量运动后,就要补充营养,就大量进食牛肉之类的食物,他认为牛最有劲,最能补充男性所损耗的能量,其他食物不足以补充得完善,又认为进食牛肉后会产生更多毒素,就要有更多的运动排出毒素,更多地流汗。毒素的存在,更多的是在他心里的存在,让他进入这么一个怪圈中。结果搞出了个肌肉劳损,贴上膏药,忍受疼痛,但他认为"痛并快乐着",乐此不疲。

再百度一下排毒这个词。居然洋洋洒洒2万字,叙述得如此详细、系统,简直可以成立一个学说了。所列此条如:什么是毒素;毒素产生的原因;人体内部有多少毒素垃圾;早餐3杯水排毒又养颜;还有水果排毒、花草茶排毒、刮痧排毒、蔬菜汁排毒、洗肠排毒、断食排毒、肌肤排毒、淋巴排毒、肠道排毒等论述颇为详尽和全面。

细看这里面还揉进去了中医理论。把中医当中治疗的八法汗、吐、下、和、温、清、消、补,引进来当成排毒八法,很专业的;还有人体排毒时间表,不由得人不瞠目。在"排毒"这个名词出现的短短几年里,竟然被"研究"得如此透彻,让任何一个学者都感叹不如啊!这些论述中夹杂一些中医、西医、营养学的词汇和理论,乍一听起来非常有道理,而且似乎很有科学根据,但是却经不起简单的推敲。

大部分人都认为"排毒"是中医词汇。让我这个中医工作者一方面感觉到中医的群众基础好,而另一方面又汗颜的是,美容院、健身房、饭店、洗脚城、保健品都要打起中医的招牌。这些地方提供保健服务,有其可取之处,但也正因此,令大多数人认为中医就是按摩、拔罐。按摩、拔罐就是中医?这真是有些辱没中医的嫌疑和味道。如果保健品没有这些宣传作用时,大家又会把原因归罪于中医身上。这也成为一些主张取消中医的人的一个理由。

其实真正的医生很少讲排毒,即使中医医生讲毒和这个排毒的毒也不是一回事,此毒非彼毒。查阅《中医大辞典》第2版第1165页对毒的解释是这样的:指毒物、毒害、疫毒。①病因之一。疮疡发病中,常见的病因有火毒、热毒;虫兽咬伤而感受邪毒的如蛇毒、狂犬毒、疫畜毒等;先天禀赋不耐接触某物而受害者如漆毒、沥青毒等。②病证名。疮疡之泛称,如疮毒、痈毒、阴毒、阳毒等。看得出这些毒是病理的,与健康人运动后出汗就可以排出的所谓的"毒"是有较大差异的。查阅网络上的资讯,发现这个"毒"已经和"中医"紧密相连了,甚至结合、融合了,其结合的程度远远超过中西医的结合。

"排毒"为什么那么快就在民众中流行开来呢?我想一个是因为生活水平提高使大家由原来对疾病关注转向了对健康生活的关注,知道保健的重要性了。再一个是因为这个词容易懂,容易和身体状况挂钩、对上号,所以民众容易接受。如果给民众说五行之类的词语,估计得费很大工夫也不一定会被理解接受。

民众需要一个如实反映医学或保健知识的科普读物,正确的思想不占领人的头脑的话,其他的东西就必然会乘虚而入了。所以现在所谓的不负责任养生读物或宣传的泛滥,一方面我们抨击这些东西的粗劣,另一方面也提醒我们应该有好的科普宣传才好,像干祖望写这些东西就很好,只是这些东西还是针对专业人士,没有面对民众,应该唤起更多的专业人士把握潮流,用自己专业知识给民众指明方向,引导民众。

也许我们真的可以把它当成一个新鲜事物,幽默的干祖望希望有一天"排毒"能"名正言顺"。

辨证论治

清代龚自珍(1792—1841年)的《明良论》谓:"庖丁之解牛,伯牙之操琴,羿之发矢……古人所谓神技也。"其实并不"神"。且看庖丁如何解牛?《庄子·养生主》早就分析过,谓:"庖丁为文惠君解牛,手之所触、肩之所倚、足之所履、膝之所骑,砉然响然,奏刀騞然"。庖丁仅仅是熟悉各处的组织,用不同手法来剖解不同的组织。如此操作,当然一切骨骼都可迎刃而解了。

3 500年来,中医未被宇宙间新陈代谢规律所淘汰,凭它独特的"辨证论治"至今仍然傲立于卫生界。

一般人谁想听你谈这个"辨证论治"?中医们也像进餐用筷来搛菜一般,早就没兴趣去谈它。现在节录古文献中两段记录,奉献给读者诸君,聊博一彩。我们从中也可以认识到中医为什么不能放弃辨证论治。

唐代翰林学士李肇的《国史补》载有:“王彦伯自言医道将行,立四五釜,煮药于庭,老幼塞门。彦伯曰:‘热者饮此,寒者饮此’。翌日自持金帛往谢之,无不效也”。又北宋苏东坡(1037—1101年)之知交赵令时的《侯鲭录》中也有同样记述,谓:“王彦伯医名既著,列三四灶,煮药于庭,老幼塞门而来请。彦伯指曰:‘热者饮此,寒者饮此,风者、气者各饮此。’皆饮之而去,效者各负钱以酧,不来者亦不责之。其长者之流欤”。王彦伯的辨证论治,有形有色。通过这个实物示教者,中医的辨证论治就不难理解了。

王彦伯系唐初荆州的道士,并非真正的中医,所以中医文献中都没有提及他。仅孙思邈《千金方》抄录了一张“王彦伯方”。还有宋守忠的《历代名医蒙求》中,把《国史补》全文抄录成章,冠其篇名曰“彦伯列灶”。孙思邈之所以转传王氏方,可能同是道家中人物。宋守忠之所以设立“彦伯列灶”,肯定是为了突出中医的“辨证论治”。

出处:干祖望. 辨证论治[J].
江苏中医,2000(09):30.
干祖望. 干祖望医书三种[M]. 2 版.
济南:山东科学技术出版社,2008:79－80.

后　顾

《魏书・李冲传》谓:“使我出境,无后顾之忧”。意即假如我要出门,首先要把家里(即后方)的事安排妥当,然后可以一无担忧。所以不管干哪一件事,后方总是最重要的基地。

后方,在军事上更为重要。《管子・七法・选阵》谓:“凡攻伐之为道也,计必先定于内,然后兵出乎境。”《尉缭子・踵军令》谓:“欲伐,先安内。”明代何良俊的《语材・言志上》谓:“以明防前,以智虑后。”这些都是强调后方的重要。因为一个将军、司令,若只到前方攻打,不顾后方安危,即使打了大胜仗,但回到老家,发现早已被敌人占领了,你还有什么胜仗可言?所以,《孙子兵法・行军篇》指出:“无虑而易敌者,必擒于人”。

医者治病,一如兵家的杀敌,当你出手之前,必须顾到后方。例如一个虚弱老人患便秘,你不考虑到他的老、虚,随即用 10 g 大黄,大便当然可通,但病人却虚脱了。一个高血压病人患有清阳不升所致的口腔糜烂,你若用升麻、柴胡、葛根,口糜的确痊愈,但却会出现头痛剧烈、呕吐、出汗、呼吸急促、心绞痛及肾衰竭等。所以每当用药物来治疗疾病之前,首先要考虑这种药物的不良反应。否则,“以暴易暴”,治好了这个病,却新添了另一种病,甚至去了小病,来了大病,更是得不偿失。

清代河南固始县名医王燕昌的《王氏医存・古方皆有防慎》中谓:“古发表之剂,皆防亡阳;攻下之剂,皆防亡阴;利水方中,皆固津液;消导方中,皆固脾土;温补则防失精、失血;寒凉则防阳虚、火败;有汗勿再发表,便利勿再清泻;治上勿妨下,治下勿伤上;清上之虚热,勿令火冷金寒;清下之虚热,勿令脾陷肾泄。”王燕昌之说,一如一个军事家,当出兵打仗之际,首先顾到后方的稳定与巩固。我们当医生的,应该重视这个“后顾”。

出处:干祖望. 后顾[J]. 江苏中医,2001(07):35.
干祖望. 干祖望医书三种[M]. 2 版.
济南:山东科学技术出版社,2008:89.

【按语】

后顾,也叫“顾后”。就是说一个军事家,当出兵打仗之际,首先考虑到后方的稳定与巩固。干祖望在这里强调作为医生一如军事家,应该重视这个“后顾”。每当用药物来治疗疾病之前,首先要考虑这种药物的不良反应。这样才不致“以暴易暴”,治好了这个病,却新添了另一种病,甚至去了小病,来了大病,得不偿失。

回顾历史,历代大医从医家的行为心理上有过深刻阐述者俯首可拾。唐代孙思邈对为医者曾有“胆欲大而心欲小,智欲圆而行欲方”的警句。“胆大心小,智圆行方”这八个字高度概括了作为一个医生必须具备的心理素质和行为准则,因此,“知常知变,能神能明,如是者谓之智圆”(明・李中梓《医宗必读・行方智圆心小胆大论》)。清代名医徐大椿在《医学源流论》中专辟《用药如用兵论》一章，全面、详尽、准确地阐述了“防病如防敌”“治病如治寇”“用药如用兵”等医理。他们这些深刻论述无非是在强调作为医者仁术，你所面对的是一个个鲜活的生命，在临证用药时应知常知变，圆机法活，既要胆大还要心细，既要“瞻前”又要“顾后”，这样才不至于“以暴易暴”。

目前，医院中有不少医生在临证时往往注意“瞻前”而疏于“顾后”。大多医生面对突如其来的疾病，往往只强调速见效果，而忽视了药物的不良反应，给患者带来不少伤害，甚至是终生性大病或残疾。在耳鼻喉科门诊，我经常会遇到一些“聋哑儿”，只要一问病史，相当数量的孩子是在感冒发热时或其母亲妊娠前期滥用氨基苷类抗生素如庆大霉素、硫酸卡那霉素等药物所致的听力损害。据2010年8月8日《南方日报》报道，据最新抽样检查，我国听障人士约2 780万人，每年新增聋哑儿3万人以上。可想而知，这些患儿中有多少是由于医生的不“后顾”所造成的医源性疾病。再细思之，这2 780万听障人士和他们的家庭，每年新增的3万聋哑儿的生理、心理、精神、经济将遭受多么沉重的打击。因此，干祖望在本文最后向我们呐喊：我们当医生的，应该重视这个“后顾”。

再拿治疗癌症来讲，我认为从目前国内外治疗肿瘤的水平来看，手术、化疗和放疗，仍是恶性肿瘤治疗方法的战略主流。但是，治疗要掌握好度，包括手术及放化疗。从我所接触的一定数量的恶性肿瘤患者来看，由于一些肿瘤科医生的“顾后”不够，不考虑患者具体的身体情况，超患者身体承受力的剂量进行化疗，抑制了骨髓的造血功能，使各器官日渐衰弱，白细胞减少，抵抗力下降，出现了多种并发症或感染，最后比那些放弃治疗的患者走得更快。著名中医学者何裕民教授在《癌症只是慢性病》一书中曾说过，“有些肿瘤患者经大剂量化疗后出现白细胞下降，从西医的治疗角度就要马上注射‘升白针’或口服‘升白片’，企盼短期内白细胞升上来，能接着化疗，但是即使注射特效升白针，还未完全成熟的白细胞一次次从骨髓中释放出来，暂时满足了白细胞血象值的‘正常’。但是，原来的白细胞都是正常的军人或战士，有较好的战斗力。若只靠升白针从骨髓促出来的白细胞都还像一些18岁前的幼稚孩子，他们就是上前线了，拎枪都困难，你还指望他们对敌人(癌细胞)有多大杀伤力。一次次的化疗，一次次的‘升白’，往复循环多次，只能将中小学甚至学龄前的儿童(不成熟白细胞或幼稚白细胞)推至前线，抵挡不了敌人(癌细胞)的进攻，癌细胞复发或转移。最后只能是身体的崩溃。”我觉得这个比喻很恰当。

我以为对接受手术、放化疗后白细胞下降或身体虚弱的肿瘤患者，医生们更要“顾后”。权衡肿瘤患者病情的轻重缓急，辨明其阴阳气血虚实，从这些方面进行中医药辨证论治或调理还是大有作为的，这已经不乏先例。最近，从网上看到上海复旦大学青年教师、32岁患乳腺癌的于某，透过她所写的抗癌日记和患癌后的心路历程，从一个侧面揭示了中西医结合治疗与调理情绪的方法对中晚期癌症患者可起到减轻痛苦、延长生命、提高生存质量的作用。她在接受化疗后，机体内红细胞值明显降低，用一般化学和生物药不理想，医生考虑给她输鲜血。但她坚持用中药调理，并收到较好效果。她是从电视里看到并留意了一个方子叫作“五红汤”，方子说来非常简单：红豆、红枣、红皮花生、红糖和枸杞子，每天煎汤当水饮，开始喝了两周后，红细胞值就开始上来，坚持饮“五红汤”半年后，收到明显的治疗效果。

拙言补论

笔者经常取用三棱、莪术、葶苈子、蜈蚣、全蝎、九香虫、土鳖虫峻猛药物。因之也常有人来问笔者：“冒险吗?”“你的胆真大……”笔者的回答是“有病则病当之，无病则人受之，自有病来缓冲而不会受到峻猛之害”。其实，此言极不完整。你想两只大象在草地上，不论是打架或叙欢，此处的花草哪会不遭其殃?

凡属顽固性的、对一般药物已有耐受力的病变，不用峻猛之药，是等于坐视。但在使用峻猛药物时，必须尽量设法来减少其不良反应。具体措施，不出三点。其一，少用；其二，缓冲；其三，扶正补虚。也就是减轻药力来削弱它的不良反应；用制约法来把峻猛磨棱锉角，例如用葶苈子可加大枣；久痢者用杏仁，必须要“打”（也即把杏仁放在吸水的干燥纸上，加以拍打，经过纸的吸收作用，把油去掉。可惜现在此法已很少有人来用），油去掉了，滑肠的不良反应也消失了。攻补兼施，形象地说，是把两只大象下面的花草加以保护，使之损坏的面积降低到最小限度。

因之，完整的话，应该是“有病则病当之，余害则人受之，无病则人全受之”。

还有，笔者经常在医案中写“取用轻能去实之法”，也很不完整。病重药轻，根本没有作用，但病却好了，这是利用人体本身的正气而自行疾去身安。所以“轻能去实”，还不能成为一个治法，仅仅是安慰剂的外衣而已。它与“不药为中医”情出一辙，唯容易使病家乐于接受而已。

出处：干祖望. 拙言补论[J]. 江苏中医，2001(09)：38.
干祖望. 干祖望医书三种[M]. 2版. 济南：山东科学技术出版社，2008：94.

李鸿章的幼稚病

清代媚外大臣李鸿章（1823—1901年）有过评中医不科学的一句话，即“以意进逻病机，凭虚构象，非实测而得其真也”。此语见于光绪二十四年（1894年）美国医士洪士提反译《万国药方·李序》。李鸿章对中医的妄加评论，源于幼稚病产生的片面认识。

2001年5月下旬到6月上旬期间，处在北热南寒特殊天气的南京，晴晴雨雨，寒暑表徘徊于35～40℃之间，一般人都已夏装上身，而笔者则还是一条棉毛裤，一领羊毛衫，有时甚至两领，夜间紧拥薄棉被，但身上还是凛然难温。在这种环境中，在中药方剂里加上了桂枝，二三剂后凛寒减去其半，一个疗程七剂服完后，对寒热感趋于正常，到今天屈指已三个月，全部正常。

家人说，“桂枝是驱寒药，寒冷赶走了，当然是好事”。说来一点也不假，笔者也用吃辣的佐餐菜来乞求一暖。一次到四川馆里吃麻辣豆腐，没有跨出店门，笔者已经能脱去了一领羊毛衫。可是药性一过，这个接近于觳觫的寒冷之感则再度出现。那么这七剂桂枝的药力，一直维持其有效浓度是长效永久的吗？笔者想也不可能。

终于悟出一个道理。笔者的怕冷从何而来？乃脾阳久困，脾病及肾，终至元阳无火使然。而使用桂枝，就利用其温阳扶火的功能来逐寒驱冷，于是脾气一振，阳和春回。证已去，哪会有病的可能。

通过这个事例，则“证”是什么？中医为什么要治“证”不治“病”？谁都一目了然了。

最后，再写上一句点睛之言：寒冷是病，麻辣豆腐是治“病”的。元阳无火是证，桂枝是治“证”的。这两个治法，前者是西医思维，后者是中医思维。现在中医学术水平的下降，就是中医也西医化了。李鸿章的幼稚病就在不知中医不识“病”而识“证”。

出处：干祖望，李鸿章的幼稚病[J]. 江苏中医，2001(11)：40.
干祖望，干祖望医书三种[M]. 2版，济南：山东科学技术出版社，2008：81－82.

【注释】

觳(hú)觫(sù)：出自《孟子·梁惠王上》。形容害怕得发抖的样子。

肺主皮毛

1992年1月19日《扬子晚报》第6版所刊“‘金人’何以窒息身亡”一文中介绍说：“国外发生过这样一件事。有位演员为拍摄‘金人’，就从头到脚用真正的黄金涂满全身，只留下鼻孔呼吸。可他大约经过两个小时，就因窒息身亡了”。

回忆在日寇侵华时代，凶残的侵华日兵残忍地把我国同胞竖立在深达一米五六的井坑中，然后用泥土填满到颈子以上，仅仅一个无法转动的头颅露在外面。虽然其身无外伤，但不到半天都能死去。

以上二者，都是因为缺氧致死。在表面上看来人的氧气都从鼻孔吸入，但更要知道，皮肤也是吸氧器官之一。原来早期低级动物就是靠皮肤来输入氧气的，经过亿万年漫长时日的进化过程慢慢地形成用鼻子来呼吸。虽然皮肤吸气功能逐渐退化，但现在还有不少动物仍然保留着用皮肤来吸氧的能力，人类也不例外。

揭开这个秘密者，是在2 200年前《内经》的“肺主皮毛”。《素问·五脏生成》谓“肺之合，皮也，荣其毛也”，《素问·阴阳应象大论》谓“肺生皮毛”，却说得十分明确。《素问·生气通天论》索性把毛孔称为“气门”。

1851年，德国兽医学专家、权威人士盖尔拉赫又用科学实验证实了“皮肤是司呼吸的另一个器官”。

1864年，吴师机的《理瀹骈文·许序》谓：“人身八万四千毫孔，皆气之所由出入，非仅口鼻之谓”。这里更说得明白无误。同时更可贵者，竟然把口、鼻、皮肤三者，认为都是可以呼吸空气的。但“八万四千”个毫毛孔，迹近信口开河了。不过比之李白“秋浦歌”的“白发三千丈”要规矩得多了。

出处：干祖望. 干祖望医话[M]. 北京：人民卫生出版社，2012：172－173.

舌

世人称秦桧老婆王氏为长舌妇，其实王氏舌头并非真正的长，不过责其搬弄是非在岳飞的冤狱为虎作伥。真正舌体奇长而载于史册者，见于清代陈元龙的《格致镜原》谓：“神异录，夔州道士王法朗舌长，呼字不正”。同时，该书又谈到了一个短舌者，谓：“宋书，南都王义宣，生而舌短，言涩”。

《灵枢·肠胃》谓：“舌重十两，长七寸”，但《史记·留侯世家》偏偏谓：“今以三寸舌”。是否太史公没有读过《灵枢》？或嫌《灵枢》言之失实而从具体出发？南朝梁简文帝萧纲曾写过一篇《舌赋》，内有“故微言传乎往记，妙说表乎丹青”等妙句，写来的是大好文章，千古奉为绝唱。可能萧纲之兄萧统，人称昭明太子，是历代大文豪之一，因之兄弟俩都具有天赋文才。

“舌为心苗”“心为君主之官，神明出焉”，所以舌在人身上也是重要器官之一。更是中医诊断疾病、辨证论治的重要依据。自秦汉以来，历代医家在舌诊方面积累了丰富的经验，并总结汇集成文，而且还有绘以图谱。元代敖氏《金镜录》是第一部以图画出之的辨舌文献。同时的杜清岩在原有12个图之外，又增补24图，合成36图。近贤曹炳章（1877—1955年）的《辨舌指南》，绘彩舌122图、黑舌6幅，因而可谓为划时代的专著。在1984年9月，同时出版了两部称得起佳作的诊舌图谱：一为陕西科学技术出版社出版的张学文、邵生宽编著的《舌诊图鉴》，计102版；一为人民卫生出版社出版的宋天彬编著的《中医舌苔图谱》计287版。都是图片清晰、光色如真，加之印刷精良，确属精品。前者售3.5元，可能亏本出售；后者45元，在当时则已使人咋舌，可能定价太贵，所以一般书店很难见到，笔者从珠海购得。

观察舌诊，应从舌体、舌质、舌苔、津液及动态五个方面，综合分析，才能得到准确的诊断。所谓动态，指歪斜、僵硬、震颤而言。近人又增加视察舌下静脉，有时看来，也属重要，尤其观察瘀证、血虚等方面。

临床上也能看到舌背裂痕及斑斓剥脱，前者称脑纹舌，后者称地图舌。那时不能过敏地诊断为阴虚津脱，必须问他对酸味、咸味有无刺激甚至舌疼痛感，如无则属生理性的，不必大惊小怪地养心补肾，尽可以视而无睹。

迩来食品加工精致，无毒有色添加剂，很多造成染色苔。可疑时，可追询一下方才吃过什么东西。

如其用力把舌外伸者，舌体即瘦，舌似伸非伸时即胖，在观察体与质时务须注意。凡钡透、用间接镜检查声门时，应该先看舌苔，后再检查。

这一个问题，有人向笔者咨询，至今笔者无法解答。即舌尖属心肺、中央属脾、舌左肝、舌右胆、舌根属肾，为什么根部的腻苔最多、最厚、最难化？因为不论肾虚肾火，都不可能有湿浊来上熏生苔的。

出处:干祖望. 舌[J].
辽宁中医杂志,1993(01):34-35.
干祖望. 干祖望医话[M].
北京:人民卫生出版社,2012:210-211.

天白蚁

白蚁,谁都很熟悉,是蚂蚁中的一族,是对人类危害性最大的害虫之一,它可以破坏房屋、木器、书籍甚至金属制品,而且还有过嗜食水泥的报道。至于还有周穆王的八骏中,也有一骏名白蚁者,那不知道的人就更多了。

天白蚁,则知者甚少,除中医专业辞典外,永远也找不到这个词目。

此名最早出现于明代楼全善(1332—1401年)《医学纲目·肝胆部》中,谓:"头内如虫蛀响,名曰天白蚁"。因此文出于"头风痛"章中,故而《简明中医辞典》(人民卫生出版社1978年版)即解释为"脑鸣的别名。一般伴有耳鸣、目眩等症"。至于梅尼埃病是否也可称天白蚁,则不能不进一步探讨了。

之后,清代顾世澄的《疡医大全·喉风》中也有天白蚁一病,谓:"咽喉内生疮,鼻孔俱烂,此名天白蚁。此症方书不载,多有不识,常作喉风医,最为误事"。以其症状表现,故《简明中医辞典》解释为:"指喉癣经久失治,霉烂起腐,旁生小孔如蚁蚀的病症,预后都不良"。谢利恒编的《中国医学大辞典》亦谓天白蚁为"喉癣之别名"。但此解释,亦难使人满意,中医"喉癣"内有喉梅毒与喉结核两症,那么同一部《疡医大全》为何把喉梅毒的"咽喉生疮,层层相叠,渐渐肿起,不痛,多日乃有窍,臭自出"的一节,不写在天白蚁中而独独另置于第四十卷的"奇病法"里呢?

再后,在清代《奇症汇》中也有"有人患头内有声,如虫蛀响,名天白蚁,此肝火为患"之记载,事实上是通过《串雅奇病》《杨氏医方》而转再继承了《医学纲目》的说法。该书计八卷,作者为浙江嘉兴人,姓沈名江(根据嘉庆六年《嘉兴府志》),字岷源(见《新塍镇志》),曾任职于太医院。但1981年中医古籍出版社影印本则称作者为沈源,别号抱元子。

1954年第5卷第11期《新中医》刊登笔者的《白喉及它的一切在我国的发展史》一文中,则强调天白蚁为白喉的最早名称,它的名称演变是:天白蚁→白缠喉风→白喉咙→白喉。

根据以上资料,则天白蚁者内有脑鸣(相符于梅尼埃病)、喉癣(内有喉梅毒、喉结核)和白喉之症。尽管病属三宗,但均在耳鼻喉科所处理病种范围之内。因之,该专业医生要对它认真深入地探讨一下。

出处:干祖望. 天白蚁[J]. 江苏中医,1993(05):28.
干祖望. 干祖望医话[M].
北京:人民卫生出版社,2012:176-177.

"雾"与辨证

雾,是近地气层中的天气现象。由大量悬浮的小水滴或冰晶构成。常常使人视物模糊不清,致能见度减低,故而古人有"雾里看花"来形容视物模糊。诗人杜甫就有过"春水船如天上坐,老年花似雾中看"这样的诗句。

雾的形成,不论南方、北方,甚至国外,都是相同的。重庆之雾与伦敦之雾也一无差别。可是在预测天气晴雨来说,则春夏秋冬四季之雾的意义各不相同。中国农谚"春雾太阳夏雾雨,三朝大雾发西风",其意就是春天的雾,预示着天气必晴,夏天则预示下雨,冬天的大雾后必然气温下降而西风怒嚎。这一点和中医的辨证,完全一致。同样一个病,其证可千变万化。

忆曩昔北京暴发脑炎,死亡率之高足以惊人,即使国外专家亦为之束手无策。后用蒲辅周轻清化浊之方,无一死者,疗效震惊国际。可是以后再用,竟无效果可言了。无他,乃用"春雾太阳夏雾雨"来预测冬日之雾道理一样。

1958—1963年,湖南衡阳、醴陵、长沙一带,白喉几度大流行,死者无数。后采用当地名喉科世医张氏之方,挽救了不少生命,张氏也得到政府崇高奖赏。但现在用此方也已远非当时的神效了。

1992年春夏之际,江南淫雨,遍地汪洋涝淹,泽国一片。当时笔者治疗不少疾病,不管耳、鼻、咽、喉、口腔,也不论什么风、寒、暑、湿、燥、火,一律取用燥土渗湿,佐以芳香化浊方剂,无不一剂而知、再剂而愈。如其循规蹈矩地如法处理,反而获效殊鲜。假定现在还是以一张燥土渗湿化浊药剂来应付一切疾病,非被病人把你轰出医院不可!

中医辨证论治的妙处,就在这里。毋怪乎西医同道们把“有效”之方,拿来取用,毫无一效而很不相信中医。

出处:干祖望.“雾”与辨证[J].江苏中医,1994(02):24.
干祖望.干祖望医话[M].北京:人民卫生出版社,2012:202-203.
干祖望.干祖望医书三种[M].2版.济南:山东科学技术出版社,2008:80.

【注释】

曩(nǎng)昔:往日、从前。出自晋代向秀《思旧赋》。

闻

《吕氏春秋·自知》中有个掩耳盗铃故事,谁都讥笑这个盗铃者是超级笨蛋。其实最聪明的学者,照样也可偶尔笨到这个地步。君不见亚圣孟夫子就也笨到这样吗?曾谓:“闻其声不忍食其肉,是以君子之远庖厨也”(见《孟子·梁惠王上》)。这里的闻,是用耳朵的。也有并不点出一个“闻”字而一望而知是闻的,如《列子·汤问》的“余音绕梁,三日不绝”等。

汉代刘向的《说苑·杂言》中谓“如入芝兰之室,久而不闻其香……如入鲍鱼之肆,久而不闻其臭”,这里是用鼻子的闻。同样也有并不点出一个“闻”字而一望而知是闻的,如唐代杜甫在《自京赴奉先县永怀五百字》所言“朱门酒肉臭”之类。

还有一个“闻”字,既不用耳朵,也不用鼻子,但不知怎样对你有所感觉的“闻”,如应酬词中的“久闻大名,如雷贯耳”及中华人民共和国成立前商店广告常用的“名闻遐迩”之类。

此外,如明代廉史闻泽、清代学者闻斑、近代教育家闻一多等,都姓闻。过去称官高名显者为闻达。

我们中医的望、闻、问、切、查五诊中,闻诊也占有一个重要席位,而且坐上了第二把座位。可知也属重要了。其中既有用耳朵的闻听,又有需鼻子的嗅闻。不论哪个闻,在耳鼻喉专业科中显得特别重要。

用于耳病的嗅闻:耳中闻到臭气者,肯定是化脓性中耳炎的久病者。臭气浓郁者,更应考虑伴有乳突炎或并发胆脂瘤。

耳聋病音叉检查,更是每一个来诊者必不可少的常规。其中“W”“R”“S”“G”,尽管你中医不懂,但也必须学会掌握,老中医也不能例外。不过老中医首先自问你的耳朵是否靠得住?否则,“曲竹安有直影”,永远也得不到准确的数据。

耳鸣病人,必要时还要通过一次局部听诊,就是用去掉了“体件(即胸件)”的听诊器,把“胶管”直接塞入外耳道去静听有无客观的鸣响,用以排除刘河间所谓“耳鸣有声,非妄闻也”(见《素问玄机原病式》)的振动性耳鸣以提高疗效。

对鼻病,尤其是萎缩性鼻炎、臭鼻病、干酪性鼻炎以及久病的鼻腔异物和鼻咽腔肿瘤等,闻诊显得更为重要。

鼻腔的开放性鼻音、阻塞性鼻音等用耳朵的闻诊,可以提供不少辨证的有力根据。

口腔病,重要的闻诊,在鼻子。

喉部疾病,在古代属于“喑”或“瘖”的一门中,那时重要的也在用耳朵的闻。这个闻诊,笔者已探讨了数十年之久,初步总结出这样一个概念,即:

无形之气者,心为声音之主;肺为声音之门;脾为声音之本;肾为声音之根。有形之质,声带属肝,得肺气之冲而能震颤;室带属脾,得气血之养而能活跃;会厌、披裂属阳明,环杓关节隶乎肝肾。

音调属足厥阴,凭高低以衡肝之刚怯;音量属手太阴,别大小以权肺之强弱;音色属足少阴,察润枯以测肾之盛衰;音域属足太阴,析宽窄以蠡脾之盈亏。肝刚、肺强、肾盛、脾盈,则丹田之气沛然而金鸣高亢矣。

笔者所作这些总结，竟然蒙国家中医药管理局编的《建国40年中医药科技成就》予以收入承认（见422～430页），可能尚有一些可供参考的价值吧！

出处：干祖望．闻［J］．江苏中医，1996（08）：35．
干祖望．干祖望医话［M］．
北京：人民卫生出版社，2012：192－194．

“天人合一”学说是中医精髓吗

“天人合一”是中医精髓吗？回答为“是的”，当然最对。“不是，而且是糟粕”，也不错。世界上没有两个各走极端的问题都是对的，为什么？关键全在于对“天人合一”本身的认识问题。

“天人合一”原出于《易经》。后被儒、道、医三家所吸收，之后各家凭自己的条件、环境和需要来各自发展，于是成了各家的“天人合一”。而且以“失之毫厘，错之千里”的定律而发展到各自为政，甚至到了背道而驰的局面。

这三个绝对不同的“天人合一”，什么时候开始分道扬镳的？似难考证，不过董仲舒（公元前170—前104年）、张道陵（34—156年）和张仲景（145—208年）三人为代表而奠定了儒、道、医三家“天人合一”论的基础，准确地说，是开始于汉代。

儒家董仲舒继承了子思、孟子“天人之际”思想，发展为“天人感应”，完成了儒家的“天人合一”观。道家张道陵从老子、庄子的经典派，葛玄、葛洪的丹鼎派中分离出来，吸取了占验派思想，在鹤鸣山写成了道书二十四篇，产生了道教的“天人合一”，用他们的话来说，是通天神、遣地祇、镇妖驱邪、愈百病，人是可以与天合作共事的。医家张仲景，继承了《内经》传统学说，发展为伤寒杂病的临床应用，他凭了“伤寒一日”“伤寒二三日”“日哺所发潮热”（见《伤寒论》），“四季脾旺”“冬至之后、甲子夜半……”“从春至夏、衄者太阳……”（见《金匮要略》）这些论述，奠定了医家“天人合一”的系统学说，之后后世医家更深入阐明而完整之。

所以你要讨论、研究医家的“天人合一”，必须先把儒家的、道家的“天人合一”论排除出去，否则“不是中医精髓，而且是糟粕”的答语，当然要产生了。那么，《内经》中的“天人合一”学说，是完全准确的、唯物的、科学的吗？我敢斗胆地说：“不一定”。例如《灵枢·邪客篇》的“天圆地方，人头圆足方以应之。天有日月，人有两目。地有九州，人有九窍。天有风雨，人有喜怒。天有雷电，人有音声。天有四时，人有四肢。天有五音，人有五脏。天有六律，人有六腑。天有冬夏，人有寒热。天有十日，人有手十指。辰有十二，人有足十指，茎垂以应之……岁有三百六十五日，人有三百六十节。地有高山，人有肩膝。地有深谷，人有腋腘。地有十二经水，人有十二经脉。地有泉脉，人有卫气。地有草蓂，人有毫毛。天有昼夜，人有卧起。天有列星，人有牙齿。地有小山，人有小节。地有山石，人有高骨。地有林木，人有募筋。地有聚邑，人有䐃肉。岁有十二月，人有十二节。地有四时不生草，人有无子。此人与天地相应者也”。这些虽不能称为糟粕，但也非精辟之言，《内经》所以写上这段，不过是把抽象的“天人合一”予以具体化而已。在临床上并没有指导性的意义，仅仅是张介宾所谓“人身小天地，即此之谓”（见《类经·十六》卷三）的衬笔而已。

像这样巧合的事物，在我们身边很多，案头适有一副扑克牌，我们也可以写一篇“天牌合一论”：“年有五十二星期，牌有五十二正牌以应之。天有日月，副牌二张以应之。岁有春、夏、秋，冬，牌以桃、心、梅、方以应之。天有昼夜，牌以红黑应之。每季有十三星期，牌每一花式十三张以应之。每季九十一天，十三张牌以共计九十一点以应之。岁有三百六十五日，四种花式点数总和加小王一点以应之。如再加大王一点，以应闰年天数……”。

未闻打牌者借重于“天人合一”来指导打牌。如果我们一定死抱着《内经》所有内容来作为法宝，其结果适足以资敌人的炮弹，趋自己于医盲。

出处：干祖望．“天人合一”学说是中医的精髓吗？［J］．辽宁中医杂志，1992（09）：25－26．

干祖望. 干祖望医话[M].
北京:人民卫生出版社,2012:170－172.

耳　朵

据说老子李聃(道教祖师)耳朵特别大,故人称李耳。但在正史上找不到这个资料,唯《史记·老聃本传》有"耳有三漏"的记载。漏,是洞,可能他耳上有三个先天性瘘管。但《淮南子·修务训》也有"禹(大禹)耳参漏,是谓大通",可是也从未听过人说夏禹是大耳朵。

《后汉书·吕布传》谓:"(吕)布曰(刘)备曰,大耳儿最叵信。"再证之于《三国志·蜀志·刘先主传》,其谓:"先主……顾自见其耳"。则刘备的大耳朵是可信的。

笔者曾出过一个最肤浅的考题,为"耳有哪两个功能?"其实很简单,是"听觉与平衡"。可是有一个学生答的是"听觉和戴眼镜"。

许由听到了尧要把天下传位于他的消息,马上取颍水之水把他不愿意听的言语从耳朵里洗涤出去。苟跡听到葵言葵语,把耳朵掩盖起来。但奇怪的是"许由洗耳"的故事,人尽皆知,而对"苟跡掩耳"则知之甚少,而且连苟跡是什么时代、什么地方的人,也不晓得。为什么?可能许由的事经过《史记》《汉书》《庄子》《高士传》四部名著的记载,而苟跡的事仅仅见之于不出名的《词林典腋·形体》。由此可知,宣传作用,何其伟大尔!

耳朵的听觉很灵敏,从每秒振动16次到每秒振动2万次的声波都能听到。

耳朵的听,分为气导与骨导两种。这句话请读者不要误认为是西医的,中国八百多年前的医家陈言(1121—1190年)在《三因方》中早就指出:"耳为听会之主,纳五音。外则宫、商、角、徵、羽,内则唏、嘘、呵、欠、泗"。这"外则"是指气导,"内则"是指骨导。

耳鸣也有两种病,一是震动性耳鸣,一是非震动性耳鸣,它们的病因、机制、治疗绝对不同。有人也认为对耳鸣的这种分类是西医的东西,其实也的的确确是中医的。也在八百多年前,刘河间(1120—1200年)的《素问玄机原病式》中特别指出震动性鸣的特点,是"耳鸣有声,非妄闻也"。

渗出性耳软骨膜炎和化脓性耳软骨膜炎中医称什么?此题实在难以回答。1985版《高等医药院校教材·中医耳鼻喉科学》称之为"耳壳流痰""断耳疮"。虽然是笔者提出来的,但一直觉得相当不妥,但妥当的呢?到今天还没有思索得之。

耳朵是人身重要器官之一,好好保护,千万别掐之挖之!陆定圃(1802—1865年)的《冷庐医话》谓:"贡武弁,年二十余,取耳(掏耳朵)时为同辈所戏,铜挖刺通耳底,流血不止。延外科治之,旬日间,忽头痛如破,体僵面赤……的系破伤风矣,已属不治。"我们在临床上也经常遇到这种情况。

噪声是致聋的强有力刽子手,90分贝左右的噪声就可以使你耳朵受到损害,时间长了破坏更大。所以耳塞子式耳机,危害性极大极大。

处在吸烟者旁边的儿童容易患中耳炎,以前我们不知道,读了1992年9月4日《参考消息》,方才长了这个知识。为什么原因?其谓"香烟雾可令呼吸道的细胞数目和黏液分泌不正常地增加"。所谓呼吸道,可包括中耳和咽鼓管。这与王孟英《温热经纬》中的"肺经之结穴,在耳中,名曰笼葱"颇相符合。

出处:干祖望. 耳朵[J].
辽宁中医杂志,1993(02):38－39.
干祖望. 干祖望医话[M].
北京:人民卫生出版社,2012:205－207.

我的治喉法则

孟轲(公元前372—前289年)在《孟子·尽心下》中谓:"尽信书,则不如无书"。两千年后的今天,中医喉科医生都有"不读喉科书,则为了无书"的感叹。

中医高校五版教材明言有包括疫喉在内的中医喉科专业书80种(见1985版2页)之多,今言无书,这危言耸听之说,有谁来相信。因之不能不细说端详。

1. 中医"花似雾中看"地认识喉咙这个器官

用杜甫(712—770年)的《杜工部小寒食舟中作》

诗中“花似雾中看”来评中医对喉这个器官的认识，再确切也没有了。且用上古、中古及近世三个时期的著作文献来核实即得。

上古：《难经·四十二难》谓“喉咙重十二两，广二寸，长一尺二寸，九节”。九节，指两肺叶中间“人”字形支气管上端两合一处上面的气管，以其由一节一节环状软骨组成而得名。所以中医心目中的喉，是从声门起，下达气管与支气管接壤交界处以上的除了肺叶以外的全部呼吸系统。

中古：《太平圣惠方·第三十五卷·咽喉论》谓“咽门与喉咙并行”，视为咽与喉不是连接贯通而是骈列并行的两条管道。历来的糊涂认识及朦胧概念，在同时的《苏沈良方·论脏腑》中反映得入木三分，谓：“皆谬说也，又言人有水喉食喉气喉，亦谬也。世传欧希范真五脏图亦画三喉，盖当时验之不审。水与食同嚼而吞，岂能口中遂分二喉哉。人但有咽有喉二者而已”。虽然也确切地承认咽与喉两个器官，但还是把上下连接贯通的一体误作两条管道。

直到近世19世纪末，还没有真正认识清楚。例如余听鸿（1847—1907年）在《外证医案汇编·咽喉·疫病喉沙》中谓：“西医治喉肿秘塞不能通呼吸者，在颈傍喉管开一孔，插入银管，可通呼吸……余谓：呼吸不在喉而在乎肺，肺气通，喉难肿秘，有鼻可通，一二日不妨。若肺气秘塞，鼻中亦无呼吸，唯颈傍开十孔，插十银管，亦徒然耳”。

2. 没有真正的喉科医生　《论语·先进》曰：“未知生，焉知死”，也就是“未知常，焉知变”，意即你不知道正常的状态或秩序，就不可能知道而能够认识或解决这个事变。所以机器修理工，首先要知道该机器的结构和运转。西医首先熟读生理解剖，中医在《灵》《素》《难》的基本功之外，还要熟读本科的专业书。现在没有喉科书，怎能培养出喉科医生来。

中医未有真正的喉科医生，这是在许多文献中忠实地反映出来的。所以高锦庭（1755—1829年）在《谦益斋外科医案·喉风》中坦率地说：“卒起喉风，险重之症，无可服药”，事实上也的确如此。张介宾（1563—1640年）也亲身遇到了一个喉阻塞喉科病，谓：“一女子，无病而喉窍紧塞，息难出入，不半日而紧塞愈甚。及延余诊，视其脉，无火也；问其喉，无肿无痛也；观其貌，则面青目瞪，不能语也；听其声，则喉窍之细如针，抽息之窘如线。伸颈争命求救不堪之状，甚可怜也。余见而疑之，不得其解……终亦不敢下手。他医见之亦但束手而已。如此者一日夜而殁。至今莫识其所以病此，终身疑窦，殊自愧也”（见《景岳全书·咽喉·论治·锁喉风》）。所以正如笔者所校的《尤氏喉科·辨证》之谓“喉闭，系危笃将殂，慎弗治之，以取谤怨”。这非医生缺乏医德，实为没有治疗能力。

经常有人这样说：“中医喉科近两百年来，名医辈出，文献丰富，是中医界中一支有力的劲旅。”这是错误地把咽科病当喉科病，咽科医生作为喉科医生，咽科专业书误作喉科专业书的错误所伸引出来的。

民间以咽作喉，开始于明代唐顺之（1507—1560年）的一句“开口见喉咙”（见《与洪方州书》）错误之言。至今经过450年而仍然悬挂在不少老百姓嘴唇上。

3. 没有喉科书　教育家陶行知（1891—1946年）曾言：“播下科学种，结成智慧果”（见《行知诗歌集·纪念牛顿与加列略》），所以你要当好医生想治哪一种病，你必须读熟这种病的专业文献。但扼腕长叹的是喉科缺少专门的喉科书。

虽然清初乾隆二十二年（1757年）张宗良的《喉科指掌》面世之后到清末宣统三年（1911年）袁仁贤的《喉科金钥》止的150多年中，梓版发行的有120本（字数太少，似难称部），其中虽然有些书涉及了喉病，但也沧海一粟，而且没有的占多数。

今以三部具有代表性的书，核实一下。

《喉科指掌》六卷，作者张宗良，清代乾隆丁丑（1757年）梓版问世。所订六味汤，组织严密，取药规范，疗效稳定，不愧为咽喉科自己的方剂。除还有养阴清肺汤这两首专科方，找不到像样的咽喉专用方。全书共有74种疾病。还值得一提的是，此书创立的框架、结构、文法、论调、插图，都是以后同类书的样板，可称为“指掌面孔”。

《重楼玉钥》二卷，作者郑梅涧，道光己亥(1839年)梓版面世。此书优点有：①打破“指掌面孔”而自创一格；②有自己的心得体会与言语；③行文通畅洁练；④具有实用价值；⑤靠近中医传统性正宗性。列出36种疾病，自称“喉风三十六症”。

《紫珍集》全称《经验喉科紫珍集》二卷，旧题黄梅溪秘藏，朱翔宇增补，咸丰寅中(1860年)初版。原序用低级庸俗口气曰：“予师乃三山上之禅师，得受方士……了然在目，依方用药，无有不愈者也”。上卷摘录窦汉卿、窦梦麟、孙思邈、朱丹溪、皇甫云州、陈实功六人的片言只语，下卷介绍内外用药。列出疾病自称七十二种。此书为喉科书中中下之品，框架凌乱，理论不清，文辞俗俚，更无一点对读者有益的好处。但令人大愕大惑的是，这样一本低级书竟然流传极广，所有喉科医生莫不人手一册。终于不能不列入代表之中。

三书中，《喉科指掌》74种病，没有喉科病；《重楼玉钥》36种病，仅有喉梗阻1病；《紫珍集》72种病，也仅有1种喉梗阻。三书合计182例，其中仅有2例，所以“没有喉科书”一言，绝不是危言耸听了。

4. 移花接木的真正喉科学，得来全不费功夫　中医真正喉科学，隐迹潜形于整个中医学中何处？那么用施耐庵的话“踏破铁鞋无觅处，得来毫不费功夫”(见《水浒传》第三十六回)来提醒你。清代文学家慵讷居士进一步指点你“移花接木亦天然”(见《咫闻录·两世缘》)。方法就是把其他各科的移植过来即得。

喉科病中常见主症就是不同程度的嘶哑及失音。除了少数的严寒直中、临经孕妇、癔性失音等功能性疾病之外，基本上检查时都有肉眼可以发现的病态症状，所以就是外科病发生在喉部的喉部外科病。既是外科病，那么特具优势的中医外科学，就是你移植需要的唯一对象。

考中医外科，自第一篇专论《灵枢·痈疽》及第一部专著《刘涓子鬼遗方》之后到20世纪代有佳作，尤其是明朝，外科名医最多，文献也前无古人后无来者地涌出，除薛立斋的《外科发挥》《外科心法》《外科枢要》三书、陈实功的《外科正宗》、臧应詹的《外科大成》、王肯堂的《疡医准绳》、陈六治的《疡科选粹》、汪石山的《外科理例》、万密斋的《秘传外科心法》、刘作栋的《青藜外科》、申斗垣的《外科启玄》共十多部大作之外，自郐以下的更不知有多少。这十多部外科专著的身价，早已超越出外科一域而公认为整个中医文献群中的名著。

逮至清代，高锦庭以理论家、临床家两重身份置身于外科，把外科学溶入《灵》《素》之中。在《疡科心得集》《谦益斋外科医案》两书中发挥得淋漓尽致，将中医外科学送上了顶峰，达到“观止”境界。

你看如此超越绝品的中医外科学术作为母本亲代来移接喉科，再理想也没有了。而且这样的移植工作，轻松方便得不费吹灰之力。证实于笔者在业外科时总结的治疡十六字诀：

先锋解表，把守四关，攻顽破结，虚虑脾衰。

以上十六字诀意为：①疮疡发轫之初，首先想到解表一法。因为邪从外入，把它驱逐出境。且看外科两首名方：阳痈的七星剑汤，阴疽的阳和汤，都以麻黄作主要的君药；②气滞、血瘀、痰凝、热毒四个关键性的“证”，都在中期出现，所以理气、活血、消痰、清热为必用之法；③拖延难痊、戏药(见《医门补要·看外症内陷法》)的顽症，切弗委曲求全地守而必须自动地攻。顽而进一步的结，结是到了肌僵肉死气血不通的“死”境，你需毫不手软地取用猛剂剧药来作博浪的一锥；④溃疡首重脾胃，所以许多滋补法中，首先考虑补脾。笔者转业喉科后，也把它使用于喉病，用来也得心应手，尤其是补脾一法，比用于外科更显神通。培土生金成了神来之笔。

经过数十年的临床，到今天总结出笔者的治喉法则，是用中医外科学来治疗发生在喉部的外科病。简言之，乃是“用外科手段来作治喉法则”。

5. 殿后言：答或问　或问：从业喉科的是否需要先学外科？答：讲一个故事。中华人民共和国成立后，为了废物利用，把长袍改作人民装。现在买了棉布或丝毛织品的衣料,是不是还要先做成长袍,然后再改成人民装?

或问:为什么不需要这样做?答:因为在未有喉科学之前,不能不这样做,现在喉科学一门专业,已初具规模了。

或问:器质性病变的喉病,用外科学来处理,功能性的如何?答:用内科学。

出处:干祖望.我的治喉法则[J].江苏中医药,2004(03):1-3.

【注释】

自郐(kuài)以下:出自先秦左丘明《左传·襄公二十九年》。吴国的季札在鲁国看周代的乐舞,对于各诸侯国的乐曲都有评论,但从郐国(周朝国名,在今河南新密东北)以下他就没有再表示意见。比喻从某某以下就不值得评论。

【按语】

干祖望在本篇医话中主要表达了四个问题:第一,中医"喉"或称"喉咙"这个器官的概念;第二,为什么说中医无"真正的喉科医生";第三,为什么讲中医"没有喉科书";第四,倡导将中医外科学治法移接于中医喉科器质性疾病急症的治疗。

关于"喉咙"的器官的概念,《灵枢·忧恚无言论》中说:"咽喉者,水谷之道路也;喉咙者,气之所以上下者也"。其中很清楚地论述了"咽喉"与"喉咙"为不同的通道,因此具有不同的生理作用。前者即咽喉为"水谷之道",亦即后世医家所谓的"食喉"或称"咽""咽嗌",实际上不仅指现代解剖学所说的"咽腔(鼻咽、口咽、喉咽等部分)",而且还包括了现代解剖学的食管部分;后者即喉咙为"气之所以上下者也",亦即后世医家所谓的"气喉"或称"喉",实际上不仅特指现代解剖学的"喉",而且还包括了现代解剖学的"从声门起,下达气管与支气管接壤交界处以上的除了肺叶以外的全部呼吸系统"。显然,干祖望在这里着重谈的是具有呼吸和发声作用的"喉咙"器官的概念,而且他在谈到喉的治法所针对的主要是"不同程度的嘶哑及失音"及"喉梗阻"病。干祖望从分析历代文献入手,认为中医古代文献中对"喉"的概念认识一直似"雾里看花",对"喉咙"的位置、尺寸和大小缺乏明确界定,始终是一个"糊涂认识及朦胧概念"。

干祖望提出的这一点,非常客观。我们在讲授医学史的时候,习惯于讲授某某时段取得了什么成就,此"成就"不仅空前,似乎还绝后,看到的永远都是闪光点,并没有对该"成就"做一个客观的评价,到底这个"成就"和后世的研究相比有如何的局限性,很少有这样的评判。就针对关于喉咙解剖的认识来说吧,我们接触到的很多书籍都在讲我们的认识如何如何早,如何如何详细,又比西方的认识早多少多少年,其实仔细推敲起来,像干祖望说的这样,这种认识还很模糊、朦胧,所以既要看到这种认识的早,又要看到其认识的模糊性,这样才会客观地看待问题。

关于为什么干祖望讲在中医队伍中"没有真正的喉科医生"的问题,干祖望主要通过回顾明清中医文献,讲中医喉科历史上对于急症特别是急喉风的治疗缺乏有效的抢救手段,缺乏扭转病势,救危亡于顷刻的起死回生的高手,往往出现"见死不救"现象。因此他在文中说:"这非医生缺乏医德,实为没有治疗能力而不得不然的下场手法"。明代陈实功(1555—1636年)在《外科正宗》卷之二所说的"走马看咽喉,不待少顷也",这句话充分说明了喉科急症治疗的重要性和紧迫性。遗憾的是,现在对喉科急症治疗缺乏有效抢救手段的现象在中医界表现得更为突出,正如山西省灵石县李可老中医质问的"何以现代中医退出急症阵地?时下世人视中医为'慢郎中',这是中医的奇耻大辱"(李可著.李可老中医急危重症疑难病经验专辑.山西科学技术出版社,2002)。我想,这也正是干祖望想说而未说的话,干祖望只是很朦胧的、很给面子地说了句中医"没有真正的喉科医生"。

关于"没有喉科书"的问题,干祖望通过比较或总结具有代表性的三部中医"喉科"专著所载的病名,三书合计载病182例,反映急喉风(喉梗阻)疾病的病例仅有2例,对喉科急症用中医抢救的方法形不成学习与研究规模,不具有说服力。所以干祖望说"'没有喉科书'一言,绝不是危言耸听"。

干祖望系统地总结了中医外科文献和自己的

临床经验体会，最后谈到他的治喉法则时，认为中医外科学治法治则的发展是比较成熟的，因此推崇“用中医外科学的治法来治疗发生在喉部的外科病”。简言之，乃是“用外科手段来作治喉法则”。具体言之，就是喉科病中发生器质性病变所产生的急症，用中医外科的治法、方药和手段来处理，对于无明显器质性病变而表现为功能性喉科急症，需要用内科的方法来辨证论治。

干祖望提到了用外科的方法治疗喉科疾病的原则是“先锋解表，把守四关，攻顽破结，虚虑脾衰”，这对我们是个很好的启发，中医阵地逐渐萎缩，中医急诊更是如此。内外科是人们对疾病有了比较丰富的认识后，为了更好地、更专门地治疗疾病而人为划分出来的。医理是相通的，如果耳鼻喉科疾病只局限于内科思维，显然是少了许多治疗方法，所以干祖望的方法为我们打开一扇门，拓宽了我们的思维。所以面对一个疾病，博学才能有开阔的思维，才能找到更多的治疗方法。

中医喉科治法之一——擎拿

擎拿是什么？它是专门用以治疗急性咽喉病的一种疗法。它是综合了擎、拿穴、气功三者而成的一套独特的治病方法。

“擎”，举而持之谓之擎。技击家武功之一的点穴法（术），内中包括：点穴、打穴、拿穴及闭穴等动作，但总称还是点穴。其法运劲于指端，按照人身经穴、子午流注、血行时辰、气行度数，用指尖点压在某一个穴位，当时即可产生各种反应者。除了以上二者之外，还有气功。

所以说，采用拿穴法，结合悬空擎举形式再运用气功治疗危重的喉症，就是擎拿。

以前的文献中很少见到擎拿术的介绍。笔者仅见到《续名医类案》第十八卷中载：“金陵黄泥庵杨马军，治咽喉弩法。以中指蘸药少许，于喉中用力一捺肿处，出血并痰涎，随即能下汤水，绝妙”。这是在古文献中唯一提到擎拿术，尽管方式方法不同于现在，但毕竟是属于擎拿的一种。考擎拿术在正统中医治疗法中，一向没有它的位置。自从清代中叶开始，在上海浦南一带逐渐于民间像刮痧、捏痧一样的土法中形成。而且在初期，并非掌握在医生手里，而是掌握在拳击家、投击者的手里。之后也传到了理发师、成衣工或民间草医的手里。到清代末叶，一般喉科专业医生也大多掌握了它，甚至以掌握擎拿高低来权衡一个专业医生的业务水平，这种风气在中华人民共和国成立前比较突出。其影响所及，由上海浦南一隅而扩大到长江三角洲达钱塘江流域。当时的喉科专业医生，为了业务上的生存，不能不以一套擎拿术来装点门面。可是这种擎拿，都是秘传的东西，因而出现了不少假动作来哄人。好在用擎拿的同时，还配合针刺、烟熏（即巴豆捻子）疗法等措施。获得的效果，一概归功于擎拿，就这样抬高了擎拿的作用。

具有神秘色彩的擎拿，它的手法有好几个派别。在这各式各样手法中也掺杂了些假动作。但不管怎样，在其动作过程中“擎”和“拿”两个主要动作是必不可缺的。

近年来的著作中有八种文献，记载了擎拿术。如：1960 年凌云鹏的《中医外科概要》，1973 年上海中医学院主编的《五官科学》，1973 年广东中医学院主编的《五官科学》，1978 年上海中医学院五官科教研组编的《临床中医耳鼻喉科学讲义》（油印版），1979 年人民卫生出版社发行的《简明中医辞典》，1979 年《文汇报》6 月 2 日 2 版刊登的“擒拿术治咽喉病有显著疗效”，1979 年上海辞书出版社发行的《辞海》，1979 年广州中医学院主编的《中医耳鼻喉科学》。这八种文献中的记载，基本上有三种方法。在形式上言，有的着重于“拿”而没有强调“擎”，有的着重于“擎”而没有强调“拿”。尽管有所不同，但其疗效则一样。现将笔者所使用的一套方法介绍如下。

准备：凳子一张，设于地中。患者正坐，不能坐的，旁人可予以搀扶一下。患者两上肢须松弛地取下垂位。术者在患者背后，取立位。

开始：术者将一足（不拘左右）踏在凳上，足趾正对患者的尾骶骨处。把膝盖（髌骨）紧抵患者背脊上。假定术者与患者二者身长相仿的话，则膝盖适在肝俞、胆俞穴处。有人认为是“抵定患者肾俞之气”，笔者的体会是把患者予以固定而已。

进行：术者将两手置于病员的颈项部。两拇指放于项后，相当于哑门穴的下方。食指、中指放在两侧的天窗、扶突、天鼎穴上。开始，食指、中指固定按住不动，两拇指由上而下按摩七下。然后，将项后的拇指固定不动，把两侧的食指、中指也由上而下按摩七下。这样三指在两处交替按摩，连续各做七次，做到项后、颈侧都接受按摩四十九下。这个动作，认为是起到顺气、化痰、开窍的作用。

擎拿：颈项部按摩之后，将两手移置于患者两肩。拇指在后，其余四个手指在前。拇指放在肩后的肩胛骨下方，相当于秉风、曲垣、天宗三穴之间。其余四指放在患者锁骨下窝，除无名指、小指闲置之外，食指按在气户穴上，中指按在云门穴上。手指及膝盖位置安放定当后，即可运起气功，把劲（即所谓功夫）运到两手的食指、中指指端。逐渐地把拇指与食指、中指慢慢地紧撮紧到手指缩到扣住患者的锁骨和肩胛骨而不致滑脱之后，即用劲向上、向外、向后的方向慢慢而用力地使用擎（向上）、拉（向外）、攀（向下）三个动作，这三个动作要同时进行。此时患者必然经不起术者的向后攀，身体向后侧倾，所以预置在患者背后的膝盖就起到支撑和固定作用。在擎、拉、攀的过程中，按压在气户、云门的两指虽然未加注意，但自然而然也起到了拿穴作用。施术时间的长短，根据术者的运气功夫、体力强弱来决定。凡气力充沛的可以维持五分钟，十分钟最好，气力差的在感到疲乏无力支持时即放手。

通过擎拿之后，患者或多或少立刻可以感到身体舒适。至于它的疗效大小，则完全依靠术者气功功夫的深浅、体力的强弱来决定。假定术者的气功功力深、体力壮，那么效果会是使人惊服的。否则见效平平，甚至一无所有。

擎拿所产生的治疗效果，是与擎、拿穴和气功三者密切相关分不开的。通过擎，能通经络活气血，配合按摩、拿穴，其作用更加显著。

拿穴：食指取的气户穴，属足阳明胃经，主治哮喘，呃逆，胸痛。中指取的云门穴，属手太阴肺经，主治气喘，胸痛。拇指虽然无明确的穴位，但也不能否认它为一个阿是穴。即使是一个空白点，那么五指中已有两个手指拿住了穴位，事实上也已足够。以“肺主喉，胃主咽”的传统理论来说，取用的穴位，堪称是匠心独运。

再谈谈练气功。对气功的研究，探讨者很多，这里不做赘述。只谈擎拿气功，功从何而来？来之于长练。练出这套功，并非旦夕之劳。应在早晨天方拂晓之际，当时不能进食及大小便，两手拇、食、中三指分别撮住两只绍兴酒甏（小口大肚的坛子）的口沿。三个手指分布均匀，两臂尽量托开，渐渐三指紧缩着力，把两口空甏凌空提起，提到手、臂、肩呈“一”字形水平为度。然后缓缓放下。如此一提再提，不计次数，提到乏力到无法再提时为止。次晨，同样再练，要求不许中断间歇。练到提举轻松不觉费力时，在甏中加上一捧砂泥，如法再练。以后逐渐增加砂泥，加到百分之六十以上的一甏而提举多次轻松者，基本上成功了，可是时间非三五年不可。但尽管训练成功，还是要天天锻炼，否则容易“散功”。

最后谈一下它的适应证。并不像一般人想象的那样天真，似乎什么咽喉病都能治疗。它的治疗对象范围很有限，用中医病名来说，最有效的为缠喉风、锁喉风、急喉风、肺绝喉风、走马喉风、喉闭等，相当于喉痉挛、喉水肿和喉部急性炎性病引起的急性喉阻塞。用得成功，可以避免气管切开。其他咽喉疾病，不能一概都用此法治疗。

由于擎拿法来之于民间，历史不长，而且一向不为人们所重视，所以还没有探索出一套完整的理论来解释它。笔者这里所介绍的不过是抛砖引玉而已。希望喉科老中医们有责任来把这套濒临失传的擎拿术总结出来，以造福于子孙后代。

出处：干祖望.中医喉科治法之一——擎拿[J].
辽宁中医杂志，1982(03)：8－9.

医者，意也

“医者意也”，是中医最熟悉的口头禅，不少古今文献中也屡屡言及。但十分可惜，纵然有过不少注解疏释，恨无一个解释得使人满意。

只有清代道光年间进士，清廷特级大使、太子太保、文华殿大学士，合肥人李鸿章（1823—1901年）的解释，最为直接与明确，而且可以代表对中医有所怀疑的一切人，甚至还有极少数的中医在内。李鸿章的解释中医治病手段是“以‘意’进逻病机，凭虚构象，非实测而得其真也”（引清光绪二十四年即1898年美华书馆出版、美国医生洪士提反译《万国药方》合肥李鸿章手书序文）。其实此言绝对错误。可是时间横跨三个世纪，这个错误之言，还在“保鲜期”间。理由是包括李鸿章在内的所有怀疑中医的人，实在不了解中医自有一套辨证论治的独特理论而与西医不能等同起来。至于附议的少数中医，事实上他们早已不是中医，而沦为用中药的医生。

考“意”字历来的注疏，可用于这里者计有三义。

第一，同回忆的忆字。《灵枢·本神》谓：“心有所忆，谓之意”。

第二，意用，即动用你的思维。《南史·王僧佑传》谓：“神明意用，当不作率尔人”。意思是：“你能头脑清醒的思考琢磨，决不做鲁莽的人”。

第三，意断，即决策。《抱朴子·内篇》谓：“洽闻者寡而意断者众”。意思是智识广博（洽闻）者少，而能决策者多。

所以这里的“意”，三个解释都全部具备。

这里的“医”，非名词，乃动词，是治病。把这四个字用现代语言解释出来就是：当你要替人治病，第一步把你过去读过的包括经典著作在内的医药文献，好好地回忆一遍。第二步，把眼前的病和固有的技术综合起来思考斟酌。第三步，才作出决策，从攻从补，取温取凉来制订你的治疗方案。一待胸有成竹之后，才拿起笔来写你的“医案”，从这个医案里反映出你的思路和为什么要采取这个治法。最后处方取药。整个治疗工作也就完成了。

医案，就是把“理”“法”“方”三者公开在人们面前。药则仅仅凭此取兑而已。

“理”的里面，也早就把辨证及论治两个治病重要环节和盘托出了。这才是真正的“医者，意也”。

欲知中医治病绝对不能没有这个“意”。见病发药，那就不是中医，不过是用中药的医生，充其量是个医匠。

出处：干祖望. 医者，意也[J].
辽宁中医杂志，2000(05)：233.

【按语】

读了干祖望关于“医者，意也”的医话，勾起我对往事的一些回忆。记得我在1977年底考进河南中医学院中医系，曾聆听过老院长李振华教授（当时是学院教务部主任，1983年任河南中医学院院长，2009年6月被国家人力资源和社会保障部、卫生部、国家中医药管理局评选为“国医大师”）向我们新生解读“医者，意也”的意思，强调的是作为一个中医医生，面对病人，无论贵贱，都要怀着高度负责的态度，一颗怜悯同情之心，通过望闻问切四诊了解病情，洞察病机，做出决断拟定治则方药。毕业后从事中医教学与临床这么多年，这一句话始终熟稔于心，不曾忘记。

今天，读了干祖望的医话，对这句中医界内最熟悉的口头禅“医者，意也”又有了更具体的认识，即用中医药为人治病，面对患者始终要把握好辨证论治，理法方药基本步骤——第一步了解病情、回忆文献，第二步四诊合参，辨析病机，第三步做出决策，拟出治法方药。实际上干祖望关于“医者，意也”的解读与老院长李振华给我们讲的意思是一致的。由此可见，中医看病一定要有这个“意”的，“意”就包含了“辨证”与“论治”这个中医治病的根本。

当然，现在有些医生面对患者，已经不“意”了。作风浮躁，患得患失，沉不下心来为患者诊病治病，其临床效果可想而知。正如医圣张仲景在《伤寒论·序》中所批评的一样：“不念思求经旨，以演其所知，各承家技，始终顺旧。省疾问病，务在口给，相对斯须，便处汤药，按寸不及尺，握手不及足，人迎、趺阳，三部不参，动数发息，不满五十，短期未知决诊，九候曾无仿佛，明堂阙庭，尽不见察，所谓窥管而已。夫欲视死别生，实为难矣”。可谓一针见血！

前一段时间，我从网上看到国医大师路志正老先生在北京人民大会堂召开的“国医大师路志正从医七十周年学术思想研讨会”的一段谈话后，很是感动。我觉得路老对“医者，意也”的理解，说得很通俗但境界很高，可为吾辈后来医者所效法，他说：“每当临诊，我总有一种诚惶诚恐之感，因为和以往相比，现在的疾病谱发生了诸多改变，生怕一时疏忽而生变故。因为我们面对的是病人，是生命，生命大于天！”我以为，这话说得乃是对“医者，意也”的最好诠释。

四大家与金元四大家

《中国医学大辞典》谓：“金元四大家，李杲、刘完素、朱震亨、张子和也。《医宗必读》以张（子和）为仲景，误”。

《中国医学大辞典》敢以“误”字来批评《医宗必读》者，也有所本。其根据就是徐大椿（1693—1771 年）的《医学源流论·四大家论》所谓“明人有四大家之说，指张仲景、刘河间、李东垣、朱丹溪四人，谓千古医宗，此真无知妄谈也。夫仲景先生，乃千古集大成之圣人，犹儒宗之孔子。河间、东垣，乃一偏之学，丹溪不过斟酌诸家之言而调停去取，以开学者便易之门，此乃世俗之谓名医也。三子之于仲景，未能望见万一”。徐大椿之言是对的，但评李中梓（1588—1655 年）无知妄谈者太言重了。一则李没有说“金元”，难道除金元四大家之外不允许再有四大家吗？再则李中梓此言，绝非信口，是有根据的。

李中梓的《医宗必读》写成于 1637 年，他是上承比他前 135 年前王节斋在 1502 年写成的《明医杂著》的“或问仲景、东垣、河间、丹溪诸书孰优？……凡乎四子”。王节斋把这四名医联系在一起，自有他的道理，因为他认为“外感法仲景，内伤法东垣，热病用河间，杂病用丹溪，一以贯之，斯医道之大全矣”（以上两引话见“仲景东垣河间丹溪诸书孰优”篇）。

因之王节斋、李中梓的四大家一点也没有匪议之处，而且更没有冠以“金元”两字。任何人都可以把心中景仰崇拜的四位名医，奉之为四大家。

至于金元四大家一词，在什么时候开始？可能为 1345 年写成的朱丹溪（1281—1358 年）之《格致余论·宋派题辞》所言：“金之以善医名凡三家，曰刘守真氏，曰张子和氏，曰李明之氏……至正七年（1347 年）”（原文未见，引《医籍考》五十三卷）。这个词目的奠基，即在此时。

除了王节斋、李中梓等不承认这个词目之外的后人，大多是附议的。如 1556 年徐春圃（1520—1596 年）的《古今医统大全·历世圣贤名医姓氏》中谓：“金刘守真、张元素，元张子和、李杲、朱震亨”。

1575 年之李梴的《医学入门·历代医学姓氏》中谓：“儒医张机、刘完素、张元素、李杲、朱震亨……”独独没有张子和。

1584 年之孙一奎（1522—1619 年）的《医旨绪余·张刘李朱滑六名师小传》谓：“张长沙、张戴人、刘守真、李东垣、朱丹溪、滑伯仁”。

1726 年之陈梦雷的《古今图书集成·博物汇编·艺术典》中有“金刘守真、张元素，元张子和、李杲、朱震亨”。

1884 年之陆九芝（1815—1887 年）的《世补斋医书·文十六·下工》谓：“张、刘、李、朱，金元四大家也。张谓戴人”。从此，金元四大家这一个辞目，由陆九芝叫开了。同时更看出一个问题，即张仲景与刘、李、朱的四大家说法，还有市场，否则陆九芝为什么还要多余地补充一句“张谓戴人”。

出处：干祖望. 四大家与金元四大家[J]. 医古文知识，1996(02):40.

【按语】

中国人似乎偏好“四”。科技创造上有“四大发明”，文学艺术上有“四大名著”，武侠小说里有“四大名捕”。在中国崇尚平衡对称、简约中庸的审美眼光中，“四”大概是一个比较顺眼的数字。中医里出了“四大家”，这里面颇有点中国式审美的意味。

论及中医之“四大家”，很多人都知道，大概一张口就能道出四大家的名字。我们接受的传统教育一般认为是李杲、刘完素、朱震亨、张子和。但是若认真细究起来，还有不同的认识呢！据本文考，四大家的起源，还应是朱丹溪的“金之以善医名凡三家，曰刘守真氏，曰张子和氏，曰李明之氏”，似乎是“金元三大家”的组合了。两百多年后的李梴，在《医学入门·历代医学姓氏》中“儒医”条目下罗列多人，独未见张子和的名字，可见金元时期的名医未必仅为李、刘、朱、张（子和）四人。同一时代的孙一奎，在其作《医旨绪余·张刘李朱滑六名师小传》中更是罗列了六大名医，李、刘、朱三人名列其中，却也没有张子和。

“金元四大家”是金元三大家的升级版，“李”“刘”“朱”三人被称为当时中医界之大家，似乎是没有争议的、公认的，麻烦的乃是那个“张”。本来张姓就是中国的大姓，中医圈子里姓张的名医自然也不是一二人，那么，这个“金元四大家”中的“张”，到底指的是哪一个呢？从医学成就而言，金元时期能与李、刘、朱三人相提并论的张姓名医，似乎没有公论，硬将“金元三大家”扩充为“四大家”，莫非仅仅是满足中国人对四的偏爱？李、刘、朱、张四人中的“张”到底指的是谁呢？

历史总归谜团丛生的，但无论如何将东汉时代的张仲景硬拉进来与李、刘、朱三人凑成四大家，似乎总是有些问题的，如此提法，似有硬伤。渊源很难厘清，考证就将一直持续下去，各说法都有自己的依据和道理。就让“四大家”这一条目存续下来好了，就当留给后人继续论证的一个题目吧！

第七章　讽　刺

吹，照样会响

老伴买回来一个面世不久的“琴音响壶”不锈钢水吊，其所以美其名曰“琴音”者，因为在盖子的摘子里装置了四个一如口琴上的簧键，故而摘子比一般的为大。

出于新奇，马上灌水而烧，一待水沸，鸣声即作，当开水达到沸腾之际，其声更高。引得几个孙女与外孙拍手叫好。不知怎样小外孙提出了一个怪题要比他大几个月的姐姐回答，“一个医生的名声响，倒和这个壶声一样，李时珍的名声响，还是我外公名声响?”一个说李时珍，一个说外公，争论起来。

笔者在旁边，乃问外孙，你是怎样知道李时珍的? 答谓：昨天的作文题就是“伟大的李时珍”。同时我也自作聪明，想因势利导地教育他们，乃说：“爷爷哪里和李时珍相提并论！水壶的响，是由于开水的蒸气上冲叫笛的键簧，没有不折不扣的100℃的热度是不会响的。医生嘛，他的响，更要有十全十美的医德和真才实学的业务水平，非此是永远也不会响的。所以你们要记住，每一个人都可以响起来，但必须好好学习，在奋发图强中求得真知真识，如同沸水一样，只要有了足够的蒸气量，那么既使你不去争取响，响也自己会叫起的。”

顽皮的外孙，在他的玩具里找到了一付“一次性注射器”，剪出了一条塑料管，把它从水吊嘴中通到壶里，再把它裹以纸团，固定在水吊摘子的簧键口部，再把壶盖盖好。然后他拿了这个经过加工的“琴音响壶”到我这里来，说：“外公，你说要它响，必须有不折不扣的蒸气量不可，我看这句话说得相当不对。你看……”没有说完，他将在水吊出水嘴外面的塑料管用力地吹起来，即时笛声大作，而且比方才沸水之际的鸣声更大。

“外公，你看！吹，不是也很响吗?!”他得意地笑着对我说。

至此，我方才深责我的愚鲁如此之甚，曩昔读过“鱼吹细浪摇歌扇”（见杜甫的《城西陂泛舟》诗），没有体会出小小鱼儿可以吹出细浪；“水底旧波吹岁换”（见王安石的《呈柳子玉同年》诗），没有想到经旧波一吹，岁月都可以吹去吹来。

吹，何其伟大！

出处：干祖望. 吹，照样会响[J]. 辽宁中医杂志，1995(06)：276.
干祖望. 干祖望医话[M]. 北京：人民卫生出版社，2012：303－304.

名医与老虎

一个医生而享有盛名，当然是实至而名归。但也有业务水平极高而毫无名气的应付，事实上恐怕比名医更多得多，多上十倍、百倍，也未可知。

武老二武松，在景阳冈凭了三分酒意打死了一只老虎。武松打虎之名，遍传天下，而且在700年后的今天还被津津乐道。同一时代、同一只大锅里吃饭的李逵，回沂州欲要把母亲请到梁山奉养。在回途中母亲口渴，李逵往取山泉，在他离开母亲的一瞬间，老虎即吃了母亲。李逵一气之下，身入虎穴，打死四只老虎。但除了读过《水浒传》或看过京剧《李逵探母》的人之外，哪一个知道当时有两个人打虎。而且李逵比武松更狠，其一，武松是有酒来壮胆助威，李逵则是空着肚子赶路的；

武松是空身持棍，李逵是身背老母；武松打死一老虎，李逵打死四只；其中差距很大，但为什么一则名满古今，一则无人得知？

道理安在？就是一个宣传耳。李逵打死了老虎，在筋疲力尽之际，被官兵所擒。武松则官府以其除害立功，骑了高头白马，胸挂大红花，游街三天。一个大事宣传，一个默默无闻，其后果当然不一样了。

所谓宣传，方式殊多，相传张天师到苏州，先到叶天士处访问，张问叶有何事情需求帮助？叶谓：明天巳时，你的船过渡僧桥时，那时我从桥上过河，你即令船家急速停驶，你说："上面有天医星，我们不能过去。"翌日，这出戏果然表演得十分成功，叶天士的"天医星"大名也远扬各地。当然，这件事未见正史，即使是后人编造出来，但这个宣传手段真是巧夺天工了。再谈现代来说，有某大名医，曾谓：你想在上海成为名医，不难。只欲把所有名医一个一个地骂起来，被骂的当然要还击。他若胜了，对无名小卒是"胜之不武"，但经过与名医的对峙，你的地位就高了。他若败了，你在一夜之间比名医还要名医。的确，他取用了这个登龙之术后，尽管无人请他看病，居然也登上了上海名医册上。不过话要凭良心讲，他的某些方面的理论水平，是不辜负这一个"名"的。

还有这样的一个故事。《战国策·魏策》谓："夫市之无虎明矣，然而三人言而成虎。"同一部书中的"秦策"也谓："三人成虎，十夫揉椎，众口所移，毋翼而飞。"这个三人成虎的故事，就是说，在三个人都谎言有虎后，就似乎确有其虎了，也就是"谎话说了一百遍，就变真了"。现在也有少数的所谓"名医"称号，就是依靠交际、捧场、广告等等手段换来的。虽然被揭开面纱，现了原形的常有，但漏网者肯定尚存。这些人真正是医生群中的假、冒、伪、劣。

出处：干祖望．名医与老虎［J］．辽宁中医杂志，1996(04)：178－179．
干祖望．干祖望医话［M］．北京：人民卫生出版社，2012：308－309．

吹喇叭

吹喇叭故事，古今中外无处不有，中医界也可见到。如金元四大家之一的张戴人（1151—1231年），也常常流露出吹的口吻，如《儒门事亲》第六卷中的"戴人曰：'此易治也'"（见"笑不止"30篇）、"戴人曰：'今日治、今日效'"（见"沙石淋"36篇）、"戴人骂曰：我用药如鼓之应桴"（见"失笑"52篇）、"张戴人有奇见"（见"收产伤胎"106篇）、"戴人神仙也"（见"牙痛"65篇）等。当然这样吹喇叭，还是文雅的、得体的。不过古来三千部医书中吹喇叭则十分罕见。

吹喇叭中最多用的字，是"名"字。君不见一个在自己单位里的庆祝会或联欢会上唱了几声的，就是名歌星；在电视剧里当了半个镜头的群众，就是名影星；在白报纸上写过"此处禁小便""车间重地，闲人莫入"并张贴在墙壁上的，就是名书法家了；写了豆腐干大的几十个字发表在发行量不超过二三百份的小报的人，就是名作家。以此类推，则每一个中医，更应该冠之以"名"，因为他毕竟正正式式在治疗室里治疗过几个病，不管他搬掉的是"病"还是"命"，这种不管他自吹的或被吹，可以引用以前的美丽牌香烟"有美皆备，无丽不臻"的广告词改为"无医不名"。故而有人说，"名中医"三个字是联体双胎，不可以分割的，一如米田共三字拆开书写，就不能为一个字。

适当地、得体地吹，也不伤大雅。尽管和你的医术风马牛各不相关，但多少可使别人感到"一登龙门，则声誉十倍"（引李白《与韩荆州书》原文）的好印象。

至于不善于吹喇叭，而偏偏拼命想吹的人，既非但谈不上效应，反而贻笑大方，出尽丑态。上月一个会上，收到了这样一张名片，上有头衔12个：第一个就是"国际名医"；之后继之以"香港××研究会顾问""美国中医××会理事""世界传统医学××会委员""××中医学报（可惜我没有听到过）副主笔"等。假吗？不假！冒吗？不冒！伪吗？不伪。劣吗？的确劣，劣在手法的蠢笨上。在名片背面还印了许多获得的如××金牌奖、××奖章、××特等论文奖、××造福人类奖等，也都有证书，并非空中楼阁。

这是怎么一回事？连中医界也知之甚鲜，更

遑论局外人了，毋怪乎这个粗糙、蠢笨地吹，竟然吹得不少人上当。

话应从1996年谈起，因为在吹喇叭人的背后鼓吹手从这一年开始冒出来的。这一年春我收到第一封从北京寄来的信，内容是《中国优秀专门人才事略大典》征稿。如中医的优秀人才可以把自己的简历和100元寄去，就可编入大典。不久又收到河南郑州的“今日中国编辑出版社”拟出版《中国改革之星》，凡中医都可寄去简历一份、人民币1 100元，即可入册成星。从此这样邮件如雪片样飞来，每周少则一二封，多则五六封，当撰写此文时又来一封。缘于不屑一看，再则撰写一篇“以中医作宿主的寄生虫”作素材、数据而专件保管于一只大纸盒内。今天一称，正好6.4千克。

“吹喇叭”在这三年多时间里，风格也发生了不少变化。初期为编写大典、名医传，请你入典入传。之后，组织中医的什么会，请你参加任职。继之，它的“会”早已成立，可以和政府一样，能给你“晋级”“评名医及证书”“颁发奖章、金牌、奖杯”。后来办会的已扩展到国外，但通信及联络点都在深圳，也有少数为广州、上海等。近两年真正的外国人也参加了这个行列，我已收到英国两封、美国一封、加拿大一封，中医的唐僧肉，连外国人也想染指。最近，掀起了开会风，什么中医的纪念会、讨论会、座谈会，会址大多在国外，好在出国手续他们可以代办。开会大多1天至1天半。而参观访问则三五天不等，你如有特殊要求，也可延长。

所以不论是谁，甚至是文盲，只要有2 000元美金或20 000元人民币，主任、副主任、会长、副会长、委员、顾问、主编、副主编、特约研究员、客座教授、名中医、世界名医等头衔都能唾手可得。至于印刷的金碧辉煌的委任证书、聘书、金奖、金杯、金牌、特级论文奖等更不在话下，你要什么就可买什么。假如出国开会的，更可乘会场无人之际在挂有“××国际会议”横幅之下的主席台上，手里拿一卷白纸，随手摄到一帧做报告的珍贵照片。如此等等，你怎样说哩，只能总结一句话，是“老子口袋里有钱”，如其对它一联下联，则当然是“小生脑壳中无货”。

这种吹喇叭者，任你吹得再响再热闹，时间长了，不会再有人来听的。

出处：干祖望. 吹喇叭[J]. 辽宁中医杂志，1999(12)：563.

【注释】

张戴人：即张从正。

拍

也像用了荆芥，一定想到防风；用了乳香，一定想到没药；用了红花，一定想到桃仁一样，既谈了“吹”，当然更要配之以“拍”。

老中医处方也用到这个字，如马勃旁注“拍”，主要是拍去多余的灰尘。也有人说“马”与“拍”是有分不开的，这是讽刺话。

你别轻视了这个“拍”字，它竟然也有声有色。在“声”则常常有人描写撑耳光为“拍的一声”，一见这四个字，的确如闻其声。在“色”则彩照、电视、电影等，都是“拍”出来的。

汉代蔡文姬的《胡笳十八拍》，清代凌濛初的《拍案惊奇》，至今在文坛上仍影响很大。宋代欧阳修在《浣溪沙》诗中的“拍堤春水四垂天”佳句，至今还脍炙人口。

在动物身上的拍，如拍老虎头上的苍蝇和拍马屁股上的灰土，二者品德的高洁和丑恶，竟有天壤之别。

某大名中医七十华诞的纪念册，印刷得华丽堂皇，其中第6页上的贺词为“白手成家”。某名医也十分击赏。的确由一个小小乡村医生，经过几十年医海浮沉，到了这个地位，可谓由白手而成名家。其实作贺者的心中，是“你这个名家，是拍出来的”。你看“白”与“手”(扌)组合起来，不就是一个“拍”家吗？

出处：干祖望. 干祖望医话[M]. 北京：人民卫生出版社，2012：304－305.

宫廷禁方与祖传秘方

笔者真不懂，为什么有些中医中药做广告时喜欢写“宫廷禁方”或“祖传秘方”。可能他们是想借此证明自己的医术或药品是“真的”。

更使人哑然的，过敏性鼻炎有祖传秘方，宫颈癌有祖传秘方。你要知道你祖父（可能还有八代十代的老祖宗）用这秘方的时候，这两个病还没有被发现哩！

宫廷供奉，纵然在当时是再好也没有的了，但到今天不一定适用。你奶奶最漂亮的衣裳，你给你女儿穿，她要吗？肯定有人反问，“为什么麻黄汤、桂枝汤，用了两千多年至今还有效？”是的，因为这种古方是公开的，是在长期使用中、大浪淘沙中筛选出来的。而在“秘”之下，谁知道你是真的还是假的，灵的还是不灵？笔者在中国看到不论四星的、三星的宾馆，从来没有见到一家为了显示高级而设立几个床大如台，厚帷高挂，三面密封的“宫廷御床”与总统套房来媲美。

即使你这张方药真是宫廷的，那么你更必须知道，太医院里的太医，只能应付几个不必治疗的小毛小病而已。一旦皇帝老子、皇后娘娘患有真病，都要贴皇榜来广求天下名医。难道皇帝留下了许多宫方送给你而自己反而乞灵于民间之方吗？

再看现在全国收徒成师的500位名老中医，没有一个是有依靠宫廷禁方或祖传秘方起家的，如其有的话，那更不必教学三年为期，只需半天即可毕业，因为抄几首方子，要不了几十分钟的。

以“宫廷禁方”“祖传秘方”自诩者固然笨得可怜，但相信这些“宫廷禁方”“祖传秘方”的人更愚得可笑！

出处：干祖望. 干祖望医话[M]. 北京：人民卫生出版社，2012：306－307.

买椟还珠

《韩非子·外储》谓：“楚人有卖其珠于郑者，为木兰之柜，薰以桂椒，银以珠玉，饰以玫瑰，辑以羽翠。郑人买其椟而还其珠。”元代翰林直学士张养浩曾在《读书有感诗》中慨叹“久知好瑟吹竽拙，每笑还珠买椟非”（见《元诗选》）以讥之。

其实请你慢一些嘲笑郑人，你本人可曾做过这样可笑之事。不信，你看：

大米的营养，主在米皮（糠），但你偏偏把米皮（糠）剥得愈多愈称意。

到现在为止还没有什么比得上夏令祛暑清火利尿止渴的西瓜翠衣的作用，但我们吃西瓜偏偏只要中心的最甜之处而丢去瓜皮。

绿豆的清心去火、消一切疖肿，白扁豆的健脾止泻、利湿退肿，功能多含于“皮”，但我们吃起来都要去皮。

花生仁的衣，是养血补血及改善造血功能的最佳食品，但我们都把它剥去丢掉。

一般鱼的黏液、鳞、鳍，最富营养，但我们吃起鱼来也把它去得干干净净。

鲜带鱼的外表一层银色细鳞，极富营养，近来更有人发现它具有强有力的抗癌作用，可惜的是我们烹调起来，一定要“去之务尽”。

以上种种，试问与郑人又有什么两样？你再敢讥笑他是“呆痴”吗？

现在还有不少人，都是享受公费医疗的，见到漂亮装潢的不论什么药，都要去买来，然后把药全部倒掉，这倒是现代郑人的“买椟还珠”了。对这种行为即不能目为“呆痴”，而是在“犯罪”！

出处：干祖望. 干祖望医话[M]. 北京：人民卫生出版社，2012：309－310.

【注释】

买椟还珠：原意是买来装珍珠的木匣退还了珍珠。比喻没有眼力，取舍不当。

名医李醯的孝子贤孙

打开了人民卫生出版社1956年出版陈邦贤编《中国医学人名志》，赫然可以看到名医李醯的大名。惜乎介绍太少，仅仅十六个字，难以满足笔者的求知欲。乃翻遍所有名医辞典、索引，依然一无所得。

后读《史记》到“扁鹊仓公列传”，才见到了这位名医的名氏，但资料也很少，为“秦太医令李醯，自知技不如扁鹊也，使人刺杀之”。纵然着墨无多，但他的人格品德，却已昭然若揭。他是秦国的太医令，是有些地位的当官者，他知道若不杀掉比他技高一筹的扁鹊，自己即难以耀武扬威地招摇下去，于是买通杀手，灭去了比他技高的对手。

所以有人责备陈氏，不应该把这等败类列于名医之内。但笔者认为陈氏并未错误，既然是有名的医生，当然是名医，因名医仅言其医而未言其德。《资治通鉴·晋·简文帝咸安元年》谓："不能流芳百世，亦当遗臭万年。"所以在"名"字方面，不管流芳与遗臭，倒也机会均等。

李醯这种医界之贼，幸已死了数千年，但十分遗憾的是他的孝子贤孙，竟然螽斯昌盛，代代相传，直到今天仍为数奇多，无地无之，这种萧墙大祸，确实令人担忧。

希望大家提高警惕，尤其是各级领导，经常被他们利用。为了剥皮示众，套用刘禹锡的《陋室铭》来揭开他们的丑恶面目。

学不在多，能吹即行。术不在高，能拍即灵。凭此弯道，使我成名。"汇报"阶堆迹，上班座无人。谈笑多流棍，往来无德邻，可以说雌黄、乱弹琴。有搬弄之斗胆，无勤奋之劳形。北京珠市口（因袁世凯出卖，六君子殉难于此），西湖风波亭。老子云，何丑之有！

出处：干祖望. 干祖望医话[M]. 北京：人民卫生出版社，2012：310－311.

希望中医界出个宋士杰

一提到宋士杰，喜欢京剧的戏迷都熟悉，他是一个头上鸭尾巾，足登福字履，身加素褶（为中老年男性平民的特定服装），戴的白满（白色不分绺的胡须），精神十足的就木老人。只需他在"九龙口"一亮相，没有一个观众不产生景仰与尊敬之感。当然他也遭到极少数人的咒骂："这个老不死的，专门捣蛋，活下去就是害人！"

宋士杰，翻遍了《尚友录》《历代名人姓氏全编》及《中国人名大辞典》，都没有他的事迹。很可能他系剧作家笔下的虚构人物，谐音"颂士杰"，意即值得歌颂的士林中杰出的人。他出现于京剧、汉剧、川剧等传统剧目《四进士》中。1949 年后京剧大师周信芳，把《四进士》加以修润整理，摄成影片，改称《宋士杰》。他的形象与概念，是明代嘉靖时河南省信阳州（今河南省信阳市）衙门里一个书吏，因秉性正直不阿，被为非作恶的知州顾读革职开除，逐出衙门的老头儿。革职后他还是秉性不改，好打不平，不畏强暴，处处替弱者申冤，常与为富而不仁者作对，不问你官多大，他都无所畏惧。后在信阳城里开了一个小旅店糊口。老伴宋妈妈，倒也意趣相投，也是手执大木棍专打不平。包拯、海瑞主持正义时，毕竟手里有个大印，难中还有方便。而一个四民之末的苦老头儿要想主持正义，而且还是当地父母官的眼中之钉，他的困难程度则不言而喻了。但他也有极大的安慰和温暖，就是包括衙门里班头、衙役在内的所有老百姓没有一个不喊他好的。为了替弱女子杨素贞平反沉冤，他以一个末等小民竟然搬去了三个大官（巡按御史、信州知府、上蔡知县）的脑袋。

笔者虽然十分景仰他、崇拜他甚至也想私淑他，但中医界中绝不会有像杨素贞样的沉冤，至多少数不应该晋升的晋升了，应该晋升的没有晋升；应该奖的没奖，不该奖的获奖了等等小不平的事和鸡毛蒜皮的问题。我想宋士杰若活到今天，对此他也不值得一问的。而且古时的打抱不平，称你好汉；现在的打抱不平，莫不以疯子称你，何苦！

再进一步说，专业的中医虽非法盲，但终不及宋士杰靠的是"王法"（即现在的法律）吃饭。一个是"刀笔"之吏，一个是"刀圭"之士，在法律知识上差距悬殊，也更不可同日而语矣！

出处：干祖望. 干祖望医话[M]. 北京：人民卫生出版社，2012：312－313.

此中药之谓也

时下各地小医院、卫生院滥开处方，为了弄钱，竟然化妆品、杂用品当药来卖。从病人、医生到医院，皆大欢喜，同沾甘露，公费开支大的是老"公"，与我无关。

这种公开的秘密，即使在报刊上曝了一些光，但也不指名不点姓，大家"陌生人吊孝——死人肚里知道"。

今阅 1993 年 1 月 25 日《扬子晚报》第 6 版“每日文摘”载有一文摘自《晚晴报》的“怪、怪、怪,医院蹦出大鲤鱼”。说的是 1 月 6 日,沈阳市沈河区某医院,开药开出了鸡和鱼。记者目睹了一患者要求一位中年女医生开药。以下是两人的对话。医生:“开点什么药?”患者:“只要能进补的”。医生:“要不要鸡和鱼?”患者:“能报销就行”。医生:“当然能报销,有医药费收据,你先交钱取药”。医生接下去又说:“1 付药 1 只鸡,1 付药 1 条鱼,要几付?”患者:“3 只鸡、3 条鱼。”医生:“明天下午来取。”最后在文章末段还补上一句,谓:“经常看到从医院里拎出鱼和鸡来,有时还是活蹦乱跳的”。

文固很短,但其真实性和可读性则可以批予 100 分。其实这位记者也太寡闻陋见了,这位女医处方还是十分正规而毫无陨越的。欲知“本草学”之在中医,是一部应该遵守的准绳,尤其是李时珍《本草纲目》可以说是最权威的药典。所以处方而不出《本草纲目》的范围,都是合法的。这位女医生处方中药,都在《本草纲目》中所有,鱼在第四十四卷里,鸡在第四十八卷里。

至于化妆品、牙膏等,更是应取之药。《本草纲目》中不是有不少用于美容、洁齿的药品吗?

反而引以为遗憾者,现在还没有患者要求金项链、金戒指、钻石戒等,假定有的话,医生也照样可除手表、打火机之外的金、银、宝石写到处方笺上。因为《本草纲目》中虽没有手表和打火机,但确有的是金、银(在第八卷)、珠(在第四十六卷)、宝石(在第八卷)。

假如患者要求取一块“眠牛之地”,医生当然更可以大笔一挥写上 50 平方米或 100 平方米不管是黄金地带或公墓的地皮给他。《本草纲目》第七卷中不是都是“土”吗?

有位患者指名要《本草纲目》五十二卷里的人势。这倒难以办到,如是老年男医生倒可以割爱给他,女医生怎么办?在这里必须声明一下,一位不处“怪”方的有品德医生,像这样的患者决不找到你这里来。俗语所谓“臭肉招苍蝇”!

出处:干祖望.干祖望医话[M].北京:人民卫生出版社,2012:313-314.

如此副方

喝了多年雀巢咖啡,喝的都是咖啡光棍汉。不知怎样现在多了一个伴侣——“咖啡伴侣”。其实这伴侣的口感,实不敢恭维,唯和在咖啡里同饮,的确觉得“醇”了许多。而且送礼也更形气魄,黑白相映成趣,成双成对,更受欢迎。但最落实惠的是工厂,又可多挣几个大钱。因之许多人佩服外国人生财有道,脑子灵活。

其实这一手是从我们中医手里学去的。不过中医不称“伴侣”而称“副方”或“附方”。中国古时,重男轻女,把夫人称为“贱内”或“室人”,不允女人外闯或跑出居“室”之外,更不可以夫妇两人联袂骈肩出现于大庭广众之前。因之只能称之为“副”或“附”了。

正统的中医,万病只需“方笺一纸”。但有时以“证”复杂或枘凿,无法把需要之药揉在一起,万不得已,只能“正方”之外,取用“副方”“附方”。例如对急性咽喉炎严重者,处了六味汤外,还附以六神丸。这是因为六神丸中的麝香、蟾酥、犀黄不能水煎。对严重的喉阻塞,处了一张疏风化痰汤剂之外,还须副以控涎丹,因为甘遂、大戟入水一煮,药力下降,而且剧药用于汤剂时的分量也难以掌握。此外,如在消痰止咳汤剂外,副以礞石滚痰丸;止大衄用清热地黄汤的同时,再以羚羊粉作附方,等等,都是典型的“方剂伴侣”。如此这般正方与副方相互配合,相得益彰,诚如唐代王维诗“云霞成伴侣,虚白侍衣巾”(见“戏赠张王弟湮诗”)之美妙。

时到如今,有些副方真令人难以理解。如正方已是四物汤了,副方是养血膏;正方汤剂是清热解毒汤,又加黄连上清丸作副方;正方已是消痰止咳方,又加止咳糖浆作副方,等等,“圣法安在”?!这样一则增加了公费医疗费,还令你的业务水平在旁人看来大打折扣。

出处:干祖望.干祖望医话[M].

北京:人民卫生出版社,2012:315－316.

斩

一见斩这个字,就感到毛发耸然。君不见舞台上、银幕上、荧屏上的古代刑场上待杀犯人背后都有一块圭形板,上写有一个用朱红圈的“斩”字吗?而且这个凶字,上下古今人人有机会去享受,即使一品大官,也可被推出午门斩首。故宫前面,真不知道斩了多少个国戚王亲、达官显宦的首级。

古代五刑为:墨、劓、剕、宫、大辟。大辟,就是斩。

在生活中,这个斩也总使人不寒而栗。就是在文字上,也逼人难安。例如《周礼·掌戮》的“斩以铁钺”、《孔子家语·六本》的“斩刈黎民”、《左传·哀公二年》的“斩艾百姓”、采衡子《虫鸣漫录》的“拟大不敬,斩决”、《大唐创业起居注》卷一的“斩级”、《梼杌闲评》二十八回的“俱斩剐于西市示众”、《李师师外传》的“斩灭宗社”、《游侠传·侠议》的“斩头沥血”等等,哪一个不是刀光剑影,杀气腾腾。

还有舞台上的:斩马谡、斩郑恩、斩经堂、斩黄袍、斩萧何、斩韩信、斩窦娥、斩雄信、辕门斩子等,更是“凭陵杀气,以相剪屠,尸填巨港之岸,血满长城之窟”(引《吊古战场文》)的血腥味冲天。

中医也有斩字,作为截的同义词。脱疽、指疔的截去一节或两节的趾骨、指骨,都称为斩。例如《灵枢·痈疽篇》的“若脱疽,其状赤黑,死不治。不赤黑,不死,不衰,急斩之”。所以《证治准绳》治疗痘紫发热的斩关散和疗疟疾的斩邪饮,基本上也是这个含义。至于穿心莲别名斩龙剑,万年青根、观音竹、龙舌草的别名斩蛇剑,未知取义何在?

斩字在今天又有一个新的含义,虽然现在所有辞书中都无此疏注,我想不出几年定然补充上去的。它的含义是无条件、无等值、无理由、不管你愿意不愿意把你口袋里的钱乔迁到我的口袋里来定居落户。例如旅馆宾馆的斩旅客、中巴的士的斩乘客、理发店美容室的斩顾客、冷饮酒吧餐菜馆的斩食客等等,可以说全国大小日报,天天都有这方面的报道,医生有吗?也有,不过美其名曰红包。

为什么称斩?往昔青红黑帮帮话(即黑话)称钞票为血,例如借钱称挨血,钱多称血旺,无钱称血枯,要你破财称要你放血。所以斩就可是给你放血而将血输入我的血管。

这种斩,和盗窃偷抢,毫无相异之处,是犯法行为,都要科之以罪。但红包则似乎还有一些原谅之处,不过在法律面前是开脱不了的,因为人人平等。原谅在哪里?我是医生,也难启齿,用一位理发师的话来解释,他谓:“从前(中华人民共和国成立前),我们理五次发(当时为小洋两角,合一角六七分),才可以看一次病(当时门诊为八角)。现在只需一次(平均2.5元),可以看两次病。医生真是可怜。”

不过医生接红包,毕竟有失体面。如其你确实患有接红包的毛病,那么请你也要像《灵枢·痈疽篇》的“脱疽”中两句话,应“急斩之,不则死矣”。

出处:干祖望.干祖望医话[M].
北京:人民卫生出版社,2012:317－319.

【注释】

斩刈(yì):残害。

世界上有没有一个“平”字

“平”这个字在世界上还有没有?当然有,打开任何一部字典、词典,哪一部没有。但在实际上则难说了。

《素问·阴阳应象大论》中就肯定地说:“天不足西北”。不足者,薄也,天是最最公平的,但尚且厚于东南而薄于西北,还能平得起来吗?《淮南子·说山训》谓:“地平则水不流”,如此说来地非但不平,而且还不能平。再看看世道罢,梁(502—557年)玄靖先生刘峻说得更耸人听闻,谓:“世路险巇,一至于此”(见《广绝交论》)。天地人间,竟无一个平字。

即使以平字打头的人物、事物,也大多为下贱之品,唐代诗人李白的《梁园吟》中谓:“平头奴子摇大扇”。贫贱到替主子们打打扇。把最低劣的老酒,称为平原督邮,典出《世说新语·术解》。即使一批津津乐道什么“平衡论”“均衡论”的学者,也都是一种形而上学的理论。因之在宇宙间去找一个真正的“平”字，难透了。

在人身以外去找“平”字固难，那么在人身之内找找罢。以中医来说，《素问·生气通天论》谓：“阴平阳秘，精神乃治”。西医也称酸碱平衡之后，才能保持你机体各种生理代谢的正常而健康。但你再看看各处医院、卫生院的病人，人头攒动，就证实失去平衡的人太多了。虽然内中不乏搞补药的、混病假的，其实这批人心理上早已失去了平衡，比病理的失衡更接近“病入膏肓”危险区。

不平的后果，则一如韩愈所谓：“大凡物不得其平，则鸣”（见《孟东野序》）。现在不论家庭中、单位里以及社会上，“鸣”声喧天，即可反射出不平的事太多太多了。

我们医生队伍里，每次晋升职称工作中引起的“鸣”最厉害，原因当然不平事太多了，普遍性的“有些地方尤其是基层，因为……大讨近水楼台先得月的便宜……害苦了一批应该晋升的医师，尽管真才实学，但限于指标，左盼右望，有车票而搭不上车子，一班一班地过去了，终以退离而终身白丁”（照录 1994 年 2 月 21 日《中国中医药报》第 3 版“蚁穴应该在大好形势中找”）。是否该文作者无事生非，信口雌黄？非也。请再读 1994 年 4 月 2 日《科技日报》“我国职称改革健康发展”中谓：“抽样调查结果表明，对 80% 以上的人的评价是准确或比较准确的。可以说绝大多数该评上的都评上了，但也有些该评上的人没有评上，也还有不该评上的评上了。”（录 1994 年 4 月 11 日《报刊文摘》第 1 版）这等不平之事，的确令人发指。京剧有《钟馗嫁妹》一戏，钟馗为了不平自杀后，玉帝敕封为驱邪斩祟之神，吞吃所有坏人坏鬼，扫尽天下不平。可惜现在既没有玉帝更没有钟馗！

世界上真正的“平”，是难以得到的。但在医生晋升这件事上，是可以做到的，关键全在“评审委员会”的委员身上。笔者也当过几任省级最高级的委员，对个中情况了如指掌，因为身历其境、亲做此事的，拙撰的二十章回的小说《壶中岁月》里早就“坦白从宽”了，而且坦白到“竹筒倒豆”的程度。

在这里希望筹组任何评审委员会，不要像现在这样仅仅主观地推选几个“德高”“望重”“高水平”的，应该把人选名单公布于基层群众之前，听听小人物对每一位候选人的信任程度。尽管做到真正的“平”不易，但至低限度可以接近“平”。更重要的是少放几个“官”在评审委员会里。

出处：干祖望. 干祖望医话[M]. 北京：人民卫生出版社，2012：323－325.

【注释】

平原督邮：平原，古郡名；督邮，官名。本词指劣酒的代称。出自南朝宋刘义庆《世说新语·术解》：“桓公有主簿善别酒，有酒辄令先尝，好者谓‘青州从事’，恶者谓‘平原督邮’。从事，言到脐；督邮，言在鬲上住。”意谓好酒的酒气可直到脐部，差的酒气就只能到胸膈了。平原督邮酒气到达胸膈，所以是指劣酒。

原子弹与茶叶蛋

一天垂暮之际，某医院来了一个急诊病人，头颅被铁钝器砸伤，马上需进行手术。可理发师以工作时间已过，不愿给伤者推发。为了救命，终以 30 元代价，千谢万谢地蒙他俯允。他费时 3 分钟换到了 3 张“大团结”。而一位主任级医师主刀，为伤者做了 6 小时的手术，终于把垂亡的病人抢救过来，却只凭了规章领到了 1.1 元的夜班费。事情很简单而平常，毫无谈论价值。可是理发师 3 分钟获得 30 元，高级技术人员 6 小时才补给 1.1 元，毋怪乎社会上流行着“弄原子弹的不如卖茶叶蛋的”。

弄原子弹的难度，毕竟比卖茶叶蛋的难出不知几十倍；他的贡献，更是卖茶叶蛋的所望尘莫及的；卖茶叶蛋绝大多数人都可做，也用不了多少先期投资，而培养一个弄原子弹的技术人员国家要投资多少，他本人十载寒窗付出的辛勤又有多少。请问那些以为“弄原子弹的不如卖茶叶蛋的”者有没有想到这些？

人除了生产之外，生活也是主要的，钱当然不能不谈。所以，清代有“养廉银”来补贴小工资的官员，因为过分菲薄的俸禄，逼得人想廉洁也廉洁不起来。

但话又说回来，廉洁和薄俸，并不总是形影相关的，廉洁并非必以薄俸为先提。相反，东汉刘宠卸任时仅仅拿走一文钱，还如被誉为“清白宰相”的北宋杜衍，“耐贫先生”宋代许少阳，“埋羹太守”明代王器之，“豆腐御史”明代丁俊，“符青菜”明代符大充，“豆腐汤”清代汤斌，“岳青天”清代岳起等，哪一个不是一身正气、两袖清风的良吏穷官？

对不公平的待遇，大家都归罪于社会制度，其实，古已有之。早在两千年前就出现过如此相同的现象，不信你读一下《汉书·东方朔传》就有他一段话：“朱儒长三尺余，俸一囊粟，钱二百四十。臣朔长九尺余，亦俸一囊粟，钱二百四十。朱儒饱欲死，巨朔饥欲死”。所以易“弄原子弹的不如卖茶叶蛋的”一语为“卖茶叶蛋的饱欲死，弄原子弹的饥欲死”更为恰当。

出处：干祖望. 干祖望医话[M]. 北京：人民卫生出版社，2012：326－327.

可惜我穷，否则是最大的大名医

1994年3月29日《生活报》载有仅400人的黑龙江省某啤酒厂，接到“马来西亚国际饮食博览会”来函，内称：“你厂啤酒，已评获金奖。领奖每单位两人出席，每人2万元（美金）入境费；样品获奖费1万元；终身大奖2万元，代理费用8 000元。”厂长张某接到该函后莫名其妙，因为他们从来没有把样品寄出去，当然更不知道有这样一个“评酒国际机构”。其实厂长何其愚也！他只需花上7.8万元，便可捞到一个国际金奖，使区区400人小厂，一夜间跻身全球名牌啤酒厂之列，名震海内外。

当然，这是工商界的丑事，与我们风马牛毫不相干。但尽管你紧掩柴扉，谢绝闻达，可是外边的花香风暖，还是借绿衣使者的双手送进你茅庐之中。笔者自1990年起到1994年共收了百余封有偿进入各种各样名人录、名医录等的通知函。其中多数人的目的是赚钱，报名费最少的26元，最多的960元，更有审稿费、排版费、版面费等多种名目的收费，还要负责推销若干册的成书等。

古人有“著作等身”一语，意思是他写的稿子，堆起来的高度可与身高相等。那么笔者收到的这类邮件堆起来也可“等膝”了，因为的的确确有30厘米之高。

遗憾得很，笔者的确是“垃圾桶里的票夹子”，否则的话，对来函者一一应付，至多花不了几万元人民币，就成了一个当代大名医。

出处：干祖望. 干祖望医话[M]. 北京：人民卫生出版社，2012：327－328.

窃钩者诛　窃国者侯

中国最早文献之一《礼记·曲礼上》中就有“礼不下庶人，刑不上大夫”。故而庄子就总结出这样一句名言为：“窃钩者诛，窃国者为诸侯”（见《庄子·胠箧》）。两千多年前的这句话，到今还是新鲜得令。

目前大小医院，都在抓纪律、宗廉洁，最重要的手段是检讨。并渐觉检讨已不过“瘾”，始加之以“罚”。但受到各形各式罚的人，大多为小医生、小护士等，很少见到老医生、院长和比较高层次的职员被罚，是否这批人就守身如玉、公正不私？我不相信，此“刑不上大夫”之故。

小医生、小护士，接了病家一盒烟、几个水果，即有犯纪律、收接红包之罪。高层次的尤其是大医生、老医生，即使是收了“红包”也可以视而不见。收受些冰箱、空调机、出国等更难以与“红包”相提并论，即使走穴，也可以“更好地为人民服务”来表扬你，成为一桩好事，甚至还可以予以奖励。故而庄子在《胠箧》谓“窃钩窃国”之后还拖了一个尾巴，谓：“窃国者为诸侯，诸侯之门而仁义存焉”。何其辛辣！

至于违法乱纪之事，并不仅仅乎早退迟到、接受些礼物、红包等，还如：领导的任人唯亲、违反中医政策、近水楼台先得月地掠取福利等，老中医的倚老卖老、无视工作纪律、口出狂言、攻击现行政策、蔑视领导、永无满足地要求照顾，等等。但对领导者和老中医的不良行为，从来没有人去管，独独死盯在小人物身上找毛病，何怪乎说作“窃钩窃国”之论的大思想家庄周之伟大。

对那些对事不对人、利人利社会的铿锵诤言，不管他是什么人说的什么话，我们都应该听一听，作出共鸣的附议，向“刑不上大夫”的陈规陋俗挑战。

出处：干祖望.干祖望医话[M].北京：人民卫生出版社，2012：328－329.

人才外流与白菜烂掉

1992年《半月谈》（内部版）8期载有：中国的人才外流。内谓：由于国际争夺人才战波及中国，20世纪80年代出国的我国14万留学人员中，至今回来者仅4万。一份资料提供了这样的事实：美国电脑研究中心19个部主任，有12个来自中国；美国著名大学中，有1/3的系主任是华人或华裔；美国机械工程学会12个分会，8个分会会长是炎黄子孙；美国数学应用学会主席、副主席都是华人；美国物理学界的领衔人物杨振宁、李政道、丁肇中、吴健雄等都来自古老的黄土地；全美第一流的科学家、工程师有12万～13万，其中中国血统的就有8万多名。因之反顾一下中医，则没有外流，似可额手称庆。

再回忆去冬岁余，某报载有白菜产区，以无法外运而烂掉80%，造成消费者待哺嗷嗷，菜民们牛衣对泣。此情此景，能不令人怆然泪下！幸中医就没有这种情况而更使人欢呼。

经过冷静的思考，在“额手称庆”与“使人欢呼”的背后，却又是一番滋味，发人深省！因为全球除东南亚国家和地区之外，根本没有中药，没有桑叶的地区不会有蚕的存在，乃是没法外流而没有外流。白菜的使用价值在吃，烂了即不得吃，已无使用价值，而且它是有形有质的可见物体。而医生的使用价值在技术，它是无形无质的，所以一个人（躯壳）在业务上丧失或降低了使用价值就是烂掉了，尽管你的躯壳还很好地存在着。所以许多人认为“后继乏人”一语是错的，“后继乏术”才是中肯之言。这种看不见的“烂掉”内损，比看得见的“外流”“烂掉”于中医事业的危害更大。

伪劣商品的坑害国家、人民，已众所周知，应运而生的“消费者协会”各地相继成立，并把3月15日作为“国际消费者权益日”。笔者想不少病家正在翘首以望盼此节日的来临。

商品的鉴别容易，医生业务水平的检测就难了。难在一无标准，二无检测仪器。但这个工作不做好，则中医医术无形的“烂掉”永远也无法堵控。

中医的外流形式是改行，丢了中医去当西医，也有从事商业或文艺文化事业的。中医的烂掉，是消极低沉、不思进取、横竖混大锅饭，只要班班报到，抽烟喝茶看报聊天，干不干一个样，老医生一气之下“不干了”等等。造成如此情形的原因虽多，但第一条是没有真正的伯乐。

现在伯乐很少的原因不外乎三个：①古时伯乐相的是马而不是人，把千里马夸得再高也与人没有利害关系。②古时的伯乐相马，需亲身接近马儿，对它抚抚、摸摸、看看。如果不亲自接触，仅凭照片、推荐、上报，恐难以发现并鉴别出哪一匹是千里马。③……写了肯定要被编辑删去，不如不写。

最后做一次呼吁，要避免中医的“外流”“烂掉”，必须多出几位真正的伯乐。

出处：干祖望.人才外流与白菜烂掉[J].辽宁中医杂志，1992(10)：34.
干祖望.干祖望医话[M].北京：人民卫生出版社，2012：319－320.

【注释】

牛衣对泣：出自汉代班固《汉书·卷七十六·赵尹韩张两王传·第四十六》。意为睡在牛衣里，相对哭泣。形容夫妻共同过着穷困的生活。

从“疯狂的金钱贵族”想起

1993年10月28日《扬子晚报》第10版“扬子广角”题为“疯狂的金钱贵族”特写。内容描写两个暴发户的丑态。一个姓张的靠倒腾股票、倒证券，由设摊贩烟的“打桩模子”一跃成为腰缠70多万元的经济新贵；一个姓蔡的，以其精明的头脑和果敢的魄力，使他的私人公司扩展成拥资近百万元的金钱帝国。蔡从骨子里瞧不起张这样的半文盲蠢货，张也视蔡的存在是对张的优越感和自尊心的严重伤害。凑巧得很,9 月 28 日下午蔡和张各带着女友在“雅而达”茶室里狭路相逢,一幕畸形消费者心理所演绎出的一场心照不宣的较量丑剧拉开了帷幕。

女招待递上饮品单,张扫视一眼,道:“我要‘宫廷’3 盎司”。蔡也要“‘人头马’牌 3 盎司”。3 盎司“宫廷”价外汇券 48 元,而 3 盎司“人头马”需 51 元。蔡得意了,占了上风。

张再度掀起战火,向女招待要 4 盎司“路易十三”。你可知道,4 盎司的“路易十三”要 2 000 元人民币。蔡哪能落荒而逃,“理所必然”也来了 4 盎司。

邻座的男男女女已发觉一场好戏已开锣了。

两人双目飞红地豁出去了,这哪还是在喝酒,简直是在喝金子和钞票。都已身不由己,只能赢绝不能输,因为一旦战败就意味着以后休想再跨入这个圈子,就将永远受到别人蔑视、讥笑和嘲讽。他俩自以为好胜争豪的念头,事实上是一双愚不可及的无知野兽。

最后,张发狠地从兜里掏出一叠百元大钞,点燃了打火机,甩松了钞票,凑上去点火,对蔡说:“你是否也敢把这 5 000 元烧了。否则,你就是垃圾模子!”

蔡立即打电话到家里,嘱咐马上送 5 000 元来,用以回答张的挑战。

文章结束之语,是“‘金钱贵族’,一个脆弱的阶层,疯狂的奢侈和不可理喻的挥霍构成了他们基本的行为特征”。

事实上除了“金钱贵族”之外,还有一个隐蔽得致无人注目的“知名贵族”。少数几个老中医倒也幸运的“叨陪末座”“幸附骥尾”地插入了这个队伍之中。尽管他们教授级工资少得可怜,下海无知识,收红包没胆量,走穴缺精力,终年阮囊羞涩,而且还有一特点,就是他们的夫人,大多是普通家庭妇女,一个人的口粮两个人吃。但是,其威望之重,确异乎寻常,即使部长、厅长见了他们,都是恭恭敬敬地问候寒暄一番,不论走或坐,势必请他在前。

照理说,“金钱贵族”有如此的疯狂,“知名贵族”当然也同样了,但事实恰恰相反。其所以然者,一则囊里空空,再则毕竟素质很高,对这种时人唾弃的行为是不屑为之的。但你说他们都很高洁吗?倒也未必,唯其方法与形式的不同而已。故而“疯狂”两字是套不上去,最该说是“丑态”“知名贵族病”或“知名贵族综合征”,再适合不过了。其症状,傲视同行,唯我独尊。叶天士的“踏雪斋”,薛生白的“扫叶山房”,是最典型的例子。曾有人称其为轶事,但我老实不客气地说:是“丑事”。

骄气:“身居陋巷,出入豪门”,这是“知名贵族”的又一个特点,尽管他自己的生活偏于清贫,但以职业关系而所交的人物多是达官显人。不管多大的官,但对医生尤其是名医都得相敬恭维,坐尊上而行让先。久而久之,名医的骄气油然而生。当然,也有依然虚怀若谷者,仅仅百分之一、千分之一耳。

娇气:“士虽贫而养则优”,又是一种“知名贵族”的不是疯狂的疯狂。不到 500 米就要坐汽车,集体出门非坐小汽车不可,横竖横汽油与停车费不是自己掏的。出门开会至少一个青年医生侍陪。谈养生与享受津津有味,谈到学术就精神不佳,恕不奉陪。当然,也有与此相反的,那就是书呆子。

自满:“朝闻道夕死可也”者,千中难得一两个。

接代:传宗接代,本来是一件好事,中国数千年来包括中医在内的所有一切文化,都是依靠这个法宝来得到世泽绵连、发扬光大的。但绝大多数“知名贵族”把“把遗产传给接班人”曲解为“把遗产传给嫡子亲孙”。当然嫡子亲孙也是接班人之中的一个组成部分。京剧名伶谭小培,对他父亲谭鑫培说:“我的儿子多争气,谭派事业得重振家声”。同时又对儿子谭富英说:“你的父亲怎样是一个饭桶,我的父亲多么有名”。在这两句平淡无奇的家常话之下,就道出了一个真理,乃家传是假的,自己争取才是真的。张元素若没有学生李东垣,谁还知道你一个张元素。所以如其我也是一个“知名贵族”的话,宁愿将所有衣钵交给李东垣而不给谭小培，为什么？因为我决不疯狂。

以上几种，都是“知名贵族”不是疯狂的疯狂。

出处：干祖望. 从“疯狂的金钱贵族”想起[J]. 江苏中医，1994(04)：27.

干祖望. 干祖望医话[M]. 北京：人民卫生出版社，2012：321－323.

【注释】

附骥尾：出自《史记》卷六十一“伯夷列传”。指蚊蝇附着在马的尾巴上可以远行千里。后以“附骥尾”比喻依附先辈或名人之后而成名。后常用为自谦的套话。亦可作“附尾”“附骥”等。

阮囊羞涩：出自清代百一居士《壶天录》。阮囊，晋代阮孚的钱袋；羞涩，难为情。比喻经济困难。

“酒不醉人人自醉”的酒醉者

酒醉者能有几个属于真正的酒精中毒而糊涂？绝大多数系“酒不醉人人自醉”。他们的幻视、幻听、幻觉、幻想，都是在自己脑子里主观的“想象得之”。

现在许多人评中医是“玄说”“不科学”，就是这“酒不醉人人自醉”的醉汉。现在就把这些“玄说”“不科学”的几点，予以曝光。

1. 天人合一　中医的的确确重视“天人合一”学说的。有人说，尤其是“文革”时作为批判重点之一的天人合一，被统治阶级作为统治的工具，我说批判得很准确。因为它是迷信，认为天和人合作起来打几场醮可以呼风唤雨，做几堂道场就可以求福得福，禳祸去祸，我认为批得十分有理。但你还没有完全了解这一学说。自孟轲（公元前372—前289年）创立了天人合一学说，以后就被儒、道、医三家接受和发展。这三家为了自身的需要和用途，于是各自为政地发展深入，发展到最后，名称虽同而内涵绝对不同。儒家的代表人物为董仲舒（公元前179—前104年），把它接轨到“贤良对策”而为皇帝老子服务。道家代表人物为张道陵（34—156年）把它嬗变为点验派、符箓派（道教中的两个支派），用以打醮、做道场来呼风唤雨、求福消灾，或用以预占今后的吉凶祸福，成了人与鬼神的并肩工具。中医则把天人合一认为是人与周围环境的统一。天指人身周围的所有一切环境，人当然指人的机体。几位醉汉一旦知道这一点，恐怕你的醉意就全消了。

2. 阴阳　阴阳的地位在中医学中，仅仅与左右、前后、上下一样，毫无作用。有人甚至说“中医靠阴阳来治病”，那绝对是误会。阴阳两字为古代民间的常用词。凡外向的、热的、光明的、进行的、向荣的等都是阳；内向的、冷的、黑暗的、退步的、萎缩的等都是阴。男子称阳、女子称阴，山之东南称阳、西北称阴，水之西北称阳、东南称阴。中医也完全同样地用阴阳把人体组织、疾病表现进行分类。简明地说，没有阴阳，我们照样看病。

3. 五行　五行是中国古代思想家企图用日常生活中习见的五种物质来说明世界万物的起源和多样性的统一。所以广泛地被天文、历法、医学、政治、军事、营造等所利用。普遍到古代的老百姓连理发、沐浴、出行、会亲的细散小事也常用五行来指导而求得一个吉利。在遍地五行的环境中，中医哪有不染指的可能？

中医既然把人与周围环境统一了，人身机体、脏腑、器官当然更不能不统一。于是利用五行的相生相克来统一人身的机体、脏腑、器官，大大地加强人体本身的统一性。而且五行还无法作为直接治病的工具，它仅仅作为“辨证论治”的工具之一。

所以“中医靠五行来看病”，把五行的作用夸张得太大太高，完全不符合事实。

4. 中医特色　一次我以某医院退休会计身份参加一个旅游团，我们小组里有中学教师、律师、乡镇企业经理、书画家、业余作家等，年龄由最小的42岁到我80多岁，基本上都是“臭老九”，故而语颇投机而无话不说。那作家曾被“中医”误治而对中医十分怨恨，从而谈到中医，结果大家一致认为中医中已无能人，政府不应费钱费力来扶持中医，所以十分赞成余云岫的废止中医。

总结起来有三点。其一，素质太低，一个以气功治病的仅仅是初中生。其二，什么脚底上按摩几个"穴道",就是中医特色;莫名其妙地在身上刺几针,就是中医特色;贴一张膏药,就是中医特色;用一种药贴在病人身上,起了水泡,又是中医特色;连美容院都自称中医药美容。第三,好中医都改行做西医了。这批醉汉倒是真正的酒精中毒者,说得完全有道理。现在的"中医特色"太多了。所谓特色,是事物所表现的独特色彩、风格、手法、技术,为他人所没有的,而且还要物以稀为贵,那么这批醉汉还是"酒不醉人人自醉",因为他们看到的都是假冒伪劣而非真正的"中医特色"。至于真正的中医特色,只有一个"辨证论治"。也就是中医不治病而治"证",其他的医学,都是治"病"。且听一批病家的怨声,说"我真倒霉,钱花了多少,住院住了好久,医生到今天还没有给我治疗,说什么病还没有确诊"。另外一批病家谓:"我真上当,到中医院来,人家查了好多时日,才作出诊断,而这里看看舌苔、候候脉,就已处方用药了"。西医治"病",中医治"证",从第三者口中就已证实。所以不用"辨证论治"来治疗疾病的都不是中医,即使你用的中药,只能是"用中药的医生"。

出处:干祖望."酒不醉人人自醉"的酒醉者[J].辽宁中医杂志,1999(02):35.
干祖望.干祖望医书三种[M].2版.济南:山东科学技术出版社,2008:155-156.

第八章 医 德

与经济挂钩 不能出卖自己的事业

1998年4月初，笔者收到北京某丛书编委会一函招生通知书。这种以诈财为目的的信，司空见惯，不值得启封一读。但见有"中国中医研究院特色医药合作中心"信笺及其彤红的图章，就不由你不想看了。

而且"中医特色疗法速成班招生"几字更使笔者非斋戒沐浴、洗手焚香来好好拜读拜读不可。因为中医危机四伏，虽然外因很多，但都不属要害，而内因不知什么是"中医特色"，则是致命之处。

1996年10月28日至11月6日，笔者受国家中医药管理局委派在厦门国际培训交流中心办了十天的"中医耳鼻咽喉科医师提高班"。老实说，上课、听课、专题报告等，等于一个患者血压已测不到，心脏搏动似有若无地躺在急救台上，我们准备半天来研究治疗方案一样。你十天之间怎能有收获？所以，笔者从让学员们认识"怎样是真正传统的中医"一事上入手。第十天结业时，每人发一张反馈表，过一个月后寄回来，要他们回答几个问题，主要有三，①有没有真的提高？②提高在哪一点上(要具体)？③这种方法好不好？为什么要回家一个月后才寄来？其一，回家后说真话就无顾虑了。十天师生情谊，隔30天基本上已冷却了，讲话可以客观。过了两个月，仅收到60%，其不愿寄来者，肯定无收获。但60%可以说过了半数。为此，笔者即做了许多工作，总结成绩，写了"为中医耳鼻喉科已临'名存实亡'地步，要求急切抢救事"书面报告。印了6份，上呈培训中心、厦门市卫生局、南京中医药大学、江苏省中医院、江苏省卫生厅及国家卫生部、国家中医药管理局6处，重点当然在北京，为了以后可以查核，12月1日以挂号信的形式寄出，遗憾得很，到今天还未见各信。因之，一见这几个字，哪有不惊喜之理？

阅后发现，此招生班为期8天，还适宜。而其内容仅有耳穴疗法、刮痧、足疗、气功按摩4门。一阅之下，真使旁观者捧腹大笑、老中医七窍生烟，各级领导肯定说"怎么搞的"，中医研究院肯定说"糟了糟了"。

这4门都是民间疗法，与中医根本没有丝毫关系。你认为笔者言语过激，那么你指出在中医正统医籍中哪一部曾有此发明首创。

中医危机，就是没有看到中医特色。中医特色似乎很多，如候脉察苔，其实中医限于历史条件，只能在浅表诊断术中徘徊，故不能说特色。如天人合一学说，这不过是"人与周围环境的统一性"论，西医的高压氧、空调、易地疗养等等，也已掌握了这一套，已非中医所独有。如阴阳、五行，现在还有谁在用？并非特色。只有一个特色，是"识病辨证"。你看六经传变，就是在伤寒一症中辨的；卫气营血只能在温病中运用；《金匮》的辨证也都在各种疾病范围之内辨别的，这是如山铁证，谁都不能不承认的。但现在西医利用其先进的仪器，他们识病，比中医还准确、精细，所以，中医的识病非但不能称为特色，而且还要向别人请教学习哩！剩下的"辨证"就是独一无二的真正传统特色。所以西医很难学好中医，因为他们不知有"证"。中医学西医方便得很，只需不去识"证"而治"病"，就成西医了。很多中医演变为西医，但自己还认为"我是用中药的"而非西医化。可以这样说，治"证"是真正中医，治"病"的尽管用中药，不能成为中医，充其量是一个用中药的医生。

论治，哪一个医学不是论治的？头痛止痛，拉肚子止泻。唯有在“辨证”之下来论治，那才成为中医唯一特色的“辨证论治”。

现在最使人伤心的是许多人甚至个别中医，还没有认识到中医特色是什么，而堂而皇之地把民间疗法也冒充为中医特色，使已经紊乱得不认识中医特色者走入盲区，不是在毁灭中医是什么？

一个招商局把店堂里的柜台出租给个体户，个体户若贩卖假、冒、伪、劣药，招商局是不能推卸责任的。

出处：干祖望. 干祖望医话[J]. 辽宁中医杂志，1998(07)：35.

谈医德

医生本来就应该具备技术（医术）、品德（医德）和懂得摄养（保健养生）三位一体的本领。且看《内经》里就明确指出，以《素问・征四失论》为代表的言医德，以《素问・上古天真论》为代表的言养生。而《灵枢》及《素问》所有内容，都是言医术。

中华民族一向重视道德的，在未有成熟医学之前，《易经・坤》早就提出“积善之家，必有余庆；积不善之家，必有余殃”的道德观念。孟夫子孟轲所说的“老吾老，以及人之老；幼吾幼，以及人之幼”（见《孟子・离娄下》），把道德更具体化而绘形绘色地指导我们。

至于“医”和“德”的结合而成为“医德”一个辞目，也是《素问・征四失论》开端的。经过唐代大名医孙思邈的“大医习业”“大医精诚”（见《备急千金要方》）两大论而渐臻完整。从此开始（《备急千金要方》652 年写成）1 230 年后到赵濂《医门补要・自序》（1883 年梓行），所有的医学文献，2/3以上都要强调医德的重要性。

所谓医德，其中内涵极广，但也不出“医格要高、医风要正、医心要慈、医行要慎、医识要博、医术要精”等等。至于不收红包等，也早已包括其中，但还有一类型异乎寻常的医德，出之于古人。

例如明代陆粲（苏州人，嘉靖进士）的《说听》中谓：“张氏……势倾中外，其夫人有疾，遣苍头（即老仆）邀请医士刘彬来府治病。刘叱之曰：我非侯门听召者，而不应请……张氏即登门拜请，刘乃往视疾焉。”

明代黎澄的《南翁梦录》载有：“范公讳彬，事陈英王为判太医令……有人叩门急请，曰：‘家有妇人卒暴血崩如注，面色青。’公闻之遽往。方出门而陈英王使人至，曰：‘宫中贵人有发寒热者，召公诊之。’公曰：‘此病不急，今人家命在顷刻，我且救彼，不久便来。’使者怒曰：‘人臣之礼，安得如此！’公曰：‘我固有罪，亦无奈何。人若不救，死在顷刻。’遂去救血崩妇人，其妇果活。少顷，来王府，陈英王大怒责之。公乃免冠谢罪，敷析真心。王大喜而曰：‘汝真良医，既有善艺，又有仁心，以血我赤子，诚副予望也’。”

清代江苏宜兴学者吴德旋的《初月楼闻见录》述：“范子谦，精于医……其出（诊）疗人疾，常先往贫家，而后及舟车之迎者（富贵家的邀请）……”

这种医德，使人景仰到无以复加的地步者，除了已可钦佩的真心诚意为人民服务之外，还有“不攀权贵”的本质和形式的表现。炎黄子孙民族性，最重视的是“骨气”（相当于人格的古代语言）。

出处：干祖望. 谈医德[J]. 辽宁中医杂志，2000(11)：520.

良相、良将、良医

自范仲淹“不为良相，当为良医”一句名言之后，就经常把良相与良医联系到一起。如“功同良相”“医林良相”等歌颂医生的赞美词也相继而生。

但如与良将联系起来，则不是褒言，而是贬语，而且这种皮里阳秋的挖苦之词，比挨骂还要令人难受。中华人民共和国成立后南京某名医，药铺或医院中药柜的药工背后都称之为“韩信大夫”。因为他的处方用药每方至少二十味，经常在二三十味之间，一如韩信将兵多多益善。

民国时期，上海一名医，是否把某闻人家眷看坏了病，还是其他原因，某闻人送他一块匾额，上书“功同良将”。良将是“一将功成万骨枯”的善于杀人者。某名医厄于黑帮势力而又不敢不高悬堂上。当时此事引为茶余酒后的大新闻。所以与良相比是赞词,与良将相俦,那是比骂还厉害的。

那么良将与医是否一点也挂不上钩了吗?也未必尽然。且看张介宾(1563—1640年)《景岳全书》德集卷五十的《新方八略》和图集卷五十二的《古方八阵》索性将兵法移植于方剂学中使用,并认为这样才能“有补古之未备焉”(引“新方八略”)。照此说来,就是医师必须具有良将的才能,才是良医。

其实张介宾以良医喻良将的提法,并不是孤立的。成书于明代崇祯庚午年(1630年)的顾逢伯所著《分部本草妙用·自序》第一句即谓:“当闻用药如用兵,余读兵书……余读医书……”可证已不乏有人把“医”与“将”等量齐观了。这种例子又如贾所学的《药品化义》李延昰(?—172年)序文“古谓用药救生,用兵救乱……”《医经秘旨·附录》(盛寅作,成书于1418年)就痛快地谓“医家以兵法治病”等等,俯拾即是。用药是医,用兵是将。因之以良将比良医,并没有讽刺与贬低之意。《简明医彀·要言十六则》(孙志宏著,1629年成书)还强调:“古人延医,如求良将。”

近五十年来,以医比相喻将之语,似未见过。但上周在甥婿案头见到一诗,则又将相与将与医相言并论了。诗为十一尤韵的五律,惜乎第3、4、5、6句不是仗对,似乎迹近打油诗。

宰相严嵩寿,照单一尽收①。
将军孙大帅,搜索及阴幽②。
手续留床费,无红③莫想求。
大夫④与将相,自古即同俦。

注:①俗谚“严嵩做寿,照单全收”。②指孙殿英盗西太后墓事。③红,红包也;还有什么手续费、留床费等。④大夫指古代官名,但语出双关。

原来甥婿次子患阑尾炎,从门诊到住院、手术、出院,虽然全部医药费公费报销,但种种红包却费去了3 000多元。其实,我们医务界的不正之风很少很少,绝大多数医务工作者都是廉洁奉公、守身似玉的社会主义制度下的好医生,当然还包括我一个。

出处:干祖望.干祖望医话[M].
北京:人民卫生出版社,2012:3-5.

把精力花在病人身上

“不为良相,当为良医”。以当官的和医生并立,再恰当也没有了。当官应该把全身精力用在为人民办事,不该谄媚权贵出卖人格去求爵禄。医生也该用全身精力为病人服务,不该一心一意奉承领导来换得某种不该享受的福利。

你看古往今来,所有大人物,都把精力花在本身业务上,所有名相、名将、清吏、名医,个个都是如此。

反过来看另一批丑恶面目的谄媚者,一身精力全部花在吹牛拍马,出卖骨气求乞残羹剩饭。如唐代武则天时的杨再思,为了奉承张昌宗,说:“张能为陛下炼丹,他的大功勋,大于全朝所有的功臣。”又如宋代元丰间杨子安,见王安石执政,就奉承王安石,自称“得圣人(指王安石)之意”。王倒而司马光上台,即奉承司马光云:“司马光盛德,深入人心”。后司马光以反对王安石的吕大防、刘挚为相,又诋毁司马光与王安石以乞宠于吕、刘,故人称“杨三变”。又如明代永乐间户部侍郎,为了奉承权宦王振,他刮去了胡须对王振说:“爹爹没有胡须,儿子哪里敢有。”限于篇幅,罄竹难书。

所幸者,中医界没有这等小人,但中医大夫乃为一向靠本领吃饭的个体户,没有领导可奉承也是一个主要因素。

现在中医已由“在野”而进入“在朝”,一种不把精力花在病人身上而花在领导身上者也出现了,而且已不是“百俊一丑”,而是为数增多了。不钻业务,不求上进,白大衣飘飘然天天出入于领导办公室门口(正当的汇报、反映、请示是应该的,不在此列),岗位上经常人去座空。为什么不把精力花在病人身上而花在领导身上?当然自有他的高见,诚如一位个中人士的自白:病人不能替我晋级升工资;临床上费尽精力,又评不上优秀工作者或先进工作者;多分一平方米宿舍或照顾一个家属工,病人能替我解决吗?如此等等,言来自有道理。

甜蜜蜜的奉承谁不欢迎。贤如王安石，尚且把杨三变由郓州教授逐步提拔到提点刑狱（掌一路司法、刑狱的官）。

写到这里，想起了电影名导演谢晋一句书言，谓："电影应拍给群众看，而不是拍给权威、领导看。"言内有意，言外有音，快人隽语。笔者不妨也套用一下，谓："医生的精力应该花在病人身上，不该花在领导身上。"

出处：干祖望.干祖望医话[M].北京：人民卫生出版社，2012：7－8.

名医的晚节

晚节两字，最早见于《史记》之"（吕后）及晚节色衰爱弛"（见"外戚世家"）。这不是本文所谈的晚节，因为这个晚节，是与晚年为同义词。

本文所谈的晚节，是人到老年的品德节操，最早见于《宋书·良吏传·陆徽（〈辞源〉作微，误也）传》中。考陆为南朝宋人，为官清廉，卒后家无一物，故而《传》谓："年暨知命，廉尚愈高，冰心与贪流争激，霜情与晚节弥茂。"

一个人有高尚的节操，已属不易，保持节操到老年，几十年如一日更难。故而宋儒朱熹（1130—1200年）慨叹云："保初节易，保晚节难"（见《名臣言行录》）。明代嘉靖进士吴时来，官刑科给事，出使琉球，以弹劾严嵩父子而反遭迫害，但他的声望也因之更高。后在万历时累迁左都御史，官高了、禄厚了，于是执政委蛇，只求享福，卒后谥忠恪。故《明史》即有"疏论都御史吴时来晚节不终，不当谥忠恪"（见《于孔兼传》）的千秋贬笔。还有清代杨应琚，字秋水，有贤名。入相后以缅甸偾事，致晚节不终。这两个不终晚节的人，都是在春风得意之后（一为累迁左都御史，一为入相）。所以宋朝人称止斋先生的陈传良认为"最贫看晚节，多病得初心"（见《止斋即事》），认为晚年贫寒容易失节，我却不敢同意这个观点。人禀质就有反逆性的天赋，故而"老当益壮，宁知白首之心，穷且益坚，不坠青云之志"（引王勃《滕王阁序》）者，并不罕见。而一旦得志之后仍能保持晚节者，就少了。自古至今，岂止这吴、杨两人哉。

局外人谈够了，回过来谈谈医务界。医生，尤其是老医生，保持晚节，更加重要。或问医生的节操是什么？很简单，是医德。

一个年轻无名的医生，除非你自甘堕落者之外，必然勤于钻研，力争本领。此外，当对病人视如亲人，不敢图利，不敢自傲以攻击同行。临诊时则不敢马虎，勇担重任，一心一意为病人着想等等。不论是出于自求上进或迫于求存，甚至是处心积虑为将来的名利，对病家总有好处的，不管怎样总是不叛于医德。有这样的医德，加之日积月累的经验积累，经过相当时间后，势必技术提高了，业务发展了，知名度大了，地位升迁了，几十年辛勤耕耘，总算苍天不负苦心人，登上了名医之榜。这个时候千万要头脑清醒一些，"晚节"两个字，也在保持与毁灭的三岔路口。

昔有一双同胞弟兄，幼年贫困，壮年得志。其弟即挥霍享受，兄则依然布衣粗食。兄即以兄长口吻责备其弟，谓："我们是苦中出来的，理当保持美德，切莫叛离过去"。弟即回答："是的，正因为过去太苦，所以今天应该享受。"谁是谁非，各有其理，这个容后思索的问题，恐怕永远也没有一个准确的答案。

因之在这里不能不提醒几位名老中医，你现在对病人的感情怎样？你对首长和五保老人的应付上有没有两样？扪心自问你现在在看病是为了金钱还是为拯救病人于水火之中？你是不是看出你的子女们利用你的知名度来当作摇钱树？是的话，你表示什么态度了？以上几个问题，倒是对晚节的保持或不终的试金石。

还有一个问题，笔者竟无法分析，是对晚节有助抑或有害，就是当一个老医生已感觉到思维迟钝，过去的业务水平已经下降到一般水平之下，是不是应该学习运动员的"挂鞋""挂拍"再不贻误于病家。或者好心好意地为了"春蚕到死丝方尽，蜡炬成灰泪始干"（引李商隐《无题》）来流尽最后一滴血。

如我衰老到这个地步，是毅然"摘壶"告退。这"摘壶"两字在任何一部辞典上都是没有的，不能不加疏注。运动员的鞋与拍，一直影随其身不可须臾之离，他们的隐退当然把它束之高阁而挂起来。而医生在工作期间，就是“悬壶”“挂牌”，所以你要不干了，只能是“摘”。因之，我很希望今后编纂《辞典》时加上一个词目“摘壶”。其解释则可说：医生停业也。

出处：干祖望. 干祖望医话[M].
北京：人民卫生出版社，2012：9－11.

医家只能卖医（尽力）

从出生到死亡，人的一生无时无刻不在享受——应该说是消耗世界上一切物资，这是欠下的债。债应该欠，也必须还，而且要加利偿还。怎样还？要靠出卖自己的体力或脑力，即使你出卖其他的东西，但也应是你间接的体力或脑力劳动的产物。

作家文人卖文鬻字，科学家出卖科研成果，艺人家卖艺卖技，医家卖医，等等，多少人把自己的大好年华贡献给事业，这些都是出卖脑力的。还有如《潜夫论·赞学》所言“倪赛卖力于都巷”等投身于工、农、运输的卖力者，甚至卖血，都是出卖体力以还债。这种光明伟大的还债，都是崇高的。

且看唐代白居易的《卖炭翁》中“伐薪烧炭南山中”的辛苦劳动；清代曹雪芹的《红楼梦》中“卖油娘子水梳头”（见七十七回）的只有别人没有自己的品德；清代舒瞻的《题杏花春雨图》中“帘外轻阴人未起，卖花声里梦江南”的天未黎明就已投身工作的辛勤，以及古往今来“卖命疆场”的将军、战士，不论男的女的、老的少的，都使人肃然起敬。

清代乔莱的《过高邮》诗云：“买薪须论斤，卖儿不计价”。在物贵人贱的世俗面前，我们应该同情这位穷爸爸的“穷且益坚，不坠青云之志”（引王勃《滕王阁序》）的不出卖人格与良心，宁可卖掉亲生骨肉。

《南宋市肆记》谓“靓装迎门，争妍卖笑”的青楼少女，贞节当然已丧失殆尽，人格也严重污染，但良心则未必出卖，比起卖友求荣、卖国图贵的不齿于人类之徒，尚许要高尚清白一筹。

医生自古以来，就以“仁心神术”来作标榜，唯有医术可卖。一切左道旁门的收入都是出卖人格与良心的。当然稿费、讲课费、咨询费、审稿费及特殊津贴是属于卖医范畴以内，取之不伤于廉。

古人为了清高或廉洁，也常常把正当的“卖”放弃不干。例如：西汉严君平，卖卜成都市。只要卖得百文之后，马上收摊，不肯多挣钱以养廉。东汉韩康，卖药于长安。一天，一个女子来买药，她说起了韩康两字。韩即收摊隐居，因他不愿人家知道他、认识他。南朝梁范缜是一位唯物无神论者，不信鬼神，曾写有《神灭论》一书。当时统治者竟陵王萧子良，是佛教信徒。他派人去说服范缜，放弃无神论思想，并诱以高官厚禄。范即大笑并对说客直言：我范缜如果卖论（指神灭论）取官，早就做了中书令和仆射了。所以我们卖医的同时，更不应忘掉这三位可敬古人的故事。

挂羊头卖狗肉的事，不仅盛行于现代，其实在2 500年前早已有之，见《晏子春秋·内篇杂下》所言“悬牛首于门，而卖马肉于内”。医生卖假药，有明、暗二者：明者，假药真卖，贱药贵卖；暗者，对自己并不擅长的病症，理应走马荐贤，但以金钱或面子关系，“不知为知”地胡乱应付，搪塞病人。其危害性，后者更甚于前者。为医者更须扪心自问，有则改之。

不过具体的事情来了，一个真正卖医者的收入低得可怜；卖医德卖人格者真可日进斗金。其实，这种情况古亦有之，我们应该安于现状，知足常乐。汉代司马迁的《史记·货殖传》谓“刺绣文不如倚市门”，意即你勤勤恳恳地做，远不及一个娼妓。唐代李百药的《赞道赋》说得更痛快，谓：“直言正谏，以忠信而获罪；卖官鬻爵，以货贿而见亲！”

好一个“卖”字，竟有这样大的文章。

出处：干祖望. 干祖望医书三种[M]. 2 版.
济南：山东科学技术出版社，2008：7－8.
（注：题目作“医家只能尽力”）
出处：干祖望. 干祖望医话[M].
北京：人民卫生出版社，2012：11－13.
（注：两处文字有不同，此取后者为准）

“谢意”的真正价值

1994年6月30日《扬子晚报》以“中山市试行先看戏后付款”为题的小新闻说：“广东省话剧实验剧团，26日在中山市演出一场‘泥巴人’。概不卖票，可以自由入座，演毕观众可自己估价付票价。那天观众200多人，收回票款1 780元。最多一人付100元，付50元者10人，这部分人大多为中老年人。年轻人大多付10元左右。当然也有不名一文者。更有甚者，居然在收款箱上做一个扔钱的姿势，拍拍手就走了。”

这种看货付钱形式，在现在年轻人眼里当然属于奇事，其实1930年之前的医生诊金，就是通过这种授受形式而达到“货银两讫”的。当时医生替病人处方或手术处理之后，病人就送给医生诊金。“丰吝由人”，或多或少，绝大部分的医生都不计较。当然也有给得过少或医生胃口大的，可能出现些讨价还价的局面，但也很少很少。当时一般最小的为铜板50枚，最大的1元银币。1个银圆相等于铜币300枚。这种诊金，普遍地称之为“谢意”，也就是谢谢你医生的意思。当时孔孟之道，在人们脑子里还有相当的地盘，在“王何必曰利，亦有仁义而已矣”（《孟子·梁惠王上》）的思想影响下，于是“赤膊”的钱（指没有用纸张或信封来包装的钞票），在一授一受之际毕竟不雅观，于是把钱用红纸一包，即不算“赤膊”了。红包之名，典故即在于此。

之后，自上海开始，去看医生门诊，第一步就要挂号。挂号号金很少，仅仅铜币5～10枚，事实仅仅买到一个号码，作用在于先到先诊的维持次序而已。真正的谢意，仍然还在诊疗结束时的红包。继之，挂号时即收诊金之法，一直沿用到现在。

写到此，不由不回忆我师钟道生老人，凡病家多给了钱，都一一退还其一部分。用他的话，是“我不值这个身价”。故而他的座右贴有一张座右铭，上书：“世之贪夫，欲壑无涯……”后阅《放翁家训》，才知道是在这里抄录下来的。

出处：干祖望. 干祖望医话[M]. 北京：人民卫生出版社，2012：13－14.

名医与医德

打开各种名医传，个个都有医德，我很怀疑。因为中国人一向有个习惯，那个人一好，什么都好；那个人一错，什么都不好。当然绝大多数的名医，医德是淳厚的；少数的尽管你医术高明，医德的桂冠总难以加冕。要暴露阴暗面，可阅读些稗官小说，它不是树碑立传，有啥说啥，最为公道。

宋代苏东坡的《东坡志林》卷三谓：“近世医官仇鼎，疗痈肿为当时第一。然鼎性行不甚纯熟，世咸畏之。”一个品行不纯熟的医官决不有医德。

宋代洪迈的《夷坚志·癸志》谓：“饶州杨珍，素工医，尤工针灸。市民余百三，苦鼻衄沉笃，更数十医弗效。最后招杨视之，杨知其家启肆贩缯帛，近年以来资力颇赡。杨深有邀需，余妻上官氏，许以三十千，方为领略。”这是说一个医生，事前讲好了价钱，然后才肯治疗。当时的三十千不是一个小数字，其医德可想而知。

明代太仆少卿都穆的《都公谭纂》卷下谓：“松江有老医张公寿者，神其术，然不肯轻售。”轻售者，低价也。高价诊金，穷人听死。

明代嘉靖进士陆粲的《说听》卷下谓：“顾南野棠，年十二时病瘵，父颢欲请名医张至和治之……索金百两为谢，颢请损止三十……”16世纪的白银百两，的确不是一个小数字。病家也只能要求“损止（即折价到）三十”。

清代俞曲园的《茶香室从钞·四钞》谓：“袁汝和，南都第一名医也。难请（过去医生以出诊为多，称为‘请大夫’）之甚。须发一通家侍教生帖，著人坐邀之。邀到看脉毕，一面备轿钱百文足，药童钱七十文，此老即见送一礼，多则五钱，少则三钱。”一个医生出诊，首先要请柬，来人迎迓。诊毕轿金百文，随从七十文，再加上红包三至五钱，其礼之隆，其价之贵，其架子之大，绝非一般平民所能承担。

以上所谓名医，仅仅在一个地区里享有盛名，至于真正知名度很高的大名医们又是如何呢？

秦昌遇(1572—?),清代许仲元《三异笔谈》卷四有载:“秦昌遇,技绝人而唯最好博,一人局对,则天子呼来不上船也。南翔有富家弟兄均卒,妯娌共一子,年数岁出痘,其母遣仆飞舟迎之,限以晷刻。至则秦已入局,托以潮逆,迟迟而来,至翔临视,已成反关,不可为矣,拂衣而去。延宾者(即招待者)谓远道而来,不一饭而去非礼也。延入别室,则儿母已出,一手提其须,一手握刀,曰:‘我今飞棹来迎,黄头甚多,此间无长江大湖,何所潮汛,即畏颠簸,轻舆急控,我不吝数十金。前时许,点尚显,然复隐之,故由汝致之。儿不能生,我亦不欲生,若(即你)亦不能生也!我刺若,即自刺,不忍见儿之绝’。秦大窘,不敢致辞……至夜半,秦跃然喜曰‘生矣’”。以赌而丢业务,多少使人非议。如其病儿之母不加一激,病儿必死无疑。这种见死不救,也可使人气愤。不过秦昌遇毕竟有其风格,不受他们千金之赠。后强而受之,即全数建筑一座痘神庙,用以纪念此恨。

李中梓(1588—1655年),清代毛祥麟的《墨余集》卷二载:“李中梓,字士材……特素自矜贵,非富家不能致也”。可见李中梓也是高收诊金的医生。

叶天士(1667—1746年)、薛生白(1681—1770年),清代姜泣群《虞初广志》载:“叶天士,声名籍甚。薛一出,即与之抗,叶因于所居筑室三间,颜之曰‘踏雪斋’。薛亦于南园起宅,号‘扫叶山庄’”。这种文人相轻,同行嫉妒,总是为医德所不许。也有人竟然把这件事认为是风流韵事,那真是胁肩谄笑了。

所以,历代名医,不一定个个都具有医德。

至于《史记·扁鹊列传》谓:“秦太医令李醯,自知技不如扁鹊也,使人刺杀之。”李醯的行为,早已不隶属于丧失医德的问题,而是重大的犯罪行为了。

出处:干祖望.名医与医德[J].江苏中医,1996(03):21.
干祖望.干祖望医书三种[M].2版.济南:山东科学技术出版社,2008:5-6.

多点人情味

1992年2月25日《劳动报》载:李鹏总理在春节前夕,给深沪邮电支局寄去贺年卡,使这个小小的邮电支局的职工在寒冷天里得到了温暖。区区一张纸的贺年卡能有多重分量,但总理的人情味却感人至深。1992年3月3日《解放日报·报刊文摘》加上这样一个标题来转载此事,标题为“对群众多一点人情味”。好一个“多一点人情味”!那些最缺少人情味的公共汽(电)车某些售票员、商店售货员及从事医务工作的医生、护士的灵魂深处是否有些动荡?

什么叫人情味?不同的人有不同的体会与标准。有人认为赠送礼物,诸如婚嫁寿诞、弄璋弄瓦、追悼吊唁甚至乔迁晋级等的贺礼,就体现了人情味,而且还名正言顺的冠之以“人情”。也有人认为,你利用你的地位来照顾我不应该得到的照顾,我也借重我的权力来酬答你不应该享受的实惠,这种哥们儿间的投桃报李,才叫人情。可惜的是,这种“人情”虽然不能否认它是“人情”,但“味”则荡然无存矣。

人情是物质(虽然有时也抽象得很),味是精神。没有精神的物质,正似“皮之不存,毛将安附”,甚至还可成为罪恶。

解释“人情”,1915年版《辞源》谓:“言以物相赠,表殷勤之情也”;1947年版《辞海》谓:“以物相馈”;1979年版《辞源》谓:“人心、世情”;1979年版《辞海》谓:“指人的感情”;《辞通》谓:“是心者情字之也”,等等,都语焉而不详,没有搔到痒处而不得要领。《汉语大词典》解释“人情味”为:“人通常具有的情志、意味等”。例如太史公所称赞的“谈言微中,亦可以解纷”(见《史记·滑稽列传》)。如果我来疏注“人情味”的话,仅用“给人温暖”四个字足矣。或谓:“这四个字不全面,还有不少的人待人接物常以零下40℃的白眼冷面者”。我并不同意,因为这种人早已没有人情味了。情是在活人身上体现出来的,死人是无法表达的。既无人情,安来其味?

现在有一句流行语,是“人间四副冷面孔”,除了死人以外的三副,售货员、汽(电)车售票员与医生各得一副。到现在为止还没有“购物性保护制”和“乘车性保护制”，所以对售货员、售票员我们无法上纲上线去处理他(她)。而医生、护士则已有“医疗性保护制”，那已不是什么意识形态的问题，而是涉及守法与违法的条款了。

部分医生、护士的服务态度很差，已把人情味丢得精精光光。因之非议谴言也震耳不绝。因为笔者是医生，不能不站出来说一句“公道”话，“医生的没有人情味”其责在病人！

理由之一，病家太少原谅与宽恕之心。你们首先知道，无人情味的医生或护士，本身是“三铁”的受害者，应该对他们抱有同情而不应该苛求他们。

理由之二，这批没有人情味者，对待他们的家属、亲戚、知友则有人情味，即可证明他们不是“没有人情的”怪物。可能他们熟读了《孟子·尽心上》的“亲亲而仁民，仁民而爱物”。所以也不应该责备这样毫无人情味的医生、护士，你应该去责备孟轲。

理由之三，你们要知道，一个人的一开口、一举手、一投足，都是要消耗体力的。毫无人情味者，并非真正的冷酷无情，是为了把这副懒骨头保养得好好的，多活几年，为国家和人民多作出些贡献，是大好事而非坏事。你们对他表扬之不暇，怎倒横加指责。

理由之四，这是我切身体会，上班铃一响，我即惴惴于心，最怕病家的询问，因为，病家之问没有业务水平来回答，“不学无能，骗人混饭”的丑态即暴露无遗了。我深深地知道，给人情味于病人，病人就亲热了，亲热了即多问，一多问，即置我于死地。一问三不答，可以遮盖过一问三不知。但还有病家偏偏多问。你们应该知道《孙子兵法·军争》名言“穷寇勿追”，对一个无力应付的人不要逼迫他开口作答，应该留一条生路给人家走走嘛。所以这种无人情味，是为了自己的生存，应该原谅与同情。

因之，希望对没有人情味的医生或护士，予以谅解或同情。同时也希望读者对笔者的论点，加以共鸣与拍手。

出处：干祖望. 干祖望医话[M]. 北京：人民卫生出版社，2012：3－5.

漫话“红包”

红包与医护人员，是风马牛各不相关的事，为什么迩来各种报刊上经常出现二者联系在一起的新闻、评议甚至社论？

红包，何物也？找遍了各种辞书，都未查到这个词目，是否有污秽感而索性避讳不谈？君不见死、杀、淫、奸、盗窃、贪污等万恶字眼不也照样堂而皇之地在各种辞书占有一席之地吗，何其厚彼薄此奈尔！

一本千呼万唤了五年多始出来的《汉语大词典》第九卷倒有此词目，解释为“指红色布帛或红纸包着的礼金、红利等”。因之回忆起四十多年前凡送人银洋、钞票甚至支票、股单、新年压岁，及长辈觌仪、幼辈孝敬、新屋落成、店铺开张、书画润笔、医生诊金等时要给人家的钱都需用大红纸包起来，故名红包。其理由可能有两：其一，中国有一句名言，是“财不露帛”；其二，是中国传统习惯以大红色为最最吉利的颜色。即使居丧期间的人家禁用红纸，但需要红包送人者，也要用大红纸翻转一个身(即红的在里、白的在外)来包好银洋或钞票送人，意即我固居丧但你还是大红大吉大利。所以红包者，就是钱的代名词。现在大红纸都不用了，赤膊了的大团结反而显示出赤诚相待。但叫惯口的还是称红包。

现在一般人的概念中把红包视为贿物。其实红包本身一如武器一样，根本没有所谓正义与邪恶之别，只需看握在谁的手里用于什么事情。古代的管鲍分金，其中都是红包；冯谖在薛，替孟尝君，召集债主焚卷，也是另一种形式的红包。现在重奖对国家有贡献的人员、赏金于见义勇为的勇士等，都是红包。这种璀璨发光的红包有什么理由来蔑视它呢？反过来说古代的，如南北朝时北魏贵族拓庆智，任太尉主簿，要他办事，无红包不办。但他也有一点好处，胃口很小，只需十钱或二十钱，即可买到他的欢心，故人称“十钱主簿”。又如唐代严升期御史，奉命巡察江南。他所到之处，就是广收红包及恣吃牛肉。“金牛御史”之名，也就是他的谥号。又有以收红包著名的大户，乃明代世宗时宰相严嵩及其子太常寺卿严世蕃，父子搜括钱财，每括满了一百万两银子时，而设宴庆祝，共计先后庆祝了六次。故而最后被世宗论罪而没收家产，计有黄金三万余两、白银二百万两……这种红包真使现代接受红包的人自叹“小巫之见大巫”了。

医务人员接受红包，舆论虽然也“誉”毁参半，但毕竟“誉”者少而毁者多。在这里予以申明，这个“誉”字是借用的，我们应该理解为“原谅”的意思。

笔者本人，就是一个医生，对此事也大有深感“余欲何言”之叹。文无总结，总难以免去“蛇尾”之讥。只能取一小诗作殿后。诗为四毫七律、平起仄承：

白衣战士伴红包，赤血横喷染素袍，
两色虽然相映艳，欲知愧对此圭刀！

出处：干祖望．漫话“红包”[J]．
辽宁中医杂志，1993(12)：34．
干祖望．干祖望医话[M]．
北京：人民卫生出版社，2012：396－397．

【注释】

觌(dí)：见，相见，观察，察看，显示，显现。

第九章　读　书

半部《论语》治天下

“半部《论语》治天下”的内涵有两个：一为孔孟之道，是最得人心的；二为搞政治工作必须具有很高的文化素养。其实我们当医生的也必须有高的文化素质，一则可以吸收古文献的营养达到“涓滴不遗”；二则写起著作来可以“笔锋到处，横扫千军”。

每一部医学著作，只需打开一二页，马上可以知道作者的文化水平。当然单凭文化是不够的，更重要的是质量。医书中文化水平最高的当属吴尚先的《理瀹骈文》，最低的系王清任的《医林改错》。不过这里插一句话，还有言不成文、错误百出的喉科书，乃“自郐以下”的等外品，我们也不会作为“书”来恭维。可是《理瀹骈文》的知者很少，而《医林改错》则大有人手一册之势。理由很简单，因为《医林改错》的实用价值远远超过了《理瀹骈文》。

那么你心目中高水平的医书有哪几部？笔者毫不犹豫地就推荐孙思邈（541—682 年）的两部《千金方》。可能有人不会同意，因为在清代江南温病学派的几部著作中，不乏含英咀华、扬葩振藻之作，甚至远远超越《千金方》。其实我们必须加以深思，孙思邈生活在唐初。文化自唐宋一盛，经过从 5 世纪到 18 世纪 1 300 多年中的创新积累，得能洋洋大札。像“鲁阳挥戈”“唇亡齿寒”“逃之夭夭”等成语，只需信手拿来，就可成章。而在 5 世纪之初，你非读过了《淮南子》《左传》《诗经》，就无法知道文化的贫乏。所以，孙思邈之博学根本不能与后世的博学相颉颃。

所以笔者每读《千金方》时，都注意它的文化修养。现初步统计如下。

“孔宜系十翼之辞”（见《备急千金要方·序》），是指孔子整理及撰述部分《易经》的事。

“陆绩增玄翼之说”（见《千金翼方·序》），指三国时人陆绩整理了《易经》，并写有《陆氏易解》一书。

“才非公干”（见《千金翼方·序》）。考唐前号公干者，仅两人。一为汉末刘桢（？—217 年），为建安七君子之一，以五言诗闻名；一为晋代王祯之（？），历任大司马长吏，善于辞令。现孙氏所指的是刘是王，无法考证，但以才华而论，则刘胜于王。

“德异士安”（见《千金翼方·序》）。在历史上号士安者四人，但在孙之前仅有晋代皇甫谧。而且接下去为“早缠尫瘵”，则谧在曹魏甘露（255—259 年）中，曾患风痹，所以肯定是元晏先生（皇甫自号）了。

“竟三余而勤药饵”（见《千金翼方·序》）。考“三余”两字初见于《陶渊明集·感士不遇赋序》之“余尝以三余之日”。即冬为岁之余，夜为日之余，阴雨者为时之余。意即不论哪一个时间，都在服药。

“项托颜回”（见《备急千金要方·少小婴孺方上》）。项托应作项橐，在出智齿时，孔子曾问道于他，但少年早死。颜回为孔子弟子，但亦 31 岁早逝。一为孔子师，一为孔子弟子，俱夭折短命。

“骐骥而不遇伯乐”（见《备急千金要方·风毒脚气》）。典出《楚辞·怀沙》，其谓：“伯乐既没，骥焉程兮”。

“怀颍阳之风”（见《备急千金要方·痔漏·恶疾大风》）。考古高士巢父许由隐居于颍河之北。

所以后人称不问世事而隐居的高士为颍阳遗风。

“亦如枳橘所生土地随变”(见《备急千金要方·食治》)。战国时齐相晏婴出使楚国,设宴饮酒时,捉来一盗,是齐国人。这时晏婴十分难堪,但用外交辞令来解释,说:生在淮南的橘子,移植到淮北,就可变成枳了。

“亦犹咎繇创律,但述五刑,岂卒其事”(见《千金翼方·药录纂要》)。咎繇一名皋陶,为舜之臣,掌管刑狱事务。他为舜订立包括五刑在内的法律。说他没有写得十分细致。

“万物淳朴”(见《备急千金要方·序》)。典出《晋书·刘弘传》的“顷者多难,淳朴弥凋”。

“青衿之岁”(见《备急千金要方·序》)。典出《诗经·郑风·子矜》“青青子衿,悠悠我心”。

“蒙蒙昧昧”(见《备急千金要方·序》)。典出《楚辞·宋玉九辨》的“云蒙蒙而蔽”,与《楚辞·屈原九章》的“日昧昧其将暮”。

“尽善尽美”(见《备急千金要方·大医习业》)。典出《论语·八佾》的“尽美矣,又尽善矣”。

“精诚”(见《备急千金要方·大医精诚》)。典出《庄子·渔父》的“真者,精诚之至也。不精不诚,不能动人”。

“含灵巨贼”(见《备急千金要方·大医精诚》)。典出《晋书·桓玄传论》“道济含灵”及《论语·先进》“贼害夫人之子”。

“唯当审谛覃思”(见《备急千金要方·大医精诚》)。典出《尚书·大传略说》的“举错审谛也”及《汉书·叙传》的“辍而覃思”。

“会通玄冥幽微”(见《备急千金要方·序例·治病略例》)。典出《庄子·秋水》的“始于玄冥”及《后汉书·崔骃传》的“穷至赜于幽微”。

“傅母之徒”(见《备急千金要方·求子》)。典出《公羊传·襄公三十年》的“不见傅母不下堂”。

“随情逐物”(见《备急千金要方·求子》)。典出《国语·晋语》的“厌迩逐远”。

“染著坚牢”(见《备急千金要方·求子》)。典出东汉王符《潜夫论·务本》的“物以伍用为要,以坚牢为资”。

“妄徇虚声”(见《备急千金要方·求子》)。典出《韩非子·六反》的“布衣循私利而誉之,世主听虚声而礼之”。

“自聘了了”(见《备急千金要方·风毒脚气》)。典出《南史·戴法兴传》的“于尚书中觅了了令史”。

“口攲”(见《备急千金要方·诸风》)。典出《荀子·宥坐》的“吾闻宥坐之器者,虚则攲”。系指不正的意思。

“嘿嘿欲眠,目不得开”(见《备急千金要方·伤寒下》)。典出《汉书·匡衡传》的“嘿嘿不自安”。

“吸吸气上要咳”(见《备急千金要方·大肠腑》)。典出《楚辞·九章》的“云吸吸气上”。

“名玉海”(见《备急千金要方·膀胱腑》)。典出《梁书·朱异传》的“玉海千寻,窥映不测”。

“堤留于脉而不去者也”(见《备急千金要方·疔肿痈疽》)。典出《管子·度地》的“大者为之堤,小者为之留”。

“岂非枉横也”(见《备急千金要方·解毒并杂治》)。典出《汉书·扬雄传》的“上乃帅群臣横大河”,横是中间截断。中医称疖肿的败血症为走横,即从此开始。但现在把走横衍化为走黄了。

“含气之类”(见《备急千金要方·食治》)。典出《汉书·贾捐之传》的“食气之物,各得其宜”。凡指依赖空气以生存的动物,即含气之物。

“安假悬衡之验”(见《备急千金要方·序》)。典出《淮南子·说林》的“悬衡而量则不差”。

“譬輗軏之相济,运转无涯”(见《千金翼方·序》)。典出《论语·为政》的“大车无輗,小车无軏,其何以行之哉”。

“众人浩浩”(见《千金翼方·禁经·受禁法》)。典出《书·尧典》的“荡荡怀山襄陵,浩浩滔天”。

“而我独嘿”(见《千金翼方·禁经·受禁法》)。典出《史记·荆轲传》的“荆轲嘿而逃去”。

“役役随物”(见《千金翼方·退居》)。典出是两个合一而成,一为《庄子·齐物》的“终身役役，而不见其成功”，一为《庄子·齐物》的“俄然觉……此之谓物化”。意即劳而无功。

半部《论语》治天下，在两部《千金方》中，更反映得十分昭然。不过这里的论语，绝不是为孔子弟子及其后学者关于孔子言行、思想记录二十篇的《论语》，而是作为古代文化的代名词了。

出处：干祖望.半部《论语》治天下[J].辽宁中医杂志，2001(09):562－563.
干祖望.干祖望医书三种[M].2版.济南：山东科学技术出版社，2008:24－27.

《中西汇通》不是只此一家

若说梓版于清代光绪十八年(1892年)唐宗海(1863—1918年)的《中西汇通》开中西医结合的先河，那就错了。

考自鸦片战争(1840—1842年)至光绪庚子年(1900年)的六十年中，西医大量倾泻到中原大陆，幸亏那时的人民思想守旧，否则中医很有可能失掉宝座。中西医结合，已自发性地工作起来，连李鸿章(1823—1901年)都认为中医糊里糊涂，西医踏实可靠而主张“合中西之说而会其通，以造于至精极微之境于医学”(见光绪二十年第三版美国医生洪士提反翻译的《万国药方》李氏序文)。所以，在这六十年中出了不少中西医结合的著作，《中西汇通》仅仅是许多书籍中的一部而已。

自道光二十五年(1845年)，郑光祖的第一部中西医结合著作《一斑录》面世之后，中西医结合著作便如雨后春笋。但引以为憾者，这部著作已失传，后人没法一读。

之后，为《中西医学大小铜人图经合册》，作者乃晋钧，字馥卿，山西中阳人，同治三年(1864年)举人(见1941年的《宁乡县志·故事》)；《内经西法参同》二卷，作者四川井研县人徐城，此书自序谓：“自西医引入中国，学者震惊其奇。暗与乃礼医学相合。是编引西书以证《内经》，旧来误解，相证乃明，知西学实为中书所包，西人所得尚不足以尽《内经》之蕴……”[见光绪二十六年(1900年)《井研县志·艺文》]；《中西医学新论》二卷，作者安徽黟县胡存庆(见1922年的《黟县四志·艺文》)；《中西医通考》，作者山东恩县(现瓜分于平原、夏津、武城三县)才春元，字捷南，监生(见1935年的《重修恩县志·人物·方技》)；《中西医考》十卷，河北天津医生毛景义撰(见1934年的《静海县志·人物》)；《中西医考》，河南长垣人韩溥撰(见1944年的《长垣县志·人物·方技》)；《中西效方集妙》，作者为山东临沂人宋开仲(见1935年的《临沂县志·人物》)；《中西医温热串解》八卷，作者福建同安儒医吴锡璜(见1929年的《同安县志·艺文》)；《中西本草功用异同说》二卷，贺尤骧撰，贺为四川井研县人，光绪十七年(1891年)举人[见光绪二十六年(1900年)的《井研县志·艺文》]；《中外卫生要旨》四卷，光绪十六年(1890年)梓版，作者为广东香山人郑官应，后五年，又出《续集》一卷；《华洋脏腑图象合纂》不分卷，光绪十八年(1892年)梓版，作者为朱沛文。尚有一批，在1890年之后的如刘廷桢的《中西骨骼辨正》六卷，光绪二十九年(1903年)由上海广学会梓印发行，都不列入。唐容川的《中西汇通》在光绪十八年(1892年)出版，已在这六十年中的后期。所以，他不是前无古人，后无来者的只此一家。但是它的影响，则远远超过这六十年所有的中西结合之书。

出处：干祖望.《中西汇通》不是只此一家[J].辽宁中医杂志，1998(03):130.
干祖望.干祖望医书三种[M].2版.济南：山东科学技术出版社，2008:31－32.

中医药古典书籍中的假冒伪劣之作

所谓“古典”的概念，是古代具有代表性的有名著作。至于“古”自从什么时起、什么时止，至今尚无标准定论，而这个“代表性”与“名”，更没有什么杠杠了。所以笔者这里指的古，是指1949年之前，就把现在能读到的中医古书，个个作为代表性的名作。

本来假、冒、伪、劣四者，只要世界上有这个事物，那么它们就像影子似的出现于形象之后，有形必有影，除非在没有丝毫亮光的情况下。照此说来，中医药古典书中一定有这四者了，是的。

第一先谈“假”：《内经》《神农本草经》《中藏经》如其称之为《黄帝内经》《神农本草经》《华佗中藏经》，那就把真的书一变而为假书了。

第二谈“冒”：“古今同一恨”，就是无名作者的手笔，尽管水平很高，但无人去阅读，万不得已只能冒充知名度高的同一时代或稍稍前些时期的名人之作。例如清代雍正乙卯五月，覆舟于蓉湖遇难的无锡高医姚球，著《本草经解要》，为博得大量的读者，不得不冒用叶天士名义出版。

又如陈修园亲手撰写的仅仅《伤寒论浅注》《金匮要略浅注》《时方妙用》《医学实在易》等14部，除此之外，所有《陈修园三十三种》《陈修园七十种》中的其他著作都是冒牌货。

第三谈“伪”：《银海精微》绝对不是孙思邈手笔。

《窦太师疮疡经验全书》更非窦汉卿所作（见《新中医药杂志》1955年6月号干祖望“窦汉卿考”）。

这两部典型的伪书，水平极高，确是眼科、外科中的代表作。

第四谈“劣”：劣书延祸后世，贻害医林，的确应予以曝光，而且为数不少。

如清代顾世澄的《疡医大全》四十卷。内容都从历代文献中抄袭而成，这种“述而不作”的风格也是古已有之，但此书则杂乱无章，不加选择，不分年代，有的用书名，有的用人名，使人无法进一步深究探讨。如“奎光曰”，是何人？出何书？谁都不知道。“心法曰”，以心法为书名者不少，指哪一本？而且始版为巾箱本的“坊”版，错字之多，在所见古籍书中所未见。原文错之于前，印刻再错于后，使人无法卒读！

又如1898年石印本无作者姓名的《喉证杂治联璧》，全书东抄西袭而缀成。其中如用“瓜蒌、当归、甘草、乳香、没药”以治乳岩，“可杜病根”“病甚则服一料，以瘥为度”，真是妄人梦呓，荼毒生灵！

总之，假、冒、伪三者，无伤大局，而独独劣书，非曝光不可，非清除不可！

出处：干祖望．干祖望医话［M］．北京：人民卫生出版社，2012：131－132.

尽信书不如无书

孟轲（约公元前372—前289年）曾说过：“尽信书，则不如无书。”的确，此言时历两千多年而仍然有用。

苏东坡《物类相感志》：“人或夜卧夜坐，多为百虫入耳为患，用两刀耳边以刃相击作声，其虫必出”；周密《志雅堂杂抄》：“耳暴聋，用全蝎去毒为末，酒调下，以耳中闻水声即愈”；王士祯《香祖笔记》：“耳暴聋，用全蝎去毒为末，酒调，滴耳中，闻水声即愈”；鲍相璈《验方新编》：“两耳聋闭，甘草、生地研极细末，胭脂包三分，日间塞耳”；梅熙照《梅氏验方新编》：“诸般耳聋，用好新铁片三块，咬口内，将好磁石塞两耳内，静坐，其耳忽鸣，有顷即通。”

以上都是书，而且还是较为有名的书，但上述办法都已有人用过、试过，无一效者。昔孙思邈用方用药，强调实地试验，确有见地。

出处：干祖望．干祖望医话［M］．北京：人民卫生出版社，2012：133.

《素问病机气宜保命集》作者是谁

《素问病机气宜保命集》亦称《病机气宜保命集》，又称《活法机要》。《简明中医辞典》谓作者刘河间，错了。谢利恒的《中国医学大辞典》谓其为“金·张元素撰”，是对的。

因此书一直纳入《刘河间医学六书》中，而且题名也是刘河间，当然“似无异议”了。后披阅清代光绪十年（1884年）的《畿辅通志》后，才证实非刘河间之作而系金代张元素手笔，原来张书成之后，传流未广。金末杨威得其手稿，将作者姓名易为刘河间，并为之梓刻发行。明初宁王朱权又予以重刻，并伪撰托名刘河间自叙文以冠之扉页，因之“假作真时假亦真”地成为刘河间之作了。

但引以为奇异者，向以搜集广博，考证认真、罗列精细见誉的丹波元胤在《医籍考》中也没有给此名著以一席座位。虽然在五十卷中有《活法机要》一书名,但仅用了6个字以注释。谓:“医藏书目一卷。”不过把它编排于李东垣《内外伤辨惑论》之后、《东垣试效方》之前。可证丹波元胤的古籍研究还是具有相当高的水平的。

朱权,何人也?乃明太祖朱元璋第十六子(根据《中国人名大辞典》,但1979年版《辞源》作十七子)。封邑为宁王。为领衔编纂医林巨著《普济方》的明太祖第五子朱橚之异母弟。橚与权两人都精通文学。权晚年自号涵虚子而归宗道教,托名刘河间自叙的伪序,也比较高明,竟无破绽可寻。毋怪乎后人被欺而尚不知其受骗。

第一个纠正此误者,恐系明代李时珍,其谓:“金易州明医张元素……又著《病机气宜保命集》四卷,一名《活法机要》。后人误作河间刘完素所著,伪撰序文词调于卷首以附会之”(见《本草纲目·序例上》)。李时珍明知伪撰序文者为谁而不敢指姓道名者,良以朱权为当朝贵族,而且朱权弃世仅仅百年左右。

出处:干祖望.干祖望医话[M].北京:人民卫生出版社,2012:133-134.

《中西汇通医经精义》100周年重读

唐容川的《中西汇通医经精义》写成于清光绪壬辰(1882年)九月,至今恰好100周年。那么这“中西汇通”四个字,也整整在中医界出现了100年,今年适值百年纪念。

唐氏名宗海,清代四川省彭县人,生于1863年,殁于1918年。光绪乙丑(1889年)中进士,后应召为慈禧太后治病。他先后写了许多著作,但以《中西汇通医经精义》影响最大。此书又名《中西医判》,计二卷30篇。

唐氏所处时代正是鸦片战争把封闭大门打得洞然大开之际,洋枪、洋炮、洋烟、洋文化潮水般地涌进中华大地。西医方面的零星记载如下。

1847年,第一部西医学《中英文医学辞汇》在中国出版。

1848年,第一次在中国使用氯仿麻醉法成功。

1856年,我国军队第一次任用西医关韬为军医(1874年卒)。

1857年,合信氏的《西医略论》在上海仁济医馆出版(笔者孤本藏书)。

1858年,合信氏的《妇婴新说》在上海仁济医馆出版(笔者孤本藏书)。

1859年,当时调查,全国医院共有外国医生28人。

1860年,当时调查,全国有西医教会医院20多所,分设在北京、上海、汕头、烟台等处。

同年,第一次胚胎截开术在中国成功。

1861年,中国第一张肿瘤医学X线照片,在广州博济医院拍摄。

1863年,江南设牛痘局。

1865年,湖南设牛痘局。

1868年,河南设施种牛痘局。

同年,天津设医院于海大道。之后的马大夫民院即在此基础上发展。

1872年,第一所中医西医结合医院,为香港东华医院。内分中医的与西医的,任病人自择。

1873年,第一批外国留学西医黄宽回国。

1875年,第一次卵巢肿瘤切除手术成功。

同年,高继良译的《西药略释》出版。

1879年,广州博济医校,录取两名女生,开中国西医培养女医生的先河。

1880年,中国第一份西医刊物《西医新报》在广州发行。

1881年,开办天津医学馆,12年后改为北洋医学堂。

1885年,金韵梅毕业于美国纽约女子医学校后回国。这是中国第一位留学的女西医。

1886年,美国医生洪士提反的《万国药方》在中国出版中文版(笔者孤本藏书)。

1887年,中国第一张英文医学杂志《博医会报》在上海发行。

1890年,第一届中国博医会(西医学会)全国大会在上海召开。

1892年,第一例产妇开腹取儿术,在博济医院施行成功。

当年西医冲激之浪，在中医文献中的反映也不少。例如：

徐灵胎的《洄溪医案·发背》中有“以洋刀点之”一语。洋刀为进口的蛇头刀，“点”是指小的切口。徐灵胎是比较保守的，但他也使用洋刀，并为洋刀作宣传谓：“洋刀坚利非凡。”

汪昂的《本草备要·辛夷》谓：“人之记性，皆在脑中，小儿善忘者脑未满也，老人健忘者脑渐空也。凡人外见一物，必有一形影留于脑中。”

余听鸿的《外证医案汇编·咽喉》谓：“阅西医治喉肿闭塞，不能通呼吸者，在颈旁喉管，开一孔，插入银管，在颈旁可通呼吸。”

对如此波涛汹涌般的西医之浪冲击，中医不能不加以关注并有所反应。当时的反应有两种，其一，顽固保守，负隅反对，当然是愚蠢的。其二，为虚心接受，以西医作他山之石以充实自己，唐氏当然是后者的代表人物。所以唐氏绝对不是像一般所誉为先知先觉者，也不过是“时世造英雄”而已。其实早在唐宗海的《中西汇通》之前 47 年，郑光祖的《一斑录》，就已吸收了不少西医学说灌注于中医学说中，只不过没有明明白白地指出“西医”两个字而已。

唐宗海在学术思想上尽管偏于保守，但他毕竟是能够接受新生事物的人；虽然在书中有不少牵强、片面的观点，但总属有功之人。尤其他的序文中开始两句话，到今天还闪闪发光，可以作为现在中医尤其是搞中西医结合工作者的座右铭。

序文曰：“守方隅之见者，不能驰域外之观。而好高务广辈，又往往舍近求远、趋新奇而废正道。”用现代语言来说，是眼光短浅者站在三尺土地之内，当然看不到外边大千世界的事物。但也有好高骛远的人，又把身边的东西丢掉，偏偏在远处索取，一心求新求奇，把自己是中医也忘了。

出处：干祖望. 干祖望医话[M]. 北京：人民卫生出版社，2012：135－137.

医书同名多

古来中医药书书名，异书而同名者实多。故而引用某书，尤其是有同名者，务须注出作者姓名，否则即无法根索原始资料矣。

《喉科心法》有两种，且为同一时代（清代）作品。一为沈善谦撰，计两卷；一为 1847 年潘葆真撰，不分卷。但二者水平悬殊，后者为喉科书中不可多得的佳品。

《千金方》谁都知道系唐代孙思邈所撰。但不知在他之前，已有一部范世英的《千金方》三卷。在他之后，也有一部《千金方》，为宋代，作者姓宋名佚。可惜两书俱已失传，前者见于《隋志》，后者见于《医籍考》。引以为巧合者，也是孙氏的同乡明万历进士王淑抃，也撰有一部《千金方》（见康熙六年《陕西通志》）。可知此书事实上有四种。

《外科心法》有三种：一为薛己的七卷；一为万全的十二卷；三为九十卷《医宗金鉴》内的一部分，计从卷六一至卷七六的十六卷。这三者以第三种的知名度最高，因为出于“御纂”之故。

《外科集验方》有两种，俱为明代产物。一为周文采撰，计二卷；一为杨清叟所撰，不分卷。后者 1957 年人民出版社排印版改称《仙传外科集验方》。

《集验方》有八种：姚僧坦的十卷、陆贽的十五卷、陈尧叟的一卷、郎蔺的×卷、洪遵的十五卷、元好问的×卷、王东野的五卷、佚名×卷。余所不知者，更不知还有多少。

至于以《××经验方》为名者，据余所知，除了知名的《罗天益经验方》之外，还有《陈总卿经验方》《王素经验方》《王仲勉经验方》《戴古渝经验方》《龚氏经验方》《蔺氏经验方》《陈氏经验方》《杨氏经验方》《唐理经验方》《张氏经验方》《刘松篁经验方》（以上见《医籍考》），《程琎经验方》（见弘治十五年《徽州府志》），《徐远达经验方》（见乾隆十五年《当涂县志》），《张允嘉经验方》（见光绪二十年《亳州志》），《程大礼经验方》（见光绪十一年《庐江县志》），《阎超群经验方》（见 1926 年《太和县志》），《许绅经验方》（见嘉庆六年《嘉兴府志》），《程家学经验方》（见《杭州府志》），《王幼孙经验方》（见乾隆四十一年《吉安府志》），《廖玺经验方》（见同治十年《安福县志》）等等，共有 20

多种。

《经验良方》也有元代佚名氏（嫌文冗长，以下不著出处）、吕尚清、邹鲁济、殷成冕、邵继稷、游东之、陈炳珍、黎景垣、刘渊、潘仕诚、杜无成、关云凤、魏广贤、吴毓嘉、崔杰、李景旭、何金熔、蒋侃、郑步堂等二十种左右。

《伤寒正宗》有两种，作者都是清初人，史以甲写的为八卷，吴嗣昌写的为二十一卷。

《伤寒类证》四种：一为元大定宋云公撰，计二卷；一为明洪武黄仲理撰，计十卷；一为清乾隆赵道震撰，为八卷；清末无名氏撰，也八卷。

《医衡》，沈时誉收集名家之作而成，四卷，读者较多。托名叶天士筛选的《叶选医衡》虽然仅仅二卷，但知名度也颇高。不过二者内容基本相同。还有安徽歙县洪正文的《医衡》，尚未见到，未知内容如何。

《医通》，韩懋短小精简的二卷与张路玉洋洋万言的十六卷，早为医家所熟读。但尚有沈国柱四十卷与江西万戴辛炳炎的，则知者甚少。

《医学纲目》为楼全善撰，四十卷，大家公认是医林巨著。而同一时代的江苏太仓人邵弁、浙江绍兴人黄武，两人都写有一部《医学纲目》，清初遂宁人曾芳同也写了四卷的《医学纲目》。如没有这三县的《县志》，这三部书有谁知道。

《医镜》最早的为宋代河北顺天卢昶所作。之后，明代江苏武进蒋达善的计二十卷（《医籍考》作三十卷），许兆祯的计二卷，王肯堂也有六卷（至清光绪间江浦陈氏重刻本起改称《医学津梁》）。清代有六人皆写有《医镜》，计顾松园的十六卷，罗国纲的四卷，何操敬的×卷，吕越的×卷，刘用康的一卷，石垢之的二十卷。除顾松园、罗国纲的两种流传较广外，其余四人之书未见。

《脉经》者，同名异作最多，约有十八种之多。除甄权与王叔和之外，其他无存者。《脉诀》也有十种，除宋代高阳生所作之外，其他也无处可见。

有署名李时珍的《食物本草》二十二卷，实则出于同一时代姚可成之手而托名于李。考《食物本草》一名，在李氏前已有两部，一为明代正德时九江汪颖所著，一为东阳卢廉夫所著，俱二卷。在李氏之后，也有两部，一为吴炳所作，计四卷；一为夷白堂主人所作，计三卷。

《痘疹全书》有五种，计赵继宗著者一卷，黄廉著者十卷，李延昰著者×卷，翟良著者×卷，无名氏著者×卷。

《本草音义》有四种：一为隋代姚景（《中国医学人名志》作"最"）撰计三卷；二为唐代武德间太常丞甄立言撰，计七卷；三为唐开元中京兆府三元县尉陈藏器撰，计十卷；四为唐大历时隐归茅山的李含光撰，计二卷。

被徐灵胎赞为"宋人治伤寒书第一"的朱肱二卷《南阳活人书》之外，还有一种同名书是明代山东阿东县吴南阳写的。

《医林绳墨》都作于明代，作者同为浙江人，平湖唐导元的八卷，杭州方隅的八卷。前者已佚，后书传流到现在。

《雷公药性赋》又称《珍珠囊》，或谓李东垣所写，或谓他的老师张元素所写。但清代也有一部《珍珠囊》，作者为河北何文炳，计二卷。

《医统》，明代徐春圃撰一百卷，洋洋大观，的确是部巨著。同时代的杭州人张懋忠也写过一部，因张系进士，故而水平很高。阅《中国医学大辞典》谓李中梓也有一部。则共有三部《医统》。

《医学入门》，明代李梴撰九卷，启蒙时诵读者很多。同名书清代有四人都写过，计有李绍青、同治间张仲秀、宝山人甘德溥与江西人曾鼎。如再加以秦伯未主编的科普性《医学入门》，则共有六部之多。

《明医杂著》，明代有两种，一为浙江慈溪的王伦，一为河北南皮的汤宾。前者流行很广，后者无有人知。其实汤宾还是嘉庆庚戌进士，质量未必有逊于王伦。

《医门法律》，谁都知道是喻嘉言名著，但清代湖南永顺张宫曙也写过一部同名书。

《医述》，作者为程杏轩，900 万字，是一部述而不作的名著。清代江宁汪履中也有一部，不过规模小得多，仅仅四卷。

《证治汇补》是一部常见书，用作中医入门的读本，李用粹著，八卷。还有一部同名作为清代张金照撰，仅一卷。李为松江人，张为川沙人，现都归属于上海市。

《医略》三种，俱在清代写成。一为嘉兴钱一桂作，计四卷：一为苏州周伦作，计四卷。一为松隩李焕文作，计20篇。钱著在1985年中医古籍出版社影印发行后流传已广。周、李两著未见过。

《医学正传》，明代浙江义乌虞天民的八卷，是医林中一部好书。还有清代辽宁海城徐象坤十卷，知者寥寥。

《医学指归》，两部皆为清代作品，其一为山东济宁查景绥撰，计三卷。一为江苏江都谈鸿谋作，计二卷。

《医学三字经》是清代陈修园大名鼎鼎之作，四卷。同代甘肃古浪人秦凤鸣也作有一部。

《医学实在易》也是陈修园名著，八卷。同时的沈阳人庆恕也写过一部《医学实在易》，不过仅仅二卷。

《医方集解》有两种，一为清代江苏赣榆刘凤文所作，一为安徽休宁汪昂的门客所写而署名汪昂的。

出处：干祖望. 干祖望医话[M]. 北京：人民卫生出版社，2012：138－142.

《竹林寺女科》

《竹林寺女科》，在妇科方面很有地位。

中医古籍出版社1989年出版的《珍本医籍丛刊·竹林寺女科二种·前言》谓："《竹林女科证治》四卷，于清光绪九年癸未（1883年）梓行，尔后又十多次重刊。"又："《宁坤秘笈》三卷，初刊于乾隆五十一年丙午（1786年）。"辑者把它合在一起，题名为《竹林女科》。

黑龙江科学技术出版社1982年的《三百种医籍录》中有《竹林寺女科》，即搜集于《四部总录医药编》的《胎产新书三种》（下编"现存医学书目总目"）共二十卷，为萧山竹林寺静光禅师等考定。内含《女科秘要》八卷，为静光禅师考定；《女科秘旨》八卷，为轮应禅师纂；《女科指要》四卷，为雪岩禅师增广。梓刊于清代光绪十二年丙戌（1886年），梓版者为成娱堂（《三百种医籍考》作"成媄堂"——干祖望注）。

又有一部《竹林寺女科秘传》，又名《女科密录》，一卷，为清代常茂徕校定，初刊于清道光七年丁亥（1827年）。或谓清光绪十七年辛卯（1891年）皖江节署重刊版《竹林女科》中的四卷《女科证治》即以此版为蓝本而重分卷的。

这样一种有名著作，但使人有几个不解之疑。

1. 向以搜集广博、取舍认真的《医籍考》为什么没有将它收集进去。当然我们更需知道《医籍考》的搜集，至日本天保十二年（1832年）止，故而不能收入。但《宁坤秘笈》早在乾隆五十年（1786年）面世，比《医籍考》搜书截止期早上46年之久。有很充分的条件来搜集进去。

2.《四部总录医药编》的女科书，从唐代《产宝》起至清《产孕集》止，一般名著都在收集之范围中，其中1929年亟斋居士撰的《达生编》尚且被列入，那么为什么清代的《竹林女科》却无一席之地。

3. 根据《三百种医籍录》介绍《竹林寺女科》谓："竹林寺，位于浙江省萧山县。相传自五代后晋建寺后，寺中僧人善治女科，世代相传，闻名于世。"那么为什么翻遍了浙江省志书，现在能读到的如《浙江通志》《浙志便览》及临安、钱塘、杭州、仁和、萧山等府志、县志、镇志，见不到竹林及其与医事有关的记录，甚至连一个字、半句话都没有。

4. 一个有贡献的人，后人绝不会忘怀于心的，尤其是对有"立言"的医药界人物。如梁代写有《论气治疗方》的昙鸾；北齐写有《释道洪方》的道洪；唐代写有《广陵正师口齿论》的普济；宋代献出《蕴录秘方》的洪蕴；元代写有《岭南卫生方》的继洪；明代写有《慎柔五书》的住想；清代写有《明医诸风疠疡全书指掌》的傅杰等。写有著作的历代和尚，哪一位不是名留人间。而写有知名度极高《竹林女科》高僧如静光、轮应、雪岩三禅师一无遗迹可寻，谁都不知道。

5. 佛门是禁谈酒与色的，女子在禅门中已被视为污秽者，尤其是在临经期中，更不能登堂入室，和尚哪里有条件来研究妇女的经、带、胎、产？尤其是《竹林女科证治·求嗣上》一章，走笔用词，迹涉秽渎，一个昔日的士人，尚且不敢下笔，遑论一个佛门弟子。

6. 医书是指导临床的，反过来也正是临床上的经验才能升华为书籍，故而医生非临床者决不能写出临床的学术书籍。那么试问谁见过或听过寺庙里设有女科门诊部。尤其是封建思想至今还没有全部破除的中国人，在80年前能允许年轻女子去寺庙里治疗女子病吗？

因此种种，我们有理由来怀疑《竹林寺女科》是确有高水平的中医妇科医师所撰而托名和尚的。

出处：干祖望. 干祖望医话[M].
北京：人民卫生出版社，2012：146－148.

不谈医学技术的名医传

既是名医传记，势必以医学技术为重点。自宋代甘伯宗《名医传》、明代李濂《医史》开始，之后清《古今图书集成·艺术典·医部》14卷（五二四至五三七卷）“医术名流列传”，直到最近中国中医研究院广安门医院主编一套《中国历代名医学术经验荟萃丛书》，哪一本、哪一篇、哪一位名医，不是都在谈其医学成就、医术特点、医学贡献和医宗派别吗？如其不谈这一点，则犹之成了无米之饭与无水之汤了，再也没法来写了。

但宇宙间竟有“理之所无而事之所有”的真实事物。以下几部不谈医学技术的名医传，已在陆续地出版问世了。

说来话长，容我细细道来。

早在20世纪80年代初，陆定一同志秉毛泽东同志“从孔子到孙中山，我们应当给以总结”这一建议的精神，准备写一部《中国思想家评传丛书》，把中国两千余年中各方面有代表性的人物的思想来个大总结。可是由于主编很难物色而一直踟蹰徘徊，终经当代大教育家匡亚明（南京大学名誉校长）首肯，于1986年在南京大学成立了丛书的工作中心。

这十年来，陆定一同志的接力棒一传再传到李铁映同志顾问这部巨著，匡老当然呕心沥血地履行任务。旁的不谈，光光一份供全国（还有少数国外）撰写人员沟通信息的《动态信息》在1987年7月的第1期到1992年12月，已发行了59期。其组织的庞大和工作的艰巨也不言可喻了。

全书共有传主200多人，分为200部，每部20万～30万字。争取在2000年200部全部出版。

全书传主都是历代各行各业有代表性的人物，医家当然也已虚席待坐了。计医家有：张仲景、陶弘景、孙思邈、李时珍、傅山等人。因不谈医学方面的而从哲学角度上出发，所以大多执笔者不必为医家，而委任于从事该方面研究的教授、专家和研究员。

内25万字的《李时珍评传》已出版，作者为武汉大学哲学系主任唐明邦教授。他1989年在巴蜀书社出版的《本草纲目导读》，对本草学的研究和深入，可以说“不是内行而胜于内行”。

《孙思邈评传》共计35万字，作者为南京中医药大学干祖望教授，已于1995年在南京大学出版社出版。

还有《张仲景评传》《陶弘景评传》及《傅山评传》，都在撰写中或将近杀青。

可能还有一些这种形式的中医书要出版。第三次全国古籍整理出版规划会议于1992年5月在北京召开时，中医界出席者是中医研究院中国医史文献所所长余瀛鳌教授。

以上几部医家评传虽然没有重点谈及医学技术，但能够浏览一下的话，毕竟能有所收获的，诚如清代李蕊所谓“开卷有益”（见《兵镜》第四卷）。

出处：干祖望. 干祖望医话[M].
北京：人民卫生出版社，2012：149－151.

刻书与赞助

纵然古代的书是赠送与交换，而到清代中叶才开始作价买卖，到现在则就有标码定价的今昔不同，但刻书梓版印书的需要钱则完全相同。

古人有很多极好的著作因没有钱来刻印，不知有多少作了复瓿的废纸。所以古人好书，都是有钱的人出钱梓刻印行。李时珍《本草纲目》的迟迟不能刻印，千言万语总结两个字，是“没钱”。

陆九芝（1815—1887 年）若没有当了状元郎的儿子陆润庠（1841—1915 年），则其《世补斋医书》永远也不会在我们书架上出现。君如怀疑，可以翻一翻《世补斋医书》三篇序言，即可证实。袁序作于同治五年（1866 年），吴序作于同治六年（1867 年），可知《世补斋医书》在同治五年（1866 年）已杀青，时九芝年 50 岁。梓版印刷在光绪八年（1882 年），正是陆润庠于同治十三年（1874 年）一举魁天下得中状元的那年后 8 年之际。那时要梓印一部大书真是不费吹灰之力了。其成书到出版观望了 16 年者，无钱梓版。

此外也有自己无钱者，不能不依赖于亲朋好友集腋成裘以赞助，这种情况也不少。如郑梅涧的《重楼玉钥》清道光己亥（1839 年）再梓版，即因有乐善堂、朱亮卿等 25 人或单位捐助银两而成。又如过铸的《治疗汇要》清光绪二十四年（1898 年）初版梓印，也借助资助者的财力才能出书，见附于书末的“出资印送诸君姓氏列左”，而且下面还有一行“以笔书多寡为次”的注释，则同时更知道“以姓笔画为序”不是现在所有，早在百年之前已开始了。赞助者从丁仕奎起至龚汇存止，计 49 人。

当然那时的赞助与现在的赞助，其形式和性质已完全不同了。

出处：干祖望．刻书与赞助［J］．辽宁中医杂志，1993（07）：36－37．
干祖望．干祖望医话［M］．北京：人民卫生出版社，2012：148－149．

【注释】

复瓿（bù）：覆盖酱罐。形容著作无价值。复，通“覆”。

书有未曾经我读

古谓“书有未曾经我读，事无不可对人言”，的确是千古颠扑不灭的名言。任何一位古今大读书家，绝对不可能把在他以前的所有书籍都读过。

例如宋代名人，后人誉为“穷经学古，自为一家”的庆元（1195—1200 年）间进士魏了翁，博学多才，辞官筑室白鹤山下，设馆授徒，当时学者尊称为鹤山先生。但在他的《鹤山渠阳经外杂抄》中谓：“注《道义经》曰‘魂居肝’，魂静则至道不乱，神处心，意托脾，魄在肺，志藏肾，志营则骨髓满矣。此未知《道义经》谁为之？姑录出。”其实《灵枢·本神篇》中言之甚解，谓：“肝藏血，血舍魂，心藏脉，脉舍神，肺藏气，气舍魄，肾藏精，精舍志，脾藏营，营舍意”。可知大读书家魏了翁没有读过《内经》。

清代人称栎下先生的周亮工，他的《书影》有一节“男女同异”的文句，云：“人身男女同者，五脏、六腑、九窍、三百六十五节（《灵枢·邪客篇》作三百六十节——干祖望注）、十二经脉、十五络脉、六百六十五穴。男女异者，男骨白、女骨黑；男顶骨八，女顶骨六；男肋左右骨各六，女各七；男缀脊两旁棱骨九窍，女平布六窍；男督脉行背，女经脉行腹；男气钟外肾，女气宗乳；男八岁而更齿、二八天癸至、七八（《素问·上古天真论》作八八——干祖望注）肝气衰而天癸绝，女子七岁而更齿、二七天癸至、七七天癸竭而地道闭”。周亮工这段节录于哪一本古书？则我们也未曾读过。

曹操凭他的文学才华，写了一部《孟德新书》。一天张松来访，见案头置有草稿，松乃全神贯注以读。待两人见面时，曹操傲然地问张松，这部新书写得怎样？张松谓此书为古人之作并已读过。曹操询其内容，张松乃一字不漏地背诵出来。原来张松有一种“一目十行”“过目不忘”的特异功能。曹操乃把新书付之一炬，并自言自语地叹息，怎样会这样凑巧。曹操此举，也深信了“书有未曾经我读”一言，否则绝不会把自己辛辛苦苦、呕心沥血的作品，错认是从古书上抄来的。

博学多才的唐代名医孙思邈，当写好了《备急千金要方》之际，还没有读过张仲景的《伤寒》《金匮》，你相信吗？

出处：干祖望．书有未曾经我读［J］．辽宁中医杂志，1994（02）：82－83．
干祖望．干祖望医话［M］．

北京:人民卫生出版社,2012:145-146.

陆离光怪话书名

中医自古至今的书籍,既然是浩如烟海,那么书名当然也多到车载斗量。其中还有些书名冷僻拗怪,使你有茫然之感,一待通读之后,才能恍然大悟,原来是这样类型的医籍。同时也更佩服作者题名的典雅含蓄、意邃义深而妙不可言。兹将案头座右几部有趣的书名,欣赏一番。

1.《祖剂》 属方剂学文献,书成于明崇祯十三年(1640年),作者为上海松江人施沛。全书四卷,搜集历代名方800首。作者认为历代的古方,都以《灵枢》《素问》为宗,《伤寒》《金匮》为祖,都是祖宗的方剂,故名《祖剂》。

2.《串雅》 作者清代浙江钱塘(今杭州)人赵学敏(1720—1805年)。全书共有《内编》四卷、《外编》四卷。书中以民间及铃医的医病治疾方法为主,力求便(取材方便)、简(用药简单)、贱(药价便宜),验(效果灵验)、显(反应迅速明显)五个字。铃医又称串医,因为手上持有串铃,内行人称为"虎撑",最为人们所鄙视,而赵氏则偏偏力排俗议而尊之为"雅"。

3.《春脚集》 系清代洵阳(今河南汝阳县)人孟文瑞搜集编辑而成。计四卷,全由方剂组成,其方大多为不见经传的杂方。

4.《寓意草》 作者为清代喻嘉言,江西新建人。本书搜集以内科病为主的各种疑难杂症60余则。成书于明崇祯十六年。为何称为"寓意"?喻氏自谓:"医者意也,一病当前,先以意为运量。后乃经之以法,缉之以方,《内经》所谓妙在意者是也……即昌(喻氏名)之一得微长,并蒙格外引契,参定俚案之近理者,命名寓意。"至于"草"字,也是谦虚之词,目为仅仅是草稿而言。医书之名草者,还有无名氏的《疹正觉草》、陈耕道的《疫痧草》等。

5.《简明医彀》 作者武林(今杭州)人孙志宏,梓行于明崇祯二年(1629年)。全书八卷,第一卷为总论,其余俱为各论。简、明、医三字易懂,但"彀"字难解。考彀字(读gòu),乃拉弓射靶的意思,意即本书的方药都能作中的之矢,不会虚发的。

6.《丹台玉案》 计六卷,是一部"卷中有类,类中有论,论中评脉,脉后立方,兼议察色辨纹,调摄养生"的医学文献。作者孙文胤,系明末安徽新安县人。曾遇道士于武林,道士授以"还丹接命解形度世术"。所以他是道教中人物。虽然晚年又兼信了佛,但毕竟是属于道教信徒。因之本书书名,完全是道教的。

考丹台为神仙所居之处,《道经》称之为玄都丹台。玉案的案,为古代进食用的短脚木盘。所以有人把梁鸿、孟光的"举案齐眉"的"案"字作酒杯、茶杯的"杯"字来讲,是错的。玉案也是道家用以盛琼浆玉液的仙人用具。孙氏把书中的方药,吹嘘成神仙的珍品,故谓《丹台玉案》。

7.《理瀹骈文》 全书不分卷,为中医外治法中最最有名的著作。作者吴师机,字尚先。清代浙江钱塘(今杭州)人,后侨居江苏省泰州(今泰州市)。工于文墨。

书名取意于《日华子》的"医者理也,药者瀹也"而为"理瀹"。考瀹字读yào,碧绿澄清的水称瀹。全书用仗对、四六的骈体文写成,故曰"骈文"。

8.《解围元薮》 四卷。作者沈之问,为明嘉靖时人,生平籍贯无考。于麻风病研究有年,其父沈艾轩抄有不少麻风病药方,之问加以整理及补充,辑成此书,于嘉靖庚戌(1550年)梓行。

沈氏认为,人撄疾病,犹如败军之被围困,有了大量的援军、才能解围。薮,读shòu,大的湖泽。元,古人把天字第一号的第一,称之为元。元薮,就是再大也没有的大泽。沈把本书喻为最大的解围大军。用大泽来比仿大军,乃古人常用的夸张笔法。

9.《红炉点雪》 是全世界最早的一部肺结核专业书。法国林匿克(1781—1863年)是号称最早发现结核病者,但比此书晚3个世纪。本书为明代江西金溪县人龚居中所撰写,1553年问世。除此书之外,龚氏还有不少著作。

红炉指烧得很旺发红的炉子,在红炉上放上一点雪,立即可以融化。意思是读了此书,一经点拨，立即悟解之意。同时也可领会为治疗肺结核并不困难，例如《高子遗书·会晤七八》的“若红炉点雪，不必言难”。

10.《本草述钩元》 全书三十二卷的《本草述钩元》，是一部尚有些知名度的本草书。为清代江苏武进（今常州）杨时泰所撰。他是山东省莘县的县令，但深知医学。

钩元，亦作钩玄，意思是“采取精微，摘抉要义”。语出唐代文豪韩愈《进学解》的“记事者，必提其要，纂言者必钩其玄”。此书为杨氏整理及重纂前人刘若金的《本草述》而成书。故而书名用来十分恰当而巧妙。

11.《重楼玉钥》 是一部有名的喉科专业书。作者清嘉庆时安徽歙县人郑梅涧。梓行于嘉庆九年（1804 年），全书上下两卷。《黄庭内景经·黄庭》“重堂焕焕明八威”，梁丘子注谓：“重堂，喉咙也，一曰重楼。”其所以称重楼者，《天仙真理》解释为“喉之十二重楼”。

古时称喉病为喉痹。痹者，闭也。用玉钥来开启闭锁的喉痹。玉钥，无古典，仅仅形容这个钥匙的宝贵而已。

出处：干祖望．陆离光怪话书名［J］．辽宁中医杂志，1995（07）：323－324．
干祖望．干祖望医话［M］．北京：人民卫生出版社，2012：124－127．

【注释】

虎撑：古时，中医除坐堂行医外，还有走街串巷为民看病者。他们身背药箱，肩搭褡裢，右手举“积德行善”或“妙手回春”的幌子，左手摇一响器，人们称之为游医郎中，手中的响器称“虎撑”。虎撑又称虎衔，俗称药铃或串铃。

过去的行医卖药者都视“虎撑”为护身符。相传药王孙思邈有一次进山为人治病时，被一只猛虎挡住了去路。当时他要逃跑已经来不及了，拿起挑草药的扁担准备搏斗。这时，他发现老虎俯伏在地上，并不追扑他，只是张开大口。孙思邈发现，老虎眼里露出哀求的神色，并不住地向他点头，像是在向他求助。出于职业的敏感，孙思邈带着惊奇，走近老虎细看，只见老虎喉咙里横着一根白色的东西，原来是一根很大的兽骨卡住了老虎的喉咙。他想为老虎掏出兽骨，却又怕虎性发作咬断他的手臂。忽然他想起药担子上有只铜圈，就取来放进虎口撑住老虎的上下颚。在老虎衔着铜圈时伸手从铜圈中取出兽骨并为老虎的伤处敷上药物，然后再取出铜圈。治愈的老虎摇尾点头，似乎表示感谢，随后转身而去。此事传出后，江湖行医的人们纷纷效仿孙思邈，铜圈便成了外出时的必备之物，后人逐渐将铜圈改成手摇的响器，一来可以作为行医的标志，表示自己是能医龙治虎的药王弟子；二来是因为孙思邈用这样的铜圈救了老虎而没被吃掉，郎中便把它作为保护自己行医的护身符了。

独具风仪的中医四部解剖学书

虽然很早在《灵枢·经水》所言“其死可解剖而视之”中见到了解剖一词，可是礼仪之邦，“身体发肤，受之父母，不敢毁伤，孝之道也”，《孝经》这十六个字，就轻轻地把解剖学扼死了，所以中医唯独没有解剖学名正言顺地树立起来。直到清末，中医们才敢偷偷地研究了一些。虽然宋代已有一本《欧希范五脏图》出现，但非出医者之手，我们总不能掠为己有。所以中医文献浩如瀚海，但几千年来中医的解剖书仅仅四部。

1.《存真图》 宋代庆历间（1041—1047 年），广西以欧希范为首的一伙大盗共 56 人，被斩磔于市。州吏吴简主其事，吴乃令画家用这一批尸体内脏作标本，描成《欧希范五脏图》。

宋代崇宁中（1102—1106 年），泗州也杀戮一批大盗，郡守李成，也请画师解剖尸体来描写脏腑，一一绘成图画，但不知此册名何？

宋代两朝（北宋、南宋）交接之际（1127 年左右），太医杨介，系泗州人（今江苏盱眙），世医出身。把《欧希范五脏图》及李成的两图，合并起来，再配上中医的十二经，编成《存真图》，可惜此书已无法看到，但根据杨介的介绍谓：“喉中有窍，令人吹之，各不相戾；肺之下，则有心肝胆脾；胃之下，有小肠；小肠下有大肠。小肠皆莹洁无物，大肠则为滓秽。大肠之傍有膀胱……”基本上符于实情。

2.《骨释》 作者沈彤，字冠云，吴江人，清乾隆元年（1736 年）赴考，落第，乃究考古文经书，精于医。取《内经》所载人身诸骨，又参照其他各书有关骨骼记载，一一罗列，并加注释，写成《骨释》一卷。排除注释，真正的正文，仅仅 930 字，仅有骨骼。所以只能称为解剖学中的一个组成部分而已。

3.《医林改错》 整部《医林改错》的三分之一是解剖学。作者为清代直隶玉田（今河北玉田县）人王清任（1768—1831 年）。他认为“业医诊病，当先明脏腑……著书不明脏腑，岂不是痴人说梦。治病不明脏腑，何异盲子夜行”。同时又叹“前人创著医书，脏腑错误，后人遵行立论，病本先失，病本既失，纵有绣虎雕龙之笔，裁云补月之能，病情与脏腑，绝不相符，此医道无全人之由来也”（以上都引于《医林改错·脏腑记叙》）。所以他在很差条件下将弃尸一百多具，连续观察 7 天，内脏比较完整的共三十多具。唯横膈膜没有看清，后又两赴刑场观察剐刑。又请教多次见过战场尸体者加强认识。前前后后费了 42 年精力，才完成此书。

书中 25 幅图，也比较接近实情，尤其是一幅“新改正内景之图”，配以三焦、膻中，也颇合乎情理。

我们更要知道，在鸦片战争之前，虽然国内已有西医踪迹，但要求得西医文献是十分困难的。王清任能在没有最基础的蓝本下描出这样图像，是不简单的，我认为要高于唐容川，因为唐容川《中西汇通医经精义》的肝、心、脾（内附甜肉，注明取用《医林改错》的）、肺、肾、大肠、胃、膀胱、三焦九幅图像（据光绪三十四年千顷堂石印版），可以在大量西医解剖书中参考，借鉴甚至转载。

4.《华洋脏腑图象合纂》 作者朱沛文，清代广东南海人，约出生于咸丰年间（1851—1861 年）。朱沛文出身于世医家庭，古今中外医书，无所不读，曾进修于西医医院，所以也是力主中西医结合的一位中坚分子。他把中医《内经》与西医解剖予以综合，写有《华洋脏腑图象合纂》三卷，于光绪癸巳年（1893 年）出版。其中西医方面，大多采用咸丰元年（1851 年）合信氏的《全体新论》，不少图像与《全体新论》如出一辙。

当时与唐容川的《中西汇通》同时梓版刊行，也曾引起医务界的刮目，但最后的命运，何其悬殊乃尔。

出处：干祖望. 独具风仪的中医四部解剖学书[J]. 辽宁中医杂志，1997（04）：35.

干祖望. 干祖望医书三种[M]. 2 版. 济南：山东科学技术出版社，2008：36 – 37.

【按语】

由于历史条件的限制，古人还不能用解剖学知识来对五脏六腑的解剖位置进行精确描述，但从《内经》的记载来看，古人不仅有像《灵枢·经水》中说的“其死可解剖而视之”的解剖学概念，而且在《灵枢》骨度、肠胃等篇中还对尸体解剖后的人体骨骼、口腔、咽、胃、大肠、小肠等器官的尺寸、容量、走向等都有具体描述。从此可以看出，中医理论中是有解剖学萌芽的。

干祖望在文中认为是因为受封建礼教及传统观念影响，这个解剖“萌芽”没有发育好而被扼杀了，所以中医解剖学一直未建立起来。但在中医传承和发展过程中还是不断有一些“好事者”将自己亲眼所见人体尸体剖开后的真实情景描绘成图并加以释疑说明，如《骨释》《医林改错》。

了解历史，可以让我们看清很多东西。干祖望向我们展示了中医解剖的历史，如果再看看西方医学的解剖史，我们就会发现，西方医学同样经历了一个漫长的解剖知识积累的过程。在以前，不仅我们中国人认为不可以随便解剖人体，在西方有一个时期同样这样认为。生活于 130—201 年的盖伦（Galen）写出了《医经》，是第一部比较完整的解剖学著作，其中对血液运行、神经分布及诸多脏器已有较详细而具体的记叙。本书成书时西欧正处于宗教统治的黑暗时期，禁止解剖人体，该书主要资料均来自动物解剖观察所得，故错误之处甚多。一直到了文艺复兴时期，维扎里（Andress Vesalius，1514—1564 年）冒着宗教迫害的危险，执着地从事人体解剖实验，终于完成了《人体构造》

这部巨著。该书较系统完善地记叙了人体各器官系统的形态和构造，还勇敢地摆脱了盖伦权威的束缚，纠正了盖伦许多错误的论点。这时候才有了系统的解剖学知识。了解了这些，我们也就不必为中医解剖学没有成系统而遗憾了。

中医生是否要学解剖学，在当今社会，还是有争论的。有人认为学习解剖知识，会动摇中医的专业思想，会影响中医思维，从而拒绝接受这些知识，视其为洪水猛兽。

我想，王清任可能正是因为在尸体剖开后清清楚楚观察到人体的血管实体，又根据他多年的临床实践，才对中医学气血理论做了新的发挥。他强调补气活血与活血逐瘀两个临床治疗原则，并由此创出几十首活血化瘀的方剂，如通窍活血汤、血府逐瘀汤、补阳还五汤等，并应用它们治疗各种瘀血证及中风后所遗半身不遂等疑难症，取得了良好的疗效。也正是由于王清任观察到人体器官的解剖形态，及目、耳、鼻、舌等的生理功能和病理变化与大脑的密切关系，明确指出"灵机记性，不在心而在脑"的"脑神说"。

王清任对中医的贡献是有目共睹的，他创制的通窍活血汤、血府逐瘀汤、补阳还五汤被广泛应用。那么其对中医的发展得益于什么呢？我想，那就是对解剖的进一步的认识，推广开来如果了解了更深层次的生理病理，甚至了解到分子水平、基因水平，是不是就不是中医了？王清任的东西是中医的东西，那这些对分子、基因水平的认识后的医学是不是中医了呢，所以我认为鉴别是不是中医不在乎形式，而在于指导理论是不是中医的。相应的，不用中医理论指导，即使处方上写的是党参、黄芪，那用的也不是中药，而是植物药。所以不必担心外来的东西，外来的东西用好了，只会丰富我们的认识，加快我们的发展。干祖望不是在中医耳鼻喉科界提出"望闻问切查"五诊吗？那也是中医辨证的一个延伸，借助现代仪器看到更多的信息会更好地服务于中医临床，会让我们有更广博的知识，会让我们有更开阔的思路。

医书同名何其多

各种类型书籍的同名是不可避免的，但中医文献尤其多。其中最多为《脉诀》，自晋代王叔和（170—255 年）《脉诀》起到清末，以"脉诀"为书名者共有三十一部。见《医籍考》者十部、《中国分省医籍考》二十一部。未被这两书所搜罗者，尚不知有多少。

次之为《医镜》，共十四部。《医籍考》收入四部、《中国分省医籍考》十部。内中流传最广的为清康熙（1662—1722 年）时太医彭松园的十六卷，尽管是写得最迟的一部。

再次之为《医说》，共十三部。《医籍考》两部、《中国分省医籍考》十一部。其中最有名的为南宋安徽新安张杲的十卷。

最引人注目的是以《伤寒论》为名的书，也有十三部之多。

继明代李梴《医学入门》之后，又有 7 部同名，最后一部为秦伯未（1901—1970 年）所撰。

明代徐春甫（1520—1596 年）的一百卷《医统》，是中医书林中一部有名巨著。但还有以医统为名的四部；一为明代杭州张懋忠；二为安徽凤阳蔡溥；三为清代安徽广昌魏国仪；四为北京卢昶。

明代楼全善（1332—1401 年）的四十卷《医学纲目》，也属于名著之列。但在他稍后几年仍然是明代，又有太仓邵弁和山阴黄式写的两部。

《药性赋》作者为何人无法考证，但知其为金元时期作品，把 248 种常用药分成寒、热、温、平四类，一直被奉为中医启蒙必读之物。之后又有同名的五部，其作者分别为明代浙江嘉兴严萃、清代山东庆云郑作霖、清代安徽怀宁丁悦先、清代广西平南甘庸德、清代江苏嘉定沈步清。

《医史》有三部。第一部为广东琼台邱敦著。邱生辰无考，殁于弘治三年（1490 年）。第二部为明代河南开封李濂（1488—1566 年）撰；第三部为明代江苏苏州周恭撰。但现在我们见到的仅仅是李濂写的一部。

《医述》十六卷，乃清代安徽歙县程文囿所纂辑，对医界影响很大，公认为一部佳作。但同时还有三部《医述》：一为四川成都向廷赓的四卷；二为江苏江宁王履中的四卷；三为浙江嘉兴沈宝篆的二卷。

六卷《医学心悟》系清代程国彭的得意之作。之后又有两部同名的医学文献：一为和尚般若所作，作者也是四川人。二为湖北德安马负图所作，计十六卷。

《外科心法》有五种。最早两部为明朝的江苏苏州薛己（1487—1559 年）和湖北罗田万全（1488—1578 年）撰写，薛著为七卷，万著为十二卷，二者在外科界很有声望。第三部为《医宗金鉴》中的第六一至七六卷，也称《外科心法》，当然名气更大。第四种为清代湖南长沙易凤翥撰，计四卷；第五种为广西全县唐式谷所撰，笔者未见过。

明代江瓘（1503—1565 年）的十二卷《名医类案》，因其实用而在医界很有影响，因之为它作续集者不乏其人，笔者读到的计有三种，其中负有盛名的为清代魏玉璜（1722—1772 年）所著的三十六卷《续名医类案》。此外，清代浙江海盐吴晞渊曾著《续名医类案》，浙江桐乡以写《冷庐医话》出名的陆定圃（1802—1865 年），也有《续名医类案》十六卷。

《医学指南》一书，在《医籍考》五十八卷中，仅谓“医藏目录，十卷，未见”。未知是否为明代浙江海盐廪生吴文冕的十卷。此外，清末河北徐水张露锋，写有《医学指南》二卷；同一时代河北交河李德中也写有《医学指南》。这样则《医学指南》至少有三部。

《医通》两种，都很有名，一为明代韩懋的上下二卷；一为清代江苏苏州张璐（1617—1698 年）的十六卷。此外，还有清代江西万载辛炳炎和江西淳安沈国柱各有一部。据我所知共有四种。

出处：干祖望．医书同名何其多[J]．辽宁中医杂志，1997(05)：37．
干祖望．干祖望医书三种[M]．2 版．济南：山东科学技术出版社，2008：22－23．

张山雷写的一部西医书

近代名医、教育家张山雷（1872—1934 年），名寿颐，上海嘉定县人，系典型饱学之士、儒医，任兰溪中医专门学校教务主任。教学、临床之外，勤于写作，计撰有《重订中风觏诠》《疡医纲要》等 15 部高水平中医专著。但还有一部西医书，可能知者甚鲜。

此书为张山雷在 1929 年付梓，书名《合信氏全体新论疏注》，共上下两卷合计一本。为四眼线装，15 厘米×26 厘米开本，泽连丝纸，老宋铅印，35 字×12 行，有框天地头奇阔，含序文、目录计 80 页（因中装书，内两页作一页），兰溪中医学校梓印发行。

为人师表的高水平中医，为什么写这样一本西医书？他在序文中谓：“本校创始以来，于今九载，诸科讲义约略初具，唯生理一门，在己未（1919 年）开课之初，曾有某君编纂数页，简略殊甚，不适于用。兹当五届预科始业，爰采合信氏原书，重录一遍……名曰疏证。以为初学习医入门之一助。”原来由于当时中医学校缺乏适当的生理教材而特地为之编写的。但取原著对校，其中不尽相同，而且章节也予以重新安排，是张山雷“删其浮词，节其要义，间亦以己意疏通而证明之”（序文原句）有意加以调整的。

合信氏何人？序中也稍稍一提，谓：“英医合信氏，行其道于粤东之惠爱医局，撰有《全体新论》一书。南海陈君修堂相助为理”。因之，我们仅仅知道合信氏为英国人，在中国广州惠爱医局搞临床工作，此书为与陈修堂合撰的。为了了解合信氏，翻了不少资料，这位有功于中国医学的英国大夫一点也无法了解。

前夕偶读清末改良主义政治家王韬（1828—1897 年）《瀛濡杂志》，内有一篇散文言及合信氏。谓：“施医院即今仁济医馆也，与墨海毗连，专治华人疾病。主其事者为西（洋）医雒颉，称刀圭精手……雒君后往京师，继之者不一人，而推合信氏为巨擘。合氏前时行医于粤东。著有《全体新论》，讲论脉络脏腑，殊为精详……至沪后，延金陵管君小异为师，专治著作，译有《西医略论》《医科新说》《妇婴新说》三书……”同时再参阅原版《全体新论》序文“近得华友陈修堂相助，乃集西国……”合信氏另一著作《妇婴新说》序文：“去岁，余在上海……”又一著作《西医略论》序文：“比岁在粤东，专司医局，未遑著述，今年游上海，旅馆多闲。适江宁管茂材，谈论医学，固相与商确，共成此书。”

我们把这些片言只字，予以综合分析，则合信氏及其四部著作的来龙去脉，即有其完整的轮廓。

考王韬所谓的“墨海”，就是《全体新论》在广州与陈修堂写成后，到上海在英国教会办的墨海书馆。当时遭清政府通缉、逃到香港之前的王韬，就在这个墨海书馆里工作。医馆与书馆为毗邻，两人都在英国教会领导下单位里工作，所以王韬对合信氏是相当熟悉的。

合信氏于1851年左右，在广州惠爱医局工作。在此期间与当地人陈修堂合作写成《全体新论》。

1857年，上海仁济医馆主持者雒颉调京离沪，合信氏也即调至上海接班。后在南京遇管茂材（王韬称小异，可能是别号），从此又与管合作写书三部。为：《西医略论》三卷，咸丰七年（1857年）梓版，《妇婴新说》一卷，咸丰八年（1858年）梓版，《医科新说》（待考）。

以上诸书，笔者一直妥为珍藏。《医科新说》在“文革”中告失。宋代陆游《剑南诗稿·抄书》谓“书生习气重，见书喜欲狂。”现在一套完整的珍本书（可能还是绝版）而玉碎，这个书生的懊丧也不言可喻了。

出处：干祖望.张山雷写的一部西医书[J].辽宁中医杂志，1997(06)：36.
干祖望.干祖望医书三种[M].2版.济南：山东科学技术出版社，2008：33－34.

玩　书

玩的东西多透了，如玩麻将、玩扑克、玩卡拉OK、玩保龄球、玩股票等，冷僻而雅致一点的如唐代韦应物的玩月，汉代东方朔的玩世，晋代陆云的玩物，三国朱传的玩敌……而独独没有见过玩书。

书的故事也不少，如阅书、读书、教书、藏书、著书、买书，甚至偷书、焚书，也独独没有玩书。

那么这个词目的出处在哪里？江苏省出版总社的《书与人》杂志1996年第3期“玩书有罪”。

文中解释玩书：胡编乱造，东抄西剽，剪剪贴贴，拼拼凑凑，改头换面，改名换姓，你说《荒山女侠》，我说《女侠荒山》，最后，署名“作者”，挂上“主编”，既有名又有利。玩书者，有编辑、有干部、有教师。医生当然也在其中了。

有了玩书者，书本身也发生了变化，书的品种多了，实用价值少了；书价涨了，文化品位跌了；印装质量提高了，内容质量下降了；外表美化了，内容丑化了。玩书的人名望提高了，人格失落了。

照此说来，玩书者早已有之，唯我们不知道。

既然古已有之，但于今为烈！假如问古代的玩者是谁？我敢说很多很多，也不胜枚举，略举两人，一为清代顾世澄的四十卷《疡医大全》，一为清代孙淦的不分卷《白喉忌表抉微》。

《疡医大全》纵然是洋洋乎巨著，但都是剪刀与糨糊。而且剪接的手段也十分拙劣，张冠李戴，错误百出。但他倒有一点好处，就是顾老先生倒不肯掠人之美，老老实实地每章每节都说明来自何处。

《白喉忌表抉微》，作者至不懂装懂，拾人牙慧，把别人一句话，断章取义，以偏概全，把自己的偶然，作为事物的必然，在斗室中玩出了这样一本书，害人不浅。庸医杀人，仅此一个，玩书祸世，害及千秋！

此外《女科准绳》与《济阴纲目》，《本草备要》与《本草从新》，《喉科秘旨》与《喉科杓指》，其中必有一本是玩书。

至于现在的玩书者呢？写也没用，还是不写为好。

出处：干祖望.玩书[J].辽宁中医杂志，1997(08)：33.
干祖望.干祖望医书三种[M].2版.济南：山东科学技术出版社，2008：18－19.

不是医者所编写或编纂的书

你相信吗？有些医学文献甚至享有盛名的医书，竟不是医家写的，而且很多。以下仅仅舍十取一地介绍几位大名鼎鼎的作家。

姚僧坦(北周),字法卫,武康人。官至上开府仪同大将军,85 岁逝世。著有《集验方》十卷(见《医籍考》)。

王勃(648—675 年),唐代绛州龙江人,字子安,六岁就能写文章,一篇“滕王阁序”震动了当时的文坛,其余震到今天也没有消失。他撰有《医语纂要》一卷。据说,他曾拜过长安的曹元为师,学过医。

陆贽(754—805 年),唐代嘉兴人,字敬与,大历六年(771 年)进士。官至中书侍郎,门下同平章。撰有《经验方》五十卷(根据《新唐书》),也谓为十五卷(根据《医籍考》)。

刘禹锡(772—842 年),唐代彭城人,字梦得,贞元九年(793 年)进士。登博学宏词科,官至集贤殿学士,出伍苏州刺史,因曾作为太子宾客,故又称刘宾客。著有《刘宾客全集》。医学文献《传信方》二卷,也是他的手笔。

李昉(925—996 年),宋代深州饶阳人,字明远。五代时曾任后汉、后周两朝,至宋两任中书侍郎平章。他领衔主编的一部五百卷、内容七千余节《太平广记》,后人称为“中国古典文学中一座异彩纷呈的宝藏”。在中药方面一部巨著《开宝重定本草》二十一卷(内含目录一卷),也是他主编的。这两部巨著,不论在文学方面或医学方面,都有巨大的影响。

文彦博(1006—1097 年),宋代汾州介休人。字宽夫,天圣五年(1027 年)进士,贵为宰相,后封潞国公,著有《潞公集》四十卷。他因“余尝以近世医工,虽处方有据,而用药不精,以至疗疾寡效……按图而验误真,用之于医,所益多矣”(录自序原文),故而撰有《节要本草图》。根据署名为“潞国公宽夫”,则可知为晚年 85 岁之后写的,考他受潞国公之封在元祐五年(1090 年),时年 85 岁,后六年 91 岁而逝。

掌禹锡,宋代郾城人,字唐卿,进士,官至尚书工部侍郎。后人评他为人是“矜慎畏法,居家勤俭”。他撰有《周易集解》《郡国手鉴》《皇祐方域图志》《地理新书》《校正类篇》及《补注神农本草》二十卷。见《医籍考》“载药石之名状,为图经”(见《中国人名大辞典》)。

司马光(1019—1086 年),是童年打破了水缸救出溺水小孩故事的主角,谁都知道他。为北宋大官僚、文学家及思想家。陕州夏县人,字君实。宝元(1038—1039 年)进士。二九四卷不朽之作《资治通鉴》就是他领衔主编的,还有《司马文正公集》《稽古录》等。医学方面有《医问》七卷(见《医籍考》)。

沈括(1030—1095 年),宋代钱塘人,字存中,嘉祐间(1056—1063 年)进士,官至翰林学士、三司使。博学能文,通天文、历算、方志、音乐、医药。作浑仪、景表、浮漏等天文仪器,造新历,为后人所采用。所以后人奉为文学家、科学家。著作有《梦溪笔谈》《长兴录》。医学方面有《沈氏良方》,后人把它与苏轼的《苏氏良方》合并刊行,称《苏沈良方》(《宋史·艺文志》)。还有《别次伤寒》(见《医籍考》)。

苏轼(1036—1101 年),宋代眉州眉山人,字子瞻,筑室于东坡乃自号东坡居士。嘉祐二年(1057年)进士。官至翰林学士、端明殿侍读学士、礼部尚书。著有《易传》《书传》《论语说》《仇池笔记》《东坡志林》及一一〇卷的《东坡七集》。为历史上有名的文学家、书画家。医学著作有《圣散子方》《良方》,《良方》后人与《沈氏良方》合并为《苏沈良方》,共十卷。此书传流很广,版本奇多,最近一版为 1956 年人民卫生出版社的影印本。

赵佶(1082—1135 年),一般人对他很不熟悉,但一提到北宋末代皇帝宋徽宗,则多数人都知道。尽管他是亡国之君,但确是一位大书法家、大画家、大诗人与精明的医学家,著作有《千字文卷》《芙蓉锦学》《池塘秋晚》《宣和宫词》,以及一手独创的瘦金体字,傲视了整个书台。他领衔主编的《圣济总录》,有二百卷、六十六门、两万多首方药,洋洋大观之书,为医学文献中有名的特大巨著。

朱橚,为明太祖朱元璋第五子,初封吴王,后改封周王。好读书,能赋词。撰有《救荒本草》四卷,搜集可以充饥的药物四百余种。又主编《普济方》四二六卷,共有 9 489 万字。该书是中医文献中前无古人后无来者的特大巨著。

方以智（1611—1671 年），明代桐城人，字密之，号鹿起，为明末有名的四公子之一。崇祯十三年（1640 年）进士。当他 33 岁（1644 年）时，清皇朝建立，而明皇朝覆灭，羞作亡国之人而遁入佛门，法名弘智，因撰有《药地炮庄》一书而人称药地和尚。他也是一位文学家、科学家。著作还有《通雅》《浮山集》《易衲》《古今性说合观》《一贯问答》《周易图象》《切韵声原》《烹雪集》《诸子燔痏》《东西均》，以及一部内容为中西医结合的医学著作而名为《物理小识》十二卷。此外，在《通雅》五十二卷中有一卷是《脉考》。

曹廷栋（1700—1785 年），清代上海松江人，后改名为庭栋，因为不愿于朝廷当官而情愿居家庭当老百姓。字楷人，号六圃，小名辛曾，自号慈山居士。中举人后，不愿再应考入仕，杜门著作 40 余年，可惜都已佚逸。传于世者仅《老老恒言》五卷，现在推崇它为保健养生文献中的代表作。

孙淦，清代山东昌邑县人，字丽泉，号筱坪，举人。他读书很多，稍知医学的皮毛而未得入门。一度曾在奉天（今沈阳）某慈善单位里工作一年外，一直在家读书著作。但遗憾的是小人物（仅仅是举人）文章，无人来重视而至今全部无存，但一册薄薄的《白喉忌表抉微》，在喉科界不胫而走，风靡一时。它的误导也不知冤死了多少病人，其流毒到今天尚未能肃清。虽然 1911 年有张纯庵的《扶微辨谬》和 1925 年杜同甲的《白喉忌表抉微驳义》的消毒，但尚远远不够。

梅启照，清代江西南昌人，字小岩，书法家。南京市名胜莫愁湖公园“胜棋楼”匾额还是他的手笔。他在鲍相傲的《验方新编》基础上重写《验方新编》七编。

秋瑾（1879—1907 年），是一位民主革命烈士。浙江山阴人，字璇卿，号竞雄，别署鉴湖女侠。光绪三十年（1904 年）赴日本留学，光绪三十三年（1907 年）回国在绍兴主持大通学堂，当年 7 月被清政府逮捕，并就义。遗有《秋瑾集》。当在日本时曾写有《看护新书》。

出处：干祖望. 不是医者所编写或编纂的书[J]. 辽宁中医杂志，1997(09)：36 – 37.

干祖望. 干祖望医书三种[M]. 2 版. 济南：山东科学技术出版社，2008：27 – 29.

【注释】

朱橚：明太祖朱元璋的第五子，是明成祖朱棣的胞弟。朱棣是明太祖的第四子。

百年前的西洋保健养生书

《中外卫生要旨》，该书梓版于清光绪庚寅年（1890 年）。作者仅知为香山郑官应。清代有许多香山，如北京西郊、山东东阿、河南宝丰、河南洛阳、江苏吴县、浙江慈溪、甘肃中卫、广东中山等。但以许多旁证证明当以广东为是。

根据自序，知作者在军营中工作二十多年，可能系文职官吏，曾几次出使南洋（东南亚国家、地区）。丙戌年（1886 年），因病回家，治疗三年。在病中深深感到保健与养生的重要性，于是写了四卷《中外卫生要旨》。第一卷为卫生要旨，第二卷陈希夷却病延年动功，第三卷随息居饮食谱，第四卷泰西卫生要旨。后光绪乙未年（1895 年），又写了一卷续集。完稿后编为仁、义、礼、智、信五卷。

书为毛泰纸，4 孔线装木刻版。高广为 14.5 厘米 ×24 厘米，双边边栏，有隔 10 行，25 字，匠体，花板口，单黑鱼尾。印有藏书家章，为铁线阳文“近仁”两字。保存良好如新。

这里所谈的是第四卷，编号为“智”字。计 12 000字。

在总论中总结致病致死的有“吸污秽之气”（有“”者系引用原文，下同）、“食害人之物”“常居暗室中”“坐定不行动”“身体过于出力”“劳神思虑”“为狭邪之事”六者，而且还能“令后嗣不能强壮”。

他强调环境卫生，举例如伦敦人死亡率为 2.4%，“各处开沟泻水，放出污秽之物”后，下降为 2%。

“人生保身之法，有要紧事者五，一曰光、二曰热、三曰空气、四曰水、五曰饮食”“上言五者之外，尚须劳其筋骨，用其心思。若闲居安逸，则必坏其身心。然用之过甚，或用之不合于理，亦能致病也。以上之说，乃医学之根源”。此外，卧室宜光亮、忌黑暗。阴沟宜畅通。英京伦敦，空气不佳，所以有钱人每月下乡数次。

注意休闲，“宜往海山僻处，布衣幅巾，不遇贵客，则心易散而身处健”“如往欧洲他国游览一次最妙。”

同时又批评外国人，一出门即坐汽车，“人有四肢也，几不知其为何用，亦可慨已”。

笔者慨叹逐利者唯利是求，忘了保健养生，“昔时英人，皆喜运动其身，故设立各种出力之事，以取快乐。近时之人，以贸而获利为先务，古人妙法，渐至消亡”。郑氏若生在今天20世纪、21世纪交替之际，这种慨叹不知道还要深多少！睡眠“每日四个时辰为度”。他谈了许多关于“光”的常识，虽然在一百年后的今天，多少有明日黄花之感，但在当时则已了不起的科学与新鲜。又谈到北极与赤道的人，其养生保健方法也应因地制宜，不应刻舟求剑的呆板不化。

衣服与散热问题、空气流通问题、温度与湿度问题、用水问题等等有关保健养生的，都有详细的论述。这种论点虽然时历百年，但依然没有老化、过时的感觉。

重点谈到居住问题，谓“凡坚壮之人，一昼夜内，呼吸空气三千立方尺。此气呼吸一次，不可再用，故房屋长十五尺，宽十五尺，高十二尺，则所容之空气，足为一人一昼夜之用。一个夜间睡八小时，呼吸空气略一千立方尺，故房室长宽高各十尺者，所容之空气，已足用……然贫家卧房，总不能每人配准一千立方尺，务必以多通风气为要。缘人身呼出之气内有毒，故必速换新者。如有人封密门窗，夏日塞住烟通，则令人吸受毒气，其罪与毒药者相等”。最后谈到饮食卫生、时疫病的预防、性知识、优生胎教等项，至今还有其实用价值。

至于还有卫生设备的设计，各种污染的测定，如气试、盘试、火试、缶试四法，则真是博物馆里的展览物了。最后附有“卫生学问答十条”，为“大例、呼吸、脏腑、皮肤、睡卧、衣服、房屋、品行、养心、职业”。

十分遗憾，这样一部具有历史价值、实用价值的佳作好书，而所有研究保健养生学者，独独遗忘而不谈。

出处：干祖望．百年前的西洋保健养生书[J]．辽宁中医杂志，1997(10)：32．
出处：干祖望．干祖望医书三种[M]．2版．济南：山东科学技术出版社，2008：32－33．

闲话《内经》

内含《素问》《灵枢》两书的《内经》，自古以来就是中医的灵魂，直到今天国内外的中医院校，还奉之为四大经典之首而必须默读的课本。同时，我们中国人一向根据孔老夫子教导“子为父隐，直在其中矣”（见《论语·子路》），即使有疑问也不敢提出来讨论。尽管现代人不一定会听孔老夫子的话，但为了“《内经》一动摇，我们没饭吃”而不敢发表意见。

可跨入19世纪中叶，孝子顺孙也敢开口议论老祖宗的传家宝了。第一个开口的为江苏丹徒李冠仙，在清道光二十八年（1848年）梓版的《知医必辨》中谓：“《素问》所言五运六气，宏深奥妙；《灵枢》所言经络穴道，缕析条分。实秘笈之灵文，非神灵其孰能知之。今学医者，不必读尽全书，如岐黄问答，尽可删去。只取其切要之句，牢牢记之”。“灵文”是什么意思？明代文豪胡应麟（1551—1602年）解释为“灵文秘检，又率难窥”，是看不懂的文字。李冠仙不可能有这样胆量，而且写此言时在78岁，决不像年轻小子那样鲁莽，他自有所本，就是徐大椿（1693—1771年）讲的“《灵枢》，此明经络脏腑之所以生成，疾病之所由侵犯。针灸家不可不详考，方脉家略明大义可也。《素问》，此明受病之源及治病之法，千变万化，无能出其范围。如不能全读，择其精要切实者，默记可也。”

之后，陆定圃（1802—1865年）的《冷庐医话》（1858年）也谓：“《灵枢经》谓人呼吸定息……何西池以为伪说……何氏之说为不虚，而经所云未足据矣。尽信书不如无书，此之谓也。”

章太炎（1869—1936年）在《章太炎医论》（1957年人民卫生出版社出版）也谓：“《素问》《灵枢》《八十一难》所说脏腑部位经脉流注，多与实验不相应。其以五行比傅者，尤多虚言，然遂欲弃如土苴，则不可……故其精者一字千金，其谬者粪土之若，舍瑕取瑾，在医师自择耳。”写到这里，不由得想起了章次公（1903—1959年），他在1957年提出“五行在中医是否有用”后，激惹了全国卫道之士，倍受攻击。当时的章先生只知道老师对五行的看法，“欲弃如土苴，则不可”的经验之谈，土苴与粪土，为同义词。

谢利恒（1880—1956年）的《中国医学源流论》（1935年出版）也谈到《素问》与《灵枢》，并在“古代针灸经”篇，加结论谓：“按日本人所云，中国古籍，亦有不可尽信者”。谢老毕竟是聪明的智叟，是日本人说的，我没有说。

这时的西医，也有几篇议论《素问》《灵枢》问题的文章或书册。余云岫（1879—1953年）的《灵素商兑》是最有名的畅销书。它是一本污蔑中医、攻击中医、志在消灭中医的书。不过有几点，倒也给他搔在痒处，触及痛处。

陈方之（1884—1969年）也是研究中医学的开业西医师。他对《内经》的看法是：“《内经》的内容与价值。灵素绝不是循规蹈矩谈医理的书籍，他是天地人三才，随便谈谈，没有次序，没有经纬，你看他这篇好像是谈生理吧，他又谈解剖；这篇好像谈解剖吧，他又谈到病理……这种玄说，用之于星命之学以惑人，人或难以揭穿其真相。而乃以之用于受理化学支配的血肉之躯，其牵强配搭的理论，与愚夫愚妇所论的五更启明星是皇帝，黄昏长庚星是皇后，不过五十步一百步么。”（照录1950年商务印书馆出版陈方之的《内科病学·传染病学》“旧医学之回顾”）

以上诸议，除了陈方之“用之于星命之学以惑人”一言之外，都没有涉及《内经》的精神实质，仅仅是对笔法的评议。至于其他古今中医自己的意见，现代的中医应该好好地思索考虑。

出处：干祖望．闲话《内经》[J]．辽宁中医杂志，1999(04)：33．
干祖望．干祖望医书三种[M]．2版．济南：山东科学技术出版社，2008：23－24．

评　书

“文章自古无真价，全在他人好恶中。”所谓价，就是价值，你没有经过评论，怎能知道？可惜的是评者常以见仁见智的不同观点、思路而评出来的，是否是其真正价值很难确定。

照理，公“平”之“言”才是“评”，可惜的世界上哪有公平之“评”。近贤朱自清（1893—1948年）对这个问题也曾慨叹过，谓：“所谓书评和批评，包括介绍而言，我们现时缺乏书评……更缺乏完美的公正的批评”（录《长短书》）。

孟轲（公元前372—前289年）的“尽信书，则不如无书”一言，是针对《尚书》在描述上失真的批评（见《孟子·尽心下》）。很可能是中国文化方面最早的书评。

一个好的书评，可以起到“导读”作用，对后人还是有相当帮助的。譬如看京剧，事前没有“导看”，看完了全场，一点不知道精彩在哪里。如果有其“导看”，则指点你看《四郎探母》的“坐宫”一折里，要听杨延辉“叫小番”的“番”字、“珠帘寨”里李克用三个“哗啦啦”都是精彩之处，好好听一听。经过这样一提醒，即使你是外行，也听得津津有味了。再如南天门里曹福一个干净利落的抢背，提示者说这不过是老头子跌了一跤，那你这个被导者根本就没法欣赏到真正的艺术了。

徐大椿（1693—1771年）在《医学源流论·书论》中对《难经》《伤寒》《金匮》《类经》《千金方》《外台秘要》《类证活人书》《太素脉诀》八部文献的评议，大体尚属公平。

今又读清代庆云阁（约1840—1916年）的《医学摘粹》（1896年出版），后附《论书诗抄》评议十五部古文献。每书用七言绝句诗体裁写成。

其中对《内经》《难经》《伤寒》《金匮》的评语当然颇佳。

评《备急千金要方》四句中第三、第四句谓“独怪书多偏杂处，令人读后费推寻”（限于篇幅，不能抄全四句，下同）。事实的确如此，但唐前除针灸、汤剂以外，很少辅助治疗，就是有点单调贫乏。正是孙思邈的“偏杂处”开辟了综合疗法的大门。

评《李东垣书》第三句“可怜用药偏香燥”。

评《刘河间书》第一、三句“河间主火尚寒凉”“克伐元阳性命伤”。

评《朱丹溪书》第二句“专重滋阴识见偏”、第四句“后人那得尽天年”。

评《张子和书》第二句“专主攻邪术更疏”。的确,张氏学崇古印度的吠陀医学观点。吠陀医学是从佛学中孕育出来的,一如中国医学从道教孕育出来一样。他把佛教的“净心”“净口”“无垢”延伸出医学的“净身”学说。孙思邈曾把净身学说总结为“欲疗诸疾,当先以汤荡涤五脏六腑,开通诸脉”(见《备急千金要方·序例·诊候》)。这个评语,笔者投同意票。

评《王肯堂书》第二句“无分美劣尽搜罗”,第三句“学人不得南针锡”。

评《薛立斋书》第二句“随手拈来只数方”。

评《张景岳书》第三、四句“山参熟地为出药,独尚滋阴喜煞人”。

评《医宗金鉴》第三、四句“当年编撰无名手,费尽心机著未精”。

《张和脉诀》第四句“立说支离不是师”。

《本草纲目》第三、四句“不分纯杂全收入,后世流传完害人”。笔者认为,医学与药学绝不相同。医学论点出之于主观,药学完全是客观的,“纯杂全收”就是客观的表现,即使有害,全在使用者的身上,与书无关。

庆云阁最后谓“俾后学者择善而从,庶不至被书所误矣”,可谓为孟子的“不如无书”进行了解释。

出处:干祖望.评书[J].
辽宁中医杂志,1999(11):521.
干祖望.干祖望医书三种[M].2 版.
济南:山东科学技术出版社,2008:17-18.

《东医宝鉴》能驱妖除狐

《东医宝鉴》二十五卷,为朝鲜国许浚奉敕主持编写组而写成的。它是辑录中国医籍加以重新编次而成的一部中医文献。本来中医在日本称汉医或皇汉医,在朝鲜称东医,三者一本,所以与日本宿弥永赖三十卷的《医心方》及我国的《外台秘要》列之于同等地位。书分内景、外形、内伤、外感、杂病、汤液、针灸七门。书成于 1613 年,时在中国明代万历癸丑四十一年,何时传入中原无考。何时译成中文及谁翻译也在待考之中。虽然也有人认为清光绪十六年华亭(今上海)闵萃祥所译,非也,他仅为早已译成的译本写了一篇“序”文而已。此书在中医界评价很高,诚如《中国医学大辞典》所谓“宏富有条理,医林钜著也”。

它十足是一部专业正宗传统的中医文献,但竟然也职操专事驱邪捉妖的道士勾当,真使人困惑莫解,但偏偏有文字记录可证。《子不语·〈东医宝鉴〉有法治狐》:“肖山李选民……见美女……遂与通。久之,李体日羸,心知为狐,驱之无法。其友杨孝廉……杨曰:‘我记《东医宝鉴》中有治狐术一条,何不试之?’遂偕往琉璃厂,觅得是书,求东洋人译而行之,女果泣去。”考《子不语》为清代袁枚(1131—1205 年)所作。袁字子才,晚年自号随园老人,并营“随园”于南京,今园已废而其址称随家仓。他是一位反对程朱理学派的儒教学者,决不信口雌黄而虚构乌有。

此文最后结语谓:“亲见杨孝廉为余言之,惜未问其《东医宝鉴》中是何卷页?”为了证实其可靠与否,不能不把整部《东医宝鉴》翻遍,在第七卷确有“邪祟”一章。一开始便谓“邪祟形证(即如何症状及怎样辨证),视听言动俱妄者,谓之邪祟。甚则能言平生未见闻事及五色神鬼,此乃气血虚极,神光不足或挟痰火,非真有妖邪鬼祟也”。脉象的描写为“脉来迟伏或如雀啄乃邪脉也。若脉来弱,绵绵时伏或绵绵不知度数而颜色不变,此邪脉也”。再统计一下治邪祟的方法,仅有导引、针灸与服药内治三者而重点在服药。所服方药,亦平淡无奇,其开列者仅有桃奴丸、辟邪丹、杀鬼五邪丸、紫金锭(即玉枢丹)、苏合香丸、十疰丸、八毒赤散、太乙神精丹八种常用药,另加一首不见经传的李子建杀鬼丸合成九种。李子建杀鬼丸内容有河水、青蒿子、卫矛、铁锤柄、蚕蜕纸、桃枭、桃仁、鹰肉、雄黄、古鉴(即陈旧的铜镜)、代赭石、忍冬藤、芡实、安息香、无患子、穿山甲、乌鸦肉、鹳骨、鹊巢、羚羊角、牛粪、虎肉、狐肉、獭肝、麝香、鹿角、野猪黄等都见于本草文献中的动、植、矿三类中药，更无神秘可言。

通过《东医宝鉴》可以驱鬼逐狐的故事，可以得到一个宝贵的经验总结，是《左传·庄公十四年》所谓“妖由人兴”。清代纪昀（1724—1805年）更添上一个注释谓：“为鬼所给也，妖由人兴”（见《阅微草堂笔记·滦阳消夏录》）。同时我们在疑难杂症面前深叹黔驴技尽之际，又加上了一根应付的筹码。

出处：干祖望.《东医宝鉴》能驱妖除狐[J].辽宁中医杂志，2000(06)：267.

中医三字经

80～100年前的读书人，启蒙读本，就是《三字经》，以三个字为一句，共368句构成。因为韵文，便于上口。为宋代王应麟（1223—1296年）撰。王为进士，官至礼部尚书。他是孔孟的信徒，从开始“人之初，性本善”六个字，就可反映得十分明确。“人性为善”就是子思，孟轲提出的。和当时荀子的“人性为恶”两种思想成了水火之不相容。

笔者5岁开蒙就是《三字经》，可是一个乳臭未干的小娃娃要把它读熟背诵，的确不是易事。其中还有几句，到今天还没有忘掉。如“羊不叫（养不教）、无嘴故（父之过）、叫百年（教不严）、狮子大（上海读杜）（师之惰）”。

从明代开始就作为启蒙必读的课本。之后清代王相加注解，朗轩氏加以增补，车鼎贲又予以订补。许印芳又做了第三次订补。王晋之、张楷之做第四次重订。周保璋做第五次订补。刘增騄（找不到简体字）做第六次订补，而且还涉及太平洋、亚美洲、印度洋、北冰洋等新知识。民国时章太炎又重订一次。刘松龄做第七次订补。笔者知道的增补本、新注本已有六七种之多，可见它的深入民间了。

正以它的易读易记，陈修园（1753—1823年）就用这个方法，也写了《医学三字经》。内有：医学源流第一，74句；中风第二，24句；虚痨第三，24句；咳嗽第四，24句；疟疾第五，32句；痢疾第六，24句；心腹痛胸痹第七，38句；隔食反胃第八，26句；气喘第九，26句；血症第十，24句；水肿第十一，26句；胀满蛊胀十二，20句；暑症第十三，32句；泄泻第十四，22句；眩晕第十五，20句；呕哕第十六，20句；癫狂第十七，30句；五淋癃闭赤白浊遗精第十八，38句；疝气第十九，14；痰饮第二十，22句；消渴第二十一，14句；伤寒瘟疫第二十二，48句；妇人临产杂病第二十三，82句；小儿第二十四，24句。共计24节，728句，2 184个字。但却包含着全部中医（内科）理论和技术。当然我们说起来，真的挂一漏万，实在无法满足我们的要求，但凡没有读过古文献的人来说确是一部伟大的中医全书。因之希望没有读过古医书的中医们好好地读熟它，给你增添了几分中医气息。至少你把第一节，74句的源流读熟，他是中医的《二十四史》。

陈修园为儒而医者，学问深而且博，医道严慎。对自己力求“返博归约”，对人要求“由浅入深，从简及繁”。这本三字经就是在这指导思想下的产物。

《医学三字经》附在《陈修园医书全集》中，并有注释。注词也通俗明白，谁都可以领会。曾有单行本面世。你如买不到，可在《陈氏全集》中找它。而且仅仅两千多字，费半天时间抄一下就是。

好书，寄语青年中医，读一读。尤其是没有读过原汁原味中医古文献的开业中医师，非一读不可，而且还要精读、熟读。

出处：干祖望.中医三字经[J].辽宁中医杂志，2001(05)：309.
干祖望.干祖望医书三种[M].2版.济南：山东科学技术出版社，2008：30－31.

早期的外科学专著《鬼遗方》

在我国，其实也可以说是在世界上，很早的一部外科学专著，叫作《刘涓子鬼遗方》。

在这以前，虽然在汉朝时代曾经有过《华佗外科方》及《金疮瘛疭方》等外科专著，但现在都已失传了。

本书是在六朝时写成的。根据龚庆宣的序文，是在元嘉十九年（公元442年）左右（原文说是永和十九年，其实晋永和只有十二年，所以顾蕖崖先生怀疑是元嘉十九年）。当时欧西的医学，还没有十分发达，而我国已有这样外科专书出现，在医史上是值得重视的。

提起这部书的来历，还附带有一段非常有趣的神话故事。根据龚庆宣的序文说：在晋末的时候，有一个人叫刘涓子，一天在丹阳郊外与人比箭，突然间看到一件高二丈许的东西，被刘涓子一箭射中，那个怪物中箭逃走，声音很大，好像雷电及暴风雨一般，响得非常吓人。当时因为天色已晚，不敢穷追。到了第二天清晨，刘涓子带了门人弟子，前去找寻踪迹。找到山脚下面，看见一个小孩子手里提着罐子，问他到哪里去？他说，我家主人昨天晚上被刘涓子射伤了，现在到河边去取点水替他老人家洗疮。问他的主人是谁？回说叫“黄父鬼”。于是随着那小孩子走去，还没有走到门口，就听见屋里有捣药的声音。远远的还看到屋里有三个人：一个睡着，一个读书，另一个人在捣药。看看要到门口了，于是大声向前，屋里的三个人都被吓走了，却遗留下一本治外科的方书和一罐子药来（唐代李延寿作《南史》时，又把这一段传说附会在宋武帝刘裕的身上）。

这一段传说，虽然有些神秘色彩，难以使人相信。但是刘涓子在史书上确有其人（据说曾经做过彭城内史）。在宋书宗室传里，记载宋武帝刘裕有一个族弟刘遵考，始为振武参军，随宋武帝北征，南还后，为游击将军；武帝受禅，封营浦县侯，那就是刘涓子的儿子。刘裕在晋元兴三年（公元404年）起兵于京口（今之镇江），当时刘涓子可能是从他北征的。那么，序中所说，刘涓子从宋武帝北征时，遇有外伤（本书治疗疮伤的药方较多，于此亦可证明刘涓子对于军阵外科学，确有相当经验），使用本书所载方药，似非虚构。

本书的真正出版时间，约在齐永元元年（公元499年），是通过龚庆宣整理后流行的。据说，刘涓子获得这一方书以后，曾经写信给他的姐姐——龚庆宣的叔祖母，并且把手抄的一本“丹阳白薄纸”的原本交给了他姐姐保存。

刘涓子有个孙子，名叫“道庆”，和龚庆宣居近比邻，平时感情也很好，因此在临死时（死于公元495年）便对龚说：我家传有外科神方，可惜我的儿子年龄还很幼稚，不能接受这份遗产！现在只好把它传授给你。龚庆宣取得了这一部书后，又和刘涓子存在他姐姐那里的一部抄本互相校对，重新写成正本，这就是目前流行的《刘涓子鬼遗方》。

本书有一特点，即内容偏重于“金创”的治疗。其他一般外科专书中的金创方，从来没有占到这样多的比重。于此可以证明它是一部通过实践的古代军阵外科学，而相传刘涓子曾从宋武帝北征，也是有来历的。本书虽是一部外科专书，但文笔相当古雅，具见刘涓子在文学上还有着一定的修养。

这部著作流传到现在已有一千五百多年。因为它是一部从治疗实践当中总结出来的经验方书，因此早在唐代，即由孙思邈选了一部分，收入到《千金翼方》里去。后世对本书又曾多次复刻，也有不少版本。从这部书里，我们不但可以看出中古时代中医界对病名和处方的不同风格，同时也可以使我们体会到祖国医学的历史悠久和它的蕴藏非常丰富。

出处：干祖望，江静波. 早期的外科学专著——鬼遗方[J]. 上海中医药杂志，1958(05):44.

批卷审稿难

四十年批卷打分，二十载评文审稿，初则金睛一览，“明察秋毫”，横一个“×”，竖一个“—”，毛锥在握，横扫千军。逮至今日，渐感难以胜任，锐气荡然。无他，自知读书太少了。

曾批答金元四大家考卷，卷答“张仲景、刘完素、李东垣、朱丹溪”，当时批之以“错”。后读李中梓《医宗必读》，竟然如此。

又批问《续名医类案》作者为谁？卷答“魏玉横”。当时把“横”字杠掉，注一“璜”字。其实，“横”字对，而“璜”字错了。

南京中医学院（今为南京中医药大学）第一届

外科考试，内有解释“外溃”一词，理应为“脓疡洩脓”，但答则谓“鼻衄”。余即打以一“×”。孰知《评琴书屋医略》赫然谓“瘟疫鼻衄，名曰外溃”。因之思及“天白蚁”一名所指之病有白喉、脑鸣、喉结核，卷答其一，错乎对乎？

诸如此类，不胜枚举。例如：扁鹊有四人：一为黄帝同时人，一为战国时人，一为著《内外经》者，一为所有名医都可称为扁鹊。

牙齿有四释：①《内经》谓“上曰齿，下曰牙”。②《本草纲目》谓“两旁曰牙，当中曰齿”。③《疡医大全》谓“外板曰牙，内床为齿”。④牙即齿，齿即牙，一物两名。

咽喉位置有五：①《喉科指掌》谓“咽左、喉右”；②《伤科汇纂》谓“盖男子食嗓在左，气嗓在右”。本书虽未言及女子，但以语气来推敲，女子是“咽右、喉右”了；③《医学正印》谓“咽在喉之前，喉在咽之后”；④《医蝙》谓“喉在咽前”，那么必然咽在喉后了；⑤《重楼玉钥》谓“咽喉并行”。

五官有八个说法：①《荀子·天论注》中指耳、目、鼻、口、形。②《荀子·正名注》中指耳、目、鼻、口、心。③《隋书·刘炫传》中指口、耳、目、双手。④《灌顶经》中指生、老、病、死、现任官员。⑤《灵枢·五阅五使篇》中指鼻、目、口唇、舌、耳。⑥《甲乙经》中指鼻、目、口、舌、耳。⑦1947年版《辞海》中指耳（听）、目（视）、舌（味）、鼻（嗅）、皮肤（触）。⑧一般公认的是：眼、耳、口、鼻、喉。

五气有七种不同：①《素问·六节脏象论》是金、木、水、火，土。②《素问·阴阳应象大论》是喜、怒、悲、忧、恐。③《素问·刺法论》是青、白、赤、黑、黄。④《素问·六节脏象论》是臊、焦、香、腥、腐。⑤《素问·奇病论》的“此五气之隘也”的五气，专指脾气。⑥《史记·五帝纪》是东、南、中、西、北。⑦《周礼·天官·疾医》是肺、心、肝、脾、肾。

七窍有三种：①《周礼·注》中指眼（双）、耳（双）、口、鼻（双）。②《难经·三十七难》中指眼、耳、鼻、口、舌、喉。③《史记·殷纪》的七窍，专指心而言。

七情有五种内容：

	喜	怒	忧	思	悲	恐	惊	哀	惧	爱	恶	欲	乐	憎
《素问·举痛论》	☆	☆	☆	☆	☆	☆	☆							
《济生方》	☆	☆		☆	☆	☆	☆	☆						
《礼记·礼运》	☆	☆						☆	☆	☆	☆	☆	☆	
《佛学大字典》	☆	☆						☆		☆	☆	☆	☆	
《黄庭经》	☆	☆	☆						☆	☆		☆	☆	☆

且看以上最最常见者、普通之常识，尚且各说纷纭，何况其他。谁能遍读群书，宏观博览。以有限的知识，去蠡测无边的文海，试问谁具这种能耐？不能不深叹批卷难、审稿难矣。

出处：干祖望．干祖望医话［M］．北京：人民卫生出版社，2012：120－122．

詹文涛主编．长江医话［M］．北京：北京科学技术出版社，1989：18－20．

“大而博”的《御纂医宗金鉴》没有出版

清乾隆四年（1739年）（《史稿·艺文志》《四库全书总目提要》《医籍考》作“十四年”，俱误），弘昼、鄂尔泰、钱斗保、吴谦等奉命编纂《医宗金鉴》。

乾隆五年（1740年）春季，在太医院内即开馆工作。当时计划是“成书二部，其小而约者，以便初学诵读。其大而博者，以便学成考究”。也即一部为简明本，一部才是宏伟的《医宗金鉴》。故除了把大内所有藏书，以及民间“旧医书无版者，新医书未刻者，家藏秘本，世传经验”，通过收买、借抄及贡献等方法来集中大批资料而充实“大而博”的《医宗金鉴》。

努力工作到乾隆七年（1742年）十二月中旬，“小而约者”，杀青完成，也即我们现在所读到的。理应接下去人手续纂一部“大而博者”。

可是国家多难，兵灾饥荒不断，如乾隆五年（1740年），方才平息了贵州苗族起义后，湖南苗族接踵起义。1741年7月，贵州永从苗族再度起义，

11月两淮大灾。1742年7月，丰县、沛县河决大水灾。1743年，各地饥荒，政府允许饥民外出觅食。1744年3月，云南、腾越等处傈族起义。1750年，西藏珠尔墨特反清造反。1751年，江河决口，阳和大水灾。1752年4月，罗田县马朝桂起义，9月四川土司旺苍反清，全年水旱虫灾不绝……在这种情况下，人力、财力、物力早已无法应付，加之1747年至1749年三年中政府又梓刻、编写了《十三经注疏》《二十一史》《通典》《通考》《文献通考》《五朝本纪》等几部巨著，更无力应付一部"大而博者"的《医宗金鉴》。我们现在读到的不过是一部"小而约的"简明本而已，真正的《医宗金鉴》还没有出来。

出处：干祖望. 干祖望医书三种[M].2版. 济南：山东科学技术出版社，2008：48.

王清任与《医林改错》

《医林改错》是一部好书、奇书。虽然全书仅仅12万字左右，但对临床的指导作用却不小。

作者王清任，字勋臣，清代直隶省（今河北）玉田县鸦鸿桥河东村人。生于乾隆三十三年（1768年），殁于道光十一年（1831年），享年63岁。殁后"由妻、子扶灵棺回乡，著述散失殆尽"，可知他的手笔不止一部《医林改错》。

他出身武庠生（相当于秀才），出资买了一个"千总"官衔。所谓千总，乃武职官员中最低级的官。具体职位，是"武略骑尉"。因为此时，系封建统治阶级的腐朽没落时代，所以他也没有去上任工作。由于他深晓医术，于是投身到中医队伍里来，寓北京开业，并开设一个中药铺，名"知一堂"，是寓意于《庄子》所云"知一万毕"的精神。

他文化水平不高，至多相当于现代的初中，所以他的《医林改错》写得朴实无华，一无粉饰做作，直来直去。他的敬业精神可钦可佩，生性对不尽不实错误的事物，立志要去纠正过来。限于文化水平，对历代文献的失确之处无能指摘批判，对古人在人体上的误识误解绝对有能力来矫正，因之他就致力于这个不为人们所重视的一门科学——解剖学。

嘉庆二年（1797年），他游滦州（今唐山一带）稻田镇，当时小儿传染病，十死八九，尸体大多以草席包裹浅埋，故孩尸破腹洞胸者数以百计。于是他不避污秽，天天去观察细看，在十天中看了三十多具尸体，用以对照书本上的错误之处。当时王氏仅29岁。之后，又三次在刑场上观察被斩的尸体脏腑。照理讲，刑场是戒备森严的，更不允许闲人去翻尸捣骨，王氏能做到这一点，很可能叨光靠荫于满人贵族四额驸（驸马）那引的关系。因为王氏与那引，结为异性兄弟，且长寓于那引驸马府中有数十年之久。王氏又请教镇守哈密、领兵喀什噶尔与看惯诛戮尸体、熟悉隔膜的江宁布政司恒敬，获得了不少人体解剖知识。最后王氏绘成"脏腑全图"来充实于道光十年（1830年）杀青的《医林改错》中。所以也可以说《医林改错》由纠正古人对脏腑的错误认识和王氏临床经验两个部分组成的。

当时西医尚未大量输入我国，所以王氏之作，是相当了不起的。现在则以时代的关系而迹近明日黄花。但他的临床经验，经我们实践中证明，日形伟大。尤其以下两方剂，为我们耳鼻喉科的王牌方剂。

通窍活血汤：为耳鼻喉科常用方，尤其是对慢性鼻炎之肥大性者，常有出神入化之妙。肥大性鼻炎及某证耳聋、耳鸣，疗效也很满意。

补阳还五汤：方名"补阳"，不难理解。"还五"可能是王氏所谓"元气亏五成，下剩五成"，把亏损的五成元气偿还过来之意。其中黄芪用生，用量特重，为当归尾的20倍、红花的20倍、赤芍的13倍，也有他的道理所在。否则一味阳（气）药，何以匹敌六味阴（血）药。

出处：干祖望. 王清任与《医林改错》[J]. 江苏中医，1995（07）：26.
干祖望. 干祖望医话[M]. 北京：人民卫生出版社，2012：122－123.

【按语】

王清任，该算得上是中医解剖学发展过程中举足轻重的开山鼻祖式的大人物之一了。如果没有他的《医林改错》，中医对人体脏腑结构的认识，可能还要停留在可笑得离谱的谬误状态更长时间。

中国传统的解剖学虽然起始得早，但一直发展缓慢，原因是多种多样的。首先自然是社会伦理学的束缚。因为传统儒家思想的限制，中国人讲究“人命关天，死者为大”，有给予死者的尸体以最高尊重的传统，社会上普遍不能接受破坏人体完整性的解剖方式，并且制定了相应的法律法规，禁止残害尸体。光明正大地进行解剖实验，获得人体结构的知识，是会被视为有悖法典、令人发指的，也是不可想象的。对尸体的解剖，乃是惊世骇俗之举，即便是对于解剖者本人而言，也是颇有顾忌的，唯恐触犯了神灵和礼法，惹了众怒，犯了忌讳。中医学根植于中国传统文化，历朝历代的中医名家，多为儒家道家思想浸润，自然也难逃脱当时的伦理道德的限制，很难突破思想上的藩篱。

王清任的人生颇为传奇，他没受过多高深的教育，自然也不能走科举入仕的科班路子，靠花钱捐了个千总的武行虚衔，开药铺维生。就是这么一个没读过多少圣贤书，未必出自中医世家，也未必掌握了系统理论的人，能打破礼教的束缚和世俗的制约，摒弃各种禁忌，寻找各种机会，解剖并观察尸体，穷毕生之所见，以质朴直白的语言，著成《医林改错》，绘制“脏腑全图”，纠正了古代中医学中对人体脏腑结构的讹误，实在是极具革命精神的创举。也可能正是他的文化底蕴不高，不仅思想上和行动上的限制少，写出来的东西也质朴无华，对后人来说，浅显易懂，也省去了许多模棱两可的解读和揣测。他的《医林改错》，是建立在数十年亲历亲治基础上的好书、奇书，为后世中医学的发展贡献良多。他勇于实践、严谨治学、反对因循守旧、突破常规的精神，更值得后人学习。

其实，对待中国解剖学的迟缓发展，我们还应该更客观地看待，不能全赖在封建礼教的束缚上。中医理论体系的形成，采用的是一种以辩证抽象的思维模式为主的方式，创造出了抽象的“气”“经脉”，在诊断治疗中更强调的是“思外揣内”“取类比象”“由表知里”。这种方式，即决定了中医后来的发展，不甚依赖解剖知识的进步和积累。由于解剖工具和技术条件的限制，传统的中医医家，习惯了靠推想脏器内部的变化和脏器间的相互影响来解释临床病因病机。既然选择了由表知里的推理方法，没有了对解剖学等直观方法深入研究的动力，自然也不可能再于此投入大量精力。另外，在传统中医理论中，强调“天人合一”，融入了许多古代人文思想，强调自然界等外在条件对人的巨大影响，常常采用各种类比、比物的方式来解释各种生理、病理现象，希望在不改变人体完整性的前提下，对活体进行系统的认知，放弃了使用解剖学的手段对生理学、病理学的探究和努力。

这些因素，决定了中国解剖学的起步早、发展滞后。王清任的出现，算是在这晦暗的历史上一个小小的亮点吧。

不谈“脉”的古医籍

脉学是中医诊病的主要依据之一，当然，如骨伤科、痔瘘科等与脉学的联系较少，但清代钱秀昌《伤科补要》卷二“第一则”还是强调“须辨……脉象之虚实”。儿科也很少注意脉诊的，诚如清代夏禹铸《幼科铁镜·望形色察苗窍从外知内》所谓：“望闻问切，固医家之不可少一者也，而小儿科则唯以望为主，问继之，闻则次，而切则无矣。夫小儿六脉未全，切无可切”。故夏氏更强调一句“在大方脉则然”来说明中医的诊断疾病是不可以离开脉学的。

但出人意料，古之“大方脉”文献中也有言不及脉的。如清代王洪绪（1669—1749年）的《外科全生集》自始至终，疾病不论虚实新久，都没有脉诊一款。吴仲英曾谓：“王氏《全生集》一书，近时业疡科者奉为枕秘，设遇症即录方照服，既不凭脉，亦不辨症（证），贻误匪浅”（见1956年上海卫生出版社《外科全生集·马评吴序》）。

清代王清任（1768—1831年）的《医林改错》共二卷，一部分为“改错脏腑”，专谈解剖学；一部分为治疗学。治疗学中所讨论的病种不少，方剂也有通窍活血汤等数首，俱为近人所乐用的有效方，但奇怪的是每述诊断时，没有脉诊一项。此书在杏林中影响很大，但也没有见到过有人对此指责。

又一部在内科界知名度极高的《十药神书》。作者为元代葛可久（1305—1353 年）。清代叶天士（1667—1746 年）对此书推崇备至。陈修园（1753—1823 年）也评此书为：“盖以《伤寒论》《金匮要略》为万古不易之准绳，而此书（指《十药神书》）则奇以取胜也。然奇而不离于正，故可取焉”（见《十药神书注解·自序》），像这样一部名著，也言不及脉。

还有清代吴师机（1806—1886 年）的《理瀹骈文》。全书约 12 万字，但也没有言及脉诊。仅存“脉之三部九候何候独异，二十四脉中何脉独见”；而真正起到指导作用方面的运用，反而一言不及。在“用膏之法有五”中，仅有“一审阴阳……一察四时五行……一求病机……一度病情……一辨病形……”五者，独缺“一诊脉象”，所以此书也是一部言不及脉的中医名著。那么吴氏为什么不谈脉诊？他也老实地告诉我们：“脉理幽微，敢高谈夫七诊”。

既有言不及脉的医书，当然更有不用脉诊的医生。例如宋代孙光宪（900—968 年）《北梦琐言》卷十的“名医梁新……医者意也，古人有不因切脉，随知病源者，必愈之矣”。又宋代江少虞《宋朝事实类苑》四十八卷的“陈昭遇者，岭南人，善医……绝不读书，诘其所习，不能答。尝语所亲者曰：‘……按古方用汤剂，鲜不愈者，实未尝寻《脉诀》也’”。

出处：干祖望. 不谈“脉”的古医籍[J]. 江苏中医，1996(05)：26.
干祖望. 干祖望医书三种[M]. 2 版. 济南：山东科学技术出版社，2008：42－43.

《内经》里有两套天人合一观

六十多年前，余云岫（1879—1954 年）在他的《灵素商兑》一书中把中医典籍《内经》批驳得体无完肤。虽然恽铁樵（1878—1935 年）、陆士谔（1878—1944 年）、陆渊雷（1894—1955 年）等反戈回击。但在这场轰动全国的中西医大论战中，他们终难以保卫得土寸不失，可惜得很。为什么？并非余氏的笔刀厉害，不争气的是《内经》中的的确确存在着败笔，说得严重些，存在着不少不科学之处，谁都难以用生花妙笔来辩解。

考《内经》一书，众所周知不是一时、一家、一人的手笔，而是自战国开始至秦汉时代许许多多道家、医家经验心得积累而成的集体创作。这一段时期，中医处于从巫觋手中夺过治病权后的发轫之初，而道教则正处鼎盛时代。因之，中医学说初期，道家气息浓厚。道教认为《内经》是该教文献而收入于 5 486 卷的经典巨著《道藏》中。至西汉末期，道教内部已开始分裂为五个宗派——经典派、丹鼎派、占验派、符箓派和积善派。其中参与补充、润色《内经》写作者，仅经典与符箓两派，因之《内经》道家理论也开始各有论点而同床异梦。考经典派鼻祖老子（?）的《道德经》与庄周（公元前 369—前 286 年）的《南华经》，都是哲学方面的经典著作，他们的论点是可信的。符箓派祖师为俗称张天师一世的张道陵（34—156 年），他的学说是与科学背道而驰的迷信，但以经典派的曲高和寡，丹鼎派的孤芳自赏，致使一般人就把符箓派认为是道教的代表了。所以在汉时，符箓派道教参与了《内经》的撰作。因此《内经》在道教方面笔调即完全不同，泾渭分明。

自《论衡》的作者王充（27—97 年）无神论的问世，张仲景（145—208 年）绝对不谈五行来写成实用的《伤寒杂病论》后，在中医学说中，医和道的含金量就开始沉浮消长地变化。现把最有代表性的“天人合一”学说，作举一反三的对照分析。

先举述经典派的手笔。

《素问·上古天真论》谓：“其知道者，法于阴阳，和于术数……故能形与神俱，而尽其天年，度百岁乃去。”法，《广雅释诂》谓“合也”。阴阳，泛指天时、地理、季节等人身周围的环境。意即你要健康长寿的话，必须使自己的生活方式符合于所处的环境。术数又称数术，《汉书·艺文志》谓：“数术者，皆明堂羲和史卜之职也”。凡日月星辰、山岳河海，都是天造地设之物，同属阴阳；四季、十二个月、二十四节气，甚至七天为一周的星期，都是人为制订的，俱属于术数。也必须与时令、节气相和谐。

在这种思想指导下，人体如何适应四季的变化，《素问·四气调神大论》云："春三月，此谓发陈，天地俱生，万物以荣。夜卧早起，广步于庭，被发缓形，以使志生……此春气之应，养生之道也……夏三月，此谓蕃秀，天地气交，万物华实。夜卧早起，无厌于日，使志无怒……此夏气之应，养长之道也……秋三月，此谓容平，天气以急，地气以明。早卧早起，与鸡俱兴，使志安宁……此秋气之应，养收之道也……冬三月，此谓闭藏，水冰地坼，无扰乎阳。早卧晚起，必待日光，使志若伏若匿……此冬气之应，养藏之道也。"又云："贼风数至，暴雨数起，天地四时不相保，与道相失，则未央绝灭。唯圣人从之，故身无奇病。"

更画龙点睛地在《素问·生气通天论》中阐明："夫古通天者，生之本，本于阴阳；天地之间，六合之内，其气九州，九窍、五藏、十二节，皆通乎天气。"用现代语来说，这就是天人合一。因为人的生存，不会脱离宇宙空间的环境，所以人身机体上的任何一种组织，都与天（周围环境）息息相关。人们知道了天人合一的道理，就可以利用它来养生保健或治疗疾病。

以下再读读符箓派的墨迹。

《灵枢·邪客篇》曰："天圆地方，人头圆足方以应之……天有日月，人有两目。地有九州，人有九窍。"早在60万年前的旧石器时代，地球上就有人了。而九州出现在大禹时代，即公元前22世纪。人的造型怎能以60万年之后的事物作依据？犹如说乾隆"禁书"中有《鲁迅全集》一样的无稽。

"天有风雨，人有喜怒。天有雷电，人有声音。天有四时，人有四肢。天有五音，人有五脏。天有六律，人有六腑。天有冬夏，人有寒热，天有十日，人有十指。"在后羿射去九个太阳之前有十个太阳的神话，怎能引用到这里来，而且几个天人合一都是硬拼强凑而成，加之文法的庸俗，显然与经典派笔调截然不同。

或谓王冰（710—804年）次注重辑《内经》时，是否注意到这点？根据徐春圃（1520—1596年）《古今医统大全》记载，王冰"得先师所藏《太素》及全元起者，大为次注《素问》，合八十一篇，二十四卷"。因为他仅仅整理《素问》而未及《灵枢》，而符箓派的东西，恰恰在《灵枢》里为多。

最后，可以说《内经》里的天人合一学说，有一真一伪。因之我们研读之际，理应取真去伪。恽、陆、陆三贤在与余氏的论战中之所以未能获得凯旋，是因为缺少了《孙子·谋攻篇》"知彼知己者，百战不殆"中的"知己"二字。

出处：干祖望.《内经》里有两套"天人合一"观[J].江苏中医，1997(09)：26－27.
干祖望.干祖望医书三种[M].2版.济南：山东科学技术出版社，2008：37－39.

【按语】

余云岫，字岩，号百之，浙江镇海人，生于1879年，卒于1954年。他在《灵素商兑》中谓："《灵枢》《素问》数千年前之书，以粗率之解剖，渺茫之空论，虚无恍惚……以阴阳五行之说，生克衰旺之论，荧惑天下，迷惘来学。"并以阴阳五行、五脏六腑、脏腑生理、经脉络脉、十二经脉、手脉详考、病之进行、原病（病因）、切脉等十篇文章对《内经》进行批判性论说，主张"废医存药"，引起了中医学界的学术论争，特别是恽铁樵、陆士谔、陆渊雷著名中医人士纷纷撰文予以反击，如恽铁樵于1922年发表了著名的《群经见智录》，他说明了《内经》理论的原委实质，提出了"四时五脏"的观点，从方法论的高度揭示了中医理论，特别是藏象学说的奥秘，展示了古代医家一条朴实的、可以理解的哲学思路，抨击了《灵素商兑》的攻击，力图捍卫中医学术的完整性。

干祖望以此事件为引，在《〈内经〉中有两套天人合一观》一文中提出了中医经典理论中一些前后矛盾之处和缺陷，并解释了出现这种现象的渊源、背景与原因，从而对中医经典《内经》中一些理论提出了自己的看法与认识。从干祖望历来的著作、文章与临床实践来看，以他这样资历、学识、博闻与坚定的中医学者在当今并不多见。但干祖望在学术上实事求是，决不护“短”，绝不是一个无原则的中医“卫道士”。因此他认为“《内经》里的天人合一学说，有一真一伪”两套内容，嘱咐后学者在学习经典理论时，亦应对真理与“伪真理”进行甄别，以便我们“研读之际，取真去伪”。这亦就是干祖望在文章最后，特别强调在学术上“知己”的重要性，一个中医工作者对自己所学习的中医经典理论应结合临床实践去验证理论的真与伪、精与粗，以便在学习中不盲目吸收，不断提高我们的自觉学习能力与临床能力。

话又说回来，对干祖望的“《内经》里的天人合一学说，有一真一伪”两套内容这种说法的认识，我始终认为，这里所说的“真”的天人合一，整体观念内容，是《内经》的主流，是中医特色的精髓凝结，我们作为后学者应认真学习，用心继承，发扬光大。而干祖望所说的“伪”，在告诫后学者读经典时一定要注意吸收精华，去除糟粕，批判性地认识经典中的有些内容，这些所谓的“伪”内容，只是一些枝节末梢，丝毫不影响《内经》作为中医学的经典著作而存在，丝毫不影响我们对《内经》作为中医学基本理论的钻研学习和探讨，亦绝不是目前社会上有些人将中医说成是那种所谓的“伪科学”的口凭。

《理虚元鉴》之谜

《理虚元鉴》二卷有“书不在大，有质则成”之誉。作者姓氏、何时人、为何未被《医籍考》收入等几个谜点，都是后人感兴趣而想要知道的。

成书于1831年的多纪元胤《医籍考》没有收入《理虚元鉴》（简称“《理虚》”），显然是遗漏。因为《医籍考》所收入的最后一部医书在清嘉庆九年（1804年），而《理虚》则脱稿于《医籍考》之前的17世纪。而且《理虚》为一部质量很高的著作，影响也非同一般，多纪氏理当不应失之交臂。

惜乎有关《理虚》的作者详情，可供参考的资料太少。第一次在权威性文献上亮相的是清嘉庆十八年（1813年）《无锡金匮志·方技》，但也仅仅旁出于无锡名医柯怀祖名下，谓：“柯怀祖，工医，辑《理虚元鉴》。”此外如《中国医学大辞典》等，只是人云亦云，不费气力地抄录现存资料而已。因之，只能重赖于《理虚》的5篇“序”与“后跋”作为唯一的追踪线索。其中：未署时日的赵宗田“原序”，乾隆辛卯（1771年）柯怀祖的“柯序”，乾隆辛卯华杰的“华序”，乾隆辛卯陈晋亭的“陈序”和未署时日的柯有田“后跋”。

陆九芝（1815—1887年）在《世补斋医书·文十三》中谈《理虚》，虽然重要素材也来自该书5篇序跋，但通过陆氏客观分析、合理臆测得出的概念，较有参考价值。陆谓：“绮石《理虚》一书，传于其门下士赵宗田，而刻自慈溪柯君德修（怀祖名）者也。惜赵不言绮石姓氏。唯于原序中约略知为胜国（郑玄注《周礼》谓：‘胜国，亡国也’）时人。其少子躬罹世变，家国沧桑，未经授梓。可见德修以前，世无传本，而德修实得力于是书，故不忍听其沉埋剥蚀而梨冬寿之……而德修所刊本，亦未盛行于世，故世不多见。”

《简明中医辞典》云：“明·汪绮石，约撰于17世纪……中华人民共和国成立后有排印本。”

通过上面吉光片羽而加以综合分析，我们就可知其梗概。陆氏清代人，他口中的“胜国”，当然是指明皇朝，明代统治281年（1368—1644年）从来没有人称过它胜国，而且世界历史上没有不亡之国，换一句话都是胜国。陆氏的“胜国时人”，显然指绮石谢世之日即清兴明亡之时，再明白地说，是在1644年的前后。再加上“其少子躬罹世变，家国沧桑”，更可证实这个假想是无可置否的。绮石有二子，长伯儒，弃医就儒。次东庵，继承父业，本拟梓版发行，缘于处在明亡国破之际而无法如愿。故而只能以手抄本互相受授，好在水平极高而受人欢迎。

雍正乙巳年（1725年），才传到柯德修手里。德修本是名医世家，得此书而业务大进，对此书的钟爱与崇拜无以复加，甚至说“绮石之论虚劳，犹仲景之论伤寒……绮石岂在仲景下耶”。德修为名医柯韵伯（1662—1735年）之孙，但受业于陈时行，陈则为韵伯弟子，所以柯氏祖孙，虽非耳提面命，但实是一脉嫡传。

这里又有一个疑点，韵伯为浙江慈溪丈亭人，而怀祖为江苏无锡人,如何沟通?其实这个疑问“陈序”已予解答,谓“其先世浙江慈溪人……先生侨寓锡邑之鹅湖,遂家焉”。

至于《医籍考》中没有一席之地者,很显然手抄本流传不到多纪氏手里。那么柯氏的版本梓于1771年,仍在《医籍考》截止搜集的1804年之前,也诚如陆九芝所谓“未能盛行于世,故世不多见”。

姓氏问题,虽然《简明中医辞典》谓姓汪,但亦难以置信。因为并无实据可证,来之太突然。

对《理虚》的来龙去脉,虽然已了如指掌,但还遗留两个疑团,即姓氏与籍贯。

出处:干祖望.《理虚元鉴》之谜[J].江苏中医,1997(02):27.
干祖望.干祖望医书三种[M].2版.济南:山东科学技术出版社,2008:41-42.

张璐评中医的出版物

《诊宗三昧》医学篇云:“或问医药之书,汗牛充栋,当以何者为先?答曰:医林著作日繁,葛藤益甚,而识见愈卑,总皆窃取狐涎,搜罗剩语,从无片言发自己意者。”

《诊宗三昧》一卷,系明末清初江苏吴江名医张璐所撰。他在79岁时,写成了名著《张氏医通》十六卷。他读书取用十分严格,抱有“一切晦滞难明者,虽出名贤,概不置录”。

张氏出生于明万历四十五年(1617年),殁于清康熙三十七年(1698年),享年81岁。康熙乙酉年(1705年)康熙巡江南,张氏儿子张以柔以张氏遗著包括本书在内的五部手稿呈报康熙,康熙嘱御医张睿审核。后张睿上书康熙,认为其本于《内经》,可以媲美于王肯堂的《六科准绳》。于是康熙即批示发裕德堂(出版机构)梓印发行,并编入《四库全书》内。

张氏诸书的确是精品,我的一些知识不少都来于张氏著作,而其中最最欣赏的就是本文开始的《三昧》中的几句话。

现在出版物很多,中医的作品当然也丰富多彩,可是除了工具书之外,求得“开卷有益”者殊鲜。其中尤以以下四点,实在使人泛恶。

1.套用经文。不少书常套用一两句经文,目的我也理解,是要突出中医本色,可是真正显示出中医特色的,却不是一两句经文。有些经文甚至和你文有矛盾。

2.一套刻板。常规风寒证都是舌苔薄白,脉浮紧,治以辛温解表。风热证都是舌苔薄黄,脉浮大,治以辛凉解表。可是临床真是这样吗?

3.慢性病把全套西医检查都列出来。请问中西医是怎样接轨的?西医治病,中医治证。西医这样报告都是病,一个治证的中医,如何把二者接起轨来?

4.最使人不解者,某些中医书经常也学习西医的“原因不明”。请问这“原因不明”是病的原因还是证的原因?如是病的,与中医无关,多此一言。如是证的,那么你都不明证是什么,不知你下面的方药怎样写出来的。

三百年前的张璐怎样知道今天的出版物而写下了这节评语?或许他凭借精于司天在泉、五运六气的功力而早已预知了。

出处:干祖望.张璐评中医的出版物[J].江苏中医,1999(03):36.
干祖望.干祖望医书三种[M].2版.济南:山东科学技术出版社,2008:39-40.

【按语】

时代发展,资讯如此泛滥,如果愿意,每个人都可以很方便地获取各种知识,古今中外,无所不包涵。那么,这样很容易就给我们一种假象,让我们以为,我们能够站立在巨人们的肩上,以致无所不知,无所不能。可事实真的是如此吗?

就中医而言,现在我们已经可以很方便地查阅历朝历代的各种典籍,也可以通过专业网站知道国外某种病症的最新研究进展,知道国内的同行们正在做些什么,新的仪器设备和检验方法层出不穷,有助于帮我们分析病人的状况。借助于这些手段,真的是你想知道什么,就可以知道什么。科技如此迅猛的发展,让我们不时会有无所不知的错觉了。

可是,无所不知就能无所不能吗?就凭这些手段,就能当个优秀的中医吗?在这么庞杂纷繁的资讯面前,你该如何研习,如何取舍,这才是关键。可是,有多少人能耐下心来,踏踏实实地通读一下经文,咀嚼品味里面到底是说了些什么?有多少人认真观察病人,分析临床证候,真的全部都是常规证候吗?有多少人分析了西医的化验或检查结果,对比了中医的临床症状,真的是"病"就等同于"证"吗?如果还有人这样做了,恐怕也是智障中的智障吧!典型的"书呆子",没有代表性的个案,怎可代表我们这一时代的中医群体中的杰出人物?

可是,话又说回来了,怎样才能当个优秀的中医,评判指标自然不在这上头。如何成名成家,取得多少头衔和名誉,恐怕与你发表了多少文章、取得了多少经济效益更有关系,这些才是硬指标。时间紧迫,哪里有时间容你细细品读典籍?断章取义,那还算是中医中的高手了,毕竟人家还是有些功底的,看过几句经典,引的有出入或者自相矛盾,有什么稀奇?病人环绕左右,医生也是有工作量和经济创收目标的,哪里有精力来逐个分析临床证候?若如此,便生的三头六臂、一天到晚不吃不睡,怕也难做到。再要能看得懂西医化验指标,不只略懂些西医的皮毛,贯通中西医学,联系得上中医证候,不去进修学习,哪里能做到?可耽误的时间和机会呢?在你埋头书海的时候,别人已经向着"名医"的目标迈进了好几步,还有没有人愿意付出这样的成本和代价?也许你要说,这样的评判标准和导向,已经偏离了良医之道,难怪学风浮躁了。

可这不算稀奇吧。对最大、最全、最好的全速追求,不仅让我们生活的环境日新月异地改变着,也影响着我们每一个人的内心。谁不希望尽量少的付出,尽快博取最大化的收益呢?

社会是大环境,出版物只是小缩影,更何况是中医出版物?当我们面对这些预见性的文章的时候,聆听着大师的谆谆教诲,有没有点汗颜和脸红?我们真的不能再津津乐道于辉煌的历史了,也不能沉溺于那些纸上的统计数据了,更不要大肆畅想美好的未来了。回头反思一下,我们到底走上了怎样一条自认为的大道正路,认真想想现在究竟该做些什么。在这个加速前进的时代下,留给我们的时间和空间,是不是已经很有限了?没有理由相信,一个浮躁的行业能持续地、迅猛地发展下去;也不敢相信,一个靠抄袭模仿的中医能成为一代大家。

见兔而顾犬,未为晚也;亡羊而补牢,未为迟也。

《笠翁本草》

笔者临床、读医药书六十年,尚未见过《笠翁本草》。

考笠翁姓李,名渔(1611—1679年),明末清初浙江兰溪人,为中国有名的文学家、戏曲家,著有名剧《比目鱼》《风筝误》等十种剧本,合称《笠翁十种曲》。

他在《李渔随笔全集》中曾议论七种最有效的药。第一,"本性酷好之者",就是说每一个人有他特别嗜好的东西,这个东西对他来说是最好的良药。第二,"其人急需之药",某人梦寐以求的东西或事物,他还举例如穷人急需钱,富人急需官,老人急需寿,他们一旦能得之,即使真的有病,也可马上恢复健康。第三,"一心钟爱之药",一旦得到了一心钟爱的东西,例如学者钟爱书,侠士钟爱宝剑,一旦得到也可以立起沉疴。第四,"一生未见之药",一旦得到,同样可以治疾。第五,"平时契慕之药",凡平时虽未见面过,但对他十分景仰崇拜的人,一旦来到面前,也可使精神爽豁,大乐开怀。真的有病,也能大病变小、重病变轻、小病轻病可以霍然而去。第六,"素常乐之药",他说一个人平日喜欢做的事就是药,一般说来劳动是苦差事,但喜欢劳动的人,他的劳动非但没有苦可言,反而是快事。就拿李氏本人来说,平生喜欢写文章,肚子里有忧虑,一动笔即消,生气时一动笔就平,牢骚也可以借它来出气消除,所以比吃药还有效。李氏此论,很可能有人不会相信。但笔者则佩服得五体投地,事实上的确如此。第七,"生平痛恶之药",李氏解释为某个人心中最恨的东西毁了，最恨的人死了，同样也是给自己一剂良药。

最后，李氏议论一通之后，并加以总结，谓："以上诸药，创自笠翁，当呼《笠翁本草》。"那么我们的本草学，又添了一部编外本草。

日本人多纪元胤的《医籍考》写成于 1831 年，最后收入的一部书是在 1804 年梓印的。那么《笠翁本草》从时间上算来，是应该收入《医籍考》中的。

出处：干祖望.《笠翁本草》[J].
江苏中医，1999(07)：35.
干祖望. 干祖望医书三种[M]. 2 版.
济南：山东科学技术出版社，2008：40－41.

学会读中医古文献

"读死书，死读书，读书死！"书本来就是死的，经过你一读就活了，产生了有益的作用。倘若你不会读书，就会由死读而导致读死。所以孟轲（公元前 372—前 289 年）就说过"尽信书，则不如无书"（见《孟子·尽心下》）。孟子的意思是说，你既然读这部书，就得要相信它；你不相信它，又何必去读呢？但对它却不能"尽信"。假如你有能力去区分书中出现的"可信"与"不可信"文字，那就是真正会读书的人才了。

《内经》是中医界公认的经典著作。不读它，你就不能成为真正的中医。其中人体和其周围环境的统一论，即"天人合一"论，就是中医独特的基础理论之一。但《灵枢·邪客篇》为了更明确和具体化，画蛇添足地写下"天圆地方，人头圆足方以应之；天有日月，人有两目；地有九州，人有九窍……"《素问·阴阳应象大论》亦有此类释词："天不足西北，故人右耳目不如左明也；地不满东南，故人左手足不如右强也。"其实这种"烘云托月"之词，非但起不到增强概念的正面效应，相反地会使读者产生中医不科学的想法。

中医还有一个讽刺性的笑话。《素问·生气通天论》中认为，过多进食膏粱厚味、美食佳肴，足以使人发生脓肿疮疡病变，其词为"膏粱之变，足生大疔"。某一位医生的解释是"喝了高粱酒后，脚上要生疔疮"。其实这位医生非但属于不会读书者，更是一位无知者。

此外，还与时代的不同、见识的广狭相关。古代文献中哪里能有"电源""紫外线""微波"的知识？例如由于时代局限导致的，孙思邈（541—682 年）在《千金翼方》中有两卷"禁经"，唯心、荒诞、迷信，大大污染了整部《千金方》，后世对此评议也很多。但在会读书者眼中，他可从另一视角来看待这个问题。因为当时政府将医事分为医科（内含体疗、少小、疮疡、耳目口齿、角法）、针科、按摩科及咒禁科共四个科目，每逢考试也是四科并重。生活在那种环境中而想写一部完整的医学著作，不可能独少一个"咒禁"科的"禁经"。同时再读这两卷（二九、三十卷）"禁经"，孙氏没有表述自己的心得体会语言，更可证明他都不太愿意写。再说当时知识领域闭塞，如余听鸿（1847—1907 年）在《外证医案汇编·咽喉》中评喉管切开手术谓："阅西医，治喉肿秘（闭）塞不能呼吸者，在颈傍喉管，开一孔，插入银管在颈傍，可通呼吸。华人罕见少闻，以为奇谈。余谓呼吸不在喉而在肺。肺气通，喉虽肿秘（闭），有鼻可通，一二日不妨。若肺气秘塞，鼻中亦无呼吸，虽颈傍开十孔、插十银管，亦徒然耳。"若在一个不会读书者的心目中，中医对普通常识比一个小学生都不及，哪有资格来临床治病？

所以希望在书中求得知识和好处，只有会读书者才能享受，尤其是中医的古文著作。否则，非但一无所获，甚至笑话百出。我亲耳听到有一位中学生把"穷而后工"的成语解释为"人穷了之后，可以去打工"。

出处：干祖望. 学会读中医古文献[J].
江苏中医，2000(10)：42.
干祖望. 干祖望医书三种[M]. 2 版.
济南：山东科学技术出版社，2008：16－17.

【按语】

干祖望在本文中诠释了"读死书、死读书、读书死"的含义，列举了读中医古文献的故事，发人深省。中医学者不仅要学会古文献基本语法知识、文献背景，而且要理解中医古文献基本意义，还要理解其延伸意义。

中医古文献是中医学发展的源头和基石，是中医学宝库的核心内容。因此，学中医，精读经典著作尤为重要。如《内经》《伤寒杂病论》《温病学》《神农本草经》等经典名著，是古代医家的智慧结晶，也是从医者必读的典籍。但中医古文献需要熟读、多读、反复阅读、背诵，但不能死读、读死，要学会思考应用，多领会，要师古不泥古，才可能理解透彻，掌握其要义，才可能从“心悟”到临床有所得。不要眉毛胡子一把抓，要抓住重点，抓住文章的主旨与精髓来熟读，去深思，去领会文章的精神实质，这样的中医才有不竭的生命力。

所以中医人首先要学会读经典文献，要充分理解，才能学以致用，才能继承，才能发扬光大。

读经典文献要着眼于可行性。对于古代文献中记载的经验，要看在今天是否还有生命力。比如《千金方》里记载喝白马尿、驴尿以及用动物粪便来治疗疾病的经验，是不符合现代人的就医观念的。至于用“天灵盖”以及棺材里死人铺的席子，在现代既难觅其踪，更失人道。有些珍稀品种如犀角、虎骨等，因涉及珍稀动物的保护，在现代也多不用了。这些经验，是在特定历史环境下产生的，社会的发展使得它们不可能被无限复制下去。它们的记录只是文献学意义，仅仅传达着这样的信息：历史上，我们的先民们曾经用这种方法治过病，仅此而已！着眼于可行性，在读经典时，我们就会排除许多过时的东西，避免精力的无谓耗费。

读文献要力争可知性。对于古代文献记载的有效经验，要结合现代医学知识做深入探讨。比如文献上记载的用中医治疗有效的病名，在当今对应的是什么病，病因如何，应用的方药是通过什么途径来发挥作用的。虽然不清楚这些也并不妨碍中医的诊断和治疗，但如果仅仅满足于经验本身“是什么”的表层，而不深入研究“为什么”的深层规律，终究学问只是做了一半。其实，中医的许多经验，是可以被说清楚的。比如，用硇砂等矿物质来治疗鼻息肉和食管癌，其治疗机理并非是“咸以软坚”，而是利用它们的局部脱水作用，令息肉脱水萎缩而使鼻腔通畅。研粉口服，是为了让药物与癌组织接触使之脱水，体积变小，从而使食物得以通过。饮食问题自然就解决了，但这并不能阻挡癌肿的扩散和转移，也扭转不了病人走向死亡的趋势。知道了这个道理，就不会盲目地认为硇砂等是治疗食管癌的灵丹妙药。欲为“名医”，先做“明医”。把经验理解到这个层面，真可谓“明医”了。

章次公说，中医的形式是科学的，内容是哲学的。今天，我们应该建筑中医的科学内容。虽然可知性是有量化的，可知是有深浅程度的，但只要是向着科学内容方向迈进，哪怕是步子再小，也是有深远意义的！一样的文献，不一样的读法，关键是读出自己的东西，读出自己的体会。到底读到什么深度？可知性多少正是一把衡量标尺。

文献对人类社会的进步、发展起到了十分重要的作用。我们只有先学会读文献，才能把中医发扬光大。

干祖望常说，为医不读书，临证难免陷入捉襟见肘的窘境。博学才能多识。读中医书，不可局限于医书，有许多医学知识散在于文学、历史、地理等各种书籍中，因为古代文人中大有许多通晓医道者在。所以读书犹采蜜，能穿梭于百花丛中者则收获愈丰。有些书籍，虽名不见经传，亦有采撷价值。像儒、释、道三教杂著，浏览一番，不无益处。自古以来，中医不断吸收了多种学科的营养。例如，淋巴结肿大之“臖”字，出于《玉篇》；喉疾声嘶而声带休息之护理，最早见于《汉书·昌邑贺王传》；“五轮”一词，从《楞严尊经》（佛教书）引进；“水失全生”一语，为《医道还原》（道教书）阐明。《进学解》说“玉扎丹砂，赤箭青芝，牛溲马勃，败鼓之皮，俱收并蓄，待用无遗，医师之良也”，这是很有道理的。所以《儒门事亲》邵辅中亦说：“医家奥旨，非儒（即读书人）不能明。”

藏书万卷，是为阅读，然而医书之多，足汗牛充栋；人生之短，似白驹过隙，即使是昼夜伏案，也不能尽览。清代张文襄说：“读书宜有门径，泛滥无归，终无所得；得门而入，事半功倍。”这方面，干祖望亦有一套经验,他认为若论储存信息,人脑不如书柜,更不如电脑。而选择阅读、消化吸收,则是人脑的长处。人读书的目的应该是消化吸收,要达到这个目的,必须在阅读时有所选择。没有选择,那就失去了人脑的一个重要功能。

干祖望认为,学习中医理论,要粗浅读通并不难,但是要精通某些深奥的精微理论,则需要认真思考,思考才能真正理解。不加思考、食而不化的读书方法,古人称“死读书、读死书、读书死”,诚不虚语。而“头悬梁,锥刺股”,苦读精神可敬可佩,倘不能消化吸收,纵有满腹经纶,却是泥古不化、教条主义,则于医学事业何益哉?

干祖望说,学习中医有一个“懂→通→精→化→神”的过程。普通的中医工作者对中医理论应该做到“懂”“通”,争取达到“精”。高层次的人员应该在此基础上提高一步,达到“化”和“神”的境界。所谓“化”,即生,造化。艺术达到精妙之境为“化境”。神,《辞源》说:“神者,变化之极,妙万物而为言,不可形诘者也;神通广大,变化多般。”要达到这样的境界,除了要具备聪明的智慧以外,知识积累和勤奋思考是必不可少的。

读书要有追根寻底的精神。善于观察事物,去粗取精,去伪存真,是科学地分析事物的方法。干祖望教授读书,不主张钻牛角尖,但对有些东西也常常花很多工夫追究其所以然。例如,金代刘河间在《素问病机气宜保命集》中提到“耳聋治肺”,这是一种十分独特的观点。按照常理,肾开窍于耳,耳聋应责之于肾,所以刘河间理论不为一般人所理解。干祖望教授研究发现,刘河间理论是从《难经·四十难》中“肺主声”的观点引申而来的。到清代,王孟英又在《温热经纬》中提出“肺经之结穴在耳中,名曰笼葱,专主乎听”。结合临床实践,类似咽鼓管急性阻塞或卡他性中耳炎所致的耳聋,往往伴有鼻塞、流涕、咳嗽等肺经症状,可以用三拗汤之类方药,治以疏风宣肺通窍,取得良好效果。

导　读

导游、导航、导演等“导”字家族的辞目,我们很熟悉。“导读”一词,可能入世较迟而没有被当今的各种辞书所收入,但谁都知道它的内涵是指导我们怎样能在读书中真正获得好处。任何一部文献都有精华和糟粕,善读者汲取精华,不善读者难识糟粕。若有导读的指点,可使每一个学子都成为善读者。

中医中药文献的导读能不辜负导读之名者,现有1989年巴蜀书社出版的《中华文化要籍导读丛书》。其中唐明邦的《本草纲目导读》,他就李时珍(1518—1593年)用27年时间写就、反复修改3次、取药1 892味、有190多万字的《本草纲目》,指导你怎样读,指导你知道这书的精华、营养、要点在哪里,怎样吸收,吸收要点在何处,使你在时间上、精力上一点没有虚掷浪费。

有这样一个不善读书的故事,有一位年轻学子,读了蒲松龄(1640—1715年)的《聊斋志异》后,即远离群众,独居一室,室内放满了各种花草,还豢养了狐狸、鹦鹉,痴呆地足不出户,以株守美人俏妇的光临,终致神经错乱,事业荒芜。因为他只知道有狐仙花神,希望飞来艳福,但他绝对不知道蒲松龄的500篇作品都是假借鬼狐世界来讽刺揭露现实社会的。

读中医文献,更是如此,任何一部书,都有它营养丰富的精华之处,也必有它糟粕误导的存在。你如把《内经》的糟粕吸收,则你已不是医生大夫而成为算命道士。反之,如把专因今天和黄帝、岐伯谈话,昨夜张机、华佗登门传授秘方的荒诞而拒绝陈士铎三部怪书(《辨证录》《石室秘录》《洞天奥旨》),那你又可惜地与治疗疑难杂症的本领白白失之交臂,像把婴儿和脏水一同倒掉一样。

因之,目前很需要一大批导读一类的著作出版。但再翻转身来说,写导读也十分不易,弄得不巧,反而多一个误导,那么直接的是误人不浅,间接的竟然涂炭生灵。像唐明邦的《本草纲目导读》是成功的。

其实中医文献的导读,早已有之,就是徐大椿(1693—1771年)的《慎疾刍言》最后一篇“宗传”。可惜他指导你如何读的书不多,仅仅是《灵枢经》《素问》《伤寒论》《金匮》《神农本草经》《外台秘要》《千金方》和《御纂医宗金鉴》八部书，涉及妇科、儿科、外科三个科。虽然评议介绍也着墨不多，但“指迷有径，向导无乖”，使每一个读者获益匪浅。他对《灵枢经》的导读是“此明经络藏府之所以生成，疾病之所由侵犯，针灸家不可不详考，方脉家略明大义可也”。《素问》为“此明受病之源及治病之法。千变万化，无能出其范围，如不能全读，择其精要切实者，熟记可也”。的确如此，《灵枢》仅谈经络腧穴，方脉派医生读了也浪费。《素问》中既有“精要切实”者，必然有“芜杂虚浮”者，精要者要你“熟读”，芜杂者当然没有学习的必要。如“肝病者，愈在丙丁，丙丁不愈，加于庚辛，庚辛不死，持于壬癸，起于甲乙”“肺病者，愈在壬癸，壬癸不愈，加于丙丁，丙丁不死，持于戊己，起于庚辛”。凡对这些感兴趣而致力研究的先生们，你应该跑到肺科医院或肝病病房里去证实一下。章太炎(1896—1936年)就说过：“《素问》《灵枢》《八十一难》所说脏腑部位经脉流注，多与实验不相应，其以五行比傅者，尤多虚言”(《章太炎医论·论素问灵枢》)。

出处：干祖望. 导读[J]. 江苏中医药，1999(01)：36.
干祖望. 干祖望医书三种[M]. 2版. 济南：山东科学技术出版社，2008：47－48.

【按语】

导读是导读者对他所介绍的书、文章、信息等的一个概况的表达，加或不加自己见解。导读可以引领指导阅读、方便人们阅读，激起人们阅读的兴趣，或在一定程度上对所介绍的内容进行评价，去伪存真，把握读书的正确方向，指点迷津，教会我们如何读书。要求导读作者对要导读的书籍、信息有深度的了解，有自己独到的见解，或者全面了解、掌握学者们对该书籍、信息的评判，将这些见解或评判在读者没有接触这些书籍、信息之前告诉读者，让读者有一个大致的了解。

根据所要介绍的内容不同导读有多种，比如指导学习文化知识的有中国文化导读、初中名著导读等，使人们更快了解信息的有新闻导读、今日公告导读、基金导读、新医改政策导读等，网络资讯导读有网络导读、博客导读、论坛导读，其他还有音乐导读、暑期导读等。

导读内容有作者介绍、作品背景介绍、作品的主要观点、导读者自己的观点、对作品的一个评价、相关书籍内容的横向比较，提出一些相关话题，开阔读者的视野，提高读者的发散思维。介绍相关资料，扩展阅读，列出导读者的存疑部分，以提出问题供读者思考。

古圣先贤留下的书籍汗牛充栋，现代资讯也是非常丰富，如何从这些海量信息中获取自己想得到的信息，选择导读不失为一种好的方法。导读像是一个引路人，可以指导我们尽快地获得精华，少走弯路，节省时间和精力。正如干祖望所说“任何一部书都有它营养丰富的精华之处，也必有它糟粕误导的存在”，导读可以帮助我们取其精华，弃其糟粕。同时还要注意，导读本身也是既有丰富营养，也有糟粕存在的，它毕竟只是导读作者一家之言。任何情况下都不要不分青红皂白，全部吸收。

话说《神农本草经》

上古有没有神农其人？谁也不敢下定论。不过古人对于畜牧耕植有贡献的集中在一起而塑造出这样一个伟大形象，是肯定的。换句话说，这是集众多对畜牧耕植有贡献者于一身。药食同源，药从食出，那么理所当然这个伟大形象就是中药的祖师了。因之在《本草》前冠以神农，也在情理之中。加之《淮南子·修务训》载有“神农尝百草之滋味……一日而遇七十毒”一言，则更名正而言顺了。

其实我想神农尝百草，不可能是找治病的药草，仅仅是为了找到人类能赖以充饥的食物而已。同时他也发现了能治疗某些疾病或致人痛苦甚至死亡的药。他在许多能充饥而又无毒的百草中选出了谷食，于是“神农之时，天雨粟。神农遂耕而种之，作陶冶斧斤为耒耜锄耨以耕草莽”(见《周书》)。

《本草经》不可能是尚无文字出现的上古神农所写，乃与《内经》同样，为经过战国、秦汉这个时期中许多无名氏集体创作,最后由华佗大弟子吴普增添修润而完成。《嘉祐补注本草·序》的"旧说本草神农所作而不见汉书,《艺文志》亦无录焉"一言,更证实此点。

丹波元胤的《医籍考·本草》,第一部就是《神农本草经》,实以丹波氏限于种种条件而把之前做了一个空白的交代。事实还有一部比《神农本草经》更早的本草学著作《万物》。遗憾的是此书直到1977年才在安徽阜阳出土的一批简牍中被发现,系西汉开国功臣夏侯婴儿子夏侯灶墓室里的随葬品。这与1973年在长沙马王堆三号汉墓中出土的《五十二病方》等典籍,有着同样的际遇。

其中药名,从最古老的兰草、矾石,到西汉张骞出使西域带回的葡萄和大宛国的胡麻,都深深地烙着时代的痕迹。

有人认为徐长卿一药,非汉前之物,理由是徐氏一姓,最早见于汉代。其实徐姓在春秋战国之前早已有之。《元和姓纂》明确指出"……伯益之子,夏时受封于徐,至偃王为楚所灭,以国为氏"。《广韵》也有"郑公子有食采于徐吾之乡者,后以为氏"的记载。

本书早已散佚,现行本为后世从历代本草书中集辑而成,主要的有清嘉庆四年(1799年)孙星衍、孙冯翼辑本,三卷及清道光二十四年(1844年)顾观光辑本,四卷。但这两书内容很不相同,名义上为365味,而孙辑本上品有143味,中品仅109味,下品仅105味,共357味。顾辑本则规规矩矩,上品120味,中品120味,下品125味,而且二者对三品的归纳,也有不同。

每味药的注解与所归品级,也有些各异。例如:云母,孙本有,而顾本则无;孙本有"生山谷",顾本无"生山谷"三字,还有孔公蘖、殷蘖,孙本归于中品,顾本归于下品等。

如以顾辑本为准,则我们耳鼻喉科的用药很少。计上品中包括口腔仅有15味,中味1味,下品6味,但凡言"利九窍""通九窍"者并不在内。

现存主要版本,孙辑本的有清嘉庆四年己未(1799年)阳湖孙氏刻《问经堂丛书》版,清光绪三十二年丙午(1909年)善成堂版,顾辑本的有清光绪九年癸未(1883年)独山莫祥芝梓《武陵山人遗书》版,日本嘉永七年(1854年)温知药室重刊版。1955年,商务印书馆排印了孙氏辑本,人民卫生出版社影印了顾氏辑本。

另有一本《神农本草经百种录》,系乾隆元年(1736年)江苏吴江名医徐大椿所辑。他筛选了上品63味、中品25味及下品12味共计100味而成。笔者认为三种重辑本中,以此本最实用。徐大椿为什么大刀阔斧地删去其绝大多数而独钟情于这百味?用他的自述是:"若必尽解全经,不免昧心诬圣。是以但择目所习见不疑而理有可测者,共得百种,为之探本溯源"(《神农本草经百种录·自序》)。

最后必须提醒读者,它把水银、硫黄、雄黄等剧毒药,目为"久服神仙不死""久服通神明不老"是极端错误的。唐代大文豪韩愈,晚年就是进食以硫黄制成的"火灵鸡"而结束他宝贵的生命(见宋代陶谷《清异录》)。

出处:干祖望.话说《神农本草经》[J].光明中医,1995(05):35-36.//江苏中医,1995(06):30.
干祖望.干祖望医话[M].北京:人民卫生出版社,2012:142-144.

《医籍考》

"《中国医籍考》为日人丹波元胤所编,原书名《医籍考》,成书于公元1826年(道光六年),全书共八十卷,收辑我国历代医籍,远起秦汉以降,近及道光初年,将达2 600种。除直接取材于医学著作外,凡历代史书、各科书目、地志博物、艺文著述、笔记杂说等书中有关记载,均加以搜罗,进行条分缕析,分门别类。对每一种书籍,都注明出处、卷数、存佚、序言、跋语、著者传略、历史考证等项目,有的还附有作者按语。不失为一部具有相当实用价值的工具书"。

该书作者日本丹波元胤,"丹波"又作"多纪"(原文版作"多纪元胤"),又名奕禧、绍翁、安良、安元。远祖丹波康赖,著有《医心方》三十卷,梓版于日本永观二年(984年),相当于宋雍熙元年。之后世传到父亲丹波元简(1755—1810年),为江户医学的权威者。元胤即继承父业为医学馆督事。弟元坚(1795—1857年),也精于医。

《医籍考》的开始,在元简手中展开,但没有写多少,即谢世了。当时年近22岁的元胤即子承父志,写了16年方才定稿,时在1826年。不幸的是,书甫完成,也以劳瘵而西逝。他出生于1789年,殁于1827年,享年38岁。元坚在《医籍考·序》中谓:"先兄既成是书,命不肖元坚以序言。无几一疾弗兴,永捐诸孤,元坚泣血之余,将付之梨枣……大日本天保二年太岁在重光单阏春三月。"全书最后附有"天保二年辛卯岁六月二十日写于存诚药室。常陆·饭岛正博"。这是全书誊清后的志识。又谓"是岁十一月二十九日三更灯下校讫,元坚",这是元坚清稿校对之后的记录。因之证明本书的付印,在1831年。十分遗憾的是,元胤也像李时珍一样,不能目睹自己心血之作的出版。

此书传入我国,当在20世纪40年代或更早一些,由宋大仁出资购得,范行准发起翻印工作,之后加入这个工作的还有周济、张幼安、张绍楷等诸君子。

出版单位用"中西医药研究社",总代售所为"开明书店",发行者为周济。1935年5月付印,1936年9月发行,分4册,为日本手抄本影印,缩小为1/4版面,连丝纸,四眼线装,大15厘米×25.8厘米。书签为余云岫篆体"医籍考"三字,全书共824千字。当时印得很少,似乎仅有300部。

展卷第一页为日本医文博士富士川游"医籍考解题",次即著作者弟元坚亲笔撰写的"序"文。

亡友宋君大仁,1988年在广州中医学院宿舍与余相晤时,曾言及此书出版时实况,谓:当时《医籍考》全国仅两部,一为宋氏所购,一为名士叶楚伧先生所藏。计划用宋氏本作蓝本,叶氏本作校对。叶氏也许诺,但后叶氏食言,故而此书无校对。

人民卫生出版社在1956年用铅字排印翻印,改称《中国医籍考》,计出5 500部。1983年再版,又出了5 800部。

出处:干祖望.《医籍考》[J].
江苏中医,1993(07):26.
干祖望.干祖望医话[M].
北京:人民卫生出版社,2012:118-119.

【注释】

付之梨枣:出自清代蒲松龄《聊斋志异·段序》。梨枣,旧时刻书多用梨木枣木。付之梨枣指刻版刊印书籍。

礼失而求诸野

"礼失而求诸野",语出《汉书·艺文志》,意为朝廷上礼乐制度失传了,可在民间找得到。也就是任何东西在应该有的地方没有,反而在其他地方寻到了。笔者唯有藏书一嗜,经常在旧书摊上淘到了梦寐以求而难以买到的,确为得来全不费工夫,这也是礼失而求诸野。

例如喻嘉言为什么不姓自己的原姓朱而易姓为喻,正史上是一言未及。但清康熙时高士奇在《牧斋遗事》中谈得详详细细,谓:"本姓朱,因讳明皇之朱,加上一'捺'而为余,又以余改俞,最后加上一口。"

上古研究药物的不止神农一个人,还有偓佺其人,时在黄帝后一朝代的尧。见刘向(公元前77—前6年)《列仙传》,而在医史上也没有见过。

在长安市上卖药有名的有两人,一为后汉韩康,以见于正史而知名度很高。其实还有唐代的宋清,丢了官到长安来卖药,而且还有"人有急难,倾财济之",所以当时有这样一句童谣,谓"人有义声,卖药宋清"(见唐元和中翰林学士李肇《国史补》)。两位卖药人,一位清高,一位仁义,替我们医药界添了光彩。

宋代名医庞安时,字安常,嗜好广泛,根据正史所言,有读书、买书、斗鸡、走狗、蹴鞠、击球、博弈、音乐等,但喜欢收藏善书、古画则未见。苏东坡在《东坡志林》中曾谓:"庞安常为医不志于利,得善书、古画,喜辄不自胜。"

明代大名医戴思恭,也曾离开老家义乌到苏州下海经商,而且还是很大的买卖,这在正史上从未见过。明成化进士杨循吉在《苏谈》中言:"金华戴原礼事于朱彦修，既尽其术，来吴为木客。”当时最大的商贾，就是盐商和木客。

唐代韩愈大家都知道他是在长庆四年逝世的，什么病不知。徐珂在《大受堂札记》这样写道：“韩愈病，将卒，召群僧曰：‘吾不药，今将病死矣，汝详视我手足支体，无诳人’云。韩愈癞病人。”

民间的“野”，的确有助于正规的“礼”，就是我们治病，在山穷水尽之际，不妨也可来一个“求诸野”，有时也能获得较好的疗效。例如对顽固得无法治疗的耳鸣耳聋，可以试用单方，如仅仅葛根、补骨脂、益母草二三味草药水煎，吃它一两个月，竟然也有少数患者能息鸣并提高了听力。

曾记得中华人民共和国成立之初，故乡中医组织了“官教兵、兵教兵、兵教官”的中医进修班。当备课到《素问・阴阳别论》的“死阴之属，不过三日而死”“心之肺，谓之死阴”的“死阴”两字实在无法解释，没办法只能求之古书。可是王冰仅谓：“火乘金也”，马莳谓：“克我者，来克之谓”，张志聪也有类似的解释。看了古人解释，反而越来越糊涂。正在百筹莫展时，旁边搞卫生的工友见我们翻书找典，搔头摸耳，焦灼不堪，乃问我们为何这样，我乃告以讲解不出“死阴”两个字。清洁工人莞尔一笑说：这最容易，阴至极顶的时候，是死阴。我们在热得要命的时候都在喊“热死了”，冷到要命的时候也喊“冷死了”，阴到再阴也没有了，当然是“阴死了”，所谓“死阴”就是“阴死了”。

听君一席话，胜读十年书。信非虚语。

出处：干祖望．礼失而求诸野[J]．江苏中医，1994(07)：26．
干祖望．干祖望医话[M]．北京：人民卫生出版社，2012：129－131．
干祖望．干祖望医书三种[M]．2版．济南：山东科学技术出版社，2008：142－143．

【注释】

礼失而求诸野：出自《汉书・艺文志》，意为朝廷的礼乐制度失传以后，可以在民间访求得到。

两部政府编纂巨著的命运

1.《圣济总录》　命途多舛的《圣济总录》，乃北宋政和年间（1111—1117年）徽宗赵佶召集海内名医，参阅宫廷所藏的禁方秘论，用七年时间纂辑成书，凡二百卷。书成梓版待印，藏版于宣和殿大清楼（又谓龙图阁）。宣和四年（1122年）十二月，金军侵入及占据了燕京（即北京）。翌年金政府以燕京六州归还于宋。四月童贯奉命到燕接收，但京中所有金帛文物早已被金人掠劫一空，同时把《圣济总录》原稿及梓版也一同盗走。靖康元年（1126年），金国大军再度侵入燕京。翌年宋亡。在一般史书上俱谓《圣济总录》在靖康之乱中被金人掠去，实则在五年前早已流入番邦了。

金大定二十九年（1161年）世宗完颜雍定邦燕京后，乃把现存的《圣济总录》付印。

元大德四年（1300年），由政府主持，经过耶律楚材精校，重梓新版印刷。之后如日本文化十年（1813年）木活印本、清光绪丁丑（1877年）等重刻本，俱以大德版作为依据。

此书的颠沛命运，故丹波元胤叹谓：“呜呼，其书成于北宋而晦于南宋，不传于中国而在于夷狄”（见《医籍考》四十七卷）。

2.《御纂医宗金鉴》　直到今天还没有出版的大型《医宗金鉴》。

清乾隆四年（1739年）（《清史稿・艺文志》《四库全书总目提要》《医籍考》作十四年，俱误），弘昼、鄂尔泰、钱斗保、吴谦等奉命编纂《医宗金鉴》。

乾隆五年（1740年）春季，在太医院内即开馆工作。当时计划是“成书二部，其小而约者，以便初学诵读。其大而博者，以便学成参考”。也即一部为简明本，一部才是宏伟的《医宗金鉴》。故除了把大内所有藏书，以及民间“旧医书无版者，新医书未刻者，家秘本，世传经验”的书和书稿，通过收买、借抄及贡献捐赠等方法，集中了大批资料来充实到“大而博者”的《医宗金鉴》。

经过三年的努力工作，到乾隆七年（1742年）十二月中旬，“小而约者”，杀青完成，并付梓印发，也即我们现在所读的《医宗金鉴》。理应接下去入手续纂一部“大而博者”了。

可是国家多难，兵灾人祸不断，在这种情况

下,人力、财力、物力早已捉襟见肘,乏力支撑。加之1747—1749年三年中政府又梓刻、编写了《十三经注疏》《二十一史》《通典》《通志》《文献通考》等几部巨著,更无力组织出版一部“大而博者”的《医宗金鉴》。

我们现在读到的不过是一部“小而约的”简明本而已,真正的《医宗金鉴》到今天也还没有出来。

出处:干祖望.两部政府编纂巨著的命运[J].辽宁中医杂志,1993(04):37.
干祖望.干祖望医话[M].北京:人民卫生出版社,2012:127-129.

《万国药方》

自笔者提出了中西医结合口号的创始者是李鸿章(1823—1901年),并谓李氏批评中医的“不科学”根据是在《万国药方》其所作之序文中,之后收到了不少读者来函,大多要求详细地介绍《万国药方》,以及何处可以看到?为了不辜负读者的求知,在这里予以介绍。

此书笔者藏有一部,全书八卷,分订八册。六眼线装,绫包角,15厘米×26厘米,洋连丝纸,有框12格,新宋体每行27字,有标点,间有英文,有插图。天6.3厘米、地2.5厘米,头较阔,花口,草鱼尾。扉页有防潮红纸。外有布套作函,另贴有框红纸“万国药方”四隶字,又有“全函”二小宋体字。这种装订,在当时属于高级的。

19、20世纪交替之际,此乃我国吸收与学习西方医药学极其活跃的时期。美国浸礼会传教医师洪士提反(S. A. Hunter)在山东烟台行医、传教,研究中国医药多年,认为李时珍《本草纲目》中1 892种药物,其间生产于他邦的不少。近来由泰西诸国运到中国的药物,难知其性,也不像《本草纲目》予以分析,没有谁敢取用。所以外来药品不能不本地化,也需以《本草学》的方式推广,于是洪士提反就取思快尔(Squire)所集注的英国第14版《药典》为基础,参考斯密思(Povter Smith)的《中国药物学》、嘉约翰(J·Kerr)《药物学与化学》和傅约翰的《傅氏化学》(Frycis Chemitry)以及其他医疗等书,于光绪十二年(1886年)编译成中文,冠名《万国药方》,按照原文应称《英译药物和药剂学手册》。

初版于光绪十六年(1890年),即有李鸿章序文。但现在仅存光绪二十四年(1896年)三次重镌版,上海美华书馆梓印,初版、二版未见。

正因为仿《本草纲目》体裁,所以也分为25类。药物的名称以英文字母先后次序列叙,每项药物下,先说明其制法,次为功用,次为服法,次为配伍禁忌。遇药物有毒性时,则又列出解毒药。

它对每一药物叙述方法与我国本草大致相同,唯我国本草按“金、石、草、木、禽、兽”分类,而本书则按英文字母顺序先后,共叙述药物计1 013种,并有英文药名索引,查阅较方便。

药剂分类,是叙述药剂方面的有关问题,亦称药剂型,本书称“药剂分品”。药物制剂,是配药一般应用的方法,本书称“配药公法”,主要是把各个药方剂型的制备方法加以概述,故称“配药公法”。共载药1 398种。

本书还列入化学元素66种及其符号、原子量、当量。元素方面出现了不少的奇异字体,连《康熙字典》也查不到。幸特立“奇异字体”予以解释。

最后还列有“错字改正”一栏。

本来中国人拒绝洋医洋药,可能从李鸿章为《万国药方》作序,社会人士及一般学者渐知西医西药的疗效及特性,甚至清朝政府也逐渐用西药来治病于宫廷。唯宫廷中使用西洋药,毕竟是在偷偷摸摸中进行,太医院内是否有记载,难言。相传光绪患疟疾,久治不愈,后服金鸡纳霜而愈。在陈可冀主编、中华书局1981年出版的《慈禧光绪医方选议》“丸,治面风医方”中的祛风活络贴药方与祛风润面散二方中,都用肥皂作引子,也西化了。

出处:干祖望.《万国药方》[J].江苏中医,2000(06):35.

【按语】

随着19世纪60年代后洋务运动的兴起,清政府推行新政,引进西方自然科学,鼓励制造业、军事等各行业向西方学习先进科学技术，以图促进中国社会进步、经济发展。《万国药方》的诞生，应该就是在这种“中体西用”的大背景下的产物。因此，本文作者所藏《万国药方》不仅在装帧上完全采用线装形式，其叙述方法仍然参照了《本草纲目》的体裁，体现了当时“中学为体，西学为用”的思想，是中国封建主义文化与西方自然科学结合的独特产物。

这种不中不西的文化产物，并不罕见，如当时著名的翻译家林琴南，用古文译法翻译大量西方小说，风行一时，其独特的译法，争议颇多，但是，正是这些经过再加工、丧失了原汁原味儿、貌似不正宗的二次创作，开启了近代西风东渐之先。

晚清时期，由于国家多难，内外交困，“救亡图存”和“经世致用”成了当时的主流思潮。随着海禁的被打开，西洋的思想文化和自然科学得到传播，开矿修路，各种民族工业、译书新报、新式学堂，各种新生事物不断涌现。

在西方文化传播的初期，一时还很难挣脱中国几千年来的传统思想的束缚，很多“新学”知识的引入，都有意无意地披上“旧学”的外衣，使之更符合国人的认知习惯，更易于被国人接受，比如上文所说的林琴南翻译的外国文学，再比如仿《本草纲目》体例、中式装帧的《万国药方》即是如此。并且更有意思的是，《万国药方》居然还是由美国传教医师洪士提反（S. A. Hunter）编著而成，可见这种“入乡随俗”的观念也已深入了久居中国的外国人心目中。

文学艺术和意识形态领域的西洋知识，比如西洋政治制度、西洋油画、西洋小说，由于时空的间隔，文化的差异，在晚清社会传播理解和欣赏仍然有一定障碍，因而传播速度较慢。相对而言，西洋医术，则由于其手段先进，疗效确切，以及民众对西洋医术的亲身体验，很快就完成了从疑虑、惊异到认可、信赖甚至崇拜的认知轨迹，实现了社会各阶层对西医西药的广泛接纳和迅速普及。

其间，梁启超等维新之士提出的“强国必先强种，强种必先强身，强身必先强医”的强国保种论，提倡采用中西理法，兴办新医，将西洋医学的引进、弘扬提升了一个新层次，并得到相当一部分维新派知识分子的认同和回应。

《万国药方》应该就是这个时代的产物。《万国药方》以中式体例和装帧版式的面目出现，也有利于中医们更容易接受西洋医药知识，吸取西医之所长，汇通融和，突破中医的局限性，丰富和发展中医理论。客观来说，《万国药方》以及类似的西医译著，对于晚清时期西洋医学的迅速普及，功不可没。

西洋医学的接纳和普及，改变了当时国人的就医习惯，甚至不少富家子弟还自费去西医院或留洋学习西医西药，这种观念的改变，有助于西洋医术在我国植根并传播，也对国人接受化学、生物学等相关科学知识大有帮助。

随着时代的推移，引进西学的阻力越来越小，“西学中源”说逐渐丧失了实用价值，淡出了历史舞台，原汁原味的西医西药终于可以光明正大地占据一席之地，与传统中医药互相结合治病救人了。像《万国药方》这样的半中半西的医学专著也就成为了历史的一张老照片。后人通过收藏、触碰，可以再次回望那个动荡巨变的年代。

闲话伪书——伪书话题之一

伪书者，假书也。一般认为有四种：①伪造的文书、信件、契证；②僭伪政权的史书；③内容虚妄无稽，瞎说一通；④托名伪造的书籍。现在文化界所常说的伪书，基本上是指第四种。《辞海》的解释谓：“作者隐匿本名而托名前人的作品。中国古籍中，有原作者已无考而托名于前人的，如《六韬》之托名于吕望；有成书较晚而相传为前代著作的，如《周礼》之传为周初著作；也有原书已佚而后人有意作伪的，如伪孔安国《古文尚书传》。考订伪书的作者或著作时代，叫作‘辨伪’，如姚际恒的《古今伪书考》，这一工作，始于宋而盛于清，对辨明古代学术思想的真实面貌有很大作用。”

据笔者所知，提出“伪书”这个专用词的，可能是汉代司马迁（公元前145—前86年）。他在《史记·货殖列传》里有“吏士舞文弄法，刻章伪书，不避刀锯之诛者”一句。至于辨伪学的兴起，不是宋代，而是唐代。唐时擢进士第，累迁凤阁舍人刘知几《史通·因习》谓："杨雄撰《蜀记》、子贡著《越绝》、虞裁《江表传》、蔡述《后梁史》，考斯众作，咸是伪书。"

《史记·封禅书》的"果是伪书"，在《汉书·郊祀志》上写为"为书"。好在是古人，可借"伪、为古通用"一言来化为无事，假如是现代人，则"错了"。

中医文献中的伪书特别多。严格地说，《内经》《神农本草经》就是伪书。哪里有黄帝和神农的手笔。那时连纸、墨、笔、砚都没有，甚至字也在黄帝时代的仓颉开始创造起来，怎会有这样洋洋洒洒的大块文章。不过，好在伪书和坏书二者是两码事，大有精品之作在内。就以《内经》《神农本草经》而论，确是中医古籍内的经典著作，现代时髦话所谓"精品"。

谈伪书时，应该把清末民初之际书商们的盗版、乱篡书名或作者的事，严格分开，因为这批坏书，已没有资格来称为"书"了。我们对它已不屑一谈，所以我们应把这辨伪工夫，用之于好书、名书、有价值的书。

出处：干祖望．闲话伪书——伪书话题之一[J]．江苏中医，2001(04)：33．
干祖望．干祖望医书三种[M]．2版．济南：山东科学技术出版社，2008：44－45．

《银海精微》——伪书话题之二

眼科专书《银海精微》，在《四库全书总目提要》中谓"旧本题：唐孙思邈撰"，"旧本题"三字，弦外之音就是否认此书属孙氏之作。其根据是"唐宋《艺文志》皆不著录，思邈本传亦不言有是书"。这应该说是辨伪的有力佐证，但此外还有不少铁证。举述如下。

1. 书中无石英。孙氏在两部《千金方》中喜用的各色石英，而在《银海精微》(以下称《银海》)里始终未见。

2.《银海》中的滑石、石膏、青盐，与《翼方》中迥然不同，而且青盐还未在《银海》中出现。

3. 入经。《银海》书言药，必言"入某经"，而《千金翼方》中没有归经学说。考唐代本草，都无入经说法，且看《新修本草》(659年)就可以证实。药物归经学说盛于清代，当时如清代汪昂的《本草备要》(1694年)、清代吴仪洛的《本草从新》(1757年)、清代杨时泰的《本草述钩元》(1842年)等有名的本草书籍，都有归经论述。

4. 薯蓣、薯药、山药。《银海》书中"蝇翅黑花"病的补肾丸、"目暗生花"病的还睛补肾丸、"血灌瞳人"病的坠翳明目丸等方中，都有山药。考山药本名薯蓣，后以避唐代宗李豫(762—779年在位)讳，把蓣改为药而称薯药。之后又避宋英宗曙(1064—1067年在位)讳，把薯改为山而称山药。所以孙氏那时根本没有山药一名，推测本书非但不是唐朝作品，而且还在宋治平(1064—1067年)之后。

5. 宋方唐用。《银海》卷下"患眼头痛"病中用川芎茶调散。考此方出于宋代的《太平惠民和剂局方》(992年)。二者内容相同，当然不是异方同名的巧合。宋代方而唐人取用，于理更难讲通。

6. 五轮八廓：《银海》书开卷之首，即为"五轮八廓"，而《备急千金要方·七窍病上·目病》仅仅谓："睛之果者为眼，骨之精为瞳子，筋之精为黑眼，血之精为其胳果，气之精为白眼，肌肉之精为约束果契，筋骨血气之精而与脉并为系。"二书根本无相似之处，显然非出一人手笔。

7.《备急千金要方》言不及血。《银海》书总论中有"而又借血为之胞络"，而《备急千金要方·七窍病上·目病》总论中，独独言不及血。

8. 缺磁朱丸。《备急千金要方·七窍病上·目病》的神曲丸，现名磁朱丸，是一首使用至今未遭冷遇的眼科有名成药，而《银海》中未见此方。孙氏自己手订的良方，绝不会在自己的著作中遗漏了它。

9. 关于病名。《备急千金要方·七窍·目病》的眼病病名有肝劳、惑、眼漠漠不明、眼暗、目眦痛、眼赤、眼风赤暗、眼眦赤、眼中息肉、目生翳、目风泪赤、热翳漫睛、风翳、赤白膜、风泪下、目生珠管、目烂赤、风肿痛、目卒肿、目卒痒痛、雀盲、雀目、目中白翳、白幕覆珠等。它的特点是既似病名,又似症状或病因的名称,宋以前的气息十分浓郁而显著。《银海》则从“大眦赤脉传睛”到“眼能远视不能近视”的 81 种眼病,都能反映出疾病性质的专用病名,这种风格竟与893 年后的葆光道人《一草亭目科全书》(1717 年)的病名出于一个模式,而和《备急千金要方》截然不同。

可以看出《银海》书绝非孙氏手笔,而是后人托名的伪书。这个后人,最早也不可能在 1067 年(宋英宗治平四年)之前。但《银海》确是一部不可多得的、高水平的好书。诚如《四库全书总目提要》所谓:“其辨析诸证,颇为明晰,其法补泻兼施,寒温互用,亦无偏主一格之弊。方技之家率多依托,但求其术之可用,无庸核其书之必真。《本草》称神农,《素问》言黄帝,固不能一一确也。此书疗目之方较为可取,则亦就书论书而已。”

出处:干祖望.《银海精微》——伪书话题之二[J].江苏中医,2001(05):32.
干祖望.干祖望医书三种[M].2 版.济南:山东科学技术出版社,2008:45 -46.

《疮疡经验全书》——伪书话题之三

《疮疡经验全书》,旧题宋代窦汉卿撰,据说曾有宋刻原板,为清人洪瞻岩所得,于康熙丁酉(1717 年)重刻印行。但事实并不如此,又是一部伪书。理由很简单。

查本书初见于明代殷仲春的《医藏目录》,再见于清代的《四库全书总目提要》,而关键性的宋代的《艺文志》《元史》反而未载。诚如梁启超(1873—1929 年)所谓:“其书前代从未著录,或绝无引证而忽然出现者,十有九伪。”

再看窦汉卿生平材料,未见著此书有关的线索。他只有几部针灸著作。我的第一步推敲,就可证实该书不是窦氏手笔。

再从原序上探索,序文作者申时行,明代长洲人(现江苏吴县),字汝默,嘉靖(1522—1566 年)第一名进士,由礼部侍郎改吏部尚书,卒谥文定。著有《赐开堂集》,在万历甲辰(1640 年)替申斗垣《外科启玄》也写过一序。时行与斗垣为自族,而与窦梦麟(汉卿之裔孙)的关系,不过为时行友人华朴庵儿子华复阳太学,来到京师,辗转由口中介绍而知悉。时行在《外科启玄》中序有年月,在本书则没有。故而《疮疡经验全书》中的申序,“真”的成分比《外科启玄》少得多了。此其一。

此书中申序有:“宋有窦汉卿者,以疡医行于庆历、祥符之间,诏治太子疾,召入仁智殿下,讯之,未几太子病愈……其子梦麟,术业益工。”再读《外科启玄·申序》有“余忝职内阁……凡内藏秘典……无不探讨……”,则申氏学问渊博,可见一斑。而其对一位在历史上有名人物窦汉卿的历史,茫然不知,本书必非申作。此其二。

考宋祥符共有 9 年(1008—1016 年),庆历有 8 年(1041—1048 年),祥符在前,庆历在后,此书序文中则倒置,我想具有很深文化素养的申氏,决不出此,可证非申氏之作。此其三。

窦汉卿享年 84 岁(1196—1280 年),后于庆历 1048 年出生,申氏决不出此,故非申氏手笔。四也。

历来贵族求医,主在太医院,而以一个太师来代庖,更无此理,申序非真。此其五。

窦汉卿精于针灸,有史可稽,而于外科,从来无此一笔,精通医卜的申氏,更不应出此。此其六。

窦楠(窦梦麟之父)即使是汉卿后裔,则已隔 500 年。征太医院医士,一个从九品冠书的小官,何能世袭达 500 年之久。尤其是元、明易主,更何从续授。身为吏部尚书的申氏,决不愚昧如此。七也。

申时行序文,证实是伪作,则用以表达本书为窦汉卿所撰,当然一无可信了。

再从内容来研究。晋代《鬼遗方》,宋代《卫济宝书》《集验背疽方》《外科精要》《外科精义》,病名不多,而与本书一无相似之处。相反地与明代《外科启玄》《外科正宗》等同一风格,甚至远远赶不上出版于 1531 年的《外科理例》古朴深淳。可见《疮疡经验全书》是写于明末而不是宋代。其证一。

元以前的外科文献中,没有咽喉病,及至 1600

年以后的外科书，始将喉痧列入。现本书一开始即谈咽喉病，可见不是写在宋代，而是明代。其证二。

梅毒一症，在10世纪末方在我国流行，现在本书竟然予以记载。显然不是宋时笔墨而在明代。其证三。

痘，在我国发现虽早，但到元时方才有其独立性的名称。如《肘后方》称天行斑疮，《巢源》称疫疠疱疮，《外台》称豌豆疮，《小儿药证直诀》称疮疹，都无记载痘的一病。直到元代朱震亨(1281—1358年)作《原痘赋》与《原疹赋》之后，才明确了痘的身份。而本书中非但确立痘名，而且论症施治，已达到了纯熟准确境界。显然非宋文而是明文了。其证四。

再以疮疡分类方法来看，自《鬼遗方》起，之后的《巢源》《圣济总录》《卫济宝书》《集验背疽方》《外科精要》《外科精义》等元代以前的文献，都以疮疡性质来归类分划。自明代《疡科准绳》(1606年)起，以后如《外科大成》《医宗金鉴》《疡医大全》《外科图说》等，是根据患发部位来分类的。而本书就是以患发部位来分类，显然是明代而非宋代。其证五。

最后以处方论，元代以前的处方少而古朴，明以降则方多而可以衔接近代。本书显然是后者。可见书成于明末而不是宋代。其证六。

根据细心考证，本书是明末之作，而伪托古人的伪书。那么是谁写的？我完全同意《四库全书总目提要》所谓“或即梦麟私撰，托之乃祖也”。

出处：干祖望.《疮疡经验全书》——伪书话题之三[J].江苏中医，2001(06)：30.

博与精

博，乃广泛、宽阔、丰富之谓。学问深者称博学；精通历史者称博古；见多识广者称博见；智识广阔者称博识；善于读书或读书很多者称博览。所以荀子(名况，公元前313—前278年)谓之“多闻曰博”(《荀子·修身》)，这个闻字，除了耳朵听到之外，还包括眼睛看到的甚至读书读到的以及亲身经历过的经验在内。学以致用，所以博学之士对事物的分析、正与负的判断、问题的处理等，都能胜人一筹，而失误的、失策的却很少，甚至没有。

精，是精细、精通、精密之间，甚至达到精义入神的境界。即韩愈(公元168—224年)所谓“业精于勤的精”(见《昌黎集·进学解》)。无论你从事哪一个工种、哪一件工作，只有精于此业的人，才能出色地完成任务。

所以，一个业务水平及格的中医师更需要这两个字：你不博，怎能认识较为少见的疾病。试看清代顾世澄的《疡病大全·奇病门》(四十卷)中载有49个奇病，其中18个(鱼鳞癣、绦虫、浅表性淋巴管炎、蛔虫、皮肤炎、荨麻疹、精神分裂症、腹腔内肿瘤、头面感染导致的败血症、骨肉瘤、皮肌炎、尿路结石、幻视、手指坏疽、癔症、肛门或直肠脱出、脊髓损伤、晚期干酪性鼻炎扩展到口咽)为何奇之有的常见病多发病。若对1/3强的疾病不识，可证其业务水平之狭而低了。归根结底是缺少一个“博”字。再看《灵枢·痈疽第八十一篇》中猛疽等19个外科病，其中经治疗而得生者6例，死者占13例，治愈率仅31.4%，现在这种病的治愈率可达100%。治愈率不高，说明业务水平低，亦证明业务水平不“精”。所以，要达到一个合格的中医师的业务水平，你没拥有“博”与“精”这两个字是不行的。

有人认为“博”是广度的顶峰，“精”是深度上的顶峰，而二者则不可能并存。孟轲(公元前372—前289年)教导我们“鱼我所欲也，熊掌亦我所欲也”，但遇到“二者不可得兼”时，只能“舍鱼而取熊掌者也”(见《孟子·告子上》)。其实这个舍一取一办法在中医方面是不适合的。盖鱼与熊掌，皆佐餐菜肴的同一个品种，而中医业务上的需要，是可以而且也是必须兼而有之的。一为广度，一为深度，互不倾轧排斥。更何况其培养求得的途径也各不相同。

你要求得一个“博”字，主要基础在于多读书。《论语·雍也》一语破的地直言“博学于文”，文就是知识的书本。荀况也认为“多闻曰博，少闻曰浅”(见《荀子·修身》),这里的闻字,《汉语大词典》注谓“知识、见闻、消息”。“精”字,则全在多临床、善总结两个工作中求得。没有临床、没有实验室的纸上谈兵,永远也不可能获得经验,更遑论提高到精湛地步。没有总结,则一如昙花放谢,过境烟云,一逝即去,一无所有。情同一个比丘僧,他不受戒、不念经、不修行,仅仅在形式上敲了五六十年的木鱼,直到死后还是一个烧不出舍利子的滥竽充数的小和尚。

因之,我经常督促子女及门生们,多多读书,以培养出一个“博”者;多多临床,好好总结,以培养出一个“精”者,方不愧为一个合格的中医师。

出处:干祖望.博与精[J].中医药通报,2003(02):93-94.

【按语】

读了干祖望的这篇文章后,我相信对每一位读者或多或少都有一定教育意义,尤其是一名医者更要深刻思考,也使我暗下决心,要发奋学习,要多读书、多实践,要有一定的深度和广度,致力达到博学于文、精义入神的境界,也不枉干祖望对我们下一辈的期望和希望。

古人云“读书破万卷,下笔如有神”“书读百遍,其义自见”。这些名言告诉我们:只有博览群书,才能做到“下笔如有神”;只有读的遍数多,才能明白书中的含义。但也有人以“宁吃仙桃一口,不吃烂杏一筐”来比喻读书要“精”不要滥。正如干祖望所主张的博与精是中医业务上的需要,是可以而且也是必须兼而有之的,一为广度,一为深度,互不倾斜、互不排斥,更何况其培养求得的途径也各不相同。实践也告诉我们,博览群书能使我们获得多方面的知识,开阔视野,同时要认真思索,才能有收获。“精”,是指既要“精通”,还要“精细”。“精通”就是要根据自己的临床需要,根据自己的专业去刻苦多练、多实践。至于“精细”则像读书咬文嚼字一样,一丝不苟地分析病人的病情,一个症状又一个症状的分析,从症状到证候,从整体观念到细枝末节的小症状进行融会贯通的探讨,从症状到证候进行追根到底的思考探索,对病人的病情理解既要全面又要深入。

古人治学,都是以精为本,并以本为基点向外拓展,最终的目标是无书不读。可是作为当今学者,又不能不具备深厚的学术根底,这根底只能由博来。所以,治学要处理好精与博的关系,博是精的基础,精是博的升华、提高,只精不博,那是海市蜃楼。

博与精有一定的辩证关系。首先要博,“源丰波象阔”,尤其是在青少年时代,要多看一些书,从古今中外的知识精华中尽可能多吸收一些养分,多学习一些古人的智慧,以培育自己的智商和情商,做到文理兼通。

为什么要博?我想至少有两个理由:一是“他山之石,可以攻玉”,即可以从其他知识领域借来解决问题的钥匙。许多问题,虽然是在某一领域提出的,但解决此问题的关键,却可能是在其他领域。二是可以取得信息的平衡,对事物有更全面正确的认识。人们有时容易对某事物有偏见,主要是因为信息不均衡导致的。古人还说:“不识庐山真面目,只缘身在此山中”,这说明,人们如仅从一个狭窄的知识领域出发,对事物往往不容易有正确的认识,不容易有创造性。有时从新的角度考虑,说不定会有新鲜的想法和认识。

博与精各有妙用,相辅相成。博要以精为基础,否则泛泛而博,难得要领。精要以博为导向,善于临床实践,融会贯通,治疗疾病既要全面掌握病情,又要深入思考治疗方案,这样才可突出疾病重点,抓住疾病的主要矛盾。

除了“博”与“精”,我认为如果要成长为一名合格的医生,应该注意以下几点。

1.打好基础,练好基本功,即做到“本固木华荣”。俗话说“熟能生巧”,对基本的东西,一定要反复练,方能生巧。就像唱京剧,基本功就是做、念、唱、打,要反复练。“台上一分钟,台下十年功”,只要在某一领域下功夫,下笨功夫,练就高强本领,就一定能成为这一行业中的佼佼者。

2.培养自己的兴趣,发挥自己的特长,注重个性的发展。学校培养人,要讲求“不拘一格降人才”。既要有标准化的一面,即要达到一个基本要求，同时更要培养有创造性、有个性、有特色的人才。每个人都要根据社会的需要和自己的特点，探索自己成才的道路。

3. 培养做事认真的习惯，养成诚信的品格。任何事情，要办好它，就一定要认真、负责、严谨、细致。我主张一件事，要么不做，要做就全力以赴把它做好，不要马马虎虎、怕麻烦。做事不认真，往往会误大事，所谓"差以毫厘，失之千里"。作为一个学生，要成为将来在社会上立足的人，诚信是特别重要的品质。希望大家注意养成这两个好习惯和好品质。

作为一名中医大家，干祖望学问特点就是博与精的结合。博学的知识和精辟的见解，来源于长期的学习和探索，用他自己的话来说就是来源于读书和领悟。

干祖望一生最大的爱好是藏书和读书。1990年元旦，南京文化界评选"藏书状元"。数百人角逐，最后干祖望荣登榜首。金陵胜地，六朝古都，也是人文荟萃之地。干祖望在此夺冠，一是以其藏书之多取胜，二是以其理书有序而出众。

干祖望藏书有多少？谁也没有精确统计，因为这个数字常常在变化，所以只能说一万册左右。其实书有厚薄，单纯以"册"衡量并不确切。可以打个比方，这些书堆起来，有十几层楼房高！

平时干祖望生活俭朴，可是一见好书往往"一掷千金"，有一次急于买书，竟把自己的手表卖了。他有一个习惯，说来令人难以置信，每当伤风感冒、身体不适时，他就上街走走，逛逛书店，出一身汗，病就能好了。有一次重感冒，他照常上街，在发热较高、头晕眼花、差点迷失方向的情况下，仍然能找到书店，买了50元钱的书回来！说他"嗜书如命"，真是一点也不为过。

干祖望藏书并不刻意求多，而是以学术上是否需要为原则。因此，书室中医籍独多，是理所当然；字典辞书，也是重点；四书五经、佛学道教、天文地理、古史今说、格律诗词，在书柜都有一席之地；唯独现代小说被拒之门外。这么多的书，他将其一一分类，编号四十余门，排列有序，待到用时，信手拈来。

藏书分类，干祖望采用两种方法：一是按印制方法分，即把线装书专门放在一组书柜，而现代排印、影印本放在其他书柜。二是按内容分。干祖望收藏的线装书甚丰，有许多珍本、善本。例如清代喉科专著，就收藏33种，其中《尤氏喉科》《喉科指掌》《喉科紫珍集》《重楼玉钥》《烂喉丹痧辑要》等藏有两个以上的版本。1981年他根据自己所藏三种版本的《尤氏喉科》相互对照，校注后由江苏科学技术出版社出版。另外，其他线装书也有100多种，如《医道还原》《角山楼增补类腋》《古事比》《尚友录》等书，都是国内现存量很少的珍本，而《医学入门》《河间六书》《东垣十书》《陈修园医书全集》等，由于现代排印、影印本缺少，也都很珍贵。

大量的排印本和影印本则被分成工具书、丛书、医史、医经、本草、方剂、耳鼻咽喉口腔科书、各家医籍、医案、西医书等10大类。

干祖望把自己的书房命名为"茧斋"，并且自题诗曰："我事涂鸦你吐丝，两般姿态一般痴；年年自缚琅缳里，乐仅庐陵太守知。"的确，干祖望学识渊博，源于"年年自缚琅缳里"；精，出自日日"涂鸦"似吐丝。

巧　记（上）

《尚书·益稷》"候以明之，挞以记之"的"记"，就是说通过大脑皮层140多亿的神经细胞，把经历的事情贮藏起来，以供以后回忆或作为资料以备利用。但一个长期的"记忆犹新"，是难乎其难的。好在记忆有一个特点，凡是十分平凡的不能久记，唯有大刺大激的、有意思的、与切身关系密切的事等，能够久记不忘。我们就利用这个特点，使用"巧记"法来制胜遗忘。

巧，是技巧。通过加深印象、制造突出点、利用各种有助记忆的方法等来使记忆力增强与持久，这就是巧记。巧记法古已有之，《易·系辞下》中的"上古结绳而治"的结绳，可以算最早的巧记法。两千多年前《易》而称"上古"者，早到何时，真是无法推算了。

医药的名词、理论尤其是基础的，都要靠强

记，所以遗忘也最容易，于是不能不利用巧记。

例如五行，对中医是必修课，既难以弄懂，更易于遗忘。我的巧记法是口诀，此诀共分三段，每段两句，每句五字。

第一句："万物土中生，地图备一帧。"

【解释】借用地图的东、南、西、北、中来定五行之位。内"土中生"是重点又是"两关语"，意思是把"土"置之中央。

第二句："金木水火土，五行来之古。"

【解释】两个重点：一、金木水火土，不能随意改变其顺序；二、"古"是重点，但用在这里的古应写成"十"加"口"的"申"。运用方法是把金木水火土五字依据写字的顺序写在每一笔的两端。土字写在中央的"口"的中心。如此则东方为木、南方为火、西方为金、北方为水、中央为土。

第三句："生于勹上收，克在草中求。"

【解释】也有两个重点：一、"勹上收"，意即把勹的脚不下拖而反向上收，成"勺"再把金木水火土顺序填写上去。这样就看出金生水、水生木、木生火、火生土，土在虚线上指向金，则土生金了。二、"草中"，解释是草体的中字"中"。再把金木水火土也顺序填上去，即金克木、木克土、土克水、水克火，再把火用虚线送到金位，就是火克金了。

如其配以五脏者，更可添上一诀，曰：

活跃心房火一团，木材条达性同肝，
中央土位脾居处，肺属金秋禀性寒，
肾中一滴真阴水，五火全凭一水安。

又如脉位的认识，也是一个必须强记的难题。"左手心肝肾，右手肺脾肾"，在学习之际的考试，稳取100分。之后一二年不用，没有一个是记得住的。为此，我也拟有两个诀：

桡骨高如关，位置凭关定，
向上尺为长，向下短如寸。

【解释】脉有寸、关、尺。桡骨头突起处称关。关向上到肘，长尺许，故称尺。关向下至拇掌关节，仅一寸多些，故称寸。

"心肝脾肺肾，且向'4'来问。"

【解释】心肝脾肺肾的次序，不能颠倒。4是阿拉伯字，这里应该写作"4"。再把心肝脾肺肾按顺序填写在自左手至右手腕上与"4"字同即得。

出处：干祖望．干祖望医话[M]．北京：人民卫生出版社，2012：382－384．

巧　记（下）

对古医籍，常以书名近似而把作者误记。巧记法如：《脉经》是王叔和，其法将"经"字之末"工"加上一划即为"王"了。又如《外科精要》（1263年）为宋代陈自明之作，《外科精义》（1335年）为元代齐德之之作。书名仅一字之差，时代又相接近，两书最易互纠。余想陈自明尚有《妇人良方大全》一书，则"要"字下体为"女"，即《外科精要》为陈自明之作。"仁义道德"往往联在一起，则"精义"当然为齐德之所作了。只此半字之巧记，永无纠缠了。

再如朱丹溪的《脉因证治》，秦景明撰、秦皇士补辑的《症因脉治》，亦易使人张冠李戴。余认为第一字"脉"之右旁"永"字与"朱"字下体相同，故以"脉"字为首者，系朱氏手笔，则"症"字为首者，不言而喻为秦氏物矣。

药物由《神农本草经》的365种发展到《本草纲目》的1 892种。而上海人民出版社1977年出版的《中药大辞典》5 773种，可知背记更难，不能不借助巧记一法。幸江苏科学技术出版社1986年出版了董汉良编著的《中药记忆法》，可以弥补此恨。董氏书中的巧记法有强烈印象记忆法、并用记忆法、争论记忆法、趣味记忆法、归类记忆法、艰苦记忆法、交替记忆法、辨证记忆法、韵脚记忆法、数字记忆法及外贮记忆法等十一种巧记方法，真是洋洋乎大哉的神通妙用。

此外，《陕西中医》的"杏林趣谈"、《上海中医药》的"拾穗录""医海拾贝"等栏目中，也有些零星的中药巧记方法。

具体内容，为了避免剽窃罪名，恕不转录。

古来饱学之士，如萧纲的"一目十行"（见《梁书·简文帝纪》）、崔颐的"问一知二"（见《隋书·崔颐传》）、范云的"日诵九经"（见《南史·范云传》)、苏颋的"一览千言"(见《旧唐书·苏颋传》)等。他们若非有特异功能,必然赖于巧记法。

巧记,也是对学问深入钻研的一种手段。《陈望道文集·游戏在教育上的价值》谓:"由人家像漏斗式注入的,不多时候,就会忘得干干净净。"所以巧记也多是在求知读书途径中自己琢磨出来的。当然也可以"肩梯"式的取之于他人,但最重要的还是要通过自己的消化和吸收,否则就会像下文中提到的某同学。

1953 年前后,"北京中医进修学校"开始招生。当时的教学老师,如孟昭威、朱颜、马继兴等都是第一流的名医硕彦。记得讲《生理解剖》的为殷培之教授,他讲到心、肺时,恐我们"寿星学员"难于理解和记忆,于是他教我一个巧记办法:心脏左有二尖瓣、右有三尖瓣,左肺两叶、右肺三叶,都是左二右三。我们只要记住吃饭,左手拿碗只用两指力量拿碗即可;右手拿筷,必须三指配合才可。

这个巧记法好透了,期终考试,都得 100 分,皆大欢喜。但某同学则不及格,答的都相反——左三右二。我们考后问他,你怎样搞的。殷老师讲的你没有听到?答曰也记了,但他是按自己的左撇子记的。

出处:干祖望.干祖望医话[M].北京:人民卫生出版社,2012:384-386.

中医古籍涉及知识产权问题者

每一部著作,它的著作者即拥有该书的知识产权,那是毫无异议的。尽管至今各种辞书上"知识产权"一词还没有座位,现在都已挂到了嘴巴上了。五十年前的书本末页上即已写有"版权所有,翻印必究"八个字,其中"版权"两字,可能就是知识产权最初的名称。对此二字,1915 年版《辞源》、1947 年版《辞海》都有解释,谓:"专有出版文书图画等利益之权。"看起来还没有涉及作者的知识产权问题。翻印者固然可被"追究",而书中内容被剽窃抄袭,则算不上什么问题。

明代宜春人张自烈,字尔公,博学多才,晚年卜居庐山,编纂了一部以《康熙字典》作为蓝本的《正字通》十二卷。到了清初,又冒出了一部廖文英编著的《正字通》。二者书名同,内容同,连卷数也相同。这个谜终于被康熙时高明县(今广东省高要市)县令钮琇揭开,谓:"文英购得自烈原稿,署以己名"(见《觚賸》)。钮氏为什么知之且详?因为廖文英出任南康知府(今江西省庐山县),老家在广东连州(今连州市)。而钮氏则出身宜春(今江西省宜春市)。一则江西人为官广东,一则广东人为官江西,而且同为康熙年间的官吏,加之钮氏也是一位饱学之士,哪得不知其中一切。至于这一件侵犯知识产权案,是不是提出交涉,交涉的话如何结案,则无法知道了。

中医古籍书中也有这样的事出现。如明代王肯堂在 1607 年写成了《女科证治准绳》五卷。计有杂证、胎前、产后等门。但在该书问世后 13 年又有《济阴纲目》,也是五卷(刻下有些版本为十四卷,乃 1665 年为汪琪所重订的),作者武之望,书之内容基本上与王肯堂之《女科证治准绳》如出一轨。故而《四库全书提要》就指出:"是书所分门与《证治准绳》之女科相同,文亦全相因袭,非别有所发明,盖即王肯堂书,加以详释、圈点,以便检阅耳。"《慈云楼藏书志》也谓:"是编分纲立目,所载方论,即王宇泰之《证治准绳》中女科一门,盖从而录出。"

又清代汪昂于 1694 年完成了《本草备要》的纂写工作,并及时梓印。他把浩如烟海的中药,做了精简扼要的整理,确能使临床医生受益匪浅。但在 51 年之后的 1745 年又有一部孪生者《本草从新》问世,作者吴仪洛。引以为奇怪者,后书大部分内容都为《本草备要》中原文、原句、原意。当然前者仅搜集药品 470 余种,而后有 721 种。分类方面前者粗糙,后者精细。前者仅有一个草部,而后者在这一部中又分为山草、芳草、湿草、毒草、蔓草、水草、石草、苔草八类。我们不能不承认后书比前书高出一筹,但不应该照单全收地抄录前书。用现代知识产权来衡量,已有侵权。此外,上海广益书局在 1941 年出版了一本《增批本草备要》和一本《增注本草从新》。两书封面、版型、字体完全相同,而且所有插图也取用同一付梓版,使本来就已“何其相似奈尔”升级为“双包奇案”，真是中医文献从古至今独一无二的奇事。

也是这位吴仪洛在1761年出版了和汪昂1682年的《医方集解》十分貌似而质又相同的《成方切用》。虽然吴仪洛在汪昂700首左右的方剂基础上增至约1 100首，但对前书90%以上的原文、原句进行了抄录，这又从何说起。

清代华岫云等整理的叶天士《临证指南医案》第八卷《鼻》第六案谓：“汪姓，阴精不足，脑髓不固，鼻渊淋下，并不腥秽，暖天稍止，遇冷更甚，其为虚证显然……用天真丸。”药用“人参、黄芪、白术、山药、苁蓉、当归、天冬、羊肉”八味。引以为奇怪者，高锦庭在其后几十年写成的《谦益斋外科医案·鼻渊》（上卷）第二案冯姓一案的医案如同复印一般，八味用药也完全相同。我们没有证据怀疑高锦庭当了一回文抄公，但是这个谜，则不得不永远地“存”下去。

出处：干祖望.中医古籍涉及知识产权问题者[J].辽宁中医杂志，1995(05)：221－222.

干祖望.干祖望医话[M].北京：人民卫生出版社，2012：338－340.

读《中医耳鼻喉科教学改革探讨》

读本刊庄金梅等《中医耳鼻喉科教学改革探讨》（下称“中”文）后，以笔者尸忝《高等医药院校教材·中医耳鼻喉科学》主编之副，故而对“中”文的一言一语、一议一评，更是触动了我的心灵。

对文中评教材“老化”，我表示完全同意与欣赏。非但现在感到老化，而且在出版之际，早已先天性的老化了。的确中国古代或曩者的人，尤其是与古典文化有联系的职业中人，对老祖宗的遗志遗言，就不敢加以改动。所以在编写教材之际，心中就已怀着孔老夫子的“非礼弗言，非礼弗动”（见《论语·颜渊》）的主见，强调“承前”而畏“启后”。举例如：1～2版中把咽病误称“喉痹”，不予纠正，原封不动地继承下来。第3版，斗胆改为“咽痹”而纠正了这个错误，可是微言非议来了。第4～5版还是采用“喉痹”。因为指摘“咽痹”，责在编者；“喉痹”之错，错在古人。当时强调继承、深挖宝库，所以连已有气管切开手术而遭到淘汰的喉科擎拿术（教材作“擒拿术”），也从历史博物馆里搬来用大量篇幅介绍。

要写不老化的作品之难，又可举一例子来说明。笔者最反对的是西医化，为了发扬传统老中医，但又力去老化为中心思想而写有《中医耳鼻咽喉口腔科学》，计40余万字，1995年杀青。送了几家出版社，都不接受，理由是“一点没有科学化、现代化”及“中医里从来也没有见过的东西太多”，最终通过关系而在江苏科学技术出版社落实。但有一个条件，把“中医”两字改为“干氏”，表示乃一家之言，文责自负，最迟在1998年1月面世。

“中”文第2～3节的精神，是指出教材和临床的不能接轨，言出实情，当然同意。导致不接轨的主因有两：其一，主持编纂人，都是专搞教学的教育工作者，很少甚至可以说没有临床家。你想，中医耳鼻喉专科的建立在20世纪70年代之初，提得最早也只能以1970年算起，酝酿→发展→形成→建立。且看1960年第1版、1964年第2版教材，俱称“喉科”。1975年第3版，才有“耳鼻喉科”而与眼科合订为《五官科学》，就可证明这点。以最后1985年第5版来论，当时最老资格的专科医生的专科医龄，仅仅15年。

其二，中医诊断是“浅表诊断法”，除内科之外，凡见不到病灶的大多即没有这个病种，所以耳的中耳、内耳、乳突；鼻的鼻腔深处、鼻咽、鼻窦；咽的喉咽；喉全部的疾病基本上历代文献都没有涉及。耳鸣、耳聋、嘶哑属内科，鼻衄、鼻窦炎属外科，所以真正耳鼻喉科的病能有几许。因之可以说耳鼻喉专科的病种有1/2～2/3是空白，你要拿中医的传统病种来应付临床，当然无法接轨了。怎么办？只有我一辈、你一辈两代人来填空补白，使之完整起来。从1956年我在《新中医杂志》长篇连载《中医耳鼻咽喉科学》开始到现在一直在做这个工作，所以我盼望《干氏耳鼻咽喉口腔科学》早些付梓。

此外还有两点，与“中”文有不同的看法：其一，“中医耳鼻喉科是前人通过几千年的实践经验总结出来的理论与治法”（第二节）。1/2～2/3 的空白，古人没有替我们留下遗产。所以说我们这专科，得到的遗产太少太少。其二，“中医教材有关章节外治法中有采用烂耳散及红绵散吹耳疗法。现代医学观点分析，此种疗法不科学，不符合卫生常识……”（第二节），这个批判错了，中医知道这一点知识已有二百年了，梓版于 1805 年高锦廷（1755—1827 年）的《疡科心得集》卷上“辨耳痈耳菌虚实论”中谓：“须知耳内有脓时，不可用末药掺之。盖耳窍只有开而无合，将药纳入，塞阻孔窍，脓不外泄，热毒即循络外达，绕耳红肿，则发外耳痈矣。”

出处：干祖望. 读《中医耳鼻喉科教学改革探讨》[J]. 中国中西医结合耳鼻咽喉科杂志，1998(02)：101－102.

【注释】

尸忝(tiǎn)：谦辞。犹言无功而得。

曩(nǎng)：以往，从前，过去的。

《医话选粹》自序

医话是医业的小品文，不拘形式，不拘框架，与文学小品文唯一不同的是专谈医生的事务。因此，它自然是医生写的、讲的，是医生读的、听的。其中大至民族民生的卫生大事，小至日常卫生的琐事，只要是健康卫生范围内的事，都可秉笔而书。但有一点是主要的，那就是必须使读者在业务方面有所收获，此有别于茶余饭后的闲话聊天，读过、阅过、听过之后，读(听)者脑子里一无所得，是古人所谓“开卷有益”。

笔者七十岁之后，就开始写医话，1989 年北京科学技术出版社的《长江医话》中几篇，乃是初期作品。

1992 年到 2001 年在《辽宁中医杂志》、1993 年至 2001 年在《江苏中医杂志》上每期各写一篇医话，写了十年，合计 240 多篇（辽宁有时每期刊登两篇）。1996 年，人民卫生出版社出版了《干祖望医话》计 30 万字，共 203 篇。从读者来函可知，读者甚多。几年来又积累了一些，加以分类编目，共 119 篇，即题名《医话选粹》。此书与《临床经验文选》《新医医病书》合称《干祖望医书三种》，今年由山东科学技术出版社出版。下文即该书的自序：

世贵三立，人咸羡之，而且人人具能为而获之。清朝女才子金缨认为“一时劝人以言，百世劝人以书”（见《格言联璧·惠言》）之“书”，即典型之立言。

其中更以立言为最优：其一，宋代绍兴进士葛立方谓：“欲下笔，当先读书”（见《韵语阳秋》卷六），你想下笔，逼你读书；其二，汉代王充（29—97 年）谓：“不居幽则思不至，思不至则笔不利”（见《论衡·书解篇》），迫你不能不启动脑筋，扩大思路；其三，清代大名医薛生白（1681—1770 年）谓：“著作以人品为先，文章次之”（见《一瓢诗话》），借此以首先端正你的品德；其四，清道光进士龚自珍（1790—1841 年）谓：“三寸舌，一支笔，万言书，万人敌”（见《行路易》），提醒你下笔千钧重，需要负责，不能信口开河，失去持重；其五，明代庄元臣谓：“文章犹舟也，舟之贵贱，不在大小华质，而视其所载者，载君子则贵，载小人则贱”（见《叔道子》）。最重要的、关键性的一点就是写的东西，要正要真。总之，你要写好文章必须先做好“人”。

还有我自得其乐的乐，乃自 1996 年人民卫生出版社出版了《干祖望医话》，即收到了国内外不少读者来函。其中不乏名士名医、军政商、莘莘学子、中西同仁，甚至由此而缔结师生之谊（遥从弟子）者而泽及岐黄事业。

医话，仅为游戏小品，不登大雅之堂，但茅盾则独予青睐，谓：“小品文在高人雅士手里是一种小玩意儿，但在志士手里，未始不可以成为标枪，成为匕首”（见《茅盾全集·关于小品文》）。当然，余也不敢以志士僭居。

自《干祖望医话》面世后六年，又撰写了不少，惜手迹以目疾而无法笔耕砚种，2494 年前（公元前 494 年的鲁哀公十四年），孔丘获麟绝笔，与余异证而同病欤？唯孔子当时年仅七十一岁，而余则九十又一矣。因无遗憾之可言。

出处：干祖望.《医话选粹》自序[J].

中医药通报,2003(01):20－21.

诸子百家皆为我师

医生的老师,谁都知道是医籍文献,但你能多读一些诸子百家的书,对你的医学水平,肯定能起到帮助。这当然有赖于你的吸收本领了。

1.你怎样读书　《论语·宪问》曰:“骥不称其力,称其德也。”这指点你读书,不一定读那名著巨著,应该选那些有实质内容的书。《墨子·亲士》曰:“江河之水,非一源之水也;千镒之裘,非一狐之白也。夫恶有同方取不同不取而已者乎!”指点你应该读不同学派的书,不能仅仅困处于一个学派的理论中。《孟子·尽心下》曰:“尽信书,则不如无书。”看书一定要在临床上验证。《孟子·尽心上》曰:“行之而不着焉矣,习矣而不察焉,终身由之,而不知其道者,众也。”教导我们常做总结,才能丰富经验。你如做过算过,即终生没有本领。《墨子·辨柱》曰:“言是以变行者,常之。不足以举行者,勿之。”用以在临床行之有效的书,应该读,无法使用于临床的,不必读。《庄子·秋水》曰:“井蛙不可语于海者,拘于虚也;夏虫不可语于冰者,笃于时也;曲士不可以语于道者,束于教也。”凡见识狭窄的书,片面的书,纸上谈兵的书,可以不读。《荀子·解蔽》曰:“心技则无知,倾则不精,贰则疑惑,一于道以赞稽之,万物可兼知也。”教你读书时,思想不贯注即得不到知识,抱有主观偏见就不能深入,三心二意就发生错觉,只有一心一意地钻研,然后才能知道。

2.要灵活运用基本理论　《鬼谷子·忤合》曰:“世无常贵,事无常师。”《孟子·离娄上》曰:“男女授受不亲,礼也。嫂溺,援之以手者,权也。”教导我们必须不守常规,善于应变。

3.关于辨证与论治　《墨子·法仪》曰:“天下从事者,不可以无法仪,无法仪而其事能成者,无有也。”取方的法仪,就是不违背中医理论,不杂凑而成。《墨子·修身》曰:“言无务多,而务为智。无务为文,而务为察。”用药也是不在乎多,而在于用得恰当。不务华而无实(指药价大而名贵者),要务对症。《老子·七八章》曰:“弱之胜强,柔之胜刚,天下莫不知,莫能行。”中医的治疗方法,常常运用特殊的手段(如母实泻子、养血息风、培土生金之类),你应该谨慎试用,不能光知道而不用。《孟子·告子上》曰:“大匠诲人以规矩,学者亦必须以规矩。”辨证论治,中医有一套完整的、有效的方法手段,我们就应该如法运用。《孟子·告子下》曰:“不揣其本而齐其末,方寸之木可使高于岑楼。”辨证的资料必须郑重分析,切勿把无关轻重的现象作为重点关键,否则你还能治好疾病吗?

出处:干祖望.百家诸子都是我师[J].辽宁中医杂志,1999(08):39.

出处:干祖望.干祖望医书三种[M].2版.济南:山东科学技术出版社,2008:125－126.

熟读唐诗三百首

常谓“熟读唐诗三百首,不会吟诗也会吟”,的确一无夸张之处。只要你真正把三百首唐诗读得滚瓜烂熟,你想作诗,就可以脱口成章。当然水平的高低,那是依据你文学水平而决定,而“诗”则不折不扣的是“诗”,比现在报纸刊物上不少名人的平仄不调、押韵不讲的所谓诗,要好上几倍几十倍。

诗,并非拼凑20个字(五绝)、28个字(七绝)、40个字(五律)、56个字(七律)即成。它对五言、七言,绝诗、律诗,平仄、对仗,四声(也作五声)、韵脚等都有严格规定,不允许你随意改篡或不守清规。所以吟诗并不像你想象中的容易简单。

你想写诗,入门之径有三:一受师传指教;二不问收获的默读唐诗,而真的熟之又熟;三自学。笔者学诗是第一与第三并用。故而想作诗,必先划了一个“平平仄仄”的表,再去找韵脚,于是一个字一个字地在平声、仄声框框里填。这样一天甚至几天才完成。其平仄、韵脚、对仗循规蹈矩、一丝不苟,确实是一首正规的、合格的诗。可是文采上则犹如一块一块砖头砌成的墙壁一样毫无生色,幸而读起来尚朗朗上口,不失天籁之真。

在几十年中,自己的诗做好了;古人今人的诗读多了，现在动起笔来既不去考虑平仄，更不必翻找诗韵，却能一步到位地写成。为什么？因为平仄声是出之于天籁，你熟了它，能上口的都已有了天籁，拗口的你也不会用它，所以写诗就随随便便地脱口而出，此即俗谚所谓"熟能生巧"。

现今中医在临床上的取方用药，大医院有少数的学校出身者，甚至讲师、教授的处方，让人一看也大有莫名其妙的感觉；而在农村的并无资格的医生们，他们或家传或师授，而处方用药，倒也层次分明，有章有法，效果当然也不错。假如你去请教他为何而用此方此药？则无以回答。因为他们也与"熟读唐诗三百首"的诗人一样。

因之，不能不想到中医有理论派与临床派，前者专搞教学与科研，后者单纯地从事临床。

笔者系从师问业出身，自己又"好为人师"已足足五十多年（1946 年开始带徒），所以一贯醉心于侍诊抄方的方法来培养第二代，因为这个第二代是"熟读唐诗三百首"的人。1991～1994 年第一批继承老中医工作者，更证明了这个观点并没有错，也就是给"熟读王叔和，不如临证多"俗谚的一级奖品。

不过单纯地凭"熟"来完成你的事业，仅仅是"事之半"。你更必须补充理论的一半，才能成为完整的中医师。至于职称、职务，那又是另一回事了。

出处：干祖望. 熟读唐诗三百首[J]. 江苏中医，1998(06)：33.
干祖望. 干祖望医书三种[M]. 2 版. 济南：山东科学技术出版社，2008：135－136.

第十章　方　药

木蝴蝶

“傅粉何郎，窃香韩寿”“搜红访绿，落翅修眉”，这些风流香艳词句，都是古人吟咏蝴蝶之作。庄周的蝴蝶一梦，至今还脍炙人口。清代穷书生相聚小餐，无钱买菜，就在这一壶水酒、两碟素肴中吟诗作赋，梁绍壬称之为“蝴（壶）蝶（碟）会”，倒也幽雅清高。

20世纪20年代，上海市南京路望平街的家庭工业社生产蝴蝶牌牙粉，发了大财，直到牙膏面世之后，生意才一落千丈最后被淘汰。老板自称因爱蝶情深，名其斋为“蝶庐”，并拨款印了5 000册《梅氏验方新编》。同时影星胡蝶，控诉南洋烟草公司的“美丽牌”商标用了胡蝶肖像的侵权案，尽管老板简照南、简玉阶神通广大，最后还是掏出大洋500元了事。现在看来这百元仅仅供十几人的一顿蝴蝶会。

自唐代李淳风《占怪书》有了“蛱蝶忽入宅舍及帐幕内，主行人即返，又云生贵子，吉”一言之后，从此即目为吉祥之物。连大文豪欧阳文忠也信此而有过“拂面蜘蛛占喜事，入帘蝴蝶报佳人”之句。

中医虽然以为“万物入笼都是药”，可蝴蝶确没有入过药的队伍。《本草纲目》仅有“蛱蝶”一名，除谓“古方无用者”一言之外，内容空白。从古至今只有在《普济方・痔漏门》中露过一次脸，是炙干研粉，用唾液调，外用于小儿脱肛。

植物中有十余种以蝴蝶称名者，为蝴蝶尖，即绿笋干；蝴蝶木，即蛆草；蝴蝶风，即夜合叶；蝴蝶花，即三色堇；蝴蝶鱼，即菩萨鱼；蝴蝶草，即鹞子草；蝴蝶菊，即还魂草；蝴蝶藤，即山甘草；蝴蝶草根，即夜关门；蝴蝶暗消，即羊蹄暗消；蝴蝶满园春，即虞美人，但都没有玉蝴蝶的知名度高。

木蝴蝶，产于广东，故又称宜南草，与萱草的宜男草“南”“男”不同，但《本草纲目》则称之为“宜男草”。为果实中的膜样薄片，一如蝶翅，四边薄而明，中间微厚，质轻，故称千层纸。处方上经常写成玉蝴蝶，可能“玉”要比“木”珍贵些。

本草诸书，大多认为玉蝴蝶治肝气痛及恶疮溃烂，促使愈合。我们喉科常用于失音的“开音”，而且秉性平和，不论补剂攻剂，俱可取用而万无一弊。用量在0.8~1.5克，当然再多也无妨碍，但药罐则容纳不下。

出处：干祖望. 木蝴蝶[J].
辽宁中医杂志，1993(09):34－35.
干祖望. 干祖望医话[M].
北京：人民卫生出版社，2012:230－231.

方名析义

所有方剂名称不外乎有以主要药物命名者，如麻黄汤、桂枝汤、当归养血膏、甘桔汤、知柏八味丸、甘麦大枣汤之类；也有以作用命名者，如清肝汤、截疟散、排石散、响声丸之类；更有以主治病症命名者，如消渴丸、肾气丸、痛经汤之类；还有凭药味多少来命名的，如独参汤、二至丸、三妙丸、四物汤、五皮饮、六味丸、七星剑汤、十全大补汤之类。此外更有特具意义的方名，既非以药、以作用、以适应证命名的方子，也大有存在，而且含意也十分动听、得体。举例如下。

九一丹：系外科主要的外用药之一。因内有升药占1/10，熟石膏占9/10，故称九一。

左金丸:朱丹溪方,用以清泻肝火,降逆止呕。取义是“肝生于左”,以左字来暗指肝经。金为万金至贵的意思,为肝经药最名贵之品,可以价值斗金。

生化汤:为傅青主女科方,是一张调经种子名方。方名取《汉书·五行志》的“夫妇生化之本”,意即生息化育之理。此外唐容川也谓“血瘀则化之,则所以生之”(见《血证论》),当然也有其道理。

七厘散:方出《良方集腋》,为治疗跌打损伤有名的内服药。言其疗效奇佳,药力猛峻,每次至多进服七厘(一两为十钱、一钱为十分、一分为十厘)而名。

醒消丸:《外科证治全生集》方,用以消散(即刻下所谓吸收)一切痈疽。每服三钱,用酒送下,服后即有醉意而睡,一觉醒来即可消散云云,故称醒消。

阳和汤:此方也出于《外科证治全生集》。专治阴疽阴毒。其名取意于《史记·秦始皇本纪》的“时在中春,阳和方起”的阳和。形容此方对阴疽大毒服后的疗效,一如阳和煊暖,大地回春一样。

交泰丸:专治心肾不交。药仅两味,一温一凉,一阳一阴。意取《易经·泰》的“天地交,泰”。《潜夫论·班禄》云:“是以天地交泰,阴阳和平。”总之,交泰也者,指天地之气融会贯通,生养万物之意。这样则水火相济而心肾相交了。

破棺丹:方出《卫生宝鉴》,专治谵语结阳及疮毒入心等危病阴证。本方本药为抢救用品。这种病者的结果肯定要送进棺材里。但用了此药,这口棺材即可打破毁掉,病者的预后当然可不问而知了。

铁笛丸:为治疗发音嘶哑最有名的一种中成药。笛为管乐器之一,竹制,有吹孔一、指孔六,其中又分梆笛与曲笛两种,前者音色清脆,音域从 $d^1 \sim e^3$;后者音色醇厚,音域从 $a \sim b^2$。总之,笛在乐器中发音最为美妙。所以认为服用本药之后,发音一如梆笛或曲笛的清脆醇厚。笛字加一铁字,乃形容其更胜一筹。

舟车丸:为刘河间方。取药都是剧性的,如黑丑、甘遂、芫花、大戟、槟榔、大黄、轻粉之类。因之药性峻猛,所以行水逐水的作用也显著而迅速。大有使水湿之邪,畅通无阻,排出体外,呈“如顺流之舟,一泻千里;下坡之车,风驰电掣”之势,故称舟车。

鸡鸣散:方出《证治准绳》。功用为宣散湿邪,下气降浊。故而为脚气病最常用方药。考湿为黏腻重浊的阴邪,一片阴霾,最怕阳光照射。但阳光来临前的黎明,只要“一叫雄鸡天下白”,则阳光即普照人间而阴邪敛迹。

保和丸:虽有两首方剂,一首《丹溪心法》、一首出于《古今医鉴》,但都能健脾和胃。命名取义,采唐代韩愈《顺宗实录三》的“居唯保和”之意。

越鞠丸:朱丹溪方,专治一切郁证。考越字为消散之意,《左传·昭公四年》载有“风不越而杀”,杜预注曰:“越,散也。”鞠,屈而不伸。《楚辞·初放》的“块鞠兮当道宿”及《论语·乡党》的“鞠躬如也”的两个鞠字,都是身体弯曲不伸。因之,越鞠两字的含义,是消散弯曲不伸者使之舒展,也就是把困郁的东西消掉。

补阳还五汤:方出《医林改错》,专治半身不遂等疾病。补阳易懂,还五难以理解。根据王清任的解释,“正气去了五成,仅存五成”(五成即50%)。那么可以知道此方,可以偿还丢失的五成正气。

越婢汤:方出《金匮要略》,主治风水恶风,全身浮肿。越婢作何解,实在无法考证,所以有人认为仲景此方,由浙江的丫鬟(越婢)处传来,但未免有穿凿之嫌。希读者中饱学之士,予以指教。

出处:干祖望.方名析义[J].
辽宁中医杂志,1995(10):467-468.
干祖望.干祖望医话[M].
北京:人民卫生出版社,2012:223-226.

使人悚然的名称

书名要精炼,最好可以直接反映它的内容,如《素问》《本草备要》之类。当然也可以取得文雅些,如《红炉点雪》《医宗已任编》之类。但也有极少数的书名,一看就有毛发耸然之感。

如《虺后集》,明代万历年间喻政撰,一卷。因已散佚,无法知悉其内容。但这个虺字,就使人有凛然之感。考虺(读 huǐ),为大的有毒蛇,常长达八九尺,扁头大眼,色似泥土,故俗称土虺蛇。

《玄感传尸方》,唐代苏游撰,一卷,早已失传。“尸”,死人的躯体,虽然每一个人总要做一次尸,但谁都见尸害怕,尤其是有病的人。中医书固然浩如烟海,但书名中用“尸”,则只有此书,无第二家。

《流犯喉科药方》,本是一部失传的喉科专业书,计两卷,作者无考,书成于清代。因传之于一个流窜犯之手。本书光绪庚寅(1890 年)郑汝恭《流犯喉科药方·序》云:“先年有一流犯,系廪生(相当于现代的大学生),湖南人,寓居伊岳祖家。岳祖待之厚,将归,出祖传喉科方一卷。曰:无以为报,留此当琼瑶。”此绝本为甘肃中医学院所得,保存于该院图书馆。

方剂名。耸人听闻的方剂名剂很难找,当然也有。

如雷击散:见河南科学技术出版社 1983 年出版的杨蕴祥等编的《古今名方》中。系开闭豁痰,用于手足厥逆,面色青黑时抢救之剂。取意很明显,言其药力之猛,势如雷击。不过“五雷轰顶”“天诛雷殛”,也是很吓人的字眼。

十面埋伏散:见《杨咏仙外科医案》,是外科的外用药。十面埋伏的另一方,当然是四面楚歌而身陷绝境,又使人毛发耸然。

另外,还有八将擒王散:出于《集验良方拔萃》,也是外科外用药;九仙夺命丹:出于《本草纲目拾遗》;万灵夺命丹:出于《玉机微义》;万灵夺命汤:出于《疡医大全》;飞龙夺命丹:出于《普济方》;无敌大将军:出于《先醒斋医学广笔记》;破棺丹:出于《儒门事亲》;救命丹:出于《杨氏家藏方》;黑虎夺命丹:出于《潘春林医案》,等等。

药物名。药名使人凛然者,全在乎杀气腾腾。如三面刀:《陕西中草药》谓其“味甘寒,有小毒”。作用为清热、解毒、活血。两刃刀已经使人望而生畏,现在三面锐锋,怎不令人不寒而栗。

大金刀:产于湖南,为清热利窍、散瘀止血药。它的杀气并没有比三面刀逊色。

赶山鞭:鞭,也是十八般兵器之一,古有竹鞭、钢鞭、九节鞭,杀伤力颇强。本品作用为止血、镇痛、通乳,可内服也可外用。

炮弹果:较之以上老式凶器,更形凶猛可怕。出于云南,傣族人称为刺抱龙。微辛,性温,专治腰肌劳损、风湿性关节炎等。

大戟:味苦,性寒,有小毒。主消水肿、祛痰涎、利大小便。

鬼羽箭:苦寒,无毒。清热、凉血。主治伤寒斑疹、癫痫、皮肤风毒肿痛等。

此外还有许多药物的别名更是刀枪剑戟,十八般武器使人有凛然之感。

刀:有小金刀(石箬)、三尖刀(黄野蒿)、鱴刀(鲚鱼)。

枪:有一枝枪(盘龙参)、三枝枪(三丫苦叶)、刀枪草(落地生根草)。

剑:有石剑(石韦)、七星剑(鹅掌金星草)、斩蛇剑(万年青根)。

戟:有乳浆大戟(狼毒)。

铁菱角:有铁菱角(菝葜)。

鞭:有疟马鞭(马鞭草)、霸王鞭(毛花蕊)、金刚鞭(菝葜)。

箭:有一支箭(挖耳草)、开口箭(人参果)、茅草箭(茅灵芝)。

锏:有铁金锏(猫尾草)。

锤:有双铜锤(狗卵草)。

矛:有垂丝卫矛(五棱子)、爬行卫矛(土杜仲)。

出处:干祖望.使人悚然的名称[J].辽宁中医杂志,1996(06):274-275.

蛇与医药

据说唐代孙思邈(541—681 年)在田野救了一条被人玩弄致伤的小青蛇,不料此蛇实系小龙。老龙感恩不尽,乃赠以龙宫方三十首,于是孙氏写了《备急千金要方》三十卷。这样说起来,《备急千金要方》和蛇倒有血肉之情。此事虽不见于正史，但五代南唐沈汾的《续仙传·隐化》中谈得头头是道。

南朝宋刘敬叔《异苑》谓："昔有田父（古通夫）耕地，值见伤蛇在焉，有一蛇衔草着疮上，经日伤蛇走。田父取其草余叶以治疮，皆验。本不知草名，因以蛇衔为名。"这样则蛇和药又挂上了钩。

《白蛇传》中的白素贞，协助丈夫在杭州城开设了一爿"保和堂"药铺。同时因其吃了雄黄，竟然原形毕露，把药店老板吓至半死，没有仙草就一命呜呼。

《晋书·乐广传》曰："尝有亲客，久阔不复来，广问其故，答曰：前在座，蒙赐酒，方欲饮，见杯中有蛇，意甚恶之，既饮而疾。于时河南听事壁上有角，漆画作蛇，广意杯中蛇即角影也。复置酒于前处，谓客曰：酒中复有所见否，答曰：所见如初。广乃告其所以，客豁意解，沉疴顿愈。"这是有名的"杯弓蛇影"的故事。其实真的蛇吃了也无妨，而假的蛇反而使人生病，毋怪现代人一谈假冒伪劣，即使人发指。"杯弓蛇影"的故事，还有一种说法，是汉代应邵《风俗通·怪神》所述，情况相同，唯前者是漆画的角，而后者为赤弩。

华佗（？—208年）喜欢用蛇来作室内装饰品。所以他居室的北壁挂了数十条蛇（见《后汉书·方术传》）。历代名医中生有属蛇者，也不乏其人，如华佗、朱丹溪、葛可久、张路玉、吕留良等。现代的王子平、施今墨、方填等也是属蛇的，你相信吗？

至于药用的蛇，那更是不胜枚举，光是《本草纲目》中就有蚺蛇、鳞蛇、白花蛇、乌蛇、金蛇、水蛇、黄领蛇、蝮蛇、蟒蛇、两头蛇、天蛇等十余种。我们日用的为蛇肉、蛇蜕、蛇胆、蛇血、蛇粪，现在凭其科技的发展连昔日危害人类的蛇毒都能利用起来。

虽然不是蛇而以蛇为名的药也不少，如蛇含草、蛇床子、蛇苔、蛇罔、蛇莲、蛇菇、蛇王藤、蛇不过、蛇头草、蛇地钱、白花蛇舌草、蛇含石、蛇退步、蛇根木、蛇莓，甚至连利血平也称为蛇根碱。

病名除了蛇咬伤之外，还有蛇丹、蛇串、蛇眼疔、蛇腹疔、蛇瘀、蛇窠疮、蛇蟠疬、蛇蛊。

现在许多国家的药房、医院、医学会等医学药学机构的招牌或标志上，医学团体或处方的表格单上，甚至医学杂志、书籍上都有这样一个醒目的图案，那就是一条蛇缠绕在一根手杖上，索性把蛇与医药联系在一起。其来源是出于希腊，古希腊传说中有一位大名医，名叫阿斯克雷比亚，他的本领可与我国的扁鹊、华佗、张仲景相等，奉为医圣。后人为了纪念他，在罗马国立博物馆里为他树了一个像。这个像的手里，就拿了一根绕着蛇的手杖。据说这个绕着蛇的手杖，就是健康和医学的象征。

出处：干祖望.蛇与医药[J].辽宁中医杂志,1996(08):35－36.

红　豆

红豆，常用名为赤小豆，为豆科植物的种子。古籍称虱梅豆、红饭豆等，上海人至今还称为饭赤，因为可权代白米来充饥。《食疗本草》（唐代孟诜撰）就强调"可食"。

它参加到药物队伍里来，可能在后汉张仲景《金匮要略·百合狐惑阴阳毒》赤小豆当归散开始。

它性甘平，无毒，具有清湿热、排脓毒、利水、消肿、散瘀、解毒等作用。有人把它与白茅根搭配使用，更能利水通淋，导热下行，且清而不遏，利而不猛，对水肿、脚气、虚肿更有满意的疗效。这个手法，很可能得到清代严西亭、施澹宁、洪缉庵《得配本草》的启发。因为《得配本草》中有"配通草，可下心气；配杏仁，可泄内里湿热；配桑皮，可除水肿；配苎根，可治痈疽"。

赤小豆固然可以代粮饱腹，但任何哪件事物绝不可能十全十美，故而《得配本草》多了一句"多服泄津液，令人枯燥"。

清康熙年间进士出身、文渊阁大学士、《爱日堂文集》的作者陈元龙，不知怎样兴之所至，也大谈其药性，论到赤小豆谓："燥可去湿，桑白皮、赤小豆之属是也"（见《格致镜原》）。他纵然道德文章名重一时，但把赤小豆作为燥湿药，错了。它是理湿、渗湿、利湿的淡渗之品，绝不是燥湿，可能他毕竟是门外汉。

唐代王维的“红豆生南国，春来发几枝，愿君多采撷，此物最相思”（《红豆》诗），脍炙人口，至今不衰。但他诗中的红豆，绝对不是可药可食的红豆。乃红豆树、海红豆及相思子等红豆，也属豆科，木质藤本，春夏开花，蝶形花冠。荚实呈长卵圆形，种子上端朱红色，下端1/3黑色，有毒，仅供作为观赏的小饰品。虽然与医药无关系，但我们贮藏冰片时，又少不了它。冰片具有极淡极淡的淡绿色，因其淡透而似乎最淡的杏黄色。但贮藏一久，其色皮为惨白色，非但“色”“香”逊色，而且“药力”也由此减退。避免这种淡绿色淡化的唯一办法，就是用红豆和冰片同时一起贮藏，比例则每10克冰片伴以2粒红豆。如此密封久藏，三年五年，可以使“色”“香”“味”“性”永葆青春。

在《古今笔记精华录》的“白鸽红豆”，倒不失为红豆的趣史，谓：“吴门东禅寺，白鸽禅师，拾红豆种之寺内……世变有大小，则花开有疏密……花色如梓荚，小于槐角，霜后荚落，其子深红可爱。”

以相思子误作赤小豆，古今皆有。清末民初郑肖岩的《增订伪药条辨·赤豆》谓：“今药肆中有一种赤黑相间者，是相思子。每以伪充赤小豆，其谬已甚。夫既名为豆，岂可于五谷之外求之耶？”

近来有人把它镶嵌在指环或耳坠上，倒也十分别致惹看，而且比珍珠宝石的酒肉俗气，反而清高雅洁。

出处：干祖望．红豆［J］．
辽宁中医杂志，1996（12）：31－32．
干祖望．干祖望医话［M］．
北京：人民卫生出版社，2012：228－230．

中　药

什么是中药？三千多年来的中医本身也不知道，待舶来西药大量出现之后，才开始产生了这个名词。但可惜的是，人们对它认识不够，于是假中药也混迹其中，大大地侮辱了中医形象，所以究竟怎样才是中药这个问题，应该在群众中明确起来。

所谓中药，现在在一般人心目中有着各不相同的定位，大概有以下说法：①凡是西药以外的药品，都是中药；②用中草药作原料而制成的，即中药；③商品名上、说明书上自称为中药的，就是中药；④中药铺里的草药，就是中药；⑤通过中医学理论而选择取用者，是中药。共计五种，其中①②④三者是含糊的、接近似是而非的认识，③是十分错误的，是毫无辨别能力的盲人，⑤是正确的。

且看厨房里的调味品，如糖、盐、姜、葱、胡椒、酒、茴香等，都非中药，但中医处方中加饴糖、盐水炒川柏或牛膝、杏苏散里的生姜、九味羌活汤的葱白、阿伽陀丸的胡椒、酒制剂的酒、导气汤的茴香，就名正言顺、冠冕堂皇地成了中药。枣子、芡实、桑椹、莲子、枇杷，都是零食小品，但桂枝汤的枣子、混浊分清丸的芡实、明目桑椹酒的桑椹、清心莲子饮的莲子、枇杷膏的枇杷，都是不折不扣、货真价实的中药。就是四害之一老鼠的大便，中医也冠以“两头尖”的药名而治厥阴血分诸病，道道地地又是一味正规的中药。

更有趣味者，小吃荸荠和佐餐品海蜇，放在一起通过中医治疗的理论后，就成为雪沃汤，荸荠和海蜇当然又是中药了。芋艿把它晒干，做成丸子，是治疗颈淋巴结肿的有名成药，名蹲鸱丸，那么这味芋艿也大摇大摆地升堂入室成为中药了。

反过来说，到中药铺里买黄柏、山栀子、青黛来染纱布，到中药铺里买阿胶来粘麻雀，到中药铺买松香来炀化在胡琴琴筒上供马尾弓摩擦发音，到中药铺里买白芷来磨银硃，到中药铺买硼砂来洗涤丝织品，那么这黄柏、山栀子、青黛、阿胶、松香、白芷、硼砂，谁也不肯说它是中药了。

还有用麻黄制成用以收缩血管的麻黄素、用甘草制成用以止咳的甘草合剂，你是不是还承认它是中成药？当然不会承认它是中成药的。

中药的资源本来就十分广博的，诚如古印度名医耆婆所谓：“天下物类，皆是灵药，万物之中无一物而非药者”（见《千金翼方·药录纂要·药名》）。所以也没有天生就是中药。因之什么是中药的答案，仅仅是“通过中医学理论而选择取用者，才是中药”一说，才是正确的。

出处：干祖望. 中药[J].
辽宁中医杂志，2001(07)：433.

苏 龙

接老友江一平老中医函，谓：“一老药工，在配制喉科外用方中有一苏龙，为何药？”并嘱查明后可以写一篇医话，以释其谜。

忆昔在夫子门下时，夫子钟医生处方，喜用三个字甚至四个字的药名，苏薄荷、太仓薄荷、龙脑薄荷等。所以笔者很眼熟，知道苏龙是薄荷的另一别名。

回信后，即翻了一下书。查遍了所有本草、药物辞典，的确未见苏龙一药。

商务印书馆1957年出版清代程永培校刊《咽喉经验秘传》“喉症方药”一章中第24首张明珍秘方中确有苏龙一药。此方用药为百草霜、硝石、白芷、白矾、蒲黄、冰片、苏龙、甘草。分析其药，显然为急性的风、热、痰三证的咽喉炎症。此方无分量，下注为“共九味，各等分为末，治喉鹅神效，不啻吕祖师仙丹。亦曾医一人不效，将危急，以此方合投之，顷刻立苏”，更证明的确是风、热、痰造成的急性咽炎或急性扁桃体炎的外用药。

为何冠之以苏龙？李时珍《本草纲目》载“苏州所莳者，茎小而气芬”，故而苏州的薄荷被视为道地之品。其实最佳之品出于太仓，一如象山的贝母，医生大多写浙贝母。以其象山属浙江省的一个县，太仓为苏州的一个镇。《本草纲目》又谓：“小儿方多用金钱薄荷，言其叶小颇圆如钱，有一种龙脑薄荷，所以别之。”

龙脑香即冰片，以其芬芳奇香而得名。宋代刘蒙《菊谱》把“其气芬烈，甚似龙脑”的菊花称之龙脑菊，那么香气十足的薄荷，当然就是龙脑薄荷。所以它的全名是“苏州龙脑薄荷”，缩写为“苏龙”。

出处：干祖望. 苏龙[J].
辽宁中医杂志，2001(10)：624.
干祖望. 干祖望医书三种[M]. 2版.
济南：山东科学技术出版社，2008：106.

安慰剂不是敷衍

余查病房，见即将手术的患者，必用安慰剂，即生地黄、竹叶、灯心草、茯苓、白术、陈皮、太子参、柏子仁等，其目的是清心火、除烦恼，以戒恐惧心理。

莫枚士的《研经言·用药论二》记载：“凡药能逐邪者，皆能伤正；能补虚者，皆能留邪。”所以将进行手术者，主要需扶正；但是无病，人不会手术，当然有邪，故而不敢用补虚。有病当宜逐邪，但手术前又不能伤正。在这种情况之下，唯有安慰剂最为合适。

六十年前业师钟道生常对我侪谓：“一个医生要有几手撒手锏、铁榔头，对重症顽疴，一下子来一个药到病除。但有时也只能轻描淡写，要驾轻舟以过险峡。”老师的“轻描淡写”即今天之所谓安慰剂，纵然流水光阴和皓发银鬓夺去了我的红颜，但此言此语，真得深铭五中。

或谓安慰剂是“怕担风火，虚予敷衍”，非也。“平衡医学”理论学说（来自安徽省蒙城县香山乡潘湖村卫生所王佑三）的新兴，就是替安慰剂伸张正义，也可以有力地回答“不是敷衍”。

出处：干祖望. 干祖望医话[M].
北京：人民卫生出版社，2012：219.

【注释】

深铭五中：在此指深深铭记于心。五中指五脏。

《汤头歌诀》

“汤头”，乃俗称方剂之谓。“歌诀”，即口诀，利用其五言、七言韵文，简明扼要地把所言之语归纳到最少字数中，便于朗读，更有利于记忆。《汤头歌诀》就是方剂的口诀，所以不是仅仅阅览而势必熟读。现在五六十岁以上的老中医没有一个人没有读过，而且读得滚瓜烂熟。“读读读，书中自有黄金屋”“读读读，书中自有万钟谷”“读读读，书中自有颜如玉”等，这是古代儒家的话。我们医家则是“读读读，书中自有胸成竹”。这个“胸有成竹”的典故，出于宋代苏轼的“筼筜谷才偃竹记”。

《汤头歌诀》的作者，《中国医学大辞典》《简明中医辞典》《中国医史医籍述要》俱谓汪昂撰，都错了。考康熙三十二年《休宁县志》、1935 年《安徽通志稿》的汪昂（1615—1698 年）许多著作（撰）中独独没有《汤头歌诀》。又是 1935 年《安徽通志稿·艺文考·子部》明明白白书有：“昂以旧有之书（指《汤头歌诀》），词多鄙率，义弗赅明，难称善本，乃重为编录，辑成是书。”1956 年上海卫生出版社出《汤头歌诀正续集》的“汤头歌诀叙”中也证实了这一点。

由此可知，《汤头歌诀》早已有之，后经汪昂整理重辑及补充，得 200 首（附方不在内）。之后又经严苍山（1893—1968 年）补充了“疏漏颇多，不敷应用”的方剂近 100 首，名《汤头歌诀续集》。

此外，清末张秉成在 1904 年仿效《汤头歌诀》而另著《成方便读》，收方 200 首左右，虽然风格相同，但文笔更为藻丽。

《汤头歌诀》几百年来，对中医做出的贡献，实难以估计。但也有一个缺点，就是读起来尤其是背起来，容易把这一首搞到那一首里去，例如代赭旋覆汤的“代赭旋覆用人参，半夏干姜大枣临”经常又搞到补肺阿胶散中去，把“肺虚火盛人当服，顺气生津咳哽宁”接了上去，于是可铸成大错特错。为什么？因为“临”为阴平的十二侵，“宁”为阴平的九青，虽非同韵，但读音相近。如其为同韵的话，那更容易互相攀搭了，而且同为七言，一个模式，哪得不错？

打开《汤头歌诀》，200 首都是七言。而且不少为同韵（歌诀中越韵者很多，故而这里取每一首的第二句作标准），有 10 篇以上者 4 个韵（阳平的一东、十一真，阴平的一先、九青）；15 篇以上者 1 个韵（阳平的四支）；还有阴平的七阳，竟有 36 篇之多；怎能避免其交错攀搭。何况还加上不同韵而读音相近的，更无从说起。

《汤头歌诀》如此，《成方便读》《汤头歌诀续集》也有同弊。责是，笔者课子所用者俱为亲手自撰，以免此流弊。

笔者的《汤头歌诀》体裁，有三言、四言、五言、七言，修短不一，大大地避免掉交错攀搭。例如：

（三言）控涎丹，大戟甘，白芥子，治顽痰（控涎丹）。

（四言）归芍地芎，号称四物，生血养营，方中一绝。加入四君，八珍名得。再加桂芪，十全无失（四物汤、八珍汤、十全大补汤）。

（五言）参术甘茯苓，补气四君称。再加陈半夏，衍化六君成。除去参与术，汤即二陈名。王氏同名剂，白芥一味增。导痰二陈化，多此枳实星。去星成温胆，竹茹方中采。菖蒲成涤痰，全方靠益删（四君子汤、六君子汤、二陈汤、王氏二陈汤、导痰汤、温胆汤、涤痰汤）。

（五言）甘麦大枣汤，甘草大枣藏，再加一小麦，歇斯底里方（甘麦大枣汤）。

（六言）荆防败毒之散，两胡两活桔甘，茯苓川芎枳壳，伤风感冒去寒（荆防败毒散）。

（七言）玉屏风散固卫功，黄芪白术及防风（玉屏风散）。

（七言）六味地黄汤两山，地黄泽泻茯苓丹，三能补正三能泻，主治肾肝两气衰。知母川柏称知柏。五味子成都气丸。枸杞菊花称杞菊。八仙长寿味冬裁（六味地黄汤、知柏地黄汤、都气丸、杞菊地黄汤、八仙长寿汤）。

可惜内容不多，否则也可以篡成《新编汤头歌诀》。

出处：干祖望. 干祖望医话［M］. 北京：人民卫生出版社，2012：220－222.

单方一味气死名医

偶阅明代谢肇淛进士《五杂俎》中有一故事。谓：“宋徽宗赵佶，有贵妃病咳。李姓太医屡治无效。徽宗召李太医责之，并谓非治愈不可。李回家一筹莫展时，适门外有卖药者，询之有无止咳药，答曰有。乃以十钱购十剂，急呈取服，一服而愈。徽宗乃赐千缗以谢李太医。李恐万一查询方药，乃重金向卖药者求方。实乃天花粉与青黛两味，丸成丸子耳。”

《冷庐医话·耳》在四卷，载有：“乾隆时，杭州金氏以耳科致富，止恃一秘方……用之甚效。取大蚌壳全个，中装人粪、千年石灰、野猪脚爪，以铁丝匝(扎)紧，蚌壳外用泥涂，炭火上煅至青烟起，置地上去火性，研细末，入瓷瓶秘藏。凡患耳中烂及耳聤流水等症，以此掺之立愈。”

《历代名医蒙求・银匠下责》见第51节，载有：“有女年七八岁，因将母金责子(耳环)咽下入胸膈……打银匝未见，黑药一包抄三钱许，用米汤调令服。明日从大便下。与二百千相谢，遂问此方，匠笑曰乃羊铤捣为末。”《名医别录》解释“羊铤”为羊胫骨。

故乡有蔡氏名幼科，治小儿赤游丹，药到病除。惜乎其方秘守，历百年而无人知之者。1949年后，以组合联合诊所而作为同事，每见有小儿赤游丹者，必旁观之。见其取药不一定，有时以金黄散，有时取绿袍散，甚至有时用滑石粉。唯俱嘱取黄鳝血以调制，而且并嘱“药调得愈薄愈佳”，旁观百例以上，用药纵然不同，而嘱用黄鳝血与“药调得愈薄愈佳”则例例如此。原来作用全在鳝血，所谓药者，不过作为形式而已。而且不给以药，怎能向病家索取药资。之后，一遇小儿赤游丹，一涂鳝血，无一例不灵验。

可见有些不值钱的单方，其效能令名医大医瞠目惊视，你的真才实学毫无用武之地，哪能不把你气死？

出处：干祖望．干祖望医话[M]．北京：人民卫生出版社，2012：222－223.

金锁匙

山豆根，是我们的常用药。兹读明代谢肇淛的《五杂俎》载有：“世宗(明代朱厚熜——执政于1522—1566年间)晚年，患喉闭(可能为急性会厌炎)，甚危急，诸医束手。江右一粮长运米入京，自言能治。上亲问之，对曰：‘若要玉喉开，须用金锁匙。’上首肯之，命处方以进，一服而安，即日授太医院判，冠带而归……金锁匙即山豆根也。”

我们在处方上经常有金锁匙，同时也深知山豆根即金锁匙。但出处一无所知。翻阅了许多本草药书，连《本草纲目》的山豆根，别名中仅有解毒、黄结、中药三名。非但现代巨著《中药大辞典》(江苏新医学院编，上海人民出版社1977年版)中没有金锁匙一名，除《中国药学大辞典》(陈存仁编，人民卫生出版社1956年再版)“古籍别名”有金锁匙之外，其他各书都付之阙如。

山豆根又名金锁匙，《中国药学大辞典》引于《和汉药考》，笔者所见到为《五杂俎》。二者谁先谁后，一加考证即知。

宋代沈括的《梦溪笔谈》谓：“山豆根味极苦，本草言味甘者，大误也。”宋以前，的确俱言苦，但明代李时珍的《本草纲目》，仍然谓：“气味甘寒无毒。”李氏并非没有读过《梦溪笔谈》，而且不同意沈氏之说，故而特在“气味”一项中，全文引用了《梦溪笔谈》的原文。其实其味的确是苦，比龙胆草要轻得多，而其恋舌近似龙胆草，唯时间也比龙胆草为短。人谓“有大豆味”，但笔者尝不到这种味道，是否涉及品种、产地与质量？

金锁匙一名之得，很可能中医把急性喉疾患称为锁喉风，此药可以开启闭锁之锁，一如钥匙。

山豆根还有一别名为解毒，一望而知取其作用而定名的。又名黄结与中药，则殊深费解矣。

禀性苦寒无毒，治疗咽喉部病症，效亦显著。对一切虫蜂之伤，也可以之作外治之药。唯虚证、寒证，慎弗取用。用量不应超越10克。

出处：干祖望．干祖望医话[M]．北京：人民卫生出版社，2012：227－228.

牛溲马勃

昨与老友在闲谈中谈到韩愈(768—824年)的《进学解》，从而又谈到“牛溲马勃”，最后谈到牛溲是什么东西？友谓是车前草，我谓是牛的小便。谈到后来，各持己见，互不相让。还是老伴聪明，教我们何必面红颈赤，翻翻辞典即可解决。的确，此法甚佳，堪称解围上策。

友人翻的是1979年版《辞源》，谓“牛溲即牛遗，车前草的别名。”我翻的是《古文观止》，谓“牛溲，牛溺也。”翻书的结果，不是解决矛盾而是矛盾更激化。激化到无法解决时，在老伴送上的一盆绿豆糕上不了了之了。

考车前草的确又称牛遗(见《名医别录》),牛遗者,牛溲也。它为什么而称牛遗? 清代陈元龙的《格致镜原》谓:“芣苢,一名车前,一名当道,喜在牛迹中生,故名。”可能是最合情合理的解释。

那么韩文公笔下的牛溲,究竟是车前草还是牛的小便呢? 当然无法起文公于地下而一讯之,但却可以在《进学解》中的前言后语中找答案。它的前文是“玉扎丹砂,赤箭青芝”,后文为“败鼓之皮,俱收并蓄,待用无遗者,医师之良也。”

考玉扎,即《本草经》中第三位玉泉的别名。丹砂是众所周知的辰砂。赤箭为天麻的古称。青芝为五色灵芝中的青色者。马勃是耳鼻喉专科常用之药。至于败鼓之皮,虽未找到可靠资料,但牛皮可以利尿退肿,昭训在册。以上六物俱是药物,则牛溲为车前草,事无疑议,此一也。牛的小便,无法贮藏,怎可“俱收并蓄”,二也。“待用无遗者,医师之良也”,从来医家贮藏药物者,司空见惯。收藏牛溺者未之闻也,三也。

因之《古文观止》注错了。回忆熟读《古文观止》时年未若冠,牛溲者牛的小便之概念,错了六十多年,今天才知其误。

出处:干祖望.干祖望医话[M].北京:人民卫生出版社,2012:235-236.

【注释】

芣(fú)苢(yǐ):车前草。引自《国风·周南·芣苢》“采采芣苢,薄言采之。采采芣苢,薄言有之。采采芣苢,薄言掇之。采采芣苢,薄言捋之。采采芣苢,薄言袺之。采采芣苢,薄言襭之”。

甘中黄

六十年前学习中医,就是家传或从师。从师的话,一般一个老师带上一两个徒弟,门诊时临床抄方,余时读医书,由老师督促和指点。凡是大名医,则一收七八个,或十多个,基本上迹近办班,上午临床,下午读书。下午出诊,仅仅一个学徒“背药箱”,其余的还是读书。

我师钟道生,为浙江名医,住嘉善县西塘。诊所是三开间大厅,中会客,右学生读书处,左门诊室。四十多平方米的大厦(仅指大厅左侧)中间安放两张连成一片的八仙桌。老师向南高坐(大厅坐北朝南的),右起第一座,虚席以接待病人。左起一座,为高年资学生居此替老师书写,以后则以年资而环坐,第五六座起又环向老师而接近老师座位。各人俱屏息静听,注视老师如何望、问、闻、切及辨证论治、取方用药,并抄录医案。我入学未届匝月的某天,老师用甘中黄,可能第一座位抄写同学尚未听到而不下笔,于是老师将语调提高声音放大而连说:“甘中黄、甘中黄。”当时我即站立起来恭而敬之说“学生在”。于是引起了一场哄堂大笑,包括老师在内,因为我把甘中黄听成干祖望。由此甘中黄的雅号在钟氏门中提高了知名度,直至四年出师之后。所以我对甘中黄一药,抱有特殊的感受。

其实它的正规名为人中黄,自现已失传的唐代大明《日华子本草》题名之后,直到1977年《中药大辞典》在1 300年里的所有本草文献都没有甘中黄其名而但称人中黄的。《现代实用中药》中始称甘中黄。《医林纂要》称甘草黄。

中华人民共和国成立后四五年里,处方上即配不到甘中黄。原来是以其不卫生而禁用了,当然首先是从不生产开始的。此时惯用该药的我,好似元帅帐下缺了一员善战的大将。幸而不久又恢复生产、恢复供应而恢复使用了。

它的功用是清热解毒,治天行热疾,疗瘟疫恶疮,这是众所周知的。笔者之所以取用频繁者,正因为除此之外,还有许多病证使用它。举例如下。

齿龈长期出血,龈乳头充血肿胀长期不愈者,用它。

慢性咽炎、慢性声带炎、慢性喉炎的充血长期存在者,必用它。

慢性复发性口腔炎而有炎性症状者,用它。

此外它与牡丹皮、地骨皮三味共用,对原因不明的长期肤热骨蒸,疗效极佳。

作外用药使用,可代替犀黄。唯用量加重,一般为犀黄的1~3倍。同时用法更严格要求,研得要“细如尘”。

出处：干祖望．干祖望医话［M］．北京：人民卫生出版社，2012：236－237.

紫河车

冷落多时的胎盘制剂，现在又热闹起来，商品广告也不断地出现于电台、电视、报刊上。其实中医对它早就十分熟悉了。

《淮南子·精训》谓："一月而膏，二月而肤，三月而胎……"《备急千金要方·妇人上》的"一月名始胚，二月名始膏，三月名始胎……"紫河车就是这个"胎"的外衣。

紫河车有许多别名，如人胞、胞衣、胎衣、衣胞、坎气、坎炁，《本草纲目》称混沌衣、混元母、仙人衣、佛裂裟，《本草蒙筌》称混元丹，《书影》（清代周亮工撰）称混元珠。至于紫河车一名，乃出之于道教。

紫河车出典，明代卢之颐的《本草乘雅半偈》解释为："胞系系脐，中有枚子，名曰河车。"这个解释，难以使人满意。其实道教的三个出典倒相当说明问题。其一，《三极至命筌谛》载有"河车者，三河车也，一者黄河车，二者白河车，三者紫河车"。可惜也是以经释经，仍然不知道是什么。《蓬莱修炼法》谓："取水一斗，置铛中以火炙之百沸，致（置）圣石九两其中，初成姹女，圣石药名姹女真汞也。后成紫色，谓之紫河车，青色曰青河车，白色曰白河车，赤色曰赤河车，亦名黄芽。"其二，《仙宗话》载有"天地之光，阴阳之祖，乾坤之橐龠，铅汞之匡郭，胚胎将兆，九九数足，我则乘而载之，故谓之河车"。其三，《性命圭旨》载有"北方正气，号曰河车"。根据以上解释，我们得知，道教把炼成的上品之丹，称为紫河车。今把胞衣也推崇到与上品之丹同一地位，故而也称紫河车。同时这"北方正气"的意思是北方所察之气。那么北方为壬癸，八卦属坎卦，北方正气与坎气是同义词。

其作用可以用四个字高度概括，即"大补元气"。为什么它比一般补药更神？中医认为它"禀血肉之情"，所以一切胎盘制剂，自有其一定的营养价值。在中华人民共和国成立之前，苏浙沪一带有这样一个迷信习惯，认为胞衣被人吃了，这个小孩即多病易夭。其实此风来之已久，《书影》中就有这样记载，谓："江南北皆以胞衣为人所食者，儿多不育，故产蓐之家慎藏之。"

不过有许多慢性病，常常侵及胞衣，最多的为梅毒。那么食用者，非但达不到保健目的，相反所得到的是疾病。这种情况，古人也早已洞悉，《书影》又言："其人谨愿，生平绝迹北里（妓院），突生天疮（梅毒），不解所自。余忽悟其故，解之曰：君质弱，常服紫河车。京师四方杂集，患天疱甚夥，所服药中安知无天疱衣胞……君之患必源于此。"

现在有些广告，把它捧得玄乎其玄。但有头脑的人一定会想到以下两点：其一，任何一种事物，必有一定的作用，待其完成任务之后，它的作用甚至本身，就宣告自毁，尤其是一次性的。那么胞儿一离母体，胞衣的任务就已完成，而且它也与胎儿同时脱离母体，本身全赖母体供应的营养陡然告失，它还有什么营养的产生？其二，一块头皮组织在人体上可以生长毛发，一离人体或人体本身的死亡，是否还能生长毛发？

当然，我并不否定紫河车有一定的营养价值，否则为什么我的处方笺上也经常有它的座位。

出处：干祖望．干祖望医话［M］．北京：人民卫生出版社，2012：238－239.

【注释】

橐（tuó）龠（yuè）：古代鼓风吹火用的器具，产生于战国时期，形似现在的风箱。《老子》对"橐籥"的界定："天地之间，其犹橐籥乎。"这是把天地之间喻为"橐龠"。橐龠中空，一抽而气出，一送而气入，一出一入，而气自煽火。出入调匀，而炉中之火，熊熊上升，不燎不熄。冶人恃此火候，乃能化金。日月之在空间，为天地之呼吸，而气机升降，自然均匀，而天布满星斗，内蕴空间义，日月星辰有序健行；地势坤，厚德载物，也有空间义，万物春生、夏长、秋收、冬藏，有序消长，橐龠自日月、天地之用言也。

麻　黄

我科常用的麻黄素液，当然是从麻黄中提炼

出来的精品，但绝对不能用之于麻黄汤、三拗汤、阳和汤。反过来说，用麻黄煎汤来滴鼻子，鼻甲任你怎样肥大，也决不收缩一点点。此无他，煎与提炼，绝对不相同的。因之改进剂型，不是轻而易举的简单事。

1948 年，一位名医用三钱麻黄，病人大汗而死，官司打到高等法院。事情经过是这样：病重无汗，医用八分，无效。加用一钱半，无效。不得不加到三钱，大汗而死，原来第一二剂在××药堂抓的，他们用旧草席的草剪短冒充麻黄，第三剂在老店余天成堂（现已恢复老招牌，在上海市松江区），用的是真麻黄。因之处于目前假、冒、缺、劣的中药的危机下，思之不寒而栗。假麻黄自古有之，《尔雅·释草》的“蔞绕蕀葂”，就是假麻黄。晋代稽含《南方草木状》也记载了良耀草“枝叶一如麻黄”。

宋代刘昌诗在《芦蒲笔记》谈到作者父亲病喘，进麻黄而愈。明代邝露的《赤雅》有南方人郁闷虚烦，下身凝冷，用以麻黄为主的药灸之法。清代刘献廷在《广阳杂记》中有治龚首骧夫人头风，取麻黄、龟甲、藁本、甘草四味之汤，两剂病去的记载。

“喉源性咳嗽”，中西医无此病名，但在临床上特多。余于 1989 年的光明中医函授大学《中医喉科学》讲义中第一次报道了此病。两年多来采用此说此方，施于临床者颇多。病因是浮邪失表，伏困肺经，故每病必用麻黄。急性病用生，久病用炙。对邪久困于肺经的失音，亦然。

阳和汤中麻黄与熟地黄同用。熟地黄得麻黄而不滋腻，麻黄有熟地黄而不汗。数十年来取用，的确如此。

出处：干祖望．干祖望医话［M］．北京：人民卫生出版社，2012：240－241.

蝉　蜕

失音用蝉蜕，人谓蝉能鸣。耳聋用蝉蜕，人谓蝉声可振作听力。皮肤瘙痒用蝉蜕，人谓以皮治皮。虽然历来即有是说，但这种“医者意也”的说法，迟早要被丢到垃圾箱中。

其实它能治愈这三病者，全在《得配本草》所谓“入手太阴经，除风热”八个字。喉属肺，肺主皮毛，它们的风热当用蝉蜕最适合。《温热经纬·疫证条辨》第 24 条谓：“肺经之结穴，在耳中，名曰笼葱，专主乎听。”那么风热性的失听，当然该用本品。

至于清代抟沙拙老写的《闲处光阴》记载：“治小儿夜啼，状若鬼祟方：蝉壳不拘几枚，取其下截为末，未弥月者用半分，以薄荷汤入黄酒少许调下，即止。”这是单方，用正规的理论来解释，殊难圆其说了。

宋代姚宽的《西溪丛话》记载：“蝉壳谓之蝉花，今成都有草名蝉花。今有干草，视之乃蝉额裂面抽茎，上有花，善治目。”我们未见过，似乎有与冬虫夏草相似之处，只能姑妄言之而姑妄听之了。

出处：干祖望．干祖望医话［M］．北京：人民卫生出版社，2012：241.

蒲公英

清代王士祯的《香祖笔记》记载：“治痢方，黄花地丁，取自然汁一酒盏，加蜂蜜少许，服之神效。”治痢疾古来诸本草所未及，则又补本草书之缺矣。

余治腮腺病，十之八九取蒲公英，尤其是对混合瘤、腺瘤、慢性腮腺炎等更非用不可。深符朱丹溪的《本草衍义补遗》所谓“散滞气、化热毒、消恶肿”学说。但笔者取用以治腮腺病的见解，认为蒲公英主治乳腺炎，因有排泄乳汁作用，那么畅通腮体的分泌，岂非理出一轨吗？

出处：干祖望．干祖望医话［M］．北京：人民卫生出版社，2012：241－242.

马兜铃

鼻塞不通在鼻病中最为常见。除息肉、息变、肿瘤、中隔偏曲、增殖体肥大等之外，大多为鼻炎所致。

凡下甲肥大、充盈满腔者，如收缩不良者攻坚，收缩尚可者化瘀，黏膜苍白者温通，黏膜充血者清肺，气怯者补中益气……虽为常法，却无定规。

凡各法无效，不管鼻腔中各种表现，只需气实正充者，马兜铃似颇有效。

出处：干祖望．干祖望医话［M］．北京：人民卫生出版社，2012：242．

䗪　虫

自《河北中医》1989年11卷1期“丹青三甲散治疗声带疾患150例疗效观察”发表后，三年间收到了不少同道、病家来信，他们大多反映疗效远远不及那篇文章总结得那样高。

其实文章并不失真，主要在䗪虫（文章中作地鳖虫）没有使用好。

考䗪虫一物，《国药提要》（于达望著）谓：“通经、催乳、治折伤。”停经、折伤当然是瘀，乳则“血乳同源”，血滞则乳少，用化瘀药当然适合。

余用䗪虫治失音（凡慢性喉炎、声带炎、增生性喉炎的主要症状就是失音），在历来方书均未记载。这也难怪，喉部检查现在方才取用。

但䗪虫毕竟药性较猛，辨证必须明确。在一般情况下，声带水肿应属增生型，充血应属暗晦型，表面虽然“狼藉”不堪，但必须光滑，才是使用䗪虫的适应证，不符合此者，宁可弗用。

如顽僵木然者，与九香虫同用。一以破瘀一以利气，在“血以气行”的关系上更相得益彰。

这类的喉炎或声带炎经常与喉癌、声带癌相互混淆误诊，所以务宜活体组织病检，尤其是表面粗糙者。

出处：干祖望．干祖望医话［M］．北京：人民卫生出版社，2012：242－243．

螃蟹佐烧酒

中医传统一有病，烧酒为禁忌品之一。还有螃蟹更是病中头号禁食物。但有时也可以“理之所无而事之所有”，将它们作为有效良药。

京戏法门寺中的清官赵廉，一身正气，办事公平，可是在这出戏中却是一个糊涂虫。还有刘瑾，是一个无恶不作的太监，正史上也有他的劣迹，谓：“性狠戾，既得志，颛擅威福，大小事皆瑾专决，不复白帝，因是遂谋不轨。”但法门寺中却扮演了公正英明的清官能吏，尽管他是万恶终身，仅仅这一回是好人。

螃蟹烧酒，尽管是万病之敌，但非开放性的撞伤、挫伤、跌扑损伤，只要并无其他杂病，那么两三餐大嚼其螃蟹烧酒，比任何治疗更方便而有效。这是同乡伤科前辈徐伯贤老先生所常用。

出处：干祖望．干祖望医话［M］．北京：人民卫生出版社，2012：244．

话说甲鱼

1993年12月19日《参考消息》转载美联社纽约12月16日年终专稿，谓：“甲鱼给了中国姑娘在1993年破世界（田径）纪录的额外动力。”从此甲鱼的名字响彻全球，甲鱼何其幸运耶！

甲鱼，也称鳖。以有甲壳，故名甲鱼；以有四足，故又称脚鱼；以其形圆，故更叫团鱼。假如我编纂字典一定注其为：“是水产品中最高等甲级的鱼，故曰甲鱼。”但又不知怎样，沪地骂人就是骂瘪三。笔者曾读过《俗语雅疏》中一节话，是“鳖，有头有颈而无腮，即可有腮，亦渺乎其小哉，谓鳖腮者，言其渺小也。”所以言瘪三者，乃鳖腮也。

《词林典腋·鳖》中的“鳖赋”谓：“静则伏渊，动则随日，黝垩如周，朱钱若血，傍无圃而渔，随钓台而献。载乌帽，曳罗襦……把箸亦堪哀，醉死亦无苦。”写来确是风味惹读，大好辞章。

西汉元帝时三朝元老焦延寿把人言语不清、口齿不灵喻为鳖咳，谓：“言如鳖咳，语不可知”（见《易林》）。可惜的是，我从来也没有听到过甲鱼的咳是怎样的。

珠子不是老蚌独家专利生产者，甲鱼也有。宋代王安石得意门生陆佃写的《埠雅·鲛》中称：“蚌珠在腹，鳖珠在足。”但谁也都没有见过鳖珠。

宋代欧阳修（1007—1072 年）一篇《祭石曼卿文》的石曼卿，禀性狂纵，把与客对酌时引颈饮酒的姿势，称为鳖饮。这倒与司马迁把大口喝酒称牛饮，可以相映成趣。

甲鱼也是上等美肴之一，一般以春季最为时鲜，故有“菜花甲鱼芦芽鳖”之说。一到夏令，即无人顾问了，据谓蚊子叮过的甲鱼，有毒伤人，不能吃了。甲鱼的美味所在，在于它鳖甲四周的软肉，名为鳖裙，味最鲜美。宋代进士出身骑在马上看书而致迷途的江休复的《江邻几杂志》谓：“客有投缙云寺中留宿，僧为良馔，馐鳖甚美，但其无？无裙耳。”为何这个鳖没有裙，谁也不知道，成了千古一谜。后读《词林典腋·鳖》的“老僧反爱其重裙，从事何投于沸鼎”两句，我才明白，原来是老和尚自己吃掉了。

鳖用于治病方面以鳖甲为主。味咸、性平、无毒，为养阴除热、散结软坚之品，尤以对老疟、骨蒸更有独到之处。还有鳖血，常常用之以炒柴胡、青蒿。

近来笔者在处方上已不敢用鳖甲，常以龟甲来代替，因现在大多由小贩沿街串户，收买废铜烂铁、鸡毛牛骨时把鳖甲作废品收购，然后再汇集成宗，出售于药行、药店。这样都是吃剩下的垃圾，经过烹烧熟煮之后，还有什么药力可言，不若龟甲的来源可靠。当然也有未经烧煮过的生鳖甲，但不知其能有几何？

清代抟沙拙老的《闲处光阴》载有：“鳖甲、苍术同研粗末，烧之能祛邪。”未知然否？因没有试过。

出处：干祖望．干祖望医话［M］．北京：人民卫生出版社，2012：244－246．

牛　粪

1992 年 3 月 4 日香港《大公报》载有“牛粪以解瘾”的事，大意是美英许多吸毒瘾君子无钱买海洛因、可卡因和大麻，在毒瘾发作求生不得觅死无门时，跑到牧场去吸嗅新鲜牛粪，可以以粪代毒。方法是用大碗盖在鲜牛粪上，碗底钻一孔，插入吸管，再从吸管中吸嗅气味以解瘾。

牛粪有这等作用，倒是替中药送来了一个法宝。考动物粪便作药用，肇自《素问·腹中论》的“名为鼓胀，治之以鸡矢醴”，而且疗效显著，竟然可以“一剂知，二剂已”。《中国医学大辞典》还为之解释为“五更热饮，则腹鸣……次日觉足面渐有皱纹，又一次则渐皱至脖上而病愈矣……有以毒攻毒之意也。”牛粪是否也具有同等效果？

牛粪最早见于《荀子·荣辱》谓：“所谓以狐父之戈钃牛矢。”牛矢即牛粪。

动物粪便入药者颇多，据记载，老鼠粪称两头尖，治小儿疳疾。猪粪名猪零，治小儿客忤。狗粪称戌腹米，治积食与月经不调。羊粪止小儿泄泻。马粪名屎中粟，治小儿客忤及厌食。驴粪治经水不止。骆驼粪外用，止鼻衄。狮粪破宿血、杀百虫。虎粪治瘰疽痔漏。鹿粪治难产。猫粪治痘疮内陷。狼粪治骨鲠。兔粪名明目砂，治目中浮翳。猴粪治小儿脐风撮口。蝙蝠粪名夜明砂，治目盲障翳。寒号鸟粪称五灵脂，治经闭血瘀。鸽粪称左盘龙，治瘰疬疥疮。雀粪称白丁香，治女子带下。燕子粪治五癃及小便不出。孔雀粪治白带及小便不利。鹰粪消虚积、杀痨虫。即使人粪，也大有用处，如金汁可清心退热，人中黄可清热解毒。不过在临床上除戌腹米、夜明砂、五灵脂、人中黄等常为医家取用之外，其他的已很少被人想到了。

成书于宋代淳熙三年（1176 年）程迥的《医经正本书》指出：“鼻闻臭秽，能致温疫传染”（卷十二），则牛粪是典型的臭秽之物，对人身是有害的。毋怪乎能代替另一个有害之物的毒品。

19 世纪在国外，爆出了牛粪可代替毒品的事，的确对发展药物新品种是一个大大的启发。可以这样设想，至少鲜牛粪有刺激的兴奋作用或麻醉作用。

出处：干祖望．干祖望医话［M］．北京：人民卫生出版社，2012：246－247．

【注释】

客忤（wǔ）：“客”即“客邪”，广义的“客邪”泛指使小儿受到惊吓的所有病。忤：不顺从。夜惊的记载大多集中在“客忤”的范畴。小儿夜惊指的是以小儿昼日受惊，于入寐之后啼哭不安，时哭时止，或寐后定时啼哭，甚则通宵达旦为主要特征的一种病证。

瘭(biāo)疽(jū)：病名，见孙思邈《备急千金要方·卷第二十·瘭疽》篇记载。瘭疽病名独特，其病变部位在手指端或足趾端，由外伤感染，毒入肌肤、筋脉所致，或由脏腑火毒凝结而成。临床表现特征独异，初见皮肉中忽生红色硬肿，小如粟豆，大如梅李，渐次变黑，疼痛剧烈，溃后脓如豆汁，久则腐烂筋骨。

斸(zhú)：砍。

魂兮归来！鲜药

本已写好的题目是“救救鲜药”，但总感文不对题。凡人在弥留之际，还在“一息尚存”，才可以称“救”。鲜药已绝迹数十年，年青的中医已根本不知道药还有什么鲜的干的，好比人已死去了，怎能言“救”。“魂兮归来”的意思，深深盼望它回生。

读1992年3月16日某报袁洪乾先生“鲜药治病何几近绝迹”一文，殊深同感而甚至欲哭无泪。为什么？鄙意认为不出四因。

1. 我们由私人开业而进入国家机构，自己动手制药的机会没有了，与鲜药不太接触了。

2. 我们传统治病要病人去拔些草头，自己打汁，用以治病。例如鲜虎耳草汁，治化脓性中耳炎之类。

3. 我们身处市里，脚下踏不到一块泥土，哪里有鲜花鲜草，久而久之忘掉了。

4. 以上三者，还是次要的，最最主要的是药房、药铺不搞鲜药了。兵无弹药，怎能要他放枪开炮？

鲜竹叶、鲜芦根、鲜荷叶、鲜荷茎、鲜佩兰、鲜石斛、鲜竹沥、鲜生地、鲜通天草(即荸荠的地上茎)、鲜茅根、鲜菖蒲、鲜佛手等所有的“鲜”家们，在中医药舞台上销声匿迹了，使中医怎样办？

除了少数医生们嘱病家自己去搞些鲜药，绝大部分甚至90%以上还是依靠中药房、中药铺来供应。

四十年不见鲜药，中医师对它们的使用法也不懂了，哪里还谈振兴中医？这里举几个例子，抢救“失传”：

鲜芦根：洗净，晾干，切去节。一般用30克，那时在处方上写一尺。

鲜生地黄：洗净，晾干，一般用30～60克，捣汁，澄清后，冲入汤剂内，其渣与一般药同煎。

鲜野菊：名义上称野菊花，事实上用全草，包括花、枝、叶、根。一般用30～60克，捣烂挤汁。再加少量开水，再捣、再挤、取汁，即可服用。其渣不一定丢弃。

鲜茅根：洗净，晾干，抽去心，一般用10～20克，直接与一般药同煎。

鲜竹沥：取青色淡竹，锯35～40厘米长，对劈成两爿。置炭火上(中央处)，竹壳放下面，竹心向上，少顷在竹两头有白色清水滴下，用瓷碗收贮。如用4片竹，则用8个碗。把各碗中“水”收集起来，即鲜竹沥。每服5～10毫升，不必冲兑在汤药内，可以单独服用。

鲜佩兰、鲜薄荷、鲜藿香，入药同煎，但须后入。

其他鲜药，不必特殊处理，与一般药同锅共煎。

出处：干祖望. 干祖望医话[M]. 北京：人民卫生出版社，2012：248－249.

【注释】

爿(pán)：劈成片的竹木等。

药食同源

既属同源，则又何分彼此？其实二者作用全不相同。食，用以养生；药，用以祛病。因为绝大多数的药，取之于养生的食物，故谓同源。

那么，生姜、大枣、盐、醋、酒、椒等，究竟是属药属食？有人答之谓：“平时吃的是食，用在药方里是药。”这句话当然不能谓之不对，但远远未能道出真正的区别。

笔者的答语是，凡通过医生的辨证施治选择出来的食物，方才称之为药。例如芋艿，乃最标准的食物，但制成成药，称为蹲鸱丸，就成为药。因为在辨证之下认为是痰证，然后利用芋艿的化痰作用而后取用的。橄榄、生莱菔（即白萝卜），本来是食品，但经过清代王士雄组成一方，用以预防急性咽炎、喉炎及其他时感症的青龙白虎汤，而且列为名方。以治痰出名的雪沃汤，就是海蛇（蜇）和荸荠（又名马蹄、地栗）经过辨证而列为药品。

大枣与生姜，前为果品后为调味品，放在厨房里就是食物，组合在桂枝汤、葛根汤、大青龙汤、文蛤汤中等，都成了药物。

反过来说，现在的药膳，原料都来自古代名方，但一到餐桌上就成了美味可口的名菜。

现在日常生活中，下午精神疲乏时喝些咖啡；轻度变态反应性疾病患者多吃些酸梅汤（非化学合成的，而是以乌梅老法制成的）；急性咽喉炎时，多吃些生萝卜（不管白的青的红的）；耳鸣者吃些大核桃；便秘者多吃香蕉；慢性咽炎时常以话梅（仅仅以梅子作原料的有用，其他无用）作含漱剂，这些都是很方便而有效的治疗办法。

出处：干祖望．干祖望医话[M]．北京：人民卫生出版社，2012：252－253．

【注释】

蛇（zhà）：海蜇，水母。

一味《本草纲目》失载的药物——家乡土

打开明代李时珍的《本草纲目》第七卷，载有61种土，但独独未见家乡土。明代赵学敏的《本草纲目拾遗》增加了18种土，但家乡土仍然未设座位。

有一种病，称为水土不服，初见于隋代巢元方的《诸病源候论》，谓：“不服水土候：不服水土者，言人越在他境，乍离封邑，气候既殊，水土亦别，因而生病，故曰不服水土。病之状，身体虚肿，或下利或不能食，烦满气上是也。”这种病至今尚有，但却减少了，其原因一则交通方便，不若古代的虽然鸡犬相闻，但老死不相往来的封闭；再则现代人家乡观念比较淡薄，处处为家，处处适应，谈不上水土服不服的，真的一如《左传·襄公三十一年》的“宾至如归……而亦不患燥湿”。患水土不服病者，当然是远离故土，遥寓他乡的人，其症状也丰富多彩，但总以水肿、厌食、腹泻、疲乏等为多，故而《中国医学大辞典》仅仅举“不服水土泻”及“不服水土肿”两个作代表。《简明中医辞典》仅有一个“不伏水土肿”一例。“服”“伏”通用。

除中医学之外，其他文献中也常常见到此病。如《三国志·周瑜传》的“驱中国之众，远涉江湖之间，不习水土，必生疾病”；《元典章·户部·官民婚》的“离家万里，不伏水土，乃染病身死者。不可胜数”；清代刘献庭的《广阳杂记》也有“水土大恶，外乡人不可居”。

我们治疗水土不服病，当然根据“证”来处方用药，但千万别忘掉加“家乡土一合”。一合约100毫升，必需“绢包”。现在人没有绢，可用白土布（现在用双层消毒纱布）包后付煮，的确有作用。

或谓这是对病人心理作用，诚如唐代杜甫诗谓“月是故乡明”（见《月夜怀舍弟》）。人对家乡总是留恋的，当在全身共济失调之际，一旦得到这种机体所必需的东西，当然可以药到病除了。

所以家乡土治疗水土不服，自是有其疗效和有其道理的。

还有远离家乡的游子，能在家乡捧些家乡土，盛在精致的透明器皿中，置之案头，更是最为有意义的摆设隽品。

出处：干祖望．干祖望医话[M]．北京：人民卫生出版社，2012：259－260．

有没有不治“证”而治“病”的中药

“见血不治血”“消痰不治痰”，这是中医在辨证论治下常见而且必然产生的现象。如果止血而用止血药、消痰而用化痰药，这叫什么中医？

有人问我：“中医是否现在已由治‘证’而嬗变为治‘病’？”这个问题很难回答。如其引用徐灵胎评孙思邈的处理疾病是“有一病而立数方，亦有一方而治数病”（见《医学源流论·千金方外台论》），则回答应为否定。

吴鞠通也谓："无不偏之药，则无统治之方。"而且此言置在《温病条辨·万物各有偏胜论》中第一句，接下去续谓："某方统治四时不正之气，甚至有兼治内伤产妇者，皆不通之论也。"吴鞠通斯言，表面上似乎反对一方统治多病而赞成专病专药，但细细分析琢磨，仍然是主张辨证论治而反对见病投药。

为了阐明吴鞠通之言，我可以用张山雷的话作为补充。张山雷在《疡科纲要》中言："凡是一病，虽曰自有对病应验之药，然同此一病而温凉寒热、虚实轻重、始传未传等，亦复各各不同，已无预定一方，可以通治之理……须知见证治证，随宜加减，纯是一片灵机"（见"治疡药剂·总论"）。可见还是不赞成治"病"而强调治"证"的。

下面我们不再引经据典地阐述大道理，而以外行人的水平来就事论事。心动过速和心动过缓同样是心脏病，能否用同一种药来治疗？甲亢和缺碘同样是甲状腺病，用同一种药有效吗？胃酸过多和缺乏胃酸同是胃病患者，一种药能否对他们都生效？

究竟有没有特效的专用药？那么请体会宋代科学家沈括的话，谓："医之为术，苟非得之于心而恃书以为用者，未见能臻其妙"（见《梦溪笔谈》十八卷）。为什么？因为书是呆的、死的。

如凭一张说明书甚至广告而求得的药，可以真正达到你要求的话，则明代李中梓说的"知常达变，能神能明，知者谓之智圆"（见《医宗必读·行方智圆心小胆大论》）和清代喻嘉言说的"治病不明岁气盛衰、人气虚实而释邪攻正，实实虚虚，医之罪也"（见《医门法律·申明内经法律》）全属废话！

出处：干祖望. 干祖望医话[M]. 北京：人民卫生出版社，2012：260－261.

假　药

1992年3月15日晚中央电视台播出的"经济半小时"消费者晚会"特别节目"，看后让人毛骨耸然，不寒而栗，假的东西比真的还多。一个热水器可以使许多人撒手归西，妻离子死，惨绝人间！

因之不能不联想到切身关系的假药。现在的假药真是铺天盖地，假药的经售、推销甚至公开制造，并有些还得到有力者的支持，真是到了"观止"的地步。

假药自古有之，我们可以查一查二百多年前关于伪药的记载，如清代金埴的《巾箱说》载有"制阿胶之片……诚心诣开，一如其法，勿各重资，服之实有奇效。彼伪造者徒，射利欺人耳，于病奚益哉"。又如李光庭的《乡言解颐·京师少真药》谓："世上有名病，无名医；有真病，无真药……如白术，苍术也；厚朴，沙篱皮也；竹茹，刮柳杆也；茯苓，舀团粉也；九蒸九晒之地黄，则一锅所煮熟也。"

上溯到宋朝，假药已充斥于市。如沈括的《梦溪笔谈》云："今世所用舌香，乳香中得之，大如山茱萸，判开中如柿核，略无气味。以治疾，殊极乖谬。"又云："今天下所用玄精，乃绛州山中所出绛石耳，非玄精也。"又如王得臣（嘉祐进士）的《麈史·麝脐真伪》云："市麝脐，宜置诸怀中，以气温之，久而视之，手指按之，柔软者真也，坚实者伪也。"又如钱希白的《南部新书》载有"无名异，形如五柳石而黑，轻为真。或有橄榄作，尝之粘齿者，伪也。"

如其再向上推，则六朝时的南宋也已有假药，如刘敬叔的《异苑》指人参生上党者真。

再向上推算，未见关于伪药的记述，至于《南史·林邑国传》的"沉木香者……置水中则沉，故名沉香。次浮者栈香。"这个栈香算不算假药？那是看卖药者怎么卖，明码标明为栈香，则不是假药。如其以沉香之名出售者，当然是假药了。

至于古人对假药如何处理，尚未找到明确可靠的资料。唯见到宋代咸淳五年（1269年）政府下令，禁止假医游行货药（见《元典章·刑部·禁毒药》）。又元代延祐六年（1319年），禁止玩弄蛇虫禽兽，聚集人众，街市售药，违者处以重罪（见《元典章·刑部·杂禁》）。这里的"货药""售药"的药，肯定是指假药、劣药。

出处：干祖望. 干祖望医话［M］. 北京：人民卫生出版社，2012：265－266.

【注释】

麈(zhǔ)：古书上指鹿一类的动物，其尾可做拂尘。麈尾即拂尘。

何谓中药

“何谓中药?”谁都能马上回答，但都不完整不确切，几千年来从来也没有一个完整明确的解释见之于笔墨。

或谓：“中医用来治疗疾病的药。”不完整，如果中医在处方笺上写抗生素、安乃近等，是否就成中药?

或谓：“大黄、甘草、乌梅是中药。”更不完整，这三味仅仅是许多中药中的三味而已，不能代表整个中药。而且大黄大量用于染色方面，乌梅也是工业用品，甘草是调味品，制成了甘草片，更不是中药而是西药了。

或谓：“药食同源，凡能治病的食物就是中药。”不完整，如海浮石、牡蛎壳、珍珠母，根本不是食品。

或谓：“本草书上载的药，都是中药。”不对，《本草纲目》五十二卷的人汗、眼泪，你能在中药铺买到吗?

或谓：“产于祖国大地能治病的东西，就是中药。”更不对，如犀角来之于印度、爪哇，伽南香来之于印度、马来西亚，血竭来之于印度尼西亚、马来西亚、伊朗，则怎样说?

万不得已查查字典和辞典，说也奇怪，《辞源》《辞海》俱没有这个辞目。再求教于《中国医学大辞典》，则仅谓“指中国原有药品而言”九个字，等于没有说。

同时还有一个问题，酒、生姜、大枣等是食物还是中药?《伤寒论》《金匮要略》中的生姜、大枣是常用药。问了不少的人，始终没有一个解释使我满意。其实什么是中药?很好做出全面完整的解释：不管动物、植物、矿物及人工合成的东西，凡通过中医理论认为能治病的，都是中药。反过来说，没有通过中医理论的认可，都不是中药，包括党参、黄芪、熟地黄在内。

有了这个划界，就可一目了然。例如寻常佐餐的芋艿，如经过中医传统理论的认可它是消痰的，将其晒干、研粉、泛丸、再晒干即成蹲鸱丸。常用佐餐品海蜇、小吃马蹄(又称荸荠)，经过中医传统理论的认可它具有消痰的作用，于是二者合在一起，称为雪沃汤。羊肉用在天真丸中、鳖血拌在青蒿或柴胡里炒一下，这羊肉与鳖血就成为名正言顺、不折不扣的中药。即使一杯自来水，加温到沸点时，中医传统理论认为其可以“助阳气，行经络，治诸冷酸痛”，称之为太和汤。

以上种种，都说明有一个明确的界线来区别这些物品什么时候是食品，什么场合是中药。

笔者很希望以后《辞海》或《辞源》编纂新版本时，把中药这个辞目搜集进去，并把这个解释也附加入内。

出处：干祖望. 干祖望医书三种［M］.2 版. 济南：山东科学技术出版社，2008：97－98.

黄连、三黄、黄连解毒汤

1. 黄连　清代文康的《儿女英雄传》三十七回：“这口酽茶，咂在嘴里，比黄连汁还苦。”清代松江才子郭友松(1741—1794 年)《夜舶掘石港》诗：“尘间寒冷胜黄连。”黄连的味苦性寒，早已被一般人所详悉。也正因为它的特性而在中医药领域里独占鳌头。凭借其声析江河、势崩雷电的杀气及苦透寒极的察性，它在中医用药尤其是外科化脓性疾病用药方面位居榜首，甚至谈到黄连就联系到外科病，谈到外科病必然牵涉到黄连。凡化脓性疾病，血液检查发现白细胞及中性粒细胞明显增加，白细胞总数居高难下时，只要使用得当，黄连有时比抗生素还灵验。

我们必须知道，中医一门学问，绝非“一把草、一根针”那样幼稚、低级。笔者处理外科病，经常取用阳和汤(鹿角胶、炮姜、肉桂、熟地黄、麻黄、白芥子、大贝母、甘草)治疗寒性脓肿的“疽”，很有把握地能把$\geq 20\times10^9$/L 的白细胞降到正常，而且能在 1～2 剂汤药(即 1～2 天内)获得显效。假如用一般呆板静止的概念来说，白细胞总数居高难下者，属热毒，只有清热解毒药如黄连或黄连解毒汤可以将其制服。现在取用鹿角胶、炮姜、肉桂大热大温药来“抱薪救火”，除了中医，谁也弄不懂、想不通。

黄连是中医外科重要的常用药之一，但因外科中的派别不同其用量也各异。外科三派（正宗派、全生派与心得派）中的正宗派创始人陈实功，以消、托、补三法为治法大纲，他使用消法时，黄连是首选之药。因为《外科正宗》的肿疡，以阳痈为多。全生派则也“以消为贵”“以托为畏”作为治法总纲，但他所治的肿疡，则以阴疽或半阴半阳为主，所以不一定非用黄连不可。这一首阳和汤，就突出了正宗派与全生派的水火不相容。至于《疡科心得集》的心得派，是运用传统内科治法来处理外科病，所以对黄连的依赖程度也就不及正宗派了。现在年轻中医外科医生，往往把黄连作为抗生素来使用，这已丢失了中医传统理论而滑到西医化的邪路上去，奏响了中医传统理论的哀乐。

黄连还有不少伴侣药物，黄连若和它们同用，则可发挥出远胜于单味黄连的作用，这在药物学中称为“药对”。这种药对，可以在“相辅相成”或“相反相成”中进一步获得“相得益彰”的效益，在临床上使其作用发挥得淋漓尽致。

以黄连作轴心的药对，有两种形式。

其一，仅仅两味，一主一副，如《丹溪心法》的左金丸，组成为黄连与吴茱萸，作用为清泻肝火，降逆止呕。又如《兵部集验方》的香连丸，组成为黄连与木香，也是一主一副，作用为燥湿清热，行气化滞。

其二，用药较多，黄连仍居君位，即使不属君位，但绝不会降到佐使。其中有相须配对者，即把药性功能相类似的药物配对，以求可以明显地增强原有疗效。这两种药的性味、归经大体相同，如黄连与黄芩，二者都属苦寒之品，故能清热、燥湿、泻火、解毒，传统理论认为，黄连偏泻心胃之火，黄芩偏清肺胃之热。因此本药对以泻上、中两焦邪热见长，如《伤寒论》的葛根黄芩黄连汤、李东垣的普济消毒饮之类。

有相使配对者，如清热泻火的黄连，与攻下泻热的大黄作药对。大黄能提高黄连的清热泻火的作用，黄连能加强大黄推墙倒壁的药力，如《伤寒论》的大黄黄连泻心汤之类。

有清补配对者，如人参与黄连。凡正虚邪实的病，非人参峻补阳气、急扶中土则不足以扶正；无黄连清热燥湿、速除疫毒不足以祛邪。且黄连苦降止呕，又可引人参入中。二者一清一补，相济相佑，朱丹溪谓之“下痢胃热噤口者，用黄连人参煎汤，终日呷之”，方有升阳益胃汤。

有相反配对者，黄连与肉桂组成交泰丸，还有一苦一酸、一泄一敛的黄连与乌梅，还有一寒一热的黄连与苏叶。

还有润燥配对者，是一种辛香苦燥药与一种阴柔滋润药配合成对，如黄连与知母。黄连性燥，虽可除湿，但易伤阴。知母性润而黏，但易留邪，且有一定的滋阴润燥作用。二药相合、相使为用，就能更好地发挥其滋阴润燥作用，使清热降火作用增强，润燥兼施，扬长避短，由各走极端而位居泰和中庸。

一个中医能在运用“药对”技巧夹缝中获得效益，其水平就已不一般了。

“水能载舟，亦能覆舟。”故老中医使用黄连、龙胆草、木通等大苦大寒之药时，首先想到它的不良反应。一般内科先想到“斫伐伤脾”，外科先想到“毒邪内陷”，所以清人凌奂在他的《本草害利》中谓：“黄连之害为虚寒病大忌，凡病人血少气虚，脾胃薄弱……犯之使人危殆！”

有人称黄连是消炎药，当然可以，但总不及称“清热解毒”药为妥。“炎”是病，“热”与“毒”是证，中医治“证”不治“病”。

清代刘献廷（1648—1675 年）在《广陵杂记》说：“蜀牛黄连片，乃近时新出之异药，流行尚未遍中土，医家犹不能尽知。此产黄连地中，形甚小，唯有黄连衣，土人取而阴干，性与黄连同而功什百。同时以水煎之，水气呈露者黄色，作黄连气。一匙之水，胜黄连数倍。”可惜，笔者没有见到。

2. 三黄　笔者专攻耳鼻咽喉口腔病，所以取用黄连，也是从外科角度出发，因为这科疾病，都是发生于耳鼻咽喉口腔器官上的外科病。

我们把清热解毒方药分为甘寒族与苦寒族两大阵营。甘寒为味甘、性凉、力缓，很少不良反应，但去疾也较缓慢，如金银花、紫花地丁、菊花、重楼、石膏等，方则以五味消毒饮为代表。苦寒的味苦、性寒、力猛，多不良反应，但去疾迅速，如黄连、黄芩、黄柏、木通、龙胆草等，方则以黄连解毒汤为代表。我们把苦寒族的方药，多用于重病重症；甘寒族的方药，多用于轻病、虚人及体弱老人。

这里的三黄，就是黄连、黄芩、黄柏，它们性味作用大致相同，但在临床上若能巧妙地利用其各自的特点，可获得超额疗效。所以我们常把黄连用于局限性的热毒，黄芩、黄柏取用于弥漫性的、泛发性的热毒。照此说来，我科是专用黄连而弃取黄芩、黄柏了，其实不然。在本草学说方面，还是肺系的鼻病取黄芩，肾系的耳病取黄柏。

三者之间，还有一个小小的不同。黄芩性润，黄连、黄柏性燥，所以在阴津内怯和湿浊上蒸两个绝对不同的疾病中，更要巧妙地选择。如果治疗湿浊上蒸的病而取用黄连，必须佐以藿香、佩兰。理由很简单，湿为重浊阴邪，其性下注，决不上凌。但在湿热相蒸之际，则必然氤氲蒸酿成浮悬上飘的湿浊之气。湿浊之气已轻上升，早已失去重着下沉的本性，故必须以“芳香化浊”一法来处理。若专用燥湿、理湿药，则一如用大炮去轰炸蚊子、苍蝇一样，牛刀反而杀不死小虫。

3. 黄连解毒汤　耳鼻喉专科取用黄连解毒汤完全接受外科的运用方法，所以比内科要简单粗糙得多。黄连解毒汤的组成有多个不同版本，我们基本上都是取用陈实功的《外科正宗》上的方剂。

考《外科正宗》为明代陈实功所著，有 157 篇论文，编分四卷成书，于明万历丁巳年（1617 年）出版。清代学者许辛木认为陈实功的《外科正宗》“文义颇无稃，各卷歌诀尤理鄙”，所以“痛加删改”（见《重订外科正宗》凡例），论文增到 164 篇，分为十二卷而成《重订外科正宗》，于清咸丰庚申年（1860 年）出版。从此《外科正宗》有两个（原版与重订版）版本同时存在，而且重订本更多于原版本。

原版的黄连解毒汤，见于第三卷“脏毒论第二十九篇”中，未列药物内容，仅注谓“见痈疽肿疡门”，但再查阅卷一“肿疡治法”中只有“内疏黄连汤”，组成药物有黄连、黄芩、大黄、木香、山栀子、当归、白芍、薄荷、槟榔、桔梗、连翘、甘草。主治痈疽肿硬，发热作呕，大便闭塞，烦躁饮冷，心烦，咽干口苦，六脉沉实有力。

重订版见于卷四“疔疮论第二十四”，由黄连、黄芩、黄柏、山栀子、连翘、甘草、牛蒡子七味组成。主治疔毒入心，内热口干，烦闷恍惚，脉实者。二者对比，不论治疗的适应证，或取用药物，重订版更贴近于现代临床，所以现代医师都选择运用重订版的。

现在我们用的都是《外台秘要》的三黄加山栀子。《干氏耳鼻咽喉口腔科学》明确指出，我用的是《外台秘要》的处方（见《干氏耳鼻咽喉口腔科学》307 页）。

适应证为一切阳性化脓性疾病，若毒邪严重，甚至内陷血分的败血症，非用它不可。在犀角地黄汤中缺少犀角与鲜生地黄而无药可用时，本方更为重要。

出处：干祖望. 干祖望医书三种［M］. 2 版. 济南：山东科学技术出版社，2008：102－105.

趣话方剂名称

“文革”的“破旧立新”，的确一如水银泻地、无孔不入，就连我们几千年之久的病名、方名也要砍去旧的换上新的。你看：

仙方活命饮：初见于宋代《妇人大全良方》（1237 年），取用至今已 783 年。除张山雷在《疡科纲要》中吹毛求疵地漫骂一通之外，其他所有外科著作莫不赞誉歌颂之，目为“外科第一方”。但“文革”中认为“仙方”是四旧，即改为“消炎饮”或“消炎汤”。

破棺丹：有两种处方。一为《卫生宝鉴》方，用以治疗大热便闭、谵语结肠；一为《外科准绳》方，用以治疗疔疮走黄。因为土葬用棺，是旧宜破，火葬是新事物，当然要立。因之“革命家”把它改为“破骨灰盒丹”，当时某革命委员会主编1971年出版的《××××治疗手册》就是这样编入的。但出版之际又删去了，可能自己也感到“迹近滑稽”之故。

人参再造丸：过去上海名中药铺童涵春堂，制有专治身虚体弱者关节疼痛的有效成药，称“滋补蠲痹丸”，纵然疗效不差，可是销路不振。后来得到这样一个启发，即浙江海盐女科名医陈耀宗老先生，迁居上海，从此业务平平，去世后由其子接班，取名小宝，光是凭这个小宝芳名，患者门庭若市。之后，即改称为“人参再造丸”后誉满国内外，至今还是一味热门的中成药。因之可以体会到名称虽然小事，但对个人或事业的影响有时却很大。前年某市某啤酒厂，出产一种“888”啤酒，深以为“发发发”最会受人欢迎，谁料全无饮者，原因是身体最怕发胖，女子更忌，那么试问谁敢再来喝它，今已停产。

二陈汤：笔者从1963年开始，做过“二陈汤的运用”“再谈二陈汤”“三谈二陈汤”的报告。“文革”中即以“纪念二陈（陈立夫、陈果夫）、拥护国民党、敌视共产党”的反革命行动，受到数十次大小批斗。同时还有一位老中医因在处方中枇杷叶旁注上“去毛”两字，即被作为“现行反革命”处理。当时某报上竟言“南北反革命分子遥遥相对，借用方剂药名来作反革命武器”。天啊！药名方名，竟有若大风波。

六君子汤：1903年，慈禧病，总管太监李莲英推举马培之（1820—1907年）替她治病。进药5剂之后，“自觉大好”，乃使李莲英向太医院取马氏处方一阅。谁知太后一阅，即龙颜大怒，随手把方笺撕得粉碎。李莲英见状魂飞魄散，即叩头请罪，但犯了何罪，连自己也不知。原来马氏医案上写有“崇六君子汤大法”，在1898年林旭等戊戌六君子事件，虽然时逾五年而慈禧余恨未消。幸亏马氏为李莲英所保荐，李氏为慈禧宠宦，马培之还能保全了一个头颅而归。故而笔者在1974年10月6日之后，好多年在医案里不敢写“四君子汤”四个字，因为一想到二陈汤，即不寒而栗。

玉女煎：出于明代张介宾（1563—1640年）的《景岳全书》。配合巧妙，疗效稳定，亦为笔者经常乐用的几首效方之一。但不知为什么，清代陈修园（1753—1823年）对它意见很大，抨击也很严厉，谓：“（石膏）景岳意与熟地、牛膝同用，圣法荡然。且命名玉女煎，自夸中露出不祥之兆。闽南风俗，人死戚友具奠烛者，俱书于烛上曰：金童去引，玉女来迎。余目击服此煎者，无一不应此兆也”（见《景岳新方砭》卷二）。若诚如陈修园所言，则服延年益寿百龄丹者，定然长生不老了。

出处：干祖望．趣话方剂名称[J]．江苏中医，1994(08)：24．
干祖望．干祖望医话[M]．北京：人民卫生出版社，2012：217－219．
干祖望．干祖望医书三种[M]．2版．济南：山东科学技术出版社，2008：100－101．

蟹

蟹，又称螃蟹，尽管水产类作为药用者很多，但它却独独被人们所遗弃，甚至中药房里没有它一席之地。

《本草纲目》把它归于“介”的龟鳖类。现代则认是甲壳纲十足目短尾亚目动物的通称。它的颜色很特别，似青非青，似黑非黑，所以索性称为蟹壳青。

开水初沸时泛起的小水泡称蟹眼，狭小的高地称蟹堁，宇宙银河系内一个气体星云称蟹状星云，以及中医病名的蟹爪痘、蟹眼疳、蟹睛外障、蟹沫痧等，事实上和螃蟹都没有丝毫关系。此外，古代有一个地名称大蟹（见《山海经·海内北经》的“大蟹在海中”）。古文还把蟹、解作为通用字，如《吕览·恃君》说“大解陵鱼，大人之居”的大解，就是《山海经》里的大蟹。

古代文人对它十分有兴趣，如“持螯赏菊”的事，被认为是雅人雅事。某年蟹价大涨，每斤150元，于是某刊物上刊登了一张漫画，画中人一手执着菊花，欣赏一张画着蟹的图画，题为

“持菊赏螯”。咏蟹的诗也不少，最有名为唐代唐彦谦《鹿门集》咏蟹诗“无肠公子固称美，弗使当道禁横行”之句。其实无肠公子一名，早就见于六朝葛洪的《抱朴子·登涉》“称无肠公子者，蟹也”。

到宋代，专事研究蟹的会稽人傅肱，才称蟹为横行介士，见《蟹谱》。它的确横行跋扈，威风凛然，毋怪乎第一个吃蟹的人，被奉为英雄勇士。明代李时珍在《本草纲目》中做过这样的解释，谓：“以其横行，则曰螃蟹；以其外骨，则曰介士。”其实它的祖先走路很规矩，并不横行，所以今日如此，那是因为受到地球磁场变化的影响。螃蟹第一对触角有几颗用于定向的小磁粒，就像几只小指南针。亿万年前，它的祖先靠这个指南针来堂堂正正地前进后退，后来地球的磁场发生多次剧烈的倒转，使螃蟹体内的小磁粒失去了原来的定向作用，于是造成了现在的横行。但有人不同意这个说法，因为鸽子身上也有小磁粒，却没有受到影响。

螃蟹能治疗多种疾病，如宋代傅肱的《蟹谱》谓：“治胃气”“通利支节”“去五脏烦闷”。明代万俊贤的《贮香小品》谓它能“镇疟”。清代刘献廷的《广阳杂记》载有“以螃蟹数斤生捣，遍敷体上”以治漆疮（过敏性皮炎）“不一二日”而愈等。

我师钟道生治疗骨伤科病的内、外伤方药中，常教人取蟹爪（即脚末节尖锐者）作引子，盖取其活血散瘀作用。另外，把蟹爪焙干，炙存性，开水冲服，治一切跌打损伤，称为十爪散。

如你还想知道再多一些的话，请翻阅本草学或药物学。

出处：干祖望. 蟹[J]. 江苏中医，1995(11)：27.
干祖望. 干祖望医话[M].
北京：人民卫生出版社，2012：261－263.

【按语】

养生，有多种形式，衣食起居按照一定的规范是一种养生；善于发现生活当中的开心事情也是一种养生；培养自己的爱好兴趣，让自己过得有情趣，也是一种养生，是一种更高层次的养生。这是一种生活态度，不是恐惧死亡的人为多活几日而为自己定下的规矩，甚至不能越雷池一步，这是一种积极的、超越生命之上的一种养生方式。看似一件普通的事物，能够衍生出很多让人快乐、愉悦的东西，比如看到蟹这个生命体，我们可以读出很多东西。

“身披盔甲，目中无人，手举钢刀，一向横行”，有关蟹的歇后语形象生动有趣，比如搭起戏台卖螃蟹——货色不多，架势不大；螃蟹教子——不定正道；螃蟹拉车——使横劲；螃蟹吐沫——没完没了；螃蟹过街——横行爬（霸）道；水牛吃活蟹——有力无处下；石头缝里逮螃蟹——十拿九稳；鱼盆里的螃蟹——你算哪一路。其憨态跃然纸上。

蟹是一种颇有个性的动物，腿多名也多。宋代傅肱的《蟹谱》记载：“蟹，以其横行，则曰螃蟹……以其外骨，则曰介士；以其内容，则曰无肠。”雅号也多，有“铁甲将军”“无肠公子”“横行勇士”“含黄伯”等。也有关于蟹的成语，比如，比喻名是实非，两不相干的蚕绩蟹匡；如同落在热水里的螃蟹一般，形容手忙脚乱的狼狈样子，落汤螃蟹；古代神怪小说里海龙王手下的兵将，比喻敌人的爪牙或不中用的大小喽啰，虾兵蟹将。宋代苏轼的《艾子杂说》记载：“艾子行于海上，初见蝤蛑，继见螃蟹及彭越，形皆相似而体愈小，因叹曰：‘何一蟹不如一蟹也？’”一蟹不如一蟹比喻一个不如一个，越来越差。螃蟹坚甲利足，横行逞凶，凡骂民贼、贪官，常借用于它。近代国画大师齐白石，在宣纸上画出一只大螃蟹，题跋：看你横行到几时？

鲁迅说：“第一次吃螃蟹的人是很可佩服的，不是勇士谁敢去吃它呢？”螃蟹形状可怕，还要钳人，开始吃蟹的人确实需要有些勇气。不过，我们经常说：“明知山有虎，偏向虎山行。”螃蟹，我们早已经不再畏惧其形象了，反而成了美食。“寒露发脚，霜降捉着，西风起，螃蟹肥，西风响，蟹脚痒”，说明螃蟹成熟，进行洄游繁殖，正是捕蟹的季节。“九雌十雄”“九月团脐，十月尖”，均表示农历九月雌蟹卵满，黄膏丰腴；十月雄蟹性腺发育最好、最美，黄白鲜肥。这段时期，正是持螯赏菊的最佳季节。“立了冬，影无踪”，说明天气寒冷，蟹要“埋泥"冬眠了。但是,如果气候温暖,生长环境良好,"小雪前,闹踵踵",照样还是可以捕食到螃蟹的。

秋风乍起,树叶开始挂黄转红的时候,如果能在餐桌上摆上一盘膏腴丰满的螃蟹,佐以一碟姜汁醋和一壶老酒,真是再美不过的事情了。尤其是近年来大闸蟹的价格只涨不跌,真是越来越向奢侈品发展了,面对一盘正宗的大闸蟹,简直是夫复何求啊!

可以肯定地说,中华民族是较早懂得吃蟹的民族。《周礼》中载有"蟹胥",据说就是一种螃蟹酱,可见早在两千多年前,螃蟹已作为食物出现在我们祖先的筵席上了。北魏贾思勰的《齐民要术》介绍了腌制螃蟹的"藏蟹法",把吃蟹的方法又提高了一步。后来陆龟蒙的《蟹志》,傅肱的《蟹谱》,高似孙的《蟹略》,都是有关蟹的专著,中国人对蟹的知识更丰富了。

但吃蟹作为一种闲情逸致的文化享受,却是从魏晋时期开始的。《世说新语·任诞》记载,有一位文人说:"右手持酒杯,左手持蟹螯,拍浮酒船中,便足了一生矣。"这种人生观、饮食观影响许多人。从此,人们把吃蟹、饮酒、赏菊、赋诗,作为金秋的风流韵事,而且渐渐发展为聚集亲朋好友,有说有笑地一起吃蟹,这就是"螃蟹宴"了。

记得当年读《红楼梦》的时候,里面的各式美食真让人开了眼界,但印象最深的还是大观园里最鼎盛的时候,姑娘们结海棠社,湘云请客起菊花诗会,宝钗做东道,从自家拿来了大个的螃蟹和黄酒,遍请了大观园里的上下人等,好不热闹。可见在明清时期的北方,爱吃螃蟹的也多,但螃蟹仍然是个稀罕物件,未必如"肥鸡大鸭子"易得,所以,"从老太太起,连上园里的人,有多一半都是爱吃螃蟹的"(薛宝钗语)。从螃蟹宴的实际结果来看,螃蟹受欢迎的程度,绝不逊于《红楼梦》里任何一次山珍海味罗列的宴席。小说中还写到李纨和凤姐伺候贾母、薛姨妈剥蟹肉,又吩咐丫头取菊花叶儿桂花蕊儿熏的绿豆面子来,准备洗手。这时,鸳鸯、琥珀、彩霞来替凤姐。正在谈笑戏谑之际,平儿要拿腥手去抹琥珀的脸,却被琥珀躲过,结果正好抹在凤姐脸上,引得众人哈哈大笑。接下来,吃蟹的余兴节目开始,也有看花的,也有弄水看鱼的,宝玉提议:"咱们作诗。"于是大家一边吃喝,一边选题,先赋菊花诗,最后又讽螃蟹咏,各呈才藻,佳作迭见。贾府里的螃蟹宴生动活泼,雍容华贵,有书卷气,也有诗礼之家的风范。至今读来,还是饶有兴味的。

《金瓶梅》中也有螃蟹宴,不过笔调大不相同而已。该书第三十五回,写李瓶儿和大姐来到,众人围绕吃螃蟹。月娘吩咐小玉:"屋里还有些葡萄酒,筛来与你娘每(们)吃"。金莲快嘴,说道:"吃螃蟹,得些金华酒吃才好。"又道:"只刚一味螃蟹吃。"虽然也热闹有趣,毕竟是市井俗物,没有大观园里的风韵。《金瓶梅》写螃蟹宴,其实也是现实生活的写照。

刘若愚《明宫史》记载明代宫廷内的螃蟹宴,是另一种模式:"(八月)始造新酒,蟹始肥。凡宫眷内臣吃蟹,活洗净,用蒲色蒸熟,五六成群,攒坐共食,嬉嬉笑笑。自揭脐盖,细细用指甲挑剔,蘸醋蒜以佐酒。或剔蟹胸骨,八路完整如蝴蝶式者,以示巧焉。食毕,饮苏叶汤,用苏叶等件洗手,为盛会也。"宫廷生活是最寂寞无聊的。那些嫔妃宫女靠吃螃蟹和剔蟹胸骨像蝴蝶形者铺置盘中,以分巧拙,足见她们闲得发慌的心态,这种欢乐,实际上是有苦味的。

但螃蟹的药用价值,如非行内专业人士,恐怕是说不全个一二三的。蟹中富含丰富的蛋白质和微量元素,有很好的滋补作用,但究竟有多少人知道蟹"治胃气""通利支节""去五脏烦闷"?又有多少人知道,通常作为废弃物的蟹爪,还可以作药引?吃螃蟹加老酒,治疗挫伤、扭伤、钝器伤,倒是若无医生指点,无论如何也想不到的了。既满足了口腹之欲,又可以省却一笔药银子,算是给了大快朵颐最好的理由。

小小的蟹能衍生出这么多有趣的东西,生活是不是变得多姿多彩了?生命不是你最终得到什么了,而是在这个过程中享受到了愉悦、开心,并将这种愉悦带给周围的人,让自己和周围的人在愉悦的环境中工作、生活,创造美好的未来。

羊胫骨

清代莫枚士《研经言》(1871 年)第四卷有"羊胫骨考"一文,谓:

宋代朱端章的《卫生家宝·产科备要》卷七有追命散方,治妇人血症,方中有羊胫炭,云即炭中圆细紧实如羊胫骨者,取三四寸,却作十余段,别以著灰同烧通红,淬入醇酒中,如此七遍,烘干为末半两。按《纲目》炭火、羊胚骨下皆不载此方,独《苏沈良方》小儿吞铁方,剥新炭皮为末,调粥服,炭屑裹铁而下云云。与《谈野翁方》误吞铜铁,以羊胫骨烧灰,煮稀粥食,神效云云正合。而《纲目》卷五十二,采谈方乃入羊部,不云即炭。他书亦未有言羊胫骨如朱说者,则讹以传讹久矣。

根据莫枚士这一段医话,内中有两个精神:其一,羊胫骨炭绝对不同于朱端章所谓是圆细而结实的木炭。其二,它的药性作用是治疗误吞铜铁异物落入肠胃者。笔者不能完全同意此说。

考《卫生家宝》书成于 1184 年,在此之后 36 年,周守忠写的《历代名医蒙求》也有一节谈到羊胫骨治疗误吞金属异物的记载。文见卷下"银匠下责",谓:

有女年七八岁,因将母金责子一只剔齿,含在口中,不觉燕(古通咽字——干祖望注)入胸膈上不下,疼痛数日,医工难治。父母忧惶,更无措手。忽有银匠来见,云其能治得……银匠将黑药,抄三钱许,用米饮调,令女子服之,当夜(大)便可疼,天明后看(见)黑药裹金责子下来……医者笑曰,此方用钱不多,只能救急,曰乃羊铤捣为末。后有名医详曰,羊铤炭能煅五金,金遂软而下也。

这里的所谓羊铤,即羊股骨。至于为什么把羊的胫骨称铤?或谓典出《左传·文公十七年》的"铤而走险",疾走称铤,故而胫骨又称铤。

清代杨时泰的《本草述钩元》谓"羊胫骨,气味甘温,性热。治虚冷劳弱白浊,健腰脚,疗筋骨挛痛,固齿牙"。杨时泰把它安排在"兽类"。陈存仁的《中国药学大辞典》则认为是羊的胫骨,谓其"健腰脚,固牙齿,治误吞铜钱"。

羊胫骨究属何物?《本草纲目》《本草述钩元》《中国药学大辞典》等俱作羊的胫骨。《卫生家宝》作木炭。笔者认为确有两物同称羊胫骨,一为羊胫,一为木炭。羊胫者祛寒扶正,木炭者治铜铁肠胃的异物。至于诸方书中二者皆治的记载,诚恐相互抄节而未加注意及之耳。

至于治疗肠胃铜铁异物的疗效如何?笔者在四十年前,用过木炭与羊胫,答案是"都一无作用"。

出处:干祖望.羊胫骨[J].江苏中医,1995(12):26.
干祖望.干祖望医话[M].
北京:人民卫生出版社,2012:263－265.

虽相如,实不相如

传说,古时候有一位聪明的中榜考生,他的名氏和考官完全相同。考官心中虽感不快,但没有理由强迫别人改名换姓。为了责难考生,乃出一副上联,要考生作下联。联为"蔺相如、司马相如,虽相如,实不相如"。考生当即轻松地对了下联,为"魏无忌、公孙无忌,你无忌,我亦无忌"。上联之意为我你虽然同姓同名,但你远远不及于我。下联为你只要不妒忌我,我也不会来妒忌你。现在常用的中药中,也有不少"虽相如,实不相如"者,应该提出来以引起人的重视。

1. 黄花地丁与紫花地丁　黄花地丁,即蒲公英,属菊科植物,为清热解毒、疏通乳汁之用。紫花地丁,属堇科,主治痈疽发背、疔肿疮疡及无名肿毒。

2. 草豆蔻与肉豆蔻　草豆蔻产于福建、广东及东印度等热带地区,为治胃要药,主胃寒疼痛、呕逆,有化痰、截疟功效。肉豆蔻为进口药品,产于印尼等处,为健脾胃要药,固肠止泄,主治久痢、冷痢。

3. 川黄连与胡黄连　川黄连主产于四川,为清火解毒消炎要药。胡黄连产于伊朗及我国西部,主要来之国外,故称为胡;为治小儿疳积要药,主治疳热肚胀、潮热发焦等。

4. 草河车与紫河车　重楼,别名草河车,味苦微寒有毒,主散结导热,治寒热、疟疾、癫疾、痈疽、瘰疬，解蛇虫毒。紫河车为人的胎盘，功能大补气血，治一切虚劳损证。

5. 软柴胡与银柴胡　软柴胡，习惯上仅写柴胡，主产于辽宁、湖北等地，主要为疏肝开郁，和解表里，用以升阳散热，又为治疟特效药。银柴胡，主产于陕西、宁夏等地，以产于银州者最佳，故称银柴胡；主治劳热骨蒸、小儿五疳羸热。

6. 吴茱萸与山茱萸　吴茱萸，以产于吴地为最良，故名；能下气开郁，温中逐寒，祛风散湿，止痛制呕，亦治口舌生疮。山茱萸，产于山东、河南等地，为滋阴助阳、养血涩精要药，有安五脏、通九窍、暖腰膝、添精髓等作用。

7. 川贝、象贝与大贝　产于四川者，名川贝母，形小如豆而味淡；能润肺清火，消痰解郁，专作祛痰止咳的镇静药，消痰擅消久积者。象贝亦称浙贝母，以浙江象山产者为良，大如菱肉而味苦；能化痰止嗽，开宣肺气，消痰擅消风热之痰。大贝，也称土贝母，各地有产，以其体形较大故名；主消痰退肿，故为外科常用药。

8. 附子与白附子　附子属乌头科，味辛甘，性大热，有大毒，为扶元回阳、补火退寒要药。白附子与附子根本毫无关系，以其形似而名，味辛甘，性温，有小毒，为祛风、燥湿、豁痰要药，主治中风失音。

9. 丁香与白丁香　丁香，《本草纲目》把它归入香木类，为健脾胃、补肾阳要药，能去胃寒，止泻痢。白丁香乃麻雀的粪便，能消积胀，治痈疖及一切疮疡。

10. 白菊花、杭菊花与野菊花　前二者治疗作用基本相同，疏风清热，平肝明目，解毒。白者以安徽滁州产者最佳，故称滁菊。杭菊以杭州产者最佳，故名。野菊花，以野生而名，作用特强于清热解毒，治一切疮疡之阳证和重症。

出处：干祖望. 虽相如，实不相如[J]. 江苏中医，1996(06)：23.

干祖望. 干祖望医书三种[M]. 2版. 济南：山东科学技术出版社，2008：98－99.

【按语】

中药由于取材广泛、种类繁多、同名异物、异物同名现象的存在，有时在使用时稍有不慎容易出错。读了干祖望的“虽相如，实不相如”医话后，我在中药书籍或网上又查了几对名称类似但功用不同的常用中药，权做狗尾续貂，提出来使人重视，一方面减少医者误治，另一方面引起临床医师和中药房配药师的注意。

1. 海螵蛸　桑螵蛸　海螵蛸，又称乌贼骨，为乌贼科动物无针乌贼或金乌贼的干燥内壳。性温，味咸、涩，具有收敛止血、涩精止带、制酸、敛疮的功效。用于治疗胃痛吞酸，吐血衄血，崩漏便血，遗精滑精，赤白带下，溃疡病等。

桑螵蛸为螳螂科昆虫大刀螂在桑树上所产的卵鞘。性平，味甘、咸，具有益肾固精、缩尿止浊的功效，治疗肾气不固所致的遗精滑精、遗尿尿频、小便白浊。

2. 大胡麻　小胡麻　大胡麻，别名为亚麻子、胡麻子、胡麻仁，为亚麻科植物亚麻的干燥成熟种子。性平，味甘，具有润燥、祛风的功效。用于治疗肠燥便秘，皮肤干燥瘙痒，毛发枯萎脱落。

小胡麻是茺蔚子的别名，为唇形科植物益母草的干燥成熟果实。性微寒，味辛、苦，具有活血调经、清肝明目的功能。治疗月经不调，经闭，痛经，目赤翳障，头晕胀痛。

3. 酢浆草　败酱草　酢(cù)浆草为酢浆草科植物酢浆草的全草。性寒，味酸，具有清热利湿、消肿解毒功效。治疗泄泻、咽喉肿痛等症。

败酱草为败酱科植物黄花败酱的全草。性寒，味辛、苦，具有清热解毒、消肿排脓、祛瘀止痛功效。治疗肠痈及血滞经痛等症。

从干扰素想到了人参与萝卜

清末名医陈莲舫（1840—1914年）曾治疗慈禧太后（1835—1909年）的参瘫症（人参综合征）。陈氏在候脉察舌后、处方之前的时间，查阅了以前太医院的处方，每方中都有人参。明知太后被人参误治得病，但又不敢不用人参。一则贵人取药，就是要名药贵种，堂堂太后的药中没有人参怎行？

再则一朝改方换药，治愈后，太医院的许多太医，必然丢掉不少顶子(纱帽)，而且严重者，顶子之下的脑袋瓜也要连带奉献。进退维谷之际的陈莲舫，竟然想出了一个两全妙策，处方照样写，人参照样用，但一方面，破费重贿，买通煎药太监，教他在药汤里重加生萝卜汁，用以抵消人参的效用。经过如此治疗，太后很快恢复健康。陈莲舫当然名利兼收，由一个青浦(在上海市西南)民间医生一跃而成为知名天下的御医。

萝卜克人参的概念，非但老中医脑子里深刻地铭记着，就是一般老百姓也视为常识。

西医认为可以抑制癌细胞快速分裂作用的干扰素，虽然人体内能够产生，但其产量太少，起不了作用。为之，现在科学家们通过"遗传工程"技术，合成出"干扰素诱生剂"类药物，促使人体增加干扰素的产量。黄芪、党参等药，就可以激发和诱导人体自身制造出更多的干扰素来。在日常膳食中，白萝卜也是一种激发人体生产干扰素的药物，而且能力很强。不过经过烹调加热以后的破坏，就大大地打了折扣，所以只有生吃才可以尽量发挥它的功用。

人参与萝卜的相克，《中国药学大辞典》中人参条下明白地指出"忌萝卜"。这两种不能共处的药品，为什么在这里又成了同一战壕的战友？靠我们中医来破译这个谜，是永远也办不到的。与此相同的是，茶也是克人参的，但近来许多专家认为可以同时饮服，没有相克之理。这种提高中医业务水平的问题，中西医结合工作者能否加以研究阐明？这个课题比研究剂型改进、用化学来研究中药性能，更贴近于中医现在所需。

出处：干祖望．从干扰素想到了人参与萝卜[J]．江苏中医，1997(08)：24.

干祖望．干祖望医书三种[M]．2版．济南：山东科学技术出版社，2008：101.

【按语】

"贵人取药，就是要名药贵种，堂堂太后的药中没有人参怎行"。以前有用药的误区，认为价格高的就是好的，补药就是好的，其实正所谓甲之人参乙之毒药，人参是好，但如果不气虚，服用之后反而会有不良反应，所以药物一定是针对病情的，合适的就是好的，不在于它的价格和珍稀程度。现在也有误区，有些书籍大谈食物的相克，理论多多，食物相克的种类也很多。如果真照书上说的，都不知道该吃什么、不该吃什么了！民间是有一些关于饮食禁忌的说法，但中医讲究饮食禁忌是根据季节、环境、个体的差异合理选择和搭配食物，并没有太多所谓"食物相克"的理论。饮食是个很复合的结构，因人而异。营养学家告诉我们，日常饮食中应该提倡食物多样化和营养均衡，不必拘泥于书上说的这些。饮食是个复杂的过程，人体也有很强的调节转化能力。

食物之间的影响复杂，药物之间的影响更为复杂。药物之间的相克都没有搞清楚，谈研究食物之间的相克更是无稽之谈了，所以个人观点认为食物相克不足为信。

现代人所谓的养生、健康，其实是走进了一个误区，是片面的。所谓养生，是颐养生命，但是多数人的养生知识是养身体而已。我们说的健康，其实是两个概念，一个是健，指的是身体；一个康，指的是心灵。很多人过于注重身体的完善和保护，而忽略了心灵的升华。所谓注重饮食，注重调养等都是只关注身体，而不关注心灵。对于身体的保护太过小心，对于生命的完美和传递完全没有涉及。过于注重身体，小心翼翼，稍有不对就怕得不行，结果本来不是什么大事，自己把自己先吓坏了。养生书鱼龙混杂，有些书本来就是胡编乱造的，可是读者没有辨别能力，或者根本就没想去辨别，糊里糊涂地按照书里教的去做，结果小病变成大病，反而更严重了。

我们到底如何养生？不要玄而又玄的饮食炒作，不要天花乱坠的产品，只要顺其自然的生活。一日三餐，荤素搭配，早睡晚起，适当运动，戒烟少酒，心态平和，快乐为本，这就是自然的生活，也是生活的自然。

另外值得我们思考的是，老百姓渴望了解中医保健的知识，而能够将这些知识深入浅出地讲授的专家太少，从而给了一些人机会，利用自己掌握的一点似是而非的中医理论，迎合当下百姓重视自身的保健心理，大放厥词，做起了“无本万利”的买卖。当务之急，要考虑如何运用浅显易懂的语言，通俗易懂地向老百姓讲解中医基本保健知识，使老百姓了解中医，熟悉中医保健和预防疾病的基本原理和思想，进而达到防病强身的目的。

君臣佐使

很多人讥笑“中医是封建医，连方剂的配伍也有君臣佐使”。其实这君臣佐使绝对不是皇帝、宰相、御史、钦差等朝廷命官。《素问·至真要大论》早就解释得清清楚楚，谓：“主病之谓君，佐君之谓臣，应臣之谓使。”为了防止把君臣佐使误为药的贵贱等级，故而又强调说“非上中下三品之谓也”。说得很明白，把方中的主药喻之为君，把辅助药喻之为臣，把中和调节药喻之为佐，把引经入络药喻之为使，就是《重修政和经史证类备用本草》的“药用君臣佐使，以相宣摄合和。宜用一君二臣三佐五使，又可一君三臣九佐使”，也是把《素问》之意予以延伸和补充。

其实君臣之喻不一定限于中医的方剂学所专用，例如明代李笠翁（1611—1679年）谈到孔老夫子饮食习惯时，也谓：“肉虽多，不使胜食气，此即调剂（节）君臣之法。肉与食较，则食为君而肉为臣；姜酱与肉较，则又肉为君而姜酱为臣矣。虽有好与不好之分，然君臣之位，不可乱也。他物类是”（见《李渔随笔·爱食者多食篇》）。

汪讱庵（1615—1698年）解释六味地黄丸的君臣定位谓：“血虚阴衰，熟地为君；精滑头昏，山萸为君；小便或多或少，或赤或白，茯苓为君；小便淋沥，泽泻为君；心虚火盛及有瘀血，丹皮为君；脾胃虚弱，皮肤干涩，山药为君”（见《医方集解·补养之剂》）。的确，一如李笠翁所谓“他物类是”。

为什么方剂学独重君臣佐使学说？我们不选用中医界人物的解释，另选一位不是中医的名人宋代张君房的话，谓：“君臣相得，浮沉得度，药物和合，即神仙之要妙也”（见《石笈七签》第六十六卷）。

所以将君臣佐使视为封建一事，乃风马牛绝对不相及也。

出处：干祖望. 君臣佐使[J]. 江苏中医，1999(05)：29.
干祖望. 干祖望医书三种[M]. 2版. 济南：山东科学技术出版社，2008：99－100.

缺药与代药

《素问·阴阳应象大论》的“天不足西北……地不满东南……”这不足与不满，都是言“缺”。用现代语来说是没有。

古乐府《鸡鸣》诗：“桃生露井上，李树生桃傍，虫来啮桃根，李树代桃僵。”这是说李树代替桃树来牺牲自己，也就是用李树来代替桃树。这是替代的“代”，而且代得也相当得当。

有一出京剧折子戏“割发代首”，内容是曹操在辕门立下了军令状，何人犯了这个条款，论斩。不料曹操自己先犯，论执法则应斩首，但曹本身为统帅，斩了首怎样办？于是把他的头发割了下来用以代替头颅。这也是“代”替，但不能像李代桃僵的多功能使用。只能具备了曹操这个人、这个地位、这个环境才可以代替。如其不是这个人、这个地位、这个环境决不可代替，从千千万万的砍头者，也没有听到过犯了杀头罪只要割了头发就能放回去的。这一点对中医的缺药、代药方面是一个很好的启发。

现在再来谈缺与代的事：例如军事出国访问团缺一个团员，那可请明代高武代一下，因为他是精通兵法的。开庭时缺了一位陪审员，可请明代王纶一代，因为他是一位受人景仰的清官，而且还以折狱能手见称。开军政会议缺人，可请明代张介宾一代，他50岁之前就是从事军政的。文学研讨会缺员，清代柯韵伯、薛生白都能代替，因为他们都是写作高手。书法现场会缺人，金代麻九畴可代。书画现场会缺人，元代杜本可代，因他以图画著名，中医舌诊的用图是他首创。历史学研讨会缺员，明代李濂（《医史》作者）可代。天文学研讨会缺员，清代赵学敏可代。藏书家学会开会缺人，明代王肯堂可代。技击代表队缺员，明代徐灵胎可代。易学研讨会缺员，明代赵献可可代。职工代表大会缺员，清代魏之琇可代，他本来就是出身于“绍红”（即当铺职工）。化学界开会缺人，晋代葛洪、南北朝梁代陶弘景可代。道教会议缺人，唐代孙思邈、南宋崔嘉彦可代。佛教会议缺人，南北朝北魏昙鸾、唐代鉴真可代。残疾人代表会议缺人，北宋庞安时、清代黄元御可代，盖前者病聋，后者病盲。所以他们代其缺，绝非所有的医生都能代替，是因为他们各自的特长能胜任其所代，犹之“割发代首”这出戏不是人人可唱的。因之联系到我们的缺药与代药，也是“割发代首”样的一回事。如其你死记某药可代某药而用之，那就大错而特错了。

现在缺药奇多，因之以“代”补“缺”，更是司空见惯，竟有“有方必缺，无药不代”的情况，甚至一张处方缺上了几味，所以我们又多一门“缺药代药”的学问。既要脑子里有一本什么药缺、该代以什么药的账，又要这本账不能呆板而订死的。

例如当归缺丹参代、龙齿缺龙骨代、乳香缺没药代、白术缺苍术代、党参缺太子参代、麦芽缺谷芽代、犀角缺水牛角代、石决明缺牡蛎代、大黄缺番泻叶代，这是“李代桃僵”式的代替，错也错不了。

还有如三子养亲汤缺紫苏子，则竹沥可代，但竹沥绝对代不了用于止衄方中的紫苏子，因为前者需紫苏子消痰息喘，后者利用紫苏子下降之性而引血下行。

又如治疗急性化脓性中耳炎而缺夏枯草，常可用苦丁茶代替，但治疗淋巴结炎时缺夏枯草，苦丁茶即无法代替了。

再如五皮饮缺桑白皮时，可用榆白皮代替，但治萎缩性鼻炎若缺桑白皮，榆白皮就无法代用了。

更如生化汤缺当归，可取益母草代，但四妙汤缺当归，益母草即不能替代了。

再如在重用黄芪时而黄芪偏偏缺货，那即可取紫河车代替，但玉屏风散而缺黄芪，紫河车则没法代替了。

以上几则，乃是“割发代首”型的取代。临床上的代药，情形很少为“李代桃僵”型而独多“割发代首”型。

出处：干祖望．缺药与代药［J］．辽宁中医杂志，1992（08）：33－34．

干祖望．干祖望医话［M］．北京：人民卫生出版社，2012：249－251．

引子药

假定在智力竞赛时，问你“引子”是什么，肯定的回答是：一个在马路上买劣货的不法商贩，必然有几个同伙来穿针引线催促上当的顾客来买你的劣货，这同伙即称引子。回答不错，加你十分。其实这是近年来新生事物，但引子一词的来源，已好几百年了。

宋、元各种说唱艺术演唱时第一个曲子，称为“引子”。之后，应用到京剧里，凡主角演员上场，必须一开口即唱上一句“引子”，之后才为定场诗、定场白。这种“引子”可以起到“楔子”的作用。

现在 50 岁以下的中医，根本不知道中医处方的引子。当四十多年前，中医的处方笺上必不可少的是“医案”，之后即药方，药方中当然都是中药，当写完了中药之后，再写上一个“引”字，在“引”字之下，就写上你所要取用的引子，也称之为引子药。

为什么称为“引子”，为什么要用“引子”，假定不用引子可以吗，此类问题老师也没有讲过，连当时一部谢利恒《中国医学大辞典》中也没有这个词目。引子常用药，一般都为时令鲜药，如鲜的荷叶、荷茎、鲜佩兰、西瓜翠衣（即西瓜绿色外皮）、竹叶、芦根、车前草、梨皮、生姜等。

在真正的古方中，没有见到“引子”其名，何时开始，也难以考证。不过起于明代，盛于清代，那是肯定的。君不见《红楼梦》第八十三回中有“（王太医）又将七味药与引子写了”。《老残游记》第三回写得更具体，谓：“用的是生甘草、苦桔梗……八味药，鲜荷梗做的引子。”作者刘鹗，清代人，本身就是一位水平较高的中医，毋怪乎其对方药极为熟悉。

引子在实用方面固然可有可无，但身为中医

者应必须有所知道，如果对本职业的掌故都一无知悉，多少也有些说不过去的。

出处：干祖望．引子[J]．
辽宁中医杂志，1993(03)：28－30．
干祖望．干祖望医话[M]．
北京：人民卫生出版社，2012：226－227．

瓜　蒌

瓜蒌，我们常写为栝楼，它与大贝母、蒲公英均为临床治疗急性乳腺炎的必用药，故有“瓜蒌、大贝、奶浆草（蒲公英茎中有白色稍稠的液汁，一如乳汁，故土名奶浆草），治疗奶疮三件宝”之说。的确言之不谬，但三者的功用并不相同。

蒲公英：散结，解热毒，排乳汁，发汗。大贝母：通乳，抑制化脓，排脓，消肿。全瓜蒌：开郁解结，舒肝气，清胃热，荡涤痰浊。把三味药的作用合并起来，确是针对性特强的治疗急性乳腺炎之良药。

瓜蒌的药力作用重点部位在于皮和仁。皮以其质地空松，故能疏通胸膈阻塞；仁多油，故能荡涤痰垢黏腻。所以古人都用全瓜蒌，取其皮、仁同用之意。不过蒌实一老，水分蒸发而中空，瓜瓤即失其中间牵连作用而皮仁分离，故药工都在其未老（未熟透）之前摘取晒干而剖切成块，才能保持其现在我们所看到的皮、瓤、仁三者浑然一体的形象。唯张山雷不赞成瓜瓤入药，可瓜蒌的瓤正像乳房中的乳腺，以中医“医者意也”论证，正是引药入络的良药，非但没有一弊，而且更为有利。

古人认为瓜蒌治疗乳腺炎有其独到之处者，理由有四：

1．其形外似乳房，内有瓜瓤如乳腺。

2．乳在人身胸部，瓜蒌作用于上焦。《本草从新》的“清上焦之火……荡涤胸中郁热垢腻”可以证实。

3．瓜蒌具备了防治急性乳腺炎形成的功能，诚如《本草备要》所谓“清上焦之火，使痰气下降……通乳消肿”。

4．瓜蒌除了清泻阳明经伏热之外，还具备疏厥阴之气的作用，而急性乳腺炎的内因，正是阳明积热、厥阴气逆。故《中国药学大辞典》引王秉衡的说法为“瓜蒌实，润燥开结，荡热涤痰，夫人知之。而不知其疏肝郁，润肝燥，平肝急之功，有独擅也”。

急性乳腺炎，正是肝郁、胃热、气滞、毒凝及乳汁壅结所致，毋怪乎瓜蒌一药，成为其天生的克星。

当然，它也有不良反应，就是滑肠致泻，所以它就被归入平和的通便药中。

出处：干祖望．瓜蒌[J]．江苏中医，2000(12)：39．
干祖望．干祖望医书三种[M]．2版．
济南：山东科学技术出版社，2008：105．

甘草漫议

知名度最高的中草药，首推甘草。它的别名也不少，如灵草、美草、蜜草、蜜甘、通灵等都是对它的赞美而称，还有蕗草、荠草、草古、汾草、粉草、棒草、甜根子等名称。最古老的名称为《诗经》中的“采苓”。寓意最美好的名称是国老，但张山雷（1872—1934年）偏偏驳斥了一番，谓：“外疡湿痰为病最多，舌苔多厚浊黏腻，甘味皆是禁药！况大甘大腻如国老乎”（见《疡科纲要·第三章·总论》），颇有见地。

世界上事物，都是一分为二的，甘草也有它的有害之处。最众所周知的是“使人中满”，凡脾胃有湿滞而呕吐者，禁用。故《本草害利》强调：“害！甘令人中满。有湿之人，若误用之，令成肿胀。故凡诸湿肿满胀病及呕家酒家，咸不宜服。”

甘草反大戟、甘遂、芫花、海藻、远志。其实笔者就喜欢海藻与甘草并用，取其药力的加强。当然，胃气薄的患者，就不宜用了。且看《医宗金鉴·外科心法》引《外科正宗》的海藻玉壶丸而作为有效方药，此方甘草与海藻并存。其所以然者，则余听鸿（1847—1907年）在《外科医案汇编·瘰疬》中解释得很详确，谓：“海藻甘草之反，古人立方每每有之，甘遂甘草取其反者，可攻蟠踞内之坚痰，甘草海藻取其反者，攻其凝外之坚痰也。”

甘草在处方上常有甘草梢与甘草节，但张山

雷对用甘草节者，大加驳斥，谓："甘草有梢有头而独无节。可知明代尚无此谬说""俗医每谓甘草节专治疡患，其说不知何本？"（见《疡科纲要·总论》第三章）

明代陆粲《庚巳编》载有太医与甘草的趣事：明永乐（1403—1424 年）中成祖朱棣，患有风湿病，群医束手，有吴江人盛寅者重用甘草而治痊，于是得官于太医院任御医。因医技殊高，故而历朱棣之子仁宗朱高炽及高炽之子宣宗朱瞻基时，还是三朝元老，得宠不衰。一日盛寅早上步入御药房，忽然头痛如裂而眩晕欲倒。自己与许多太医俱无办法。不得已在市上找到了一位草泽之医。草泽之医即予以一包草药粉末，服后霍然而愈。宣宗朱瞻基大奇而感到兴味，乃召草泽医而问之，对曰：盛太医晨时空腹，进入药房，乃诸药之毒侵袭而病，我的草药仅仅一味甘草。

甘草除了调味、治病之外，还可以预卜年之丰歉。清代吴翌凤《灯窗丛录》，谓："岁欲旱，旱草先生。岁欲丰，甘草先生"。旱草指蒺藜。

出处：干祖望．甘草漫议［J］．光明中医，1995（02）：19．
干祖望．甘草［J］．辽宁中医杂志，1996（07）：31－32．
干祖望．干祖望医话［M］．北京：人民卫生出版社，2012：233－235．
干祖望．干祖望医书三种［M］．2 版．济南：山东科学技术出版社，2008：96－97．

蜘　蛛

蜘蛛，为节肢动物门，蜘蛛目，家族中有幽灵蛛、壁蛛、姬蛛、圆纲蛛、草蛛、狼蛛、跳蛛等。除了昆虫学家，谁也认不得它。清代王渔洋《香祖笔记》的"海蜘蛛"，现称什么？是不是蜘蛛？待考。

蜘蛛的丝质轻而性韧，一条能环地球一周的丝，仅重 168 克。韧是足以惊人的，《香祖笔记》谓："余幼时，曾见人家一蜘蛛网，有蛇长二尺，宛转其中，竟不能脱"。同时又谓："海蜘蛛生粤海岛中，巨若车轮，文具五色，丝如经组，虎豹触之，不能脱。毙，乃食之。"

蜘蛛可以入药，《金匮要略》的"蜘蛛散"，可能是最早将它取作药用的方剂，因为《本草经》诸虫药中没有见到蜘蛛。

宋代侯延庆在《退斋雅闻录》中说："孙绍先传，治暴吐血方，急以竹子去檐头取蜘蛛网，搓成丸子，用米汤饮下，一服即止。"这倒可以在本草学上添加一笔，因《本草纲目》《中国药学大辞典》和《中药大辞典》三大本草巨著中，都没有蜘蛛丝治疗暴吐血的记述。

《金匮翼方》的锡类散中，就有一味主药——壁钱。壁钱，是某一类蜘蛛用以繁殖后代的产房，常见于光线阴暗、空气湿浊之处的墙壁上，为直径 2～3 厘米的雪白色正圆形膜样物，内有小蜘蛛数十百个，俗称壁蟢窠。

江苏高邮近代名医赵海仙（1829—1904 年）在《寿石轩医案》中载有一案，谓："赵氏孙初生时，两目障翳如青朦，弥月不消，人咸谓无复明之理。海仙令取蜘蛛眼睛和地栗汁，每日服之。数月，障翳全消。"当时笔者适负责江苏省中医研究所整理古籍文献工作，感到"蜘蛛眼睛如何取法？"特访赵氏侄孙。彼时余仅 47 岁，而赵氏侄孙已年近古稀。将其介绍如何取蜘蛛眼睛的口诉，尽做记录。惜乎"文革"之乱，《寿石轩医案》与记录全部散佚。幸而江苏科学技术出版社 1985 年版陈道瑾编《江苏历代医人志·赵履鳌》中尚有道及蛛目治病事（见 293 页）。

蜘蛛痣，常见于肝细胞损害（如肝硬化等）的病人。蜘蛛抱蛋、蜘蛛香，都是中药，日本称为叶兰。蟹蜘蛛，是生长在海里虱蟹的别名。事实上和蜘蛛都毫无关系。

自古以来，蜘蛛一直没有得到文人骚客的青睐，所以不论诗赋曲艺都很少。小说仅有盘丝洞较为熟悉一些。诗则除南朝梁萧纲（即简文帝）的"蜘蛛作丝满帐中，芳草结叶当行路"、清代传奇式人物诗人孙枝蔚的"蜘蛛笑春蚕，吐丝但为他人利"之外，还有几句无名诗人的隽句，如"萦枝招蝶妒，拦树碍蜂归"，咏蜘蛛网的"楼前飞絮恋，墙外落花沾"等。

至于为什么不为人所青睐,很可能是蜘蛛网的出现,使人有萧条、冷落、衰败、颓废的感觉。

出处:干祖望.蜘蛛[J].江苏中医,1993(06):21.
干祖望.干祖望医话[M].
北京:人民卫生出版社,2012:232-233.

【注释】

蜘蛛散:出自《金匮要略·趺蹶手指臂肿转筋阴狐疝蛔虫病脉证治》。"治阴狐疝气,偏有大小,时时上下,蜘蛛十四枚(熬焦),桂枝半两。共为散。取八分之一匕,饮和服,日再服。蜜丸亦可"。

选药不能"貌取"

所谓"貌取",就是对事物仅仅根据现象来判断其优劣。

在一般抱病求医、求康心切者的脑子里,好像贵的药、补的药一定是好的,而贱的、不补的,当然不是好药。其实错了。

市场上很多药品,冠上了一个好听的称呼,有时就可以身价百倍。六十年前上海某名中药铺,生产出一种成药,专治腰酸背痛、关节炎、乏力神疲等,效果不错,可问津者寥若晨星,后来改称为"人参再造丸",于是名扬天下,盛销到今天。不过这里必须申明一下,它不是仅凭名称而久享盛誉,还是全赖"货真价实"四个字。

人世间不乏极好听的名词之下本质恰恰相反。例如"千古""仙逝""仙游"等,多么好听,可是都是"死"的同义词;京剧团里把千补百衲的破烂衣服称"富贵衣",民间把死尸穿的衣服为"寿衣"等等。

反过来讲,卞和之璧直到后来才被公认为无价之宝。开始呢,谁都目之为石头。

尤其是现在开放大潮中的某些成药,在装潢上花的钱远远超过了药的身价。这诚如刘基(1311—1375年)早在六百多年前就指出的"玉质而金色,剖其中,干若败絮"(见《卖柑者言》)。更有在广告上大言不惭,口吐莲花者,孔老夫子在两千多年前就已指出,这是"巧言令色,鲜以仁"(见《论语·学而》)。

即使以未加工的中药来说,凡属花草之类,必然是升而轻清;矿石之类,必然沉而下降的。但海浮石偏偏是轻而上升,旋覆花则"诸花俱升而唯我独降"。

半夏一沾水,即滋腻滑润,可是它的禀性奇燥异常。白芷乍看之下香燥形同石灰,可是其性独润。"人不可貌相",药也一如其人,也是不可"貌相"的。所以"取貌"之士不上当才怪哩!

有种蔓草,可以使每天用数十盆也盛不下小便的病人治愈,即称覆盆子。有种药吃了使人头发乌黑,即称首乌。用功效来命名的药,当然不能算作夸大宣传。可是苏东坡(1306—1101年)还是反对这种中药命名法,他在《东坡手泽》中评益智仁时就这样说:"海南产益智……其为药治气止水而无益于智,智岂求之于药乎。"

总之,不论求医治病或保健养生,对药的选择,务须知其本质,切弗迷惑在表面现象上。不过揭开表面而窥其实质,谈何容易?有时也像中医"热极似寒,寒极似热"的辨证一般困难。

出处:干祖望.选药不能"貌取"[J].
江苏中医,1993(03):20.
干祖望.干祖望医话[M].
北京:人民卫生出版社,2012:253-254.
(注:后者文题作"万事不能'貌取'",文有所简约)

古代中药的假冒伪劣

中药的假冒伪劣,可以说"自古已然,于今为剧"而已。

宋代科学家沈括在《惠民药局记》中记载:"当时制药,有官监造、有官监门、又有官药……祖宗初制,可谓仁矣。然弊出百端,往往为诸吏药生盗窃,至以樟脑易片脑、台附易川附、囊橐为奸,朝廷莫知之,亦不能革也。"在宋代已竟如此。

假冒伪劣到何种程度,从宋代董弅《闲燕常谈》的一段话可窥得一般。董文:"州县百姓竟屠牛以取黄,既不登所科之数,则相与敛钱,以赂上下得吏丐免。"

这种乱的根源何在？宋代俞文豹《吹剑录外集》解剖分析得明明白白，谓："朝廷置惠民局、太医局，所以达济利之心，赞仁寿之治也。今惠民局以药材贵而药价廉（即收进价贵而卖出价贱），名虽存而实则泯。职其事者，太府丞也。非唯药材不能通晓，而骤迁倏易（即调动频繁），亦不暇究心职业。所谓四官局，止于受成坐肆而已，唯吏辈寝处其间，出入变化，皆在其手……民受其苦，吏享其实，故乡人谓'惠民局'为'惠官局'，'和剂局'为'和吏局'……"

至于假冒伪劣的药品，也更五花八门，如荠苨根冒充人参（见清代王端履《重论文斋笔录》）。其实不但在清代，1 600 年前早已有之，君不见晋代张华《博物志》中言及"荠苨乱人参"吗？还有和尚草也可冒充人参（见清代丁国钧《荷香馆琐言》）。

杜衡冒充细辛（见宋代沈括《梦溪笔谈》）、粪坑里砖头吊霜，可以充冰片；猪胆浸明矾充胆矾；豌豆用蓼子、草乌、生姜煎的水浸泡后充胡椒；以松香加以炮制后充乳香（见清代赵学敏《串雅外编》）。如其我们打开药物学的本草书籍，则可毫不费力地写出几万字的文章。

对这种危害人民的事，政府也不能不管，如宋太平兴国七年（982 年），以药物太乱，乃"公布乳香等八种药物，为官府专卖"（见《宋会要辑稿·职官》）。宋熙宁丙辰（1076 年），京师开封道设医局熟药所以应付假冒伪劣药品（见《宋会要辑稿·职官》）。宋崇宁癸未（1102 年），政府应何执中建议，天下各处都设立熟药所（见《宋会要辑稿·职官》）。宋隆兴元年（1163 年），政府整顿和济局所管珍贵药材，并许知情者可以告发揭举（见《宋会要辑稿·职官》）。宋咸淳壬寅（1272 年），设医学提举司，职责之一即辨验药材。并规定卖毒药致人死者，买者卖者均处死（见《元史·百官志》及《元典章·刑部·禁毒药》）。元皇庆元年（1312 年），政府下令，禁止沿街货药（见《元典章·刑部·禁毒药》）。元延祐己未（1319 年），下令重申街市售药，违者处以重罪（见《元典章·刑部·禁毒药》）。

幸运的是，古代消费者已产生了自我保护的思想，于是也有不少自己对假冒伪劣的鉴别经验。以下介绍的仅是民间的一鳞半爪。如清人万后贤的《贮香小品》记载："三七，末掺猪血中，血即化去，真；胡黄连，折之尘出如烟，真；木香，形如枯骨，味苦粘牙者，真；雌黄，烧红熨斗底，以雌黄划之，如赤线一道，真；赤石脂，理腻粘唇者，上；胆矾，铁上烧之，红者真，成汁者伪；熊胆，粟米大小滴水一道若线，真；点水中运旋转如飞者，良；牛黄，透甲者（即染在指甲上，其色不脱落），正；龙骨，粘骨者，真；苏合香，性重如石，烧之灰白者，真……"当然这样的鉴别是十分粗糙的，限于时代，不能苛求。

出处：干祖望．古代中药的假冒伪劣[J]．江苏中医，1993(10)：19．
干祖望．干祖望医话[M]．北京：人民卫生出版社，2012：254－256．

【注释】

橐橐（tuó）为奸：橐橐，勾结。指相互勾结做坏事。

贲：读 fěn。

世界上不会有十全十美的药

我很欣赏甚至折服清代凌奂《本草害利》自序中的一句话，谓："凡药有利必有害。但知其利，不知其害，如冲锋于前，不顾其后也。"故而"金无足赤，人无完人"信非虚语。的确，含金量最高的黄金也无法达到 99.99%，现在提炼水平最高也不超过 99.96%。人嘛，以古代四大美人来说，虽然都是倾国倾城，谁不拜倒在她们皓齿朱唇、闭月羞花的美丽的罗裙之下？可是你还不知道她们也有丑的一面。传说，西施耳朵有奇小的畸形，甚至耳垂都没有，所以她必然要上沉重的金属耳环来拉下耳垂，聊以挽救这个丑状。貂蝉的脚特大，所以她一定要穿特制的长裙，把大脚的缺点遮掩去。王昭君纵然千娇百媚，但腋下有一股臭气，所以特地点名她去和番，单于正凭了这股臭气，十分得宠。杨贵妃呢？用现在审美观来打分，不过是一个痴肥臃肿的胖女人而已。现在京剧里"贵妃醉酒"中的卧鱼、弯腰，真正的杨贵妃实难做到。所以她身上佩戴金银、玉器，姗姗行走时发出叮叮当当的声音，淹没了沉重的脚步声。

人没有十全十美的，药当然也是如此。任何一味中药，都有它为害性的一面。有些过分强调它的好而不及它的害；有些还没有发现它的害处而视若仙丹，《神农本草经》把水银认为是“久服神仙不死”就是最好的例子。

甘草：能解一千二百般草木毒，遂有国老之称。也因为它的“甘草无毒”，而使脾胃有湿浊者服之，倍加中满呕恶。

人参：中国人一谈到人参，无不目为益寿延年的仙丹。这里抄录一段吉林人民出版社出版，段维和陈日朋所编《漫话人参》中的客观论述：“人参虽然作为滋补强壮剂来使用，但也并不是任何人、任何状态下都可以使用的。有些人或某些患者服用人参，非但毫无益处，还会因此使病情恶化，影响健康，甚至中毒……健康人长期连续服用人参，也会产生头痛、心悸、失眠、血压波动等不良症状，影响人体的正常机能。服用人参剂量过大，还会造成人参中毒，发生出血、眩晕、发热、心肌麻痹，危及生命……服用人参以后，出现闭气、胸闷、腹胀现象，便是中毒的开始。”

当归：一提到当归，又是一味大众心目中的补血养营的仙丹。请阅读一下科学普及出版社出版的刘文成、张益民撰写的《当归》中的“当归的毒性”一文，文中认为当归在动物实验中有抑制呼吸现象，剂量加大时，血压骤降，呼吸停止。

黄芪：当然又是补药之王，但它的害处你知道吗？它能滞气助郁，可以减低食欲，使胸脘不畅。凡表实者，气实者，肝气旺而情绪易激动者，俱不能服用。《本草害利》指出：“阳盛阴虚，上焦热甚，下焦虚寒者均忌。恐升气于表而里愈虚耳。痘疮血分热者禁用。”

熟地黄：在补药中又是四大天王（黄芪、党参、当归、熟地黄）之一。《本草害利》倒反映出它的阴暗面，谓：“熟地乃阴滞不行之药，大为脾胃之病所不宜。凡胸膈多痰，气道不利，升降窒塞，药宜通而不宜滞，汤液中应避地黄……胃虚气弱之人，过服归地，必致痞闷食减，病安能愈！”

四物汤中必不可少的川芎，也有杀人之弊。宋代沈括的《梦溪笔谈》有一段记载，谓：“予一族子常服芎䓖，医郑叔熊见之，云：‘芎䓖不可久服，多令人暴死’。后族子果无疾而卒。”

即使日常饮食中，也有为害的一面。如味美可口、佐餐良肴的竹笋，宋代赞宁和尚在《笋谱》中谓其“食之落人鬓发”。

即使人赖以生活的食粮，也难免有它有害的一面。清代抟沙拙老的《闲处光阴》中谓：“食麦令人腹胀”。至于南方人喜欢的白米，因为含有淀粉过多，凡患有糖尿病者，禁食。今后各种药物的危害性还要多多地暴露出来。

出处：干祖望. 世界上不会有十全十美的药[J]. 江苏中医，1993(11)：30.

干祖望. 干祖望医话[M]. 北京：人民卫生出版社，2012：256-259.

【注释】

皓齿朱唇：出自《楚辞补注》。意为洁白的牙齿，形红的嘴唇，多形容女子容貌美丽。

二陈汤

二陈汤，初见于宋代《太平惠民和剂局方》，但它的前身是《备急千金要方》的温胆汤。经过《局方》的升华提炼而取药更加精简，效力更加提高，的确是一首临床上跌打不破的有效名方。纵横驰骋，推枯扫烂于内、外、妇、幼各科疾病领域里。所以由此而衍生出“二陈系列”的多首姐妹名方。如《济生方》加枳实、南星的导痰汤；加党参、胆南星、竹茹、枳实、石菖蒲的涤痰汤；《医学正传》加白术、党参成为六君子汤等。至于《景岳全书》的金水六君子煎，《医方集解》的十味温胆汤，《丹台玉案》的二陈双核饮，《外科百效全书》的二陈消核汤等，更是第二代、第三代的衍生之方了。

它虽不是经方，但它的组合严谨，君臣协调，衍生者夥，疗效可靠，从900多年前使用至今还有旺盛的生命力，可以说并不逊于《伤寒论》桂枝汤的黄金身价。

当荷兰水、可口可乐没有来中国之前，二陈汤历来就是一种有名的饮料。从《水浒全传》第二十一回："却是卖汤药的王公……见是宋公道'押司必然伤酒，且请喝盏醒酒二陈汤'，宋江道'最好'，就凳上坐了，那老头浓浓的奉一盏二陈汤，递与宋江吃"来看，不但是饮料，而且还是醒酒妙药哩！

笔者常常用二陈汤，用来也十分应手，虽不敢言经验，但体会倒不浅，所以1962年7月在南京市中医学会做了一堂"二陈汤在临床上的运用"的报告。可能尚嫌言之未尽，1963年2月在江苏省中医学会又做了"再谈二陈汤"报告。可能还是尚有余言，1965年1月在江苏省中医学会又做了"三谈二陈汤"座谈。谁知这三场报告，用三寸之舌换来三木之刑，在"文革"中被诬为"反革命分子念念不忘其主子"而遭到大小数十场批斗。1997年9月，笔者应台湾省的医药学院之邀，去做了四场"阳和汤"学术报告，三班临床示教。陈立夫先生以该院董事长身份参加接待。

出处：干祖望．二陈汤[J]．江苏中医，1998(11)：37．

【注释】

夥(huǒ)：多。

单方、丹方、秘方不姓"中"

上海俗谚："羊肉贴不上猪身"，为什么？异类也。中医也把单方、丹方、秘方(以下只称单方以代表三者)视为异类，而不承认它是中医学的组成部分。

我们不承认它，绝非意气用事，更非随心所欲，而是有大量的根据存在。

其一，中医治病，就是"辨证论治"，也就是说中医不治"病"而治"证"。而单方适得其反，世界上哪有背对背的是一家人。

其二，俗谚"单方一味，气死名医"。单方治好了病，名医被气死的情况有两种：一是我们医生不治的症，你倒治好了。如其单方是属于"中医的"，那名医欢庆还来不及，哪里会生气，甚至气死。二是单方治好的病，用中医理论根本无法解释，当然使名医气死了。这更证实中医学和单方各有其祖，源出两宗了。

其三，清代鲍相璈的《验方新编》是单方的权威著作。启扉的陆哨松序明白指出："医有时而难逢，药有时而昂贵，贫者时有束手之忧，为方便计，自莫良于单方一门矣。"说明单方是有别于正规医药的另类东西。又谓："果能方与症对，则药到病除，无医亦可。"此言更有两个内容：一是强调单方是治病的；二是承认"医"与"单方"是两回事，用了"单方"则可无"医"。

其四，葛洪(284—364年)的《肘后备急方》，也是单方集而非医学文献。他在序言中就表示习医要有高水平，药又珍贵，所以贫家野居的平民无法承受，只能用贱价的单方来"备急"。再翻遍本书8卷73篇，无有半句言语是涉及中医理论的，《内经》《神农本草经》《伤寒论》《金匮要略》的气息一点也闻不到。如果你以为他的手笔就是中医学，那就错了。葛洪写有《抱朴子》《神仙传》《良吏传》《太清神仙服食经》等数十部书，就是没有一部正式谈中医学理论的。

其五，清代赵晴初的《存存斋医话》论"验方新编"文中，就有"未能确辨其证""编书者似于医事未尝有精诣也""诚不过费纸而已"等语(见"第二卷19条")，很显然地道出正规中医在心目中对单方的蔑视与排斥。

其六，1934年，上海家庭工业社老板天虚我生印了2 000部《梅氏验方新编》，用意"原以此功德，普度一切苦厄，加惠贫病，救济失业……"(引自序原文)，则单方与中医走得更远了。

其七，所以把单方误认为属中医的人，一定会把中医的"医方"与"单方"混为一谈。其实中医医方，诚如许叔微(1080—1154年)在《普济本事方》序文中所谓："医之道大焉……非浅识者所能为也……岂可谓艺与技术为等耶。"若再阅读一遍吴昆(1552—1618年)的《医方考》，更可证实这一点。所以医方都出之于文化素质极高、中医理论精通者的手里，而不是小孩、文盲以及弱智者。只要某人在一个偶然机会里发现某一种东西能缓解或消失某一个疼痛，再加上几例试之有效，这就产生一张单方。

根据以上七点，中医的医方与民间的单方显

然泾渭分明，是风马牛各不相及的两回事。但如果把单方误解为是中医学的一个组成部分，则中医界的损失受害也就至深了。最显见的是把堂堂真才实学的中医，与不学无术甚至目不识丁的骗人江湖者等同。如果中医本身有了这个看法，就可以放弃读书钻研、精益求精地发展中医专业水平，只要闭上眼皮，不动脑筋来哄哄病家就够了。因为单方不需知识、不需文化、不需用脑即可随机获得。有效当然最好，无效则仅叹黔驴技穷，至于医疗事故，也是听天由命！好在没有理论根据来评判是非。

出处：干祖望. 单方、丹方、秘方不姓"中"[J]. 江苏中医，2001(02)：27.

中药三字经

既谈了《中医三字经》，不可不谈《中药三字经》。中药有吗？有。谁写的？清代漳德府临漳县(今属河北)举人袁凤鸣。他生殁忌日无考，此书何时出版也难知。但可以推测应在清嘉庆九年(1804年)之后，因成书于1831年，搜集医书于1804年截止的《医籍考》中没有。不过此书未见刻本传世，原稿为磁县(今在河北省邯郸市)马全局旧藏。1960年河北中医学院改编、增补、删整、付印。所以现在我们读的是经过整理后的《药物三字经》。内容有：①寒性类，668句；②热性类，328句；③温性类，424句；④平性类，628句。计有2 048句，6 144字；499种药味。它继无名氏有韵的《药性赋》、龚廷贤四字体《药性歌括》之后，又一本歌赋形式的本草文献。

笔者也曾撰写过《中医耳鼻喉口科三字经》，准备修润完整之后付梓出版，但被门生南京中医药大学教授严道南主任公开于1987年第1期《中医函授通信》44页上。

三字经体裁，以其造句整齐，伴以声韵，读来朗朗顺口，读后易记而难忘，所以为大众所欢迎。故除了儒家《三字经》之外，还有不少其他各行各业的三字经出现。笔者所见到的除了医药之外的还有：专供女子读的《女三字经》，清代车鼎贲撰。也供女子读的《新增女三字经》，清代佚名撰。这都是封建社会套在女子头上的紧箍咒。历史的《增订三字鉴》，清代万青藜撰，内容从盘古开始到清康熙止。《述史三字经》，清代齐今辰撰，从神农起到明崇祯止。

地理的《舆地三字经》，清代无名氏撰。范围广及国内国外。还有程思乐的《地理三字经》，成书于清乾隆末年，仅仅有南京李光明庄刻本一种，现在恐已绝迹了。笔者当然也没有见过，所说的也是道听途说中得来拾人牙慧而已。

出处：干祖望. 中药三字经[J]. 辽宁中医杂志，2001(06)：374.

【按语】

儒学《三字经》是中国文化传播和启蒙教育的一种文学体裁格式，由于其内容叙述言简意赅，通俗而不离经旨、易学易记、读起来押韵上口，因此受到很多学者、传播者和学习者的欢迎。

从小我们在道德观念上受到过儒学"三字经"的熏陶，记得1963年在我上小学二年级时，班主任何老师是一位年长的语文教师，每天课前总是要求我们必须朗读《三字经》。每天清晨，校园内总会听到从我们班教室传出的"人之初，性本善，性相近，习相远"等稚嫩的朗读声，每到此时，何老师总会在教室门前露出欣慰的笑容。

上大学后由于读的是中医专业，所以我在读《药性赋》或《汤头歌诀》时，也读过清代陈修园《医学三字经》，如"医之始，本岐黄，灵枢作，素问详。难经出，更洋洋，越汉季，有南阳，六经辨，圣道彰"等内容，但由于刚入学时，课程多，需要背诵的内容也多，所以《医学三字经》没读完，也便搁置一边了。但现在，再来看《中医三字经》内容，确实言简意赅，通俗而不离经旨。我以为，此书不仅初学必读，而且是诊家必备，时时研习，常有心得。

近年来读到的有关《中药三字经》内容，其中对常用中药药名、性味及功用、主治的归纳解释，较之《药性赋》更明确而具体。如"蚯蚓物，名地龙，葱汁化，治耳聋。猪脂油，性寒凉，能润燥，敷诸疮。治目疾，秦皮能，崩带止，热痢停"，"收虚汗,牡蛎药,咸软坚,涩收脱。补阴虚,泽泻可,利小便,泻肾火。犀牛尖,其色黑,苦酸咸,解心热。羚羊角,性苦酸,泻心热,清肺肝”。但要论言简意赅,易读易记,朗朗上口,我还是认为《药性赋》更胜一筹。

干祖望关于《中药三字经》医话,文中提到他曾写过《中医耳鼻喉口科三字经》,且经我师兄严道南教授公开发表过,心中窃喜。因为干祖望是我们中医耳鼻喉科创始人之一,其学识、其经验亦可能凝聚于其中,而且中医耳鼻喉科学的源流由干祖望总结出来,这对我等从事中医高等教育,特别是中医五官专业方向教育,将会大有裨益,所以我是一定要找到这本资料的。

我最喜欢的四味药——麻黄

笔者虽非专治伤寒的内科中医师,但临床取用麻黄之多及喜欢的程度,决不逊于内科医师。不过笔者并非从“治伤寒太阳证,邪气在表”的常规中悟出真谛,而是在中医外科学的“旁门左道”中得来。

七星剑汤,出于明代陈实功(1955—1636 年)手订,见《原版外科正宗·疔》二卷及《许校版外科正宗·疔》四卷。主治外科中阳中之阳的疔疮,甚至“心烦作躁,甚者昏馈”(陈氏原文)的败血症阶段。徐大椿(1693—1771 年)按语谓:“此表里两解之方,实火主用。”其方药组成为麻黄、野菊花、半枝莲、重楼、地丁草、苍耳子、豨莶草七味。要求为“服后出汗”。从出汗而核对用药,则仅仅麻黄一味。除豨莶草、苍耳子属疏风之外,余皆清热解毒药,所以可以肯定“表”在麻黄,余为“里”药。

中医外科清热解毒方剂不少,但都是单一的清热解毒药,如《肘后备急方》苦寒剂黄连解毒汤(川黄连、川黄柏、黄芩、山栀子)到《医宗金鉴》甘寒剂五味消毒饮(菊花、金银花、紫花地丁、蒲公英、天葵子),都是“关门打虎”法。唯有《外科正宗》的黄连解毒汤中加上一味意味深长的解毒药——牛蒡子。因为与七星汤手订者(陈实功)出于同一人之手。陈氏深知“关门打虎”远远不及“网开一面来赶毒出去”“扫地出门”来得高明。老虎打死了,留下的尸体还要清理。赶出了门,一无后遗之患。这个方法被清代名医王洪绪(1669—1749 年)悟得三昧真谛,深知逐邪(表法)比解毒(清解)更为实用,所以他在《外科证治全生集》中制订几首验方如醒消丸、小金丹、梅花点舌丹、飞龙丹等,都是“药后取汗”而获得显效。还有以麻黄作君药的阳和汤(麻黄、熟地黄、肉桂、炮姜、鹿角胶、白芥子、甘草)更是百用百效的千古奇方,用它来专治疮疡中阴中之阴的阴疽冷疮。所以马培之(1820—1907 年)惊呼“此方治阴症,无出其右”(见《外科证治全生集》按语)。

阳中之阳的疔疮,大毒当然依靠发汗来把它排出体外,而阴中之阴的阴疽也是恃它解肌作用来敞开大门后再祛邪外出。再分析一下阳和汤中的七味药,宣表逐邪之功归何药?邵子雨(清代浙江平湖县名医,生活在 18 世纪上半叶)评阳和汤谓:“前托里消毒散,但能治气血不足之症。若真阴疽,恐未必有效。虽古方颇多,回阳温经诸法,皆刚燥之药,于气血虚弱者不宜。唯王洪绪立此方,真能从至阴之处透至阳分,转重为轻,允称良剂。”最后又补上一言为“以麻桂开通腠理”(见《外科辑要·阳和汤》)。其实“麻桂开通腠理”一语,似欠轻重主次的区别,肉桂至多为助其阳气之升,而真正开通腠理的,全在麻黄。尤怡(?—1749 年)早就说过“麻黄是阳经卫药也。开腠理,使阳气申泄”(见《医学读书记》)。我可续貂一句“畅玄府,利毒邪外出”。

所以七星剑汤的麻黄是利用其解肌宣泄发散作用来敞开玄府,将邪毒逐出体外。阳和汤中的麻黄,也同样利用其解肌宣泄发散作用来开畅腠理,一方面逐邪外出有路,一方面通阳散结化阴成阳。这种妙用,非工于医者则难以领悟。笔者一遇僵化的久病顽症,就想到了半首阳和汤(除去肉桂、炮姜、鹿角胶)。出现阴证者全方录用所取的结果,是从来不会令人失望的。

此外,喉源性咳嗽,就想到三拗汤;急性口腔炎、唇炎、齿龈炎等,就想到麻杏石甘汤。那么势必又请麻黄来显身手了。所以干千谓我“以全套中医外科传统理论与理法方药来完成喉科学”(见

2001年版严道南主编《干祖望学术思想研讨会专集》第157页），我当然默认。

出处：干祖望．我最喜欢的四味药——麻黄[J]．中医药通报，2002(01)：5－6．

【按语】

在我从事中医耳鼻喉科临床中，许多常见病如喉痹、乳蛾、喉痈、喉喑、鼻室、鼻鼽、鼻渊甚至耳胀耳闭、脓耳、暴聋等病，无论其症状表现为咽痛、声嘶，还是鼻塞、流涕，抑或耳内胀闷感，听力下降等，只要全身有恶寒、无汗、发热、咳嗽痰多或胸闷气喘、水肿等症状，大凡辨证为外感风寒证、外寒内热证、外寒内饮证、热邪壅肺证、水肿兼表证、阴疽证，我均喜欢用麻黄为主药配伍治疗，如用麻黄汤、三拗汤、大小青龙汤、麻杏石甘汤、越婢加术汤、射干麻黄汤、厚朴麻黄汤、阳和汤加减治疗，多可收到不错的治疗效果，因为这些方剂彰显了麻黄的发汗、平喘、利尿、温通四大功用。

读了干祖望此篇医话，我很有感触。我记得1984年在南京中医药大学（当时称南京中医学院）参加卫生部举办的全国中医耳鼻咽喉科学师资进修班时，干祖望讲过他在中华人民共和国成立前主要从事中医外科，对中医外科学有着丰富的临床经验和造诣。干祖望所悟麻黄之功用，是我以前很少或者根本就没有考虑过的。对外科阳证疔疮的治疗，他认为以单纯清热解毒之品的"关门打虎"法，其治疗效果远逊于在清热解毒方中加入开门逐邪的"表药"——"扫地出门"法，因为不仅要打死老虎，并且还要开门将其逐出门外，以防遗患。正如干祖望总结明代陈实功治疗疔疮的"七星剑汤"中的麻黄、陈氏黄连解毒汤中的牛蒡子等药物的主要作用：药后取汗，"畅玄府，利毒邪外出"而取效——这也许就是干祖望所说的对麻黄功用的喜爱的原因，也许就是干祖望从中医外科学中所悟出的"真谛"。

细查《神农本草经》中所论麻黄，也的确有"除寒热，破癥坚积聚"之功，不知这种功能是否就是干祖望所说的通过麻黄发散，"畅玄府，利毒邪外出"之所为。联想到我们中医耳鼻喉科中的鼻疔、乳蛾、喉痈、耳疖等热毒壅聚病机的辨证用药，不能只盯着金银花、连翘、蒲公英、紫花地丁或黄连、黄芩、栀子等辛凉或苦寒药物，有时需要"畅玄府，利毒邪外出"，佐用一些荆芥、防风、麻黄等辛温发散之品，大概也属"热因热用"的一种治则体现吧？

我曾在2008年元月，遇到过一例王姓扁桃体周围脓肿患者，男，53岁，左侧扁桃体脓肿，咽痛发热，在某医院用头孢曲松静脉输液3天无效，来我院求诊中医。刻下张口困难，咽痛而干，不能下咽食物，表情痛苦，说话含糊不清，似如含物。发热达39℃，微恶寒，无汗，痰涎黄稠，大便无干结，舌红苔黄，脉数。检查：咽腔黏膜充血肿胀，咽峡左侧扁桃体红肿，表面有脓点，咽峡右侧红肿突起，但按之不柔软，右侧扁桃体未见到。辨证属风寒外束，热毒内蕴，仿麻杏石甘汤加味，处方：生麻黄10 g，生石膏（碎）30 g，苦杏仁10 g，生地黄10 g，玄参10 g，皂角刺12 g，蒲公英12 g，牛蒡子12 g，桔梗6 g，生甘草3 g。两剂，每日一剂，水煎，当茶频饮。同时，咽腔含化冰硼散，每天不少于4次。翌日，患者打电话告曰，当晚6点多钟服下药约40分钟后，汗出，体温降了下来（正如经云："体若燔炭，汗出而散"），咽痛亦明显减轻，咽腔与身上感觉轻松了很多，而且吃了一碗汤面。问剩下的一剂药是否还服用。我回复说，再将剩下的一剂分成两天剂量，仍煎服当茶饮。以清散余邪，荡涤内热。随访近两年患者未出现反复。

我最喜欢的四味药——天竹黄

1942年，39岁的俞济时升任蒋介石侍卫长，大宴豪客志庆，黄金荣也从上海到南京作贺。席间黄大谈中医，谓一个医者若能把一两味药运用得出神入化的话，就可成名成家，就如我们获得一二个得意门生就可以打出天下、掌门立业一样。流氓头子尽管粗莽，但此言不无道理，可以这样说，一个医者巧用一两味中草药若能达到出神入化的程度，药到病除，百试百验，何患不能成名成家。

笔者虽然不名不家，但天竹黄、麻黄、三棱、莪术这四味药，的确帮助我治愈了目前现代医学尚无有效治疗方法的难治之症——慢性咽炎与慢性增生性喉炎。所以这四味中药也成了我最喜欢的药。

天竹黄在11世纪前，罕有人知道此药，而且竹子在当时也不耀眼。尽管《诗经·卫风·淇奥》有“瞻彼淇奥，绿竹猗猗”入诗之句，《礼记·春官大师》有以竹制乐器在内的“八音”，《神农本草经》有“竹叶”一药，可是直到1578年《本草纲目》还是瞧不起它而附之于“木类”，使它没有座位。直至1702年的《炮炙全书》才另立“竹部”而独立门户。然而1745年的《本草从新》却又把它取消户口而列入“苞木类”。虽然以其初生时包有笋壳，长成后质坚似木，故名，但实质上还是竹。不过它失去户主身份，退居家属，总不是滋味。1761年《得配本草》明确地把叶、茹、沥、黄、根、衣（附竹肉白衣）六者合成一个“竹部六种”，才算奠定了其名正言顺的身份。令人费解的是唐代孟诜的《食疗本草》这样的专著中，也独独没有竹笋，真是怪哉。

天竹黄又称天竺黄，因竹、竺同音通用，但亦有异议，近贤曹赤雷（1877—1956年）则认为不可，谓：“本草作天竺之竺，非也”（见《增订伪药条辨·天竹黄》曹按）。竹、竺缠误，连博学多闻的明代大名医卢之颐（1599—1664年）也误以为“生天竺国”了（见《木草乘雅半偈》）。

竹黄，为大的竹子，被寄生的竹黄蜂咬伤后，创口流溢出分泌物，液汁贮积于竹腔竹间，经干涸凝结而成的块状物。这个块状物质地轻而松脆易碎，表面呈乳白或灰白或灰蓝色相杂，轻轻一压即成粉末，手感润滑细腻，吸水力特强，但却不溶于水，其中呈片状者为上品，称片子黄。因宿主为大竹，而中药习惯于把大的称奎、京、天，如奎白芍、京元参、天花粉等，所以竹黄冠之以天，也属惯例。黄作何解？有人认为其色为黄，非也，其实并不黄，这是望文生义的想当然。“黄”古作疾病来解释，《隋书·麦铁杖传》“瓜蒂喷鼻，治黄不差”中的“黄”，就是病字，又《宋史·宗泽传》记载：“时方疫疠，牛饮其毒，则结为黄。今和气横流，牛安得黄。”牛黄为牛的胆结石，当然又是病。牛的胆结石称牛黄，那么竹腔内的病变之块，当然为竹黄了。

竹黄一药，列入中药队伍，是在明代弘治年间太医院院判刘文泰主编的明代官修本草《本草品汇精要·竹部》十八卷中，并有“竹节间黄白者，名竹黄，制丹石药毒发热”十六个字。之后李时珍（1518—1593年）的《本草纲目》木部才有“竹黄”的正式官名载入史册到今天。

至于药性、功能作用及运用，只需一阅木草文献、中药药典即得，唯其一旦成为某个医者的法宝者，那么这个医者必有另一番见解，绝不可能停留在众所周知的一般常识之中。

笔者临床运用竹黄已有七十年左右，直到近三十年来才发现它的妙处，用之左右逢源，有如神助。我一般通用于急、慢性卡他性或化脓性中耳炎，鼻窦炎、急性咽喉炎更是必不可少的先锋官。现在再看慢性咽炎的特点，有如下四点。其一，病程漫长，终年累月，甚至数十年，而且时轻时重，时隐时现，轻时似乎身无此病，发作时则诸症加重，甚至体温升高，这是慢性咽炎急性发作。其次，咽部干燥，严重时还可出现烧灼感。干涩是津亏液枯，阴亏可以致此，但脾虚也能如此。试问有没有滋阴而不困脾阳，补脾而不耗阴液的药？烧灼感，有虚有实，更有神经性的。试问有没有虚实皆可用而且能镇静神经的药？其三，有痰样物附着于喉壁上，难于外豁，所以频频做清嗓动作，其实有时的确有痰，是燥痰，但也有由黏膜枯槁导致的实际上无痰而感觉上似乎有痰。有没有有痰者可化而非痰者能润的药？其四，异物感，可由干涩所致，也有神经性的幻感。有没有既能镇静神经又能生津润燥之药？

翻遍了本草学、药典也难以找到胜任之药，但唯有天竹黄可以取用。你看它具备了上述所需要的诸方面的作用，现简述如下。①化痰：消痰、化痰、豁痰，治中风痰迷、风热痰壅、痰浊停潴；②清热解毒：清热、泻火、凉心、凉血、解毒、退虚火、去风热、制丹石毒、制药毒发热、疗金疮；③安神镇惊：安神、定惊、镇静，治小儿惊风天吊、止神昏谵语、治癫痫、治失音不语；④滋补五脏：滋阴养津、生津止燥、滋养五脏、退无根之火。

以上都来源于历代本草学，但在临床上得来的体会则远远超出于古人所说的。下为笔者多年心得。

治痰有多法。已成之痰，有风痰、热痰、湿痰、痰饮等，治亦有祛风、清热、燥湿、蠲饮之别，专病专用，一经差用，非徒无效，祸即随之，而天竹黄则天马行空，所向披靡。未成之痰，也能制止其酝酿成痰，如脾虚生痰，则治之以培土补脾；肾水泛滥为痰，则治之以益肾温阳。一丝不苟，才能生效。而竹黄以“滋养五脏”之药，当然水上一家，都能登堂入室，还有结痰、老痰、顽痰，则只有硼砂、南星等峻猛药品可以应付，然此等峻品对慢性咽炎则不利，所以物色困难。今窥竹黄治痰不局限于一隅之地而统走全盘，加之它既具有硼砂、南星祛痰之峻猛而又兼具温柔之性，无一点不良反应。脾有湿者，决不助湿；肾肺干枯也不投井下石，所以慢性咽炎之治痰，非其莫属。

清热方面，慢性咽炎之热，非仅六淫之热，更多七情之热。石膏、金银花只能退实热，知母、川黄柏只能退虚热，只有竹黄则虚实皆可用之。

慢性咽炎的异物感、痰样黏附感、烧灼感、颈项牵掣感，多少还有些肝郁脏躁的表现，即现代医学所谓神经性症状。而它的安神、定惊、镇静功力，未必逊于甘麦大枣汤，当然在这方面自有其微妙的特殊作用。

久病必虚，但慢性咽炎并不尽然，所以它凭“滋养五脏，生津益阴”八个字，当然又是它发挥长处的用武之地。而且即使人实病实，凭清热解毒四个字，也是兵来将挡，水到土掩的对策。

这样一味有百利而无一弊的药，有谁不喜欢它呢？

出处：干祖望. 我最喜欢的四味药——天竹黄[J]. 中医药通报，2002(03):5－6.

【按语】

读干祖望“我最喜欢的四味药——天竹黄”后，真折服于干祖望治学之精。通过学习这篇医话，不仅使我对天竹黄这味药的认识又加深了一步，关键是使我们了解了干祖望如何学习和运用中药的方法。

对天竹黄这味药的认识又加深了一步，有三点原因。一是因为通过这篇医话，知道了天竹黄的来源及质量如何鉴别，如“竹黄，为大的竹子，被寄生的竹黄蜂咬伤后，创口流溢出分泌物，液汁贮积于竹腔竹间，经干涸凝结而成的块状物，这个块状物质地轻而松脆易碎，表面呈乳白或灰白或灰蓝色相杂轻轻一压即成粉末，手感润滑细腻吸水力特强，但却不溶于水，其中呈片状者为上品，称片子黄”。这些在过去读过的中药书中不曾看到过。第二，懂得了竹黄这味药为什么以“天”命名。原来我们“中药习惯上把大的称奎、京、天，如奎白芍、京元参、天花粉等，所以竹黄冠之以天，也属惯例”。第三，通过这篇医话了解到“天竹黄”这个“黄”不是药的颜色，而是竹子的一种疾病，利用竹子的这种病变结果作为中药，以疗人病。确如干祖望在医话中云：“有人认为其色为黄，非也。其实并不黄，这是望文生义的想当然”“黄古作疾病来解释，《隋书·麦铁杖传》‘瓜蒂喷鼻，治黄不差’中的‘黄’，就是病字。又《宋史·宗泽传》记载：‘时方疫病，牛饮其毒，则结为黄’。牛黄为牛的胆结石，当然又是病牛的胆结石称牛黄，那么竹腔内的病变之块，当然为竹黄”。以上这些是我学习这篇医话后，对天竹黄的一些新认识。而这些都还是对药物了解的一般常识。

重要的是，通过这篇医话我们了解到干祖望学习和运用中药的方法。干祖望说他“临床运用竹黄已有七十年左右（干祖望2002年发表此文），直到近三十年来才发现它的妙处，用之左右逢源，有如神助”。他在临床中运用中药的方法和临床体会：根据疾病的主要症状特点或要素，找出具有针对这些症状特点或要素的药物来治疗。

以对慢性咽炎的治疗为例，干祖望将该病在症状特点方面概括为病程漫长，咽部干涩，似有痰附着于喉及异物感明显等四点。他认为这些症状特点若用中医方法来辨证属虚实夹杂证。带着这些问题，干祖望“翻遍本草学、药典也难以找到胜任之药”。

但他认为唯有天竹黄补虚与祛实兼备，具有祛痰、清热、安神、补虚等诸方面的作用，能够恰如其分地针对慢性咽炎的辨证施治。在论述天竹黄的祛痰作用时，干祖望总结道：“今窥竹黄治痰不局限于一隅之地而统走全盘，加之它既具有硼砂、南星祛痰之峻猛而又兼具温柔之性，无一点不良反应。脾有湿者，决不助湿；肾肺干枯也不投井下石，所以慢性咽炎之治痰，非其莫属。”另外，干祖望在医话中谈到，用天竹黄治疗慢性咽炎“异物感”症状的体会，也确能发人深省：“慢性咽炎的异物感、痰样黏附感、烧灼感、颈项牵掣感，多少还有些肝郁脏躁的表现，即现代医学所谓神经性症状，而它的（指天竹黄）安神、定惊、镇静功力，未必逊之于甘麦大枣汤，当然在这方面自有其微妙的特殊作用”。我想，这就是干祖望喜欢天竹黄这味有百利而无一弊中药之缘故吧。

我自己使用天竹黄治疗耳鼻咽喉科疾病，除干祖望所说的常用于慢性咽炎“异物感明显”属痰湿证外，还常用于急慢性鼻炎、鼻窦炎患者出现的涕多黄黏而稠，头痛头晕，头沉重不欲抬举，辨属痰湿化热，阻遏气机，升降失常证。常用天竹黄与清半夏、橘皮、贝母、桑白皮、桔梗、柴胡、升麻配伍，气虚者加黄芪、白术，血亏者加当归、白芍；夏月湿热明显者合三仁汤，冬季重感风寒者合麻杏石甘汤，使肝脾之气上升，肺胃之气下降，清升浊降，攘外安内，气机有序，清阳升而鼻塞、头痛昏沉不再，浊阴降不专治涕而涕除，常取显效。正如清代黄元御在《四圣心源·鼻口根原》云：“清气不升而浊气上逆，病见于鼻。故鼻病者，升其清而降其浊……得升降之宜，则口鼻之窍和畅而清通矣。”

我最喜欢的四味药——三棱、莪术

中药在配伍应用中，最有意义、实用的两味药合用，使其作用提高者，术语称为“药对”，如乳香－没药、山甲－角针、防风－荆芥、附子－干姜、常山－草果、旋覆－赭石等等，而三棱－莪术则更可位居榜首。

这两药都是峻猛的将军药，作用相同，加之同入肝、脾两经，所以在配对方面，属于明显地增强其原有疗效的“相须配对”型。

二者作用有行气破血、消积攻坚、散内损恶血、疏通结痰、削坚癥老癖等，而且对久病顽症的积聚，更具有推墙倒壁之力而愈显其神威，更有一例不见于中医文献、用三棱、莪术治愈的不典型脓疱疮重症病案，恐为专业的内外科中医师们闻所未闻、见所未见的。明代福建省左布政使徐应秋（1573—1619 年）在《玉芝堂淡荟》中谓：“有遍体生泡，如甘棠梨（注：大的脓疱），破之水中，中有石片如指甲大，去之复生，以荆三棱、蓬莪术为酒服之，有灼艾（感），痂落后，疮内忽片片如蝶，飞去。”

再谈慢性增生性喉炎，此病病程漫长。发音低沉失色，甚至言而无声，喉部有紧张或压迫感或异物感等不适。局部检查可见：声带肥厚肿胀，甚至呈圆柱状，边缘不齐，如有息肉样鼓起，致闭合不密，出现裂隙。至增生到鼓起坟然不平，超越严重可以覆盖声带上而占有 1/3、1/2、2/3 甚至全部盖没，使整个声门变形走位到一片狼藉。充血或有或无，少数也有黏膜反而苍白无华，这种病现在全球都没有理想的处理办法。有效药物固然还没有，而手术仅仅能摘除息肉，不敢涉及组织，否则瘢痕形成，更不堪设想。中医方面即使翻遍上下古今所有文献也找不到一个字的相关记述。笔者通过三十多年的筛选，只有三棱、莪术可寄厚望，而且疗效稳定，更无流弊。

取用三棱、莪术，非徒大量取用（每天各 10 克），更可久服。但通常最多不会超过 50 剂。因都是“治愈”或“明显好转”而停服或更换方药。遇到明显虚弱者，根据清代名医黄宫绣（1705—1758 年）的《本草求真·莪术》载有“若虚人服之，最属可危，须得参术补助”之训而佐以滋补。

至于笔者对这两味药喜欢到怎样程度，则可阅人民卫生出版社 1999 年出版《干祖望耳鼻喉科医案精粹》，其中“慢性喉炎”（184—221 页）26 例医案中有 8 例、“慢性增生性喉炎”（221—237 页）10 例医案中有 3 例都重用此两药，而且都有极佳疗效。36 例慢性喉炎有 11 例取用这两药，近乎 1/3，欢喜程度这里就不必再提了。而其疗效满意，更反映出不白白地空喜欢一场。

出处：干祖望. 我最喜欢的四味药——三棱、莪术[J]. 中医药通报，2002(03)：7.

【按语】

干祖望在这篇医话中谈了喜爱三棱、莪术的缘由，两味药功用及适应证，更引用文献介绍“有用三棱、莪术治疗一脓疱疮重证”的记载。作为后学者的我们对三棱、莪术相须配对使用又开阔了眼界。

读这篇医话给我印象最深的当属干祖望介绍的对喉喑痰血瘀滞证(慢性肥厚性喉炎或慢性增生性喉炎)的治疗体会。在临床中确如干祖望所言:明显的、较大的声带息肉、声带小结,可以用手术摘除的方法去解决。难就难在对于喉喑痰血瘀滞证中的声带肥厚、边缘圆钝、如有息肉鼓起、声门闭合差这种体征的治疗,手术则怕损伤声带,保守治疗则无有效药物,治疗起来真是进退两难。我们在临床上会经常遇到此类问题,一般多用血府逐瘀汤、会厌逐瘀汤、补阳还五汤加减或桃红四物汤合涤痰汤加减治疗,亦能收到一定的效果,但疗程较长,有的患者坚持不了就放弃中医药治疗了。有时处方中虽然亦会用到三棱、莪术,但还是效失参半。

干祖望在医话中通过他三十多年在临床上的筛选,将治疗“慢性增生性喉炎”运用三棱、莪术的临床体会和具体剂量、煎服方法和疗程做了详细介绍:每天取用三棱、莪术各10克(虚人须得参术补助),可连续久服50多剂,多可治愈或明显好转。且评价“只有对三棱、莪术可寄厚望,而且疗效稳定,更无流弊”,从此可窥干祖望喜爱三棱、莪术程度之一斑。同时,亦给我们后学提供了很好的学习机会。

我曾读过《医学衷中参西录·医方·十全育真汤》,其中记载了张锡纯对三棱、莪术的运用颇有心得,他说:“愚于破血药中,独喜用三棱、莪术者,诚以其善破血,尤善调气。补药剂中以为佐使,将有瘀者瘀可徐消,即无瘀者亦可借其流通之力,以行补药之滞,而补药之力愈大也。况后天资生纳谷为宝,无论何病,凡服药后饮食渐增者易治,饮食渐减者难治。三棱、莪术与参、术、芪诸药并用,大能开胃进食,又愚所屡试屡效者也。”

张锡纯在《医学衷中参西录·药物·三棱、莪术解》中又进一步论述自己对此二味药的特点和配伍体会:“若细核二药区别,化血之力三棱优于莪术,理气之力莪术优于三棱……若治陡然腹胁疼痛,由于气血凝滞者,可但用三棱、莪术,不必以补药佐之;若治瘀血积久坚硬者,原非数剂所能愈,必以补药以佐之,方能久服无弊。若用黄芪六钱,三棱、莪术各三钱,或减黄芪三钱,加野台参三钱,其补破之力皆可相敌,不但气血不受伤损,瘀血之化亦较速,盖人之气血壮旺,愈能驾驭药力以胜病也。”

无价之宝

《尹文子·大道上》曰:“王问价,玉工曰‘此玉无价以当之。’”其所谓“无价”也者,并非贵得价值连城,乃不过无一定价值耳。

除了金玉珠宝无价之外,还有两件东西也是无价的,即文章和中药。唐代杜甫诗《偶题》有“文章千古事,得失寸心知”之句。因之笔者写了篇“文章自古无真价,尽在他人好恶中”为题而内容谈医案的文章,在1984年12月28日于南京中医学院学术讲座上做了一次报告。唐代孙思邈《备急千金要方·自序》:“人命至重,有贵千金。”要知这里的千金,并非一而十、十而百、百而千的千字,应作无法估计的意思来领会。例如汉代王充《论衡·率性》的“世称利剑有千金之值”和晋代陶渊明《饮酒》诗的“客养千金价,临化消其宝”等,都是一样。

明弘治贡生许浩《复斋日记》:“吾邑滑寿……游虎丘山,一富家有妇难产……先生登塔,见新落梧桐叶,拾与之曰,‘归急以水煎而饮之’。未登席,报儿产矣。皆问此出何方?滑曰:‘医者意也。夫妊已十月而难产者,气不足也,桐叶得秋气而坠,用以助之,其气足,宁不产乎。’其神效多类此。”你想这一味药,一文钱也未花,贱不贱?赵学敏《串雅外编》有头痛用生萝卜打汁滴鼻的治法。几滴萝卜汁,能值多少钱。

宋代周守忠的《历代名医蒙求·银匠下责》文中,述及有一个银匠用一小包黑药,米汤内服,使食道异物(金责,即金制的饰物)从大便中排出。病家酬以“二百千”。其实银匠的药仅仅是不值钱的羊胫骨,煅制而成,作为日常工作时熔化金银时的催化剂。这个药的身价,真高不可攀了。

近阅《中国医药报》报载,1994年1月,世界亿万富翁澳大利亚纽曼金矿的老板哈利,在瑞士阿尔卑斯山旅游度假时,突然腹痛如绞,涌泻不止,病情危急,送到当地医院治疗,尽管做了最好的处理,一无成效。正在束手无策之际,刚巧一位来自马来西亚的华人张先生,他随身携带了一些备用的中成药,其中有藿香正气丸两瓶。略谙中医的张先生即以此相赠。求医心切的哈利,尽管平时鄙视“不科学”的中药,但为了止痛止泻仍服了下去。片刻即腹痛消失,涌泻停止,稍事调理,即康复如常。哈利连声称道中药伟大。为酬谢张先生救命之恩,买了一辆奔驰牌小轿车作赠品。两瓶藿香正气丸价值一辆奔驰车,真的比黄金还贵。

桐叶,《本草纲目》谓“苦寒无毒,主治恶蚀疮,消肿毒,生发”。在滑寿手里竟一文不值,可是一到成王手里即货真价实地价值连城了。事见《史记·晋世家》:“成王与叔虞戏,削桐叶为珪以与叔虞,曰:‘以此封若’……于是封叔虞于唐。”唐虽然地域很小,但毕竟是一个国,那么桐叶的身价比之值得一辆奔驰牌轿车的藿香正气丸无止十倍百倍。但也可惜得很,一到唐代贞元至元和间,柳宗元写了一篇《桐叶封弟辨》后,又变为一文不值。桐叶的价值开盘与收盘间的大起大落比现在的股票市场还要骇人。

中药有时贱得一文不值,有时相当于一个“国”而价值连城,而且还能胜过股票市场的大起大落,这就是所以称为“无价之宝”的理由。

出处:干祖望.干祖望医话[M].
北京:人民卫生出版社,2012:380-382.

中医处方上逐渐消失的字

大概从明代中叶开始,医生处方时每味药至少要写三个字,讲究的为四个字,内中除了药名之外,还冠之以产地、规格、质量等要求的字,可惜现在逐渐地消失了。幸而炮制要求的字,如炒、炙、漂、煅、焦等还保留着。

属于产地要求消失的字,有“潞”党参(指产于潞州的党参,为道地药材)、“滁”菊花(指产于滁州者)、“广”陈皮(产于广东)、“川”桂枝(产于四川)、“怀”山药(产于河南怀庆地区)、“宣”木瓜(产于宣州)、“苏”薄荷(产于江苏)、“云”茯苓(产于云南)、“西”黄芪(产于山西、陕西)、“雅”黄连(产于四川洪雅地区)、“蒙自”肉桂(产于云南蒙自)、“新会”皮(产于广东新会的橘皮)等等。

属于规格要求消失的字,有“大”熟地、“奎”白芍、“京”元参(大、奎、京均指选用大的药材)、“小”生地、“细”生地、“子”黄芩(小、细、子均指选用小的药材)、“肥”知母(指选用肥胖的药材)等。

属于质量要求消失的字,有“鲜”佩兰(要求新鲜之品)、“陈”香橼(要求愈陈愈好)、“光”杏仁(必须去净皮)、“净”麻黄(不留杂质)、“香”白芷(香气未失)、“淡”竹叶(只取淡竹的叶)、“淡”苁蓉(味淡者为上品)、“拍”马勃(拍尽灰尘者)、“粉”甘草(以折断时有粉样物,手感滑爽为佳品)、“明”天麻(饮片透明)、“灵”磁石(有吸铁作用者)、“花”槟榔(饮片出现美观的花纹者)、“嫩”角针(选用新嫩者)、“霜”桑叶(经霜者)、“六”神曲(六月六日制作者为佳品)、“九节”菖蒲(一寸中有九节者为佳)、“九孔”石决明(以九个疣状吸水孔者为佳)、“二青”竹茹(竹子最外一层称头青,头青与竹肉之间者称二青,可供药用,现在的竹茹很多是竹肉,实无药用价值)等。

类似以上所列的中医处方常用字还有很多很多,现在的中青年中医可能已“莫名其妙”了,使老中医多少有些对王羲之(303—361年)的“情随事迁,感慨系之矣”(见《兰亭集序》)予以共鸣。

出处:干祖望.中医处方上逐渐消失的字[J].
江苏中医,1997(07):22.
干祖望.干祖望医书三种[M].2版.
济南:山东科学技术出版社,2008:137-138.

第十一章　养　生

“养生即进补”为养生保健的误区

求得养生保健的成功，必须走出几个误区。但可惜得很，绝大多数的养生保健者，偏偏死钻这些误区而不肯出来。

笔者今年八十有二，照常工作而且并不减少比年轻时的效益。终朝精神饱满，不知疲困，没有腰酸、背痛、气喘、失眠等老年病。毋论昼夜，热闹市区独自一人往返，穿越十字街口，应付自如。阅读书写，不用老花眼镜。引以为奇异者，我也没有认真地去追求过保健养生之道，其所以然者，乃从来没有涉入过保健养生的误区耳。

把“进补与养生保健作为同义词”，是误区中最最危险的一个。

在理论上说补药不等于养生

罗国纲谓：“补者，济其虚也。”（见《罗氏会约医镜·论补》）反过来说，即“不虚无补”。所有一切药物，应用在不需要补的机体上，造成正常人的平衡紊乱。

哪几种药物是补药，到今天还没有敢定论。诚如何梦瑶的《医碥·补泻论》中谓：“泻此即补彼（原注：如泻火即补水），补此即泻彼（原注：如补火即驱寒），故泻即补也。”程杏轩也谓：“夫病有宜补，以泻之之道补之；病有宜泻，以补之之道泻之。”（见《医述·药略》）更耐人寻味的是钱一桂，他在《医略·人参大黄并用》篇中，把补与攻两个截然不同各走极端的人参与大黄鼓吹共用，以致把补与泻的分界线也取消了。而且中医更有一句名言，乃“六腑以通为补”，那么大黄、芒硝也名正言顺地称为补药了。聪明的保健养生家，你如何理解此进补不等于保健养生也？

吴达著《医学求是》载“膏粱之体进补有害而无益”。所谓膏粱之体，是指平时养尊处优、荣养充沛、身无真病的人。而且这批膏粱之体者，目前在人群中占有绝大多数，一旦跨入“小康”，还要增多。故此乃进补不等于保健养生也。

莫枚士的《研经言·用药论二》曰：“凡药能逐邪者，皆能伤正；能补虚者，皆能留邪……于此知无药之不偏矣……何必明参芪而仇硝黄哉。”在莫氏目中的评价，人参、黄芪相同于大黄、芒硝了。王肯堂说得更使人毛发耸然，谓“近世用人参者，往往反有杀人之害”（见《肯堂医论·灵兰要览》）。故此乃进补不等于保健养生也。

在理论方面证实进补与保健养生不是一回事后，还可引用《蠢子医·补益不可泥》的歌诀作为结束语。歌曰：“世人皆说补益好，岂知补益不当殊难了……人身原是小天地，日月为神江河道；胸膈喜顺利，肠胃喜通调，日食三合米，胜似参芪一大包……试看今之呆公子，恒列八珍以自高。此皆善于补益者，好似螳螂抱树梢。”

事实上补药不等于养生

医书上的“误补”流弊，屡见不鲜，这里姑不置论，只需事实证明。长寿者，独居深山老林，他或她都是粗茶淡饭，谁有条件来谈进补？反过来看自秦始皇统一中国后到清代短命的天子则不少。什么划入短命？根据“人生五十不为夭”推算，则年未五十而死，都是短命鬼。现在可打开历史书籍来看看。

秦·始皇嬴政，49岁。

西汉·文帝刘恒，45岁。

景帝刘启，47岁。

宣帝刘询，42岁。

元帝刘奭,43 岁。

成帝刘骜,45 岁。

东汉·明帝刘庄,47 岁。

章帝刘炟,30 岁。

安帝刘祜,31 岁。

桓帝刘志,35 岁。

灵帝刘宏,33 岁。

魏·文帝曹丕,39 岁。

明帝曹睿,34 岁。

唐·顺宗李诵,45 岁。

宪宗李纯,42 岁。

宣宗李忱,49 岁。

懿宗李漼,40 岁。

宋·太祖赵匡胤,49 岁。

英宗赵曙,35 岁。

神宗赵顼,37 岁。

元·成宗孛儿只斤·铁穆耳,42 岁。

武宗孛儿只斤·海山,30 岁。

仁宗孛儿只斤爱育黎拔力八达,35 岁。

明·宣宗朱瞻基,38 岁。

英宗朱祁镇,37 岁。

宪宗朱见深,40 岁。

孝宗朱佑樘,35 岁。

武宗朱厚照,30 岁。

穆宗朱载垕,35 岁。

光宗朱常洛,37 岁。

清·文宗(咸丰)爱新觉罗·奕詝,30 岁。

德宗(光绪)爱新觉罗·载湉,37 岁。

这一批丰食恣补的皇帝寿命特别短,上述还把不满 30 岁的、他杀自杀者都排除在外,否则人数之多,更可惊人。这个有力证据更深刻反映出进补绝非养生保健之策。

且看今朝,在报刊上不断报道:10 岁女娃乳房已发育,9 岁女孩月经来潮,11 岁男孩胡须出现,其原因都是进补导致。对醉心于进补之人,可以猛醒矣。

动动脑即可知补药不能养生

凡残缺者,要修补;短者,要补长;破者,要修复;洞穿者,要弥补。现在不残缺、不短、不破、不洞穿,那你还需要补吗?从来也没有见过一个把新衣服去打补丁的。

即使你的确是虚,但虚有阳虚、阴虚、气虚、血虚、气血双虚、津枯、脾虚、肾虚、肾阳虚、肾阴虚、胃阳虚、胃阴虚、卫气虚、心气虚等,这里每一种虚证,都有它针对性的补方补药。例如阳虚的用补阴药,非者一无效益,而且有时反有害。

反过来说,每一种补方补药,都有它的适应证,不可能把所有虚证,全部面面应付。犹如一身衣服,不可能春夏秋冬都可适用。

进一步说,平时进惯了补,一旦你正气一衰,在真正需要的时候,则常用补药者,早已产生耐受性(尽管中药不谈抗药性),只能坐视无药可施。故而中医有一语格言,是"少年进补,老来吃苦"。

出处:干祖望."养生即进补"为养生保健的误区[J].辽宁中医杂志,1994(06):254-255.

【注释】

螳螂抱树梢:比喻自以为高明,却身处危境,十分危险。

老人同韵养生联

二十年前,笔者就已归于花甲之后的老人行伍中。因之想自拟一幅布壁之联和自挽联对。自拟联早已拟就:"生在金山,长于上海;灰存珠海,魂寄钟山。"写来无半句不符事实。本人的确出生于金山县,成长于上海市,现在独子及小女,都已成家立业于珠海市,我老两口的骨灰肯定会被他们劫持到珠海去的。唯我的工作、事业及成就,都在钟山脚下的南京。

另一幅布壁之联,拟了好多幅,没有一幅满意的,庸俗、老调、堆砌三个鬼门关总难逃出。忽而想起童年时有一幅同韵联,谓:"屋北鹿独宿;溪西鸡齐啼"。上联五字全出"一屋"入声韵,下联"八齐"上平声韵。而且对仗之工,怎样赞美之词也无法表达。受此启发,动笔就写一幅"老人同韵养生联",为:

笑叫钓俏掉,充空聋雄通。

上联出"十八啸"去声韵,下联出"一东"上平声韵。其中含意也十分透明，是说用欢“笑”的高“叫”声来庆祝把过去“钓”名贾誉得来的美好“俏”色“俏”容，以老了而丢“掉”，终可无事一身轻。现在则内心“充”实，俗念“空”清，不管你装“聋”作哑也好，仍然驰骋医林（至今未退休）和称“雄”文域，都是同样地互“通”。

如其把这十个字单独分开来讲，则是老人修身养性的十个妙法。

笑：笑是保健养生的第一法宝。宋代陆游就说过“一笑失百忧”（见《剑南诗稿·春晴出游》），“一笑解容衰”（见《剑南诗稿·沔阳夜行》）。

叫：老人最忌孤独和内向。欢呼狂叫就是外向的具体表演。现在极多不尽孝道的子女，老人仅仅吞声对泣。那请你读一读唐代杜甫的诗：“痴儿不知父子礼，叫怒索饭啼东门”（见《百忧集行》）。老子不给儿子吃饭，儿子可以在门口大叫大闹；反过来儿女不养老子，老子照样也可在门外大叫大闹。这样的大叫，对老人的养生有三大好处：一是子女不敢不养你了；二是很快可以博得群众的同情；三是本人情志痛快，任你怎样大的一肚子气，即一泄而光。

钓：狭义的钓仅仅是指拿了一根鱼竿到水边垂钓。广义的则一切有益于老人身心的活动，都属“钓”的一族。就拿狭义的垂钓来说，东汉隐士严子陵，垂钓于富春江，至今留下了严陵濑和钓鱼台。周代姜吕望垂钓于渭水河边，在八十岁那年还钓到一个丞相的大官。而且这两个以钓鱼出名的，都享有高龄遐寿。

俏：是指老来俏。老年人衣着应该花俏而高雅一些。《战国策·齐》曰：“邹忌，修八尺有余而形貌昳丽，朝服衣冠，窥镜，谓其妻曰：我孰与城北徐公美。”纵然邹老头身长貌美，但没有“朝服衣冠”的漂亮衣服也不会太美的。邹老头穿了漂亮的衣着，当然要照照镜子，在顾影自怜之下，怪不得唤他老伴来评评美的程度。您想两千多年前（齐亡于公元前221年）提倡朴素节俭时代的老人尚且要俏一俏，而已跨入21世纪的老人，反而不想俏吗？事实证明老人衣着花俏一些，非但外貌上可以返老，精神上更能还童。

掉：掉者，掉价也，而且还要你自己及时地自我掉价。人嘛，本来就是“人老珠黄不值钱”，必须自认是已黄之珠，即可心平气和地自我掉价。不要再怀念着当年的一呼百诺和出入小汽车，否则面对现在的“门庭冷落车马稀”和挤公共汽车，心中该是什么滋味？若还是端着昔日的架子，死活不肯掉价，凭空中给自己增加许多烦恼，那还有什么保健养生可言呢？

充：是充实你的内心世界。诚如《孟子·尽心下》所谓：“充实之谓美，充实而有光辉之谓大。”

空：恰巧与充实成了绝对不同的反面。也就是对包括享受在内的一切欲望与要求，必需抱有佛教的“五蕴皆空”心态，什么都不想、不要。在欲望上空了，在内心上就容易充实了。

聋：就是闭耳不闻天下事。战国时的慎到，早就教你养生之道中的一个“聋”字，谓“不瞽不聋不能公”（见《慎子·内篇》）。就是说你想做一个长寿的阿公，必须装聋作瞎。

雄：英雄气概之谓。我们保健养生所需要的是在心灵上“恬淡无烦”，绝对不是精神上“萎靡不振”。还是要雄才不减、雄姿永驻、雄风长存。否则的话，尽管你华衣丽服，你还能俏得起来吗？

通：就是要想得开，想得穿，想得通。把所有过去的、现在的事物，客观地去看待，这叫作“通真达灵”。对小事情视而不见，则什么烦恼也没有，这叫“通权达变”。任何再难不过的事，只要你想得通，即可“天堑变通途”，也就能“通衢广陌”了。如其用我们行话来说，叫“通则不痛，不通则痛”。

出处：干祖望. 老人同韵养生联[J]. 辽宁中医杂志，1996(02)：78－79.
干祖望. 干祖望医话[M]. 北京：人民卫生出版社，2012：270－273.

【注释】

瞽(gǔ)：盲人。

通衢(qú)广陌：四通八达的宽广大路。

昳(yì)丽：神采焕发、容貌美丽。

八十七岁谈保健

一、辜负了"取经"者

最近十年来,有不少"取经"者众口一词地询问我:"你如此年龄,还一无老态,是怎样保健养生的?"天啊,我竟无言可答。

因为,健在哪里,没有标准。不过,我心、肺、脾、胃、肝、肾,经过体检全部正常。我现在还工作在临床、教学、科研、创作的第一线。征稿、索序、讨诗皆能应命。唯求我墨宝者,一概谢绝,原因是我的字写得不好。睡眠一昼夜只需六七个小时,头一着枕即呼呼入寐,从来不知失眠是怎样味道。饮食很粗糙,零下几度的冬天,一起床可以吃五六个冷元宵。不喝热水,可以百泰年安。我查病房上十六层楼,一直不坐电梯,但去年开始爬上十楼时有些气喘,下楼倒依然如履平地。写作每月不少于三万字。天南地北地开会、出差,不要人陪伴,但自去年起,已接受了陪伴者。唯一病痛,是前列腺肥大。

至于保健养生四个字,我脑子里始终没有影像,要我如何回答?

二、童心、蚁食、龟欲、猴行

十年前,我和浙江绍兴市中医院董汉良院长相识。他把我的养生之道形象地总括成上面八个字,并在1988年第1期《祝您健康》发表了"干祖望养生八字诀"。从此,我就认识到保健养生是一门科学。这八个字行之很简单,一为有天真无邪的赤子之心;二为饮食不要挑剔,以少为宜;三为没有要求和欲望;四为要劳动。养心要重于养身。一、三条是养心,二、四条是养身。

三、健康与长寿

健康与长寿,好像是形影相随,经常联结在一起的,一如"山水""衣食""书画""戏曲"的天作之合。其实你只需脑子里多想一想,即可发现,这都非同一之身而各有其体的。山是高的干的,水是低的湿的;衣是裹在人身外面的,食是装在人身里面的;书是写的字,画是绘的图;戏是说、唱、舞、做有声有色的,曲是说、唱有声无色的。康健的不等于长寿,长寿的不一定康健。康健而不长寿,悲痛留给旁人;长寿而不健康,痛苦留给自己。在这个问题上,我们不能不贪心一些,鱼与熊掌,我们都要。所以任何一个人都想健康长寿两全。

四、有意种花花不活,无心插柳柳成荫

曹操(155—220年)一直想见见诸葛亮(181—234年),可是两人同时在世的三十九年中竟无一面之缘。司马懿(179—251年)最怕看见诸葛亮,但他们经常见面。健康与长寿,也有这种相似之处,你拼命去追求它,未必一定获得,而不想它,它倒来了。秦始皇(公元前259—前210年)追求长生不老,到蓬莱岛求长生不老丹,但他仅活到四十九岁。汉武帝(公元前156—前87年)也是一心求长寿,祀神求仙,虽然他比秦始皇多活几年,但也不超过七十岁。现在马路上独多七十岁以上的老人,试问有谁是奋力争取要活过七十岁的?而许多媒体上介绍的寿星,绝大多数也不知道自己会活过一百岁。但他们有一个共同之处,就是心境平坦,衣食朴素,不图享受,不干坏事,而且这十六个字,不是为了争取健康长寿而有意识地执行的。

五、"辨证论治",对症下药

我是老中医,三句话不离本行,中医治病就是"辨证论治",意思就是对症下药。

养鸟养鱼有养的一套,种花种草也有种的一套。而且各种鸟、各种鱼有不同的养法,各类花、各类草更有不同的种法。那么每个人都有不同的禀赋,大家能够用同一个方法来求得健康与长寿吗?所以养生保健的方法,绝对不能完全等同于张老或李老的一套,而只能用适合于你的一套。

张老是胖子,重点放在活动上;李老是瘦子,重点放在营养上。张老无杂病,禁服乱七八糟的所谓营养品;李老全身是病,必须加强医疗药治。这是各取所需,也就是对症下药。

六、大同之下有小异,小异之上有大同

既有大同之下的小异,当然必有小异之上的大同。这大同就是对任何人都有益而无害的保健养生法。此法归纳起来,是不满二十个字的"心要止,脑要用,穿弗轻,吃弗重,手勤脚健全身动"。

心要止:这个心是"心满意足"的心,应该作欲望来领会;止,是停止,就是你应该心满意足地庆幸你生逢盛世,一切欲望除本业之外,坚决停止。《老子》中的"知足不辱,知止不殆",的确是千古名言。你看现在小到扒手窃车,大到高官舞弊,哪一个不是因"心不止"而被时代轮子所轧死。到这个地步还有什么保健养生可言!

脑要用:与"心要止"相反的就是脑子绝对要用。怎样用?公仆们应绞尽脑汁替人民谋福利,各行各业从业人员应绞尽脑汁谋其业务发展。脑细胞不利用它,它就萎缩,甚至提早死亡。用脑是真正的养生保健妙法。我现在还能背诵出七十年前读的一百五十首方剂,因为我用得太多了。

衣着不可轻视,应力求干净、卫生、入时、适令、大方、得体,但不能过于追求华丽、高级。

现在强调营养,营养学也深入民间,以致人们过分重视了"饮食"。现在高血压、高血脂、高血糖、动脉粥样改变等病人日渐增多。过分增加营养,说得耸人听闻一些,是"摧健促寿"。

蔡元培(1868—1940年)生前的一句名言,是"人的健全,不但靠饮食,尤靠运动"(见《蔡元培全集·运动会的需要》),的确如此。旁人说我"躺下去八十岁(因拿去全口假牙),站起来七十岁(装上假牙),说起话来六十岁,走起路来五十岁,写起文章来四十岁"。其所以然者,惊人的活动量的确超过一般年轻人。

七、《我的养生保健法》

为了自己的需要,最近写了五万字的一本小书。其内容为:

一句真言,要牢牢记住:任真两字。

二者并重,要深刻认识:养心重于养身。

三不要想,要认真做到:不想病、不想老、不想为子孙谋福利。

四害戒绝,要严格执行:严戒烟、酒、赌、午睡。

五个误区,要坚决走出:进补与养生作为同义词、有病首先考虑虚、迷信医药、追求舒适享受、狂欢尽兴。

六弗沾边,要守身如玉:不卷入无意义的旋涡、不赶大潮、不贪便宜、不骄不娇、不与人攀比、不做违心与不应该做的事。

七桩好事,要持之以恒:打抱不平、旅游赶节聊天漫谈、品上等香茗听有益音乐、多站多走多爬梯、买书读书藏书教书写书、劳动、在平淡中生活。

八字做法,要终身力行:童心、蚁食、龟欲、猴行。

九九归原,要毋忘任真。

十难全美,要取舍行之。

出处:干祖望.八十七岁谈保健[J].前进论坛,1998(07):32-33.

叶天士用音乐来治病

随着科技的发展,人们已知道音乐也能治疗疾病,西方发达国家,现在正在大力地摸索探讨。

260年前的叶天士(1667—1746年)则早已用之于临床。清代青城子《志异续编》卷四载:"一士,夜沉睡不醒,即偶醒亦两目倦开。(叶)天士诊之,令市一小鼓,于床头击之。病者闻鼓声,徐张目视,渐醒不复倦卧。人问故?天士曰:是人脾困,脾困故倦,小鼓声最能醒脾也。"

我很同意鼓醒倦的机制,诚如叶天士的解释。主要就在于鼓,鼓声具有激发、振奋的特殊作用。它非但对人是这样,对其他有生命的东西也是这样。唐明皇御花园游春,高力士用铜鼓打了一曲"春光好",柳树杏树等立刻怒放出绿芽(见南卓《羯鼓录》)。

后汉祢衡的"渔阳三挝"鼓声,他的"声节悲壮"而使"听者慷慨"(引《后汉书·祢衡传》),"渊渊有金石声,四座为之改容"(引《世说新语·言语》)。

《礼记·文王世子》:"天子视学,大昕鼓征,气以警众也。"使莘莘学子奋发图强,也用鼓声来激励。

鼓声自有其雄壮威武之感,所以古代打仗,在出师之际为了鼓舞士气,必不可少的擂鼓助威。唐代骆宾王(约640—?年)《药子从军赋》的"隐隐地中鸣战鼓,迢迢天上出将军",就可证明这点。

雄壮威武的鼓声也可以惊醒一批醉生梦死的糊涂汉,唐代白居易(772—846年)《长恨歌》"渔阳鼙鼓动地来,惊破霓裳羽衣曲"。的确起到了

"振聋发聩"的效果。与此相反,幽郁的洞箫可以牵惹愁肠,"其声呜呜然,如怨如慕,如泣如诉",可以"泣孤舟之嫠归"(见苏东坡《前赤壁赋》)。

笔者对高分贝、有节奏的音乐能振作疲乏困顿者的效果,是深信不疑的。在疲困倦怠之际,只需听一下京剧的《急急风》、打击乐的《将军令》或琵琶的《十面埋伏》,立刻可以使你神清气爽而精神抖擞。所以用鼓声来醒睡祛疲,事在情理之中。

最后必须提醒大家,鼓声祛疲只能针对湿浊内困、脾阳难苏的神疲嗜睡,绝对不能使用于阴阳离决、生气荡然无存的虚者、弱者!

出处:干祖望.干祖望医书三种[M].2版.济南:山东科学技术出版社,2008:10-11.

全受全归

年轻人对这四个字,完全陌生得很,但六七十岁的老人尤其是读书人(即老知识分子),就知道做到这一点是难能可贵的。

不知是孔夫子还是孟夫子曾说过这样一句话,"身体发肤,受之父母,不可毁伤"。所谓受字,就是一个人出生人世之谓。《易·系辞下》曰:"天下同归而殊途。"那么归字是结束或结果,人的结束或结果,就是死。加一个全字,又是什么意思?是完完整整地生了下来,完完整整地死去。所以过去吊唁死者尤其是德高望重男性,常用"全受全归"来歌颂逝者的品德。

一般说来,一生一死,事出平常。哪一个生产下来头、脚、肢、体七零八落,然后拼凑而成?也没有把人在死之前予以肢解。所以即使"全受全归"也没有什么足以致敬、景仰之理。

君不见"不可毁伤"一言吗?圣人认为一个人应该把父母给你的血肉之躯,好好地保护,不能毁伤。所以古人就连头发、胡子都不能剪掉刮去,一到成人就"束发"以保护起来。所指的"毁伤"也并非要你不生疮、不害疖,乃是要你不去接受五刑。五刑者,为脸上刺字、割去鼻子、截掉两足、宰掉生殖器和砍头。即使轻的墨型(脸上刺字)也已把皮肤毁伤了。一个人若避过五刑,当然是好人了,所以做到一"全归"也足以自傲了。

也有人问,那么为国捐躯的忠臣义士,他们失去"全归"怎讲?这是例外,例如司马迁的宫刑,文天祥的断头等,这叫忠孝不能两全,当然还享受"全归"的光荣。至于有病而截肢、摘胃,是否也能称为"全归"则前无例律?恕难答问。至于为了漂亮去文身刺花,或为戒赌而砍去手指者,当然不是"全归"了。

最后提出一个问题,所谓"全受",但牙齿和胡须,父母没有给我,是否真正的可称为"全"?

出处:干祖望.干祖望医书三种[M].2版.济南:山东科学技术出版社,2008:11-12.

保　健

保健两字,指的是保护和增进人体健康、预防疾病。虽然是个新名词,但它的思想和要求,于三四千年之前,在人们脑子里已建树起来了。你只要打开一部《内经·素问》,内中"上古天真论""四气调神论"等,哪一篇不是指导你保健的?

不过那时不称保健而称摄生,如《老子》的"盖闻善摄生者……"保健的目的是减少疾病、增强体质、延长生命。故《庄子·在宥》谓:"无劳女(古汝字)形,无摇女精,乃可以长生。"长生即长寿,故《管子·内业》谓:"论治在心,此以长寿。"

所以在春秋战国时期的保健方法,都是根据《内经·素问》的一套指导而去做的。其精神可以用八个字总括,是"顺其自然,毋斲天真",所以是最科学而有益无害的。

秦朝,秦始皇(公元前259—前210年)信方士,求神仙,妄想长生不老。对土生土长的国货保健方法,已不满足,于是遣徐福到海外蓬莱、方丈、瀛洲三山去求仙丹。这个滑稽闹剧,史书上称为"入海求仙"。世界上哪里有长生不老药?秦始皇照样活不满五十岁而呜呼哀哉。在保健方面,秦始皇已跨出了错误的第一步。

出处:干祖望.干祖望医书三种[M].2版.济南:山东科学技术出版社,2008:12.

厨司与宰相　厨房与药房

与医学毫无关系的伊尹，是商朝初期的宰相。出身低贱，曾当过厨司，擅长烹饪。中医奉他为中药汤剂的祖师，是源于《针灸甲乙经》之序文，该序称："伊尹以亚圣之才，撰用神农本草，以为汤液。"

许多学者分析晋代皇甫谧之所以误把伊尹视为汤液之祖者，因为把伊尹善制的鸡汤、鱼汤、肉汤误为中药水剂的汤液。但我独独同意这个说法。宋代尚书工部侍郎掌禹锡序陈七良《食性本草》谓："古有食医之官，因食养以治百病。"元代忽思慧《饮膳正要·自序》："司庖厨者，不能察其（指食物）性味而概于进献，则食之恐不免于致疾。"从以上两序可以总结为"药食同源"。故1984年我替《现代饮食营养学》题词为"四壁油盐酱醋，一汤攻补寒温"。

如其伊尹而具有食医水平的话，不管他鸡汤、鱼汤、肉汤，可以与汤药媲美，则作为汤药之祖也未尝不可。

的确，厨房即是药房，你看——

盐：盐汤可以漱口治口腔、咽喉病；洗眼可以明目消炎；冲洗鼻腔治干酪性鼻炎、臭鼻症为第一张好方；盐卤滴耳，治化脓性中耳炎初起，其作用不低于酚甘油。

油：内服可以治疗肠套叠。外用可治干燥性鼻炎，甚至萎缩性鼻炎。

酱：贮十年左右的陈酱，内服可以止痢。一般酱外用于水火烫伤，凡水火烫伤急取酱外涂，有消炎止痛作用。服中药会引起泛恶作呕者，可在服药前一二分钟将酱油两三滴滴在舌上，再服中药，则泛恶作吐即可大大减轻。

醋：小的鱼刺鲠在咽喉，可以用醋含漱在口中，慢慢地小口一小口地咽下去。将醋泼在炭火上，其蒸汽能弥漫于满室空间，有极高效的消毒作用。把醋放在无盖的容器中，置炉子上烧，发出的醋味能预防感冒。

酒：非开放性跌打损伤之后，进服白酒佐食螃蟹，程度接近于醉，其疗效不逊于三七、七厘散。寒性牙痛者，含漱白酒，痛可立止。

姜：伤风感冒，用姜15克、红糖15克浓煎，热饮，得即解。泛恶呕吐，可用生姜10克，稍加一些盐浓煎，待温慢慢喝咽。头痛，取姜切薄片，厚一二毫米许，分左右贴两侧太阳穴，干后让它自落，落去再贴。鼻出血，取大量生姜，捣烂如泥，临睡涂两足脚心（即涌泉穴），再用绷带固定，晨起拿掉，重症可用二三次。

葱：鼻塞不通，取葱白，塞鼻孔。小儿腹泻，用葱白（轻捣）加白酒炖热。蘸手指上或蘸在柔软细布上，在病儿的两手合谷穴、两足涌泉穴及腹部轻轻按摩。

蒜：脚丫奇臭或长期渗液不干，切蒜头为薄片，挟在脚丫内，一昼夜换一次，至不臭不渗液为止。凡牛皮癣（中医称白疕）或神经性皮炎（中医称牛皮癣）或体癣等顽固性久治难愈的皮肤病，用蒜头剥去皮，重擦患处，有时可很神妙地痊愈。鼻塞不通，用蒜头打烂，纱布裹好，塞鼻孔内。

味精：凡下肢溃疡，十年八年之久而无法痊者，可将溃疡清洁干净，用少量味精，薄薄地均撒创面上，然后用干纱布覆盖，再用绷布缚紧，要求在不痛不胀范围内愈紧愈好。一般两三天换一次，如有渗液者，可每天一次。

以上仅仅谈了厨房里常备的盐、油、酱、醋、酒、姜、葱、蒜、味精等九种调味品，至于萝卜、青菜、鸡蛋、土豆、大豆、豆芽、韭菜、荠菜、黄瓜、西红柿等，哪一样不是现存的灵丹良药。因以"君子"之"远庖厨也"（引《孟子·梁惠王上》之言）而言之离题，未予谈及。

由于医食同源，所以宰相伊尹被目为医生，也未始不可，因为厨房也可作为小小的药房。

出处：干祖望．干祖望医话［M］．北京：人民卫生出版社，2012：273-275．

千金一饭

七十年前我在私塾读书，一次默录唐代李白《汉阳病酒归寄王明府》诗"莫惜连船沽美酒，千金一掷买春芽"时，把"掷"忘了，乃自作聪明认为既有酒喝，必有饭吃，于是大胆地写成"千金一饭"。

最后这顿“饭”却换来了五记手心，至今左手好像还有辣痛。其实这“千金一饭”并没有错。

饭与食可以说是同义词，郦食其在2 200年前说的“民以食为天”一句话，到今天甚至国外，仍然没法推倒它。下至穷光蛋，上至百亿富翁，谁能不吃饭。中华人民共和国成立前轰动一时的重庆杨妹不食人间烟火的“新闻”被揭穿后，发现她在口袋里储满了花生仁。张良辟谷在《历世真仙通鉴》里说得绘声绘色，但可惜没有说明除了五谷之外其他能填肚子的食物是否也一列“辟”掉？

食虽然人人不可缺少，但从寒酸简陋像颜回“一箪食，一瓢饮”，到奢侈豪华西太后“一餐一百道”汤菜，其规格则天壤有别。因为平民百姓不上“史记”，所以有关仅能果腹的粗菜粗饭的记述很难见到，而独独豪门盛宴则屡见不鲜。

《古事比·饮食》里谓：齐王好食鸡跖（我珠海人称为凤爪），每天杀掉肉鸡七十只；梁太祖喜鸡，每天杀掉五十只鸡；临江王妃江氏喜吃鲫鱼头，每天厨房里要储备鲫鱼三百对。宋朝宰相蔡京的厨房里，有高手厨司六十五人，助手帮案的数百人，我想“吃在广东”的大酒家、大宾馆也至多如此。因对1993年1月7日《报刊文摘》中有“台湾豪宴，一席七十万”一文也不必大惊小怪。

总结起来，名餐豪宴，当推御膳为首，御膳者皇帝吃的伙食。这门学问，早在三千年前就已开始，《周礼·天官》：“食医掌和王之六食、六饮、六膳、百馐、百酱、八珍之齐。”即使外国人打进中原来称帝，也不忘掉御膳。忽必烈南下建立元朝，1330年忽思慧的御用饮食菜单《饮膳正要》，就在此时出笼。

御膳的特点，主要有三：一，味道好极；二，质量超高；三，吃了可以保健延年。这三点中的第一、第二确实如此，毫无置喙之地。可是第三点不能不使人迷惘困惑，皇帝天天在吃御膳，远的不说，近的清代十个皇帝的平均年龄不超过50岁，怎样“说法”？十个皇帝宣统不算，嘉庆没有正确的诞辰也不算在内，剩下的八个，顺治25岁，康熙69岁，雍正58岁，乾隆85岁，道光69岁，咸丰31岁，同治19岁，光绪38岁，共计394岁，8人平均为49.5岁。如其包括短命的嘉庆在内，则更不及49岁。如以中国古语“人生五十不为夭”来论断，则是属于“夭”了。夭者短命鬼也。话又说回来，纵然是夭，但在夭之中也算高年的了。如果他们没有吃御膳的话，恐怕还要短命。

世界上的确也有过货真价实、不贱不贵、买卖公平的一饭千金。见《史记·淮阴侯传》：“（韩）信少时钓于城下，有漂母见信饥，与饭食。后信为楚王，召漂母，赐千金。”这个千古仅有的千金一饭，使古往今来不知其数的人们为之感慨。晋代大文豪陶渊明也为之写出“感子漂母饭，愧我非韩才”（见《陶渊明集·乞食诗》）的绝句。

出处：干祖望.干祖望医话[M].北京：人民卫生出版社，2012：276－277.

（注：乾隆85岁不确，原文如此。）

途异归同谈保健

汉代王充的《论衡·气寿篇》曾说：“太平之世，多长寿人。”的确，这种环境中生活有条理，没有炮火的枉死，没有心理上的恐慌，合家团聚之欢，都是长寿的条件。

从秦始皇到汉武帝开始，正因为他们的有闲，就想到了长生不老。

在太平之世，诚如唐代无名氏在《天隐子·安处》中所谓：“内安于心，外安于目，心目皆安，则身安矣。”晋代葛洪在《抱朴子·内篇·极言》曰：“百病不愈，安得长生。”这里的“病”，非疾病的“病”，凡不利人的身、心者俱称为“病”。在太平之世这种“病”当然很少了。

保健长生的三大要素是精神愉快、良好的生活习惯和饮食营养。试问这三者，在动荡的乱世其能得乎？

上海及其郊区，民间有这样一句近似格言的话，是“有财三十老，无钱百岁后生人”。上海人称年轻人、精力充沛的人，俱称后生人。此言有两个含义：其一，凡富有的人，有其仆役，什么事都可以不操劳，就像老年人一样。贫苦的人谋衣、谋食，即使百岁了也要干年轻人的事。其二，有钱的易老，贫苦人正因为劳动而不易衰老。

我觉得尽管主张安逸与主张劳动这两个论点不相同，但也同样为最好的保健强身之道。前者是主张在安乐一些的保养中求长生，后者是主张在劳其筋骨中求长生，这叫“异途同归”。笔者认为后者更优于前者，因为我是一直奉行后者的信徒，我有发言权可以这样说。因为我年逾八十，现在每天照样还工作八小时以上，写字、门诊不带老花眼镜，查房（在十六楼）在时间宽裕时可以爬上走下，出远门不用陪客，写医话可以每日一篇。

除了我的切身体会之外，更有许多前贤之论可以证明“劳其筋骨”有助长生。如：

其一，为枚乘（公元前？—前140年？）《七发》的“出舆入辇，命曰蹷痿之机。甘脂肥浓，命曰腐肠之药”，我即奉行此言。你想出门即坐车，登高须电梯，你的腿能不退化吗？餐餐佳肴美酒，高盐高糖高脂肪，你能永享健康吗？

其二，欧阳修在《删正黄庭经·序》中说“劳其形者长年，安其乐者短命”。所以我终朝忙碌，开门扫地，打水沏茶，洗袜子手帕，都是亲自动手的，很少陷进沙发里。如其怕劳动、求安乐，都是短命的催命符。所以我对欧阳修之言佩服得五体投地。“安乐死”的题名者，真伟大，这个词的哲学气息浓而且厚。

还有孟轲（公元前372—前389年）在《孟子·告子下》中说的“天将降大任于斯人也，必先苦其心志，劳其筋骨……”此言好似与保健养生风马牛绝不相关，但事实上比葛洪、欧阳修的名言更有价值。我们必须知道，对一堆东西的保护，重在“保管”。对有生命的，当然更要提高一步要求，即要“保养”。人是生命体中唯一有思想的，所以还不同于简单的“保管”“保养”，仅仅着眼于有形的物质，不考虑由物质高度发展而带来的意识。人的保养，必须既要物质方面的保养——养身，更要意识方面的保养——养心。养心内容有养志与养性二者，上述孟轲之言正是标准的养志。如再配合汉代刘安《淮南子·俶真》的“静漠恬淡，所以养性也”，则整个养心就全备无缺了。

对人来说，采用“养心”与“养身”的保健，当然比单纯的对低级生命体的“保养”有效得多。尽管在这两种异途同归的保健中，我是取后者的，但如以后者为主，佐以前者，那更是锦上添花了。

出处：干祖望. 干祖望医话[M]. 北京：人民卫生出版社，2012：282－284.

【注释】

蹷（jué）痿之机：即身体瘫痪的前兆。蹷痿，腿脚麻痹不能行动。

桃子与长寿

凡祝贺松寿鹤年的礼品，唯有寿面与寿桃两物最为合适而普遍。面条长长的，象征着被祝贺的老寿像面条一样长。还有一个没有经过严格审核的故事说：人的人中长的，寿即长。但因人中生在面上，人中长必先面孔先长，然后可以容纳长的人中，故而长面就是祈祷你面孔先长起来。不过不论哪个说法，都很有道理。但桃子与长寿挂钩，实在让人难以理解。

我翻阅了不少资料想知道其道理，但许多文献上都没有涉及此问题。虽然班固《汉武帝内传》有西王母以四个桃子赐予武帝的记载。《宛委余编》更绘形绘色地谓：“洪武时，出元库内所藏蟠桃核，长五寸，广四寸七分，前刻‘西王母赐汉武桃宣和殿’十字，此核证汉武食蟠桃事也”，显系无稽神话。即使不是神话，也没有解释为什么桃子与长寿能联系到一起。

至于唐代杜甫《奉和贾至舍人早朝大明宫》诗“五夜漏声催晓箭，九重春色醉仙桃”的仙桃，与人寿更无关系。这个“仙”字也不过把桃子的身价捧高一点罢了，与什么玉桃、蟠桃等一样是赞美的虚衔而已。

《太平广记》称杏子为“仙人杏”，可能以久服使人聪明不老而得名（见《本草纲目》）。《洛阳伽蓝记》把枣子称为仙人枣，因长期吃枣可以“数十年仙童之颜，三千年神女之貌”（录《词林典腋·果品门·枣》）。那么为什么祝寿不用杏子、枣子而独取桃子，而且枣子营养价值大大超过了桃子。这又是一个使人百思莫解的谜。

假定我来写一部《续辞源（海）》的话，一定添上一个“寿桃”辞目，解释是“桃者，逃也”。古代中国十分迷信，认为一个人入世至去世。就有许多关煞形影相随，逢关遇煞非病即死。这些关有落地关（产时）、三朝关（产后第三天）、弥月关、半岁关、晬盘关（一周岁）、三岁关、十岁关，再加上亮九关（9、19、29、39、49、59岁等）、暗九关（18、36、45、54岁等）、大衍关（50岁）、平头甲子关（60岁）等，据说活到99岁，必须经过360个关，每个关都是生命画休止符的危险点。再加上天灾、人祸、瘟疫、疾病等真正的关，那更使你在“朝不保暮”中过着生活。所以要求健康长寿，唯有善于逃过一个一个关煞，因之“逃”才是健康长寿的同义词。

其实“桃者，逃也”的谜底，早在一千五百多年前就被陶渊明破译了，一篇《桃花源记》，就是这个思路的折射。否则为什么不写“梅花”“菊花”“杏花”而独取桃花呢？而且陶渊明还是最最崇爱菊花的人。

出处：干祖望．干祖望医话［M］．北京：人民卫生出版社，2012：284－285.

【注释】

晬（zuì）盘：旧俗于婴儿周岁日，以盘盛纸笔刀箭等物，听其抓取，以占其将来之志趣，叫作试儿，也叫试晬、抓周。此盛物之盘称晬盘。

不要反对补更不能迷信补

现在人们生活水平日渐提高，于是不约而同地都想保健养生，因之各种补药如雨后春笋般涌现出来。但请君在进补之际，必须牢记孔子一句名言：“水可载舟，亦以覆舟”，有时补得不当，反增祸害。

人参是补品之王，但《本草述钩元》警告你“若误投之，鲜克免者”。意思是不应该吃的你吃了，很少能免一死！

灵芝是“不死仙草”，可李时珍偏谓：“不死之草，时珍常疑，芝乃腐朽余气所生，正如人生瘤赘。而古今皆以为瑞草，又云食之可仙，诚为迂谬”（见《本草纲目·芝·集解》）。

地黄不愧为补血的第一佳品，可李时珍却谓：“生地黄生血，而胃气弱者服之，恐妨食。熟地黄补血，而痰饮者服之，恐泥膈。”（见《本草纲目·地黄·发明》）不论妨食或泥膈，都是在被补者身上强加了一个疾病。

胎盘制剂，向被目为最大补元气之品，但李时珍认为：“世医用阳药滋补，非徒无益，为害不小！”（见《本草纲目·人胞·发明》）没有适合的体质，盲目取用，必然有害无益。

黄芪是补药中的主将，但黄元御指出：“若使阳盛阴虚，上焦热甚，下焦虚寒，肝气不和，肺脉洪大者，则并戒其勿用矣”（见《本草求真·黄芪》）。可知黄芪用而不当，为害亦大。

鹿茸亦是一种补益名药，尤其对老人而言。但也不是男女俱可、老少咸宜的。吴仪洛指出：当“上焦有痰热，胃家有火，吐血属阴衰火旺者，俱忌”（见《本草从新·鹿角》）。

人乳虽是一种高级补品，但蒋介繁认为：“人乳无定性。其人暴躁，饮酒食辛，或有火病，其乳必热”（见《本草择要纲目》）。可知亦不是所有妇人的乳汁都是有益之品。

对以补血称王的阿胶，陈其瑞指出：“胃弱作呕吐，脾虚食不消及风寒而嗽者，均忌”（见《本草撮要》）。

鳖的药物作用，仅仅为益阴除热散结，消坚治疟，不知怎的近年来身价百倍，目为最佳补品，最贵时卖到百元一斤，真令人咋舌。过去唯在菜花盛开时，才为最好的食鳖时令，谚谓“菜花脚鱼芦芽鳖”，盖菜花盛开与芦苇发芽正是同一时令。一到蚊虫出现，鳖即被摈弃不吃了，因为据谓蚊子叮过的鳖有毒杀人，无人敢食之。

1992年第4期《江苏中医》报道了口服人参蜂王浆导致齿龈衄血的病例。

总之，我们要“求补以买健”，切弗“求补以卖命！”南京名老中医谢昌仁有过这样一句话：“盲目进补，自食其苦！长期服药，越吃越弱！”确是救世箴言。因之忆及明代郑瑄《昨非庵日纂》：“人问养生之道，答曰：生尔处，乃杀尔处也。”的确补以养生、药以救命，但搞不好时，补也能招病，药也能送命。

出处：干祖望. 干祖望医话[M].
北京：人民卫生出版社，2012：286－287.

画里人间都要"淡"

对如诗如画的西湖，宋代苏东坡有过这样的评价，谓："欲把西湖比西子，淡妆浓抹总相宜。"虽然为了平仄，不能不把淡妆置于浓抹之上，但苏轼眼中毕竟浓抹有逊于淡妆。

苏轼此句，很可能得灵感于唐代大诗人李白的《陪族叔刑部侍郎晔及中书贾舍人至游洞庭》中"淡扫明湖开玉镜"一句而来。不管文豪也好、诗人也好，洞庭湖也好、西子湖也好，都感到可贵之处，厥唯一个"淡"字。之后，宋代刘攽（1023—1089年）《雨后池上》诗也有"一雨池塘水面平，淡磨明镜照檐楹。"属于动词的磨，也冠之以"淡"字，真是神来之笔，同时也反射出"淡"字的价值。幼以一目五行出名的元代神童许有壬《荻港早行》诗中有"淡月隐芦花"之句，其实明月、圆月、蟾月、钩月、斜月、残月都可以写，而许有壬独独出奇地取用"淡"字，不是偶然的。那么浓字是否不能入画入诗了？并不。宋代王安石《咏石榴花》的"浓绿万枝红一点，动人春色不须多"，未始不是有名诗句，但浓字总不及淡字清静出俗。请读者注意，王安石最后还加以声明"不须多"，浓不多了，当然是淡，王安石在这里用浓来反衬出淡。

在我们日常生活中，什么事物都离不开"浓""淡"二者，但浓者多害，淡者多益。

以视听之娱来讲吧，山崩雷殛之响，是声之浓者；丝竹幽雅之响，当然是淡的。假如再把浓的音响浓缩到耳机，那么久之你的听力肯定下降。

瞪了眼睛去久看电视，总不及举目远眺有益于目力。因为前者色之浓者，后者色之淡者。

膏粱厚味，是饮食之浓者，中医就把它称为腐肠之药。清茶淡饭，乃饭食之淡者，持久可以保健长生。

低度的淡酒，有益于人；高度的浓酒，有害于人。

人是靠思想来主宰的，除非你是植物人。因之思想方面，更应该避浓而就淡。

第一应该淡于名利。明代薛瑄曾谓："一为外物所诱，则心无须臾之宁矣"（见《读书录》卷三）。你把名利看淡了，决不可能受其所诱。所以《西畴老人常言·律己》解释你不受其诱者乃"士能寡欲，安于清淡"。后汉诸葛亮也曾总结出这样一句话，是"非淡泊无以明志，非宁静无以致远"（见《诸葛武侯集·诫子书》）。的确淡泊的人，必然安宁清静，一个利欲熏心的蠢人绝不懂什么是淡泊。古人早就认识到身心清闲者寿，烦躁辛劳者夭，因之唐代诗人杜荀鹤曾公开宣布自己"宁为宇宙闲吟客，怕作乾坤窃禄人"（见《唐风集·自序》）。

就是日常生活中，也以"淡"字为宗。好的朋友，必然"君子之交淡如水"。纵然着一身酒肉俗气满溢的华装丽服，出入于豪门贵宅，哪里能比得上"淡扫蛾眉朝至尊"？（引张祜《集灵台》）黄庭坚的粗茶淡饭来招待亲朋，又多少显示出推心置腹的交情。

即使中医用中药，如竹叶、吴茱萸、昆布、秋石、干姜、苁蓉等，都强调要用"淡"的，以减少种种流弊，也即现代语的不良反应。

我敢说"我们要永葆青春，健身养心"这样的话，唯有一个"淡"字。应该做到京剧空城计中诸葛亮唱的"我本是卧龙岗，散淡的人……"假定要引经据典的话，倒可以引用陆游《秋思》诗中的一句"一窗自了淡生涯"。

出处：干祖望. 干祖望医话[M].
北京：人民卫生出版社，2012：287－289.

【注释】

山崩雷殛（jí）：形容声音之大。殛意为杀死。

不药胜中医

《汉书·艺文志·经方》曰："有病不治，常得中医。"中医指什么？很奇怪，1979年版《辞海》中竟没有这个词目；1915年版《辞源》和1947年版《辞海》虽有此词目但无解释；1979年版《辞源》《汉语大词典》俱为"符合医理"。此注也难以令人满意。我的解释是“中工之医”。因为《灵枢·邪气脏腑病形第四》的“上工十全九，中工十全七，下工十全六”中，中工是指能治愈70%病的中等水平的医生。全文意思就是生了病首先观察一下，不要着急地盲目求医，暂时的不治等于已找到了一个及格的医师了。遇到了上医，当然最好；如其碰到下医，那你就要倒霉了，药石乱投，则小病变大，大病送死。之后，清代李渔《闲情偶寄·词曲·音律》：“犹病不服药之得中医也”和俗谚“不药胜中医”都是来之于《汉书》。

在日常生活中的确如此。当你有病时除非是真正的急症，不应该急切求医，尤其是盲目乱叩医门。你若碰到了庸医，得不到“减”而适足以“增”。我们经常目睹一些下工劣手，一见咳嗽，不问外感内伤、风寒痰火，就是给你止咳；一遇咽痛，不管你初期、中期、后期，就大剂消炎；更有人一有疾病，就乱吃中西成药，即使买到的是及格药品，但因病有“证”与“前后期”的不同而往往不能切中病机，遑论扩大吹嘘的劣药、假药。

有些疾病在发轫之初，证候显示未明显，面貌暴露未全面，都无法给医生提示以供他辨证识病。还有些疾病也能依靠本身的正气来抵抗或消灭，何急之有！

其实这种事情，古已有之。清代诸晦香的《明斋小识》中就有这个真实而有代表性的记载：“东关吴氏妇，偶发寒热，邀医治之。曰暑也，为治其暑，不能愈。易医视之，曰湿也，曰风寒也，为治湿，为治风寒，又不愈。绵缠四五个月，四肢渐肿，腹渐大，衣不能约，则曰荣卫不和，虚矣，极力补之，肿不退。凡城中读《灵枢》《素问》者，悉延之，悉袖手无策。乃请专治臌症者来，曰此臌也，久为庸医所误，攻之泻之如故。踰旬腹痛，复问前医，曰痧耳。至晚生子，乃知前此有身也。然以攻补乱投，母与子俱不能生。”如此一出酸泪盈眶的喜剧，在今天还在无止无休地演着。

如其这样病人找到你面前来，你怎样办？我说也便当得很，私淑清代张聿青和金子久的轻清审慎，特别注意不使攻、补、涩、敛、止、遏、粘、镇八个字的方与药在笔尖下出笼。于疾病尚未完全暴露之前，切勿过早地订出你的治法。人谓“老医生多是滑头”，我亦欣然一首肯。

出处：干祖望.干祖望医话[M].北京：人民卫生出版社，2012：289－291.

【注释】

踰旬：超过十天。《说文》：“踰，越也”。旬，十天。

闲话气功

一、向往

干了多年医生，至今还是一领白衣，两袖清风，床头金尽，囊诉钱空。何也？业务水平之太低耳。因之也想奋发图强，好好地再学些本领。见到气功中有一门“天目开功”，可以不用什么仪器就能看到病人的五脏六腑、症结病灶，远远胜过饮上池之水而洞垣一方。于是立志拜师学道，但一想，我们早已有了X线机、CT等设备，何必多此一举。而且少用了这些检查设备，我们的奖金向谁去拿？

再见气功可治百病，即使癌症也可以在阎王“生死簿”上把你的名字注销。再想如此一来的后果，包括笔者在内的所有医院、医生宣告失业，甚至火葬场也关门大吉。也有不知趣的人告曰：“现在气功的神功大师，遍地皆有，也没有你说的这样恐怖场面。”其实君所未知，大师们为了给医院、医生留一些啖饭之地，而出此下策，放你们生路，此医德也。我就没有“此等医德”，因之也效法项羽把剑一丢，不学了。

这件事给我感触很深，五六年前一位同事，基本上是在“开除”的情况下脱离单位，接下去即干个体。现在竟然买了一幢三室一厅的房子，整套的卧室、书房、厨房、盥洗室都是最时兴的配备；出入有摩托车；客岁贱辰，送我880元的贺仪。这不能不使我馋涎欲滴。其原因在于他有了一块“具有二十年从事气功的气功大师”招牌。这倒使我懵了，他注销了皇粮吃个体饭之前，从来也没有和气功接触沾边过。而且在十年前我替《中国医学百科全书·中医耳鼻咽喉腔科学》写各科“导引法"时，他还问我什么叫"导引"？当然更不知道什么是"吐纳"了。我即解释他谓：导引、吐纳，之后华佗的五禽戏，至文八段、武八段，在这基础上形成了"气功"。

为了"难为俗人言"的目的，决心去学气功，启蒙师就找了这位"二十年从事气功"的老同事。幸而我也肯学、他也肯教，而且他很认真，为了郑重起见，我提出的问题都要通过他一两天的审慎定当后回答，因之每一个问题的解答都使我十分满意，可知人不以貌相，更不可以主观。之后买到了陆锦川主编的《气功传统术语辞典》，就发现了同事的解答都在这里。为了证实这点，值我在连云港暑假休养之际，致函于他，请问"孤修"何解？旬日之后，承蒙赐书，所答之言，与该辞典中完全一样，而连全条文 81 个字也不多不少。

从此，多与此道中人接触，处处关心于寻师访友中。可能由于像南朝宋号称"江左第一"专穿高档时装的谢灵运所谓"永绝平生缘"（见《还归园作见范二中书》）之故，至今还没有找到"程门"而也没法"立雪"。

只能像宋代拗相公王安石说的那样"无由会晤，不任区区向往之至"（见《答司马谏议书》）。

二、五彩缤纷

人谓最有本领者，是"如簧之舌"，随着它的簧键之动，能把一件事物说得如何之恶，也可以说得万分的好。例如丰富多彩的情境，好的即谓"五彩缤纷"，丑的即谓"群魔乱舞"！我对气功的描写，理应用"五彩缤纷"，因为不能让"真气功"也遭不白之冤，故而决不写此四字。

童年时经常看到大力士的"钉山打石"和"汽车过身"，我们只知道有功夫，从来也没有听到过"气功"。1952 年上海市松江城厢第四联合诊所的伤骨科陈医生，他的岳父就是以这两个绝技而红透于江浙一带的。据陈医师谓"钉山打石"，只要表演者有耐力及助手打击石头有技巧，谁都可以成功的；至于"汽车过身"，只需要胆子大些，汽车靠本身惯性，从你身上经过时并没有什么重量，你（指我）如有胆，照样也能。但现在则都要冠之以"气功"。

"纸上""灯泡上""火柴匣上"的轻身法，就是利用力学，掌握了这个要领，谁都可以做。

还有"电"的魔术，只能哄哄"外行""老实人"和"没有上过四年级的小学生"，而竟然也说是"气功"。

1992 年上海大世界的许多绝技表现，也没有说过这是"气功"。当然也有些人正在叹息，使"气功"的"万能簿"上少了几个足以吹嘘的节目。

还有"瓶中取物""隔墙睹物"，等等，都已真相大白。最耐人寻味者，凡有专家、魔术师在场的气功表演，都以失败而告终。

也有人提出，既有《走出气功的误区》《气功与骗术》《伪气功揭秘》《神功辨伪》等警钟长鸣的善书以及电视片《神功内幕》的不断播放，为什么还有人奉气功若神明？

1993 年 1 月 1 日第 2 版《扬子晚报》刊出一篇署名文章《香功大师追踪》，指名道姓、毫不影射含糊地烛奸揭隐。当时我替那位记者深深地捏了一把汗，万一哪方以"毁誉"罪名来对簿公堂，咋办！不过事情还好，在 1993 年 1 月 23 日、30 日《周末》第 578、579 两期上又读到了一篇只有招架之势、毫无还手之力的"香功的真故事"，用毫无气力地引用了（或假借）某香功受惠者对香功疗效介绍作为《扬子晚报》的反应。

因为我还没有遇到一个"真气功"，所以对一切气功从来没有说过"有用"两个字，但我的两个俱已六七十岁的同乡和病友，练香功把病练好了大半甚至基本上好了。不过这里郑重强调一句，他们都没有乞灵于气功大师，而是自己苦苦锻炼了两三年才练好的。同时这一点我很欣赏，没有听到过香功大师替旁人治病，这是老老实实的态度。

三、诚则灵

凡事道听途说，总是"文德桥的栏杆"（注：南京夫子庙西南侧有文德桥，1947 年元宵赏灯节，桥上挤满了人。大多俱倚靠着栏杆，终以桥栏压断，坠河而死伤者数百人，这是当时轰动全国的大新闻。因之文德桥栏杆的含义是"靠不住"），难以置信。只有亲自身历其境才可发言有权，但有时即使你身历其境，还是要错听错视的，这就是君子可欺之地方。

童年时，邻人以痨瘵待毙，通过坐功而挽救再生，这是永远也不会遗忘的。当时坐落在杭州西子湖畔有个同善社，内有扶占坛，治病主持静坐，次为占坛上扶占出来的中药方。

及长乃也涉猎些吐纳、导引学说，读过《备急千金要方》，又知道了“天竺国按摩”“老子按摩法”“彭祖调气法”等等，但以持之无恒而都未登正果。猿功、鹿功、虎功、熊功、鹤功的五禽之戏，也玩了一阵子。之后则八段锦、十二段锦等也玩过，可惜终以“无恒”而无法卒业。

遗憾的是，如梁代陶弘景的《导引养生图》、唐代周少阳的《导引录》、宋代陈抟的《案节坐功法》、明代袁黄的《静坐要诀》、清代陈钦的《静动集要》和祁登元的《静动秘旨》等，都仅知其名而无法一睹为快。

更遗憾的是我的麻木不仁，几次听大师们带功报告，竟一无反应。假定说有的话，那么只有起到催眠的作用。

更有一次使人难忘的一个高级迎春会，省委书记、省长以及各界头面人物济济一堂，为了助兴，各种唱、说、诵、诗色色俱全，魔术、手技也各显神通。内中有一位气功大师表演“运气推人”，就是要四个人站在台上，他在1.5米外发功，可以把四人推倒，至低可以使他们摇晃不稳。因我坐在台前，竟然也宠邀上台，我是站在大师面前的第一位。大师发功以后，我不知后面三位如何，而我则立场坚定，一如京剧沙家浜沙奶奶唱词中的一座铁塔。维持了片刻，可能主持者发现“形迹可疑”，他虽然不是吃“天皇饭”的，但颇知“救场如救火”的行规，马上请大师收功。并问我有什么感觉，我只能含糊其词地说一声“有些”。此时我不由得想起海灯法师在临终前有人问他的“功”有多少效益？他苦笑着说：“怎么说呢？要说没效，辜负了大家一片好心。要说有效，又不实事求是了。”

有人说，对接收别人的发功，在于“诚则灵”三个字。意思是你先把“不相信”放在脑子里，即使对最有道行功底的功，你也不会觉得。照这样理推起来，只要你不相信砒霜能毒死人，那你吃下去也可安然无恙了。当然这个不安全的实验是做不到的。但一件事可以证明即我嗜茶已半个世纪之多，所以我一直认为咖啡不会使我兴奋。一天与友人打赌，我绝对不相信在临睡之前喝了咖啡会使我失眠。可那天晚上喝了，的确使我一如唐代大诗人元稹所谓“唯将终夜长开眼”（见《遗悲怀·三》）。

更有好心人劝我，不要如此地谈论大师们，他们可在一怒之下，在那边发起功来要我的命。我这一回倒一反常态，不是不信而是虔诚地相信大师们的神功，在道道地地的“诚则灵”情况下等待着祸从天降。希望大师们不要放弃这个良机来一显身手。

四、假作真时真亦假

“假作真时真亦假，无为有处有还无”（见《红楼梦》第一回），现在的气功声名狼藉，苦就苦在这个“真亦假”上。

就地取材来谈字吧！“真”是真的，“真”是假的（即俗体），而现在没有真的而都承认了假的，如其你写了“真”字，还会被旁人讥为别（白）字哩。

以假乱真，甚至假胜于真。虽然也有过“假的总是假的，变不了真的”一语，但做到真假分清也难乎其难。京剧“双包案”，总算真假包公搞个明白。但越剧的“真假驸马”，确把真驸马用毒酒药死，而假驸马则堂而皇之手挽着公主安居于驸马府中。而且假的反而做得比真的还像、还好，自己更不肯承认是假的。写到这里倒想起一位挨骂了近两千年的王莽，他在篡位黄袍加身后，祭祝朝会，自称“假皇帝”（见《汉书·王莽传》）。王莽纵然是坏，毕竟是人而还有人的气味，这一点我们应该欣赏他。

1953年美国好莱坞开了一个“真假卓别林”演出会，内容是连卓别林在内的五个演员同样化装、动作，编了号码上台演出，然后由观众甄别出哪一位是真的、哪四位是假的？统计票数则有位假的得到的票数最多，真的卓别林则视为假的了。1992年中央电视台春节文娱会上也有一个类似的“真假马三立”节目，出场连马氏四人，马氏最后一人上场，但结果真假分明，没有一个错的。马氏的特点，如把水火不相容的独一无二的"瘟"与登峰造极的"硬"熔于一炉的台风；水波不兴，一平如镜的说、学、逗、噱；冷到零下的面部表情等等，三位假的学得入木三分而形似神似，为什么在群众目中，辨别无讹？道理很简单。第一，卓别林化装，未见其本来面目，即使平时相识者，在一化装之后，也难以区别；第二，马氏当时已实龄七十九、虚龄八十，其他的都是小伙子，不须"聆音察理，鉴貌辨色"（引《千字文》原文），只要一个"想当然"就已明察秋毫了；第三，卓别林的观众，来之全球，马氏的听众，都是百步之内的常客，换一句话说是"内行"，其所以气功之假可乱真、假能奇真者，道理即在于斯。所以，真气功渐渐地被形形色色的众多假气功吃掉。

钴^{60}可以杀死癌细胞，可惜的是陪它殉葬的正常细胞要数倍于癌细胞。所以真气功师要洗冤祛害，只有像真李逵一样，起来打倒假李逵，而且还不给假者一个"假气游魂"苟延残喘的机会。

五、洪洞县里无好人

京剧女起解行路一折，苏三的"洪洞县里无好人"一句，不要说把崇公道气得要命，即使台下的观众也感到苏三太"出言不逊"了。你不能一筐鸡蛋中有一两个坏的，就说这筐都是坏蛋。

气功的本身，是祖国宝贵遗产中卫生保健的一颗明珠，掺入了几许假的砂砾，能不使人遗憾。虽然"洪洞县里无好人"的观点有些过分，但再想一想一个无菌消毒包内只需有一个镊子或探针什么的被未消毒手指触了一下，试问这个消毒包里的器械还能使用吗？若站在这个角度看问题，也不应该苛求于这个"过份"吧？

一个手掌是拍不响的，没有行贿人，当然不会有受贿人。假气功的骗人、害人，如其没有受骗者与受害人，他去骗谁、害谁？

细菌没有培养基，是无法繁殖的。小偷没有垂涎物，他也无法产生邪念。公共汽车上扒手，没有钞夹、拎包，也无法一显身手。因之除了假的大师之外，另一方面被骗、被害者也应负起一部分责任。

举一个例子，气功师用发功可以推动立在一两米以外的人，本身就是一个骗局。你想一个人要笔直地两脚靠紧危立，一动也不动，至多能维持一二分钟，定然有些摇晃的。当你在拍团体照的时候，要你不眨眼，但偏偏要眨眼。所以危立的人是气功迷，一经暗示，理所当然地摇晃起来，甚至有意做作一番；不信气功的，他拼命争取不动，可也像集体拍照不要眨眼而偏偏要眨一样。

要危立而不动，只有五十年前上海京剧名丑刘斌昆。1939 年之际，在天蟾舞台小翠花演出"大劈棺"中，刘饰"二百五"纸人，他可高展双臂，一手持烟筒，一动不动地危立 10～15 分钟而不眨眼不摇动，凭此绝招而即红遍梨园，"江左第一丑"的桂冠也由此加冕。当时笔者年仅弱冠而好奇，用望远镜来细察，他身子还是有些摇晃，眨眼不过幅度小了一些而已。有功夫的名伶尚且如此，我们能不摇晃吗？

有了害群之马，气功这个王国里，当然要"洪洞县里无好人"了。因之希望几位真正的气功师，好好地读一下《庄子·徐无鬼》的"亦去其害马者而已矣"！

同时希望有识之士，经常去把一批害马剥皮曝骨于光天化日之下，做到洪洞县里都是好人！

六、好心的先生们别再在气功的脸上抹黑

无论捧与吹，必须要与实际相符，少了当然分量不足，但过甚后效果更坏，这叫过犹不及，或许比不及更糟。有这样一位媒婆，在这位姑娘面前夸张男方的条件优越，介绍到房子方面，谓下有真毛地毯，上有豪华风扇、吸顶灯，还有壁灯，全套 11 件的家具，真是豪华富贵。可能她认为似"未足"，说还有钢琴、落地大时钟、落地大空调……姑娘问她："房间有多大？""18 平方米。"凭这五个字，姑娘不谈了，走了。你想 18 平方米能放得下这么多的东西吗？所以吹也应适可而止，后面的加油添酱，反而把事情搞砸了。楚国几个人，为了争饮一杯酒，以谁画蛇画得好而快为赢家。内一人首先画好，为了画得更好，又添了几只脚。哪知这些多画了的脚，使他失去了饮酒资格。出在《战国策》的画蛇添足故事，就是指此。

《周末》(南京日报社主办)1993年2月13日载有:现任中国慧学研究会会长、研究员陈林峰先生,在1992年1月10日预知3月22日用“升空长征2号E”捆绑式火箭发射“澳赛特B1”通信卫星会失利。还有几次为中国航天事业做出了贡献。这种庄严郑重的特好新闻,为每一个中国人民所鼓舞。但标题则大红方体大字为“气功大师陈林峰获奖20万元”,把气功大师突出放在这里要使人纳闷了,很容易使人误解为中国航天事业的成就,原来是气功所为。

因之提出几个可以思索的问题:其一,如其不用“气功大师”而用“科学家陈林峰”是否有失陈氏的身价?其二,副题为“运用特殊智慧对澳星发射作重大预测”,照这样说来,只要有“特殊智慧”的“气功大师”的存在,永远也不会发射卫星失利,地震预报在全世界稳坐第一把交椅上了吧?

现在只要学一套魔术即冠以气功,掌握一套罕见的绝招也曰气功,针灸、推拿治好了病也称气功……以此类推则笔者已成为双料或双双料的气功大师了,因为我能像赵括一样可以谈兵论战讲得出气功理论,一发功可以不戴眼镜读报看书写字(可辨对数视力表1.0),一发功能以八十岁之躯用12分钟不加稍歇地爬上十六层楼,更可以用“气功”擎拿来治疗喉梗阻。

我们必须知道,书家画家的绝招、演员们的绝招、拳击家的绝招,甚至医生、教师等的成就,都是他们苦练出来的“功夫”,与气功毫不相干!朋友们知道吗?这是功夫!

出处:干祖望.干祖望医话[M].北京:人民卫生出版社,2012:291-300.

【注释】

客岁贱辰:去年自己生日。客岁,去年。贱辰,用以谦称自己的生日,“贱”是自谦之词,“辰”指生日。意谓“我这个卑微者的生日”。

床头金尽:意思是床头的钱用完了。形容陷入贫困的境地。

“怒不可遏”

有七情六欲的人,怎能没有怒。因为怒在七情中占有重要的位置。不管儒家的“喜、怒、哀、惧、爱、恶、欲”,道家的“喜、怒、哀、乐、爱、恶、欲”,佛家的“喜、怒、忧、惧、爱、憎、欲”及医家的“喜、怒、忧、思、悲、恐、惊”,怒都坐着第二把交椅上。

所谓怒,是气愤、愤怒。中医认为,“肝在志为怒”(见《素问·阴阳应象大论》),“肝气实则怒”(见《灵枢·本神》),“肝病者善怒”(见《素问·藏气法时论》),总之怒出之于肝。

养生家一致认为怒是最最伤身害体的情绪,故而清代名医尤乘的《寿世青编》关于怒撰有“养肝说”一文,谓:“夫肝者,魂之处也……肝气失治,善怒者名曰煎厥……怒气伤肝,肝为血海,怒则气上,气逆则绝。”所以古来任何一位养生家都提出过“戒怒”的要求,可是事实上怒是无法避免、戒除的,天地六合、上下古今的事物,使你发怒的机会与条件实在太多了。

例如战国时蔺相如在秦廷“持璧却立,倚柱,怒发上冲冠”,是出于对秦昭公背信弃义行为的愤怒;三国张翼德怒打督邮,是为了教训贪官污吏;战国荆轲与盖聂论剑,即怒目而视,为的是观点不同;唐代朱温的怒从心上起,为的是受黄巢的欺侮;清初吴三桂一怒为红颜,原来为女人;宋代宋江怒杀阎惜姣,原为争风吃醋。由此可见大到国家大事,小至争风吃醋,怒的幽魂处处存在着,处在世俗的红尘中,你能避得过发怒吗?

怒既然无法避免,那么该怎样来对付这个怒,使有害化为无害,至低也使其危害性降到最低之处呢?对《官场现形记》第二十七回中“……从门缝里瞧见了,顿时气愤填胸,怒不可遏”的“怒不可遏”,请大家切莫视之为不过一句成语而已,其实这倒是保健养生法的上好格言。把它作为养生格言来讲,是说“怒,不可以遏制”,也就是说,有了怒,一定要运用各种方式使它发泄出来,如大哭一场、破口大骂、倾诉衷肠、摊开来大家看看等。这样则喜欢条达的肝也就无郁怫之苦。怒不外泄称郁怒,这是最最伤神害体的事。

几种消怒的办法,当然以破口大骂最为痛快而彻底,犹如三国祢衡在曹操设宴时,借题打鼓而把曹操骂得狗血喷头,怒气也一消而净。不过骂得痛快淋漓，然终于还是遭到曹操暗算。拿现代来说，骂得过分越界，也会受到法律制裁，怒虽然消了，换来一包气，也不是合算之举。因之就有许多聪明的古人，往往以狂歌长啸来代替破口大骂，也可获得泄气消怒的效果，更可避免一切后患之忧。

中医治病主张“木郁则达之”，所以怒只能泄而不能忍与耐。希养生家切切记住“怒不可遏”这四个字。

出处：干祖望．“怒不可遏”[J]．
江苏中医，1995(04)：21．
干祖望．干祖望医话[M]．
北京：人民卫生出版社，2012：269－270．

【按语】

轻松、有趣是干祖望医话的特点，一个怒不可遏让干祖望写得活灵活现。让我们知道怒气不可压抑，要发泄出来，怪不得国外有专门的给有怒气的人发泄的场所，可以调节情绪。

但如果能做到管理自己的情绪岂不是更好？看很多老人总是慈祥地看着世间万物，那种淡定、从容令人仰慕。这种从容、淡定绝对不等于忍耐。所以一个能够自我约束情绪的人才能算得上是一个真正有智慧的人。从小，有人教我们写字、学习，却很少有人教我们管理情绪！懂得情绪管理，可以无忧无惧，无冤无仇，懂得爱恨而能无恨，知欲可以制欲。然而，这绝非易事，控制自己的情绪，管理自己的意志，调节自己的状态，对于绝大多数人来说都是一道难题。很多人即将到另外一个世界的时候还没有学会管理自己的情绪呢！

“说者无意，听者有心”，一句话说出来一百个人可能会有一百个反应，为什么呢？

有一个有名的试验叫伤痕试验。研究人员向参与实验的志愿者宣称，此项实验的目的是观察人们对身体有缺陷的陌生人，尤其是面部有伤痕的人，做何种反应。受试的志愿者都被安排在没有镜子的小房间里，由专业化妆师在他们的左脸上做一道血肉模糊、触目惊心的“伤痕”。化妆后，允许志愿者用一面小镜子照照化妆“伤痕”的效果，然后就把镜子拿走了。最后，化妆师告诉受试的志愿者，需要在伤痕表面再涂一层粉末，以防止不小心把“伤痕”擦掉了。实际上，化妆师在涂粉时，偷偷地用纸巾把化妆的“伤痕”全抹掉了。对此毫不知情的志愿者，被派往各医院的候诊室，他们的任务就是观察陌生人对他们面部“伤痕”的反应。规定的时间到了，返回的志愿者竟无一例外地叙述相同的感受，即人们对他们比以往粗鲁无理和不友好，而且总是盯着他们的脸看！可是，实际上他们脸上的“伤痕”早已被化妆师偷偷地抹掉了，他们的脸与往常并没有两样。他们之所以得出那样的结论，看来是错误的自我认知影响了他们的判断。这真是一个发人深省的实验。原来，一个人内心怎样看待自己，就能感受到外界是用怎样的眼光看自己。这个实验也从一个侧面验证了一句西方格言：“别人是以你看待自己的方式看待你。”

不是吗？一个从容自信的人，感受到的多是平和的眼光；一个自卑的人，感受到的多是歧视的眼光；一个和善的人，感受到的多是友好的眼光；一个叛逆的人，感受到的多是挑剔的眼光。可以说，有什么样的内心世界，就有什么样的外界眼光。

如此看来，一个人若是长期抱怨自己的处境冷漠、不公、缺少阳光，那说明真正出问题的正是他自己的内心世界，是他对自我的认知出了偏差。这时需要改变的正是自己的内心；而内心世界一旦改善，身外的处境也随之好转。毕竟，在这个世界上，只有你自己才能决定别人看你的眼光。

还有一个故事就是关于狗屎的故事。苏东坡和佛印和尚是好朋友。一天，苏东坡去拜访佛印，与佛印相对而坐。苏东坡对佛印开玩笑：“我看见你是一堆狗屎。”而佛印微笑着说：“我看你是一尊金佛。”苏东坡觉得自己占了便宜，很是得意。回家以后，苏东坡得意地向妹妹提起这件事。苏小妹说：“哥哥，你错了。佛家说‘佛心自观’，你看别人是什么，就表示你自己是什么。”

这两个故事讲的是心理学的心理投射。

心理学研究发现，人们在日常生活中常常不

自觉地把自己的心理特征（如个性、好恶、欲望、观念、情绪等）归属到别人身上，认为别人也具有同样的特征。如自己喜欢说谎，就认为别人也总是在骗自己；自己自我感觉良好，就认为别人也都认为自己很出色。心理学家称这种心理现象为“投射效应”。这是蕴藏在人类行为深层的动力，你自己是意识不到的。由于投射效应的存在，我们常常可以从一个人对别人的看法中来推测这个人的真正意图或心理特征。

一位朋友和家人闹矛盾，搬出去另过了，在家里给手机充了电，后来争吵的时候，对方说“你充电还没问你要电费呢”，我这位朋友是怒不可遏了，这句话如果说给别人听，别人可能会觉得可笑，为什么反应会如此不同，是因为别人内心没有可以勾起使其愤怒的东西，而朋友有，正因为觉得自己在养家，觉得对方没有负起这个责任，还要跟自己讲钱的问题，于是勾起了愤怒的感情。

《实用心理自我疗法》一书告诉我们怒气的去处和如何制怒。

怒气有五个去路：一是把怒气压心里，生闷气。这样的人发怒时，怒发冲冠，青筋暴跳，涨红了脸，咬牙切齿，浑身颤抖，直喘粗气，心口发痛，胃部痉挛，甚至昏厥，但没有攻击行为。第二个去处是把怒气发在自己身上，如自己打自己耳光，自己咒骂自己，甚至选择自杀的方法以作自我惩罚。第三个去处是无意识地报复发泄，例如妻子对丈夫有气，会在烧好的菜里再加一把盐。丈夫对妻子有气，会无意识地做妻子最讨厌的事。最过激的出路是我们通常所见的外显的发脾气、大叫、大哭、大闹、大骂、大打，用很强烈的形式把怒气发泄出去。当然，还有一条出路是向亲朋好友倾诉，转移自己的注意力以抵消怒气。

如何制怒？

1. 认识评定法

一个心智健全的人是绝不会无缘无故发怒的，发怒总有原因和针对性。这个原因在易怒者眼中是不可忍受的导火索，但另一些人则认为不必或不屑为之动气。所以学会制怒必须从提高自己对外界刺激的耐受力和对外界刺激的客观评价入手。

第一步，对自己以往的行为进行一番回忆评价，看看自己过去发怒是否有道理。经过这样一回忆，你会发现自己有时候是明显的无理取闹。有一个很有趣的故事可以说明问题。一天老板对下属发火，原因是下属工作失误。这位下属不敢对老板生气，回来对妻子乱发脾气，妻子没法，只好对儿子发脾气，儿子对猫发脾气。这一连串的发脾气只有开头老板对下属发脾气是有缘由的。这后来的一连串发脾气都是无中生有。

如果你在发怒之前能想一想发怒的对象和理由是否合适，方法是否适当，你发怒的次数就会减少90%。第二步，低估外因的伤害性。生活中我们可以观察到，易上火的人对鸡毛蒜皮的小事都很在意，别人不经意的一句话，他会耿耿于怀。过后，他又会把事情尽量往坏处想，结果越想越气，终至怒气冲天。脾气不好的人喜欢自寻烦恼，没事找事，惹点祸来闯闯。制怒的技巧是，当怒火中烧时应立即放松自己，命令自己把激怒的情境“看淡看轻”，避免正面冲突。当怒气稍降时，对刚才的激怒情境进行客观评价，看看自己到底有没有责任，恼怒有没有必要。

莎士比亚笔下的奥赛罗听信小人谗言，怒发冲冠，回到家中不问青红皂白把爱妻一剑送入黄泉。及至觉悟，已为时晚矣。痛不欲生的奥赛罗自尽身亡，从而酿出一幕人间悲剧。如果当时奥赛罗稍冷静地想一想，对事件有一个理智的估价的话，就不会做出这样的傻事了。

2. 能量转移法

怒气似乎是一种能量，如果不加控制，它会泛滥成灾；如果稍加控制，它的破坏性就会大减；如果合理控制，甚至可能有所创益。

日本老板想出奇招，专辟房间摆上几具以公司老板形象制作的橡皮人，有怒气的职工可随时进去对“橡皮老板”大打一通，揍过以后，职工的怒气也就消减了大半。如果你平时生气了，出去参加一次剧烈的运动，或看一场电影娱乐一下，哪怕出去散散步也与这种方法有异曲同工之妙。

脾气暴躁的人经常发火已成为一种习惯，所

以仅让他自己改正它往往并不能持久，必须找一个监督员。一旦露出发怒的迹象，监督员应立即以各种方式加以暗示、阻止。监督员可以请自己最亲近的人来做。这种方法对下决心制怒但又不能自控的人来说尤为适合。

3. 宗教著作中的制怒法

一些文化水平较高、脾气又特别大的人读点佛学书籍将有所助益。我们发现佛学著作中有不少制怒的教诲。

佛学认为愤怒是一种邪妄，是由心地不净引起的，而解除愤怒的方法是“忍”。《成唯识论》卷九：“忍以无嗔、精进、审慧及彼所引起的三业为性。”这里把安于受苦受害而无怨恨的情绪以及能认可佛教真如的信仰当作“忍”的内容。此外，《六度集经》第三章有“忍不可忍者，万福之原”之说。

佛学著作对培养人的平和、宽容、慈悲的胸怀有一定的帮助。“戒、定、慧”三学，其“戒”便是要人们戒断凡尘的邪念。确实，常人好多的怒气来自贪欲与私心，邻里间的争吵，马路上的争吵无非为了一点小利，或受了一点小损害。若能宽宏大度一些，怒气自然就小了。

“定”则是佛学中的“制怒术”。佛学的“定”要求人心不为物所动，最高境界是“井无波、空明澄彻”。定力修炼中较常用的方法是“禅定气功”，通过放松、入静、沉思、了悟来修炼定力的深浅。道教修炼术中也有“定观法”。此处的定是指心定，要求修道之人外事皆绝，无以忤心，然后静坐内观，灭除妄念不灭慧心。如此长久修炼，自然得道，而得道之人终年常自然没有愤怒了。当然，我们常人不可能像和尚、道士那样天天修炼，但是如果能用一颗淡泊的心对待世上的功名利禄，量不会为一点小的得失而大发雷霆。

“慧”通俗地讲便是心理学上的认知方法。我们知道是对欲望的强力禁止，而“定”则要求主观自然地对外物不干心。我们发现人是很难做到这两条的，只有石头可以说符合戒定原则，佛教并不是要把人炼成石头，因为佛学中更重要的是“慧”。我们前面介绍的认识评定法就是“慧”。历“慧”是通过自己的学习来提高对世界的认识，当你认识到怒是毫无道理的时候，“慧”就起作用了。

一个人活在世上，不在于你最终得到了什么，或者达到了一个什么目标，而在于你生活的这一个过程的质量如何，是开心的，还是郁闷的，是快乐的，还是纠结的。所以为了这个过程，我们有责任善待自己，尽量让自己每一刻都开心，避免愤怒等不良情绪。

对愤怒的事物，我们可以重新诠释，改变解读，学会把焦点由原来触动我们情绪的人和事物身上转移到自己身上。看看那个人和事物为什么触动不了别人，为什么能触动自己，是不是自己内心中有可以勾起愤怒的东西存在？抱着“凡事发生，必有恩典”的态度，把愤怒的事情当成你人生当中必然要发生的事情，并感谢这件事情让你成长。抱着感恩的心生活，世界会变得不一样。

“动养”与“静养”

读中国中医药研究促进会的1999年3月8日第10期《医药养生保健报》马丽春同志“动养与静养”一文后，殊有启发。

马同志肯定了“静养”的好处，它的节食、素食、寡欲、淡泊、静坐等都和“仁者寿”相符合。举几个例子，如哺乳类动物中较“静”的寿命较长。最喜活动的老鼠最高年龄不会超过三年，而慢吞吞的大象可活过七十年，像“植物人”差不多的乌龟，年龄可用三位数来计算。

同时也赞成“动养”，它是强调运动、锻炼、营养、工作、社会接触等，这样则可增强各器官组织的功能，加强肌力、平衡力、承受力和灵活性，加速血液循环，降低血压。运动之际可激发中枢神经系统的活动，使大脑获得更多的氧气与营养，又可促进甲状腺功能，进而加速新陈代谢，并可使腰腹部减少脂肪的储积。并证之以“长寿老人以劳动者居多”的事实，而且在理论上比静养更有说服力。

毋怪乎，不能不这样问：“究竟动好还是静好？”古往今来，一直颇有争议。所以也只能“动静各有其效”而相互参酌使用了。

其实，相互参酌取用，仅仅是将计就计的办

法，根本没有指导思想，徒然是“知其然而不知其所以然”。其实笔者在“养生之道”（见《扬子晚报》1998年12月1日至1999年1月20日长篇连载的专栏。后在东南大学出版社出了单行本，名《童心·蚁食·龟欲·猴行》，2001年出版）里早已明确指出：养心需要静，养身强调动。也就是养心方面，须要静止、后退；养身方面强调勤俭、耐苦、挺进，需要活动。

出处：干祖望．“动养”与“静养”［J］．江苏中医，1999(09)：30．
干祖望．干祖望医书三种［M］．2版．济南：山东科学技术出版社，2008：12-13．

【按语】

干祖望论养生，有很权威的发言权，他本人从事中医，养生是中医着重研究的一个方面，更重要的是，干祖望虽已经耄耋之年仍然精神矍铄，活生生的一个典型，干祖望开口说话，谁不信服，那就太有个性了。

任何事物都不能走极端，是动养还是静养，要因“地”制宜；是精神上的养还是肉体上的养，精神上要静养，肉体上也就是身体上要勤于锻炼；静养主要是心态平和，动养是要运动。

童心、猴行、龟欲、蚁食本身就包含动静两个方面。

这里姑且再引用一下干祖望的养生思想。

干祖望的养生之道很特别。生活上他崇尚顺其自然和尽情尽兴，绝不雕琢做作和人为约束。

“童心”，即赤子之心。一为纯洁无邪：因为无邪则心田宽敞开朗而没有烦恼。无邪之心，更没有损人、欺人、捉弄人、打击别人的邪念。“敬人者人恒敬之”，身边有这样多的感情温暖，心情也更加舒畅、轻松而愉快。二为简单：不会穷思瞎想而绞尽脑汁，使脑子好好休息而可用在事业上。善于助人，其乐无穷；算计他人则自寻烦恼。三为乐观：童心都是无忧无虑的旁观者，少为七情所伤，长期在“太上忘情”的境界中则真是“形全精复，与天为一”而长生了。

干祖望的养生之道中，养心分量更重。人人都知道保持开朗、达观的心境于健康有利，但实际上往往做不到，尤其老已至时，就忧老忧病忧死，时常有恐惧心理，这是要不得的。干祖望说，这种心境可以修身养性迟老少病。除此之外，老年人要学会控制自己的情绪，不宜卷入无谓的纠纷中为此劳神操心。诸如骄横、娇宠，太顾及子女儿孙福禄之事都会损志戕身。

“蚁食”，一为不拣食：像蚂蚁一样什么都能吃，只要无害身心的食物，不需要过分求冷、热、精、细、美味。卫生当然要讲，但也不必过于苛求。二为吃得少：像蚂蚁一样吃得少。狼吞虎咽恣食饱餐为患的，早已众所周知。梁章钜《退庵随笔·摄生》的“所食愈少，心愈开，年愈益。所食愈多，心愈塞，年愈损”，是食多与食少利弊的最好总结。

吃，想吃什么就吃什么，并不在乎每天一定要吃下多少蛋白质、热量等。干祖望特别喜欢吃冷食，冬天里照样吃冷饭，小汤圆冷得刺牙，干祖望照吃不误，从未得过肠胃病。干祖望说，肠胃相比肺应更娇嫩，肺尚且能耐受、吸进零下几十度的空气，胃按理更能耐寒，只不过人们从小养胃，把胃养娇了。但有一原则，他吃东西总是细嚼慢咽。干祖望一生不沾烟酒赌，他认为这三样伤身、伤神、折寿，但少量适量饮酒干祖望并不十分反对。干祖望也从不睡午觉，他说外国人没有睡午觉的习惯，中华人民共和国成立前也从未有此习惯。只要晚上睡得充足，不需睡午觉。他认为，人睡觉时，神魂魄就融入大自然中，午时属火，中午入睡其神魂魄就融入大自然中，得火气必遭灼伤。干祖望把人午睡后眼里混浊，布满血丝解释为受火煎熬的结果。而半夜子时属水，溶入水中得滋润，故晨人眼白睛蓝精神爽。

“龟欲”，龟被视为长寿的象征，更具“与世无争”“一无奢望”的习性。一者，不意气用事，遇事以退为务，以柔克刚。孔子强调“戒之在斗”，是有深远意义的。但另一方面必须指出，我们的“龟缩”，是指名、利、富、贵而言。凡涉及大是大非，则应挺身而出，否则这样的养生是“苟活”！二者，龟无欲望，一贯不争不闹。从大至狮虎、小至蚁蝼都有角斗，而自古以来也没有见到乌龟打架。儒家的“知足常乐”、道教的“欲界六天”、佛门的“欲尘”学说，都极言“贪”与“欲”对人的危害性。“贪”与“欲”的基础是“想”，如你是什么都不“想”，那么也不会有“贪”“欲”之念的产生。“不如意事常八九，能得成全无二三”。索性像龟样的“寡欲”则心境舒畅怡然。

“猴行”，猴子是在思想方面反应敏捷，行动方面活泼轻快，终日无片刻之息的具有朝气与活力的动物。要做到这一点，一言以蔽之，曰“勤劳不懒”。猴子的长处有两点：其一，多动。多动不一定就指跑步、打拳。在日常生活中尽量少坐车子、电梯，以自己行走为主，而达锻炼的目的。另一层意思是多动脑筋，尤其是在自己的事业上多动脑，而不是动歪脑筋。脑子多动，脑细胞更发达。其二，戒惰。多动与戒惰好像是一回事，但多动是偏重于机体（身），而戒惰是偏重于思想（心）。干祖望的戒惰，是平常少坐多立，乐于坐硬板凳，正襟危坐，一直可保持你的英姿焕发、精神饱满。

干祖望指出，老年人最忌生活上“养尊处优”，生命在于运动，手表不戴会自动损寿，衣服不穿会霉烂遭虫蛀，找一份事做从中获得乐趣会感到生活有意义。干祖望平时喜欢散步，一走就两三个小时，又坚持爬楼梯，自己的衣服自己洗。他说，生活上养尊处优是不会长寿的，古时历代的皇帝，只有梁武帝和乾隆帝活到八十多岁，这两位操事到老故长寿，五十岁以下死的占了一半。如果条件允许的话，老年人每年可外出旅游一两次，见见世面，陶冶性情。干祖望每年就要有两次以上出远门。

干祖望认为养生保健之大敌有烟、酒、滥药。烟的害处大有罄竹难书之慨，早已众所周知。酒尚有些有益之处。但对“一日不可无此君”者言，也是慢性自杀之一。《顾松园医镜》：“烟为辛热之魁，酒为湿热之最……极能伤阴，断不可用。”在古时早已洞察了这两敌。滥药，药对人来说，是治病、急救品而不是养生品。凡小病大药、浅病重药、无病进药，都是有害无益。

虽然是名老中医，干祖望自己不迷信进补和医药，正常人体内阴阳平衡，虚者又有阴虚阳虚之分，阴虚又分气虚脾虚，阳虚里有肾虚、肺虚等。随便进补，效果常适得其反。病也有真病假病之分，有些人称病可能是假病，心理作用的结果，临床上高明的医生能识破这些病人，明里给他们开了药，实则是给些安慰剂，结果病人吃了这些无效果的药，竟然病也会好。要是医生对这样的病人当作真病处理，乱给打针吃药，假病会发展成真病。

比较干祖望对养生的论述，想起来现在很流行的一些所谓养生专家言论，讲述的内容虽然几近胡言乱语，但其信誓旦旦的样子，或者不惜拿自己做例子，现身说法，那么绝对，那么口满，无论从治学态度还是从内涵上，与干祖望不可同日而语。

神　仙

任何人到了晚年，三个东西决不可缺。一曰寿长，二曰健康，三曰潇洒轻松，而且最重要的是老三，因为没有老三，则老大、老二也不会存在。

寿而不康，对“安乐死”这个新名词投赞成票的很多。寿而且康，如其前天老伴和三媳妇吵嘴，昨天大孙子上大学要你爷爷筹学费，今天身为主任的大女婿卷款潜逃；还有二房里介入一个第三者；一份少无可再少的退休金，至多供老两口生活，三个儿子两个媛，谁也不管。试问这个健康老人你肯当吗？

所以你能三者俱全，我看只有神仙。可惜的是，天上才有神仙，红尘中哪有他的踪迹。八仙中的韩湘子是短命鬼，他的叔父韩愈（768—824 年）在 803 年 5 月 26 日哭他早死而写下一篇《祭十二郎文》，而李铁拐是跛足残疾人。所以神仙的可贵之处，唯有生活得潇洒轻松。

你说人间没有神仙吗？也未必。唐代诗人杜甫（712—770 年）曾说过“此曲只应天上有，人间能得几回闻”（见《赠花卿诗》），人间既能闻到，当然也不会没有，不过不多而已（几回闻）。而且后蜀主孟昶（919—965 年）在篱笆间隙里看到王恭乘高舆，披鹤氅裘，在雪地上经过，潇洒轻松，不由得叫出一声“此真神仙中人”（见《世说新语·企羡》）。东晋王羲之（303—361 年）也见过神仙，是杜义，称赞他“肤若凝脂，眼如点漆，此神仙人也”（见《晋书·外戚传·杜义》）。他俩潇洒轻松，休闲服饰，优美仪容。

其实，没有高档名牌的服饰，没有一表的仪容，照样可以潇洒轻松，换句话说“谁都可以当神仙”，而且内在的比外表的更重要。

你要当神仙，首先要学做神仙。圣贤出于儒门，菩萨出于佛界，神仙出于道教，那么你更要把道教的教义来作为你思想和行动的准则。道教教义，就是“无为”，认为天道自然无为，人的行事也应效法天道，应该与世无争，清净寡欲以慎行远祸。《易经》中的“乐天知命，故不忧”。你不忧就可潇洒轻松而成为人间神仙。

再看陶渊明（365—427 年）的“舟摇摇以轻飏，风飘飘而吹衣……三径就荒，松竹犹存……云无心以出岫，鸟倦飞而知还”（引《归去来辞》），以及苏东坡（1037—1101 年）的“苟非吾之所有，虽一毫而莫取。唯江上之青风，与山间之明月，耳得之而为声，目得之而成色，取之无禁，用之不竭，是造物之无尽藏也”（引《前赤壁赋》）。二人都何等潇洒轻松。但你应知陶渊明潇洒的是“遁世逃俗，还我自由”，苏东坡的潇洒是“清廉自守，心中无尘”。否则的话，你怎能品嚼出真正天籁的乐趣而潇洒起来。

神仙们的“琴伴鹤随，凌波捉月”“千年丹篆，一梦黄粱”“既闻清都之音，又睹华云之唱”等，哪一回不是在“无为”中得来的潇洒轻松。

我们虽然寓居闹市，但公园、体育场、图书馆、街心花园、广场遍地密布。即使在大公司、大商场门前的石级上席坐一回，眼看马路上车马人群，东来西往，比乾隆皇帝劳民伤财游江南时，在镇江金山上观看“名”“利”两帮船，还要轻松。虽然属于末等神仙，但也总算列入仙班了。

出处：干祖望．神仙[J]．江苏中医，2000(05)：27．
干祖望．干祖望医书三种[M]．2 版．济南：山东科学技术出版社，2008：9－10．

自古帝王多短命

我见过这样一副对联，为“自古帝王多短命，从来卑贱出高才”。下联我没去研究，因与医学无关。上联则与医学和保健的关系十分密切，所以也曾费了不少时间去探讨它。最后得到的体会是他们“太养尊处优而缺少劳动锻炼”，故而早死。

打开全部中国历史，皇帝的短命者的确比老百姓为多。

秦·始皇嬴政，49 岁（公元前 259—前 210 年）。

西汉·文帝刘恒，45 岁（公元前 202—前 157 年）。

景帝刘启，47 岁（公元前 188—前 141 年）。

宣帝刘询，42 岁（公元前 91—前 49 年）。

元帝刘奭，43 岁（公元前 76—前 33 年）。

成帝刘骜，45 岁（公元前 52—前 7 年）。

东汉·明帝刘庄，47 岁（28—75 年）。

章帝刘炟，30 岁（58—88 年）。

安帝刘祜，31 岁（94—125 年）。

桓帝刘志，35 岁（132—167 年）。

灵帝刘宏，33 岁（156—189 年）。

魏·文帝曹丕，39 岁（187—226 年）。

明帝曹叡，34 岁（205—239 年）。

唐·顺宗李诵，45 岁（761—806 年）。

宣宗李忱，49 岁（810—859 年）。

懿宗李漼，40 岁（833—873 年）。

北宋·太祖赵匡胤，49 岁（927—976 年）。

英宗赵曙，35 岁（1032—1067 年）。

神宗赵顼，37 岁（1048—1085 年）。

元·成宗孛儿只斤·铁穆耳，42 岁（1265—1307 年）。

武宗孛儿只斤·海山，30 岁（1281—1311 年）。

仁宗孛儿只斤·八达，35 岁（1285—1320 年）。

明·宣宗朱瞻基，38 岁（1398—1436 年）。

英宗朱祁镇，37 岁（1427—1464 年）。

宪宗朱见深，40 岁（1447—1487 年）。

孝宗朱祐樘，35 岁（1470—1505 年）。

武宗朱厚照，30 岁（1491—1521 年）。

穆宗朱载垕，35 岁（1537—1572 年）。

光宗朱常洛,37 岁(1583—1620 年)。

清·文宗(咸丰)爱新觉罗·奕詝,30 岁(1831—1861 年)。

德宗(光绪)爱新觉罗·载湉,37 岁(1871—1908 年)。

上述还没有把 30 岁之下死的、他杀的、自杀的罗列在内,否则,这批短命鬼就更多了。

为什么帝王的寿命远远不及一般庶民黔首?其最主要的原因有两个:其一,养尊处优,吃得好、穿得好、住得好,一切享受当然好,这样培养出一个弱不禁风的娇客。其二,茶来开口,饭来伸手,终日不事劳动。一个人的生活本来应该要接近大自然,但他们与大自然隔开了。一个人的生命在于活动,而他们不活动,当然无法克享天年了。

那么帝王队伍里有没有高年的?有两位。一为梁武帝萧渊(464—549 年),他活了 85 岁。为何长寿?笔者认为他虽然贵为天子,在生活上却朴素勤俭,史学家对他的印象是"长斋事佛,自奉其俭"。他执政 48 年,还是"手不释卷,烛光常至戌夜"。他若不是勤于学习,哪里能够"凡阴阳、纬候、卜筮、占决、草隶、尺牍、骑射"等件件精通?所以他的高寿,就是没有陷入养尊处优、不事劳动的两个深渊中。二是帝王队伍里最高龄的老寿星,是 89 岁的清代乾隆爱新觉罗·弘历(1711—1799 年)。他也是一位勤劳的奋发图强者,在位 61 年(1735—1796 年)中,亲自率兵平定准噶尔部、消灭天山南路大小势力、敢于反击英国特使马嘎尔尼。在文化方面,完成了《明史》《续文献通考》《皇朝文献通考》,开四库全书馆以编纂《四库全书》。曾六次南巡视察江南。即使 1796 年逊位于嘉庆颙琰而退居二线,作太上皇,还仍然主持要政,更掀起了二十余起"文字大狱"。所以这个皇帝的一生,从来没有享受过一天清闲之福,都是在劳其筋骨、苦其心志的勤奋朴素生活中度过,哪得不享高寿遐年之理?

在此不能不想起孔子(公元前 551—前 479 年)一句话,"君子食毋求饱,居毋求安"(见《论语·学而》)。虽然已经历 2 400 多年,依旧发出璀璨的光辉。我已 87 岁而心身两健,正是得益于孔子这句名言。当然也有人背后骂我"这个老家伙有福不会享,作践!"

出处:干祖望. 自古帝王多短命[J]. 江苏中医,1998(05):36.

干祖望. 干祖望医书三种[M].2 版. 济南:山东科学技术出版社,2008:13 – 15.

寒冬进补话人参

升过一阳,岁余待届,正是吃参最好时令,可惜不会吃者多而会吃者寡。为此介绍些最佳吃法,以飨读者,共享健康,同登寿域。

一、品种选择

所谓参,有红参(高丽)、白参(吉林)、西洋参三大类。红参力猛性温,白参力缓性平,西洋参力缓性凉。所以正虚、老年、病后的气衰、失温者宜红参;阴虚火旺,津液匮乏者宜西洋参;白参居其中间。

所以冬令进补,多取红参。

二、质与量的要求

1. 宜枝干挺拔,分枝处算起到芦蒂之间的躯干宜挺直,而且长短、围粗比例均匀。

2. 叉枝宜少;叉枝一多,药力灌注到分枝去而躯干部反而薄弱。

3. 色泽应呈紫褐色,且似有半透明感。如色滞晦暗,说明加工时有问题。

4. 手感应沉重,否则中空,非虫蛀即采前有病。

5. 表皮要求细致紧张,如其粗糙而大皱大痕者,说明此参生长年月太短而水分丰富,一经干燥即大收大缩了。

6. 忌有黄斑,有则非施用催长素农药即受水源污染,或本身有病。

7."支膀"(即每一支参)宜大不宜小。严格要求每支至少须一两(行话"A 支"即每斤十五支。过去速计五为"γ")。当然,支膀愈大愈贵,而且一两以上者现已不多。譬如每支一两的药力为 100%,则二支为 80%,三支为 60%,总之,支膀愈小补力愈弱。

三、吃前加工

1. 先把参在酒精灯上烤 3 ~5 分钟，烤时宜旋转移动，以免火力在一处。否则坚硬难以下刀。

2. 参不忌铁，一般菜刀、裁纸刀、水果刀均可用。

3. 切成薄片，厚 0.2 厘米左右。

四、进服时间和用量

1. 以冬季最佳，因为冬为藏令之故。每一个服（疗）程，从开始那天起到服完那天止，期中中间的一天，当在“大寒”（俗称大腊）节。

2. 每个疗程，以 1 ~2 两（50 ~100 克）最适合。

3. 每天为二钱，即一两分五天，二两分十天。

如示意图：

					大寒节						
一两的			1	2	[3]	4	5				天数
二两的	1	2	3	4	[5]	6	7	8	9	10	天数

五、最佳服法

1. 晚上取一份（一天量，即二钱），置保温杯（一般有盖茶杯也可）中，冲入开水 10 毫升，盖紧杯盖。

2. 明晨空腹，即饮服仅仅有 5 毫升的人参浸出液，一口服尽。一般空腹时，水分很难全部被吸收而多排泄体外（所以空腹进牛奶是浪费的）。现在仅仅 5 毫升的浸出液，通过食道、胃、小肠，早就被各处的黏膜吸收殆尽了，进药最有效。

3. 杯中之人参不可丢弃，可时时冲水，时时饮服。到傍晚时。即淡而无味了，再将渣滓吃掉。

4. 服程期间，即天天如法炮制。

5. 特别注意的是，人参补气，内行人称为“气药”，所以杯盖始终强调盖紧，以免泻“气”。

六、禁忌

1. 在服参期间，忌茶叶、莱菔（即萝卜，不论白的、红的、青的）与咖啡。

2. 在服完最后一天后三日，可以开戒。

七、尾语

1. 胃火、虚火重者，宜白参或西洋参。

2. 口中有臭气的，不宜红参。

3. 在伤风、感冒时，暂停服饮。

4. 红参有升压作用，但高血压不忌，因为它具有双向性。

出处：干祖望. 寒冬进补话人参［J］. 台湾省《明通医药》1991 年 12 月号 180 号 33 –34 页

干祖望. 童心・蚁食・龟欲・猴行［M］. 南京：东南大学出版社，2001：201 –204.

人参进补之我见

谜面——“猪八戒吃人参果”，谜底——“滋（猪）补”。人参果我没有见过，人参则颇为熟悉。

参中红参，性温，适合于老年衰弱者，畏寒，中医称为阳气衰的人；白参性平，只要虚弱者都可进服；西洋参性凉，适合于有内热者，如掌心灼热，口干舌燥，怕热不怕冷的人，中医称为阴虚火旺。因之，我们必须凭自己体质来选择，如阴虚火旺者吃红参，则成抱薪救火；阳虚者吃西洋参，也是冬天浇冷水。如此进补，是自取其祸。

吃参时先把参切成薄片，每天取 6 克，晚上把它放在保暖杯里，冲上 10 毫升开水，把杯盖盖好。翌晨空腹把浸出液全部喝光。之后，白天用开水冲泡，随时饮服。到晚上连汤带渣全部吃光，同时再浸泡明天的。参是补气的，所以蒸气的散发是禁忌的，杯盖一定要盖紧。

当准备吃参的前 2 ~3 天，当然包括在吃参期间，一定要严禁食用萝卜、茶叶、咖啡。吃参期间，犯有伤风感冒、腹泻、消化不良者，暂停。

出处：干祖望. 人参进补之我见［N］. 扬子晚报，1992 –01 –26（06）

干祖望. 童心・蚁食・龟欲・猴行［M］. 南京：东南大学出版社，2001：205.

街头医药广告谈

中国不愧为文化之邦，茶文化、酒文化、吃文化都大有研究的价值。但对以下三种“文化”似没有出过专家来研究。一是厕所里的题壁诗画，二是游览场所的“××到此一游”之碑刻，三是电线杆上、垃圾箱旁的街头医药广告。不过前两种文化由于人民素质的提高已逐渐减少了，可能要不了多久就能“失传”“绝迹”。这样的毁灭,谁也不会像龙门石窟、敦煌壁画遭到破坏那样而表示出遗憾和痛心的,相反会为此而欢呼。而街头医药广告则日见其多,倒给研究街头医药广告的“学者”提供了丰富的素材。

一、秘方

我寄迹中医界已六十年,可以有这样的发言权来说这样的话:“中医是没有秘方的”。从张仲景的《伤寒杂病论》到宋代的《和剂局方》,所有方药都是公开的。如今全国所有的中医(除了针灸之外),给病人开的药都明明白白写在处方笺上,怎样秘得起来?那么这种有效的方药,是否一经公开即会被他人拿去使用,而开方者本人的病人倒一天天减少呢?绝对不会。因为你没有十年八载的苦功,没有真才实学和相应的业务水平,是用不来这样的方药的。所以,中医的有效方都是公开的,说中医有“秘方”,是骗人的鬼话。

那么秘方究竟有没有呢?有的。这是单方,它用一两味未必贵重的药物,来参与治疗某一种、某一类、某一型、某一个时期的病。从中医来说,每个病都有许多证,假如以一个病有十个证来举例,这种单方所起的作用仅仅为十分之一。

二、祖传

有一点点思维能力的人,一定有这样的想法:这个药你的祖上就有了,而且灵验非凡,为什么你的祖上在医学界没有一点点小名气,等着你去发掘出来济世?

三、“为人民服务”

当然,你不能以“小人之心度君子之腹”,的确有人真诚地想为人民服务。那么便更可以像正规的中医一样,把药方写出来嘛,让病家自己去抓,不是也省了许多事?

四、一个滑稽的“信用”

假如有一个来历不明的人跟你借钱,你肯借给他吗?大概不会有这样的白痴。如果要你筹一笔可观的人民币并将生命一起寄托给此人,你大概更不会吧?遗憾的是,这种人竟然很多。

这种“街头医药广告文化”来源丰富,语言也绝妙。如“不灵包退还洋”,试问人一退房逃之夭夭溜之大吉,病人到哪里去要退还的大洋?如今,大家买一瓶冷饮还要看一看出厂日期呢,对假药倒没有警惕性。这多半是因为自己患了难言之病,大医院不敢去,对游医的假药便信也得信,不信也得信了。

受骗者仍然不少,让人为之担忧,卫生当局似也拿这类“街头医药广告文化”没有办法。“学者”研究了半天也没有研究出什么名堂,只见那电线杆上、垃圾箱旁依然赫赫然文告一张张,但其中的学问是太深啦!

出处:干祖望. 街头医药广告谈[N]. 江苏健康报(251 期),1992-08-02.
干祖望. 童心·蚁食·龟欲·猴行[M]. 南京:东南大学出版社,2001:206-208.

养生保健全凭补

读过我文章的读者,一见这个口号,一定惊呼:人老了,脑子糊涂了,你一贯最反对的是补,而今则一反常态。但请莫急,下面自有解释。考养生保健方法方式,纵然各有千秋,但决不越出“攻”“守”两个战术。

攻,是主动地把一切有益的尽量吸收撷取充实自己的机体,使我更加壮健,这是开源之法;守,是阻止自己机体里的营养物质的外泄,用以使机体不被掏空,使我不致衰弱,这是节流之法。前者是滋补的补,后者是补漏的补,不管你是主补派或反补派,都是在一个补字上投资。

开源与节流,谁重要?荀子(名况,公元前313—前238年)早就做过这样的评价,谓:“故明主必谨养其和、节其流、开其源,而时斟酌焉。潢然使天下必有余而上(这是指国君而言)不忧不足”(见《荀子·富国》)。荀子的意思是,节流在上,但也不是固定的,必须临时斟酌取用。不过光顾滋补而不顾补漏,一如企业工厂,虽“日进斗金”而“时耗万两”,不倒闭才怪哩!如其只顾补漏而不顾滋补,则充其量得不到意外的收获,但绝不亏蚀老本。当然二者兼而用之,得更多了。

例如:徐光启(1562—1633 年)《农政全书·农

本》的“冬饱则身温，夏饱则身凉”；明成化(1465—1487年)进士蔡清《蔡文庄集·密箴》的“衣服常温，一体皆春”；曹庭栋(1700—1785年)《老老恒言·粥谱说》的“粥能益人”；汪昂(1615—1698年)《本草备要·人参》“大补肺中元气，益土生金，益智添神”；吴仪洛(？—1750年)《本草从新·地黄》的“熟地黄，滋肾水，封填骨髓，利血脉，补益真阴”；李时珍(1518—1593年)《本草纲目》的“人胞，安心养血，益气补精”等，都是开源型的主滋补的。还有如郑瑄《昨非庵日记》的“口中言少，心中事少，肚中食少。自然睡少，依此四少，神仙可了”；庾信(513—581年)的《庾子山集·闲居赋》的“不乐损年，长愁养病”；刘向(公元前77—前6年)《说苑·说丛》的“无以嗜欲妨生”；无名氏《天隐子·安处》的“内安于心，外安于目，心目皆安，则身安矣”；林和靖(967—1028年)《省心集》的“多言则背道，多欲则伤生”；宋绍兴进士崔郭礼《刍言》的“多忿害性，多欲害生，多忧害志”；庄周(公元前369—前286年)《庄子·有宥》的“必静必清，无劳汝形，无摇汝精，乃可以长生”；司马迁(公元前145—前86年)《史记·司马相如列传》的“家累千金，坐不垂堂”；《论语·季氏》的“君子有三戒，少之时血气未定，戒之在色；及其壮也，血气方刚，戒之在斗；及其老也，血气已衰，戒之在得”等，都是节流型的主补漏的。

考开源者的思想指导，是接受于《史记·郦食其传》的“民以食为天”。节流者的思想指导，是启发于《重刻本草纲目·夏良心序》的“治生，去其所以害生者而已矣”(此版本已罕见，梓刻于明万历三十一年即1603年，后人称为江西本)。其中开源型的养生法是低级的，节流型才是高级的。犹如战争，你单单凭一己之勇，在前方获得凯旋大胜，而你后方基地被敌军偷袭而沦陷，得胜而无家可归。所以只知道“滋补”而不考虑“补漏”者，就是这个打胜仗而无家可归的常胜将军。

而现在绝大多数养生保健者，都属于滋补的信徒，脑子里一点没有补漏的印象，是十分危险的。刘伯承元帅说过这样一句话：“战争的胜负，决定于主力之保存或丧失”(见《刘伯承军事文选·郎城大捷后的战争形势》)，他虽谈的是军事，但移用到养生保健方面，也是一句颇具医学价值的至理名言。

主补的养生，暗礁下危机四伏。韩愈(768—824年)聪明智慧，尤其是头脑清醒，在上书迎佛骨一事最能反映出来。可是对养生保健方面一窍不通，终以服食“硫黄鸡”(属于丹石一类的，古人认为是大补气血、长生不老的灵丹)而中毒身亡，享年54岁。清世宗雍正皇帝(1678—1735年)，也以在圆明园于1735年8月9日运进牛舌与黑铅烧炼金丹而进服，中毒驾崩，享年57岁。聪明人进补求长生而反送命，不能不使后人扼腕哀之。如其后人也走这条老路，则一如杜牧(803—852年)所慨叹的“后人哀之而不鉴之，亦使后人而复哀后人也”(引《阿房宫赋》)。

拿现代保健药来说，维生素 D_3 是最无不良反应的了，但黑龙江鸡西市人民医院1996年12月收入三个病孩，1997年1月3日确诊为维生素 D_3 中毒。鸡西市1997年上半年，突发轰动全国的200个婴儿维生素 D_3 集体中毒大案，卫生部派出专家调查。

至于市场上保健品，更难保证身体平安无事。且看从20世纪20年代开始的百灵机、强慧米到中华人民共和国成立后的数以百计的保健品，都是昙花一现而“今安在哉”。数年来，在媒体上不断报道捣毁“糖+淀粉+香精=滋补品”的工厂，用一斤桂圆制造出数百箱的“桂圆精”。最近，1999年2月8日《钱江晚报》还报道了兰溪章氏发展有限公司等三家补品厂制假，查获壮骨粉、美国花旗参、章氏智能系列共667箱。

还好，正在用折寿催命补药来求保健养生的女士们先生们神志不清之际，因为“目前全国有2 000多种保健药品，均有夸大治疗效果、质量不稳定的不良现象”，我们的党和政府，毫不手软地出台了令“保健药品，将不复存在”的措施(见《报刊文摘》1999年2月11日1310期第一版)。

与此相反，节流型的补漏，则大有前途，甚至(当然是极少数)立竿见影。“文革”时的“三家村”案件，至今还在人们脑子里记忆犹新。独廖沫沙运用补漏之补而没有和邓、吴两人一同含恨归西。有记者问他“你还能享受到1978年十一届三中全会后的天堂般生活，是什么方法？”他回答第一句是“我的养生之道的第一点就是凡事不着急，遇事想得开，有点阿Q精神。”第二句是“我本是一个小人物，林彪、‘四人帮’那么一搞，竟使我举世闻名。”第三句是他当时被批斗后写的诗，是“书生自喜投文网，高士于今爱折腰（把陶渊明不为五斗米折腰来比喻挨斗的躬身屈背），扭臂栽头喷气舞，满场争看斗风骚。”加以分析，第一句回答，反映这种残酷折磨，对我毫无损伤；第二句回答，表达出“对我是一桩好事”；第三的诗，更反射出心旷神怡，达到了“太守之乐其乐也”（引欧阳修《醉翁亭记》）的境界。外来伤心残身的毒箭，早被他的补漏，补得刀枪不入，当然也就能益寿延年到81岁时（1988年）西归正寝。

滋补和补漏，孰轻孰重，谁先谁后，请君无记名投票。

出处：干祖望．童心·蚁食·龟欲·猴行[M]．南京：东南大学出版社，2001：215－219．

天马行空于保健养生方面1 300年的丹石

“丹石”，除了老中医及历史、哲学研究者之外，谁都不知道是何物。可是从晋到清雍正时的漫长1 300年中养生家倒最熟悉长生不老金丹。

考自晋代葛玄（164—244年）、葛洪（284—364年）祖孙俩开始用炉火把某种矿石烧炼出各样的结晶来，称之为烧炼术。烧出的结晶，称为金丹。因这种结晶不溶于水、不烊于一般温度，在当时简单的头脑里即误认为人吃以后，也可以同它一样坚强不朽，从此就认为服之可以长生不老。葛洪就这样说过：“夫金丹之为物，烧之愈久（久烧称炼，故又称炼丹）变化愈妙。黄金入火而不消，埋之毕天（《汉语大词典》疏‘犹永世、永恒’）不朽。服此二物，炼人身体，故令人不老不死”（引《抱朴子·金丹》）。炼丹所用的矿物，大多为丹砂、云母、石钟乳、雄黄、硫黄、铅丹之类，因之《神农本草经》中也鲁莽颟顸地做出“久服延年轻身，长生不老”的害人误导。葛洪虽然此举害尽天下苍生，但化学这一门科技，由他打开了大门，至今全世界化学界一致公认他为“化学之父”。所以可说被害者都是“酒不醉人人自醉”的蠢货！

炼丹术接轨到保健养生途中，又冒出不少“万变不离其宗”的学说和方法。同时也把烧炼、炼丹、金丹、金药、丹药、丹石、服气、食气等词目作为同义词，而中医则称为丹石。

以丹石来求保健养生不老者，在仅享37年国祚的隋代，可能还尚未掀起热潮。这在《诸病源候论》中许多“中毒候”里未见丹石中毒，可以反映出来。

用丹石作保健养生热潮，起于唐代。且看继魏伯阳的《周易参同契》、葛洪的《抱朴子》之后讲造丹法的楚泽的《太清石壁记》、简述丹法注意事项的吴悟的《丹房须知》、谈炼丹原料的梅彪的《石药尔雅》、研究原料产地的佚名的《金石薄五九数诀》、详述炼丹方法的赵耐庵的《铅汞甲庚至宝集成》和郑思远的《真元妙道要略》等大批丹石文献都写成于唐代。这种状况唐代李肇在《唐国史补》中谓“长安风俗，自贞元侈于游宴……或侈于卜祝，或侈于服食，各有所蔽也”可证实。所以那时被丹石致死致病的人也不少，有案可稽的有韩愈（768—824年），就是千百万人中的一个。

这个狂热到宋代而尚盛，其祸害当然也与此同增。陈自明（1190—1270年）在《外科精要》谓“（病）多生于丹石房劳之人”（见“疗发背痈疽灸法用药第一”篇）。其他医药文献也都强调这个论点。之后虽然貌似冷却一点，但直到清代其余波仍然荡漾难靖。清代官家医书《御纂医宗金鉴》仍然不放弃丹石中毒论，谓万病之来“由素服丹石刚剂所致”（引《金鉴·外科心法·丹毒发》第六十四卷）。丹石致死有案可稽的最后一人，是年号雍正的清世宗爱新觉罗·胤禛（1678—1735年）。根据大量资料发现，他服食的丹石，系由牛舌和黑铅为主所烧炼而成的金丹。

或谓古人何其愚蠢到这个地步，乞灵于杀手来帮助保健长生。其实他们一点不笨，主要是对宇宙的认识受时代限制。我们现在所知道的知识，在百年或千年以后是否还能站得住脚？所以同样是饱学之士，在不同时代对金丹的观点也绝对不同。如陆游（1125—1210 年）是“昔叹远游生雪鬓，近缘多病学金丹”（见《兀坐颇念游历山水戏作》诗），在保健时就渴望这金丹。鲁迅（1881—1936 年）呢？他就说过“我呢，倒不要紧，只要将那道士送给我的金丹吃下去，就会飞升”（见《故事新编·奔月》），用嬉笑怒骂，刻薄讽刺这金丹的骗人鬼话。一则迷信崇拜，一则全部否认，你说这两位大学问家谁聪明？我看一样，关键在于时代的不同。

20 世纪 20 年代前后，人的知识更深更广，求其安乐健康的思想，当然由科学代替了愚昧。应运而生的上海大亨黄楚九，摸透了当时的健康标准是能多吃多食，食量不大就是衰弱象征的群众心理，发明了号称“有意想不到之滋补力”（当时的该药广告口号），用苏打做成的“百灵机”，用过的人个个饭量猛增，保健超额达标，故而畅销了二十年左右，黄楚九也成了上海大富翁。现在我们知识更丰富了，饭量不是健康，谁还再想到它。

《史记·管仲列传》谓“衣食足而知荣辱”，如其作为“衣食充足了之后，要想到身体的强弱”来讲，那么今天谈保健养生正是时候，保健品雨后春笋般地蓬勃涌出，更在情理之中。至于几百年后再看今天的思想和方法，是否合理，或竟似现代人评议过去的丹石一样，也不得而知。但有一点必须知道，一个人身体得以平安康健，全在平衡，不管中医的气血平衡或西医的酸碱平衡，一旦失去平衡，则非病即死。任何药物，都有截有余而补不足的作用，使失去的平衡恢复平衡。如平衡的人，枉用药物，就是人为地扰乱平衡，那不是保健而是造病。

水果是有益食品，但吃多了也能致病。多吃橘子，可出现急性肝炎似的黄疸——叶红素皮肤病；柿子吃多了，可致腹痛、恶心、呕吐、腹泻甚至得“胃结石”；菠萝中的蛋白酶，多吃了会引起过敏、呕吐、血压下降；香蕉富含钾盐，肾病患者过食会加重病情；山楂过食会刺激子宫收缩，孕妇倒霉；即使苹果、蜜桃、杨梅、西瓜等含糖较多的水果，也可使人缺铜而致血液胆固醇增高，诱发冠心病。

维生素 D_3 是毫无不良反应的保健药中最安全的一种，但 1997 年上半年黑龙江省鸡西市 200 名婴儿集体维生素 D_3 中毒大案，卫生部特地派人调查，震惊全国。

以上都是食品和真正的药品，尚且有覆舟之祸，更遑论假冒伪劣者。“糖 + 淀粉 + 香精 + 色剂 = 保健药”，早已成为公开的秘密。500 克桂圆可以制造出数百箱“桂圆精”也时有所闻。几十年媒体的揭露，始终没有间断过，直到最近 1999 年 2 月 8 日《钱江晚报》还在报道“兰溪市查获章氏发展有限公司、中宝食品有限公司等三家专制假保健药的工厂”。1995 年 10 月 4 日《扬子晚报》转载《南方日报》“××××（指名道姓）属假药”，并报道：“广东省卫生厅要求各地依法查处这个工厂（也是指名道姓）”。可是“××××”至今广告还是满天飞舞，假保健药品泛滥成灾、荼毒生灵。

可惜的是把丹石作为保健的古人，已无法知道 21 世纪的人对丹石的认识。现在奉保健药品作为保健养生法宝的人们，虽然不能知道以后对现在保健药品的评价和看法，但应该头脑冷静下来，慎思明辨。否则的话，诚如杜牧（803—852 年）所谓：“秦人不暇自哀而后人哀之，后人哀之而不鉴之，亦使后人而复哀后人也！”（见《阿房宫赋》）。

出处：干祖望．童心·蚁食·龟欲·猴行[M].
南京：东南大学出版社，2001：222－226.

【按语】

我喜欢读《围城》，《围城》中有一个哲学家褚慎明。小说中写道，他“神经衰弱”，有“多愁多病身”，戒酒，喝牛奶，吃补药，还讲究“不凉不暖”“新鲜”。这么些表现就给苏小姐一个印象，慎明会养生。

以前讲养生的都是老年人、体弱多病者。年轻人在体格健壮时努力打拼，生活中没有什么顾忌，想干什么干什么，因此根本不注意养生。然而现在随着生活水平的提高，这些白骨精（白领、骨干、精英）们也开始注意自己的生活质量了，君不见很多养生场所、健身房、美容院如雨后春笋般出现了，可见这是多么大的一个市场。

养生这个词我们都会用，而且现在书店里也有很多的养生类出版物，电台、电视台也乐此不疲地宣传养生。一时间好像全民都在养生,连日常烩面也是打着滋补牌号在招揽食客。

说到底,究竟什么是养生?

养生一词最早见于道教书籍。养生,又有摄生、道生、养性、卫生、保生、寿世的意思等。所谓生,就是生命、生存、生长的意思;所谓养,即保养、调养、补养的意思。总之,养生就是根据生命的发展规律,达到保养生命、增进智慧、愉快精神、延长寿命为目的的理论和方法。因为身体是我们生活的根本,健康的身体是我们健康人生的基础。健康也是长寿的先决条件,"尽终其天年,度百岁乃去",并不求长生不老。

中医认为的致病原因不外乎外感六淫、内伤七情、房劳过度等,所以针对这些病因,中医的养生原则就可以总结如下。

防止外邪侵害:要避风寒,随时增减衣物,与环境相适应。

强调精神养生:精神的调养是中医养生之道的一个重要环节。避免不良精神刺激,提高自我心理调摄能力。

主张房事有度:适度的性生活有利于个人健康,对社会和家庭的安定和睦都有重要意义。中医养生之道不主张纵欲,认为房事过度伤肾耗精,于身心健康不利。

讲究适当锻炼:形体的锻炼可使气血流畅,筋骨强劲,肌肉发达结实,脏腑功能健壮;也可以调节人的精神情志活动,促进人体的身心健康。但锻炼要适当,循序渐进,持之以恒。这和奥运会的"更快、更高、更强"的精神不同,中医讲求中庸、适当。

其中最重要的、最难做到的可能就是精神养生了。

虽然我们追求的不是像哲学家褚慎明"人没有这个身体,全是心灵,岂不更好"的境界,但精神之于身体的作用是肯定的,有一个好的心态比吃什么补药都强。但这个看不到摸不着的东西是最不容易做到的。

多嗔伤肝,多淫伤肾,多食又伤脾胃,忧思伤脾,愤怒伤肝,劳虑伤神。凡恼怒恐怖喜忧昏疑,都是乱,为多病短寿的根源。不是有这种说法嘛?"能静则仁,有仁则寿"。

在现代生活中,让我们烦心的事情太多,歌中唱道:"外面的世界很精彩,外面的世界很无奈"。《红梦楼》中的《好了歌》,唱的岂止只是当时的状况,何尝不是当今的写照,所以这是人性的东西,现今又有多少人能逃脱掉那个怪圈呢?"世人都晓神仙好,只有功名忘不了!古今将相在何方?荒冢一堆草没了!世人都晓神仙好,只有金银忘不了!终朝只恨聚无多,及到多时眼闭了!世人都晓神仙好,只有娇妻忘不了!君生日日说恩情,君死又随人去了!世人都晓神仙好,只有儿孙忘不了!痴心父母古来多,孝顺儿孙谁见了?"一切修身修心法门,只有两字,曰放下。放下这些功名、金银、娇妻、儿孙,就会进入另外一个境界了。

除了养心之外,还有其他的细节需要注意,比如饮食、锻炼等。然而养生也不可太过,有些人因为太爱惜自己的身体,为了这副臭皮囊,怕受辱,怕吃亏,怕上当,瞻前顾后,左顾右盼,担惊受怕,患得患失。这样,他那颗心整天缩成核桃样,越怕死越死得快。养生,就要放下死亡,就得不怕死。只有不怕死亡,才能远离死亡。养生,并不是修道的目的,但是修道的人已经看透了生死,所以不再怕死,既然已经不再怕死,那么死也就不再是问题。生死这一关过去,还有什么过不去的呢?

当人们掌握了健康的方法之后,会真正享受到那种完全不用担心疾病的自信,这种感觉真好,但愿您能拥有这份自信。学问深时意气平,心定则气平。

这些养生的原则应该是建立一种健康的生活方式。现在已经控制了感染性疾病,我们所困扰的就是生活方式病了,要彻底解决这些疾病肯定是要有良好的生活方式。然而,吃饭睡觉这么简单的事情,能有几个人守时守规?它太简单了,正因为太简单了,所以更不容易遵守。这就是辩证法。

但干祖望关于午睡的说法,我不完全赞同。

最初,午睡可能只是人们为了躲避正午的烈日,后来逐渐变成一种习惯。那时的人类是生活在暖热的地区,户外劳动是人们维持生存最基本的条件。因此午睡成为人们避免遭受热浪袭击的方法。

有研究者认为,睡眠周期是由大脑控制的,随着年龄的增长而发生某种变化;同时发现,午睡是自然睡眠周期的一个部分。尽管有少数人从某一时期开始不再午睡，但他们中间绝大多数是被迫放弃这种享受的。放弃午睡只是暂时的，一旦有了条件，他们会重新养成午睡的习惯。

研究还发现，人体除夜晚外，白天也需要睡眠。在上午9时、中午1时和下午5时，有三个睡眠高峰，尤其是中午1时的高峰较明显。专家们认为，人在白天的睡眠节律往往被繁忙的工作、学习和紧张的情绪所掩盖，或被酒茶之类具有神经兴奋作用的饮料所消除。所以，有些人白天并没有困乏之感。然而，一旦此类外界刺激减少，人体白天的睡眠节律就会显露出来，到时候会有困乏感，到了中午很自然地想休息。

研究还表明，午睡是正常睡眠和清醒的生物节律的表现规律，是保持清醒必不可少的条件。不少人尤其是脑力劳动者都会体会到，午睡后工作效率会大大提高。

据说，猴子也会午睡，如果说人类午睡有文化的因素在里面，猴子的午睡恐怕只是生理需求了。

当然我也不是说人必须要午睡，有一些人不会困顿，不午睡下午也精力充沛。所以需不需要午睡和个人自身的体质、睡眠状态、年龄和有无疾病等条件密切相关。我觉得以自己舒适为要不要午睡的衡量标准。

所以养生也是仁者见仁、智者见智的事情。选择适合自己的最重要，不要人云亦云。

第十二章　杂　谈

“名　医”

真使人难以明白，为什么打开报刊读物，提到歌手声誉没有一个不冠以“名歌星”或“著名歌星”，甚至从来也没有听到过他姓名的演员，一被提及，也个个都是“名演员”，其中有些人正在艺校里再读一两年后才能拿到毕业文凭。提到中医，也没有一个不是“名医”，对60岁以后的，更非冠之以“名老中医”不可。10位歌手、10位演员、10位中医，就有5双名歌星、5双名演员、5双名中医，几乎无人不名。最后群众对这些“名”，也就视若无睹了。

刘禹锡《陋室铭》有云：“山不在高，有仙则名。”可知，山尽管很多，有了仙才能有名。那么，这些名歌星、名演员、名中医具备了什么像“仙”一样的法宝而赢得“名”的桂冠呢？或曰他们能唱歌、能演戏、能看病，那又与一般歌手、演员、医生有何相异呢？

为了知道“名医”的含义去找辞典，而《中国医学大辞典》《简明中医辞典》都没有此条目，新旧版本的《辞海》中也阙如。1979年版《辞源》《汉语大词典》俱谓：“著名的医生。”1915年版《辞源》谓：“技术湛深之医。”由此可知，所称名医者，有两个条件：务虚的是“著名”；务实的是“技术湛深”。

各种辞书的执笔者，虽都是饱学之士，但“隔行如隔山”，总不及中医自己解释得更准确。《名医传》（唐代甘伯宗撰）、《古今图书集成·医术名流列传》，都只列人名而没有谈及“名”的标准。《医学入门》（明代李梴著）中仅有上古圣贤、儒、明、世、德、仙禅道术六类医家，而独独无名医。其“明医”的标准是“医极其明者也”。《本草蒙筌》（明代陈嘉谟著）第一篇即为“历代名医图姓氏”，这是传记中第一次出现图像的创举，可惜也没有说明怎样才算名医。

明代李濂《医史》的“凡例”中倒列出了名医标准，谓：“历代名医……学本素难，方术醇正者……如刘守真、张子和、李明之诸子，平生著作颇多，其治疗奇，不可胜数。”到这里才明白，一个名医的必具条件，首先是“学本素难”，用现代语来翻译，就是说“要有真正中医的传统理论”，而又有相当水平；次为有大量经得起临床考验的著作，总结一句话，是“医极其明者也”。因之可以认为“名医”与“明医”是同义词。

明代肖京在《轩岐救正论·医鉴》中把医分为明医、儒医、隐医、德医、世医、流医、僧医、名医、时医即庸医、奸医、淫医、女医与疡医共十三种，内中的名医、时医、庸医、奸医、淫医五者，作为批判与抨击的对象。他笔下的“名医”，是“非明良之士，乃庸手粗工，藐无实学，巧窃声以炫人者”。这种声如金石、势胜雷霆、强于霹雳的评语，“名医”们听了有何感想？考肖京为明清之际福建益州郡人，6岁即熟读经书，16岁后更文才四溢，可惜在改朝换代之际，一生坎坷，愤世嫉俗，加之母病死于“名医”之手，毋怪乎对世事尤其是“名医”倍加痛恨了。

其实即使是名副其实的名医，也经常遇到更强的名医，有些还看似平凡的渔夫樵子，真的“强中还有强中手”。有这样一个故事，事见《古今图书集成·博物汇编·艺术典（五三九卷）·医典》谓：“廛余地方一名医，将至四川开业。途中见一负薪者大汗而跳入河中洗澡。名医即估计此人必死。为了好意随他后面观察，以便急救他。见此人入饭店，取大量大蒜拌面饱食，食后又出大汗，平安无恙。名医即返道而回，不敢到四川去行医，并自叹而谓："乡下人尚且知医，不要说城里人了，四川哪有我立足之地。"

最后奉劝捧别人为"名医"者，请不要写"名"而写"明"。因为"明医"比"名医"可大大减少讽刺之嫌。再劝名医们自己，最好把秦汉时隐士黄石公《素书·安礼》的"山峭者崩，泽满者溢"八个字作座右铭，置之案头。

出处：干祖望. 干祖望医话[M]. 北京：人民卫生出版社，2012：333－335.

京剧 国画 中医

京剧、国画、中医三者，俱称国宝。的确，这三者在世界民族之林中，唯我有之。

京剧中的旗子，可作大元帅的虎符，又作白浪滔天的狂澜，在女角身边左右一夹又成为车辇，"A"字形一搭是滚木檑石。尽管它被莫名其妙地使用，但在观众们早就神往而随之地如睹真物了。蹲了腿走路是上山、登梯，两手一拉一掀就是开门关门，尽管空无一物，但观众们还是被带入剧情如身临其境。跑城的老徐策，一双腿和脚，在不同姿势下跑圆场，竟忠实地折射出他老人家愉快、兴奋、紧张、复杂的心情和心理。时而在平地上疾趋、时而在城梯上攀登，既表达出他在急奔、更流露出老年人的体力不济。法门寺的孙玉姣，凭她几个身段手势，鸡群真好似在舞台上出现了一般，栩栩如生。仅仅一双空手，就使人看到她在打开"丝线簿"、抽出纱线、再把它两股纱搓成一股线、搞乱了、细心地解纷清理、理清了甩在肩上、再绕到手上、穿针时以针眼小线头粗而屡穿不得成功、咬去了线头并用唾沫来把线头捻尖、再细心地穿针、穿了进去，纳鞋底、绣鞋面……一连串表演的动作使观众们不承认她手中空无一物。我们为了现代化、真实性，把车辇、滚木、檑石搬上舞台，那你还去欣赏什么？请老徐策到天安门去唱跑城，他跑得起来吗？给孙玉姣以真针真剪真布真线去表演法门寺，你有没有胃口来看她做鞋子？我绝非反对改革，但反对"画虎不成反类犬"的错改。自1949年后的确在京剧方面改革去了许多不合理的，使京剧趋向时代化而焕然一新。例如把过去"场面"（乐队）设在"入相门"（台的右侧）前、下跪时用垫衬，老生在演戏时可以随时地拉下了"口面"（髯须）来喝茶，"把场"（即穿便服的非剧中人物）者可以在台上走来走去，唱"老爷戏"（关公）的演员于出场前、进场后向关公香案叩头及"网巾、水纱"（即扎在头上的头套）里要安放咒符，拾黄金中乞丐、起解中苏三、落帽风中范仲华可以向观众讨钱，观众也可以向台上掷钱等，这些都革去了。但是，从来没有见过"小放牛"中真牛出场与"秦琼卖马"中真马上台。如其为了真实而用真的道具，那么"四郎探母"中公主抱了小孩，怎样来完成她的身段（即各种动作），尿尿起来怎样处理。所以京剧的现代化工作是成功的，其所以然者，是力求本身艺术的开发进步而并不强调借助于话剧、电影。

无价之宝唐寅"葑田行犊图轴"，被公认为世界性的珍贵艺术品，但用西洋画理来评分，是不合理的作品，你看一株龙干虬枝数百年高松的高度，仅仅为站在同一线条上骑牛人其人头到牛脚高度的三倍半。更有一幅更珍贵的宋代张择端"清明上河图"，如其也用西洋画的画理来权衡，不论在透视方面或比例方面，都是违叛理论的不及格劣品。但时历几百年，历代收藏家、鉴赏家、文艺家有谁指责过这一点。即以近人名画来说，吴作人在己巳年画的"藏原奔犁图"，那头壮健的犁牛，狂奔疾冲，俨然要破纸而出，可惜牛尾巴被画成马尾巴，但欣赏者并不认为败笔。因为国画力求"神似"而不若西洋画唯求"形似"。所以国画界今天还没有公开提倡国画科学化或现代化的口号，是明智的。

中医与西医，除了"要求病去人安"目的之外，一无相同之处，其理论体系，更是大相径庭。中医是宏观的，治证不治病，检验依赖"黑箱"；西医则完全与之相反的是微观的，治病不问证，检验依赖实验。所以中医提出的"见痰不治痰，见血不治血""上病下取，下病上取""同病异治，异病同治"

“虚者补其母，实者泻其子”等等，都使局外人瞠目而结舌。和西医理论来对照，可以说是“胡言谬论”。天下哪儿有痰病不去治痰、血病不去治血、上身的病去治疗下身、一种病什么药都可以治疗、一种药什么病都可治疗、肺病处理消化系统、肝病医治循环系统，真是天方夜谭。但把这些“胡言谬论”改掉了，则中医的灵魂——中医学术也就宣告消失。

中医之术，从秦汉到6~7世纪的隋唐，除《伤寒杂病论》《金匮要略》之外，基本上已感到单调贫乏，甚至流露出枯竭的征兆，不是唐代孙思邈的中西医结合(唐代的西医指吠陀医学)，中医事业还是存亡难卜，更遑论其繁荣！孙思邈型的中西结合，给中医世泽绵连，尤其是他的方式方法早已立出了示范榜样。

所以可以这样说，要中医前途，一定要中西结合。方法方式似乎至今为止孙式模型还是最好。

我们需要的不是中药加西药，某一个方某一个药治疗某一个病，在西医理论上取得了可行性后才来用中医的某法、某方、某药。假定这样做，犹如在京剧的小放牛、卖马、四郎探母里真要让真牛、真马、会得及时尿尿的小孩同台演出。

那么审议中医也雷同于京剧、国画吗？那也不尽然。艺术的欣赏，难免“文章自古无真价，全在他人好恶中”。对中医的鉴定更有一位铁面无私的评审人，即“疾病”。看它对你的此方此药，是抱头鼠窜呢，还是不值得给你回音。中医学术的生命力，深深扎根于它的实效基础上，辨证论治是它的精髓。若走“废医存药”的路搞中医现代化，那已毫无中医意味了，中医这一国宝安存。

出处：干祖望. 干祖望医话[M]. 北京：人民卫生出版社，2012：341－344.

神医的“神”是否妥当？

“神医”的“神”字用来表示医生的高明是否妥当？西医没有这项桂冠。要谈这个问题，就需先从中医业务水平谈起。

棋手有“段”、厨师有“级”、军队有“衔”，但过去中医却没有职称。如其一定要亮相的话，那么童叟无欺，老少一致，都称“医士”。

不过中医的分层次，时在春秋战国早已有之，《灵枢·邪气脏腑病形》的“上工、中工、下工”就是。上工治病十全其九，中工十全七，下工十全六。用现代语来说，上工治愈率为90%、中工为70%、下工为60%。

明代李梃的《医学入门》首卷把中医列为：上古圣贤11人、儒医41人、明医91人、世医26人、德医18人、仙禅道术19人，共6类206人，较两千年前的上、中、下三工更不科学。一则这206人基本上都可称名医，再则“儒”“德”“明”三者区别更无标准与界域。

根据笔者浮沉于医林六十多年的体会，可分为懂、通、熟、精、化、神六个阶段，也就是六个层次。

懂：了解或明白，这是跨入医林的第一步。也就是懂得中医是辨证论治的、什么叫辨证论治，懂得五行生克，懂得十二经络，懂得奇经八脉，懂得药性，懂得方剂的组成与应用，等等。

通：能把所有懂得的上述知识贯通起来，可以应付一般典型病、常见病。

熟：对上述所得进一步熟悉、熟练掌握，可以在临床上单独应诊。

精：非但熟悉通透，而且更达到精通的地步。每来一个复杂的病，甚至疑难杂症，可以利用其掌握的知识不致捉襟见肘地对付。达到这个水平，可以相当于主治医师一级的职称。

化：在精通的基础上能够变化地用活它。也就是运用举一反三的手段把书本知识用来对付临床上奇疴怪病或顽固难治的疾病。例如取缩泉来治疗多涕症，用半首阳和汤来治疗腮腺混合瘤，用小柴胡汤来治疗顽固性失眠，用十枣汤来治疗突发性耳聋，等等。尽管这类的治疗在旁人眼里目为“莫名其妙”，而确能收到满意的疗效，这样已足够坐上副主任医师的交椅上了。

神：在化的基础上，更熟能生巧，辨证如饮上池，遣方用药轻松自如，顽疴、疑病、杂症，十之八九可以迎刃而解，成了一个神通广大的中医。因之也稳如泰山地高坐在主任医师的位置上。

所以,把“神医”解释为“神仙医师”,那就欠妥了,领会为“神通广大的医师”那是名正言顺的称谓,其谁曰不宜。

出处:干祖望.干祖望医话[M].北京:人民卫生出版社,2012:344－346.

喉科睥睨傲江苏

一、弁言

人谓:“江苏的中医,是人文会聚,辈出名医,甲于天下。”其实并不尽然,君不见浙江、安徽、福建、四川等未始不是也如此。再看后汉两圣(张仲景、华佗)、金元四家,江苏连半把椅子也没有座位。可是独独咽喉这个小科,倒诚如《后汉书·仲长统传》所谓“逍遥一世之上,睥睨天地之间”,自明代到中华人民共和国成立,一直冠居全国,着实可以炫耀一番。

这方面的情况,可以在文献著作、内外用药、名医众多以及特殊事物上忠实地反射出来。

二、著作

现在能读到的第一部咽喉口腔专业书《口齿类要》一卷,为明代吴县薛己所撰。薛己字新甫,号立斋。

《医籍考》中搜集的喉科书10部,其中8部已全部散佚,仅存的2部喉科书,一为上面所谈到的《口齿类要》,一为《喉科指掌》,计六卷,作者松江人张宗良,1757年初版。考松江地区(上海仅为松江境内的一个小小渔村),自北宋开始一直隶属江苏,1958年起才划归上海市。张氏此书非但第一部以“喉科”命名的喉科专业书,而且所有后世喉科书的风格、安排完全依此为蓝本。

《尤氏喉科》,书成于何时难考,第一次梓板为1750年。作者尤存隐,无锡人(根据1982年江苏科学技术出版社出版的干祖望校注《尤氏喉科·序》)。

《咽喉经验秘传》二卷,1794年刊行。作者无考,整理校刊者程永培,字瘦樵,元和县(今苏州市)人。

《疫痧草》三卷,1801年刊行。作者陈耕道,字继宜,常熟市人。

《喉科枃指》四卷,1815年刊行。作者包永泰,字镇鲁,邗东人。邗东现在江都与淮安之间,相当于高邮一带。

《烂喉丹痧辑要》不分卷,1867年刊行。作者金德鉴,字保三,元和县(今苏州市)人。

《焦氏喉科枕秘》二卷,1868年梓行。作者金德鉴。

《喉科家训》分四卷,成书时期待考。系明代崇明县人步忠遗著。

《疫喉浅论》不分卷,1877年刊行。作者夏云,字春农,甘泉山(现在江都西北35里处)人。

《痧喉证治汇言》不分卷,时代待考。施猷编纂。施号小桥,南通崇川人。

《喉科集腋》不分卷,1881年刊行。作者沈青芝,溧阳人。

《痧喉正义》不分卷,1889年刊行。编者张振鋆,字筱衫,江都人。

《喉科正的》一卷,1890年刊行。作者曹心怡,字叔培,苏州人。

《喉痧至论》一卷,1898年刊行。作者过铸,字玉书,无锡人。

《囊秘喉书》不分卷,付刊于1902年。作者杨龙九,清代常熟市人。故而初版扉页上的隶书“囊秘喉书”四字,为同乡翁同龢手书。

《喉痧证治概要》不分卷,刊行于1927年,作者丁甘仁,号泽周,武进孟河人。

《疫喉痧疹辨证》不分卷,1928年刊行。作者王珏,字云门,江都人。

《喉科宝筏》不分卷,1935年刊行。作者曹普,字年华,无锡人。

喉科专业性医案,仅见过一部,乃清代苏州名医陈莘田手笔,书名《枫江陈莘田先生外科临证·文集》一卷,内有烂喉痧、缠喉风、木蛾等24种咽喉病。临床时代从清光绪丁未年(1907年)三月开始。

还有不少散见于民间的喉科著作,有些以身居僻壤知名度不高而未予重视,有些以梓印不多而流传不广,更有无资筹刻而饲簏复瓿者。以下仅从笔者读到的江苏省、府、县、州方志及部分旁证得来的节录一二。虽然遗漏者多，总算聊备一格。如：

同治十三年《扬州府志·人物》："朱宜，字驭时，著有《喉方集解》四卷。"

光绪九年《苏州府志·艺文》："陈基，字杉山，著有（喉科）《杉山遗稿》。"

光绪六年《昆新两县续修合志·著述目》："孙天骐，著有《咽喉问答》。"

1938年《川沙县志·著述》："张思义，著有《喉痧要旨》一卷。"

1919年《上海县续志·子部》："徐鉴亨，著有《喉科摘要》。"

1922年《宝山县续志·书目》："王士芬，著《喉科经验良方》。"

《读书偶见续编》："吴炳，清·常熟人。辑《喉科附方》一卷，刊于嘉庆十三年。"

《枫泾小志》："清·金山人郑冈子，继父业，著有《喉科源远集》。"

医用器械图，在现代看来已十分普及而寻常，可是在150多年前的清代，则十分罕见。但引以为惊奇者喉科医械图竟然也有一份，出于江苏人手里。乃华亭（清初并入松江县，1958年后属上海）名医高文晋（字梅溪）的《外科图说》四卷，梓行于清代道光甲午年（1834年）。展卷第1页即为"外科应用刀剪钳针各式物件全图"。内有喉科专用的押舌板、喷筒（俗称哔嘡，即喷粉器）、笔刀（专用于切开扁桃体周围脓肿）、勾刀（用以扩大脓肿的创口）、长针（针刺用）、三棱针（喉风刺少商、商阳穴放血用）、各型烙铁（烧烙扁桃体专用品）、牙药匙（口腔上药用）、小匕、大钳（取咽喉异物用）等十多种。

三、内外用药

全国所用喉科外用药，丰富多彩，各有不同，但都以《尤氏喉科》的碧丹、金丹、十宝丹等作基础主药。即使几种秘制方法，谁都不能另找别径。这本《尤氏喉科》恰恰是江苏的喉科名著。

锡类散，为口腔咽喉科最有名的外用药之一，出于《金匮翼》。这书为清代尤怡补充《金匮心典》而作。尤怡字在泾，长洲人。长洲县，清隶苏州府，后并入吴县，现划属苏州市。

中医对严重的喉阻塞唯一有效的方法是急服六神丸。虽然该药被广泛地运用于许多外科病，但毕竟以治疗咽喉病为主，故"文革"中除四旧时，把它改为"咽喉丸"。清雍正、乾隆间医生雷大升发明了六神丸，在其父雷嗣源开设的雷诵芬堂药铺里出售。以药效极灵，业务爆炸式地蒸蒸日盛，终于诵芬堂不称，都称为雷允上药铺，允上乃大升的别字。因其声名震及国外，1912年初期，对六神丸垂涎已久的日本药商，想尽各种办法来盗取秘方，以雷允上防范严密，终不得逞。当六世孙雷滋蕃负责药铺时，日本竟然也出现了"九兰图"的六神丸。后来经过不少周折，总算捣毁了"九兰图"，六神丸得到了保护。发明人雷允上就是苏州人。

四、擎拿

擎拿，是综合了擎击、拿穴和运气三者而成的专治急性喉阻塞的有效治法。

清代有金山县人陈某，精于技击，途经杭州把某寺方丈杀死，并焚毁了该寺全部庙舍。该寺武艺特强的大觉和尚，恰恰外出而免于一死，回来后在灰烬中找到一把铁制的雨伞骨架，伞柄上刻有陈某的姓名与地址。于是和尚到金山复仇，陈不能敌，乃避难于角（读lù）里庵世医喉科侯守琨家，侯则予以优厚招待。陈在感恩之下，把一套擎拿术全部赠予侯氏，侯氏喉科因有此术而名声更大。这套擎拿术当然秘不传人。后至侯六如一代，因六如精攻内科，并收有几个学徒，从此这擎拿术就公开起来。得其真传者，唯当地的黄金质老医生。"文革"后上海中医学会曾组织人力、物力以总结黄金质的擎拿，事仅及半而黄氏以高龄去世。1989年度《中医年鉴·杏林人物》云："干祖望……以抢救急性喉阻塞的擎拿术，一时名噪上海、松江、金山一带。"其实，笔者也仅仅学到一鳞半爪，在当时是作为糊口之计。而且当时在江苏、浙江省这片"杭、嘉、沪"地区，喉科医生基本上人人都会这一套。

不过以其治愈率很不稳定，在现在气管切开术被普遍掌握的形势下，这一套治疗方法，已渐淘汰。

五、名医

谈到名医，各处都有，而且纵则数百年、横则十多万平方公里的江苏，怎能罗列得尽。只能根据各地地方志中节录几位，聊以装点门面。

光绪《江都县续志》："王涂林，清·江都人……治口齿喉症应手辄效。"

光绪《丹徒县志》："焦山寺僧寂会，姓邬，字心融，号啸江。清·丹徒人。神于喉科，亦以喉医著声。"

近代《江湾里志》："马秉义，字逢伯。清末民初宝山人……擅治喉痧。"

光绪《江阴县志》："叶时隆，字茂之。清·江阴人……治喉科危症能立效。"

光绪《娄县志》："江源，字笏溪，清·娄县人……治喉病有神效。"

民国《续修江都县续志》："王茂林，字寿泉，清·江都人。父淦林，以喉、齿、疡科名于当时。"

光绪《南汇志》："张其相，清·南汇人，精疗喉疾，得不传之秘。"

民国《重辑张堰志》："侯守琨，字秋帆，清·金山人……治喉闭善用擎拿法，求治者履满户外。侄元杰，字六如，传其术。"

光绪《无锡金匮县志》："尤仲仁，字依之，明·无锡人，以喉科名。御史周清尝为一吏平反冤狱，而受赠秘方十有七。周死，为甥所得，即仲仁祖。仲仁补授太医院吏目。自此世以医传。"江苏的尤氏，在江苏乃至全国于喉科方面的影响极大。《浙江中医学院学报》1981年第3期干祖望的"尤氏喉科"一文中，做过详细的考证。

注：凡以上"著作""内外用药"两节中已经介绍过的喉科医生，本节中都未列入，以免重复。

六、结语

江苏的喉科，对全国的喉科影响极大。

这里还有一件大事，也可以炫耀于医界，即现在的喉科都已嬗变为耳鼻咽喉科，一般都始于1972年前后。就是全国统一教材的讲义，也是从第3版（1975年）才开始在《五官科学》中的第二部分才出现"耳鼻咽喉科"。而上海市松江县城区西外秀野桥东"松江城厢第四联合诊所"，在松江划归上海之前6年的1952年，就挂出了"中医耳鼻喉科"的招牌。

我题"喉科睥睨傲江苏"一言，恐怕不会有人提出异议吧。

出处：干祖望. 干祖望医话[M].
北京：人民卫生出版社，2012：346－352.

庄周梦蝴蝶还是蝴蝶梦庄周？

偶读唐诗人李商隐"锦瑟"七律第三句"庄生晓梦迷蝴蝶"后，不由得遐想翩跹：庄周梦醒过来，发现的是庄周做了蝴蝶的梦，还是蝴蝶做了庄周的梦？因之也联想到现在太不公平的事，是现代的不公平，还是过去的不公平现在把它矫正过来了？

一个脑科专家费了七八个小时做了一个开颅手术，仅仅可拿到一两元的夜餐费，而一个理发师只需花3分钟"超"（理发业行话即剪一剪）一个"马驴子"（理发业行话称光头为马驴子），就要一张"大团结"，实在使人难以理解。

阅1993年6月1日《扬子晚报》影星宋佳的"我为京剧鸣不平"一文，该文谈及在同一台晚会上给梅葆玖先生酬金500元，而一档相声演员则5 000元。当然这档相声大师确是名家，但梅先生毕竟是世界名人，何其倒挂至如此！

现一个歌星，只需在几分钟内高歌一曲，酬金以万计。曾有人做过这样一个小统计，谓："一个歌星唱10分钟，一个名老中医要工作9年5个月。"你怎样评说呢？

前天全家人一起聊天，在珠海市工作的儿子（是西医）对我说："爸爸，你真可怜，知名度不算不高，而工资仅仅300元，而我呢倒有700元，你只占我的1/2。"话音未落，孙女也对我儿子说了："爸爸，我看你比爷爷还可怜，我（在澳门镜湖医院手术室当护士）的工资和你比一比，你仅仅是我的1/4，你不是比你的爸爸更可怜吗！"

庄周梦蝶还是蝶梦庄周，我们不去研究，不过我则认为过去我们一批人的今昔之比，可能是把过去的不平，今天纠正过来了，如此一想，则又能心安理得地努力工作了。同时再读一下宋宗室赵孟頫说过的“小人好争利，昼夜心营营；君子贵知足，知足万虑轻”，又把七十多年前熟读的“王何必曰利，亦有仁义而已矣”（见《孟子·梁惠王》）写在镇纸上置之案头作座右铭。

墨迹未干，外孙放学回家，即问我“仁义是什么？”的确，他们与这两个字早就“绝交”了。当然不会知道的。我反问他：“利是什么？”“银行里存款，定期的比活期的利大，长期的比短期的利大。我们的老师雨伞都买不起，因为利没有；校门口香烟摊上的叔叔，他什么都有，因为利大。”

庄周之梦还是蝴蝶之梦，永远地盘踞在脑子里，愈想愈迷糊、惘然。

出处：干祖望. 干祖望医话[M]. 北京：人民卫生出版社，2012：357－358.

漫谈“总结经验”

中医界现在盛行着“总结经验”一举，确属好事，上承先贤，下启后秀，真是提高业务水平的最佳良策。

不过一个人对自己的经验，往往不会太重视，甚至有了这个经验而自己还没有自觉。旁人替他总结，有时也由于见仁见智而有失原来精神。如其是他的入室弟子替老师总结，则以系统相关而利多弊少了。

常见同一事物，两个人来总结，就可出现两个绝不相同的论点。例如：

清代采蘅子《虫鸣漫录》记叶天士医事一则，谓：“一家娶妇，甫却扇（古时厅堂里用以遮隔的幛帏之类）而妇晕绝，延叶（天士）诊视。叶掩鼻入房，视之曰：‘易治耳。’令人弃妇至堂中，命取大粪数桶，围置而搅之，秽气蒸腾，妇遂醒。叶曰：‘此为香麝闭气所致，故以秽气解之。新房中须撤去香物。’”

同一时间的青城子《志异续编》也有叶天士同样的医疗事故，谓：“富商某，生一子，年二十余矣。忽得一病，不语不食，唯瞑目卧，延医投以参芪等补药，罔效。商人大恐，延天士诊视。甫入病人房，至床前，即趋出，曰：‘不必切脉，已知之矣。’将病人移于外书房卧，用极陈小便一大桶，置病人头侧，再用空桶一，着人以瓢取小便，高倾入空桶内，取完复又倾，转约一二回，病人呻吟索饮食，豁然而起。当叩其故，天士曰：‘我始进房，即闻异香扑鼻，及至床侧，香愈馥烈，知病者因香窜过甚，正气耗散而然，故用陈小便之气以收之耳。’”

二者病因病机相同，治疗方法相同，并且同是叶天士这个人。而二者的解释绝对不同，前者谓“香麝闭气”，后者谓“香气过甚，正气耗散”。其实香麝耗散之说是正确的，香麝闭气绝对错误。但这里并非审议谁是谁非问题，主要是告知人们同一事例到了不同总结者的笔下，竟会出入到面目全非的地步。笔者提议，总结文稿，必须经过被总结者过目同意。当然被总结者已谢世，那也只能凭总结者塑造化妆了。

出处：干祖望. 干祖望医话[M]. 北京：人民卫生出版社，2012：358－359.

茧斋医话

1949年前我把诊所称“冷来阁”，取意当时政府取缔中医，我们处于“冰冷”之中，而且随时随地可以“来”一个“搁”浅。来宁工作，又题书房为“茧斋”。含义有三：其一，线装书、洋装书塞得满满的十个特大书橱，挤在15平方米的屋子里，再加上散装的书、写字台等，仅仅容我像蚕蛹一样小心挪动。其二，在有我参与编写的书上，都加上一个红色标签。四壁书橱里有红签者倒也不少，人在室中一如丝缠在蛹的身上。其三，意取唐代李商隐《无题》的“春蚕到死丝方尽”。现在书房扩大了，又改名为“六白居”，即白衣战士、白下居民、白发苍鬓、白丁黔首、白手成家、白痴处世。

医话者，是医家的话。所讲者是医，听者亦是医，局外人要听者必然心往于医。

笔者第一篇写作题为“如何挽救中医外用药之没落”，发表于《中医药周刊》1947年第21～22期。至今，已有46年“爬格史”，但以前对医话不感兴趣。因为其他的写作已应接不暇，即使有暇，也以医话的三言两语、不经大嚼而鄙之。

今年愈八秩，1987 年完成了 50 万字《干氏耳鼻喉口腔科学》、1989 年完成了 35 万字《孙思邈评传》后，对大块文章已有畏意。但弄笔多年，一朝洗手，“惯性”是否允许？而且门诊、查房一如往昔，精力尚沛，因之 1992 年起致力于写医话（1956 年开始写，但不认真）。盖医话不需翻阅参考，不需搜集资料，不需引经据典，兴来即写，兴淡可停，很是方便易就。曹植七步成诗，我也能七十分钟成章。

医话多了，一定要加以汇集成札，且又非题上一个书名不可。书名吗？当然以《六白居医话》最为恰当，而且这冷来阁、茧斋、六白居三个名称都有当代知名之士的手书十多份，其中更以中医界最多。为了借题名者的知名度以提高自己身价，就不得不再挑选一下。其中以“茧斋”中有当代大文豪、大教育家匡老亚明名誉校长（南京大学）的知名度最高。因之就以《茧斋医话》名之。虽有借此以叨光之嫌，但确无招摇撞骗之意。希读者谅之。

附：自题茧斋诗

我好涂鸦你吐丝，两般姿态一般痴。

卅年自缚琅嬛里，乐仅庐陵太守知。

出处：干祖望．干祖望医话［M］．北京：人民卫生出版社，2012：365 – 367.

中医界有没有方孝孺

方孝孺（1357—1402 年），此刻在笔者的心目中，是自古至今所有伟人中形象最高大的天字第一号杰出大伟人。但他与我中医界毫无一丝半缕的关系。突如其来地提到他，多少使人感到纳罕。

方为明代浙江宁海人，字希直，明初官汉中教授，建文帝时官侍讲学士。1402 年燕王朱棣造反，一月攻下徐州，三月攻下宿州，五月攻下扬州，六月打进南京，把建文帝赶下了台。朱棣为了自己当皇帝，乃请知名度很高的方孝孺写一《即位诏》。方氏为了保卫江山，非但拒绝撰写，而且还身穿衰绖（孝服）大骂“贼子篡权”。朱棣给他纸笔，逼他下笔，他即在纸上连写三个“篡”字，即掷笔于地。朱棣气得截了他写字的手，他就用嘴去骂，因之舌头也被剪掉了。朱棣再逼他写，否则连株九族，方氏说：“十族无妨。”方的老师也权作一族，也被抓起来。逮捕时老师大哭：“我怎样会收到这个惹祸的学生！”当行刑之际，老师才明白为这样一回事，于是破涕为笑，大喊：“我也大幸，有此学生，死而无憾！”这次被杀头的，共计有 874 人，凑成史无前例的株连十族。不过查考正史，方氏老师宋濂在 1402 年，早已去世了 21 年，是否方氏还有另一位老师，不得而知。

假如中医界也来了一个朱棣，想篡夺中医，把中医变为西医，是否有方孝孺一样的人挺身出来反对之、捍卫中医呢？

我们更须知道，朱棣的确是夺权篡位，但他毕竟是建文帝的亲叔叔，都是朱太祖的嫡子亲孙，朱家江山还是朱家江山，丝毫没有易色。而西医来改变中医，中医就完了，其严重更甚于仅仅一新皇帝代替了旧皇帝。那么这个中医界的方孝孺的功勋比明代的方孝孺不知要大多少，而且身背后也不会有亲朋好友老师的头被砍去了 800 多颗！

出处：干祖望．干祖望医话［M］．北京：人民卫生出版社，2012：368 – 369.

闲话游医

明代名医李中梓在《医宗必读・不失人情论》中所谓“有腹无藏墨，诡言神授；目不识丁，假托秘传；此欺诈之流”一言，把游医丑恶的心灵与面目描写得入木三分。

医而称游，是以他们的行医游走无定，东跑西窜，一如游牧、游商、游方僧等。

游医，也称江湖医生，或走方郎中，或铃医，文雅些的称草泽医，这些我们都知道。但也有称之为“衙推”者，见宋代陆游的《老学庵笔记》卷二，谓：“陈亚诗云：‘陈亚今年新及第，满城人贺李衙推。’北方人市医皆称衙推，又不知何解。”

游医，不学无术，全国各地都有不少游医，害人匪浅，据说是“屡治无效”，大有防不胜防、越取缔越多的势头。

唐永徽间，对游医庸医的处理很严厉，有针对"合和御药，误不如本方及封题误""造畜蛊毒以毒药毒人""医违方诈疗病，医合药不如方"等之刑法（见《唐律疏义》）。

元初，对游医有过严厉的处理方法，如禁止假医游行卖药。规定卖毒药致人死者，处死刑（见《续资治通鉴》）。至元二十四年，禁市毒药。大德四年，禁止庸医治病。至大四年，禁医人非选试及著籍者，毋行医药。又禁治毒药，计砒霜等十二种（见《元典章》）。皇庆元年，禁止沿街货药。延祐三年，规定医生必须精通十三科之一，始准行医（同上）。延祐六年，禁止玩弄蛇虫禽兽，聚集人众，街市售药，违者处以重罪（同上）。

清代《大清律例增修统纂集成》刑律规定：凡庸医为人用药针刺，不如本方，因而致死者，责令别医辨验药饵穴道，如无故害人之情者，以过失杀人论，不许行医；若故违本方，诈疗疾病而取财物者，计赃准窃盗论，因而致死及因事故用药杀人者斩。

总之，中国古代对游医、庸医的禁止、取缔、管理，是较为重视的。

民国时期，有些游医改变了其行医方法，固定地点坐堂，可是业务水平依然极低，甚至根本是不懂医学的医盲。例如上海的大世界一区（西藏中路、延安东路一带），专治花柳性病的诊所、医室数百家，草菅人命，行政机构无法干涉，因为他们都有大流氓头子作后台。

1949 年，一度比较清静，可是之后游医又死灰复燃，在刻下则像滚雪球一样地膨胀起来。用抽腹部脂肪的减肥手术把肠子也抽出而致死；不消毒不合法的镶牙致破伤风而死亡；割子宫肌瘤误把子宫也割掉一半；等等，这种罪行天天可在报刊上出现。至于假药害人，更是司空见惯。他们已不满足于"秘方""禁方""×代祖传""×代家传秘方"的宣传字眼，竟然打着"归国名医"和"解放军离退休军医"的牌子，往解放军脸上抹黑，人民能忍受吗？但真正奇怪的是，为什么这批诈骗犯，得以明目张胆、耀武扬威地向人民挑战？

历来政府，尚且对这些游医出来取缔和干涉，为什么人民的政府反而对之置若罔闻？其实，我们的政府未始没有真正的不管，但虽也经常治理，不管一时再治理一下，但终于屡禁不止。

一个秘密的盗窃窝、贩毒点、潜逃的流窜犯尚且可以找到、捉到，而每一个游医每到一处落脚，必有大量宣传品贴满电线杆、厕所及车站船埠，上面必写出准确的地址（大多是小旅馆），反而无法清除，个中微妙，值得使人思索！

出处：干祖望. 干祖望医话[M]. 北京：人民卫生出版社，2012：374－376.

医生的平衡

当你看到仅十厘米阔的平衡木上运动员龙腾鹤舞，或杂技团演员转灯、高空走绳、高车旋碗时，有没有想到是"平衡"两字把他们送上了成功之路。

从《易经》"未济、既济"、《论语·季氏》"不患寡而患不均"、《素问·生气通天论》"阴平阳秘"，到俗语"一杯水要端平"，甚至越剧《是我错》中老旦一句"手心也是肉，手背也是肉"的有名唱词，都在那里说要平衡。

也正因为"后宫佳丽三千人，三千宠爱在一身"（白居易"长恨歌"句）的现象形成了失衡，杨太真落得一个缢死于马嵬坡。也因为"搞原子弹的不及卖茶叶蛋"成为今日的失衡，致现在人民素质难以上去。所以一切事物都需要平衡，那么医生当然也一无例外地需要平衡。

第一个需要平衡者，就先想你入世以来，消耗去吃、穿、住、行、用以及家庭、国家培养你到现在成为医生，而你偿还了多少？宋代林逋《省心录》谓："以己资众者，心逸而事济；以己御众者，心劳而怨聚。"虽并不指人的消耗与偿还，但意思是你给人家的应多些，取之于人的应少些，这样才能算平衡。请扪心自省，你是不是保持了这种平衡。

第二，你每日应付很多疑难病症，必须要有应付裕如的能力，这是"用"与"知"的较量。求"知"必须先"学"。晋代葛洪《抱朴子·外编·勖子》

谓："不学而求知，犹愿渔而无纲焉，心虽勤而无获矣。"你在"学""知""用"三者之间做到了平衡没有？

第三，商业界有这样一句名言："架上百匹布，库中五倍货。"意思是营业现货与库存应做到1:5，才算平衡。如其库存再多，当然更好。少了即失去平衡。医生呢？你所有业务知识面必须以五倍之数超过在临床上的需要。最常见的事，处理一个杂症，第一处方无效即用第二套，第二套无效即第三、第四、第五套地用下去。如其一两处方无效，你即黔驴之技告尽，这就是没有做到平衡的必然后果。

第四，病有轻重疑奇，药有缓峻冷僻。你能做到缓药治轻病、峻药治重病、奇方僻药来应付疑难奇症，这就是平衡。你所看所治疾病的疗效，就是你是否保持了平衡的大公无私的裁判员。

第五，取方对症，用药规范，这也是平衡。请你自己裁判是否平衡？

第六，药的用量，应重应轻，例如矿物、贝类的应重，而大热（细辛）、苦寒（川黄连）、轻飘（蛇蜕、木蝴蝶、灯心草）之品应轻，全方比例规范，就是平衡。笔者曾见一方中生石膏10克、木蝴蝶10克，这种"奇妙"处方，早已大失平衡！

现有《经济平衡表》来表现人力、物力、财力等各项资源和其需要之间的平衡关系。而我们医生的平衡，是蠡测你业务水平及格与否？一个小小昆虫的蚊、蝇身上尚且有平衡棒，而我们这些掌人生死的医生，怎能没有"医生的平衡"。

出处：干祖望．干祖望医话［M］．北京：人民卫生出版社，2012：378－380.

考与考卷

《儒林外史》的"范进中举"，是古代考场中最有名声的故事。张铁生交白卷，竟然高列榜首，更是千古奇谈，这是近代的考场故事。

清初松江（今归上海市松江区）才子郭友松，在松江道应考，在考题"起讲"（八股文中规定的公式，而且需用骈文的）中写有"朗朗乾坤，昼白而夜黑；堂堂器识，君诈而我贤"四句。阅卷官读到此处，因无引证出自何书，而本人又不知出于何典，问别人则碍于面子，于是含糊地通过，郭才子竟也高中了。不知怎样后来发现这四句是郭才子杜撰的，因之郭友松被革去功名，阅卷官丢掉了顶子（在明代及其前者，称乌纱帽，清代称顶子）。

考的笑话也层出不尽。笔者手中也遇到了几起。那是1949年初，在一次中医摸底考查时，竟然有这样的答案：

"金元四大家指哪四家？"答：蒋、宋、孔、陈。其理由可能是这四家家产金元之多。

"何谓'膏粱之变，足生大丁'？"答：膏粱酒喝多了，脚上可以生出大疔疮。

"十枣汤由几种药组成？"答：共十味，具体用药除大枣外，忘了。

"中国最早的医药家，有几位？"答：黄帝、炎帝、轩辕、神农……其实，黄帝即轩辕，炎帝即神农。

"'煅存性'作何解？"答：不论你煅得怎样，黄柏还是姓黄、白术还是姓白、陈皮还是姓陈、胡黄连还是姓胡、吴茱萸还是姓吴、王不留行还是姓王、何首乌还是姓何。

"'四末'指何物？"其实也很容易回答，两手或指加上两足或趾为四末。但有答曰：一生二旦、三净四末。他竟搞到京戏的白胡子老生去了。

"慈宫在何处？"其实很易回答，是冲门穴的别名，在腹股沟韧带中点下缘，股动脉外侧处。但有个考生答的是：慈禧太后居住过的故宫与颐和园，都在北京。

"奇方是什么？"答：是不照常规用药的奇特处方。

如此等等，都出现于1949年前后，可以反映出当时中医水平如此之低。同时即使几位审卷者，也因读书无多，常常把准确的答卷批作不对，笔者就是其中之一。忆1950年替在松江县西外秀野桥的"优生高级助产学校"（校长为冯澄。1951年7月学校支援边疆建设，全部迁往新疆）代批医史课考卷。内有一题是问"我国对护理事业做出贡献的人有哪几位？"在一份考卷里写了许多人名，内中有一位是秋瑾。我当时以秋瑾烈士与医、护根本没有什么关系为由,很果断地在这道题上划了个“×”,扣了几分。以后以读书涉猎渐多,方才知道秋瑾在民主革命时期,的确把日本《看护学教程》一书翻译为中文,并在1907年创刊的《中国女报》上连载刊登,一时影响很大。中华护理学会的前身——中华护士会在秋瑾手译的《看护学教程》之后2年的1909年才成立,所以将秋瑾列入对护理事业做出贡献者的行列,完全是准确。我对此错判很内疚,被我扣去分数的那份考卷的主人,我永远没法偿还她了。

出处:干祖望.干祖望医话[M].
北京:人民卫生出版社,2012:386-388.

医生与烤鸭

这两个风马牛毫无瓜葛的事物,竟然联系到一起,的确是一个有益于群众的好事情。

1993年10月6日的《扬子晚报》第2版一篇镶花大标题《南京特殊医疗服务退潮》,内容大体上是述及南京市医院开设专家门诊,“而目下,当初那种医患双方对特殊医疗服务的热情已逐渐消退”,“连那些挂号费标准为10元的专家,也问诊者寥寥。有一位泌尿系专家,不得不将自己的挂号费从10元降到5元”。其原因何在?此文作者做出一个客观的分析,是“个别专家年资虽高,但对疑难杂症的治疗缺乏创新和高招,也失去了吸引力”。由此就想到宋代名儒李觏的一句话:“人之内不充而外饰焉,终亦必乱而已矣。”近贤李大钊也说过:“凡事都要脚踏实地去做,不骛于虚名”(见《李大钊全集·现代史学的研究》)。

1993年10月9日的《参考消息》第8版2号空心黑体字的“北京名烤鸭店,只做一次生意”,乃转载9月14日《香港联合报》文。内容是说北京百年名牌老店全聚德,凭它一块名牌“大宰”一食客,终使慕名而来的7位顾客,吃了“所谓100元一套的烤鸭,只有一小碟鸭,另加几张面饼,一碟甜面酱,一碟葱,且皮坚韧咬不动。至于那四碟凉菜也是敲竹杠,一碟腌黄瓜要价12元,一碟海蜇丝要14元,而所谓最后上的配套的炖鸭汤每人只有大半茶碗”。最后顾客们都发誓:“点到为止,算是领教了。”为这件事,我又想起了鲁迅的一句名言,是“投机取巧或能胜利于一时,终难立足于世界”(见《准风月谈·后记》)。的确,今天的确宰了顾客700元,但他们就此“点到为止”了。他也“点到为止”,我也“点到为止”,你的烤鸭给谁吃!

纵然医生与烤鸭毫无联系,但这个教训也同样适合医务界。医生靠“老”、靠“名”、靠“高职称”,但若没有处理疑难杂症的本领,靠什么都没有用。商店靠“老”、靠“大”、靠“百年老店”,但若货不真而价不实,还有谁去光顾。

“文革”前南京一位名老中医妇科专家,一个崩漏的病号,他处了一张加减桃红承气汤,终至水药入肚,人也“拜拜”了。几十年的老医生为什么这样地闯祸?据他抄方的学生说,这个病人前一号是经闭,老医生把第二个病人还作第一个人看待。这不是业务水平的问题,乃是人老了、脑力也衰退糊涂了,任何人都有这么一天的。因之病家切莫迷信于老医生,认为愈老愈好,事实上愈老愈容易闯祸。假如你一定要老医生看病,你应该先观察甚至利用询问的机会来考察一下有没有所答非所问的糊涂迹象。故而有人替老医生抄方,的确是好事,表面上替老人助一臂之力,事实上可以把关。

把医生与烤鸭联系起来,给医生一个最好的教育,尤其是对老中医,你在盛名之下,必须第一个考虑的是“自知之明”四个字。

出处:干祖望.干祖望医话[M].
北京:人民卫生出版社,2012:388-389.

过

昨日门诊,一上海老翁病干酪性鼻炎,其老伴问笔者周围的医师谓:“这种病,过不过人?”俱皆懵然不解。其实昔日上海及其郊区的土话称不传染的病为“不过人的病”,传染的为“过人的”。故而上海所谓的“过”,等于传染。现在卫生常识已十分普及,谁都不会不熟悉传染两字,所以除了老年人外，将来这个“过”也无人得知了。

“过”字用在《内经》里，即作为病变所在之处来讲，尽管一般《辞典》上没有这样疏注。如《素问·脉要精微论》：“故乃可诊有过之脉”，《素问·六元正纪大论》：“观气寒温，以调其过”，《素问·五常政大论》：“故上取下取，内取外取，以求其过”，《灵枢·寒热病篇》载有“视有过者取之”，《灵枢·胀论篇》载有“其过焉在”等，都是这样。

但“过”在《内经》里，还有一个另外解释，如：《灵枢·周痹篇》的“痛从上下者，先刺其下以过之”的“过”，则应解释为疏通、除去的含义了。

伤寒传经，是病证的变化，这种变化即称为“过经”。不过这里的“过”，还容易解释，过渡也。

病名有过字的，如过梁疔（鼻疖肿）、过桥瘤（喉结核）、过肩疽（肩关节化脓性脓肿）、过膝风（膝关节脓肿）等。至于《灵枢·刺节真邪篇》的“过痈”，则无法知道它相当于现在的什么病。

中药中以“过”字来作别名者，有：荔枝草又名过山青，九里香又称过山香，三白草又称过塘莲，䗪虫又称过街，茜草根又称过山红，茜草又称过山龙，忍冬藤又称过冬藤，土茯苓又称过冈龙等。

方剂有：过期饮，治血虚气滞的月经迟来，见《济阴纲目》。

姓过的名医而见之于经传者仅两人：一为明代过龙，江苏吴县人，淡于名利，故自号十足道人；一为清代过铸，江苏苏州人，精外科、喉科。

出处：干祖望．干祖望医话［M］．北京：人民卫生出版社，2012：391－392．

八

近来不知怎样，数字中“八（8）”字受人欢迎崇拜，达到了登峰造极的地步。其所以然者，据说广东人读“八”为“发”。发财哪个人不想。不过浙江省嘉兴、嘉善一带，读“八”为“卜”，剥脱、剥皮、剥光、剥削等都是不祥之兆，不知这一带人对“八”字是欢迎还是厌恶？

怀着好奇心，看看“八”字在中医领域里属吉属凶？较之其他数字有无特殊之处？

一、高龄超出80岁者

人谓中医善养生，诚然。70岁以上者实在太多，故而没资格登上此榜。

百岁以上者有：唐代孙思邈141岁，唐代甄权102岁。

90岁以上者有：明代杨继洲98岁，明代万密斋97岁，明代孙一奎97岁，清代喻嘉言97岁，明代郭雍96岁，唐代王冰94岁，明代陶华94岁，唐代孟诜92岁。

80岁以上者有：清代薛生白89岁，明代蒋示吉89岁，清代马培之87岁，元代杜思敬86岁，晋代王叔和85岁，南北朝陶弘景84岁，晋代姚僧坦84岁，宋代窦默84岁，清代吴鞠通84岁，明代汪讱庵83岁，明代戴思恭84岁，宋代钱乙81岁，明代陈实功81岁，晋代葛洪80岁，隋代巢元方80岁，宋代唐慎微80岁，宋代陈自明80岁，清代王维德80岁，清代赵学敏80岁，清代吴师机80岁。

二、理论与临床上与“八”字相关的

基础方面的有：每年八节，贼人八邪，方位八正，惊风八候，风变八动，方剂八种，人有八虚，临观八极，视听八达，五轮八廓，四诊八纲，灵龟八法等。

腧穴方面：奇经八脉，八关，八冲，八邪等。

中药方面：八角莲，八角镜，八卦仙桃等。

方剂方面：八正散，八珍汤，八味丹，八宝眼药，八仙长寿丸，八味地黄汤，八子丸，八仙牛郎散，八宝丹，八珍益母丸等。

含有八字的文献：《八十一难经》，《加减十八方》，《李八百方》，《徐王八世家传效验方》，《产乳十八论》，《痘疹八十一论》，《诊脉八段锦》，《古方八阵》，《新方八阵》，《龙沙八家医案》，《秘传喉科十八证》等。

三、其他

这100年中逢8这年的大事：1898年（光绪二十四年）设立医学堂。1908年，唐宗海病逝。1918年，张锡纯《医学衷中参西录》第一期问世，《医故》作者郑文焯逝世。1928年全国卫生委员会议，通过余云岫提出的“废止中医”的提案。1938年，曹颖甫逝世。1948年，裘吉生逝世。1958年2月卫生部发出继承老中医学术经验通知，11 月，中共中央发布“西学中”的批示，同月召开全国中医中药工作会议，南京中医学院《中医学概论》第一版出版。1968 年夏仲方、顾筱岩、叶熙春逝世。1978 年丁仲英逝世。1988 年陆南山逝世。

笔者作此之时恰巧实龄 80 岁，爬格子史已有 48 年，但这“八”字之篇则写得最最无聊，一点点也没有做到本报 278 期（1992 年 3 月 13 日）《茧斋医话》中“可读性强、开卷有益”八个字的要求。故而该当送入字簏，但再一想比我文更无聊的还有。谁？疯狂地拜倒在“八”字脚下的人。

出处：干祖望. 干祖望医话[M]. 北京：人民卫生出版社，2012：394 - 395.

哭

在自己的哭声中走入人间，在旁人的哭声中脱离尘世。哭中生哭中死，人与哭可谓亲密，但医学却对它十分冷淡，在《素问·阴阳应象大论》仅仅只有平淡得很的“在声为哭”（见“西方生燥”一节）。张志聪解释“哭”字，是“肺志在悲，故发声为哭”；张介宾注谓“悲哀则哭，肺之声也”。

有的人因哭而致病，也有的人因病而致哭，这样看来，哭与病大有联系。《诸病源候论》二十四卷中有“哭注候”，似乎是因哭而致病。《续名医类案·哭笑》的“姑苏朱子明之妇，病长号数十声……”“吴氏妇……时悲哀不能自禁”“王执中母久病，忽泣涕不可禁……”（见第二十一卷“哭笑”第 4、7、9 节），则属因病致哭。

从生理角度来讲，哭对人身益多于害。据一儿科专家说，1 岁以内的婴儿哭，尤其是大哭，是帮助他生长的最好动作。成人也不例外，一次痛哭之后，胸膺间的郁闷得以消去，大有解郁疏结的作用，当然有声无泪的“号”与有泪无声的“泣”，是起不到这个作用的。但如唐代杜甫《兵车行》的“牵衣顿足拦道哭，哭声直上干云霄”和同代人储光羲《效古二首》的“老幼相离，哭泣无昏早”的哭，毕竟有伤身体。有人认为汉代王章夫妇的牛衣对泣，也有伤身体，但我并不以为然，因为他们是在“泣”而非“哭”，不在本文讨论范畴。

战国时，楚国申包胥在秦庭痛哭七天，总算挽救了国家；晋国杞良之妻善哭，哭崩了城墙，给后世戏剧家“孟姜女万里寻夫”一个最好的素材。不知怎的，后来孟姜女成了我的同乡——上海市松江县人。

哭的故事很多，但其中两则最有趣味。其一，明代名画家朱耷的签名为“八大山人”。其“八”字写成两个疙瘩，既似两个“口”字，又似一个“竹”字，所以也可读为“哭山人”，亦可读为“笑山人”，总之是啼笑皆非的山人。其二，清代翁同龢因光绪初时读书不力，翁氏乃痛哭长跪而谏。光绪即拿了《论语·为政》的“子曰：君子不器”的“器”字，用指头把下面两个“口”字掩去，并请翁师读它一篇，翁同龢不能不恭恭敬敬诵读起来：“君子不哭”。

出处：干祖望. 干祖望医话[M]. 北京：人民卫生出版社，2012：399 - 400.

“考”谈

自《书·舜典》“三载考绩”开始，这个考核制经历了三四千年，到今天还在使用，这就可以证实它的优越性。

记载于文字的中医考试，始于何时？难考。《南史·王悦之传》：“掌检校御府太官太医诸署”的检校，是否包括考试？不过以情度之，肯定包括。《宋史·太宗纪》：“五月，诸州保送医术人员在太医署校业，同年九月，校医术人员优者为翰林学士。”优者的产生，由于“校”。校，就是考，见《文选·杨雄赋》的“校武票禽”。《宋史·仁宗纪》：“诏试医官，须引医经、本草以对。”这一次是对医官的考试……总之，自宋代起，对医生的考试即受到重视而且频繁起来。

考试制度肯定是优越的，但事在人为，人的因素也不可忽视。否则，“文革”之际，张铁生以白卷荣登榜首案件的千古奇闻，怎么会出笼呢？

谈到白卷案件，其实古已有之。所不同之处，就是古代张铁生的运道远远不及现代张铁生的鸿运高照。古代张铁生白卷案，是历史上有名的"曳白案"。事情经过是这样：唐代天宝二年所选进士六十四名，内胸无点墨的御史中承张倚之子张奭名列第一。唐玄宗知道当官的狼狈为奸，俱难信任。于是亲自出马，在勤政殿复试，亲自监考。最终仅仅十二人及格，本来名列前茅的张奭竟在考卷上一字未写，交了白卷。没有这次勤政殿复试，怎能选拔出真才实学的人。考试制度万岁。

中医界经常考试，的确是提高业务水平的最好措施之一，但还有一些小小意见，供执政者做参考。

其一，临床医生试题，应该50%是理论，凭卷评分，另50%取实践操作，例如骨伤科、痔漏科、推拿科等，因为他们的业务水平无法在一张考卷上全面反映出来。

其二，评分中留出5%～10%作为医德考查。

其三，评审委员会不必全仗"知名之士"组成，需有水平的老、中、青三结合。

其四，中医考英文，一直使人费解。对西医大夫是应该的，因为能读英语文献资料可以提高他们的本专业水平。中医的原文本是中国古籍文献，英文再好也一无用处。或谓懂了英文可以便于把中医学向外扩展，试问西医的盛行环球，他们是否也有必修中文、日文、韩文、阿拉伯文等的措施。所以，中医大夫应该考古汉语，而且书法，尤其小楷也应列入考题内容。现在少数临床中医大夫的字，比小学三年级学生都不及，试问这与他的职业相称吗？

出处：干祖望．干祖望医话［M］．北京：人民卫生出版社，2012：400－401．

【注释】

校武票禽：校武，考验武力。票禽，轻疾的禽兽。猎杀轻疾的禽兽来考验武力。

问

从哇哇学语时的"妈，这是什么"到寿终正寝弥留之际在病榻上"我是否还有希望"为止，人的"问"一直没有停止过。所以以其太平常了，就没有一谈的价值。可是法官的询问和中医的问诊，却是大有文章的，永远也谈它不尽。

古来关于问的故事很多。例如秦始皇的"廉问"（见《史记·秦始皇记》），是千古最聪明之举。《史记·平津侯传》的"好问近乎智"，形容聪明智慧之来，在于好问多问。《史记·孟尝君传》中的"趴迹验问"，是为了弄清是非。"入境而问禁，入国而问俗，入门而问讳"，是为了避免闹出笑话。子路问津是因为迷了路。《左传·宣公三年》的"楚子问鼎"，乃野心家的自我暴露。汉代丙吉问牛，是当官的关怀民间疾苦的折射。汉代赵广汉的"问牛知马"，是最巧妙的刺探行情问法。《汉书·扬雄传》的"刘棻问字"，是指从师收徒，与"问业"是同义词。唐代韦温（中宗废后韦庶人从兄）的"问安视膳"是嘱人侍亲之道。杜牧《清明》的"借问酒家何处有"，十足是一个酒君子途中上瘾时迫不及待地打听酒店。唐代考试题目，称为问头。如此种种，谁也谈不完它。

问在中医，是昔者的"四诊"今天的"五诊"之一。谁都知道它，谁都能问诊，可是问的艺术，不一定谁都掌握。

清代何梦瑶在《医碥·四诊》"问证"中罗列了：问寒热、问头身、问饮食、问二便、问汗液及血、问昼夜轻重、问证见先后及问七情等八个应问重点，虽然似乎很周详细致，但还远远不能达到"大匠教人以规矩"的要求。笔者认为问得"得法"即够了，不必如此烦琐，只要掌握"精简""深入""系统"和"要害"四点足矣。

精简者，即精细简练。不需要（即对本病无参考价值）的问，即使病人"投诉"了，也不必记录，但有时不能简的绝对不能简。例如见到舌背上有裂纹者，在病历卡上不能不写，更要问他一声"吃酸的咸的，有没有疼痛？"如其有，这大体上是阴亏较甚。如其无疼痛者，乃生理性脑纹舌之亚流，可以视而不究。但在病历卡上，在"裂纹"之下注以"（接触酸味咸味无痛）"，以提示不是病变。

深入者，是深刻与周密，与泛泛肤浅恰巧是对立的。如问一个大便异常的病人，问他"干的还是稀的?”如其“稀的”话,则更深入一些追问:“有多长时间了?”久者多虚,新者多实。再进一步问:“解便时肚子痛不痛?”痛者为实,不痛者为多虚。理应再问一下:“解出物臭还是不臭?”则臭者为实,不臭者为虚。这样好像问得很深入了,但真正地深入应该还要追问:“你擦净肛门要用几张手纸?”如三张以上的乃大虚而特虚,脾阳困顿到了极端。但还可以深入下去问:“你用的是什么纸?”因为一张正式手纸吸收能力强,加之毛糙,而一张桃林纸不吸水,用上四五张,只等于正式手纸一张或多些。

系统者,是因任何疾病,它的症候群自有其一贯性的条理与顺序,这个条理与顺序只有医生能知之而详,病人不太了解,医生就根据这一疾病的规律向病人系统地搜索病情,不使遗漏。例如慢性鼻窦炎者,对鼻塞、健忘、思想不易集中等,大多因忽视而不会告诉医生,医生则应顺藤摸瓜似地做出系统的询问。

要害,是全局至关重要的一个关键之处,俗谓“要害之处”。我们的问诊就是要击中要害。例如问一个癔性咽喉异感症,即梅核气的病人,也只有一个要害之问,即:“你是平时喉头很舒服,但进食时即有异物感;还是平时喉头十分难受,但进食却十分流利而舒服,愈硬者愈舒?”如其答以“前者”,很有理由怀疑为新生物;如答以“后者”,则为梅核气。

明代卢之颐《学古诊则·王序》:“夫闻与问,按式而行之,如以灯取影,罔有不合,无难也。”笔者相当反对他的观点,认为难就难在这个“式”字。再以“以灯取影”而论,假定同时两盏灯,你怎样取?有风时你怎样定影?背景不是白壁而是树林或竹林,你怎样办?本来这种“两盏灯”“风”“树林”“竹林”等类似情景在变化多端的疾病里是经常遇到的,切弗把问诊目为便当的事,与“寒暄问候”之“问”等同起来。

因为问诊确是一件不简单的“学问”,必须好好地学习才能熟练掌握。

出处:干祖望. 干祖望医话[M]. 北京:人民卫生出版社,2012:409-411.

【注释】

桃林纸:用木材为原料制成的一种比较高级的纸,又称“道林纸”“道令纸”等。按纸面的有无光泽分为毛道林纸和光道林纸两种。最初是美国道林(Dowling)公司制造的。

酒、醉、醒

一句谭派《打渔杀家》中“昨夜晚,喝醉了酒,和衣而卧”,经常还回荡在耳边。除了谭派唱来特具韵味之外,这句台词就已使人感到风流潇洒。的确,在薄醉之下,和衣而坐在沙发里比什么都怡然自得。

唐代进士岑参《凉州馆中与诸判官夜集》的“一生大笑能几回,斗酒相逢须醉倒”,那醉的程度当然比萧恩(打渔杀家唱“和衣而卧”的)高了不少,而且兴奋到毕生几回大笑中的一次。

还有一句高派《斩黄袍》中“孤王酒醉在桃花宫”,赵匡胤这个醉,可误了大事,逼反陶三春,几乎丢了国家。何怪乎唐代韩愈慨叹曰“断送一生唯有酒”(见《昌黎集·遣兴诗》)。

晋代竹林七贤中刘伶、阮籍、嵇康的狂饮买醉;唐代李白的纵情诗酒;吕洞宾酒醉于岳阳楼,调戏杭州女子白牡丹;南宋高僧道济,佛教奉之为降龙罗汉的就是他,道行很深,但却在净慈寺时不守戒律,嗜好酒肉。可知儒、道、释三教中人物与酒和醉酒,十分密切。

我们医界中人物,似乎无多大的关系,但更要知道醒甦醉以及因酒所致一切疾病的治疗,则是我们责无旁贷的分内之事。

茶,大家知道是醒醉佳品,但对真正大醉如泥的醉汉,作用不大。在微呈醺醺浅醉之际,最起作用。

宋代庐陵学者罗大经在十六卷《鹤林玉露》中介绍槟榔作醒酒之品,谓:“槟榔功有四,醒能使醉,每食则熏然颊赤若饮酒;醉则使醒,酒后嚼之则宽气,余酲顿解;饥能使饱,饥而食之则充然气盛;饱能使饥,食后食之,则食消化。”其中醒酒作用确是屡试屡验。该书后人虽然有过对它这样的评价,谓:“评论诗文,不以考证为事,而以议论为工。叙述见闻及援引典籍，常有舛误。”但这一篇槟榔所言，绝无舛误之处。

我们临床上常用的醒酒药还有如下。

葛花：味甘，性平无毒，主消酒毒。

鸡距子：为枳椇子的别名，性甘平，无毒，解酒毒。

赤小豆：解酒醉，出自《日华子诸家本草》。

白茅根：解酒毒，出自《本草纲目》。

蚕豆苗：苦微甘温，治酒醉不醒。油煎盐炒，煮汤灌之。

蔓菁：又名芜菁，醒大醉，出自《肘后方》。

瓜蒌仁：治饮酒发热，出自《本草纲目》。

鸡内金：可以消导酒积，出自《袖珍方》。

总之，即使有不少消酒、醒醉的药品，但毕竟酒对人身益少而害多，少喝节饮为上策，尤其是名酒、洋酒。因为名酒假冒的最多，洋酒则太贵。

所以我很欣赏唐代诗人杜甫《客至》诗中的“盘飧市远无兼味，樽酒家贫只旧醅”的醅。这种土酿，价廉物美，保证少有酒精中毒之虞。

出处：干祖望. 干祖望医话[M]. 北京：人民卫生出版社，2012：413－415.

不是荒诞的连缀

1992 年 1 月 22 日的《解放军报》第 2 版的“一封信解脱 24 名兵保姆”，内容是说现在部队里刮起一股“不正之风”（原文），把训练是尖子、学习是模范、工作是先进的士兵提升为公务员，于是他们不训练、不学习、不工作而去当婆婆妈妈的兵保姆。因之心不由己地要把此文与一千多年前柳宗元的《梓人传》联系到一起，二者合作写出了一篇完整的好文章。这绝不是荒诞的连缀！

本来嘛，人才有两型，一为事业型，一为学业型，我侪中医也不例外。事业型者擅长领导，会做工作，善于带领群众，共襄义举，把他所领导的这行事业大大地发展。学业型者专于本业，精益求精，对其他杂事杂务木然无知，如清代文学家黄景仁《杂感诗》“十有九人堪白眼，百无一用是书生”的“书生”，除了对本业的精通熟练之外，对其他杂事，一搞就糟。因之宜量材取用，事业型者宜作领导，学业型者宜搞临床或教学。若乱点了鸳鸯谱，势必一事无成，用西汉刘季的话，谓“今置将不善，一败涂地”（见《史记·高祖本纪》）。

事业型、学业型二者兼而有之者有没有？有，明代大名医王纶即是。清雍正八年版《慈溪县志》卷七载：“王纶……常朝听民讼，暮疗民疾，食配享神农祠中。”一个没有在事业上、学业上突出贡献的人，哪有资格长生位放到药王庙的配殿上去。据我所知，医界古往今来像他这样的，没有过第二人。王肯堂虽然也官至补南京行人司副、福建参政，红袍、长翅、乌沙，的确也是中央性几级大干部，但在宦海仕途中没有听到过他的一点点政绩，或许还有失职。好在古人厚道，对名人的不足之处，一禀《谷梁传·庄公三十二年》的“讳莫如深”遗训，即使我的同乡大劣绅董其昌，经过三百多年到今天，乡民们还在骂他，但《明史·文苑传》中却都是褒言而无贬语。王肯堂一生沉湎于藏书、抄书、著书中，哪有时间来好好做官。所以他的《郁冈斋笔尘》一书，儒林对他的瞩目比医家对《六科准绳》的评价还高，这也证明了王肯堂还仅是学业型人才。

现在提倡把德学兼优的年轻中医提升到领导岗位当然是好事，但有没有考虑过他是事业型还是学业型的人才？如其把学业型人才置之领导岗位上，必然是“若胶柱而鼓瑟……不知合变也”（引《史记·廉颇蔺相如列传》），后果非但是“兵保姆”，而且是“犹缘木而求鱼也”（引《孟子·梁惠王上》）。

话至如此，还想说一句，1991 年五百名名老中医收徒弟以继承老中医们在中医药学方面的经验，若被继承的老师为事业型人才，那么“其床阙足而不能理”（引柳宗元《梓人传》）的老师，怎能教诲出好的、及格的木匠？当然，这或许是杞人之忧。中医经过四十多年的培养、锻炼，学业、事业兼而能之者，也大有人在。

“长江后浪高前浪，宇宙今人胜古人。”

出处:干祖望. 干祖望医话[M]. 北京:人民卫生出版社,2012:415-417.

名言未必出于名人

"小人得志,不可一世"一语谁说的?找了许多文献,并对六十年前读的书经过多次回忆,始终没有得到答案,因为此言不是出于名人之口。

"子系中山狼,得志便猖狂"与上句有同样的含意,但谁都知道是出于曹雪芹的《红楼梦》第五回中语。

事实上前者之言,既深入又有力;后者之言较晦涩而又乏力。小人,谁都知道是哪一种人,而中山狼则除非得懂些历史常识的人才知道是东郭先生所救的那头忘恩负义的恶狼。而且"不可一世"与"便猖狂"的两句描写,也属前者生动形象跃然纸上,后者则毕竟因猖狂在笔头上、嘴巴上、贪赃枉法上或是男女作风上等所指不确,晦涩得很。假使我来编《名言录》的话,必然取其前者而舍其后者。

昨读《光明中医》在1992年第1期24版乔振纲"跟师有感"一文中"坚持中医体系,谨守中医病机"一语,真是指破了目下芸芸众生在发展中医道路上的迷津。

"五诊十纲"一句话是我叫出来的,至今还有少数人在骂。因为五诊中望、问、闻、切、查的"查"字一抬出,一切"西医"化了,把中医的气息淡化了。这非但仅仅是淡化,而且是绝对行不通的事。中医治"证"不治"病",西医治"病"不治"证"。查出来的诊断都是"病",试问中医能治吗?因之我对骂我者,不管是有名无名者,都能衷心地接受。但笔者有一言申明,我对查出来的"病",必须使用中医传统理论来溶解它过渡到"证",然后才可一切如常地治疗。例如将嗓音病的声学理论转化为中医,如"音调属足厥阴,音量属手太阴,音色属足少阴,音域属足太阴……"(详见国家中医药管理局编1989年版《建国40年中医药科技成就·嗓音疾病研究》430页)。

所以要中医"绵绵瓜瓞""世泽长存"而立于不败之地,必须贯彻"坚持中医体系,谨守中医病机"的精神。否则的话,尽管在总结上说什么全国有中医多少人、学院学校多少座、中医院多少个、病床多少张这都是假的,于中医的生存、发展无补。

1992年5月9日的《扬子晚报》第4版登有"假到何时方肯休"一文。这个触目惊心的标题,铁石人也会为之变色。内容讲的是全国少年足球选拔赛中,超龄者之多,令人震惊。不过球员以超龄者暗替合格者对足球事业本身危害不大。如其不坚持中医体系、不谨守中医病机的医生来冒充中医,则中医势必化为乌有。

最后,希望每个中医,把这一句不是名人的名言作为座右铭。

出处:干祖望. 干祖望医话[M]. 北京:人民卫生出版社,2012:419-420.

【注释】

绵绵瓜瓞(dié):瓞,小瓜,如同一根连绵不断的藤上结了许多大大小小的瓜一样。引用为祝颂子孙昌盛。出自《诗经·大雅·绵》:"绵绵瓜瓞,民之初生,自土沮漆。"

观现场直播心脏手术有感

2000年6月15日上午,南京电视台现场直播江苏省人民医院为西藏16岁小姑娘做"心脏黏液性肿瘤"摘除手术。这半天的荧屏享受,使我这年将九旬的老中医收获良多,不过不是专科技术方面,而是思想方法上的丰收。

跟着摄像镜头跨进手术室,齐全的设备、严谨的工作、严格的消毒等,都能触及老中医的心灵。手术中消毒、麻醉、逐层切开、体外循环、心包腔冰浴、保护心肌、拿出6.5克的肿瘤,再关胸、逐层缝合切口到手术完成,使我们老中医目睹外科医生把一个活人开胸破肚,使其心脏停止跳动,取出肿瘤,终于使之恢复正常。西医的起死回生,谁敢蔑视?

4小时的教育,心不由衷地想到五个问题,现在可以破译了。

西医跨入中国,至少也有二百年之久,过去的西医为什么无法完成这样的手术,是客观条件所限。那么,一贯自埋自怨"先天不足"的中医,现在给了你许多条件，有什么理由还要故步自封而不科学化、现代化。中医的现代化，绝对不是要去跟在西医屁股后面跑。

医师不论中西，靠的是本领（即技术、素质），西藏不是没有西医，为什么那位小姑娘不远千里而到南京来治疗？

西医的技术天天进步，并没有从学习“阴阳”“五行”“理法方药”中得益，而是从自己学术中推陈出新而得。那么，中医要升华、出新、提高是否靠学习西医而达到？但这里不能不提醒一下，“中西医结合”工作，是为了创立新的中国医学。

西医的天天提高是依赖自己本身的努力，当然也有客观的条件（科学的发达）相助，中医也未始不是同样。客观条件对中医或西医都是公平的。几千年来，中医没有办法建立起耳鼻咽喉科，现在有了客观条件就建立起来了，但要警惕不要上演一出“弃中成西”的悲剧。

手术室里消毒如此严格，的确，没有严格的消毒，手术是永远也不可能成功的。麻醉是手术中重要的一环，中医外科历来在没有麻醉的情况下进行，都是酿脓熟透，切口处组织也已菲薄如纸，但有时还引起疼痛性休克。一个无菌性的切开，在没有麻醉的状态下执行，可能吗？至于手术，逐层切口，不结扎血管怎能辨得出肿瘤和组织？至于缝合也是逐层做起，绝对不像缝口袋一样囫囵打上一个结就算了事。今天我们老中医才知道做手术绝非易事。过去西医一贯怀疑华佗（141—208年）的“针药所不能达，当须刳破腹背，抽割积聚。若在肠胃，则断截清洗，除去疾秽，既而缝合，敷以神膏，四五日创愈，一月之间皆平复”一事是不可能的。我们一贯认为西医量小而妒，现在也十分同意“怀疑”。当然，笔者尚不敢否定。

出处：干祖望．干祖望医书三种［M］．2版．济南：山东科学技术出版社，2008：144－145．

口　诀

口诀，原为道家以口语传授道法或秘术的要语，后来指为掌握某种事物的要领而编成的简明而便于记诵的词句。大多为七言体，形似诗而不若诗那样严格要求声韵仗对，但比顺口溜则文雅得多。

中医古典文献中，常常可见到口诀，它出现在宋元以后，如《卫生宝鉴》中的“革春服宣药歌”，《心印绀珠经》的“标本运气歌”等，但都为长篇。《针灸大成》已大量地采用了口诀形式。

《医宗金鉴》是口诀最多的一部医学文献，内中不少作品还是很好的，但也有几篇不敢恭维。

《汤头歌诀》当然以口诀为主，书名就是“歌诀”。写来也隽品与劣作骈存，倒不如张秉成的《成方便读》。张秉成之作，平仄十分讲究，韵虽然不能与诗一般地严格，但也规矩得很，可以说达到了朗朗上口的地步。

清代许多喉科书也有不少歌诀，除几部名著之外，读来非徒拗口难以卒读，而且字句粗俗，下里巴人，阅则污人两目，读则污人齿颊！

笔者写作虽多，但不敢写这样的口诀。然也有一回，应重庆名医马有度之邀，嘱写《中医精华浅说》的“五官科要诀”一章，以全书整个体裁有口诀，你也不能不写，故而最后还是写了，计有五篇。兹将其中四篇附后。

1．耳源性眩晕　目暗头旋眩晕称，病前无兆陡来临，耳鸣眼震翻腾呕，伐木消痰作指针。

2．过敏性鼻炎　鼻痒踵来狂嚏多，涕清似水溢滂沱，虽谓禀质人人异，邪感阳衰脾肾虚。

3．癔性咽喉异感症　鲠介喉头梅核症，百般查检迹难寻，气结当然行气治，解铃还是系铃人。

4．嘶哑　金声“实”“破”失时髦，挑战难题付尔曹，唯有推陈求“灵”“素”，掣驭新病出新招。

笔者生平这样的口诀，仅仅这五首（一首以不满意，故未录），而其中第四首，认为是最最得意的。因为正文中完全越出传统理论与传统治法的框框，把“金实不鸣”“金破不鸣”完全否认了，新增了许多过去所未见的内容，因之敢谓“失时髦”和“出新招”。

总之这种口诀，仅仅用于医药，但平仄、韵脚，必须规规矩矩、认真恪守，遣词用字也需尽量避去庸俗低级，当然过分古奥、冷僻，也非所宜。

出处：干祖望. 口诀[J].
辽宁中医杂志，1993(06)：34.
干祖望. 干祖望医话[M].
北京：人民卫生出版社，2012：366－368.

【注释】

尔曹：意即“你们”。出自唐代诗人杜甫《戏为六绝句》其二，“王杨卢骆当时体，轻薄为文哂未休。尔曹身与名俱灭，不废江河万古流！”王、杨、卢、骆被称为“初唐四杰”，虽然是一批少年才子，才华横溢，但是四杰的成就有限，又没有完全摆脱南朝绮靡文风的影响，因而颇受后人非议。杜甫对此很不平，所以写下如上诗句，意思是王、杨、卢、骆开创了一代诗词的风格和体裁，浅薄的评论者对此讥笑是无止无休的。这些愚昧的时人之评，在历史的长河中本微不足道，因此只能身名俱灭，而初唐四杰却如江河不废，万古流芳。

脑　海

脑子是人身上的一个组织，海是地球上最大的水潭。两个风马牛毫不相关的东西，为什么联系到一起，竟成了辞书上的一个词目，这很可能由《内经》一句“脑为髓海”所引起。

自从《内经》上出现了脑海（即髓海）一词，以后两千年，也没有人来引用，直到近代才见之于茅盾和巴金小说家的笔下，如《喜剧》中的“立刻他的脑海中展出一张政治地图了”，和《家》中的“他的脑海里现出来一个少女的影子”。

笔者曾替某书写的一篇序中，有“心潮起伏，脑海澎湃”两句，至今想起来还感到仗对，还算不差。

它的工作更不简单，整个人的生命与生活到思想都由它来主持。成书于1694年的汪讱庵《本草备要·辛夷》中，就谓：“人之记性，皆在脑中。小儿善忘者，脑未满也。老人健忘者，脑渐空也。凡人外见一物，必有一形影留于脑中。”最后就总结了一句谓：“脑为元神之府。”所以与博大之海联系起来，倒也十分恰当。

古人用“吞淮纳泗，浴日涵星”来形容海的伟大；用“烧盐续赋，煮石充饥”来歌颂它对国计民生的贡献；用“瀛洲蓬岛，沧海方壶”来形容它的清高雅洁；用“秦皇欲渡，齐景忘归”来形容人们对它的向往。你也有这个海，何其幸运乃尔。

“海阔凭鱼跃，天高任鸟飞。”海自有其旷阔的胸襟，你的脑海有这样的度量吗？

海为国计民生做出了不少贡献，你呢？

海的资源，开发不尽，即使在其底下，尚且还有石油与气。人脑也是如此，你所日常动用其能力，不到1/3，其潜在而待开发者反有2/3，所以人脑愈用愈灵，长期不用定然萎缩下去。

出处：干祖望. 脑海[J].
辽宁中医杂志，1994(08)：370－371.
干祖望. 干祖望医话[M].
北京：人民卫生出版社，2012：371－372.

难以解释的医药病三者范围的专用词

大夫：唐制，太医院医师中设有奉医、大夫、太医和署令四个级别，故而北方人称医为大夫。

郎中：宋代医官另设官阶，内有大夫、郎中、医效和祗侯等级别，所以南方人称医生为郎中。

看病：医生治病，为何俗称看病？因为秦汉时代中医初创阶段，检查诊断粗糙简单，只有以外表的观察作为重点。例如《左传》说医和是“秦伯使医和视之”、《史记》写扁鹊有“见垣一方人，以此视病”，治病都是在“视”。中医的四诊也以“望”诊置首位，故而治病可称看病。

打针：针是扎的、刺的，为何称打？考打字有许多意义，其中一个是指某一种动作的代称，例如打水、打伞、打电话。

开疮：中医手术称开刀，当然还包括开切手术在内。中医称脓肿为疮。开疮者，切开脓肿的简称。

望病：不论礼节的探望病人，或亲朋好友关心病人，或带有慰问性质的来问候，都在“望”你的形式下完成的，故称望病。

拜板子：在古代一个人要去告状，不管你怎样，必须先打你二十或四十大板，受打的当然苦痛万分。疟疾的发作，首先凛寒，继而大热，终而头痛如裂。这个苦痛与打四十大板子相同，故称打板子。

忌口：古今中外一样，病人的饮食、菜肴、辅食品，有不利这个病或那种病的，悉宜禁忌不食，这是忌食。口的功能有言语、进食两大功能，另外如代偿性呼吸、协助双手做些事等当然不做分内之事。故而忌口也者，是不食还是不语，是不妥当的。但已成为习惯，错了也能领会原意的。

占阵：把这个病进入痊愈阶段而又再度续发同样的疾病，称占阵。占阵无法解释，可能占字为再字的同音字，阵为一阵一阵，犹谓一次一次。再阵者，再一次的发作。

服药：古时以药治病，不一定都是嘴里吃的，如涂的、罨包的、熏的，还有佩挂在身上的。佩挂在身上的称服，《山海经》不少"服之"，"服之"就是这个含义。因之吃药也借称为服药了。

过药：吃了苦味药后，再吃水果或糖来冲淡或解除其苦味的，称过药。过字解释很多，其中一个作超过、逾过的意思，例如《史记·外戚世家》的"皆过栗姬"就作此解。所以过药的意思是用适口的甜味超过这苦的味道。

帖：一剂药两剂药，又称一贴药两贴药。古时在书本封面上题有本书书名，称笺或贴。每一包药的包皮纸上也应写有药名，这也称帖。故而虽然并没有标写药名的帖或笺，但习惯了就把帖字延用下来。

兑药：买药称兑药。兑药，是交换的意思。兑药，是用等价的钱来换等价的药物。也谓用小的衡器来做买卖的称兑，如兑金环、兑金戒指、兑人参之类。药也是小分量的交易，故可称兑。

赎药：上海把买药称赎药。考自己的东西，流落到他人手里，再把它拿回来称赎。人的健康也是自己向有的东西，一旦失去健康，想把它拿回来，故称买药为赎，即拿回自己向有的健康。

一字：少量粉剂，古人常用一字来作为衡量其多少。考古人流通的币制，以铜钱最为时长而面广。它是外圆内方孔的铜质片状物，一面铸有四个字，如开元通宝、光绪通宝之类。凡用钱取粉药在整个面积1/4者，恰巧遮没一个字，故称一字。

子：在中药上面冠之以"子"者，如子黄芩之类。子，乃小也，言其用细小的黄芩。

京：也有药名上冠之以"京"者，如京元参之类。京，大也，是说元参以大者为佳，并非出产于北京或南京。君不见皇帝住的城郭最大，故称京城。

炙存性：在炮制一门科学中这三个字，最难掌握。大凡一个潮湿的药品，在火上烤焦而成为灰烬的话，必然经过"湿→潮→润→干→燥→枯→焦→炭→烬"十个阶段。所谓存性者，就是在"枯"和"焦"的中间这个阶段。偏于枯的，未能发挥其炙的作用，偏于焦者，药性宣告走失，所以炙存性者，是最最适合的一个阶段。

出处：干祖望.难以解释的医药病三者范围的专用词[J].辽宁中医杂志，1994(09)：421－422.

"江郎才尽"与老中医

江郎，即南朝梁时代人江淹，字文通，考城人，少年时孤贫好学，才能出众，以文章见称于世，故人称江郎。《南史·江淹传》："尝宿于冶亭，梦一丈夫，自称郭璞，谓淹曰'吾有笔在卿处多年，可以见还。'淹乃探怀中五色笔以援之。尔后为诗，绝无善句，时人谓之才尽。"这就是"江郎才尽"的故事。

根据郭璞"吾有笔在卿处多年"一言，则可知这五色笔是郭璞在少年时梦里给予他的，这是"梦笔生花"的故事。其实"梦笔生花"的故事还有两个：一个也是南朝梁人纪少瑜（字幼玚，秣人），少时，梦见陆倕（梁初武帝时官太常卿）把一束青缕管笔送给他，并谓："我以此笔犹可用，君自择其善者。"从此纪即文思大进。一为《开元天宝遗事》的"李太白少时，梦所用之笔，头上开花，后天才赡逸，名闻天下"。这三个"笔之梦"，可靠性一望而知是不会高的，但有一点可以相信，赠笔或生花之际，都在少年时；没收彩笔之际，确在老年暮岁，说明人到晚年智力已大大地衰退，不是江郎也难免才尽了。为什么老年才尽？清代汪昂早已替我们解答了，谓："老人健忘者，脑渐空也。"（见《本草备要·辛夷》）。其所以"才尽"，即"脑已空也"，而绝非五色笔被郭璞没收。

成书于1824年江涵暾四卷《笔花医镜》，其所以独冠"笔花"者，巧在著作者姓江，妙乎哉书名。

清代桐城名士姚文燮，顺治进士，书画文章睥睨于一时，所撰《无异堂集》也有洛阳纸贵之势。可是年届六十之际，忽病中成为文盲。即其自己姓名也不自知（见王士祯《居易录》）。如其用汪昂之言，也是"脑已空也"，而且空之又空。

现在坐待"脑空"的七十岁以上老中医，不管他"名"不"名"，大多占据了杏林中的重要之地。虽然社会上有这样一个顺口溜，谓："六十小弟弟，七十满街飞，八十多来西，九十撑片天，一百不稀奇，百出才算上年纪。"但要他们"脑不空"而永葆青壮年时代的良好状态，毕竟太难了。可惜得很，这批中医宝贵的财富，尚未得到各级领导真正的"爱护"，更遑论真正的"善用"了。对这一批"才"将告"尽"的江郎再不加以真正的"爱护"与"善用"，这个责任甚至是罪过，各级领导是无法推卸的。

真正的"爱护"，绝对不是像对古玩文物般地供奉起来，也不在乎问候寒暄、关心生活等细屑之事，而是尽量满足其开拓业务的需求，不应借口爱护、安全、老了等好听词汇来阻挡、抑制他开拓业务。《太平御览·兽部三·虎上》："投虎千金，不如一豚肩。"因为这批老人中不计较"千金"的供养，而独独渴求"一豚肩"地发挥余热、舒展储才！

鼓励老人们上临床、登讲台、搞科研（自愿的例外），真是笨透笨透的"笨用"。提一份老人诊金中的号金作为奖金，更是助桀为虐之举。事实上现在所需要的是"善用"。"笨用"是杀鸡取卵；"善用"是凿贮水防旱的水库以养鱼，获利防旱双丰收，而且可以取之不尽。

对老中医的"善用"方法：第一，改变现在专家门诊方式，改为针对每个科中久治不愈的疑难杂症，请他们随时随地予以解决；第二，由单位主持向全国各学院、医院、研究所等发出通知，欢迎把他们那里无法解决的难题（包括临床、教学、读书、古文等）、难字、难文等送来，请老人们解答，笔者就乐于做这个工作，可惜来源太狭；第三，临床一定要配主治级以上的助手，因为才尽的老人，难免会出差错，移祸病人，这样则一方面可以总结他的经验，另一方面是把关；第四，对老人们的笔记、医案、写作等，予以顾问、重视、整理、保存等，但不"包送"出版，因为有些写作仅能作为参考而未达到出版水平。康有为有一句名言，是"用耆老者可以为守常，不可以为济变"（见《政论集·上请帝第二书》）。"济变"，大有青壮年者在。而现在"后继乏术"，早已叫喊多时；"中医西化"，更是最大祸殃；中医之"常"已不常，正好需要"耆老者"守常以撑起这片天。

在"爱护"与"善用"之下的老人，"脑空"定然迟缓再迟缓。孙思邈的伟大事业，就是在八十岁以后的六十年中成就的，当然与唐太宗李世民的"爱护"与"善用"，更是最主要原因所在。

出处：干祖望．"江郎才尽"与老中医[J]．辽宁中医杂志，1994（10）：468－469．
干祖望．干祖望医话[M]．北京：人民卫生出版社，2012：354－357．

话话医话话医医话医话医话

这12个仅用两个字组成的题目，似乎十分拗口别扭，但却十分清楚达意。第1、2字的话话，应该作谈谈的意思来领会。第3、4字的医话，是指医话类作品。第5、6字的话医，指所谈的都是医学、医药、医人、医事的话题。第7、8、9字的医话医，是医生讲医务的事。第10、11、12字的话医话，是说所谈论的都不出医门的话。联系起来，是谈谈医话这个东西，是医生所讲的话；医生应该谈医，所以这种话都是医家范畴之内的话。

考中国的文化文学，确是广深博大，4 000年来一直占领着世界文坛的鳌头，时至今日还在"看好"之中。据统计中国单单文章一族内就有50余种不同性质体裁、格调和专用名称，如：

文：指集合众字，连缀成篇的大块文章也好小品也好的总称，例如论文之类。

史：专记历史的文章。我们中医则有医史。

经：作为为人准则或为某一种事业或技术的基础指导者。中医有《内经》《难经》等。

典：具有权威性、作为根据和证则的文字，我们有《药典》。

诗：为文之可歌可咏者。如中医的“论五脏见四脉应时诗”（见《寿世保元》）之类。

词：具有严格的体裁，有仗对、有韵脚、有平仄，而且还有“满江红”“如梦令”“水调歌头”等各种词牌，全文一字不能多，一字不能少。

歌：可配以音乐供唱讴之用，大体如诗，而平仄、押韵、仗对十分马虎的散文。如中医的“百穴法歌”“胜玉歌”（见《针灸大成》）之类。

诀：也与诗相同，更不谈什么平仄、押韵，更无趣味可言，仅仅资人把所读的书便于记忆而已，如《汤头歌诀》之类。唯清代张秉成的《成方便读》，则诗的韵味尚存。

赋：有别于诗词的韵文，也有平仄、仗对，而主要以骈体、四六句出之。如中医的“药性赋”“伤寒用药加减赋”（见《伤寒标本》）之类。

书：有两大类，一为信札，一为论文。前者如“与叶大调生论刘懋阶温热病书”（见《世补斋医书·文十四》），后者有《十药神书》《医医病书》之类。

联：或称对，或称对联，仅用两句平仄认真、仗对工整而不拘长短的对句即成。例如孙思邈墓前的“铁干铜条耸碧霄千年不朽；铅烧汞炼点丹药一匕回春”就是。

序：又称叙，是一部完整的作品，在扉页写一篇简介或赞美的文章。可以由作者自己写，如“《备急千金要方》序”“《千金翼方》序”之类；也可由他人所写，如吴士奇写的“《外台秘要》序”及张朝玲写的“《重刻本草纲目》序”之类。

跋：体裁及作用与序相仿，但不置扉页而置于书末，例如无名氏替《医林正印》、施梁替《简明医彀》写的跋就是。

诏：或称旨，是统治者向下嘱咐的文章，如《太平圣惠方》的序就是。且看序文开始一句“朕闻皇王治世”及最后一句“宜知朕意”，即一目了然了。

奏：与诏相反，是下属对皇帝的陈词，如《医宗金鉴》扉页的“太保议政大臣……鄂尔泰谨奏”之类。

誄：也作赞，是用以歌颂死者生前功勋的文章。如元代戴良的“丹溪翁传赞”（见《古今图书集成》）之类。

铭：即誄或赞刻在金属品上的。

碑：即誄或赞刻在石碑上的。

檄：用以伸张正义，讨伐坏人坏事的文章。如“讨疟檄”之类。

讣：专用于报告人死亡的通知书。

唁：专用于慰问死者遗嘱的文章。

还有如识、志、牒、牍、禀等，加之中华人民共和国成立后的大字报、报告等，更显得洋洋乎大哉。但引以为奇怪而遗憾者，我们的医话这种文坛之花，却始终没有被承认而列居榜上。

最早的医话，可能是宋代李柽的《医家妙语》，但笔者未见过此书。考宋宣和时进士李柽，精通易经，善星历占候之术，未闻与医药方面有关。不过话又说回来，一个知易经精星历的学者，大多都精究医学的。

医话盛极于清末民初，但它在浩如烟海的中医文献中，比例还是微不足道如沧海一粟。其中可读性较强者有：

蒋名甲（1784—1856 年）的《医林丛话》，陆定圃（1802—1865 年）的《冷庐医话》，吴以成（1873—1917 年）的《石湖医话》，卢其慎（？—1923 年）的《敬之医话》，陆士谔（1878—1944 年）成书于 1936 年的《士谔医话》。其中知名度最高的当推《冷庐医话》。他还有《冷庐杂识》八卷，杂识之识读 zhì，记的意思。此书比前书多出三卷，其中也有几篇还是谈论医学的。《士谔医话》的文笔当然大逊于《冷庐医话》，但亦可以一读。

谈到医话，首先就是在“医”和“话”两字上下功夫。其一当然非医不话，话则都要在一个医药范畴之内。其二是话，不能板了面孔讲话，也不能轻佻浮浅；既要郑重，又要潇洒；既要言语流利，又要言出有据。那么怎样才算及格？你只要做到唐代诗人元稹《行宫》中“白头宫女在，闲坐说玄宗”的话者随随便便，听者侧耳凝神的功夫，那就及格了。

总之，医话一类文章，是具有独特形式的小品文，必须具备五个严格的条件。其一，文字简练精辟，绝对不能拖泥带水，必须做到删枝削叶，要有“大抵学问文章，善取不如善弃”（引《刘刻遗书·与周次列举人论刻文集》）的本领。其二，内容广泛，无拘无束，议医议药，论古论今，评书评人，考证纠错，阐微发隐，读书体会，临床心得，更可以皮里阳秋地讽刺时弊等，都可出于笔尖，大有信手拿来尽是文章之概。不过做到这样，并非易事，张闻天就说过：“有丰富的生活知识和广博的书本知识，才能左右逢源”（引《张闻天早年文学作品选·序》）。其三，一言一语，必须俱出新裁，最要不得拾人牙慧，鹦鹉学语，使读者有“似曾相识”之感；或读了两句，已知全文。茅盾就赞成这样的文章，谓“抄写的方法，愈独创愈好”（引《茅盾全集·杂谈》）。其四，使人读了之后，在业务上有所获益，至低限度也要增长读者的常识。若“文贵如布帛菽粟，有益于世”（引《明史·董伦列传》语），才是合格的医话了。其五，必须做到“必有事实，乃有是文”（引《陆游集·上辛给事书》）的实事求是，用现代语来说，是要有真实性和科学性。必须做到有浓厚的可读性和引人入胜的趣味性，力求做到李渔（1611—1679 年）的“开卷之初，当以奇句夺目，使之一见而惊”（引《闲情偶寄·大收煞》）一语。尽管不折不扣地符合这五个条件，但尚难称佳作，仅仅是写医话才有了资格。

相反，还有六个大忌。其一，仅仅介绍几个病例，形同病例分析或总结，绝对不是医话，忌！其二，正襟危坐，规而矩之，讲一套大道理，这是论文，不是医话，忌！其三，大谈经验，且都是大众所周知的普通常识，充其量是经验介绍，不是医话，忌！其四，大家都知道的甚至比你知道的还多，你却不嫌其烦地津津乐道，这是文抄公，更不是医话，忌！其五，凑一个病种，从病因开始，写到辨证、诊断、治法，到备注，长篇累牍，流水账一般，这是在写讲义，当然不是医话，忌！其六，读者读了后，一无所获，这是骗稿费，不是医话，忌！

凭此五要六忌做准绳，医话是怎样一类特殊小品文，就了如指掌了。这种轮廓，古人称之为“品”。清代汪琬曾批评那些不入品的写作谓：“不立品者，必无文章”（见《尧峰文钞·江天一传》）。

喜欢写医话的同仁们，请多多阅读些医话。阅得多了，读得久了，绝不再写不是医话的医话，有如“熟读唐诗三百首，不会吟诗也会吟”。切弗率尔操觚，写一篇短文，冠之以医话。同时也希望各刊物的编辑把一把关，不要假冒医话，放到医话栏中。

最后，把本文这个题目作为上联，征求海内外文学爱好者配一下联，寄到寒舍。上工之作，当高攀文字之交，并酬以纪念小品。不过贫医寒士，哪有高级礼品，仅仅最新出版 30 万字拙著一册耳。

【注】文未寄出置在案头，老友刘公见之即作了下联，为“谈谈易谈谈易易谈易谈易谈。”平仄严格，仗对殊工，而且易谈有此书名。

又：江苏省如东县丰利医院俞淦琪，为“谈谈文谈谈文文谈文谈文谈”。

又：湖南省国营西湖农场医院姜鹤群，为“评评影评评影影评影评影评”。

出处：干祖望. 话话医话话医医话医话医话［J］. 辽宁中医杂志，1994（12）：561－563.
干祖望. 干祖望医话［M］. 北京：人民卫生出版社，2012：360－365.

名医辞典

考名医辞典者也，是人名辞典一族中的一员。

我国最早的人名辞典，首推明代挥金如土建宁（今福建建瓯市）诸生、廖用贤编著的《尚友录》二十二卷。此书有两个特点：其一，找姓名首字，用诗韵如一东二冬三汇四支……所以不懂古诗者无法查阅。1982 年上海古籍出版社翻印朱起凤《辞通》的查法，就是仿它。其二，笔者认为奸佞之人，一概不入书中，以符合“尚友”之称。“文革”时的文件中把认为有问题的人物在历史上消灭清除出去的做法，也是仿效它。

之后，还有《续尚友录》，但笔者未见过。

再后，《历代名人姓氏全编》，计三十二卷。查法仍同《尚友录》，笔者收藏的一部，无作者名、无出版年月、无序、无凡例。凭其为巾箱本、有光纸、石印，可以证明乃民初小书坊所翻印的。

清末吴荣光（1773—1843 年）十卷《历代名人年谱》及《存疑及生卒年月无考》一卷，搜集人物从汉高祖元年至清道光二十三年（公元前 206—公元 1833 年）止。

1927 年商务印书馆出版了陆尔奎主编的《中国人名大辞典》。

至于中医的名医辞典，则由明代陈嘉谟《本草蒙筌》（1565 年）的“历代名医图姓氏”和李梴《医学入门》（1575 年）的“历代医学姓氏”开了先河。二者对比起来，陈氏有赞有图，而且介绍也较详，似乎占了上风。

明代李濂（1488—1566 年）《医史》，事实上也是一部名医辞典。搜集名医从医和、医缓开始至张养正止，可知在明弘治（1488—1505 年）以后即不予收集了。这也事所必然，《医史》成书于 1515 年，当然不可能“昔日戏言身后意”（引唐代元稹《遗悲怀》句）。

清代陈梦雷（1651—1741 年）原编，蒋廷锡（1669—1703 年）重编的一万卷《古今图书集成》的《艺术典 · 医部》中有 14 卷（五二四至五三七卷）为“医术名流列传”，起于上古止于明代，共列传者有名医 1 334 人。如其单独成书，也不失为一部“名医大辞典”巨著。

1945 年上海龙文书店出版、作者书社发行、许尚文编著的《当代医家传略》，开了为活人立传的先河。该书分两集，上集为“上海”，下编为“国内各埠”，但重点在上海，国内各埠仅仅为陪衬而已。搜集的名医倒也不少，如上海的丁福保、丁仲英、丁济仁、方公溥、方慎庵、朱小南、朱鹤皋、吴克潜、秦伯未、祝味菊、张赞臣、陈存仁、章巨膺、陆渊雷、盛心如、章次公、韩哲仙、谢利恒、严苍山、钱今阳等等；国内各埠的有孔伯华、杨医亚、叶橘泉、赵尔康等。笔者当时仅有乳名与学名，根本没有医名，但也叨陪末座在内，可能老许与我同乡，有意开了后门。或因当时我年虽在而立与不惑之间，但学徒倒已收了几个（第一批健在的有济南卫生学校张琦、上海青浦中医学会钱光耀、上海金山张埝卫生院陆斌文三人，已离休、退休了），看在这个份上请我入席的。这《传略》虽非巨著，但当时反应很大，事情就出在“生不立传”的封建思想上。有人对此攻击颇多，叶橘泉就反对立传而拒绝，故在叶的介绍中，有“叶氏淡名利，无时下习，编者去函征求小传，辞谢者再”一句可以反映出来。《传略》并有铜板照相，重磅桃林精印，成本奇高，当时没有什么赞助，故而亏空很大。幸而由当时文台怪才子许晚成先生独资经营的龙文书店全部承受下来，盖许尚文为其胞弟。

1956 年人民卫生出版社出版陈邦贤、严菱舟合编的《中国医学人名志》，当时陈邦贤（1889—1976 年）已 67 岁，年事已高，诚恐此书非陈氏亲自动笔，故而粗糙简陋，错误百出。

1982 年卫生部在衡阳召开的全国中医医院和高等中医教育工作会议后创刊的《中医年鉴》中初称“老中医学术经验”后改为“杏林人物”一栏，即为去世的名医立传，同时亦将健在的名医事迹经验相继发表。随着时代的前进，风气的改变，“生不立传”之观念，早已荡然无存了。从此也为喜欢树碑立传者，大开了方便之门。

1988 年 5 月，国际文化出版公司出版李云主编《中医人名辞典》，搜集人名 10 500 余人，费了 8 年时间完成了 150 万字，较之《中国医学人名志》的质量，当然不可以比拟了。但是健在的，诚如“凡例”中所谓“现代中医界名人，凡在世者未收”。

同年 8 月，福建科学技术出版社出版俞慎初教授《闽台医林人物志》。因系地区性而入“志”者不多，但其录校认真，堪称名医辞典中一部少而精的佳品。

刻下，“生不立传”之门，早已打破，因之这样名医辞典，一如雨后春笋般涌出。当然还是一件好事，在振兴中医事业上多少有些助威。但大多编辑单位，不问你什么人，当几天医生，只需交足审稿费、编审费及包销、资助、赞助的钱，不管你生张熟魏，都可以入座，都是名医。就是你只需花上几十块、几百块钱，就能买一个“名医”的桂冠，那则又从何说起？

出处:干祖望. 干祖望医话[M]. 北京:人民卫生出版社,2012:49-52.
干祖望. 干祖望医书三种[M].2版. 济南:山东科学技术出版社,2008:49-50.

鼠

老鼠纵然在十二生肖中座居首位,但我们对它总感鄙视得很。成语中就有鼠目寸光、鼠首偾事、鼠窃狗盗、鼠腹蜗肠、鼠肚鸡肠、鼠辈之流等难听的贬词。即使京剧"五鼠闹东京"中的锦毛鼠白玉堂扮相英俊,但一听其大名,也令人泛恶欲吐。

好事的古人,也曾为它写了一篇赞美词谓:"凭社而居,供穴而揖。忌器难投,翻盆谁执。或舞于门,或窜于室……小为鼷,大为硕。驾化无常,鸱衔如贼。尔无拥杖而号,我将迎猫而食。"很可惜,你想赞美它,事实上确赞不出一个美字。还是老鼠过街,人人喊打。

笔者十分遗憾,千不该万不该,偏偏在鼠年光临尘寰。1988年元旦写了一首先韵七律诗,为:"一生两度戊辰年,看尽炎凉百万千。鼠肖莫嫌成猥客,龙腾不必让先贤,只需有德能驱鬼,毕竟无私可对天,海屋筹添难服老,新功再立尚加鞭。"生肖尽管让它去猥琐丑恶,而人则更要秉公排私,为人民多做一点贡献。诗中"鼠肖莫嫌成猥客",自认为点睛之笔。

其实历代名医中不乏属鼠的,对我来说更是莫大的安慰,反过来适足以自豪。如:

华佗生于庚子年(公元前141年)。

李东垣生于庚子年(1180年)。

吴昆生于壬子年(1552年)。

李中梓生于戊子年(1588年)。

蒋示吉生于戊子年(1642年)。

王清任、曹仁伯生于戊子年(1768年)。

陈莲舫生于庚子年(1840年)。

蒲辅周生于戊子年(1888年)。

岳美中生于庚子年(1900年)。

以原始资料不全,定然有许多遗漏。

《医宗金鉴·外科心法要诀·痔疮》二十四种痔疮中第十二种称为鼠尾痔,可能是瘘管外表突起形如鼠尾而称。《中国医学大辞典》中有"鼠奶痔",注谓形如鼠奶之痔。《诸病源候论》把淋巴结肿(炎)在颈部腋部的称为鼠瘘,可能巢元方认为系"误食鼠食"所致之故,因之后世就有用猫头(或骨)炙炭加冰片来治疗已溃的淋巴结核。近来(约在1950年开始)治疗颈淋巴结核,常用猫爪草,据我所知,疗效尚可,一般用量为10克。其实它并非猫的爪子,乃为草药,其状的确一如猫的爪子,而且特别像。可惜未被《本草纲目》所搜集,即使近代陈存仁的巨著《中国药学大辞典》与上海科技1977年的《中药大辞典》中也付之阙如。

老鼠入药治病,虽然肉、血、肝、尾、皮都有,但唯有鼠矢取用最多,药名两头尖,可治小儿疳疾,且具解毒清热的作用。其实老鼠在药用上以补肾最有价值,根据书载为壮阳品,因是睾丸之故。如能生杀取出后,即用朱砂干腌,再用烘箱烤干,煎汤以内服形式来治疗惊厥,效颇显著。

还有一件事,使人难以理解。明代山西省大同的黄鼠和清代河北省承德的黄鼠,都是贡品,据说是皇帝御筵上的珍馐。《云中郡志》《大同县志》《承德府志》及《北廷事实》等文献上都有记载。

出处:干祖望. 鼠[J]. 辽宁中医杂志,1995(09):416-417.
干祖望. 干祖望医话[M]. 北京:人民卫生出版社,2012:352-354.

烦冗削尽留清秀

什么叫清?就是一无杂质,好像泉水一样,不论多深,一眼望下去,清澄到底。什么是秀?没有臃肿,没有庸俗,当然更没有丑陋,就是秀。

好文章就是在清秀中形成的。如何求得清秀?"烦冗削尽留清秀"。低级的文章,就是"空""长""杂""乱",犹如一株未经修剪的树木,满是臃枝累叶,从遥远处看,好像很茂盛,但仔细一看,就不堪入目了。

《刘刻遗书·与周次列举人论刻先集》谓:"大抵学问文章,善取不如善弃。"意即写文章,一个会搜集资料的,远远不及一个会削烦删冗的作者高明。南朝梁刘勰（？—520年）就直爽地说："繁采寡情，味之必厌"（见《文心雕龙·情采赞》），就是烦琐的文章，一上口就厌恶了。且看刘禹锡（772—842年）《陋室铭》仅仅81个字，流传了1 200年，读起来还是齿颊凝香，因为他的确做到削尽烦冗，达到"实""短""纯""清"的超尘脱俗境界。

因而，不能不想到我们处方用药，也一如写文章一样，力避"空""长""杂""乱"。消灭了空洞无物、冗长累赘、庞杂不纯及凌乱无章，当然就能"实""短""纯""清"了。不管文人的文章也好，医生的处方也好，也就成了精品。"技无大小，贵在能精"（李笠翁《闲情偶记·结构》），所以笔者把文章与处方联系起来，等量齐观。

现在劣质处方，遍地皆然，可以说已占整个处方的50%还多，中医哪能够振兴？一般不及格处方，问题就出在空、长、杂、乱四个方面。

1. 空洞无物　每立一方，必有主药，古人称为"君"。现在病不分轻重，证不辨标本，东一味补，西一味攻，南一味温，北一味凉，毫无实质可言。

2. 冗长累赘　正因为没有掌握一套辨证论治的手段，头痛几味药，发热几味药，痰多几味药，几味几味再加几味，那能不多？十六味、十八味、二十味甚至还要多些，你看还能求得短（少）吗？

3. 庞杂不纯　头上戴的是皮帽，身上穿的是棉衣，脚下拖的是保暖鞋，这是纯。如其头上皮帽，身上香港衫，脚上套棉鞋，世界上根本没有这样的人，除非是疯子。但处方上经常可看到升麻与磁石、桔梗与代赭石、荆芥与诃子肉、薄荷与五味子等同在一张处方，试问这还能称为处方吗？

4. 凌乱无章　一个急性咽喉炎，证属风热挟痰，一首六味汤可以解决，实、短、纯、清的六味药。但也有人以其头痛而加川芎、白芷；有凛寒又加荆芥、防风；咽喉疼痛加射干、马勃；声音嘶哑加蝉蜕、玉蝴蝶；咳嗽加光杏仁、象贝母；痰多加陈皮、半夏；见到充血又加金银花、黄连；假定还有便闭而用大黄、芒硝；小便黄赤加竹叶、灯心草；食少纳差加山楂、六曲等，其实这许多零星症候都是急性咽喉炎必然具备的，现在中医用药常是"对症下药"，毋怪乎一个急性咽喉炎而用上二十来味药，还有什么章法可言？

劣等的文章，我们可以不看。劣等的处方，病人不一定是内行人，根本鉴别不出来。

最后，我专对中医同行说句话：一定要提高中医业务水平，别再写出这样空、长、杂、乱的处方，必须写些实、短、纯、清的处方。

出处：干祖望. 烦冗削尽留清秀[J]. 辽宁中医杂志，1997(07)：34.
干祖望. 干祖望医书三种[M]. 2版. 济南：山东科学技术出版社，2008：157－158.

王军霞长跑与医生成名成家

尽管这两回事毫不相干，但在某一种角度上看却完全相似甚至绝对相同。前者的真本实力，后者的真才实学，是一个相同之处。还有跑的方法与才能的隐晦或暴露，又是一个相同之处。

1996年在亚特兰大奥运会，王军霞五千米得了金牌，一万米仅仅几分之一秒之差，失去金牌。行家予以评论，都认为五千成功在方法上，即快、慢、冲刺的战术使用得当。一万米则用之不当而失败。所以有人认为马俊仁坐在看台上遥遥指点一下，保证可以金牌套到颈子上。

据说掌握长跑最佳速度的战术，是在"笨马出栅速"一句俗语上得来的启示，因此冲刺总在后面，尤其是最后一瞬间。

医生当然希望成名成家，犹如运动员一样，希望获得金牌。不过一个具有争金夺银实力的运动员和具有成名成家资本的医生，毕竟少数，几百个、几千个中才能出此一个。所以人贵有"自知之明"，没有具备运动员的真正实力、医生的真才实学，还是不作遐想的好，所有失望的痛苦，都是从希望里得来的，尤其是不可能实现的幻想之梦。

具备争金夺银实力的运动员，尚且需要战术。具备成名成家实力的医生，当然也要"登龙"术。医生这个战术，就是当你跨出了院校大门或从师期满之后，起码在临床上摸爬滚打二十年，而且这个过程是实实在在地滚打，不是"混"。再加十年的撰写发表论文，在工作中拿出看得见摸得着的成绩。这样苦战三十年，你不求成名、不想成家，这个名、专家自会跑到你的身边，想推都推不掉。现在不少工作未满十年，就跃跃欲试地醉心于成名成家，专走左道旁门，对业务则视为可有可无，这种人的结局，终而成为医界的弃婴，即使神通广大混出了名，也不过是一个治不了病的医混，是医生队伍的一个赘疣。

即使你成名成家了，靠的是手段，一如获得金牌的运动员尿样药检有兴奋剂，这运动员与医生又是一样，两只粪缸同样臭！

干祖望. 王军霞长跑与医生成名成家[J]. 辽宁中医杂志,1997(12):31.
干祖望. 干祖望医书三种[M]. 2 版. 济南：山东科学技术出版社,2008:126－127.

按"生理年龄"定离退

1997 年 3 月 26 日的《劳动报》记载："日本黑川建设公司从 1979 年开始改革退休制度，即不是根据实际年龄，而是根据生理年龄来决定对每名职工是延长退休还是提前离岗"。

现在有人把人的年龄分为三种：实际、生理和思想年龄。实际年龄最扎硬，你过了 365 天不论你愿不愿意总要在头上加上一岁。生理年龄和思想年龄，那是因人而异，而且相差很大。不过思想年龄与体力健康毫无关系，这里不论。

谈到体力健康所系的生理年龄，则各人相差巨大。凡未老先衰者，纵然你正处于风华正茂的年代，但早已老气横秋，这一批人的事业少有成就，所以在史册上很少有他们的座位，因之这批人物要比高年的少得多。例如隋唐之际李百药（565—648 年），纵然也享年 83 岁，但初入中年，就已老态龙钟（见《幼学琼林·老幼寿诞》）。唐代韩愈（565—648 年）"年未四十，而视茫茫，而发苍苍，而齿牙动摇……其能久乎"（见《吊十二郎文》），固然"其能久乎"而在 56 岁谢世，到退休还少 4 年。

高年的举不胜举，如方叔（春秋时、周宣王时老将），他以 80 岁以上高龄，三次身先士卒在战场上击败了荆、蛮荆的外来侵略者（见《幼学琼林·老幼寿诞》）。三国时黄忠（？—220 年）85 岁，在定军山一仗，将敌将夏侯尚射死，刀劈敌军主帅夏侯渊，取得了胜利（见《三国志》）。太公吕尚（周初），80 岁之后，佐拥武王平定天下，统一江山（见《史记·齐太公世家》）。宋代周必大（1126—1206 年），79 岁登上宰相宝座，可惜的是翌年谢世。

以中医来讲，晋代王叔和（170—255 年）享年 85 岁，六朝陶弘景（452—536 年）享年 84 岁，唐代甄权（541—643 年）享年 102 岁，孙思邈（541—682 年）享年 141 岁（根据 1995 年南京大学出版社出版干祖望《孙思邈评传·年谱》），两部《千金方》都在百岁以后完成的，孟诜（621—713 年）享年 92 岁，王冰（710—804 年）享年 94 年，宋代钱乙（1020—1101 年）享年 81 岁，唐慎微（1040—1120 年）享年 81 岁，金代张子和（1151—1231 年）享年 80 岁，实默（1196—1280 年）享年 84 年，元代王珪"卒年九十余岁"（引《吴中名医录》苏州市档案局编），明代戴思恭（1323—1405 年）享年 82 岁，万密斋（1482—1579 年）享年 97 岁，孙一奎（1522—1619 年）享年 97 岁，杨继洲（1522—1620 年）享年 98 岁，陈实功（1555—1636 年）享年 81 岁，清代喻嘉言（1585—1682 年）享年 97 岁，张志聪（1610—1695 年）享年 85 岁，汪讱庵（1615—1698 年）享年 83 岁，张路玉（1617—1698 年）享年 81 岁，蒋示吉（1624—1713 年）享年 89 岁，薛生白（1681—1770 年）享年 89 岁，何梦瑶（1693—1783 年）享年 90 岁，赵学敏（1730—1810 年）享年 80 岁，吴鞠通（1736—1820 年）享年 84 岁，吴师机（1806—1886 年）享年 80 岁，马培之（1820—1907 年）享年 87 岁。近世享年 90 岁以上者有肖龙友、王子接、叶橘泉，80 岁以上者有施今墨、叶熙春、蒲辅周、姚和清、王文鼎、岳美中等。这一批先哲近贤们，生理年龄远远落后于实际年龄，否则怎能在暮年发挥出热能来为中医事业大壮声色呢？

考一个中医发挥业务水平最佳时期，厥在晚年。25 岁之际学习结束，初到临床，非经过 25 年左右的摸索，加之以钻研，到 50 岁左右开始步入最佳状态。

到80岁左右则又盛极必衰而又走向下坡。以生理年龄来计算，即使实际年龄超越80岁，尚能应付裕如，例如笔者而论，现年86岁，仍然打滚在第一线，门诊、查房不让年轻者。故而曩者俗谚有"年轻戏子(演员)老郎中(医生)"，确是中的之言。

中医也一刀切在60岁，似乎大有"暴殄天物"之感，是否也能像日本黑川建设公司一样？希最高领导加以考虑。

出处：干祖望．按"生理年龄"定离退[J]．辽宁中医杂志，1998(08)：41．

虚

中国文字，的确博大精深。你能读能写两三千个字，根本算不上一个学者，仅仅不是文盲而已。光是我们一个医生日日打交道的"虚"字，就有不少内涵和解释。

空如《礼记·曲礼》的"虚坐尽后"、《汉书·谷永传》的"无用之虚文"以及客套话"虚席以待"等。

中空的孔窍如《淮南子·汜论》的"若循虚而出入"，古人赞美竹子，称为"有节虚心"等。

体闲如《尔雅·释诂》的"闲谓闲隙也，虚无者空无所有，故有闲隙"。

没有如宋代洪迈《容斋三笔·司封失典故》的"虚邑三百二百者"，这里的邑事实没有的。一如民国时期军队里的虚造花名册来吃空粮一样。还有"徒有虚名"的虚，情同于此。

死如《史记·秦始皇本纪》的"不笃不虚亡"。

内怯如《水浒传》四十五回"虚心冷气，送出篱门"，及现代俗语"做贼心虚"。

浪费如《归唐书·越王贞传》的"虚生浪死"以及唐代诗人元稹《酬乐天三月三日见寄》诗"可怜虚度好风光"等。

假的如"虚晃一枪""虚与委蛇"等。

夸大失实如"虚张声势""虚报产量"等。

不可信如"眼见为实，耳闻为虚"之类。

有水分的不十足者如"虚龄""虚岁"之类。

不符实际的妄想如"虚荣"。

不值得如唐代王勃《上百里昌言疏》的"虚死不如立节"。

不必要如唐代柳宗元《黄溪闻猿》的"虚作断肠声"。

徒然如唐代崔珏《哭李商隐》诗的"虚负凌云万丈才"等。

弱者如《吕览·行论》的"齐国以虚也"。

与通作同义词如《汉书·古今人表》的"秦不虚"。

纯洁不杂如《礼记·祭义》的"虚中以事之"。

恬淡寡欲如《世说新语·赏誉》的"虚夷有远志"。

光明清澈如晋代陶渊明《辛丑岁七月赴假还金陵夜行涂口》诗的"虚明见纤毫"，及北魏郦道元《水经注·夷水》的"其水虚映，俯视游鱼"。

薄而透光的如明代高启《池亭昼卧》诗的"曲阑虚幔映沧浪"。

敷衍搪塞如明代唐顺之《条陈蓟镇练兵事宜》疏的"虚应故事"。

以上二十多个虚字，可与中医没有一个联系得上的。中医的"虚"字，仅有两个半，其一是邪"乘虚而入"的虚；二为"正气虚弱"的虚。半个么，乃明代绮石先生《理虚元鉴》的虚字，在该书内容中反射出这个虚字，不过是结核性疾病的病名，因之只算半个。

中医用到的两个虚字。其一，凡裂隙、空隙之处为虚，中医常用的"风邪乘虚而入"，即指此。也就是你人尽管很强壮，但在偶然一个裂隙邪即利用这个裂隙而侵袭你。其二，不足者，那么他气分不足，即气虚；血分不足即血虚。在临床上第一个虚字最多见，任何人、任何时令，机体随时随地可以有裂隙出现，例如大量运动之后大汗，那么你玄府敞开，正是风邪袭入的裂隙。你疲劳之后，也是邪气袭击的裂隙；肚子吃得太饱太胀，也是邪气袭入的裂隙。第二个虚，就是正气充沛的反面。

现在大多数中医脑子里想到第二个虚多而第一个虚少，甚至满脑子都是第二个虚，把第一个虚忘得干干净净。你脑子里早已片面得很，哪里还能够获得全面的诊断？于是滥用补药的恶习也因之而生矣。

出处:干祖望.虚[J].
辽宁中医杂志,1998(09):36.

真与假

"是非易辨,真假难分",信然。但也有人提出质问,是非既易辨,为何现在还有冤案?道理很明白,根本上还是真假没有分清。不过,是非问题尽管可以颠倒于一时,但终有一朝可以泾渭分明。可真假则难以分清,诚如《红楼梦》第一回中所谓"假作真时真亦假",你看现在假烟假酒充斥于市场之际,我们对真烟、真酒也不敢买了。我再补一个下联,"真孤假众假成真",回忆"文革"之际,所有假的都成了真的。所以《红楼梦》第一百二十回里又补充了两句"真而不真,假而不假"。因为她一开始就出现了一个姓甄(真)的,一个姓贾(假)的人物。但说假说过了头比真的还真,那就露出了马脚,使人知道是假的了。曾见某西洋参广告,称"对冬天怕冷、老年阳气衰竭等,都是最好的保健品",谁敢相信?故而晋代皇甫谧(215—282年)的学生挚虞就说"假象过大,则与真相远"(见《文章疏别集》)。

京剧《真假美猴王》中一真一假的孙悟空,越剧《追鱼》里的两个包拯,你说哪一个是真的?我说都是假的。如果要找真的,只有吴承恩笔下的石猴和五个世纪前的包龙图。可是吴承恩笔下的石猴本身就是假的,但六十年之前的张翼鹏(盖叫天长子)和现在小六龄童的猴王倒是一致公认货真价实的猴王。

谈到病,也有真假之分,但真正"真假难分"者唯有耳鸣。耳鸣属于幻听的范畴。本来就是假的,可是刘河间说了"耳鸣有声,非妄闻也"(见《素问玄机原病式》)之后,使人们知道耳鸣都是假的(妄闻)概念中,又知道竟有"真"存在。根据西医论点,这种客观性耳鸣毕竟不多,常见的还是主观性耳鸣(见《中国医学百科全书·耳鼻咽喉科学》)。如此说来,还是"妄闻"者多而"非妄闻"者少,也就是耳鸣假的多而真的少。这样真真假假,非真非假,有真有假的犬牙交错,连西医都认为"目前对其机理了解较少,亦较难治"(见《中国医学百科全书·耳鼻咽喉科学》,1980年,上海科学技术出版社)。

笔者认为,耳鸣有三种:①鸣是真的,的确,有其声源的存在,属于"非妄闻也",现代我们称为震动性耳鸣或客观性耳鸣,所以鸣是真的,病当然也是真的。②鸣是假的,根本没有什么声源的存在,属于"妄闻",现代称为非震动性耳鸣或主观性耳鸣,所以鸣是假的但病是真的。③根本没有鸣响,但你凝神刻想着耳朵在鸣响,固然耳鸣就来了,这是"臆想性"耳鸣,当然鸣是假的,病也是假的。因之我们对这三者也当然区别论治。

对第一种"非妄闻也",必须找出其声源在哪里。在于耳及其周围组织,当然毫无疑义,可是性质则不同,根据其不同而处理。如果还在中医书本里找治法,甚至取用套方如六味地黄丸、左归丸来应付,那就愚不可及了。第二种"妄闻"者,病因就多了,你千万不要迷信古书,只有肾虚一说,应该知道耳鸣实证多于虚证,此其一。实证中外感、内伤俱有,此其二。还有血瘀、气滞、痰凝、热毒、脏躁、窍闭,都是致鸣之证,此其三。肾开窍于耳,肝胆之经附于其,心寄窍于耳,宗气聚于耳,肺系笼葱穴在耳中,它的关系网遍及五脏六腑,此其四。真真假假,又独独钟情于耳鸣,此其五。试问"刻舟求剑"于肾虚一说,能行吗?第三种"臆想"者,当然可以"以假治假",用些"安慰剂"就足够,不必取用真刀真枪,即使想用真刀真枪,你也没法找到。

出处:干祖望.真与假[J].
辽宁中医杂志,1998(11):35.
干祖望.干祖望医书三种[M].2版.
济南:山东科学技术出版社,2008:146-147.

诗人吟诗与医生治病

诗人要作诗,也正因为能作诗而成为诗人;医生要治病,也正因为能治病而成为医生。这两个不同的专业和两个不同的职称,是否相同?这个回答倒难以出口,但有一点完全相同,就是有些诗人的作品，时历几千年，至今再读起来还是齿颊留馨；有些作品，早就随着岁月的流逝而消失。有些医生，去病还康，不费吹灰之力而成为名医；有些则治不好病而无人求医。

有人说“不同”。诗人作诗，就是靠灵感。灵感都是从“触景”而“生情”中获得的，所以有则作，没有即不作。而医生则不然，不管你有无灵感，病人一到，你不能不替他治疗。诗人可以不作，而医生不允许你不治疗，此言貌似“准确”，但我绝对不同意。因为病人一到，就有“景”可“触”，一个负责的医生也有“情”可“生”。如有对病人漠不关心，你痛你的，你死你的，与我无关，这样还有何“情”可“生”而灵感光临？诗人可以不作诗，而病人拿了钱挂了号，走到你面前，你能不应付吗？在这种情况下脑子里空空，这双手能写得出有效方药吗？只能草草写几味常规常用、吃不死的药，把“人”打发“走”开就是了，哪里还想到把“病”打发“走”开的职责。

要求诗的质量高，只有诗人文化水平高才能做到。提高水平，就是依靠你的勤奋学习，多多读书，使你虚空的枯肠填得满满的而成为“诗肠”。然后可以在你灵感一到后，只需在诗肠里捅一下，精辞辟句在你诗肠里蠢然欲动、膨胀奔腾，挤出来通过腋下、上臂、肘弯、下臂、手腕、手掌而到指头，泻到纸上，一泻千里。如其此诗是游览的，则什么仁静智流、螺青鸭绿、万笏千环、吟鞭野店等集中起来，供你选用。如涉及高龄老人者，则龟龄马齿、三祝九如、朱颜绿鬓、耄矣皤然等掌故，聚沙集腋，等待你去俯拾。还有如饯宴送别，则折柳牵衣、河桥驿路、湘叶江云、邮亭祖帐等韵逸故事，也陈列展示于你眼前，“愿君多采撷”（引王维《相思》原文）。像这样高水平的博学者之诗，哪能不出名句名诗而千秋传咏！

医生当然也是这样，你平时刻苦读书，精通经典，博览百家，尽量向脑子里填塞，好在脑子是永远也填不满的奇恒之腑。人一生中可以储藏百万亿信息单位，你尽量把古今中外的医学知识照单全收地储蓄起来。

随时随地，病人一到，什么病？什么证？就有左右逢源，得心应手地在脑子里囤积物归类、排队、筛选出应付办法。这一点，诗人与医生完全相同。

更有一点相同，大诗人不必考虑韵脚、平仄，可以出口成章而无“出韵”“不调”等事。老医生不用四诊八纲、理法方药的规矩而能无误地处理完成正规的手续。无他，熟能生巧。

出处：干祖望．诗人吟诗与医生治病［J］．辽宁中医杂志，1998(12)：33．
干祖望．干祖望医书三种［M］．2 版．济南：山东科学技术出版社，2008：147－148．

120 年前的观点

“中医治病，模糊朦胧，没有实验数据，全凭臆测。远远不如西医的言之有物，有科学的根据，有实验的证实。”这就是绝大多数人对中西医的观点，言外之意，是中医应该向西医看齐、靠拢、接轨。也可以理解为中医的一切必须以西医的框框来规范。

其实这种观点，120 年前早已有之。时代虽然隔开两个甲子，而其内容完全一致。且看清光绪元年（1875 年），羊城（广州）博济医局梓印，孔继良译撰，嘉约翰校正《西药略释・林序》“华药（中药）多泛而无凭，西药较实而有据。尝考大英大美大法大俄大德诸国，每国中设有医局数百，而所售之药靡不精详。如某症用某药则功小而缓，而用某药则功大而速。既有实验，然后达诸新报，布告同人”。光绪十六年（1890 年）美华书馆梓版发行的洪士提反第三版《万国药方・李序》：“（中医）观然以意进逻，病机凭虚构象，非实出而得其真也。泰西医学……悉由考验……其言之可证也。”

这种观点，不管它在 120 年之前或今天，可以证明他们都没有真正理解中医、认识中医。我们必须知道中西医理论体系，除了力求病人病去身安的目的相同之外，没有丝毫相同之处。最大的区别，中医治“证”不治“病”，西医则专治“病”而没有“证”。

证是抽象的，但通过许多现象就可以清清楚

楚地看到它,犹如英雄、坏蛋、胆小鬼一样,只能从观察中作出判断,绝对不同于寒暑表、天平秤、米尺能打出具体数字。当然在观察中得到的消息总不及数字报告的准确。因为"文章自古无真价,全在他人好恶中",所以几个人的判断不可能完全一致的,这也是事实。病,就是在寒暑表、天平秤、米尺下报告出来的。

中医与西医,国画与西洋画,京剧与电影,风格内涵绝对不同,但的确是同一个事业。国画、京剧用传神写意,通过以虚代实的艺术手段来博得人们的认可。西洋画、电影凭深入生活,通过一切求真的手段来获得人们的认可。国画、京剧被认可,是人民喜欢它、需要它;中医被认可,是因其能把疾病治愈,甚至能把目下还认为无法治疗的疑难杂症治愈。

如果用西洋画的要求,诸如比例、焦点、透视、轮廓、光线、冷热色等来评国画,那么,故宫博物院的所有名画全是不合规范的废纸。如果要求京剧接近生活,卖马、放牛要真马真牛上台,锁麟囊两顶花轿放到台上,三娘教子真的把纺织机放到台上,有谁再来欣赏京剧,更不要说认可了。

中国人就是没有规范而吃足其苦,所以中医应该大大地重视规范化,但绝对不能以西医的规范来规范中医,或以西医的要求来制订所谓中医的规范法。

如其有了真正的中医规范,那么不论120年前还是现在指责中医的流言蜚语,都会不攻自破、不禁自灭。

出处:干祖望.120年前的观点[J].
辽宁中医杂志,1999(01):35.
干祖望.干祖望医书三种[M].2版.
济南:山东科学技术出版社,2008:156-157.

西医评金元四大家

大家都知道西医前辈余云岫先生最最反对中医,仇视中医,还要消灭中医,但他对中医学方面的研究,我们还不可否认,是有相当深厚的基础,一般中医者望尘莫及。

除了余云岫之外,还有一位有名的西医前辈陈方之先生,对中医的研究,虽不及余云岫之深,但也有很高的水平。他也曾评议过中医学方面的名书名医。

陈方之对金元四大家的评议,认为:

"刘河间、张子和、李东垣、朱丹溪四人,后世称之为金元四家。俞约垒《续医说》有云:'丹溪者,姓朱,讳震亨,学医于武林罗知悌。知悌称太和先生,宋理宗朝寺人,得金刘完素之再传,旁通张从正、李杲之说。'其学一脉相传,著述颇多。唯其所著之书,均极端主张宗主《内经》。他们以为不独诸病的原理,可以《内经》之说解释,即诸病的证候治疗,都可以用《内经》的混沌词句,体察应用。所以诊病不必定病名,只需辨其阴阳虚实寒热,就能开方用药。医道至此,可谓万劫不变。

"所以刘河间的《宣明论》,将病名门类,萎缩到于十五,即诸风、热、伤寒、积聚、水湿、痰饮、虚劳、泄利、妇人、补养、诸痛、痔、眼目、小儿、杂论。以为不如此萎缩,即在《内经》中无根据,将晋唐的重实精神,一笔勾销。将未来的研究阐发之路,完全抹杀。将人身变化的自然现象,圈到阴阳五行六气的窠臼中。故我以为四子乃旧医学的罪人。"

"朱丹溪曰:'《素问》载道之书也,词简而义深,故非我儒不能读。'宋以后,儒者捧经,本已过火,而四子变本加厉,乃将程伊司马温公所已曾道破的伪书,顶在头上,当作三坟五典读。误尽后世的学医者,岂不可叹。"

以上照录于商务印书馆1950年11月版陈方之著《内科病学·第一册·传染病学》第九章"医史总论·附旧医学之回顾"。

与余云岫先生一丘之貉的陈方之先生此文,彻头彻尾是一篇污蔑中医的毒草,但在五十年后的今天却成忠告中医怎样走振兴中医发展中医道路的大好献策者。因之不避盗版之嫌而沐手恭录,以飨中医界同仁。

陈文中也承认了"晋唐的重实精神"。所谓"重实"就是务实。的确,晋代葛洪(284—364年)的《肘后备急方》与隋代巢元方(550—630年)的《诸病源候论》,都不是在《内经》的糟粕一部分中打圈圈，唐代孙思邈（541—682 年）的两部《千金方》更是第一部中西医结合（是古印度的吠陀医学）的文献。专讲实用，不务空谈，紧跟时代，不是重实是什么？

《内经》是中医之本，你丢了它，你就不是中医。如果你死抱一部分糟粕来研究、运用、误导，不是“医学罪人”是什么？

因之建议同仁们好好把陈文精读一遍，思考一下，很有好处。曹操读陈琳之檄而头风自愈。我们要学会把有毒的食品善于烹调成有营养的食物，入口果腹来营养自己。

出处：干祖望．西医评金元四大家[J]．辽宁中医杂志，1999(03)：32.

考与辞退

1997 年 4 月 2 日的《光明日报》报道“北京五警察未过‘双考’被辞退”。辞退者，淘汰也。内容为“自 1996 年 8 月起，北京市公安局开始在全局民警中开展了‘人民警察基本素质考试考核工作’。截至目前，全局 4 万干警有 2 万多人通过了‘双考’。其中有 5 名干警未能通过‘双考’而被辞退”。

考核有两个内涵，其一是考查核实，其二是研究考证，用在这里的考核，二者都可引用。

我们医生从学校毕业后跨进了医院，在爬到中级职称前一段时间里，七考八考，经常在考试中度过。一到高级职称后，可以把《礼记·典礼》“刑不上大夫”改为“考不上高职”。只要你不犯原则性错误，有谁来考核你。可是出事的偏偏高级大夫比中级、初级为多，因为种种因素之下并不明显突出，例如老医生德高望重，何必和一般人看齐；家丑不可外扬；尤其是名医，一旦沸扬起来，污水必然泼到各级领导身上，因为“捧”“树”名医他们最最卖力，常在“小事情不上纲、不上线，何必大惊小怪”声中轻轻掩过。

“文革”前，某大中医院某名老中医，治疗一例崩漏症采用当归活血汤，病人经过大力抢救而保全一条生命。后经他的学徒分析，并非老中医业务上的失误，乃此病人之前一人为经闭，老中医糊里糊涂把一号的症情套到第二号病人身上。像这样的老中医，脑子老化了，不能请他上班。

所以，考不论老中青，一视同仁，考也同法律一样，人人平等。

对医生的普考是必要的，考的内容可有三项，业务、医德和小节。

业务当然推置首位，但六七十岁以上的老中医决不能像中青年那样集中起来考，应该常把他写的病历定期由评审委员审查，若发现败笔，说明老了退化了，则立即请他休息。有些人八九十岁还是精力充沛，只要他乐于临床，当然予以欢迎。考业务，不应该以出题目为主，应该抽查他们写的病历。

考医德，除了平时考查之外，多咨询一些病员。

考小节，事实上也是医德的一个组成部分，但都不上纲、不上线，又难与医德混为一谈，例如走穴；替药商推销药品；不遵守制度，倚老卖老；已不负责科室行政的，还在插嘴插手，使现在科室负责人左右为难；倚老卖老者把科室里的图书、报章拖回家去。

考，是一个最好的措施。不过重点不一，老医生重于小节，中年重于医德，青年重于业务。

中医抽考，第一次在唐上元元年(760 年)正月(见《唐会要·医术》八十二卷)，对象为开业医生，70 分以上留，70 分以下弃，之后历朝都有这个制度。

出处：干祖望．考与辞退[J]．辽宁中医杂志，1999(06)：36.
干祖望．干祖望医书三种[M]．2 版．济南：山东科学技术出版社，2008：154－155.

吃老本

曾有这样一个灯谜，是“老鼠活在古书箱里”。老鼠要活，首先就是要吃，书箱里都是书本，古书当然是旧的老的，所以谜底就是“吃老本”。吃老本，典出何书，没有查到。

老本就是你过去经营、积累的，你今后可赖以生活的财产或知识。吃，就是你取用老本来满足你的需要，因之这个老本应该愈多愈妙。

财产的老本远远不及知识的老本好，因为前者愈吃愈少，而后者可以吃用不尽。所以，南宋学者王应麟(1203—1296 年)曾谓："人遗子，金满籯，我教子，唯一经。"金是财产，经是知识。有识之士，当然有有识之心，也必然说有识之言。

不过时代车轮永远也不会停止滚动，距南宋八百年的今天，知识的更新换代的周期愈来愈短，你在几十年前积累的老本，在今天是否还能够用？仅仅凭你四五十年前的经典著作、诸子百家，能以"不变应万变"吗？且看《灵枢·痈疽第八十一》的外科病 19 个，治愈的 6 个，死的 13 个，治愈率仅为 31.6%。现在你以这样水平来当医生，在医院还有座位吗？

例如以"金实不鸣，金破亦不鸣"九个字能应付得了由十多种疾病造成的嘶哑吗？凭"声高者实、声低者虚"八个字来处理耳鸣够吗？而且更有非震动耳鸣和震动性耳鸣两种绝对不同的耳鸣，你知道吗？靠"新病多寒、久病多热"八个字来治疗鼻炎能解决得了吗？我看不阅新书而仅靠老本的人将被淘汰，更何况老本本就不多者！

再读书，一般人认为是年轻人的事，而老一辈似乎可读可不读。事实的确如此，已脱离了临床者可以不读，你如仍在临床则不可不读，疾病魔鬼绝不会"敬老尊长"而不和你挑战的。孔丘(公元前 551—前 479 年)"朝闻道，夕死可也"(见《论语·里仁》)，顾炎武(1613—1682 年)强调"君子之学，死而后已"(见《顾亭林诗文集·与人书六》)，薛福成(1838—1892 年)"皓首穷经"(见《庸庵笔记·幽怪》)，甚至陆游(1125—1210 年)竟然有老人可以"读书有味身忘老"(见《剑南诗稿·不寐》)的永葆青春的感受。难道在你身上，就不行吗？

同时，必须提醒一下，这里并非强调老人要读书而年轻人可以放松，因为所谓"老本"，都是在年轻时积累而成的。你没有老本，怎能接受新的知识。无根之木，百天难活；无源之水，一泻而干。你没有接受能力，哪有吸收本领？故而《乐府·长歌行》慨叹"少壮不努力，老大徒伤悲"！

出处：干祖望. 吃老本[J]. 辽宁中医杂志，1999(08)：39. 干祖望. 干祖望医书三种[M]. 2 版. 济南：山东科学技术出版社，2008：153－154.

十步之间必有茂草

这句话，出之于汉代王符(85—163 年)，他的《潜夫论·实贡》有"十步之间，必有茂草；十室之邑，必有俊士"。

步，古人以脚步来测量远近。每步多少？从明朝每步八尺到清代五尺，历代各不相同，总之，都是形容其面积之小，但竟然也有草木茂盛之地。十室，即十个户口的小村，地方很小，但也有俊杰之士。它的内涵，是指地方虽小一定也有人才。

可惜的是蛰居小地方而没有人来发现、赏识、重用他们而孤芳自赏，终致浪费而无法一展才能。诚如太史公叹谓"明珠暗投"(见《史记·鲁仲连邹阳列传》)。江苏省无锡市祖传名喉科黄莘农主任和我聊天谈到两人的际遇，黄谓："你的声望比我高得多了。"我答："的确比你高，但你先看我俩站的地方，你在平地上，我在高山顶上(指南京中医药大学、江苏省省中医院)，如果你在地窖里，一定谁也看不到你了，更低。"言毕大家会心地莞尔一笑。

东汉韩康卖药，非但当时名气"妇孺皆知"，直到今天一谈到卖药，第一个提到的就是他。他所以克享盛名者，因为他卖药在国都热闹的黄金地段——长安市。如其在旁的地方，哪一个人会知道他。我想东汉到现在历一千八百多年，为什么仅仅他一个出名？唐代孙思邈(541—682 年)在 86 岁之前隐居终南山，有谁知道他？86 岁那年，唐太宗李世民把他请到京师，寓长安市光德坊，从此即名满大地，誉享千秋。如其没有来到高山之顶(国都)而仍在终南山，至多是一个牛鼻子道士而已。

前天收到一封寄自南京市大厂区(邮编

210035）医院刘荣善同志的信，我并不认识他。展牍一读，原来是把我在人民卫生出版社出版的《干祖望医话》批评得体无完肤，并指出70处错误，除去排字、校对造成者30处后计40处。一部30万字而有40处错误也足以自责矣。内自相矛盾2处、无知武断2处、有叛医理2处，似有难恕之罪。除了少数有些矫枉过正之处，但都十分正确，笔者在自疚的心理下去函道谢。

刘荣善与我素不相识，以意度之，是年轻中医，如在五十岁以上则世事人情老练而绝不敢写这样的信。《医话》谈到“担肩痛”时他说“我父亲即有一个”，可知其父为典型的体力劳动者。读书一定很多且博，有几部少见的书，我谓“失传”，他纠正谓“我这里就有”，更证明对中医书的兴趣。他临床、医德无法反映，但这样的文化水平，刻下中医中已百不得一。如给他一个适当的机会，可能是一个杰出的中医，而且是在中医“后继乏术”趋势下狂澜，或可参加力挽。

因之想到我们这样一批“既得利益者”，坐在这把椅子上，能够心安理得吗？能不能有一天，老朽小朽下岗，让茂草俊士来扛大旗，以求中医永不褪色。

出处：干祖望.十步之间必有茂草[J].
辽宁中医杂志，2000(01)：35.

2000年

2000年，是20世纪的结束，21世纪的开始，谁都会这样说的。其实错了，不是小错而是大错特错，它非但不是开始，而相反是结束。而且这个错决并非少数，而是一大片一大片的“你错我错他也错”。

与此相似的还有一件事，就是认为“中医西医化”，是中医走向繁荣的路子，其实非但不能繁荣，而是走入灭亡之路。

现在力求中医趋向弘扬光大的口号谓：“科学化”和“西医化”。类似的几个口号，似乎都很准确，但经过“慎思明辨”，则有许多可以斟酌的必要。

科学化。科学者也，是经得起实验证明，不是假的之谓。毛泽东解释“科学实验”谓：“人的正确思想，只能从社会实践中来，只能从社会的生产斗争、阶级斗争和科学实验这三项实践中来”（见《人的正确思想是从哪里来的?》）。中医的论点、手法、获效都经过了这种考验，早已科学了。《辞海》解释：“是揭示事物发展的客观规律，探求客观真理，作为人们改造世界的指南。”中医早就这样做了三千五百年，而现在、将来还会这样做下去。虽然清末李鸿章对中医有过这样的评语，谓：“（中医治病）以意进逻，病机凭虚构象，非实测而得其真也”（见1894年美华书馆梓印美国医士洪士提反翻译的《万国药方·李鸿章序》）。其实李鸿章根本不知道中医治病是凭“辨证论治”的，再则中医在临床时脑子里思索着“辨证”和“论治”的理论与实施，旁观者怎能看得出来。所以，李言适足以代表认为中医不科学者的人们说些外行话来献丑一番。

中医既然不是“不科学”，那么无须对和尚说“你要把头发剃光”。

西医化。我们需要的西医化，只需多多培养即可，何苦把早已“成型”的中医改造，徒然落得一个“废物利用”之讥。

中西医结合是好事，犹如植物无性繁殖的嫁接法，各取中西医两方面最优越的东西，作为亲本，培养出第二代更优秀的医师。但中医的一支亲本小了、少了、弱了，甚至虚存中医之名，而无中医之实，肯定结果是西医化。

出处：干祖望.2000年[J].
辽宁中医杂志，2000(02)：90.

见垣一方

笔者十五六岁时在姚氏家塾里读到《史记·扁鹊仓公列传》：“（长桑君）出其怀中药，予扁鹊：‘饮是以上池之水’……饮药三十日，视见垣一方人。以此视病，尽见五脏癥结。”就感到天下竟有这等事，吃了药成了X线机，绝不相信。

18岁跨入医门，问业师钟道生氏。回答是“尽信书，不如无书"，可能也不相信。

清代莫枚士（1837—1907 年）曾做过这样的解释，谓："史记扁鹊传载，扁鹊饮长桑君药，三十日，见垣一方人。由是诊病，洞见五脏癥结。注，方、边也。言见墙垣彼边之人也。案如注说，是谓能隔墙见人矣。长桑何药，而乃变易形质若斯也。窃谓，此当与纪昌贯虱同义。大抵久竭目力，则所见必异。虱大如轮，以径言也；垣一方人，以深言也。迹虽不同，理则一也。想扁鹊学望诊时，必日视其垣以目力，而以意合之人面，久之则垣中浅者深者，一一分明，便似其中有人在……"（见《研经言·扁鹊见垣一方人论》卷二）。

笔者不相信，业师不相信，莫枚士也不相信，恐怕只需脑子有一点点思维能力的人也不会相信。莫枚士并把《列子》神射手纪昌的贯虱故事来对比，用来相当天衣无缝而攻妙恰当。可用把目光凝视已久的视力疲劳而产生的幻视来解释，则又不敢认可了。

你说不信，但却给你一个不相信也要相信。现在气功大师们的隔墙见物，他们非但隔了厚厚的墙看得清晰晰，而且还可把看见的东西取过来，在众目昭彰下表演得淋漓尽致。可不知趣的司马南偏偏说是"假的，骗人"（见《神功内幕》），即使护卫气功比自己眼睛还出力的柯云路也在有气无力地承认"就如名牌产品假的一样，而且假的还不太罕的"（录《气功大论战》第一章"反方大发难"15 页）。至于这种"见垣一方"的可信否？更迷离扑朔了。直到 1994 年 10 月 11 日开始通过全国媒介公之于世的"民政部关于'命令解散国际气功科学联合会'的通知"。10 月 12 日由西安市民政局会同公安局查封了国际气功科学联合会在西安的办事机构，并查抄了该组织秘书长郭用礼的个人住宅。"见垣一方"也在于光远同志"什么特异功能，都是骗人的"的定论下同样成为"骗人"。

但描写大怒称"七窍生烟"，夸张精神创伤为"断肠裂肺"，这烟、断、裂根本没有这等事，为什么没有批判废止？那么形容医生洞察病情，了如指掌而譬为"见垣一方"又有什么不可？笔者尚未退休，到今天还在正常上班，天天在诊察室里度岁月，除去 1953—1954 年在中央直属机关第二医院进修耳鼻喉科一年、1966—1968 年清洁茅坑两年这三年之外，共计临床 65 年。笔者在认真工作中锻炼了 65 年，才深深体会到对任何复杂、疑难的棘手疾病只需沉思一下，虽然不敢狂言"见垣一方"，但处理起来也可做到孔老夫子所谓"七十而从心所欲不逾矩"（见《论语·为政》）。所以"见垣一方"，还是可信的。

出处：干祖望. 见垣一方[J]. 辽宁中医杂志，2000(06)：267.

【注释】

纪昌贯虱：极言善射。出自《列子·汤问》。纪昌，射箭名手。贯虱，贯穿虱心。

手

人体之"头"和"手"，常在辞目中作为助语词。

头，老头、滑头、甜头、苦头等，手，上手、副手、下手、对手、平手等，都可望文生义，能领会理解。但排字工人称民手，明明歌从口出而称唱歌家为歌手，手上沾满红色鲜血的暴徒称为黑手，替别人代做文章的称枪手，那就难理解了。更有海轮上工作称水手，那么，陆地上交通业工人为何不称土手、泥手，航空工作者不称天手或空手，挖土机工作者为何不称扒手，恐怕谁也没法做出满意的解释。

《楚辞·九章·悲回风》的"扪天"，明代吴承恩（1500—1582 年）《赠邑侯汤滨喻公入觐障词》的"捧日"，唐代杜甫（712—770 年）《八月十五日夜》诗中的"攀桂"。杜甫另一首《贫交行》诗的"翻手作云覆手雨"等等，都是古典中有关手的故事。

手的经络，《御纂医宗金鉴》六十一卷的"手臂外内歌"用 28 个字就把它一言而尽，谓"手膊臂外上手明，中手少阳下太阳，手膊臂内上中下，手太厥少分三行"。而且手上的腧穴，治疗作用都明显而稳定，连老百姓都普遍知道，重捺压两手合谷穴可以减轻甚至避免晕船、晕车和晕飞机。

外国谚语谓"世界是手创造的"，中国也有"白手起家”一语，这对手的歌颂已达到了最重重量级了。的确手是人体最复杂、最精细的器官之一，由于不断地使用和锻炼，获得了有复杂、精细、灵巧的功能。用现代语来说，是“最多功能的器官”。如生产劳动，创造财富，造福人类。手在战争中是一个战斗器官，不论你直接打枪开炮、打电报、拿指挥刀、制造高精尖导弹、卫星；是一个感觉器官，不仅一般的皮肤感觉，还具有高度发达的实体感觉；是盲人的眼睛（摸盲文）；能做手势的特长，具有表达能力或辅助语言的不足及加强语气的作用，对聋哑人来说，是主要思想交换工具；手在功能，又是联络器官。它的活动范围十分广泛，可使机体互相联系，可以解除肌肤表层的病苦，如痒则抓、痛则抚、除去刺入浅层的异物、能协助小脑掌握身体的中心平衡。每当人失去平衡而要倾倒之际，两手首先摆到适合于平衡的位置，把人体支持到平衡。走路、赛跑时的大幅度摆动，证明了这点。手是人体的保卫者，它总是最先、最快速地予以保护或抵抗；它在生活和工作中，是一个学习器官，经过不断地劳动和外界接触，它的运动和感觉可使大脑对于事物的意识和记忆不断地丰富。结果，人的聪明才智也随之增加；社会进入了“老龄时代”，加倍地关心老人，我们经常接触抚摸老人的双手，它的温度、握力、关节的活动、肌肉的松弛或紧张、有无震颤等，能最快速、准确、方便地反映出他的健康状况。

手在人身上固然是使人器重，敬爱，就是兽类，也未始不这样，在《词林典腋·形体·手》中曾谓“虎掌生威”。

出处：干祖望. 手[J]. 辽宁中医杂志，2000(10)：473.

鹿台恨

前、昨两天我欣赏了2000年最新的周信芳录音、小王桂卿配像的《录音配像京剧片·鹿台恨》，除畅聆了周信芳麟派及小王桂卿麟派“模仿秀”南派风格之外，还勾起许多感慨。

从1954年开始，所有片头的题字，都是张君秋手笔。张君秋舞台形象是“雍容华贵，气度大方”，而字也一如其人。此剧摄成于张君秋弃世之后，故而今后已不能再睹其墨宝了，人生在世，何其空洞奈尔！但林语堂的看法是这样：“人生读来几乎像一首诗。它有自己的韵律和节奏，也有生长和腐坏的内在周期”（见《人生像一首诗》）。张君秋艺术并没有消失，而至今徒子徒孙还在氍毹上永远地生长。

考“鹿台恨”取材于比干剜心故事。剜去了心的比干，还能踽步跄踉地走到闹市。卖无心菜的女子提醒他“菜无心可活，人无心必死”，他才知道自己是无心之人而倒地死去。因之联想到“辨证论治”是中医赖之生存的心脏。而现在年轻中医对此十分漠视，却成了“对症取药”的医生，长此以往，这个心脏必然要脱离了中医，中医将成为“无心之人”。可惜现在没有卖无心菜的女子来一言破道，中医还是没有倒下而呈繁荣兴旺的假象。

这个挽救京剧“录音配像”之举的出现，从1954年到现在，抢救了不少形将绝迹的京剧精品绝技。你知道这是谁的建议？是当时担任天津市市长的李瑞环同志。且看任何一集“录音配像片”的制作，都在天津。振兴中医运动，已有二十年，开会、宣传以及两届全国名中医的继承带徒工作不可谓没有费上大力，可是成绩拿不出来。单凭统计数字而没有过硬的成绩给大家看到，总难折服人心的。笔者希望中医界也来上一个“录音配像”之举，多好啊！

周信芳于1975年辞世之后，麟派戏已成绝响。得其传者为高百岁，他的“韵味醇厚，背上有戏”麟派特色，继承得相当成功，可惜的是早于其老师周信芳而于1969年在武汉京剧团团长任中过世。周信芳的录音不少，可是欣赏周信芳艺术，并不局限于听而更重于看。一如欣赏梅兰芳的天女散花，主要就在那千变万化的数十种手势，至今没有看到谁能继承下来。所以，麟派戏可以说录像重于录音。小王桂卿，名声不大，笔者过去在上海看过几次他的演出，但一点也不知道他的麟派之工。现在他老了，录了几次麟派戏，走红了，大有“大器晚成”之概。他的唱念做白可以说惟妙惟肖。他的"追韩信"跑圆场,限于体力而节去2/3左右,但最后一个吊毛,竟然使人大感惊奇。一个六七十岁的人竟然毫发不乱,干净利索,气不喘息,洒脱从容。如其没有这录音配像,有谁知道小王桂卿的艺术?中医界像小王桂卿的能有几人?这可惜的不是人而是中医学术。

【注释】

氍(qú)毹(shū):一种织有花纹图案的毛毯。古代演戏地上多铺地毯,所以又用"氍毹"代指舞台。

出处:干祖望.鹿台恨[J].
辽宁中医杂志,2001(11):695.
干祖望.干祖望医书三种[M].2版.
济南:山东科学技术出版社,2008:143-144.

漫画"耳、鼻、喉"

人言耳鼻喉科属舶来,非也。扁鹊第一个在洛阳挂牌当"耳目痹医"(见《史记》)。孙思邈第一个把耳鼻咽喉口目联系起来,号称"七窍"(见《备急千金要方》)。

世人罕有五官端正者,鼻中隔偏曲者,占有百分之九十五。

人身上发出的声音,一最"慷慨",是鼻子的鼾声,本人不想享受,专供旁人欣赏;一最"鄙吝",为耳朵的耳鸣,纵然同衾共枕者,也不能分聆一丝余音(不过震动性耳鸣不吝)。

"方书不载者"很多,很多。且看患有婴儿湿疹者,80%有鼻炎,表现在吮奶时停停吸吸,不能一气到底。患有慢性咽炎者,80%颈项转辗失灵,牵制不舒。

上喉科课谈制药的"煅存性",最难达意。我因之在黑板上写以"湿→潮→润→干→燥→枯→炭→灰→烬"八字的干湿分级,说明"煅存性"在枯与炭之间。

现在谈及耳鼻喉归经属性,真使人头绪纷纭。我教诲学生时就交代二十八个字,谓:"两耳肾窍肝胆附,鼻属肺经阳明过,喉咙归肺胃归咽,诸窍空清统于土。"《素问·玉机真脏论》云:"脾其不及,则令人九窍不通。"李东垣在《脾胃论》中更总结为一句话:"胃气一虚,耳目口鼻,俱为之病。"

出处:詹文涛主编.长江医话[M].
北京:北京科学技术出版社,1989:673.

宁绍有后

自古至今,中华大地上,好中医(应该称名中医,缘于现在不论哪个中医只要一上门诊看病,即使是第一天第一班,就已是名中医了。所以有人说名中医三个字是不可分割的,一如米田共三字一样,是天生的整个一块儿。因之用"好"字,比较货真价实而不致泛恶)无处不有,但同一地区好中医大量地涌出,那才是盛事。

如孟河籍费、马、巢、丁四大家成为孟河四家;龙沙籍戚、王、贡、孙、戚、叶、姜、姜(1885—1955年)八家为龙沙八家;宁波绍兴籍何廉臣、裘吉生、曹炳章三人为宁绍三杰;北京有施今墨(1881—1969年)、孔伯华(1885—1955年)、肖龙友(1870—1960年)、汪逢春(1882—1948年)四大名医。他们对中医事业的贡献,的确难以估计。其中以"立言"而论,《龙沙八家医案》由姜成之辑集而成,仅一卷,清嘉庆辛酉年(1801年)石印本出版,后收入于《珍本图书集成·医案类(乙)》中。《孟河四家医案》,除《丁甘仁医案》在1927年以《丁氏医案》冠名,计十五卷,内附"喉痧症治概要"于第六卷,在华丰印刷铸字所铅字排印出版外,其他三家多为手抄本相传授。1984年由张元凯等六位中医,搜集整理出216万字的巨著,1985年在江苏科学技术出版社出版了《孟河四家医集》。

宁绍三杰的贡献尤为特出,他们除临床的治病救人之外,在文献上更有巨大功绩,仅从历代3 000多种医书中选取90种精本、孤本、珍本的《珍本图书集成》和99种有价值的医学古书的《三三医书》就已使你叹为观止,更还有许多理论、见解、经验遗留在人间而泽被后世。

"无后为大"一言的开始,虽然为鼓吹孝道而出,但对任何事物来说,则不愧是一句颠扑不破的名言,中医事业当然也是如此。现在好中医还是在不断地出来，不过一如曩昔的一个区域中出了一群的话，则殊属罕见。我因读书癖发现了某一个区域，好中医还在集体涌出，何处？曰宁绍，现在宁波、绍兴一带。如董汉良、柴中元、毛水泉等，笔者虽无一面缘，但读过不少他们的笔墨。这些社论式、医话式、小品式、摘录式的产品，甚至还有小学训诂式的写作，使人开卷有益。

我认为这几位是继承中医大业的后起之秀。恕不介绍工作单位，以免"为他做广告"之嫌。从心底里喊出一声"宁绍有后"！

出处：干祖望．宁绍有后［J］．江苏中医，1999（11）：33．
干祖望．干祖望医书三种［M］．2版．济南：山东科学技术出版社，2008：136－137．

江苏是中医外科的发祥地

虽然《周礼》上已有疡医，《内经》里也有《灵枢·痈疽》，但真正外科鼻祖华佗（141—208年）却是在江苏创业与成就的。华佗虽然祖籍安徽亳县，但从小就在江苏徐州读书。他的一生，生活、活动、行医都在江苏度过。现在读到的最早一部外科专书是《刘涓子鬼遗方》，作者刘涓子也为江苏丹阳人，系南宋刘裕（363—422年）军队里的军医官。

现在不谈历史，谈谈技术质量。

江苏中医外科的质量之所以能跑在全国的前面，因为有着三个学派来支撑。

1. 正宗派　创始人明代陈实功（1555—1636年），字毓仁，号若虚，江苏南通人。少时遇异人，授以医术，从医临床四十余年，治愈了不少奇病重症。医德高尚，乐善好施。为了行人方便，捐资造了一大型拱式石桥，名通济桥，现辟马路改为钢筋水泥桥。他研药的研钵，现完整无缺地保存在南通博物馆。他的学派特点是重视手术，善用腐蚀剂。因他擅于手术，所以也设计了许多手法及医疗器具，内摘除鼻息肉手法，现在全世界各地医生都是据此上麻药、用圈套器钢丝套上息肉，再"绞紧，向下一拔"（《外科正宗》），然后止血。他学术指导思想是"去疾务尽"。他撰有《外科正宗》，正宗派正是由书名而得。

2. 全生派　创始人清代王洪绪，字维德，以住在林屋山而晚年号林屋山人。江苏吴县东山人。他的学术思想仅八个字，即"以消为贵，以托为畏"，所以他治疗脓肿，都力求其消散（即吸收）。据此他创立了阳和汤、犀黄丸、醒消丸、小金丹、梅花点舌丹等，用上方治疗不同类型的大痈巨疽都能使之半途消散，使病人不受痛苦。当时苏州诵芬堂药店主人雷允上，取他六味常用药，制成六神丸，至今盛名不衰，而且已打入国际市场。王洪绪著有《外科全生集》，故称全生派。

3. 心得派　鼻祖清代高秉钧（1755—1827年），字锦庭，江苏无锡人。他坚持《内经》理论，宗汪石山（1463—1539年）"外科必本于内"的指导思想，所以用内科论点、方法、手段来处理外科病，使外科理论大大地提高，使接近于一技之长的外科医生水平提高到全面掌握中医基础理论的真正中医。他撰有《疡科心得集》，故称心得派。

江苏中医外科有这样三派的支撑，所以一直领先于全国。不过在当代中西医结合中，正宗一派的优势，显然已黯然无光。但"全生"与"心得"两派，也正是夺取金牌的种子队。因之我告诫中医外科同仁们，必须知道，你们再去钻研正宗派则前途难见光明。应该认识时务，转风使舵，努力在"全生"与"心得"两派中，投入苦功，因为这两派致力的目标，恰恰是西医所没有的。

出处：干祖望．江苏是中医外科的发祥地［J］．江苏中医，2000（04）：31．
干祖望．干祖望医书三种［M］．2版．济南：山东科学技术出版社，2008：130－131．

从取消夏令时而产生的遐想

自1987年实行夏令时到今天已有五年之久，今年该是迎接它第六届到来，但不知怎样它被悄悄地废止了。有人为之欢呼，有人为之扼腕，这毫不奇怪，各人有各人的特殊情况，都是从自己的方便与否出发。以笔者而言，既不欢呼更不扼腕。

因为我对环境的适应性特强，不要说迟早 1 小时，即 6 小时也处之坦然。

但有一点对我们医生来说很有教育意义。据报道，夏时制实行第一年"成绩赫赫"，全国节约电耗上百亿度。然而行家一看便知，这一个数字是在办公室里拍下脑袋做出的结论。实际上，有关部门根据对 30 个城市 2 万户居民的调查结果粗略估算，全国最多只节约 6 亿度，与报道数字相差 20 倍。以 1986 年全国电力消耗总量为 4 985 亿度相比，所节约的区区 6 亿度，真是微不足道了。反过来对照一下中医中药界，也不乏星期二还把某名医捧得高之又高，但星期三就揭发他是假的，甚至是骗局。因之又遐想到自己用某方、某药感到"疗效不差"，但奉劝你切莫莽然地介绍，因为中医中药是辨证论治而非西医西药的对病发药。

上古时代，把一天分为四个阶段，即"平旦至日中""日中至黄昏""黄昏至合夜""合夜至平旦"（见《素问·金匮真言论》）。之后，又在这四个时段的基础上发展为：夜半、鸡鸣、平旦、日出、食时、隅中、日中、日昳、晡时、日入、黄昏、人定十二时（见《左传·昭公五年·杜预注》）。

为了把这十二个时段记忆下来，于是把十二地支的子、丑、寅、卯、辰……代替了它们（见《国语·楚语下》："是以先王之祀也……十二辰以致之"），俗称十二时辰。正因为十二地支使用方便，所以直到明清之际还普遍地取用着。

现在的二十四小时制，是舶来品，什么时候引进，以手头没有参考资料而不敢妄加肯定。不过在《红楼梦》第十四回中有过"横竖你们上房里也有时辰钟"一句话，明代谢肇淛《五杂俎·天部》中已有自鸣钟一物。考谢氏为万历中进士。万历年间，耶稣会士意大利人始传教进入我国，很可能此时二十四小时的计时制被带入了我国，并逐渐代替十二时辰制。

清代有名中医理论家周学海《读书随笔·考一日二十四时》谓："近泰西制时辰表，以一日夜分二十四小时。此乃近事，且出外夷，难证中国古书之义。"明确地指出二十四小时制是舶来品了。

又读刘完素（1120—1200 年）《素问病机气宜保命集·内伤论第六》的煮黄丸一段有云："一日二十四时也"。是否早在 12 世纪中国就已有了一日二十四时之分？与现代的划分方法有无不同？真的使人遐想了。

出处：干祖望．从取消夏令时而产生的遐想[J]．辽宁中医杂志，1992(07)：37.
干祖望．干祖望医话[M]．北京：人民卫生出版社，2012：417－418.

【注释】

扼腕：出自《战国策·燕策三》。自己以一手握持另一手腕部，形容思虑、愤怒、激动等心理活动。

名医与同名趣谈

商标有"商标法"，但姓名自古以来没有过"姓名法"，你叫阿毛，我也能叫阿毛；你叫美英，我也能叫美英。战国时魏太子信陵君名魏无忌，而唐初修撰《隋书》的长孙辅机照样也名无忌。战国时赵国宰相蔺相如，西汉以糖尿病结束生命、琴挑寡妇卓文君与之私奔的司马长卿也名相如。当然，还有许多同名甚至同姓者，罄竹难书。

清代顺治十一年（1654 年），保卫海防而阵亡统帅张奇之子，也名张仲景。南宋宁宗时（1195—1224 年），历官参知政事，谥端献，袭州人葛容父的大名也是葛洪。明永乐间（1403—1424 年）书画家陈国桢，弘治间（1488—1505 年）雄县知县长乐人；嘉靖间（1522—1566 年）北路烽火把总、福州左卫指挥使；万历间（1573—1819 年）石县知县等四人，都姓陈名言，而且与陈无择皆为浙江省人。南宋光宗时（1190—1194 年）江源人，秘书垂兼兵部郎；清乾隆时（1736—1795 年），宁给道台，常熟进士，两人都名张子和。清代辽东沈阳人，顺治十三年（1644—1661 年）的靖远兵粮道，名万全。这里尽管这样多的同名，甚至同姓同名，但决不怀疑是假冒影戤，因他们都非医生。

至于医生之间，有没有同名甚至姓亦同的巧事？当然有。计同姓同名者二：其一，《三因极一病证方论》作者南宋青田人陈言，字无择，其人其事早已深入医者之心；第二位陈言，为明代福建阳县人，号西溪，生平未详，也有一部著作，为《秘传常山杨敬斋针灸全书》二卷。其二，叶桂有两人。一为大名鼎鼎的苏州人叶天士；一为江苏吴县人，字小峰，生平事迹不详，也曾撰有《本草再新》十二卷，在道光辛丑梓行。

异姓同名中耐人寻味者，为俞嘉言。俞氏为清代江苏宝山人，字世则，善内外科而尤精外科，既具医术，更备医德，故而门庭若市，名噪于当时。每值贫人相邀，常徒步往返，年八十二而终，《宝山县志》有其传记。与江西喻昌的喻嘉言，仅仅差了一张“口”。

元代怀安五代世医朱肯堂。大名鼎鼎的王肯堂是明代人。这样说来，只能是王肯堂冒朱的名而不能说朱肯堂冒王的名。

明代江苏华亭（现上海）名医李中梓，撰有《士材三书》《医宗必读》及《颐生微论》；清代江西瑞昌世医刘氏，传至第七代挺生，业更精，撰有《伤寒纪效书》；江苏宜兴县名医徐榜奎，三人皆名士材。

清代江西奉新县名医帅念祖和福建长乐县名医陈念祖，都是进士，前者终于雍正元年，后者在乾隆五十七年。

笔者五代单传，先父得子也晚，老祖父望孙心切，故名祖望。绝非影戤精于医道的、康熙九年三甲第十八名进士、刑部尚书、巩昌知府齐祖望之名。特此郑重申明。

出处：干祖望．名医与同名趣谈［J］．光明中医，1996（01）：44．
干祖望．名医与同名趣谈［J］．江苏中医，1997（10）：26．
干祖望．干祖望医话［M］．北京：人民卫生出版社，2012：392－393．

【注释】

罄竹难书：出自《吕氏春秋·季夏纪》。罄，《说文》器中空也。罄竹难书，指把竹子用完了都写不完，形容罪行多的写不完。后泛指事实很多，难以说完。

影戤（gài）：出自清代史致谔《同治二年二月十三日禀左宗棠》。意为假冒别家牌号、商标，以伪乱真，从中谋利。

九三话九三

“1992”之后必然是“1993”，有什么稀罕。可“93 年”则百年中仅仅有一个，而且凡出生于清末民初者而遇到它，则更谈何容易。纵然漫长的一千年中，“93 年”仅有十年。现在回顾一下这一千年十个“93 年”中中医可以有纪念意义的事。

1093 年，宋元祐八年。董汲《小儿斑疹备急方论》写成。颁行高丽国所献《黄帝针经》。

1193 年，南宋绍熙四年。光宗疾，广聘天下良医。

1293 年，元至元三十年。改典医署为掌医署。不久又恢复原名。

1393 年，明洪武二十六年。黄仲理著《伤寒类证》十卷。

1493 年，明洪治六年。吴中大疫，常熟更甚，很多满门无生存。周恭《续医说会编》写成。

1593 年，明万历二十一年。李时珍、方有执逝世。李中立《本草原始》写成。孟继孔《治痘详说》写成，王文谟《碎金方》写成。

1693 年，清康熙三十二年。徐大椿、何梦瑶诞生。沈目南《伤寒六经辨证法》写成。沈镜微《删注脉诀规正》写成。日本为元禄六年，书林吉村吉左卫门刻《黄帝内经素问》。又越后刻陈言的《三因方》。

1793 年，清乾隆五十八年。内府大臣领太医院务。京师大疫，群医束手无策，余师愚用大剂石膏，应手而愈，正阳门外祁某，经余用石膏六斤，从死亡中抢救得生。陈修园考中进士，留寓京师。杜玉友《伤寒辑要》写成。程永培校刻《证治准绳》。日本为宽政五年，浪华书肆称元堂梓刻《银海精微》。浙江省嘉善县也大疫。

1893 年，清光绪十九年。使中医获得再生而得以蓬勃发展者毛泽东诞生。政府责令直省选送精通医理者，上之内务府。大鼠疫由广东开始蔓延到福建。第十度白喉病大流行。凌晓五病逝。

宜都杨守景苏园重刻《脉经》，何书田《杂症总诀》写成。我国最初的石印印刷开始印出了《徐灵胎医学全书》。日本富邑三多砦富堂刊印王孟英的《温热经纬》。

1993年，自1989年《建国40年中医药科技成就》出版到去年1992年，又大踏步地跨了一大步，凭这个惯性，则"93年"的收获和成绩当然会更大，大家可以拭目以待。

唐代孟诜，生于621年，殁于713年，中国习惯，尤其是古人，都用虚龄计算，则也恰巧93岁。凭现在所有资料考查，没有一位名医与他同龄的。

除了裘庆元手编的《三三医书》，为每集33册，计三集，共得99册，与"93"有些联系之外，尽管中医书浩瀚如烟海，而与"93"有关系的书名笔者没有见到过。这是九十九册的《三三医书》。

为了解决中医的乏人乏术的问题，在1991年全国五百名老中医收的徒弟，恰巧于"93"期满。这一批新生力量出来，使中医的兴旺势所必然。"93"之年，真是"救衰"之年。

出处：干祖望. 九三话九三[J].
江苏中医，1993(01)：14.
干祖望. 干祖望医话[M].
北京：人民卫生出版社，2012：373－374.

气　功

因《中国医学百科全书·中医耳鼻咽喉口腔科学》中我写了几篇"导引法"，于是许多人认为笔者是气功研究者，引得不少气功师来造访，可是谈到最后，都不欢而散。何故，我对气功实乃外行。

一个反对中医的人，他永远不读中医的书，凭他自己主观的想象专门喜看扭曲中医的文章。一个对"气功"怀疑的人，也未始不是这样去研究真正的气功读物，专门搜集什么《气功师露馅记》《为弥漫神州的气功热加道清凉油》《×××是治病还是害人》《气功神通术真言六字诀：玄、侃、蒙、编、骗、托》等，你想这种人而真正认识"气功"的真谛，其能得乎？笔者就是其中之一。

1949年前没有"气功"一名，翻遍了此前出版的《辞海》《辞源》《中国医学大辞典》，也未见其踪迹，但"静坐法""坐庚申"等倒殊为多见。笔者亲眼见到一位等待后事的肺结核邻居，到杭州同善社入社（时在1925—1937年间）学静坐，费时匝年恢复了健康，至耄耋之年而正常病故。当时蒋维乔的《因是子静坐法》、丁福保的《静坐法精义》等，也风行一时，的确对大众的保健康宁带来了幸福。

1949年后，《辞源》《辞海》里依然未见"气功"两字，是否属遗漏或不承认它，我等局外人不知矣。《汉语大辞典》谓："气功，为我国特有的一种健身术，以集中意念、调节呼吸、柔和运动等方式，诱发人体潜力，促进各系统的机能，增强体质。"《简明中医辞典》："发挥病人主观能动性，用以防治疾病的一种方法。导源于古代的吐纳导引。"这两个解释相当科学、客观，使人信服，以资信服的一点，就是都强调要靠自己的合理方法与专心锻炼，未闻赖他人之功来治疗自己的病。

赖他人之功来治疗自己之病，好比一个佛门信徒，天天念金刚经，每念一卷即在"路引"（佛教认为人死之后，此"引"焚化给本人，用以进入极乐世界的证书）上点上一个朱点，朱点当然愈多愈好，然后寺庙里有点满朱点的"路引"以朱点多少来高价卖给善男信女一样。其实和尚们是否真正地念一卷经点一个朱点？我就坚决不买那点满朱点的"路引"。为什么？我就信服马济人先生一句话，谓："气功是一种自我身心锻炼方法"（见陕西科学技术出版社1983年《中国气功学》第一章第一节第三条）。

还有隔墙识病一事。在乾隆二十三年《太平府志·人物方技》载有："王綖，字大仪。永乐间以良医副进修职郎。能隔垣察病虚实，目手所及，生死判断。"但可惜的是"隔垣察病"之后拖上一个尾巴，是"目手所及！"20世纪二三十年代，上海某名医，能做到"观色知病"，每当初诊病人一见面，即能道出起病时日、何病何疾、治疗经过，丝毫无错。之后与挂号员翻脸后，挂号员道出内中秘密。原来挂号处有两人工作，一司挂号，一则细询病人症情并记录于纸上，通过传送带（医生座位与挂号处仅一墙之隔）诊前先让医生了解病情。被揭穿后，此名医也像江淹的五色笔晚年被郭璞没收了一样,失去了往日的“绝招”。

至于密封的器皿中东西,凭气功可以取出,这一点我倒深信不疑。因为笔者的前列腺肥大了多年,正在广访气功师替我拿出来。通过这个不费钱的征医广告,我想一定有高明的气功师来应征的。

出处:干祖望.气功[J].江苏中医,1993(04):19.
干祖望.气功[J].辽宁中医杂志,1993(08):33.
干祖望.干祖望医话[M].
北京:人民卫生出版社,2012:376-378.

【注释】

导引:是修炼者的俯仰屈伸运动,以锻炼形体的一种养生术。

耄耋:八九十岁,指年龄很大的老人。

注:可与《气功能否治病》一文互参。

话　酒

把“烟、酒、赌”列为三害,我不能不替酒叫屈。烟的确有百弊而无一益,赌更能导致倾家荡产、妻离子散。但酒毕竟利弊参半。

人称酒为“三酉”,固然从三从酉而成其字,但酉本身,就有成就的意思,君不见《太玄玄数》就有“酉取毕成”一句话吗?《说文解字·酉》:“就也。八月黍成,可为酎酒。”段注:“此举一物以言就。黍以大暑而种,至八月而成,犹禾之八月而就也。不言禾者,为酒多用黍也。酎者,三重酒也。必言酒者,古酒可用酉为之,故其义同曰就也。”而且在人的卫生保健方面,酒也是一味珍品,所以繁体医字的组成中就有酉字。

古时候李太白斗酒诗百篇;现代戏《红灯记》中李玉和母亲喝了一杯酒,更有力地斗倒鸠山。唐玄宗和杨贵妃的“七月七日长生殿,夜半无人私语时”(引白居易《长恨歌》)之前,已在昭阳殿里饮酒小宴。酒,的确在我们文坛捭阖、燕赵悲歌,甚至旖旎风流韵事上平添了不少佳话。在这里更引以为巧合者,为什么这些事都落在李氏一门中?

酒的为害之处,就是酒精中毒。如《荀子·解蔽篇》:“醉者,越百步之沟,以为蹞步之浍也;俯而出城门,以为小之闺也。酒乱其神也。”酒精中毒,可使人产生幻视、幻听、幻觉,把大河当作小沟,大城门当作小房门了。用荀子的话,这叫乱神。

中医对酒的运用,十分讲究。本草、药物学书籍中,对酒的介绍可谓不少,笔者不作赘言,以免文抄公之讥。

临床上酒的运用方法有多种。喷酒:先在待煎药物的饮片上喷上层薄雾样的酒,然后煎煮。酒炒:最为常用的中药炮制方法,可使苦寒药转为温和,温性药更增强作用。酒泡:即极短期的浸泡,如阿胶之类,泡上三五小时之后,可解去其腥恶之气。

此外,最常用的是药酒,取药物长期浸泡于酒而成。一般药酒多用高度的烧酒,浸的时期一般是“夏三冬七春秋五”,即夏令浸三天、冬令七天、春秋五天,不过浸的时间愈长愈好,甚至几个月、几年都不妨。但必须注意,浸时要高度密封。

单纯用酒作药治者,如:风寒牙痛时,可含白酒在口中,有止痛作用;脚丫痒及因出汗多而脚臭者,每天洗脚后,滴高度白酒于脚丫,经过一个时期,获效满意;一切跌打损伤,除了开放性者之外,你可以恣意地吃上一餐老酒(黄酒、白酒随个人所好而取)和螃蟹,连吃几天,比吃药还有效。用螃蟹的爪尖来作药用,称十爪散,取其破瘀活血作用而作为治伤药品。当然,不能进酒者,就没法享受这份口福了。又如对轻的感冒或流感盛行时作预防之用者,可用高度白酒(必要时食用酒精也可)与酸醋各半,放在锅内,上不加盖,置于火炉上煎煮,至烧干为度。任它袅袅缕缕的蒸气散布全室,不过窗门必须紧闭。可以天天如此,甚至一天两次更佳。

最后必须申明一句,医用酒必须是蒸馏的白酒,绍兴黄酒也可。凡饮料式的冲兑的酒,一概不能入药。

出处:干祖望.话酒[J].江苏中医,1994(03):22.
干祖望.干祖望医话[M].
北京:人民卫生出版社,2012:411-413.

【注释】

酉(yǒu):古代对陈久醇熟之酒的称呼。精熟为酉,故名。东汉郑玄注《周礼》中"昔酒"一词时曰:"昔酒,今之酉,久白酒"。

捭(bǎi)阖(hé):捭,拨动;阖,闭藏。指运用手段使联合或分开。本为战国时纵横家分化、拉拢的游说之术。后亦泛指分化、拉拢。

燕赵悲歌:古时燕国和赵国出了很多侠客,因此后人多用"燕赵之士"指代侠士,而侠客多悲壮结局,因此燕赵多悲歌。

旖旎:本为旌旗随风飘扬的样子,引申为柔和美丽,多用来描写景物柔美、婀娜多姿的样子,也用来形容女子美丽,亦有雄伟之意。

【按语】

酒,从存在的广度来说,普遍存在,大江南北,国内国外,从时间来看,自古就有,从文化角度来看,中西方都有,都曾经是神圣的。酒,是我们生活当中不可缺少的。酒是属于物质的,一种特殊的食品,但往往又和人的情绪有关,所以它又融于人们的精神生活之中。

古中国和古希腊是卓立世界的文明古国,两个古国是中西方文化的源头,也都是酒的故乡,五六千年历史长河中,酒和酒类文化一直占据着重要地位。

酒醉而成传世诗作,这样的例子在中国诗史中俯拾皆是。杜甫《饮中八仙歌》"李白斗酒诗百篇,长安市上酒家眠,天子呼来不上船,自称臣是酒中仙",是我们最熟悉不过的了。杜甫还有"醉里从为客,诗成觉有神"。苏轼《和陶渊明饮酒》曰"俯仰各有志,得酒诗自成"。杨万里《重九后二月登万花川谷月下传觞》"一杯未尽诗已成,涌诗向天天亦惊"。南宋政治诗人张元年说:"雨后飞花知底数,醉来赢得自由身"。

对名人如此,对老百姓来说,酒也是必不可少的。中国又是酒人的乐土,地无分南北,人无分男女老少,饮酒之风,历经数千年而不衰。中国更是酒文化的极盛地,饮酒的意义远不止生理性消费,远不止口腹之乐;在许多场合,它都是作为一个文化符号,一种文化消费,用来表示一种礼仪,一种气氛,一种情趣,一种心境。逢年过节,喜庆典礼等等,就是必备之品,无酒不成席。而由此就产生很多礼仪。

我国古代饮酒礼节相当烦琐。

主人和宾客一起饮酒时,要相互跪拜。晚辈在长辈面前饮酒,叫侍饮,通常要先行跪拜礼,然后坐入次席。长辈命晚辈饮酒,晚辈才可举杯;长辈酒杯中的酒尚未饮完,晚辈也不能先饮尽。

古代饮酒的礼仪约有四步:拜、祭、啐、卒爵。就是先做出拜的动作,表示敬意,接着把酒倒出一点在地上,祭谢大地生养之德;然后尝尝酒味,并加以赞扬令主人高兴;最后仰杯而尽。

在酒宴上,主人要向客人敬酒(叫酬),现在我们说应酬可能原意就是应付别人的敬酒,也许就来源于此。客人要回敬主人(叫酢),敬酒时还有说上几句敬酒辞。客人之间相互也可敬酒(叫旅酬),有时还要依次向人敬酒(叫行酒)。敬酒时,敬酒的人和被敬酒的人都要"避席",起立。普通敬酒以三杯为度。

现在我们已经没有这么多客套了,但现代人喝酒似乎已经没有了饮酒的乐趣。还有些人甚至达到酗酒的程度,这是我们不提倡的。

古人对饮酒与养生保健的关系早就有所认识。《诗经·豳风》中便有饮酒可以帮助长寿和祝福长寿的记载。现代也认为适量饮酒有预防保健的功效,比如活血、降低血脂等。

对于度数较高的酒,中医认为湿热或痰湿蕴结、失血、阴虚、痔疮病人忌服。神经、精神疾病,高血压、动脉硬化,肝炎、肝硬化,以及肺结核等疾患也忌饮酒。此外,不宜在空腹时饮酒。妇女妊娠期不应饮酒,以免影响胎儿的健康。

酒,其实也会对人体造成伤害。短时间内大量饮酒,可导致急性酒精中毒,轻者烦躁多语、恶心呕吐,重者昏睡、昏迷、面色苍白、呼吸缓慢、体温下降,须及时救治;长期较大量饮酒,还可造成慢性酒精中毒,出现智力减退,精神淡漠,并可引起维生素缺乏,出现慢性胃炎,心、肝、肾等脏器的变性,以及神经炎、肝硬化等疾病。

但在我们日常交际中，有时饮酒又是不可避免的，那我们该如何把酒精对身体的危害降到最低呢？

饮时心境要好。酒只有在身体和情绪正常的情况下才能饮用。身体不适、过分忧愁或盛怒之时都不能饮酒，否则会损害身体健康。对于愁来说，“借酒浇愁愁更愁”，对于怒来说，人在发怒时，肝气上逆，面红耳赤，头痛头晕，如再饮酒，加上乙醇的作用，势如火上浇油，更易失控，以致造成不堪设想的后果。

不妨学学古人，多一点饮酒的意境。古人为使饮酒时的情绪达到最佳状态，也摸索出了至今看来仍可仿效的办法。

选择合适的时间：如凉月好风，花开满庭之时；旧地故友，久别重逢之时饮酒。而在日炙风燥，则不宜饮酒。

选择合适的场合：花前月下，或宅舍酒楼，令人感到幽雅、舒畅。

古人有“山饮”“水饮”“郊饮”“野饮”之习，颇喜在游览观光中饮酒。因此，他们饮酒的处所，往往不在闹市之肆，而在山峦之巅、溪水之畔，或在郊野之中，翠微之内，其情趣确实是在高堂明烛下所难以领略到的。

酒，作为世界客观物质的存在，它是一个变化多端的精灵，它炽热似火，冷酷像冰；它能叫人超脱旷达，才华横溢，放荡无常，能叫人忘却人世的痛苦忧愁和烦恼到绝对自由的时空中尽情翱翔；它也能叫人肆行无忌，勇敢地沉沦到深渊的最低处，叫人丢掉面具，原形毕露，口吐真言。

酒是个复杂的东西。

从“白昼黑夜”想到中医应该维新发展

宇宙永远在运动着，没有停止不前的事物，包括人的思想及对外界一切的认识，以最简单的身边昼夜来讲，就是最好的教材。

从《庄子·让王》“日出而作，日入而息”的仅知白昼黑夜的“日出”“日入”起，到《素问·金匮真言论》再分为“平旦至日中，日中至黄昏，合夜至鸡鸣，鸡鸣至平旦”而知道每天有上半天、下半天，一夜有上半夜、下半夜四个时光。《左传·昭公五年》又进一步把一昼夜分为午夜、鸡鸣、平旦、日出、食时、隅中、日中、日昳、日膊、日入、黄昏及入定十二个时辰。

大桡作甲子，乃把十数的天干和十二数的地支配合为计算的一门学术，但直到战国时期方才运用它的子丑寅卯来替代午夜鸡鸣等十二个时辰名称。因为午夜、鸡鸣，仅仅适用于黄河流域地区，移用到其他地区就无法使用，而子丑寅卯则任何一地都能通行无阻，这是大大的维新和发展。

第一座自鸣钟在1657年荷兰诞生之后，用24小时来计算一昼夜，当然比子丑寅卯更方便科学，上学、工作、约会、会议……都能准时不爽，你光用“日出”“日入”行吗？

清代吴楚才、吴调侯编辑的十二卷《古文观止》，选文上起先秦，下迄明代，222篇锦绣文章，的确是部上品好书。可惜书名《观止》，大错而特错，世界哪里有“止”字！

中医学术也是经历三千年的发展，达到了现在的水平。一到21世纪或更后的话，这样的水平仅仅在子丑寅卯的阶段，不用24小时的自鸣钟，能行吗？《巴人杂文选·从崎岖到康庄》中谓：“路是走出来的，但有路还得走，方能辟蹊径而为康庄大道。”此言就是指导我们现代的中医，应该在事业上做些什么？

出处：干祖望．从“白昼黑夜”想到中医应该维新发展[J]．江苏中医，1998(09)：37.

闲话“运气”

任何一门学问、技术或某种专业，创业成功并得到人们认可之后，必然有人在这个基础上深入研究，不断阐明发展，以至拔高。但也有阐明了、发展了、拔高了，可惜没有给这门学问、技术、某种专业带来真正的实惠，反而带来了负面影响。这等事可以说古今中外无处不在。

例如中国文化，几千年来一直马首是瞻而驰骋于世界文坛。什么诗、赋、词、文，即使一个体裁没有极高的作品，但也有曲高无人聆听者，如“小学”一门学问，它专事训诂之学，已有不少饱学之士投身其间，做出了极大的贡献，可惜用处不大。鲁迅（1881—1936 年）、郭沫若（1892—1978 年）都研究过小学，但他们的作品中从未发现有小学的迹象，说明小学也不过是可有可无的东西。还有八股文，水平颇高，可是对文化非徒无益，反而埋没了不知多少古来文人学子的志气。

老子庄周（公元前 369—前 286 年）的“道”学说，替哲学营造了一半天地。葛洪（284—364 年）在祖父葛玄（164—244 年）影响下，用道教理论接轨到炼丹术，为全世界化学开启了大门，作了化学之父，在道教中形成了丹鼎派，但对真正道教的经典派贡献不多。汉代张道陵（34—156 年）把巫术披上道教外衣创立新的道教，专事打醮拜谶、祷福驱灾勾当的符箓派。唐代道士袁天罡和数学家李淳风（602—670 年）创立了道教中的占验派，专用《易经》及天干地支来预卜未来的命运，成了后世堪舆卜卦、算命测字的祖师。对道教深入发展的丹鼎派、符箓派、占验派，你不能不承认其是道教，但他们对道教没有贡献，有的甚至往道教脸上抹黑。

佛教传入中土，中国的佛教徒就把“六道轮回”佛家学说深入研究开拓，延伸出十殿阎王、牛头马面、黑白无常、刀山地狱等迷信勾当。非但没有把佛教禅家学说继承下来，反而给佛教泼以污泥浊水。

中医的运气学说，也完全与以上一模一样地出笼了。运气，是指五运六气，五运由五行嬗变而来，六气由六淫蜕化而来。中医的五行，是用于阐说人身机体统一的工具；六淫是风、寒、暑、湿、燥、火六个“证”的单元。但经此一嬗变、蜕化之后，则与原来的含义面目全非，却与道教的占验派完全相同。

其实，对运气学说的怀疑与否定，不是从今天开始，二百多年前就已有人说过。

如清代何梦瑶（1693—1783 年）曾谓：“运气之说，拘牵不通，固为有识者所不信”（见《医碥·运气说》）。

近贤曹赤电（1878—1956 年）在吴鞠通（1736—1820 年）《医医病书·运气论十四》篇后注曰：“按司天运气之说，黄帝不过言天人相应之理。后人以为是年何气司天，民生何病，拘定何药，岂千万人之病，一一与之尽合，不许一人生他病乎。此皆固执不通之言，误人不少。”章太炎（1869—1936 年）在《章太炎医论（猝病新论）》中也批判这种唯心的运气，写了不少使人共鸣而信服的言论。

中医强调要科学化。科学是什么？是“实事求是”。

出处：干祖望.闲话“运气”[J].江苏中医，1999(04)：33.

【注释】

打醮（jiào）：意为道士为人做法事，求福禳灾。醮：①古代婚娶时用酒祭神的礼；②道士设坛念经做法事。

谶（chèn）：将来能应验的预言、预兆。

【按语】

中医的运气学说到底讲的是什么？后世有没有演绎或者歪曲理解你对现今还有没有指导意义？这一连串的问题恐怕已经困惑我们很久了。历史上有很多事物原本是“甲”意义，却被后人赋予了“乙”意义，背离了原来的意义，甚至使得人们对其原意不甚了了。

中医的运气学说恐怕至今还是一个谜，推崇它的把它当成了至理名言，批判它的认为它一无是处。

目前有关中医的运气学说研究多数从气象医学或者时间医学入手。

气象医学是研究气候和季节对人体健康、疾病影响的学科，目的是保护人类免受不良气象条件的影响，并利用有利的气象条件增强体质、防治疾病。气象医学的研究涉及天气学、气象学、气候学、医学等多门学科知识，是综合性的学科。因为很多疾病是与气候有关的，如神经痛、变态反应性疾病、风湿性疾病。凡在春夏或秋冬之交，气候变化大的时候，内科门诊中的老年人和儿科门诊的病人增加。在住院病人中一些体质虚弱的危重病人，往往在这种气候突变中死亡，尤其是老年人的心血管疾病。气象因素对人的精神和心理活动有影响，风和日丽时人们会感到心情畅快，而风雨交加时则心绪抑郁。这种因气候变化而发生疾病是有一定病理生理基础的，人们只有认识它，才能因地、因时进行相应防护，以防疾病甚至危及生命的情况发生。

时间医学是研究生命现象的时间特点的学科。时间医学也出现了自己的亚分支，如时间生理学、时间病理学、时间治疗学、时间药理学、时间护理学等。

我们会发现，人在一年四季中的情绪和体力在变化，昼夜之间激素水平在变化，人体的免疫功能随季节、昼夜在发生变化。有些疾病总是集中在一年中的某季或某月，或集中在一日中的昼、夜或某时发生；有些疾病的患者总是在某个季节或某个时辰死亡率高；有些药物对疾病的治疗作用总是在某个时间段效果好一些。

自然界有节律，牵牛花拂晓时开放，夜来香就是晚上出香，公鸡拂晓打鸣，犬晚上守夜，蝙蝠黄昏时大量出动，青蛙傍晚时要歌唱，燕子春天往北方飞等自然界现象。

天人共通，就是说宇宙是一个大天地，人体就是一个小天地。人体也随着自然界的气候变化，四时八节的升、降、浮、沉，随时随地对人体有着影响，人体随着自然界的升降浮沉而在变动。《素问·宝命全形论》中说："人以天地之气生，四时之法成。"人体也同样适用有节律的。

用运气学说推衍出来的结果是不是与实际的气象、疾病相同，是否有意义，需要我们用大量的资料来证实或者证伪，才能看清楚运气学说的意义所在，才能做到"实事求是"，不夸大，也不缩小。

中医美容

中国人很早就关注美容。晋代潘岳（265—316年）貌美，女子们见他上街行走，都要"连手萦绕，投果盈车"。孟轲（公元前372—前289年）谓："西子蒙不洁，人皆掩鼻而过之。"汉代京兆尹张敞替夫人画眉，就是为了增添夫人的美丽。

至于中医的美容，当然应独具中医特色，是"由诸内而出之于外"，所以主要是依靠食物来改善营养，然后泽及肌肤。诚如晋代葛洪《神仙传·刘根》曰："草木诸药，能治百病，补虚驻颜。"所谓驻颜，就是把青春红颜一直挽留下来，好像车马一样的车轮停滚、马蹄不移而美貌不衰。

女子的明眸皓齿，男子的龙章凤仪，即使岁月流逝而仍然风韵不改、矍铄皤然。因为这不仅仅是为了美容而美其风采，更重要的是仪表还是反映健康的标志。

既然草木之功可以驻颜，那么专门卖弄草木的中医，在美容方面更要做出一些贡献。所以唐代孙思邈（541—682年）就义不容辞地开辟了中医美容的新天地。中医美容的学问已有1 300多年的历史，因而不能不佩服现在许多美容院挂出"中医美容"牌子，的确十分聪明机智。《备急千金要方·面药》《千金翼方·妇人》的"妇人面药""薰衣浥衣香""令身香人""生发黑发"等几节文章，堪称中国美容方面最早的文献。既然人民需要，疗效尚美满，为什么中医各科具备而独缺美容一科？孙思邈在《千金翼方·妇人·妇人面药》中做了解释，谓："面脂手膏，衣香藻豆，仕人贵胜，皆是所求。然今之医门，极为秘惜，不许子弟泄漏一法，至父子间亦不传示。"缘于当时旧礼教禁止女子不能违背"三从四德"的闺规，其四德中有"妇容"，何谓"妇容"，就是只许庄严大方，不能妖冶轻佻。过分的美容，就成了妖冶轻佻，所以富贵者不敢美容，贫贱者无钱美容。中医的美容科也像解剖一术，在强调"全受全归"（出胎时完整的身体，死后也要完整）及"身体发肤受之父母，不可毁伤"的旧礼教之下消失了。

慈禧（1836—1908年）毕竟是泼辣的女强人，她敢公开地化妆美容，故宫博物院珍藏的《清宫医药档案》中的菊花延龄膏、扶元和中膏、噙化人参（西太后日耗3克）、加减玉容膏、祛风清热洗药方、沐浴一方、沐浴二方、加味香肥皂方、令发易长方、令发不落方等都是西太后常用的美容品。此外,西太后每天必服珠粉1.5克,大多调在小吃(粉类制品)零食中。的确,西太后比一般人的衰老要推迟得多,中医药的美容自有其独到之处。

现在回头再谈谈"美容"这个词目。考美容中含有两个内容,一为生活美容,一为医学美容。生活美容仅限于修饰人体——当然以面部为重点以增加美的感觉。医学美容是以药物和医疗手段来恢复和维持机体的健康,或塑造人体健美的一门临床学科。首先是治病,如除去斑、痣,矫正修补整形以五官为中心的外形,达到美化的效果。所以从事医学美容的人必须是五官科医师或整形外科医师,非他二者,谁都没有资格来任其职。同时还需要一个具备条件的医院,不是一两间所谓美容室就可以草率行事。

如其是中医美容,最最主要一点,就要以中医的理论作指导,即使降格以求,最低要求要有中医的风格。①必须有中药内服;②外用药必须是中药,最低要求2/3以上是中药;③中医美容方面没有手术,所以文眉、做双眼皮就不属于中医了;④身为中医美容师,必须具备中医的理论。当然并不苛求要你懂得《内经》、读过《本草纲目》,只要你懂一点点中医的美容理论就够了。

所以当你进入的"中医美容"院(科),若没有以上四个项目,中医美容就是假的。即使附设在中医院里,也是假的。

出处:干祖望.中医美容[J].江苏中医,1999(08):29.
干祖望.干祖望医书三种[M].2版.济南:山东科学技术出版社,2008:113.

中医要推陈出新不要新陈代新

一、弁言

《矛盾论》曰:"世界上总是新的代替旧的。总是这样新陈代谢、除旧布新或推陈出新的。"任何事物的发展,都是如此,否则必然把你像恐龙一样地在宇宙间抹掉。

中医不允许也不可能让你裹步不前地一直旧下去,踏着两三千年前的步子走到今天。但在发展道路上要明确方向,我们是发展中医而不是消灭中医,所以发展手段上是选择推陈出新而不是新陈代谢。误蹈后者之路,则中医名存实亡而体面的消灭。

"金无足赤",总有砂砾夹杂,珷玞最易乱玉,所以中医的发展征途中,也不例外。一不留意,在有意无意中用西医来改造或代替中医,落得个"用夷变夏",这是新陈代谢。通过这个方法手段,就使新物质代替旧物质,终于中医因"旧"而"谢"掉了。推陈出新是在"旧的基础"上去其糟粕,取其精华,补充、扩展、添新以创造新的。而中医的推陈出新更强调"旧的基础"的重要性。有了过硬的从"旧"中推出"新",中医学术水平也真正地提高了。同时也有足够的资本来谈中西医结合。中医没有足够的资本而谈中西医结合,是典型的"齐大非偶",结果是悲惨的。

这二者的区别何在?凡保存、坚持、深化、充实中医两大精髓:整体观念与辨证论治,而加以新的科学手段来协助、验证和总结,就是推陈出新的道路。丢掉这两个中医精髓,就是丢掉"旧的基础"。皮之不存,毛将安附!不是新陈代谢是什么!

中医肯定要前进、发展,但你没有推陈出新的本领去做,那么新陈代谢理所当然地迫使他承担这个义务。走新陈代谢的道路方便,只要有新的观点、理论、手段、工具、方法,不怕不出新的。而推陈出新者,难矣!你必须先把这个"旧的基础"全面掌握,来不得半点含糊,一如七十岁的孔子,"从心所欲,不逾矩",然后依靠这个扎实的基础推出新来。

如其诚心做到推陈出新,则不能不把"旧的基础"好好温习起来,可是千百年前的东西,毕竟在20世纪80年代里总有柄凿。为了沟通今昔之间的隔阂,必须本身先做一番整理、充实"旧的基础"的工作,这是第一步。

为了抛砖引玉,将不成熟的设想,谨陈于下。

二、三因学说应该重新安排

三因学说奠基人是张仲景。《金匮要略·脏腑经络先后病脉证第一》曰:"千般疢(根据赵开美本）难，不越三条……”已描绘出三因学说的轮廓。

陈言上承张氏三条，并结合症证，重点讨论，认为“医事之要，无出三因”，乃撰写《三因极一病源论粹》，从而把它完整起来而具体化了。

沿用了八个世纪的三因，现在应该重新安排如下：

- 三因
  - 外因
    - 六淫
    - 二害
      - 疠疫
      - 污染
  - 内因
    - 七情
    - 衰退
  - 不内外因
    - 先天性
    - 后天性
      - 外来伤害
        - 物理性
        - 生物性
        - 化学性
        - 放射性
      - 内伤
        - 劳逸过度
        - 饮食不节

这里必须加以说明。

六淫：略。

二害：六淫乃六气之淫，无六气则一切生物无以生存，而二害则只有危害，毫无一利于生物，故而与六淫绝不相同。

七情：略。

衰退：衰退一款，古人在三因中尚未列入。现在而尚付阙如，则老年医学这门科学如何得以生存。

外来伤害：略。

劳逸过度：古人有劳役所伤。劳则至今还有，而役则在社会主义国家里早就不存在，当然删去。而逸则现在随物质文明、生活水平的提高而日趋严重，如其没有这项，那么退休综合征、肥胖病等将用什么理论去解释。

饮食不节：封建主义社会、资本主义社会的人民大众饥馑、饿殍好像是孪生兄弟，而我们现在的情况是人民生活大有好转，因之更要重视“不节”。

三、四诊八纲不够用了，应该是五诊十二纲

一向誉为中医特色的体表诊断学的四诊，在20世纪80年代的今天，的确已有不足之感而要求“添翼”的愿望，所以应该增为望、问、闻、切和查五诊。

笔者呼喊了二十多年，很少有人响应。1986年6月在长沙召开的《全国高等中医院校函授教材·耳鼻喉科学》审定稿会议上，谭敬书教授提出，要把四诊改为五诊，当时一致赞成。可见这也是水到渠成，人心所向。

阴阳、表里、寒热、虚实八纲，应该把古人遗漏的“标本”归队，再添“体用”两纲。

八纲，不予赘述。

标本：肯定为古人所遗漏。《素问·至真要大论》曰：“六气标本，所以不同。”《灵枢·师传篇》曰：“春夏先治其标，后治其本；秋冬先治其本，后治其标。”《灵枢·病本篇》曰：“先病而后逆者，治其本……先病而后中满者，治其标。”这标本两纲在《内经》里一再强调它的重要性。元代张仲深在《子渊诗集》中谓：“欲探六脉致调和，曷审三因正标本。”李东垣在《试效方》展卷第一句话就是“夫治病者，当知标本”。根据张、李两氏的语气，标本还是诸纲之首，所以我们有理由怀疑是古人制订八纲时所遗漏。何梦瑶虽然在《医碥》中把寒热、虚实、标本、表里、阴阳并列而归队，但影响不大。我们今天应该欢迎它归队。

“体”，《易·系辞》曰：“故神无方而易无体”。其疏谓：“体，谓形质之称”，所以器质性疾病属“体”。“用”，《论语·学而》曰：“礼之用，和为贵”，它的含义可以作功用、作用来讲，所以在这里凡功能性疾病称“用”。

范缜在《神灭论》中解释得很清楚，谓：“形者神之质，神者形之用。是则形称其质，神言其用。形之与神，不得相异”。佛家也有“体灭”与“用灭”之分。

医学上提到“体”“用”者第一人，是李东垣。《脾胃论·五脏之气交变论》曰：“鼻乃肺之窍，此体也；其闻香臭者，用也。”

我们运用它在十二纲中的作用，就是属体者，可考虑手术；属用者，则不考虑手术而重赖药治。

四、病机还要充实

人和病，都是客观存在的物质。既然是物质，当然要永恒运动、无限地变化发展，且看伤寒传经，温病的卫气营血转移，还有什么热盛生风、血虚致燥、大汗亡阳、气随血脱等，都是证明疾病是在运动而非静止的。可是中医在病机这个环节，大多用病因来替代，一经认定，很少变化。对这个不足之处，我们必须补课。

在二十多年前，笔者就有这样一个想法：邪加人而致病，中间必然有其联系、酿成的过程。在这个过程中即产生“证”而出现“病”。这个过程无以名之，可暂称为“中介症”。

这个中介症，隶属于“证”。“证”中有一级中介症、二级中介症与三级中介症三大类。

凡邪中人即病，并不明显地必须包括正邪相搏、病理变化、病理产物等复杂的机制，为一级中介症，如风、寒、暑、湿、燥、火、瘟疫、急性创伤等，属此。

凡邪和人结合之后，经过复杂的正邪相搏、病理变化、病理产物之后而形成的症，或由一级中介症转化而来的病变，为二级中介症。其中有气滞、血瘀、痰饮、水气、郁结、脏躁、衰老……以及由一级中介症转化而来的风、寒、暑、湿、燥、火、热毒等。

至于三级中介症，它可以由二级发展而致，也可以由一级直接而致（最典型的为严重的急性创伤）。其中有大汗亡阳、毒入心包、气随血脱、痉厥肝风等。

至于其中如何充实转变、机制等，只能有待于大家长期地努力。

五、辨证应该有言之有物的方法手段

自张仲景开始强调辨证到现在，已使用了一千八百年，但还没有一个言之有物的方法手段来教诲初学者。这也难怪，中国历来的读书人，尤其在启蒙阶段，都是死读而不讲解的。对于书纵然背得滚瓜烂熟，但对它的内容茫然不知。但请勿急，只要死读死背，必然有一旦“豁然贯通”。犹之达摩祖师面壁打坐，苦修九年，到头来即深悟禅理一样。所以一百八十年来包括今天，哪一位中医不知道有辨证论治这一回事，不过每个中医是不是真正能掌握和运用，唯有天知。

笔者在中华人民共和国成立前从第一个生徒起，就取了自己摸索出来的“逐项分析，综合取舍”法来教他们去辨证。这样言之有物，摸得着、看得到地使初学者付诸操作。

具体方法如下。

1. 在脑子里先拟订一份表格。如表1。

表1　辨证五诊包含内容分析表

			症状	辨			证
				理论根据	印象	分析	
五诊	位置						
	器官						
	问	全身					
		局部					
	望闻查	检查					
		舌					
	切	脉					

2. 把从五诊中得到的所有阳性症状，罗列逐项“填入”“症状”一格中。

3. 选择（特别强调“选择”两字）适合的各种理论根据来解释症状产生的原因。这种理论根据的来源，包括《内经》、各家学说、常规定律以及个人心得见解，也逐症逐项地“填写”入表内“理论根据”一格里。为什么一定强调要“选择”，因为同样一个症候，可由不同性质的“证”来造成的。例如同样一个腹痛，《素问·举痛论》中谓“寒气客于小肠，故后泄腹痛矣”。而《素问·六元正纪大论》则称“火郁之发，民病腹中暴痛”。再如《灵枢》在同一篇的《痈疽篇》中，既谓“寒气客于经络之中，则血泣……故痈肿”，但同时又说：“大热不止，热胜则肉腐，肉腐则为脓。”这两个截然不同的“寒”和

“热”,同样可以适用于一个病种或同一个症,不选择怎行! 就拿上面脓肿感染来说,凡属冷性脓肿,就应该选用前一句。一般感染如疖肿、痈毒,当然要选用后者了。这就是选择,并强调要选择。

4. 对每一个症状,凭“理论根据”来分析,作出单独的(只管本项,不管其他各项)、片面的初步印象,就“填写”在“印象”项中。

5. 然后把全部的印象汇集起来,再以“舍粗取精,去伪存真”的方法来突出主证。

6. 许多印象,不可能清一色地趋于一致,也有自相矛盾的,那么再来一个“取本舍末”的手段来取其本质而去其现象。古人的“舍脉从证”“舍证从脉”就是这个方法。

7. 最后,作出判断,是什么“证”。见表2、表3。

表2　急性耳咽管阻塞——聋

			症状	辨：理论根据	辨：印象	辨：分析	证
五诊	位置		上身	“伤于风者,上先受之”(《素问·太阳阳明》)	风邪	表证,实证,病在肺经。因属风热,以失于宣泄为主要原因	风邪外束,肺气失宣
	器官		耳	“肺经之结穴,在耳中”(《温热经纬》)	病在肺		
	问	全身	曾有感冒	“风邪伤卫”(《类证治裁》)	失于宣解		
				“暴聋气蒙”(《素问·通评虚实论》)	气滞气闭		
		局部	耳鸣	“阳气万物,盛上而跃”(《素问·脉解》)	阳气旺		
				“痰火上升,郁于耳中而鸣”(《明医杂著》)	痰火		
			鸣声大	“凡暴聋而声大者,属实”(《景岳全书》)	实证		
			耳中闷	“偏塞闭不通,内气暴薄也”(《素问·通评虚实论》)	气闭		
			耳中痛	“聤、聋、疼皆风热凑也”(《医学入门》)	风热		

续表

			症状	辨：理论根据	辨：印象	辨：分析	证
五诊	望闻查	检查	鼓膜内陷	阳气不升,乃陷	阳气不升	表证,实证,病在肺经。因属风热,以失于宣泄为主要原因	风邪外束,肺气失宣
			骨 > 气	浊蒙清窍	实证		
		舌	薄白苔	“微白,寒邪初入太阳”(《伤寒舌鉴》)	表证		
	切	脉	浮	“脉浮,主伤风发热”(《察病指南》)	表证		

表3　神经性——聋

			症状	辨：理论根据	辨：印象	辨：分析	证
五诊	位置		上身	“上气不足,耳为之苦鸣”(《灵枢·口问篇》)	气虚	脑为髓海,髓属肾,肾藏精。一派肾阴亏损见证,精气夺而聋	少阴不足,精气内夺
	器官		耳	“肾在窍为耳”(《素问·阴阳应象大论》)	病在肾		
	问	全身	病已久	“经年不愈,谓之元虚”(《证治汇补》)	正虚		
			头晕头昏	“髓海不足,则脑转”(《灵枢·海论》)	脑髓虚		
		局部	聋	“精脱者,耳聋”(《灵枢·气厥篇》)	精脱		
			鸣	“液脱者,脑髓消,耳故鸣”(《灵枢·气厥篇》)	液脱		
			鸣声低	“肾虚者,鸣微”(《世医得效方》)	肾虚		
			鸣在夜间	“合夜至鸡鸣,天之阴,阴中之阴也”(《素问·金匮真言论》)	阴虚		
	望闻查	检查	林纳试验短阳性	亏损于内,则不足于外	内损		
			施瓦巴赫试验缩短	亏损于内,则不足于外	内损		
		舌	质红	“肾亏已极”(《辨舌指南》)	肾虚		
	切	脉	软弱	“虚脉,迟大而软”“肾与命门居两尺部”(《濒湖脉诀》)	肾虚		

在这里有两点要加以说明。

其一：这里的"表格"逻辑"填写"并不是真正地采用实物，乃是在脑子里想的，古人称为腹稿。

其二：理论根据不一定真正去找出典籍，可以取用常规的、常用的及自己心得就够了，如其真的这样做，那么半天也处理不了两个病人。

六、内治法要由繁返约

随着时日的推进，中医治疗学也跟着不断地发展，什么七方、八法、十剂、十二剂学说，也由简单而日趋烦琐。事物的发展，具有循环性的周而复始，永无止境。近来似乎应该要删繁就简地由繁返约了，所以笔者提议，可用攻、和、补、抢四法。

攻：一提到攻，首先使人想到的必然是攻下的泻法。当然不可否认，泻下剂是攻剂，但不全面。考"攻"的含义是"出也""伐也"，是以武力来除掉的意思，所以这里的攻，是用药力来除掉疾病之有邪者。

和：就是调和阴阳、脏腑以及气血等。疾病就是"乱"的表现，所以人体一旦出现乱，当然亟须调和来使之不乱。和，更有一个体会：因为"攻"的对象，是有邪入侵；"补"的对象，是正气不足。"和"既没有邪，又没有虚，所以与去其有余之"攻"、充其不足之"补"，都迥然不同。

补：是修复、充实、填补，凡事物破碎的、残缺的、不足的都需要去补。人体当然也这样。

抢：是抢救，是急迫到分秒必争中抢救脱险的措施。

现在初步的安排，大致如下：

四法
- 攻
  - 疏邪解表（子目略）
  - 清热解毒（子目略）
  - 通腑攻下（子目略）☆
  - 祛寒温中☆
  - （以上适用于一级中介症，有☆者通用于二级）
  - 利湿化浊（子目略）
  - 消痰（子目略）
  - 清火（子目略）
- 和
  - 调和气机（子目略）
  - 升提清阳
  - 宣通开窍
  - 治营理血（子目略）
  - 攻结散聚（子目略）
  - 酸涩收敛（子目略）
- 补
  - 补气血（子目略）
  - 补肺（子目略）
  - 补肾（子目略）
  - 补心（子目略）
  - 补脾（子目略）
  - 养津液（子目略）
  - （利湿化浊至养津液：适用于二级中介症）
- 抢
  - 劫痰解窒
  - 平肝息风
  - 解毒护心
  - 回阳固脱
  - （适用于三级中介症）

如其与病机对照起来，大体上有这样一个概念：

中介症
- 一级中介症——攻——有邪无虚
- 二级中介症
  - 和——无邪无虚或有虚有邪
  - 补——有虚无邪
- 三级中介症——抢——有邪有虚

七、结语

以上林林总总，基本上已涉及全部中医的理论学说。这样多的字数，是无法发表的，所以只能用"1：15"的比例来浓缩。因之不免有衔接生硬、言不尽意之处。

要把中医学阐发提高，推陈出新，是众擎易举、独力难支的大事。绝非一代人物所能完成，更遑论一朝一夕一人。上文所述，仅仅是个人的构思遐想，虽愚鲁若余，亦决不作吞象之蛇。

以上观点，错误定然很多(不是客气话，是实情)，希赐阅的同行同志，予以纠正，并盼赐我教言。

如其由此而引起争鸣，使中医学更提高一步水平，则更幸甚。

出处：干祖望. 中医要推陈出新不要新陈代谢[J]. 江苏中医杂志，1987(10)：43－47.

【注释】

碔(wǔ)砆(fū):亦作"珷玞",又作"碔玞"。指似玉之石。

齐大非偶:出自先秦左丘明《左传·桓公六年》,指辞婚者表示自己门第或势位卑微,不敢高攀。

皮之不存,毛将安附:即"皮之不存,毛将焉附",出自先秦左丘明《左传·僖公十四年》。比喻事物失去了基础,就不能存在。

众擎易举:出自明代张岱《募修岳鄂王祠姆疏》。擎,往上托。许多人一齐用力,容易把东西举起来。比喻大家同心协力就容易把事情办成。

独立难支:出自《说唐演义全传》。独,单独;独立,不依赖外力。比喻个人力量单薄不能维持全局。

悔

中医分析杂病病因,最重视七情。

七情是人的精神意识对外界事物反应的生理神志活动,正常得很。但过于强烈、持久,就可导致内脏功能的失常、气血的失调、升降的失度而引起疾病。古人把各种生理神志活动,归纳成七种常见的类型,罗列在一起就是"七情"。至于七情的内容,后来说法各有不同。例如《礼记·礼运》为喜、怒、哀、乐、爱、恶、欲,《三字经》为喜、怒、哀、爱、恶、欲、惧,而《中国大百科全书·中国传统医学》则为喜、怒、思、悲、恐、忧、惊。

令人难以置信的是,古人何其鲁莽,竟把一个重要的"悔"字忘掉了。其实人身最痛苦的精神创伤,莫过于"悔"字。没有任何一种神志活动能比得上"悔"那样刻骨铭心、持久难泯(终身),无法挽救和淡化,更遑论解脱。

"怒",来之骤而去亦速,不至于长期怒下去。且看吴三桂一怒为红颜,一朝得到陈园园,在几秒钟内可以化怒为笑。最"悲"伤的是亲人死亡,但也就一至二年,至多不过三至五年,从未见过亲人死后十年八年,还在痛哭流泪的。"欲"与"思",最容易解决,秦王欲得卞和氏璧,被蔺相如作弄一番,也就罢了。"恐"与"惧",为时更短。西城在司马懿大兵压境时,风声鹤唳,上至诸葛亮,下到老百姓,哪一个不心惊肉跳,但片刻间司马懿兵退,个个也都笑颜开怀了。而"悔"则一如附骨之疽,你活五年悔也五年,恨也五年,活三十年照样懊悔三十年,不折不扣地饮恨三十年。"此恨绵绵无绝期"的唐玄宗,他的"悔"与"恨"恐怕到了762年4月也没有淡化消去,只能在宝应二年其死了之后,才不知道了。

"早知今日,悔不当初"八个字,的确是血泪写成的。因而诸"情"中最痛苦、刻骨铭心、持久不衰、百身莫赎的,非"悔"字莫属。而诸"情"大都可在"事无不可对人言"的情况下公开自诉泄发,而独独"悔",谁也不肯自我坦言,对医生也是"讳疾"求医,"寒天吞冰块,点点冷心头"地把痛苦加重了几顿。

不知何故,古人独独忘了它。

出处:干祖望.悔[J].中医药通报,2002,1(6):25.

【按语】

世上有两种遗憾,一种是错过,一种是后悔,错过是该做的没有做,后悔是不该做的去做了。世上有几个人能说不曾有过这两种遗憾呢?悔,是对已经铸成的事实的反思,不认可,不接纳,希望改变,进而希望一切能够从头再来。可过去的事情总是过去式的了,哪里还能倒回来呢?俗话说,世上没有卖后悔药的。要是有谁能研制出后悔药,肯定是畅销产品。不过真有那么一天的话,世界也乱了。

若干年前一部颇具后现代主义色彩的电影《大话西游》中,有一句最经典的台词:"曾经有一份真诚的爱情摆在我的面前,但是我没有珍惜,等到了失去的时候才后悔莫及,尘世间最痛苦的事莫过于此。如果上天能够给我一个再来一次的机会,我会对那个女孩子说三个字:我爱你。如果非要在这份爱上加上一个期限,我希望是——一万年!"

这句话之所以能够流传开来,能够深入人心,说明它道出了很多人的心声,人们或多或少都会有这种追悔莫及的事情。这样看来,悔也是很普遍的、伤人的，而且比较其他情绪来说因其有持续性，更因多有不能言说处。宋代诗人方岳有诗云："不如意事常八九，可与语人无二三。"悔，就是这样让你痛断肝肠，又必须独自享用。

人生在世，谁能说自己没有做过一件后悔的事情。但后悔之情，细细讲究起来，恐怕很复杂，往往掺杂着很多别的情绪，比如有时怒，有时惊，有时哀，抑或追思不已。或许因其复杂，才在各个版本的七情中均未将悔收入。

悔，如何排遣疏导呢？

其实人生就是一条有无限岔路口的长路，每一个岔路口都需要我们做选择。人生就是不停地做选择的过程。没有事情是完美的，每一个岔口的选择其实没有真正的好与坏，只是不同而已，这个人生就是因我们做了选择后演绎出来的连绵的故事，只有把它当成我们的独一无二的创作，就不会频频回首，如果当初做了不一样的选择又会如何如何的感叹了。其实每一个选择都影响深远，不同的选择也必定造就完全不一样的传奇人生，这个有我们选择而创造出来的人生就是我们的，是我们应该有的。

而后悔的人明明是活在现在，你却总是念念不忘着过去，做不到放下。所以他总不能做到精神愉快，放下就会使我们做个精神愉快的人。

我们不因往事而内疚或悔恨。当然，我们也承认曾做过错事，但我们不会悔恨。我们会认为那是生命当中应该有的，也正是这些包含遗憾在内的诸多的经历组成了多彩的人生，接纳这些经历，不抗拒它。一旦接纳了，就不再悲叹过去了，我们懂得过去的生活已经过去，不管怎么悔恨都不可能改变过去，而从往事中吸取教训则比悲叹往事更有益处。任何不愉快的事情出现后，我们都会泰然处之，该干什么干什么。宋代晏殊的《浣溪沙》曰："满目山河空念远，落花风雨更伤春。不如怜取眼前人。"《大话西游》，男主人公借助于月光宝盒，企图去改变一些让自己抱憾终生的事情。这种借助道具，一切重来的荒诞情节，又说明人们多么不愿意活在现在，这部片子之所以走红，可能符合了很多人的愿望。所以毕竟那是大话西游，不可能做到的，所以我们能做的只有"怜取眼前人"啦。

同样的道理，我们也不应为将来忧虑，我们拒绝担忧，因为担忧不能解决任何问题，我们没有必要在目前为不能左右的未来而痛苦。也不畏惧未知世界，当下是唯一可以掌控的，并努力去享受这一个当下。

我们不用大块的时间去后悔曾经做过的某个事情或者期待未来的某一个事件的发生，不管以前是什么，将来发生什么，我们都在当下积极生活，并从中得到乐趣。像歌中唱的一样"我的未来不是梦，我认真地过每一分钟"。

所以，人生没有重来的机会啊。如果当初如何如何，现在就不会怎样怎样，这种充满怅然的喃喃自语，还是别再多说了吧。

让我们不要沉溺于悔了，接受现实，去寻找人生的快乐吧！佛语"回首轻搁，随身幸福"。

祖　传

我家有一个红色塑料保温瓶，把手已开裂而用胶布缠绕着，几处已褪了色，老态毕呈，和旁边几个钢质铝质壳的保温瓶并列在一起，显然丑不可言。可是一家人对它情有独钟，舍不得丢掉。即使客来沏茶，也独独用它，除非水已倒倾。何也？因为它的保暖力之强，超越乎其他保温瓶。可是前几天老伴把它丢到垃圾箱里了，这又是为何？原来匝日前，我的外孙把瓶胆打破了，女儿防止我们生气，偷偷地配上了一个新胆。可是新胆不争气，沸水注入，不到一昼夜，早已"口饮千山雪，眼看一尺冰"般地冷若冰霜了。要它干嘛？只能一丢了之。

纵然一桩小事，却使我感慨万千。这个保温瓶，一如祖传的几代世医。保温瓶之用，就要保温，中医治病就是能祛疾。外面的瓶壳仅仅是包装而已，关键所系之处就是一个瓶胆。三代世医，好似瓶胆一样必须换上三个，七代的换上七个。这三个、七个是否也如第一个的保温性能良好？那就难言了。

褪色裂把的红色塑料壳保温瓶为我家服务多

年，正因为它的工作表现良好而使我一家爱之护之，当然谁也不肯丢掉这个身边长伴之物。可是若你不能尽责，还有谁来怀念于你。

祖父或父亲是名医，子孙辈当然可以沾到一些便宜，可是你的业务水平不达标，这作为包装的保温瓶外壳，也无法使你尽强有力的保温职责。还是孟子所谓"犹弃敝履"（见《孟子。尽心上》），把你作为破鞋子而丢弃。

本来路要自己走出来，桥要自己搭起来。现存的路和桥，对你是毫无好处的，反而贻误了你。一个有志气的医生，决不肯把"祖传"这个保温瓶外壳掮出来。愈是掮出这个壳子来取悦于人者，愈可以证明这个保温瓶胆是不保温的。同时更希望病家切勿迷信祖传。

出处：干祖望．祖传［J］．江苏中医，1998(07)：34．
干祖望．干祖望医书三种［M］．2 版．
济南：山东科学技术出版社，2008：112－113．

【按语】

中国文化的影响和医学本身的特点，人们偏向于喜欢老中医。人的寿命有限，中医不能无限地老下去，于是就喜欢祖传的中医，时间成就了中医积累经验的可能性，间接经验也可以继承下来。历史上世代为医的知名老中医专家有很多，他们在自己的工作岗位上发挥着自己的光和热，给患者带来健康，为我们所景仰。他们之所以做到这一点并不是只有一个祖传的壳子，而是有真才实学，继承了先辈的经验，所以祖传不是一个人成为名中医的必要条件，而是给知识的传承提供了一个渠道而已。

所以作为患者选择医生，没有必要将祖传看成一个重要条件。科技发展了，医学的发展是日新月异，疾病谱发生了变化，一味地只认定祖传的东西肯定是不符合时代发展的，是幼稚的、不现实的。对于生命、疾病的认识，随着科技的发展，人类有了更深入的认识，这些认识指导着临床工作，使人类的健康水平有了显著的提高，完全不理会这些东西，一味地钻进古人的世界里，患者岂不是要穿越时空去看明朝的医生、清朝的医生了。相信那时候的医疗水平与当今相比还是有差距的。人类的疾病谱也发生了变化，一些疾病消失了，发病率降低了，而一些新的疾病出现了，没有与时俱进，拿老框框来套新事物显然是不合时宜，古代的医生对肝炎、糖尿病、高血压等疾病的认识还是不够全面和深入的。

祖传传承的是经验、知识，在以前资讯不发达的年代，医家之间交流很少，那时候也没有太多的专科学校，全部都是、也只能是祖传的，所以在某种意义上讲，祖传本身并不是先进的传承方式，是当时的条件局限造成的，其本身也是封闭的，不是开放的，所以才有张仲景"博采众长"的说法了。所以不要将祖传神秘化，更不能迷信祖传。

作为医生如何对待祖传的东西？医学有很大的不确定性，除了依靠严密的推理之外，是需要经验的，相比较其他学科来讲，医学更加需要经验，经验对于医生来说是重要的，有自己的积累，有老师的教诲，有各种传媒的信息，当然也有自己父亲或者父亲的父亲的传承，这些传承是可贵的。然而在现在的条件下，人们从医学院校获取系统医学知识而成为医生，这时候祖传可以是锦上添花而不是雪中送炭。

对于科班出身的医生来说，有时候还看不上祖传的经验和偏方之类的东西，认为那些不合乎医理，没有经过科学论证，这种认识也是片面的。人体、生命是复杂的，没有哪一个认识可以彻底地、没有纰漏地解释生命现象或者治疗疾病，即使发展到基因水平、分子水平的现代科学也是有局限性的，不是万能的，所以现代科学也好，中医也好，或者其他的认识疾病治疗疾病的方法也好，就像盲人摸象，看到的都是局部的，这就需要我们兼收并蓄，也就是张仲景所说的"博采众长"了。用包容的、海纳百川的胸怀去接纳与自己不同的认识，这样才有利于自身的发展。

从紫牡丹想到中医里的"紫牡丹"

清代乾隆时江苏松江（今上海市松江县）书生蔡显，用自己血淋淋的脑袋换来了抄写的《咏紫牡丹》诗中"夺朱非正色，异种尽称王"两句传咏二百年的警句，真死得冤屈！这两句诗乃七十岁方才取得进士、被乾隆爷称为老名士的沈德潜（1673—1769 年）所写。古人认为牡丹以红花为正宗，其他都是冒牌，所以紫牡丹是夺去了红色（朱）的，不应该称百花之王。当时乾隆年间正在大兴文字狱，蔡显被仇人密告，两江总督满人高晋就把蔡作为“悖逆反清”大罪而予以大辟（杀头）。高晋对这两句诗的领会是“野种夺了朱家（明皇帝姓朱）的天下，竟然也称起皇帝来了”。

所以在一般古人心中，凡不是红色的牡丹，都非正宗而是异种。因之想到现在中医里的“紫牡丹”比“红牡丹”还要多，不能不予以澄清。兹将以下各色各样的“紫牡丹”清洗出来。

1. 庞大的中医队伍　目前中医队伍的庞大为过去从来没有过的，这是好事。但在这支队伍中，有人若临床只用西药则是“紫牡丹”，我们不能承认他是中医。

即使全部使用中药，也应该进一步考查一下取用这些药的指导思想是否为辨证论治？如果不通过辨证而仅仅凭“用惯的”“常用的”“常规的”，也都是“紫牡丹”。把这一批“紫牡丹”请出，也就是挤出了不少水分，剩下来的真正中医，已少得十分可怜。

2. 中成药走出国门　有人认为用中国产的动、植、矿物制成的成药，都是中成药，那就大错特错。明明是用麻黄提炼而成的麻黄素，甘草提炼而成的甘草合剂，盐制成的生理食盐水，都是中药制成的，但从来没有人把它看作中成药，为什么？因为它们的用药组方没有经过中医理论来指导。

橄榄、萝卜，明明是水果和菜，但在中医理论指导下拼凑在一起成为青龙白虎汤；芋苗（芋艿）是典型的食物，但在中医理论指导下做成丸剂，名为蹲鸱丸；小吃荸荠、佐餐菜海蜇在中医理论指导下制成雪沃汤等，都是有名有效的汤剂或成药。

从以上两个方面观察，什么是中成药可以一目了然。刻下已有许多成药功用为提高免疫功能、刺激内分泌、提高血色素，你说该不该称之为中成药？显然是“紫牡丹”。所以仅仅是中国人用中国原料制成的中成药，尽管饮誉国际，我们中医决不沾这个光。

3. 中医特色遍地开花　通过各式各样的传媒获悉：某地取用外治法是“突出中医特色”；某医院取用膏药是“突出中医特色”；某医疗单位用烟熏疗法、罨包疗法、发泡疗法、嗃鼻疗法等，都是“突出中医特色”。你也突出中医特色、我也突出中医特色，全国各地都在突出中医特色，事实这不是中医的红牡丹，而是“紫牡丹”。

4. 国外引进　还有一个使人哑然失笑甚至是嗤之以鼻的自我出丑，就是不少中医院包括几家有名的中医院，也经常以“外国引进”作标榜，那真是比“紫牡丹”更不如，乃是把西班牙鸢尾、南美洲吊钟海棠奉作红牡丹了。

所以今天中医队伍的发展庞大、事业的蓬勃鼎盛、国际的声誉鹊起，其中大部分是“紫牡丹”壮我声势的功劳。

出处：干祖望. 从紫牡丹想到中医里的“紫牡丹”[J]. 江苏中医，1997(12)：24. 干祖望. 干祖望医书三种[M]. 2 版. 济南：山东科学技术出版社，2008：110－111.

揭开“祖传秘方”的面纱

韩愈（768—824 年）说过一句名言，“可以智者道，难为俗人言”（见《送陈秀才彤序》）。所以我现在说“所谓祖传秘方是骗人的”。此言只有智者能同意，俗人是无法接受的。

其一，既称祖传，则方必出于古人之手。医药是在天天进步的，昔日有效率为 10% 的方药，今天已有有效率为 50% 的方药，试问你选择昔日的还是今天的？明天更有有效率为 90% 的，你是否还留恋于今天的药方？一如过去的独轮羊角车一统天下，现在自行车、汽车、火车、飞机辈出，只有呆子才去使用独轮羊角车。

其二，有效方一经使用，疗效真高，当然求之者日益增多，祖传父、父传子、子传孙，代代相传，决不中断“冷场”，更无须你子孙去“发掘”。“发掘”二字可以证明已中断“冷场”，也就是说明此“方”不太高明。

其三,即使承认它疗效极好,但要知这个疗效是产生于当时病种少、病因简单、病人要求也不高的环境里。而在病种多、病因复杂、病人要求高的今天,还能“以不变应万变”吗?笔者在童年还亲眼见到不少依赖祖传秘方来治病的医生,经过六七十年,早已旗卷摊收。何也?没人请教了!

其四,祖传秘方仅仅是专治这个病的。古代医生诊断水平不高,他的诊断是否准确?遑论有不经过医生诊断而凭病人自己想象得之的。在“病”与“药”不相符之下,张冠李戴,还能谈得到疗效吗?没有把你治坏,你还算幸运的。

其五,同样一种胃病,有的胃酸过多、有的胃酸过少;同样一种甲状腺病,有的缺碘、有的碘过多。即使这个祖传秘方有效,那么其中仅有50%的病人有效,而另外50%的病人反而愈治愈重。

其六,最令人可笑的是“治疗恶性肿瘤的祖传秘方”。要知人们对恶性肿瘤的认识,不论国内外都近在百年。1913年从国外译来的《罗卡两氏外科学》中尚没有此病。病未认识,祖传秘方倒提前出现,天下哪有这等怪事!

其七,或谓“单方一味,气死名医”。祖传方决不在单方之下。要知单方是民间的验方,是公开的,而祖传偏偏冠之以“秘”,那就有其“难言之隐”了。而且说是“祖传”,从父亲的父亲开始追溯上去,直到近古、中古、上古、太古都是我的祖辈,此方更不知出于何时,无从考证,仅仅凭你的口说而已。“口说”本来就是“无凭”,不是骗人是什么?

所以“祖传秘方”,仅有其辞目而未必确有其事实。其所谓“祖传”和“秘”值得怀疑。用之是否安全,尚难保证,更遑论其疗效了。因之有人说,相信祖传秘方者是智障;打着祖传秘方旗帜来替人治病者是骗子;一个堂堂正正的医生而以祖传秘方来标榜是笨伯。不管是智障、骗子还是笨伯,都是俗人。因之也难以与他言。

出处:干祖望.揭开“祖传秘方”的面纱[J].江苏中医,1997(05):27.
干祖望.揭开“祖传秘方”的面纱[J].医学文选,1998(04):8-7.
干祖望.干祖望医书三种[M].2版.济南:山东科学技术出版社,2008:111-112.

第八篇

干祖望评价孙思邈

8

导语

以奇特、神异、智慧、博学、薄名利、鄙富贵、享高龄以及名医名儒、亦僧亦道的孙思邈来说，在上下古今两千年的中医界里是罕见的传奇式人物，所以一提“孙真人”三字，谁都知道。

“七岁就学，日诵千余言”“善谈庄老及百家之说，兼好释典”“道合古今，学殚数术，高谈正一”“韶年知道”（引《旧唐书・孙思邈传》），“阴阳推步医学，无不善”（引《唐书・孙思邈传》），龙王献方（见《酉阳杂俎》），龙王推荐，“白日冲天”（见《独异志》），“死经月余，颜色不变，举尸就木如空衣”（引《谭宾录》），昆明池老龙被扼于胡僧乃求救于真人（见《尚友录》），以及“生而神灵”（见清嘉庆三十七年《孙真人祀殿记》碑）、“降龙伏虎”（见金大定癸卯《唐太宗赐真人颂》碑）、“治龙治虎，救苦救难”（见清同治十一年《孙氏墓碑》）等，无不神异。

还有他三次坚决拒绝了高官厚禄，即杨坚为周静帝辅政时的礼遇；唐太宗召诣京师，授以爵位；唐高宗召见，拜谏议大夫，都是一般人所难以理解的。

但他毕竟不是“神仙”而是“凡人”，唯他的思想与一般庸夫俗子有所不同而已。其所以然者，他有三省四箴的高尚品德，白云苍狗的鄙视荣华，乐天知命的安于贫贱，鸥闲鹤静的善于养生，五车三箧的博学多能，横锦散珠的写作能力，换心移树的医学水平，折短剖圆的数术天才，妙理玄机的卜易绝技，再加上了天悟神聪的禀质独厚，难老长生的期颐高寿等，哪一件事无不使人们所倾倒崇拜。崇拜达到了疯狂，“神仙”也就出现了，事实上也不足为奇。

在儒家方面对贤希圣的重望，道家方面含元抱一的归真和释家方面面壁传衣的三皈，更在奇人身上增添特殊的面纱。

所以对孙思邈的认识，不能停留在现象上做依据，必须在实质上，也就是思想上分析探讨。笔者写此评传，就是这样。

孙思邈的思想纵然是错综复杂、万绪千头，有时甚至“大德”“小德”之间矛盾枘凿，但总的说来却对客观事物的发展起到促进作用。所以笔者此作，一方面固然出于景仰他、纪念他，但主要的另一方面还是总结出他的思想，为今后不论在伦理学领域或医药学领域里找到了学习踵随的标本。

笔者以一介龙钟老中医，幼年困读了十多年私塾；青年时株守家园、奔波垅陌，朝夕周旋于采薪者之间；壮年则带徒、教学、临床，更碌碌终朝；暮年则未予退休，仍然伏枥于绛帐杏林。对外则鲜问世事，对内则无闲读书，寡闻陋见，视听之野狭隘，冒昧挥毫，故而错误必多，希读者指正及原谅。

承蒙弟子陈国丰鼎力协助，在此致谢！

1991 年初夏

云间干祖望时年八十于金陵茧斋

唐代孙思邈为中国历代大名医之一，他在中医事业上做出无与伦比的承上启下的贡献。而且善于吸收外来医学的营养充实、发展中医本身，使中医继后汉之后的唐代又登上一个新的高峰。两部《千金方》中留下了丰富的宝贵遗产，他提倡的综合疗法、重视卫生保健等，对后世中医学甚至在国际上影响很大。

缘于他的思想的准确、医德的高尚、贡献的巨大，于是敬仰、崇拜过了头而予以“神化”了。本书实事求是地介绍他、分析他，又把他从“神仙”“真人”席上，拉回到“名医”的位置上。

第一章　生卒之谜

可以怀疑的史料

关于孙思邈的生卒时间，史料所载，说法不一，其间先后差距竟达百年。纵然至今还在研讨争议，但仍无真正的定论。

自《四库全书总目提要》[①]、《十七史商榷》[②]提出孙思邈生卒质疑之后，就引起了人们考证的兴趣。在这两百多年中(指1781年《四库全书总目提要》、1789年《十七史商榷》梓行到现在)见仁见智的争议，一直没有停止。

《旧唐书》[③]孙思邈本传中“永淳元年(682年)，卒”的记载，已被史学家、医学家、药学家及有关科技工作者所同意。虽然还有有关“永淳二年(岁次癸未，683年，本年十二月改元为弘道，在正史上并无永淳二年)者”[④]、有永徽三年(652年)者的记载[⑤]，但都已否定了。至于还有永淳九年[⑥]者，考永淳仅有一年，并无九年，恐“九”为“元”字之误。

诞生日期，聚讼纷纭，尽管现在似乎以隋开皇元年(581年)诞生享年101岁作为“定论”，但内中破绽，还是俯拾即是。

此外，还有从记载、碑铭、推算、考证出来的如：梁天监十年(511年)左右[⑦]，梁天监十七年[⑧](518年)，梁大同三年(537年)[⑨]，梁大同七年(541年)[⑩]，周宣帝时(578—579年)[⑪]，隋仁寿元年(601年)[⑫]与隋皇泰元年(618年)[⑬]等。所以他的享年除了现在“公认”的101岁之外，还有171岁左右，164岁、145岁、141岁、一百零四五岁、80岁及64岁。至于其中上下一岁者，乃虚龄与实龄之差。纵然这样多的差额，还是比较接近141岁的事实。其所以然者，因素固然很多，但误于原始史料者，应置首位。因之，我们不能不先把记载孙氏事迹的文献、碑志，予以讨论。

一、新旧《唐书》的破绽

考《旧唐书》成书于后晋(936—940年)。天福六年(941年)开馆展卷，至开运二年(945年)脱稿。此时正值建都洛阳[⑭]的后唐(923—936年)、

---

① 《四库全书总目提要》：200卷，清纪昀(1724—1805年)总纂。刊于1782年。

② 《十七史商榷》：99卷，清王鸣盛纂，刊于1787年。

③ 《旧唐书》：200卷，后晋刘昫等撰，945年完稿。原名《唐书》，因与宋代欧阳修等所撰《新唐书》相区别而冠以“旧”字。

④ 见陕西省耀县孙家塬的清同治十一年“唐代敕封妙应真人之光茔碑”。

⑤ 见《续仙传》。

⑥ 见《玄品录》。

⑦ 根据《旧唐书》推算。

⑧ 见《四部总录医药编》转引《通义堂文集》。

⑨ 根据《大唐新语》推算。

⑩ 据《旧唐书》。

⑪ 见“唐代敕封妙应真人之先茔碑”。

⑫ 见《旧唐书》。

⑬ 某学者推算。

⑭ 洛阳，今河南省洛阳市。

建都扬州[1]的吴（892—937 年）亡国不久，建都成都[2]的后蜀（934—965 年）、南昌[3]的南唐（937—975 年）、广州[4]的南汉（905—971 年）、长沙[5]的楚（896—951 年）、福州[6]的闵（893—945 年）及江陵[7]的南平（907—965 年）等国，群雄称霸，割据中原的乱世，根本不是坐定下来修史撰志的时候。加之本史仅仅用四五年间来草率完成，而且正当本书杀青之日，也就是后晋巢覆之时，完成后墨迹未干而江山易主。所以后人对本书的评价是“仓促成书”，“语多支蔓”，信非虚语。它虽有唐皇朝历代“实录”及史馆“国史”可资采摘，但总以战祸连绵，丧乱无法征集而没有过多足以充实利用的正确素材。乃不能不旁采杂说、稗官、传记以补充。更有一个写史惯例，往往专重于国家大事、天灾人祸、君主王室、功臣大将，对目为九流三教的医人医事，视为无挂齿之必要而未加关注着墨。当然，也还有它有利的一面，如唐之亡（907 年）距后晋之兴（936 年），时逾不过 30 年之近。唐都长安[8]至后晋都汴梁[9]路不到六百公里之遥，各种文件不至于全付荡然。所以撰史者尚有一鳞半爪资料可据。不足之处当然再乞灵于稗官小说。唐人的街谈巷语小说本来荒诞不经的特色早就在文坛上享有“盛名”，所以《酉阳杂俎》[10]《宣室志》[11]《大唐新语》[12]《谭宾录》[13]《独异志》[14]《前定录》[15]《定命录》[16]等有关孙思邈记载的都是借鉴对象，要追求很高的准确性，是很困难的。

《新唐书》[17]是宋仁宗赵祯（1023—1063 年在位）认为《旧唐书》浅而陋，乃使宋祁（998—1061 年）、欧阳修（1007—1072 年）重撰唐史。宋祁、欧阳两公俱为一代文豪，而且自庆历四年（1044 年）开馆动笔，至嘉祐五年（1060 年）历 16 年之久而书成。诚如《二十二史札记》[18]评谓：“五代纷乱之时，唐之遗闻往事，既无人记述，残篇故籍，亦无人收藏，虽恳诏购求，而所得无多，故《旧唐书》根据较少。至宋仁宗时，则太平已久，文事正兴，人间记载旧事多出于世，故《新唐书》采取较多。”但十分遗憾，对孙思邈的史料，非但没有增添，反而把几处落笔明确的《旧唐书》搞成模棱两可，朦胧其辞。例如《旧唐书》的“太宗即位”，显然是指贞观元年（627 年），而《新唐书》改为“太宗初”；《旧唐书》的“显庆四年（659 年）”改为“显庆中”；《旧唐书》的“永淳元年（680 年）卒”改为“永淳初卒”。其所以然者，显然为难以自圆的乖误枘凿之处，留以斡旋余地。

如《旧唐书》曰：“癸酉之岁……思邈自云开皇辛酉岁生。”考开皇二十年（581—600 年）中，根本没有“辛酉”之岁。

又如《旧唐书》曰：“周宣帝时，思邈以王室多故。”考北周宣帝宇文赟，在戊戌年（578 年）六月在位，己亥年（579 年）二月，即传位于其子宇文阐，也即在陈・宣帝陈顼太建十年、十一年间。根据史书纪年惯例，应用正统年号，所以该书“陈・太建”才合于理，不该写“周宣帝时”。

二、稗官小说制造的紊乱

自古以来，稗官小说都强调趣味性而忽视真实性的细散之言，尤其是唐代文风，小说家更趋向于神仙鬼怪，诚如《备急千金要方・后序》叹谓：“世俗妄人……以附致为奇。”

1.《大唐新语》　“高宗拜（孙氏）谏议大夫，又固辞。时年九十余而视听不衰。”这里的时日，在《旧唐书》中早就指出是“贞观元年（627 年）”，在事实上这年孙氏为 86 岁。如以《大唐新语》推算，则孙氏当生于梁大同三年（537 年）之际。

---

① 扬州，今江苏省扬州市为中心的一大片地区。
② 成都，今四川省成都市。
③ 南昌，今江西省南昌市。
④ 广州，今广东省广州市。
⑤ 长沙，今湖南省长沙市。
⑥ 福州，今福建省福州市。
⑦ 江陵，今湖北省江陵县。
⑧ 长安，今陕西省西安市西北。
⑨ 汴梁，今河南省开封市。
⑩ 《酉阳杂俎》：20 卷，唐代段成式撰。
⑪ 《宣室志》：10 卷，唐代张读撰。
⑫ 《大唐新语》：13 卷，唐代刘肃撰。
⑬ 《谭宾录》：8 卷，唐代胡璩撰。
⑭ 《独异志》：10 卷，唐代李亢撰。
⑮ 《前定录》：10 卷，唐代钟簵撰。
⑯ 《定命录》：10 卷，唐代赵自勤原著，吕道生增定。
⑰ 《新唐书》：225 卷，余见正文。
⑱ 《二十二史札记》：36 卷，清代赵翼撰。

又谓"永徽初卒"，则又把逝卒日期，提早了30多年。

2.《独异志》 "唐天后朝(684—704年)，处士孙思邈居于嵩山①修道。"其实此时，孙氏早已逝世。事实上孙氏也未有过隐居过嵩山的记载，很可能将"太白"②误作"太室"③之故。

"于是思邈归蜀青山城，撰《千金方》三十卷，既成而白日升天。"根据此说，则《千金翼方》在何时撰写的？而且四川省无青山城一地名。

3.《续仙传》④ 《续仙传·隐化》曰："孙思邈……永徽三年二月十五日，晨起……谓子孙曰，我为世人所逼，隐于洞府修炼，将升无何之乡，臣于金阙，不能应召来往，俄气绝。"

根据此说，孙氏如诞生于梁大同七年(541年)者，则享年111岁。如于隋开皇元年(581年)者，仅仅71岁，怎能自圆其说？

4.《玄品录》⑤ 《玄品录·道品》曰："永淳九年卒。"历史上根本没有永淳九年。

三、碑铭制造的紊乱

树立在陕西省耀县(今铜川市耀州区)孙家塬孙氏故居的真人祠中两碑。

1. 清顺治十八年(1661年)的"重修真人祠记碑" "(孙氏)宣帝时以王室多故，遂隐于蜀之峨眉山⑥四十年。隋文帝征为博士而弗就，恐征书复至，又隐于秦之太白山十二载……"

考周宣帝在位自戊戌(578年)年六月至己亥年(579年)二月。而隋文帝征为博士一事，根据《旧唐书》是在己亥(579年)至庚子年(580年)间，中间仅仅一两年之久，哪里有四十年。这里的"隋文帝征为博士"也可能不是《旧唐书》的一回事，那么隋文帝卒于甲子年(604年)七月，578年到604年，也只有27年，何来40年？还有隋文帝征为博士一事在己亥、庚子间(579—580年)到贞观元年(627年)奉诏入京一段时间，长达47年，今也反而为"十二载"，紊乱得从何说起！

2. 清同治十一年(1872年)的"唐代敕封妙应真人之先茔碑" "(孙氏)生于周宣帝时(578—579年)""殁于永淳二年"。考年号上永淳仅有元年，无二年。

四、文学札记制造的紊乱

《通义堂文集》曰⑦："上溯二十年前，为北魏神龟元年(518年)，徵君之生，当在此两年之内(518—519年)。"又曰："则《千金翼方》之成，当在永隆元年(680年)，徵君时年百六十二三岁。又阅(越)二年，乃为永淳元年(682年)，徵君得年一百六十四五岁"(见《四部总录医药编》⑧)。

五、医学文献的误引

1.《名医类证医书大全》⑨ "药上真人孙思邈……永徽三年(652年)二月十五日，晨起沐浴，俨其衣冠，端坐而化"。

2.《本草蒙筌》⑩ 也是为永徽三年逝世，文章内容与前者相同。

谁说的合理

剔除毫无讨论价值的诸说之外，筛选以下几份分析较为合理或同意较多者，再加以商兑。

一、梁天监十年(511年)左右

根据两部《唐书》，洛州总管独孤信曾见(孙氏)而叹曰"此圣童也"。

考独孤信，原名如愿，后为北周重臣。在魏正统(520—524年)末，与贺拔度等同斩卫可瓌而由此知名。西魏大统(535—551年)中为陇右⑪十一州大都督⑫、秦州⑬刺史，当时以其"公私富实，信着遐迩"而赐名为信。独孤信见到孙思邈时，当在初露头角之际，孙氏也适在13~14岁，所以确是典型

---

① 嵩山，俗称中岳。今河南省，登封市北。山之东半称太室，山之西半称少室。

② 太白，即终南山，在陕西省周至县南。以冬夏积雪，故称太白。

③ 太室，即嵩山，在河南登封市北。

④ 《续仙传》：3卷，唐代沈汾撰。记有学道成仙、飞升或隐化的传主36人。

⑤ 《玄品录》：5卷，元代张天雨辑。

⑥ 峨眉山：在四川省峨眉县西南。

⑦ 《通义堂文集》：待考，此处引于《四部总录医药编》。

⑧ 《四部总录医药编》：不分卷，近人丁福保、周云青编。

⑨ 《名医类证医书大全》：24卷，明代熊宗立撰，成书于1565年。

⑩ 《本草蒙筌》：12卷，明代陈嘉谟撰，成书于1565年。

⑪ 陇右：指陕西省、六盘山以西至黄河以东一带区域。

⑫ 大都督：相当于现代的军区司令员。

⑬ 秦州：今陕西省南郑区。

的童子。陇右、秦州和孙氏的华原[①]，地连一片，两人的相遇，机会极多。

二、梁天监十七年(518年)

《四部总录医药编》转载《通义堂文集》的文章：

孙徵君作千金前方时，已百余岁。后三十年作千金翼，其说必有所据。核以千金本书自述之词，有言贞观四年者，有言贞观七年者，有言贞观中者，就贞观中一语绎之，显系追叙之词，此书告成，至早亦在永徽元年，徵君年已百三十二三岁……若自永徽元年此后，更数三十年，则《千金翼方》之成，当在永徽元年，徵君时年百六十二三岁。又阅二年，乃为永淳元年，徵君得年百六十四五岁。以享寿之岁推成书之年，亦相符合。

所以以公元518年，加享年164，为公元682年，恰恰是永淳元年。

三、梁大同七年(541年)

根据《旧唐书》记载："思邈自云，开皇辛酉岁生。"

有人认为孙氏所谓的"开皇"，是隋文帝杨坚(581—604年)的同义词。犹之呼"顺治"即指清世祖爱新觉罗·福临而言；呼"康熙"即指清圣祖爱新觉罗·玄烨而言一样。所以孙氏所称的"开皇"，可以指隋文帝从生到死而言。隋文帝从梁大同七年(541年)的出生到仁寿四年(604年)的逝世63年中有两个"辛酉"：前者在梁大同七年，后者在隋仁寿元年。以后者而言，孙氏卒年91岁，那么对《新唐书》的"卒年百余岁"如何统一？只能提前的了。

独孤信自正光(520—524年)末才发迹，经历西魏文帝大统(535—551年)中的煊赫时期到北周宇文觉·孝愍时(557年)进封卫国公。当年即因坐赵贵谋反案而被宇文获逼至自杀。以此推算，与孙氏会晤而叹称圣童时，独孤信已接近死期。当时孙氏尚在14至16岁间，称为圣童也十分得体。如为开皇元年诞生，则商未升而参已没[②]，两人是无法有见面之缘的。

此说一成立，则孙氏享年为141岁，既与"隋文帝辅政……称疾不起""周宣帝时……隐居太白山"十分符合，盖此时孙氏适在30～39岁，更和晚年与两部《千金方》的关系也衔接得天衣无缝。更可证之于叶梦得《避暑录话》载有[③]："思邈为千金前方，时已百余岁。后三十年作《千金翼方》"而益信。

四、隋开皇元年(581年)

根据《新唐书》记载："永淳初，卒，年百余岁。"考永淳只有一年(682年)，上推一百年，则为隋文帝开皇二年(580年)，在"余"字上再加一些即开皇元年。《旧唐书》的"开皇辛酉岁生"的"辛酉"，许多史学家认为是"辛丑"之误。辛丑适为开皇元年岁次，于是合拍得天衣无缝。

再则孙氏93岁时遇卢照邻[④]于长安光德坊的鄱阳公主官舍时，为癸酉年(673年)，更是如持左券。

照此说法，孙氏享年为101岁，在晚年撰写两部《千金方》即有问题了，即完成《千金要方》时为71岁而非百余岁，完成《千金翼方》时为101岁，那么他研究《伤寒杂病论》是在写成《千金翼方》之后，讲得通吗？再以年岁推算，独孤信早于孙氏出生之前24年就死去，怎样来解释？

五、隋仁寿元年(601年)

《旧唐书》载有"思邈自云，开皇辛酉岁生"。有些学者，把"辛酉"之生的辛酉，退后一个花甲，理由是隋文帝杨坚在位执政二十四年，一至二十年(581—600年)称开皇，二十一至二十四年(601—604年)改元为仁寿。仁寿的元年恰恰是辛酉。从古以来凡年号的更换，多数是在位者的驾崩、禅让或被篡而更易新主之际才改新年号的。现在开皇改元为仁寿，文帝杨坚健在安康，所以未被世人注意，因之容易把第21年的新年号仁寿惯性地顺口仍称开皇。因之，孙氏是仁寿元年诞生了。

---

① 华原：今在陕西省耀州区东南。

② 商、参，两星名，参在西升于凌晨，商在东升于黄昏，两星永不相遇，合称参商。

③ 叶梦得(1077—1148年)，字少蕴，宋代吴县人，绍兴进士。著有《避暑录话》2卷。

④ 卢照邻：唐代范阳人，字升之。与王勃、杨炯、骆宾王称为"初唐四杰"。以病手足挛废而自沉于颍水。

这些理由似乎也充足，但惜乎《旧唐书》紧接下去一句“今年九十三矣”不能视而不见。如确系仁寿元年，则仅仅72岁。即使有人容貌苍老一些，但绝对不至于“询之乡里，咸云数百岁人，话周齐间事，历历如眼见，以此参之，不啻百岁人矣”。

比较合理的诞生之日

统观上述，对孙氏诞生于梁天监十年（511年）左右与隋仁寿元年（601年）之说，以享年方面前者太长、后者太短而赞同者乏人。可以使人接受者，厥唯梁大同七年（541年）与隋开皇元年（581年），但内以隋开皇元年的赞同者占有绝大多数，现在所有的辞书、教材、医史等都是采用隋开皇元年。

但笔者始终感到诞生于梁大同七年要比隋开皇元年的说法，更具有充分理由。

且看中华人民共和国成立之后各种纪念孙思邈活动，都是用“纪念孙思邈逝世××××周年”的名称。唯1960年12月7日在北京市召开的由北京市中医学会、医史学会主持的“纪念孙思邈诞生一千三百八十年系统报告会”用“诞生”一词。但同时在会上提出“不涉及于孙思邈生卒岁月的争论”①，作为肯定后有人反对而注射预防针，也即证明主张101岁的主持人自己也没有过硬的信心。

拥护开皇元年诞生者，纵然人数占绝对优势，但最大的破绽是“隋文帝征为国子博士”“周宣帝时隐居太白山”和“独孤信见而叹曰”三大事的年代，都在孙氏出生之前，又做何解释。这一点张路玉②在《千金方衍义》中提出过“如果生于隋，周宣帝时便以王室多故，隐居太白山耶”。

孙氏亲笔写的“治蛟龙病。开皇六年三月八日，有人食芹得之，其人病发似癫痫，面色青黄。因食寒食饧过多，便吐出蛟龙，有头及尾。从兹有人患此疾，令服寒食饧三斗，大验”（见《备急千金要方·肝脏·坚癥积聚》）。假定为隋开皇元年诞生，孙氏此时仅五岁，怎能临床治病？

这样天大的漏洞，尽管用再多的细纱细丝去织补，也无济于事。

现在将笔者认为诞生于梁大同七年（541年）的史据旁证，做一番客观的分析。

考隋文帝杨坚出生于梁大同七年（541年）六月癸丑夜间，恰为辛酉，与《旧唐书》引证卢照邻《病梨树赋·序》的“思邈自云，开皇辛酉岁生，至今年九十三矣”，完全符合。

陈永定元年（557年）之前，为孙氏十五六岁，正是这个时期。此时也正值独孤信位极人间、权倾朝野的黄金时代。以一个大人物而遇到聪明的孩子，当然脱口而出地“叹曰，此圣童也”。时间如果提早些，则孙氏仅仅为黄发垂髫，天资也不可能显示出来，如果退后一些，则独孤信已从地球上消失。

接下去值得特别注意的是独孤信又谓“但恨其器大难为用也”一语。考自《老子·四十一》③的“大方无偶，大器晚成”之后，《吕氏春秋·乐成》④也有“大智不形，大器晚成”，直到三百年后的王充《论衡·状留》⑤还在说“大器晚成，宝货难售也”。同时古人文章更有一个惯例，对某人说的每一句预言，都要在以后配上后果来证实其灵验。《旧唐书》此言，也正是为孙氏86岁奉诏入京、百岁以后写成两部《千金方》的鸿运与才能脱颖而出作的伏笔。

《新唐书》曰：“隋文帝辅政，以国子博士召，不拜。密语人曰，后五十年有圣人出，吾且助之。”考隋文帝辅政，是指杨坚仕于北周，位至相国，袭封隋国公的一个短暂时期。在静帝（宇文阐）大定元年（581年），杨坚废静帝而自立为帝，改国号为隋，改年号为开皇元年（581年）的前数年。此时孙氏在三十七八岁左右，正是出仕的适当年龄。“不拜”，是描写孙氏的傲慢骨气，不屑为官，正淋漓尽致地烘托出孙氏的个性高尚。《旧唐书》写作“称疾不起”的“起”乃“赴”字之讹。盖病而致死，才

---

① 见胡昭衡“纪念孙思邈、开拓新局面”，《中华医史杂志》第13卷第1期，1983年。

② 张路玉（1617—1698年），名璐，号顽石老人，清代吴江人。著有《千金方衍义》30卷。

③ 老子：即老聃，春秋战国时苦县万乡曲仁里人。姓李名耳，字伯阳。所著之书也称《老子》，又称《道德经》，上下两篇，为道教经典著作之一。

④ 《吕氏春秋》：又称《吕览》，26卷，战国时吕不韦使门客各著所闻，集论而成。

⑤ 《论衡》：30卷，汉代王充（约27—97年）撰。

称不起，君不见《战国策·秦策一》①有“孝公行之八年，疾且不起”乎。当时孙氏正隐居太白山②，故称“不赴”。此时年未四十，无法言老，所以只能称疾。“密语人曰，后五十年有圣人出，吾且助之”，也和“但为其器大而难为用也”一样，是为五十年之后孙氏 86 岁时唐太宗李世民于贞观元年（627 年）入京作伏笔。

《旧唐书》曰：“周宣帝时，以王室多故，乃隐居太白山。”《新唐书》曰：“及长，居太白山。”其实当时有陈、北周、北齐三国并存，而且书史习惯应以陈为正统，为何独言周宣帝？因为孙氏为北周子民，属北周人，家乡在华原，隐居之处在太白山，都在北周京畿长安附近，所以唯有北周对孙氏有直接的影响。考周宣帝宇文赟在位仅从戊戌六月到己亥二月的半年中，恰为孙氏三十七八岁。在此前后数年中，周家王室本身的确纷纭多事：例如癸巳年（573 年），扩充军备，征及夏人；甲午年（574 年）五月，清洗道教佛教，在宗教界中造成一片紊乱，和尚道士纷纷勒令还俗遣散；七月份大铸五行大布钱，以一当十来冲击市场；文宣太后卒；乙未年（575 年）二月一日出现了当时认为国家灾难的日食；七月又禁止五行大布钱的通用而又在市场上引起了（第二度）紊乱；八月份出兵侵略北齐，失败而归；九月再度侵犯北齐，攻克三十余城；丙申年（576 年）三月，周宣帝出征吐谷浑③；十月又侵略北齐的平阳④；十二月再攻打晋阳⑤；丁酉年（577 年）元月，北周灭北齐，得 50 个州、162 个郡、380 个县，并没收了北齐境内所有寺庙观院以赏给王公们为宅第，僧道 300 万人勒令解散还俗；戊戌年（578 年）二月，攻伐彭城⑥；四月份突厥⑦入侵，宇文邕负伤，六月份宇文邕死；十一月突厥再度入侵，大肆杀掠；己亥年（579 年）二月，以洛阳为东京，强逼 4 万多民工来建造宫殿；六月份，征役山东民众来修筑长城；十二月，侵略江北⑧、淮南⑨；庚子年（580 年）二月，周宣帝宇文赟传位于其子静帝宇文阐，五月宇文赟卒，于是杨坚跋扈专政；十月一日又一次发生认为国难家灾的日食。

至于宫闱琐事，尚未列入其内。从陈太建五年至太建十二年间（573—580 年）八年中，的确是“王室多难”。当时孙氏在 32 ~ 39 岁。如其为隋开皇元年诞生，则根本不可能遇到。

根据思邈自称 93 岁那年与卢照邻会晤于鄱阳公主废宅的癸酉之岁，似乎铁笔铸案无疑了，但是如其出生于梁大同七年的话，那么 93 岁与卢照邻会晤，当在贞观七年（633 年），但岁次不是癸酉而是癸巳。既然可以怀疑《旧唐书》的辛酉为辛丑之误，那么更有理由来认为癸酉为癸巳之误，而且这两个“误”，是无法避免去其中之一的，如其是“辛酉为辛丑”之误，则前前后后的事情都无法吻合。只有“癸酉为癸巳之误”，才能完全符合。

但问题又来了，这位“约”生于 635 年的卢照邻，尚未出世，作何讲？其实卢氏的生卒时日至今还没有考证出来，这 635 年出生，事难可靠。考卢照邻和王勃（648—675 年）、杨炯（650—？年）、骆宾王（640—？年）四人称为初唐四杰，因之有人认为贞观七年（633 年）王、杨、骆三人都没有出生，卢氏当然也未必入世。其实这个简单的想法也未必符合实际情况，例如汉末竹林七贤的阮籍（210—263 年）、嵇康（224—262 年）、山涛（205—283 年）、向秀（227—272 年）、王戎（234—305 年）、阮咸（？）和刘伶（？）七人，山涛与王戎之间他们年龄就相距 29 年，山涛与阮籍也有 24 岁。再看明代吴门四家的沈周（1427—1509 年）、文徵明（1470—1559 年）、唐寅（1470—1552 年）和仇英（？—1552 年）四人，沈周和文、唐两人年龄高出 43 岁之多，而且七贤、四家还是聚集在一起，而初唐四杰则分

① 《战国策》：又称《国策》，共 33 篇，述当时十二国大事。汉·刘向编撰。

② 太白山：即陕西省终南山，为秦岭主峰。

③ 吐谷浑：为鲜卑族所建立的王朝。今在青海省北部与新疆维吾尔自治区东南部地区。

④ 平阳：今山西省临汾市。

⑤ 晋阳：今山西省太原市。

⑥ 彭城：今江苏省徐州市以西与铜山区以东一带地区。

⑦ 突厥：为阿尔泰山一带的游牧民族，后为蒙古所灭。

⑧ 江北：长江以北的总称。

⑨ 淮南：今湖北大江的北汉水以东，及江苏、安徽长江以北淮河以南一带。

处幽州范阳①（卢）、绛州龙门②（王）、婺州义乌③（骆）和华阴④（杨）四地，他们之间是否相聚过一堂尚且难说，所以卢照邻的出生日，可以尽量上移三十年。如此则在鄱阳公主废宅晤孙氏时，为年30多岁，与三杰中年龄相差最大的杨炯也仅四十五岁，与沈周和文、唐之差相等。

也有人认为，孙氏寓鄱阳公主生前官邸是在上元元年（674年）特赐的，而早在四十年前，就在这里会晤卢照邻，做何解释？其实道理很简单，“赐”与“住”根本是两回事，《旧唐书》不云乎“有孙思邈处士居之”。“居之”是寄寓，是谁都可以寄寓的，只要主人允许，不一定要“赐”，卢照邻不是也寄寓了吗？所以是孙氏早就居住在此，上元元年，疾辞请归之际，唐高宗李治才明确地追赐予他。

再一个有力证据，孙氏在76岁之前处在隋王朝时代过他的隐居生活，主要是修道、炼丹、读书、行医，还书撰包括疏注《老子》《庄子》⑤在内的许多道家著作，都是在这个时期完成。77岁之后已步入唐朝，从此即活跃于临床医务。且看《备急千金要方》中注明日期的医事活动，都在武德、贞观（有时作正观）时代，只有一例为“开皇六年”（见《备急千金要方·肝脏·坚癥积聚》）在隋朝。这又提供了一个是梁大同七年诞生而非隋开皇元年诞生的铁证。

《旧唐书》曰：“太宗即位，召诣京师，嗟其容色甚少。”考太宗即位于贞观元年（627年），当时孙氏为86岁，如其诞生于开皇元年，则仅仅四十六岁，理应“容色甚少”而何“嗟”之有。《新唐书》曰：“太宗初，召诣京师，年已老而听聪视瞭。”其当时为46岁的话，则怎能说“年已老而听聪视瞭？”只有86岁的老者，才是应该耳不听聪而目不视瞭。

《旧唐书》曰：“初，魏征等受诏修齐、梁、陈、周、隋五代史，恐有遗漏，屡访之。思邈口以传授，有如目睹。”《新唐书》曰：“魏征等修齐、梁、陈、周、隋等五家史，屡咨所遗，其传最详。”考魏征（580—643年）修的是《隋书》，并非五代。参与共事撰写者还有颜师古（581—645年）、孔颖达（574—648年）、许敬宗（592—672年）等人。考贞观三年（629年）魏征等奉诏修史，于当年开馆动笔，历八年而成书，至贞观十年（636年）完稿杀青，所以“屡访之”“屡咨所遗”当在贞观三年到八年间（629—636年）的事。如以贞观十年（636年）而论，孙思邈当年95岁，魏征56岁、颜师古55岁、孔颖达62岁、许敬宗44岁，这样年龄的一个高水平写作班子对前朝的逸闻轶事而“屡访”“屡咨”一位95岁老人，是合情合理的。如其开皇元年诞生，则此时孙氏年龄比许敬宗大11岁，与颜师古同龄，比魏征反而小一岁，比孔颖达小七岁。如其咨询医学专业方面的问题尚有可能，而现在这一批高水平的文史专业者向一个年纪比他小的医家咨询文史，似乎是谁都不敢相信的。

《备急千金要方》于永徽三年（652年）脱稿完成，大家都有目共睹的。孙氏很少谈到《伤寒杂病论》，即使引用几处“张仲景曰”，也不是真正的仲景精神（后有详论）。第九、十两卷《伤寒论（上、下）》里仅有“江南诸师秘仲景要方不传”11个无实质性的字眼（见《备急千金要方·伤寒上·发汗吐下后》）。有人提出两篇“伤寒”中不是有桂枝汤、麻黄汤、大小青龙汤等方吗？其实这些方剂并非张仲景手订的，乃当时或前些时期在临床上的常用处方（详后第七章·思想背景的总分析）。故李梴⑥在《医学入门》中直言“孙思邈，著《千金方》三十卷，《脉经》一卷，独于伤寒不及”。为什么？用孙氏自己的回答，在《千金翼方·取孔穴法》篇中引李袭兴转述甄权⑦论医“甄权曰，‘非有圣智，孰能辨之者乎’”之后，接下去孙氏即谓“吾十有八而志学于医，今年过百岁，研综经文，推研孔穴，所

---

① 范阳：今河北省涿州市。

② 龙门：今山西省河津市。

③ 义乌：今浙江省义乌市。

④ 华阴：今陕西省华阴市。

⑤ 庄子：即庄周，战国蒙人，曾为漆园吏。其所著之书也称《庄子》，唐代天宝元年，诏号其书为《南华真经》，凡33篇，与《道德经》同列为道家经典。

⑥ 李梴：明代江右南丰人，字文清，号健斋，因病而致力于医。撰有《医学入门》9卷。体裁仿刘纯的《医经小学》，以韵语写成，加以注解，成书于1575年。

⑦ 甄权（约540—643年），唐代大名医，许州扶沟人。与弟甄立言，齐名于世。

疑更多矣”。原来孙氏研究仲景学说，是在 100 岁以后才开始的，此言出于《千金翼方》。可知在写成于永徽三年（652 年）的《备急千金要方》后，也就是 110 岁之后。如其为开皇年诞生，则此时不过 71 岁，怎能自称“今年过百岁”？退一步讲，生于开皇元年，则到永淳元年（682 年）恰巧也是“今年过百岁”，但他 101 岁即羽化，如何有时间来研综经文？如何有时间来撰写研综经文之后的《千金翼方》？《避暑录话》早就说得很清楚，谓：“思邈为千金前方，时已百余岁。因此妙尽古今方书之要，独伤寒未之尽，似未尽通仲景之言，故不敢深论。后三十年，作千金翼，论伤寒者居半，盖始得之。其用志精审不苟如此。”

最后，还是系铃人再作解铃人，再去乞灵于《旧唐书》：

……照邻留在其宅，时庭前有病梨树，照邻为赋，其序曰，癸酉之岁，余卧疾长安光德坊之官舍。父老云，是郑阳公主邑司，昔公主未嫁而卒，故其邑废。时有孙思邈处士居之……思邈自云，开皇辛酉岁生，至今年九十三矣。

考开皇中无辛酉，唯在它之前的梁大同七年（541 年）和在它之后一年的仁寿元年（601 年），所以孙氏应生于梁大同七年。

在梁大同七年时，中原有三国骈存，尚有孙氏出生之处的西魏文帝元宝炬大统七年（后为北周）与东魏孝静帝元善见兴和二年。在卢照邻面前很可能孙氏是说“文帝辛酉”，而纪史执笔者把西魏的文帝误为隋代杨坚的文帝，所以未写“大统辛酉”而写“开皇辛酉”。那么当时三国并立，孙氏为什么不言梁武帝或东魏孝静帝而独独言西魏文帝？理由也很简单，梁建都于金陵[①]、东魏建都于邺[②]、西魏建都于长安，所以孙氏故乡属于西魏，系西魏子民，而且长安与华原近在咫尺，孙氏心中当然只有西魏，也应该是西魏。

孙氏既然诞生于西魏大统辛酉，92 岁的那年适在唐贞观七年（633 年）。孙氏之所谓“九十三”者，古人习惯上取用虚龄计算的剪刀差。至于该年岁次应为“癸巳”而《旧唐书》书“癸酉”者，当然为“癸巳”之误。

总之，孙氏诞生，以梁大同七年，即西魏大统七年（541 年）最为合情入理，所以享年为 141 岁（虚龄 142 岁）。但不少学者，认为人生寿命，不可能有这样的高龄遐寿。其实高出百岁以上者尽多哩。

如《史记·老庄申韩列传》曰：“盖老子百有六十余岁，或言两百余岁。”

《汉书·艺文志·注》曰：“魏文侯最为好古……窦公年百八十岁。”

《后汉书·甘始东郭延年传》曰：“凡此数人，皆百余岁及二百岁也。”

《后汉书·冷寿光传》曰：“寿光年可百五六十岁。”

《后汉书·郡国志·注》曰：“荆州记曰，县北八里有菊水，其源旁悉芳菊，水极甘馨，又中有三十家，不复穿井，即饮此水。上寿百二十，中寿百余，七十者犹以为夭。”

《魏书·明帝纪·注》曰：“度辽将军范明友鲜卑奴，年三百五十岁，言语饮食如常人。”

《辽史·圣宗本纪》曰：“霸州民李在宥，年百三十有三。赐束帛锦袍银带，月给羊酒。”

除了正史之外，还有可靠的如：

《论衡》曰：“老子二百余岁，邵公百八十……”

唐代诗人白居易九友中的李元爽，享年一百三十六岁。

《偃曝谈余》[③]曰：“赵文监，平凉人，言共家去崆峒山四十里，言山中王道人者，河南人，年一百四十岁，发白返黑，齿落复生。”

《洞微志》[④]曰：“太平兴国李守忠，为丞旨奉使南方，至琼[⑤]。道逢一翁，自称杨震举，年八十一。邀守忠诣其所居，见其父，曰叔达，年一百二十二岁。又见其祖，曰宋卿，年一百九十五。”

① 金陵：今江苏省南京市东郊、江宁县西部。
② 邺：今河北省邯郸市临漳县西。
③ 《偃曝谈余》：12 卷，明代陈继儒撰。
④ 《侗微志》：6 卷，明代钱希白撰。
⑤ 琼：今海南岛。

《参考消息》1982 年 8 月 8 日报道“一百五十岁老人达乌德逝世”。

南京《扬子晚报》1989 年 8 月 25 日转载《中国妇女报》谓“一百五十三岁的老寿星含笑而逝”，题下有“夏菊英，一千八百三十六年五月五日生，今年六月十五日十时正，寿终内寝，享年一百五十三岁。”

就以《备急千金要方》来说，书中就有两位百岁以上的老人；其一“魏武与皇甫隆令曰，闻卿年出百岁而体力不衰，耳目聪明，颜色和悦”。其二“道人蒯京，已年一百七十八，而甚丁壮”（俱见《备急千金要方·养性·养性序》）。

还有一个有趣而无人注意的旁证，凡人言语写作，往往在无意中把自己的内心毫无遮盖地反映出来，如穷啊、病啊、失意啊、含冤啊、丧失亲人啊等。那么再读《备急千金要方·七窍病上·目病》的“恣一时之浮意，为百年之痼疾”，以一般而论，寿都不及百年，那有病缠百年之理。又有“神鞠丸，主明目，百岁可读注书方”，一般常人早就一如韩文正公的“年未四十，而视茫茫”了。从以上两个“百年”“百岁”来体会，作者定已是百岁以上的人了，况且孙氏本来就是一个十分懂得修道养生者，享年 141 岁，事在情理之中，毫无足怪。

小　结

以上种种，诞生于梁大同七年（541 年）比隋开皇元年（581 年）要合理得多。1982 年 12 月 30 日第 1841 期的《健康报》也是同意这个看法。当然，细小的破绽，还是难免的。

所以笔者颇欣赏余嘉锡“思邈究生于何时？卢照邻且不敢质言之，后人亦唯付之存疑，无庸考辨矣”（见《四库提要辨证》①）的主张。可是写这样一部书，殿后的年谱是不可缺少的。为了订制年谱，则又不允许把这个问题回避过去，因之不能不选择一个数据比较充分一些的说法来定框架，最低限度也要精选一个自己认为最理想的时日。

【按语】

《孙思邈评传》为《中国思想家评传丛书》系列之一。《中国思想家评传丛书》由陆定一、李铁映等任名誉顾问，南京大学校长、著名教育家、作家匡亚明先生任主编，编者皆为海内之大家，干祖望由于学识渊博、国学底蕴深厚、医学专业精深，被聘请担任《孙思邈评传》主编，以国医身份跻身国内文化学者之林，为杏林之骄傲。

评价孙思邈的学术思想，不比其他医家的经验总结，孙思邈其人号“药王”，留下太多的传奇故事。如周静帝、唐太宗、唐高宗年间，三次拒召；百岁以后著有《备急千金要方》《千金翼方》；著有中医师的入学誓言《大医精诚》。而民间更是号“孙真人”，《太平广记》《东医宝鉴》《续仙传》记载其“救蛇后得龙宫仙方三十首”“嵩山大旱求雨”“收服猛虎为之驮药”等，所以对孙思邈的评价，非学富五车不能担任，不精通中医知识亦无力担纲。

干祖望从最扑朔迷离的，也是首先需要解决的年龄问题着手，层层剖析，抽丝剥茧，详细考证各类史料，可谓增删五次，批阅十载，字字看来都是血。要考证一件学问，首先要做的就是文献研究工作，干祖望为此翻阅了大量史料，结合脑海中平时积累的知识，重点对《唐书》《新唐书》《四库全书总目提要》《十七史商榷》《二十二史札记》等正史进行考证，旁参《酉阳杂俎》《宣室志》《谭宾录》《前定录》，甚至《大唐新语》《独异志》《续仙传》《玄品录》等稗官野史。从正史中寻找破绽，认为《唐书》编写年代为战乱之五代，乱世易讹，如自云辛酉岁生，而开皇二十年间，并无辛酉之岁。《新唐书》重文人轻医家，太宗初、永淳初等概念模糊而不严谨。碑铭及文学札记又是各抒己见，令人莫衷一是。在万千头绪之中，干祖望做了大量探索及精密的年份计算，初步划定梁天监十年（511）、天监十七年（518）、大同七年（541）、隋开皇元年（581）、仁寿元年（601）几个相对而言较为合理且认同人数较多的年份。在此范围之内，干祖望进一步研究其他史料，除单行本外，尚参阅丛书系列，这在电子图书管理系统尚未普及，信息查

---

① 《四库提要辨证》：24 卷，为近人余嘉锡（1883—1955 年）撰，曾任北京大学教授、中国社会科学语文研究所专门委员等。湖南省常德人。

询难度较大的年代，其工作量之浩大，简直难以想象。而干祖望以八十岁高龄，瘦小的身板，凭着矍铄的精神，顽强的毅力，孜孜不倦的态度，严谨治学的精神，竟然做到了。他从“隋文帝征为国子博士”“周宣帝时隐居太白山”“独孤信见而叹为圣童”三件历史记载着手，结合杨坚仕北周时的社会现象，隐居之处在家乡华原附近，突厥入侵，宇文邕负伤等历史事件，否定了开皇元年的合理性。又结合孙思邈与初唐四杰卢照邻的会面时间，魏征、孔颖达、颜师古等人编纂南北朝史时对于孙思邈的问道，古代及现代文献中人类长寿纪录的合理报道，最终确定梁大同七年最为合理，即孙思邈享寿141岁。

干祖望的考证，是老一辈中医学家对待学问一丝不苟态度的体现，一代中医大师，以耄耋之岁，囊虫映雪，韦编三绝，一头扎进浩瀚书海，只为求一准确答案，着实令人敬佩。

第二章 神 仙

孙思邈既然在《续仙传》中榜上有名,《太平广记》[①]更把他列入“神仙”里,而且《东医宝鉴》[②]又称他为“地仙”。如此则孙氏理所当然地名登传箓、身列仙班了。加之《续仙传》绘形绘色地描述他临终时对子孙的嘱咐“我为世人所逼,隐于洞府修炼,将升无何之乡,臣于金阙”。这“无何之乡”是仙境,“臣于金阙”是在玉帝处为臣僚。不是神仙是什么?

既然是神仙,那么颜容不能不具有仙姿,躯体不能不具有仙骨,生活不能不具有仙气,工作不能不具有仙法,尤其是一切的一切更不能不仙乎仙乎了,所以在孙氏身上强加各种神话,也毫不足怪,此其一。

明代文豪、万历进士谢肇淛在《五杂俎》[③]中谓:“人寿不过百岁,数之终也。故过百二十不死,谓之失归之妖。”现在孙氏已超过“失归”之期二十多年,当然可以称“妖”。但他毕竟是一代鸿儒,杏林国手,而且两个皇朝几度蒙诏入宫的天子贵客,如何可以莽然称“妖”。除“妖”以外的“失归客”,阙唯神仙,于是不能不以“神仙”尊之,此其二。

老实说,请举几位最最有名的神仙,哪一个不老不死、羽化而升天登仙,这不过是自欺欺人而已。尽管《素问》第一篇第一节第一句就是“昔在黄帝,生而神灵,弱而能言,幼而徇齐,长而敦敏,成而登天”。那么为什么现在陕西省铜川市黄陵县西北桥山有这样一个黄帝的坟墓?那么孙氏的一切又和所有有名的神仙,有何区别?就以年龄而论,除老子之外,比庄周(公元前 369—前 286 年)多 58 岁,比张天师一世[④](34—156 年)多 19 岁,比葛洪[⑤](281—341 年)多 81 岁,比李淳风[⑥](602—670 年)多 73 岁……此其三。

明嘉靖二十二年版《备急千金要方》(后简作《要方》)“乔序”:“史称公,道洽古今,学殚术数,今考其书,信然。自华佗以后一人而已。世以其遗书神验,遂传为龙宫所授。”此其四。

林亿[⑦]等《校定备急千金要方·后序》:“世俗妄人……以附致为奇。”此其五。

因此种种,在孙氏身上装贴了不少神话故事,即不可避免了。以下还罗列了一些关于神仙的故事,不过必须仿效赵翼[⑧]《瓯北诗集·自对》诗中的“姑妄言之供一笑,几时谒选到长安”。好吧,在姑妄言之、姑妄听之之下谈谈这位长安寓公[⑨]。

救 蛇

《续仙传·隐化》载:

(孙氏)偶出路行,见人欲杀小青蛇,已伤出血。思邈求其人,脱衣赎而救之,以药封固,放于草间。后月余,复出行,见一白衣少年,仆马甚盛,下马迎拜思邈。谢言小弟道蒙君所救,父母欲见。

---

① 《太平广记》:宋代李昉编纂。全书分为 92 大类,附 150 余小类,内搜集从汉到宋初的小说 500 种。

② 《东医宝鉴》:23 卷。朝鲜许浚编著,成书于 1611 年。

③ 《五杂俎》:16 卷,明代谢肇淛撰。

④ 张天师一世:即张道陵,东汉沛人。为张天师第一代祖师。

⑤ 葛洪(281—341 年):字稚川,东晋丹阳句容人。祖葛云(164—244 年),父葛悌。为晋代名医及炼丹家,现全世界奉为化学鼻祖。

⑥ 李淳风(602—670 年):唐代岐州雍人。幼通群书,精步天历算,相传“推背图”系他所作。

⑦ 林亿:宋代熙宁间(1068—1077 年),为光禄卿直秘阁。同高保衡著校许多中医古籍文献,《备急千金要方》是其中之一。

⑧ 赵翼(1727—1814 年):字云松,清阳湖人。著有《瓯北诗集》10 卷,又《续集》2 卷。

⑨ 长安寓公:指居寓于长安的孙思邈。

而思邈每以药救人极广，闻之不以为意。少年复恳拜请，以别马载思邈，偕行如飞。到一城郭，花木正春色和媚，门庭焕赫，人物繁盛，伊若王者之居。少年引思邈入，见一人端美，白帢绛衣，侍从甚众。欣喜接谢思邈曰，深思道者，固遣儿相迎。前者小儿偶出，忽为愚人所伤，赖脱衣赎救，获全其命。感再生之恩，今面道者，荣幸足矣。俄顷，延思邈入，若宫闱。内见中年女子，领一青衣小儿出，再三拜谢思邈。言，此儿痴骇，为人伤损，赖救免害。思邈省记，尝救青蛇，即忏此无所也。又见左右，皆阉人宫伎，呼帢帽为君王，呼女子为妃子。思邈心异之，潜问左右，曰此泾阳水府也。帢帽乃命宾僚设酒馔伎乐以宴，思邈辞以辟谷服气，唯饮酒耳。留连三日，问思邈所欲？对曰，居山乐道，思真炼神，目虽所窥，心固无欲。乃以轻绡珠金，赠于思邈，坚辞不受。曰：不以此为意耶？何以相报？遂命其子取龙宫所颁药方三十首与思邈。谓曰，此真道者，可以济世救人。俄又命仆马，送思邈归山。深自为异，历试诸方，皆若神效。

古代中医书，经常托之神话来烘托其灵验，也有固有奇验而认为神授，这是古人惯用的手段。不是谓来之洞府，就称得之龙宫，或是仙人手授。比《要方》早169年写成的《刘涓子鬼遗方》就是托词于得之丹阳①郊外黄父鬼。而且此风一直到明清之际，君不见陈士铎②《石室秘箓》《洞天奥旨》书中的一方一法，都说成是黄帝③、天师④、岐伯⑤、张机⑥、华佗⑦等在晚上或梦中赠予的。至于救蛇获报的故事，在小说、戏剧、曲艺中早就屡见不鲜，尤其是在唐代。

所以乔世宇认为“世以其遗书（指《要方》）神验，遂传为龙宫所授”（见明嘉靖二十二年乔世宇刊版《要方·乔世宇序》），真是一言破的。

祈　雨

《独异志》载：

唐天后朝，处士孙思邈，居于嵩山修道时，大旱。有敕选洛阳德行僧徒，数千百人，于天宫寺讲“人王经”以祈雨泽。有二人在众中，发眉皓白。讲僧昙林，遣人谓二老人曰，罢后可过小院。既至，问其所来？二老人曰，某伊洛二水龙也，闻至言当得改化。林曰，讲经祈雨，二圣知之乎？答曰，安得不知，然雨者须天符乃能致之，居常何敢自施也。林曰，为之奈何？二老曰，有修道人以章疏闻天，因而滂沱，其可力为之。林乃入启则天，发使嵩阳，召思邈，内殿飞音。其夕，天雨大降。思邈亦不自明，退诣讲席，语林曰，吾修心五十年，不为天知，何也。因请问二老，二老答曰，非利济生人，岂得升仙。于是思邈归蜀青城山，撰《千金方》三十卷。既成而白日冲天。

这显然是绝非事实的神话。其一，孙思邈羽化之前，虽然武则天（624—705年）很有见面机会，但她毕竟无权召孙氏，只有在执政期间（684—704年）才有权召唤，可是则天的执政在孙氏羽化之后两年。其二，当时高僧中法号“昙”字为首的有昙迁、昙旷、昙鸾与昙曜四人，并无昙林其人者。其三，孙氏自贞观元年（627年）寄寓京畿之后，直到逝世，从来没有再度退隐山野生涯，何来“发使嵩阳，召思邈”。其四，根据《独异志》所述，孙氏撰写《要方》，是经过伊洛二水龙王指迷的结果，那么为什么在《要方》无一字提及此事？其五，根据此说，《要方》的成书是在玄宗开元（713—741年）之初（根据在武后执政时即开写，再加三十年的撰写而得出的答案），但已铁证如山的成书于永徽三年

① 丹阳：今江苏省镇江市一带。

② 陈士铎：字敬之，号远公，别号朱华子。清代山阴人，著有《百病辨证录》14卷，成书于1687年；《石室秘箓》6卷，成书于1687年；《洞天奥旨》16卷，成书于1694年。

③ 黄帝：姓公孙，为少典氏子，长于姬水，居于轩辕，故称轩辕氏；年十五受国于有熊，亦称有熊氏；以土德王，故又称黄帝。约生活于公元前10000—前4000年。为道教始祖，因《内经》托名于他，故医家也认作鼻祖。

④ 天师：其一，指黄帝。其二，黄帝称岐伯为天师。其三，《庄子》认为“以天为师，非天之师”，故而并非人名。

⑤ 岐伯：黄帝时臣，与黄帝共研医学。

⑥ 张机（约145—203年）：字仲景，东汉时南阳郡涅阳人。为《伤寒杂病论》作者，此书至今奉为医家圭臬。至于是否曾在建安中官至长沙太守，至今还是“存疑”。

⑦ 华佗（141—208年）：字元华，东汉谯人。精于外科，是最早使用腹腔手术、麻醉的医家。

(652年)的定论,能否推翻?其六,"撰《千金方》三十卷,既成而白日冲天",那么《千金翼方》(后简称《翼方》)是谁写的?所以对《独异志》的描述,只能引用《尚书·大禹谟》一句,是"无稽之言,勿听"!

拯　龙

《酉阳杂俎》载:

时大旱,西域僧请于昆明池结坛祈雨,诏有司备香灯,凡七日,缩水数尺。忽有老人夜诣宣律和尚[①]求救曰,弟子昆明池龙也,无雨久,非由弟子。胡僧利弟子脑,将为药,欺天子言祈雨,命在旦夕,乞和尚法力加护。宣公辞曰,贫道持律而已,可求孙先生。老人因至思邈石室求救。孙谓曰,我知昆明龙宫有仙方三十首,尔传与予,予将救汝。老人曰,此方上帝不许妄传,今急矣,固无所吝。有顷,捧方而至。孙曰,尔特还,无虑胡僧也。自是,池水忽涨,数日溢岸。胡僧羞恚而死。孙复著《千金方》三十卷,每卷入一方。

《读书敏求记》[②]:

《千金方》三十卷,孙思邈,雍州之华原人。救昆明池龙,得仙方三十首,收入此书中,逐卷一方。

以上两书,故事一个,而且《读书敏求记》显然是抄录于《酉阳杂俎》的。这都是为了要拔高两部《千金方》的身价而虚设的神话。

而且内中还有三个值得怀疑的问题:其一,孙氏终生以厚道敦德处世,决不肯乘人之厄而要三十方。"尔传与予,予将救汝",绝非孙氏口气。其二,以一般常识来说,龙王的法术总要比胡僧大得多,怎样会受欺于胡僧之手。其三,"上帝不许妄传",可知龙王与上帝有关系,那么为何不去乞求于上帝而去乞求一个和尚——宣律?

当然,任何一个故事,尤其是虚构的故事,必然有其模特的,龙宫方传授的模特很可能是《翼方·辟谷·服水》的"武德中,龙赍此一卷服水经授余"一言。这个神话,殊不高明,难置一信,所以《读书敏求记》作者钱曾(1629—1701年)不愧饱学之士,客观明智,在最后一节里,写上"后人无从辨之,新刻本搀改伪谬"。

伏　虎

《中华医史杂志》1954年第四号"唐代名医孙思邈故里调查记":

祠前殿供着孙思邈的塑像,约有一丈高,全身镀金,相貌端正严肃,令人一看便起敬畏之心。像两旁各立着一个侍童,一个捧着药包,一个捧着药钵,像右前下方伏着一只雕塑的虎。据说孙思邈山居时,他的一只驴,出外驮药被虎吃掉了。他用符召群虎来,说道,吃驴的留下,没吃的散去,结果就有一只虎伏在地上不去。此后便伴随着孙思邈,为他驮药。故此孙思邈的像右侧,永远有一只虎。

这完全和吴承恩[③]笔下的小白马的情况相同(见《西游记》),也相似于慧皎[④]《高僧传·伏虎禅师》中居于拾宝岩的和尚故事。这都属小说家言,再要为之考证吗?不必,写"调查记"的作者早就声明在前,曰"据说"。

羽　化

《旧唐书·本传》载:

永淳元年,卒。月余颜貌不改,举尸入木,犹若空衣。

《续仙传·隐化·孙思邈》:

一旦,无疾而化,颜色不变,及入棺后,唯存空衣。

---

① 宣律和尚:为孙氏外方之交,后有详注。

② 《读书敏求记》:4卷,钱曾撰。

③ 吴承恩(1500—1582年):明代淮安府山阳县人,字汝忠。著有《西游记》及《禹鼎志》两小说,惜乎后者已失传。

④ 慧皎(497—554年):南朝梁时高僧,会稽上虞人。学通内外,博训经律。著有《高僧传》14卷,为中国佛教史上第一部系统的佛教史书。

《本草蒙筌·历代名医图姓氏》:

晨起沐浴,俨然衣冠,端坐而化。经月余而颜色不变。后举尸入棺,既葬,举棺如空。发棺视之,唯衣衾在而尸已解矣。

《旧唐书》毕竟属于正史而严肃认真,不做如此记载而出格越范。除陈尸月余而不殓,多少有些费解之外,至于"犹若空衣",则孙氏毕竟140余岁老人,肌瘦肉削,事在意中,尚属可信。

但到了《续仙传》中,把"犹若空衣"轻轻一改为"唯存空衣",这则"唯存"代替了"犹若",就把事实变成了神话。

隔了七八百年后的《本草蒙筌》,竟然"发棺视之",那真是骇人听闻。不要说事实本身不可置信,而且这个"发棺"是在"礼义"之邦的古代中国,在习俗上、法律上是绝对不允许的。那时"开棺曝尸"罪,比越货、纵火、杀人罪还严重,要坐"大辟"的。在毫无特殊情况下开棺材来看看尸体,真是荒谬之至,比西方夜谭还要西方夜谭。伍子胥(公元前?—前484年)"乃掘楚平王墓,出其尸"(见《史记·伍子胥传》)一事,就已震动了上下数千年。

《史记·殷本纪》[①]的比干剖心,可能确有其事。但《封神榜演义》[②]说他捧了心,还能行走出门,那就是笑话了。其实这是文人用浪漫的形象化来说明比干的"披露内心,开诚相见"来渲染他的"忠"。《三国志[③]·吴志·孙皓传》裴注引《楚国先贤传》的孟宗哭竹生笋,也不过是烘托其"孝"。《同窗记》[④]的梁、祝死后化蝶,更是无稽之谈,但我们听起来一无反感而且乐于接受,因为他的目的是强化地形容两人真诚的"爱情"。像这样旁敲侧击,借助于比拟、隐射、浪漫、夸张的笔法来强化加深某一个事物的文章,比比皆是,所以孙氏身后的"举尸入木,犹如空衣""及入棺木,唯存空衣""举棺如空""唯存空衣"等,也不过是像上面几个故事一样,文人采取浪漫的笔法来烘托孙氏身后的空空两手、磬室羞囊、一无遗物以作陪葬之品的"廉洁"。

显　圣

《历世真仙体道通鉴》[⑤]载:

至唐明皇(712—756在位)幸蜀,梦思邈乞雄黄。乃命中使赍十斤送峨眉山顶上。中使上山,见老人幅巾,被二青衣童夹侍。曰,有表录上皇帝,中使视石上硃书百余字,遂录之,随录随灭。须臾,白气漫起,忽不见。后成都有一僧诵法华经甚专,虽经兵乱,卒不能害。一日,有山仆至,云先生请师诵经。遂引行,过溪岭数重,烟岚中入一山居。仆曰,先生老病起晚,请诵经,至"宝塔品"[⑥]欲一听之。至此,先生果出,野服藜杖,两耳垂肩,焚香听经罢,入不复出。遂供僧以藤盘竹筷,秫饭一盂,杞菊数瓯。僧食之无盐,酥味美若甘露,并得嚫钱一钚。仆送出路口,僧因问曰,先生何姓?曰姓孙。问何名?仆于僧掌中手书思邈两字。僧大骇,回视仆,遽然不见。僧乃于山中寻求,竟迷归路。归,视嚫资乃金钱一百文也。由兹一饭,身轻无疾。至宋真宗天僖中(1017—1021年),僧已一百余岁。后隐去,莫知所之。

道教中历史文献如《列仙传》[⑦]《续仙传》《历世真仙体道通鉴》等书,好像有一个模式,凡是神仙、真人之类人物在逝世之后,近则数十年,远则数百年,而这位神仙或真人还要在人间出现,所以孙氏的显圣,也不过是小说家的一套惯技而已,不足为信。

---

① 《史记》:130篇,汉代司马迁著,原名《太史公书》。

② 《封神榜演义》:100回,明代许仲琳著。

③ 《三国志》:65卷,晋代陈寿撰,与《史记》《汉书》《后汉书》合称四史。它绝对不是元末明初。罗贯中的《三国演义》。

④ 《同窗记》:不分卷,作者待考。

⑤ 《历世真仙体道通鉴》:53卷,续篇2卷、后集6卷。明代浮云道士赵道一编。

⑥ "宝塔品":为佛经篇名,在《法华经》中,为28品中的第11品。

⑦ 《列仙传》:2卷,旧题汉代刘向撰。

出现在《千金方》中的一鬼一龙

纵然关于孙思邈神话故事很多，但他两部《千金方》中仅仅一个“鬼王”与一个“龙”而已。

《要方·伤寒上·辟温》的“乃有鬼王见书生”故事。实乃孙氏转述一下400年前在汉建宁二年（169年）的民间故事，仅仅未加批判而转述一下而已，根本未有渲染而神其事。

《翼方·辟谷·服水》的“武德中，龙赍此一卷服水经授余”。很多人误解为龙是一条鳞介的龙，其实他不过是姓龙或名龙的人。在这一误会中，就产生了以上救蛇、祈雨、拯龙三个神话故事。在这里有三个理由来证实是人而非鳞介之龙：其一，真的鳞介之龙而能出现在人间，在今天说来是绝无其事的迷信，我们尽管倒退1 300多年到唐代，那么此龙必然是龙王。龙王是深居简出的，决不涉足尘世。其二，姓龙的人多得很，在孙氏之前有战国时代大名鼎鼎的龙阳君①、秦汉时项羽麾下猛将龙且②、东汉敦厚周慎的龙伯高③、三国时受诸葛孔明封为酋长的龙佑那④……至于名龙的更多得不胜枚举。其三，古人用字很讲究，尤其是饱学的孙思邈，在两部《千金方》中每一个字都是经过斟酌琢磨的。这里用“赍”字，凡平级同辈人物之间的礼品授受称“赍”，长者或君王的赠予称“赐”。孙氏这里不用“赐”而用“赍”，就证明这个龙仅仅是平级同辈的人。

小　结

以上种种，所以许多人俱不同意孙氏真是神仙，但笔者则承认他是神仙。

考“神”字含义，除了一般人心目中修炼辟谷、变化神通、长生不死、得道升天的神仙之外，还有如其人精神焕发者称“神气”，形态潇洒者称“神韵”，风度翩翩者称“神姿”，学问深厚者称“神智”，精通百技者称“神工”，事物观察能力强而做事很少失败者称“神奇”，办事精明，预计准确者称“神算”，儿童聪明才智超人者称“神童”，事业大有成就者称“神器”，邃于医者称“神医”，工于绣者称“神针”，精于文者称“神笔”，擅于画者称“神物”等。

“仙”也是如此，对某一种学问具有非凡造诣或出人头地者，都可称“仙”。如李白⑤的“诗仙”、刘伶⑥的“酒仙”、陆羽⑦的“茶仙”等。

杜甫⑧诗“春日莺啼修竹里，仙家犬吠白云间”（见《杜工部草堂诗笺·滕王亭子》），竟然把世外桃源式的人间环境也称为神仙居处。

那么我们现在再把孙氏各方面事迹来对照一下。

《旧唐书》曰：“七岁就学，日诵千余言。”

《旧唐书》曰：“独孤信见而叹曰，此圣童也。”

《旧唐书》曰：“道合古今，学殚数术，高谈正一，则古之蒙庄子。深入不二，则今之维摩诘。及其推步甲乙，度量乾坤，则洛下闳安期先生之俦也。”

《续仙传》曰：“洞晓天文推步，精究医学，审察声色，过蕴仁慈，凡所举动，务行阴德。”

除了以上才能之外，对孙氏风度方面，也有如《旧唐书》“神采甚盛”的描写。

至于道德风格，在两部《千金方》中更如实地反映出来（详后第六章大医·九医德·十孙氏医学思想初讨）。

又有言而有验的如《旧唐书》谓孙氏年未四十前，尝“密语人曰，后五十年有圣人出，吾且助之”，的确在五十年之后唐太宗执政，即“召诣京师”。

因之，尊孙氏不论为“神”为“仙”，都可受之无愧。不过这个“神仙”，应该引用《汉书⑨·艺文

---

① 龙阳君：春秋时魏国幸臣。

② 龙且：项羽麾下猛将，后被韩信所杀。

③ 龙伯高：汉代京兆人，名述。

④ 龙佑那：三国时人，诸葛亮赐姓为张。

⑤ 李白（701—762年）：字太白，号青莲居士。唐代陇西成纪人，后迁居蜀中绵州，曾寓居山东。

⑥ 刘伶：西晋沛国人，与阮籍、嵇康等称为竹林七贤。嗜酒，自称“唯酒是务，焉知其余”。随身带酒，使人荷锸相随，曰：“死便埋我”。

⑦ 陆羽（733—804年）：唐代复州竟陵人，字鸿渐，或名疾，著有《蔡经》三篇。晚年自号桑苎翁。

⑧ 杜甫（712—770年）：唐代河南巩县人，祖籍为湖北襄阳，字子美，自称杜陵布衣或少陵野叟。著有《杜工部集》60卷，小集6卷，佚。

⑨ 《汉书》：后人分为120卷，东汉班固继父亲班彪写成。

志》中的一句话来解释:“神仙者,所以保性命之真而游求于其外者也。”也就是《世说新语[①]·企羡》中谓孟昶[②]“尝见王恭乘高舆,被鹤氅裘,于是微雪,昶于篱间窥之,叹曰,此真神仙中人”的神仙。

【按语】

“神仙”,往往出现在宗教神话与民间故事中,是一个令人感兴趣与无限向往的存在,他们超脱世俗、跳出三界、无忧无虑,更重要的是可以长生不死、容颜永驻、法力无边。在科技水平有限的上古时代,人们有所诉求时常常乞灵于巫术、求福于神灵,古老巫术与杂祀的神秘主义形式曾发挥着主导作用。随着用药经验的积累,人们逐渐认识人体,理解生老病死,认同“药”的概念,人们对长生不死的执念、对疾病苦厄的排斥逐渐形成促进医药、数术发展的动力,如此才有了求医问药、服食炼丹、导引行气的实践,如此也才将精通医药者与“神仙”联系起来。

干祖望从《续仙传》说起,“我为世人所逼,隐于洞府修炼,将升无何之乡,臣于金阙”,此“无何之乡”出自《庄子·逍遥游》,即指空无虚幻的境界或梦境;“臣于金阙”,道家谓天上有黄金阙,为仙人或天帝所居。从此,孙思邈从“名医”转而为“神仙”,而后《续仙传》“救蛇”、《独异志》的“祈雨”、《酉阳杂俎》及《读书敏求记》“拯龙”、《中华医史杂志》“伏虎”、《旧唐书·本传》“羽化”、《历世真仙体道通鉴》“显圣”以及《千金方》中出现的“一鬼一龙”,加之经考,孙氏140余岁方才羽化,《太平广记》将其列入“仙班”,《东医宝鉴》称之为“地仙”,凡此种种神话轶事,生动真切,或真或假,不得而知,在常人看来孙氏必是“神仙”无疑了。

但是,神话毕竟是神话,干祖望用事实依据将其一一点破,孙思邈确是凡人肉身不错。其一,《续仙传·隐化》中“救蛇”得报的故事在很多医书古籍中均有类似的传说,可能是盛唐以来小说、戏剧、曲艺为添艺术效果所惯用的文学手法,当然也反映出《千金要方》神验如有神授。其二,《独异志》的“祈雨”传说经人物历史考证、时间推算,发现前后颠倒、自相矛盾,“无稽之言”,不推自破。其三,《酉阳杂俎》及《读书敏求记》中“拯龙”一事,经不起逻辑推理,更与孙氏“大医精诚”之品格不符,“搀改伪谬”,是“虚设的神话”。其四,“伏虎”是小说家言,其作者早已声明。其五,《续仙传》“唯存空衣”与《本草蒙筌》“举棺如空”暗示“羽化”,干祖望用“比干剖心”及“梁祝化蝶”的故事解释浪漫主义文笔中的“羽化”实为对孙氏身后“一无遗物”“犹若空衣”的廉洁作风的衬托。其六,“显圣”亦为小说家历来之言,“不足为信”。其七,《要方·伤寒上·辟温》中的“乃有鬼王见书生”之“鬼王”仅仅是孙氏对汉代民间故事的转述,而《翼方·辟谷·服水》中的“武德中,龙赍此一卷服水经授余”之“龙”经干祖望对人物用语习惯的考证实为“龙”氏或名“龙”之人,故“一鬼一龙”均非神话。

据此,神话道破,药王孙思邈又被从“神仙”“真人”之席,拉回到“名医”之位,但干祖望笔锋一转,再次将其奉为“神仙”,不是羽化升天的神仙,而是天悟神聪、博学多能、风度翩翩、鄙视荣华、品格高尚、期颐高寿、“保性命之真而游求于其外者”的神仙中人。

---

① 《世说新语》:不分卷,有36门,原名《世说》。南朝宋刘义庆撰,梁刘孝标注。

② 孟昶(919—965年):五代时后蜀主。虽为君主,但对医学十分精通。后人有时也作为名医论及。

第三章　鸿　儒

孔孟之道

《汉书[①]·贾山传》曰："涉猎书记，不能为醇儒。"《汉书·扬雄传》曰："于是乎鸿生钜儒，俄轩冕，杂衣裳。"《后汉书[②]·左周黄传论》曰："宏儒远知，高心洁行。"《后汉书·班固传》曰："宿儒盛名，冠德乡里。"《三国志·魏书·高堂隆传》曰："方今宿生巨儒。"《文中子世家》[③]曰："谓功业不可以小成也，故卒为洪儒。"以上的醇儒、钜儒、宏儒、宿儒、巨儒、洪儒，都不及刘禹锡[④]的《陋室铭》中"谈笑有鸿儒"的鸿儒人尽皆知，其实都是饱学之士的大儒。1979年版《辞源》[⑤]解释鸿儒谓："泛指博学之士。"

不过博学之士，不等于儒家。先秦的庄周、墨翟[⑥]、杨朱[⑦]、孟轲[⑧]、荀卿[⑨]、韩非[⑩]等，也都是饱学之士，但除孟轲外，谁都不是儒家。为什么？因为他们的思想都没有追随儒教开山鼻祖孔子[⑪]。

所以孔孟之道再加博学，才是儒家，也就是儒教中人物。以孙思邈而言，那是二者具备。

在儒家方面，我们把孙氏的思想与文学水平，加以爬梳对照。

现在先谈文学修养，"涉百家，破万卷"的赞美词，古来儒家中人物能受之而无愧者不多，但孙氏则可以无愧地接受。两千年来医学著作中文学气息最浓郁的首推两部《千金方》。可能也有人会提出，《理瀹骈文》[⑫]《医道还元》[⑬]更是雕龙绣凤、横锦散珠之作，比两部《千金方》更显示出旖旎风采，整个篇幅完全是骈体四六，在医学文献中至今还没有找到与此可以媲美的著作。但我们更要与两部《千金方》对比一下，《理瀹骈文》《医道还元》的文辞都是堆砌斧凿，为修辞而修辞，远不及两部《千金方》的信手拿来，而且理、医两书的口气，仅仅是青钱应选[⑭]、黄绢题碑[⑮]的小家气魄，远远不及两部《千金方》的光腾万丈、笔扫千军的气势磅礴。还有《理瀹骈文》仅仅局限于外治，《医道还元》重

---

① 《汉书》：又称《前汉书》，120卷，东汉史学家班固（32—92年）撰。

② 《后汉书》：130卷，南朝宋范晔（398—446年）撰。

③ 《文中子》：又称《中说》，10卷，隋代王通（584—618）撰。王通私谥文中子。

④ 刘禹锡（772—842年）：唐代彭城人，字梦得，人称刘宾客。平时写作很多，内"陋室铭"一文，至今诵读不衰。

⑤ 《辞源》：《辞源》的编辑开始于1908年，1915年出版，主任编辑为陆尔奎，商务印书馆出版。1979年在国家出版事业管理局领导下，用3年多时间，整修重订了一部新的《辞源》。共搜辞目10万余条，1 000多万字。

⑥ 墨翟（约公元前468—前376年）：春秋战国之际思想家，墨家的创始人。鲁国人，他主张"靡顶放踵，利天下而为之"。

⑦ 杨朱：字子居，战国时魏人。他的活动，后于墨翟而早于孟轲。他主张"拔一毛而利天下不为也"，与墨翟的"兼爱"相反。

⑧ 孟轲（约公元前372—289年）：字子舆，战国时邹人，受业于孔子的孙子子思。全部继承孔子的学说，故而后人称为"孔孟"，尊为"亚圣"。

⑨ 荀卿（公元313—前238年）：战国时赵人，名况，荀卿乃后人对他的尊称。儒家认为"人之初，性本善"，但他认为"人性皆恶"。

⑩ 韩非（公元前280？—前233年）：战国时韩诸公子，为荀卿弟子。后人称为法家。

⑪ 孔子（公元前551—479年）：名丘，字仲尼。春秋时鲁国陬邑人。传说弟子3 000人，精通六艺者72人，学说以"仁"为核心，"礼"为手段。尊称"至圣"。

⑫ 《理瀹骈文》：不分卷，清代吴尚先撰，刊于1870年，内容专谈外治法。

⑬ 《医道还元》：9卷，归题唐代叶洞宾著，清代李时品校印，出版期无考。属于道教的医学著作。

⑭ 青钱应选：典出《新唐书·张荐传》："鷟文辞，犹青铜钱，万选万中"。现在用这个典故来比喻文才的好。

⑮ 黄绢题碑：典出《世说新语·捷悟》："魏武常过曹娥碑下，杨修从碑背上见题'黄绢幼妇，外孙齑白'八字……修曰'黄绢色丝也，于字为绝。幼妇少女也，于字为妙。外孙女子也，于字为好。齑白受辛也，于字为辞。所谓绝妙好辞也'"这也是比喻用词结构的佳品。

玄谈而鲜实用，更难匹敌两部《千金方》集医药之大成迹耦经典。以下，再把孙氏手笔细细地精读深析。

《千金要方·自序》

我们只要展开《千金要方》(又名《备急千金要方》，简称《要方》)，仅仅阅读序文中开始的17个字，就使你惊叹孙氏文学的造诣而为之折服。

下笔第一个字“夫”，他用万钧之力来揭开全书的序幕，奠定了这拥有232种疾病、5 003首药方的《要方》基础。科学的论说，有效的成方，精湛的治疗和秀色可餐的文笔，都是在这个“夫”字之下，舒展于读者面前。这个发声的慨叹词，犹如奇峰突起地出现，能使中医学术的承前启后、发扬光大的功绩，都在这顶华盖之下倾泻出来。

接下去“清浊剖判，上下攸分，三才肇基，五行俶落”16个字，已经把六朝文的韵味天籁、华藻丰姿显示得墨酣笔畅。而且入声的“十药”①来收尾叶脚，戛然而止，更感到有力有劲，精神百倍。加之声律的和谐，格式的协调，组织的严谨，诵读起来真的铿铮作金石之声。尤其是对仗，也是工而且巧，得来天衣无缝。你看“清浊”对“上下”、“剖判”对“攸分”，天地人“三才”对金木水火土“五行”，更是天作地设。唯“肇基”对“俶落”欠缺骈耦而成“羊角对”②，美中不足。取用单字，也幽雅朴实。清者上升为天，浊者下降为地，用来影射天地，隐而不露不晦，使人都能心领神会。更取用动词的“剖”“判”两字，使本来呆板沉闷的气氛活跃而形象化起来，的确可引人入胜。

道家唯一医书《医道还元》的“洪濛未判，一气混元。太极初分，五行列位。阴阳贯乎万象，水火运于两间。天气轻清，常充盈而流转。地气重浊，实凝固而安贞。人禀三才之末，身具百脉之关。上则符天，下则符地……”的学术思想和语气，全部是从孙氏这16个字中孕育出来的。

“肇基”不过较为现存的引用《书·武成》的“至于大壬，肇基王迹”。“俶落”两字的用来，自有一番工力与技巧。考《书·胤征》曰：“畔官离次，俶扰天妃”，《诗③·大雅》曰：“召伯是营，有俶其城”，前者是开始发轫进展之谓，后者是开拓创造向荣之意，所以这个俶字，是含有开始、创造到向荣的意思，也就是事物由茁壮到茂盛的阶段。《礼·王制》曰“草木零落，然后入出林”，所以落字是代表盛极趋衰到凋零的意思。全句“五行俶落”，就是说五行间的循环交替，总是在开始向荣——衰退没落——再开始向荣的彼伏此起循回消长不息。五行生克，早已众所周知，而孙氏独取“俶落”两字来描写，那不是没有意义的，就是特别烘托出它的规律，也就是法则。“生”与“克”多少有其刻板呆木之感，而“俶”与“落”就显示出它的生趣盎然，跃然纸上了。

文章从“燧人氏出”至“故后世可得依而畅焉”的仅仅101个字，就把从传说中的人工取火的发明者燧人氏到秦汉的几万年中医学事业成就叙述得一览无遗，简而不漏地溯述一遍。文章除了精练之外，仗对排句也俯拾皆是，为一般水平的写作者所难以做到。

自“春秋之际”到“而疾无不愈者”一节是伏笔。用以为下文“晋宋以来”到“有阙摄养所致耳”的反调作陪衬。文章的波澜起伏，就是依靠几个高潮。要使高潮奔腾澎湃、奇峰迭起就少不了几个低潮的幽谷，文法上称为“欲扬先抑”。这一节，正是为了下节制造高潮而设。

自“余缅寻圣人设教”至“深乖圣贤之本意”一节，是向反调反击的反反调。从“春秋之际”到“深乖圣贤之本意”仅仅190个字，就有三个起伏。这样狂澜迭起，跌宕有致，既有韩荆公(768—824年)的“韩潮”，更有苏东坡(1036—1101年)的“苏海”④这就是孙氏写作水平的反映。

从“吾幼遭风冷”到“多所济益”为叙事体笔调。其前半如吹洞箫于赤壁，余音袅袅。后半如击舷中流，壮志昂昂。

---

① 十药：诗韵有“上平、下平、上声、去声、入声五者”，“十药”韵为入声中第十位，故称“十药”。

② 羊角对：指仗对不工的联，俗称羊角对。

③ 《诗》：即《诗经》，为中国最早的诗歌总集，成书于先秦，有305篇，分风、小雅、大雅、颂四类。

④ 一般人所知道的“韩潮苏海”，是指文章的波澜壮阔。比喻韩愈之文高于高峰，东坡之文阔如大海。

最后用警惕的措辞，既激励了医生，更唤醒了病人，纸短情长，不能不使人感触万分。殿后“夫何荣势之云哉，此之谓也”，用慨叹口气，虽然好像没有说什么，但内涵之深反而使人回味，也正是这条神龙之尾，更赢了读者以绕梁的悬念。

附《备急千金要方·序》（根据江户医学影北宋本）全文：

夫清浊剖判，上下攸分，三才肇基，五行俶落。万物淳朴，无得而称。燧人氏出，观斗极以定方名，始有火化。伏羲氏作，因之而画八卦，立庖厨。滋味既兴，疴瘵萌起，大圣神农氏愍黎元之多疾，遂尝百药以救疗之。犹未尽善，黄帝受命，创制九针，与方士岐伯、雷公之伦，备论经脉，旁通问难，详究义理，以为经论，故后世可得依而畅焉。春秋之际，良医和缓，六国之时，则有扁鹊，汉有仓公、仲景，魏有华佗。并皆探赜索隐，穷幽洞微，用药不过二三，灸炷不逾七八，而疾无不愈者。晋宋以来，虽复名医间出，然治十不能愈五六，良由今人嗜欲泰甚，立心不常，淫放纵逸，有阙摄养所致耳。

余缅寻圣人设教，欲使家家自学，人人自晓，君亲有疾不能疗之者，非忠孝也。末俗小人，多行诡诈，倚傍圣教而为欺绐，遂令朝野士庶，咸耻医术之名。多教子弟诵短文、构小策，以求出身之道。医治之术，阙而弗论，吁可怪也。嗟乎！深乖圣贤之本意。

吾幼遭风冷，屡造医门，汤药之资，罄尽家产。所以青衿之岁，高尚兹典，白首之年，未尝释卷。至于切脉诊候，采药合和，服饵节度，将息避慎，一事长于己者，不远千里，伏膺取决。至于弱冠，颇觉有悟，是以亲邻中外有疾厄者，多所济益。在身之患，断绝医门。故知方药本草，不可不学。吾见诸方部帙浩博，忽遇仓卒，求检至难，比得方讫，疾已不救矣。呜呼！痛夭枉之幽厄，惜堕学之昏愚。乃博采群经，删裁繁重，务在简易，以为《备急千金要方》一部，凡三十卷。虽不能究尽病源，但使留意于斯者，亦思过半矣。以为人命至重，有贵千金，一方济之，德逾于此，故以为名也。未可传于士族，庶以贻厥私门。

张仲景曰，当今居世之士，曾不留神医药，精究方术，上以疗君亲之疾，下以救贫贱之厄，中以保身长全，以养其生。而但兢逐荣势，企踵权豪，孜孜汲汲，唯名利是务。崇饰其末而忽弃其本，欲华其表而悴其内，皮之不存，毛将安附。进不能爱人知物，退不能爱躬知己。卒然遇邪风之气，婴非常之疾，患及祸至而后震慄，身居厄地，蒙蒙昧昧，戆若游魂。降志屈节，钦望巫祝，告穷归天，束手受败。赍百年之寿命，将至贵之重器，委诸庸医，恣其所措。咄嗟喑呜，厥身已毙，神明消灭，变为异物，幽潜重泉，徒为涕泣，痛夫。举世昏迷，莫能觉悟。自育若是，夫何荣势之云哉，此之谓也。

《千金翼方·序》

三十年之后的孙思邈已届垂暮之年，涉世更深，见闻更广，所以他的行文走笔也更苍劲老练，用词取字拈来趋于深奥。在思维方面，当然也更是达到了炉火纯青的境界。藏龙化石、顽枝虬根的文章，以致使人更加费解。同时他的恬澹无为、超尘脱俗的思想，已步入道家的虚无之域，也将抱一含元、步虚控景的道教真理，不知不觉中融贯于《千金翼方》（简称《翼方》）的序文中。

文章开首“原夫”两字，在一般情况下也不过仅仅是开场的起首词，但用在这里则另有一番情景。“原”的许多解释中内有一个是作“再”字来讲的，如《易[①]·比》的“吉·原筮，元永贞，无咎”中的“原筮”即“再筮”之意。《礼记·文王世子》的“末有原”，郑玄注谓：“末犹勿也。原，再也。”因为《翼方》是《要方》的续集，唯有“原夫”两字可以表达出本书是另一本书的继续。因之可以将三十年的空间，把它接连到一起，但一个承上还嫌不够，更必须启后把《翼方》开展，“原夫”两字也就完成了这个使命。

之后“神医秘术，至赜参于道枢；宝饵凝灵，宏功浃于真畛”，此四句为一小段落，属典型的骈四

① 《易》：即《易经》，古卜筮之书。当时有《连山》《归藏》《周易》三者，称《三易》。现仅存《周易》。故《易》《易经》《周易》，乃一书三称。

俪六体文章，其平仄之叶，仗对之工，四六四六，平稳规矩。这种文章，虽然遭到文起八代之衰的韩荆州大力反对，但依然在文坛上披靡无阻地占有重要地位。柳宗元[①]就十分欣赏，曾在他《乞巧文》赞为“锦心绣口”。事实上也的确是“乃典章之果实，亦翰墨之弥文”（引赵鼎臣《竹隐畸士集・谢宏词启》句）。前两句论医，后两句谈药。赜，《易・系辞上》曰：“圣人有以见天下之赜”，意思是精微深奥。参，《庄子・大宗师》曰：“玄冥闻之参寥”，是比喻高不可攀的意思。道枢，《庄子・齐物论》曰：“彼是莫得其偶，谓之道枢”，意思是关键之处，在于道枢。连贯起来解释，就是说一个出神入化的高明医生业务水平要达到（至）高深而奥妙的医学理论必须掌握关键。

第三、四句如其没有第一、二句同时存在，是使人无法理解的。第三句，药食同源，所以古人都称为饵。为何上面加一个“宝”字？有两个原因：第一，形容药饵的珍贵如宝，同时也运用道家称好的东西为宝。第二，用以与第一“神医”的“神”作匹对。前者平平，后者仄仄，把所有的钟灵毓秀凝聚在一起，称“凝灵”。“真畛”，畛是田间的阡陌，意思是纵横贯通；“真”是真正或真实，两字连起来，就是在理论上真正像阡陌纵横的连贯通达。宏，《书・盘庚下》曰：“用宏兹贲”，广博之意。功，《国语[②]・齐语》曰：“相陈以功”，成效的意思。浃，《荀子[③]・解蔽》曰：“已不足以浃万物之变”，贯通的意思。那么这第三、四句的意思是：宝贵的方药，犹如灵气所宗的神效，也要有赖于广博的知识来融会贯通于这个像阡陌纵横的知识海洋中。

下文“知关仑玄牝，驻历之效已深；辔策天机，全生之德为大”。第一个“知”字，虽然也含有必须知道的意思，但用在这里，一半已作为发声的助语词，犹如“夫”“盖”一样，不必多费笔墨去讨论。

玄牝，道教指衍生万物的本源而言。玄，是玄妙，牝是母体。因为世界上所有一切物质都是从玄妙的母体中孕育及生长出来的。关仑为横支门户的木撑，《国语・楚语》曰：“为之关仑藩篱而远备闭之”，即现代所称的门闩。用在这里则借用名词来权作为动词，即掌握门闩开关的作用，也就是说掌握万物衍生的权力。驻，是停止；历，是行走或行动，连贯起来讲，是能够掌握万物衍生的权力，即不论或动或静的功效都有其深远意义。

辔，马缰绳。策，马鞭子。放松马缰使马停蹄，抽以马鞭则疾驰。一般造化的奥秘，道家称为天机，用在这里是作为高深的医学理论来讲。全句意思是说把天机样的高深医学理论驾驭得随心应手，为的是施用恩德使人们健康长寿。“全德之德为大”，即《易・系辞下》的“大德曰生”。为什么不把《易经》原文照录？因为要和“驻历之效已深”六个字作匹对之故。

之后“稽炎农于记箓，资太一而反营魂；镜轩后于遗编，事岐伯而宣药力。故能尝味之绩，郁腾天壤；诊体之教，播在神寰”一节，是歌颂黄帝、神农对医药事业的伟大贡献。因于深奥，使人读来相当费力。其中难解之字，有“反”，意思是互相证实，见《论语[④]・述而》中的“举一隅，不以三隅反”。全文的意思是在说，全计一下黄帝、神农的书籍，可以知道凭形成天地万物的元气（太一），互相证实人的心灵或精神的关系“营魂”，再借镜于轩辕后[⑤]的遗书，有了岐伯才能把本草的作用宣扬广大。“天壤”，《战国策・齐策》曰：“故与三王争流，而名与天壤相敝也”；“神寰”，泛指一切广大的境域。言其医药恩泽，洋溢于整个宇宙的巨大空间。

之后，“医道由是滥觞”，典出《荀子・子道》曰：“昔者江出于岷山，其始出也，其源可以滥觞……”意思是在开始之际江水很少，只能浮起酒杯，愈到后来江水愈大，可以载舟，用以譬喻事物的开始、发展而到壮大。

之后，“亦有志其大者，高密问紫文之术”至“以持身抑斯之谓也”一节，是介绍高密读道教书来学养生法与老子留下道教著作的故事，并强调

---

① 柳宗元（773—819 年）：唐代河东人，任过柳州刺史，故又称柳柳州。

② 《国语》：21 篇，又称《春秋外传》，相传也是左丘明所撰。

③ 《荀子》：为荀卿之作。

④ 《论语》：20 篇，为孔子弟子及其后学者所集孔子言行、思想的记录。

⑤ 后：古代天子或诸侯皆称为后。此处用作帝字的同义词。

人而要求健康长寿，必须首先除去疾病。我们更要注意“伯阳流玉册之经”的“流”字，非孙氏的文学功力是无法引用的。因为这个“流”字，是作寻求、搜觅的意思，典出《诗·周南》的“参差荇菜，左右流之”，原注“流，求也”。

之后，介绍了扁鹊、医和①、张仲景、华佗四人在精湛的医术中还有其各自的特长。

之后，“酌华公之录帙，异术同窥；采葛生之玉函，奇方毕综”。第一、三句在表面上以乎仅仅说明在华佗或葛洪的书中吸取精华，其实真正的重点放在第二、四句。孙氏郑重叮咛我们要对各家学说应该广搜并蓄，没有门户之见，更不能党同伐异！这四句是前六后四的骈体文，对仗之工，平仄之叶，也是属上品之作。

之后，“孔宣②系十翼之辞，玄文奥矣；陆绩③增玄翼之说，或淞斯义”，又做出第二个声明，就是以孔子、陆绩对《易经》的整理和阐发来比喻自己两部《千金方》的情况，也是一方面整理前人的遗产而一方面推出自己的心得、经验来发扬丰富中医学的内容。这两小节八句的比喻，基本上是孙氏对两部《千金方》的自我评价。评语精神可用八个字来总结，在横的方面是“兼收并蓄”，在纵的方面是“推陈出新”。

最后的“贻厥子孙，永为家训”，是用画龙点睛的笔法来突出写书宗旨。

附《千金翼方·序》（根据江户医学影北宋本）全文：

原夫神医秘术，至赜参于道枢；宝饵凝灵，宏功浃于真畛。知关仑玄牝，驻历之效已深。辔策天机，全生之德为大。嵇炎农于纪箓，资太一而反营魂；镜轩后于遗编，事岐伯而宣药力。故能尝味之绩，郁腾天壤；诊体之教，播在神寰；医道由是滥觞，时义肇基于此。亦有志其大者，高密问紫文之术；先其远者，伯阳流玉册之经。拟斯寿于乾坤，岂伊难老，侍厥龄于龟鹤，讵可蠲疴。兹乃大道之真以持身，抑斯之谓也。

若其业济含灵，命悬兹乎，则有越人④彻视于腑脏，秦和⑤洞达于膏肓，仲景候色而验眉，元化刳肠而湔胃。斯皆方轨叠迹，思韫入神之妙；极变探幽，精超绝代之巧。晋宋⑥方技既其无继，齐梁⑦医术曾何是云。

若夫医道之为言，实唯意也。固以神存心手之际，意析毫芒之里。当其情之所得，口不能言；数之所在，言不能谕。然则三部九候，乃经络之枢机；气少神余，亦针刺之钧轴。况乎良医则贵察声色，神工则深究萌芽。心考锱铢，安假悬衡之验；敏同机骇，曾无挂发之淹。非天下之至精，其孰能与于此。是故先王镂之于玉版，往圣藏之以金匮，岂不以营叠至道括囊真颐者欤。

余幼智蔑闻，老成无已。才非公干，夙婴沉疾；德异士安，早缠尪瘵。所以志学之岁，驰百金而徇经方；耄及之年，竟三余而勤药饵。酌华公之录帙，异术同窥，采葛生之玉函，奇方毕综。每以为生者两仪之大德，人者五行之秀气。气化则人育，伊人禀气而存；德合则生成，是生曰德而立。既知生不再于我，人处物为灵，可幸蕴灵心阙，颐我性源者，由检押神秘，幽求今古，撰方一部，号曰千金。可以济物摄生，可以穷微尽性。犹恐岱山临目，必昧秋毫之端；雷霆在耳，或遗玉石之响。所以更撰方翼三十卷，共成一家之学。譬輗軏之相济，运转无涯；等羽翼之交飞，博摇不测。矧夫易道深矣，孔宣系十翼之辞；玄文奥矣，陆绩增玄翼之说。或淞斯义，述此方名矣。贻厥子孙，永为家训。虽未能譬言中庶，比润上池；亦足以慕远测深，稽门叩键者哉。傥经目于君子，庶知余之所志焉。

---

① 医和：一说为春秋时秦国良医。一说为所有良医都可称医和。

② 孔宣：即孔子。因唐开元二十七年追谥为“文宣王”，宋祥符元年追谥为“至圣文宣王”，清顺治二年追谥为“大成至圣文宣先师”，故又称孔宣。孙氏生前当然不可能知道以后的封与谥，但很可能在隋、唐时早已有了民间的私谥。

③ 陆绩（187—219年）：三国吴郡人，字公纪。

④ 越人：即秦越人，为战国时齐国名医。或谓为扁鹊的别名。

⑤ 秦和：即战国时名医医和与医缓的合称。

⑥ 晋宋：泛指西晋、东晋（265—420年）至南朝的宋（420—479年）。

⑦ 齐梁：指南朝的齐（479—502年）与南朝的梁（502—557年）。

我们再进一步推敲细品两个序文，前序用神龙之尾来结束全文，使人悬念遐思来留下后一部著作的衔接余地；后序也用承上启下的“原夫”来呼应。而文一气呵成的笔法，更是难能可贵的，在时间上跨越了三十年之久。苏东坡的前后“赤壁赋”，后人评价极高，认为前后赋“同一机轴，而无一笔相似，读此两赋，胜读南华一部”（引《古文观止》注文）。而《千金方》两序，未始也不是这样。更要知道的是，两篇“赤壁赋”前后仅隔三个月，而《千金方》两序，是遥隔半个甲子。

对史乘的熟悉

古来文与史，好像孪生兄弟，熟于史者必工于文，工于文者必熟于史。在两部《千金方》中，有极为丰富的历史掌故，而且还有些是鲜为人知的，这是所有中医古今文献中所未见的。《新唐书》谓孙氏“通百家说”，信非虚语。

如《要方·序》中的燧人氏钻木取火，伏羲氏画八卦，神农氏尝百草；黄帝、岐伯、雷公始创医学药学；之后医和、医缓、扁鹊、仓公、仲景、华佗的继承发扬等，在现代看起来，这些医史不过是一般常识，只要是有水平的医生们都能如数家珍地说出来。但在1 300多年前是鲜为人知的，非精文通史的学者莫能为言，孙氏这个总结并非易事。从此以后的医史，都是在这个基础上定说立论的。

“孔宣系十翼之辞”（见《要方·序》），指的是孔子整理及撰述部分《易经》的事。有人把《易》的上彖、下彖、上象、下象、上系、下系、文言、说卦、序卦、杂封称为十翼，所以十翼与《易经》是同义词。孔宣指孔子，孔子文宣王的追谥虽在孔子去世1218年之后的唐开元二十七年（739年），也就是孙思邈羽化后57年，但文宣王的尊称肯定早就被人叫开了，到了开元二十七年，不过是通过合法仪式承认下来而已。孙氏称孔宣，为什么不称孔丘？为了避讳。为什么也不称孔子？因为下联陆绩的绩是名，子字对不上去，而且绩的仄声，子也仄声，仅有宣为平声，才合适。

“陆绩增玄翼之说”（见《翼方·序》），指三国时人陆绩，整理了《易》经，并写有《陆氏易解》一书。

“才非公干”（见《翼方·序》）。考唐之前号公干者仅两人，一为汉末刘桢（？—217年），为建安七君子之一，以五言诗闻名。一为晋王祯之（？），历任大司马长吏，善于辞令。孙氏指刘还是指王，无法考证，但以才华而论，则刘胜于王。

“德异士安”（见《翼方·序》），在历史上号士安者四人，但在孙氏之前仅为晋之皇甫谧[①]。而且接下去为“早缠尪瘵”，又与皇甫谧在曹魏时甘露（256—259年）中，也患有风痹，所以肯定是元晏先生（皇甫自号）了。

“竞三余而勤药饵”（见《翼方·序》）。考三余两字初见于《陶渊明集·感士不遇赋序》“余尝以三余之日”，即冬为岁之余，夜为日之余，阴雨者时之余。

“扁鹊为秦太医令李醯所害”（见《要方·治病略例》），事见《史记·扁鹊传》曰：“秦太医令李醯，自知技不如扁鹊也，使人刺杀之。”

“项托颜回”（见《要方·少小婴方上》）。项托应作项橐（？），在出智齿时，孔子曾问道于他，但少年早死。颜回（公元前521—前490年）为孔子弟子，享年仅31岁。这两人，一为孔子老师，一为孔子弟子，俱目为夭折短命者。

“杨修孔融”（见《要方·少小婴方上》）。杨修（175—219年），三国时人，为曹操主簿，年44岁，为曹操所杀。孔融（153—208年），也被曹操所害，时年55岁。以上两人也目为不寿者。

“骐骥而不遇伯乐”（见《要方·风毒脚气》），典出《楚辞[②]·怀沙》曰：“伯乐已没，骥马程兮。”

“怀颍阳之风”（见《要方·痔漏·恶疾大风》）。考古高士巢父许由隐居于颍河[③]之北，所以后人称不问世事、隐居的高士为颍阳[④]遗风。

“亦如枳橘所生土地随变”（见《要方·食

---

① 皇甫谧（215—282年）：东汉至西晋时甘肃平凉西北人。字士安，晚年自号元晏先生，著有《甲乙经》12卷。

② 《楚辞》：16篇，东汉刘向辑战国时楚人屈原、宋王、景差等人的著作而成。

③ 颍河：在河南省登封市西南。

④ 凡山的南称阳、北称阴。江河的南称阴、北称阳。

治》)。战国时齐相晏婴(公元前?—前500年)出使楚国,设宴饮酒时,捉来一盗,是齐国人。这时晏相十分难堪,但他用外交辞令来解释,说:"生在淮南的橘子,一旦移植到淮北,就可变成枳了。"

"亦犹咎繇创律,但述五刑,岂卒其事"(见《翼方·药录纂要》)。咎繇一名皋陶,传说为舜之臣,掌管刑狱事务。他为舜订立包括五刑[1]在内的法律。《书·舜典》的"五型有服",即指此事。现在接受法律制裁者称"服刑",典出于斯。

"魏武帝头风再发,佗当时针讫"(见《翼方·中风下》)。华佗治曹操头风,诊脉后谓:"大将军头上虽无伤痕,但必然受过创伤。"曹操一加回忆,确在讨伐吕布时,为櫺木撞击,佗乃为之针灸。

历代医学文献中,例喻史乘掌故,没有过一部比两部《千金方》的多。因为在文章中采用故事来陪衬、烘托或譬喻要比挺笔直书来得内涵深、神韵足、回味隽,而且更能说明问题,这也可以显示出孙氏的文学根基。

用文取字的巧妙达意而俱有根据出典

我们每读古人包括医学书在内的文献,常常感到十分费解,这是因为时代的不同而用词的迥异。而两部《千金方》更突出,这是因为孙氏广悉古典、精于文墨,在不知不觉中信手拿来的。

如《要方·序》曰"万物淳朴"的淳朴,是诚恳朴实。典出《晋书[2]·刘弘传》曰"顷者多难,淳朴弥凋"。

又曰"大圣神农氏[3]愍黎元之多疾"。愍,忧虑的意思,典出《左传[4]·昭公二年》曰:"吾代二子愍矣。"黎元的元,通玄,黑色。黎元的出典在《诗·大雅·云汉》曰:"周有黎民,靡有孑遗。"又《史记·秦始皇本纪》曰"民曰黔首",黔就是黑,也即玄或元。

又曰"立心不常",立心根据《孝经[5]·开宗明义》的"立身行道"伸展出来。常为伦常,取意于《管子[6]·幼官》的"明法胜数,立常备能,则治"。

又曰"青衿之岁",典出《诗·郑风·子衿》曰"青青子衿,悠悠我心",指青年学子而言。

又曰"蒙蒙昧昧"。典出《楚辞·宋玉九辩》的"云蒙蒙而蔽之"与《楚辞·屈原九章》的"日昧昧其将暮"。

《要方·大医习业》中"吉凶拘忌"。典出《三国志·魏志·王昶传》的"然性行不均,少所拘忌"。拘束畏忌之意。

又曰"尽善尽美"一词,典出《论语·八佾》的"尽美矣又尽善也"。

《要方·大医精诚》的精诚。典出在《庄子·渔父》的"真者,精诚之至也。不精不诚,不能动人"。动人,是叩动人心,能及思想深处。

又曰:"反此则是含灵巨贼。"含灵包涵内蕴,灵是道德真诚。动物之中只有人类是能够涵蕴着道德真诚的,所以人类称为含灵。典出《晋书·桓玄传论》曰:"夫帝王者,功高宇内,道济含灵。"贼,是危害之意,巨贼当然是大害,典出《论语·先进》曰:"贼害夫人之子。"

又曰:"唯当审谛覃思。"审谛典出《尚书·大传略说》的"言其能行天道,举错审谛也",为详审周密之意。覃思典出《汉书·叙传》的"辍而覃思",深思。

《要方·序例·治病略例》曰:"会通玄冥幽微。"玄冥典出《庄子·秋水》的"始于玄冥,反于大通",暗昧的意思。幽微典出《后汉书·崔骃传》的"穷至赜于幽微"。赜,幽深微妙的道理。

《要方·求子》曰:"付母之徒。"典出《公羊传[7]·襄公三十年》的"不见付母不下堂",是指贵族雇佣教育子弟的高级乳娘。

又曰"随情逐物",典出《国语·晋语》的"厌迩逐远",意思为追逐以求。

---

① 五刑:五种不同的刑法:一面上刺字、二割去鼻子、三截去腿、四割去生殖器、五杀头。

② 《晋书》:130卷,唐代房玄龄等撰。

③ 神农氏:传说古帝名,古史又称炎帝、烈山氏。

④ 《左传》:又称《左氏春秋》,作者春秋时鲁人左丘明。

⑤ 《孝经》:18章,为儒家经典著作之一。作者各说不一,以孔门后学所作一说,最为合理。

⑥ 《管子》:24卷,旧题战国时齐人管仲所撰。

⑦ 《公羊传》:亦称《春秋公羊》《公羊春秋》,原30卷,今改为28卷。旧题战国时齐人公羊高著。

又曰:“染著坚牢。”引用汉代王符《潜夫论[①]·务本》的“物以伍用为要,以坚牢为资”。意思即坚固扎实。

又曰:“妄徇虚声。”典出《韩非子·六反》的“布衣循和利而誉之,世主听虚声而礼之”,也徒有其名的虚名。

《要方·风毒脚气》曰:“自聘了了。”典出《南史[②]·戴法兴传》曰:“于尚书中觅了了令史。”了了为聪明伶俐,明白事理。

《要方·七窍病下》曰:“药入肌肤中淫淫。”典出《楚辞·九章》的“望长揪而叹息兮,涕淫淫其若霰”。水在流淌,称淫淫。

《要方·诸风》:“口欹。”典出《荀子·宥坐》的“吾闻宥坐之器者,虚则敬,中则正,满则覆”。歪斜不正称“欹”。

又曰:“虽有补天立极之德。”典出《淮南子[③]·览冥训》的“女娲炼五色石以补苍天,断鳌足以立四极”。

《要方·伤寒下》曰“嘿嘿欲眠,目不得闭。”典出《汉书·匡衡传》的“嘿嘿不自安”。言心烦意躁而不得安眠。

《要方·肝脏》曰:“役用非宜。”典出《国语·晋语》的“国有大役”的役字,作“事”字来解释。

《要方·小肠》曰:“多言而谩说。”典出《楚辞·九章》的“或訑谩而不疑”。谩,乱说乱道。

《要方·脾脏上》曰:“肉极者主脾也。”典出《汉书·王褒传》的“人极马倦”,极是极度疲困。

《要方·肺脏下》曰:“兴言于此。”这里的“兴”字应作“举”字来解释。典出《周礼·夏官》的“进贤兴功”。

《要方·肺脏》曰:“微使淖”。典出《仪礼[④]·少宰馈食礼》的“嘉荐普淖”。柔软。

又曰:“剧茌便悁。”典出《论语·阳货》的“色厉而内茌”。茌,虚弱内怯。悁,典出《战国策·赵》的“秦虽僻远,然而心忿悁含怒之日久矣”。忿怒。

《要方·大肠腑》曰:“吸吸气上欲欬。”典出《楚辞·九章》的“云吸吸气上”。吸吸是描写浮动、飘荡。

《要方·膀胱腑》曰:“名玉海。”典出《梁书[⑤]·朱异传》的“玉海千寻,窥映不测”,是譬喻海水碧澄如玉。

《要方·丁肿痈疽》曰:“忽起如蚊蚋啄。”典出《大戴礼[⑥]·夏小正》的“白鸟者,谓蚊蚋也”。

又曰:“堤留于脉而不去者也。”典出《管子·度地》的“大者为之堤,小者为之留”。

《要方·痔疮·恶疾大风》中称麻风病为“斯疾”。典出《论语·雍也》,孔子称患有麻风病的伯牛谓“斯人也而有斯疾”。

《要方·解毒并杂治》曰:“岂非枉横也。”“枉”字典出《礼·月令》的“斩杀必当,毋或枉桡”。凡冤死称枉。“横”字典出《汉书·扬雄传》的“上乃帅群臣横大河”,是中间截断。故世人称冤屈不寿而死为横死。

又曰:“大悬绝不及甘草。”典出《论衡·知宝》的“未必才相悬绝”,意为相差极远。

又曰:“闲解。”典出《诗·秦风》的“驷马既闲”,意即熟练,或熟悉了解。

又曰:“精华消歇。”典出《史记·天官书》的“车服畜座精华”。

《要方·食治》曰:“含气之类。”典出《汉书·贾捐之传》的“含气之物,各得其宜”,指赖空气以生存的动植物,特别是指人而言。

《要方·养性·道林养性》中的“养性之都契也”的都契,1979 年版《辞源》解释为“要义、要领”。但又谓典出《云笈七签》[⑦],则误矣。《云笈七签》是抄录于《要方》的。

《翼方·序》曰:“安假悬衡之验。”按悬衡即天平秤,典出《淮南子·说林》的“循绳而斲则不过,悬衡而量则不差”。

---

① 《潜夫论》:10 卷,35 篇,另叙录一篇。东汉时王符(85—163 年)撰。

② 《南史》:80 卷,唐代李延寿等撰。

③ 《淮南子》:54 篇,汉代淮南王刘安撰。

④ 《仪礼》:为春秋、战国时一部分礼制的汇编。古称“礼”,对记言则称“礼经”,合称《礼记》。

⑤ 《梁书》:56 卷,唐代姚思廉撰。

⑥ 《大戴礼》:礼制著作《大戴礼记》的简称。

⑦ 《云笈七签》:7 部,计 122 卷,宋代张君房撰。

又曰："检押神秘。"典出《汉书·扬雄传》曰："君子纯终领闻，蠢迪检押"，即规矩和法度。这里的意思是即使深奥的知识，也是在规矩和法度中产生，因之古今一切都可探讨得之。

又"譬輗軏之相济，运转无涯"一语，完全来之于《论语·为政》的"大车无輗，小车无軏，其何以行之哉"一词。这里移植得十分巧妙。

《翼方·叙虚损论》中的"凡人不终眉寿……"典出《诗·豳风》的"为此春酒，以介眉寿"。老人常有超长的眉毛，俗称寿眉，故老年长寿称眉寿。

又曰："不异举沧波以注爝火，颓华岳而断涓流。"沧波，指大海。爝火是《庄子·逍遥游》的"日月出矣，而爝火不熄"，火炬的别名。颓是崩塌，见《礼·檀弓上》的"泰山其颓手"。华岳虽然是泰山的别称，但在这里是泛指所有的大山。典出《礼·中庸》的"戴华岳而不重"。流涓指小溪，孙氏的意思是火炬经不起大海的水来灌淹，势必扑灭。小溪而用大山的泥土去覆盖，必然中断水流。

《翼方·万病·耆婆治恶病》中的"大膏药摩之，一日三四度，七日徹，或二三七日徹，乃至七七日四十九日，名曰大徹……不过两大徹、三大徹"的徹字，作剥去敷药的意思。典出《诗·豳风》的"徹彼桑土"。

《翼方·禁经·受禁法》曰："众人浩浩。"典出《书·尧典》的"荡荡怀山襄陵，浩浩滔天"，为形容水的波澜起伏而大动特动。

又曰："而我独嘿"。典出《史记·荆轲传》的"荆轲嘿而逃去"。嘿是无声无影的意思。

《翼方·退居》曰："役役随物"。典出《庄子·齐物》的"终身役役，而不见其成功"。言工作勤恳、不偷懒。《庄子·齐物》曰："昔者庄周，梦为蝴蝶，栩栩然蝴蝶也……俄然觉，则蘧蘧然周也……此之谓物化。"总之这四个字的意思是徒然劳碌一场，到后来仅仅是一场幻境。

除此以外，还有许多深奥的或出典一时没有找到的文字或辞目，如下：

"夺索"（见《要方·肾脏》）。

"生视郸脏"（见《要方·妇人方上》）。

"翻诈"（见《要方·肾脏》）。

"铋铋"（见《要方·备急》）。

"挂发"（见《翼方·序》）。

"渴饮武都"（见《翼方·禁经上》）。

"营叠"（见《翼方·序》）。

"王相"（见《翼方·杂病下》）。

"趣"（见《翼方·杂病下》）。

孙思邈文学造诣极深，所以两部《千金方》中取词用字，绝非一般人士所能出之。我们要把两部《千金方》的文章风格细细咀嚼一下，可分以下几个特点。

第一，完全以华丽的文藻写成，功力淳厚来取胜，以两篇序文作代表。

第二，论述方面的，并没有加以润琢，都系信手取来，一挥而就的。但文学的结构精练，尤其是取用单字、词目都相当贴切，往往常在有意无意中插入古典或古人警句来更好地表达其所言。而且这种穿插，非但不使人感到累赘，相反地更感到有红花绿叶、烘云托月的作用。包括两篇"大医"（即"大医习业"及"大医精诚"）在内的所有"论曰"及各节大小弁言，都属于此型。

第三，为叙述性的介绍方药、制法、用法及适应证。当然，这是不能在文字上用功夫而只能说得清楚、言得明确为要务，所以所占比率最多。

第四，为后人争议的道家之言，包括术语、符咒、符篆等，所以文字内容也难免有无法理解的部分。

最后，感到孙氏这样的精于文字，却没有一诗一词留在人间，流传后世，是十分遗憾的，而且诗在唐代最为盛行的时代。是否当时的医家都不写诗词？并不。在孙氏之前的陶弘景[①]有"胡笳曲"[②]等五绝四首、"告逝篇"[③]五古一首和"寒夜

① 陶弘景（452—536年）：字通明，梁丹阳秣陵（今南京市江宁县陶家诸）人。曾在茅山隐居修道，后人尊称为贞白先生。撰有《神农本草经集注》《名医别录》《补阙肘后方》等。

② 胡笳曲等五绝四首，为《胡笳曲》《和约法师临友人》《诏问山中何所有？赋诗以答》及《题所居壁》四首。

③ 告逝篇：为五古，共10句。

怨”[①]词一首。在他之后的陆贽[②]有“禁中春松”[③]等三首五古。林亿有“题招提院静照堂”[④]五律一首。苏颂[⑤]有“阳关图”七绝一首、“赠同事阁使”五律一首及“献文潞公”等七律三首[⑥]。

我敢这样说，孙氏不可能不写诗，不过失传而已。

儒家思想

一、掌握要领，本立道生

上面谈的都是在文学修养方面，这里探讨的是思想。

孙氏在医、儒、道、释四家中，当然以医家为主，三者为宾。在思想方面，以道为主，儒居其次，释家方面仅仅有方外之交而已。

他在《要方·大医习业》中就谓“不谈五经，不知有仁义之道”。考《诗经》《尚书》是孔子删的，《礼记》《乐》[⑦]是孔子定的，《春秋》[⑧]是孔子作的，所以五经是儒家经典，这说明孙氏对儒家之教已掌握要领，抓住核心。

“大医习业”，是培养和造就医学人才，而且还要求具有德才兼备的合格医生。很显然全文中强调读《内经》，旁及“周易六壬”，是解决业务技术问题。“不读五经”就“不知有仁义之道”，这是解决思想品德问题。也就是孙氏以“医”和“道”为体，以“儒”为用的中心思想。有了医技与医德，然后培养出来的医生，就可以“于医道无所滞碍，尽善尽美”了。孙氏所以把这个问题置之于全书第一篇中，说明它的重要性。

《翼方·本草上·论曰》曰：“使忠臣孝子忿遽之际”（见卷二）。在方技医书中出现“忠臣孝子”，是少见的。这就证明孙氏对儒教事君以忠、事亲以孝的思想深铭五中的流露。

《要方·大医精诚》曰：“自衒功能，谅非忠恕之道。”除了忠孝之外，恕也是儒教核心之一。同时也反映出《论语·学而》“人不知而不愠，不亦君子乎”的儒家思想。

又如“夫四德者，女子立身之枢机”（见《要方·妇人方上·求子》）。四德，为儒家强调女子对妇德、妇言、妇容、妇功的终身恪守、不可违叛的礼教。

考儒教学说，以“仁”为核心，以“礼”为手段，以忠孝节义信为具体行动，强调“祖述尧舜[⑨]，宪章文武[⑩]”。所以在他们心中一切仁义忠信的化身，就是尧舜文武。现在《要方·妇人方上·养胎》的“生子皆良，长寿忠孝，仁义聪惠，无疾，斯盖文王胎教者也”，很明显地提示孙氏对儒教深入的信仰，不知不觉中在“为心声”的语“言”中流露出来。

《要方·妇人方上》屡屡提到“以贻后嗣”“有绝嗣之殃”“断绪”等语，从语气中看出孙氏对绵延后代的思想，远远超过了祛病保健之上。这显而易见是接受了“不孝有三，无后为大”（见《孟子·离娄上》）孔孟之教的必然后果。他对无后的儒家思想，就从这几句话中，即暴露无遗，谓：“夫婚姻养育者，人伦之本，王代之基，圣人设教，备论厥旨”（见《要方·妇人方上·教子》）。

二、一步一趋

孙氏毕竟是典型的学者，从启蒙开始就浸泡在儒家怀抱里，纵然以道教为主要信仰，但他的一言一语，基本上都是孔孟之言的阐明者、发挥者或执行者。且看：

“白首之年，未尚释卷”（见《要方·序》），“今年过百岁，研综经方”（见《翼方·针灸上·取孔穴法论曰》）。这都是孔子“朝闻道夕死可矣”（见

---

① 寒夜怨：共11句。

② 陆贽（754—805年）：唐代浙江嘉兴人，乃儒而精医者，著有《陆氏集验方》50篇。

③ 禁中春松等三首，为《禁中春松》《赋得御园芳草》及《晓过南宫闻太常清乐》三首。

④ 《题招提院静照堂》全诗为：携李湖山外，招提烟霭中，静由诸漏尺，照觉万绿空，马祖传怀海，牛头住法融，谁来访宗旨？现定即家风。

⑤ 苏颂（1017—1101年）：字子容，原籍晋江，后徙居丹阳。著有《图经本草》21卷。

⑥ 《献文潞公》等七律三首，为《即席献文潞公》《次韵葛大卿留题寒光阁》和《和右仆射刘公莘大夜直中书省见寄之什》三首。

⑦ 《乐》：即乐经，六经之一。今文家谓“乐本无经”，只是附于诗经的一种乐谱。

⑧ 《春秋》：相传孔子据鲁史修订而成，为编年体史书，六经之一。

⑨ 尧舜：指远在部落联盟的首领唐尧与虞舜，孔孟儒家认为是圣明之君。

⑩ 文武：为周文王与周武王父子的合称，儒教也把这两人奉为圣人。

《论语·里仁》)的具体执行。

“上以疗君亲之疾,下以救贫贱之厄”(见《要方·序》),这是完全无缺地反映出孔孟之道“亲亲而仁民,仁民而爱物”(见《孟子·尽心下》)的思想。

“孜孜汲汲,唯名利是务,崇饰其末而忽弃其本,欲华其表而悴其内”(见《要方·序》),又是儒家“王何必曰利,亦有仁义而已矣”(见《孟子·梁惠王》)的思想。

“又到病家,纵绮罗满目,勿左右顾盼。丝竹凑耳,无得似有所娱……不得多语调笑,谈谑喧哗,道说是非,议论人物”(见《要方·大医精诚》),这又与《论语·颜渊》的“子曰,非礼勿视,非礼勿听,非礼勿言,非礼勿动”如出于一辙。

“自古名贤治病,多用生命以济危急,虽曰贱畜贵人,至于爱命,人畜一也……其虻虫水蛭之属,市有先死者,则市而用之”(见《要方·大医精诚》)。这完全是《孟子·梁惠王上》“君子之于禽兽也,见其生,不忍见其死也。闻其声,不忍食其肉。是以君子远庖厨也”的同一思想。孙氏的用死不用生,更是十足的“远庖厨也”。

“但发惭愧悽怜忧恤之意,不得起一念蒂芥之心”(见《要方·大医精诚》),孙氏用一个“发”字与“念”字,落在一个“意”与“心”字之上,把儒家的“内省不疚”(见《论语·颜渊》)思想描写得入木三分。

“割不正不食,席不正不坐”(见《要方·妇人方上·养胎》),完全照录于《论语·乡党》的“割不正不食,席不正不坐”。

“观今之医,不念思求经旨,以演其所知,各承家伎,始终循旧”(见《要方·治病略例》),“各承家伎,便为洞达”(见《翼方·禁经上》),孙氏不厌其烦地屡屡批判那些医生,不想博采众长,仅仅抱残守缺地坚持一己之得。这种思想的根源,来之于孔子的“君子周而不比,小人比而不周”(见《论语·为政》)。周是普遍,比是偏向。纵然一为学术,一为行动,但其原理则一。

《要方·序》曰:“是以亲邻中外有疾厄者,多所济益。”孙氏认为医生治病,不论亲近的、疏远的、亲戚、路人甚至域外人士,都要一视同仁(“亲亲而仁民,仁民而爱物”,不过是前后次序问题,与这一视同仁并不矛盾)。与“子曰,有教无类”(见《论语·季氏》)的思想完全一致。总之,孔子的教育人才是“有教无类”,孙氏治疗病人,也是“有治无类”,是同一个思想。

“有疾厄来求救者,不得问其贵贱贫富、长幼妍媸、怨亲善友、华夷愚智,普同一等,皆如至亲之想”(见《要方·大医精诚》),就是《论语·颜渊》“四海之内,皆兄弟也”的思想。

孙氏提到天人合一方面,两部《千金方》各有一处。其一是《要方·治病略例》的“夫天布五行以植万类,人禀五常以为五脏。经络腑输阴阳,会通玄冥幽微”。其二是《翼方·养性》的“人生天地气中,动作喘息,皆应于天,为善为恶,天皆鉴之。人有修善积德而遭凶祸者,先世之余殃也。为恶犯禁而遇吉祥者,先世之余福也”。这两个天人合一,前者为不折不扣的以《内经》作中心思想的医家天人合一学说,就是把人体本身的五脏六腑、皮肉筋骨统一之外,还要把人与周围环境也统一起来,为医学所利用。例如“凡用药皆随土地所宜,江南岭表,其地暑湿,其人肌肤薄脆,腠里开疏,用药轻省。关中河北,土地刚燥,其人皮肤坚硬,腠理闭塞,用药重复”(见《要方·治病略例》),可以证实是唯物的。后者为以董仲舒①为首的儒学中封建神学体系的天人合一学说。自《易经》开始,就孕蕴着这个思想,之后在不知不觉之中与儒学接触而互渗,子贡②也说过这样含有天人合一思想的话,谓“固天纵之将圣”(见《论语·子罕》)。直到董仲舒而开始完整了这个体系,董仲舒在“天亦有喜怒之气、哀乐之气”与“天人一也”之间的关系,认为是:

> 国家将有失道之政,而天乃先出灾害以谴告之。不知自省,又出怪异以警惧之。尚不知变,而

---

① 董仲舒(公元前179—前104年):汉代广川人。他讲学著书,推尊儒教,罢黜百家,著有《春秋繁露》等书。

② 子贡:孔子得意弟子,姓端木,名赐。

伤败乃至。以此见天心之仁爱人君,而欲止其乱也(见《对贤良策》)。

孙氏后面的天人合一是儒家的唯心主义思想。这里提出这个问题,并非评议唯心与唯物,不过用以证实孙氏的儒家思想的另一方面。

在《孟子·离娄下》中的"不孝有三,无后为大"的思想之下,所以孙氏在两部《千金方》中不止一次地提到像"以贻后嗣""绝嗣之殃""断绪""妇人绝嗣不生"(以上见《要方·妇人方上》)、"况乎身灭覆宗之祸"(见《翼方·退居》)等诅咒无后绝嗣的口气。

《要方·养性》中的"夫养性者,欲所习以成性,性自为善,不习无不利也。性已自善,内外百病皆悉不生,祸乱灾害亦无由作……此则道德之枯也"一节,与《孟子·尽心》的"尽其心者,知其性也。知其性,则知天矣。存其心,养其性,所以事天也"完全是同一个思想。也可以这样说,孟子是"人性本善"思想的创导者,孙氏则利用"人性本善"学说引进到养生保健领域里。

孙氏除了对官禄毫无兴趣,对钱财也十分漠然,这是《孟子·梁惠王》的"王何必曰利,亦有仁义而已矣"思想的体现。

在纸上写写、嘴上说说是方便得很,慷慨陈词,也何难之有,主要是靠实际行动。宋淳熙十二年(1185 年)《淳熙秘阁续帖》有"芎䓖不宜滋补,下白,纳下,粟米一石,资饮啜也。思邈"。这二十字有力地证明孙氏把小米一石,赠予贫苦病人作饮料或煮粥充饥。虽然仅仅一石的粟米,能值几文钱,但以清贫的孙氏来说,却并非一个小事了,这也完全是"仁"的表现。他有这样的事实,但在自己写作中一言未及,更显示出真的是《论语·学而》的"不患人之不己知"。

《旧唐书·本传》曰:"周宣帝时,思邈以王室多故,乃隐居太白山。隋文帝辅政,征为国子博士,称疾不赴(原误作起)。"又"及太宗即位,召诣京师"。前者孙氏在乱世时隐居太白山,后者为治世时进京称臣于太宗,完全符合《论语·泰伯》的"危邦不入,乱邦不居。天下有道则见,无道则隐"的儒家思想。孙氏还把这种思想引进到医学方面,谓:"又须审候与死人同状者,不可为医。与亡国同政者,不可为谋。虽圣智神人,不能活死人、存亡国也。故曰,危邦不入,乱邦不居。凡愚人贪利,不晓于治乱存亡,危身灭族,彼此俱丧,亡国破家,亦医之道也"(见《要方·针灸上·用针略例》)。

倍受后人指责的《要方》中没有仲景学说的伤寒,只有叶梦得体谅他的"独伤寒未之尽,以未尽通仲景之言,故而不敢深论"(见《避暑录话》),事实上也的确如此。他在撰写《要方》时没有见到《伤寒杂病论》[①]而无法研究,从他的"江南诸师秘仲景方,不传"(见《要方·伤寒上》)一语中完全可以证实。待《要方》脱稿后孙氏已 111 岁时,才得到《伤寒杂病论》而开始研究,所以在《翼方》中把伤寒阐明得淋漓尽致。其《要方》中不予深谈,就是孙氏不敢把没有发言权的理论强加发言,这是孙氏"知之为知之,不知为不知,是知也"(见《论语·为政》)儒家思想指导下的必然结果。

他对发展多种方法的综合性治疗,也正是接受了孔子"君子不器"(见《论语·为政》)的启迪。

三、无意中流露出的儒家思想

两部《千金方》中引用或受影响于孔孟的,除明白指出的"孔子曰,思无邪"(见《要方·养性·道林养性》)之外,还有不少是儒家的。

如"降志屈节"(见《要方·序》),乃引之于《论语·柳下惠》的"降志尊身矣"。

"造次必于医,颠沛必于医"(见《要方·平脉》),就是把《论语·里仁》的"君子无终日之间违仁,造次必于是,颠沛必于是"的"是"改为"医"。

"剧荏例便悁欲死"(见《要方·肺脏》),乃引之于《论语·阳货》的"色厉而内荏"。

"此皆入人四体"(见《要方·丁肿痈疽·丁肿》)、"四体无令自安"(见《要方·丁肿痈疽·发背》),皆引之于《论语·微子》的"四体不勤"。因为中医术语中始终没有"四体"之名。

---

① 《伤寒杂病论》:16 卷。东汉张仲景撰。

以上罗列的都似乎仅仅在文字方面，未必涉及思想。若思想不是儒家，他也不会青睐于一部《论语》而读之熟透的。

儒家教育内容就是“五经”或“六经”①。在两部《千金方》中除了明确指出“礼云”“易曰”“诗云”“传（指《春秋》）云”之外，更有未加指名的引用“六经”者，比指名的还要多。如来之于《易》的，有：

《要方·序》的“探赜索隐”，就来之于《系辞上》里原封不动地照录。

《要方·序例·药藏》的“安不忘危”，直接取于《系辞下》的“故君子安而不忘危”。

《要方·妇人方上·求子》的“夫四德者”，就是《易》经以元亨利贞为四德的四德。

又曰：“立身之枢机”，就是来之于《系辞上》的“枢机之发，荣辱之主也”。

《要方·丁肿痈疽·瘭疽》曰：“多恻恻然痛”，来之于《易·井》的“井渫不食，为我心恻”。

《要方·食治》的“然后命药”的“命”字，用得很神。考上级（包括古代的上帝或帝王）给予下级东西者称“命”，来于《易·师》的“王三锡命”。

《翼方·序》的“全生之德为大”，来之于《系辞下》的“天地大德曰生”。

《翼方·禁经上》的“玄黄肇判”，来之于《易·坤》的“天玄而地黄”。

又曰：“穷神极智”，来之于《系辞下》的“穷神知化”。

此外，还有“易曰，非天下之至赜，其孰能与于此”（见《要方·序例·治病略例》）。

“易称，天地变化，各正性命”（见《要方·伤寒上·伤寒例》）。

“易称，积山以成大”（见《要方·序例》）。

引之于《书经》的有：

《要方·序》的“三才肇基”，来之于《书·武成》的“至于太王，肇基王迹”。

又曰：“钦望巫祝”，来之于《书·盘庚上》的“不匿厥指，王用丕钦”。

《要方·热痢》的“弘之在人”，来之于《书·君牙》的“弘敷五典”。

又曰：“但使药与病源的相主对，虽剧但服”，它的意思完全与《书·说命上》的“若药弗瞑眩，厥疾弗瘳”相同。

还有引之于《礼记》的，有：

《要方·序》的“孜孜汲汲”，来之于《礼·问丧》的“汲汲然，如有追而弗及也”。

《翼方·养性·养性禁忌》的“勿谓暗昧，神见我形，勿谓小语，鬼闻我声……为善为恶，天皆鉴之”的一节，是在阐明《礼·大学》的“十目所视，十手所指，其严乎”。

还有来之于《诗经》者，如：

《要方·序》的“德逾于此”，来之于《郑风》的“无逾我墙”。

《要方·序例》的“诗有‘厥初生民’”。

《要方·妇人方上·求子》的“断绪”。考绪字常常借用为世业或宗祧来解释，来之于《鲁颂》的“玉于文武，缵太王之绪”。

《要方·肝脏·脉论》的“招招如揭竿”，来之于《邶风》的“招招舟子，人涉卬否”。

《要方·胃腑·痼冷积热》的“有声泱泱然，”来之于《小雅》的“维水泱泱”。

《要方·肺脏·肺脏脉论》的“任物之精也”。此任字作胜任、负担讲，来之于《小雅》的“我任我辇”。

又曰：“萋萋枝条”，来之于《召南》的“维叶萋萋”。

《要方·肺脏·肺痿》的“三焦踟蹰”。考踟蹰用在这里，作为逗留或徘徊不前的意思，来之于《邶风》的“受而不见，搔首踟蹰”。

小　结

孙氏儒家思想，纵然在他的著作中有不少的反映，其实还没有道家那样的突出。因为历来你要学医业医，势必读书识字（一技之长的医生，不在此例），你要读书识字，就是“四书”“五经”，所以你读书博学了，学医也成就了，而孔孟之道的思想也就捷足先登地占领了你的脑子里每一个空

① “六经”：即《诗》《书》《易》《乐》《礼》《春秋》六部古典文献。但以《乐》是附在《诗》中，不独立成书，故改称“五经”。

隙，而且是根深而蒂固。即使此人以后还要学道学释、学庄学墨，但早已先入的东西总难泯灭。孙思邈既然是“七岁就学，日诵千言”“通百家说”的学者，当然应该有儒家的思想，此其一。纵然孙氏著作字里行间儒家气息十分浓厚，但始终没有能力来插手于医学理论里。再说得恳切一些，儒教思想没有渗透到技术性中间来，充其量仅仅使用于医德等不是医学技术的核心圈里。而道教方面呢？不论是生理的、病理的和更重要的治疗手段，这道教思想像影子一样地伴随传统医学理论而并驾齐驱，此其二。《要方·大医习业》中，先“周易六壬，并须精熟，如此乃得为大医”，后“不读五经，不知有仁义之道”。以儒家来说“五经”是诗、书、易、礼、春秋。而孙氏把“易”拿出来独立门户，与“六壬”为伍，把“五经”改为诗、书、礼、春秋，这是独尊《易经》，因为《易经》是偏向于道，而且文字的先后次序也是先道而后儒，此其三。

医者，技术是才，作风是德，德才必须并茂。儒教思想在医德方面可以起到最重要的作用。有了德，就可以纯洁思想，指导出纯洁的医疗作风，谁谓这个儒家思想，在孙氏身上不是重要的，所以孙氏在思想方面还是当之无愧的鸿儒。

至于在文学方面来称为鸿儒，肯定也没有人来否定、异议或反对的。

【按语】

孙思邈的名号实在是太多了，“药王”“神仙”“真人”“居士”“鸿儒”，几乎每一个都能说个几天几夜。何为鸿儒？孙思邈能不能称之为鸿儒？很多人莫衷一是。干祖望经过对孙思邈的著作细细梳理，层层论证，时而精细到字字有考，时而高空俯览通篇提炼，最终从文学修养、儒家思想两个方面得出结论：当之无愧。

很多人认为只要能博古通今，就是大儒、巨儒、鸿儒。那到底是不是每个博学之士就能称之为鸿儒呢？不一定。干祖望认为只有是皈依孔孟之道的儒家再加饱学之士才能有这个资格，而孙思邈二者兼备，没有疑问。首先，孙思邈既有文词华丽的骈体文，如《理瀹骈文》《医道还元》，更有浑然天成，大气磅礴，文学气息盖绝千年的两部医学巨著《备急千金要方》《千金翼方》。为了更细致地证明这一观点，干祖望先后对《备急千金要方》《千金翼方》两部的自序开始逐字逐句逐段深析，旁征博引，全面展现孙思邈的文学造诣。例如《备急千金要方·自序》中有“五行傲落”（即五行生克的意思），干祖望从“四书”至《诗经》对“傲落”两字详加论证，就为证明孙思邈选这二字的精妙。与此类似的例子在文中不胜枚举。另外，干祖望亦把每篇序文行文结构、语义衔接详加指出，甚至两篇自序之间关联都做了点评，让读者看了有忍不住想立刻打开序文，一探其中奥妙的冲动。

孙思邈不仅文笔精通，史亦纯熟。干祖望认为两部《千金方》中的史乘掌故之多，其他医学文献无出其右。众多史料的信手拈来，对于现代人来说也不是件易事，更何况是一千多年前的古人。

剖析完孙思邈精深的文学造诣，干祖望进而对孙氏的儒家思想进行了探讨。我们知道，孙氏为医家，思想以道为主，其他思想为辅。那这如何支撑其“鸿儒”的大旗呢？干祖望从三个方面为大家娓娓道来：第一，本立道生，《要方·大医习业》中有“不谈五经，不知有仁义之道”，孙氏在这里认为，思想品德作为内在精神，医学技术构成外在实体，这样才是培养完美的医生的方法。这内在的思想品德，正是儒家的核心思想“仁义”。另外干祖望引用多条孙氏论著中的原文，诸如“忠臣孝子”“忠恕之道”“生子皆良，长寿忠孝……”等关于儒家核心思想的语句，充分说明儒家思想在孙思邈身上已是“不知不觉”的流露。第二，亦步亦趋，干祖望认为孙思邈虽以医道为主，但言辞均却为儒家践行，两部《千金方》中体现儒家的思想及语句比比皆是。孙思邈关于天人合一的论述有两处，干祖望经过详细论证，认为《翼方·养性》中的天人合一体现的是儒家的唯心主义思想。另外，对于孙氏《要方》中没有《伤寒论》的内容而为人诟病的事，干祖望却认为，孙思邈撰写该书时并没有见过《伤寒论》，所以没有枉然强写，这正是体现了孔子的“知之为知之，不知为不知，是知也”的儒家思想。第三，干祖望认为，孙氏启蒙之初即受孔孟之学浸染，四书五经早已潜移默化，儒家思想自然会不经意流淌而出。而儒家思想对于从医者的德行又起到至关重要的作用，被人称为“孙真人”“孙神仙”的孙思邈，他的德行大概没有人会质疑。综上考证，干祖望得出：不论从文学还是儒家思想，“鸿儒”对于孙思邈当之无愧。

最后，让我们跳出评传，再看看本书作者干祖望：三岁学塾，终身业医，治学严谨，医术精深，文墨一绝，能为孙思邈这样的大神书评作传，这不也正是我们当代的“鸿儒”吗？

第四章　居　士

佛　教

佛教，在佛门应称为佛法。法是一切事物的意思，也就是宇宙万有。创始者为古印度北部迦毗罗卫国王太子释迦牟尼（公元前565—前486年），与孔子（公元前551—前479年）、老子（?）同时。所以儒、释、道三教的创始，基本上在同一时代里。

他们是各立门户，各有宗旨，但在隋、唐之际，除了儒与道本来就有血统关系——主要在《易》之外，道竟然也与佛相互渗透（后有详述），儒与佛也趋向融洽起来。

还有一件鲜为人知的事，是当12世纪到19世纪一段时间里，佛教在它的发祥地印度，竟然销声匿迹到消失的地步。幸而斯里兰卡将它保存下来，经过漫长的七百年之后，再反馈于印度。还有传入中国的一支，确也一直绵延到今天，尤其是西藏。

在与印度阿育王①（约公元前272—前226年）同一时期的秦始皇（公元前259—前210年）时代，已有天竺（即印度）的沙门②室利房等十八人来到我国咸阳③传教。

西汉哀帝元寿元年（公元前2年）大月支国④国王使伊存来长沙，口授佛经给博士弟子景卢。

东汉明帝水平七年（公元64年），派遣郎中蔡愔、博士弟子秦景等作使者十二人，前往天竺访求佛法。永平十年（公元67年）迦叶摩腾⑤与竺法兰⑥两位高僧应邀来洛阳，并携来佛经与佛像。翌年（68年），在洛阳雍门外三里御道南建立起中国第一个佛教寺院——白马寺⑦，并在此把带来的佛经翻译为中文，内有《四十二章经》等。这是第一部由梵文直译中文的佛经，为中国早期佛教基本经典著作之一。

佛教的传入，虽早在秦王朝，但作为一个宗教并得到政府承认崇信者，乃从东汉明帝（58—75年在位）时算起。张衡⑧在《西京赋》中已谈及“桑门”（即沙门），可以证实在那时的佛教已渗入了儒家大门。的确，佛学对中国历代知识分子具有极大的吸引力。佛学的博大精深，义理幽玄，数千卷由梵文翻译过来的佛教经典，本身就是伟大、富丽、有价值的文学作品。尤其是如《维摩诘经》⑨

---

① 阿育王：又译阿恕迦或阿输迦。意译为“无忧王”或“天爱喜见王”。印度摩揭陀国孔雀王朝创始人旃陀曼笈多的孙子。他主持佛教、婆罗门教、耆那教等事务，特别扶植佛教，甚至奉佛教为国教。

② 沙门：为梵文音译“沙门那”的简称。意译为静态、息恶、修道。原为古印度反婆罗门教思想潮各个派别出家者的通称。在中国则统称和尚。

③ 咸阳：古秦地，今陕西省长安东之渭城故址。

④ 大月支国：为古代月氏族建立的王国，今在伊犁河上流。

⑤ 迦叶摩腾：为中印度人，当时是一位有道行的西域高僧。

⑥ 竺法兰：中印度高僧，他与迦叶摩腾同来中国。在白马寺与迦叶摩腾合译《四十二章经》。迦叶摩腾死后，他又单独译了《十地断结经》《佛本生经》《法海藏经》《佛本行经》等佛经。

⑦ 白马寺：建于河南省洛阳市东10公里，因当时用白马把西域佛经驮来，故称白马寺。保存了1 900年之久。山门东西两侧为迦叶摩腾与竺法兰的坟墓。现设有“白马寺汉魏故城文物保管所”，为全国重点文物保护单位。

⑧ 张衡（78—139年）：东汉南阳西鄂人，字子平。精通五经、天文、历算、机械、制作，为一名大科学家。

⑨ 《维摩诘经》：为维摩诘的说经，由秦罗什译成中文。维摩诘为辅释迦教化的菩萨。唐代王维，就以“摩诘”为字。其名与字联起来即维摩诘。

《法华经》[①]《楞严经》[②]等，特别为历代文人们所钟爱。也有被纯粹地为着文学目的而研读者，例如古代有名人物陶渊明[③]、王维[④]、白居易[⑤]、柳宗元[⑥]、苏东坡[⑦]等，近代的康有为[⑧]、谭嗣同[⑨]、章太炎[⑩]、丁福保[⑪]、梁启超[⑫]等，都与释氏有缘，甚至鲁迅[⑬]也在京金陵刻经处刻印了印度僧伽斯那的《百喻经》[⑭]。孙思邈的研究佛学毫无奇怪之处，但总觉得孙氏对佛学的研究和造诣，远远不及道教。如果看孙氏在道教方面的一言一语，都可分析出是出于那一宗那一派的，而在佛教方面，就无法追究其出处。不过凭旁证观察，可能还是接近于律宗三大派之一的南山宗。

从此起，佛教在中国就迅速兴旺起来，主要反映在中国本土为高僧辈出、西域番僧也不断地频来传教以及佛经的输入、翻译及著作。当时中国高僧道安[⑮]法师是一位重要人物，是起了很大积极作用的佛门领袖。他曾派遣徒众到各地大弘佛法，也是我国第一个制订佛门的清规戒律者。由他整理了已译的经典，总结出一套翻译佛经的工作经验，并培养了许多学者和翻译人才，为后来鸠摩罗什[⑯]的大规模翻译佛经打下了良好的基础。

西晋惠帝时（291—306 年）僧人帛远[⑰]译出《唯逮菩萨经》，疏注了《道楞严经》。当时有道士王浮[⑱]，撰《老子化胡论》以贬低佛教，帛远即予以还击，争论十分激烈，也是一场佛与道两教论战斗争之一。

东晋，高僧慧持[⑲]，当时西域们伽罗叉[⑳]译的《中阿含经》就是经过他审阅的。

孝武帝大元三年（378 年），道安和尚进长安，从此在佛门贡献了伟大的事业。太元九年（384 年）认为善人死后可往生阿弥陀西方极乐世界净土说的慧远和尚[㉑]，转辗而居庐山的龙泉精舍，创立“白莲社”，弘扬“净土”学说，故而后人尊他为“净土宗”的始祖。安帝隆安元年到义熙九年（397—413 年），天竺高僧鸠摩罗什大规模的全面系统翻译了包括《十诵经》在内的大乘空宗龙树提婆的经典。同时克什尔[㉒]高僧佛陀耶舍又译出了法藏部的《四分律》。斯里兰卡高僧跋陀罗[㉓]译出了《善见律毗婆娑》等。还有中国高僧法显[㉔]与慧

---

① 《法华经》：为《妙法莲华经》的简称。经中“法师品”谓“是法华经藏，深固幽远，无人能到”。经中“同安乐行品”谓“此法华经，诸佛如来秘密之藏，于诸经中最在其上”。佛经的“品”，相当于我们的“篇”或“章”。

② 《楞严经》：全名为《大佛顶如来密因修证了义诸菩萨万行首楞严经》。由唐般剌密帝译成中文。内中精神是一切世间诸所有物，皆即菩萨妙明元心。心精偏因，含里十方。众生不明性净妙体，故而流转生死。通过由低至高的修行阶次，达到方尽妙觉，成无上道。

③ 陶渊明（365—427 年）：名潜，字无亮，晋浔阳人。曾为彭泽令，因不愿“为五斗米折腰”而弃官归隐。

④ 王维（701—761 年）：唐太原祁人，字摩诘。人称其“诗中有画，画中有诗”。晚年茹素长斋。

⑤ 白居易（772—846 年）：唐太原人，字乐天，晚年号香山，唐代大诗人。

⑥ 柳宗元（773—819 年）：唐河东人，号子厚，曾任柳州刺史，故人称柳柳州。诗文皆工，尤擅长散文。

⑦ 苏东坡（1036—1101 年）：宋眉州眉山人，名轼，字子瞻。贬谪黄州，筑室于东坡，故自号东坡居士。

⑧ 康有为（1858—1927 年）：广东南海人。原名祖诒，字广厦，号长素。近代改良派领袖，后为保皇派首领。

⑨ 谭嗣同（1865—1898 年）：湖南浏阳人，字复生，号壮飞。近代改良派政治家、思想家。戊戌变法中牺牲的六君子之一。

⑩ 章太炎（1869—1936 年）：名炳麟，浙江余杭人。近代民主革命家、思想家。

⑪ 丁福保（1874—1952 年）：字仲祜，江苏无锡人。除著有不少医学书籍外，尚著有《佛学大辞典》《文选类诂》等。

⑫ 梁启超（1873—1929 年）：字卓如，号任公，又号饮冰室主人，广东新会人。为近代资产阶级改良主义者、学者。与师康有为人称“康梁”。

⑬ 鲁迅（1881—1936 年）：中国现代伟大文学家、思想家和革命家。原名周树人，字豫才，浙江绍兴人。

⑭ 《百喻经》：全名《百句譬喻经》，共四卷。古印度僧伽斯那著，南朝齐求那毗地译。全经采用寓言譬喻形式，用 100 个（实为 98 个）事例来说明佛教的基本教义，是一部佛经中的文艺作品。

⑮ 道安（314—385 年）：东晋高僧，为般若学派“六家七宗”之一“本无宗”的主要代表。俗姓卫，常山扶柳（今河北冀州市）人。12 岁出家，著名弟子有慧远、僧睿、昙翼、法遇、慧持、慧永、道立等。

⑯ 鸠摩罗什（344—413 年）：父籍天竺，生于西域龟滋国（今新疆库车一带），为中国佛教四大译经家之一。翻译大量佛经，有弟子 3 000 多人，其中道生、僧肇、道融、僧睿，称为“什门四圣”。

⑰ 帛远：又作白远，字法祖，俗姓万。当时有道士王浮作《老子化胡经》以攻击佛教，帛远与之辩论佛道邪正以捍卫佛教。

⑱ 王浮：为西晋时有名道士之一。他认为老子与关尹喜西出流沙，化为佛，佛教即由此而兴起。该说当时有一定影响，为道教攻击佛教和贬低佛教的主要根据。

⑲ 慧持（337—412 年）：俗姓贾，雁门楼烦（今山西省宁武县附近）人。18 岁出家，有弟子道弘、昙兰等九人。

⑳ 伽罗叉：一作伽提婆。

㉑ 慧远（334—416 年）：东晋高僧，俗姓贾。

㉒ 克什尔：现在印度河上游及其支流杰卢姆河流贯境内。

㉓ 佛陀跋陀罗（359—429 年）：中国名觉贤。

㉔ 法显（337—422 年）：俗姓龚，平阳武阳人，3 岁出家，20 岁受大戒。

景、道整、慧应、慧嵬等从长安出发经西藏至天竺，历十四年遍游三十余国，搜集大量梵文佛经，于义熙九年(413 年)归来，后又与天竺僧跋陀罗禅师共译出经、律、论六部，24 卷，百余万字，撰成《佛国记》[①]。安帝义熙十四年至刘宋武帝永初二年(418—421 年)佛陀跋陀罗译出《大般涅槃经》。

刘宋武帝永初二年(421 年)，昙无谶[②]译出了《大集经》等十部佛经。

以“博事名师，广求经诰”有名于佛门的智严[③]和尚在文帝元嘉四年(427 年)与宝云[④]共同译出《华严经》[⑤]。宝云又个人译出了《新无量寿经》[⑥]等名经。

元嘉十二年(435 年)，求那跋陀罗[⑦]来中国，到广州。文帝派人迎至建康，历住祇园寺、东安寺。在此期间译出《楞严经》[⑧]。北魏皇兴元年(467 后)，起造永宁寺，构七级浮屠。造释迦立像，高 43 尺，用铜 10 万斤、黄金 600 斤。正兴三年(473 年)，沙门慧隐和尚造反。

梁武帝天监七年(508 年)即北魏永平元年，菩提流支[⑨]来华，住洛阳永宁寺，用四年时间到天监十一年，也即魏永平五年(512 年)，译出了《十地经论》《金刚般若经论》等 39 部佛经。

鸠摩罗什弟子道生[⑩]，撰有《二谛论》[⑪]等五部佛经著作，这是中国第一批自己写的佛经。

当时还有一位高僧道流，撰写《河西经录》等四部佛学著作，未成而卒。后由道祖[⑫]续写完成。

梁，以面壁九年悟道而闻名于世的达摩禅师[⑬]，从天竺经广州到嵩山少林寺，带来了“禅宗”[⑭]。

智藏[⑮]、法云[⑯]与僧旻[⑰]，并称为梁代三大法师，在佛教上都起到极大的影响。

北魏孝武帝永熙三年(534 年)在京都洛阳普查，当时有寺庙 1367 所。各地有三万余，僧尼二百万人。

以上都是孙氏出生的前夕佛教动态，所以孙氏一入尘世，就有与佛门接触的广泛条件，尤其是大量佛经著作可供孙思邈浏览、诵读与研究。

孙思邈时代的佛教动态

凭着这股趋势，佛教在中华大地上不断地繁荣昌盛，在孙思邈从出生(541 年)到羽化(682 年)的 141 年中，还是如此在发展。虽然在佛教史上有四次毁灭佛法号称“三武一宗灭法”(446 年北魏武帝灭法、574 年北周武帝灭法、845 年唐武宗灭法、955 年后周世宗灭法)的毁佛事件，孙氏亲身遇到了一次(574 年北周武帝灭法)。

当孙氏在西魏大统七年(541 年)出生后翌年(542 年)，一位《往生论注》《赞阿弥陀佛偈》作者并在梁大通年间(527—528 年)曾向道家名医陶弘景讨教过道教真谛的高僧昙鸾[⑱]圆寂。

当西魏恭帝元年、二年(554—555 年)孙氏十

---

① 《佛国记》：一卷，又名《历游天竺记》或《高们法显传》。内容为记述历游西域的情况。

② 昙无谶(385—433 年)：中印度高僧。初学小乘，后学大乘，西域人尊为大咒师。

③ 智严：生卒日无考。西凉州(今甘肃武威市)人，为晋宋间高僧。

④ 宝云(376—449 年)：与智严同乡。少年出家，勤于治学。从东晋隆安初年(397 年)，云游西域诸国，瞻礼佛迹，遍读梵书，精于天竺诸国的音字古训。

⑤ 《华严经》：全名为《大方广佛华严经》，该经认为世界是毗卢遮那佛的显现，一微尘映世界，一瞬含永远。宣扬“法界缘起”的世界观和“圆信”“圆解”“圆行”“圆证”等“顿入佛地”的思想。

⑥ 《新无量寿经》：考《无量寿经》为净土三部经之一，或谓为三国魏康僧凯译，这是原梵文的第二次译本。

⑦ 求那跋陀罗：中天竺高僧，属婆罗门种姓，翻译佛经达 100 余卷。

⑧ 《楞严经》：全称为《大佛顶如来密因修证了义诸菩萨万行首楞严经》。近代有人疑为汉人所作。

⑨ 菩提流支：天竺高僧，来中国后，备受朝廷礼遇，尊为“地论师”。为相州北派祖师。

⑩ 道生：为“什门四圣”之一。巨鹿人(今河北省平乡县)人，俗姓魏。

⑪ 《二谛论》：全书讨论“俗谛”与“真谛”。前者为“迷情所见世间之事相也”；后者为“圣智所见真实之理相也”。

⑫ 道祖(347—419 年)：东晋高僧，苏州人。

⑬ 达摩禅师(？—528 年)：全名菩提达摩，南天竺高僧。后遇慧可，授以《楞伽经》。

⑭ 禅宗：以禅那为宗，故称禅宗。禅那又名思维修，内容是思维真理静息念虑之法。原为三学六度之一，其特点是静坐默思，发明佛心。禅宗初祖即达摩。

⑮ 智藏(458—522 年)：南朝梁高僧，俗姓顾，苏州人。为定林寺僧远弟子，精于佛教的经论及戒律。

⑯ 法云(467—529 年)：俗姓周，宜兴阳羡人，七岁出家。曾撰有《成实论义疏》42 卷，故后人奉为成实宗论师。

⑰ 僧旻(467—527 年)：南朝汉族人，俗姓孙，吴郡富春人。以能言善辩著称。

⑱ 昙鸾(476—542 年)：又名昙峦，为南北朝时高僧，雁门(今山西县代县)人，东魏孝武帝尊之为“神鸾”，时人称“肉身菩萨”。

三四岁时，又有两位高僧解脱。其一为中国第一部佛教史《高僧传》作者，并撰有《涅槃义疏》《梵岗经疏》的慧皎[①]。其一为《大乘广五蕴经》《大乘中观论译》等五部佛经作者安慧[②]。

当北周武成二年（560 年）孙氏 19 岁时，高僧僧稠[③]逝世。他在佛门中也有很高的知名度，撰有《止观法》讨论“系心缘级谓之止，分别深达谓之观”的禅理之作。

当北周天和二年（567 年）孙氏 26 岁时，武帝宇文邑，开始还是崇佛尚道。时有还俗沙门卫元嵩其人者，上书建议“省寺减僧”，意即裁减寺庙和僧侣。书中有“国治不在浮屠，唐虞无佛图而国治”等语。武帝十分赞赏这个建议，从此直到建德二年（573 年）的七年中朝廷七次召集百僚及沙门、道士等争议三教的益害。此后第二次“毁灭佛法”之祸，即伏于此时之萧墙。

北周建德三年（574 年）孙氏 33 岁的五月，朝廷诏集僧道于京师，当众痛斥佛教邪佞不净。同月十五日下诏禁止佛道两教，捣毁佛像，焚烧佛经，强迫沙门、道士二百万人还俗遣散，并下旨告于天下，谓：“经像悉毁，罢沙门、道士，并令还民，并禁诸淫祀，礼典所不载者，尽除之。”

建德六年（577 年）当孙氏 36 岁时，为陈太建九年，北周灭北齐。周把北齐境内所有四万座寺庙观院没收，尽赐贵族王公们作宅弟，勒令两教信徒还俗遣散。

北周宣政元年（578 年）当孙氏 37 岁时，佛门历史上“周武帝灭法”事件，终以周武帝的崩卒而宣告结束。

隋开皇元年（581 年）孙氏 40 岁时，隋文帝杨坚（569—618 年）定都长安，统一大业。召高僧信行[④]入京，主持真寂寺（又名化度寺）。这样，佛教又从厄运中转向光明。

当开皇三年（583 年）孙氏 42 岁时，高僧灌顶[⑤]到天台山修禅寺拜智顗[⑥]为师，直到智顗去世，未离左右。著有《法华玄义》等七部经书。

当开皇七年（587 年）孙氏 46 岁时，朝廷把尚未竣工的大皇寺及其七级浮屠，摧毁烧掉，但其原因，史册上没有说明，至今成为一“谜”。

同年，避北周武帝灭法之难而隐居于江南建康、彭城的高僧昙迁[⑦]，受文帝召而偕十位弟子入京，主持大兴善寺，开讲《摄论宗》道理，介绍印度瑜伽行派的唯识学说，受业者达千余人。

开皇十年（590 年）孙氏 49 岁时，文帝又召智正和尚[⑧]进京，住胜光寺，并著《华严疏》，这对华严宗的创立及发展，有很大影响。

开皇十二年（592 年）孙氏 51 岁时，高僧慧远[⑨]圆寂。考慧远和尚同名者有两人，另一为东晋时人，俗姓贾，早在孙氏出世前 125 年谢世。曾在庐山东林寺传法，并迎请伽毗罗卫僧佛陀跋陀罗从长安来庐山，共译《达摩多陀禅经》。在宣扬大乘般若学的同时，又提倡小乘禅数。这里谈的慧远是北周、隋初高僧，俗姓李，在开皇七年（587 年）与昙迁同时被文帝召进京畿，住兴善寺，后移居净影寺。同年，彦琮禅师[⑩]也被召进京，住大兴寺，掌译经事务。

开皇十三年（593 年）孙氏 52 岁时，慧可和尚[⑪]卒，享年 106 岁。隋文帝赐谥“正宗普觉大师”。

隋仁寿二年（602 年）孙氏 60 岁时，客岁（601

---

① 慧皎（497—554 年）：南北朝时高僧，为浙江上虞县人。以“学通内外，博训经律”又精于史乘而被人尊为佛教史学家。

② 安慧（475—555 年）：为南印度罗罗国人，音译为悉耻罗末底。为唯识十大论师之一。系德慧的弟子，真谛的老师。

③ 僧稠（480—560 年）：北齐高僧，昌黎（今辽宁省锦州市义县）人，俗姓孙，曾出任太学博士，28 岁出家。《续高僧传》对他评价极高。

④ 信行（540—594 年）：隋初高僧，三阶教创立者。魏都（今河南安阳市）人，俗姓王。《三阶位别录集》作者。

⑤ 灌顶（561—632 年）：为隋唐时高僧，原籍常州义兴（江苏宜兴）人，俗姓吴。后居章安，故又称“章安尊者”。

⑥ 智顗（538—597 年）：天台宗四祖之一实为创始人，故人称“天台大师”。俗姓陈，祖籍颍川（今河南许昌市）。

⑦ 昙迁（542—607 年）：博陵饶阳（今河北省饶阳县）人，俗姓王。13 岁时已视诹《六经》，尤精《易经》，21 岁出家，精研佛家诸经，隐居林虑山的净国寺。后应召入京。

⑧ 智正（559—639 年）：俗姓白，定州（今河北省定州市）人，11 岁出家。

⑨ 慧远（523—592 年）：北周、隋初高僧，俗姓李。

⑩ 彦琮（557—610 年）：赵群柏（今河北省、隆尧县西南）人，俗姓李。10 岁出家，21 岁入北周武帝内殿，陪侍讲《易经》《老子》《庄子》，任通道观学士。

⑪ 慧可（487—593 年）：俗姓姬，初名僧可。洛阳武牢（今河南洛阳市东）人。

年），诏全国建造舍利塔三十座。命令慧远同时进京，住在兴善寺的昙迁至岐州①，监造凤泉寺及其舍利塔。

隋大业三年（607 年）孙氏 66 岁时，高僧昙迁圆寂。

大业六年（610 年）孙氏 69 岁时，有自称弥勒者匪徒数十人，入建国门闹事，夺取卫士武器，作乱。齐王暕路过，诛之。同年，日本和尚惠日、居士倭汉真福田来华留学，研究佛教经论。

大业八年（612 年）孙氏 71 岁时，结识了道宣②和尚。考道宣为律师三派之一南山宗创始人、佛教史学家，因常住终南山研究、宏传戒律，世称南山律师。后进京，一度主持长安西明寺，参加玄奘译场（专门翻译玄类常用的佛经机构），负责润文。当时道宣方从智首③律师受具足戒后。之后道宣与孙氏同进京畿，又得相聚，成为孙氏唯一的方外之交、忘年之友。

当唐高宗武德元年（618 年）孙氏 77 岁时，高僧吉藏④被选为长安十大德统领僧众之一，住延兴寺，著有《中论疏》《二谛义》等七部佛学文献。

武德四年（621 年）孙氏 80 岁时，以捍卫佛教尊严出名的法琳⑤禅师，从此开始，展开了强烈的斗争以护法。就是这年，太史令傅奕（555—639 年）上书请废佛教，指斥佛教是妄言轮回功德，愚民骗钱，且僧多寺奢，大量耗费国家财富，诱使军民逃役而“害政祸国破家，未闻益世”，“请胡僧佛教，退还天竺，凡是沙门，放归桑梓”。法琳乃著《破邪论》以反驳。后有道士李仲卿著《十异九迷论》来污蔑佛教，又有刘进喜者，著《显正论》以贬斥佛教，法琳再撰《辨正论》予以有力还击。后贞观十三年（639 年），道士秦世英，向朝廷诬告法琳的《辨正论》是“谤讪皇宗”。唐太宗大怒，下敕“沙汰僧尼”，并召法琳辩对，判处死刑。因《辨正论》中有“有念观音者，临刀不伤”一语，所以缓刑七天，令法琳念七天的观音，然后问斩，观察念观音者，真否临刀不伤？至七天后临刑，法琳谓“这七天中，不念观音，唯念陛下”，唐太宗为法琳的才智折服，免去死刑，改为流放，到益州，但在发配途中病逝。

唐武德六年（623 年）孙氏 82 岁时，日本僧惠济、惠光来中国留学。同时留学在中国已十三年的日僧惠日与居士倭汉真福田学成回国。

当唐太宗贞观元年（627 年）孙氏 86 岁时，华严宗初祖法顺⑥，被召来京师，赐号“帝心”，从而被后人尊为“帝心尊者”。著有《华严五教止观》及《华严法界观门》。

同年，天竺波罗颇迦罗密多罗三藏法师，携梵文本佛经来华译为汉文。凡涉及律者，皆咨询于智首。

也是这年，孙氏以学者、医家和道家的身份，唐太宗也召请入京，并赐以爵位，孙氏坚辞不受，但从此即脱离了隐居而寄寓长安，直至羽化。

当贞观三年（629 年）孙氏 88 岁时，玄奘法师⑦从长安出发，经姑臧⑧，出敦煌、新疆、中亚，到中印度摩揭陀国西域取经。

当贞观九年（635 年）孙氏 94 岁，高僧智首圆寂，享年 68 岁。唐太宗敕令国葬。身前著有《五部区分钞》及《四分律疏》。弟子有道宣、道世、慧满、道兴等。

贞观十一年（641 年）孙氏 100 岁时，高僧善导（613—681 年），赴西河玄中寺，拜道绰（562—645 年）为师。

当贞观十七年（643 年），太宗派使者迎道信（580—651 年）和尚入宫。信以年老不应召，后又派使者以暴力威胁，仍不肯应召，太宗为之奈何。其实道信此时仅仅为 71 岁，比孙氏还小 31 岁。

当贞观十九年（645 年）孙氏 104 岁时，净土宗

---

① 岐州：今陕西省凤翔县南。

② 道宣（596—667 年）：俗姓钱，润州丹徒（今江苏省丹徒区）人。15 岁受业，16 岁落发。为律宗三派之一南山宗创始人，佛教史学家。

③ 智首（567—635 年）：祖籍安定（今甘肃省泾川县北）人，俗姓皇甫。幼年在相州云门寺出家，22 岁受具足戒。贞观八年，为太穆皇后在长安建立弘福寺。殁后，唐太宗敕令国葬。

④ 吉藏（549—623 年）：俗姓安，祖先为安息（伊朗高原古国）人，故人称“胡吉藏”。为三论宗创始人。

⑤ 法琳（572—640 年）：俗姓陈，祖籍颍川（今河南省许昌市）人。他为捍卫佛教，不遗余力。

⑥ 法顺（557—640 年）：俗姓杜，又称“杜顺和尚”，祖籍雍州万年（今陕西省西安市）人，18 岁出家。

⑦ 玄奘：俗称三藏法师，中国佛教四大译经家之一。本姓陈，13 岁出家，21 岁受具足戒。

⑧ 姑臧：今甘肃省武威市。

创始人之一道绰圆寂。同年，玄奘法师西行求法，历十七年，行五万里，“所闻所履，百有三十八国”，带回大小乘佛教经、律、论共520箧，657部，胜利归来。住长安弘福寺，后迁大慈恩寺。从此即开始于二十年间，开译场从事译经，先后译出大小乘经论《大般若经》《俱舍论》等75部，1335卷。参与翻译工作者，有道宣、日本僧道昭（628—700年）、道世（？）、窥基（632—682年）等许多高僧，同时律宗三派之一东塔宗创始人怀素①也参与了译经工作。

唐代永徽元年（650年）孙氏107岁时，朝鲜僧义湘（625—702年）与元晓（617—686年）结伴来中国。半途遇雨，元晓陡然产生“三界唯心，万法唯识，心外无法，胡用别求”的魔障想法而携囊返国。义湘则一人来华。回国后，高丽王朝肃宗赐谥“圆寂国师”，享年77岁圆寂。

当永徽二年（651年）孙氏110岁时，禅宗四祖之一道绰圆寂。当圆寂之前，告弟子们谓“一切诸法，悉皆解脱，汝等各自护念，流化未来”，言讫而逝。唐高宗赐谥“大医禅师”。

当永徽三年（652年）孙氏111岁时，禅宗牛头宗鼻祖法融②禅师，在建初寺宣讲《大般若经》，听者云集，世称其宗派为“牛头禅”。

当永徽四年（653年）孙氏112岁时，日本孝谦天皇白雉四年，日本元兴寺高僧道昭奉天皇命来华深造。

当永徽六年（655年）孙氏114岁时，日本僧惠日，再度来华。

当唐代显庆元年（656年）孙氏115岁时，西域僧那提三藏，经昆仑国③来中国。

当显怯郧年（657年）孙氏116岁时，高僧法融圆寂，有遗著《心铭》，弟子有智岩、道綦、道凭等。

当显庆五年（660年）孙氏119岁时，留学八年的日本僧人道昭回国。以元兴寺为中心弘布法相宗，为日本传布法相宗之始。死后据其遗嘱火葬，为日本火葬的始创者。

当唐龙朔元年（661年）孙氏120岁时，唐开国将军鄂国公尉迟敬德之侄，奉敕为玄奘弟子的窥基和尚，在青年参加译场，负责主译《阿毗达摩界身足论》等几部重点经论。

当唐麟德元年（664年）孙氏123岁时，玄奘法师坐化，享年62岁。

当唐乾封二年（667年）孙氏126岁时，孙氏知友道宣律师圆寂。

当唐咸亨二年（671年）孙氏130岁时，中国佛教四大译经家之一义净禅师④由海道往印度求法，巡礼鹫峰、鸡足山、鹿野苑、只林精舍等佛教圣迹后，到那烂陀寺学习大、小乘佛教。历时二十多年，游历三十余国，于唐武则天证圣元年（695年）回国，那时孙氏已逝世了十三年。

当唐高宗上元元年（674年）孙氏133岁时，智威和尚⑤在轩辕炼丹山的法华寺传教。手写藏典，昼讲夜禅。一时从者很多，内参禅者三百，听讲者七百余人。他写的《桃岩寺碑》与《头陀寺碑》，文藻华丽，传诵一时。

当凤仪元年（676年）孙氏135岁时，在佛教史上称为禅宗六祖的慧能⑥上人，在南海法性寺遇印宗法师，智光律师临台为授满分戒。翌年（677年）挂锡韶州⑦曹溪宝林寺，弘扬“直指人心，见性成佛”的顿悟法门。

当永隆元年（681年）孙氏139岁时，高僧智威圆寂，享年80余岁。

当开耀元年（681年）孙氏140岁时，高僧善

---

① 怀素（624—697年）：当时名怀素者有两人，前者（624—697年），后者（725—785年），这里是前者的怀素。俗姓范，祖籍南阳，后迁长安。10岁出家，21岁时玄奘回国，即从玄奘学佛。从咸亨元年至永淳元年（670—682年）12年中写成了《四分律开宗记》等八部名著。

② 法融（594—657年）：俗姓韦，润州延陵（今江苏丹阳县西南）人。19岁即博通经史，入茅山依三论宗灵法师出家。曾于南京牛头山幽栖寺北岩立茅茨禅室，终日坐于石室中谈经参禅。因他住于牛头山，故唤他的一派称为牛头禅。

③ 昆仑国：今泰国。

④ 义净（635—713岁）：俗姓张，原籍齐州（今山东省历城）人。

⑤ 智威（？—680年）：俗姓蒋，祖籍处州缙云（今浙江、缙云县）。因久居法华寺，故人称“法华尊者”。

⑥ 慧能（638—713年）：为禅宗南宗创始人，尊长“禅宗六祖”。俗姓卢，原籍范阳（今北京市西南）人。卒后，唐宪宗追谥为“大鉴禅师”。王维、柳宗元、刘禹锡等曾为其撰写碑铭。

⑦ 韶州：今广东韶关。

导[①]圆寂。唐太宗在贞观十五年(641 年)御驾西河玄中寺,拜善导为师,听聆讲经,生前著有《观无量寿经疏》等五部著作。

以上佛教的乍盛乍衰,经常“晨为座上客,暮作阶下囚”者飘摇无定,苍狗白云,尤其是“灭法”之灾,在孙氏的思想上无可避免地产生巨大影响,但孙氏从未卷入漩涡。他可能早已淡泊忘情,同时也证明他仅仅是研究而非归宗释门,当然不会挺身而出作卫佛的勇士。至于在孙氏羽化前的几年中事,对孙氏思想的影响已经无多大的激惹了。

方外之交

根据文史记载中看到孙氏所接触过的人很少。原因很简单,他是逃世避俗的隐逸之士一流人物,本来就是野鹤闲鸥、看云听瀑置身于尘世之外,既不是倜傥风流、诗歌酬唱的墨客骚人,更非周仁行义、燕赵悲歌的游侠之士,所以不可能有较多的朋友结交。

有案可稽的只有一位,为道宣和尚,而且还是十分莫逆的。

《酉阳杂俎》曰:“孙思邈尝隐于终南山,与宣律和尚相接,每来往互参宗旨。”但遍查佛门史书,未见有宣律者。据《宋高僧传》[②]卷十四、《佛祖历代通载》[③]卷十五有“南山律师道宣”,谓:“处士孙思邈,尝隐终南山,与宣相接,结林下之交,每一往来,议论终夕。”又查《中国人名大辞典》曰[④]:“道宣,唐高僧,丹徒钱氏子。初居终南山白泉寺,后居京师西明寺。与处士孙思邈结交。持律坚定,号为南山律。乾封间圆寂。”再查《佛学大辞典》曰[⑤]:“十六岁落发,隋大业中(605—617 年),从智首法师受具戒,唐武德中(618—626 年),充西明寺上座。乾封二年(667 年)十月三日寂,寿七十二。”

据以上文献所载,道宣的职称是律师。考当时佛门根据《涅槃经[⑥]·金刚身品》的“如是能知佛法所作,善能解说,是名律师”。《三德指归》[⑦]再予以解释,谓“三师,谓律师、禅师、法师也。明练持犯曰律师”的精神,所以把能精通戒律的高僧称律师。至于和尚,乃泛指受戒过的佛门男弟子而称,也即所谓比丘。叶梦得把“道宣律师和尚”写作“宣律和尚”者实误,或抄写时鱼鲁虎帝所致。因之这里的宣律,应该是道宣律师。

道宣,比孙氏小 55 岁,为唐代高僧。隋大业八年(612 年)16 岁时,从智首法师受具戒。初居终南山白泉寺,在唐武德中(618—626 年)驻锡长安西明寺。玄奘法师从天竺归来后,奉旨参加翻译梵文经书的译场工作。后人奉为南山律宗之祖。

孙氏与道宣的交谊极为深厚,可从“议论终夕”一言中体会出来,他们之间的友谊是不同于一般之交。史书更以“林下之交”来反映出他们纯洁的友谊已达到了闲雅、旷逸与超脱的最高境界。

《酉阳杂俎》又谓:“忽有老人,夜诣宣律和尚求救……乞和尚法力加护。宣公辞曰,贫道持律而已,可求孙先生。老人因至思邈石室求救。”从字里行间去咀嚼,他们之间没有深厚情谊,道宣是不会介绍推荐的。即使介绍,孙氏也不会接受的。

道宣在佛学与医学之间的瓜葛,是没法分清的。他奉敕参与玄奘法师翻译梵文佛经工作,鉴真和尚[⑧]又是他一脉嫡传的门弟子。关系是道宣弟子文纲[⑨],文纲弟子道岸[⑩],而鉴真正是迫岸的弟子,所以鉴真和尚的业务细胞里肯定含有道宣的生命现象中基本结构和功能的成分。

考道宣在唐武德间(618—626 年)由终南山移居长安西明寺。孙氏在贞观元年(627 年)比道宣

---

① 善导(613—681 年):唐代高僧,净土宗实际创始人,临淄(今山东淄博市)人。弟子不可胜数,被称为“弥陀化身”。

② 《宋高僧传》:30 卷,宋代赞宁撰。

③ 《佛祖历代通载》:22 卷,元代临济宗沙门念常撰,广载佛教历史。

④ 《中国人名大辞典》:陆尔奎等编著,1921 年商务印书馆出版。

⑤ 《佛学大辞典》:丁福保编纂,1984 年文物出版社出版。

⑥ 《涅槃经》:有大乘的和小乘的两种。属同本异译。

⑦ 《三德指归》:10 卷,宋代孤山智园撰。

⑧ 鉴真(688—763 年):为杨州(今江苏省扬州市)人,俗姓淳于。14 岁出家,天宝元年应日本邀请,东渡至日本,在奈良东大寺建戒台,传授戒法,为日本律宗始祖,卒于日本。

⑨ 文纲(636—727 年):俗姓孔,会稽(今浙江绍兴市)人。12 岁出家,20 岁受具足戒,25 岁开始讲经,30 岁登台。弟子有道岸等 50 余人。

⑩ 道岸(654—717 年):俗姓唐,祖籍颍川(今河南省许昌市)人。少年好学,后即出家,拜文纲为师,坚修律义,深入禅慧,时称“大和尚”。

后一步到长安光德坊鄱阳公主废宅寄寓，两处有多少距离，现在当然已无法考证得之，但两人再度相逢而近在咫尺是不容否认的。

他两人友谊的缔结，当然在道宣受具足戒之后挂锡白泉寺开始。两人年龄距55岁，这样忘年之交，在古代是常见不鲜的。开始两人都在终南山，可以朝夕相见，自贞观元年到乾封二年的四十一年中，两人同寓京师，当然有更多的机会来接触，所以“议论终夕”是完全可以的。

道宣既称一代宗师的高僧，禅理真谛与道德文章必然清高脱俗，加之医学知识丰富，更是孙氏切磋问难的对象，有这种基础，他们之间才可以形成真诚的友谊。总之，孙氏的朋友不多，或许仅仅只有这一位，但对他的业务、品德及思想的影响可不小。

流露在两部《千金方》中的佛学思想

孙思邈与佛教，在正史中仅仅有《旧唐书》“兼好释典”及佛学史中道宣传记里提到的“与孙思邈处士，结林下之交”外，就没有可靠的资料，所以两部《千金方》才是可以反映出孙氏佛学思想的最好证据。也有人认为两部《千金方》吸收了“四百四病”学说，采纳了天竺国传入的方药、瑜伽功，不断地接受耆婆治病方法，就作为是孙氏崇佛的依据，其实错了，这不过是在医学学术上的流交渗透，与佛学思想毫不相干。而且天竺是天竺，佛学是佛学，犹如用“中国”两字决不可以代表道教一样，天竺怎能等于佛学，而且耆婆是男性医师而绝非和尚。

考佛学的基本教义是把现实人生断定为“无常”“无我”和“苦”。“无常”见《涅槃经》的“是身无常，念念不住，犹如电光暴水幻炎。“无我”，指世界上一切事物，都没有独立的实在自体。内又有“人空”，即“人无我”。说人的称为“色蕴”的物质世界与称为“受蕴”“想蕴”“行蕴”“识蕴”的精神世界，没有常恒自在的主体。与称为“法空”的“法无我”，说是一切法都由种种因缘和合而生，不断变迁，无常恒坚实的主体。“苦”，《佛地经》“逼恼身心名苦”，是最好的解释。因为凡是一切境界，我们接触到的时候，凡不合或不满足自己意趣感受，就能引起痛苦，这乃是苦。因为要适合或满足自己意趣的毕竟不多，而且今逃说这个事物适合或满足了自己的意趣，但明天这个适合或满足的要求又提高了，那么苦又来了。这个苦任何人都有，永远也不能不苦，所以称为“人生是苦”。这种苦的原因，既不在超现实的梵天，也不在社会环境，而全在于自身的“惑”和“业”所致。“惑”指贪、瞋、痴等烦恼。“业”是指身、口、意等活动。“惑”与“业”是因，是造成“苦”的果，因而也进一步必然的“善恶行为，轮回报应”。《要方·大医精诚》的“不得起一念蒂芥之心”“无得似有所娱”“食如无味”“看有若无”等语都是浸透了禅理这个思想。

《翼方·退居》的“若知进不知退，知得不知丧，嗜欲煎其内，权位牵于外。其于过分内热(热中之热)之损，胡可胜言。况乎身灭覆宗之祸……”就是具体而形象化地描述和分析“苦”的种种。

要解脱“苦”，唯有依赖经、律、论三藏，修持戒、定、慧三字，用来彻底转变自己世俗欲望和认识，超出生死轮回范畴。这里的“经”是佛说的教法，“律”是佛法，“论”是佛门弟子论佛语、议法相，与佛相应者，用现代语来说是学习心得的记录。以上三者，合称“三藏”。“戒”是要学习如来佛能自我制身、口、意“三业”，称为戒法身，属“五分法身”中“一戒”。“定”是要学习如来佛的真心寂静，远离一切妄念，称为定法身，属“五分法身”中“二定”。“慧”是学习如来佛的真智圆明，观达法性，称为慧法身，属“五分法身”中“三慧”。在《翼方·退居·养性》的“以香沾之，身数沐浴，务令洁净，则神安道胜也……自然事闲，无物相恼”，就是体现了这“一戒、二定、三慧”几个解脱一切束缚来获得涅槃的精神思想。

在这里我们更不应该对孙氏“以香沾之”一语等闲视之，或视而不见、见而不加深究。考“香”在佛门中号称“佛使”，因为焚了香、献了花在以“大佛顶首楞严神咒”“千手千眼无碍大悲心陀罗尼”

及十小咒为内容的朝课与以"南无莲池海会佛菩萨阿弥陀经""礼佛大忏悔文""三皈依"等为内容的暮课中是不可缺少的礼节仪式。在《金刚经[1]·持经功德分》中就强调:"在在处处,若有些经,一切世间天人阿修罗所应供养……以诸花香,而敬其处。"理由是"香"可以通过一缕缭绕、碧篆青烟,把人的灵性通达到佛的面前,使佛与人灵犀相通,一如使者一样。从这里的焚香以及把前后文章连贯起来细咀,更证实孙氏与佛学的紧密联系。

内"无物相恼",在习惯上多为"相烦"。现在孙氏不写惯用的"相烦"而独取冷癖的"相恼",正是因为袭用《佛地经》的"逼恼身心名苦"而得。

"定法身"是"五分法身"中主要的成佛功德法之一。《翼方·养性·养老大例》中"无喜怒,无极视,无极听,无大用意,无大思虑,无吁嗟,无叫唤,无吟咏,无歌啸,无啼啼,无悲愁,无哀恸,无庆吊……可无病长寿,斯必不惑也",就是定法身中的全部思想。更必须一提的是"斯必不惑也"的"惑"字,已非儒之"惑"而是佛家之"惑"。因为儒家之"惑"的解释,是迷惑,例如《论语·为政》的"四十而不惑"。佛家之"惑"是烦恼,例如《百法明门论·忠疏》的"惑谓根本及随烦恼"。这里如其以儒家之惑来解释,则是无法说得通的。

六道轮回,也是佛教教义重心之一,而且即使教外人也大多知道,意思是众生在三界、六道中的去处,要凭你生前为善为恶的程度来支配。《法华经·方便品》:"以诸欲因缘,坠堕三恶道,轮回六趣中,备受诸苦毒。"总的一句话,是生前善行者升天为人,恶行者入地狱、饿鬼、畜生三道中去。孙思邈就把这个"六道轮回"学说贯彻到医书中来,如《要方·大医精诚》的"人行阳德,人自报之。人行阴德,鬼神报之。人有阳恶,人自报之。人有阴恶,鬼神害之。寻此贰途,阴阳报施,岂诬也哉",及《翼方·养性·养性禁忌》的"人为阳善,人自报之。人为阴善,鬼神报之。人为阳恶,人自治之。人为阴恶,鬼神治之。故天不欺人,示之以影,地不欺人,示之以响"。尤其是两文最后两句话完全是释家口气。

不少人把华严宗所立十宗之一的"一切皆空宗",错误地认为佛教就是"一切皆空",错了。假如真的一切皆空,那么在这样也空、那样也空、什么都是空的世界就什么也都没有了。什么也都没有了,势必干好事也可,干坏事也可,在糊糊涂涂中混生活,佛教的本身也没有了,还成什么世界!其实佛学中"空"是有着最高深的哲学意义。诸佛菩萨,就是悟到空的真理而成为诸佛菩萨的。佛家的"空"字,绝不是"虚无",而是指事物的变幻莫测,指机理的空寂明净。所谓世界一切现象皆是因缘所生。乍生乍灭,俱在刹那之间,没有质的规定性和独立实体。所以佛教的"空",并非什么都虚无没有,相反,样样都有,非但不是消极而是相当积极的。且看他们的割肉烧臂的舍身,我不入地狱谁入地狱的精神,为了拯救芸芸扰扰如在海中受苦的众生,本慈悲之旨,施宏大法力来引渡到彼岸。为了别人甚至禽兽的摆脱苦难,竟然还有过摩河萨埵舍身饲虎不可思议的故事,谁说是消极的。孙氏在《要方·大医精诚》中的"精勤不倦……先发大慈恻隐之心,誓愿普救含灵之苦"的思想,就是这个精神。也正是为了这个积极因素的鼓励而孙氏更奋发图强地学习、读书、行医、著书立说来拯救与普度众生。

《要方·大医习业》曰:"不读内典(注:原文作经,是错的。因为下文为'则不知有慈悲喜舍之德'。《内经》没有这慈悲喜舍之说。《典》是佛门称佛学文献的总称,在佛门才有慈悲喜舍学说,而且还是重点所在。佛门也有《外典》一词,指的是不属于佛教的文献),则不知有慈悲喜舍之德。"考"慈悲"为佛教常用术语,意思是"与乐曰慈,拔苦曰悲"。《大智度论》[2]曰:"大慈与一切众生乐,大悲拔一切众生苦。""喜舍"也是佛家术语,指用钱财或自己身上的活组织来救济他人的灾难,称"喜舍",又称"净舍"或"净施"。其中"慈悲"一言,人尽皆知,而"喜舍"一词,鲜为人知,今孙氏信手拿来,可知孙氏对佛教的研究,已不是一般性的泛泛

---

① 《金刚经》:1卷,即《金刚般若密陀经》的简称。内容是讨论世界上一切事物,都是空幻不实。认为应该"离一切诸相"而"无所往"。意思是对现实世界不应该执着或留恋。

② 《大智度论》:100卷,天竺龙树菩萨撰,秦罗什译成汉文。

涉猎而已。

《要方·大医精诚》曰:"大医治病,必当安神定志。"佛学认为凡人做事,必须专心注一境而不散乱其神,然后可以取得准确的认识和作出准确的判断。"安"字,在佛学上的定义是"谓心,期待于某一点而安住于此,确乎不动也"。"定"字,为"定止心于一境,不使散动"。"定"经常和"禅"联在一起而称为"禅定",孙氏的"安神定志",即佛家的"心一境性"。

又曰"不问其贵贱贫富……普同一等"的思想,古天竺把人民分为四级,称四姓。一婆罗门,最高贵;二刹帝利,相当于中国的绅士;三吠舍,为一般老百姓;四首陀罗,为农奴、贱民。四姓之间,身价悬殊,地位绝对不同,相当不公平,尤其是首陀罗,最为下层低贱。所以佛教就提出"四姓平等"口号,孙氏的"普同一等"十分符合于"四姓平等"思想。

又曰:"多用生命以济危急,虽曰畜贱人贵……夫杀生求生,去生更远。"考佛教有"五戒"[①]"八戒"[②]"十戒"[③],其中第一戒,就是戒杀生。

又曰:"寻此二途,阴阳报施,岂诬也哉。"因果学说,也是佛教中主要理论之一。《观无量寿经》曰[④]:"深信因果,不谤大乘。"佛门认为"因者能生,果者所生",有因必有果,有果必有因。因是为果而预设,果是由因而产生。它的特色就是《瑜伽师地论》[⑤]谓之:"已作不失,未作不得。"这种报应,是无法逃避的。孙氏这节文章,正是为因果学说再加一个肯定。

又曰:"性自为善,不习无不利也。性既自善,内外百病皆悉不生,祸乱灾害亦无由作:此养性之大经也。"这里的善,是指不违反佛教教理而言,与恶相对。笼统地说,即《大乘义章》[⑥]的"顺名为善,违名为恶""顺理为善,逆理为恶"。再具体一些说,是指法相宗心所法之一,内有信、惭、愧、无贪、无瞑、无痴、精进、轻安、不放逸、行舍、不害。的确,人们能够这样实行其善,是可以养性而健康。

且看《要方·大医精诚》中警句,不少是"十戒"的具体行动。例如"杀生求生,去生更远"(一戒杀生);"炫耀声名,訾毁诸医,自矜己德"(四戒妄语);"醽醁兼陈,看有若无"(五戒饮酒);"纵绮罗满目,勿左右顾眄"(六戒涂香饰鬘);"丝竹凑耳,无得似有所娱"(七戒视听歌舞);"珍羞迭荐,食如无味"(九戒非时食);"不得以彼富贵,处以珍贵之药,令彼难求"(十戒捉钱金银财物)等。

《要方·风毒脚气·论风毒状》有"今有病者,有受入性依法",完全是佛门语。佛有"法四依"学说,内容为"一行四依、二法四依、三人四依,四说四依",这是第四款的"依法不依人"。

《要方·序例·合和》的"六根不具足人"。按《俱舍论》[⑦]曰:"五根者,所谓眼、耳、鼻、舌、身根。"就是说眼为视根、耳为听根、鼻为嗅根、舌为味根、身为触根。再加上《大乘义章》的"六根者对色名眼,乃至第六对法名意"的意根,也即是念虑根。考"根"乃罪孽根源,六根者六种孽根。孙氏这里的"六根"是代表着眼、耳、鼻、舌、身、意(思维)。"不具足"就是不完全,意指四肢、七窍甚至精神上残缺不全的人。所以此言,也完全出之于佛家。

《要方·养性》的"百年之内,斯须之间",是《俱舍论》的"极微字刹那,色名时极少"的意思。也有人认为是《庄子·知北游》的"人生天地之间,若白驹之过隙,忽然而已",当然也可以。至于他毕竟引用的是佛是道?只能起孙氏于地下,才能清楚。更有人说,这是李白《春夜宴桃李园序》的"光阴者,百代之过客,而浮生若梦,为欢几何?"的翻版,笔者认为不然。因为《庄子》在战国,《俱舍

---

① 五戒:一不杀生戒,二不偷盗戒,三不邪淫戒,四不妄语戒,五不饮酒戒。

② 八戒:一不杀生,杀有情之生命也;二不与取,取他人不与之物;三非梵行,男女媾合也;四虚妄语,与心相逆之言说也;五饮诸酒,饮酒也;六涂饰鬘舞歌观听,身涂香饰花鬘、观舞蹈、听歌曲也;七眠坐高广严丽床上,坐卧于高广严丽之床上也;八食非时食,食非时之食。

③ 十戒:一不杀生,二不偷盗,三不淫,四不妄语,五不饮酒,六不着华鬘好香涂身,七不歌舞娼妓、亦不往观听,八不得高坐广大床上,九不得非时食,十不得捉钱金银宝物。

④ 《观无量寿经》:又名《观无量寿佛经》或《观经》,1卷,为净土三部经之一。弘扬西方阿弥陀极乐净土,无限美妙庄严。

⑤ 《瑜伽师地论》:100卷,弥勒菩萨说,玄奘译。

⑥ 《大乘义章》:20卷。隋净影寺慧远撰。分义为五聚:一教聚,二义聚,三梁聚,四净聚,五杂聚。

⑦ 《俱舍论》:全称《阿毗达摩俱舍论》,30卷,为阿毗达摩的论说汇集而成的一部佛学著作。

论》的传入亦在孙氏在世之年[1]，所以以上两书，孙氏当然读到。《春夜宴桃李园序》，孙氏怎能看到。

《要方·养性·道林养性》的“是之勿外缘”。外缘为佛家语，意指外面来的各种刺激，与内因相对而言。典出《起信论》[2]，谓：“用重习者，即是众生外缘力，如是外缘有无量义。”

《翼方·养性·正禅方》曰：“定累一年得四禅定，万相皆见，怀欲界、观境界如视掌中，得见佛性。”考四禅定，是合初禅、二禅、三禅、四禅而成的四禅定。用佛家的话来说，是“一心考物为禅，一境静念为定”。也称四禅四定。总的意思是通过四禅定后，好的坏的都能了如指掌，自己也感到有接近于成佛的境界。考佛性的含意，《华严经·三十九》：“佛性甚深真法性，寂灭无相同虚空。”孙氏借用过来，是说明，使心境里归真返璞，心无邪念。

《翼方·辟谷·服水》曰：“先发广大心，仍救三涂大苦，普渡法界含生。”在佛经里称“广大”者，意思是大的美德，广大心即美的心灵。三涂，即三途：其一为火途，为火所烧的地狱；其二为血途，为相互残杀之途；三为刀途，为饿鬼趣以刀剑杖逼迫之厄，这都属“苦境”。“法界”一词，在佛教里有很多的解释，用在这里则为泛指一切事物。例如《俱舍论》的“能持自相，故名为界，或种族义”。“含生”，佛教指具有生命的东西，都称含生，这里当然是专指人而言。这一句佛学气息十分严重的句子，用现代语来翻译，是：首先发出美的心灵，拯救在水深火热之中的苦难大众。

又曰：“烧香礼十方诸佛。”这是禅门礼拜仪式之一，就是向东、南、西、北、东南、西南、东北、西北及上、下十个方向膜拜。这种膜拜仪式，只有佛教所特有。

又曰：“上根之人，一服如甘露；中根之人，再服如甘露；下根之人，四服如甘露；极下根者，六服如甘露。”考“根”字在佛教里的解释，《俱舍论》上“根者是何义？最胜自在光显名根，由此总成根增上义”。就是说，根的意义是“能生”，具有促进增生、增殖作用的“增上”。如眼根生眼识，耳根能生耳识。又人性有生善恶作业之力，故也称为根性。所以上根、中根、下根、极下根者，是指根的厚薄、深浅之谓。

《翼方·退居·择地》曰：“必在人野相近，心远地偏，背山临水……便可构居，若有人功，可至二十亩。更不得广，广则营为关心，或似产业，尤为烦也。”在字面上看，似乎除了“烦”字之外，未感有佛教气息，但实质上完全是佛门语。盖佛家最忌“惑”“业”两字，惑中之“贪”，更为严重。孙氏极力主张不贪不惑。如其对身外物一加关心，已经开始不知不觉中坠入惑壑贪欲谷而不能自拔。因为“心迷前境，目为之惑”（引《探玄记》[3]原文），如无身外之物，心当然不为之迷了。孙氏这节文章，实实在在饱含着《法华经》[4]“诸苦所困，贪欲为本。若灭贪欲，无所依止”的真谛。

《要方·养性》曰：“故愚者抱病历年，而不修一行。”考“修行”两字，即世间人专做好事不做坏事的意思。原出《庄子·太宗师》的“修行无有，而外其形骸”。之后，儒家也用，如《淮南子·诠言》的“君子修行而使善无名”，但到佛教传入中国后，从此即为出家当和尚或比丘为修行了，《晋书·鸠摩罗什传》的“为性率达，不拘小节，修行者颇共疑之”可证。但同与做好事不做坏事之说并行者，还有佛门的认为从因到果的功德，有“五转”阶段，第一转为发心；第三转为菩提；第四转为涅槃；第五转为方便究竟；这个“修行”，是第二转。

《翼方·退居·杂忌》曰：“诵言紧沙迦罗。”考紧沙迦罗，是佛经中人物，为似人非人，似神非神，介乎人神二者之间的头上生角的人形怪物。孙氏若不精佛经，哪能知道。

《要方·诸风·风痱》曰：“寻之即用。”考“寻”字，佛教小乘俱舍宗立一切法的第七十五，内“六不定地法”的第一，即为“寻”。它的意思是寻求事理，粗糙莽撞而不深入。

除此以外，两部《千金方》中引用的佛家言语

---

① 《俱舍论》：为玄奘所译，孙氏完全可以读到。

② 《起信论》：全称为《大乘起信论》，天竺马鸣菩萨作。在中国有两种译本：一为梁代真谛和尚译本，作一卷。一为唐代实叉难陀译本，作二卷。

③ 《探玄记》：全名《华严经探玄记》，20 卷，唐代法藏和尚撰。

④ 《法华经》：即《妙法莲华经》，8 卷，为高僧鸠摩罗什译。

也不少，如：

《要方·妇人方上·求子》的“不能施化，施化无成”。典出《法华玄义》[①]的“如来施化之意”。

又：“阳施阴化”。与上同义。

《要方·小肠腑》的“种种形相”。形，典出《无量寿经》的“国中人无，形色不同”。相，典出《华严经》的“无边色相，圆满光明”，形相用在一起，即形体与色彩。这里的形相是说病人的精神状态与机体表现。其实中医方面对此的形容词也不少，而孙氏独独采用佛家语来表达，证明孙氏对禅门语言是十分熟悉的。

《要方·脾脏·脾脏脉论》的“万物众色不同”，即众生色相。

总之，孙氏在医学方面的吸收佛教精神，最主要而又有益的思想是“舍身渡众”！正是有了这种精神和思想，更促使其工作的踏实与医德的崇高。

孙氏在三教中佛教思想最少

如其根据以上种种，认为孙氏是佛教中的虔诚信徒，那就错了。事实上孙氏对三教的信仰、研究与造诣，佛教所占的比例为最少。如其要加以说明，首先要观察、分析孙氏时代及其稍前一个阶段的儒、释、道三者之间的种种错综复杂的关系。你且看两部《千金方》中言语，最多的当然为医学，次为道学，再次为儒学，佛学最少。如其没有印度医学的输入，则关于佛学方面的可以说是寥寥无几了。因为印度医就是建筑在佛学上的，犹如中医的建筑在道教上一样。孙氏的佛学气息，就在印度医学身上带了过来的。或谓孙氏对因果学说言之殊多。但更知道因果学说固然如佛教中心思想中一个重要部分，但唐代民间也早已有因果学说了。在这里我们固然不可能说孙氏的因果学说来之民间，但也不能武断地说是直接吸收于佛教。

一、来之以渐的三教互渗

三国时（221—280 年），何晏[②]、王弼[③]、夏侯玄[④]等以出身门第、容貌仪止来炫耀的名士，同开玄学风气。如何晏的《道德论》，王弼所疏注的《易经》《老子》，都提倡“贵无”。认为伦理纲常出于自然，主张执政者“无为而治”，虽然如嵇康[⑤]等人主张毁弃礼法，但多数人还是维护着儒家伦理观念。所谓玄学，就是在虚无玄远的“清淡”中用老庄思想糅合儒家经义，以代替式微滑坡的两汉经学。用他们的话来说，是“援老入儒”。

东晋（317—420 年），张湛[⑥]在玄学中渗入了佛学，形成了佛学与玄学趋向于合流。也就是儒、道、释三者一体的学风。且看张湛的《列子注》，就是用玄学的语言来解释佛经。所以那时，儒、道、释三道已和平共处、相互渗透而合作起来。这种痕迹，不论在道家书或佛家书中的反映，都可俯拾即是（详见下节）。

南朝（420—589 年）刘朱文帝元嘉十五年（438 年），在学宫中正式置设了玄学一科。直到唐代，称为“崇玄学”。用以学习《老子》《庄子》《文子》《列子》等，称为道举。当然，到那个时候“崇玄学”的实质，又不全同于三国之际。

其实这种现象，时断时续，若即若离地一直到清代。清道光（1821—1850 年）时人陈众喜，他著的《众喜宝卷》，就是主张儒、释、道三教合流，提出“忠孝节义，五伦和合”的口号。

这种学风的全盛时代，孙思邈的确十分有幸的“躬逢盛世”。当时有好多通儒入道宗佛的学者，其中有代表性的如洪元先生王玄览[⑦]，他的思想就是渊源于道家而崇佛学，手撰《玄珠录》《混成奥藏图》《真人菩萨观门》等书，都是宗道参佛的作品。直到 20 世纪一二十年代，托名魏真人的《一贯天机直讲》，还是以儒、释、道三教同观的思想，精辟地论述

---

① 《法华玄义》：全名为《妙法莲华经玄义》，20 卷，为法华三大经书之一。

② 何晏（190—249 年）：字张平，三国时魏人。少年以才秀知名，好老庄言，与夏侯玄、王弼一起倡导玄学。

③ 王弼（226—249 年）：字辅嗣。三国时魏·山阳人。以“有皆始于无，无为万物之根本”的思想来开辟玄学的先声。

④ 夏侯玄（209—254 年）：字太初，少年知名。

⑤ 嵇康（224—263）：字叔夜，三国时谯郡銍（今安徽宿县西南）人。为有名的文学家、音学家、思想家。“竹林七贤”之一。

⑥ 张湛（约公元前 25 年—约 44 年）：字处度，高平人（今山东省金乡县）。东晋学者，他的哲学观点是“群有以至虚为宗，万品以终灭为验”。

⑦ 王玄览（626—697 年）：字晖法，唐代广汉绵竹（今四川绵竹）人。

或解释养生、修炼、保健的功理与功法。

二、三教学说的三角互训

因为玄学的创立，从而也连锁性地诱发了儒、道、释学说的互相渗透的学风。孙思邈两部《千金方》，可以说是这个“三角互训”的缩影样板。

这三教学说的三角互训，是儒、道、释三者学说相互渗透的终产物。当然，以白纸黑字的文献著作是有力的证据。

1. 儒中道的文献　以何晏的《道德论》和王弼疏注的《易经》《老子》最有代表性。

2. 儒中佛的文献　以张湛的《列子注》最有代表性。

3. 道中佛的文献　《太上洞玄灵宝业报因缘经》中“开度品第一”第一句就是“大慈大悲善济真人”，佛道合璧的称呼就已使你洞察其内容了。事实也的确如此，全书中佛家言语在这部道家著作中大有喧宾夺主之势。

《太上老君戒经》第一篇“戒上”，第一句就是“老君西游，将至天竺”。又“持戒制六情”的疏注，完全采用禅门六根学说来解释，谓“六情者六欲也，眼欲淫色，耳欲淫声，鼻欲芬芳，舌欲脂味，身欲柔滑，意欲放决”。

《太清金阙玉华仙书八极神章三皇内秘文》中完全用禅理来叙述“言鬼”。

《太上助国救民总真秘要》卷二中，有月君七缚咒：“唵咐明啰哄婆娑萨诃”、日君七煞咒：“唵咐唵啰军拿利婆诃”的梵文佛家诀咒。

《搜神记》第三卷，全部传主不是道家的神而是佛，如观世音、天王、地藏王、金刚、十大明王、十殿阎王、十八罗汉、达摩、普庵等佛门的人与事。

《翼方・禁经下・护身禁法》中，都是道教符箓派的符咒，但内中“禁令家和法”的内容则是：“南无伽帝伽帝腻，伽帝收溜避，阿乾陀罗呵，弥陀罗灌陀娑婆呵”。竟与佛教的“往生咒”形同一辙。更令人惊奇的此咒与“往生咒”都是开首用“南无”（读那母），尾语结束用“娑婆呵”。

4. 佛中道的书和人　以“博综六经，尤善老庄”著称于世的净土宗初祖慧远，他讲的经和写的书，都取用《庄子》学说来阐明和发挥佛学。

曹洞宗祖师良价①禅师，为广接上中下三根来开五位，名为“曹洞五位”，方法就是用道家八卦来解释佛理。

以下再谈一下几位又僧又道、亦僧亦道的人物：

鸠摩罗什弟子东晋高僧僧肇（384—414 年），本为崇信老庄的道士。后读到《维摩诸经》而豁然大悟，因而削发为僧。

昙鸾，受戒进入禅门后，同时又学习“长生不老”道家方术，在陶弘景获得十六卷《仙经》。晚年尊道，魏孝武帝尊之为“神鸾和尚”。

彦琮十岁出家为僧，法名僧边。21 岁入北周武帝内殿，陪侍讲论《易经》《老子》《庄子》，即改业道士，任通道观（道院）学士。25 岁，又改道为僧，法号彦琮。

5. 医中道、道中医　以“三洞”②“四辅”③“十二类”④作为内容，5305 卷，480 函的道教文献大丛书《道藏》⑤中还搜集了吴普⑥除《吴普本草》⑦之外的另一部著作《太上老君养生诀》。内有五禽第一、服气吐纳六气第二、养生真诀第三及服气诀。

《道藏》训还有蒲虔贯撰《保生要录》。内中也涉及医学与药学。

《道藏》中还有符度庆纂《修真秘录》。内有与医学有关的养生保健。

《黄帝内经》和孙氏《千金方》，也被《道藏》搜集在内。

此外更有医欤道欤难以分划的道教的医书、医学的道教文献，如：

---

① 良价（809—869 年）：俗姓俞，会稽诸暨（今浙江诸暨市）人。幼年出家，20 岁在嵩山受具足戒。卒后，谥悟本禅师。

② 三洞：《道藏》分洞：一洞真部，为元始天尊所流演者；二洞玄部，为太上道君所流演者；三洞神部，为太上老君所出者。

③ 四辅：以太玄、太平、太清与正一为辅。

④ 十二类：十二个归类。为本文类、神符类、玉诀类、灵圆类、谱录类、戒律类、威仪类、方法类、众术类、记传类、赞颂类、表奏类十二个。

⑤ 《道藏》：为道家诸书汇刻之总称。入藏者有 5485 册。从南北朝开始到金明昌元年（即南宋绍熙元年）止，多次增修扩大丰富而成。

⑥ 吴普（136？—250？年）：东汉广陵人，为华佗弟子。

⑦ 《吴普本草》：约成书于 3 世纪上半叶，亡佚于唐宋之间，流转数百年。由于具有实用价值，故曾被历代医家所推崇。

梁丘子著的《黄庭内景王经注》，专谈五脏六腑。

佚名的《灵宝众真丹诀》，谈医与药。

京里先生著的《神仙服饵丹石行药法》，重点为服丹保健。

陶弘景著的《登真隐诀》，宗医参道的谈养生大法。

胡愔著的《黄庭内景五脏六腑外泻图》，有医有药。

至于隋、唐以后的，也有不少这类的写作，清代李时品校印的《医道还元》，更是文质并茂中的一部佳著。

三、权测孙氏在道学上佛学上造诣的深浅

根据上述，可以反映出当时知识分子尤其是高级知识分子，对三教学问的同时涉猎、熟悉、研究、精通，都是并不稀罕的事，尤其像那样"七岁就学，日诵千余言，弱冠善谈庄老及百家之说，兼好释典"的上智者，更是势所必然。

他对儒学的精博而深，是毋庸置喙的。一切包括老庄、释典的百家言，更需赖通过儒家学者的文化而获得。"皮之不存，毛将安附"，所以儒未深入，道释更无从入门。再谈孙氏对道与释的造诣，孰深孰浅？则必须加以客观的科学的分析而后作出答案。

先检查一下孙氏在两教文献方面贡献，则在道教方面，就疏注过《老子》《庄子》，而且后人对他的作品评价很高。并撰有《枕中素书》《龙虎论》《龟上五兆动摇经诀》《福寿镜》《太清真人炼云母诀卜》等十多部道教书。而在佛教方面呢？阙如。

再分析从孙氏一言一语中对道教辞令的反映，都能分别出是属于道教的那一宗那一派，而且每个宗派的特点都很鲜明。考道教有五大派：一为经典派，鼻祖为老子、庄子，形成最早，因当时尚无第二、第三派的产生，所以当时无所谓流派，凡研究经籍典奥，深求哲学玄理者属之。其主要特点，为参研经义哲理，考究典籍奥秘，以穷研道学玄理为目的。古今驰骋于文坛、哲学领域的道家学说，就是这一派，也可以说是真正的有水平的道教中一枝独秀的正宗队伍。至于老子也是一个非神非仙与孔子一样的大学者，可惜被东汉张道陵[①]奉为道教祖师，尊为"太上道德真君"之后，就丑化为一个牛鼻子道士了。二为符箓派，始祖即张道陵，为最早与经典派分庭抗礼分门立户的一个支流，事实上也是借道教的招牌而吸收了古代巫术演化而来，是植符咒箓，禁咒祝由，斋醮祈禳，用以遣神役鬼，驱邪治病。甚至在天灾人祸方面，也可以呼风唤雨，抗旱防涝，平疫治病。之后，唐代太医署的祝禁科、明代太医院的祝由科及清代义和团的刀枪不入，也都是符箓派的旁枝蔓叶。道教五派中此派与人民接触最密切，换一句话，他们脱离了人民就无法生存。所以一般概念中遣神役鬼、求雨打醮的道士，就是这一派。三为丹鼎派，代表人物为葛玄[②]、葛洪，凡修炼内功，烧炼外丹者，皆属之。主要特点为习静服气，修性摄生，烧炼丹石，以超凡入圣，超圣入神，出神入化长生不老为目的。为医学药学界能接受而欢迎，现在全世界奉为化学的开拓者，就是这一派。四为占验派，代表人物为与李淳风[③]同一时代的袁天罡[④]。凡卜筮、星相、阴阳、五行、术数、堪舆、风鉴等属之。其主要特点是，推究五行术数，占卜起卦，星相谶纬，用以预占祸福休咎来趋吉避凶为目的。但到明末清初之际，已沦落为江湖中的"中""皮""李""瓜"[⑤]四大行中的"中"行，从此即巡街踏巷去卖卜、起卦、算命、相面、看手、拆字。五为积善派，以吕洞宾[⑥]、汉钟离[⑦]为代表人物。凡积善行

---

① 张道陵(34—156 年)：东汉沛国丰人。即龙虎山天师府第一代张天师。

② 葛玄(164—244 年)：三国时吴人，出身丹阳(今江苏省丹阳市)，人称葛仙翁，为葛洪之祖。

③ 李淳风(602—670 年)：唐代岐州人，精于天文历算。贞观初，造浑天仪。唐高宗时与梁述等校注《五曹孙子》等 10 部算经，撰《麟德历》。

④ 袁天罡(573—645 年)：是《推背图》的创作者，但史料极少，所以有人认为即唐时成都人彭天纲。因天纲也精于风鉴，熟六壬五行。

⑤ 巾皮李瓜：为江湖四大帮的名称。巾，是算命、测字、踏青、观枚、相面、看手等。皮，为铃医、卖药音。李，杂技、曲艺、演戏等。瓜，要饭、乞丐、扒偷、诈骗等。

⑥ 吕洞宾(798—?)：河中府人，名岩，号纯阳子，故人称吕纯阳。唐代武后时两考进士落第。在 46 岁那年，遇汉钟离于长安酒肆，经汉钟离点化而成仙。

⑦ 汉钟离(约 168—256 年)：汉钟为姓，离为名。汉时咸阳人，从师东华子学道，隐居正阳洞，故号正阳子。

仁,修桥铺路,积功累德,以安民利人,自己也借此以成仙为目的。因为这一派不要像经典派的高深学问,也没有丹鼎派的要有特殊技术(炼丹),更不要符箓派、占验派的怀有一技之长,所以最为一般市廛小民所欢迎、乐道与向往,且看八仙过海的故事,至今还是脍炙人口而不衰。

现在接下去我们再爬梳检阅一下两部《千金方》中涉及道教中某一派、某一派的痕迹。

如《要方》卷二十六的“养性序”“道林养性”,《翼方》的“序”、卷十二的“养性”等都是经典派,加之《要方·大医习业》曰:“不读庄老,不能任真体运……”的画龙点睛之笔而更形彰彰。如《要方》卷二十七“养性·调气法”“养性·服食法”与《翼方》卷十三“辟谷”等都是丹鼎派的内丹系;《要方》卷十二“太一神丹”与《翼方》卷二十二“飞炼”等,都是丹鼎派的外丹系。又如《要方·大医习业》的“又须妙解阴阳禄命,诸家相法,及灼龟五兆,周易六壬,并须精熟”和《翼方》卷十四“退居、择地”“退居·缔刱”等,都是典型的占验派。更如《翼方》卷二十九、卷三十“禁经”上下两篇,更不折不扣的是符箓派。唯积善派的反映,没有见到,可能积善派的形成在孙氏逝世之后一百数十年而孙氏尚未见到之故。

再对比孙氏文中对佛学思想流露程度,从始至终非徒没法分析出属于那一宗那一派的鸿爪,是连大乘、小乘也看不出来,都属一般共同性的语言。

因之可以说明孙氏对佛学的造诣远远不及道学。

只能称为居士

我们进一步可作这样的推想,孙氏文中的佛教部分,当然不能排除他从直接研究中吸收获得,但也很可能是由儒学、道学尤其是道学中间接转引的。因为当时的道教文献中有不少参有禅理,而且还是较为深入精湛的。

我们再根据《要方·大医精诚》第一句就是“张湛曰”,《翼方·养性禁忌》第一句也就是“论曰,张湛称养性缮写经方……”的多处引用那位以玄学来解释佛学的张湛,所以这个推想,并非毫无道理的。

再一个可怀疑孙氏的佛学,可能由道教中转过来的,且看《要方·论风毒状》“有释门深师师、道人述法存”一句,僧道并提,也有蛛丝马迹可寻。

更有一个明显的证据,《要方·大医精诚》最后一段“人得阳德,人自报之……阴阳报施,岂诬也哉”一节明显是出于佛经《瑜伽师地论》因果学说,但上面却张冠李戴地大书“老君曰”。

还有一个有趣的事,《名方类证医书大全》:“思邈以辟谷服气,唯饮酒耳。”考佛教的戒酒列为诸戒之首的第一戒,现在孙氏并不遵守,例如《要方·丁肿·丹毒》:“余以正观七年三月八日,于内江县,饮多……”可知孙氏对佛门的清规戒律视若无睹,则多少有些太不虔诚。

或谓,我不相信孙氏对佛学方面的造诣不深,且看他与高僧道宣的交深谊厚吗?其实古来儒士与佛门弟子深交结友的还很多,如王羲之①与支遁②、谢安③与支遁、苏东坡与佛印④、黄庭坚⑤与佛印等,在历史上都是有名的方外之交。这种方外之交,比比皆是,所以不能以孙氏有了方外之交而就认为佛学造诣必然精深的根据。

最后,可以这样说,孙思邈绝对不是佛门弟子,至多为一介居士而已。

小　结

孙氏在儒、释、道三家中,比重释家最轻,因为他毕竟是医生。医之体本乎道,因为非儒难以成医,无道难精于医。

而且在士大夫阶级,大多却有研究、至少是涉猎释氏之学。孙氏是儒者,其所研究也事属必然。

---

① 王羲之(303—361 年):晋时大书法家,字逸少。曾仕右军将军,故人称王右军。性好爱白鹅。

② 支遁(314—366 年):东晋高僧,俗姓关,祖籍陈留(今河南省开封市南)人。25 岁出家,为“六家七宗”之一。

③ 谢安(320—385 年):字安石,晋书法家,官大保,赠太傅。

④ 佛印(1032—1098 年):宋代名僧,名了元,能诗善文。

⑤ 黄庭坚(1045—1105 年):字鲁直,号山谷道人,宋代修宁人。与苏东坡齐名,后人称为“苏黄”。

佛教的"舍身渡众"思想，更是在孙氏医德方面，大大增强其深度与厚度。

【按语】

在孙思邈从出生（541 年）到羽化（682 年）的 141 年中，佛教在中华大地上不断地繁荣昌盛，孙氏一入尘世，就有与佛门接触的广泛条件，尤其是大量佛经著作可供孙思邈浏览、诵读与研究，所以佛教文化对于孙氏的思想及著作有着深厚的影响。佛学对中国历代知识分子具有极大的吸引力。佛学的博大精深，义理幽玄，数千卷由梵文翻译过来的佛教经典，本身就是伟大、富丽、有价值的文学作品。尤其是如《维摩诸经》《法华经》《楞严经》等，特别为历代文人们所钟爱。也有被纯粹地为着文学目的而研读者，例如古代有名人物陶渊明、王维、白居易、柳宗元、苏东坡等，近代的康有为、谭嗣同、章太炎、丁福保、梁启超等，都与释氏有缘，甚至鲁迅也在京金陵刻经处刻印了印度僧伽斯那的《百喻经》。所以孙思邈研究佛学，毫无奇怪之处，尤其是"灭法"之灾，在孙氏的思想上无可避免地产生巨大影响。佛教史上有四次毁灭佛法号称"三武一宗灭法"（446 年北魏武帝灭法、574 年北周武帝灭法、845 年唐武宗灭法、955 年后周世宗灭法）的毁佛事件，孙氏亲身遇到了一次（574 年北周武帝灭法）。北周建德三年（574 年）孙氏 33 岁的五月，朝廷诏集僧道于京师，当众痛斥佛教邪佞不净。同月十五日下诏禁止佛道两教，捣毁佛像，焚烧佛经，强迫沙门、道士二百万人还俗遣散。并下旨告于天下，谓："经像悉毁，罢沙门、道士，并令还民，并禁诸淫祀，礼典所不载者，尽除之。"孙氏虽深受佛学影响，但其从未深入佛门，可能他早已淡泊忘情，同时也证明他仅仅是研究而非归宗释门，故而身处灭法漩涡之外。

孙思邈与佛教，在正史中仅仅有《旧唐书》"兼好释典"及佛学史中道宣传记里提到的"与孙思邈处士，结林下之交"外，就没有可靠的资料，所以两部《千金方》才是可以反映出孙氏佛学思想的最好证据。如孙氏在《要方·大医精诚》中所写："大医治病，必当安神定志。"佛学认为凡人做事，必须专心注一境而不散乱其神，然后可以取得准确的认识和作出准确的判断。"安"字，在佛学上的定义是"谓心，期待于某一点而安住于此，确乎不动也"。"定"字，为"定止心于一境，不使散动"。所以"定"经常和"禅"联在一起而称为"禅定"。孙氏的"安神定志"，即佛家的"心一境性"。又有"不问其贵贱贫富……普同一等"的思想。古天竺把人民分为四级，称四姓。一婆罗门，最高贵；二刹帝利，相当于中国的绅士；三吠舍，为一般老百姓；四首陀罗，为农奴、贱民。四姓之间，身价悬殊，地位绝对不同，相当不公平，尤其是首陀罗，最为下层低贱。所以佛教就提出"四姓平等"口号，孙氏的"普同一等"十分符合于"四姓平等"思想。佛学对于孙氏思想的影响由此两点可见一二。

孙氏《千金方》中的佛教部分，不能排除他从直接研究中吸收获得，但也很可能是由儒学、道学尤其是道学中间接转引的。因为当时的道教文献中有不少参有禅理，而且还是较为深入精湛的。我们再根据《要方·大医精诚》第一句就是"张湛曰"，《翼方·养性禁忌》第一句也就是"论曰，张湛称养性缮写经方……"的多处引用那位以玄学来解释佛学的张湛，所以这个推想，并非毫无道理的，而且对比孙氏文中对佛学思想流露程度，从始至终非徒没法分析出属于那一宗那一派的鸿爪，是连大乘、小乘也看不出来，都属一般共同性的语言，因之可以说明孙氏对佛学的造诣远远不及道学。

孙氏在儒、释、道三家中，比重释家最轻，因为他毕竟是医生。医之体本乎道，因为非儒难以成医，无道难精于医。而且在士大夫阶级，大多却有研究，至少是涉猎释氏之学。孙氏是儒者，其所研究也事属必然。佛教的"舍身渡众"思想，更是在孙氏医德方面，大大增强其深度与厚度。

第五章　真　人

提到孙思邈，在医药学界可称户晓，谁都知道是唐代大名医，但界外人士则恐难家喻。如提孙真人，则谁都熟悉，当然还包括医界和药界。

真人两字在字面上讲，是修真得道的人，甚至可以升天登仙。《庄子・太宗师》："且有真人，而后有真知。何谓真人？古之真人，不逆寡，不雄成，不谟士。"所以真人一称，除了使人景仰与羡慕之外，还多少带有些神秘色彩。

医学界中也有真人，《素问・上古天真论》："余闻上古有真人者，提挈天地，把握阴阳，呼吸精气，独立守神，肌肉若一。故能寿敝天地，无有终时，此其道也。"王冰[①]注释真人谓："成道之人也。夫真人之身，隐见莫测。其为小也，入于无间。其为大也，偏于空境。其变化也，出入天地内外，莫见其迹。"马莳[②]注谓："真人者，不待于修而此真浑然全具，故谓之真人。"张志聪[③]也认为："上古真人者，言所生之来，自然合道而能全其天真之人也，天真完固。"其玄虚缥缈，不逊于道家，可以说是与道家的真人实一而二、二而一。毋怪乎有人认为道、医出于一源，甚至更认为医出于道。

佛教中只有菩萨而无真人，姑不论。儒教中也有真人，不过是指有德才兼备者而言，如《世说新语[④]・德行》的"太史奏真人东行"。原注："陈仲弓从诸子侄荀父子，于是，德星聚，太史奏五百里贤人聚。"那么孙氏的真人衔，由儒家来授予，也未为不可。

虽然孙氏的真人一衔，不论儒释道三家都有其资格。但从各方面证实，还是属于道家的。

《管子・心术上》中"大道可安而不可说，直人之言，不义不顾"的"直人"和《吕氏春秋・审分》中"莫人不能全，乃备能也"的"莫人"，都是真人，不过把"真"字误书为"直"或"莫"，前者笔误于下，后者笔误于上。

素以文章汪洋恣肆，想象丰富充盈，在文学、哲学上占有很高地位奉为道教经典著作的《南华真经》的《庄子》里，对真人的描写，在神秘色彩浓度方面又提高了一等，如讲呼吸，普通人都在咽喉鼻子，而真人则在"脚跟上"。真人"入水不湿，入火不热"。还有一位冲虚真人列御寇[⑤]，能腾空行走，可以很舒服地御风驾雾。更有藐姑射山[⑥]上的真人，"肌肤若冰雪，绰约如处子，不食五谷，吸风引露，乘云气，御飞龙，而游乎四海之外"。因此，孙思邈既称真人，就不可以没有神乎仙乎的奇迹来陪衬烘托，于是也理所当然地和老子、庄子、列子、天师、吕洞宾等仙人同日而语。

道教、医学是否同源

医、道是否同源的问题，一直存在争议，可是仁者见仁、智者见智，各有其充分的理由，所以至今尚无定论。唯《素问》则确是二者浑然并存。此外，对清代西昌人李时品的八卷《医道还原》而言，那肯定是同源的了。

---

① 王冰（约710—804年）：唐宝应中（762年）为太仆令。好道善医，号启玄子。除注《素问》外，还著有《天元玉册》《元和纪用经》等道家书。

② 马莳：字仲化，一字玄台，明代会稽（今浙江绍兴）人。

③ 张志聪（1610—1695年）：字隐庵。清代浙江省钱塘（今杭州）人，学医于张卿子。除注《素问》《灵枢》《伤寒论》《金匮要略》外，并撰有《侣山堂类辨》等书。

④ 《世说新语》：南朝宋刘义庆撰。内容按照德行、言语、政事、文学等归纳为36门。

⑤ 列御寇：战国时郑人，与庄周同时。其学本于黄帝、老子为宗。著有《列子》8卷。

⑥ 藐姑射山：相传为人居住之处。《山海经》《庄子》《山海经・地理今释》都有记述。

《旧唐书·孙思邈本传》中既有“善谈庄老”一言，那么就以庄周谈起。

庄周约生于公元前 369 年，卒于公元前 286 年。他撷取黄帝、老子及稷下集团三者思想而成为独树旗帜的道教思想家及创始人，建立了道家。稷下是齐桓公（公元前？—前 643 年）、齐威王（公元前？—前 320 年）、齐宣王（公元前？—前 301 年）在齐都临淄稷门（今山东省淄博市西南）设置学宫，广招文学、哲学、杂家及游说之士，展开对各种学术的探讨与争议。内有知名人物如邹衍①、慎到②、尹文③、荀卿等 76 人。他们的特点是“不治事”而专尚“议论”。所以毁之者认为纸上谈兵，毫无实用，不过空论一番而已。誉之者认为这是百家争鸣，对繁荣当时学术起到了极大的推动，直到今天，这个作用还有它的影响。例如邹衍的五行终始 56 篇，对中医阴阳五行最有影响。慎到的黄老道德学说、尹文的出于黄老申韩之间的学说也与《内经》思想有其相似之处。

黄帝，姓公孙，又姓姬，以居住之处而名轩辕。老伴嫘祖发明蚕桑丝绸。黄帝曾命大挠④作甲子，使容成⑤造纪历，请羲和⑥占日、常仪⑦占月、臾区⑧占星，着伶伦⑨作律吕，委隶首⑩演数术，令仓颉⑪造文字，问答岐伯、雷公⑫而制医学，此外还有舟车、宫室等等，都由他领导下的臣人们所发明创造。因为对人民的贡献太大而受到大众的爱戴与崇拜，也由于崇拜的过分而神化。即使实事求是的《内经⑬·素问·上古天真论》也这样说：“昔在黄帝，生而神灵，弱而能言，幼而徇齐，长而敦敏，成而登天。”《云笈七签》⑭更谓当时的王母遣玄女，将兵符图策赐予黄帝，助他消灭蚩尤。之后，广游名山，到崆峒山问道于广成子⑮，至青丘山见紫府先生⑯受《三皇内文》，入青城山谒中黄丈人⑰，登云台山见宁先生⑱受《龙跻经》⑲。炼彩石于缙云，合神符于釜山。升天登仙之后，为五个天帝之一，居中央戊己土位，故称黄帝。因之道家即奉为始祖，故道教称黄（帝）老（子）。但医家也尊为医家之祖，故称医术为岐（伯）黄（帝）术。后世道家、医家，一则出于尊敬崇拜，再则叨光福荫，大家都把自己一套学说，拼命向黄帝身上装贴，什么都是黄帝传下来的，如《黄帝内经》《黄帝脉诀》《黄帝五脏论》《黄帝明堂论》《黄帝女胎》《黄帝八十一难经》《黄帝秘宝》《黄帝房中术》《黄帝玄女经》《黄帝虾蟆经》《黄帝阴符经》《黄帝九鼎神丹经诀》等，都是黄帝写的，好一个多产作者。总之，岐黄的医家，说黄帝是医家之祖。黄老的道家，说黄帝是道家之祖。究竟是谁家之祖？虽然无法判断，但有一点可以肯定，这两家都从不同角度吸收了他的思想，用以充实自己学说的内容，并借此扩大其影响。最后出现了唯物与唯心的两途，而且这个剪刀差的距离愈拉愈大。老子，司马谈⑳在六家㉑中就称之为道德家。庄周就把黄帝、老子与稷下集团三家学说综合而成为以庄周为核心的道教，但他把老子还是放在最重要的位置上。

---

① 邹衍（公元前 305—前 240 年）：即驺衍，战国末哲学家、阴阳家的代表人物。所撰的《邹子》《邹子终始》，俱失传。

② 慎到（公元前 395—前 315 年）：战国时赵人，宗黄老道德学说，著有《慎子》42 篇。

③ 尹文：战国时齐人，属名家。他的学派出于黄老申韩之间。撰有《尹文子》1 卷。现在看到的《尹文子》恐系后人依托之作。

④ 大挠：黄帝时官吏。

⑤ 容成：道家的采阳补阴术，相传出于容成。撰成《容成阴道》26 卷，今佚。

⑥ 羲和：因居住于羲和，以地作人姓名。

⑦ 常仪：黄帝臣。

⑧ 臾区：即鬼臾区，又称大鸿。

⑨ 伶伦：即泠伦，黄帝臣。

⑩ 隶首：或作隶算。

⑪ 仓颉：黄帝时官左史，发明文字以代替结绳记事。

⑫ 雷公：黄帝时的精医知药者。

⑬ 《内经》：全称《黄帝内经》，相传为黄帝所作。合《素问》《灵枢》两书而成。实则为秦汉之际，历代积累的集体著作。

⑭ 《云笈七签》：122 卷，宋张君房撰，为道教中有名佳作。

⑮ 广成子：上古仙人，居崆峒山石室。“无劳汝形，无淫汝精，乃可长生”为广成子语。

⑯ 紫府先生：身居紫府，故名。他的《三皇内文》，可以劾召万神。

⑰ 中黄丈人：无考。有谓《刘涓子鬼遗方》中的黄父，即中黄丈人。

⑱ 宁先生：为黄帝时的宁封子，又名宁封。相传为陶器的发明者。

⑲ 《龙跻经》：无考。

⑳ 司马谈：汉司马迁父，曾为太史令。

㉑ 六家：春秋战国时的学术流派，计阴阳家、儒家、墨家、名家、法家及道德家六者。

以《黄帝虾蟆经》[①]来说，从“日斗者”第一幅画（黑乌为三足、展翅，与马王堆一号汉墓的黑乌两足，有所不同）黑乌图开始到“月毁三十日”图止的31帧图画，全是道教的。“左腋”到“大冲左右”九帧图，也很难看出是属于医的。“六甲日神游舍图”的六十天日神所在之处，假定没有注明“宜避针灸，不避致害”八字，也难与医学联系。看起来也是似医非医、似道非道的医与道合璧的“天书”而已。

如河图洛书，都是道教奉为核心的东西。但经过《易·系辞》的“河出图，洛出书，圣人则之”、《书·洪范》的“天乃赐禹洪范（即洛书）九畴，彝伦攸叙”之后，儒家才轻而易举地拿了过来。当然，道家也不会甘心拱手送人的，于是他们即认为河图洛书是道家固有的经典箓籍。《一切道经音义妙门由赵明经法》引《遁甲开山图》谓：“名山石室，藏道经有三十所……其一室有奇经妙图，黄帝发命，河（图）洛（书）之文，不可称计。”此外，道教文献中不少以河图题名者，如《上清河图内玄经》《上清河图宝箓》[②]等。他们更运用河图来指导炼丹，如《悟真篇》[③]的“三五一都三个字，古今明者实然稀，东三南二同成五，北一西方共四之，戊己自居生数五，三家相见结婴儿，婴儿是一含真气，十月胎图入圣基”。考东三乃指河图中的东方为三属木，是☳（震）；南二是南方，为二属火，是☲（离）；戊己是中央，为五属土，是☷（坤）；北一即天一生水的北方，为一，是☵（坎）；西四☱（兑）卦属金；东三南二同五，即☳（木）☲（火）同宫；北一西四也是五，即☱（金）☵（水）同宫；与中央土五，进行三者结后，即可结胎成丹。古代炼丹的指导，就是依靠河图、洛书和八卦，炼丹炉正式名称为八卦炉。中医制药，有时也借用八卦，此风延续至鸦片战争。例如写成于1834年的《外科图说》[④]中的九转大降丹、八仙降、八卦大降等也还是用八卦来指导。“合药诸法”一节中有：“放于八卦炉中，然后举火，合五九·四根半香为度。结胎时，炷香三根六寸，合四九之数……”所以又是道与医药的融合。即以《易经》而说，儒家说是儒家的，道家说是道家的。就是在《要方·大医习业》中也已反映得十分明白，孙氏谓：“周易六壬，并须精熟。”他把《易经》从五经中拿出来与六壬并驾齐驱而作为道教文献。又谓“不读五经，不知有仁义之道”而把《易经》排斥出儒家文献之外，更证明孙氏是赞成《易经》归属于道家的。

我们再谈一下《难经》[⑤]卷一的“天地阴阳升降始终之图”“手足阴阳流注始终之图”“尺寸阴阳呼吸出入上下始终图”“四季阴阳始终图”四图定位，都是阴阳与八卦。《勿听子俗解八十一难经》[⑥]索性全部以含元抱一、控景步虚来解释医学，使医与道混为一体。

直到20世纪90年代，还有学者研究探讨以《易经》为指导思想的《唯象中医学》[⑦]。因为医之与道，看来的确是萁豆的同出一根。

如上所述，医之与道的枝枝蔓蔓，的确难以分割清楚，所以孙氏的著作把道教思想渗透到医学中，也是毫不为奇的。出版于1987年的第三版《中医学概论》[⑧]第三章中就有许多道家学说，明白指出的“古代哲学家认为……”的哲学家一望而知便是道家。不过必须加以指出的是，孙氏在医学方面道教色彩的浓厚，在医学文献中是罕见的，连飞霞子的《韩氏医通》[⑨]、生生子的《赤水玄珠》[⑩]也望尘莫及。如果一定要找几部道教气息浓厚的书，那么只有道家的医书《医道还元》和医家的道

---

① 《黄帝虾蟆经》：1卷，不著撰人。此书在国内版本已失佚不传，现仅存日本文政六年（1823年）敬业乐群楼刻本。

② 《上清河图内玄经》《上清河图宝箓》：两书见《道藏》。

③ 《悟真编》：8卷，张紫阳真人撰。内容为讨论修性长寿之术及炼丹石方法。

④ 《外科图说》：4卷，清高文晋撰。梓行于鸦片战争之前的1834年。

⑤ 《难经》：全名《黄帝八十一难经》，81篇。旧题秦越人撰，实则为东汉之前的集体创作。

⑥ 《勿听于俗解八十一难经》：明熊宗立撰，梓行于1436年。

⑦ 唯象中医学：是以《易经》模式综合而成为以《易经》模型思维为特点的中医理论。根据他们所说从而可以摆脱经验医学的形态。

⑧ 《中医学概论》：人民出版社出版，孟景春、周仲英主编的一部中医学教材的辅助读本。1958年第一版，修正再版于1959年，第三版出版于1987年。

⑨ 飞霞子：即明代韩懋，字天爵。所撰《韩氏医通》2卷。梓刊于1522年。

⑩ 生生子：即孙一奎，字文垣。所撰《赤水玄珠》30卷。梓行于1584年。

书《勿听子俗解八十一难经》可以相伯仲。

在有文献记载以前，就孕育着宗教的胚胎，因为它本来是原始社会发展到一定阶段的产物。最初是作为原始人群的自然信仰产生的，图腾就是最好的说明。

例如从殷墟甲骨文中发现的，都是史前宗教，在中国则都是不成文的道教的前身。有了文字，当然更有案可稽了。

写在儒家之书《易·系辞上》上的“易有太极，是生两仪。两仪生四象，四象生八卦，八卦定吉义，吉凶生大业”讨论了乾坤、震巽、坎离、艮兑。但实际上都是道家在使用。

例如《周礼·天官·大宰》的“祀五帝”。它是“东方青帝灵威仰，南方赤帝赤熛怒，中央黄帝含枢纽，西方白帝白招矩，北方黑帝叶光纪”。到了医家手里，便成了《素问·金匮真言论》的“东方青色，入通于肝；南方赤色，入通于心；中央黄色，入通于脾；西方白色，入通于肺；北方黑色，入通于肾”；《素问·阴阳应象大论》的“东方生风、风生木、木生酸……南方生热、热生火、火生苦……中央生湿、湿生土、土生甘……西方生燥、燥生金、金生辛……北方生寒、寒生水、水生咸……”到了道家手里，也成了《珠宫宝历》[①]的“东方苍帝、东海君也；南方赤帝、南海君也；西方白帝、西海君也；北方黑帝、北海君也；中央黄帝君也”。为了使五帝更靠拢道教；所以《太上飞行九神玉经》[②]进一步指出太上大道君是“行太清之道，出则五帝持卫”。

中医理论之源的《内经》，就是以阴阳五行、五运六气作指导思想。有了阴阳，中医才能解释生理、病理的机制和变化。有了五行，凭它的生治、承制、亢乘、胜侮来解释五脏的病变及处理病变。凭五运六气来指导脏气法时和天人合一。同时再观察一下道教运用阴阳五行、五运六气。他们认为太极就是由阴阳组合而成，即太极生两仪、四象到八卦。只要一阅宋代濂溪先生周敦颐[③]《太极图说》的太极图，用“以太极为理，阴阳五行为气”的思路来推演出阴阳五行。成书于公元 100 年至 170 年间的《周易参同契》[④]更把阴阳、五行、八卦进一步在炼丹中发挥作用。如“河上姹女，灵而最神。得火则飞，不见尘埃……欲将制之，黄芽为根……龙呼于虎，虎呼龙精。两相饮食，俱相贪并”等等。就是凭这一点，开创了全世界最早的化学。

我们再读一遍《内经·素问》的“金匮真言论”“阴阳应象大论”“五运行大论”等许多文章，都饱含着浓厚的道教气息。这种气息似乎很抽象，其实十分具体。君不见其中最主要的五脏学说，就是扎根于阴阳。其脏象之间的统一，完全依赖于五行。即使八十一篇的篇数，不多不少，也正是根据河图、洛书而出。《周髀》不云乎“数之法，出于圆方。圆出于方，方出于矩，矩出于九九八十一”。《周髀经解》[⑤]：“河图者，方之象也。洛书者，圆之象也。”

道家的太岁与医家的运气，更是一脉相通。无可否认，中医学有两个精髓——整体观念与辨证论治。辨证论治为临床技术手段问题，这里不谈。整体观念有两个：一为人体本身的统一性，二为人与周围环境的统一性。不论哪一个统一性能够使它统一，全赖于阴阳五行。用五行使人体本身统一起来。用运气使人和周围环境统一起来。假如道家没有太岁，则六十年一轮、十二年一周的推算，就无法进行。因为太岁是假设的星名，与星相应。凡十二年为一周天，因将黄道分为十二等分，以岁星所在的部分，作为岁名。但岁星运行的方向为自西而东，与将黄道分为十二支的方向正相反，为避免这种不方便，就假设太岁以与岁星实际运行相反的方向运动，以每年大岁所在的部分来纪年。后来更配以十岁阳，组成六十干支，用以纪年。后来方士术数以大岁所在之处为凶方，应

---

① 《珠宫宝历》：不分卷，作者佚名。

② 《太上飞行九神玉卷》：见《道藏》。

③ 周敦颐（1017—1073 年）：宋道州人，字茂叔。居庐山，筑室名“濂溪书堂”。著有《太极图说》1 卷及《通书》40 篇。采用道家学说，以太极为理，阴阳五行为气，对宋明理学影响极大，程颢、程颐都是他的学生。

④ 《周易参同契》：简称《参同契》，3 卷，东汉魏伯阳撰。书中借用乾坤、坎离、龙虎、铅汞等法象，以解释炼丹之术。大旨是参同“大易”“黄老”“炉火”三家理法而会归于一。

⑤ 《周髀》《周髀经解》：其内容都是讨论我国古代一种天体学说。属天体三家中的一家，三家为一宣夜、二浑天、三周髀。相传成书于周，故称《周髀》。

用到忌兴土木建筑或迁徙房屋甚至出行、合药、针灸及外科开刀方面。针灸的“子午流注”，外科的“尻神图”[①]。

这样道中有医、医中有道，我们如何来评价？那么不妨用张介宾[②]的见解作参考，他在《景岳全书·传忠录·阴阳篇》中谓：“凡诊病施治，必须先审阴阳，乃为医道之纲领。阴阳无谬，治焉有差。医道虽繁，而可以一言蔽之者，曰阴阳而已……设能明彻阴阳，则医理虽玄，思过半矣。”在这里不能不加以声明，此处的阴阳是指统帅“十纲”的阴阳。

当然，也有人认为这个阴阳是指阴阳五行的阴阳，那么势所必然，医与道更接近浑然一体了。

十纲 / 统帅	虚实	表里	寒热	标本	体用
阴	虚	里	寒	本	体
阳	实	表	热	标	用

孙思邈的道教思想

孙思邈的思想，是以道教为主体的。即使他的事业为医，但是他的医学思想基本上也是由道教作主导。且看《要方·序》文，所谓序文，是陈述作者的趣意，明确地说，是全书内容与中心思想的简介。他一开始即谓：“燧人氏出，观斗极以定方名，始有火化。伏羲氏作，因之画八卦，立庖厨。”斗极即道教视为星宿中至尊的北斗。《云笈七签》谓：“丹元星天之斗君，主命禄籍，上法九天谱箓，中统鬼神部目，下领荣真兆民命籍。”《太清玉册》[③]更谓：“拜礼北斗七星君，奉为消灾解厄，保命延生也。”至于八卦，更是道教的主要符号，孙氏用斗极与八卦来作全书的楔引，不是偶然的。说得明白一点，全书的指导思想，就是在斗极与八卦学说中展示出来的。

道教宗派虽然比佛教要少得多，但派与派之间的相互交错，也难以一言而尽。因此不能不从各个方面各个角度来分析探讨孙氏的道教思想。

一、经典派中的登堂入室者

如其单单凭《旧唐书》的“弱冠善谈庄老”，《新唐书》的“善言老子庄周”，《独异志》的“居于嵩山修道”，《续仙传》的“学道炼气养形，求度世之术”，甚至孙氏在《三洞群仙录》[④]卷十二中名登仙人榜，但都属泛泛之词，无法探悉出孙氏道教思想及造诣的深浅程度。虽然还有不少道教著作，可惜佚者多而存者少，而且也多俚言庸俗者，很明显地不是孙氏手笔，远远不及两部《千金方》在有意无意中反映的真实可靠，因此我们就再细细咀嚼探讨两部《千金方》，就可一目了然。

《要方·大医习业》：“不读庄老，不能任真体运。”考任真的意思是听其自然的生长与发展。体运是体察领悟宇宙间一切命运气数。孙氏更明白地提出我们想通过身体的自然生长、生存、发展来洞悉一切，只有依靠庄老经书解决的口号。也就是孙氏包括医学在内的一切思想方法和行动指南的总纲领。

又：“又须妙解阴阳禄命，诸家相法，及灼龟五兆，周易六壬，并须精熟于此，乃得为大医。”考阴阳禄命，是星相家指“食禄盛衰兴废，命运富贵贫贱”。相法，观察人的形貌或面部、手掌，可以预言未来命运。相面者，以面部分为“命”“田宅”“福德”等十二个宫；相手者，在掌中分为“景”“开”“杜”“休”等八个区域，然后根据《相书》来判断福禄枯荣。所谓诸家者，因其中还有麻衣、青城、青羊等诸多派别。灼龟是古人焚龟壳来代蓍草。五兆，为古代另一种占卜方法，其方法是“折竹长寸余者三，以手弹于几，以占吉凶”。周易中八卦的阳爻(--)阴爻(—)，凑成六个以占卜；六壬，利用每甲子中有六个“壬”来占卜。这样可以看出孙氏除了将道教中经典一派思想与技术吸收到医学之外，还旁及占验派一知半识也要为医学服务。

又：“至于五行休旺，七曜天文，并须探赜，若

① 尻神图：最有代表性的在《医宗金鉴》卷七十六，最后一节。

② 张介宾(1563—1640 年)：字景岳，明末名医，浙江绍兴人。由于仕途无就，遂致力于医。著《景岳全书》64 卷，梓行于1624 年。

③ 《大清玉册》：8 卷，全称《天皇至道大清玉册》。记述道门仪制、文物、衣冠、礼乐等事。作者无考。

④ 《三洞群仙录》：20 卷，宋陈葆光撰。书内集历代真仙事迹1 000 人。

能具而学之，则于医道无所滞碍，尽美尽美矣。”这篇要求为医之本的文章，已有道教思想占领一半，也就是说医学的基础，就是依靠道家与医学组合而成。如其再读《要方・大医精诚》中“故医方卜筮，艺能之难精者也”一言，更证明孙氏对道学与医学的并重思想是十分鲜明的。

再回过头来，温习一遍《要方・序》第一句“清浊剖判”，就是《三五历》的“天地开劈，清阳为天，浊阴为地”①的翻版。

又：“保身长全，以养其生，而竞逐荣势，企踵权豪……皮之不存，毛将安附。”这节的指导思想，就是道家核心的“无为”与“知足寡欲”两条要旨，具体执行了《老子》的“知止不殆”。

《要方・大医精诚》：“凡大医治病，必当安神定志。”这是道家炼法之一，即“收摄精神，使之凝聚”，因为非此凝神摄志，呼吸冲和，一切脑力工作是无法做到深入的。

又：“大医之体，欲得澄神内视，望之严然，宽裕汪汪，不皎不昧。省疾诊疾，至意深心。详察形候，纤毫勿失。处刺针药，无得参差。”本文前五句，是道教修养法之一的“坐忘”。能使人遗形忘我，内外清澄，即《庄子・大宗师》的“堕肢体，黜聪明，离形而去，同于大通”。《天隐子》②也谓：“何谓坐忘，曰，遗形忘我。坐忘者，因存想而得也，因存想而忘也。”凡人通过坐忘，“然后旷然与变化为体，而无不通也（引郭象注《庄子》的坐忘原文）”。之后可以获得后六句的提高医疗质量。

《要方・治病略例》“明堂闭庭”。道家语，指眉心。

又：“宁可不服其药，以任天真。”《庄子・渔父》：“真者，所以受于天也。”以任天真的意思即“任真”，也是道家“听任自然”的修炼方法之一。

又：“二仪之内，阴阳之中，唯人最贵……共为攻击，变为疾病”一节，创立了道家对人身机体的生理、病理学说。《医道还元》接受了这个思想，阐发了以下一段论说：

洪濛未判，一气混元。太极初分，五行列位。阴阳贯乎万象，水火运于两间。人禀三才之末，自具百脉之关。上则符天，下则符地。天有晷度、人之脉窍同其源，地有山河、人之经络合其妙。三百六十、无非脉之贯通，八万四千、尽是脉之穿透。同源异用，合一分三。内景和谐，诸灾不作。本真耗散，百病俱生。（录《医道还元・脉理奥旨》）

这样道教思想在医学方面的影响，既广且深，《理瀹骈文・序》：“人身八万四千毫孔，皆气之所由出入”，显然也来之于道。

《要方・诊候》：“而与魂魄飞扬。”这里显然不是“肝藏魂，肺藏魄”的魂魄。理由是上、下文并没有涉及肝、肺两脏。相反，文中有“及淫于藏”“与荣卫俱行”，所以可认为是指整个人身精气而言。那么既称“飞扬”，只有道家所谓的三魂七魄才能这样。属于三魂的爽灵、胎元、幽精和属于七魄的尸狗、伏矢、雀阴、吞贼、非毒、陈藏、臭肺，在道教想象中人的精神离开形体而存在。所以在精神状态极度失常时，就能导致飞扬。魂魄不飞扬，就能做到《云笈七签》的“神气常坚，精神不散，则人不衰不去”。

《要方・妇人方上・求子》：“百想经心，内伤五脏”的“经心”，为道家语。《抱朴子③・崇教》有“忧惧之劳，未常经心”，是烦心之意。

又：“及与德合，并本命……”都是道家语。典出《庄子・德充符》的“德充于内，应物于外，外内玄合，信若符命”。本命是指人出生所在六十甲子干支之年，其干支即为本命。所以“德合”“本命”两字，为医书中所没有的。

又：“并遇福德者”的福德，为福德宫。道家以流年推算，吉凶神煞，列为十二命宫，其第十为福德宫。

---

① 《三五历》：作者名佚，本书专论玄阳之数。玄阳为三辰（日、月、星）五星（岁星、荧惑星、太白星、辰星、镇星），故称三五。

② 《天隐子》：1卷，计8篇，收入《道藏》，不署作者姓名。专言道家神仙等子。

③ 《抱朴子》：2篇，晋代葛洪撰。内篇为论神仙、吐纳、符箓、克治之术，有20卷；外篇论时政得失、人事臧否词旨辨博、饶有名理等，有50卷。收入《道藏》。

孙氏为什么第一篇为“妇人”？因为女性属坤，《易》有“至哉坤元，万物资生”之故。那么为什么“少小婴孺”排列第二？道理也很清楚，孙氏早就予以解释，谓“易称积小以成大”（见《要方·少小婴孺方上·序例》）的思想而做出的安排。

《要方·肝脏·肝藏脉论》：“左目甲，右目乙，循环紫宫。”考紫宫又称紫府，根据《神异经》[①]所言，坐落在青丘山，为神仙居住之所。用在这里，隐射心或脑子。此外，这里的“左目甲、右目乙”，也是道家学说，虽谓受到《内经》影响，但欲知《内经》亦来之于道家。《素问·刺禁论》的“肝生于左，肺藏于右”，王冰注谓“肝象干，旺于春，春阳发生，故生于左也。肺象金，旺于秋，秋阴收杀，故藏于右也”，显然是从五行八卦而来。即使这个学说在临床上有其指导意义，但他采用的是演绎法而非归纳法，多少是有问题的。

又：“有六童子三王女守之。”王女即玉女，道家称为王华之女。童子即金童，道家称为金晨之童。《灵宝大法》[②]谓：“伏愿侍者金童，传言玉女，为臣奏启，上闻天前。”考王华及金晨，都是仙宫名称，所以金童、玉女，是仙人身边未成年的男女儿童。

《要方·心脏·心脏脉论》：“号五神居，随节应会。”典出《道德真经》的“谷神不死”，河上公[③]注谓“神谓五脏之神也……五脏尽伤，则五神去焉”。

《要方·小肠腑·风眩》：“忌食十二属肉。”道家把地支十二个时辰支配十二种禽畜配耦，为：子鼠、丑牛、寅虎、卯兔、辰龙、巳蛇、午马、未羊、申猴、酉鸡、戌狗、亥猪。

《要方·脾脏·脾脏脉论》：“土有一子，名之曰金。环挟抱之，不离其身。金乃畏火，恐热来熏，遂弃其母，逃于水中。水为金子，而藏火神，闭门塞户，内外不通。”以上为方士炼外丹的秘诀术语，出于《周易参同契》，孙氏借用于此。这种笔法，大量在一千年后陈士铎[④]的《百病辨证录》中出现，都是受到孙氏的影响。

《要方·脾脏上·脾虚实》：“胃管太仓”。《黄庭内景经[⑤]·脾长》：“脾长一尺，掩大仓。”梁丘子注谓“太仓、胃也。”道家称胃为太仓，但《灵枢·胀论》也有“胃者，太仓也”。因之又可证明医、道是有共同语言的。

《要方·肾脏·肾脏脉论》：“生来精灵之本也。”考精灵有两种解释：一为道家谓神与人之间的超自然体，地位低于神而高于人，一般也可以长生不老，并具有种种神通，有善良的也有邪恶的，不像神仙那样都是善良而无邪恶，善者可有益于人类，恶者则会危害人类。一为宇宙间精神物质的本源。用在这里的属于后者，如《抱朴子·道意》的“若乃精灵，困于烦忧，荣卫消于役用，煎熬形气，刻削天和”。不过不论前者还是后者，都是道家语。

又：“左肾壬，右肾癸，循环玄宫。”这里与上述的“左目甲，右目乙，循环紫宫”为同一笔法、同一思想。这里孙氏是接受《难经》“左者为肾，右者为命门”的学说而以道家言语出之。考玄宫典出自《庄子·大宗师》的“天道颛顼得之，以处玄宫”。它是为帝王用以运筹帷幄，退思补过的地方。这种宫室大多建筑于建筑群的北方，北为玄武，故称玄宫。用在这里，作为大脑来解释。

《要方·肾脏》：“容成子羔服而羽化”。考容成为黄帝时人，即为替黄帝创造纪历的人，同时也是黄帝的老师。羽化，为仙人飞升成仙。有时对道士之死，也可称为羽化。

《要方·膀胱腑·脉论》：“号水曹掾名玉海”。曹椽，为最卑职的小官吏，有人认为即皂隶的转音。水曹椽是指专门管理水的小官。海水往往是

---

① 《神异经》：1卷，汉代东方朔撰，晋代张华疏注。

② 《灵宝大法》：66卷，金允中改编为44卷。宋高士宁全真授，道士王契真纂。

③ 河上公：汉初人，结茅屋于河上，攻黄老术，修炼成仙，人不知其姓氏。

④ 陈士铎：字远公，自号朱华子，清山阴人，也是道教中人物。著有《百病辨证录》14卷，约书成于1687年左右。陈氏书中，不是说此方为雷公、仲景、纯阳在梦中甚至显圣时授予，即谓黄帝、岐伯夜间面赠的，所以后人对此很有非议。不过全书水平还是较高，在临床上可以起到些指导作用。

⑤ 《黄庭内景经》：1卷，为大道玉宸君所传，收入《道藏》。

澄清如玉，故称玉海。以上两个词目，都出于道家术语。

《要方·膀胱腑·三焦虚实》："阳明之别号曰丰隆。"道家认为司管理云的神，名丰隆。典出《淮南子·天文》："丰隆乃出，以将其雨。"

《要方·水肿》："名玄水。"道家以北方属坎，有玄武，故称水为玄水。

《要方·养性序》："恬澹虚无，真气从之，精神内守，病安从来。"这是道家"导一""守寸""守默"的全部思想。

又："是以圣人为无为之事，乐恬淡之味，能纵欲快意，得虚无之守。"考无为是道教思想中最高境界之一，故《淮南子·精神》总结一句话"虚无者，道之所居也"。道家认为一切事物的生成变化，是"有"与"无"的统一，但更以"无"为基本。故而是"天下万物生于有，有生于无"。孙氏首先谈到恬淡，完全是《庄子·刻意》"夫恬淡寂漠，虚无无为，此为天地之平，而道德之质也"的思想。这里的纵欲，并非常谈的对人心身有害的纵欲，乃是解释思想尽情思考之意。在词义上讲，是奔放雄健之纵。有了奔放雄健之想，当然可以在精神上得到满足和畅快的情志了。这种深奥的思想，太史公倒替我们总结出几句词简意赅的话，谓："道家无为，又曰无不为……其术以虚无为本，以因循为用。"精辟地阐明了这个精神。

又："然后真一存焉，三一守焉。"道家指保持本性，自然无为称为真一。《鬼谷子[①]·本经·阴符》："信心术，守真一而不化。"至于"三一"，有五种解释：一为天一、地一、太一三位神名；二为《道德真经》的"道生一、一生二、二生三"的简称；三为太一、真一与玄一的简称；四为精、气、神三者合一的总称，《云笈七签》的《太上虚无自然本起经》云，气包神、神包精，故曰，白包黄、黄包赤、赤包三、三包一，三一混合，名曰混沌；五为道教修炼方法之一，守虚无空者为大乘，守炼炼形为中乘，守气含和为小乘。这里所指者，当然为第五种解释。

《要方·养性·道林养性》："胎息守五脏。"胎息，为道家修炼方法之一。方法是用最最微弱的呼吸来把极小量的空气吸入及呼出。动作过程中必须鼻中没有声音，胸前无起伏。《抱朴子·释滞》的"得胎息者，能不以鼻嘘吸，如在胞胎之中，则道成矣"。又称"服气"，因为关键在于肺的吸气、呼气在内服之中。道家以气为形之本，故而以服气作为修炼养生手段。胎息守五脏，意思是进行胎息，可以把五脏真气牢牢守住。

北宋张君房，奉宋真宗赵恒（998—1022 年在位）敕命，校修《道藏》，同时又辑成 122 卷《云笈七签》。他把《要方·养性·道林养性》中的十二少（少思、少念、少欲、少事、少语、少笑、少愁、少乐、少喜、少怒、少好、少恶），"行此十二少者，养性之都契也"一节，一字不多、一字不少地照录转抄下来，收入《云笈七签·杂修摄·自慎》篇中。唯把"性"字改为"生"字。

《要方·养性》中道教学说很多，其实并不奇怪，孙氏早就公开地把篇名称为道教之林的"道林"。

《翼方·养性·养性禁忌》："淡然无为，神气自满。"说的是每个人能做到清静、寂寞、恬淡、虚无、不忧，精神才会丰满充沛。也就是《庄子·天道》的"夫虚净恬淡，寂寞无为，天地之平而道德之至，故帝王圣人休矣"。

又："一体之盈虚消息"，乃照录《庄子·秋水》的"消息盈虚"。唯为了平仄，所以有意倒置了两个字。

《翼方·养性·服饵》："学道断谷"。断谷即辟谷，为修炼成仙手段之一。其法详载于《神仙绝谷食气论》[②]《道藏·洞玄部》《枕中书》[③]《抱朴子·杂应论》等道教文献中。据谓张良[④]就是通过辟谷而成仙的。

---

① 鬼谷子：战国时楚人，传说为苏秦、张仪之师。籍贯姓名不详，因其所居鬼谷，即称鬼谷子。著有《鬼谷子》3 卷，21 篇。

② 《神仙绝谷食气论》：作者佚名，1 卷。专事讨论辟谷之书。

③ 《枕中书》：1 卷，旧题晋葛洪撰。

④ 张良（公元前？—前 189 年）：字子房，汉代韩人。佐汉有功，封留侯。道家以其晚年崇道，于是作为仙人而收入《历世真仙通鉴》中。

《翼方·退居·养性》:“焉能无闷,闷则何以遣之,还须蓄数百卷书,易老庄子等,闷来阅之。”易指《易经》,老指《道德真经》,庄子指《南华经》,三者都是道教重要经典著作。学海搜珊富、文林味蔗甜的孙思邈,连在解闷消遣之际的手头书籍,旁的不取,独阅道家,从这里也可以体会出他对道教的感情与真诚了。

《翼方·禁经上》:“玄黄肇判”。道教以天为玄,认为天者阳,始于东北,其色玄。以地为黄,认为地者阴,始于西南而终中土,其色黄。此说与《素问·阴阳应象大论》的“天不足西北,故西北方阴也;地不满东南,故东南方阳也”有矛盾,这是难得见到的医学与道学上的枘凿。如以《淮南子·览冥》“女娲炼五石以补苍天”,原注“天不足西北”来互参,则还是《素问》有其根据的。

又:“‘我所以有大患者,为我有身,及我无身,吾何患’,由此观之,形质既著,则痾瘵兴焉。静言思之,唯无形者可得远于忧患矣。”此文本身就是引用老子的话,而孙氏加以发挥的。这是“无已”“无生”“无我”,也就是“无”与“有”的辨证。证实道中有医、医中有道,以及孙氏以道学思想来指导医学的实质,更一览无遗了。

我们在这里回过头来再好好地学习和研究《翼方·序》文,全文虽然仅仅672个字,但在两部《千金方》中最能突出道教思想的文章。虽然孙氏还有其他著作,可是都没有此序一言一语发之于天籁和内心。

起首二句“原夫神医秘术,至赜参予道枢”。这“道枢”二字,当然不可能是宋代曾慥集历代神仙修道故事而辑成的《道枢》,而确是《庄子·齐物论》“彼是莫得其偶,谓之道枢”的“道枢”,所以作为道教学说的轴心来解释,是无可非议的。那么孙氏把道教学说作为医术的基础是十分明确的。再互参《要方·大医习业》的“不谈庄老,不能任真体运”,《翼方·退居·养性》强调用道教经典著作来消闲等等,即可证此言不是偶然的、孤立的。

“宝饵凝灵,宏功浃于真畛。”“饵”是药饵,“宝”是为道家喜用的常用字,不管什么东西,都冠之以“宝”字。“灵”也是道家特别擅用的字眼,凡美、善、好及至高无上的都称为“灵”。“真”字也同“宝”“灵”两字一样,对最纯净无上的事物或人物都称为“真”。所以这仅仅十个字的两句话,“真”“宝”“灵”三个道家字都用上,你想道家气息浓不浓?

“知关龠玄牝,驻历之效已深。”“玄牝”为道家衍生万物的本源,典出《老子》的“玄牝之门,是谓天地根”。玄,是幽玄微妙,牝,是指雌性事物。意思是“道”像微妙的母亲一样,孕育和生化宇宙的一切。《南齐书[①]·顾欢传·正一论》做过如此的解释:“空玄绝于有景,神化瞻于无穷,为万物而无为,处一数而无数,莫之能名,强号为一,在佛为实相,在道曰玄牝。”

“辔策天机,全生之德为大。”天机指造化的奥秘。道家认为在宇宙间有一种天然的机神,一般人难以知道,称为“天机”。《庄子·大宗师》:“其嗜欲深者,其天机浅。”道家斗宿学说中有天机星。不过不管哪一个解释,都是道教的。

“稽炎农于纪箓,资太一而反营魂。”文中的“箓”字写有竹头而不写“录”,是孙氏有意写出道教的手法。因为“录”,仅仅是一般性的书本册籍而已,而“箓”字则是道家对上至天书策命、下至道学著作的专用名词。古籍医书中仅仅有一部《石室秘箓》[②]用“箓”字(现在新的排印本已改作“录”了,这是失真),因为作者自称朱华子的陈士铎本身就是道教的忠实信徒,内容不言而喻都是道家气息。太一,道家认为就是大道,《庄子·天地》:“主之以太一。”营魂,为道家在医学方面的专用词。营,是营房或宿舍,作动词来使用,即是容纳或接受别人来寄宿的意思。肝藏魂,故肝有营魂的功能。肺藏魄,故肺有营魄的功能。不论魂或魄而不能寄寓于肝或肺,人就要死亡。所以《老子》认为“载营魄抱一,能无离乎”。不过这里的营魂,并非狭义的仅指为肝,而是泛指人身的五脏六

① 《南齐书》:59卷,南朝梁萧子显撰。

② 《石室秘箓》:6卷,清陈士铎撰,刊行于1687年。内有128种治法,理论、用方、取药,都很奇特。

腑。或谓“营魄”二字用之有典，而“营魂”很冷僻，为何孙氏舍熟悉而取冷僻？因为这里要叶平仄，魄为仄声而魂恰恰是平声。

“播在神寰。”寰是宇宙，佛家称尘寰，道家称神寰。

“医道由是而滥觞。”“由是”的“是”，承接上文，乃指道枢而言。因为从开始两句至“医道由是滥觞”之前的一段文章，都是谈道教在医学上的影响。所以这句是“应”第一、二两句的“呼”而写的。在古文文法上第一、二两句是“起”，中间一段是“承”，此句是“合”。因之这一句，是画龙点睛的笔法，用来突出道教学说的重要性。重要程度大有“没有道教就不可能有医学”的地步。

“高密问紫文之术。”紫文，为道教的书，因为道教书册常用紫色的朱墨来写。典出《云笈七签》：“紫书，紫笔缮文也。”

“伯阳流玉册之经”。考道家的经书，常常储藏于玉函中，以示其珍贵，所以被藏的道教书称为玉书、玉册。证见《黄庭内景经》“是曰玉书可精读”及《南岳记》①“禹治水祭南岳，梦获金籢玉字之书”。

“乃大道之真”。道家对“道”与“真”的看法，是“虚极静至，精自然化气，气自然化神，神自然还虚（引《真诠》②原文）”，而这个“虚”又恰恰是《道德指归论》③所谓“静为虚户，虚为道门”的以真合道辩证法。

“采葛生之玉函”。葛生指葛洪，玉函指葛氏所著的除医书《肘后方》④之外的《抱朴子》《神仙传》《集异传》等书。就是托名汉代刘歆（？—23年）的《西京杂记》⑤，后人考证证明也是葛洪手笔。

“两仪之大德”，道家认为太极生两仪、两仪生四象、四象生八卦，两仪为生化之源，故而称大德，盖“大德曰生”。

“气化则人育，伊人禀气而存。德合则生成，是生曰德曰立。既知生不再于我，人处物为灵。”道家认为“道”是“虚无之系，造化之根，神明之本，天地之元”“万象以之生，五行以之成”的东西。而道的成形，更是气之化，流传于民间“老子一气化三清”的故事，就是一个最好的通俗易懂的形象化说法。如其再加上（合）道德恩施，即可得到大德之“生”。这里虽然不过三言两语，但言简意赅地道破道教思想基本信仰和教义。

“矧夫易道深矣”。易、道两字，不管你作《易经》和道教来解释，或作《易经》中的道理来领会，孙氏的中心思想，还是深深索系乎道教。

我们如其再合参孙氏在《老子》《庄子》两书的疏注，及其他几部道教著作，更不难证实孙氏对道教经典理论的造诣，不能不惊叹他的登堂入室了。

二、丹鼎派中也有一席地

孙思邈除在《太清真人炼云母诀》《烧炼秘诀》等道教著作中系统论述研究烧炼丹石术之外，很少见到在正史里直接介绍。但在旁证方面倒有不少俯拾即是的资料。例如“在蜀中遇雄黄大贱，又于飞乌玄武大获曾青，蜀人不识曾青……遂于蜀县魏家合成一釜”（见《要方·胆腑》）。

“至唐明皇幸蜀，梦思邈乞雄黄，乃命中使，赍十斤送峨眉山顶上”（见《历世真仙体道通鉴》二十九卷，《续仙传》也有同样记载）。

“隐于太白山，学道炼气养形……”（见《名医类证医书大全·医学源流》及《本草蒙筌·历代名医图姓氏》）。所谓炼气，在习惯上都指包括内丹与外丹二者的修炼。内丹相当于吐纳、导引，外丹即炼丹。

“隐于嵩山修道”（见《独异志》）。所谓修道，也经常把炼丹术包括在内。

“至思邈石室”（见《酉阳杂俎》）。石室正是一般炼丹家用以烧炼铅丹而筑的工作室。

陕西省耀县城东三里的药王山，昔为孙氏隐居之处，内有孙氏在当时接受“真人”敕封称号的

① 《南岳记》：不分卷，作者无考，为记录南岳传说、事迹专书。

② 《真诠》：3 卷。丘处机五传弟子阳道生传，彭定求校刻，全书讨论内丹修炼之道。

③ 《道德指归沦》：15 卷，唐杜光庭撰。

④ 《肘后方》：8 卷。初名《肘后急救方》。晋葛洪原著。经陶弘景增补为 101 方，改称《补阙肘后百一方》。又经杨道南增补后，又改为《附广肘后方》。

⑤ 《西京杂记》：6 卷。书中所记，皆东汉遗闻轶事，间也有怪诞不经者。

拜真台。台前山门上有一副对联,上为“铁杆铜条耸云霄,千年不朽”,下为“铜烧汞炼点丹药,一匕回春”[1]。此联更是炼丹的证据。

“余年三十八九,尝服五六两乳”(见《要方·解毒并杂治·解五石毒》)。考乳为石灰岩洞顶部下垂的檐状冰柱样松脆的石质矿物,《本草纲目》[2]称为石钟乳。但在唐、宋之际,大多作为丹石的同义词。既然自己服用,势必自己烧炼。

以上旁证,可能还有臆测想象之嫌,但最可以信赖的无疑是两部《千金方》中有大量的直接或间接的有关炼丹的笔墨,尤其是《翼方·飞炼》一卷。

所以孙氏对炼丹一门技术,是自继葛玄、葛洪、陶弘景之后的又一位精于此道并有名于世的炼丹家。

除了炼外丹之外的内丹,在两部《千金方》里更是不胜枚举。例如《要方·养性·养性序》中的“口诵至言,咀嚼英华,呼吸太阳”“朝旦未起,早漱津令满口,乃吞之,啄齿二七遍”,《要方·养性·道林养性》的“常以鼻引气,口吐气,小微吐之,不得开口,复欲得出气少、入气多”等等,都是最低级的内丹修炼入门基本动作。

三、符箓派的入幕之宾

相传黄帝之所以能战胜蚩尤,就是依赖了九天玄女赐他的六壬、遁甲、兵符、印剑和图策。其中图策,就是最早的符箓,当然这种符箓已非后世所见到的那样。

巫,纵然和道教无关,专门从事祈祷、卜筮、星占、念咒并使用少数的药物来替人驱邪治病,在殷商(公元前16世纪—前1066年)之际,正是他们最活跃的黄金时代。但与九天玄女的一套,多少有些血统关系。

还有一个和道教风马牛不相及而后又莫名其妙地携手起来的,是谶纬。它是方士化的儒生编集起来的附会儒家经典的各种著作和学说,其起源可能是古代河图洛书的神话传说。西汉(公元前206—公元8年)后期,因统治者要利用它而得到封建统治阶级的支持。这种谶纬符命,当时称为“图书”,《汉书·王莽传下》:“各持图书,受器械,备军吏,倾府库,目[3],遣邑。”《后汉书·桓谭传》:“增益图书,矫和谶记。”谶纬学说的独盛于新莽(9—23年)、西汉之际,也完全反映出来。

东汉(25—220年)前半阶段,沛国丰人(今江苏省徐州市),自称张良第八代裔孙张道陵,在顺帝(126—143年在位)时,与弟子前往四川鹤鸣山[4]修道,自封天师,把过去的图策、巫术、谶纬,用老庄学说连贯起来,手创了符咒符箓,并在永和六年(141年),撰成24卷《道书》,总结了他的学说、教义。在道教中形成了一个以他为中心的独特的流派——符箓派。把老子奉为祖师、尊为“道德天尊”。从此把老子一介书生的青衿强行剥去,把连老子生前做梦都想不到的道袍黄冠强加于身。之后唐高宗乾封元年(666年),也就是在孙思邈125岁那年,老子被封为“太上玄元皇帝”。再后,宋真宗大中祥符六年(1013年),又加封号为“太上老君混元上德皇”。一位通经达理的学者,一变再变而成牛鼻子道士,老子地下有知的话,不知作如何想法!称新兴的这个流派为“正一宗”,“正”是中正不偏,“一”是寓天水生一为治。张道陵自称天师一世,所以第四代孙张盛即张天师四世,在晋永嘉年间(307—312年),由鹤鸣山迁到龙虎山[5],并建造了上清宫,又名天师府,作为道教符箓派活动中心。经历了1 600多年,至今龙虎山天师府的知名度一直不衰。

也就是这位张道陵,开创订制了道教第一部规仪科范,从此道教在形式上宣告正式成立。他的教规,道士可以成婚及生育子女,所以天师一职,也一如帝王的世袭,在嫡庶长幼之间也仿照帝王的模式,在位者即主持正一宗的大小事务。符箓派在道教五派之中,可以说形成得最早,经典派

---

① 见1954年第四号《中华医史杂志》253页“唐代名医孙思邈故里调查记”。

② 《本草纲目》:52卷,明李时珍撰。成书于1578年,收罗药品1 892味,内347种为李氏所新增者。

③ 目:古以字。

④ 鹤鸣山:又称鸡鸣山,今在四川省崇州市内。

⑤ 龙虎山:今江西省贵溪市西南部。该处左右后三面皆悬崖,前面有小山,天师府即在这山岩中。龙虎山至今虽仍风光旖旎,但有名的道观,今仅存残垣。

虽然更早，但因为没有另外一个派的并存，就也无派可言。所以符箓派在五派中声势最庞大、组织最严密、信徒最众多，因之世泽也最绵长，第 63 世张天师张恩溥（1904—1969 年），于 1924 年袭职掌教时的典礼，十分隆重。

东汉有张角（？—184 年）其人者，利用其与天师同姓，于是也树起道教旗帜，以五斗米教自居，并用符箓禁咒为人治病，获得了人民的拥护。之后组织了黄巾军，于张道陵死后四十年，天师三世张鲁主正一宗道教时的中平元年（184 年）揭竿起义。不过道教中人，始终没有予以承认，相反地排斥为"道教之贼"。

用禁咒符箓或类禁咒符箓的方法来治病，可以说自殷商到隋唐，一直存在着。《后汉书·皇甫嵩传》的"符水咒说以疗病，病者颇愈，百姓信向之"，确属实证。

为了使玄妙、神秘的符箓派的真相，令读者得知一二以便于讨论，这里不能不做些必要的介绍。

符：也称神符或"朱箓、丹书"。为一种笔画屈曲、似字非字、似图非图的图形，也有其中夹入一两个可辨认的熟悉汉文，写在黄纸（低级的）或黄绫（高级的）上的东西。道教符箓派中人谓之可以用它来遣神役鬼、镇魔压邪、保健驱病、延年益寿。它起于西汉，盛于隋唐，据《隋书·经籍志》称"符箓共十七部，一百零三卷"。

揎符：揎，读如嘘（xū），指指画画的意思。内有两种形式：一为以毛笔蘸墨或朱砂，在黄纸或黄绫上书写。一为空手向空中或水面上挥挥划划。不论哪种形式，在揎的时候，必须配合念咒。用笔的，其执笔及书写，一如平常的写字或作画。空手的有单手或双手；单手的用右手，伸直中指，将食指指头，叠在中指第二节伸侧桡侧，同时将无名指、小指与拇指三提端接触于一起，形成环状。然后将中指指头作为笔尖使用。用双手的，先将双手合十，两食指伸直，拇指、中指、无名指及小指环屈，左手四指紧贴右手手背，右手四指紧贴左手手背，以两个合并而直伸的食指指头权当笔尖来挥挥划划。一般惯例，向空揎的多用双手，向水揎的多用单手。不论笔揎或指揎，都有一定规格的图像。经过揎过符的清水，即符水。

箓：为道家内部资料写成的书册，《隋书·经籍志》做过这样的介绍，谓："道经受道之法，初受五千文箓，次受三洞箓。箓皆素书，记诸天曹官属佐吏之名。"故又称素书，所以多少有些神秘色彩。如其符箓两字连在一起的，则箓仅仅是符的助语词，不作什么解释。

符箓：连在一起的即成为一体的东西，虽然箓似乎是属于助语词，但严格地区别起来，符是随揎随毁（火焚）的。箓则用以保存及收藏。东汉至隋唐（581—907 年），道教鼎盛时期，都要把它虔诚供奉。每在国家大典时，必有符箓受授仪式。如《魏书[①]·显祖记》："辛亥（日），帝幸道坛，亲受符箓。"《隋书·经籍志》："（北魏）太武（拓跋焘），亲备法驾而受符箓焉。自是道业大行，每帝即位，必受符箓……后周承魏，崇奉道法，每帝受箓，如魏之旧。"

符咒：在揎符时，不论用笔用指，必须配合念诵咒诀。每一种符，配合某一种咒，有一定的规定。这种咒诀词义，都无法理解，因佛教的传入与道佛互渗，所以有时还杂以梵语，使已经难懂的内容更加难懂，在《翼方·禁经》上下两篇中有许多这样的符咒。念咒时大多以低声出之，也有不出声的默念。但在最后一个字则大声高喊。施术者认为符咒可以驱鬼遣神来实现人的各种愿望。

符法：即念咒诀和揎符进行的过程与方法方式，一般常用的有三光符、真武符、天罡大圣符、三官搜鬼符、铁扇符、九岳符、安胎符、催生符与斩邪符九个符法。

符水：道士们称之为神水。有两种形式的神水：其一，即在清水上面用指头揎上了符的神水；其二，用揎在黄纸上（此处不用黄绫）的符箓，用火烧成灰，将灰溶入（事实上无法溶解的，仅仅是浸泡而已）清水中即成。《云笈七签》有"符水论"，用以专门讨论符水的。

① 《魏书》：114 卷，北齐魏收撰。

禁:又称禁咒、禁架、禁术、禁气。《翼方》最后两卷“禁经”,就是禁咒之经。它的作用和符咒相似,唯有不同者,前者仅仅口中念念,后者在念咒的同时还要揎符,但总的说来,还是一而二、二而一。《抱朴子·至理》:“吴越有禁咒之法,甚有明验。知之者可以入大疫之中,与病人同床而已不染。又能禁虎豹及蛇蜂,皆悉令服不能起。以气禁金疮,血即顿止,又能续骨连伤。以气禁白刃,则可蹈之不伤,刺之不入。若人为蛇虺所中,以气禁之,则立愈。”当然也有人认为《抱朴子》本来就是侈谈神仙怪奇,是否可信?那么再证之于正史,《后汉书·方术·徐登传》:“(徐)登年长,(赵)炳师事之。贵尚清俭礼神,唯以东流水为酌,削桑皮为脯。但行禁架,所疗皆除。”又“(徐)登乃禁溪水,水为不流。(赵)炳复次禁枯树,树即生荑。”

《太平广记·异苑》:“以盆盛水,作禁,鱼龙立见。”可知禁这个法术可以制止流水,使枯树回春,清水中出现鱼龙,不过上述几则,与医学无直接关系。再看与医学有密切关系的,如《南史·陈显达传》:“显达出杜姥宅,大战于宜阳津阳门,大破贼,矢中左目,而镞不出。地黄村潘妪善禁,先以钉钉住,妪禹步作气,钉即出,乃禁显达目中镞出。”此外,还有祝由科、辰州符、魇胜、越方等神秘奇术,基本上都是类似甚至相同的一套。上述符、箓、符咒、符水等,可能人们要说是唯心的,或者说是迷信。殊不知当时的历史、当时的科学、当时的条件和当时的环境,而且在那个时候,这些方法都是中医治疗方法中的一个不可缺少的部分。况且《历代名医蒙求》①中的“伯宗移树”②“村妪禁毒”③“陈寨换心”④等医疗故事,都属于禁法范畴。

关于祝由科,早在《素问·移精变气论》中就有“余闻古之治病,唯其移情变气,可祝由而已”。还有辰州符,揎符需要用朱砂,朱砂以出于辰州者为上品,故符就称为辰州符。此外精于祝由者,以辰州人为多,此名为辰州符的另一个说法。

关于魇胜,上海在中华人民共和国成立前夕,还在盛行着,上海方言称魇祷,在文献上很难找到正确的解释。例如新婚的大床,木工在某一个接榫之处,暗藏了一个小泥人或纸人,穿上红袍或染以红色,则必生贵子,如暗藏一个棺材,则生子必夭;如暗藏一把纸的或木的镰刀,则必然绝子绝孙而无后。新建筑的房屋,工人在某处暗藏了一根火柴,则此屋必遭火灾;暗藏一个纸剪的或泥制的小泥人,颈上套了一个木械,则后代就有牢狱之灾等等。暗藏的时候不能让第二个人知道或目睹。有效与否?有谁可知。

还有越方,《后汉书·徐登传》:“赵炳,字公阿,东阳人,能为越方。”原注:“善禁咒也。”越方可能为祝由的另一名称。

现在我们对朦胧、玄妙、神秘而不可思议的符、箓、禁、咒等有了一个初步的认识,那么不妨再对照一下孙氏两部《千金方》。

《翼方·禁经·论曰》:“其文零叠,不成卷轴,纵令有者,不过三章二章,既不专精,探其至赜,终为难备。斯之一法,体是神秘,详其辞采,不近人情故不能推而晓也。但按法施行,功效出于意表。不有所辑,将恐零落。今编为二卷(即《翼方》卷二十九、卷三十),凡二十二篇,名曰禁经。”可以看出,孙氏花了大量精力从许多文献中蜂采沙聚而成。尤其是内中貌不惊人的“不过三章二章”一句,不是他读万卷书亲身的经历,是无法说得出的。因为数千部道教文献之库《道藏》中关于符、箓、咒、禁等书,有好几部名为“部”而仅仅一页两页而已。

从两卷“禁经”而言,也至少是从《上清修行经诀》《上清众经诸真圣秘》《大上赤文洞神三箓》《黄帝太一入门人式秘诀》《太上洞神玄妙白猿真经》《太上六壬明鉴符阴经》等数十部隋唐及其以前的文献中撷取、筛拣、精选、整理而成的。并非孙氏毫无根据、随心所欲而信手涂鸦得来,一字一

① 《历代名医蒙求》:2卷,宋周守忠撰,梓于1220年。

② 薛宗伯用禁法,把公孙泰的背疽,移在树上。事见《历代名医蒙求》。

③ 一村妪用禁法,将一军人在途中中毒待毙,予以拯救而愈。事见《历代名医蒙求》。

④ 泉州巫医陈寨,善禁祝,有漳州旅馆主人儿子病狂,陈用禁法,把心更换而愈。事见《历代名医蒙求》。

言，甚至符箓的龙飞凤舞、走笔中一招一式，也俱有来历根据。

从这两篇“禁经”来推测孙氏对道教五派之一的符箓派的造诣，也早已为入幕之宾。

四、精通占验

占验派中人物，亦称阴阳家，他的主要修养是：推研五行术数，占卜星相谶纬，用以趋吉避凶为目的。代表人物袁天罡，与唐代数学家李淳风为同一时代人物。袁氏很神秘，所以在文献上很少有他的材料，因之有人认为即唐代成都人袁天纲。他在隋朝任监官令，善风鉴，精占验。入唐，太宗召见时对他说：“古有君平，朕今得尔何如?”对曰“彼不逢时，臣固胜之。”《四库总目》中的《九天玄女六壬课》一卷，是他许多著作中唯一保存到现在的遗作。也像张道陵奉老子为祖师而尊为“道德天尊”一样，占验派也把李淳风奉为他们的祖师，一代术数宗师、科学大家也成了道士。《太平广记》也有过这样一节记载：“(李淳风)尝与袁天罡共为图谶，预言历代兴亡变革之事，名为推背图。”也很可能为了这件事，占验派就请他登上这个宝座的。

根据《名医类证医书大全·医学源流》及《本草蒙筌·历代名医图姓氏》有“孙思邈……洞晓天文推步”。《医学入门[①]·历代医学姓氏》“洞晓天文”的记载，说明孙氏对天文推步的晓而且洞，是十分精明的。大家都知道，天文是星相占卜的基础，推步是研究“日月五星之度，昏旦节气之差”的专业学问，这种专业就是属之于占验派。

现在就把两部《千金方》予以对照。

《要方·妇人方上·求子·论曰》：“当先知夫妻本命。”考本命两字为占验派常用词。凡人出生所属六十甲干支之年，其干支即为本命。如甲子年生，即以甲子为本命；乙丑年生，即以乙丑为本命；以下类推。

又：“五行相克，及与刑、杀、冲、破。”考刑杀与冲破，也是道教占验派的常用词。前者为地支三刑，内容是：子刑卯、卯刑子，为无礼之刑；寅刑巳、巳刑申、申刑寅，为恃势之刑；丑刑戌、戌刑未、未刑丑，为无恩之刑；辰午酉亥为自刑之刑。后者即地支六冲，内容是：子与午相冲、丑与未相冲、寅与申相冲、卯与酉相冲、辰与戌相冲及巳与亥相冲。它的规律是前面六者与后面六者，两遇而冲。常主的“三刑六冲”，即指此而言。

《要方·风毒脚气·膏》：“凡作膏，常以破除日”，《要方·胆腑·万病丸散》：“破除日平旦，空腹酒服三丸”，《翼方·辟谷·服云母》：“择取四时王相甲子，开除满之日”，《翼方·针灸·杂法》：“须看破开日”。这四处中的“破”“除”“满”“开”四个字，是使一般人所无法理解的。道教占验派中“斗建十二值日星”学说内容是：开、建、危、破、平、定、收、执、闭、满、除、成十二个星名。在十二天中有一星值日，但它并不像甲子那样有次序地轮值，而是不规则的值日。但也有另一套方法来推算安排，不过引以为遗恨者，笔者不知道这个秘诀。在此十二星名可以算出黄道日与黑道日。黄道是吉日，黑道是凶日。计算法是用这个口诀，是：

建满平收黑，除危定执黄，

成开皆可用，闭破不相当。

意思是：建、满、平、收四星值日为黑道日，诸事不宜。除、危、定、执四星值日为黄道日，大吉大利。成和开两星值日，为不凶不吉。闭和破两星值日，虽非凶日，但什么事也不宜去做。

《要方·小肠腑》：“丁酉日，自至市，买远志，裹着衣中角头，还，末服之。”《要方·备急·火疮》：“五月五日平旦，使四人出四方，各于五里内，采一方单木茎叶……至九月九日午时取出。”《翼方·禁方上》：“在无人清净之处，着鲜净衣，不得令人辄见，烧众名香，正面向东，禹步三匝，勿回转。”以上都是占验派中关于“趋吉”的事。

《要方·丁肿痈疽·天灶火丹》：“小儿未满百日，犯行路灶君。”行路灶君是占验派七十二个儿童关煞之一。七十二关煞全名“小儿冲犯七十二

① 《医学入门》：9卷，明李梴编著，是一部较有影响的习医启蒙书。

关煞”。其中如“百日关”,是一月寅、巳时出生的儿童,在出生后百日内不能走出家门;如“将军关”,是凡辰、酉、戌年末时出生的儿童,在两岁内不得看见弓和箭。这里的犯有行路灶君关的,所以得患这型的丹毒。

《翼方·禁经上·持禁斋戒法》中的“五戒”“十善”“八忌”“四归”,都是道教趋吉避凶的戒条,原出于《太清玉册》。

《翼方·受禁法》的“圣人闭口……闭口藏身之禁法”一节,全部照录于《神仙经》[①],也是道教趋吉避凶的预卜之言。

《翼方·辟谷·服水》的“六甲之精”,《翼方·禁经上·禁鬼客忤气》的“六甲、六丁、六丙……”《翼方·禁经上·禁温疫时行》的“六甲六乙鬼疫自出,六丙六丁知鬼始名,六戊六己疫鬼自死,六庚六辛知鬼东西,六壬六癸疫鬼自死”。这是占验派最实用的计算法,俗称“六丁六甲”。六丁是把六十甲子中的丁卯、丁丑、丁亥、丁酉、丁未、丁巳六个逢丁的称为六丁。六甲是把六十甲子中的甲子、甲寅、甲辰、甲午、甲申、甲戌称为六甲。为什么十个天干中独独取甲丁作纲领?甲居首位,尚说得通。而丁在四位,为什么?《无上九霄雷霆玉经》就解答了这个问题,谓:“六丁玉女,六甲将军。”占验派认为六丁是女神,属阴。六甲是男神,属阳。至于它的作用,则《云笈七签》解答为“若辟除恶鬼神者,书六甲六乙符持行,并呼甲寅,神鬼皆散走。六庚六辛,皆符消九虫”。

《翼方·养性·养性禁忌》:“八星者:室、参、井、鬼、柳、张、房、心。”考我国古代天文学家把周天黄道(太阳与月亮所经天区)的恒星分为二十八个星座。计东方有角、亢、氐、房、心、尾、箕;南方有井、鬼、柳、星、张、翼、轸;西方有奎、娄、胃、昴、毕、觜、参;北方有斗、牛、女、虚、危、室、壁,共四个七,成为二十八星座,俗称二十八宿。《三辅黄图》把东方的称为东方苍龙七宿,南方的称为南方赤雀七宿,西方的称为西方白虎七宿,北方的称为北方玄武七宿,于是就蒙上了一层神秘色彩的纱幛。孙氏提到八星,是选择东方四个、南方两个、西方与北方各一个。

《翼方·退居·杂忌》中“屋宇宅院成后,不因崩损,辄有修造。及妄动土,二尺以下,即有土气”的“土气”,至今还没有一个正确的疏注。大家都以金木水火土五气中土气来解释,是错误的。假如是五行之气中的土气来讲,它是坤德中州之气,为生育万物之气,人得之即生,失之即死,怎样说不能妄动,其一。凡大地表面,即有土气,即使不加挖掘只要见到泥土,就有土气,无须掘地二尺才有,其二。

孙氏这里的“土气”,是道教中两个凶煞恶神的名氏,一个名“土”,一个名“气”。这个说法,起于南北朝(386—589 年)而盛行于隋唐(581—907年),证之《北齐书[②]·颜之推传》的“偏旁之书,死有归煞,子孙逃窜,莫肯在家。画瓦书符,作诸魇胜”。清代卢文弨(1717—1796 年)补注谓:“偏旁之书,谓非正书。俗本杀作煞,道家多用之。”

土煞,即名为土。施耐庵[③]《水浒传》第二回中“你也须有耳朵,好大胆,直来太岁头上动土”的“土”,就是指土煞,这句话直到现在还在流行。土煞的形态,为男性儿童型,身长仅一尺二寸。现在舞台上的土地爷都是侏儒,恐怕也由此而来。甚至《封神榜演义》[④]里的土行孙,也是“却是个矮子,身不过四尺,面色如土”(见第五十二回)。据道家说法,土煞是最凶煞神之一,常可致你满门死亡。

气煞,又名眚(从生从目,读信),是人身,独腿鸡脚。凡人一死,他即破土而出,伴死者灵魂外出。到了“回阳日”,它与死者灵魂,一同回来,任何人一遇了眚,即有灾难,非死即病。所以《北齐书》有“死有归煞,子孙逃窜”的避眚之举。眚与死者灵魂回来之后,气煞即在死者死去的地方,钻入地下。所以“回阳日”也称“接眚日”,是不固定的,

---

① 《神仙经》:为《神仙传》的另名。计 9 卷,晋葛洪辑撰,记载 94 名神仙事迹。

② 《北齐书》:50 卷,唐李百药撰。

③ 施耐庵(1296—1370 年?):元末明初钱塘(一说苏州)人,名子安,后居江苏兴化,终身不仕,矢志著作。《水浒传》100 回,是他不朽之作。

④ 《封神榜演义》:明道士陆长庚所作,100 回。

道士们用甲子来推算,那么家人知道日期而可以出外逃避,俗称"避眚"。推算方法是把死者去世的这天甲子,用以下口诀来求得。诀为:"甲己子午九,乙庚丑未八,丙辛寅申七,丁壬卯酉六,戊癸辰戌五,己亥相凑四"。然后根据口诀推算出的数字,天干加地支,从死的那天算起的第几天,就是回阳日。例如死于甲子日,那么天干的甲是九,加地支的子也是九,共十八天,则死后第十八天之日为回阳日。又如死于己巳,巳为四,加己之九,共十三,则死后第十三天之日为回阳日。就在这个回阳日,家人逃避,挂上了道士的符箓,即可平安无事。故《北齐书》谓之"画瓦书符,作诸魇胜"。

至于《素问·六元正纪大论》的"非是者眚也"的"眚",并非气煞的眚,应作灾字来解释。

我们再参阅一下《新唐书·本传》:"密语人曰,后五十年圣人出,吾且助之。"果然后五十年左右,太宗李世民执政而孙氏应召入京。《旧唐书·本传》:"东台侍郎孙处约,将其五子侹、儆、俊、佑、佺以谒思邈。思邈曰,俊当先贵,佑当晚达,佺最名重,祸在执兵。后,皆如其言。"《旧唐书·本传》"太子詹事卢齐卿,童幼时请问天伦之事,思邈曰,汝五十年位登方伯,吾孙当为属吏,可自保也。后,齐卿为徐州刺史,思邈孙溥,果为徐州萧县丞。思邈初谓齐卿之时,溥犹未生而预知其事"后,更不能不惊服孙氏对占验术的出神入化。

再看孙氏把占验派的东西,能移花接木的运用到医学方面,不能不承认他的熟练与研究之深。

五、以医德而言很接近积善派

孙氏在积善派中的修养,究竟如何?殊难回答,因为积善的形成是在他身后。

其一,两部《千金方》中固然有很多行善积德的反映。以及《名方类证医书大全》等书载有孙氏途中救护受伤的小青蛇故事。宋淳熙十二年《淳熙秘阁续帖》中的孙氏用小米来赠予贫病交迫的人的事迹,这都是孙氏积善的具体行动。但欲知行善积德问题,为儒、释、道的共同教义,很难排除孙氏的指导思想是来自于儒家、佛家的而一定强指为道教。

其二,道家五派,在理论上固然是泾渭分明,但一涉及实际具体问题,就我中有你、你中有我,无法划清了。最显著的是符箓派的基础理论,就来之于经典与占验。而占验派也需要用经典来指导与符箓的配合。丹鼎派不论内丹或外丹,他的理论全赖经典,而且有时还有仗于占验来补充。归根结底他们本来就是豆子豆萁姓"道"的一家人,所以难以肯定孙氏的善行一定出之于积善派。

其三,除积善一派之外的其余四派,都形成于孙氏时代或更早一些,而积善的形成在孙氏身后。

所以在这问题上,我们的结语,还是用一个"存疑"为妥。

道教著作

孙氏在道教方面的著作很多,但伪托者也不少,而且保存到现在更是近乎全佚。现在根据可查考的资料所记载的,有以下几种。

(1)《千金丹令》三卷。

《宋志》作《齐人月令》三卷。

《通志·艺文略》作《千金养生论》。

(2)《三教论》一卷。

见明嘉靖二十二年乔世定刊本《千金要方·序》。

《旧唐书》作《会三教论》。

(3)《太清真人炼云母诀》二卷。

见《新唐书·艺文志》。

(4)《枕中书》又名《枕中素书》一卷。

晋代葛洪有《枕中书》一卷,又名《原始上真众仙记》。孙氏是否也有这同名一书?

(5)《马阴内传》一卷。

见《备急千金要方》明嘉靖二十二年乔世定刊本乔序。

(6)《马阴两君内传》一卷。

疑即《马阴内传》。

以原书告佚,无法查阅。唯知东汉时新野人阴长生,隐居避世,专务道术。闻有马明生者有度世之法,乃求见于秦和山中,从事以师礼,历二十年不懈。后同入青城山,炼太清金液神丹,丹成,双双成仙。

(7)《幽传福寿论》一卷。

《宋史[①]·艺文略》作《九幽福寿论》。

(8)《福寿论》三卷。

疑即《幽传福寿论》。

(9)《气诀》一卷。

见明嘉靖二十二年乔世定刊本《备急千金要方·乔序》。

(10)《炼云母诀》二卷。

见明嘉靖二十二年乔世定刊本《备急千金要方·乔序》。

(11)《烧炼秘诀》一卷。

见《新唐书·艺文志》。

(12)《龙虎论》一卷。

见明嘉靖二十二年乔世定刊本《备急千金要方·乔序》。

(13)《龙虎乱日论》一卷。

见《新唐书·艺文志》。

(14)《龙虎通元诀》一卷。

见《新唐书·艺文志》。

考以上以“龙虎”为名的共三书，是否一书三名或确是三书，难考。书的内容仍然是炼丹专著。道家内丹功夫，以龙属木，木生火，同心神之火，乃以龙为火。虎属金，金生水，同身肾之水，乃以虎为水。所以称水火为龙虎。这也是“龙从火里出，虎向水中生，龙虎相亲，坎离交济”之理。炼丹家借之以炼丹，养生家用之以保健，医学家也引之以来解释人的生理与病理。现在临床上常用术语“龙雷之火”，和以石膏、知母为主的重剂填坎益水、生津养液之剂称为白虎汤的出典，都从此而来。或许有人质问“你既然说张仲景著作中没有五行八卦，为何有白虎一名?”因为我也早就说过，《伤寒杂病论》中的方剂，不是张氏裁制而大多为当时的通用方。

(15)《龟上五兆动摇经诀》一卷。

见《新唐书·艺文志》。

(16)《龟经》一卷。

疑即《龟上五兆动摇经诀》。

考“龟上五兆”，系古人占卜时，烧的龟壳所见的坼裂纹痕，用以分析吉凶的一种占术。事见《左传·昭公五年》“龟兆告吉”及《尉缭子[②]·武议》“合龟兆，视吉凶，观星辰风云之变”。所以此书是属于道教中占验派的著作。

(17)《摄养录》二卷

见明嘉靖二十二年乔世定刊本《备急千金要方·乔序》。

(18)《老子疏注》

(19)《庄子疏注》

孙氏在道教方面的著作毕竟有多少？实难准确地考核或无法考核。至于上列19种，也已散佚殆尽。但有一点可以肯定，他对道教中的经典、丹鼎、符箓、占验四派都有所涉及而留下鸿爪，唯独积善方面已和儒教佛教融合成一体而难以明辨，这也与两部《千金方》中分析的完全相符。

小　结

儒、释、道三教思想，在孙氏身上的比重，无可争辩的是，肯定以道教为重为主。以一个“通百家说，善言老子庄周”(见《新唐书》)，“兼好释典”(引《旧唐书》)学者的风格与志趣来说，理应置身于经典派中，但事实上并非完全如此。

考孙思邈垂髫上学，弱冠成才，号称圣童，林亿在《新校备急千金要方·序》称为“上智之材”，毫不夸张。

再据《独异志》“居于嵩山修道”，则可以知道在精通文学之后而再研究道教，而且进级为“修”。欲知道家中做到一个“修”字，颇非易事，《抱朴子·自叙》曾解释这个修字谓：“将登名山，服食养性，非有废也。事不兼济，自非绝弃世务，则曷缘修习玄静哉。”

再检点一下孙氏的道家著作(当然还有不少后人的伪托)，包括疏注《道德真经》(即《老子》)、

---

① 《宋史》：496卷，元脱脱撰。

② 尉缭：战国时魏人，其人始末未详。著有古兵书一部，名《尉缭子》，计29篇。1972年，山东省临沂银雀山一号汉墓出土有尉缭子竹简36枚。

《南华真经》(即《庄子》)在内,当在《要方》动笔之前。《要方》杀青于永徽三年(652 年),上溯三年为孙氏于贞观元年(637 年)之前的武德年间(618—626 年)。可以推测出孙氏写作、疏注道教书辍笔之后接下去开始撰写医书的,在时间上的衔接十分符合。

这个时期里研修道教,孙氏可能以丹鼎为重点,且看《要方·解毒并杂治·解五石毒》的"余年三十八九,尝服五六两乳";《要方·胆腑·太一神精丹》的"余以大业年(605—617 年),数以合和,而苦雄黄曾青难得。后于蜀中遇雄黄大贱,又于飞乌玄武大获曾青",就是有力的证据。

又《翼方·辟谷·服水》的"武德中(618—626 年),龙赍此一卷服水经授余,乃披玩无不舍昼夜"。我们知道服水术乃与服气相伯仲的炼内丹中一个方法。如果孙氏平素不在炼丹,当然没有人送去这本风马牛不相及的书册。现在非但有人作红粉宝剑之赠,而孙氏更为之"披玩无不舍昼夜"。所以更证明孙氏此时正在炼丹修道。

而且孙氏这个阶段在修道中还旁及符箓与占验两派,且看《酉阳杂俎》一段记载(见前第二章第三节"拯龙"与第四章第三节"方外之交"),此言虽似神话,未可置信,但孙思邈与道宣的同时隐居山野,总是事实。而且孙氏还居住在号称石室的烧丹炼药房中,更不可否认的。这里虽然未言时日,但根据事实推求,当在贞观元年(627 年)孙氏入京之前上推的八九年间。因为太早,则孙氏与道宣尚未结交;太迟,则贞观元年之后,两人俱弃野入京同寓长安。而且他两人一进长安,都没有再度出京野隐的事迹可寻。另外一说,道宣先于孙氏入京,在武德九年(626 年),撰《四分律删繁补阙行事钞》三卷;贞观元年(627 年),撰《四分律拾毗尼义钞》三卷;贞观六年(632 年),向法砺咨问律学;贞观十六年(642 年),又出京到终南山丰德寺;又二十五年而圆寂。孙氏则一直居京,所以还是不可能有老人求救、道律介绍、水溢昆明的事。

当然,更主要的还是两部《千金方》的反映。

因之可以作这样的结语:孙氏是"职业属医,思想在道"的高逸之士。证之王肯堂[①]在明代万历三十三年王刊本《千金翼方[②]·序》的"真人以应化圣贤,现神仙身,行良医事"一言,说明这个结语不至于有所不妥。

【按语】

说到孙思邈,首先映入眼帘的是一个衣着简朴、素装白缕的白山采药人;其次会想到威名震震,备受世人尊崇的一代"药王";也会想到昏暗灯盏下,潜心耕耘创作《千金方》等著作的"妙应真人"。真人给人的第一感觉是神秘缥缈,诚如《庄子·太宗师》所释"何谓真人?古之真人,不逆寡,不雄成,不漠士",王冰注释真人谓:"成道之人也。夫真人之身,隐见莫测。其为小也,入于无间。其为大也,偏于空境。其变化也,出入天地内外,莫见其迹。"干祖望认为孙氏是"职业属医,思想在道"的高逸之士,儒、释、道三教思想在其身上各有比重,而以道重。虽号称圣童,有"上智之材",却甘愿隐居山野,著书修道,旁及丹鼎、符篆与占验之道。干祖望主要从医道同源之争和道教各派别思想角度来阐释孙氏真人的深刻内涵。干祖望推崇医道同源,首先孙氏善谈庄老,庄老之学"不治事"而专尚"议论",可见其从中汲取了思想涌动的源泉;其次,由黄帝之始,道教称黄老之学,医药谓岐黄之术,医、道不分家,共取其精华,充实自己。干祖望翻阅大量历史文献,旁征博引,从《黄帝虾蟆经》《河图洛书》《外科图说》《难经》《内经》以及太岁与运气的关系之中窥及萁豆同根的道道。正如《景岳全书·传忠录·阴阳篇》云:"凡诊病施治,必须先审阴阳,乃为医道之纲领。阴阳无谬,治焉有差。医道虽繁,而可以一言蔽之者,曰阴阳而已……设能明彻阴阳,则医理虽玄,思过半矣。"紧接着,干祖望从道教五大派各自特色角度进一步分析探讨孙氏道教思想。

---

① 王肯堂(1549—1613 年):明代金坛人,字宇泰。万历中进士。生平好著作,尤精于医。喜藏书及擅书小楷,所以别署郁冈斋主。

② 此刊本为现存最早的明版珍本书。

干祖望所提倡的“任真”养生理念，可以说是中国传统养生之道的灵魂，追根溯源起来，真正将“真”与“任”发挥到极致的却是享年141岁的孙真人，孙氏兼好释典，《要方·大医习业》：“不读庄老，不能任真体运。”又如道家炼法讲究“收摄精神，使之凝聚”，同时医家治病亦讲求“安神定志”，追其清新脱俗的雅风及任真体运，崇尚自然的志趣，孙氏经典派大家的称号实至名归。说起道教，不得不说丹石烧炼之术，秦皇伊始，魏晋葛洪、陶弘景之后，唐宋时期的孙氏，尤擅内丹、外丹修炼之术，《千金方》中处处可见；符箓治病，自殷商到隋唐，一直存在着，干祖望通过史料、轶闻深入浅出地为我们讲解符箓派的基础知识以及历史过往，从而揭开其玄幻的面纱，窥看孙氏的两卷“禁经”，其造诣也是入幕之宾；古代精通推研五行术数，占卜星相谶纬的又称阴阳家，孙氏借天文星象推演医理治病救人，可见其占验技艺早已炉火纯青；孙氏讲大医，在于精诚。心诚则积善，但究其所属，积善在身后，干祖望在此问题上，秉承科学的严谨态度，认为“存疑”较妥。孙氏作为思想大家，著作等身，但难于准确考核其数目真假，这也从侧面表现出孙氏是一个“真人以应化圣贤，现神仙身，行良医事”的高逸之士。

真人之论，近乎玄幻，晦涩难懂，干祖望据典据实，深入浅出，娓娓道来，却也妙趣丛生，不得不佩服老人家兢兢业业求实精神，以及高超的传统文化造诣。

第六章　大　医

“此医道之一大变也”

《医学入门》引《朱子小学笺注》谓：“思邈为名进士，因知医而见贬为技流，惜哉。”古时有一儒、二道、三阴阳、四法、五名、六墨、七纵横、八杂、九农为九流说法。进士属儒列一流，医为杂家而居八位。还有一说，古有上、中、下三个九流，中九流第一句便是“一流举子二流医”。前者孙氏由第一流下降到八流，后者也由第一降到第二，毋怪乎要憾叹一声“惜哉”了。

其实孙氏的确是医生，何贬之有。但从中可以反映出孙氏在人们心中，形象高大，道德文章，受人爱戴尊敬之深。我国古时，除圣贤之外，则推隐士为最受人尊敬推崇，故而有些史书把孙氏归属于“隐逸”一类中去，《病梨树赋·序》[①]尊称处士。《医学入门》把历代名医分成儒医、名医、世医与德医四级，把孙氏则列于第一流的儒医。

“医之门户，肇自金元”，所以在宋、金以前根本没有什么门户流派之别，如其一定要说派别的话，则有一个“遵经派”（遵守《内经》），诚如徐大椿[②]所谓：“其论脏腑经络，病情传受，悉用《内经》，而其所用之方，皆古圣相传之经方，并非私心自造。间有加减，必有所本。其分两轻重，皆有法度。其药悉本于《神农本草》[③]，无一味游移假借之处。”（见《医学源流论[④]·书论·千金外台论》）所以对孙氏“观今之医，不念思求经旨，以演其所知，各承家技，始终循旧”（见《要方·序例·治病略例》）批评不求古训、只凭狭隘的家技思想，是欣赏的。应该在“思求经旨”之下再加“演”才是。所谓“演”，就是推陈出新。

那么孙氏是怎样来“演”的呢？他也早已告诉我们：“善用心者，所以触类长之”（见《翼方·药录纂要·用药处方》），“故神农本草，举其大纲，未尽其理，亦犹咎繇创律，但述五刑，岂卒其事。且今后学者用事典法，触类长之无穷竭，则神农之意从可知矣”（见《翼方·药录纂要·药名》）。孙氏认识到事物是在不断运动与发展的，所以始终要求我们适应这个规律而又不断地推陈出新。他是这样想的也是这样做的，所以凭他的聪明才智、广阔视野、渊博知识、远大目光，而在遵经派中潜行性地从事改革与推进。纵然这场革命，韬光养晦地在潜移默化中进行，但还是瞒不了徐大椿。所以徐氏说完了上文之后马上接下去就用流露着慨叹系之的口吻说：“千金方则不然！其所论病，未尝不依《内经》，而不无杂以后世臆度之说；其所用方，亦皆采择古方，不无兼取后世偏杂之方；其所用药，未必全本于神农，兼取杂方单方及通治之品。故有一病而立数方，亦有一方而治数病。”（见《医学源流论·论书·千金外台论》）徐大椿用保守的眼光来看，势所必然地有这番议论。但也正是这番议论而发现一个问题，就是一句蕴藏在中医理论之中的没有现形显示出来的“辨证论治”，确由“一病而立数方，亦有一方而治数病”一语中揭露出来，从此这个中医视为精髓和灵魂的“辨证论治”，把中医数千年香火，瓜瓞绵绵不绝，过去、

---

① 《病梨树赋·序》：唐·卢照邻撰。

② 徐大椿（1693—1771年）：字灵胎，晚号洄溪老人，江苏吴江人。于诸子百家、星经、地志、音律、武技等无不研究，尤精医学，为清代大名医。

③ 《神农本草经》：又称《本草经》或《本经》，为我国最早的药学专著。约成书于秦汉时期，采药365味。

④ 《医学源流论》：2卷，徐大椿撰。内分经络脏腑、脉、病、方药、治法、书论、古今等七门。

今朝直到以后。虽然徐氏多少沾上了一些静止论的唯心主义思想，可是他的客观洞察能力还是令人佩服的。所以徐氏一方面固然大叹其"此医道之一大变也"，但另一方面又不得不承认"然其用药之奇、用意之巧，亦自成家"（见《医学源流论·书论·千金外台论》）。

传奇式的人物孙思邈，在肤浅藐视之下，多少有给人一个迷离扑朔，医欤儒欤、佛耶道耶？从何定断，尤其是他的思想。为弄清楚他，所以非从各个不同角度与多方面来探讨不可，否则你就无法获得发言权。

最主要的是他的著作，其道教著作数量虽多，但除了两部疏注的《道德尊经》与《南华尊经》之外，其他的都属于记述、应用性的写作，思想性的几乎没有，而且是否为孙氏的手笔，至今还是问号。即使两部确属孙氏手笔的疏注，也不作字面的补充、解释、阐明，和老子、庄子一步一趋地唱着同一个曲调而已。因之唯一有研究价值的是医学著作，谈到医学著作，也仅仅是两部《千金方》。

两部《千金方》

在中医界的印象中，两部《千金方》与孙思邈，似乎是一个同义词。的确，两部《千金方》是孙氏的整个医药学术和思想的反映，孙氏的医药学术和思想也是两部《千金方》的灵魂。假定没有孙思邈，当然不会有两部《千金方》，如其两部《千金方》散佚失传，我们也不可能知道孙思邈其人，充其量只知道他是一个神仙或道士而已。的确是一而二、二而一。

考《要方》写成于唐永徽二年（652 年），孙氏时年 111 岁。孙氏写成此书，时历三十度春秋，约在唐武德五年（622 年）、时年 81 岁，差不多还未入京而尚在隐居之际开始撰写。

他写书的动机，是"吾见诸方部帙浩博，忽遇仓卒，求检至难。比得方讫，疾已不救矣。呜呼，痛夭枉之幽厄，惜堕学之昏愚。乃博采群经，删裁繁重，务在简易，以为《备急千金要方》一部"（见《要方·序》）。此外，他的从小即多疾病，困于二竖，当然也是促使他想到习医、写书的动力。

孙氏认为"人命至重，有贵千金，一方济之，德逾于此"（见《要方·序》）而称《备急千金要方》。凡 30 卷，230 门，合方、论 5 300 首。

《翼方》是继《要方》之后所写的，认为《要方》"犹恐岱山临目，必昧秋毫之端。雷霆在耳，或遗玉石之响"（见《翼方·序》）的挂一漏万，不能完全，所以撰续集来"譬輗軏之相济，运转无涯。等习翼之交飞，搏摇不测"以辅之翼之而称《翼方》。

《翼方》成书于写成《要方》之后三十年的唐永淳元年（682 年），也即羽化的那年。共 30 卷，凡 189 门，合方、论、法 2 900 余首。其中添增了 800 种药物、大量关于张仲景《伤寒论》的阐明发挥和符箓禁咒。

现在再在两部《千金方》中从各个方面来探讨孙氏对医学、药学、保健的贡献，同时也可以分析出他的思想。

一、运用系统论来归类病种

把对象放在系统的形式中加以考察的系统论，虽然似乎为现代的治学方法，其实很早在中医就"古已有之"。例如八卦、阴阳五行甚至张仲景的六经辨证等等。但并未引起刮目的注意。

人的疾病林林总总，在《内经》时代还不多，《伤寒》时代多了，之后更日形繁多。《伤寒论》的六经辨证，可惜仅仅在内科中一个小小部分，无法包罗着所有病种。再看写成于南北朝的《鬼遗方》[①]，他的外科病而且仅仅是感染性和创伤性的一小部分疾病，归类还是十分紊乱。所以只有有赖乎系统论才能解决这个难题，孙氏做到了。他在《要方》中就用五脏六腑来分类，比较过去的分类不清、无纲无目大大地前进了一步，同时也给后人开辟了分类方法。直到明、清时代，还有许多医学书籍的分类，私淑于《要方》。明代如楼全善的《医学纲目》[②]，清代如蒋宝素的《问斋医案》[③]，他们的安排一如《要方》。

---

① 《鬼遗方》：5 卷，南齐龚宣庆整理，是中国最早的一部外科学专著，其中更以军阵外科学为重点，成书于 483 年。

② 楼全善（1332—1401 年）：名英，号全斋，明初浙江萧山长山乡人，与金华名医戴原礼友善。著有《医学纲目》40 卷，为明代医学巨著之一，梓刊于 1565 年。

③ 蒋宝素（1795—1873 年）：字问垒，号帝书，清代江苏丹徒人。著有《问垒医案》，不分卷，唯分心、脾、肺、肾、肝五个部门，此书编入于《蒋氏七略》中，故又称《蒋氏医略》。

二、对《伤寒论》研究的贡献

《要方》的过分略于伤寒,虽然自有其种种因素,但后人总难以谅解而对此颇多蜚言。宋代晁公武[①]第一个在对《要方》赞颂声中提出没有伤寒的缺点,谓:“后世或能窥其一二,未有不为名医者。然议者颇恨其独不及伤寒之数云”(见《郡斋读书志》)。之后又有张杲[②]批评谓:“但是经方无,不该览”(见《医说·三皇历代名医》)。还有李梴责之谓“独于伤寒不及”(见《医学入门》)。叶梦得也在《避暑录话》里以“独伤寒未尽”而引为遗憾。《四库全书总目提要》在责备中予以谅解,谓“妙尽古今方书之要,独伤寒未之尽,似未尽通仲景之言,故不敢深论”。

那么孙氏在写《要方》之际或前,是否读到《伤寒论》的问题,也与年龄生殁之争一样,至今还没有定论。

认为没有读过的根据:第一,孙氏自谓“江南诸师,秘仲景要方不传”(见《要方·伤寒上》)。第二,《要方》中的确找不到张仲景的气息。认为读过的,也提出两个更有力的根据,因为《要方·序》《要方·序例·治病略例》中,俱有大段《伤寒论·序》的原文。这事实客观存在的,不妨予以对照。

《伤寒论·原序》引重庆中医学会编注、重庆市人民出版社的《新辑宋本·伤寒论》1955年版。《备急千金要方》引人民卫生出版社影印1955年版的江户医学影北宋本。

《伤寒论·原序》:
《千金要方·序》:

怪当今居世之士,曾不留神医药,精
曰当今居世之士,曾不留神医药,精
究方术,上以疗君亲之疾,下以救贫贱之
究方术,上以疗君亲之疾,下以救贫贱之
厄,中以保身长全,以养其生,但竞逐荣
厄,中以保身长全,以养其生,而竞逐荣
势,企踵权豪。孜孜汲汲,唯名利是务,
势,企踵权豪。孜孜汲汲,唯名利是务,
崇饰其末,□忽弃其本,□华其外而悴其
□饰其末□而忽弃其本,欲华其表而悴其
内,皮之不存,毛将安附焉。□□□□□
内,皮之不存,毛将焉附□。进不能爱人
□□□□□□□□□□□□□卒然遭邪风之气,
知物,退不能爱躬知己。卒然遭邪风之气,
婴非常之疾,患及祸至,而方震慄,□
婴非常之疾,患及祸至,而方震慄。身
□□□□□□□□□□□□□□□□降志屈节
居厄地,蒙蒙昧昧,戆若游魂。降志屈节
钦望巫祝,告穷归天,束手受败,赍百
钦望巫祝,告穷归天,束手受败,赍百
年之寿命,持至贵之重器,委付庸医,恣
年之寿命,持至贵之重器,委付凡医,恣
其所措,咄嗟呜呼,厥身已毙,神明消灭,
其所措,咄嗟呜呼,厥身已毙,神明消灭,
变为异物,幽潜重泉,徒为啼泣。痛夫!
变为异物,幽潜重泉,徒为啼泣。痛夫!
举世昏迷,莫能觉悟,不惜其命,若是
举世昏迷,莫能觉悟,不惜自育□□□
轻身,彼何荣势之云哉。而进不能爱人知
轻身,夫何荣势之云哉。□□□□□□□□
人,退不能爱身知己。遇灾值祸,身居厄
□□□□□□□□□□□□□□□□□□□□□□
地,蒙蒙昧昧,蠢若游魂,哀乎!
□□□□□□□□□□□□□□□□□□□□□□

《伤寒论·原序》
《千金要方·序例·治病略例》

夫天布五行,以运万类。人禀五常,
夫天布五行,以植万类。人禀五常,
以有五脏;经络府俞,阴阳会通,玄冥
以有五脏;经络府俞,输阴阳会通,玄冥
幽微,变化难极,
幽微,变化难极。易曰,非天下之至赜,
□□□□□□□自非才高识秒,岂能探其
其孰能与于此。
理致哉……未之闻也。观今之医,不念

---

① 晁公武:宋代钜野人,字子止。家富藏书,博学多才,时人尊为昭德先生。撰有《郡斋读书志》20卷。

② 张杲:字季明,宋代新安(今安徽歙县)人。撰有《医说》10卷,梓行于1224年。

□□□□□□□□□□□□观今之医，不念
思求经旨，以演其所知。各承家技，始终
思求经旨，以演其所知。各承家技，始终
顺旧。省疾问病，务在口给。相对斯须，
循旧。省疾问疾，务在口给。相对斯须，
便处汤菜。按寸不及尺，握手不及足，人
便处汤菜。按寸不及尺，握手不及足，人
迎趺阳，三部不参，动数发息，不满五十，
迎趺阳，三部不参，动数发息，不满五十，
短期未知决诊，九候曾无仿佛，明堂阙
短期未知决诊，九候曾无仿佛，明堂阙
庭，尽不见察，所谓窥管而已。夫欲视死
庭，尽不见察，所谓窥管而已。夫欲视死
别生，实为难矣。
别生，实亦难矣。

这样铁证如山，孙氏一定读到《伤寒论》的。但我们更要冷静地思索一下，二者之序肯定是“一篇”，关键在于谁抄谁的。《伤寒论》之序出现于宋，显然《伤寒》抄袭于《要方》。此其一。

有人提出《伤寒论》的麻黄汤、桂枝汤、大小青龙汤等许多方剂，都在《要方》中出现，孙氏而未读《伤寒论》，怎能搜集到自己的著作中？其实这些方剂，都是当时在临床上广泛使用的常用方。张仲景仅仅用六经辨证学说来予以集成、连贯起来。孙氏的这几首方剂不一定从《伤寒论》中得到的。此其二。

所以此二者而作为孙氏在撰写《要方》之前曾读过《伤寒论》的说法是站不住脚的。

考当时印刷术尚未发达，各种文献传播困难，而且孙氏又野居山林，没有读到《伤寒论》也毫不奇怪。印刷术虽在隋代早已有之，在敦煌也发现过唐·咸通九年（868 年）刻印的《金刚经》，到了11 世纪才普及起来而被医学所用。孙氏直到《要方》写成或接近写成时的 111 岁左右，才获得并刻苦钻研。其所以能获得者，良以进寓京畿而可以遍览天下所有的书之故，终至由深入而精通。他的“白首之年，未尝释卷”（见《要方·序》）“今年过百岁，研综经文”（见《翼方·针灸上·取孔穴法》），都是说明他在完成《要方》之后，开写《翼方》之前方才得到《伤寒论》而苦读精研的纪录。

孙氏得《伤寒论》后，通过研究及深入领会后，然后写入《翼方》卷九、卷十，非但阐明和发展了它，而且更做出了不可估计的贡献。

他把《伤寒论》所有条文，分别按方凭证、比附归类，使用归纳法来整理。把太阳篇分为桂枝汤法、麻黄汤法、青龙汤法、柴胡汤法、承气汤法、陷胸汤法和杂疗法等。在桂枝汤之下，又列桂枝汤、桂枝二麻黄一汤、桂枝麻黄各半汤、桂枝二越婢一汤、桂枝去桂加茯苓白术汤等。这样以按方凭证的归纳，除了条理分清，便于检索之外，更切合于临床实用。

更有意识地突出了麻黄汤、桂枝汤、青龙汤三方的作用，启迪了后世研究伤寒的思路与途径。

还有顺序地叙述阳明、少阳、太阴、少阴和厥阴。再次综合、归纳伤寒治疗的宜忌，列举忌汗、宜汗，忌吐、宜吐，忌下、宜下，忌温、宜温，忌火、宜火，忌灸、宜灸，忌刺、宜刺，忌水、宜水等条文加以说明。然后，再叙述汗、吐、下后病状等等。使学者易于按图索骥，得其要领。

自《伤寒杂病论》面世以后，西晋王叔和①第一个研究和整理它之后，第二人便是孙思邈的《翼方·伤寒门》。

三、对针灸的贡献

中医许多治法中，以针灸术为最早最久而使用也最广，所以到了唐代，基本上已进入了成熟阶段，也为以后宋代大发展打下了良好基础。除了《神农明堂图》《黄帝流注脉经》等有名无书与《涪翁针经》②《子午经》③等失传的著作之外，当时就能看到的有《黄帝虾蟆经》《灵枢经》④，皇甫谧的

---

① 王叔和（170—255 年）：名熙，晋高平（今山东省金乡西）人。最精脉理，撰有《脉经》10 卷，医家奉为枕秘。不过传授不一，互有差异。

② 《涪翁针经》：根据《后汉书·郭玉传》谓，涪水渔翁所撰。

③ 《子午经》：据传谓扁鹊所著。

④ 《灵枢经》：又名《针经》，81 篇，现与《素问》合编，即《黄帝内经》。

《甲乙经》①、杨玄操的《黄帝明堂经》②等及孙氏参与审阅的甄权《明堂经图》③。再加上临床世代相传的实际操作,可以说是基本上已粗具规模了。即使宋代又有一个推进与提高的高潮,依然不能雷越出这个框框。

孙氏在针灸方面的贡献,是把针灸术在临床上使用加深加细。在他的一深一细之下,疗效也就明显地提高。

第一定量,艾灸在过去仅仅谈几壮,粗糙得很。而两部《千金方》中,就有了定量,如"苍耳子大""小指大""小豆大""雀屎大""如黍米""如簪头大"等这样大小分档,药力也显然恰到好处。

第二指导精确的取穴方法,不同体位,在某种肌肉的弛张与某种肌肉的紧张之下,往往使穴位可以走穴移位。这一点孙氏之前,很少注意及之,如《要方·七窍病上·目病》的"风痒赤病,灸人中近鼻柱三壮。仰卧灸之",《要方·针灸中·肝病》的"针客主人,一名上关……侧卧张口取之",《翼方·针灸下·脱肛》的"又颈衡,在两伸手直向前,令臂着头对鼻所在处",《翼方·针灸下·杂法》的"正仰卧,屈一膝,伸一膝"等,都是提高取穴的准确率。所以从此之后,现在的在头面侧部取穴,往往取侧伏位或侧卧位。后头部取穴取俯伏位或侧卧位。后颈、肩胛及背部取穴,取坐位、伏卧位或侧卧位。四肢、臂部,或坐、或卧、或仰卧、或捏拳,或屈肘屈膝等等,都是在孙氏这个启发之下取得的方法。

第三发现阿是穴,《要方·针灸上·灸例》:"有阿是之法,言人有病痛,即令捏其上,若里当有处,不间孔穴,即得便快,或痛处,即云阿是,灸刺皆验,故曰阿是穴也。"

第四孙氏开辟了各种灸法的新天地。我们当然也知道,这许许多多的灸法,不一定都是孙氏所发明,但他能集其大成于一书,也非易事,非数十年亲身操作是不可能做到的。例如:

隔附子灸　《要方·丁肿痈疽·痈疽》:"痈肉中如眼,诸药所不效者方。取附子削如棋子,安肿上,以唾帖之,及灸之……"

泥灸　《要方·丁肿痈疽·发背》:"背上痒痛有异,即火急取净土,水和为泥,捻作饼子,厚二分,润一寸半,以粗艾作大炷,灸泥上,贴着疮上灸之"。

隔薤灸　《要方·丁肿痈疽·瘭疽》:"治恶露疮方。捣薤菜傅疮口,以大艾炷,灸药上,令热入内。"

隔面灸　又"治恶疮,面一升作饼,大小覆疮,灸上令热,汁出尽,差。"

隔蒜灸　《要方·痔疮·九漏》:"灸一切瘰疬在项上及触处,但有内结凝似作瘰及痈疖诸方。以独头蒜,截两头留心,大作艾炷,称蒜大小,贴疬子上灸之。"

隔豉灸　《翼方·疮痈下·痈疽》:"取香豉三升,少与水和,热捣,成浆泥作饼子厚三分已。有孔,勿覆孔,可肿上布豉饼,以艾列其上,灸之使温。"

隔商陆灸　《翼方·疮痈下·鼠瘘》:"颈漏,持生商陆根作饼子,如钱厚三分,贴漏口,以艾灸之,饼干热则易之。"

隔葶苈灸　又"葶苈子二合,豉一升,右末味,合捣大烂,熟作饼子如上。以一饼子当孔上贴,以艾炷如小指大,灸上三壮一易,三饼九炷。"

隔豆灸　《翼方·针灸上》:"卒中风口㖞,以竹筒长五寸,以一头刺耳孔中,四畔以面密塞,勿令泄气,一头内大豆一颗,并艾烧之令燃,灸七壮。"

盐灸　《翼方·针灸·淋病》:"第一法,着盐脐中,灸三壮。"

这样丰富多彩的灸法,给后世临床家尤其是外科,留下了不少遗产,直到18世纪的《医宗金鉴·外科心法》④,还列为重要的治疗手段。其中如隔蒜灸法、附子饼灸法、豆豉饼灸法等,都是直

① 皇甫谧(215—282年):字士安,自号元晏先生。撰有《针灸甲乙经》简称《甲乙经》,固以十干为分类序数,故称甲乙。

② 杨玄操:唐代人,曾为吴歙县尉,精于医、明于脉。撰有《黄帝明堂经》及注《黄帝八十一难经》。

③ 《明堂经图》:唐甄权撰。

④ 《医宗金鉴》:90卷,清吴谦等奉旨编纂。成书于1742年。全书包括《仲景全书》《名医方论》《四诊心法》《运气要诀》《伤寒心法》以及内、外、妇、儿、正骨、针灸等19种。

接采用了孙氏的方法。

四、对妇产科的贡献

《要方》首列妇人方三卷(卷二、卷三、卷四)。为什么把妇人病列之于首？虽然孙氏也已说了理由,但真正的指导思想,还是由于道教,是《易·坤》的"至哉坤德,万物资生"。

我们知道,妇科学在秦汉(公元前221—公元220年)之际,已有记载(见《史记·扁鹊仓公列传》中的"内寒月事不下""怀子不乳"等等),长沙马王堆出土文物中,有《胎产书》,以及现在已经看不到的《妇人婴儿方》、张仲景《疗妇人方》等书。幸而张仲景的《金匮要略》中三篇专论妇科病,一直传流到现在。南齐(479—502年)褚澄[①]《褚氏遗书》中的"求嗣",同一时期徐文伯[②]《疗妇人瘕》,北齐(550—577年)徐之才[③]《逐月养胎法》,以及比《要方》早不了多年的巢元方[④]《诸病源候论》的283种妇女病候论。除了《诸病源候论》完整地保存到现在外,可惜大多已佚散无存,即使能从其他转载中读到的也是一鳞半爪。因之,毫无疑问的应推《要方·妇人方》是我国第一部妇产科专业文献。《诸病源候论》仅仅是病理病机,治疗方面付之阙如。

女子经、带两病,是《要方》讨论重点,凡月水不通或一月再来,或隔月不至,或多或少,或淋漓不断,或经来腹痛,或闭绝不通,以及经来色如清水,或青黄黑等,或属虚乏,或属风寒,或属瘀血不清,或属癥瘕,则分别运用通、温、破、补等法。

至于赤白带下,崩中漏下,以及"带下有五崩"之说,都给后世在辨证论治上作出了规范。

他对怀孕的看法,是"阴阳调和,二气相感,阳施阴化,"所以正确地指出不孕不育的责任不一定在女方的科学论断,到今天更显示出他的科学头脑使人钦佩。

他的"求子""妊娠""产育""产后虚损"等在《要方》中论之较详,在《翼方》里还加了不少补充,尤其是"求子"一篇的"夫婚姻养育者……而疾不及人之谬也"一节,在今天的优生学说来,很具有实际意义。

不孕症,在习俗上都是责之于女方。现在《要方·妇人上·求子》谓:"凡人无子,当为夫妻俱有五劳七伤,虚羸百病所致,有绝嗣之殃。"这九鼎之言,在封建社会里是没有人同意的。直到今天,思想解放,认识提高,才得医务界重视,所以刻下男科的建立,其功也不能不归于孙氏。

全世界提出胎教的国家,中国最早,在春秋战国(公元前770—前221年)之际,甚至更早一些。《大戴礼·保傅》:"胎教之道,书之玉版,藏之金匮,置之宗庙,以为后世戒。"它的内容,贾谊[⑤]在《新书·胎教》中说得很完整,谓:"周妃后妊成王于身,立而不跛,坐而不差,笑而不渲,独处不倨,虽怒不骂,胎教之谓也。"但十分可惜,这种"先王恶其乱也,故制礼仪以分之"(见《荀子·礼论》)的古代礼仪制度,没有人把它引进医学领域里来。在孙氏之前的《诸病源侯论》虽有"妊娠养胎候"与"妊娠禁忌候"两章谈到胎前保养,但重点为了保胎,内中固然也强调"端正庄严,清静和平,无倾视,无邪听……饮食居处,皆有禁忌",可是目的并非为"教"而是为"保"。

直到孙氏的《要方》才把这个古老的礼仪说教,引进到医学界里来为优生学服务,并提出了具体措施。在《要方·妇人方上》篇中从"妊娠一月"到"妊娠十月",很多是涉及胎教的。且看《诸病源候论》的几条措施,都是为了胎儿的发育,防止损伤而设,对比孙氏的"欲子美好""欲子贤良""生子皆良、长寿忠孝、仁义聪惠"等的真正把受孕妇的言行感化于下一代胎儿的胎教为目的的思想距离得很远很远。孙氏更怕别人把胎教和保胎混惑,所以特别提出一句"斯盖文王胎教者也"。因

---

① 褚澄(414—483年):字彦道,南北朝齐时阳翟(今河南禹县)人,曾为吴郡太守。所撰医论10篇,后人称为《褚氏遗书》。

② 徐文伯:南齐名医徐道度子,虽精于医而不肯业医,著有《疗妇人瘕》。

③ 徐之才(496—575年):北齐丹阳人。年十三即为太学生。博学多闻,独精医术。他所创的宣、通、补、泻、涩、滑、燥、湿、轻、重分为药性十剂,为药物学界药性分类的首创者。

④ 巢元方(550—630年):籍贯无考。奉命主编《诸病源候论》又称《巢氏病源》,计50卷,为我国现存第一部论述病、证候学专业书,成书于610年。

⑤ 贾谊(公元前201—前169年):汉代洛阳人,曾官长沙王太傅,故人称贾太傅,又称贾生。曾撰《新书》53篇,分10卷,今已佚3篇。

为儒教心目中的周文王，就是仁义礼教的化身。

关于临产，孙氏指出“凡欲产时，特忌多人瞻视，唯得三二人在旁待抚，产讫即可……”及“凡产妇第一不得忽忽忙怕，傍人极须稳审……”强调临产妇的精神准备，不应紧张过度。照顾人员也无须过多，以免反增产妇不安。同时还介绍了难产、子死腹中、横产、逆产及胎衣不出等的应急办法。

孙氏的许多观点，在中医的妇产科领域里，都是首创的。远较汉代张仲景《金匮要略》有关妇女妊娠、产后和杂病的学说前进、深入了一大步。也是替560年后陈自明①写《妇人大全良方》打下了理论、临床及写作框架和基础。且看陈氏在《妇人大全良方·自序》的“古云，看方三年，无病可治。治病三年，无药可疗”，正是孙氏《要方·大医精诚》中“世有愚者，读书方三年，便谓天下无病可治，及治病三年，乃知天下无方可用”的语言出于一脉相传。

此外，刻下已无法见到的徐之才《逐月养胎法》，经孙氏的转载（在《要方·妇人上·养胎》），得以保存下来，也是厥功不小。当然，孙氏本人也未必知道。

五、对小儿科的贡献

小儿科在孙思邈之前，远远不及妇产科那样已有成就。虽然《素问·奇病论》“人生而有病癫疾者……病名为胎病，此得之在母腹中时……故令子发为癫疾也”，稍稍涉及于小儿科。

《汉书·扁鹊列传》有过“（扁鹊）闻秦人爱小儿，即为小儿医”，可知当时还没有小儿的专科医者。

西汉马王堆三号汉墓出土的《五十二病方》中，也有“婴儿病痫”“婴儿瘈”的记载。

西晋王叔和《脉经》中，有小儿脉法。

隋巢元方《诸病源候论》有六卷（卷四十五至卷五十）、255论的“小儿杂病诸候”。

除了以上散在而零星无系统的记述之外，幸而早已散佚失传的《颅囟经》②从《永乐大典》③中辑出再编为两卷的辑复本给我们能读到。提示当孙氏之前小儿科的水平，尚徘徊于低级阶段。

即使以成为小儿科专业书的《颅囟经》来论，《钦定四库全书提要》还认为是“自唐艺文志以上，皆无此名。至宋艺文志，始有师巫《颅囟经》二卷……疑是唐末宋初人所为”。此说而存立，则孙氏之前，竟没有过一本像样的儿科专书。《要方》紧接《妇人方》之后的两卷（卷五上、卷五下）“少小婴孺方”，可以目为中医第一部小儿科专业书，而且还是高水平的。

孙氏为何把儿科排列第二？孙氏则明白指出谓：“易称积小为大，诗有厥初生民”之故。同时更可以体会出他对下一代的关心与重视，在“今斯方先妇人、小儿而后丈夫、耆老者，则是崇本之义也”（以上两节，俱见《要方·少小婴孺方上·序例》）一言中毕露。

从“初先出腹”至“杂病”，基本上把儿童常见病、多发病，都罗列无遗，这是前无古人的有系统的著作。

第一人提出因小儿“气势微弱”“在襁褓之内、乳气腥燥”，容易疾病摧残夭折。故而唤醒医生应“留心救疗”“达兹养小之术，则无横夭之祸”（见《要方·少小婴孺方上·序例》）。因之后世元代曾世荣④《活幼口议·议料理》，明代王大纶⑤《婴童类革·慎护论·调理五法》，万密斋⑥《幼科指南心法·述前全幼堂箴》，清代陈复正⑦《幼幼集成·初生护持》等书的留心医护的思想，都在孙氏的启发之下产生的。

---

① 陈自明（1190—1270年）：字良甫，一作良父，江西临川人，三世业医，家藏医书很多，精于外科及妇科。撰有《外科精要》3卷及《妇人大全良方》24卷。《妇人大全良方》分九门，刊行于1237年。

② 《颅囟经》：托名周穆王时师巫所作。今存者为《四库全书》辑本2卷，但不能反映出原书的全貌。

③ 《永乐大典》：为明代永乐六年（1408年）由政府指定姚广孝、解缙组织两千余人编纂的大型著作。全书共22877卷，约3.7亿字。可惜现存者仅795卷。

④ 曾世荣（1252—1330年）：字德显，别号省翁，元湖南衡州人。撰有《活幼心书》3卷及《活幼口议》20卷。在身后的1545年才梓版付印。

⑤ 王大纶（?）：明代崇州人。字怡冈，撰有《婴童类萃》上中下三卷，出版于1622年。

⑥ 万密斋（1488—1578年）：名全，明代罗田（今湖北省罗田县）人。祖传三世业医，著作很多，《幼科指南心法》为其著作之一，计上、下两卷。

⑦ 陈复正（?）：清代儿科名医，字飞霞，广东罗浮人。撰有《幼幼集成》6卷，刻印于1750年。

文中不少引用《小品方》[1]《小儿颅囟经》[2]、《徐王小儿方》[3]《徐之才养胎法》等前人著作，也更可能接受了"江左推苏家""徐有徐王者"的苏氏、徐氏学说。纵然可以怀疑孙氏在儿科方面的种种论调、观点及处理方法，是来之于前人遗泽，但以上诸书及苏、徐之术，早已失传，那么孙氏的继承续断而得以保留到今天，其功其绩还是不可低估的。况且事实上也不可能孙氏真的没有一丝一毫的阐发与补充。

《要方·少小婴孺方上·容忤》：

少小所以有客忤病者，是外人来，气息忤之，一名中人，是为客忤也。虽然是家人或别房异户，虽是乳母及父母或从外还，衣服经履，鬼神粗恶暴气，或牛马之气，皆为忤也。执作喘息，乳气未定者，皆为客忤。其乳母遇醉及房劳，喘后乳儿，最剧，能杀儿也，不可不慎。凡诸乘马行，得马汗气臭，未盥洗易衣装，而便向儿边，令儿中马客忤，儿卒见马来，及闻马鸣惊，及马上衣物马气，皆令小儿作马客忤，慎护之，特重一岁儿也。凡小儿衣布帛绵中不得有头发，履中亦尔，白衣青带，青衣白带，皆令中忤。凡非常人及诸物从外来，亦惊小儿致病。欲防之法，诸有从外来人及有异物入户，当将儿避之。

天下有女鸟……阴气毒化生，喜落毛羽于人庭中，置儿衣中，便令儿作痼，病必死……是以小儿生至十岁，衣被不可露。

过去我们对这种"客忤"的概念，仅仅是认为小儿神气虚弱，忽触非常之物，或见不识之人，与儿神气相忤，以致诸病丛生，也有像《中国医学大辞典》[4]认为"畏见生客也，小儿多有之，亦为精神病之一种"。现在随着变态反应性疾病病理学的发展而日益被人们所重视。孙氏这里的描述，纵然粗糙、笼统甚至有些"玄"的感觉，但事实无可否认的是最早的变态反应学的启蒙著作。我们必须知道，我国对变态反应病及其学说的认识和研究，最多未超八十年，且看1910年初版，高似兰、杜天一译《欧氏内科学》[5]第5版(1928年)"急性支气管炎"病因中谓"尘埃之吸入，系一常见之协助病原。各种气体之具刺激性者，亦可致支气管炎。此次欧洲大战发现若干剧烈之支气管炎，为战时所用各种毒气所致。吸醚而致此病者，亦颇多"。在那时才发觉还有某一种致病因素在某一病起到了致病作用，但尚未知有变态反应。出版于1951年庄畏仲、连洁群编译的《庄连氏内科学》就有"变态反应性疾病"一章。内有一节谓：

变态反应这个名词，是一九零六年，Pirguet氏所创始。这个名词的意义，即表示人类对于寻常的食物、药品、血清、植物花粉、某种染料或工业原料等等之感受性反应。变态反应可以包括过敏、感受性、特异反应等等这些意义。

……

目前尚不能详细解释变态反应的种种情形，许多有关于变态反应的知识还在继续研究中。

因此可以说，孙氏在变态反应疾病观察上、初步认识上是超越于一千多年前的先知先觉者。而且孙氏这种学说的影响所及，在医学领域里极为深远。且看历952年后的申斗垣[6]《外科启玄》第八卷"无辜疳伤疮"，也称"此疳，固儿汗濯晒凉，误被鹧鸟粪及羽毛所落于上。"

六、对耳鼻喉科的贡献

自世界上第一位五官科病专业医师扁鹊，"过雒阳，闻周人爱老人，即为耳目痹医"（见《史记·

---

① 《小品方》：是医学史上占有重要位置的一部方书，自东晋问世之后，至北宋末亡佚。在唐代作为当时医家圭臬，传到日本之后，也有极大影响。原有12卷，除在《外台秘要》中见到部分梗概之外，大部分早已无从考证。作者为晋陈正之。1983年天津科学技术出版社出版了《小品方辑校》。

② 《小儿颅囟经》：即《颅囟经》。

③ 《徐王小儿方》：据不正确的说法，为徐熙传至第六代孙徐之才的家传秘方。又称《徐王方》或《徐王八世家传效验方》。

④ 《中国医学大辞典》：近人谢观主编，出版于1921年，因实用价值很高，故在中华人民共和国成立后1954年商务印书馆又予以再版。

⑤ 《欧氏内科学》：13篇。高似兰译，协和书局版，清宣统二年(1910年)梓行。

⑥ 申斗垣：字拱宸，明万历时长洲人。撰有《外科启玄》12卷。

扁鹊列传》)之后,从此即后继乏人。内中喉科则再起于明而盛于清、民国。耳科仅仅在清末的杭州金氏(见陆定圃[①]《冷庐医话》)与苏州顾氏(见干祖望《中医耳鼻喉科师资提高班讲义》[②])两家,但十分可惜,都是昙花一现,顾氏继金氏之后而失传断绪。鼻科则自古至今,尚付之阙如。

1972年,全国各大中医院都成立了中医耳鼻喉科,大多人认为这是向西医分科的学习,但鲜为人知的而又未加注意的《要方》里,早就有耳鼻喉专业体系的专著,即两卷(卷六上、卷六下)"七窍病"。

孙氏除了有鉴于各器官位置贴邻之外,更是在《素问·阴阳应象大论》"谷气通于脾,六经为川,肠胃为海,九窍为水注之气"与《素问·通评虚实论》"九窍不利,肠胃之所生也"的思想指导下而作出如此安排。

正因为《要方》的开端创始,步之于后尘的所有巨著,都沿着这个道路以继承与发展。例如唐王焘[③]的《外台秘要》用两卷(卷二十二、卷二十三);宋王怀隐主编的《太平圣惠方》[④]用三卷(卷三十五至卷三十七);宋政和年间(1111—1117年)政府编纂的《圣济总录》[⑤]用六卷(卷一一四至一一六、卷一二二至一二四);明周定王朱橚[⑥]的《普济方》用十卷(卷五十三至五十七、卷六十至六十四);徐春圃的《古今医统》;王肯堂的《证治准绳》;清政府编纂的《医宗金鉴》都有大量耳鼻咽喉种种疾病的材料。甚至日本丹波康赖[⑦]的《医心方》用一卷(卷五);朝鲜金礼蒙[⑧]的《医方类聚》用十卷(卷七十一至八十)的大量篇幅来集中讨论耳、鼻、咽喉疾病来满足耳鼻喉科从业人员在理论上、临床上的要求。如其孙思邈不开拓这条通途,不可能有这样的追随者。

还有如药粉绵裹塞鼻内、粉剂吹鼻内、药汁灌鼻腔、傅法、拭法、涂法(以用于鼻病)、以刀决溃泄脓、含漱法、噙化法、热敷法、铁篦熨法、烧铁钉烙法、涂拭法、填塞法、烟熏法、咬咋法(以上用于口腔、咽喉病)、直塞耳中法、水剂滴耳法、艾灸法、桃叶火灸法、以药物作枕法(以用于耳病)等丰富多彩的外治法,作为内治等法的辅助。而且内中很多方法,至今还在临床上取用。更有由此而得到启发而衍化出来的外治法,更不胜枚举。

大家都知道国外的耳鼻喉科并不包括口腔病,凡在舌腭弓之前者属口腔科,舌腭弓之后才是耳鼻喉科。但我国的中医耳鼻喉科还是把舌腭弓之前的一切疾病包罗在内,没有口腔科,这还是《要方》遗风,也可以说是孙思邈模式的耳鼻喉科。

七、对骨伤科的贡献

在孙氏之前,可以说没有过骨伤科专业书。虽然根据《医籍考》[⑨]载,有《亡名氏金创瘈疭方》《华佗外科方》《疗痈疽金创要方》和《甘伯齐疗痈疽金创方》四种,但遗憾的是我们已无法见到,唐代是否存在也未知。此外还有《葛洪肘后备急方》《刘涓子鬼遗方》两书存在,但前者仅仅在卷七中有熊虎狂犬咬伤,无伤骨科病之可言。后者的卷二,全文都是金疮,可惜的是"伤"多而"骨"少。因之《要方》卷二十五的"卒死""蛇毒""被打""火疮"和《翼方》卷二十的"从高堕下""金疮"等,可以因为把伤骨科集中而作为最早的一部专业书,

---

① 陆定圃(1802—1865年):名以湉,字敬安,定圃为其号,清浙江吴兴清溪人。撰有《冷庐医话》5卷。

② 《中医耳鼻喉科师资提高班讲义》:撰者干祖望,1980—1989年间,干氏主办兼亲自执教"中医耳鼻喉科师资班"五期于南京中医学院、1990年"中医耳鼻喉科国际培训班"于厦门市"中国厦门国际中医培训交流中心"。此讲义是用于其中一班"提高班"的。

③ 王焘(670—755年):唐郿县(今陕西眉县)人。撰有《外台秘要》40卷,有1 104门,医方6 000余首,刊行于752年。

④ 王怀隐(925—997年):五代、北宋睢阳(今河南商丘)人,初当道士,后成名医。主编《太平圣惠方》100卷,分1 670门,方16 834首。从987年开写,至990年完成。

⑤ 《圣济总录》:200卷,分66门,方20 000首,成书于1111—1117年。

⑥ 朱橚:明太祖第五子,封周定王,博学多才。主编《普济方》,为中医文献中至今还没有其他巨著可以超过他。原为168卷,后经《四库全书》改为426卷,凡1 960论,2 175类,778法,61 739方,书成于1406年。实际工作者为教授滕硕、长史刘醇等人。

⑦ 丹波康赖:为日本有名的汉方医学大家。考其先祖是中国汉灵帝六世孙阿留王,因避战乱,于应神天皇时至日本。撰有《医心方》10卷,成书于982年。

⑧ 金礼蒙:朝鲜国15世纪人,官集贤殿付校理。主编《医方类聚》266卷,分92门,方药5万余首,1443年开写,历三年于1445年完成。

⑨ 《医籍考》:即《中国医籍考》,80卷,日本丹波元胤撰,刊于1831年。是一部中国古医书内容提要的巨著,收载医书三千几百种。

恐怕不会遭人反对的。一致公认为中国第一部伤骨科专业书是蔺道人的《仙授理伤续断秘方[①]》，却在孙氏逝世之后170年才问世。

孙氏对骨、筋和肌肉的生理、病理变化观点，都是从《内经》有关“肾主骨”“肝主筋”“脾主肉”（见《素问·宣明五气论》）的指导思想上出发的。进而深入一步地探索到“肾生骨髓”（见《素问·阴阳应象大论》）“髓海有余，则轻劲多力”（见《灵枢·海论》）“髓伤则销铄胻酸”（见《素问·刺要论》）等肾与骨髓、骨髓与骨的生理、病理变化的联系。所以他提出的“补骨髓”“坚筋骨”“长肌肉”的药物50余种，用药物促进骨髓、骨质、肌肉的生长修复，使筋骨坚强有力思想的形成，亦势所必然。

《要方·备急·被打》中对于因跌打压撞等损伤所致的昏厥、内脏损伤、出血等危重症候，运用复苏、止痛、止血、补血和化瘀五法，直到今天，还奉为非此不可的常规。

虽然华佗早已有麻沸散以止痛，但无方传，仅仅耳闻而已。孙氏用大麻根及叶，捣取其汁，内服以止“腕折骨损，痛不可忍者”（见《要方·备急·被打》），在伤外科治疗学中又是创举。在《要方》之前的《刘涓子鬼遗方》虽然也有过“当归散方”“麻黄散方”等止痛方，但在理论上都不及大麻根。

也有学者，认为葛洪的小夹板局部固定骨折疗法，再传到《仙授理伤续断秘方》（见“医治整理补接次第口诀”第二十节“须用杉木皮夹缚之”，第二十四节“夹缚用杉木皮数片”，第二十六节“用板子一片”）而得以不绝于世，其主要功绩也有赖于《要方》的桥梁作用。

八、对外科的贡献

治疗外科病，早在西周（公元前1066—前771年）就有“掌肿疡、溃疡、金疡、折疡之祝药劀杀之齐”的“疡医”（见《周礼·天官》），但外科文献很少。在《要方》之前，仅有《灵枢·八十一篇·痈疽》和《刘涓子鬼遗方》。但前者只有19个外科病和极简单的病名、病状、病机和预后。而且这19个病中，生者仅六例，占31.58%，死者有13例，占68.42%，死亡率之高足以惊人。所以在临床没有什么指导意义和实用价值。后者作者，出身行伍，一生随军治病，是一位军阵外科医生，其书五卷中第二卷“金创”，纯属军阵外科学。卷一、卷三俱为化脓性感染，如一般脓肿、痈疽、乳腺炎、阑尾炎之类。卷四为方剂、外用药，同时也有泛泛而谈的涉及癣疥、皮肤病、黧黑斑、酒渣鼻、秃发、瘘管、疖肿、淋巴结炎及灸疮等等。但多语焉不详。

《要方》两卷半（卷二十二、卷二十三及卷二十四的前半）的外科病，病种比过去增多，理论比过去翔实，处理方法也具体。所以在时间上《要方》尽管在这两书之后，但以完整、实用、水平各方面来论，可以认为中医外科书中最早的一部文献。

从来仅仅有疮疡名称，不分型类，对它的性质也十分朦胧。自《要方·丁肿痈疽·痈疽》的“凡肿，根广一寸已下名疖，一寸已上名痈”之后，才开始有分型的标准，尽管这样划分是粗糙的，但给今后在诊断上、治疗上却创造了科学的条件。

汪石山[②]《外科理例》展卷首篇“痈疽脉”的精神实质，就是《要方·丁肿痈疽·痈疽》的数、浮、微、滑脉理理论的延伸与发展。在麻风病专著中奉为权威之作的沈之问[③]《解围元薮》，其火、木、土、金、水五癞学说，完全接受于《翼方·万病·耆婆治恶病》中的五癞思想。

申氏《窦氏疮疡经验全书》[④]的十三种疖肿，就是《要方·丁肿痈疽·丁肿》“十三种疮”的复制品。

《要方·丁肿痈疽》：“以其冷未成熟之时，其用冷药贴薄之，治热已成以消热，令不成脓也”（痈疽第二）。“未坏者，使不成脓”（痈疽第二）。这是在脓肿没有化脓之前的措施，力求消散（即吸

① 《仙授理伤续断秘方》：仅“口诀”和“方论”两篇。为唐会昌间蔺道人所撰。约成书于841—846年间。

② 汪石山（1463—1539年）：名机，号省之。安徽祁门人，随父行医而终成明代大名医。生平著作丰富，《外科理例》9卷，是其许多著作中之一。书成于1531年。

③ 沈之问：从祖父起三代业医，对麻风病最有研究。所撰的《解围元薮》4卷，成书于1550年。

④ 《窦氏疮疡经验全书》：12卷（上海广益版为6卷）。旧题宋窦默撰。事实上是后人伪托，乃明代江苏无锡人申氏手笔，详见1957年《上海中医药杂志》7月号45页，干祖望《谈中医外科的伪书之一——疮疡经验全书》。

收）。

又“内补散，治痈疽发背，已溃排脓生肉方”（发背第三）。“李根皮散方……有人患骨从疮中出，兼有三十余痈疖，服此散得差（瘥）”（发背第三）。这是用药力来把内蕴的邪毒排出，促使愈合。

又：“痈疽溃后……黄芪茯苓汤方”（痈疽第二）。“地黄煎，补虚除热”（痈疽第二）。这是用补法来促使未溃者消散、已溃者速愈。

后世外科奉为圭臬的消、托、补三法，就是在孙氏这个思想上总结出来的。

《医宗金鉴·外科心法·痈疽总论歌·注》的入风学说，也就是《要方·丁肿痈疽·丁肿》的“卒然大风大雾、大寒大热，若不时避，人忽遇之”的阐明和发挥。

《要方·丁肿痈疽·丁肿》中苍耳子作外治于疖肿，至今还在广泛使用，疗效满意。

自《素问·生气通天论》第一个提出“因而饱食，筋脉横解，肠澼为痔”后，《金匮·五脏风寒积聚病脉证篇》也有“小肠有寒者，其人下重便血。有热者，必痔”之外，很少提到肛门的痔漏病。时至隋、唐，《诸病源流论》在卷十七中有“脱肛候”“谷道生疮候”“谷道赤痈候”及卷三十四的“痔疮诸候”六论。但以上都是语焉而不详，更无处理疗法，故在孙氏之前肛肠病论著处于空白，至《要方·痔漏·五痔》，才在中医外科病中出现了第一篇痔疮专业论著。根据他能把稍早几年出版的《诸病源候论》的牡痔、牝痔、脉痔、肠痔、血痔五痔一个无遗地搜集在内，可以证明在当时临床上所见的病种，是收集得比较完整的。而且痔漏的病因、症状及治疗方法也第一次从孙氏笔尖下谱出。在近代作为中医界的权威巨著《医宗金鉴·外科心法》，是痔科医师奉为圭臬的专业之著，虽然把五痔衍化为二十四痔，但其基本内容，还是孙氏精神。更难能可贵的是《要方》中痔科常用药如槐子、猬皮、大黄等，到今天还是在临床上必不可少之品。后世所有有名的外科著作除个别少数如王洪绪[①]《外科证治全生集》外，一般都把感染、痔疮、皮肤病、瘰疬、脏腑内痈、意外创伤及急救等项目搜集在内者，却是采用《要方》的模式来撰写的。

所以《要方》在外科方面邀功论赏起来，也决不在妇科、儿科、耳鼻喉科与伤骨科之下。

九、对营养卫生学的贡献

《要方》的“食治”一卷（卷二十六），比最早的营养卫生学家孟诜[②]《食疗本草》还早上几年。最有权威的忽思慧[③]《饮膳正要》(1330)更早678年。因之可以夸耀为最早的第一部营养卫生学著作。

药食同源，事实上药仅仅是暂时的救偏，而食则是日常生活中真正赖以维持健康甚至生命的东西。孙氏“安身之本，必资于食。救疾之速，必凭于药”（见《要方·食治·序论》），就要言不烦地一言道破。因之他更主张“夫为医者，当预先洞晓病源，知其所犯，以食疗之。食疗不愈，然后命药。”（见《要方·食治·序论》）的药治应在食治失效之后，才再取用的正确思想。其食疗的中心思想，有五大重点。

其一，食治为主，不得意才求之于药治。

其二，必先明了食物的禀性，然后因人因病而选进。

其三，不能贪味恣餐，狂饮大饱。

其四，食后要适当地将息。

其五，凡某种食物对某一种病特别有治疗作用者，务当加多进食。

这样研究饮食、营养、素食及其对健康影响的学问——营养卫生学，到1 300多年后的今天，还有其实用价值。

十、对美容术的贡献

中国自古以来，就很注意男子的龙章凤姿，女子的明眸皓齿，即使老年的也要矍铄翩然。因为不仅仅是为美容而美其风采的问题，更重要的是

---

① 王洪绪（1669—1749年）：名维德，别号林屋山人，清代吴县人。世代以外科名于世，撰有《外科证治全生集》不分卷。学术特点“以消为贵，以托为畏”，是外科全生派的创始人。

② 孟诜（621—713年）：唐代汝州梁（今河南临汝县）人。少时喜好方术，据说曾师孙思邈。撰有《食疗本草》3卷。但原书已佚，散见于《证类本草》《医心方》中，1984年人民卫生出版社有新版印行。

③ 忽思慧：元代蒙古族营养学家，曾任元代宫廷饮膳太医。撰有《饮膳正要》3卷。

仪表上的精神面貌。君不见三国时大政治家曹操请崔季珪作替身去接见单于，也是为了仪容。《山海经》①中已有不少用某药、取某物来“佩之”“食之”而求得抗衰保容的美好。至于贴鬓画眉，在我国一直是流传着的韵事。

《要方·面药》《翼方·妇人》的“妇人面药”“薰衣浥衣香”“令身香人”“生发黑发”几节文章，堪称中国美容方面最早而又较为完整实用的第一部美容术文献。在20世纪90年代深圳市、珠海市的中西美容院，绝大多数都以“中药”作标榜。他们所取用的几种中草药，也都出之于两部《千金方》。

孙氏在《翼方·妇人·妇人面药》中谓“面脂手膏，衣香澡豆，仕人贵胜，皆是所要。然今之医门，极为秘惜，不许子弟泄漏一法，至于父子间亦不传示。”可见当时受旧礼教束缚之深，医家也对这种美容医药不能不予以保密封锁。也可能为了谋利于禄而保密自守。正因为保密，致《史记·滑稽列传》：“主人留髡而送客，罗糯襟解，微闻香泽。”的与美容并列的香身法至今失传，是多么的可惜！但孙氏则偏偏秉着“圣人立法，欲使家家悉解，人人自知，岂使愚于天下”（见《翼方·妇人一·杂病》）的思想，把当时目为左道旁门或视为有失圣贤礼教的美容香身学公之于世。

他用较多的笔墨，把可供美容、香身的药方与药物，制成面脂、面膏、面粉、澡豆，用以泽润面容、芬芳身体、防止皮黑、生疮，并及于除狐臭、生发、染发、白发转黑的方法和治疗。

这几篇包括“面粉”在内的文章，是集古代化妆品之大成，在历代方书中，可称为前无古人、后无来者的不朽著作。

至于效果如何？似无可考数据，殊难回答。但再检阅一下清宫慈禧太后所用的长发香发、美容健齿方中，不乏为两部《千金方》所用或由此启发而新裁的方子可以作证（见《慈禧光绪医方选议》②）。

十一、对老年医学的贡献

对松寿鹤年的老人，华封三祝，是中国传统的美德之一。《礼·大学》谓：“上老老而民兴孝。”所以作为老年学的一个组成部分的老年医学，在医学体系中所占位置的重要性，也不言可喻了。

孙思邈以真人水平来研究《素问》的“上古天真论”和“四气调神大论”等对老年期的划分，老年期的生理、病理和老化症状特点的理论，当然比一般饱学之士、医林国手更上升一层。再做进一步深入探讨、阐明发挥。故他的洞察、研究、论点的精湛，远远青出于《素问》之上。

在老态描写方面，更能刻木三分，他总结出“心力减退，忘先失后，兴居怠惰，计授皆不称心”，甚至“饮食无味，寝处不安”“万事零落，心无聊赖，健忘嗔怒”（见《翼方·养性·养老大例》）的几个特征，从而抓住了体力、精力及内在的心理变态等特点。

老年病的治疗大法，孙氏归纳为饮食疗法和药物治疗。孙氏既为道教中人，所以更善于使用其吐纳、导引等修炼内丹方法来作为辅助。现在临床上还是恪守着这个指导思想来处理老年病，历1 300多年而不衰。

以孙氏善谈庄老，兼好释典，深受道释两教尤其是道教思想的影响，所以在有意无意中把两教的清静无为、六尘不染、五色皆空与儒家之“吾善养我浩然之气”（见《孟子·公孙丑上》）的修身养性方法，引进到医学中来，从而丰富了防病、祛疾、健身、抗衰、益寿、延年的内容。

孙氏更指出，除了《素问·四气调神大论》之外的防老延年法，还总结出：

1. 要稳定情绪，节制过度的用脑用力。用他的话来说，是“如膏用小炷之与大炷，众人大言而我小语，众人多繁而我小记，众人悖暴而我不怒。不以小事累意，不临时俗之仪。淡然无为，神气自满。以此为不死之药，天下莫我知也”（见《翼方·养性·养性禁忌》）。

---

① 《山海经》：写成于战国时代，又经秦汉加以增删而成。书中记述各地山川、道里、部属、物产、祭祀、医巫、原始风俗，往往参杂怪奇。晋郭璞曾加以疏注。

② 《慈禧光绪医方选议》：共搜集慈禧、光绪的医方391首而成。内中以保健的为多，关于美容方面也不少。1981年由中华书局出版。

2. 要注意饮食的清淡和节制。用他的话来说，是“乐恬淡之味”“食不可过饱”（见《要方·养性·序》）。

3. 要适当地活动和轻松的体力劳动。用他的话来说，是“流水不腐，户枢不蠹，以其运动故也”（见《要方·养性·道林》）。但又要避免“力所不胜而强举之，伤也”（见《要方·养性·序言》）。

4. 要养成卫生习惯。用他的话来说，是“第一勤洗浣，以香沾之，身数沐浴，务令洁净”（见《翼方·退居·养性》）。以及居处要“椽梁长壮，柱高间阔”“草盖令厚二尺，则冬暖夏凉”（见《翼方·退居·缔刱》）。

以上四点，是纲领性的关键所在，至于节欲、戒酒、忌烟，切忌贪嗜、不避风雨、居心不良等养生常事，当然也言之及之。

总之，他的两部《千金方》，都是在道教思想指导下来继承和发扬《内经》精神，参以自己经验体会而写成的老年医学重要著作。且看从宋代陈直[①]《寿亲养老新书》到清代曹庭栋[②]《老老恒言》的所有老年防衰保健专书，都是在孙思邈思想指导下写成的，就可以显示出孙氏在老年医学方面的真正价值。

十二、对预防医学方面的贡献

预防，为人类趋吉避凶的本能，即使在原始社会里，也早就学会了这套本领。但由于当时社会条件的限制，难以达到像今天那样的要求。同时尽管我们现在最先进的预防，是否能保证在一两百年之后的后人不指责我们的落后？所以在1 300年前的孙思邈时代，只能是由朴素的、迷信的和凭经验的三个支流混合而成的预防医学，我们有什么理由来苛求。同时更要想到，正是他们奠定的基础，架上了人梯，我们才有今天这样有系统、合乎科学的预防医学。

自《易·既济》提出“君子以思患而预防之”之后，中国人都知道并做到“居安思危”“趋吉避凶”的戒心常存。

这门科学，从秦汉时代（公元前219—前220年）就把它引进医学领域里来，终于发展到今天的研究预防和消灭病害、讲究卫生、增强体质、改善和创造有利于健康的生产环境与生活条件的一整套预防医学。在这两千多年中孙氏承上启下的功绩与贡献，是无法磨灭的。

他的预防思想和办法，在两部《千金方》中明显而忠实反映出来，例如：

《要方·妇人方上·养胎》的“儿在胎，日月未满，阴阳未备，脏腑骨节皆未成足，故自讫于将产，饮食居处，皆有禁忌”。这说明人入世之前，早已有预防措施。

《要方·妇人方上·产难》的“产妇虽是秽恶，然将痛之时及未产、已产，并不得令死伤、污秽家人来视之，则生难。若已产者，则伤儿也。”这是对产妇产子的双方保健，预防意外，因为这时是意外事故最易发生的时刻。

《要方·少小婴孺·初生出腹》的“小儿初生，先以棉裹指，拭儿口中及舌上青泥恶血，此为之玉衡。若不急拭，啼声一发，即入腹成百病矣”“凡天和暖无风之时，令母将儿于日中嬉戏，数见风日，则血凝气刚，肌肉牢密，堪耐风寒，不致疾病。若常藏在帏帐之中，重衣温暖，譬犹阴地之草木，不见风日，软脆不堪风寒也”“凡乳儿不欲太饱，饱则呕吐。每候凡吐者，乳太饱，空乳乳之，即消”。

《要方·少小婴孺方·客忤》的“欲防之法，诸有从外来人及有异物入户，当将儿避之，勿令见也。”

《要方·丁肿第一》的“卒然大风大雨大寒大热，若不时避，人忽遇之……变成痈疽丁毒恶疮诸肿”。

《要方·诸风》：“五月五日多取（瘽耳叶），阴干之，着大瓮中，稍取用之。若欲看病（指门诊或出诊）、省亲者，便服之，令人无所畏。若时气不和，举家服之。”

《要方·食治·序论》：“食啖鲜肴，务令简少。鱼肉果实，取益人者而食之。凡常饮食，每令节俭，若贪味多餐，临盆大饱，食讫觉腹中彭亨短气，

---

① 陈直：宋时人，元丰中为兴化令。撰有《寿亲养老新书》1卷。又称《养老奉亲书》。

② 曹庭栋：清代隐士，字慈山。所撰《老老恒言》5卷，成书于1773年。1981年上海书店排版发印时，改称为《养生随笔》。

或致暴疾。”这是饮食方面的保养。

《翼方·退居》“择地……必在人野相近，心远地偏，背山临水，气候高爽……”“看地形向背，择取好处，立一正屋三间……瓦盖之，四面筑墙，不然新垒，务令厚密……充念诵入静之处。中门外水作一池，可半亩余，深三尺，水常令满，种芰荷菱芡。绕池岸种甘菊，既堪采食，兼可悦目怡闲也。”这是居住方面的保养。

《要方·养性·序》“不自摄养而驰骋六情，孜孜汲汲，追名逐利，千诈万巧以求虚誉，没齿而无厌。故养性者知其如此，于名于利，若存若亡……是以其志闲而少欲，其心安而不惧，其形劳而不倦。气从以顺，各从其欲……”这是在性情方面的保养。

孙氏更针对一批小病大养，无病吃药自以为是保健而实是慢性自杀者提出了警告，谓“人体平和，唯须好将养，勿妄服药。药势偏有所助，令人藏气不平，易受外患。夫含气之类，未有不资食以存生，而不知食之有成败”（见《要方·食治·序论》）。

当然，孙氏在保健的预防学中，以时代的关系而或许涉有些不科学成分，这是无法避免的。尽管孙氏的种种思想、方法和1 300年后的今天不能一一符合，但这样的比较系统、完整、实用的预防医学，在他之前似乎没有见过。

十三、几首应用了上千年到今天还有生命力的常用方

用杨倓[①]《家传方·自序》中的“探天地清浊之源，察阴阳消息之机，顺四时之宜，借百药之功，以治人之疾者也”来赞美两部《千金方》中几首方剂，再贴切也没有了。否则为什么以下几方使用了1300多年而还在临床上一日不可无此君！

犀角地黄汤：它的清营解毒、凉血散瘀的作用，十分稳定。过去仅仅使用于疔疖、出血、发斑等病种。现在已扩展到急性白血病、肝硬化、过敏性紫斑等。纵然抗生素、激素睥睨一切，但还没有办法来把它排斥于临床。

三物黄芩汤：现在还为妇产科用于产后营血内热、烦躁阴亏等症。

温脾汤：一见于《要方·脾脏下·冷痢》，又见于《翼方·补益》。内容虽然前者有桂心无甘草，后者有甘草无桂心，但作用基本相同。现在临床上冷积便秘或冷瘀腹痛，泄泻难止，休作无时，四肢不温之症，还是非它不可。

苇茎汤：它的清肺祛痰、化瘀排脓作用可靠。所以在西学中队伍里很有知名度。凡肺脓疡、支气管炎、支气管扩张继发性感染，甚至麻疹中期，热性病余热难清等等，医生考虑用药时，包括西药在内总是在前三位之内。对其一型急性鼻窦炎，也有一定的疗效。

温胆汤：在临床上最常用的《太平惠民和剂局方》[②]二陈汤，不愧是一张临床上跌打不破的有效名方，纵横驰骋、摧枯扫烂于内、外、妇、幼各科疾病领域里。但却很少为人知道的是它是取之于《要方》温胆汤中四味药而成方。因之真正的贡献，不在《局方》而是《要方》。考痰证，未见于《内经》，到《金匮要略·痰饮咳嗽病脉证治》才在医学领域里第一次露脸。虽然很早就有“淡”。考“淡”字《文字集略》[③]疏为“澹通淡，胸中液也”。不管为淡为澹，但与医学尚无联系。所以张仲景的论痰，尚在初期阶段。至宋，《太平圣惠方》（992年）、史载之[④]《史载之方》（1117年）、《圣济总录》（1111—1117年）、陈言[⑤]《三因极一病证方论》（1174年）、严用和[⑥]《济生方》（1253年）、杨士瀛[⑦]《仁斋直指方》（1264年）等有名医学文献中，把痰

---

① 杨倓：宋代名医，但籍贯及生殁无考。撰有《杨氏家传方》。

② 《太平惠民和剂局方》：简称《和剂局方》或《局方》，10卷。宋太医局编，初刊于1078—1085年，是一部影响很大的方书。

③ 《文字集略》：见《中华大字典》“淡”。

④ 史载之：名堪，宋四川成都人，政和中（1111—1118年）进士。所撰《史载之方》2卷，梓于1117年。

⑤ 陈言（1121—1190年）：字无择，号鹤溪，宋浙江省青田人（《四库全书总目提要》作福建莆田人）撰有《三因极一病证方论》，又称《三因方》18卷，成书于1174年。

⑥ 严用和（1200—1268年）：字子礼，南宋庐陵（今江西吉安）人。他曾提出“补脾不如补肾”学说。撰有《济生方》10卷，书成于1253年。但佚散失传，中华人民共和国成立后从《永乐大典》中辑出编成《济生方》，于1957年在人民卫生出版社影印出版。在1980年人民卫生出版社又排印了《重订严氏济生方》，分41门。

⑦ 杨士瀛（约1208—1274年）：字登父，号仁斋，南宋福州怀安（福建闽侯县北）人，世医。撰有医书多种，内《仁斋直指方》4卷，内分12门，成书于1264年。

证一步一步地深入探讨之后，王隐君①的《泰定养生主论》，才把痰证基本上认识得“得窥全豹”，他的礞石滚痰丸一方，更是睥睨杏林，饮誉千古。逮明代以后，则各家更有增枝助叶，作锦上添花的发明。所以自张仲景至宋代之间的一段时间里，论痰的都未深入，且看《诸病源候论》(610 年)也只有寥寥十六论(在卷二十)。因之孙氏在这个时期里订出温胆汤，是令人惊叹的，而且到今天还在方剂学中稳坐着重要的交椅。可能也有人说，这方也是当时在临床上常用之方。即使的确如此，那么也像麻黄汤、桂枝汤等被张仲景所总结而得以传诸后世一样，也是厥功不小。

磁朱丸：《要方·七窍上·目病》名神曲丸，至今还是为眼科病、耳科病不可缺少的重要药品。它的商品药，满布全国及东南亚，久销不衰。

枕中丹：在《要方·小肠腑·好忘》中称为“孔子大圣知枕中方”的枕中丹，的确一如孙氏所谓“常服令人大聪”，现在在滋补药中仍然占着重要的位置。

小续命汤：现在临床上，仍为常用方，因之《成方切用》②认为是“此六经中风之通剂也”。

独活寄生汤：为现在对风湿性关节炎、类风湿关节炎、其他慢性关节炎、慢性腰腿痛、坐骨神经痛等属于肝肾两亏、气血不足证疾病的常用方。之后，有名治痹方剂如《妇人大全良方》的三痹汤、《百一选方》③的蠲痹汤等等，都是从本方衍化而来的。

驻车丸：孙氏凭着“用黄连以驻鹿车之骤”(典出《汉书·鲍宣妻传》的“与宣共挽鹿车归乡里”)，用干姜以策牛车之疲(典出《史记·淮阴侯韩信传》的“井陉之道，车不得方轨，骑不得成列”)的指导思想而订此方，故而名为“驻车”。世界上不乏美好的想象，未必能代表有美好的愿望，所以这里以效益来评议。因之在临床上来检验，此方凭它滋阴补血、固肠止痢的作用，对湿热久困，日久伤阴，下痢脓血，里急后重，脐腹疼痛，身热心烦的病症，可以收到预期的疗效，至今在内科领域里推崇为有效名方。

紫雪丹：在《翼方》中名紫雪，孙氏认为其色紫绛，大有绛雪出于紫台(仙人居信之处)而名“紫台绛雪”，最后截为“紫雪”两字。考紫雪丹有三种处方：

	赤金	寒水石	磁石	升麻	玄参	羚羊角	木香	犀角	沉香	丁香	甘草	滑石	芒硝	硝石	麝香	朱砂
《翼方》	☆	☆	☆	☆	☆	☆	☆	☆	☆	☆	☆					
《阎氏小儿药证直诀》④	☆	☆	☆	☆	☆	☆	☆	☆	☆	☆	☆	☆	☆	☆	☆	☆
《和剂局方》		☆	☆	☆	☆	☆	☆	☆	☆	☆	☆	☆	☆	☆	☆	☆

《温病条辨》⑤(1789 年)及现在全国法定处方(见《全国中药成药处方集》⑥)，1962 年都取用《和剂局方》。现在很多方剂书上把紫雪丹的出处都写作《和剂局方》，是错误的。我们应该纠正过来，是《翼方》。

紫雪丹凭它的清热凉营、解毒止痉、开窍安神的作用，治疗急性热病和麻疹、猩红热、脑炎、斑疹伤寒等，甚至败血症、脓毒血症、海绵窦血栓等严重病症。对高热烦躁、抽搐痉厥，都有立竿见影的疗效。尤其是在重症、危症的乙脑、流脑，有折旗斩将的奇功，更使中西医界对它拜倒。

除此之外，在方剂方面值得一提的是：

有名的《御药院方》天真丸，是在《要方·妇人方中·心腹痛》中三首羊肉汤、羊肉当归汤和羊肉生地黄汤基础上发展而来的。

《要方·脾脏下·热痢》的“下痢热者诸治不差方·乌梅、黄连”，至今还是内科医师经常取用的特效方。

---

① 王隐君(?)：名珪(也作圭)，字钧章，号洞虚子，因隐于虞山，故人称隐君，元时吴县人。撰有《泰定养生主论》16 卷。王氏对痰证最有研究与成就。

② 《成方切用》：13 卷，成书于 1761 年，分 24 类，搜方 1180 余首。作者清吴仪洛，字遵程，浙江省海盐人。

③ 《百一方选》：28 卷。宋王璆撰，字孟王，山阴人。

④ 《阎氏小儿药证直诀》：又名《钱氏小儿药证直诀》，3 卷，书成于1119 年。宋代钱乙撰，阎孝忠编集。现有 1955 年人卫版影印本。

⑤ 《温病条辨》：6 卷，清吴鞠通撰，吴名瑭，江苏省淮阴人，为温病学奠基人之一。

⑥ 《全国中药成药处方集》：人民卫生出版社出版，1962 年发行。

《要方·胃腑·痼冷积热》中竹叶汤，仍然为内热骨蒸、心烦津燥病的有效方，为现代医师所乐用。

如其我们把罗贯中①《三国演义》第九回中“留芳百世”改为“留方百世”来赞美孙思邈的两部《千金方》，其谁曰不宜。

十四、提倡综合疗法

宋代林亿的《新校备急千金方·序》谓“苟知药而不知灸，未足以尽治疗之体。知灸而不知针，不足以极表里之变”。这正是对孙氏医学思想的真实反映。谁能做到这点？接下去用回答的口气谓：“如能兼是，圣贤之缊者，其名医之良乎。有唐真人孙思邈。”孙氏自己也说过，谓“是以医方千卷，未尽其性，故有汤药焉、有针灸焉、有禁咒焉、有符引焉、有导引焉，斯之五法，皆急救之术也”（见《翼方·禁经上》）。

在孙思邈时代以前的医学著作：《难经》只谈理论，《素问》稍涉外治，《灵枢》《甲乙经》专采穴位针灸，《伤寒》《金匮》重于汤药，《肘后方》重急救丹方，《鬼遗方》专言外科，《诸病源候论》尚吐纳导引。各自“凭我单枪，制尔二竖”。逮孙氏出而综合疗法以完整的面貌问世。从此即避免了孤军作战，独木支撑的局面而提高了疗效。

孙氏在治疗上主张把针、灸、药、手法甚至禁咒、符箓也配合进行，丸、散、膏、丹交错取用，内治、外治包括精神疗法同时兼施。以尽量争取缩短疗程，减少痛苦为目的。认为“良医之道，必先诊脉处方，次即针灸，内外相扶，病必当愈，何则汤药攻其内，针灸攻其外。不能如此，虽时愈疾，兹为偶差，非医差也”（见《翼方·针灸上·取穴孔法》）。并批评那些“各承一业，未能综练众方”（同上）的医生。所以他采用针、灸、汤、散交替或同时使用来治疗复杂、顽固的疾病如脚气病等，都是最好的例子。

十五、几个了不起的发明和发现

1. 导尿　现在全球任何一所医院或诊所，导尿疗法是最最普通而又不可缺少的常规手段。但真正谁第一使用，是孙思邈。

《要方·膀胱·胞囊论》：“凡尿不在胞中，为胞屈僻、津液不能。以葱叶除尖头，内（古纳字）阴茎孔中，深三寸。微用口吹之，胞胀，津液大通，便愈”。

也许有人认为太粗糙，不卫生。但应该知道医学的进步，就是寄托在文化与工业，没有冶金术，永远也不会有金针。当时没有塑料管、没有橡皮管，竟能利用方便的天然管型物来导尿，实是巧夺天工了。

2. 提倡检查，可惜后继无人　要有效地治疗疾病，首先要有准确的诊断，要有准确的诊断，必定先要详细的科学性检查。纵然我们早已掌握了四诊，但还远远不够，只有在四诊基础上加一个查，成为“望、闻、问、切、查”的五诊才是。在这里倒可以说，孙氏是提倡“五诊”的先驱者。

“查”“诊”两字在中医书上是见不到的，但孙氏却已在那里静悄悄地实行起来。君不见《要方·少小婴孺方上》谓“谓之痉也。诸反张，大人脊下容侧手，小儿容三指者，不可复治也”。这样科学性很强的检查方式，以“容侧手”“容三指”的标准数据作依据，和20世纪的检查肝脏、脾脏及口腔科颞下颌关节的开合“一指”“两指”“三指”何其相同。这都是在孙氏之前所没有见过的。如其后世每代医生都能接受他的启迪而深入发展，恐怕现在也不至于对西医的检查瞠目而瞻其项背了。

3. 烟熏疗法的始创者　烟熏疗法，是药气借火气而趋达病灶的疗法。虽然《素问·血气形志》有“治之以熨引”，《灵枢·经筋篇》也有“在内者，熨引饮药”的熨，也是赖药气借火气而透入病灶所在之处，但方法完全不同而并非这里的烟熏疗法。孙氏此法，是在《要方·七窍病下·耳疾》：

作一坑，可容二升许，著炭火其中。坑似窑形，以砖覆口上，砖上作一孔子，容小指。砖孔上着地黄一升，以木盆覆之，以泥泥盆下，勿泄。盆

① 罗贯中（1330—1400年）：元明间钱塘人，一说山西太原人，名本。撰有《三国演义》（全名为《三国志通俗演义》）240回。

底上钻一小孔,可容筷。其孔上着三重布,以耳(有病的)孔当盆上熏。久若闷,去黄水(外耳道分泌物),发裹盐塞之。

《要方·诸风·风懿》:

治卒中风口㖞方,以苇筒长五寸,以一头刺耳孔中,四畔以面密塞之,勿念令泄气。一头内(古纳字)大豆一颗,并艾烧之令燃。

之后,《外台秘要》的疗咳饮烟法,《澹寮方》①的熏头风方,《御药院方》②的龙香散治偏正头痛以及在气管切开术未普及之前作为抢救急性喉梗阻的巴豆捻子烟熏法等等,都是向孙氏学习而得来的。毋怪乎今顿亮只卿③在《医事启源》中谓:"嗅烟……最为有效焉,千金疗咳熏法……"

4. 取用阴道塞药栓　《要方·妇人方上·求子》:"右十味,末之,以绢袋盛,大如指,长三寸,盛药令满,内(古纳字)妇人阴中,坐卧任意,勿行走急。小便时去之,更安新者。"

5. 第一人发现"三早"的重要性　"早发现、早诊断、早治疗"的三早,也是孙氏第一个人所发现和提出。《要方·风毒脚气·论风毒状》:"枉死者众,略而言之有三种,一、觉之伤晚,二、骄狠恣傲,三、狐疑不决。"觉之伤晚,当然为不是早期发现;一个骄狠恣傲者,必然刚愎自用,正当的言语不会接受的,所以也不会听你医生准确的警告与诊断的,即使早期诊断,也无助于事;狐疑不决者,必然因循误事,失去治疗机会。三者失一,哪有不枉死之理。与此相反,即使重症麻风病,但能及时早治,也可免于一死,所以孙氏指出"斯疾(指麻风病)虽大,疗之于微(指初起的轻微阶段),亦可即差(同瘥字)"(见《要方·痔疮·恶疾大风》)。即使其他的病,也是"感病轻微(指初期),易于医疗"(见《要方·序例·用药·或曰》)。

十六、保存了许多失传的著作

"无心插柳柳成荫"。世界上有许多事物是这样。孙思邈在写这两部《千金方》时,绝不会想到在保存亡佚书籍方面做了如此的贡献。

从西晋(265—316 年)、十六国(304—439 年)、南北朝(386—589 年)而至隋皇朝(581—618 年)350 年中绵连战祸,人民颠沛流离,非但当代的医学著作无法产生,而且已有著作也因之而散佚。直到唐代,国家统一,生产发展,交通发达,为科学、文化和医药学的交流与发展,提供了有利条件。孙思邈生逢盛世,他的两部《千金方》在稳定宁静环境中就得以大量地引用、摘录、转载了许多当时尚幸存而现在宣告失传的抄本、珍本、孤本甚至残本缺页的著作,使唐以前的医药成就不至于全部湮没毁灭而失传,或多或少保留到后世。

所以林亿等在《校定备急千金要方·后序》中谓:"孙真人之为书也,既备有汉志四种之事,又兼载唐令二家之学。其术精而博,其道深而通。以今知古,由后视今,信其百世可行之法也。"

且看两部《千金方》中摘录或转载唐前现已失传的文献,如《药对》《徐之才逐月养胎方》《小品方》《水经》《名医别录》《新修本草》《小儿方》等,如其没有两部《千金方》的摘录或转载,则从此即真的广陵散绝!

再看 1981 年安徽科学技术出版社的《唐新修本草(辑复本)》、1983 年天津科学技术出版社的《小品方辑校》与 1986 年人民卫生出版社的《名医别录(辑校本)》在恢复、整理工作中,两部《千金方》就显示及证明它在这方面的贡献。

十七、善于正确吸收外来医学学说

除号称古老的中医学外,世界上还有印度医学,在公元前三四千年时上古文献《阿闼婆吠陀经》731 首诗中不少是描述疾病及其治疗方法的。在公元前 700 多年的《苏希罗塔本集》里,就已对人体的血液循环作了朴素的论述。

当初印度称医生为"阿优吠陀"。阿优的意思是生命、年龄和寿命。吠陀的意思是知识。所以全文的意思是生命的知识者,也可以理解为长生之学。后人称这种医学为"吠陀医学"。

---

① 《澹寮方》:全称《澹寮集验秘方》,15 卷。元释继洪撰。

② 《御药院方》:11 卷。元许国祯撰。

③ 今顿亮只卿:日本有名汉医名家。撰有《医事启原》20 篇,在中国搜集于《皇汉医学丛书》中。

孙思邈时代，以佛学的兴旺，所以与印度的接触频繁，因之而医学也更多地输入。故而孙氏的吸收国外学说也必然以印度为主。

当时的印度文化对中国影响是巨大的，它甚至能把中国的历史左之右之。人尽皆知“开天辟地”的盘古，是一手创造“天、地、人”的中国第一位圣人，但没有人知道这个盘古氏确来之于印度。中国最早的著作，首推《山海经》[①]《楚辞》等，可是在这里面都找不到盘古的踪迹影像。

《楚辞·天问》中有“女娲有体，孰制匠之”的女娲；《山海经》中有“雷泽中有雷神，龙身而人头，鼓其腹”的伏羲；《礼记·月令》中有“其帝炎帝，其神祝融”的神农；《书·吕刑》中有“蚩尤唯始作乱……黄帝请问下民”的黄帝，而独独不见盘古氏，即使秦汉之际，也没有盘古。直到佛教传入中国之后的三国（220—280 年）时徐整《三五历纪》中才有“天地混沌如鸡子，盘古生其中，万八千岁，天地开辟，阳清为天，阴浊为地”（见《太平御览》[②]）。所以盘古的出现时间是在第三世纪之末，也就是佛教盛传中国之后。那么徐整的盘古又是怎样塑造出来的呢？他是以“梵天”为模特。梵天亦称大梵天，在印度称“婆罗贺摩”，是婆罗教、印度教的创始人，为婆罗门教、印度教中三大神之一。梵天出自“金胎”（即梵卵），他把卵壳分为两片，在上为天，在下为地。徐氏巧妙地把《易·乾凿度上》“太易者未见之气也，太初者气之始也，太始者形之似也，太素者质之始也，气似质具而未相离，谓之混沌”的“混沌”相结合而塑造出一个混沌世界，然后待盘古氏去开辟。这种学说，又影响到中医中药，李时珍在《本草纲目·鸡·鸡子·发明》中也谓：“卵白象天，其气清，其性微寒。卵黄象地，其气浑，其性温。”

所谓吸收，是吸取与接收，一个学说能使另一种学说摄入其内并与之融和或化合使之更完整提高。孙氏在这个问题上做得相当成功，而且更作为后世之法。其所以然者，有两个十分重要而又常常被人未加注意的手段，即“百川归海”样的善于容纳与“用夏变夷”法的不使中医变色。

1. 百川归海　每个人想干什么事，必然先有思想的指导。否则必然茫然妄动，一无成就。孙氏深深知道，要当好一位合格的大医，除了在本职内的学问深入钻研之外，一定还要开阔视野，充实知识。这个思想早就在《要方·妇人方上·求子第一》第二节的“至于学问，则随情逐物，堕于事业。讵肯专一推求至理，莫不虚弃光阴，没齿无益”一言中毫不隐讳地表达出来。孙氏就在这个思想指导下来吸收外来医学学说，那有不成功之理。

印度医学的一个很大特点，是主张对病人先“净身”。这个治法是否为接受了佛教“净心”“净口”“净名”“无垢”的影响？一如中医把五行的进入医学，那是无法得知了。所谓净身法，绝非中国宫阉的净身，而是先把病者身体内外荡涤得干干净净，手段不外乎取呕吐、泄泻和放血等等方法。只要病体洁净之后，用药取治才有效果，所以《要方·脾脏下·热痢》的开始九个“下之”“急下之”“更下之”，殊符吠陀医学这个学说。甚至孙氏念念不忘这个净身学说，错误地加到张仲景身上，《要方·序例·诊候》的“张仲景曰，欲疗诸病，当先以汤荡涤五脏六腑，开通诸脉”。其实张仲景的用泻法，仅仅局限于“此大便已鞕也，大承气汤主之”；“若腹大满不通者，可与小承气汤”，绝对不是“先以汤药涤五脏六腑”。而且张氏更强调“若汗多，其热不潮，未可与承气汤”，“微和胃气，勿令至大泄下”（见 1955 年重庆市中医学会编注本《新辑宋本伤寒论》第 208 条）。张子和[③]的“夫病之为物，非人身素有之也，或自外而入，或由内而然，皆邪气也。邪气加诸身，速攻之可也”（见《儒门事亲·汗下吐三法该尽治病诠》卷二），可知张氏独宗汗吐下尤其是吐下两法的学术思想，是直接接

① 《山海经》：称为夏禹、伯益所著，殊不可靠，最可能的为战国时作品，经秦汉有所增损。内容多怪异，保存远古的神话传说和史地文献材料很多。

② 《太平御览》：1 000 卷，宋李昉等 14 人奉敕编纂。太平兴国二年（977 年）开馆，历 8 年定稿，完成于 984 年。

③ 张子和（1156—1228 年）：名从正，号戴人，河南考城人，金元四大家之一。特点是擅用汗、吐、下三法而成家。所撰《儒门事亲》15 卷，成书于 1228 年之前。此外尚写有《治病撮要》《张氏经验方》等。

受孙氏间接接受吠陀医学的影响。

古印度的吠陀医学还有一个由“地水火风、和合成人”的“四大”学说。认为人体有101种病，“四大”各有一个101种，则全身即有四百零四种疾病。

如《要方·序例·诊候》“四气合德，四神安和……”;《要方·养性·道林养性》“将知四百四病”;《要方·养性·调气》“计成四百四病……冷热风气，计成四百四病……病有四种，一冷痹、二气疾、三邪风、四热毒”;《翼方·万病·耆婆治恶病》“疾风有四百四种”。

以上论点，都来之于吠陀医学学说，通过孙氏用“用夏变夷”的巧妙手法来使之国粹化，以冷来代表水，热来代表火，风来代表风，气来代表地而使岐黄医学与吠陀医学中间的鸿沟填平了，更进一步成为岐黄医学。吠陀医学“四气”之说，经过孙氏的引进，非但在医学上影响巨大，而且连民间都受到它的冲击波，例如《三国志平话》[①]卷上的“学究用手揭起匣盖，见有文书一卷，取出看罢，即是医治四百四病之书”,《倩女离魂》[②]第一折“三十三天觑了，离恨天最高四百四病害了，相思病怎熬”,就可证实。

孙氏还十分崇拜印医耆婆，在两部《千金方》中，屡屡提到他。并引用了他的万病丸、消石酒方、大白膏、大黑膏等十多首耆婆的方药。更欣赏耆婆的“天下物类皆是灵药，万物之中无一物而非药者”(见《翼方·药录纂要·药名》),为之记载于著作中，而且还不折不扣地照样去发掘新药。

孙氏全套引进了天竺国婆罗门法的按摩，在《要方·养性·按摩法》中做了详细介绍，还不惜笔墨转录了18个全部操作过程，完整无缺。总之，孙氏是抱“偶逢一方，岂怯千金”(见《翼方·禁经上》),“驰百金而徇经方”(见《翼方·序》)的精神来追求一方一药、一技一智的，包括外来医学。

此外，零零星星散见于两部《千金方》中还不少，如“胡运迦摩罗病，世医拱手无方”(见《翼方·万病·耆婆治恶病》),“有天竺大医耆婆”(见《翼方·药录纂要》)等等。

孙氏对这些外来方药的研究、探讨、实验、总结、推广及记之于笔墨，已经十分艰巨了，可是更困难的是用中医传统理论来溶解于实践观察、理论检验中，使它成为中医辨证论治的武器。且看：

婆斯盐(见《要方·七窍病上》)。

匈奴露宿丸(见《要方·胃腑·痼冷积热》)。

诃黎勒蜜丸(见《要方·肺脏·积气》)。

戎盐、西蕃阿魏(见《翼方·本草上》)。

婆律国膏香、西域毗梨勒、西戎底野迦(见《翼方·本草中》)。

除天竺医之外，在盛康之世，国内外的兄弟民族也相处得很好，所以民族医学也得以有交流的条件。如西州(现在新疆吐鲁番市及鄯善县一带)的续命汤、蛮夷酒、露宿丸，以及波斯大秦(当时称罗马帝国东部为大秦，因为该处风土人情接近中国)的悖散汤等。

在养老食疗方面采用了北方游牧民族所喜食的乳、酪、酥等，而且对它的性质、作用加以探讨。但又告诫老年人在“夏至以后，秋分以前，勿进肥浓、羹臛、酥油酪等”(见《翼方·养性·养老食疗》)以适应长江、珠江流域居民的体质禀赋、生活习惯。

孙氏为什么主张集思广益?他的回答就是“方今医者，学不稽古，识悟非深。各承家技，便为洞达。自负其长，竞称彼短。由斯对执，卒不得挹其源流”(见《翼方·禁经上·论曰》)的思想，起到了主导作用。

2.用夏变夷　孙氏肯定读过《淮南子·氾论训》的“百川异源，而皆归于海”,因而他的研究和运用医学时就反映出这个思想。所以他没有狭隘的保守思想，对外来学术思想不是拒绝或视而不见的态度，而是用欢迎的态度来引进、研究和应用。但他毕竟是登孔孟之堂、入儒家之室的人，所以对孟轲的教诲，更拳拳服膺地执行。孟子曾谓：“吾闻用夏变夷者，未闻变于夷者也。”(见《孟子·滕文公》)所以他对外来学说的理论探讨、临床运用，都在恪守不渝地抱着“用夏变夷”的思想来

---

① 《三国志平话》:成书于元朝，为《三国演义》的蓝本。

② 《倩女离魂》:元代有名的杂剧剧本，作者郑光祖，取材于唐小说《离魂记》故事。

处理。

这一时期，唐代国内民族关系增强，交往频繁密切。对外关系也采取开放政策，史学家称为“贞观之治”到“永徽之治”达三十年之久，孙氏一生中黄金时代也有幸而躬逢盛世。以西北陆路和东南海路为主要的两条丝绸之路，与朝鲜、日本、印度、巴基斯坦、阿富汗、伊朗和阿拉伯等许多国家和地区发展了政治、经济、文化、医药上的广泛交流，使节、商贾、僧侣往来频繁，外来医学、药品也随之而源源不竭地输入或输出，给医学与本草学灌注了新的血液。

当时的内外交往虽然很旺盛，但只有印度以佛与医的关系而占居首位，对医学的影响也最大。如其孙氏迷信“一切外来的好”“月亮在外国更圆”而把印度医学请进了中医堂室之内来指导、指挥、改造、统治了中医，那么恐怕20世纪的今天，中医早就“无噍类”矣，所存者唯“吠陀医学”的中医！

我们看孙氏如何把外来医学与中医传统学说相结合、融化、改造成为中医的东西，且看以下几个例子。

《要方·序例·诊候》“吠陀医学”的“地水火风”作了以下的匹配对照：

吠陀医学	生理活动	不调（有余）	去（不足）
火	火气	举身蒸热	身冷
风	风气	全身僵直，诸毛孔闭塞	气绝
水	水气	身体浮肿，气满喘粗	无血
地	土气	四肢不举，言无声音	身裂

同时还把“火”隐射为心，“风”隐射为肝，“水”隐射为肾，“地”隐射为脾。

我们再看《要方·脾脏下·热痢》中九个“下”：

净身之法	当下之	急下之	下乃愈	当下之	当下之	当下之	宜下之	急下之	更下之
取用原因	有宿食	实也	当有所去	有宿食	实	中坚者	有燥屎	其心下坚	为下不尽

孙氏取用净身法，是有选择的，并非不问虚实、寒热而恣意泛用。明白的说来，他已用中医传统理论来使这个“净身法”转变为中医的“净身法”。这就是孙氏的“用夏变夷”手段，使外来的学说为我们利用。换一句话，就是把“吠陀医学”加以改为中国传统医学的一个内容。

孙氏把吠陀医学“净身”作用的“欲疗诸病，当先以汤荡涤五脏六腑”论点，巧妙地轻轻引导纳入中医理论的轨道上来，谓“开通诸脉，治道阴阳，破散邪气，润泽枯朽”。

在《要方·养性·调气法》的用夏变夷手法，更是天造地设的神妙。他解释“四百四病”，丢掉了“吠陀医学”本来的意义，新创了“百病不离五脏，五脏各有八十一种疾”学说。的确，以81病乘以五脏之五，得数为405。虽然多了一个“一”，但中国向有“缺则积而闰之、余则舍而去之”，则恰巧为404。这八十一，从九的自乘而来，中国古代就认为“陈其九九，以为数生”（见杨雄①《太玄经》）。甚至更认为是天数，《管子·轻重》：“作九九之数，以合天道。”且看周代官制，就已有“天子有八十一元士”的规定。医学经典著作《素问》《灵枢》《难经》也都是九九八十一篇。所以在这里不能不感到孙氏利用、改造外来学说的苦心，更钦佩他的匠心独运、智慧天才地来把一个外来学说在轻描淡写中改成突出中医风格的为我所用的国粹。

“吠陀医学”的学说，原出于“四大”“六大”。“四大”指地水火风四者，内中又有“假四大”与“实四大”之分。“假四大”是指客观存在的、人们所见到的土地、流水、火焰和空气流动的风。“真

① 杨雄（公元前53—公元18年）：西汉四川成都人，字子云，为汉代大文豪。所撰《太玄经》，全书分为一玄、三方、九州，二十七部、八十一首。用三分法把事物变化机械地纳入以“九”为基础的格式中。

四大”又称“四界”或“四大界”。内容为：一地大，禀性坚韧，支持万物；二水大，禀性温润，收摄万物；三火大，性温煊和，调熟万物；四风大，性好活动，生长万物。

如其扩大一些，则成“六大”，是：五空大，指事物的虚幻莫定；六识大，指一切精神活动。

现在再对照一下《要方·养性·道林养性》的：

将知四百四病，身手自造，本非由天，及一朝病发，和缓[①]不救，方更诽谤医药无效，神仙无灵。故有智之人，爱惜生命者，当自思念，深生耻媿，诫勤身心，常修善事……

很明显地看出孙氏由“假四大”而进入“实四大”，再由“实四大”而领会到“六大”。纵然层层深入，但终以中医传统理论来结束全文，把四大、六大学说，充实了中医。

孙氏在《要方·养性》中全部照录了天竺国婆罗门的“瑜伽按摩”。但巧妙地踵接着又抄录了“老子按摩法”，而且内容比“瑜伽按摩”多了一倍以上(前者21行，后者50行)，用来把外来的按摩稀释到不居主位的位置。孙氏尚未之为足，又加上了“调气法”一节，把已经屈居宾位的“瑜伽按摩”更下降到宾中之宾，从而显示出还是中国的东西是主。这又是另一种“用夏变夷”的手法。

所以孙氏的准确对待吸收外来学说态度与方法，永远是我们百世之师。同时我们再找一个吸收外来学说工作方法来做对比。当鸦片战争打开了中国紧闭的大门之后，在一片洋务声中，大家也注意到他山之石的重要性，吸收了许多泰西医学，可惜都没有孙思邈这样思想和做法。请看光绪十二年(1886年)美医洪士提反的《万国药方》[②]，由洋务翻译局译成中文，拟把西方新药介绍到我国来扩充中药的内容。该书是这样吸收的。

例一，下醋酸铜，旧名铜养炭轻养，结冰，绿色，味似铜。治恶疮。

例二，醋酸桂，结冰如芒针，味苦无臭，每服一至五林士，解热用。

例三，玛替哥，主治白浊，在溺管内发其力。

请看如此吸收，怎能给中医来利用？但万幸的正是没有用它而今天还有中医的存在。

这里再举一个例子：成书于1694年的《本草备要[③]·辛夷》也有一节吸收西方医学，有：“金正希先生尝语余曰，人之记性，皆在脑中。小儿善忘者，脑未满也。老人健忘者，脑渐空也。凡人外见一物，必有一形影留于脑中。思今人每记忆往事，必闭目上瞪而思索之，此即凝神于脑之意也。”外来医学学说是吸收了，但十分可惜，孤单单的一节没有消化的文章，吸而不收，有等于无。二者(《千金方》与《本草备要》)对照，更显示出孙氏的才能。

通过以上资料，可以看出孙氏对外来学说的利用，全凭“百川归海”“用夏变夷”八字诀。内中“百川归海”尚易，而“用夏变夷”实难。因之笔者希望从事中西医结合的同道，务须学会了孙思邈一套吸收外来医学本领与思想之后，然后再展开工作，以避免中医之学在体面而光荣中消失！

十八、疾病与梦的问题

《要方·序例·诊候》的记述：

阴盛则梦涉大水而恐惧，阳盛则梦蹈火而燔灼，阴阳俱盛则梦相杀毁伤。上盛则梦飞扬，下盛则梦堕坠。甚饱则梦与，甚饥则梦取。肝气盛则梦怒，肺气盛则梦恐惧哭泣，心气盛则梦喜笑及恐畏，脾气盛则梦歌乐体重、手足不举，肾气盛则梦腰脊两解而不属。此十二盛者，至而泻之立已。厥气客于心，则梦见丘山烟火；客于肺，则梦飞扬，见金铁之器奇物；客于肝，则梦见山林树木；客于脾，则梦见丘陵大泽，坏屋风雨；客于肾，则梦见临渊，设居水中；客于膀胱，则梦见游行；客于胃，则梦见饮食；客于大肠，则梦见田野；客于小肠，则梦见聚邑街衢；客于胆，则梦见斗讼自刳；客于阴器，则梦见交接斗内；客于项，则梦见斩首。客于脖，

① 和缓：指战国时医和、医缓两名医。

② 《万国药方》：8卷，六眼线装本，现国内恐仅存一本，为作者所珍藏。

③ 《本草备要》：不分卷，清代汪昂许多著作中之一部，成书于1694年。

则梦见行走而不能前进，乃渠阱窌中居；客于股，则梦见礼节拜跪。客于胞脏，则梦见溲溺便利。凡此十五不足者，至而补之立已。善诊候者，亦可深思此意，乃尽善尽美矣。

《翼方·养性禁忌》的记述：

一体之盈虚消息，皆通于天地，应于物类。故阴气盛则梦涉大水而恐惧，阳气盛则梦涉大火而燔焫。阴阳俱壮，则梦生杀。甚饱则梦与，甚饥则梦取。是以浮虚为疾者则梦扬，沉实为疾者则梦溺。借带而寝者则梦蛇飞鸟，衔发者则梦飞。心躁者梦火，将病者梦饮酒歌舞，将衰者梦哭。是以和之于始，治之于终，静神灭想，此养生之道备也。

孙氏的言梦，后人颇有微词，认为唯心迷信。其实病与梦的联系，肇于《素问·方盛衰论》《灵枢·淫邪发梦》，甚至《金匮·五脏风寒积聚病脉证并治》中也有"心气虚者，其人则畏，合目欲眠，梦远行而精神离散"的记述，所以孙氏不是没有根据。稍前于《要方》一些时间的《诸病源候论·虚劳喜梦候》中更是有段文章谈梦。而且孙氏文中不少的即从《诸病源候论》中移植过来的。所以孙氏没有理由来承担唯心和迷信的责任，又如东晋谢安（320—385 年）梦鸡，自知将死。因为鸡在十二生肖中值"酉"。不久果于孝武帝太元十年逝世，因为该年甲子是"乙酉"（见《幼学琼林[①]·疾病·死丧》）；后唐（923—936 年）刘赞，梦吞金龟而文思大进，后梦吐出金龟而不久即死（见《古事比[②]·梦寐》）；唐代李白梦见笔头生花而文思大进（见《开元天宝遗事[③]·梦笔生花》）。虽然事属离奇，但也不能一概以迷信目之。况且国外医学界也正在展开梦与病的研究，而且还有不少新的发现和理论。

我们更应该知道，这样从病理学角度上来研究梦，与迷信唯心的"详梦术"务必严格分清，绝不允许混为一谈。

十九、怎样来看待两卷"禁经"

《翼方》两卷"禁经"（卷二十九、卷三十），一直是后人尤其是中华人民共和国成立以后指责的靶子，进入 20 世纪 60 年代，大有群起而攻之之势。罪名不外乎是唯心、迷信、荒诞、糟粕等等。这种指责的理由是充分的、批评是准确的。本来嘛，揭示事物发展的客观规律和探求客观真理的科学面前，不论古人与今人都是平等的。

但我们更必须知道孙思邈毕竟是 1 300 年前唐代人物，同时更要冷静地洞悉一下"禁经"在当时的地位、作用和与医学的关系。

禁法的内容实质，早在"第五章·真人"中"二·孙思邈的道教思想，（三）符箓派的入幕之宾"中谈过，而且介绍得比较详细，这里不作重复，但也必须补充一些当时的情况。

考禁法，肇于嬴秦，盛于两汉，历南北朝、隋、唐而至于赵宋。虽然之后即告衰落，但这微弱的一息，不绝如缕地残喘苟延到明、清，直到中华人民共和国成立之前，尚可在民间偶尔一露面目。当然，在人们的头脑里科学细胞逐渐密度增高与无神论占有整个思想领域的时代里，势所必然地已无立锥之地。

在孙思邈时代，于高级知识分子队伍里，有不少人乐于此道，更妄论涉猎、善谈、研究老庄学说的人。所以孙思邈而谈禁法，更在情理之中。

至于禁与医学的关系，在前论已言之详矣。这里重点谈一谈当时的医事制度与医界大事。根据《南齐书》《魏书》《隋书》《旧唐书》《新唐书》的"经籍志"或"职官表"或"百官志"以及《唐六典》[④]《唐律疏义》[⑤]《历代职官志》[⑥]的记载，可以了解如下。

---

① 《幼学琼林》：4 卷，清代程允升著。初名《幼学须知》，后经邹圣脉增补，改为今名。

② 《古事比》：52 卷，275 门。清代方中德辑著，成书于 1706 年。

③ 《开元天宝遗事》：4 卷，简称《开天遗事》。五代王仁裕撰纂，采集民间传说中的唐明皇时期遗事，笔录而成。

④ 《唐六典》：30 卷，为《新唐书·百官志》的蓝本。

⑤ 《唐律疏义》：30 卷，唐代长孙无忌等撰。

⑥ 《历代职官表》：63 卷，清代纪昀等奉敕编纂。

在医事方面，我国历来就是靠师徒、父子传授的方式，甚至今天的中医还是如此。至刘宋时元嘉二十年（443 年），秦承祖奏置医学博士，用以教授医学于第二代，从此开始有了初级形式的医学教育机构，在培养人才方面开辟了一个广阔的门道。南齐武帝永明九年（491 年），吴兴①大水，疫疠因之猖狂，乃立“廨”以收养、治疗给药。所谓“廨”，是民间自发性组织起来的以救济灾民的寒衣、粗粮及治病的慈善机构。这是在医务事业上中国第一个私立慈善医院的最早形式。北魏宣武帝十年（510 年），平阳郡的禽昌、襄陵两县大疫，帝（拓跋元恪）诏敕太常，别立一馆，使京畿内外疾病之徒，咸令居处，严敕医署，分师疗治。这是这种慈善医疗机构，升级为官办。十二年（512 年），肆州②地震陷裂，死伤甚多。遣太医、折伤医，并颁所需药，就治之。这是在抗灾救灾中的临时性医疗机构的开始。隋文帝开皇元年（581 年），诏太医署属太常寺。这是隋王朝开国之初，第一件事是把太医署的归属，隶属于专掌礼、乐、郊庙、社稷事务的太常寺领导与管理。文教与卫生的归口可能从此开始。唐高祖武德元年（618 年），置尚药局、太医署。其属有四，曰医师、针师、按摩师、咒禁师，凡课药之州，置采药师。这是医药界中的五个职称：专以药物治疗的为医师，针灸的为针师，按摩的为按摩师，用符箓禁咒的为咒禁师，专事药的为药师，地位等级相同。在此一举中，可以看出李渊一执政，入手即抓医药事业，而且具有大幅度革新的意义：其一，规定了医师、药师的职务、职称；其二，历来医生自己采药、制药，职业采药者也可治病，医药难以分家的局面，也因社会越发展分工越精细的规律而二者明确的分工。武德七年（624 年），设太医署的教学机构，这是世界上最早的医学院校。武德九年（626 年），置医博士一人，助教二人。这是在太医署内部的调整。太宗贞观元年（627 年），减置医博士之助教一人，又置医师、医士佐之，掌教医生学习《本草》《甲乙》《脉经》。减置按摩博士一人，又置按摩师、按摩工佐之，教按摩生以消息导引之法，除人八疾。李世民在执政的第一年，也就是召见孙思邈入京的那年，即大事整顿，而使医药制度更臻善美。

当《要方》脱稿后一年的永徽四年（653 年），国家又颁布了关于医药法，内有：合和御药误，不如本方及封题误，造畜蛊毒以毒药药人，医违方诈疗病，医合药不如方，妇人怀孕犯死罪，拷决孕妇等刑法。

在孙氏在世的时期中，医学的分科情况，大体如下：

分科
- 医科
  - 体疗——相当于现代的运动科
  - 少小——相当于现代的小儿科
  - 疮疡——相当于现代的外科
  - 耳目口齿——相当于现代的五官科
  - 角法——相当于现代的拔火罐（理疗）
- 针科——相当于现代的针灸科
- 按摩科——相当于现代的推拿、气功科
- 咒禁科——相当于现代的精神疗法

其中咒禁一科，非但是临床上与所有医科平肩并坐的一个科目，而且在教学中也是列入重点教学内容。

所以我们打开两部《千金方》的内含科目来对照，与此完全一样。那么试问孙思邈有什么理由来把“禁法”排之于外而不予写入。这咒禁一科是为当时临床上需要的、教学上列入的、政府承认的和太医署规定的作为治疗手段之一的一个项目，是不能不写入的。所以如其欲加之罪，就一如责备三宫六院的皇帝犯了婚姻法。至于今天我们废除它、摈弃它，这是我们的事，与孙氏毫不相干。

此外，医学是多学科的，和它周围的事物，更不可能毫无影响。当《内经》在撰作过程中，正是阴阳五行学说从萌芽到发展到鼎盛时代。例如《国语·周语》“阴阳分布，震雷出滞”“今三川实震，是阳失所而镇阴也。阳失而在阴，川源必塞”。《左传·襄公二十六年》：“天生五材，民并用之，废一不可。”

《国语·郑语》：“以土与金木水火，杂以成百物。”《书·洪范》：“水火者，百姓之所资生，是为人用”“水曰润下，火曰炎上，木曰曲直，金曰从革，土爰稼穑。”在周围事物的影响和渗透下，当然《素问·六元纪大论》会得有“夫五运阴阳者，天地之

---

① 吴兴：今浙江省吴兴县。
② 肆州：今山西省代县西。

道也。万物之纲纪,变化之父母,生杀之本始,神明之府也”的学说以感应。由此可知,我们古代任何政治、军事、经济、文化、医学都在这个圈圈里转,即使你不想转,也会身不由己地大转特转而自己却感觉不到。尤其是中医学,都从《素问》《灵枢》中孕育出来的。你抛弃了它,你即没法来谈中医。

隋、唐初期,在农业、手工业、商贸业发展的基础上科学技术有突破性的进展。如隋代卢太翼①的占候算历之术,耿询②制造出水力转动的浑天仪,裴矩③画出《西域图记》的平面地图,唐代李淳风等注释《十部算经》三次方程的解法,魏王李泰④命萧德言⑤、顾胤⑥等撰写《括地志》⑦等等,不论在天文、地理、数算及其他实用科学方面高度成就,这样的冲击波肯定要冲进并动荡到医学领域里来的。为了适应时代要求,再明白而坦率的说来,是不允许你离开当时的时代气息而作真空的星外人,所以孙氏也及时地提出了必须“五行休王,七曜天文,并须探赜”(见《要方·大医习业》)的要求来适合潮流。那么他有什么理由来把当时国家承认、医政规定、医生研究、民众取用的在医事各科中占有一席之地的“咒禁科”摈弃不录呢?我们再细读两部《千金方》,孙氏基本上每一种疗法的章节中都附有病例来证明疗效,而独独“禁经”中付之阙如,那么孙氏的良苦用心,我们有心人也能体会得之。至于现在我们用不用它,那是我们的事,等于我们对待《素问·腹中论》的“治之以鸡矢醴,一剂知,二剂已”一样。

所以徐灵胎较为客观,对于禁方的看法,是“又有古之禁方,传之已广,载入医书中,与经方并垂,有识者自能择之也”(见《医学源流论·禁方论》)。

二十、白璧之瑕

本来世间金无足赤,玉有微瑕。评价极高、后人赞誉为质朴流畅的《陶渊明集》⑧,尚且被萧统⑨批评为“故更加搜求,粗为区目,白璧微瑕者,虽在闲情一赋”(见《昭明太子集·陶渊明集序》)。所以把两部《千金方》予以爬梳,当然有它的不足之处。

1. 引证失实　多处引证,往往和被引者的口气不相符合,例如张仲景曰:“欲疗诸病,当先以汤荡涤五脏六腑,开通诸脉,治道阴阳,破散邪气”(见《要方·序例·诊候》)等语,根本不是张氏的口气和医学思想,明明是印度“吠陀医学净身”的说法。孙氏这里一错,也即《要方》影响了后世,之后1232年的陆九芝⑩也追随而错误,在他的《世补斋医书⑪·补后汉书张机传》中把《要方》从“欲疗诸病,当先以汤荡涤五脏六腑”到“无地消散,病笃而死”一段257个字,一字无遗、一字不错地照录下来,使一位伤寒大家成了“吠陀医学”派的医生。

2. 过分夸张　“芫花散,治一切风冷痰饮癥癖痞疟,万医所不治者,皆治之”(见《要方·胆腑·万病丸散》)。接下去谈到疗效时,谓“神物效灵,不拘常制,至理关感,智不能知”,这种不可知论的思想,不能不搬出了“神”来解释。

不过话又说回来,中医古书中大多是过分夸张“神效”“其效如神”的,岂独孙氏一人。

3. 自相矛盾　既谓“原夫霍乱之为病也,皆曰食饮,非关鬼神”(见《要方·膀胱腑·霍乱》),多么科学。但又称:“凡小儿所有魃病者,是妇怀娠,有恶神导其腹中胎”(见《要方·少小婴孺方上·客忤·小儿魃方》)。

既谓“人体平和,唯须好将养,勿妄服药,药势偏有所助,令人脏气不平”(见《要方·食治·序论》),揭示出对乱进药的害处。但又称“常宜服

---

① 卢太翼:隋代河间人,不求荣贵,隐居五台山,善占候历算。晚年目盲,以手摸字以读书。

② 耿询:隋代丹阳人。滑稽善辩,伎巧绝人。

③ 裴矩(?—627年):好学,有文藻智数。仕北齐,作有《西域图记》三篇。

④ 李泰:唐太宗第四子,封邑于魏,好学能文。

⑤ 萧德言:唐贞观间历任著作郎、弘文馆学士,能文。

⑥ 顾胤:唐代吴人,永徽中历迁起居郎,兼修国史。

⑦ 《括地志》:又称《坤元录》,550卷,今佚。

⑧ 《陶渊明集》:7卷。晋代陶渊明撰。

⑨ 萧统(501—531年):字德施,为南朝梁武帝之子。好文学,博览群书,年31岁卒,谥昭明太子,遗有《昭明文集》30卷,今本分为60卷。

⑩ 陆九芝(1815—1887年):名懋修,清代江苏元和人,喜谈五运六气之说。

⑪ 《世补斋医书》:33卷,分正续两集,清代陆九芝撰,刊于1884年。

药，辟外气和脏气也”（见《翼方·退居·论曰》）。

既反对处方用药大多而谓：“穷幽洞微，用药不过二三，灸炷不逾七八，而疾无不愈”（见《要方·序》）。但自己处方用药（丸剂方不在内）超过三十味者屡见不鲜，甚至天门冬大煎有四十六味（见《要方·胆腑·胆虚实》）。

所以孙氏的思路是比较复杂的，既是“子不语怪”的儒家，又是“谈仙说易”的道家。尽管你想如何融合协调，终究还要龃龉枘凿。但幸而在整个思想中所占比例还是很小很微。可以借用茅盾[①]的话，是“这一切小毛病，只是白璧微瑕而已”（见《1960 年短篇小说漫评》）。

4.“房中术”问题　比“禁经”被指责得更严厉的是一篇“房中补益”（在《要方·养性》的第八节）。考房中补益即房中术，这是古代方士、道士用运气、逆流、采战三个环节组成的节欲、保气、养生之道。它的作用，引用他们自己的话来说，是“或以补救伤损，或以攻治众病，或以采阴益阳，或以增年益寿。其大要在于还精补脑一事耳”。但十分可惜，一如境界极高的艺术品素描人体画，在俗人眼里就沦为性感的黄色画一样，终于作为剥削阶级糜烂生活中一个丑事。

孙思邈永远也不会想到，在身后 1300 年之后，竟然为了这篇“房中补益”闹出了一件轰动整个中医界的很不光彩的新闻。事实是日本丹波康赖氏于日本永观二年，也即中国北宋太宗雍熙元年（984 年），以两部《千金方》作为蓝本而写成《医心方》，“房中术”当然也在取用之中。1955 年人民卫生出版社把日本浅仓屋藏版影印发行。1958 年某老中医竟然和女徒弟也如法炮制，造成了全国中医界一片讨伐之声。于是卫生部下令收回已经出售的《医心方》，予以焚书毁版而了事。当时发行 4 500 部，除库存、未售出及收回之外的流传在外的尚有百余部。这百余部，也如集邮一样地成为珍本了。

笔者弱冠之年（20 岁左右，为 1931 年前后），从浙江嘉善西塘名医钟道生先生游，他藏书很丰，一以自娱，一以供生徒们学习。他几部《要方》却撕去了“房中补益”一篇，今天才知他老人的用心良苦。

孙氏此篇，肯定是根据“治病、保健、延年”而作为保健养生一个内容而搜集的。写者无心，后遗有患，毋怪乎被后人所非议指责。

或谓“房中术”无罪，乃是读者的“酒不醉人人自醉”耳。但不管如何欲人不醉，还是无酒为上策。因为它在医学上的作用，毕竟还是一个未知数，删之也未必可惜。虽然时历逾一个甲子，但尚未忘掉我老师的聪明。

房中术一节，的确是两部《千金方》的白璧之瑕，但对两部《千金方》的价值并无损害。我很同意《四部寓眼录》[②]的“有言房中术者，但可供检阅而已，至其议论之佳者，则不可废也”评语。

5. 转载问题　有人用柳宗元语“其浑而类者少，窃取他书以合之者多”（见《柳先生集·辩文子》）来指责《翼方·痈疽上》中三节文字有剽窃之嫌。

“黄父相痈疽论第一”与《刘涓子鬼遗方》卷四“黄父痈疽论”雷同。从第一句“九江黄父相痈疽论黄帝问于岐伯”起，至“不斩去者死”。二者仅仅个别虚字有所各异之外，完全一样。

“诊知是痈疽法第四”与《刘涓子鬼遗方》“相痈疽知是非可灸法”，也完全相同。仅仅个别虚字有些不同。

“诊痈疽有脓法第五”与《刘涓子鬼遗方》“相痈知脓可破以未”也完全一样。在《翼方》中除了个别字同和多了一句“不尔侵入筋骨也”之外，也是一式两份。

其实这是转载，在历代医学文献中更屡见不鲜，不能与剽窃同日而语。

假如《刘涓子鬼遗方》今天已告失传，那么正是这个转载而使古代不至于绝迹于尘寰，相反的又是大功于医林了。

二十一、在中医学术上的地位

根据《隋书·经籍志》记载医籍书目，虽有百余部之多，但能保存到唐代，也已凤毛麟角了。除

① 茅盾：近代大作家，即沈雁冰。
② 《四部寓眼录》：3 卷，作者署为海宁周广业。

了孙氏把它转载下来而得以使我们看到读到之外，更予以整理的医方，在《要方》有4 500百余首，在《翼方》中有2 000余首，给我们留下了一份极为丰富的医学宝库遗产，更搜集了黄帝、岐伯、扁鹊、张仲景、华佗、陈延之[①]、支法存[②]、崔氏[③]、刘涓子[④]、范王[⑤]、徐嗣伯[⑥]、徐之才、皇甫谧、葛洪、高阳负[⑦]、甄权、张文仲、张笛[⑧]、王叔和、耆婆[⑨]等名医的名言、医方之外，还向河内太守魏夫人、京氏五君、道人深师、苍悟道士、斐公、常山太守、静智道人、黄灵先生、九霄君、瞿平世、巴郡太守等民间各色人等广搜验方、丹方。

他在前人成就的基础上，对杂病的认识、防治与护理，也有许多新的创造性贡献，如：正确描述了消渴（糖尿病）与疖肿的关系；霍乱是“皆因食饮，非关鬼神”所致；三十六疗（多发性毛囊炎）的症状观察，又如提出小孩不宜过分地娇生惯养，更如预防传染病办法的井水消毒、空气消毒和预先合成成药以备仓卒之需等，对后世医学都有深远的影响。

以两部《千金方》篇幅浩繁，对普及颇为困难，但后人又不能割爱，于是宋代郭思[⑩]把它浓缩成为《千金宝要》六卷。在宋宣和六年（1124年）刻石立于华州[⑪]公署。明正统八年（1443年），华州知州刘苍，以旧碑经过370年的风侵雨蚀而字迹模糊，又重刻了一次。景泰六年（1455年），杨胜贤以石刻不便于拓印，再刻木版。隆庆六年（1572年），秦王守中，又刻石碑，树立在太玄洞前。清嘉庆十二年（1807年），孙星衍（1753—1813年）又重刻一次。1937年，商务印书馆把它搜集于用3 111部古籍书组成的大丛书《丛书集成初稿》中，编号为1433号。

历代包括以医界为主的各界人士的评价，当然是公正的，例如：

林亿：“十全可验，四种兼包，原德过于千金，遗法传于百代。”（见《新校备急千金要方·序》）

林亿又谓：“粹乎哉，孙真人之为书也。既备有汉志四种之事，又兼载唐令二家之学。其术精而博，其道深而通，以今知古，由后视今，信其百世可行之法也。”（见《校订备急千金要方·后序》）

晁公武：“后世或窥其一二，未有不为名医者。”（见《郡斋读书记》）

郭思：“关百圣而不惭，贯万精而不惑。”（见《千金宝要·序》）

张学懋：“真人神化济世，全在千金一书。”（见《千金宝要补·序》）

秦王守中：“信有功于人之实用，乃珍如拱璧。”（见《重刊千金宝要·序》）

张路玉：“继长沙而起者，唯孙真人《千金方》，可与仲景诸书，颉颃上下也。”又谓“伏读卅卷中，法良意美，圣谟洋洋。其辨证之条分缕析，制方之反激逆从，非神而明之，其孰能于斯乎。”（见《千金方衍义·自序》）

《古书经眼录》[⑫]：“医家之书，不为不多，独独真人千金方，决不可缺。”

《郑堂读书记》[⑬]：“《千金方》辨论精博，囊括众家，高出于前辈。犹虑或有所遗，又撰《千金翼方》，以辅一家之书，可谓大备矣。”

《四库全书总目提要》：“《千金翼》……其用志精审，不苟如此。”

《四部寓眼录》：“至其议论之佳者，则不可废也。”

刘毓崧[⑭]：“专以拯人为急，而非以获利为心。”（见《千金方考》）

---

① 陈延之：晋代名医，生世无考，所撰《小品方》12卷，为医学界名著。

② 支法存：晋代名僧，少以聪明入道，长以医术闻世。

③ 崔氏：指北魏崔景哲。

④ 刘涓子：东晋彭城人，系南朝宋武帝裕的从父，曾任随军医官，精于外科。

⑤ 范王：即范汪，晋代颍阳人，字元平，有著作，失传。

⑥ 徐嗣伯：南齐人，为徐叔乡子。《南齐书》作徐嗣。

⑦ 高阳负：即汉代太医令高期。

⑧ 张笛：晋代名医。

⑨ 耆婆：天竺名医。

⑩ 郭思：宋代人，官徽猷阁直学士，故人称郭学士。纂有《千金宝要》17卷，附论1卷。

⑪ 华州：今陕西省华县。

⑫ 《古书经眼录》：12卷，作者佚名。

⑬ 《郑堂读书记》：71卷，补遗30卷，清代周中孚（1768—1831年）撰。

⑭ 刘毓崧（1818—1867年）：清代仪征人，字伯山。所著《千金方考》12卷。

孙星衍[1]:“真世间秘传之书……书备其术,尤为济人之仁术”(见《嘉庆重刊千金宝要·序》)。

诸家评议不少,但总不及徐大椿的客观中肯,他在《医学源流论·书论·千金外台论》中谓:

仲景之学,至唐而一变。仲景之治病,其论脏腑经络,病情传变,悉本《内经》。而其所用之方,皆古圣相传之经方,并非私心自造。间有加减,必有所本。其分两轻重,皆有法度。其药悉本于《神农本草》,无一味游移假借之处。非此方不能治此病,非此药不能成此方,精微深妙,不可思议。药味不过五六品,而功用无不周。此乃天地之化机,圣人之妙用,与天地同不朽者也。

《千金方》则不然,其所论病,未尝不依《内经》,而不无杂以后世臆度之说。其所用方,亦皆采择古方,不无兼取后世偏杂之法。其所用药,未必全本于神农,兼取杂方单方及通治之品。故有一病而立数方,亦有一方而治数病。其药品有多至数十味者。其中对症者固多,不对症者亦不少。故治病亦有效有不效,大抵所重,专在于药,而古圣制方之法不传矣。此医道一大变也。

然其用药之奇,用意之巧,亦自成一家,有不可磨灭之处。

以上徐大椿306个字的评议,虽然不敢谓“后无来者”,但“前无古人”除张仲景之外的确不容异议了。他不论用褒的字眼或贬的口吻,都对两部《千金方》的优点,客观、明察、求是、公正地下了断语。

徐文分三段。第一段立出一个如何才能称得上好的医学标准,以作为评议的准绳。他的标准是要医者严守古训,而且不允许有些雷越。

第二段,入题开始对两部《千金方》的批判。但这种批判,却骨子里比表扬还要表扬。批评孙氏用《内经》学说,但杂以后世臆度,其实所谓“后世臆度”,实质上是推陈出新。批评孙氏用古方而兼取后世偏杂之法,用药本乎本草而兼取杂方单方之品,实质上是承认孙氏在方药方面的发展和扩大,打破古人的局限性而适合于今天。所以徐氏指责批评的几点,正是孙氏优点所在。因为世界上事物总是在发展而不是静止的,一直停顿在《内经》阶段的思想是违背科学的。旁的不谈,主张守旧的徐大椿是否还在用鸡屎来治病?我无法得知,但徐氏所有著作中则千真万确没有见过他有鸡矢醴来治病的记录;那么为什么忘了《素问·腹中论》的“名为鼓胀,治之以鸡矢醴,一剂知,二剂已?”其实徐大椿也并非真正的顽固守旧者,在这里固然以卫道之士的口气来议论孙思邈的推陈出新,但他自己在临床上也是推新人物。且看中医第一个取用舶来的医疗器械者就是他,他亲自这样说过“以洋刀点之,洋刀坚利非凡”(见《洄溪医案[2]·发背》)。二百多年前的老中医,取用西医医械,也不可谓不“洋”了,而且还对这个舶来品赞赏不已。为什么?因为事物是在发展与进步。

中医学精髓所在,除“整体观念”之外,只有“辨证论治”。徐氏文中批判孙氏“有一病而立数方,亦有一方而治数病”,这正是高级的“辨证论治”。一个医生的高明与否,关键就在对“辨证论治”的掌握得怎样。

至于批判孙氏之方“故治病亦有效有不效”,如其用这顶大帽子去套在《伤寒论》《金匮要略》方剂头上,恐怕也不大不小地十分恰当的。徐氏既然崇拜《内经》,那么请看《灵枢·痈疽》,内中有19个外科病,生者仅6个,而死的却有13个,治愈率之低足以惊人,孙氏方的无效程度是否这样?

第三段,属于赞美的。最后一句“不可磨灭”,的确估计出两部《千金方》的真正价值。

徐大椿的评语,比较客观而公正。尤其是文章一开始即开门见山,一言道破地谓:“仲景之学,至唐而一变”,这九个字字数不多分量极重。一个人能改变大局,就伟大。

评某一部著作的价值,凭梓印再版的次数来衡量,用现代语来说是发行量,倒也是一个客观的

---

① 孙星衍(1753—1818年):字伯渊,号季述,清代江苏阳和人,乾隆进士。曾主持诂经精舍、钟山书院讲席。藏书丰富。

② 《洄溪医案》:1卷,徐大椿撰,是他晚年的著作。

尺度。且看两部《千金方》的版本罢。

从宋代至今讨论得很多,如《崇文总目》①、《脉望馆书目》②、《医藏书目》③、《读书敏求记校证》《万卷堂书目》④、《四库全书总目提要》《四库全书简明目录》⑤、《百宋一廛书录》⑥、《铁琴铜剑楼藏书目录》⑦、《郑堂读书记》《古书经眼录》《百宋楼藏书志》⑧、《经籍纂诂》⑨、《日本访书志》⑩、《艺风藏书续志》《善本书室藏书志》⑪、《四部总录医药篇》⑫等,都有记述或评议,这种情况,为历代中医著作所罕见的。以下将现存主要的古刻版本,再作一简介。

《备急千金要方》:

1. 宋治平二年(1065 年)原版(现在日本米泽的上杉文库)。

2. 明嘉靖二十二年癸卯(1543 年)小丘山房乔世定刻本。

3. 明万历十六年戊子(1588 年)刊本。

4. 明万历三十一年癸卯(1603 年)吴氏重刻本。

5. 明刘氏慎独斋刻本。

6. 清康熙二十八年己巳(1689 年)刊本。

7.《四库全书》本(1799 年)。

8. 日本天明六年(1786 年)西宫园藏版皇都西村上勘兵卫等发行。

9. 日本嘉永二年(1849 年)江户医学影北宋本。

《千金翼方》:

1. 元大德十一年丁未(1307 年),梅溪书院刻本。

2. 明万历三十三年乙巳(1605 年),王肯堂刊本。

3. 清乾隆十一年丙寅(1746 年),金匮华希闳刊本。

4. 清光绪四年戊寅(1878 年),上海印日本文政版。

最后,我们总结一下孙氏在中医学术上的地位,就借用北京中医学院的《中医各家学说·孙思邈》的评价:"这两部书是学习和研究祖国医学的重要参考文献","给后代传下了丰富的遗产","为历代医家所重视"。

二十二、国际影响

两部《千金方》的国际影响,主要在日本。

日本在《大宝律令》(701 年)里,从中国引进的仅有《素问》《甲乙》《小品》《集验》等书。纵然在 682 年两部《千金方》都已脱稿,但总以手抄不易、时间太短、交通不如今日的方便而未能及时传入。在 897 年逝世的日本藤原佐世《日本国见在书目录》中,才见有《千金方》的记载。因缺乏可靠资料,只能推测起来,很可能那年 66 岁的鉴真和尚在天宝十二年(753 年)十二月第六次东渡成功到达日本时带去的。

之后,成书于 10 世纪前半叶的深江辅仁《本草和名》中就有 29 种药取材于《千金方》。

成书于日本永观二年(982 年),丹波康赖《医心方》中引用《千金方》的有 481 条。所以丹波氏有这样一句话,"脱离了《千金方》,就谈不到《医心方》"。

写成于日本永保元年(1081 年),丹波雅忠的《医略抄》⑬,也把《千金方》列为 23 种日本医学重要文献之一。

丹波行长也用《千金方》作蓝本,在弘安十年(1287 年)写成《卫生秘要抄》⑭。

---

① 《宗文总目》:66 卷,宋代王尧臣等撰。

② 《脉望馆书目》:脉望馆,是明末常熟(今江苏苏州市常熟镇)赵用贤、赵琦美父子的书斋名。将藏书编成的目录。

③ 《医藏书目》:100 卷,明代著作,作者待考。

④ 《万卷堂书目》:为明代广东省东莞陈琏藏书楼"万卷堂"的书目。

⑤ 《四库全书简明目录》:20 卷,清代纪昀等编。

⑥ 《百宋一廛书录》:1 卷,清代顾广圻撰,黄丕烈注。因顾氏藏有宋刻本百卷而名其书斋。

⑦ 《铁琴铜剑楼藏书目录》:24 卷,清代瞿镛编。瞿为江苏、常熟大藏书家,且多珍本书。

⑧ 《百宋楼藏书志》:120 卷,清代浙江省归安(今湖兴)陆心源撰。陆为清末四大藏书家之一,其书分藏于"百宋楼""十万卷楼""守先楼"三处。"百宋楼"中藏有 200 百部宋版古书。

⑨ 《经借访古补遗》:106 卷,清代阮元主编。

⑩ 《日本访书志》:16 卷,清代杨守敬撰。今人王重民续以《补遗》。

⑪ 《善本书室藏书志》:40 卷,附录 1 卷,清代钱塘人丁丙撰。

⑫ 《四部总录医药编》:不分卷,分八门(之属),近人丁福保、周云青编。

⑬ 《医略抄》:1 卷,分 50 门,集方 232 首。

⑭ 《卫生秘要抄》:8 卷,丹波行长撰。

镰仓时代(1192—1333 年),重要医书《顿医抄》[①],就是释性全引用《千金方》中 190 方在 1304 年写成的。

到了室町时代(指 1338—1573 年,室町幕府时代)有了字典,饭尾永祥的《撮壤集》[②](1454 年)中,把两部《千金方》列在 30 部重要医书中的首位。

直到现在,日本皇汉医家对这两部《千金方》在奉为圭臬而认真地在学习、探讨、研究。1975 年 6 月 23 日,东京中央社电,题为"日本发现中国古代医书《备急千金要方》"(见 1975 年 7 月 7 日《参考消息》),文为:

……世界最古老的一本中国的疾病药方,被发现在日本保存下来。

这本古老的中国医药书籍,名为《备急千金要方》,是由孙思邈编撰的。这位传奇人物,据说是生于隋。

初版极可能是手抄本,因为当时中国的印刷术尚未发展完全。

第一版刻印本是林亿领导的一批学者和医药专家在宋英宗治平二年(公元 1066 年)奉诏出版的。

这本书在唐、宋年间最为流行,一般人都广为采用书中的药方。

这部第一版的《备急千金要方》流传到日本,目前保存在米泽的上杉文库。它一向被日本政府视为"国宝",相信这是世界上仅存的北宋版本。

本书和《素问经》《灵枢经》等其他古代中国医书不同,后两本书是理论上的探讨,一般读者都难以了解。

然而,《备急千金要方》搜集了 232 种疾病的 5 003种药方。

这本书在序文中指出,该书首先讨论女性病患,其次是婴儿,随后是包括消渴(糖尿病)在内的其他一般疾病。

著名的日本学者多纪元坚在江户时代,曾重印这部中世纪的古代中国草本药方辑要。多纪是平安时代另一位著名日本医学专家丹波康赖的后裔。丹波是《医必要》一书作者,他自称是汉灵帝第五代后裔。

这部最古老的中药处方辑要,最近曾由中国在日本学者景嘉照相印刷重新编辑。

每日新闻开发公司印行的 500 部 35 册有限版本,使用的是土佑制造的宣纸。

这一套书售价是 1 200 美元。这 500 部书实际上预售一空。

因之,可以知道两部《千金方》在日本的身价了。

在日本翻印的两部《千金方》,有:

《孙真人备急千金要方》(1659 年),万治敦贺屋久兵卫。

《千金翼方》(1770 年),明和植村藤三郎。

《重刊孙真人备急千金要方》(1785 年),天明西宫园。

《重刊孙真人备急千金要方》(1799 年),宽政村喜兵卫。

《千金翼方》(1829 年),文政江户医学。

《千金方真本》(1832 年),天保松本幸彦。

《少小婴孺方》(1833 年),文政冈氏偷闲书居。

《大医习业》(1844 年),天保喜复村学训堂。

《备急千金要方》(1848 年),嘉永江户医学。

《大医习业》(1860 年),万延喜多村氏活字。

还有不少把整个或部分的两部《千金方》译成日文者,因手头没有可靠资料,不敢鲁莽错引。事实上远远不止此数。

且看人民卫生出版社 1955 年影印的《备急千金要方》《千金翼方》,还是从日本反馈过来的"江户医学影北宋本"哩。

此外在朝鲜的影响也不小,朝鲜两部医学巨著《医方类聚》与《东医宝鉴》,都是以两部《千金方》为准绳来编写的。

《医方类聚》为朝鲜金礼蒙等所编,计 265 卷,

---

① 《顿医抄》:8 卷,日本性全和尚将《千金方》的方药重编而成。

② 《撮壤集》:日本饭尾永祥撰。属于字典、词典一型的著作。

成书于1445年。它第一卷第一、二篇，就是把《要方》的“大医习业”“大医精诚”全文转载，把孙思邈思想作为中心的精神。在第一九九卷（注：原书为三六五卷，后被日本丹波元坚加以整理，乃为二六六卷。这里用的，为原有的三六五卷计算，下同）索性把《要方》二十七卷中的“养性”“道林养性”“居处法”“调气法”与“房中补益”五篇原封不动地予以转录。除此之外，全书或大段照抄，或把方剂、小论，安插在全书中者有162节，其中《要方》148节，《翼方》14节。

《东医宝鉴》25卷，为朝鲜许浚奉敕而撰写，成书于1611年。一展卷除了把《千金方》列入“历代医方”之外，还把孙思邈思想完整地贯彻其中。卷一之首第一句就是“孙真人曰……”第一篇论文“身形”中的“形气之始”“四大成形”“形气定寿夭”“四气调神”“以道疗病”“搬运服食”“按摩导引”“还丹内炼法”及“养性禁忌”等句，也不折不扣地是孙氏思想的反映。甚至“养性延年药饵”中绝大多数的方与药，是两部《千金方》的。

二十三、小结

通过以上推敲，两部《千金方》的价值，是肯定的。在中医文献中除了四大经典之外，可以屈指居首。“思邈以绝人之识，操慈仁恻隐之心，其叙千金方翼，及粗工害人之祸，至为愤切。后人稍闯其藩垣，亦足以其术鸣”（见《医学正传[①]·医学或问》第一条），虞氏言简意赅地指出医术和医德两个要害之处。当然也有极少数的予以否认者，如明代李汤卿就认为“如巢元方之作病源书，孙思邈之作千金方，盖辞益繁而理愈昧，方弥广而法失真”（见《心印绀珠经[②]·原道统道》），也只能代表其个人而已。

如其用国外学者评价的话，国际科学史学会会员、日本关西大学教授宫下三郎谓：“中国医传到日本，即形成了所谓汉方医学。其中对日本影响最大的是唐孙思邈的著作。汉张仲景的《伤寒论》，在江户时代后半期的一个世纪期间（约1767—1867年），虽然也获得高度评价，但若与孙思邈《备急千金要方》的影响相比较，可以说是昌盛一时；就其影响的深远来讲，没有超过孙思邈的著作。”[③]

当然，也可以因时代关系难免有一些白璧之瑕，但也是微乎其微的、不足挂齿的。

总之，两部《千金方》是孙氏毕生心血，同时也正是这两部《千金方》使孙氏得以千古不朽。

两部《千金方》是由精湛的医学技术、高深的道教修养和纯洁的品德思想三者结合而成的。也可以说“技术是医学，思想是道教”，再加上崇高品德。假如不是如此，那么为什么医界文献中有他崇高的地位。假如不是如此，那么为什么开编于六朝（386—589年）、杀青于明万历（1573—1620年）搜集文献5 485五部、分装五百十函的《道藏》在医书中仅仅把《黄帝内经》与《备急千金要方》搜集入编呢？假如不是如此，为什么自古以来不少不是医林中人物的学者，来拜读它？

再一个有力证实两部《千金方》的渊博和倾侧于道教，全书中引用前人名言也不少，如下。

孔子：见《要方·养性·道林养性》的“孔子曰……”（还有不少的引用，限于篇幅，仅举一例，下同）。

——以上儒家一人。

老子：见《翼方·养性·养性禁忌》的“老子曰……”

庄子：见《要方·序例·大医习业》的“不读庄老，不能任真体运……”

列子：见《翼方·养性·养性禁忌》的“列子曰……”

天老：见《翼方·养性·养性禁忌》的“天老曰……”

淮南子：见《翼方·养性·养老大例》的“淮南子曰……”

彭祖：见《要方·养性·房中补益》的“彭祖曰……”

---

① 《医学正传》：8卷，1515年写成。作者虞抟（1438—1517年），明浙江义乌人，字天民，自号花溪恒德老人。学宗朱丹溪。

② 《心印绀珠经》：2卷，为明代李汤卿撰，李氏生卒年月及事迹迄无可考。书成于1547年。

③ 见《中华医史杂志》1983年第13卷第1期56页，宫下三郎“孙思邈在日本”。

高阳负：见《要方·肾脏·补肾论》的“高阳负曰……”

嵇康：见《要方·养性·养性序》的“嵇康曰……”

张湛：见《要方·序例·大医精诚》的“张湛曰……”

张天师：见《翼方·禁经·掌诀》的“张天师曰……”

仲长统：见《要方·养性·养性序》的“仲长统曰……”

皇甫隆：见《要方·养性·养性序》的“隆上疏对曰……”

张季伯：见《要方·伤寒下·溪毒证》的“张季伯书之……”

王良：见《要方·伤寒下·溪毒证》的“王良……书之”。

——以上道家14人。

扁鹊：见《要方·诸风·诸风》的“扁鹊曰……”

张仲景：见《要方·序例·治病略例》的“张仲景曰……”

华佗：见《要方·伤寒上·伤寒例》的“华佗曰……”

王叔和：见《要方·伤寒上·伤寒例》的“王叔和曰……”

陈延之：见《要方·伤寒上·伤寒例》的“小品曰……”

卫讯：见《要方·食治·序论》的“河东卫汎记曰……”

徐嗣伯：见《要方·小肠腑·风眩》的“徐嗣伯曰……”

徐之才：见《要方·妇人方上·养胎》的“徐之才逐月养胎方……”

陈廪丘：见《要方·伤寒上·伤寒例》的“陈廪丘云……”

甄权：见《要方·针灸下·取孔穴法》的“甄权曰……”

张笛：见《要方·伤寒下，劳复》的“医者张笛说……”

——以上医家11人。

黄帝：见《要方·膀胱腑·膀胱腑脉论》的“黄帝曰……”

岐伯：见《要方·诸风·论杂风状》的“岐伯曰……”

伯高：见《翼方·色脉·诊色法》的“伯高曰……”

雷公：见《翼方·色脉·诊色法》的“雷公曰……”

葛洪：见《要方·养性·养性序》的“抱朴子曰……”

——以上亦医亦道者五人。

以上共引先哲们的言论者31人，除去儒家与亦医亦道者6人，计25人。医家仅仅11人，而道家则14人，这不是道家的医书是什么？

这型衷道参医的医学，可能还是在学术上、群众间十分受欢迎的、被接受的，所以步其后尘的著作也不少（详见下节“《千金方》不是孤芳无伴”）。而且直到宋代，连政府都鼓励医学要与道教合参。事见《玉海[①]·艺文艺术》：“诏以《内经》考其常，以《天元玉册》[②]极其变。”考《天元玉册》虽已失传，但都能知道，为启玄子王冰所撰，专论五运六气而接近于道家之书。

最后，还是借用元代虞山隐士、中阳老人、王珪在《泰定养生主论·自序》中的一言，是“泄二教（指医与道）之机奥，引九流（隐射百工杂技，意思是多学科）之绪余”来作两部《千金方》的总评语。

【按语】

本章干祖望以“大医”命名，首先使人联想到名篇《大医精诚》，继而引出孙思邈两部主要医学著作《备急千金要方》《千金翼方》（以下总称《千金方》）。

“此医道之一大变也”，开篇干祖望借徐灵胎之口道出孙思邈对中医发展的贡献。干祖望通过旁征博引，从疾病分类法、对医学各科贡献、发现

① 《玉海》：200卷，宋王应麟撰，内容为搜罗典故，囊括旧闻，分240余类。

② 《天元至册》：30卷，《医籍考》作《天元玉策》，启玄子撰。

发明等二十二个方面对《千金方》进行整理、提炼、点评。并进一步总结《千金方》是由“精湛的医学技术、高深的道教修养和纯洁的品德三者结合而成”。当然无论是对疾病分类、《伤寒论》的研究贡献还是对临床各科的贡献，抑或是一些了不起的发明发现（如葱管导尿等），干祖望从汗牛充栋的典籍中抽丝剥茧，一一为我们呈现，读者可以不费吹灰之力地了解到，兹不赘述。

从干祖望的字里行间我们可以感悟到中医学始终在继承、吸收、总结、推演中一代代地流传着，而《千金方》最具代表性。其中最具代表性的思想为“百川归海”“用夏变夷”。所谓“百川归海”——“百川异源，而皆归于海”，即对外来的医学学术思想用“欢迎的态度来引进、研究和应用”。而“用夏变夷”——“吾（孟子）闻用夏变夷者，未闻变于夷者也。”即“把外来的医学与中医传统学说相溶化、改造成为中医的东西”。

干祖望翔实考证发现孙思邈所推崇的“净身学说”（类似汗吐下等法）来自印度医学；采用“用夏变夷”法化用古印度吠陀医学“四大学说”使中医不变色；吸收和应用外来方药（如万病丸）、按摩法（天竺国婆罗门法的按摩）等等。干祖望盛赞孙思邈这“百川归海”的精神，更推崇这种“用夏变夷”手法，使后世中医人有法可效，尽量避免吸而不收的尴尬。

纵观中医发展，自金元开始即有门派之别，后世不求甚解，门派之争愈演愈烈。如著名的寒温之争、时方经方之争；甚至以“剑走偏锋，越偏越有特色”为荣：如火神一派；自不必说中西医之争：中医或被全盘西化，以现代医学理论指导组方用药，或全盘否定现代医学，造成大量的误诊，这些都可能让“中医之学在体面而光荣中消失”。而出现这种情况，仍是我们之中的一部分中医没有“百川归海”及“用夏变夷”的思想导致的。孙思邈的谆谆教诲到如今仍未过时：“方今医者，学不稽古，识悟非深。各承家技，便为洞达。自负其长，竞称彼短。由斯对执，卒不得掴其源流。”

干祖望是“百川归海”“用夏变夷”思想的忠实继承者及执行者，他扩“四诊”为“五诊”，充“八纲”成“十纲”，借李杲“脾胃学说”之理论而用于指导治疗耳鼻咽喉科疾病，提出“中介症假说”，善于借鉴现代仪器检查所见而用中医理论解释（如声带属肝、室带属脾等等）并指导处方用药等等不一而足。

而正是因为像有孙思邈及干祖望一样拥有“百川归海”和“用夏变夷”思想的一代代医家们的努力，使得中医历经千年，在同时期的其他文明都已消散、得不到传承的今天，虽有浮沉，然始终如黑暗中的萤火，虽不甚明亮，却始终给中医以希望和激励。

《千金方》不是孤芳无伴

“泄二教之机奥，引九流之绪余”的两部《千金方》，是在橘井书林中孤芳独赏吗？不，还有，而且还多哩。但终以水平不及两部《千金方》而难以被人所注目。

号称《小道藏》的宋代张君房①的《云笈七签》，的确是道家文献中佼佼之作，除了高深的玄机真证道家理论之外，还有不少关于人的生理、病理、保健、养生、长寿的章节，但毕竟难称医学著作，故不论。但李时品的《医道还元》，凭作者自己的话“得遇钟离老祖，授以心性之学，皈依至道，并授济世救人妙术”（见《医道还元・自序》），是典型的积善派道教医书。陈士铎的《百病辨证录》《石室秘箓》②和《洞天奥旨》③，纵然书名早就发出了道教浓厚气息，而且“未有怪妄至此者，亦拙于作伪矣”（《四库全书提要》）对它的批判，可是内容中毫无道教思想。现在把道教与医学熔为一炉的著作作一介绍，证明两部《千金方》的风格，不是孤独无伴的。

《养生必用书》，作者初虞世，宋时人，字和甫，精于医，对《素问》《难经》造诣极深。因未收入《医籍考》，故无法证实“医”与“道”的比重如何？但也因之可以看出，“道”多于“医”而不被收入。

---

① 张君房：宋代湖北安陆人，景德间（1004—1007年）进士，大中祥符（1008—1016年）从御史台谪官至海宁。时真宗崇尚道教，又起用张氏，整理道教书籍。主要有《道藏》及《云笈七签》等。

② 《石室秘箓》：6卷，陈士铎撰。

③ 《洞天奥旨》：16卷，为外科专业书，陈士铎撰。

《泰定养生主论》十六卷。引用《庄子·庚桑楚》的"宇泰定者,发乎天光"而命名其书。作者元代吴郡人王珪,字均章,号中阳老人,因隐居虞山,故人称隐君。医学方面对痰症最有成就。精于医而好丹术,故自称为洞虚子。

有人认为《医道还元·脉理奥旨》的"北坎命根,活五黄而通九柴。南离神室,宰白壁而守青松"等句,是出于元代成宗大德间(1297—1307年)玄白子的《西原正派脉诀》。同时再对照玄白子自序"悉自刘氏我师,宗阳朱炼师脉明,最为得传者。大德辛丑(1301年),既从炼师得崔刘四脉,玄又乃扩其意,为之图并歌括,以教稚子",也颇符合。考玄白子名张道中,可惜人与书都已无法考查。

《乾坤生意》,作者朱权,生于明而殁于清。大文豪钱牧斋(1582—1664年)对他作过这样的介绍,谓"宁献王,讳权,皇帝高十六子……晚年深自韬晦,益慕冲举,自号臞仙。所著有《神隐肘后神枢》《遐龄洞天志》《神奇秘谱》《运化玄机》……"

《神应经》,作者陈会。本书刊行于明洪熙乙巳(1425年)。朱权序谓:

独宏纲乃遇信卿席真人所授之术,故其补泻折量之法,其口诀指下之妙,与世医所不同……更其名曰《神应经》。

《四库全书提要》记述:

此书当在正德(1506—1521年)前矣,所论皆针灸之法,有歌诀,有图有诀,传写伪谬,不甚可据。前有宗脉图一页,称梓桑君席宏达九传,至席华叔十传在席信卿,十一传至会……又有席宏达誓言,谓传道者,必盟天歃血,立誓以传。当于宗派图下,讧其姓名。如或妄传非人,私相忖度,阴有天刑,明有阳谴云。是道家野谈耳。

《神应经》,属针灸一类的文献,因出于道家之手,故而蒙上了一层迷人的色彩。据说日本也有一部《神应经》,乃1868年日本维新之后,为大教院所撰,与这里的《神应经》毫无干系。

《忽听子俗解八十一难经》,成书于明英宗正统元年(1436年),作者熊宗立①,此书完全用道家理论来解释《八十一难经》。但后人对它的评价不高,虞抟认为"此马宗素②无稽之术,而以世之生灵为戏玩耳"(见《医学正传·医学或问·第三十五》)。《四库全书提要》也认为"以生克制化,推其王相休凶而已,初无所征验也"。

韩懋的《韩氏医通》,作者是以道家身份来参与医界的。此书开卷第一章"绪论章"第一节第一句就是"天地万物,气成形也。不位不育,病之时也。人之养气践形而致中和者,医之道也……气之冲、神之化,皆此身之真息以踵也"。考气字,道家认为是构成万物的物质基础,因为他们接受了《易·系辞上》的"精气为物"的思想。诚如他们所谓"阴阳精灵之气,氤氲积而为万物"。道家求其保健延年,所以有"服气""炼气""食气""行气"等的修炼。

任何一部书,第一篇或第一节或第一句,内行称为破题,都是暴露全书的中心思想,所以《韩氏医通》的医学思想也明之又明地归乎道教。

之后"万物负阴而抱阳""医之理,可比周易"等等,以及文章中杂以八卦学说,也都是为气字做解释与阐明。

最后"同类勿药章"殿后,也仿《翼方》的用房中补益术来作结束。

《赤水玄珠全集》③为在孙思邈医学思想指导下撰写的许多医书中唯一的有名巨著,作者孙一奎。孙氏在其著作中,屡屡谈到"道遘异教,家有仙仙者"(见《赤水玄珠集·序》),"与河洛、周易、灵素、洪范、黄庭、性理诸家,合一不背"(见《赤水玄珠集·凡例》),"余故采仙经要语以示人之摄

① 熊宗立:字道轩,明代福建建阳人,师刘剡,好讲阴阳医卜之术。著有《忽听子俗解八十一难经》7卷,国内已佚,1983年中医古籍出版社据日本翻刻明成化八年壬辰(1472年)鳌峰熊氏中和堂本影印一批。

② 马宗素:有两人,一为金代平阳洪洞人,受业于刘完素,著有《伤寒医鉴》1卷。一为金代道士丹阳子的本名,山东宁海(今山东牟平)人,知医精针灸。这里指的是道士马宗素。

③ 《赤水玄珠集》:30集,分76门,论述内、外、妇、儿各种病证。明代孙一奎著。

养”(见《赤水玄珠集·方外还丹》),“元精化为交感精,元气化为呼吸气,元神化为思虑神,此三元分泄,难复天真”(见《赤水玄珠集·还丹秘要论》)等不少以道教说理来解释医理。

其中更用《黄庭经》来纠正医家相火属右肾之非(见《医经绪余[①]·命门图说》)。

所以后人对他的医学思想,用“融三教之说,荟萃于医”(见1986年人民卫生出版社《赤水玄珠集》点校说明)作评语,的确一言中的。

岳甫嘉[②]的《妙一斋医学正印》[③],“妙”的取义,是合《老子》“故常无欲以观其妙”的妙和《庄子·大宗师》“安排而玄化,乃入于寥天一”的“一”而故称“妙一”。不过作者自谓,是“先王祖忠武之用兵也,曰运用之妙,存乎一心”(见《妙一斋医学正印编·序略》),这非但可以叨荫祖上岳飞(即先王祖忠武)的光彩,而且可以把道家色彩隐晦一些。

根据本书赵志孟序文,一开始即提到“昔孙思邈摄生太白山中”,最后以“阴调元化,则孙、陈两先生不得专席于古矣。天下之颂公者,宁止衡山燮理玉铉,炳光青史乎哉”来结尾。考所谓孙、陈两先生,孙指孙思邈,陈指陈抟[④],公指作者岳甫嘉。

《种子编》中的“先天灵气”“养精有道”“炼精有诀”“胎始从乾”“脉息和平”等篇,都属于道教说理。

像这样一种“技术是医学,思想是道教”的医学著作,事实上还不止以上几种。所以两部《千金方》模式,的确不是孤芳独赏。

此外,还有不少道家的医或医而崇道者,如下:

汉:佚名?——壶公
三国:佚名?——负局先生
晋:葛洪——抱朴子
六朝:陶弘景——华阳真人
宋:王冰——启玄子
　朱肱——无求子
　崔嘉彦——紫虚真人
　郑荣——自清道人
　杨大钧——道士
元:佚名?——西方子
　王珪——中阳老人
　刘开——复真道人
明:韩懋——飞霞道人
　祁嗣箓——肖虚道士
　孙一奎——生生子
　熊宗立——勿听子
清:陈士铎——朱华子
　叶其蓁——抱乙子
　袁仁贤——悟真山人

这样看来道之与医的关系,远远超过了佛之与医。

《银海精微》

《银海精微》,不但在“古书于作者可疑者,于作者名前常标‘旧题’二字”(见1979年版《辞源》)的“旧题”两字上一望而知非孙氏手笔,只要粗具读书常识者,早就能作真伪之辨。而且《四库全书提要》早就认为唐、宋各艺文志上没有此书而予以怀疑。更认为“银海”二字,初见于苏东坡诗,不可能在唐朝出现。其实这个分析,本身就已错了,考苏东坡《苏学士文集·望秦陵诗》“石麟空举首,银海罢香沉”的“银海”,是引用南朝梁何逊《何水部集行经孙氏陵诗》“银海终无浪,金凫会不飞”而得,所以唐代早已有“银海”一词了。现在笔者认为不是孙氏之作,有以下十点不容异议的根据。

---

① 《医旨绪余》:2卷,共78篇论文,明代孙一奎著。

② 岳甫嘉:字仲仁,一号心翼,明代末叶江苏兰陵(武进县)人。把自己手书的《种子篇》《男科证治全编》《女科证治全编》《药性辨真总律》等16种合订成本书。惜乎除《种子篇》与《女科证治全篇》两种外,全已佚散。《医籍考》也仅仅知道其七种,而且还言“未见”者六,仅仅一种谓“存”。

③ 《妙一斋医学正印》:共16种,计《种子全编》《保婴全编》《颐志全编》《男科证治全编》《女科证治全编》《家居慎疾良方》《旅邸便易良方》《读书辛苦良方》《仕宦勤劳良方》《行军济变良方》《急救危疾良方》《外科枢要良方》《眼科指迷良方》《脉理简明指掌》《药性辨直释》《食物辨真总释》。

④ 陈抟(?—989年):宋代真源人,字图南,隐居武当山、华山,自号扶摇子,宋太宗赐号希夷先生。后周敦颐的太极图,就是以陈抟的先天图作蓝本的而成。

一、书中无石英

孙氏在两部《千金方》中最喜用的为各色石英，而《银海精微》(后简称《银海》)里始终未见石英。

二、药性迥异

《银海》中的滑石、石膏、青盐，与《翼方》中迥然不同。且看下表：

	《银海精微》	《千金翼方》
石膏	入胃经，泄胃火伏热，有镇之功。	味辛甘微寒，大寒有毒，主中风寒热，心下逆气，惊喘。口干舌焦不能息。腹中坚痛，除邪鬼。
滑石	入小肠经，能降上炎之火。通九窍，利小便。	味甘寒，大寒无毒。主身热，泄澼……通九窍六腑津液……久服轻身而饥，长年。
青盐	(有)	(无)

三、入经

《银海》言药，必言"入×经"。而《翼方》中没有入经学说。考唐代本草，都无入经说法，且看《新修本草》①(659年颁行)就可以证实。入经学说盛于清代，当时除《本草乘雅半偈》②(1643年)外，他如《本草从新》③(1745年)、《本草述钩元》④(1833年)、《本草备要》(1894年)等有名本草书籍，都有入经论述，以"归经"作标榜的姚澜《本草分经审治》⑤(1840年)也写成于此时。

四、薯蓣、薯药、山药

《银海》书"蝇翅黑花"病中的补肾丸、"目暗生花"病中的还睛补肾丸、"血灌瞳人"病中的坠翳明目丸等方中，都有山药。考山药本名薯蓣，后以避唐代宗李豫(763—779年在位)讳，把"蓣"改为"药"而称薯药。之后又避宋英宗赵曙(1064—1067年在位)讳，把"薯"改为"山"而称"山药"。所以孙氏那时，根本没有山药之称，且看两部《千金方》都是称"薯蓣"嘛！所以本书非但不是唐朝所写，而且还是在宋治平(1064—1067年)之后。

五、宋方唐用

《银海》卷下"患眼头痛"病中用川芎茶调散。考此方出于宋《太平惠民和剂局方》(992年)。二者内容相同，当然不是异方同名的巧合。宋代方而唐人取用，于理更难以讲通。

六、五轮八廓

《银海》开卷之首，即为"五轮八廓"，而《要方·七窍病上·目病》仅仅谓："睛之果为眼，骨之精为瞳子，筋之精为黑眼，血之精为胳果，气之精为白眼，肌肉之精为约束果契，筋骨血气之精而与脉，并为系。"两书根本无相似之处，显然非出一人手笔。

七、《要方》言不及血

《银海》总论中有"而又借血为之胞络"，而《要方·七窍病上·目病》总论中，独独言不及血。

八、缺磁朱丸

《要方·七窍病上·目病》的神鞠丸，现名磁朱丸，是一首使用到今逃邛不遭冷遇的眼科有名成药，而《银海》中未见此方。孙氏自己手订的良方，决不会在自己写作中遗忘了它。

九、病名

《要方·七窍病上·目病》的眼病病名，有肝劳、惑、眼漠漠不明、眼暗、失明、目眦痛、眼赤、眼风赤暗、眼眦赤、眼中息肉、目生翳、目风泪赤、热翳漫睛、风翳、赤白膜、风泪下、目生珠管、目烂赤、风肿痛、目卒肿、目卒痒痛、雀盲、雀目、青盲、目中白翳、白幕覆珠等，它的特具风格是既似病名又似症状或病因的名称。宋以前的气息十分浓郁而显著。

《银海》则从"大眦赤脉传睛"到"眼能远视不能近视"81种眼病，都有能反映出疾病性质的专用病名，这种风格竟与893年后的葆光道人《秘传眼科龙木论》⑥(1575年)、1035年后邓苑《一草亭目

① 《新修本草》：为唐代苏敬等22人共事编纂的。从陶弘景《本草经集注》基础上发展起来的。现已散佚。安徽科学技术出版社于1981年出版《唐新修本草辑复本》。

② 《本草乘雅半偈》：12帙，明代卢之颐撰。

③ 《本草从新》：18卷，清代吴仪洛撰。

④ 《本草述钩元》：32卷，清代杨时泰撰。

⑤ 《本草分经审治》：不分卷，清代姚澜撰，内容重点在药物归经。

⑥ 《秘传眼科龙木论》：10卷，作于明代或再上溯几十年，署名葆光道人作。

科全书》①(1717 年)的病名竟出于一个模式,反而和《要方》截然不同。

《要方》中唯有“白幕覆珠”一名,风格迹近于《银海》,但在《银海》中却无此一病。

文非出于一手,昭然彰彰。

十、白诗旁证

《银海》书内有不少含有印度医学气息。考当时固然印度及其他外来医学引进中国传统医学中来,光是两部《千金方》就有很多以耆婆为首的天竺国医药学资料。但在眼科方面并不如此,《要方・七窍病上・目病》中竟连一句话、一首方、一味药都没有涉及印度医学。直到《外台秘要》(752 年)才吸收印度医学到眼科里。在卷二十一眼科,第一论就是“天竺经论眼序”。在第二论“叙眼生起”中谈到了“此宜用金篦决,一针之后,豁若开云而见白日”。因之可以证明印度医学传入虽早,但眼科方面的传入却在孙氏百年之后。

之后,这种印度手术的金篦,即盛行于全国。白居易一生,从 40 岁开始即眼病缠身,后半生的三十四五年(812—846 年)在痛苦的眼病中度过。他所有诗篇中,有 30 首左右涉及眼病之苦。40 多岁时候的一首诗,就是当时眼科治疗情况的忠实反映,诗曰:

案上漫铺龙树论,盒中虚贮决明丸,
人间方药应无用,争得金篦试刮看。

从白氏诗的旁证,孙思邈在他这个时代是写不出《银海》书的。

再把《要方》与 100 年后的《外台秘要》在眼病方面的论述对照,前者还是传统理论,而后者则满纸“四大所成也”“地水火风”“金篦”等印度眼科学,所以又是一个对白居易诗的旁证。

总之《银海》书绝非孙氏手笔,而是后人托名的伪书,这个后人最早也不可能在 1067 年(宋英宗治平四年)之前的。但确是一部不可多得的、高水平的好书,诚如《四库全书提要》所谓:“其辨析诸证,颇为明晰,具法补泻兼施,寒温互用,亦无偏主一格之弊。方伎之家,率多依托,但求其术之可用,毋庸核其书之必真。本草称神农,素问言黄帝,固不能一一确也。此书疗目之方,较为可取,则亦就书论书而已。”

伪托孙氏的其他医学著作

从各方面史料中,可以找到署名为孙思邈所著医学著作很多很多,可惜不论在文墨上、口气上或思想思路上,都与两部《千金方》大相径庭。

一、《孙真人海上方后集》

一卷。收入于明胡文焕辑《寿养丛书十八种》内。明万历余氏种德堂刊本。

二、《千金髓方》

二十卷。

见《新唐书・艺文志》及康熙五年《蒲城志》引《重修孙真人祠记》。

三、《孙真人海上方》

一卷。收入《珍本医书集成②・方书类》中。书中共载七言方歌 121 首,含 125 方。并附《孙真人枕上记》与《孙真人养生铭》五言长诗两首。

有秦王守中序文一篇,其署名与内容和《重刻千金宝要・序》完全相同,时为“隆庆六年,岁在壬申三月之(《千金宝要》作上字)吉,秦王守中识”。

所有的诗,俱下里庸俗,不堪卒读,决不出于稍具水平之人的手,显然庸工俗手把《千金宝要》中摭取几十个病种而用韵文形式改写而成。同时更有一个铁证绝非孙氏手笔,因在孙氏手笔中从来没有见过孙氏的诗。

四、《龙宫方》

未见。

见乾隆二十六年《新修庆阳府志・拾遗》。

笔者认为《读书敏求记》等书的“得龙宫方三十首,散入此书(指《要方》)中,逐卷一方”误传而致,事实上即《要方》中某首方剂而已。

五、《摄养方》

二卷。

见明嘉庆十二年乔刻本《千金要方・乔序》。

① 《一草亭目科全书》:不分卷,九篇,附薛己选方一篇,共十篇,作者邓苑。

② 《珍本医书集成》:近人裘庆元辑,刊于 1936 年。裘氏从历代三千数百种医书中选取精本、孤本、抄本、稀存本、未刊稿等 90 种而成。

六、《摄生录》

二卷。很可能即《摄养方》。

七、《摄养真录》

二卷。

见《续仙传》及明·嘉靖三十六年《乔三石五台山志·艺文志》。

八、《医家抄要》

五卷。

见《医籍考》引《崇文总目》[①]。

九、《脉经》

不分卷。

见《本草蒙筌》《名方类证医书大全》《医学入门》及清·康熙四十三年《三原县志·人物·方技·唐》。

十、《明堂经图》

根据《翼方·针灸上·取孔穴法·论四》："正观中，入为少府，奉敕作明堂。与承务郎司马德逸、大医令谢季卿、太常丞甄立言等，校订图经"的记载。可知本书是孙氏仅仅参加校订而非作者，而且还不是主要的。

《医籍考》作为"孙氏思邈明堂经图"，实误。而且引用《翼方》语，也多乖讹。

十一、《针经》

一卷。

见《宋史·艺文略》及清·雍正十三年《陕西通志·经籍·子类》。

十二、《针灸方书》

四卷。

见清·雍正八年《临汾县志·流寓》。

十三、《枕中素书》

一卷。

见《续仙传》及明·嘉靖二十二年乔刻版《备急千金要方·乔序》。

十四、《六气导引图》

见明·嘉靖三十六年《乔三石耀州志·艺文志》。

十五、《摄生月令图》

见《本草纲目·麦饭石》及清·雍正十三年《陕西通志·经籍·子类》。

十六、《济人月令》

三卷。

见《宋史·艺文志》。

十七、《千金月令方》

三卷。

见清·康熙五年《蒲城志》引《重修孙真人祠记》。

笔者认为以上三种"月令"，基本上是同一著作。

十八、《千金食治》

见清·雍正十三年《陕西通志·经借·子类》。

笔者认为很可能是《要方·服饵》或《要方·养性·服食法》的单行本。

十九、《五脏旁通明鉴图》

一卷。

见《宋史·艺文略》、清·雍正十三年《陕西通志·经籍·子类》及《医籍考》引《宋志》。

二十、《五藏旁通异养图》

一卷。

见明·嘉靖三十六年乔三石《耀州志·艺文志》。

笔者认为以上两《五藏旁通》为一书两名，或其中必有一误。

二十一、《玉函方》

三卷。

见清·雍正十三年《陕西通志·经籍·子类》。

二十二、《神枕记》

见明·嘉靖三十六年乔三石《耀州志·艺文志》。

笔者认为即《枕中素书》的异名。

二十三、《医家药妙》

五卷。

见明·嘉靖三十六年乔三石《耀州志·艺文志》。

---

① 《崇文总目》:66卷，宋王尧臣把宋朝国家藏书书目编纂而成，成书于1041年。

二十四、《风药方论》

见明·嘉靖三十六年乔三石《耀州志·艺文志》。并谓:“有人碑刻《风药方论》,托之孙公。余尤恐其误人也,故附着于此。”

笔者认为以上两书,是从两部《千金方》中摘录而成。

二十五、《太清真人炼云母诀》

二卷。

见《新唐书·艺文志》。

此书应属于道教炼丹术。在第五章“真人·三、著作”中的《炼云母诀》为同一本书。

二十六、《养生要录》

一卷。

见《新唐书·艺文志》。

以上《摄养方》《摄养录》《摄养真录》,俱为此书的误传者。

二十七、《千金养生论》

一卷。

见《通志[①]·艺文略》。

二十八、《摄生枕中方》

一卷。

见《宋志·艺文略》。

后被收集入《三三医书》[②]中,改称为《摄养枕中方》。

可能为《枕中素书》或《神枕方》之别称。

二十九、《太常分药格》

一卷。

见《宋史·艺文略》。

三十、《兰草图》

三十卷。

见《宋史·艺文略》。

三十一、《云母论》

二卷。

见《宋史·补编》。

为《太清真人炼云母诀》《炼云母诀》的别称。

三十二、《玄女房中经》

一卷。

收集在《程刻秘传医书四种》中。

为《要方·养性·房中补益》加以改写后而作为单行本刊行。

三十三、《气诀》

一卷。

见明·嘉靖三十六年乔三石《耀州志·艺文志》。

以上俱为关于医学方面的著作。此外还有文学、道教、炼丹术及杂著,概未列入。

药　王

药王,是后人对孙思邈的尊称。《名方类证医书大全》则尊孙思邈为“药上真人”。

“药王”这个无上至尊的桂冠,没有加冕于神农、雷公、李时珍而独奉献给孙思邈,在不可思议之后又感到并不奇怪。因为孙氏自有他受之无愧的条件。且看现在陕西省在隋、唐时代称为京兆华原的耀县东三里,孙氏隐居之处的五台山,为了纪念他,更名为药王山。山上有唐代封拜孙氏为真人的拜真台遗址。并对联一副(见第五章真人·二、孙思邈的道教思想·丹鼎派中也有一席之地),对孙氏之享有“药王”尊称的原因,这22个字已替你作了满意的解答。

其旁为孙氏炼丹之处,便是药王庙。主楼为真人祀殿。殿左侧碑亭中竖有“千金宝要方”石碑八座。右侧有洗药池,池是就山石挖凿而成。池西面壁上有“石盆仙迹”四字,惜乎以年代过远而字迹已模糊难辨。

现在再从另一个侧面来体会。这一山一台,一庙一殿,一碑一池,沧海桑田经历1 300年之久而依然留在人间,这又说明了什么?考孙氏在药物学方面的研究和成就虽大,但终以医名的更大而被掩盖了。

一、在孙氏以前的药学方面鸟瞰

在医药界一直的看法,是最早的药学文献为《山海经》与《神农本草经》,但自1977年安徽阜阳

① 《通志》:200卷,南宋郑樵撰。

② 《三三医书》:三集,每集辑书33种,共99种医书。近人裘庆元辑,刊于1924年。

出土了一批简牍，系西汉开国功臣夏侯婴①儿子夏侯灶墓中随葬品。内《万物》的残简，经过专家鉴定，是中国的最早一部药学专业书。但十分可惜，笔者多方设法，至今仍然缘吝一面。在这里不能不暂时还把《山海经》与《神农本草经》作为最早的药物学专业书。

目前资料来说，还是《山海经》与《神农本草经》，但前者在医学方面资料太少而逐渐被医家冷落到遗忘，终于被《汉书·艺文志》列入"数术界·形法类"而与医学彻底脱钩。后者，虽然认为在《汉书·艺文志》中榜上无名而怀疑后人所作，王应麟②更明白指出"今详神农作本草，非也。三五之世，朴略之风，史氏不繁，纪录无见，斯实后医工知草木之性，托名炎帝（即神农氏）耳"（见《困学纪闻》③），杨慎④也认为"本草相传为神农旧本，未必皆出于神农，后世人增之"（见《升庵文集》）。但不论怎样，在汉代前的作品或已具规模的初稿，是无法否认的。而且书的价值在乎实用，不似古泉收藏的专崇远古。

之后，魏朝（226—265 年）。吴普把原来的 365 种药物的《神农本草经》，补充成 441 种，并论列正名、别名、药性、产地、药物形态、采摭时间、加工炮制、功能主治与配伍宜忌等，从而又称《吴普本草》，惜乎在唐、宋之际失传。1987 年人民卫生出版社从《太平御览》⑤《齐民要术》⑥等书中精心撷辑，得 231 种药物的引文转载，返魂复貌地重辑成《辑复本吴普本草》。不知原版《吴普本草》孙氏是否见到，因为这回事，连搜罗广博、考据准确、下笔严谨的丹波元胤也交了白卷。从《神农本草》到《陶弘景本草集注》之间一段历史时间空白了五百年之久。

与吴普同事华佗执弟子礼问业的李当之（《医籍考》作李铛之），据说也写有一部《本草经》。可能失传更早，所以在医药方面无影响可言。

梁代（502—557 年）陶弘景再度把《本草经》补充整理，成《本草经集注》七卷。陶氏还有一部讨论药物的《名医别录》⑦。所以自第五至六世纪中陶氏两书，医家多奉为治病取药的指勺。盛行了一百多年，直到唐苏敬《新修本草》面世以后，才代替了它。孙氏所处的时代，恰巧在此期间。

《新修本草》是在唐显庆二年（657 年），也就是孙氏《要方》已脱稿而开始写《翼方》的 116 岁那年。由苏敬上书重修本草，诏从其请，并召集许敬宗等名医名士 22 人共襄编纂，至显庆四年（659 年）就全书完成。它是在《本草经集注》《名医别录》的基础上发展起来的。此书发挥作用历 360 年左右，至宋开宝六、七年间（973—974 年）"新定""重定"两部《开宝本草》⑧问世，才与临床家疏远起来。

可见孙氏当时，本草书籍比较贫乏，仅有《本草经》（即《神农本草经》）与《本草经集注》《名医别录》的两三家，充其量还可见到《吴普本草》与《李当之本草》，孙氏也自谓"用药者须依神农本草，自余名医别录"（见《翼方·取孔穴法·论曰》）。

《新修本草》与两部《千金方》的完成，基本上是同时的。《要方》展卷动笔约在 622 年，脱稿在 652 年。《翼方》开写于 653 年，约至 659 年而杀青。而《新修本草》自开写至完成，计三年（657—659 年），就可知其梗概了。

《要方》开写	约 622 年	
《要方》脱稿	652 年	
《翼方》开写	约 653 年	
	657 年	《新修本草》开写
	659 年	《新修本草》脱稿
《翼方》脱稿	682 年	

---

① 夏侯婴（? —前 172 年）：西汉沛县人，封汝阴侯，后为太仆。

② 王应麟（1223—1296 年）：字伯厚，宋代庆元人。博学多识，官至礼部尚书。

③ 《困学纪闻》：20 卷，王应麟著作之一。

④ 杨慎（1488—1559 年）：字用修，号升庵，明代新都人，年 24 岁，廷试第一名夺魁。读书无所不览，著作亦丰，所著《升庵文集》81 卷，内容虽甚丰富，但难免有些穿凿附会之处。

⑤ 《太平御览》：1 000 卷，55 门。宋太平兴国二年，太宗命李昉等 14 人编撰。

⑥ 《齐民要术》：10 卷，92 篇。北魏贾思勰撰。对农艺、园艺、土壤、选种、畜牧、蚕桑等记载详细。

⑦ 《名医别录》：陶弘景所著，惜已散佚不存。1986 年人民卫生出版社也以此书失传可惜，乃于《新修本草》《千金方》等书及吐鲁番出土的陶弘景《本草经集注》残卷中搜集引文转载，辑成《名医别录辑校本》。

⑧ 《开宝本草》：北宋初期，政府曾两次修订本草，即《开宝新评定本草》20 卷和《开宝重定本草》20 卷，统称《开宝本草》，共收药 983 种。

所以《新修本草》迟于《要方》七年后成书。虽然仅仅七年，但孙氏写《翼方》时却可作为重要参考书之一。

再把二者的分类方法、排列次序、内容叙述等对比一下，可以发现有似出一辙之感。

二、孙氏药物学的重要参考书是哪一本

孙氏可以见到的本草书籍，《神农本草经》是理所必然的。

《吴普本草》因缺乏原始材料，难下断语。但根据1987年人民卫生出版社的《吴普本草》“辑校援引文献”17个引用本中独独没有《千金方》来臆测，则孙氏是没有见到的。或谓桂、狼牙、猪苓等，未见于《神农本草经》，也没有见于《名医别录》《唐新修本草》，在作二传手的《翼方》中出现，可以说明孙氏直接来自《吴普本草》，因为《吴普本草》中这三药赫然列于“草木类”（见《吴普本草重辑本》）中。当然也不能排除当时临床上取用的直接把经验化为理论的。

我们很怀疑，孙氏有没有看到《名医别录》，理由是《翼方·目录》的“唐本草退二十味”。所谓“退”的20味中薰草、牡蒿、獐舌、蕈草、五色符、香草、鼠姑、船虹、赤赭、占斯、婴桃、鸩乌毛十二味出于《名医别录》，《唐新修本草》仅仅上承于《名医别录》而转载其八味，充其量不过是阐明发展而已，不应该称“唐本草退×××”而应书“名医别录退×××”。但还有姑活、别羁、石下长卿、翘根、屈草、淮木六味出于《神农本草》，练石草、弋两味出于《吴普本草》，也没有指出《神农本草》与《吴普本草》。其所以然者可能是《唐新修本草》是最后写的，因之即以此为代表而已。不过问题又来了，这薰草、香草、船虹、淮木、鸩乌毛五味不见于《唐新修本草》，又作何讲？

《翼方·目录》又有“有名未用——一百九十六味”，但实际数字仅175味，缺少21味，这不能不怀疑漏写或误算。但其中又有一个令人费解的问题，这175味药物中《神农本草经》有两味（天雄草、扁青），《吴普本草》有两味（石硫黄、蜚厉），《唐新修本草》有九味（终石、北荇草、排华、满阴实、让实、赤举、类鼻、鬼丽耟、救赦人者），两味无考（领灰，垄松）外，尚有160味全部出自《名医别录》，这160味中除14味（鸡涅、九熟草、灌草、封草、俳蒲木、遂阳木、学木核、木核、栒木、紫兰、地筋、父陛根、雄黄虫、蜗篱）未被《唐新修本草》所记载外的141味都出于《名医别录》而《唐新修本草》转载的。所以有人怀疑孙氏没有看到《名医别录》。这14味药并非来自书本而来之于临床。但可以再问一句，既然来自临床，为什么列为“有名未用”？

毕竟如何？只能以后找到有力根据，再加以探索。

三、孙氏时代的外来药物

能使孙氏在药学上取得成就，除了有先贤们的肩梯之外，最主要的是药物新品种的日增。其所以然者，因“贞观之治”与“永徽之治”，海禁开放，国内外贸易繁荣，外来药物源源而来。加之当时政府外交政策的成功，朝贡的外国药物尤其是名贵品种也不少流入中原。

可惜历来商业史，向不为历史家重视，不比国家大事有史册记录，所以无法用具体数字来说明，只能挂一漏万地在其他资料中蠡测推求。

现在从孙氏结束隐居生涯入京的86岁（627年）至逝世（682年）的55年中来看看外来药的输入引进情况。

唐太宗贞观元年（627年），伽毗国①献郁金香（见《中国医史年表》②）。

贞观十六年（642年），达摩乌长国③遣使献龙脑香（见《全唐文》④卷九九九）。

贞观十七年（643年），诏三路舶司，番商贩到龙脑、沉香、丁香、白豆蔻四色（见《天下郡国利病书》⑤卷一二〇）。

贞观二十二年（648年），使方士那罗迩婆寐于

---

① 伽毗国：又译伽倍国，在新疆吐鲁番一带。

② 《中国医史年表》：郭霭春编，1984年黑龙江人民出版社出版。

③ 达摩乌长国：在天竺国北。

④ 《全唐文》：1 000卷，18488篇，为总汇唐代所有诗文而成。主编董浩、曹振镛率领3 400余人辑成，成书于清嘉庆十九年。

⑤ 《天下郡国利病书》：120卷，清顾炎武编辑。

金飚门造延年之药（见《唐会要[①]·医术》）。

唐高宗显庆元年（656年），高僧那提三藏，往昆仑诸国，采取异药（见《续高僧传》）[②]。

高宗乾封二年（667年），拂菻国[③]遣使献底也迦——为含有阿片的药（见《旧唐书·拂菻传》）。

此外，从永徽（650—655年）以后，阿拉伯国也屡次来我国赠送很多药材。据《诸藩志》[④]记载，输入的药物有没药、乳香、血竭、木香等多种。阿拉伯人到中国经商，还把药方和葫芦巴传入中国，这些药物都曾被我国医家所采用。随着阿拉伯药材的输入，不少买卖药物的商贾也来我国开设药铺（见《中国医史医籍述要》[⑤]）。

以上的资料远远不及当时实际情况的兴旺，所以孙氏在药学方面的成就，大多是得逃诶厚的良好环境与条件，但更不能忽略了孙氏的用过一番苦心钻研的代价，诚如他自己所说："故知方药本草，不可不学"（见《要方·序》）。

四、强调医必知药和自采自制的重要性

"古之善为医者，皆自采药，审其体质所主，取其时节早晚，早则药势未成，晚则势盛已歇。今之为医，不自采药……徒有疗病之心，永无必愈之效"（见《要方·序例·处方》）。这种论调早已成为老生常谈，但应该知道孙氏所处的时代里发表此言，却是具有特殊意义的。

我们首先洞察当时的社会，当时是历史上有名的"贞观之治"，社会经济大步伐地发展，为了有利于发挥熟练程度，改进技术和提高劳动效率，随着生产的发展进步，分工愈来愈细，生产逐渐趋向专业化，医与药的分开是趋势的必然结果，乃不可阻挡的客观规律。正因为这样，就带来了那些采药失时，炮制粗劣，贮藏不妥，工艺不严甚至不法，使药效降低甚至失效的情况。孙氏正处在由医生自采、自制过渡到专由药工、药农、药师来采集、炮制、管理的历史时期。上下数千年的中医中药史中只此一回的"凡课药之州，置采药师"（见《新唐书·百官志》），国家法令的颁布恰恰在孙思邈写《要方》的前夕、77岁（618年）那年。孙思邈亲身经历、目睹医生自采药、自制药的优良传统的消失，弊端日渐明显，再结合自己长期自种、自采、自制、自用的丰富经验，不由自主地感叹古风之优于当代时尚。所以他的强调要重视药物，是另有其特殊情况与重大意义的。

孙氏除《翼方·药录纂要·采药时节》中介绍了230种草药"采""阴""暴""干"的合法手续，《翼方·药录纂要·药出州土》中指出药源的道地来源，历数关内道等13个道的优良品种，《翼方·居退·种造药》的草本药培植方法、半成品药制法之外，并为制药、贮药而设计一套设备，如：

……四面筑墙，不然厚垒，务令厚密……客至引坐，勿令入寝室及药房，恐外来者有秽气，损人坏药故也……一房着药，更造一立柜，高脚为之。天阴雾气，柜下安少火，若江北则不须火也。一房着药器，地上安厚板，板上安之，着地土气恐损……前作格子，充料理晒暴药物，以篱院隔之。……立屋二间，椽梁长壮，柱高间阔，以安药炉，更以篱院隔之，外人不可至也……（见《翼方·退居·缔栁》）。

总之，孙氏认为，要自种、自采、自制、自藏的理由，是"夫药采取，不知时节，不以阴干暴干，虽有药名，终无药实。故不依时采取，与朽木不殊，虚费人功，率无裨益"（见《翼方·采药时节》）。

五、对新品种的发掘

两千多年的中药，就是靠一代一代的扩展壮大起来的，通过世世代代有心人在治疗疾病用药经验基础上，不断总结而丰富，终使药品逐渐增多，疗效不断提高。孙氏从18岁而志学于医，141岁羽化，120多年辛勤于临床一线，加之寻访民间知识，千方百计地搜索有效丹方验药，达到了"一事长于己者，不远千里，伏膺取决"（见《要方·

① 《唐会要》：100卷，514目，宋王溥辑。

② 《续高僧传》：30卷，又名《唐高僧传》。唐道宣和尚辑著，因为继慧皎的《高僧传》而作，故名冠以"续"字。

③ 拂菻国：古西域地名，指东罗马帝国及西亚地中海沿岸一带。

④ 《诸藩志》：2卷，宋赵汝适撰。收集40余国的地理、风俗。

⑤ 《中国医史医籍述要》：崔秀汉编著，1983年延边人民出版社出版。

序》)的程度。所以对他来说,这样的贡献,是毫无疑问的。

例如麦饭石的发现,在内蒙古东部,沿着努鲁儿虎山山嵴,穿过萋萋的大草原,就是一座卧佛状的山峦,表面被一层泥沙覆盖着,也有一些灰色斑斓的岩石露在外面,那岩石上还闪着点点金星,它就是号称"神秘的金丹"麦饭石。早在宋代就已广泛使用于外科病,而且还可外用,陈自明《外科精要》①中的麦饭石膏,就是一张有名的名方,20世纪70年代在全国又风靡起来。但谁先发现、发掘、认识及引入医药领域造福于人民呢?是孙思邈。李时珍②根据苏颂的《图经本草》,肯定地说:"此方(指麦饭石),孙真人《千金月令》已有之。"(见《本草纲目・麦饭石》)同时再检阅一下孙氏之前的医学文献,确实没有见过。

又如荞麦,在孙氏之前,未曾见过,在《要方・食治・谷米》中最早指出"味酸,微寒,无毒,食之难消……"事实也的确如此。

羊肝补肝明目,牛肝明目,猪肝主明目,兔肝主目暗等学说,也是孙氏第一人指出,至今成为眼科一个有效的药物和药膳。

孙氏把从《神农本草经》到《唐新修本草》来一次综合处理,在药物数量上,把作用不大或无效可言的药品删去216种(见《翼方・目录》)。同时又把新的补充进去,新增210多种新药品种。内中的三白草、水蓼、冬葵子、安息香、苎根、瓦松、郁李仁、龙葵等21味,至今还是临床上不可"一日无"的常用药。

还有来自国外或边缘地区的如底野迦、毗莱勒、诃黎勒、无食子、胡椒、庵摩勒十多味。

还有在原有的药品中进一步求精取细地讲究"道地"者,如竹叶中强调淡竹叶,车前子增用车前草,地黄中指明用生地黄而给犀角地黄汤提高了疗效,在笼统的饴糖中分别出砂糖等。其他的180余种药品,内有乌血木、蛇舌、紫葛、甲香、狗舌、马芹子、角蒿等,有些现已少用,有些还在使用。

孙氏在这方面的功绩有两个:其一,扩大药源,增多了治疗手段;其二,贡献更大的是,他一方面淘汰一批疗效不高或被时代所遗弃的品种,一方面发掘新药,在药学世界里开辟了一个"吐故纳新"的先例,使中药永远在推陈出新中永葆青春。像孙氏那样对待药物的思想,在今天更有其现实作用,且看伏龙肝、猩绛、百草霜等已宣告绝迹,我们怎样办?

六、亲自实验

成书于三国(220—280年)的《水经③・卢江水》"斯耳传之谈,非实证也"一言,博学的孙思邈肯定读之再三。所以他的一生,就是脚踏实地,工作负责的一生,用他自己的话来说是"极变探幽"和"贵察声色,深究萌芽,心考锱铢"(见《翼方・序》),而"必须博极医源,精勤不倦,不得道听途说"(见《要方・大医精诚》)。故而所有新方新药,总要自己亲手通过实践来作取舍。例如:

"方称大豆汁解百药毒。余每试之,大悬绝不及甘草"(见《要方・解毒并杂治・解百药毒》)。而否认了过去过分强调大豆解毒的说法。

"古今痢方千万首,不可具载,此中但撮其效者七八而已"(见《要方・脾脏下・热痢》)。反过来说,其中二三为无效而删掉。非亲手实验,是不可能知道其有效与否。

"古之求子,多用庆云散、承泽丸,今代人绝不用此。虽未试验,其法可重,故述之"(见《要方・妇人方上・求子》)。其所以"故述之",因为没有亲自实验过。"故"借用为"姑"字。

"古人有十水丸,历验多利大便而不利小便,所以不能述录也"(见《要方・水肿》)。正因为他通过多次亲身实验,说明没有利水作用而不加介绍。

孙氏能有计划、有目的地用客观来考察现象,并将观察所得的变化和结果来判断某方某药的有效与否,或获效的程度,最后决定取舍是十分科学而负责的。如果每一位医生都能做到这点,不患

---

① 《外科精要》:3卷,宋代陈自明撰。成书于1263年。

② 李时珍(1518—1593年):字东壁,又字可观,晚号濒湖山人,蕲州(今湖北省蕲春县西南)人。名著《本草纲目》作者。

③ 《水经》:2卷,三国无名氏撰,晋郭璞注。记述黄河、长江、渭水等130条水流。但原书早佚,北魏郦道元作《水经注》40卷,以《水经》为纲,原文得以复见。

疗效不提高。

而且孙氏一取一舍之间，也十分审慎从事，举“芫花散”为例：

然比行之，极有神验。其用药殊不伦次，将服节度，大不近人情，至于急救，其验特异，方知神物效灵，不拘常制，至理关感，智不能知，亦犹龙吟云起，虎啸风生，此其不知所然而然，唯圣人莫之辨也。故述之篇末，以贻后嗣。好学君子详之，非止救物兼深，抑亦庶几于博见矣。（见《要方·胆腑·万病丸散》）

孙氏把暂时不能理解的事物，不肯轻率否定，莽鲁摈弃，留待后人来探索。这种客观而负责的精神，更是难能可贵。

七、引进化学制剂

炼丹术是在冶金术中衍化出来的科技，中国是炼丹术出现最早的国家。《神农本草经》所搜载的365种药物里，属于矿物类的就有46种之多。这些矿物药，其中包括金属的和非金属的，单体自然元素的和各种自然化合物的，都是炼丹的不可缺少的物质基础。很早就有了物质基础，所以也很早就能有宋无忌①、羡门子高②、正伯侨③、充尚④等炼丹方士辈出。到两晋（265—420年）、南北朝（386—589年）时，由于神仙服食的盛行，炼丹术更形兴旺，葛玄、郑隐⑤、葛洪、陶弘景等有名的炼丹家，都在这个时代。

炼丹术的兴起丰富了药物的内容。《本草纲目》中1 892种药物里，矿物药和丹药就有222种，竟占有11.7%。

自道教思想的创立者老子到稷下黄老的集大成者庄周，倡导“清净无为”“自然为本”“归真返璞”“超然绝尘”之余，势所必然地联系到祛病延年。于是导引术、吐纳术相继问世，这是炼内丹。

《抱朴子·金丹》：“夫丹之为物，烧之愈久，变化愈妙。黄金入火，百炼不消，服此二物，炼人身体，故令人不老不死。”它是用丹砂、硫黄、水银（炼丹家称姹女）一类的矿物，加以高温来烧炼出黄金或“金丹”。因为黄金是火烧不变质的东西，所以想象中的“金丹”也有“金刚不坏身”的作用，人服后当然也可以长生不老。这是炼外丹。

炼内丹远远不及炼外丹的能为统治者效劳，因为统治者“黄金我所要也，长生我所要也”，不论黄金或金丹都是投其所好，所以内丹道路愈走愈狭，而外丹就不同了，升堂入室地走进了帝王之家。君不见《史记·封禅书》的“祠灶则致物，致物而丹砂可化为黄金。黄金成，以为饮食器则益寿，益寿而海中蓬莱仙者可见”乎。所以从汉武帝时（公元前140—前87年）开始刮起了炼丹风，至东汉（25—220年），因魏伯阳⑥等方士涌出，为炼丹术更加油添薪。他们把《易经》的八卦与道家思想相结合，作为炼丹的理论基础。如以《易经》的“坎离匡郭；运毂正轴”，引进到烧丹的“以乾坤为鼎器，以坎离为药物”来作为主导思想。易有八八六十四卦，除去☰（乾）☷（坤）☵（坎）☲（离）四卦，净存六十卦，作为火候，计三百六十爻，所以一丹烧的火候须三百六十时⑦之数。同时更凭着这个荒谬可笑的“推理”，认为服之可与天地并存。于是服食丹石的蠢事就不断产生，更是包括帝王在内的上层阶级人物。且看《太平圣惠方》（992年）、《圣济总录》（1111—1117年）等书把“乳石发动（即丹石中毒）”作为当时的多发病、常见病来处理即可知了。

纵然葛洪以清醒的头脑来呼吁着“长生之药，六朝以下贪生者服食，致成废笃，以丧厥躯，不知若干人矣。方士固不足道，本草其可妄言哉”（见《本草纲目·水银》）。但求长生心切的人们，还是如蛾扑火地趋之若鹜。

葛洪在魏伯阳与陶弘景之间，起到了承前启后的作用。孙氏再步其后尘也精通炼丹技术。而

---

① 宋无忌：燕国方士。

② 羡门子高：秦始皇时代人物。

③ 正伯侨：战国末期方士。

④ 充尚：秦时燕人，方士，曾形解成仙。

⑤ 郑隐：名郑思远，隐于括苍山，后成仙。

⑥ 魏伯阳（约100—170年）：汉代会稽人。从阴阳先生学道，得受金丹大道，与诸弟子出入成仙。

⑦ 时：当时每天分为十二时辰，即子丑寅卯辰巳午未申酉戌亥。

且把黄老道家和方士炼丹术合二为一，在葛洪、陶弘景之后更成熟地融于治疗学中。最典型的事例，为太乙神精丹：

右六味，各捣，绢下筛。唯丹砂、雌黄、雄黄三味，以配醶醋浸之。曾青用好酒铜器中渍，纸密封之，日中曝之百日，经夏，急五日亦得。无日以火暖之，讫。各研，令如细粉，以醶醋拌，使干湿得所。内（同纳）土釜中，以六一泥固际，勿令泄气，干，然后安铁环施，脚高一尺五寸，置釜上，以渐放火，无问软硬炭等，皆得。初放火，取熟两秤炭，各长四寸，置于釜上，待三分二分尽，即益，如此三度，尽用熟火，然后用益生炭，其过三上熟火已外，皆须加火，渐多。及至一伏时，其火已欲近釜，即便满，其釜下益炭，经两度即罢。火尽极冷，然后出之，其药精飞化凝釜上。五色者上，三色者次，一色者下，虽无五色，但色光明皎洁如雪最佳。若飞上不尽，更令与火如前。以雄鸡翼扫取，或多或少不定，研和枣膏，丸如黍粒。（见《要方・胆腑・万病丸散》）

上面一段文字可以反映出两个问题：其一，孙氏把服食丹石的蠢事，引渡到利用它来治疗疾病的途径上来，变害为宝。其二，就是把炼丹的技术引进到制药技术中来，扩展了医药内容，为人民造福。

《孔子家语》[①]：“水可载舟，亦可覆舟。”那么覆舟的丹石，也未始不可转化为载舟的良药。这样化学制剂进一步闯入了本草行列，又是孙氏一个莫大的贡献。或谓，中医的化学制剂，早就进入了医药界，《周礼・天官》就有“疡医掌肿疡、溃疡、金疡、折疡之祝药劀杀之齐，凡疗疡以五毒攻之”。郑玄[②]注“五毒攻之”谓“今医人有五毒之药，合黄堥、置石胆、丹砂、雄黄、矾石、磁石其中，烧三日夜，其烟上着，以鸡羽扫取以治疡”。所以引进化学制剂于医学中来并非孙氏开始。我们不能否认在春秋时代（公元前770—前476年）化学制剂早已进入了医药界，但更要知道当时的制成品十分粗糙，仅仅供外用，而孙氏介绍的是高级的内服药。

所以颂扬孙氏的拜真台前联句中“铁杆铜条”“铅烧汞炼”八个字，更突出了这点。

最后，要知道孙氏对金丹的看法如何，我们不妨从“又有贪饵五石，以求房中之乐，此皆病之根源”（见《要方・序例・治病略例》）一言中证实，他是客观的、有科学头脑的。

八、丹石方面毕竟功大于过

丹石在那个时代一般人眼里，总是视为情同仙丹的至高无上的药品，从“纵有金丹，亦不可救”（见《要方・消渴》）一言中，可以看出所谓“金丹”（丹石），是起死回生的第一灵丹妙药。

后世对两部《千金方》中介绍炼丹石方面，大有非议指责。这也是客观存在的事实，无法避讳的。但在这一方面，毕竟大功可盖小过。

历来炼丹采取矿石，绝大多数为丹砂、硫黄、水银、雄黄之类，而孙氏则在《要方・服食法》中24首抗病保健方中，除了云母水方、钟乳散、西岳真人灵飞散三方中取用云母、钟乳之类的矿物外，其余都用偷梁换柱手法来重用天门冬、地黄、乌麻、松子、柏子、茯苓、枸杞等的确有益无害的植物性药物。即使云母、钟乳是矿物，但也都没有毒性。

再阅《翼方・养性服饵》里，除华佗云母丸中有云母、钟乳之外，也都是草木有益之品，绝无汞类、砷类。《养老食疗》《辟谷》等篇中取药，也完全是无害有益的植物类药物。

显然孙氏深知习俗难改，这个习惯势力的狂澜难以力挽于一时，不能不独运匠心以因势利导。用无毒有益的药物在“丹石”的躯壳中作为主位而把有害无益的药品暗暗排挤出去。不过十分遗憾，这种苦心是否有人能体会到尚不清楚。

也有人议论他自己也服用丹石，“余年三十八九，尝服五六两乳”（见《要方・解毒并杂治》）。欲知那时年未不惑，一个典型的书呆子，涉世未深，而且身居草野，正值研究道教及炼丹时期，自

① 《孔子家语》：原27卷，今本为10卷，44篇。为三国魏王肃所传。

② 郑玄（127—200年）：字康成，东汉高密人。为当时有名的学者，著作很多。

炼自服当然也是十分自然的事，而且孙氏一向喜欢亲身一试。但届晚年，对丹石的看法，就截然不同于年轻时代。诚如他所谓："今退居之人，岂望不死羽化之事，但免外伤逼切，庶几全其天年。然小小金石之事，又须闲解。神精丹防危救急所不可阙耳……以冀神助，非可率致。"故而他决定"宁食野葛，不服五石。明其大大猛毒"，而谆戒他人"有识者遇此方，即须焚之，勿久留也"，而使"其方从以烟火，不复须存，为含生害也"（见《要方·解毒》）。

再则古人"常""尝"两字可通用，这里的"常服五六两乳"，应作"尝服五六两乳"。而且以"尝"字来讲，上承"三十八九"，在文法上更通顺合理。再结合晚年的洞悉丹石危害的体会与言语，尤为浑然一体。

因之，我们可以下此论断，孙氏在丹石方面不是鼓吹者而是批判者，所以是功大于过，甚至有功而无过。

九、自有天知

中华人民共和国成立前，药铺卖成药的仿单（说明书）上，都有"虔修虽无人见，存心自有天知"的广告性质的联句。可是这个"天知"，做起来谈何容易。

"余以武德中，合玉壶丸，时值天阴，其药成讫后，卒不中用，终弃之"（见《翼方·杂病下》）。这里就可反映出孙氏对病人的负责及思想品德的崇高。

过去卖药仿单上还有"如有假劣，五雷殛顶"的誓言式广告。可知他们是为了怕"五雷殛顶"而不敢卖假卖劣。而孙氏则为了"卒不中用"而毁销变质药品。其思想境界的天壤之别，更不可同日而语。而且这个旧社会的药商，真的怕"五雷殛顶"者，还是属于具有人性者。

十、始创剧药逐渐加重的进服法

药物既在"性"上取效，也即药的作用。但还有"量"的问题，也就是药的浓度问题。因为单单药物，没有接触到人体的吸收经过、反应活动相互作用是毫无效力可言的。凡药性正确而浓度未达到者，也是无效。反之浓度过高也能招来流弊，尤其是剧毒药品，甚至可以致死。在今天当然已有"阈剂量""半数致死量""绝对致死量"和"最小致死量"的指标可据。但在1 300年前，根本没有这样条件，所以当时仅仅知道"小毒""大毒"及"无毒"，更没有一定剂量标准。因之很多由于药物浓度过低而无效、过高而发生流弊。

孙氏第一个强调了这个问题，同时也第一个解决了这个问题。所以他主张"若用毒药治病，先起如黍米，病去即止，不去倍之，不去十之，取去为度"（见《要方·序例·服饵》），"若不吐利，更加一丸，或至三丸五丸，须吐利为度"（见《要方·胆腑·万病九散》）。

这种服用剧毒药逐渐加量方法，不论对药物的使用或人身的安全，都有极大的保险作用。即使在今天，有时我们还在私淑这个方法。

十一、认真对待药物用量

历来中医对待用药分量，很不考究，直到现在还有这种现象，例如灯心草一扎、荷叶一角、芦根一尺等等。而孙氏早就关注了这个问题。如：

古称唯有铢两而无分名，今则以拾黍为一铢，六铢为一分，四分为一两，十六两为一斤，此则神农之称也。吴人以二两为一两，隋人以三两为一两。今依四分为一两，称为定。方家凡云等分者，皆是丸散。

凡散药又云刀圭者，十分方寸匕之一，准如梧桐子大也。方寸匕者，作匕正方一寸抄散，取不落为度。钱匕者，以大钱上全抄之。若云半钱匕者，则是一钱抄取一边尔。

凡方云巴豆若干枚者，粒有大小，当先去心皮，乃称之。以一分准十六枚。附子乌头若干枚者，去皮毕，以半两准一枚。枳实若干枚者，去穰毕，以一分准二枚……

凡方云桂一尺者，削去皮毕，重半两为正。甘草一尺者，重二两为正……（见《要方·序例·合和》）。

这样认真对待，为孙氏之前所罕见。即使孙氏之后，也不多见。

还有如煎煮人参，强调“用流水”。这一点连宋代大科学家沈括[①]也十分欣赏，沈氏谓：“孙思邈千金方人参汤，言必须用流水煮，用止水则不验。人多疑流水无异，予尝见……”（《补笔谈[②]·药议》）。沈括讲了许多流水与止水的不同事例，证实了孙思邈的科学思想。

十二、小结

相传宋神宗时（1068—1085 年在位），翰林学士赵概[③]，怀着曾参[④]“吾日三省我身”的精神，在书桌上放置黄豆与黑豆各一把。每做一件好事，即在贮器中投一粒黄豆，坏事则投黑豆，每届一定时间，启器检查，黄豆黑豆谁多谁少。后人称这个自我检查方法为“功过格”。假定把孙氏在药学方面的好事坏事来使用“功过格”，肯定是黄豆，即使苛刻的要求，也恐难以找到半粒黑豆。你看，他在药学领域里做的好事：

1. 整理前人的本草学，并删增的吐故纳新。使本草学处于永葆青春的局面。

2. 有许多新增的药品，如水蓼、冬葵子、龙葵、郁李仁等，至今还是属于常用药物。

3. 在车前子基础上发展的车前草，在竹叶基础上发展的淡竹叶，在饴糖基础上发展的砂糖，都为后人所乐用，直到今天。

4. 胡椒、无食子、底野迦、毗黎勒、诃黎勒等外来新药，用中医传统理论来解释，为洋为中用者树立了榜样和方法。尤其在现在中西医结合潮流里，更有其实用而深远的意义。

5. 引进了化药制剂。

6. 利用“丹石”的躯壳，以有益药品代替了有害药品，使有害的丹石一变而为有益的保健延年良丹。更巧妙的是这场革命是在神不知鬼不觉的情况下进行，而且获得了成功。得以使药学论坛上避免了一场无谓的风暴。

7. 在介绍炼服丹石的同时，并揭露了丹石的危害性。

8. 创造了剧毒药逐渐加量的进服法，1 300 年来，不知道避免了以“致死量”丧生的多少事故。

9. 以动物肝脏来治疗目疾，确立了千古定论。

10. 对种药、采药、制药、用药极端负责。

（1）主张自采、自制及科学贮藏。

（2）亲自实验，有效者用，无效者删。

（3）不肯轻易介绍自己没有试用过的方药。同时也不轻易否定暂时尚未明确知道有效或无效的方药。

（4）严格把持质量关，欠佳的、低效的、炮制有问题的宁可销毁，不使用于病人身上。

像他那样的业务水平，再加上那样的道德品质，而且百余年的临床经验，坚持终身，这顶“药王”桂冠一定要加冕于他的头上。

临　床

一个高明的医生，必须具备精湛的专业理论、丰富的临床经验和高尚的医德作风三个基本条件，缺一不可。理论虽好，在临床上无法应付稍感难治之症，即叹黔技告尽者，像这样的赵括[⑤]式医生，对病人没有什么好处。孙氏的理论水平早已尽如前言，这里专门来讨论他在临床上的成就。

一、习医动机和条件

历代名医很多出身于世家，河东三凤[⑥]、荀氏八龙[⑦]者不乏其人。如徐门[⑧]的熙、秋夫、道度、文伯、雄、叔向、嗣伯、謇、践、之才、之范、敏斋；危门[⑨]的云仙、子美、岩崖、熙载、亦林；龚门[⑩]的信、廷贤；

① 沈括（1030—1094 年）：字存中，宋代钱塘人。嘉祐间进士，博学能文，精通天文、地理、历算、方志、音乐、医学，并制造过浑仪、景表、浮漏等天文仪器。

② 《补笔谈》：北宋沈括有名著《梦溪笔谈》30 卷，是他根据科学实践与平生见闻而写成的。又有《补笔谈》3 卷，《续笔谈》1 卷。

③ 赵概：字叔平，自学成才。尝集古今谏诤事为《谏林》120 卷。

④ 曾参：春秋时鲁人，字子舆，孔子弟子。

⑤ 赵括（？—公元前 260 年）：战国时赵将，平时夸夸其谈，看来十分精通军事，但一旦上了战场，即兵败如山倒。“纸上谈兵”故事，就出在他身上。

⑥ 河东三凤：唐薛收，族兄薛德音和从兄子薛元敬，俱有文才，为蒲州汾阴人，属河东道，时人称为“河东三凤”。

⑦ 荀氏八龙：东汉荀淑有八子，俭、绲、靖、焘、汪、爽、肃、敷，都有文名，人称“八龙”。

⑧ 徐门：指六朝南齐，由徐熙传下的数代名医。

⑨ 危门：指宋、元间由危云仙传下的家传名医，至危亦林已第五代。

⑩ 龚门：指明代金溪世医，内尤以龚信与子龚廷贤更著名。

薛门①的铠、新甫；以及从宋代到今天还瓜瓞绵延不衰的何门②侃、广族、天祥、銮、士方、微之、公谨、希鲁、廷用、凤春、九经、十翼、从政、汝阈、汝闾、令昭、鸿堂、铁山、北海、元长、世仁、世英、其伟、书田、其章、其超、长治、鸿航、昌焕、昌龄、昌梓、振宇、振基、伯鸿、寿彭、廷璋，至今还有几位知名度极高的老中医，历二十七代而不衰，在中医界是绝无仅有的。

也有因双亲多病，知医以奉亲者，如晋代殷仲堪③，以“父病积年”；五代的孟昶④，以“母病有疾，屡更太医不效”；唐代的王焘，“以母有疾，衣不解带，亲絮汤剂”；明之吕复⑤，以“后以母病求医”；汪石山，以“母病呕，遂究心医学”等。

更有本身为二竖所苦，忿而学医者，如明之秦昌遇⑥、清之高世栻⑦；黄元御⑧困于眼病，钱秀昌⑨厄于骨伤。孙氏也正是“才非公干，夙婴沉疾，德异士安，早缠尪瘵”（见《翼方·序》），“吾幼遭风冷，屡造医门”（见《要方·序》）而为之学医的。而且生平也多病多痛，内、外科病经常不息。如“余立身已来，二遭热痢，一经冷痢，皆日夜百余行”（见《要方·热痢》），“余以武德中(77—85 岁时)六月，得此疾，经五六日，觉心闷不佳”（见《要方·备急·蛇毒》），“余以贞观四年(89 岁那年)，忽口角生丁肿”（见《要方·丁肿痈疽》），“余以贞观五年(90 岁那年)七月十五日夜，左手中指背，触着庭树，至晓遂肿，痛不可忍”（见《要方·备急·被打》），“余以贞观七年(92 岁那年)三月八日，于内江县，饮多，至夜睡中觉四体骨肉疼痛，比至晓，头痛目眩，额左角上如弹丸大肿痛，不得手近，至午时至于右角，至夜诸处皆到，其眼遂闭合不得开，几致殒毙”（见《要方·丁肿痈疽·丹毒》）。而且到了晚年，仍然“耄耋之年，竟三余而勤药饵”（见《翼方·序》）。孙氏从童年的“幼遭风冷”到晚年的“而勤药饵”，真是多病之躯。屈原⑩《九章·惜诵》“九折臂而成医兮”，孙氏若不是医生，那么在这九折臂之下，也会成医，俗谓“久病成医”，何况又是身为良医的人。本来以抱病之身的人来研攻医学，当然更能比一般人更深入。疾病本来是人生不幸，但对于业医者本身业务的提高，却有锦上添花的裨益。

二、临床时间和地点

“吾十有八而志学于医”（见《翼方·取孔穴法》），则他跨入医门约在陈武帝永宝三年(559年)之际。学习两年，大有进步，故而自谓“至于弱冠，颇觉有悟”（见《翼方·序》）。考悟字，为深入理解之意。中医的业务水平，分为懂、通、精、悟、化、神六级。

懂：对中医基本理论有了一个初步的较为完整的概念。

通：非但知道其一般，而且能触类旁通。也就是对某一个论点能够过渡到另一个论点，把前因后果、周围联系之间贯通起来。

精：在通的基础上，能掌握而运用于临床，而且用来要左右逢源，毫无捉襟见肘之感。

悟：除了具备精通条件之后，更进一步知道为什么用此方此药而效，为什么用此方此药而无效，为什么。

化：精通全套中医理论，熟悉各家不同学说及学派，使许多反面的、出奇的理论可以随心所欲地使用于临床，而且都能有效。

神：达到了“出神入化”的地步，取方用药，使一般低水平的人们难以理解的境界。

他在并不太长的时间里，达到了悟的阶段，也就是六个阶梯上登上了第四级，除了具有得逃诶厚的天资之外，主要是学习刻苦，方法得宜。也有人认为他的多病和“汤药之资，罄尽家产”（见《要

---

① 薛门：指明代吴县世医薛铠与子薛己。

② 何门：指上海市青浦县世医何氏，从宋传到现在，已二十七代之久。

③ 殷仲堪(？—399 年)：东晋陈郡（今河南淮阳）人，身列仕宦，而独于医。

④ 孟昶(919—965 年)：五代时蜀国君主，精于医。

⑤ 吕复：字无膺，浙江鄞人，明代名医。

⑥ 秦昌遇：明上海人，字景明，为明代名医。

⑦ 高世栻(1634—？ 年)：字士宗，清代名医。

⑧ 黄元御(1705—1758 年)：字坤载，清山东昌邑人。因庸医误治而目盲。

⑨ 钱秀昌：字松溪，清上海人，精伤科。

⑩ 屈原（约公元前 340—前 278 年）：战国楚人，名平，字原，楚怀王任三闾大夫。后遭人诬陷，被放逐，作《离骚》，五月五日投汨罗江而死。

方·序》)的“穷”,也是促使他刻苦钻研的动力,即欧阳修[①]所谓“盖愈穷则愈工”(见《梅圣俞诗集·序》)含有哲学的道理。

这个时期里,他仅仅是尝试性的临床应诊,不过是“亲邻中外,有疾厄者,多所济益”(见《要方·序》)。

以后的临床活动无史可稽,唯在两部《千金方》中可以找到一鳞半爪。

在两部《千金方》中最早的为“治蛟龙病,开皇六年(586 年)三月八日,有人食芹得之……从兹有人患此疾,令服寒食饧三斗,大验”(见《要方·肝脏》)。

之后,“余以大业中(605—617 年),数以合和……以之治病,神验不可论”(见《要方·胆腑》)。

再后,“在唐王朝,武德中(618—626 年),有贵妇人,师市奴,谓之金石凌,非也”(见《要方·胃腑》)。

再后,“武德中,有德行尼名净明,患此已久”(见《要方·膀胱腑·霍乱》)。

再后,“武德中,龙赍此一卷服水经授余”(见《翼方·辟谷·服水》)。

更后,已应召来居长安厘市,时在贞观间(627—649 年),这个阶段的入于记录的临床事迹最多。有“昔正观初,有一野老,年七十余。诣余云,数日来阳气益盛……后四旬发病而死”(见《要方·养性》)。

“贞观初,有人久患羸瘦,殆死。余处此一剂,则差”(见《要方·肾脏》)。

“正观初,衢州徐使君,访得治疗肿人玉山韩光方……贞观中,治得三十余人,差”(见《要方·丁肿痈疽》)。

“余以贞观年中,将一病士入山,教服云脂”(见《要方·痔漏》)。

“余以贞观五年(631 年)七月十五日……”(见《要方·备急》)。

“贞观十年(636 年),梓州刺史李文博,先服白石英久,忽然……”(见《要方·消渴》)。

最后一例,为“正观中,有功臣远征,被流矢中其背胆上……永徽元年(650 年)秋,令余诊看”(见《翼方·杂病下》)。

根据以上统计,学医于永定三年(559 年),时18 岁,在这一阶段里,不可能马上临床治病。事实上也正如此,自谓“我初学医,未以为业”(见《要方·备急》)。

行医事迹有记录可凭者,仅赖两部《千金方》。它的记录开始于隋开皇六年(586 年),当时孙氏为45 岁。从学医到现在已有 28 年之久,在业务上早已成熟。中间经过大业(605—617 年)、唐武德(618—626 年)至贞观(627—649 年)而达到高峰。最后为永徽元年(650 年),也就是《要方》成书前两年,前后跨度历 65 年之久,也即孙氏从 45 岁到109 岁之间的一个漫长岁月。不过开皇六年之前及永徽元年之后到永淳元年中 33 年里,不可能没有临床治病。想来开皇六年之前,一则身居僻壤,再则名望未高,仅仅是求诊者为数不多。永徽元年之后,毕竟年事过高,精力有限,杜门谢客著书(《翼方》)。在此一段时间里很可能把未入京野居时代的研究黄老学说再度重温复习,且看《翼方》中道教口吻要比《要方》浓厚得多。再则关于临床日期的记录,迹近衍文,不是认真填写,失载漏书更为常有之事。且看“武德中龙赍服水经”与“永徽元年治疗流矢中背”案,都失载于《要方》而补述于《翼方》。

所以即使以 65 年最少的数字来计算,临床时间之长,也为古今所罕有,所以经验之丰不言而喻。

再谈临床地点,孙氏年轻时代,早已明确得很,长居于太白山(见《新唐书·本传》)。

唐贞观元年(607 年),孙氏奉召入京,定居长安。

但问题又来了。《唐会要》:“显庆三年(658年),诏征太白山人孙思邈,至,居于鄱阳公主废府。”似乎在显庆三年才来居长安,要比这里后退31 年。其实这里的“太白山人”,不应该理解为居

① 欧阳修(1007—1072 年):宋庐陵吉水人,字永叔,自号醉翁、六一居士。为中国历史上大文豪之一。

在太白山的人，而要把“太白山人”作为孙氏的代名词。“居”也不能认为是赐居，而是作为居住、住宿、寄寓的意思。既然是居住，那么从贞观元年入住以后，只要身处于此，任何时候，都可称“居”。所以尽管显庆三年又召见一次，和这贞观之初，毫不相干。再根据孙氏故乡孙家塬孙真人祠清同治十一年(1872 年)刻的《重修孙真人祠记》，“宣帝时(569—580 年)，以王室多故，遂隐居蜀之峨眉山四十年。隋文帝征为博士而弗就，恐征书之复至，又隐于秦之太白山十二载。”如以贞观元年(627 年)上推 52 年来计算，的确接近于北周宣帝时代。尽管这个推算是粗糙的，但十分合情入理。

隐居何处？《旧唐书·本传》：“周宣帝时(579—580 年)……乃隐居太白山。”《酉阳杂俎》：“尝隐终南山。”考终南山，现在陕西省西安市南 40 多公里处。是秦岭西自武功县境，东至蓝田县境的总称，包括翠华山、南五台、圭峰山、骊山等峭壁秀丽的山峰，如锦绣的画屏，屹立在古长安之南。又称太乙山，为秦岭山峰之一。再以两部《千金方》中反映出从贞观之后而临床记录特多者，此乃身居闹市之故。他所“固辞不受”者，是爵位而不是定居京师。

在长安住何处？当他 92 岁时，《病梨树赋·序》：“余病卧疾长安光德坊之官舍，父老云是鄱阳公主邑司。昔公主未嫁而卒，故其邑废。时有孙思邈处士居之……今年九十三矣。”

住在这里应于贞观十七年(643 年)之前。也就是贞观元年到十七年之间，“正观中，入为少府，奉敕修明堂，与承务郎司马德逸、太医令谢季卿、太常丞甄立言[①]等，校定经图”(见《翼方·针灸上》)。考甄立言，当年已 103 岁，也就是他逝世的那年。孙氏比他小一岁。

《旧唐书·本传》：“显庆四年(659 年)，高宗召见，拜谏议大夫，又固辞不受。”当时为 118 岁，《要方》已完成了七年。《唐会要》作“显庆三年”。不管他三年四年，总之他仅仅辞了爵位，并没有告老还乡，当然还住在这里。

《旧唐书·本传》：“上元元年(674 年)，辞疾请归。特赐良马及鄱阳公主邑司以居焉。”这时已 133 岁，的确已老而且衰，请归是势所必然。同时唐高宗李治还把他居住的鄱阳公主废宅索性赐了他。

以后他是否迁出京师而再度隐居草野？根据“……及鄱阳公主邑司以居焉”的“居焉”口吻上推敲，还是延续定居下去的，直到八年后羽化时为止。

即使没有“居之”一言，也不可能作为迁出鄱阳公主邑司的依据。因为古人习惯，既是御赐之物，决不可以转赠给他人，以房屋而论当然亲自居住，否则即是欺君犯罪。

也有人引用《后汉书·恒荣传》中的“再拜归道”的归字作“谢”字来解释。是说孙氏以老病而辞去在职的一切职务，并且拜谢皇恩。当然也说得通的，但并不证明孙氏迁出居处。

每一个有资格的临床老医生，都有这个体会与经验，当在青壮时代，多治疗急性病，到了晚年就擅长调理慢性病了。而且还有一个称不上规律的规律，乡村多急性病，城市多慢性病，这两个概念到今天还是如此。现在我们再对孙氏的记载来旁证一下：开皇六年病例，为发病急(“似痴痫”)而吐蛔，急性病。

大业中病例，为“病症风气”，也较急性。

武德中的比丘尼，患的是霍乱，当然是急性病。

贞观初的老叟病，典型的老年病。又一例“久患羸瘦”，显然都是慢性病。

贞观中一士人病例，为麻风，慢性病。

永徽元年一例，乃病起于正观年代，是慢性病急性发作。

从经治的病种可以推测出医生的年轻时代和晚年时代，市居与乡居的情况。当然，以上的病例太少，不可能有足够的说服力。

总之，孙思邈的前半生(85 岁之前)，是在貌似不幸而实际上大幸的年代度过的。正因为兵灾战祸，民不聊生，而迫使他闭门读书、修道、学医。后

① 甄立言：为甄权之弟。唐武德间(618—626 年)升任太常丞。

半生(86 岁之后),适逢两个“之治”,是他生逢盛世的大幸大福中度过的。因为此时,经济和科学技术的发展,促使医学发展。当时的经济繁荣,反过来为科学技术发展创造了更多的有利条件,也更促进了医学本身的更大发展。

孙氏更幸运的是遇到李世民这样一位英明之主。李世民的“去奢轻赋,宽刑整武,海内升平,威及域外”政策,同时对甄立言、孙思邈等医家的礼遇,都是孙思邈得以成功的良好条件。

同时,由于经济发展,人民生活水平提高,生息猛增,客观上就增加医生的医疗实践活动,而医家也必须不断提高自己医疗水平以适应一切挑战。使业务、疗效、水平纳入螺旋形良性循环的轨道。

而且一个和平安静的环境也给予医家总结、传授医疗经验和撰写著作、刻书传流的条件。假如孙氏提早大半个世纪出生,或不享 141 岁的遐龄,要做出这样的事业,是必须要打问号的。可以干脆地说,今天我们绝不可能知道唐代有过孙思邈其人。

刻苦钻研

孙氏在医学方面的伟大成就,不是偶然的。除了有禀质聪慧过人的资本,极好社会背景赋予的条件,身弱多病和“汤药之资,罄尽家产”(见《要方·序》)及“皆家贫不济乃止”(见《翼方·养性·服饵》)的“穷”来做动力之外,更重要的是他学习态度刻苦钻研。他为什么要在刻苦钻研中才能得到成就?因为他深深地知道“故医方卜筮,艺能之难精者也,既非神授……故学者必须博极医源,精勤不倦”(见《要方·大医精诚》)。

现在我们可以细细分析他所以能博学的八个方面。

一、穷究

《淮南子·览冥》:“悖拔其根,芜弃其本,而不穷究其所由生,何以至此地。”凡各门学问,都是在穷本索源的深究之下,才能格物致知而有所心得,我们看一下孙氏是怎样穷究的:“既不深究其道,何以为医哉”(《要方·平脉》)。

要认识某一个事物,必先接触那个事物,了解那个事物,深知那个事物。如其只需知其梗概的话,那么只要浮光掠影地过目一番即够了。但学问这个东西,尤其是医学,凭浮光掠影的不求甚解,是坚决不行的。必须要“深究其道”,知其然,还要知其所以然。“涉猎不精,是多学之弊”(见《幼学琼林[①]·文士》),读书再多也无用。所以孙氏“深究其道”四字,的确是学医求精的唯一不二法门。

朱熹[②]在《训学斋规·读书写文字》中谓:“读书有三到,谓心到、眼到、口到。三到之中,心到最急。心既到矣,眼口岂不到乎。”光用眼去阅览,远远不及朗诵的深入,且看老一辈中医数百首方剂可以一味不错地记得清清楚楚者,就是在摇头晃脑中视諏了《汤头歌诀》的收获。现在“读”的风气已没有了,所以还有哪一位能记得住数百首方剂?但眼到、口到还是不行,最最主要的是心到,诚如朱夫子所谓“心到最急”。所以孙思邈提出“必须视諏此方,寻思妙理”(见《要方·大医习业》)、“心当摒弃俗情,凝心于此”(见《要方·平脉》),然后“审谛覃思”(见《要方·大医精诚》)。

能做到孙氏的两点,事实上也并不困难,纵然资质较差者,只要“人一能之已十之,人十能之已百之”地深研穷究,无有不成功之理。且看苏秦[③]读书困倦、闭目欲睡时,即引锥自刺其股。孙敬[④]久读,神疲头垂,用绳把头发吊在梁上。孙氏的学习精神的确与这“刺股悬梁”情出一辙。

“余早慕方技,长崇医道。偶逢一法,岂怯千金,遂使各方异术,莫能隐秘”(见《翼方·禁经上》)。这孙氏又一个穷究的手段。像蜜蜂一样地采集效方良药,海洋不拒百川,所以成其浩瀚。李时珍《本草纲目》的不朽之作,是否私淑孙思邈,那是不得而知,但两人的治学态度,都如出一轨。

---

① 《幼学琼林》:4 卷,清程允升撰。清代作为童蒙读物,内容十分精彩。

② 朱熹(1130—1200 年):字元晦,号晦庵,宋代徽州婺源人,是当时儒家的代表人物。著有《训学斋规》等书,尤以注解四书而享盛名。

③ 苏秦(?—公元前 317 年):字季子,师鬼谷子。战国时洛阳人。习纵横家言,出游数年,憔悴而归。乃发愤读书,终成大业。

④ 孙敬:汉时人。字文宝,好学,后成名儒。

二、精读

陶渊明《五柳先生传》的“好读书,不求甚解”一言,贻害不浅,读书最忌不求甚解。

孙氏是主张精读的,虽然他没有用直接的语言来表达,但他却这样认认真真地去做,那是有目共睹的。请打开《要方·针灸·五脏六腑变化傍通诀》,就可以看到孙氏把《素问》的“金匮真言论”“阴阳应象大论”“灵兰秘典论”“五脏生成论”“五脏别论”“经脉别论”“太阴阳明论”“五运行大论”及《灵枢》的“本输篇”“本神篇”等几篇经文,综合分析,排列出一幅表格。不是加以精读细读、深入领会,是无法做到的。如此既可一目了然,更可加强记忆与深入。这样的学习方法和读书精神,直到1 300多年之后的《中医学概论》[①],还在采用孙氏的归类推演。

三、博览

任何学问,最难得的是“博闻强识”,用精辟而简单的话,就是博学。因为穷究、精读,是深度问题,而博闻是广度问题。有深度而无广度,迹近于迂。有广度而无深度,则迹近于浮。所以深与广二者是形影的相随,不可废一。

中医是一门多学科的学问,从天时到地理,从化学到物理,哪一样没有密切关系,你光是以医学医,以医论医,是无法成为一个高明的医生的。只有博览群书、开阔眼界、放宽视野,要做到《论衡·超奇》所谓“博览古今者为通人”的通人,才能坐到诊疗室的写字台座上。

所以孙氏强调“又须涉猎群书。何者?若不读五经,不知有仁义之道。不读三史,不知有古今之事。不读诸子,睹事则不能默然识之。不读内典(原文为‘经’,实误),则不知慈悲喜舍之德。不读庄老,不能任真体运,则吉凶拘忌,触涂而生。至于五行休王,七曜天文,并须探赜。若能具而学之,则于医道无所滞碍,尽善尽美矣”(见《要方·大医习业》)。可惜当时没有理化外文,如其有的话,孙氏肯定也目为必修之课。且看他把印度的“地水火风,和合成人”(见《要方·序例·诊候》),“冷热风气,计成四百四病”(见《要方·养性·调气》)学说,也搜罗列入中医基础理论之中,就可以证实这点。

孙氏又谓:“还须蓄数百卷书,易、老、庄子等,闲来阅之”(见《翼方·退居·养性》)。此言除了要求医务工作者必须博览之外,更给人一个启发,就是虽在空闲之际也应见缝插针地争取多多阅读,“开卷有益”。

四、务实

任何工作,尤其是学问,最忌华而不实。对每一个事物,必须踏踏实实地弄清彻底,求得准确而深刻的认识,才有真正的心得,也就是务实。从来大学问家,都是赞成务实的,如《孟子·尽心下》:“充实之谓美,充实而有光辉之谓大。”《汉书·河间献王刘德传》颜师古注:“实事求是”为“务得事实,每求真是也”。孙氏求学,的确做到这点。

孙氏曾谓:“世间大有病人亲朋故旧交游来问疾,其人曾不经一事,未读一方,自骋了了,诈作明能,谈说矣谒,或言是虚,或道是实,或云是风,或云是蛊,或道是水,或云是痰,纷纭谬说,种种不同,破坏病人心意,不知孰是……穷悲其如此者众”(见《要方·风毒脚气·论风毒状》)。在字里行间,孙氏是多么痛恨这批浮而不实之徒,同时也反映出孙氏的务实精神。

五、持恒

一个伟大事业的成就,与持之以恒的“恒”字,是离不开的,一个持久不变的意志,是创业成事的主要保证。自古至今,从国外到国内,从来也没有见过一个朝秦暮楚的人在事业上有所成就的。孔子谓:“人而无恒,不可以作巫医”(见《论语·子路》),照孔子的意思,医生的学习恒心,比谁都更重要。一个人在事业上、学问上一无所建者,病在“无恒”,所以孟子还把孔子的话加以补充,谓:“若民,则无恒产,因无恒心”(见《孟子·梁惠王上》)。李白少时也读书无恒心,但接受了“铁杵成

---

① 《中医学概论》:1958年南京中医学院由昆院长领导下编纂而成。1959年修改再版。27年后,又重加修润,第三版于1987年完成。人民卫生出版社出版。

针”[①]的教育，从而发奋读书，终成千古大诗人（见《潜确居类书》[②]）。元代戏曲作家王实甫[③]有一句名言，是“把铁砚磨穿，投至得云路鹏程九万里”（见《西厢记·张君瑞闹道场》）。

反映孙氏研究医学的恒心，虽然仅仅两句话，“造次必于医，颠沛必于医”（见《要方·平脉大法》），但已淋漓尽致地忠实反映出孙氏对医，即使在忙得不堪的时刻，不会放弃，即使在颠沛流离之际，也不会放弃。纵然寥寥十个字，而孙氏治学恒心，早已跃然于纸上。

六、戒满

《老子·十五》：“旷兮其若谷。”《老子·四十一》：“上德若谷。”的确，一个学者务必虚怀若谷，中虚则即能受纳知识而不会拒绝。尤其是文学医学，是永无止境的。反过来说，人最忌自满，这种自负、自满者，是不会学到真实本领的。《书·大禹谟》的“满招损，谦受益”，说得更有力而明确。孙思邈不折不扣是儒门弟子、道教真人，他对两教的祖师遗训当然拳拳服膺而深铭五中。他对自满的警惕性也高。而且对“自满”一事在语言口气中也蕴藏着仇恨。如：

世有愚者，读书方三年，便谓天下无病可治，及治病三年，乃知天下无方可用。故学者必须博极医源，精勤不倦（见《要方·大医精诚》）。

偶然治差（古瘥字）一病，是昂头戴面而有自许之貌，谓天下无双，此医人之膏肓也（见《要方·大医精诚》）。

莫以粗解一两种法，即谓知讫，极自误也（见《要方·备急》）。

孙氏出于肺腑的真诚忠言，既自勉，更勉人，我们应当作为座右铭来对待。

七、有紧迫感

学习或工作，最忌的是悠闲流荡，一句“来日方长”，正不知道使多少人、多少事的岁月蹉跎！有了压力，然后才有动力。可是压力之来自外者，不可能经常遇到。所以唯有自己主动的自加压力，才可以不借助于外来的而能产生紧迫感，而且自己的紧迫感压力未必比外来的为小而轻。孙氏对求知的紧迫感，也可以从字里行间反映出来。如：

“临事之日，方知学为可贵”（见《翼方·万病·总疗万病》）。后人一幅名联“书到用时方恨少，事非经过不知难”的上联，就是根据孙氏此言而得来的。正因为怕“临事之日”的随时随刻的到来，感到紧迫而不能不加紧学习。

“凡人在身感病无穷，而方药医疗有限”（见《翼方·药性纂要》）。一个医生能经常想着凭有限的方药，应付千变万化的无穷病患，总有感到捉襟见肘的困难，必然穷则思变。为了应付这个挑战，当然不能不迫使你去学习。

八、善于总结

翻遍两部《千金方》，没有见到孙氏在总结方面的一言半语。但两部《千金方》的本身，就是没有言语的总结方法示范介绍，是孙氏善于总结的实物展示。

在两部《千金方》之前，虽然《伤寒杂病论》在疾病方面做了一次总结，但总嫌太不细致。《肘后方》《刘涓子鬼遗方》当然也是杂病、外科病的一次总结，但也很不完整。《诸病源候论》对病因、病机的总结，是较先进的，但治疗学付之阙如。

至于长沙马王堆汉墓出土的《五十二病方》和甘肃武威旱滩坡汉墓出土的《汉代医简》，在编排方面更显示出十分凌乱。当然，这是时代关系，我们毫无理由来苛加要求。但两部《千金方》独能在这一块荒地上垦筑出了井井有条的阡陌沟渠来，却是十分不易的。

至于内、外、幼、妇、五官各科的划分，疾病的分型归类，则自两部《千金方》为始创。之后许多名作巨著的框架模式，都没有越出这两部《千金

---

① 铁杵成针：事谓李白少时，见一老媪在磨石上磨铁棍。李问她做什么？老媪回答谓“把它磨成一根缝衣针”。李即骇然而有难色，媪对他说“铁杵磨成针，全在功夫深”。李白受此启发即读书有恒心了。

② 《潜确居类书》：120卷，明陈仁锡编，内多历代故事。

③ 王实甫：元代北京人，字德信，戏曲名作家。名剧《西厢记》，出于他的笔下。

方》的雷池一步。明代楼全善[①]的《医学纲目》编排，也以十二脏腑来归类，更说明孙氏总结归类方式的科学性，否则历时883年之久而怎样还有人来欣赏和法宗。

在这里，不能不提醒一下读者，孙氏的疾病归系，已经把《内经》不科学的“演绎法”一改而为“归纳法”，这是不为大众所发觉的又一个大贡献和医学理论上的大飞跃。

总之，孙氏在医学方面，刻苦钻研的程度与方法，用他自己的话来说，是“忘寝废食，讨幽探微”（见《翼方·万病·总疗万病》）八个大字，前四字为刻苦，后四字为方法。正因为他本人的刻苦钻研，所以对学习态度不端正者，就感到鄙视和痛恨，情不自禁地要叹惜这一批“后生志学者，但知爱富，不知爱学”的人了。

【按语】

国医大师干祖望善医通史，学识渊博，其所著《孙思邈评传》旁征博引、证据充分，让人信服。在其评传“大医（二）”一章中，干祖望查找阅读了20余本与《备急千金要方》《千金翼方》有共同著书特点（医道结合，以道释医）的医书，如《医道还元》《百病辨证录》《洞天奥旨》《乾坤生意》《神应经》《赤水玄珠全集》等，从而证实了《千金方》不是孤芳无伴的。干祖望又列举了一些医家的道家道号，如晋葛洪道号抱朴子，陶弘景道号华阳真人，孙一奎道号生生子等，进一步证实了《要方》《翼方》两部著作医道结合，以道释医的特点与当时的社会背景息息相关。继之，干祖望通过逐章逐节详细比较了《银海精微》与《要方》《翼方》在药物命名、用药特点、疾病冠名等九个方面的异同，对《银海精微》作者是否为孙思邈进行了详细考证。如孙思邈惯用药物“石英”未在《银海精微》中出现，《银海精微》描述药物时运用了清代方才兴起的归经理论，不符合唐朝医书叙述方式等。最后又引用白居易诗词进一步旁证了《银海精微》非孙思邈所著。此种论证方法有理有据，直白简洁，真伪立辨。干祖望又从大量史料中查找到了30余本署名为孙思邈所著医学著作，如《孙真人海上仙方后集》《千金髓方》《千金月令方》等，所列书目皆标明出处，查有实据。干祖望通过这些医书撰写的文墨上、口气上或思想思路上与两部《千金方》相比较，发现较大出入，非孙思邈所著。如干祖望评述《孙真人海上方》一卷。“该书附‘孙真人枕上记’与‘孙真人养生铭’五言长诗两首，所有的诗，俱下里庸俗，不堪卒读，绝不出于稍具水平之人的手，显然庸工俗手把《千金宝要》中摭取几十个病种而用韵文形式改写而成。同时更有一个铁证绝非孙氏手笔，因在孙氏手笔中从来没有见过孙氏的诗”，推理分析合乎常理，论证真实可靠。

进而，干祖望考证了孙思邈在药物学领域取得的成就。首先干祖望通过查阅大量文献回顾了《要方》《翼方》成书之前我国药物方面成就，接着描述了当时孙思邈所处的社会环境“贞观之治”，社会经济大发展，海禁开放，国内外贸易繁荣，外来药物源源不断。正是在如此社会背景下，孙思邈通过苦心钻研，对祖国药学做出了重要贡献。干祖望从九个方面概括总结了孙思邈的贡献，包括整理前人本草学，并进行删增吐故纳新。新增了如水蓼、冬葵子、龙葵、郁李仁等药物。引进化学制剂“太乙神精丹”。始创剧药逐渐加量的进服法等。每一方面的概括均有例证说明，理论充分，证据确凿。通过干祖望从多个方面对孙思邈在药学方面取得成就的详细考证，最终得出结论，孙思邈被冠以“药王”之称当之无愧。

接下来，干祖望考证了孙思邈的习医动机和条件以及临床时间和地点。干祖望引经据典，首先分析了历代名医的习医动机，如因双亲多病，知医以奉亲的晋代殷仲堪，因疾病所苦，忿而学医的明代秦昌遇、清之高世栻等，从而引出孙思邈乃因“吾幼遭风冷，屡造医门”（见《要方·序》）而学医之动机。干祖望又通过《要方》《翼方》中孙思邈自述、病案记录，以及大量其他文献如《旧唐书·本传》《病梨树赋·序》《唐会要》等验证了孙氏的行医时间和地点，论证详细，推理合情，令人信服。最后，干祖望旁征博引，通过大量案例概括出了孙

① 楼全善（1320—1389年）：名英。明代浙江萧山人。所著《医学纲目》40卷，刊于1565年。

思邈取得成功的八大要素，即“穷究、精读、博览、务实、持恒、戒满、有紧迫感、善于总结”。从而证实孙思邈在医学方面取得的伟大成就，不是偶然的，除了有禀质聪慧过人的资本、极好社会背景赋予的条件外，更重要的是他的学习态度和刻苦钻研精神。

医　德

医务界的职业道德，就是医德。全衔应称医生的职业道德。

谈到道德，中国人言之最早。《书·盘庚上》：“施实德于民。”嘱普天之下第一人王帝尚且要施德于人。《易·乾》“君子进德修业”，把道德置于业务之上。《大学》[①]第一句就是“大学之道，在明明德”。所以这个德在包括儒家在内的炎黄子孙心中早就深深地扎下了根。

佛教的德，《法华经·序品》：“于诸佛所植众德本。”《无量寿经》[②]：“消除诸漏，植众德本。”用佛门的话来讲，有了善根，不怕没有德。因为德是建立在坚不可拔的身、意、口三业之善根上的。孙思邈把佛教精神渗透到儒教中来，这个特点明显地反映在“先发大慈恻隐之心”（见《要方·大医精诚》）。他把佛家“与乐为慈，拔苦为悲”的《法华经》的“大慈大悲，常无懈倦”与《孟子·公孙丑上》的“皆有怵惕恻隐之心”巧妙地既硬凑而又协调地糅在一起。如此者还有“圣人之道，以慈济物”（见《要方·胆腑·万病丸散》）等多处这样的手法。

道教的德，又不同于儒、释。《庄子·德充符》：“德充于内，应物于外。”《庄子·天地》再进一步解释谓“德人者，居无思，行无虑，不藏是非美恶”。用现代语来说，就是没有占有欲思想。《要方·大医精诚》中“邀射名誉，甚不仁矣”“又到病家，纵绮罗满目，勿左右顾盼。丝竹凑耳，无得似有所娱。珍馐失荐，食如无味，醽醁兼陈，看有若无”等等，都是道教教育出来的德，孙氏兼收并蓄地移植过来。

孙氏吸收三教德的标准合而为一，形成了他具有完整和特色的医德。所以有人称他为“我国伟大的医学伦理学家”，我看并不过分。

说来或许你不会相信，第一个提出医德问题的，不是医生而是南朝梁（502—557 年）人杨泉[③]。在他的《物理论·论医》中谓：“夫医者，非仁爱之士，不可托也；非聪明达理，不可任也；非廉洁淳良，不可信也。是以古之用医，必选名姓之后，其德能仁恕博爱，其智能宣畅曲解，能知天地神祇之次，能明性命吉凶之数，处虚实之分，定逆顺之节，原疾疹之轻重而量药剂之多少，贯微达幽，不失细微，如此乃谓良医。”孙氏的医德思想，与此也十分符合，是否孙氏也读到斯文，那就无法考证了。

《素问·金匮真言论》明确提出：“非其人勿教，非其人勿授。”意思是对不适合为医者的人，不能把技术传授他。什么是不适合为医者的人，就是无道德者。

一、两篇《大医》论

所称两篇《大医》论，是指《要方》第一、第二篇文章——《大医习业》《大医精诚》。

《大医习业》（根据江户医学影北宋本）

凡欲为大医，必须谙《素问》《甲乙》《黄帝针经》《明堂流注》；十二经脉、三部九候、五脏六腑、表里孔穴、本草药对；张仲景、王叔和、阮河南、范东阳、张苗、靳邵等诸部经方。又须妙解阴阳禄命、诸家相法及灼龟五兆、周易六壬；并须精熟如此，乃得为大医。若不尔者，如无目夜游，动致颠殒。次须熟读此方，寻思妙理，留意钻研，始可与言于医道者矣。又须涉猎群书，何者？若不读五经，不知有仁义之道；不读三史，不知有古今之事；不读诸子，睹事则不能默而识之；不读《内典》（原文作《内经》，误矣。今更正为《内典》），则不知有慈悲喜舍之德；不读庄老，不能任真体运，则吉凶拘忌，触涂而生。至于五行休旺，七曜天文，并须

---

① 《大学》：《四书》之一，为儒家经典，相传春秋时（公元前505—前436 年）曾参所撰。

② 《无量寿经》：2 卷，为净土三部经之一。

③ 杨泉：生卒失考，字祖德，魏晋间哲学家。辞官不仕，从事著述，今仅存残篇《物理论》。他上继王充学说，下启范缜思想，是一位比较唯物主义的古代思想家。

探赜，若能具而学之，则于医道无所滞碍，尽善尽美矣。

有许多学者认为《大医习业》，是医学教育中医德教育的指南针。他强调培养和造就合格的医学人才之前，必须首先接受医德教育。而且孙氏更注意到加强业务学习，也是作为医德的后盾。一个业务水平不高的医生，光凭一个德字，是无法治病救人的。因之他要求业务的精通，就要以素问、灵枢、明堂、流注、本草、药对及张仲景、王叔和、阮河南、范东阳、张笛、靳邵等诸家学说来奠定结实的基础。旁通灼龟五兆、周易六壬、阴阳相法来帮助思维。还要涉猎群书、五经三史、诸子百家来扩大视野。更主要的是不能"不知有仁义之道！"为什么要有仁义之道？孙氏又用佛家说教来解答谓"人为阳善，人自报之，人为阴善，鬼神报之。人……皆应于天"（见《翼方·养性·养性禁忌》）。此言的后半，又接近了董仲舒的天人合一论，这也说明孙氏的思想，结合儒、释、道三者为一体了。

《大医精诚》（根据江户医学影北宋本）

张湛曰，夫经方之难精，由来尚矣。今病有内同而外异，亦有内异而外同……今以至精至微之事，求之于至粗至浅之思，其不殆者！

凡大医治病，必当安神定志，无欲无求，先发大慈恻隐之心，誓愿普救含灵之苦。若有疾厄来求救者，不得问其贵贱贫富，长幼妍媸，怨亲善友，华夷愚智，普同一等，皆如至亲之想。亦不得瞻前顾后，自虑吉凶，护惜身命。见彼苦恼，若已有之，深心凄怆，勿避崄巇，昼夜寒暑，饥渴疲劳，一心赴救，无作功夫形迹之心。如此可为苍生大医，反此则是含灵巨贼……其有患疮痍下痢，臭秽不可瞻视，人所恶见者，但发惭愧凄怜忧恤之意，不得起一念蒂芥之心，是吾之志也。

夫大医之体，欲得澄神内视，望之俨然，宽裕汪汪，不皎不昧。省病诊疾，至意深心，详察形候，纤毫勿失，处判针药，无得参差。虽曰病宜速救，要须临事不惑，唯当审谛覃思，不得于性命之上，率尔自逞俊快，邀射名誉，甚不仁矣。又到病家，纵绮罗满目，勿左右顾盼。丝竹凑耳，无得似有所娱。珍馐迭荐，食如无味。醽醁兼陈，看有若无。所以尔者，夫一人向隅，满堂不乐，而况病人苦楚，不离斯须，而医者安然欢娱，傲然自得，兹乃人神之所共耻，至人之所不为，斯盖医之本意也。

夫为医之法，不得多语调笑，谈谑喧哗，道说是非，议论人物，炫耀声名，訾毁诸医，自矜己德。偶然治瘥一病，则昂头戴面，而有自许之貌，谓天下无双，此医人之膏肓也……所以医人不得恃己所长，专心经略财物，但作救苦之心，于冥运道中，自感多福者耳。又不得以彼富贵，处以珍贵之药，令彼难求，自炫功能，谅非忠恕之道。志存救济，故亦曲碎论之，学者不可耻言之鄙俚也。

有些学者又认为《大医精诚》，是阐明医术与医德的辩证关系。考精诚两字，孙氏是现现存存地取《庄子·渔父》"真者，精诚之至也。不精不诚，不能动人"的精诚之至而得。但其深奥的含意还不尽于此。"精"是《论语·乡党》"食不厌精"，是要求业务精通细致，精益求精。诚是《礼·乐记》"著诚去伪，礼之经也"，是指医德的真诚者实。孙氏强调这二者，必须兼而有之。不精则必然"今以至精至微之事，求之于至粗至浅之思，其不殆者"。不诚则是"含灵巨贼"，反足以置人于死。只有"勿避崄巇，一心赴救"之诚，才是"苍生大医"。用现代语来说，是病人有一线生机，医生要冒万分风险来抢救。

这里还有一种医德，虽然不属于对待病人的态度问题，乃是医生自己品德问题，不得在病人面前大吃大喝，高谈阔论，自我吹嘘炫耀，诋毁别的医生，打击别人，抬高自己！

还有一个不为人所注意的是，医生因病投药，不该乱开贵重处方。现代的"人情方"，是孙氏无法看到的，如孙氏生活在现在，对此不知作何想法。

中医在几千年来，瓜瓞绵连不替者，医术与医德，也就是"精"与"诚"在一直起着相互促进的作用。在我国古代任何一代不是以先进的医术促进了医学道德的产生和发展。反过来，凭高尚的医德，鞭策医术的更形提高而造福广大人民。二者相互因果、相互促进、相互作用，使整个中医事业的德泽常存，从而证明了孙氏“精诚”论点在中医事业中的巨大推动作用。

二、五个规范

孙氏除提出了“精”“诚”两大纲领之外，还罗列出具体的规范五条。对医德的要求，有了权衡的准绳。以下是他的五个规范。

1. 与病人要心连心　首先强调“先发大慈恻隐之心，誓愿普救含灵之苦。若有疾厄来求救者，不得问其贵贱贫富，长幼妍媸，怨亲善友，华夷愚智，普同一等，皆如至亲之想”。有了这一个思想感情，然后势所必然地“见彼苦恼，若已有之，深心凄怆”而“勿避崄巇，昼夜寒暑，饮渴疲劳，一心赴救”了。这是医德的核心，如能做到这点，则医生的心已与病人的心连在一起了。

后世《医说》(1224 年)的“医者当自念”“人身疾苦，与我无异……勿问贵贱，不择贫富，专以救人为心”；《医学入门》(1575 年)的“病愈而希望求贪，不脱市井风味者，欺也”；《古今医鉴》[①](1576 年)的“今之明医，心存仁义……不论富贵，施药一例”；《万病回春》[②](1587 年)的“凡病家延医，乃寄之以生死，理当敬重，慎勿轻藐”；《医彻》[③](1808 年)的“唯心之既挚，则危之之际，痛痒攸关”“伊之属望既殷，非我救之而谁哉”；《医医病书》[④](1831 年)的“有德者，必有不感之心”等，都是紧步孙氏之意而加以发挥的。

孙氏不仅是纸上谈兵而已，还付之实际行动。一般人遇到大麻风病人，莫不避之不暇，而孙氏则对大麻风病人是“余尝手疗六百余人，差者十分有一，莫不一一亲自抚养，所以深细谙委之，且共语看”(见《要方・痔漏・恶疾大风》)。

《论语・雍也》：“伯牛有疾(麻风)，子问之，自牖执其手。”孔子不避恶疾传染而与伯牛握手，这是为了“亲”。现在孙氏所接触的六百余人，不可能都是亲人，而他能“一一亲自抚养”，就可以证实他的“皆如至亲之想”一言，是十足的兑现。

2. 业务水平是医德的后盾　《褚氏遗书[⑤]・审微》：“病有微而杀人，势有重而易治，精微区别，天下之良工哉。”他的意思是轻病庸医治之能死，然而即使重危病在良医的治疗下，亦能化险为夷。后《古今医统[⑥]・庸医连报》又做了补充性的解释谓：“医学贵精，不精则害人匪细”。这都说明医生仅仅有对病人一片热忱而没有一定业务水平来谈医德，也是司马相如举鼎[⑦]全属空话。真是《礼・表记》所谓“口惠而实不至”的人，有什么用处。所以孙氏强调“今以至精至微之事，求之于至粗至浅之思，其不殆哉”，势必“虚者劳之，其弊万端”，“盈而益之，虚而损之，通而彻之，塞而壅之，寒而冷之，热而温之，是重加疾”而“徒有疗病之心，永无必愈之效”(见《要方・处方》)，甚至“而望其生，吾见其死矣”！

心中有了病人，就应该努力提高自己的业务水平，精益求精，对诊疗工作极端认真负责。古代大医家不但自己身体力行，而且还要口诛笔伐，无情地鞭挞那些不学无术之徒。孙氏就是这样说：“按寸不及尺，握手不及足；人迎趺阳三部不参，动数发息不满五十，短期未知决诊；九候曾无仿佛，明堂阙庭尽不见察，所谓窥管而已。”(见《要方・治病略例》)因此，凡医术不高明，在辨证论治上任何一个环节上失误，其后果是严重的。诚如张路玉所谓：“弈具战守之道，一子之得失，全局有关。医秉安危之机，一药之乱投，杀活所系”(见《张氏医通・医门十诫》)。故龚信慨然而叹，谓：“模糊处治，不察病原，不分虚实，不畏生死，孟浪一试，忽然病变，误人性命”(见《古今医鉴・庸医箴》)。

这一点《小儿卫生总微方论》[⑧]说得更为透彻，它把孙氏思想阐明加注，谓：

---

① 《古今医鉴》：16 卷，明代龚信撰。其子龚廷贤作续编。

② 《万病回春》：8 卷。明代龚廷贤撰。

③ 《医彻》：4 卷，清代怀抱奇撰。

④ 《医医病书》：1 卷，清代吴鞠通撰。

⑤ 《褚氏遗书》：10 卷，南北朝齐褚澄撰，又名《尊生秘经》。有人说此书系萧渊所写而伪托褚氏的。

⑥ 《古今医统》：即《古今医统大全》100 卷，明代徐春甫辑。

⑦ 司马相如(公元前 179—前 117 年)：字长卿，西汉辞赋家。以病丢官，常年患糖尿病，弱不禁风，故有“病相如”之称。力能举鼎，是项羽等大力士等所为。

⑧ 《小儿卫生总微方论》：20 卷，作者无考，但知其为南宋以前的医学著作。书中较全面地总结了南宋以前的儿科成就。

凡为医之道，必先正己，然后正物。正己者，谓能明理以尽术也。正物者，谓能用药以对病也。如此然后事必济而功必著矣。若不能正己，岂能正物，不能正物，岂能愈疾。今冠于篇首，以劝学者。

3. 要有高度负责的精神　《尤氏喉科》①里有这样一句与医德叛道而驰的话，谓："此系危笃将殂，慎勿治之，以取谤怨。"这里所看到的是保持自己声誉而不关心病人死活的丑恶面目，应为人们所唾弃的。只要病人有一息之存，医生就应该全力以赴抢救。一切为了病人，把自己的名誉得失置之度外，哪里还容得你半点踌躇。所以孙氏强调要"不得瞻前顾后，自虑吉凶，护惜生命。见彼苦恼，若已有之，深心凄怆，勿避崄巇，昼夜寒暑，饥渴疲劳，一心赴救"来为危重病人抢救！倘若"苟心中不切，则视之易忽而审之不精，安能得病之本末，握而擒之"（见《医彻·心术》）的人，那是无法语之以医德。

4. 不打击别人，抬高自己　叶天士②、薛生白③，纵然文章千古，医誉万年，但终以叶氏的"踏雪斋"和薛氏的"扫叶山房"事而为两位大名医脸上抹了黑。用现代语来说，是"打击别人，抬高自己"，也是医德大忌。

张路玉对此等丑人丑事曾予以无情抨击，谓："游于艺者，咸赖声气之交通；惇于谊者，尤为医林之切务。有互资相长之功，切磨相向之益。但今之道中，多于利而行，是不得不假借吹嘘之力"（见《张氏医通·医门十诫》）。雷少逸④对这种卑鄙行为更予以严厉批判，谓："尝观世之同事，每多嫉妒，行行犹可，唯医道中最为甚焉。夫医以苏人之困，拯人之危，性命为重，功利为轻，而可稍有嫉妒哉！奈何今之医者，气量狭窄，道不求精，见一神其技者则妒之。妒心一起，害不胜言，或淫言百出，或背后破道。或前用凉药，不分寒热而改热；前用热药，不别寒热而改凉。不顾他人之性命，唯逞自己之私心。总使有道者晦，道行者不行，以遂其嫉妒之意"（见《时病论·医家嫉妒害人论》）。

以上不论张氏也好，雷氏也好，一句一字，都能扣人心弦而爽人肺腑。欲知他俩的论点及洞察力从何而来？乃是从《要方·大医精诚》的"夫为医之法，不得道说是非，议论人物，炫耀声名，訾毁诸医，自矜己德"及"古来医人，皆相嫉害"（见《要方·序例·治病略例》）等警句中得来。孙氏为了恨透这批"相皆嫉害"的败类，故而不惜翰墨，挥其无情褒贬史笔把秦太医令李醯⑤曝光示众（见《要方·序例·治病略例》），使这个千古罪人，在"述大典奋鸿之笔，藏名山骋直之词"⑥下无可遁形而遗臭万年。

5. 痛病人之痛　孙氏在1 300多年前就谈到这个问题，如能遵守孙氏的"到病家，纵绮罗满目，勿左右顾盼……看有若无"，否则即"人神之所共耻，至人之所不为"。我们为什么要如此？"盖医之本意也"。

孙氏提出的医德问题，既全面，又深入，的确切中时弊，效及将来，更使人惊讶的是，在两部《千金方》梓行之后（从682年算起），历距1307年后的《健康报》一篇署名本报评论员《做白求恩式的革命者》社论中痛心指出："首先选择医德医风这个群众敏感的问题为突破口，教育职工树立良好的职业道德……为群众服务的观念淡薄了，出现了一些医德医风'滑坡'现象……"（见1989年7月22日第一版），与孙氏两篇《大医》遥遥呼应，何其伟大乃尔！

孙思邈医学思想探讨

一、医学思想

正因为孙氏形象的高大，事业的辉煌，声名的

---

① 《尤氏喉科》：1卷。1957年上海卫生出版社版作尤乘所撰，实误。1983年江苏科学技术出版社版，为干祖望纠正真正的作者，为尤存隐。

② 叶天士（1667—1746年）：名桂，号香岩。先世自安徽歙县迁江苏苏州。与同时的薛生白，相互妒忌，乃名其书斋为"踏雪斋"，因薛生白名雪。

③ 薛生白（1681—1770年）：名雪，一号一瓢，清代江苏吴县人。与叶天士相恶，故名其书斋为"扫叶山房"。

④ 雷少逸（1833—1888年）：名丰，一字存松，原籍福建浦城，随父辗转徙居浙江，先迁龙游，后居衢县。他是一位幼承家业，博学多能，长于诗文、善作书画、旁通星卜的名医。撰有《时病论》8卷。

⑤ 典出《词林典腋·文事·史》，意思是流传百世的《史》书。

⑥ 典出同上。

孚望，似乎势所必然的是一位伟大人物。人物伟大了，当然有他的特殊思想，于是每每讨论起来就人为地复杂起来了。事实却完全相反，孙氏医学方面的思想，相当简单，仅仅只有三点：①知识面主张广博而深入。②临床疗效力求显著提高。③服务态度强调我为人人。

除了这三点之外，什么也没有了。

1. 知识面主张广博而深入　他主张集思广益，从古至今，包括洋人在内。

医学本身就是一门多学科的学问，除了自己专业所必需的各种基本知识之外，更要旁及天文学、气象学、气候学、地质学、水利学、生物学、化学、数学、物理学、文学、史学、哲学和伦理学等等，古代是这样、现代也是这样、将来还是这样。

所以孙氏在《要方》第一卷第一篇即“大医习业”中就强调指出：“凡为大医。”除了医学、药学之外，还须旁通天文（本文“七曜天文”及《要方·伤寒上·辟温》“天气不和，疾病流行”）、地理（见《翼方·退居·择地》“山林深远，固是佳境……背山临水，气候高爽”“柜下安少火，若江北则不须火也”）、四书（诸子）、五经（“五经”）、文学（“涉猎群书”）、历史（三史）、阴阳（“阴阳”）、五行（“五行休王”）、道教（“庄老”）、佛教（“内典”，原文为“内经”，是错的。因为《内经》里根本没什么“慈悲喜舍”学说，只有《内典》中有这个学说）、周易（“周易”）、卜筮（“六壬”“龟灼”）、数术（“五兆”）、星占（“禄命”）等等，都要求融会贯通。

深入方面，孙氏也提出了“必须熟读此方，寻思妙理”（见《要方·大医习业》）；“审谛覃思”（见《要方·大医精诚》）；“既不深究其道，何以为医哉”“心当摒弃俗情，凝心于此”（见《要方·平脉》）；“遂使各方异术，莫能隐秘”（见《翼方·禁经上》）。

至于孙氏对自己的要求是不是做到这点？那么在两部《千金方》中就可以找到答案。

2. 临床疗效力求显著提高　他在临床疗效力求显著提高的思想指导下，提倡综合疗法，重视各种治疗与检查手段（均见本章二）等。

当然，更主要的还是本身业务水平的提高，这种精神，在两部《千金方》中已浸透于全部文字中。

3. 服务态度强调我为人人　孙氏在儒家的忠恕仁义、佛家的普度众生、道教的任真纯洁的教育下，我为人人的思想，不论在思想上、言论上、行动上，都是身体力行，而且不胜枚举。他的“知识面主张广博而深入”是为了“临床疗效力求显著提高”；而“临床疗效提高”就是更好地“为人人服务”。三者既属各自为政，但又浑然一体。

二、业务知识结构

只要是一个从事于专业的人员，即以医务界来论，不管你技术高明或拙劣，医德高尚或卑鄙，都有他“人心之不同，如其面也”的内部结构。内部结构的形成，是出之于思想的指导。一个好导演，不一定出好作品，因为还要好的演员。有好演员，也不一定能出好影片，没有好导演，肯定不能出好影片。也就是说没有工作方法，尽管思想准确，不一定成为合格的医生。没有准确思想，工作方法尽好也不能成为好医生。

所以业务知识结构的内涵有二：一为思想，一为思想加工作方法的终产物——业务。思想与业务，既是因与果的关系，又是并存的孪生儿。所以有时因业务而左右其思想，反之也能以思想而改变业务。这种矛盾与矛盾的统一，孙氏早就在《要方》两篇“大医”中用唯物辩证法讨论得十分清楚。可惜的是孙氏还没有知道在13个世纪之后的“结构”两字在当时尚未眉题睛点而已。

一个不齿于医林的医生，也同样有他的结构，在业务上读几本通俗启蒙型的中医书籍，科普型的药物著作，强记几首对病发药的呆方，也能鹦鹉学舌地说得出“辨证论治”一词，但根本不知道其内容，更遑论知道如何运用。这也是业务知识结构。脑子里一心考虑怎样弄几个钱，用什么手段来谋得晋级加薪。这就是他的思想结构。

我们认识了这点，不妨再把孙氏业务的知识结构来探索一下，我们就可以发现他的结构有以下六个组合要素。

1. 以《内经》《本草》等传统理论与道教牢牢结合为中心　《易经》本来就是《内经》的核心，中医和道教的源泉。唯以后以两个不同专业各自发展且逐渐拉大了距离。这个距离虽然拉大了,甚至接近于分裂,但事实上直到现在还没有一刀两断,且看“唯象中医学”的兴起,就可证实这点。

孙思邈的医学思想,完全建立于道与医混为一体的基础之上。唯在治疗方面医多了一些,养生保健方面道多了一些。假定放到天平上,则二者难分高低。

因为这一部分,在两部《千金方》中表现得既普遍而又明显,毋用举例来饶舌。

2. 在知识上广搜博集、多多益善　孙思邈从他“青矜展卷”到“皓首穷经”的一生中,的确认真地虚心学习、继承前贤先哲的经验与学说,同时还向同一时代的中、外医家学习各种长处,连士、农、工、商、方外人士之有一方一药者,也莫不诚恳请教。他深深地知道“学富增才,知多添智”的道理。

一个高明的商店经理,懂得要业务的发展兴旺,必须做到陈列货架的商品与库房里的货源比例,为1∶3～1∶4。孙氏知识上要广搜博览,就是这个道理。

3. 在运用上强调精益求精,在治疗上反对孤注一掷　他在临床时,决不粗心大意,力求精益求精。其中内容,包括有:①提高业务水平。②对古人及外来学说,加以去芜存菁地吸收。③临床时集中思想,凝神注意。④创立和发展检查和诊疗方法。

明白众力易擎之理,所以特别提倡综合性疗法。

4. 强调实践　孙氏非常重视实践,反对人云亦云①、旅进旅退②作风。对古方凭实验疗效来作取舍。因之删的删、增的增,从实事求是出发,对在唐以前的方剂做了一次整理。

对药物方面,主张自种、自采、自制、自贮。

长期从事医药事业活动,百余年的亲临于临床第一线,在世界古今医学史上所罕见。再加之以本人一生多病善疾,更增多了切身体会的难得机会。

在实验的同时,更不忘总结。如太一神精丹的疗效是“以之治病,神验不可论。宿症风气百日,服者皆得痊愈”(见《要方·胆腑·万病丸教》)。又如华佗云母丸的疗效是“吾尝服一两剂,大得力”(见《翼方·养性·服饵》)。再如玉山韩光方治疗疔疮的疗效是“点三遍,其根自拔,亦大神验”(见《要方·丁肿痈疽·丁肿》)。更有如徐王煮散治水肿的疗效“用之大验”(见《要方·消渴·淋闭·尿血、水肿》)等等,计不胜计。

5. 观点全面,不偏不倚　一个医家的偏温偏凉、擅攻擅补,拘执于一己之见者,千古以来,实所难免。但在两部《千金方》中却没有见到这个现象。他应攻即攻、宜补则补。从王道的甘草、人参直到一次用量三十枚䗪虫内服的剧烈药,以及砒剂(该方中有雌黄、雄黄,是硫砷化物。与氧化剂磁石起化学反应后即产生三氧化二砷,便是砒霜)内服的剧毒药(见《要方·胆腑·万病丸教》),都可证明孙氏全面客观的“不偏不倚,无过与不及”③态度。不是这样,怎能使不同学派的金元四大家都从孙氏学术思想下哺育出来。

6. 始终以儒家思想来统帅整个业务　医学这个专业性技术领域里,儒家思想虽然无法直接介入,但对学习态度、观点立场、运用技术和救世拯人方法的间接作用,是有其不可估计的影响,甚至可以左右之。如孙氏学习的持恒刻苦,运用技术的认真灵活,抱着一颗恻隐之心来走到临床第一线,甚至呕心沥血耗去了六十个春秋来完成两部《千金方》,尽管现象上属于业务,但实质上完全是儒家思想为他作主宰。

三、孙氏医学思想溯源

“医学思想”与“业务知识结构”二者,前者为“因”,后者为“果”。“医学知识结构”与“孙氏医学思想根源”,当然也是前者为“果”而后者为“因”。因为任何一种学术思想的形成,必须由一定的社会历史条件和思想意识潮流提供其基础,孙氏当然不可例外。探讨孙氏医学思想,必须从三个方面入手。第一是当时的社会背景,因为春

① 人云亦云:见金蔡松年《槽声同彦高赋》“他日人云我亦云。”

② 旅进旅退:见宋王禹偁《待漏院记》:“复有无毁无誉,旅进旅退。”

③ 引宋朱熹疏注《礼·中庸》文。

秋战国时期，不会有温病的理论；中华人民共和国成立前，不会有赤脚医生的出现。第二是当时及其前些时期医药的实际情况，因为清朝的“勇”（即兵），绝不可能操作雷达或搜索地雷的。没有白喉，就不可能有养阴清肺汤的问世。第三是本身及其周围的环境，假如贞观之治、永徽之治在孙氏的前半生，或南北朝之乱在孙氏的后半生，肯定要把孙氏的事业史写成另一个模式，而且还恐我们不知道孙思邈其人者。否则的话，橘逾淮而北也不能为枳了。

1. 社会背景　孙氏自诞生的一天开始至羽化的一年结束（541—682 年）142 年中，正是我国经过近乎三百年的封建地主集团为争夺政权而连年战争，南、北长期分裂之后，封建国家重新得到统一，封建经济在崩溃之后有了恢复和发展，是国土分裂到民族大融合时期过渡到封建社会的繁荣时期。在孙氏四十岁那年（581 年），杨坚①夺取了北周政权，统一中国，建立隋皇朝。这动荡的四十年正好给孙氏一个闭门读书的大好机会。在七岁启蒙之后，以其“日诵千余言”的“圣童”天资，加以三十三年静心求学深造。在弱冠之年，就“高尚兹典”“善谈庄老及百家之说，兼好释典”。也就是在这个时期里“吾十有八而志学于医”。

隋皇朝在经济上、政治上实行了一系列的有利于社会经济政治发展政策，使隋皇朝得有二十多年的政治稳定、经济繁荣局面。“隋大业中（605—617 年）太医巢元方等，奉诏所作”（见《诸病源候论 · 宋序》）的《诸病源候论》在大业六年（610 年）成书。还有现已失传的《四海类聚方》《四海类聚要方》两书，也在这个时期里通过政府组织策动下写成。更可证明当时的政府已关注医学卫生事业了。历史上由政府主持撰写医学巨著，恐怕还是事无先例哩。这年约 69 岁的孙氏，早已行医多年，对他的鼓舞也肯定很大。但十分可惜，到隋后期的炀帝杨广（569—618 年），骄奢淫逸，穷兵黩武，不断地横征暴敛，实行一系列的残暴政策，终于在戊寅（618 年）那年被杀，结束 49 岁的生命，隋皇朝也只经历仅两代皇帝共 37 年短暂的国祚，宣告倾覆。这年孙氏已 77 岁。

李渊②在大业十三年（617 年），起兵太原③，进军长安，翌年（618 年）自立称帝。建立另一个新的政权，国号唐，他即唐太祖，年号为武德。又一个统治政权代替了这一个统治政权。武德九年（626 年），李渊传位于李世民④，他又进一步调整施政政策，其中包括着对文化卫生事业的重视，如诏魏征等修史，诏甄立言等校订《明堂经图》并曾亲自驾临甄权家中询问药性（见《旧唐书 · 甄权传》）。以后屡召孙思邈入宫赐爵等等。终使社会安定，经济繁荣，国力强盛，史学家称为“贞观之治”。

孙氏也自 86 岁这年起，应诏来京，从隐居山野而转为长安城市居民。在临床上的活动，也由此而转入高峰。

唐太宗李世民死后，高宗李治⑤续位，改元为永徽元年（650 年）。凭着太宗的遗泽，继续推行正确的政策，也出现了“海内艾安”局面的“永徽之治”。这两代人五十多年“之治”，把大唐江山巩固了 290 年。唐代国内民族关系融洽，交往频繁，对外关系采取开放政策，以西北陆路与东南水道为主要的两条丝绸之路，与印度、巴基斯坦、孟加拉国、阿富汗、伊朗、朝鲜、日本等许多国家和地区发展了政治、经济、文化、医药上的广泛交流，使节、商贾、僧侣的往来频繁，对孙氏来说，其影响之大也不言而喻。

贞观元年（627 年）以前的 85 年，因群雄割据，战祸弥连，有利于孙氏逃世野隐、潜心攻读。这种面壁九年的机会，就是奠定了孙氏文学与医学的扎实基础，更塑造了他品洁志坚的性格。如果没有这个机会，绝不可能有后半生的际遇。贞观元年以后的 57 年，生活于重视文教卫生的太平盛世，更有利于才能的发挥与事业的成就。如其没有后半生这样的处境，孙氏纵然怀有撑肠挂肚、茹古涵今的文学修养和徒柳针茅、活人医鬼的医学绝技，

① 杨坚（541—604 年）：即隋文帝。
② 李渊（566—635 年）：即唐开国君主。
③ 太原：即今山西省太原市。
④ 李世民（599—649 年）：李渊次子，即唐太宗。因治国有方，人称为“贞观之治”。
⑤ 李治：即唐高宗，世民之子。

也只能是老死窗牖，肯定也会湮没不彰，有谁知道你这个孙真人。充其量在《仙借》中占一席真人的座位而已。这一乱一治的客观世界，如其前后倒置一下，那孙氏的命运便不堪设想了。

其中还有一个无人注意到的“祸兮福所倚”的给孙氏命运因祸得福的际遇，就是六朝到隋唐，谁都知道是佛教最最盛行时代，但哪里晓得，在某一个领域里却遭到抵制和摧毁。你只要打开史册，略加注意，就可以看到。

陈太建六年，也亦北周建德三年（574 年）五月，周武帝宇文邕（543—578 年），他下诏禁佛毁道，焚佛经、烧佛像，逼使沙门（佛）、道士（道）二百万人还俗遣散。并下诏谓：“经像悉毁，罢沙门道士，并令还俗，并禁诸淫祀，礼典所不载者，尽除之。”这是佛教史上有名的四次“毁灭佛法”事件中的第二次“周武帝灭佛”。这年孙氏仅 33 岁。

人是有逆反性的，孙氏也未始不这样，而且还在血气方刚之际。从“医门极为秘惜，不许子弟泄漏一法，至于父子之间亦不传示。然圣人立法，欲使家家悉解，人人自知，岂使愚于天下。今至道不行，拥圣人之意，甚可怪也”（见《翼方・妇人方一》）一节语气中体会，孙氏这种“逆反心理”还是强于一般人。所以面对这样毁佛废道事件不断发生历 37 年之久，试问一个崇道信佛而又是“逆反心理”特强的孙思邈，能承受得了吗？所以对当时政府的仇视抵触，也势所必然地采取对立不合作态度来愤世嫉俗。正因为如此，因之他的前半生就坚决地隐居逃世，安心到死心的地步来闭门读书，终至有助于学问的猛进。其受益是无法估计的。

后半生呢？幸运地躬逢盛世，正好给一个满腹经纶、养精蓄锐的孙思邈大展宏图的机会。

2. 当时医、药、病的实际情况

（1）丰富的前人遗产。在孙思邈两部《千金方》之前，医学著作已经有不少，但遗憾的是当时无印刷而赖手抄，事难广泛流传，所以保存者百不得一。至于该时情况如何？也以缺乏资料，无法作正确的回答。以下只能根据有案可稽者录下。

秦汉之前：

《黄帝内经》

《黄帝素问》

《黄帝虾蟆经》

《万物》1977 年安徽阜阳夏侯灶墓出土

《山海经》

《神农本草经》

《桐君药对》

汉代：

《伤寒杂病论》张机

《脉经》张机

《疗妇人方》张机

《养生篇》嵇康

《本草》七卷蔡邕

《辨灵药经》张道龄

《玉匮针经》吕博

《黄帝扁鹊脉书》公孙阳庆

《仓公决生死要诀》淳于意

《太仓公方》淳于意

《说疾》史岑

《李八百方》李八百

《中藏经》华佗

《青囊经》华佗

《经文颂说》郭玉

《葛氏杂方》葛元

《五十二病方》1973 年长沙马王堆汉墓出土

《足臂十一脉灸经》1973 年长沙马王堆汉墓出土

《脉经》1973 年长沙马王堆汉墓出土

《导引图》1973 年长沙马王堆汉墓出土

《汉代医简》甘肃武威旱堆汉墓出土

魏：

《诸药方》李修

《吴普本草》吴普

《李当之本草》李当之

《崔氏方》崔氏

《医方》王显

晋：

《范东阳方》范王

《殷浩方书》殷浩

《殷荆要方》殷仲堪
《摄生论》阮侃
《论病》王叔和
《脉经》王叔和
《肘后备急方》葛洪
《抱朴子养生论》葛洪
《议论备予方》于法开
《救饥辟谷诸方》佚名
《针灸甲乙经》皇甫谧
《羌籍药方》番僧·佛陀耶舍
《伤寒身验方》王珉
《孔中郎杂药方》孔汪
《小品方》陈延之
《阮河南药方》阮炳
南北朝：
《药录》李密
《褚氏遗书》褚澄
《杂病方》褚澄
《玉衡隐书》周弘让
《四家体疗杂病本草要钞》徐叔响
《杂疗方》徐叔响
《解寒食方》徐叔响
《药方》徐嗣伯
《杂病论》徐嗣伯
《辨伤寒》徐文伯
《疗妇人瘕》徐文伯
《雷公药对》徐之才
《徐王八世传效验方》徐之才
《羊中散药方》羊欣
《王世荣单方》王星
《神农本草经集注》陶弘景
《名医别录》陶弘景
《补阙肘后百一方》陶弘景
《如意方》梁·简文帝
《集验方》姚僧坦
《刘涓子鬼遗方》龚宣庆
《杂香膏方》范晔
《小儿方》徐玉
《集验方》姚法卫

隋：
《黄帝明堂经注》杨玄
《产乳志》刘祐
《本草音义》姚最（《医籍考》作者为孔志约，疑唐时成书）
《注黄帝素问》全元起
《要方》徐奘
《四海类聚要方》佚名
《四海类聚方》佚名
《诸病源候论》巢元方
《淮南王食经》佚名
《玉房秘诀》佚名

这样八九十种隋以前的医学文献，可能更有我们所未知者，都是孙氏知识宝库里的有益荣养。再看两部《千金方》中的频频引用可知。还有唐代之初的各家写作，计有：

《明堂经图》甄权
《注黄帝八十一难经》杨玄操
《本草音义》甄立言
《本草药性》甄立言
《古今录验方》甄立言
《新修本草》苏敬　李勣
《脉经》李勣
《五明经》攘那拔陀罗同阇那那舍译
《纂要方》崔知悌
《骨蒸病灸方》崔知悌
《产图》崔知悌

再根据《隋书·经籍志》记载，当时还有以国外翻译来的印度医籍，如《龙树菩萨药方》《婆罗门诸仙药方》《西域名医所集要方》《耆婆所述人命论方》《乾陀科治鬼方》等十余种。这样多的资料，孙氏是否完全看到？那是没法知道了。但他不至于完全没有见到，否则怎样会把四气学说、净身学说、许多耆婆方药及天竺国婆罗门法的按摩引进到两部《千金方》中。

这丰富的遗产，是孙氏成功的原因之一。

（2）频繁的交流。唐代是开放的时代，尤其是在两个“之治”之际，在医学方面融合了国内兄弟民族和国外的优秀成果，丰富了自己的内容，促进了发展。孙思邈既是一个受益者，又是一个为这种大好形势贡献出力与辛勤者。

依据不可能完整的资料，在孙氏一生中（541—682年）的医学药学大交流有以下几次。

梁简文帝大宝元年（550年），即日本钦明天皇——神代天皇即位之际，第一次把中国的针灸，传入日本。

梁元帝丞圣元年（552年），中国以《针经》赠送日本钦明天皇。

陈武帝永定二年（556年），《五明论》由印度传入中国。

陈文帝天嘉三年（562年），吴人知聪，携《明堂国》等160卷书，到日本。

隋炀帝大业元年（605年），《龙树眼论》从天竺传入。

隋炀帝大业三年（607年），日本小野好子和难波雄成来中国，返国时带去了许多中国医书回去。

隋炀帝大业四年（608年），日本药师惠日、倭汉直福田来中国学医。

唐初（618年以后一段时间里），印度医学大量传入中国，尤其是眼科方面的。

唐高祖武德六年（623年），日本僧惠济、惠光来中国留学。同年留学于中国十三年的惠日、倭汉直福田学成归国。

唐太宗贞观三年（629年），诏诸州置医学。

唐太宗贞观十五年（641年）一月，由李道忠送文成公主（？—680年）出嫁吐蕃松赞干布。所奁赠的医书，由哈祥哈德娃和德田马郭吉两人译成藏文。

唐太宗贞观十六年（642年），达摩乌长国（在天竺北），遣使来献龙脑香。

唐太宗贞观十七年（643年），诏三路舶司，番商贩到龙脑、沉香、丁香、白豆蔻等药品。

唐太宗贞观十九年（645年）正月，玄奘法师由天竺学成回国，带回了包括医学在内的经书657部。当时孙氏已104岁，身居长安，出入宫廷，又一直与僧侣往来，不可能不相晤会。而且孙氏唯一知交道宣律师，又奉命参加翻译玄奘带回来的佛经工作。

唐贞观二十一年（647年），遣使至天竺，学取熬糖新制法。

唐高宗永徽六年（655年），日本惠日，第三度来华，交流医学。

唐高宗显庆元年（656年），使高僧那提三藏往昆仑等国，采求异药——指木香、益智仁等。

唐高宗乾封二年（667年），拂菻国[①]遣使，来献底也伽——类似于鸦片一类的药物。

除此之外，《新唐书·地理志》所载各地进贡的药物竟多达数百种。其中还包括了少数民族如西州[②]、凉州[③]、夷州[④]、黔州[⑤]等地区。

在客观上国内外交流的频繁，主观上孙氏的刻苦钻研，细心观察与善于总结吸收，他的成就是势所必然的。孙氏对治疗疔肿的丰富经验和满意疗效，也是善于吸收赵娆四味方、齐州[⑥]荣姥方和衢州[⑦]韩光方的结果（以上三者俱见《要方·丁肿痈疽·丁肿》）。这都是很好的例子。

在孙氏生活的年代里，印度医学是可以睥睨全世界，同时也是佛教的发祥地。中国儒家，强调要学习和精通六艺，印度的佛门也一定要学习和精通“五明”。所谓“五明”是：一声明、二工巧明、三医方明、四因明、五内明。其中的医方明，就是要求每一个僧侣都要懂得和精明医学知识，所以当时的印度医术就领先于全世界。正因为当时中、印两国的佛教僧侣频繁往返于长安与天竺间，大量的医学也伴随了大量的佛经书带入我国。所以古印度吠陀医学的理论，在两部《千金方》中也大量的引进。

又如《翼方·禁经上·持禁斋戒》的“五戒者，一曰不杀，二曰不盗，三曰不淫，四曰不妄语，五曰不饮酒嫉妒”，索性把佛教的“尸罗”[⑧]全部照录

① 拂菻国：古西域地名。指东罗马帝国及西亚地中海沿岸地区。

② 西州：今在吐鲁番市东。

③ 凉州：今甘肃省秦安县东北。

④ 夷州：今贵州省石阡县。

⑤ 黔州：今四川省彭水县。

⑥ 齐州：今山东省济南市。

⑦ 衢州：今浙江省衢州市。

⑧ 尸罗：全名尸罗波罗密，意译为“持戒”。六度之一。

下来。

其中吸收印度医学的最多者，更显示在方剂方面。粗糙的统计一下，如取用耆婆方者就有万病丸、治恶疮方（内含大白膏方等十多首）等。

此外，还搜集了阿伽陀国①、大秦②及波斯③国的悖散汤（即朱乳浦虚破气方）、古天竺摩揭陀服菖蒲方等，还有西州续命汤、蛮夷酒、匈奴露宿酒等。

孙氏本为庄老道教中人，所以对吐纳、导引，早就精通掌握，但他还是虚怀若谷，去学习古天竺的瑜伽功术。例如《要方·养生·按摩法》中的天竺国按摩术，并详细地介绍其“十八势”操作过程。

总之，孙氏在优越的客观条件、幸运的环境际遇和雄厚的物质基础上，吸取上下古今、国内国外医学精华，不仅仅是丰富了祖国医学宝库的内容，更重要的是他这样虚心学习，开放进取，善于选择地吸取而并没有被外来医学所俘虏而吞噬。相反地坚定立足于以《内经》为核心的传统医学思想来改造吸取得来的事物，加以溶解利用成为真正中医化的巧妙方法与精神，使中医的学习方法和立场态度发生了一种划时代意义的变化。

（3）疫疠与新病种。用医与药来消灭疾病，同时也是因疾病的挑战——疫疠流行、新病种的出现来推进医学技术的发展。这个矛盾与统一，在地球上永远循环不息地演变着，过去是这样，现在是这样，将来还是这样。

打开历史的篇章，就可以看到在孙氏一生中（541—682 年）疾病时疫向医学的挑战情况：

梁太清元年（547 年），旱疫，扬、徐④、兖⑤、豫⑥……几州尤甚。

又太清二年（548 年），旱疫。

隋开皇六年（586 年），出现蛟龙病，病发似癫痫。

又开皇十二年（592 年），长安大疫。

又开皇十八年（598 年），东征军征途中发生瘟疟，只能班师归来，死者十之八九。

又开皇二十年（600 年），蠼螋疮出现。

又开皇二十一年（601 年），知道浮肿病，必须忌盐。

隋大业八年（612 年），大旱疫，死者甚众，山东尤甚。

又大业十三年（617 年），洛阳出现传尸病。

唐武德元年（618 年），关中⑦多骨蒸病，得之多死。

唐贞观十年（636 年），关内⑧河东⑨大疫。

又贞观十五年（641 年）三月，泽州⑩大疫。

又贞观十六年（642 年）夏，谷州⑪、泾州⑫、徐州、戴州⑬、虢州⑭五处大疫。

又贞观十七年（643 年）夏，泽州、濠州⑮、庐州⑯三处大疫。

又贞观二十二年（648 年），卿州⑰大疫。

唐永徽三年（652 年），山西绛州僧，死后解剖，有遍体肉鳞患虫。

又永徽四年（653 年），天花从西东传。

又永徽六年（655 年），楚州⑱大疫。

唐永淳元年（682 年）冬，大疫，两京死者，相枕于路。

考春秋战国（公元前 770—前 221 年）以前，就已发现瘛疭（破伤风）起，麻风、天花、梅毒、结核、乙脑直到今天的艾滋病，开始起是默然而至，医生束手无策，病者坐而待毙。然后经过医家的摸索、探讨、实验、研究、了解到总结，作出有效措施，得到制服，终于丰富了医学内容。

孙氏一生中的几度疫病流行，他不会不知，尤

---

① 阿伽陀国：在古天竺东北，可能是印度与尼泊尔交界处。
② 大秦：古时称罗马帝国为大秦。
③ 波斯：古伊朗国名。
④ 徐州：今江苏省徐州市铜山县一带地区。
⑤ 兖州：今山东省邹县东南。
⑥ 豫州：今安徽省亳县一带。
⑦ 关中：即今陕西省。
⑧ 关内：指今陕西终南以北，甘肃陇坻以东，宁夏东南一带。
⑨ 河东：今山西省境内黄河以东的统称。
⑩ 泽州：今山西省阳城县西。
⑪ 谷州：今河南省罗山县。
⑫ 泾州：今甘肃省泾川县北。
⑬ 戴州：今河南省考城东南。
⑭ 虢州：今河南省灵宝市南。
⑮ 濠州：今安徽省凤阳县东。
⑯ 庐州：今安徽省合肥市。
⑰ 卿州：待查，但知为在四川境内。
⑱ 楚州：今江苏省淮安县。

其是几次发生在居住之处——长安及其附近，说不定他还投身其间地参与工作。几个新病中还有两例是亲自遇到的，孙氏面对这样的挑战而不积极应战吗？当然要应战。这也是有助他发挥智慧而添增经验与才智的机遇。所以在每一个人的周围左右，不论大的小的、明的暗的种种事物，都有巨大的作用和深刻的影响。

3. 本身和周围的环境　“吾幼遭风冷，屡造医门，汤药之资，罄尽家产”（见《要方·序》）17个字，是决定孙氏投身医界，刻苦研究，终而成为百代名医、千古国手的关键。

本身疾缠，更能体会到医生所无法体会到的体会。尽管医生有高明的五诊（望、问、闻、切、查）而这不属于五诊的另一个“主观感觉之诊”是永远也想不到、得不到的。所以有病医生的心得，更高出于一般。况且孙氏自己的病种多、发病频而各科俱备，更使他真正的“心得”比任何人更洞察与深入。

光是“药”而没有人的“机体”，不可能发生“作用”，必须还要经过一个“人的反应”而才有作用产生。各种反应，医生仅仅观察到明的、显的，但内在的、不暴露的反应，只有病人自己知道，说得更贴切一些，只有病人才能真正有切肤之感。所以一个老年医生比青年医生、多病体弱的医生比身强力壮的医生对病人的体贴、同情要多得多，就是这个原因。否则为什么高明的针灸大夫，开始学习甚至业务水平已很高的医生在自己身上去扎针？

以上是孙氏本身的因素。

孙氏在86岁之前，隐居山林，扣除18岁前未习医的童年，则整整68个春秋的努力读书习业，韬光养晦，心无二用地为业务知识打下结实的基础。这个有利的条件，漫长的岁月，是历来医学史上所没有的，只有孙真人独占，所以业务那得不精。

当86岁时，正是李世民执政第一年的贞观元年（627年），当年这个“贞观之治”，确是百业俱兴，而且李世民对卫生事业也十分重视，诏请孙氏入京授爵（孙氏的接受与否，那是另外一回事），登门拜访甄权，主持甄权完成《明堂经图》，组织苏敬、李勣编纂《新修本草》，整顿调整了在武德七年（624年）设置的太医署的组织，使更能发挥其工作效率，等等，都是对医学事业的有力扶持，间接就是给孙氏一个鼓舞。

当109岁那年的孙思邈，高宗李治接替了太宗李世民，虽然年号改为永徽元年（650年），但对医学政策继承不变。国家又颁布了关于医政药政的法令，更促进了医药事业的发展与繁荣。在孙氏118岁时，又蒙高宗召见，拜谏议大夫（孙氏的固辞，那属另一个问题）。132岁那年，高宗避暑九成宫，召孙氏同去，并授丞务郎执长尚药局。当133岁时，孙辞疾请归，虽然请归没有恩准（这又是对孙氏的恩宠），但却赐以良马及鄱阳公主邑司。

这样的躬逢盛世，位列公卿，优渥倍加，在古今医界中人物，能有几人？其实孙氏隆恩待遇的受惠，远远不及其才能的得以发挥的价值。

《要方》杀青于孙氏111岁，时在永徽三年（652年）。计历三十年，上溯三十年，约展卷动笔于唐武德五年（622年）左右，那么《要方》的写作地点，前五年在太白山，后二十五年在长安。至于《翼方》则全部在长安写成。

你别漠视这个不为人们注目的写作场所，它对写作内容起有决定性的意义，在野在市就有三个截然不同之处：其一，孙氏纵然是博学之儒，但毕竟家道清寒，那时哪能有三箧五车、左图右史的大量藏书。只有当时政治、经济、文化中心的长安，才有能力拥有丰富的书籍集中在这里，而且孙氏更出入大内及尚药局、太医署，供你驾舟在学海中遨游。其二，太行山世外洞天，交通闭塞，1 300年前的乡野，更无信息可言。如其两部《千金方》而在这样环境中写的话，大量的新方新药，国际情况，沟通交流，定然付之阙如。陶弘景《本草经集注》，不能不说是一部不可多得的名著，但后人有“陶隐居不详北药，时有诋谬”（见《医籍考》引《画漫录》语）之讥，为什么？因为在茅山写的。如其两部《千金方》完成于太白山，估计会蹈陶弘景覆辙。其三，野居草泽，纵然孙氏身怀绝技，知名度也无从高起，而且山径荆路，交通不便，何来大量求医者。一旦身寓闹市，而且孙氏以半官半医的高贵身份，求医者当然趋之若鹜，就以“余尝手疗六百余人”（见《要方·痔漏·恶疾大风》）来论，而且这六百余人仅仅是麻风一个病种，推而度之，病患之多可以想象一般了，如在太白山有没有招来如此之多的病者。我们必须知道，医学著作的灵魂是临床，抽去了临床，还有什么好书可以写出。所以两部《千金方》的成功，可以武断地说，写之于长安，有其决定性的作用。

杜甫在七律《蜀相》中谓：“出师未捷身先死，长使英雄泪满襟。”纵然你有多大的本领，天不假年，也是徒然。而孙氏则享年 141 岁，也是为他事业的成功作出了有力的保证。

本章结语

认真研究孙思邈医学思想的源流及其对我国医学发展的影响，尽管这里所探讨的没有完整，仅仅单独在医学技术方面的一隅，但对中医学派发展及总结唐代以前医学、药学都有其重要意义。

纵然 1 300 年来，后人对他的评价是高的，总的概念，是“勤奋好学，知识渊博”，且有超长时间临床经验的高水平、高品德的医家和学者，但总还觉得是皮毛之相。虽然徐大椿的“《千金方》则不然，其所论病，未尝不依《内经》，而不无杂以后世臆度之说。其所用方，亦皆采择古方，不无兼取后世偏杂之法。其所用药，未必全本于神农，兼取杂方单方及通治之品。故有一病而立数方，亦有一方而治数病。其中对症者固多，不对症者亦不少，故治病亦有效有不效。大抵所重专在于药，而古圣制方之法不传矣”。因之徐氏就作出“此医道之一大变也”的评语。但徐氏在一片批判声中却又笔锋一转，用钦佩的语气来说：“然其用药之奇，用意之巧，亦自成一家，有不可磨灭之处”（以上俱见《医学源流论》卷下）。虽然徐氏的评议比较深入了一步，不过距离抉隐钩玄的程度，似乎还有一些不够之嫌。

孙氏的医学思想，虽然很简单，但有时还出现矛盾，诚如某学者称孙氏为“唐代医学方面百科全书式人物”，倒也十分贴切。

总之，他钻研是认真的，医术是高明的，医德更是无可否认的高尚纯洁，事业也是成功的，而且相当成功。

他是熔儒、释、道、医于一炉的人物，而且这四者除佛学以外都是造诣可达到极深的境界。合三教于一身，在那个时代是极为寻常的事，且看《北史·周高祖纪下》：“十二月癸巳（指武帝建德二年），集郡官及沙门道士等，帝升高坐，辩论三教先后。以儒教为先，道教次之，佛教为后。”这件事发生于孙氏 32 岁那年（573 年），可以证实这个时期，朝野一致地实行三教并存局面，而且还维持了一个较长的时间。也即鲁迅所谓“佛教初来时，便大受排斥，一至理学先生谈禅，和尚做诗的时候，三教同源的机运就成熟了”（见《华盖集》[①]补白二），孙氏恰巧生逢其时地在这个三教同源机运成熟时代。

我们不妨对孙氏在医学方面的思维方法、立场观点、理论渊源、工作方式以及作风态度等等，予以综合分析，就不难发现他医学思想的概貌。他的医学思想可用四句话来概括：“以医为体，以道为用，以儒教来作指导思想，以佛学来拾遗补阙。”

医学是一门实用的不可以掺有丝毫虚伪的科学，一定要通过它的特殊手段来处理，才能完成它的任务。不可能凭儒家的忠孝仁恕、道家的清静无为、佛家的五大皆空来使二竖丧胆而逃、病魔退避三舍。只有不折不扣地运用正确的医学特殊手段来拯人于病痛之中。所以孙氏的医学理所当然地立足于《内经》、取药于《本草》、法承于《伤寒》、补充于历代先哲。现在我们把这四者，分别加以讨论。

1. 以医为体　首先要明了“体”与“用”的含义与关系。范缜[②]在《神灭论》中解释谓：“形者神之质，神者形之用。是则形称其质，神言其用。形之与神，不得相异。”明白指出，一个含灵机体是靠精神——灵魂来主宰，机体与精神一旦离“异”了，也

① 《华盖集》：鲁迅著作之一。

② 范缜（450—510 年）：字子真，南乡舞阳（今河南泌阳西北）人，为南朝齐梁时唯物主义哲学家与无神论者。《神灭论》为他的代表作。

就是分开，就是这个机体名副其实的行尸走肉。谁都知道纯洁的精神——灵魂可以指导出这个机体的纯洁行为，丑恶的精神——灵魂也可以指导出这个机体的丑恶行为。

《易·系辞上》："故神无方而易有体"，其疏谓："体，谓形质之称。"

在道家则称为形与气，《许旌阳灵剑子》[①]解释为"形之所依者气也，气之取用者形也，形气因依而成身体"。故而气即是用，形即是体。

有许多学者，把孙思邈在医学方面的儒、释、道三教浓厚色彩，过于突出，使立本之医反而稀释冲淡，这是不恰当的。我们不妨用以下一个故事来比喻，倒也十分恰当。《辍耕录[②]·三教》："上问曰，三教何者为贵？对曰，释如黄金，道如白璧，儒如五谷。上曰，若然则儒贱耶？对曰，黄金白璧无亦何妨，五谷于世，岂可一日阙哉。"所以几千部中医书籍，都没有儒、释、道三者的参与，照样还是很好的中医文献。尽管很好的三教书籍没有医学内容者，始终难入医门而承认它是医学著作。所以孙氏的医学思想，也是以医为五谷，三教为黄金白璧而已。

孙氏的医学核心思想，始终是医学，尽管与道教占有同等比例，但他还是永不离题，事实上也不允许、不可能离题。且看他一开口就声明"神农民愍黎民之多疾，遂尝百药以救疗之，犹未尽善。黄帝受命，创制九针，与方士岐伯雷公之伦，备论经脉，旁通问难，详究义理，以为经论"（见《要方·序》）。或谓，孙氏医学的核心是医，为什么在《要方·养性》中"房中补益"，《翼方》最后两卷"禁经"的理由很简单，房中术虽属养生，同归于医；"禁经"是当时作为治病手段之一，不是医是什么？

徐大椿尽管对《要方》有不满的微言，但也不能不承认"其所论病，未尝不依《内经》""其所用方，亦皆采择古方"（见《医学源流论·千金外台论》）。所以足够证明孙氏在医学道路上走的路子，完全循着《内经》《神农本草经》的大道上前进的。至于偏攻偏补、主温主凉、崇脾崇肾及用什么治疗方法手段，却是技术性的问题。

正因为孙氏对传统医学的基础扎实，深入精通，所以能够去其糟粕——两部《千金方》中否定或删削了些实用价值不高的或无效的方和药，例如否定了大豆汁的解毒，删去了许多治痢下方，不介绍十水丸（参阅本章·六·药王·亲自实验）和许多药物（见《翼方·目录·有名未用及唐本草退二十味》）。采取保存精华，以创新的精神来推陈出新，把医学水平推进了一步，徐大椿也不得不在抨击声中叹服"其用药之奇，用意之巧，亦自成一家，有不可磨灭之处"（见《医学源流论·千金外台论》）。

正因为孙氏能循规蹈矩，不走歧路，同时又能开拓新疆的对中医学术承前启后的贡献，所以得到"后世或能窥其（指两部《千金方》）一二，未有不为名医者"（见《郡斋读书志》）的至高赞誉。

2. 以道为用　1979年版《辞源》解释"用"字，是"与体相对"。意即是一个无形的东西使有形的物质生存与活动。这个有形的物质是"体"，依赖了这个无形之物而生存与活动，这个无形之物当然是"用"了。

《诗·大雅》："执豕于牢，酌之用匏。"《论语·学而》："礼之用，和为贵。"前者是使用或施行，后者是功能或作用。这"以道为用"的意思，就是用道家思想来指导或支配医学的思想。

一部《黄帝内经》本身，就是道与医的混合产物，说得更明白一点则就是由道教孕育出来的医学。否则为什么《道藏》唯独把它和《千金方》两种医籍收编于内，其他许多名医文献拒之门外。更有意思的是王冰把本来编次在第九卷的"上古天真论"，重做新的安排，置在第一卷、第一篇，于是道教气息更足了。虽然有人认为又名启玄子的王冰是撰有《天元玉册》《元和纪王经》《昭明隐旨》的道士，所以特别尊道而这样做的。我不然，且看与道教无缘的张介宾《类经》[③]，不是也把"上古天真论"放在第一卷、第一篇吗？他如李念义[④]的《内

① 《许旌阳灵剑子》：旌阳县令许逊著，许为许昌人。

② 《辍耕录》：30卷，明代陶宗仪撰。记事多为元末明初。

③ 《类经》：32卷，明代张介宾编纂。

④ 李念义（1588—1655年）：名中梓，字士材，明代华亭（今上海市松江区）人，生平著作丰富，除《内经知要》2卷外，还有《医病机沙篆》《医宗必读》等21部书。

经知要》展卷第一句就是“上古天真论”。

中医是强调继承的，所以以一位“以医为体、以道为用”的孙真人来继承中医学，当然道家气息青出于蓝而胜于蓝的跨灶于《内经》，也是势所必然的。

我们再爬梳一下两部《千金方》中道教气息特别浓郁的或全部为道教的，就有：

《要方》

第一卷　治病略例

第二卷　妇人方上

第三卷　养性（全卷）

《翼方》

序文

第十二卷　养性（全卷）

第十三卷　辟谷（全卷）

第十四卷　退居（全卷）

第二十二卷　飞炼（全卷）

第二十九卷　禁经上（全卷）

第三十卷　禁经下（全卷）

还有许多散在性地见于各章各节中，为数亦属可观。所以说孙氏的医学特点是“以《内经》《本草》等传统理论与道教牢牢结合为中心”的医学，并非耸听。

3. 以儒教来作指导思想　孙氏毕竟是“七岁就学，日诵千余言”的莘莘学子出身，从小就打下了儒者的基础，不折不扣的学者。例如儒人、儒士、儒者、儒户、儒生、儒门、儒家、儒术等等。一个读书人而业医，更以“儒医”作标榜。因为儒医也者，毕竟比所有一般的医生要高人一等。因之孙氏不折不扣的是一介“儒医”。

不过单单凭识字知书，甚至十年窥豹管、一夕破萤囊的饱学之士，也不一定是“儒”。且看李林甫①写得一手好文章，秦桧②在宋政和间（1111—1117 年）登第。但他俩连《尚友录》③中都没有一席之座，别说是“儒”字了。

所谓儒，必须具备两个基本条件：其一是要有较深的文化修养，其二是必须投身于以孔子为宗师的学派中去。《汉书·艺文志·诸子略》的“儒家者流……游文于六经之中，留意于仁义之际。祖述尧舜，宪章文武，宗师仲尼。以重其言，于道最为高”，是最有权威性的标准。

且看两部《千金方》中孔孟之言比比皆是（参阅第三章鸿儒），就可以证实这点。

此外，孙氏还把孔子“君子务本，本立而道生”（见《论语·为政》）这样的儒家治学思想全部继承下来，付之终身实际行动，形成其“饰其末而忽弃其本，欲华其表而不粹其内”（见《要方·序》）的精神。

不过孙氏也偶然出现了与儒家学说有矛盾之处，他在接受和奉行儒家思想的同时，也有些儒家思想被否认了、违叛了。如对“攻乎异端，斯书也已”（见《论语·为政》）视之而不见，却偏偏“善言老子庄周”（见《新唐书·本传》）、“兼好释典”（见《旧唐书·本传》）。还把儒教认为异端的四百四病学说、四气合德学说（见《要方·序例·诊候》）、迦摩罗病（见《翼方·万病·耆婆治恶病》）、乌场国青消石（见《翼方·万病·耆婆治恶病》），以及许多外来学说与方药，并不视为“异端”而大量运用。

他对反孔子的“民可使由之，不可使知之”（见《论语·泰伯》）的见解，予以有力地还击，并高举“欲使家家自学，人人自晓”（见《要方·序》）的旗帜来唱反调。更有辣味的是公开对愚民政策进行抨击，谓：“圣人之法，要使家家悉解，人人自知，岂使愚于天下”（见《翼方·妇人》）。

这种矛盾，如用现代的眼光、现代的标准和现代的评语来说，是“孙真人的头脑，十分清醒”。

我们再仔细精读一下仅仅 1 500 字左右的两部《千金方》序文，更可发现把整个儒教思想充溢其中。儒教的核心，就是“仁义忠恕”和“德治仁政”。现在再看孙氏手笔，如“亲邻中外有疾厄者，多所济益”“一方济之，德逾于此”“下以救贫贱之厄”等都是“仁义”的具体表现。“君亲有疾，不能疗之者，非忠孝也”“上以疗君亲之疾……”，也是说出“忠恕”“忠孝”的心里话。还有与医学根本毫

---

① 李林甫（？—752 年）：小字哥奴，为唐玄宗时宰相，为人刁恶，“口蜜腹剑”典故就出在他身上。

② 秦桧（1090—1155 年）：字会之，宋代江宁（江苏南京江宁县）人。《宋史》列入“奸臣传”。

③ 《尚友录》：明代廖用宾撰。实为古代的《人名大辞典》。其特点是无品德的人，一概不被收入。

无关系的“德治仁政”，竟然也在“先以先王镂之于玉版”“不读五经，不知有仁义之道”等言语中淋漓尽致地表达出来，终于使人不能不佩服孙氏的妙笔。最后用“余缅寻圣人设教”“深垂圣贤之本意”来画龙点睛地突出他医学思想中的伦理道德。

孙氏的临床手段，当然以医与道合一的方式手段，但他的主导思想，毕竟以儒教为核心，因之他的医德医风也就在这种思想基础上建立起来的。这种思想正是现代医生所缺少的。

4. 以佛教来拾遗补阙　上面谈过，孙氏本身，对佛教的修养远远不及道教，因之佛学在孙氏医学思想领域里，似乎处于可有可无的地位。仅仅几处的“虽曰贱畜贵人，至于爱命，人畜一也……其虻虫水蛭之属，市有先死者，则市而用之”（见《要方·大医精诚》）等语中，才嗅到一些佛门的气息。这是佛门（耆那教）五戒、又称八关斋戒的八戒与大乘戒律的十戒之中第一戒，都是戒杀生的。

通过以上讨论、分析、简化、归纳，最后可以作出这样的定论：

在技术方面，以医学与教道混为一体的学说作为核心。

在医德医风方面，以儒家思想作为唯一的指导手段。偶尔微乎其微的有些佛学思想的渗入。

【按语】

本篇干祖望从“医德”和“孙思邈的医学思想探讨”两方面对“药王”的生平学术成就给予了高度评价和深刻思考。论医德，干祖望集合了《大学》《法华经》《孟子》《庄子》等历代道德规范丛书，分别从儒家、佛教、道教三教德中窥出端倪，认为孙氏是吸收了三者的标准而又合而为一，形成了具有完整和特色的“医德”，才能在《大医精诚》中言之“凡大医治病，必当安神定志，无欲无求，先发大慈恻隐之心，誓愿普救含灵之苦。若有疾厄来求救者，不得问其贵贱贫富，长幼妍媸，怨亲善友，华夷愚智，普同一等，皆如至亲之想……”，为中医生入门之谨句誓言。

分析了医德的来源后，干祖望又研习了各位学者对“精”与“诚”的理解，提出了孙氏对于医德的要求还有另外五个规范，即：与病人要心连心、业务水平是医德的后盾、要有高度负责的精神、不打击别人抬高自己、痛病人之痛。干祖望认为孙氏提出的医德问题既全面又深入，虽历经千年的时代荡涤，仍具有积极的社会影响及指导意义。

孙思邈的思想体系源远流长，内容广博丰富，行文字字如珠玑，如何从中萃取精华所在为历代文人墨客所追求之最高境界。干祖望博采众长，运用其深厚的文化功底，全面研读了孙氏的两部《千金方》，并且重温了其行医的社会背景和国内外环境，总结出了“药王”医学思想的三个重要方面以及业务知识结构，为我们在拜读孙氏的著作时能更进一步深刻体会内容和内涵铺平了道路。孙氏整整68个春秋读书习业，心无旁骛，如此漫长的岁月中他到底经历了什么？干祖望为我们一一揭开了当时的时代背景和创作源头，孙氏为何会行医？孙氏为何能取得如此高的医学成就？孙氏隐居的后半生又在做什么？干祖望通过翻阅大量的史料医学著作，以上困惑都为我们娓娓道来。

何为“大医”？厚德博学，精诚济世。

孙氏不论是在行医方面还是在为人方面都是我们后代学子所要尊崇与效仿的榜样，干祖望也最崇拜孙思邈的学术思想，处处以孙思邈的仁心仁术自勉，认为医生治病，就是要“先发大慈恻隐之心，誓愿普救含灵之苦”，他常言：“医生往往不败于医之技，而将败于医之德。”干祖望在几十年的行医和教学过程中始终推崇全心全意为病者服务，一生勤学刻苦，孜孜不倦。作为一代国医大师，他为中医事业付出的追求、献身精神值得我们一生去学习。

第七章　孙思邈思想总探

马克思[①]论述:"不是人们的意识决定人们的存在,相反,是人们的社会存在决定人们的意识"(见《马克思恩格斯选集·政治经济学批判·序言》)。恩格斯[②]论述:"思维形式一部分也是通过发展继承下来的"(见《马克思恩格斯全集·反杜林论材料》)。所以要探讨每一个人的思想,首先要对当时及其之前的思想领域作一番考察,了解其思想背景的渊源,才能探赜索隐。

上一章"孙思邈医学思想探讨"中不是已探讨过吗?何事再来重复?不,上面仅仅是局限在孙氏医学方面的,这里才通盘地把孙思邈思想探讨一下。当然医学思想还是本文中的一个组成部分,尽管不是重点。

思想背景

一、远景

春秋战国(公元前770—前221年)的诸子百家,他们的思想不单局限于哲学,凡儒、道、阴阳、法、名、墨、纵横、杂、农、小说等,大都无所不包,从哲学到文学、从政治到军事、从修养到教育,并没有专门化,也不可能专门化。除了为社会经济的发展所限制,他们在主观上都想"以其学易天下",并不是为思想而思想。所以济济多士的百家争鸣,到最后则以孔孟为首的儒家,独占了鳌头。

岁次庚辰(公元前221年),当时剩下的最后一个齐国告亡,秦始皇[③]统一了中国。为了永远巩固其政权,采纳了法家思想与手段,企图通过法来实践其"一世""十世""百世"到"万世"的统一政权之梦,所以傲然自称为始皇。

正因为有梦求其万世之业的雄心,他最早懂得"人是事业的本钱"的道理,所以千方百计地求得自己长生不死、永远健康。在嬴政[④]二十八年(公元前219年)巡狩到海上时,东望缥缈的蓬莱,更使他产生成仙登天遐想,因之即使韩终入海去求不死之药,但去了没有后文,又派遣徐福率领三千名童男童女,营造大船,耗费了大量黄金,东行求仙。后果如何?据说不过帮助了日本国的建国开业。

嬴政三十四年(公元前213年),由淳于越点燃了导火线,秦始皇接受李斯[⑤]建议,颁布了"挟书之律"而掀起前无先例、后无来者的焚书坑儒大役,重重打击了儒家。所以秦始皇心中只有法家,但方士们在他眼里尚有一席之地。

公元前206年,刘邦[⑥]起义成功,建立西汉王朝。他毕竟是出身平民,所以对儒家很不重视。加之文帝刘恒(公元前179—前157年在位)、景帝刘启(公元前156—前141年在位)和文帝皇后、景帝母亲窦太后(公元前?—前129年)笃信道教。甚至道士陈平[⑦]、阴阳家张苍[⑧],都位居丞相,而且还是很有权力的丞相。所以西汉之初,极度提倡"无为而治"的道教学说,道教大有占据了支配一切的地位。

---

① 马克思(1818—1883年):马克思主义的创始人之一,全世界无产阶级的伟大领袖。

② 恩格斯(1820—1895年):马克思主义的创始人之一,全世界无产阶级的伟大导师和领袖,马克思的亲密战友。

③ 秦始皇(公元前259—前210年):姓嬴名政。先后灭六国,统一中原,自号始皇。

④ 嬴政:即秦始皇。

⑤ 李斯(?—公元前208年):战国末期楚上蔡人。秦国相。

⑥ 刘邦(公元前256—前195年):秦末沛县人,灭秦立国,曰汉,即汉高祖。

⑦ 陈平(?—公元前178年):汉代阳武人。初从项羽,后归于刘邦,官右丞相。佐孝文帝平吕乱后,即弃官修道。

⑧ 张苍(公元前256—前152年):汉代阳武人。从刘邦起兵,以有功,封北平侯。

武帝建元二年（公元前 139 年），窦太后仇视儒术，把反对黄老、推崇儒术的窦婴（？—公元前 131 年）、独崇孔孟的田蚡（？—公元前 131 年）罢去了官，“鲁诗学”的开创者儒家申公撤职赐归，申公的两个学生赵绾、王臧都下狱而死。

上面谈到的所谓方士，乃吐纳、炼丹，自谓力能呼风唤雨、鼓吹成仙登天、可以长生不死的方术之士。起源于战国时齐、鲁一带沿海地区，因秦始皇“悉召文学方士甚众，欲以兴太平，方士欲炼以求奇药”（见《史记・秦始皇本纪》）的加温而开始兴盛起来。从此代出有名方士，如汉文帝（公元前 202—前 157 年在位）时，侈言“设立渭阳五帝庙，欲出周鼎”的新垣平；汉武帝（公元前 140—前 87 年）时，有倡言“祠灶则致物，致物而丹砂可化为黄金，黄金成为饮食器，则益寿”的李少君；有使武帝在一如现代电视机荧光屏前会见亡妃李夫人的齐人少翁；自言“黄金可成，河决不塞，不死之药可得，仙人可致”的栾大。直到三国（221—280 年）时，曹操（155—220 年）要杀他，他却遁入壁中隐身而去的左慈……纵然他们后来有的被诛（栾大）、有的被夷其三族（新垣平），但在他们走运得志之际的受宠当朝，毕竟是使人垂涎三尺的。

当时黯然失色的儒家，当然看清了这个来龙去脉，知道要靠近当局政权、非创造一套与方士可以经得起周旋而又能取胜的神秘学说不可，否则怎能在方士口中分得一杯羹。所以当时儒家认为邹衍用以推断自然命运和王朝兴亡的“五德终始”学说，最为接近、合式而可行。邹氏凭他的一套“深观阴阳消息”本领，周游魏、燕、赵等国，备受诸侯们的尊敬和礼遇。他们把当时流行的阴阳五行学说，和社会历史变迁联系起来的“机祥度制”，在两汉谶纬学说中作为重要的核心。这样的学说十分适合统治者的口味，使得凡尘里的皇帝和天上的上帝更加缩短距离而紧密地联系甚至混为一体。邹氏“闳大不经”的“谈天”，使皇帝的神秘性越浓厚，子臣百姓也就更加服帖就范，他的统治地位就越巩固。而且这种学说，确实比方士们在幻想中寻求一切的要现实得多。所以儒家尽量地吸收邹氏的学说来充实自己的内容。幸运的是这只救活了已经三面无气的妙奕，真能使儒家坎坷命运也从绝处逐渐地走出了低谷。

道教一向是接近于方士，不，应该说方士是从道教中衍化出来的产物，所以道教却没有遭到像儒教那样深灾浩劫，这又是儒家对道家向往的另一个原因。

汉武帝建元六年（公元前 135 年），对儒家来说是命运转折点的一年。三个抑儒崇道的权力人物的最后一个人窦太后死了，压在儒家头上的大山搬走了。

紧接着的翌年元光元年（公元前 134 年），武帝遂有“罢黜百家，独尊儒术”的政策施行。并令郡国举孝廉各一人，以示重视儒教体现。事实上武帝早在六年之前的建元元年（公元前 140 年）执政之初，就已颁诏天下“举贤良方正直言极谏之士”，董仲舒也上过以“天人感应”为中心思想的“天人三策”。说明“王者从天意以从事”，建议“诸不在六艺之科、孔子之术者，皆绝其道，勿使并进”，一举中标，深为武帝欣赏而采纳。

由于统治阶级的本性所决定，武帝虽然已尊敬儒教，但仍然不忘其求仙的迷梦。翌年（公元前 133 年），又遣方士入海求神仙，并建立太一祠。元封元年（公元前 110 年），武帝北巡，祭桥山黄帝冢，至缑氏祭中岳太室，又东巡海上，与方士傅东及间使求神仙。征和三年（公元前 89 年），武帝再至蓬莱，欲浮海再求神仙。

从武帝起，阴阳五行学说，经过经师们的加工、美化和鼓吹，这空气愈来愈浓厚了，简直笼罩着所有一切。他们一套“属木的一定是青色而居东，属火的一定是赤色而居南，属土的一定是黄色而居中，属金的一定是白色而居西，属水的一定是黑色而居北”，“少阴为西，大阴为北，少阳为东，太阳为南”的固定不移的老生常谈，但使人惊奇的是人们总是听之不厌而趣味无穷。

后世称当时的儒教为“两汉经学”，就是儒生与方士的结合而成。这样，儒家也利用统治者来推销他们有利于自己的说教。统治者有什么需要，儒生们就及时地供应什么。这些供应品，表面上似乎都是早就出于有据可稽的先圣先贤的谶言，但实际上都是从方士式的思想里移植过来的。但方士呢？在汉武帝时盛极一时之后，物极必反地即式微萎缩而憔悴下去。为什么？原来儒生们也已学会了方士一套技巧，而在文学方面更高出一筹胜于方士而取代了方士。方士们为维持其个人利益，不能不相率归到儒生的队伍里来。所以董氏在复兴儒学方面来说，是一位大功臣。但从此而后的儒学，已经不是秦时代孔孟的儒学，而是渗入了阴阳家谶纬迷信思想的儒学了。

王莽[①]更是一个笃信阴阳五行的人，更明确地说，他是靠阴阳五行手法来达到他野心的。所以他用阴阳学说来定了南北郊之社，还进一步用五行学说来定郡神的祭祀。他高举着记述时令及其相关事物、并把各类事物归纳在五行生克系统中的《礼记·月令》作为红宝书。他竟然征求精通《月令》的人建筑明堂，也古为今用地把殷周一套古代礼仪表演一番。

汉光武帝刘秀[②]，以“赤伏符”受命，又以《西狩获麟谶》来战胜了公孙述（？—36年）而得以坐到王位。所以他对阴阳五行的谶纬更极度地信仰和膜拜，甚至是依赖它来巩固自己的地位。

之后明帝刘庄（58—75年在位）、章帝刘炟（76—88年在位）虽非昏王庸主，但对谶纬之说也十分崇拜。客观上有了这样的温床，阴阳五行之说哪得不鸿运亨通而兴盛不衰。

明帝永平十年（67年），佛教传入之后（详第四章·居士·一佛教），从此即儒、道、释三者成了鼎立之势。此后戏剧性地融合、颉颃、斗争、缓和、冷战、再融合、再颉颃……一幕一幕地不断表演下去。

汉代人思想中，满是阴阳五行，无论在天文、地理、宗教、政治、军事、教育、包括医学卫生在内的各门科学及一切日常琐事中如小到出门、理发、洗澡……没有不用这套方式来作指导的。例如刘向[③]的《洪范五行传论》，就是为当时外戚专权所服务。但这套学说只能在有利于统治者的利益时才能通行无阻，触犯了他们的利益时就不行。最好例子是：有符节令（掌管符玺的小官）眭弘[④]，在西汉元凤中（公元前80—前75年）见到泰山[⑤]上大石自行竖立，上有铭文。弘即以“五德终始”来破译出为“当有匹夫而天子”的谶言。于是上《当求贤禅帝位》书，终于在元凤三年（公元前78年）以妖言惑众罪把这个不懂什么是“与虎谋皮”的书呆子头颅掉落下来。所以统治者的尊孔、崇道、信佛，不一定是出于宗教的信仰，而是为自己巩固政权来服务的。且看唐贞观十八年（644年），唐太宗李世民诏萧瑀[⑥]的书中，有“朕于佛殿，非意所遵。梁武建文，穷心释氏，社稷为墟。报施之征，何其谬也。瑀践覆车之余轨，袭亡国之遗风，自请出家，寻变违异岂具瞻之量乎”贬商州刺史，这就是执政者的自白。他既然看得很明白，为什么还要装模作样不断在佛教方面做了许多“功德”？则不言而喻了。

多人执笔的《黄帝内经》，开写于春秋战国，而最后定稿或补充完成于汉代，所以阴阳五行作为重要指导思想，这是势所必然。现在撇开《内经》不谈，只要观察一下当时医学与五行之间的客观环境，就可以了然了。且看：

《汉书·翼奉传》：“阳用其精，阴用其形，犹人之有五脏六体。五藏象天，六体象地，故藏病则气色发于面，体病则欠伸动于貌”“感动阴阳，其害疾自深……阴阳失节，害及身体。”

《汉书·礼乐志》：“人亟天地阴阳之气，有喜怒哀乐之情。”

《汉书·五行志》：“时则有下体生上之疴，时则有青胜青祥，唯金诊术……及人谓之疴，疴病貌，言寖深也。”

《汉书·沟恤志》：“水行地上，凑润上彻，民则病湿气。”

《后汉书》中的《易纬·律历志》，用二十四节

---

① 王莽（公元前45—23年）：字巨君，为东、西两汉之间，另一个新皇朝的建立者。

② 刘秀（公元前6—57年）：东汉王朝的建立者，称光武帝。

③ 刘向（公元前77—前6年）：本名更生，字子政，东汉沛（今江苏省沛县）人。为东汉有名的经学家、文学家、目录学家。著有《洪范五行传论》11篇。内容为宣扬天人相应说和谶纬学说。

④ 眭弘：西汉鲁国藩人，字孟。

⑤ 泰山：在山东省泰安市北，又称岱宗，为五岳中的东岳。

⑥ 萧瑀：字时文，善属文，好经术。为人耿直，卒后谥称贞褊。

气来推算疾病，例如立春的“晷长一丈一尺六寸，当至不至，民瘈瘵；未当至而至，多病嫖疾痰”。二十四个节气，在“当至”与“不当至”的推算下，有四十八型的病变。

您想，医学在四面八方上下阴阳五行学说的包围下，你不谈，可能吗？因之有人曾提出这阴阳五行是过了时的迷信，现代中医不应该再奉为圭臬。是的，在一般情况下送入博物馆里过时的东西当然必须抛弃，你不抛弃，时代的潮流也会替你冲洗刷掉。且看从古代到近代在当时都是风靡一时的宠儿骄子，而现在已“今安在哉”了。但真正上古的神农氏种稻获粮，缧祖氏养蚕织帛，夏禹用疏导来治水，孔子以仁恕来育人，为什么到现在20世纪还是用着它，中医用阴阳五行就是同一个道理。绝对不能以被谶纬学说污染过的阴阳五行与谶纬同时抛弃。李后主①纵然是昏庸亡国之君，但后人还是承认他是大词人；宋徽宗②也是亡国天子，大家还是尊之为大书画家，一手瘦金体在书坛上奉为珍品。董其昌③也不以是典型的恶霸地主而取消了他大书家的尊称，这就叫唯物辩证法。也有人提出，《伤寒》《金匮》也是此时的作品，为什么仅有阴阳的精神而丝毫没有沾到一点谶纬的色彩？的确！我们更要知道，任何时代、任何环境或某一个运动中，必然有为数极少的几个众醉独醒的冷眼人物，在这一群真痴子、假痴子（瞒了良心投机取巧的人物）如痴如狂一片浪潮中保持着清醒的头脑，如罢官于东汉永平五年（公元62年）的经学家尹敏④精通谶纬学说而不信谶纬，明帝要他校订图谶，他拒绝而丢官。

又如大科学家张衡，就是一个极端反对谶纬的，可惜当时在谶纬学正泛滥之际，有谁来支持和响应。幸而后来南北朝时欣赏他的观点而掀起几次不彻底的反谶纬运动，这是后话。所以有些学者认为《伤寒》《金匮》不是著作而是：“《伤寒论》，即古汤液论（是否即收入《医籍考》三十七卷中的《汤液经法》？待考），盖上世遗书，仲景特编纂云尔，非其自撰之言也”（引明·戴启宗⑤《活人书辩·文定公吴澄序》原文）。吴氏认为《伤寒杂病论》中方剂并非仲景手订而是当时在临床上普遍取用的前人或当时各家之方，十分准确。试阅《要方》中屡见一点也没有仲景气息的“仲景曰”（见《要方·序例·治病》等多处），同时在《要方·伤寒》中桂枝汤、麻黄汤、大青龙汤、五苓散、小青龙汤、大承气汤、麻杏石甘汤、葛根芩连汤、甘草泻心汤、生姜泻心汤、白虎汤、三物备急丸等40多首方剂，赫然与《伤寒杂病论》中完全相符。试问孙氏既然称“江南诸师，秘仲景要方不传”（见《要方·伤寒上》）而同一书却把《伤寒论》中40多首方剂，一药无讹地节录下来，更证明吴澄之言非虚语也。所以敢说仲景仅仅是把临床上的常用方加以搜集、筛选、整理加以六经辨证的系统化而已。

再如叶梦得：“孙真人为《千金方》两部……独伤寒未之尽，似未尽通仲景之言，故不敢深论。后三十年作千金翼论，伤寒者居半，盖始得之”（见《避暑录话》）。《四库全书总目提要》：“（《千金要方》）妙尽古今方书之要，独伤寒未尽。”《郑堂读书记》：“晁氏称议者，颇恨其独不及伤寒。”李梴：“著《千金方》三十卷，独于伤寒不及”（见《医学入门》）。以上众口一词地认为《要方》没有仲景的伤寒理论而引为遗憾，所以孙氏言不及仲景的《伤寒论》而竟然有40首《伤寒论》方，更说明仲景的伤寒诸方并非手订者而是当时时行的常用方。

所以有人又认为撰《伤寒杂病论》的人，是一位有丰富经验的临床家（不是理论家）而头脑又十分清醒的儒医。他果断地排除谶纬学说的干扰，凭自己一套六经辨证的方法，搜集筛选出确实具有稳定性有效方剂而纂成《伤寒杂病论》。全书实而不华，诚如何颙的评价为“用思精而韵不高”（引《太平御览·何颙别传》）。编纂者并引用《书·太甲上》的“若虞机张”而署名张机，意思是凭我们手里的弩机，扫除一切疾病。古人大多有名有字，作者慨叹着儒教以谶纬的渗入而陷于变色，希望孔

---

① 李后主（937—978年）：即李煜，五代南唐后主。

② 宋徽宗（1082—1135年）：即赵佶。

③ 董其昌（1555—1636年）：明代松江人，字玄宰，号香光。为自成一家的书家。

④ 尹敏：字幼季，为东汉经学家，南阳堵场（进河南省方城县）人。博学广识，精于谶纬而不信谶纬。

⑤ 戴启宗：字同父，为儒而知医者，著有《活人书辩》。

子再出而整顿一下。医学也必须出一位孔子样人物来振作医学风气。因为孔子名丘，于是联想到《诗·小雅》的"高山仰止，景行行止"，医家必须也出一位值得景仰的孔丘。但古人尤其是儒者，圣人之名应讳而不能直呼，及取其字的仲尼，于是仲景之号也产生了。当然，这个冷癖的大胆设想，恐怕很少有人附议的。但再冷静地思索一下，有五个尚没有满意解答的问题存在，这个怪论也没有武器来攻破。五个问题是：

第一，《史记》上所有名医，包括与张仲景同时的华佗，都有传记，为什么知名度压倒群医、医中之圣的张仲景只字不提？张仲景之名，不见于晋前，而在王叔和以后，至唐代以后才声名大噪。

唐前所见，第一为王叔和《脉经·序》(约公元3世纪)；再见于皇甫谧《甲乙经·序》(稍后于王叔和)；三见于葛洪《抱朴子·内篇》(281—341年间)；四见于《诸病源候论》(610年)。即使《甲乙经》《太平御览》中提到一些事迹在王仲宣(粲)、何永(颙)两人传里，但王、何两人的"本传"中却无一字谈及张仲景者。

至于见之于唐前正史者有两，前为《隋书》、后为《晋书》，而且《医籍考》称为"梁有张仲景"，使人又多一个疑窦。

其二，好多史学家遍查了各种史料，东汉时期的各任长沙太守名单中唯独没有张机或张仲景其人。在建安时(196—220年)的长沙太守为张羡、张怿父子。故而也有人认为张羡即张机，但除想当然之外，一无证据可凭。

其三，张仲景第一次出现于正史上的为《晋书》，《伤寒论》第一次出现于《隋书》，在这两书之前，为何未见一言？考《隋书》成书于636年，《晋书》成书于646年，所以也可以这样说，张仲景之名，最早在646年时亮相。

其四，《甲乙经·序》和《太平御览·何颙别传》却谓张仲景用五石汤来治疗王仲宣，为什么《伤寒》《金匮》中偏偏无此一方？

其五，自战国至秦汉，大名医很多很多，为什么独独张仲景称之为"圣"？

所以张仲景的确有其人与否？这还是一个"谜"。

二、近景

上面说过张衡反对谶纬，但在当时没有市场，幸而在南北朝时期有几个统治者倒有所赏识，也掀起过几次不彻底的反谶纬运动。

隋(581—618年)统一中国后，开皇十三年(593年)春，文帝杨坚对于谶纬，也索性作一次希望肃清的运动，也派遣人马四处搜索谶纬以及有涉谶纬的书籍，集中起来学秦始皇付诸一炬。私人收藏者，查出之后处以死刑。这次革命的行动是成功的，除了《乾坤凿度》《周易乾凿度》《易纬鉴图》《易纬辨终备》《易纬通封验》《易位乾元序制记》《易纬是类谋》与《易位坤灵图》号称八种《易纬》之外，其余的基本上都被毁掉。后经明、清两代人的苦心搜集缀辑，才又看到了一些粗略的轮廓。所以17年后成书于大业六年(610年)的巢元方《诸病源候论》写作期间，正是废制谶纬学说律令风行火动的高峰，因之全书中也没有五行学说。但真正要肃清这种影响，也谈何容易。后在仁寿四年(604年)，杨广杀了父亲杨坚之后，改元大业之前，还听了章仇太翼谶言"修治洛阳还晋家"之后，十分相信而到洛阳去"避冲"。(章仇太翼，幼称神童，长而博学，尤精占候算历之术。进言杨广谓："陛下本命，雍州为破木之衡，不可久居"，并示以谶语"修治洛阳还晋家"，杨广采纳其言，于十一月至洛阳。)

隋皇朝随着地主阶级内部的统一，解决了儒、道、释三者的关系，并利用了它来作为统治工具。那时立足于儒门的王通[①]在他的《文中子》里，就提出了"儒、道、释三教归一"的纲领，企图以儒教为主，调和道、释两教来共同维护统治。可惜"三教归一"的思想尚未实现，王通本人即以短命而归道山，翌年隋皇朝也宣告覆灭。不过这种思潮还继续影响着后人，直到孙思邈身后一段漫长的时间里还徘徊着，而且还没有完全消失，柳宗元就是受到这个影响的其中之一。

① 王通(584—618年)：字仲淹，王勃的祖父，隋绛州龙门人。门人薛收等议谥"文中子"。

唐皇朝建立后，对待三教的关系为其主要国策之一，三教待遇上的丰薄也做了明确的调整。所以武德八年(625年)，也就是尚隐居于太白山的孙氏84岁那年，高祖亲临国子监①宣布三教地位为：第一是道、第二是儒、第三是佛。高宗在乾封元年(666年)，也就是已入京的孙氏125岁那年，巡至泰山封禅，驾曲阜祀孔子，临亳州②尊老子为"太上玄元皇帝"。之后在科举中增设了庄、老、文、列四子科，作为取士考核的依据。

唐朝前叶，与西汉初期同样，是尊重道教的，虽然唐太宗亲为高僧玄奘所译的75部佛经写了《大唐三藏圣教序》，高宗也写过《大唐三藏圣教序记》，但对道与释之间还是把砝码多加于道的那边的天平盘上。

贞观九年(635年)，那时孙氏94岁。景教③教士叙利亚人阿罗本由波斯来到长安。三年后并建大秦寺以译经传教。但终以追随者寡而难以持久，全盛时代也仅有21位教士。虽然影响极微，但基督教则已悄悄地跨进了中原大地。

之后，武则天(684—704年在位)执政之后，就执行了"尊佛抑道"政策，一手改变了儒、释、道的位置。但那时孙氏早已归道山。

孙思邈思想分析

自西汉以来直到孙氏生活年代，儒、释、道三者就交替着彼兴此伏、我盛你衰的局面，而且任何一个局面，都是短暂而难以稳定。在本就十分紊乱的浮沉中，当时有很多的多头政权各不统一地为政。如400年至403年中，就有东晋(马司氏)、魏(拓跋氏)、后燕(慕容氏)、后秦(姚氏)、西秦(乞伏氏)、后凉(沮渠氏)、南凉(秃发氏)、北凉(沮渠氏)、西燕(慕容氏)和西凉(李氏)十个政权同时并存。408年至411年中，也有十个割据小王朝，唯后燕与后凉已亡，代之以北燕(冯氏)与夏(赫连氏)。所以各处都不能相同。

此外，由道教蜕化出来的方士，由儒教分流出来的谶纬，甚至在某一个短期中令人谈之色变，凭三寸如簧之舌，一夜间赐爵封侯，一席话即尚取公主，群魔起舞，翩跹朝野，百丑毕呈，千年贻笑，所以学术、宗教方面的紊乱，也不言可喻。而孙氏能在此五光十色、人妖不分的学术界、宗教界中目不迷色、行不迷路、众醉独醒地走完了漫漫长达140多年人生长途，始终循着正道通衢行程，是很不容易的。

一、本立于儒

孙思邈以"七岁就学，日诵千余言"(见《旧唐书·本传》)、"通百家言"(见《新唐书·本传》)，而成为"圣童"，所以儒教思想在他的脑子里毕竟就先入为主，并打下了根深蒂固的基础。

加以家境贫寒(见《要方·序》："汤药之资，倾尽家产")，更容易磨炼出"穷且益坚，不坠青云之志"的穷儒特性。在孙氏之前，已有不少家贫如洗而磨砺志气的读书人，终成大儒者，如匡衡(约公元前65—7年)凿壁、荀悦(148—209年)偷读、阚泽(？—243年)佣书、车胤(晋)囊萤、孙康(晋)映雪，这都是孙氏少年时代所崇拜的对象。

又以"周宣帝时，思邈以王室多故，乃隐太白山。隋文帝辅政，征为国子博士，称疾不起"(见《旧唐书·本传》)。考周宣帝，指宇文赟，戊戌(578年)六月即位，改年号为大成元年。己亥(579年)二月，即禅位于太子宇文阐。所以宣帝执政仅仅八个月。证明孙氏在578年至579年之间在太白山隐居。隋文帝指杨坚，他辅政之君，是静帝宇文阐，当武帝建德二年(573年)时，太子宇文赟纳杨坚之女为妃，杨坚即有了政治资本。宇文赟执政后(578年)，封杨坚为上柱国、大司马。宇文阐即位(679年)，杨坚为假黄钺、左大丞相，权倾一时，百官折服。辛丑年(581年)杨坚灭周称帝，改国号为隋，自称文帝，改元为开皇元年。所以"隋文帝辅政"，是指578年至580年的三年中。这也证明直到581年，孙氏还在隐居。直到唐太宗贞观元年(627年)诏孙氏入京之前的武德九年(626年)，孙氏一直隐居不出。所以孙氏在前半生(85岁入京之前)的岁月，安心于韬光养晦，隐居于太白山，这种逃尘避世，君子独善其身的生涯，更

---

① 国子监：为当时教育管理机构和最高学府。

② 亳州：位于今河南省商丘市南。

③ 景教：属于基督教的一个分支。

有助其学问的长进和思想、道德、品质、知识、技术的提高。

同时“善谈庄老”（见《旧唐书·本传》）、“善言老子庄周”（见《新唐书·本传》）、“居于嵩山修道”（见《独异志》）的深究道理、炼丹修养，甚至撰写了不少道教著作。但并没有妨碍于儒教，相反，这二者有时还有相辅相成的效益。

孙氏85岁之前，身处乡野，是前半生，读书、修道及习医，属于耕读性的智力投资阶段。86岁入京后的56年，应诏王室，身寓京畿，属于发挥其才能阶段。没有前半生，就不可能有后半生的才能供你发挥。没有后半生，前半生的辛勤也只能付诸东流。所以两个“半生”，是有其截然不同的明显界限，但又浑然一体无法分开。

当然，更有两个特殊的有利条件：其一，天假其年，如其80岁而逝世，则《要方》还没有动笔，唐太宗也无法请他入京。其二，不遇盛世，不遇明君，也是老死窗牖，至多在《道藏》中读到他写的没有两部《千金方》在内的几部道教著作而已。

他的儒家思想反映在言语、行动及著作中比比皆是。他每谈及读书，必提四书五经。平常语言用字，来之于四书五经者更多。对仁、恕、礼、义、忠、孝、恻隐甚至“不孝有三，无后为大”等思想，在言语或文字中也不断反映出来。

还有“非礼勿视，非礼勿听，非礼勿言，非礼勿动”“君子之远庖厨也”“君子周而不比，小人比而不周”“有教无类”“三人行必有我师”“危邦不入，乱邦不居，天下有道则见，无道则隐”“知之为知之，不知为不知”“思无邪”“朝闻道夕死可也”等孔孟精神，都能毫不含糊地一一履行（参阅第三章鸿儒·六儒家思想）。

孙氏由于本立于儒，所以对晚节也十分重视。“愿坚晚节于岁寒”的晚节，如同各种赛跑最后的终点冲刺，是终身最重要宝贵的一个环节。自古以来，没有一个人不叹保持晚节之难。但不知孙氏之难比一般人更难，因为他有两个别人所没有的诱导你失节的条件。要越过这个“道高一尺、魔高一丈”的孽障，没有牢固的儒家思想是难以做到的。这两个魔障是：

其一，是超高寿。老，历来就没有标准的，老、耆、耋、耄的解释，因书而异，但在习惯上来说，60岁以上者为老。假定享年90，则有30年的晚年来保持晚节。现在孙氏140多岁，他的晚年为80多年，两三倍于别人。有人把人的晚节视为铁链，任你铁链多牢固，只要几百个环中一个环坏了，整个铁链即全部报废。你想他的高年愈高，不是难度更大吗？

其二，是荣华。荣华是好事，但在它的阴影之下，就孕育着骄傲、自大、衰颓、腐朽、堕落与失节。考孙氏晚岁荣华，63岁时，隋文帝征为国子博士；86岁时，唐太宗诏诣京师，授以爵位；118岁时，唐高宗召见，拜谏议大夫；132岁时，唐高宗避暑九成宫，伴驾避暑，授以承务郎直长尚药房；133岁时，上书辞疾请归，又赐以良马及鄱阳公主邑宅。一个医生而享受如此待遇，真是皇恩隆厚，古今能有几人，不可谓不荣华到极顶。但孙氏依然全身书气，一领青衿，不参与国事政治，不介入是非之门，守身如玉，归真返璞地著书、立说、读书、治病，直到全受全归的羽化。就是身后，也是罄室羞囊，一无遗物可以作陪葬薄殉（参阅第二章神仙·六身后）。

二、志归于道

孙氏在85岁以前的前半生，除读圣贤书、习岐黄术之外，就是研究黄老之学。单单凭“善谈庄老”“善言老子庄周”，一言泛泛之词，而且从来文人墨客之善谈庄老者，代不乏人，所以无法证实为道教中人物。“善谈老庄，隐于太白山习道，兼精阴阳医术推步……著有《千金要方》《福寿论》《摄生真录》《枕中素书》等书留世”（见《续仙传》），虽然写得比较深入一些，但也难以证实孙氏是道教中有地位的人。能称“真人”及撰写及疏注道教中不少书籍，以及言行中流露出来的思想等等，才是证实孙氏的确是在道教人物中的佼佼者。

86岁以后的后半生，虽然没有看到他修道炼丹事迹的记录，但两部《千金方》中的大量道教语言和思想，可以证明他还是沉浸于道教之中（参阅第六章大医·十一；第四章居士·五；第五章真人·二）。

连篇累牍的著作，固然是研究作者思想的第一手资料，但总不及日常生活无意中流露出来的片言只语，更能忠实地暴露其隐蕴内心深处的真正思想。孔子提出“察言观色”（见《论语·颜渊》）来分析对方的心理与思想，的确是很好的手段。那么我们来仔细地研究一下孙氏的某些言语。

道教是用“道”来说明宇宙万物的演变。《道德经》：“有物混成，先天地生……可以为天下母。吾不知其名，字之曰道。”也可以说，它是道教学说中的中心思想。现在对照一下孙氏的思想。

《要方·序》：“夫清浊剖判，上下攸分，三才肇基，五行惰落，万物淳朴，无得尔称。”他的思想基础，就是“道生一，一生二，二生三，三生万物”。

“原夫神医秘术，至赜参于道枢”（见《翼方·序》），“道枢”一个词目，没有找到出处，但宋时曾慥有《道枢》一书（收入《道藏》641—648册），内容俱谈道教哲学。

“阳道强坚而易歇，阴道微软而久长”（见《翼方·禁经·受禁法》）。孙氏非但点出了道有阴阳柔刚，而且更进一步延伸道教另一个重要教旨的“清虚以自守，卑弱以自持”（引《汉书·文艺志》）以柔制刚的思想。

孙氏又谓：“不惧于物，合于道数”（见《要方·养性·养性序》）。在鄱阳公主邸宅答卢照邻问“高医愈疾，奈何”时，也谓“太上畏道，其次畏物……”（见《新唐书·本传》）。尽管他言的地点不同，表达的形式各异（一为手书，一为口述），但意思完全一致，认为“道”是最最重要的。

对道的评价，孙氏也做过实事求是的论断，谓“万年无穷，当由修道，道甚易知，但莫能行”（见《要方·养性·养性序》）。综合以上种种，可以证实孙氏对“道”的认识，是相当透彻深入的。

“绝圣弃智”“无为而治”，又是道教重要思想之一。“绝圣弃智”的效果，老子认为可以“民利百倍”，庄子认为可以“大盗乃止”。老子又认为“为无为，则无不治”，事实上“无为”与“道”是有其联系的。道家思想中的“无为”，是顺应自然的变化之意。他们认为宇宙万物的根源是“道”，而“道”是“无为”而“自然”的，人效法“道”，也应该以“无为”为主。所以孙思邈的“痛夫举世昏迷，莫能觉悟，自育若是，夫何荣势之云哉”（见《要方·序》）一语，如其没有对“绝圣弃贤”“无为而治”有大彻大悟的认识，是无法说得出来的。孙氏可能认为这深邃的语言，或许一般人难以理解，所以索性开门见山地说明“是圣人为无为之事”（见《要方·养性·养性序》）。

道教既谈到了“无”，从而又联系到“无”与“有”的矛盾统一。老子曾谓“天下万物生于有，有生于无”（见《道德经》）。现在孙氏的“有大患者，为吾有身，及我无身，吾有何患。由此观之，形质既著，则痾瘵兴焉。静以思之，唯无形者可得远于忧患矣”（见《翼方·禁经》）。这正是孙氏进一步深入浅出地阐明这个道理。而且孙氏的“无我”思想也和《关尹子》①的“唯无我无人，无道无尾，所以与天地冥”同一个思想。

道教接受了《书·大禹谟》的“满招损，谦受益”的精神而发展为他们又一个重要思想——祸福倚伏论。认为事物发展到极度时，就是会向相反的方向转化。因为矛盾的双方经过斗争，在一定条件下走向自己的反面。所以老子总结为“祸兮福之倚，福兮祸之伏”（见《道德经》）。

孙思邈的“会通玄冥幽微，变化难极”（《要方·序例·治病略例》）；“知进而不知退，知得而不知丧，嗜欲煎其内，权位牵于外，其于过分内热（作热中来领会）之损，胡可胜言”（见《翼方·退居》）以及答卢照邻问“人事奈何”的“心小、胆大、行方、智圆”（见《新唐书·本传》）等等，都是在这个思想指导下所发出的心声。

又一个道教重要特点，是在生活上要求“寡欲”与“知足”。老子强调“祸莫大于不知足，咎莫大于欲得，故知足止之足常足矣”（见《道德经》）。慾不等于欲，但慾是欲的内容之一，“欲”在道教中认为最可怕的字眼之一，诚如《太清经》②“谓贪爱情欲，深广如海也”所指出，欲海无边，不知古今来多少人沉溺其中。不过“寡欲”“知足”并非目的，仅仅是手段，通过这个手段来达到“道”的最终目的。

① 《关尹子》：1卷。周朝尹嘉撰。书中多佛教及神仙方家，并杂以儒家言。故后人认为是宋代之作而伪托于周。

② 《太清经》：见《道藏》。

“修炼之士，当先入静”（见《云笈七签·灵响词序》），“唯道集虚，虚者心斋也”（见《庄子·人间世》）。因为奢欲无厌、心不知足的人，永远也静不起来，虚不起来的。

通过静和虚，才能达到最后目的的成“道”。诚如严遵[1]所谓“静为虚户，虚为道门”（见《道德指归论》）。它们的关系和联系，是“寡欲—知足—静—道”。孙氏对这一点，也是拳拳服膺，身体力行的。因资料太多，只能略举一二如下。

“丝竹凑耳，无得似有所娱。珍馐迭荐，食如无味。醽醁兼陈，看有若无”（见《要方·序》）。

“于名于利，若存若亡。于非名非利，亦若存若亡”。“恬淡虚无，真气从之，精神内守”（见《要方·养性·养性序》）。

“（居处）更不能广，广则营为关心，或似产业，尤为烦也”（见《翼方·起居·择地》）。

“一物不得在意营之”“衣服但粗缦，可御寒暑而已”（见《翼方·起居·养性》）。

“邀名射利，聚毒攻神”（见《翼方·补益·叙虚损论》）。

听其言而识其人，窥其行而知其志，因为它与思维有密切的关系，是思维的工具，是思想的直接现实。由此而知孙氏始终是不越雷池一步地在儒家“克己”和道家“无为”中走着。

三、业从于医

从“吾十有八而志学于医。今年过百岁，研综经方，推究孔穴”（见《翼方·针灸上·取孔穴法》），至140岁《翼方》脱稿，一百二十多度寒暑，浸泡在临床治病、龟手传方、立言撰书中，当然是医林人物，而且还是有名的重要人物，当然是医业中巨擘了（参阅第六章大医）。

小　结

我们通过以上的全部了解、认真考证、客观分析，知道孙氏的形象，不难肯定的是：他是本立于儒、志归于道、业从于医的典型古代德高望重的高级知识分子。但内在的思想却比较复杂、矛盾错综，我们透过两部《千金方》的论述来寻找出他的思维轨迹：无法摆脱历史的遗留和当时的情况唯心论普遍泛滥的世界观，但也能蕴含着不少众醉独醒朴素的唯物论思想。

他的哲学观点，虽然孔孟的儒家思想基础打得早、打得结实，但还没有比老庄哲学对他的影响更深。所以在二者发生矛盾时，往往就舍儒而就道。以医学来说，技术性领域全部被道家所占领。只有思想性的才是儒家天下。引以为万幸的是，孙氏能用儒家的积极性来制服他道家的消极性，得以鼓舞他的工作，否则完全用“为无为”的道家思想来指导，《千金方》也不成为《千金方》，充其量不过是一部修炼、养生、求长生术的道教书而已。

他终生高风亮节，忠于医学事业，是由于他忠实服膺于儒家的社会伦理的结果。但有时也无力自制地有“惚兮恍兮”“湛兮似或存”（见《道德经·上篇》）的思想出现。正因为他对道教感情之深，所以他强调要做一个合格的医生——大医必须“不读庄老，不能任真体运”（见《要方·序例·大医习业》）。即使闲来无事的消遣，也要“闷则何以遣之，还须蓄数百卷书，易老庄子等，闷来阅之，殊胜闷坐”（见《翼方·起居·养性》）。孙氏是博览群书的学者，为何其他书都不去遣闷，而独独垂青于道家书，当然不言而喻了。

后人对他的“疾病与梦”“房中补益”“禁经”等，非议较多，也正是他的思想被道教——可惜不是正途的老、庄之道而是经过张道陵、袁天罡等人修正以后之道所占据了整个领域所致。

也不可否认，他思维中主要的还是唯物观念，但也不能不看到他还混杂着唯心观念和迷信思想。这种乍左乍右，时而唯物时而唯心的摇摆不定，正是他儒家思想与道家思想加上自己的思想方法三者的消长起伏。同时更应该进一步看出掺杂了谶纬的两汉经学，也能使孙氏唯心观念的滋长，秦汉以后的老庄学说，也对孙氏朴素唯物思想产生了影响。

唯物论的“人定胜天”思想，在孙氏思维中还是十分牢固的，如“故有天行温疫，病者即天地变化之一气也。斯盖造化必然之理，不得无之。故

① 严遵：梁代秭归人，少善庄老。撰有《道德指归论》8卷。

圣人虽有补天立极之德，而不能废之。虽不能废之，而能以道御之”（见《要方·伤寒上·伤寒例》）。所以能够这样说，纵然孙氏的思维是多色彩性，但其绝大部分还是属于朴素唯物的观念。也就是说，在孙氏思想中朴素唯物的观念占着主导地位。

自古以还，包括医家在内的文化人，百分之百都有名，有字、有号、有别署。到了晚年，还署一个“××老人”。如其为道教中人，则更少不了一个“××子”。直到现如今，在各种登记表格里还有“曾用名”一栏。而孙氏则在141年中只有“思邈”一个名，在古今文化人中是绝无仅有的，这更显示出他的超凡脱俗！

我们对孙思邈作出一个总评，觉得十分困难。只有借用许叔微①的话，是“唐有孙思邈，又皆神奇出人意表”（见《普济本事方·序》）。

【按语】

孙思邈学术思想如此伟大，其形成与当时的思想背景有莫大的关系，干祖望检索大量文史资料，从春秋战国的诸子百家，西汉王朝推崇道教“无为而治”，汉武帝时期的“罢黜百家，独尊儒术”，再到“阴阳五行学说”的盛行，谶纬的两汉经学，武则天（684—704年在位）执政时期的“尊佛抑道”政策，证实各种学说的繁杂，儒、释、道的位置随着统治阶级的更替在不断地变换着。孙思邈思想在如此复杂的背景之下形成，也造就了它内容的繁杂性和知识面的广泛性，能够在如此错综复杂的思想背景下去伪存真，脱颖而出，实属不易。

孙思邈自幼“日诵千余言”（《旧唐书·本传》）“通百家言”（《新唐书·本传》），儒教思想根深蒂固。孙氏在85岁以前，读圣贤书、习岐黄术，并研究黄老之学，干祖望通过孙氏成篇累牍的著作中发现有大量道教语言和思想，证实孙氏也是道教人物中的佼佼者。《要方·序》《翼方·序》《翼方·禁经·受禁法》《要方·养性·养性序》等著作中都有道家思想的印记，孙氏对“道”的认识，也是相当透彻深入的。然而，孙氏能够用儒家的积极性来制服其道家的消极性，巧妙地接受儒家与道家思想，凸显其思想的先进性。孙氏的思维是多色彩性的，但在孙氏思想中朴素唯物的观念还是占着主导地位，这为其在医学领域取得成就打下了坚实基础。

孙思邈18岁开始学医，至140岁《翼方》成书，沉浸医学一百二十余年，成为医林重要人物。

干祖望通过对孙氏史料的认真考证、客观分析，可以明确孙氏是本立于儒、志归于道、业从于医的典型古代德高望重高级知识分子。把“唐有孙思邈，又皆神奇出人意表”（见《普济本事方·序》）作为对孙思邈的总评。

① 许叔微（1080—1154年）：字知可，宋代直州（今江苏省仪征）人。以京试落第，乃业为医，为宋代一大名医。撰有《普济本事方》10卷，23门，300余方。

第八章　孙思邈年谱

出生　岁次辛酉，公元 541 年，西魏文帝大统七年。

当时在中国并列着三个偏安的政权：

西魏：文帝元宝炬。建都长安。

梁：武帝萧衍。建都金陵，年号大同，当年为七年。

东魏：孝静帝元善见。建都邺，年号兴和，当年为三年。

孙氏出生于西魏境内，距长安不太远的北方铜川市耀县东北 15 里的孙家塬村。该地是关中通往陕北的要道。秦为内史地（即京都咸阳的直豁地），汉置祋祤（汉景帝二年改为祋祤县），唐称华原（见明嘉靖三十六年乔世宁《耀州志》记载："孙家塬，即真人籍里"）。

孙氏出生月、日及家庭状况，已无记载可稽，待考。唯家境偏于贫寒，可从《要方·序》中"吾幼遭风冷，屡造医门，汤药之资，罄尽家产"一言可以反映出来。

当年为陶弘景卒后第五年。

甄权也出生于许州扶沟，今为河南省许昌扶沟县。

1 岁　壬戌。公元 542 年，西魏大统八年。

名医高僧昙鸾逝世于汾州石壁谷云玄中寺，享年 68 岁。

4 岁　乙丑。公元 545 年，西魏大统十一年。

南齐姚僧垣[1]，于梁大同十一年，从领殿中医师转领大医正。

5 岁　丙寅。公元 546 年，西魏大统十二年，梁中大同元年。东魏武定四年。

三月，梁武帝讲《三慧经》于同泰寺。

四月，同泰寺塔失慎焚毁，武帝认为"此魔也"。遂拟重建十二级浮居。后以侯景之乱而罢。

6 岁　丁卯。公元 547 年，西魏大统十三年。

旱疫，以扬、徐、衮、豫几州尤为严重。

7 岁　戊辰。公元 548 年，西魏大统十四年。

旱灾加瘟疫。

孙氏开始识字读书。"七岁就学，诵千余言。"这里的"千余言"，当然不是指七岁那时，仍用以后指今后的儿童时代。

9 岁　庚午。公元 550 年，西魏大统十六年。

针灸术传入日本国。

江南连年大旱及蝗灾，尤以江[2]、扬两处更为严重。百姓流亡，草根树叶食之皆尽，途中白骨成堆。巢元方[3]出生。

11 岁　壬申。公元 552 年，西魏废帝元年。

当时各地天灾人祸，动荡不安，民不聊生。但西魏尚能偏安无事，所以孙氏的童年并未达到流离失所而能安于求学。

江东大疫大饥，死者达十之七八。

是年梁元帝萧绎患心腹疾，乃诏诸医，议治疗方药。咸谓至尊之体，宜用平药，独姚僧垣认为"脉洪而大，此有宿食，非用大黄，必无瘥理"。元帝从之，进药后，果下宿食而愈。

以《针经》赠日本钦明天皇。

14 岁　乙亥。公元 555 年，西魏恭帝二年。

"独孤信见而叹曰，此圣童也"（见《旧唐书·本传》）。多少年龄称童，古无定律。《后汉书·汪延传》："年十二，为诸生，学于长安……号为任圣

---

① 姚僧垣（499—583 年）：字法卫，吴兴武康人。

② 江：此泛指长江以南一带地区。

③ 巢元方（550—630 年）：隋京兆华阳人，大业间授太医博士，与吴景贤等奉诏撰《诸病源候论》50 卷。

童。”又《后汉书·张湛传》:“年十六,受业长安,志美行厉,诸儒号曰圣童”,现在把12与16折中计算,假定为14,似最适合。因为早于12岁,孙氏仅仅读书五六年,不会显示出他的才华。迟于16岁之后,则独孤信已被宇文觉所迫害,两人无法相晤。

15岁　丙子。公元556年,西魏恭帝三年。

北齐天保七年,蝗灾。

16岁　丁丑。公元557年,北周明帝元年。

正月,西魏宇文觉废恭帝,灭西魏,自立为天王,改国号为周,即史书上称为北周。

北齐天保八年,自夏至九月,大蝗灾。

17岁　戊寅。公元558年,北周明帝二年。

攘那拔陀罗同阇那邪舍共译印度的《五明经》[①]成中文,其中一部分为医学。

北齐天保九年九月,河北六州、河南十二州、畿内八郡大蝗灾。

18岁　己卯。公元559年,北周明帝三年。

孙思邈开始习医。“吾十有八而志学于医”(见《翼方·针灸上·取孔穴法》)。

20岁　辛巳。公元561年,北周保定元年。

北齐太宁元年,皇太后病,徐之才一药而痊,赐彩帛千匹,锦四百匹。

此时孙氏已很博学,大有“弱冠弄柔翰,卓荦观群书”(引《文选·左思咏史诗》语)的气概。故《旧唐书·本传》谓之:“弱冠善谈庄老”。因之也知道他在那时已开始研究道教了。

也是这个时期,孙氏自谓“青衿之岁,高尚兹典”(见《要方·序》)。典,《潜夫论·赞学》:“典者,经也,先圣之所制。”尚,《国语·晋语》:“其为人也,刚而尚宠”,韦注:“尚,好也。”高,为形容尚字,兹,为助语词。这是说孙氏在青年时代,已经嗜好于高深的古典文学了。

童年的智慧加勤奋,在这里已得到了收获。但更可这样说,这时的耕耘,为今后获得更大的成就。

21岁　壬午。公元562年,北周保定二年。

吴人知聪,携药书及《明堂图》等160卷,至日本交流。

23岁　甲申。公元564年,北周保定四年。

山东大水成灾,民多饥死。

24岁　乙酉。公元565年,北周保定五年。

北齐河清三年三月,兖、梁、沧、赵等州大水成灾。

十二月,北齐南阳大疫。

25岁　丙戌。公元566年,北周天和元年。

姚最写成《本草音义》。

26岁　丁亥。公元567年,北周天和二年。

北齐天统三年,山东大饥荒。

27岁　戊子。公元568年,北周天和三年。

北齐天统四年,太上皇高湛病,徐之才为之治疗而痊。

33岁　甲午。公元574年,北周建德三年。

五月,政府下令,诏毁禁佛、道两教,斥为佛教不净。于十五日起,尽毁境内寺庙佛像。

文宣太后病,召姚僧垣诊治,姚谓:“窃以忧惧”,故即逝世。

34岁　丙申。公元575年,北周建德四年。

徐之才卒,享年79岁。

36岁　丁酉。公元577年,北周建德六年。

正月,北周武帝宇文邕举兵攻北齐,大破齐军。周军入邺,北齐亡。所有50个州、162个郡、380个县皆入于周。周武帝下令废止北齐境内佛教、寺庙四万所,尽赐王公为第宅。沙门三百万皆勒令解散还俗。

37岁　戊戌。公元578年,北周宣政元年。

六月,武帝卒。当病初时,召姚僧垣诊治,姚谓“万无一全”,不久固死。

《旧唐书·本传》:“周宣帝时,思邈以王室多故,乃隐居太白山”,正是这个时期。

考周宣帝宇文赟,为武帝宇文邕子,于本年六月即位。至大象二年(580年)五月,卒。所以《旧唐书》的“周宣帝时”,确切地说,是从578年六月至580年五月的两年间。

《旧唐书·本传》:“隋文帝辅政,征为国子博

① 《五明经》:为专事讨论明相、明心、明念、明思、明意五明的经书。

士，称疾不起（‘赴’误为‘起’）”。这个辅政时间，大约为宣政元年（578 年）至大象二年（580 年）止跨越三年间。考这里的隋文帝，应该称杨坚。

38 岁　己亥。公元 579 年，北周大象元年。

根据“余年三十八九，尝服五六两乳”（见《要方·解毒并杂治·解五石毒》）。所以证实孙氏在这个时期里，正在修道炼丹。

《续仙传·隐化·孙思邈》的“隐于太白山，学道、炼气、养形、求度世之术……”也就是此时。

39 岁　庚子。公元 580 年，北周大象二年。

姚僧垣《集验方》脱稿。

40 岁　辛丑。公元 581 年，隋开皇元年。

二月，杨坚废静帝，改国号为隋，北周灭亡。

把太医署归属于太常寺管辖。

42 岁　癸卯。公元 583 年，隋开皇三年。

姚僧垣卒，享年 84 岁。

44 岁　乙巳。公元 585 年，隋开皇五年。

七月，河南诸州水灾。

45 岁　丙午。公元 586 年，隋开皇六年。

《要方·肝脏·坚癥积聚》记载了本年三月八日发现蛟龙病。

48 岁　己酉。公元 589 年，隋开皇九年。

刘祐写成《产乳书》。

释那连提黎耶舍卒。他生前曾设疠人坊，收容男女患有麻风者。这是中国第一个麻风病防治机构。

辛公义为岷州[1]刺史。岷俗畏疫，一人病则合家逃避，病人多妄死。公义乃设置“署月厅”，专收疫病患者，并予治疗，甚至廊房皆满。这是中国第一个急性传染病医院。

49 岁　庚戌。公元 590 年，隋开皇十年。

长安大疫。

52 岁　癸丑。公元 593 年，隋开皇十三年。

春，政府下诏禁绝谶纬学说，凡收藏谶纬及涉及谶纬的书籍者，治罪。从此谶纬学说即敛迹而式微。

57 岁　戊午。公元 598 年，隋开皇十八年。

五月，禁畜猫。理由是“猫鬼蛊毒魔魅。”很可能是猫得了狂犬病。假定确是如此，则在卫生行政方面又一个英明措施。

九月，东征军在征途中传染疫疠，不得已班师而归，死者十之八九。

64 岁　乙丑。公元 605 年，隋大业元年。

《要方·胆腑·万病丸散》：“太乙神丹……余以大业中，数以合和而苦雄黄、曾青难得。后于蜀中遇雄黄大贱。又于飞鸟、玄武[2]大获曾青。”由此可知孙氏在 605 年到 617 年之间，尚在修道炼丹。同时更知孙氏此时还作一次西北之游，到过四川。

巢元方在大业间，授以太医博士。

杨上善[3]在大业间，授以太医待御。

66 岁　丁卯。公元 607 年，隋大业三年。

日本遣小野妹子来，中国医学由此即大量传入日本。

67 岁　戊辰。公元 608 年，隋大业四年。

日本药师惠日、倭汉直福田等来华学医。

68 岁　己巳。公元 609 年，隋大业五年。

吐谷浑一带地区，多瘴气，樊子盖献青木香，用以预防和治疗。

诸葛颖《淮南玉食经》及《目》165 卷，约写成于此时。可惜此书，不久即佚。

69 岁　庚午。公元 610 年，隋大业六年。

政府命太医博士巢元方编撰、吴景贤监修的《诸病源候论》脱稿。

71 岁　壬申。公元 612 年，隋大业八年。

大旱疫，山东尤甚，人多死。

《宋高僧传》及《佛祖历代通载》的“南山律师道宣传”中俱谓：“处士孙思邈，隐终南山，与宣相接，结林下之交。每一往来，议论终夕”。《酉阳杂俎》也谓“孙思邈尝隐终南山，与宣律和尚（恐为‘道宣律师’之误）相接，每来往互参宗旨”。考道宣于 16 岁时（612 年），受具戒于终南山白泉寺。此时孙氏尚隐居终南山而相识结友，因一为鸿儒一为高僧，所以友谊较深。之后，道宣先于孙氏被召进京，孙氏在贞观元年进京，与道宣又得朝夕相

① 岷州：今甘肃省南部。

② 飞鸟、玄武：这两地俱在今四川省中江县东南。

③ 杨上善：生殁待考，仅知为隋代人。撰注《黄帝内经太素》30 卷，但已佚散 7 卷，仅存 23 卷。

见。贞观十六年(642年)道宣又回终南山丰德寺，就此又与孙氏分手。

《独异志》:“处士孙思邈居于嵩山(为终南山之误)修道时，大旱……”的祈雨故事，与《酉阳杂俎》道宣介绍孙氏祈雨事，可能都在这个时期中(参阅第四章居士·三方外之交)。

74岁　乙亥。公元615年，隋大业十一年。

正月，增添秘书省官120员，王府学士500人，常令修撰自经术、文章、兵农、地理、医卜、驿道乃至蒲博鹰狗[①]，皆为新书，无不精洽，共成书1.7万余卷。内医学方面的《四海类聚方》《四海类聚要方》也在这批工作中写成，故《旧唐书》谓“隋炀帝作”。

崔知悌[②]，诞生。

75岁　丙子。公元616年，隋大业十二年。

杨上善，卒。

76岁　丁丑。公元617年，隋大业十三年。

洛阳，出现传尸病。

77岁　戊寅。公元618年，隋大业十四年。

五月，李渊称帝，改国号为唐，自称高祖皇帝，建都长安。隋皇朝宣告灭亡。

随着唐皇朝的建立，政府机构的调整建设，置尚药局及太医署。署下属有四科，为医师、针师、按摩师、咒禁师。凡课药之州，置采药师。

甄立言在武德年间(618—626年)升任太常丞。

80岁　辛巳。公元621年，唐武德四年。

孟诜诞生。

81岁　壬午。公元622年，唐武德五年。

孙氏曾被蠼螋刺伤。“凡蠼螋虫屎人影处，便令人病疮……余以武德中六月得此疾”(见《要方·备急·蛇毒》)。

82岁　癸未。公元623年，唐武德六年。

日本僧惠济、惠光，来中国留学。

在中国留学十五年之久的日本药师惠日、倭汉直福田等回国。

《要方》在此年开写。

85岁　丙戌。公元626年，唐武德九年。

八月，高祖禅位于太子李世民，即太宗，改年号为贞观。李渊称太上皇。

太医署中增置医学博士一人，助教一人。

杨玄操写成《黄帝八十一难经注》。

86岁　丁亥。公元627年，唐贞观元年。

太医署置司医、医佐，分掌疗众疾。

太医署减置医博助教一人。又置医师、医工佐之，掌医生《本草》《甲乙》《脉经》。减置按摩博士一人，又置按摩师，按摩工助之。教按摩生以消息导引之法，除人八疾。

甄立言卒。

夏，山东诸州大旱。

“及太宗即位，召诣京师”(见《旧唐书·本传》)。从此孙氏即脱离隐居生涯而居住长安。寓长安光德坊的鄱阳公主官邸，一直到他羽化。

贞观间，孙氏与马德逸、谢季卿奉旨校完《明堂经图》。

贞观间，孙氏的病案，见于两部《千金方》者，有六七例(详见第六章大医，七临床)。

京畿蝗灾。

87岁　戊子。公元628年，唐贞观二年

八月，河南、河北大霜。年荒。

88岁　己丑。公元629年，唐观三年。

九月，诏诸州治，置医学博士及学生。

《旧唐书·本传》:“(唐)初，魏征等受诏，修齐梁陈周隋五代史，恐有遗漏，屡访之思邈以传授，有如目睹。”考本年在大力发展文化教育事业工作中，又诏魏征、颜师古、孔颖达、许敬宗等修撰《隋书》，至贞观十年(636年)书成。在这八年撰写期间，孙氏发挥了顾问的作用。

89岁　庚辰。公元630年，唐贞观四年。

孙氏患唇痈。《要方·丁肿痈疽》:“余以贞观四年，吻口角上生丁肿”。

十一月，诏废鞭背刑。因太宗读《明堂图》后，知人五脏皆系于背之故。

巢元方卒，享年80岁。

---

① 蒲博鹰狗:为各种赌博的名称与种类。

② 崔知悌(615—685年):唐代鄢陵(今河南省、鄢陵)人，他是宦而医者。

90 岁　辛卯。公元 631 年，唐贞观五年。

秋，孙氏患左中指指疔，用蒲公英治愈。见《要方·备急·被打》："余以贞观五年七月十五日夜，左手中指，触着庭树，至晚遂患痛不可忍。经十日，痛日深，疮日高大，色如小豆色……"

91 岁　壬辰。公元 632 年，唐贞观六年。

三月太宗至九成宫，避暑，十月回宫，孙氏伴随。

92 岁　癸巳。公元 633 年，唐贞观七年

三月，孙氏面部丹毒。《要方·丁肿·丹毒》："余以正观七年三月八日，于内江县，饮多。至夜睡中觉四体骨内疼痛。比至晓，头痛目眩，额左角上如弹丸大肿痛，不得手近……几致殒毙。"

五月，太宗又幸九成宫避暑，孙氏伴随以往。

八月，山东、河南三十州大水。

九月，山东等四十余州大水。

在鄱阳公主官邸，遇卢照邻。《旧唐书·本传》："癸酉（应为癸巳）之岁……思邈自云，开皇（应为文帝）辛酉（为文帝大统七年）岁生，至今年九十三矣。"（以实足年龄计，则为 92 岁，但古人都以虚龄计算）（参阅第一章生死之谜。）

93 岁　甲午。公元 634 年，唐贞观八年。

三月，太宗至九成宫，十月回宫，孙氏伴随。

七月，山东、河南、淮南大水，遣使赈恤。

94 岁　乙未。公元 635 年，唐贞观九年。

五月，太上皇李渊卒。

95 岁　丙申。公元 636 年，唐贞观十年。

关内、河东灾荒，大疫。

96 岁　丁酉。公元 637 年，唐贞观十一年。

七月，京师大雨，水浸入洛阳宫。

九月，黄河泛滥，溢坏陕西、河北，毁河阳、中潭。

97 岁　戊戌。公元 638 年，唐贞观十二年。

正月，松[1]、郳二州地震，坏人庐舍，压死者众。

98 岁　己亥。公元 639 年，唐贞观十三年。

从高昌[2]传入酿葡萄酒方法。为中国酿酒中，又增添了一个新品种与技术。

100 岁　辛酉。公元 641 年，唐贞观十五年。

正月，文成公主（？—680 年）由李道忠（600—653 年）送到吐蕃，出嫁于吐蕃松赞干布。奁赠中有医药书籍多种，由哈祥马哈德娃和德日马廊吉两人译成藏文。

3 月，泽州大疫。

101 岁　壬寅。公元 642 年，唐贞观十六年。

夏，谷州、泾州、徐州、戴州及虢州五处大疫，死者无数。

达摩乌长国遣使献龙脑香。

道宣律师回终南山，卓锡丰德寺。

102 岁　癸卯。公元 643 年，唐贞观十六年。

夏，泽、濠、庐三州大疫。

103 岁　甲辰。公元 644 年，唐贞观十八年。

庐、濠、巴、普、彬五州大瘟疫。

106 岁　丁未。公元 647 年，唐贞观二十一年。

政府遣使至天竺，学习熬糖新法。

107 岁　戊申。公元 648 年，唐贞观二十二年。

卿州大疫。

使方士那罗迩波寐于金飙门造延年丹。

108 岁　己酉。公元 649 年，唐贞观二十三年。

五月，太宗李世民卒，享年 50 岁。

六月，李治即位，即高宗，改年号为永徽。

八月，晋州[3]大地震，死伤 5000 余人。

109 岁　庚戌。公元 650 年，唐永徽元年。

雍[4]、绛[5]、同[6]等九个州，大旱、蝗灾。

齐、定[7]等十六州，大水灾。

四月，晋州大地震，余震至六月方息。

"贞观中，有功臣远征，被流矢中其背脂上，矢入四寸，举天下名手出之，不得，遂留在肉内，不妨行坐而常有脓出不止。永徽元年秋，令余诊看……"（见《翼方·奇病下·金疮》）。这是两部

① 松州：今上海市松江区。
② 高昌：今在新疆吐鲁番市。
③ 晋州：今山西省临汾市一带。
④ 雍州：今陕西、甘肃二省及青海交壤处。
⑤ 绛州：今山西省绛县西南二十里。
⑥ 同州：今陕西省大荔、澄城、合阳一带地区。
⑦ 定州：今河北省满城以南，安国、饶阳以西。

《千金方》中最后记载的一个病例。

110岁　辛亥。公元651年，唐永徽二年。

十月，晋州又地震。

111岁　壬子。公元652年，唐永徽三年。

孙氏《备急千金要方》脱稿。

十二月，山西绛州僧，死后解剖，遍体内有鳞蛊虫。

112岁　癸丑。公元653年，唐永徽四年。

《唐律》于医学，有合和御药，误不如本方及封题误，造畜蛊毒以毒药药人，医违方诈疗病，医合药不如方，妇人怀孕犯死罪，拷决孕妇等刑法，及禁止道士、女冠、僧侣、比丘尼等人，不得为人疗疾。

天花从西东流，遍于海内。

《要方·序》："白首之年，未曾释卷"，孙氏正是指这个阶段的求学情况。

《翼方·针灸上·取孔穴法》："今年过百岁，研综经文"，这是孙氏在《要方》脱稿之后，再读《伤寒杂病论》的记载。

从现在起，他酝酿或开始撰写《翼方》。

113岁　甲寅。公元654年，唐永徽五年。

闰五月，麟游[①]大雨，漂溺死者三千人。

六月，恒州大水，滹沱[②]泛滥，漂溺五千余家。

河北诸州也大雨成灾。

十二月，倭国[③]献琥珀、玛瑙。

114岁　乙卯。公元655年，唐永徽六年。

三月，楚州大疫。

六月，日本药师惠日三度来华。

115岁　丙辰。公元656年，唐显庆元年。

高僧那提三藏，往昆仑诸国，采取木香、益智仁等名贵药品，可惜未至而返。

九月，括州[④]暴风雨，海溢。

116岁　丁巳。公元657年，唐显庆二年。

五月，逐天竺方士娑婆归国，但未及行而死于途中。前者天竺道士娑婆寐，自言有长生术，太宗信之，使人四出采药，但无法炼成，太宗一怒而逐之。

118岁　己未。公元659年，唐显庆四年。

诏监门左长吏苏敬、英国公李勣、太尉长孙无忌、弘文馆学士许敬宗、太子洗马孔志约、尚药奉御许孝崇、太医令季琬、太常丞吕才、太史令李淳风、礼部主事颜仁楚等二十三人编纂的后人称为《唐本草》的《新修本草》脱稿书成。这是世界第一部药典，计正文二十卷、目录一卷，连同图、图经等共五十四卷。

《旧唐书·本传》："显庆四年，高宗召见孙氏，拜谏议大夫，又固辞不受。"这是见之于传史有记录的唐高宗李治第二次召见。

121岁　壬戌。公元662年，唐龙朔二年。

正月，政府在调整体制时，改尚药局为奉医局。

126岁　丁卯。公元667年，唐乾封二年。

拂菻国遣使献底也迦。为含有鸦片的药物。

127岁　戊辰。公元668年，唐总章元年。

京师、山东、江、淮大旱且饥。

杨上善注《黄帝内经太素》。

128岁　己巳。公元669年，唐总章二年。

七月，冀州[⑤]大雨，毁屋14 390间，毁田4 496顷。

李勣卒，享年75岁。生前著有《脉经》，但已佚失。

九月，永嘉[⑥]、安固[⑦]诸县，大风海溢，漂没六千余家。

《新修本草》约在此时(669—677年)间传入日本。

129岁　庚午。公元670年，唐咸亨元年。

四十余州旱及霜虫，百姓饥乏。

132岁　癸酉。公元673年，唐咸亨四年。

七月，婺州暴雨，水泛为灾，漂溺居民六百家，诏令赈济。

133岁　甲戌。公元674年，唐上元元年。

---

① 麟游：今陕西省麟游县。

② 滹沱：河名，出山西繁峙县东，东流至河北平原，在献县与滏阳河汇合为子牙河，至天津。

③ 倭国：即日本国。

④ 括州：今浙江省丽水市东南。

⑤ 冀州：今在河南黄河以北、辽宁辽河以西一带地区。

⑥ 永嘉：今浙江省温州市永嘉县。

⑦ 安固：在四川省境内。

孙氏以老病，请退休。高宗召见，并赐良马及鄱阳公主邑司。见《旧唐书·本传》：“上元元年，辞病请归。特赐良马及鄱阳公主邑司以居矣。”

135 岁　丙子。公元 676 年，唐仪凤元年。

八月，青[①]、齐等州，海水泛溢，漂溺居民五千家。

136 岁　丁丑。公元 677 年，唐仪凤二年。

四月，河南、河北大旱，诏赈济。

138 岁　己卯。公元 679 年，唐调露元年。

二月，东都大饥。

139 岁　庚辰。公元 680 年，唐永隆元年。

九月，遣使赈济河南、河北诸州大水灾。

140 岁　辛巳。公元 681 年，唐开耀元年。

八月，河南、河北大水。诏许灾民可往江、淮以南就民。

《千金翼方》脱稿。

141 岁　壬午。公元 682 年，唐永淳元年。

孙氏二月十五日，晨起，沐浴。衣带整齐，端坐而逝。颜色不变。

《续仙传·隐化·孙思邈》的描写是：“二月十五日，晨起沐浴，俨其衣冠，端然而坐。谓子孙曰，我为世人所逼，隐于洞府修炼，得升无何之乡，臣于金阙，不能应召来往。俄气绝。”

遗有一子，名行。天授中(690—691 年)，官凤阁侍郎[②]。

孙，名溥，官萧县丞。

---

① 青州：今山东省潍坊市一带。

② 凤阁侍郎：唐代中书省称为凤阁，统领管理主书、主吏等事宜。侍郎为一般高级官员的副职。

参考书目

（以正文中引用先后为序）

[1][晋]刘昫等撰:《旧唐书》,实出张昭远、贾纬等手笔,214卷。原名《唐书》,因与宋·欧阳修的《唐书》相区别而冠以“旧”字。

[2][宋]欧阳修、宋祁撰:《新唐书》225卷。

[3][汉]司马迁撰:《史记》,又名《太史公书》130篇。

[4][晋]陈寿撰:《三国志》65卷。

[5][汉]班彪、班固著:《汉书》,又称《前汉书》120卷。

[6][宋]范晔撰:《后汉书》120卷。

[7][唐]房玄龄等撰:《晋书》130卷。

[8][唐]李延寿撰:《南史》80卷。

[9][唐]姚思廉撰:《梁书》56卷。

[10][梁]萧子显撰:《南齐书》59卷。

[11][齐]魏收撰:《魏书》114卷。

[12][唐]李百药撰:《北齐书》50卷。

[13][战国]庄周撰:《庄子》,又称《南华真经》33篇。

[14][隋]王通撰:《文中子》,又称《文中之世家》《中说》10卷。

[15][战国]荀卿撰:《荀子》33篇。

[16][战国]管仲撰:《管子》24篇。

[17][汉]刘安撰:《淮南子》54篇。

[18][战国]列御寇撰:《列子》8卷。

[19][晋]葛洪撰:《抱朴子》2篇。

[20][战国]鬼谷子撰:《鬼谷子》3卷21篇。

[21][战国]吕不韦等撰:《吕氏春秋》26卷。

[22][汉]刘向著:《战国策》,又称《国策》33篇。

[23][战国]左丘明撰:《国语》,又称《春秋外传》21卷。

[24][汉]刘向编:《楚辞》16篇。

[25][战国]左丘明撰:《左传》,又称《左氏春秋》30卷。

[26][战国]公羊高撰:《公羊传》,亦称《春秋公羊》《公羊春秋》原30卷,今改28卷。

[27][战国]佚名:《山海经》18卷。

[28][三国]王肃撰:《孔子家语》12卷。

[29][清]纪昀总纂:《四库全书总目》200卷。

[30][清]王鸣盛撰:《十七商榷》100卷。

[31][宋]叶梦得撰:《避署录话》2卷。

[32][清]赵翼撰:《二十二史札记》36卷。

[33][汉]王充撰:《论衡》30卷。

[34][明]陈继儒撰:《偃曝谈余》12卷。

[35][近]余喜锡撰:《四库提要辨证》24卷。1919年。

[36][宋]李昉等总纂:《太平广纪》共500种。

[37][清]赵翼撰:《瓯北诗集》10卷。

[38][清]钱曾撰:《读书敏求记》4卷。

[39][唐]杜甫撰:《杜工部集》60卷。

[40][宋]刘义庆撰:《世说新语》3卷。

[41][唐]刘禹锡撰:《陋室铭》一篇散文。

[42]陆尔奎主编:《辞源》,商务印书馆1979年版。

[43][汉]王符撰:《潜夫论》10卷。

[44]陆尔奎主编:《中国人名大辞典》,商务印书馆1921年版。

[45][唐]卢照邻撰:《病梨树赋》一篇散文。

[46][宋]晁公武撰:《郡斋读书志》20卷。

[47][汉]贾谊撰:《新书》10卷。

[48][明]姚广孝等撰:《永乐大典》22 877卷。

[49][宋]李昉等纂:《太平御览》1 000卷。

[50][汉]扬雄撰:《太玄经》不分卷。
[51][清]程允升撰:《幼学琼林》4 卷。
[52][清]方中德撰:《古事比》52 卷。
[53][唐]长孙无忌等撰:《唐律疏义》30 卷。
[54][清]纪昀纂:《历代职官表》63 卷。
[55][晋]陶渊明撰:《陶渊明集》7 卷。
[56][梁]萧统撰:《昭明太子集》,又名《昭明文集》30 卷。
[57][清]周中孚撰:《郑堂读书记》71 卷,补遗 30 卷。
[58][宋]王尧臣等撰:《崇文总目》66 卷。
[59][明]赵用贤、赵琦美(父子)编:《脉望馆书目》12 卷。
[60][明]佚名:《医藏书目》100 卷。
[61][明]陈琏撰:《万卷堂书目》40 卷。
[62][清]纪昀等编:《四库全书简明目录》20 卷。
[63][清]顾广折撰:《百宋一廛书录》1 卷。
[64][清]瞿镛撰:《铁琴铜剑楼藏书目录》24 卷。
[65][清]陆心源撰:《皕宋楼藏书志》120 卷。
[66][清]阮元文编:《经籍访古补遗》106 卷。
[67][清]杨守敬撰:《日本访书志》16 卷。
[68][清]丁丙撰:《善本书宝藏书志》40 卷。
[69][宋]王应麟撰:《玉海》200 卷。
[70][宋]郑樵撰:《通志》200 卷。
[71][宋]王应麟撰:《困学纪闻》20 卷。
[72][明]杨慎撰:《升庵文集》81 卷。
[73][魏]贾思勰撰:《齐民要术》10 卷。
[74][清]董浩等主编:《全唐文》1000 卷。
[75][清]顾炎武编:《天下郡国利病书》120 卷。
[76][宋]王溥辑:《唐会要》100 卷。
[77][宋]赵汝适撰:《诸藩志》2 卷。
[78][晋]郭璞注:《水经》2 卷。
[79][宋]沈括撰:《梦溪笔谈》30 卷、《补笔谈》3 卷、《续笔谈》1 卷。
[80][宋]朱熹撰:《训学斋规》。
[81][明]陈仁锡撰:《潜确居类书》120 卷。
[82][晋]杨泉撰:《物理论》3 卷。
[83][齐]范填撰:《神灭论》。
[84]鲁迅著:《华盖集》。
[85][明]陶宗仪撰:《辍耕录》30 卷。
[86][明]廖用宾撰:《尚友录》22 卷。
[87][汉]刘向撰:《洪范五行传论》11 篇。
[88][唐]沈汾撰:《续仙传》3 卷。
[89][元]张天雨撰:《玄品录》5 卷。
[90][唐]刘肃撰:《大唐新语》13 卷。
[91][唐]段成式撰:《酉阳杂俎》30 卷。
[92][唐]张读撰:《宣室志》10 卷。
[93][唐]胡璩撰:《谭宾录》8 卷。
[94][唐]李冗撰:《独异志》10 卷。
[95][唐]钟簌撰:《前定录》10 卷。
[96][唐]赵自勤著:《定命录》10 卷。
[97][明]钱希白撰:《洞微志》6 卷。
[98][明]谢肇淛撰(另说为陆长庚撰):《五杂俎》16 卷。
[99][明]许仲琳撰(另说为陆长庚撰):《封神榜》100 回。
[100][元]施耐庵撰(另说为罗贯中撰):《水浒传》100 回。
[101][元]罗贯中撰:《三国演义》,又名《三国志通俗演义》240 回。
[102][元]郑光祖撰:《倩女离魂》。
[103][明]赵道一编:《历世真仙体道通鉴》6 卷。
[104][汉]刘向撰:《列仙传》2 卷。
[105][宋]张君房撰:《云笈七签》122 卷。
[106][南宋]道家诸书汇刻之总称《道藏》。内有 5 303 卷、181 卷、5 486 卷三种。
[107][清]李时品校:《医道还元》9 卷。
[108][唐]张紫阳撰:《悟真编》8 卷。
[109][东汉]魏伯阳撰:《周易参同契》3 卷。
[110][宋]周敦颐撰:《太极图说》1 卷。
[111][宋]陈葆光撰:《三洞群仙录》20 卷。
[112][汉]东方朔撰:《神异经》1 卷,晋张华注。
[113][宋]宁全真授,王契真纂:《灵宝大法》

66 卷。

[114][晋]葛洪撰:《枕中书》1 卷。

[115][唐]杜光庭撰:《道德指归论》15 卷。

[116][晋]葛洪撰:《神仙经》9 卷。

[117][唐]王冰撰:《天元玉册》30 卷。

[118][晋]许逊撰:《许旌阳灵剑子》2 卷。

[119][梁]严遵撰:《道德指归论》8 卷。

[120][梁]慧皎撰:《高僧传》14 卷。

[121][后秦]鸠摩罗什译成中文:《维摩诘经》3 卷。

[122][秦]鸠摩罗什译:《法华经》8 卷。

[123][唐]般刺密帝译:《大佛顶经》10 卷。

[124][齐]僧伽斯那著(印度):《百喻经》4 卷。

[125][东晋]法显撰:《佛国记》1 卷。

[126][东晋]佛陀授陀罗译本:《华严经》60 卷。

[127][魏]康僧凯译:《新无量寿经》2 卷。

[128][宋]赞宁撰:《宋高僧传》30 卷。

[129][元]念常撰:《佛祖历代通载》22 卷。

[130]丁福保编纂:《佛学大辞典》,文物出版社,1984 年版。

[131][宋]孤山智圆撰:《三德指归》10 卷。

[132][后秦]鸠摩罗什译:《金刚经》1 卷。

[133][唐]善导译:《观经》4 卷。

[134][唐]玄奘译:《瑜伽师地论》100 卷。

[135][隋]慧远撰:《大乘义章》20 卷。

[136][唐]玄奘译:《俱舍论》30 卷。

[137][唐]法藏译:《华严经探玄记》20 卷。

[138][周]尹嘉撰:《关尹子》1 卷。

[139][唐]孙思邈著:《备急千金要方》30 卷,人民卫生出版社 1955 年长春版。

[140][唐]孙思邈著:《千金翼方》30 卷,人民卫生出版社 1955 年长春版。

[141]丁福保等编:《四部总录医药编》。不分卷,分八个“之属”。

[142][明]杰宗立撰:《名医类证医书大全》24 卷。

[143][明]陈嘉谟撰:《本草蒙筌》12 卷。

[144][明]李梴撰:《医学入门》9 卷。

[145]朝鲜许浚著:《东医宝鉴》23 卷。

[146][秦(前)]医家集体创作:《素问》81 篇。

[147][南朝]龚庆宣撰:《刘涓子鬼遗方》5 卷。

[148][清]陈士铎撰:《百病辨证录》14 卷。

[149][清]陈士铎撰:《石室秘录》6 卷。

[150][清]陈士铎撰:《洞天奥旨》16 卷。

[151][清]吴尚先撰:《理瀹骈文》不分卷。

[152][清]高文晋撰:《外科图说》4 卷。

[153][东汉]秦越人撰:《难经》81 篇。

[154][明]熊宗立撰:《勿听子俗解八十一经》6 卷。

[155]孟景春、周仲英主编:《中医学概论》,人民出版社,初版 1958 年,二版 1987 年。

[156][明]韩懋撰:《韩氏医通》2 卷。

[157][明]孙一奎撰:《赤水玄珠》30 卷。

[158][晋]葛洪著:《肘后急救方》8 卷。

[159][明]李时珍撰:《本草纲目》(校点本),人民卫生出版社,1977—1982 年版。

[160][宋]周守忠撰:《历代名医蒙求》2 卷。

[161][清]徐大椿撰:《医学源流论》2 卷。

[162][明]楼英撰:《医学纲目》40 卷。

[163][清]蒋宝素撰:《问斋医案》5 卷

[164][宋]张杲撰:《医说》10 卷。

[165][汉]涪水渔翁撰:《涪翁针经》2 卷。

[166][晋]皇甫谧撰:《甲乙经》12 卷。

[167][唐]杨玄操撰:《黄帝明堂经》8 卷。

[168][唐]甄权撰(《医籍考》作孙思邈,实误):《明堂经图》。

[169][清]吴谦等编纂:《医宗金鉴》90 卷。

[170][隋]巢元方撰:《诸病源候论》,又名《巢氏病源》50 卷。

[171][宋]陈自明撰:《妇人大全良方》24 卷。

[172][元]曾世荣撰:《活幼口议》30 卷。

[173][明]王大纶撰:《婴童类萃》3 卷。

[174][明]万密斋撰:《幼科指南心法》2 卷。

[175][清]陈复正撰:《幼幼集成》6 卷。

[176][晋]陈延之撰:《小品方》(辑校),天津

科学技术出版社1983年版。

[177]谢利恒主编:《中国医学大辞典》,商务印书馆,1954年再版。

[178]高似芝等译:《欧氏内科学》,协和书局1910年版。

[179][明]申斗垣撰:《外科启玄》12卷。

[180][清]陆定圃撰:《冷庐医话》5卷。

[181][唐]王焘撰:《外台秘要》40卷。

[182][北宋]王怀隐主编:《太平圣惠方》100卷。

[183][宋]政府集纂:《圣济总录》200卷。

[184][明]朱棣等主编:《普济方》168卷。

[185]日本丹波康赖撰:《医心方》10卷。

[186]朝鲜金礼蒙主编:《医方类聚》266卷。

[187][唐]蔺道人撰:《仙授理伤续断秘方》1卷。

[188][明]汪石山撰:《外科理例》9卷。

[189][明]沈之问撰:《解围元薮》4卷。

[190][明]申氏撰:《窦氏疮疡经验全书》12卷。

[191][清]王洪绪撰:《外科证治全生集》不分卷。

[192][唐]孟诜撰:《食疗本草》3卷。

[193][元]忽思慧撰:《饮膳正要》3卷。

[194]陈可冀主编:《慈禧光绪医方选议》,中华书局1981年版。

[195][宋]陈直撰:《寿亲养老新书》,又称《养老奉亲书》1卷。

[196][清]曹庭栋撰:《老老恒言》5卷,上海书店出版社1981年版(改为《养生随笔》)。

[197][宋]杨倓撰:《杨氏家传方》。

[198][宋]太医局编:《太平惠民和剂局方》10卷。

[199][宋]史载之撰:《史载之方》2卷。

[200][宋]陈言撰:《三因极一病证方论》18卷。

[201][南宋]严用和撰:《济生方》10卷。

[202][南宋]杨士瀛撰:《仁斋直指方》4卷。

[203][元]王珪撰:《泰定养生主论》16卷。

[204][清]吴仪洛撰:《成方切要》13卷。

[205][宋]王璆撰:《百一选方》28卷。

[206][宋]钱乙撰,阎孝忠编集:《钱氏小儿药证直诀》3卷。

[207][清]吴鞠通撰:《温病条辨》6卷。

[208]冉小峰等编,《全国中药成药处方集》,人民卫生出版社1962年版。

[209][元]释继洪撰:《澹寮集验秘方》15卷。

[210][元]许国侦撰:《御药院方》11卷。

[211]日本今邨亮祇卿撰:《医事启源》20篇。

[212][元]张子和撰:《儒门事亲》15卷。

[213][清]美医洪士提反译:《万国药方》,美华书馆1886年版。

[214][清]汪昂撰:《本草备要》不分卷。

[215][清]陆九芝撰:《世补斋医书》33卷。

[216][宋]郭思编:《千金宝要》6卷。

[217][清]刘毓崧撰:《千金方考》12卷。

[218][清]徐大椿撰:《洄溪医案》1卷。

[219]日本丹波行长撰:《卫生秘要抄》8卷。

[220][明]虞抟撰:《医学正传》8卷。

[221][明]李阳卿撰:《心印绀珠经》2卷。

[222]《中华医史杂志》月刊,1951年3月创刊,“文革”时停刊,1981年8月复刊。

[223][明]孙一奎撰:《医旨绪余》2卷。

[224][明]岳甫嘉撰:《妙一斋医学正印》16种。

[225][唐]苏敬主编:《新修本草》。

[226][明]卢之颐撰:《本草乘雅半偈》。原有54卷,12卷佚。

[227][清]吴仪洛撰:《本草从新》不分卷。

[228][清]杨时泰撰:《本草述钩元》32卷。

[229][清]姚澜撰:《本草分经审治》不分卷。

[230][明]葆光道人撰:《秘传眼科龙木论》10卷。

[231][明]邓苑撰:《一草亭目科全书》不分卷。

[232][南北朝]陶弘景撰:《名医别录》3卷。

[233][北宋]政府编纂:《开宝本草》20卷。

[234]郭霭春编:《中医医史年表》,黑龙江人民出版社1984年版。

［235］崔秀汉著:《中国医史医籍述要》,延边人民出版社 1983 年版。

［236］［宋］陈自明撰:《外科精要》3 卷。

［237］［明］龚信、龚廷贤撰:《古今医鉴》16 卷。

［238］［明］龚廷贤撰:《万病回春》8 卷。

［239］［清］怀抱奇撰:《医彻》4 卷。

［240］［清］吴鞠通撰:《医医病书》1 卷。

［241］［南朝齐］褚澄撰:《褚氏遗书》,又名《尊生秘经》10 卷。

［242］［明］徐春圃辑:《古今医统》100 卷。

［243］［清］尤存隐撰:《尤氏喉科》1 卷。

［244］［明］张介宾撰:《类经》32 卷。

［245］［明］戴启宗撰:《活人书辩》。

［246］［宋］许叔微撰:《普济本事方》10 卷。

第九篇

干祖望诗集

9

【按语】

干祖望是名医、专家、教授,也是一位奇人、怪人、诗人。

干祖望由于他的智慧和勤奋,青壮年就有许多著述问世。“文革”中,屡遭压制和打击,但他没有消沉,反而躲进自己的书屋“茧斋”,潜心读书,甚至夜读之时,“不知鼻衄何时滴,展卷医书染纸红”!中国共产党的十一届三中全会以后,他感到了新的解放,诗言心声:“四化雄人志,三中暖我心”“党恩浩荡翻冤案,誓答深情作老牛”。从此,他精神焕发,“晨起攀梯六百级”“赤子童心七十岁”。他创造了七旬老人连办五届全国专科进修班,一年超额完成4 000多小时工作量的奇迹。

大凡学者,都有些古怪脾气,干祖望亦不例外。“我本楚狂人,凤歌笑孔丘。”他十分喜欢李白的这一诗句。干祖望之怪,主要有三:其一,不讲情面。无论对官对民,无论当面背后,他都会直言自己的看法,不给面子,有时甚至很让人难堪。他为自己画像:“项似钢条心似镜,口如鸦噪笔如刀。”其二,不畏人言。他重功名,轻利禄,活得潇洒,活得自信,“常感自卑成废物,不遭人妒是庸才!”其三,不向钱看。多年来,他回绝了许多赚钱的机会,一心只读圣贤书:“人因工作瘦,家为买书贫。”有一年,在外地得“福、禄、寿”三星瓷像,途中禄星摔碎,回家后他写一对联:“三星唯缺禄,一屋独多书。”悠然自得。

日本《新医研究》记者采访他以后,刊登出他在书屋的大幅照片,并注上:大读书家、诗人。杜甫诗曰:“为人性僻耽佳句,语不惊人死不休。”干祖望认为,下笔就要有这种精益求精的风格。多年来,他就是这样写出许多诗文篇章。

诗集原编辑于1995年,主要选择了干祖望六十岁到八十岁写的诗词对联,这次加入了1995年以后的部分新作。

序　诗

一、九青七绝

卌载涂鸦付丙丁,十年浩劫尚寒心。

诸亏偷得余生在,摇此残毫笔未停。

注:卌载,卌(xì)字,为四十之义。这里的四十载,是指干祖望从十五岁(1926年)起,于徐尹卿、曹中孚夫子处学诗,直到五十五岁(1966年)那年,正好四十年,此四十年间写了不少俚言。付丙丁:古以天干配五行,丙丁属火,故常常称用火焚毁为“付丙丁”。

本诗体现了干祖望的乐观主义精神,虽说四十年的创作因“文革”而付诸一炬,让干祖望的内心深处为之惋惜,但生命不止,创作不息,余生很长,耕耘不辍。

二、一先七绝

飘泊蓬踪①四十年,恨无成就慰先贤。

孑然身外鲜长物,晚岁②空留此百篇。

注:①从1946年迁居松江到1985年的今天,恰巧四十年;②度过“文革”之劫,已花甲以外之年。

此诗是1985年干祖望七十三岁时所作,感慨半生漂泊,自谦除了百余篇作品外,并无他成,实则是对这些精神财富甚为珍惜的情感体现。

五言绝句

送老友樊天徒抱病回扬

1973.12.26

燕赵悲歌士,维扬杰出医,

沉疴离白下,忆旧创心脾。

注:樊天徒,男,汉族,江苏扬州人,原江苏省中医研究所临床研究室主任,经方大家。据说可背诵5万首方剂,长期从事中医文献整理研究工作,潜心研究中医经典著作,曾编写《伤寒论方解》《江苏中医秘方验方集》等。燕赵悲歌士,引自唐朝诗人《逢侠者》,自古以来燕赵地区就是多有慷慨悲歌的豪侠之地。维扬,指今之扬州,“维扬”之名

最早记载于孔子编撰的《尚书·禹贡》,正如唐代诗人杜荀鹤诗中所诉:“见说西川景物繁,维扬景物胜西川”。沉疴:意指久治不愈的疾病。白下:南京的别称之一,最早始见于三国孙权时期。

这首诗为干祖望在故交樊天徒老师患病回乡之际,临别有感而作,追忆往昔,悲伤之情溢于言表。

给儿中一媳焕英小诗一首

1974.03.10

一月两封信,三人四季安。

其余无所欲,唯此即承欢。

注:三人指老两口加孙女一人。

背景交代:干祖望长子干中一,常年居于广东珠海,鲜有时间省亲。此诗表达了干祖望对儿女的深切思念之情,儿行千里父母牵肠,不求子女大富大贵,只愿他们生活安康,仅此而已即可令父母心欢,即便彼时不在身边,也可以让父母感受一份承欢膝下的快乐。

审阅林祖庚医师之《休克》时已子夜过半,六麻

1975.03.14

性喜乱涂鸦,年高更自夸。

听钟鸣十二,写兴正无涯。

注:林祖庚,男,汉族,浙江丽水人,原江苏省中医药研究院主任医师,江苏省中西医结合专家,毕业于南京医科大学本科,曾于南京中医学院(今南京中医药大学)“西学中”三年,发表主要著作有《休克的综合治疗》《疮疡证治》等。子夜:又名夜半、中夜,十二时辰的第一个时辰,即北京时间的23点至次晨1点。六麻:即六麻韵。古人作诗讲究押韵。为了方便写作和教学实践,编制了韵书。六麻在平水韵中是个大韵,常用字很多,用之较易。常用字如霞、家、茶、华、沙、车、牙、蛇、瓜、夸等。这首诗是干祖望63岁时所作,全诗颇有些自我打趣的意味,诗中蕴含感情真挚而纯粹,表现了干祖望钟情书法,写意正酣,虽已夜深,却兴意正浓,已过子时竟浑然不知。

焕英于八月二十一日下午七时得一男重七斤半

1975.08.24

五世俱单传,抱孙望眼穿。

岭南邮捷报,庆不是娟婵。

注:岭南,原是指中国南方的五岭之南的地区,相当于现在广东、广西及海南全境。历史上,唐朝岭南道,也包括曾经属于中国皇朝统治的越南红河三角洲一带。在宋代以后,越南北部才分离出去。岭南之概念逐渐将越南排除在外。岭南是中国一个特定的环境区域,这些地区不仅地理环境相近,而且人民生活习惯也有很多相同之处。由于历代行政区划的变动,现在提及岭南一词,特指广东、广西、海南、香港、澳门五省区。诗中因干祖望儿子中一、儿媳焕英久居广东珠海,故称岭南邮捷报。娟婵,即婵娟,常用以形容姿态曼妙优雅,或形容美女、美人等,这里代指女孩。干祖望家乃五代单传,故干祖望甚盼麟孙,在儿媳即将临盆之际,更是抱孙心切,望眼欲穿。当得知添丁的消息后,喜悦之情溢于言表,有感而作。

干千1968年插队,已七年矣,赋此盼儿归以寄思。

1975.03.05

夜夜想思苦,朝朝盼尔归。

风开门咿呀,惊唤儿推扉。

注:插队,通常是指1980年以前中国城市知识青年“上山下乡”的一种模式。这首诗是干祖望与大女儿干千分别七年之久,表达干祖望日夜思念,期盼女儿早日回家的迫切心情。

题洁蕾雪中化装照

1976.11.21

大雪把门封,草棚难堵风。

粥薄清如水,姑娘过冷冬。

本诗的背景是1976年10月,“文革”结束,冬日严寒,大雪封门,家贫四壁,稀粥如水,物质条件极度匮乏,但这些却掩盖不了内心的喜悦,和对未来美好生活的憧憬。孙女洁蕾化妆后伶俐可爱,精心装扮后立于白雪之中,飘然见雪飘过,人景合一,给人以欣欣向荣之感,眼前的困难,难以遮挡内心的憧憬,干祖望心中以全新的姿态迎接新生活。

在韶山与诸名家合影

1979.06.03

韶山瞻仰冲,又下长沙榻。

倾盖亦神交,情寄一“咔嚓”。

注:韶山,是湘潭市下属的一个县级市,但现在人们口中的韶山更多指的是“韶山冲”,是指伟大领袖毛主席的故

乡。倾盖，原指途中相遇，停车交谈，双方车盖往一起倾斜。这里形容干祖望与诸位名家一见如故。神交，指干祖望与诸位名家之前虽未曾谋面，却彼此钦慕。

这首诗描绘的是干祖望与诸名家一起怀着崇敬的心情参观韶山冲，又一起下榻长沙的宾馆，与这些名家一见如故，且神交已久，彼此间的这份情感都寄托在一张合影之中了。

赠浙江医科大学丁志尧老师

1979.11.05

虽属忘年友，情深不小看。

床头无物赠，聊取一医刊。

注：丁志尧，为浙江大学医学院（原浙江医科大学，1999 年并入浙江大学）基础医学系教授。忘年友，通常是指不拘岁数、辈分有差距，但友情及交情很深厚、思想相似的朋友，多指老人和年轻人之间的友情。出处为《南史·何逊传》。这首诗是干祖望已 67 岁之年，而彼时的丁老师实为年轻才俊，干祖望对这份忘年情谊十分看重，故赠诗一首以表互相敬慕之情。

赠曹锡冲教授

1979.11.06

谊被中西隔，情来职业同。

镜前合一凳，湖畔识医雄。

注：曹锡冲，男，原苏州大学附属第一医院耳鼻喉科主任医师，干祖望和曹老于湖畔合影时合坐一凳相识，虽说中西医有别，但同为耳鼻喉科医师，感情分外亲热，故干祖望才赋诗一首，赠予新相识。曹教授曾于 2011 年和干祖望一起获得“江苏省医师终身荣誉奖”。

与学生李银昌畅游虎丘，归途中见“旅游餐室”，窗明几净，以白玻璃钢作屋顶，满室明光，殊感兴趣。餐中口占

1981.01.10

顶亮邀新月，窗明影更清。

六人同浅酌，兴趣沁脾心。

注：虎丘位于苏州城西北郊，距城区中心五公里，为苏州西山之余脉，因周边地形脱离西山主体，成为独立的小山。相传春秋时吴王夫差葬其父阖闾于此，葬后三日有白虎踞其上，故名虎丘。一说“丘如蹲虎，以形名”。山高 34.3米，古树参天，山小景多，千年虎丘塔矗立山巅。《吴地记》载：“虎丘山绝岩纵壑，茂林深篁，为江左丘壑之表。”向有“吴中第一名胜”之誉。口占：口授其词。谓作诗文不起草稿，随口而成。《汉书·朱博传》：“阁下书佐人，博口占檄文。”《资治通鉴·齐明帝建武二年》：“（帝）善属文，多于马上口占，既成，不更一字。”六人：境及李白“月下独酌”诗之“举杯邀明月，对影成三人”，故而二人变六人。

秦永彦主任为喉科班作报告

1981.05.13

送宝开茅塞，中西漫笑殊。

听君课四节，胜读十年书。

注：秦永彦，男，1915 年出生于河南，1943 年毕业于河南大学医学院，毕业后于河南省立医院耳鼻喉科工作，1949 年到南京市第一医院工作。1952 年参加抗美援朝志愿医疗队，任副队长。1965 年代表江苏医疗卫生界出席北京国庆观礼，受毛主席接见。1983 年评为南京市劳模。曾任江苏省第三、四届政协委员，南京市科委常委。于 2005 年逝世，享年 90 岁。本诗记录了当年秦主任为喉科班学员作报告的盛况，秦主任作为西医耳鼻喉科翘楚，所讲内容字字珠玑，句句真知灼见。“听君四节课”，是干祖望听了报告后，自觉有种茅塞顿开的感觉，颇有些“点悟”的意味。

同窗沈刚如寄赠他的游泳照一帧，题诗以赠

1981.09.24

不减当年勇，翻腾浪里条。

宝刀漫笑老，挥手弄惊潮。

注：沈刚如，男，曾为清华大学老校长梅贻琦的秘书，清华大学医院中医科主任。其人常年坚持冬泳，直到 96 岁高龄（2003 年）。清华大学冬泳协会还专门设置“刚如杯”，颁发给 96 岁及以上高龄仍参加冬泳的老年人。同时，沈老也曾为清华冬泳协会赋诗《冬泳赞》一首：“余少体质弱，遍求健身术，球类太极拳，游泳冷水浴，最好是冬泳，人与水拼搏。空气既新鲜，日光亦灼灼，神经要冷静，热昏疾病出，血管要柔软，硬化难求药。奋斗冷水中，循环自加速，多种慢性病，无医自痊愈，坚持数十年，身心都活跃。学习有精神，智力更开拓，献身现代化，健康不能缺。我今七十九，顽躯仍矍铄，现身来说法，冬泳炼体魄。”浪里条：即浪里白条，形容在水里灵活的犹如一条鱼，水性极好。曾用来形容《水浒传》里的天损星张顺。这首诗是干祖望收到同窗好友的游泳照后有感而发，赞叹老友 74 岁高龄仍坚持冬泳锻炼，宝刀未老，当年同窗时相处的情形也仿佛历历在目。

读《南京日报》副刊李文庆好诗两首步原韵

1982.04.06

一

东郊花正艳，南廓草添新。

谁说金陵古，且看遍地春。

二

夜幕因垂暗，文明①扫黑菲②。

黄昏无限好，忘却赋来归。

注：两首诗是干祖望所作步韵诗，因为要步原韵韵脚，所以写来难度很大。①文明，指上月为“全民文明礼貌月”；②《辞海》：黑白非，杂乱貌。第一首诗描绘春意盎然的古都南京，花儿艳，草儿肥，生机一片，有道是，谁不说金陵美。第二首为全民文明礼貌月的应景之作，夜幕已近，黄昏无限，却因诗性骤起，忘却彼时已是归途。

暑假中到连云港疗养诗

1982.07.15～30

（三）苦雨

屈指已三天，恨无半日霁，

纱窗观雨景，添渺岫云烟。

注：本诗是干祖望连云港疗养期间，连续三日苦雨，竟无半日放晴，只能困于室内，隔窗观雨，但见花果山遥看渺渺岫云烟，竟也别有一番韵味。

（四）海滨浴场

未沾壶瓢水，饱餐万顷波，

殷勤医护问，能否一游何？

注：本诗是干祖望连云港疗养期间，于海滨浴场游玩，被眼前海水的波澜壮阔所吸引，想亲自下水嬉戏，期盼询问陪护人员，是否可行时所作。

（十二）题连云港贝雕厂小诗

壳里乾坤大，框中岁月长，

随心磨贴叠，尽是好文章。

注：此诗是干祖望连云港疗养期间，参观贝雕厂时有感而发。大自然的产物，通过能工巧匠的细心创作，竟可巧夺天工，令人折服惊叹。

（十三）大雨倾盆

海风催夏雨，大暑似秋凉，

涉水且淋浴，狂澜锁食堂。

注：本诗是干祖望连云港疗养期间，夏日雷雨滂沱，夹杂海风阵阵，一扫夏日燥热，竟有几分凉秋之意。雨量大至积水浸没食堂路面。

（十六）赞王迎春、董文霞两护士抽血手段高超

一

昨天谓验血，心怯已忡忡。

那晓痛未觉，一针即见红。

二

虽谓行有别，成在一勤辛，

我祖神乎笔，尔曹妙在针。

注：这两首风趣幽默的小诗，都是称赞两位护士的技能娴熟，干祖望身体抱恙，忧心针刺之痛，哪知技术精妙，毫无痛楚，遂作诗以示赞许。

（二十二）墟沟镇信步

山海云松景，苍梧号四奇，

偷闲三十日，游屐任留连。

注：墟沟镇，在江苏省连云港市连云区。亚欧大陆桥起点，三面环山，一面临海，现在是连云港市东部城区的中心，且是海边旅游的好去处。墟沟街道是连云港市连云区的中心城区，全区的商贸交通中心。这首诗是干祖望游连云港墟沟镇时所题。墟沟镇背倚青山，一面临海，环境优雅，气候宜人，向以秀丽的海滨风光驰名遐迩。“山海云松景”读到这一句眼前仿佛诗中有画，画中有诗，山、海、云、松更是被称为当地的四大奇观。所谓“乐水者智，乐山者寿”。干祖望的智慧与高寿大抵与此密不可分。本诗从字面来看言简意赅，似乎是在抒发墟沟镇的旖旎景色。但好的山水诗总是包含着干祖望深刻的人生体验，不单是模山范水而已。作为中医耳鼻喉科的泰斗，日常繁忙的工作能做到偷闲三十日，游屐任留连在此，实属洒脱与不易。表达出对宁静平和生活的向往和自己遗世独立的高尚情怀。

（二十三）晚餐后登望海楼

夕照云台景，垂涎望海楼，

四奇三缺一，可惜岫云收。

注：望海楼，连云港望海楼依山面海，风光秀丽，此处为避暑观海的最佳位置。本诗为干祖望晚饭后闲庭信步，登楼观景，夕阳西下，然四奇只能观其三，实为憾事。不过往往缺憾才是最美，日有东升与西落，月有阴晴与圆缺，繁星有永恒与陨落。只有留有遗憾，才可能心心念念再睹芳容。

（二十四）晚餐后游瑞石窝

神工鬼斧巧，奇景一何多？

夕照斜晖里，登攀瑞石窝。

注：连云港墟沟镇向若亭旁有一处天然的四块灵石叠成的“瑞石窝”，瑞石窝上有1936年春国民党少将黄杰题赠白宝山的诗刻：“我来黄海听渔歌，初次瞻韩瑞石窝。喜上云台观浴日，闲从北固看迴波。与人增寿山弥静，把酒言欢颊自酡。老去廉颇犹健饭，还当为国整金戈。”此诗为干祖望晚餐后攀爬游览瑞石窝，感叹其为大自然的鬼斧神工之作，惊艳于此处的奇石妙景，作诗留念。

（二十八）打油诗两首

1. 到时食堂不开门

钟鸣鼎食户，枵腹待狼吞，

菜冷窗前席，“僧敲月下门”。

注：古代豪门贵族吃饭时要奏乐击钟，用鼎盛着各种珍贵食品（敲着钟，列鼎而食）。故用“钟鸣鼎食”形容权贵的豪奢排场，旧时还形容富贵人家生活奢侈豪华。出自汉张衡《西京赋》。枵腹：空腹，饥饿的意思。如唐代康骈《剧谈录·严士则》：“士则具陈奔驰陟历，资粮已绝，迫于枵腹，请以饮馔救之。”名句“僧敲月下门”出自唐代诗人贾岛的《题李凝幽居》，这里表达敲门无人应的尴尬情形。干祖望日常工作繁杂，待忙完时早已饥肠辘辘，正准备狼吞虎咽饱餐一顿之时，发现食堂早已关门，此诗以调侃的语气向读者叙述了这一事件，颇为生动活泼，更有几分无奈。

2. “搞不清”姑娘

手忙脚益乱，十菜九难寻，

请问姑娘号，台甫“搞不清”。

注：台甫，敬辞，旧时用于问对方的表字，或尊称他人的名字或别号。这里是询问姓名的意思。本诗应是干祖望食堂就餐时，打饭的姑娘业务非常不熟，干祖望借此诗调侃其啥也搞不清，是不是姑娘的名字就叫“搞不清”。全诗笔触十分风趣幽默，虽是小事一桩，却被干祖望描绘的画面感十足，着实生动有趣。

（四一）在贝雕厂附近发现二号病

乃被医生强迫进服氯霉素四天

遍进氯霉素，全沾“二号”光。

呻吟无病痛，仰首问穹苍。

注：清末湖南湘乡有位兼开中药铺的名老中医自题一副对联：“只要世上人莫病，何愁架上药生尘。”江西吉水也有一位开中药铺的中医写过一副内容相似的对联：“但祈世间人无病，何愁架上药生尘。”意在但愿世间人俱健，不惜架上药生尘：只希望世上的人都能健健康康的，即使药架上的药都落上了灰尘也不觉得可惜。

“2号病”是埃尔托霍乱的代号，又称“副霍乱”，是霍乱弧菌所致的烈性肠道传染病。氯霉素为广谱抗生素，由于其对血液系统的毒性较大，故少数病人应用氯霉素后出现再生障碍性贫血。这是一种因药物造成的病人骨髓造血功能障碍的严重并发症，因此该药在临床的应用受到限制。

惊　寒

1982.08.02

一夏如春冷，未秋暑以减，

虽谓行箧俭，幸带薄绒衫。

注：本诗应该讲述的1982年厄尔尼诺事件所导致的冷夏现象。八月返寒一改夏季的炎热，秋天未到暑热却消减不少。干祖望出行一向坚持谨行俭用，所带之物与他人相比也是少之又少，却带了能御寒的薄绒衫。赋“惊寒”一首表达欣喜之情。

叹连云港买不到辣酱

1982.08.02

五味偏亲辣，非君宁不餐，

海滨无此嗜，遍市买何难。

注：无辣不欢的干祖望，在饮食清淡的海滨城市连云港遇到了买不到辣酱的难题。寻遍集市无果，万般无奈之下写下此诗，抒发心中郁闷之情。

疗养中生活

1982.08.07

晨爬六百级，昼梦一黄粱，

天天称大事，沐浴洗衣裳。

注：干祖望曾说自己的养生其实很简单，长寿经验可以浓缩为八个字，即“童心、龟欲、蚁食、猴行”。干祖望90岁依旧不坐电梯，步行到病房，病房在16楼。这其中猴行的意思就是：不贪懒，多多劳动，活动筋骨。故在疗养中的干祖望晨起爬六百个台阶也实属平日作风。龟欲则是要告诉我们：不要有太多的欲望和要求。黄粱一梦大抵也是告诫我们荣华富贵如梦一般，短促而虚幻，亦不过顷刻而已，转眼成空，保持龟欲才能踏踏实实过完自己一生。诗中后两句，应是戏说，疗养中的安逸生活除了撰写创作外，一天当中沐浴洗衣反而是大事。以此来表达内心的平静。

登　山

1982.08.07

欲眺穷千里，更需上一层，

登山攀绝顶，不让少年人。

注：好的山水诗总是包含着作者深刻的人生体验，不单是模山范水而已。干祖望这句“欲眺穷千里，更需上一层”引自“欲穷千里目，更上一层楼”（王之涣《登鹳雀楼》）。以理势入诗，兼有教化和审美的双重功能，它表现出的求实态度和奋进精神，对读者无疑是有力的鞭策和激励。诗中最后两句表达了诗人不怕困难、不畏惧年龄、敢攀顶峰、俯视一切的雄心和气概，以及卓然独立、兼济天下的豪情壮志。

言　旋

1982.08.09

诗尽假期终，蚨囊也告空，

谁谓无所得，书筐饲丰隆。

注：言旋，即为言还。疗养的日子即将结束，在疗养中以诗赋意的生活即将过一段落。蚨即铜钱的别称，戏说自己似乎怅然若失，后来笔锋一转，干祖望每日撰写创作，在精神层面上获得了满足。

冒雨到江苏饭店送蔡福养副教授可惜迟了几分钟，已出发

1983.06.24

冒雨急奔东，江苏送蔡翁，

论时非恨晚，凤去已楼空。

注：蔡福养教授历任全国中医耳鼻喉科学术研究会副主任委员，为中医耳鼻咽喉科学的发展有着不可磨灭的贡献。此诗表达了未能送蔡福养教授的遗憾之情。这首诗不由得让人想起李白的《赠汪伦》，诗中描绘李白乘舟欲行时，汪伦踏歌赶来送行的情景，朴素自然地表达出汪伦对李白那种朴实、真诚的情感。干祖望对蔡教授的感情大抵也如此。

以“肺癌”住鼓楼医院西四区病房

1983.12.02

偷得古来稀，生平无恨遗，

早知癌肺死，深悔不抽烟。

注：人生七十古来稀。干祖望龟欲无所求，自然没什么遗憾，却因怀疑患肺癌住院，戏说自己后悔没有抽烟。提及吸烟人们总会与疾病联系在一起，也不得不为了身体健康而放弃抽烟的嗜好。而与吸烟最密切的疾病当属肺癌了。

今天除夕，由护士长召集病员联欢会

1983.12.31

四海皆兄弟，迎新情更亲，

平时难一叙，应谢采柴薪。

注：除夕辞旧迎新之际，护士长在病房召开元旦联欢晚会。病友虽来自五湖四海，在此刻却显得尤为亲切，经过这场晚会，感情更加深了。明天即将是新年的第一天，他们因同患疾病而相遇，作为病友，希望大家均能健康出院。

少见的南京大雪

1984.01.15

小寒飞大雪，酷冷叫乖乖，

欲享温煊泽，开门请揖来①。

注：①房间内无暖气而走廊里有。

小寒寓意着，开始进入一年中最寒冷的日子。南京虽属北亚热带湿润气候，却在今年迎来了罕见的大雪天。猝不及防的使人人喊冷。煊，即温暖、光明之意。或许是病房暖气管道出了故障，如果想享受供暖，不得不打开门让走廊的暖气渗透进来。

冷

1984.01.16

确是金陵冷，块冰比石坚，

再加风雪劲，遥想小红泥。

注：小寒的第二天，寒冷的天气，漫天的飞雪。使干祖望未隔一日再次有感而发。首先描述路上结的冰比石头还要坚硬，风雪劲如松，可见寒风刺骨，折胶堕指。其次，干祖望使用对比的描写手法，通过对红泥即红泥砌成的火炉（白居易《问刘十九》：绿蚁新醅酒，红泥小火炉。晚来天欲雪，能饮一杯无？）的想念，从另一个角度烘托出今年冬季金陵的寒冷。

此刻干祖望还在住院，虽排除肺癌恶疾，但身体确实也有些不适。然而寒冷的恶劣天气反而有可能会塑造人百折不挠的性格，有从古就有“凌寒独自开”的梅花，只留

清气满乾坤。

同舍叶琪根教授与余同日出院，索诗应之

1984.01.20

同乡沪渎滨，同肺采柴薪，

同室成倾盖，同瘥鼠岁临。

注：干祖望在诗中用了“四同”表达自己与叶琪根教授的缘分。第一同：两人是同乡，家均在上海临近江边。第二同：两人均因呼吸系统疾病住院。第三同：二人在医院同住一个病房，互相倾诉，互相照料。第四同：同时病愈出院，也即将迎接鼠年的到来。

薄暮车来接我出院，途中有感

1984.01.20

住院离家久，长房秋接春，

今朝回宿舍，风雪夜归人。

注：秋接春，指秋住院，春出院，时间如长房缩地之术。

全诗勾勒出一个大雪纷飞、暮色苍茫、回家之路漫长的画面。秋住院，春出院，时间如长房缩地之术。长房缩地来源于《神仙传》：“费长房有神术，能缩地脉，千里在目前宛然，放之复舒如旧。”表达出干祖望对时间飞逝的感慨。

在学院听多学科学术报告座上遇季光医师

1984.04.13

梦寐心中客，今朝巧遇逢，

不嫌餐黎藿，且醉一杯中。

注：古语有酒逢知己千杯少，意为酒桌上遇到知己，喝一千杯酒都还嫌少，可谓是知己难逢。干祖望在报告会上巧遇了季光医师（曾任南通市中医院院长，一生致力于弘扬中医文化，传承中医国粹的精神），欣喜之情油然而生。黎藿，泛指野菜，在此形容粗茶淡饭。仅食黎藿也不能影响到二人，遂把酒言欢。

函贺陈梦赉道长八十大庆

1982.02.18

谈医读匮文，论史擅鸿笔，

不老杖朝翁，风光如旭日。

注：本诗是为陈梦赉道长八十大寿所写。陈道长在医、史方面均有很大的成就。“匮文”泛指中医经典，“鸿笔”形容诗文笔力雄健，辞藻华丽。本诗后两句表达出干祖望对陈道长耄耋之年仍能像旭日东升一般意气风发，而由衷地感到敬佩和赞美。

游昆明金殿，听到一旅者大讲京剧《宇宙锋》金殿装疯，与这里竟联系一起，为之哑然

1984.08.13

赵女装疯处，望文生义来，

管他充博学，游兴更姗澜。

注：干祖望在参观昆明金殿时，一位旅客望文生义将京剧中的《宇宙锋》金殿装疯选段的出处与这里混为一谈，致使干祖望有感而发。借此事件批判那些断章取义、充装博学多才的人。

游山东崂山登蟠桃岭
遇大雾，咫尺不见人

1987.07.23

漫雾吞山海，蟠桃独露峰，

休谓风景杀，我在白云中。

注：登崂山不料大雾漫山，人近在咫尺却不可见。行人纷纷抱怨，无法欣赏到威武的山也无法登高望海。干祖望却写出“漫雾吞山海，蟠桃独露峰”这等气势磅礴的诗句，更表示似乎立在白云中的感觉何尝不是另一种人生体验。

题青岛第一海浴场在刘大东同志的鼓励、导演下拍得照片三帧

1986.07.24

闻涛心已怯，拍浪胆更无，

摄影头浇水，回家骗老婆。

注：本诗讲述了干祖望第一次尝试拍摄海景的经历。幸得大东同志的鼓励才能有此难忘的记忆。诗中的两个动词“闻”“拍”用得很别出新意，写意的手法让人仿佛看到一个努力克服恐惧的摄影家在海边拍摄的场景，使全诗生动活泼。

赴长沙车中

1987.04.23

南下湘江去，清明春雨狂，

笔添尚友录，邂逅遇阎王。

注：一厢四铺，余13床，14床为湖南省电子器材公司理事阎长欢，15床为同公司理事王某。

清明时节，干祖望在赴长沙车中结识了阎姓和王姓两位朋友。《尚友录》：该书以韵为纲，以姓为目，记载各姓的来历、郡望以及自上古至宋代出过的名人及其籍贯和主要事迹。

游宜兴三洞回来，车阻中途，共两小时零十分

1987.04.23

咫尺天涯远，停车赏夕阳，
高谈难遣闷，空羡费仙家。

注：费仙家，指费长房。

薄暮之际，驱车返回时车阻中途，赏夕阳与高谈阔论均不能抒发心中的烦闷。干祖望在写诗中多次提到过费长房，一日之间，人见其在千里之外者数处，因称其有缩地术。据称运用此术可以化远为近，实现远距离的瞬间移动。

出席上海崇明岛中医百科全书工作会议，李慕才主任要我留念占此一诗

1987.04.30

慕名数十春，才得荆州识，
学海一同舟，者番身价十。

注：身价十，系引用太史公《报任少卿书》："一登龙门，身价十倍。"

《中医百科全书》由一百多位中国大陆的专家学者，以合乎科学的精神重新整理中医药三千年文化，具有专业深度和实用性。仰慕中医学者十年余，才得到赏识。学海同舟，鲤鱼跃龙门，身价倍增。

花果山水帘洞前摄影

1987.09.06

风轻云淡日，雾袅涧流潺，
再照帘前影，痴翁两度来。

注：微风轻拂，浮云淡薄，雾袅涧流潺。诗的开头表达出干祖望的宁静、闲适、恬淡的心境。自述两度来此游玩，可见对花果山水帘洞美景的留恋。全诗给人一种"宠辱不惊，闲看庭前花开花落；去留无意，漫随天外云卷云舒"的舒适与自然。

在河南新乡小诗赠裘沛然教授

1988.05.19

友谊添医谊①，新乡见老乡②，
附骥叨末座，剪烛共商量③。

注：①同住友谊路友谊宾馆；②裘老与干老同是上海同乡。③因会议室断电，暂时用三盏蜡烛照明。

国医大师裘沛然先生是中医各家学说创始人之一，更被尊称为鸿儒大医。干祖望在新乡开会时遇到了老乡裘沛然教授，欣喜之情油然而生。恭逢盛会，叨陪末座，虽不是出名的，最重要的是有幸参与了。称得上"淡泊名利，宁静致远"。即使会议室断电，也未能影响会议的进程。描绘出老一辈的专家学者为中医事业的推进而孜孜不倦的工作态度。

大会结束人去殆尽，在回廊信步有感

1988.05.20

风去楼台冷，宾归室渐空，
盛衰缘定律，底事忆兴隆！

注：曲终人散，人去楼空。盛衰定律本来的含义：因"利害损益""有限发展"和"新旧事物斗争"，事物必然会经历一个由盛及衰的过程。底事，解释为何事。这里体现了干祖望平和的心态，可谓"尽人事，安天命"！

赠俞慎初教授

1988.12.07

共饮申江水，天涯咫尺间，
识荆毋恨晚，桑榆彩霞天。

注：俞慎初教授本是福建人，曾任上海复兴中医专科学校教务主任。故干祖望称与俞教授共饮申江水，又仿佛咫尺天涯。"人生最美桑榆晚，最是夕阳红满天"，桑榆比喻晚年。后两句表达出干祖望对俞教授相见恨晚之情。

书赠四川王军同学实习结束

1990.01.10

王道岐黄术，军雅插柳枝，
同寮扁鹊席，学得读书痴。

注：军雅，为观音手中的净瓶。

此诗是干祖望赠予实习结束的四川王军同学。军雅是为观音手中的净瓶的意思，此诗赞扬了王军同学学习中医文化的认真态度，赠此诗于王军同学，是为鼓励其再接再厉，努力学习，将中医文化继续发扬光大。此诗表现了干祖望为人师表，尽职尽责。

千岛湖大慈岩题欢泉

1990.08.14

万马赋奔腾，急流涤万尘，
勇攀八百级，争抵上“天门”。

注：这首诗是干祖望游千岛湖大慈湖所作。此诗把大慈岩的“雄、奇、险、秀”描绘得淋漓尽致，表现了干祖望为大慈湖壮观所震撼，借此表达了干祖望发展中医耳鼻喉的雄心壮志及干祖望努力向上、不怕困难的拼搏精神。

高热住院，北京刘千所长来宁开会，专程来看我

1991.03.03

神交三十载，今日识荆州，
遗恨身撄疾，金陵未导游。

注：干祖望高热住院，北京刘千所长来宁开会，专程前来看望。此诗表达干祖望对刘千所长的感激之情，以及由于身体原因不能陪其游逛金陵的遗憾之情。此诗充分显示了干祖望重情义、真性情。

题陈浩泉先生《诗集》

1992.07.08

投笔从军去，戎装卸又归，
风流儒将笔，毋谔字生辉。

注：此诗是干祖望为陈浩泉先生《诗集》所题，将陈浩泉先生的事业比喻为从军，充分体现了陈浩泉先生在其事业上的努力，间接对陈浩泉先生投身文笔事业的精神进行了赞扬，赞叹其文笔功底，体现了干祖望对人才的赏识及对人才不吝赞扬，为世人所敬仰。

1992年8月之朔，夜宿衡山，翌日清早下山，车速如御风，不觉心为之寒

1992.08.02

九折三弯路，丛荫夹道中，
临高凭一泻，御寇驾清风。

注：一泻，形容山路较陡，车行如瀑布下泻。

此诗为干祖望夜宿衡山，翌日清早下山，车速如御风，不觉心为之寒，进而所作，描绘了衡山道路崎岖陡峭，清晨下山时如瀑布下泻的场景，间接体现出了衡山的蜿蜒曲折，从而体现了干祖望对人生所经历的困难挫折的感慨，借此情此景，告诫自己面对困难要勇往直前。

在北京开会赠南京高级建筑师麦得曾代表

1992.12.09

共饮秦淮水，同登白下城，
相逢何事晚，今日识韩荆。

注：此诗是干祖望在北京开会赠南京高级建筑师麦得曾代表所作，表达了干祖望对其才华的赏识以及相见恨晚的感慨，但却以“共饮秦淮水”表达出虽至今相识，但同为南京人，不觉遗憾。此诗表现出干祖望对人才的重视及不吝赞赏。

出席省中医学会专科负责人会议。中饭后回会议室休息，大家都坐在沙发上打瞌睡，乃戏占即景五绝七虞小诗

1992.12.26

平时不午睡①，此刻显功夫，
众醉余清醒，强人叹独孤。

注：①余反对午睡，故不午睡。

此诗是干祖望出席省中医学会专科负责人会议，中饭后回会议室休息，大家都坐在沙发上打瞌睡，乃戏占即景五绝七虞小诗。此诗表达出干祖望反对午睡，认为充分利用午睡时间学习，在别人浪费时间昏昏欲睡之时，自己保持清醒的头脑，是可以事半功倍的，此事充分表明干祖望兢兢业业，刻苦学习，为世人所学习。

内科何映医师乞诗，乃用一东五绝以赠之

1992.12.31

何来朋及友，反映在缘中，
今识同门客，服膺您志雄。

注：干祖望认为成为朋友，靠的都是缘分，这次有幸认识内科何映医师，对其雄心壮志敬佩万分。此诗表现了干祖望严以律己、宽以待人的高尚品格，为后世所敬仰。

痔疮、漏管开刀住院

1993.05.25

饮尽千般苦，刀圭剪镊叉，
问君缘底事，为摘后庭花。

注：此诗为干祖望痔疮、漏管开刀住院所作，通过将痔疮、漏管开刀比喻成“为摘后庭花”，体现出干祖望开朗豁达的心态。干祖望遇事沉着冷静，乐观开朗的性格是我们

世人所要学习的,对于遇到的困难要乐观面对,努力解决,不要悲观。

夜游夫子庙大成殿

1993.03.21

夜访夫子庙,挑灯再读书,

万般邪毒涤[①],应得学鸿儒。

注:①晚上已很清净,白天的乌烟瘴气,一扫而空。

此诗是干祖望夜游夫子庙大成殿所作。干祖望夜访夫子庙,认为晚上已很清净,白天的乌烟瘴气一扫而空,因而挑灯夜读。此诗表现了干祖望注重氛围对于学习的重要性,也体现了干祖望端正的学术态度,后世应学习干祖望兢兢业业的学习态度,对于学习之事不能马虎。

无　题

1993.03.26

人以工作瘦,家为买书贫,

也羡钱与胖,无门去问津。

注:此诗为干祖望感慨自己把开销大多用在买书上,因"买书贫",羡慕有钱之人,但是也感慨自身处境无人问津,体现了干祖望当时处境困难,但也不忘学习的坚韧品质,干祖望的学习态度为后世学习的榜样,不管处于何种境地,都要不忘学习。

七言绝句

真韵七绝自题小照

1972.01.21

年年留影接新春,循例者番又一帧,

深悔当年无囤积,从今永看白头人。

注:此诗描写了干祖望对于年年新人换旧人的感慨,悔恨当时没有珍惜与家人的时光,如今只能回忆"白发人",表达了干祖望对旧人旧事的怀念,此诗告诉我们要珍惜身边人,不要等失去了再追悔莫及。

乔　迁

1972.02.01

1956年由松江迁居南京石婆婆庵;1957年秋,迁邀贵井;1958年春迁汉中门棋盘城;1962年8月迁石鼓路;1966年6月迁朝天宫西街;1969年10月迁回石婆婆庵;1973年1月迁峨嵋岭。

孟母三迁我七迁,后人应得胜前贤,

石头城里东西北,席不暇温十八年。

注:此诗是干祖望对于自己迁家的描述,借喻孟母三迁的故事,来体现干祖望七迁是更胜一筹,表现了干祖望幽默开朗的性格,以此突出自己因七迁而对南京城东南西北了解甚清。

整理书籍时口占

1974.02.07

医林书籍喜搜藏,卌载经营积满箱,

庆幸接班人两套,女儿赤脚子洋装[①]。

注:①指赤脚医生与研究生而言。

此为干祖望于茧斋整理书籍时即兴作诗,干祖望爱读书,并将自己书屋命名为茧斋,有沉浸于书本世界,宛如春蚕一样每日辛勤编织之意。经过四十多年的收藏,所藏书著已数目繁多,堆积满箱,同时干祖望的一对儿女,女儿于师范大学学习后自觉对中医药事业感兴趣,遂"半路出家"学医,干祖望打趣称其为"赤脚医生",儿子则于南京医科大学就读研究生,子女继承了自己的衣钵,并使自己毕生收藏的书籍有了用武之地,这使得干祖望十分感慨宽慰。此诗虽即兴而作,但将干祖望对于医学事业的热爱、对自身要求的严格及对祖国医学事业后续的牵挂关心表现得淋漓尽致。

盼中一家信[①]

1974.02.16

平安竹报盼多朝,一片疑团乏术消,

痴望南方娘脸瘦,不该作弄是洪乔。

注:①每月1日、16日,中一必然有家信两封,刻下1日的信到今天还未有。

此诗作于2月16日，仍未收到儿子来信，心中困惑与担忧不知应该如何消解，只能向南方的方向痴痴凝望。洪乔，出自南朝宋刘义庆《世说新语》，说的是晋代有个叫殷洪乔的人想还乡探望亲人，远离家乡的同乡人便纷纷请他捎带家信，他虽一一接下却在途经南京时将这些信件全部沉入江水之中，便以此指代不可信任的寄信人。对于家书的焦灼期盼使干祖望不由怀疑是否是送信人出了纰漏，因为无法接到家书、无法了解家里情况以解思乡之苦，干祖望言语之中不由显露出几分埋怨叹息之情，显示干祖望对于家庭众人的关怀。

读江苏人民出版社之《中医学》第256－257页时，陡然鼻衄，书为之红，乃作此诗

一东七绝

1975.02.13

皓首穷经腹仍空，补牢虽晚尚图功。

不知鼻衄何时滴，展卷医书染纸红。

注：此诗干祖望做于伏案阅读江苏人民出版社《中医学》一书之时。皓首穷经语出韩偓的《赠易卜崔江处士》中“白首穷经通秘义”，指一直到年老头白之时还在深入钻研经书和古籍。干祖望一边阅读书籍，一边感慨尽管自己一直在不断学习之中从未有过松懈，仍觉所掌握的知识不够，现在的阅读学习宛如亡羊补牢一样，已经错过了最佳的时间，只是聊胜于无，有些许作用罢了。此时又突然发作鼻衄，滴落于书本之上，将书本染红。此诗表明了干祖望对于医学事业的热爱以及对自己的高标准、严要求。

赠四川丁正昌襟弟

七绝十一尤

1975.02.13

饮罢屠苏尚在喉，朵云告我又全休。

知君课子成龙急，莫为儿孙作马牛！

注：此诗干祖望赠予连襟丁正昌，此诗以对话的口吻写到，刚刚喝完的屠苏酒还在喉咙，以指新年刚过，朵云告诉我又全休了，知道你为了孩子能够有所成就而非常着急，但是儿孙自有儿孙福，他们自有自己的能耐，不必太多担心。

钱光耀来信告我，他已调到人民医院，喜赋两诗以贺之

1975.03.07

（一）十二侵

一纸遥传报好音，我欢未必逊君心，

情高兴足诗来速，读罢尊函已就吟。

（二）六鱼

上班当日即修书，立雪情深示不疏，

重约金陵来看我，杯茗斗酒为君储。

注：此诗作于钱主任写信给干祖望，告知他已调至人民医院，干祖望得知后为友人高兴，连作诗两首以庆贺此事。第一首写到一封信件带来了你的消息，我快乐的心情未必逊于你，此时心中非常快乐，灵光乍现，刚刚读完你的信件就已经将这首诗做好了。第二首诗写到上班当天我便写信给你，你我二人有“程门立雪”的情谊所在，至今也没有半点疏离，现你调任于人民医院，又可再相见，我已为你准备了清茶美酒，只等你来。此二首诗寥寥数字，却将干祖望内心快乐表现得淋漓尽致，同时也表现了干祖望和钱主任同门友谊之深厚，令人羡慕。

林祖庚医师嘱余修阅《关于中药麻醉方剂的部分中医文献》，今天阅毕

七阳七绝

1975.03.09

委蒙校阅作磋商，深疚文医两度荒，

强凑数言逃曳白，恨无一字泽文章。

注：此诗干祖望作于为林祖庚医师修阅文章后有感而发，受此重任后干祖望却深觉自身水平不够，只能勉强拼凑几句，内心只恨自己的文字干瘪毫无润色。此诗表现了干祖望对于自己的要求之高，并且从未放松过对自己的要求，干祖望直至晚年仍不曾松懈过对自己的要求，可谓是活到老、学到老的典范了。

为干千特撰“汤头歌诀”九十八首初稿告成志喜

1975.03.16

汪家歌诀读三年，张氏成方亦苦研，

课子俱嫌陈旧老，逼爷吮笔谱新篇。

注：“汤头歌诀”是以七言歌诀的形式将方剂组成及功

用加以归纳和概括，干祖望诗中写到虽然过往名著经典都苦读熟读，但仍觉得将此教给女儿有些老旧，故而干祖望特意为爱女编撰了汤头歌诀帮助爱女学习，对女儿宠爱之情溢于言表，令人羡慕。

钱光耀来信谓已订婚，贺之

1975.10.29

无病相如念载鳏，文君待尔理鬟鬟，

良缘漫恨相逢晚，正是徐娘情重怀。

注：此诗写于干祖望好友钱光耀来信通知他自己订婚的消息之时，干祖望为友人觅得良缘感到十分快乐，送上了自己诚挚的祝福。首句干祖望将好友比作才华横溢的司马相如，鳏居多年却并未意气消沉，表达了对友人的欣赏与肯定。第二句更表示友人还没遇见命中注定的卓文君，为友人再次觅得良缘打下伏笔。如今得知友人订婚的消息，感慨虽然两人相逢恨晚，但是能喜结连理，也算是柳暗花明又一村。

陵园管理处送我一支蜡梅

1977.01.21

梅无雪色三分白，雪逊梅花半寸香，

一事应该分作两，哪能绝对短和长？

注：这首诗是陵园管理处送干祖望一枝蜡梅，干祖望见此梅有感而发：梅花虽无雪景的三分白，但是白雪却没有梅花的一丝香气，随即感叹任何事物都要一分为二地去看待，没有绝对的好与坏，做人更是如此，要优势互补，教育学生也是如此，需要因材施教，表现了干祖望优秀的处事风格和高尚的师德。

以坐骨神经剧痛，住本院四区诊断为臀上皮神经损伤综合征，在床头纪实

1977.02.08

你病他疮我猝疴，来之四海五州湖，

莫愁仓卒无知己，倾盖忘年意外多。

注：此诗是干祖望因坐骨神经剧痛，住院在床头纪实：病房里的病人来自五湖四海，住院期间与病友互相倾诉，聊天聊地，由此感叹：人在困难之时，不要担心没有知己，很庆幸其在忘年之时能结交到好友。表达了干祖望乐观豁达、广交好友的宽广心胸。

病房中迎丁巳新春

1977.02.12

推陈显出病名新，“臀上皮神经症”称。

彻夜难眠真守岁，呻吟抱腿逼迎春。

注：干祖望丁巳新春因臀上皮神经症住院，守岁之时彻夜难眠，忍着病痛迎新春。表达了干祖望因病住院新春无法与家人团聚的难过与失望之情，突出了干祖望对节日以及家人团聚的注重。

除夕请假回家吃年夜饭，孙女洁雷以牙痛而哭

1977.04.19

阿公臀痛未消除，孙女牙痛如雀啄。

万户春来笑脸欢，咱们比赛谁能哭。

注：干祖望本人臀痛还未消除，孙女牙痛不停哭泣，春节除夕之日，家家户户开开心心，笑脸迎春，但自己和孙女只能因病痛无法展颜。最后一句，表达了干祖望面对病痛幽默、豁达的人生态度。

请　缨

1977.04.19

雾拨云开玉宇清，更应有技献人民。

就班何奈光阴酷，弹铗长歌敢请缨！

注：此诗是干祖望感慨时光飞快，国家发展迅速，更应该将自己的技术与技艺献于人民，于是自我请缨不管是弹乐器、唱歌都想献技于人民，表达了干祖望热爱国家、热爱人民、想把自己的所有献身于社会的伟大胸怀。

步李继勋教授原韵，并贺佳节

1977.06.01

抛砖引玉获华诗①，咫尺天涯恨识迟。

漫道耋年人曰老，偏将六一贺新诗。

注：①余先赠一诗于李老。

干祖望感叹与李老相见恨晚，在耄耋之年相识相知，虽年纪已大，但仍写诗一首共庆六一，表达了干祖望对时光已去，自己青春不在的感叹，及其童心未泯的乐观心性。

无 题

1978.02.19

启策惊呼稿满笼，可怜念载锁深宫，

文章自古无真价，全在他人喜恶中。

注：此诗为干祖望感慨自己所写诗词之多，但可惜只能锁于深柜，感叹文章自古以来是无价的，但可惜文章的好坏只能在别人的喜恶中体现出自己的价值，表达了干祖望对自己文笔无人欣赏的寂寥之情以及无法体现自我价值的无奈之情。

为林祖庚医师欣赏我的《野参外科学》而有感

1979.02.24

云间[①]四祖[②]傲医邦，白下今朝又凑双[③]，

写得“野参”书一卷，杏林深处爆新腔。

注：①旧时松江府的别称；②姚绳祖、杨兴祖、王祖良、干祖望，当时称为医林祖家帮，四人故称四祖；③今与南京林祖庚又凑二祖。

干祖望为纪念此事，作诗一首。感慨为文化添上了新的一笔，表达了干祖望对学者的尊重以及对百花齐放、百家争鸣学术氛围的向往，突出了干祖望海纳百川的学术胸怀。

在长沙赠王伯岳教授

1979.05.29

湘江水厚集轻舟，国手云登宾馆楼，

骥尾附攀身价倍，难忘结识一荆州。

注：此诗为干祖望感慨与王伯岳教授在长沙相知相识之情所写之诗，此诗借描述长沙壮丽美景，表达了干祖望对王伯岳教授的尊敬以及与王伯岳教授相识恨晚的感慨，突出了干祖望广交好友、对朋友知己的思念之情。

瞻仰韶山毛主席故居

1979.06.03

神住卅年朝圣地，只能梦里慰相思，

羊年六月初三日，正是生平幸福时。

注：韶山毛主席故居是干祖望一直神往的地方，今日所见感慨万分，在羊年六月初三来到这里，正是自己感到幸福的时候。此诗寄托了干祖望对毛主席的思念和敬仰之情，以及对毛主席一生伟大事业的感慨。

赠郭振球教授

1979.06.04

白下依稀曾邂逅，湘滨相值不相知，

文章本是知音物，得识丰颜慰积思。

注：此诗为干祖望所写来赠予郭振球教授，感慨相识的过程以及互相通过文章表达感情的相知之情，感叹自己的才华能被郭老所相识，表达了干祖望对知己郭振球教授的敬佩之情以及与郭振球教授相识相知的朋友之情。

赠顾伯华教授

1979.06.04

同道同乡久仰倾，吝缘无处识韩荆，

长沙嫡系长沙会，赢得迷途可问津。

注：此诗为干祖望所写来赠予顾伯华教授的，此诗深切表达出干祖望对顾伯华教授的敬仰，以及彼此相见恨晚之情。

张堰萧公来函询我近况以诗答之

1979.06.24

游子思乡倦鸟还，恨无鹏翅越河山！

卅年浪迹无丝获，羞煞偷来主任衔。

注：此诗为张堰萧公来函询干祖望近况，干祖望以诗答之，表达了干祖望思念故乡，却因事业无法回乡的遗憾之情。

赠张赞臣教授

1979.11.02

自读春秋即仰倾[①]，卅年恨未识韩荆。

群英楼[②]上群英会，晤得医豪慰一生。

注：①张老曾主持过“医界春秋”；②在杭州群英招待所开会。

此诗表现了干祖望对张老才华的仰倾以及相见恨晚之情，也表达了干祖望对张老高尚医德的赞美，从侧面突出了干祖望崇尚的医德。

晨与迟汝澄院长陈裕邦主任信步湖滨畅谈中医的学术学说

1979.11.05

军[①]民本属体连肢，毋别中西共一医，

倾盖缘来西冷识，晨曦湖畔诉心脾。

注：①迟汝澄为解放军第四军医大学附属医院院长。

迟汝澄院长、陈裕邦主任虽为西医，但干祖望却认为中西医都是治病救人，应该相互结合，共同为人民造福，此诗既突出了干祖望对迟汝澄院长、陈裕邦主任的敬佩，也显示出干祖望崇高的医德。

贺东南五省一市耳鼻喉科大会闭幕

1980.01.05

西冷偏偏热气盈，群英楼上会群英。
交流七日岐黄学，挥舞完成胜利旌。

注：此诗描绘了大会闭幕当日的天气以及学术交流的盛况，表达了干祖望对会议圆满结束的兴奋。

欢送史悦主任上调学院工作

1980.01.05

欲知欢送即欢迎，四化长途待远征，
卅载金陵多建树，敬将茶盏代金樽。

注：史悦主任上调学院工作虽路程遥远，但将来肯定会有建树，以茶代酒祝福史悦主任。此诗表达了干祖望对史悦主任的祝福以及其即将离去的不舍，突出了干祖望爱惜人才及对待朋友真挚之情。

贺熊大经“吉雷”治疗鼻窦炎成功

1980.01.14

久盼佳音望眼穿，回肠百折费猜研，
“吉雷”一药功勋树，坐拥褒词万万篇。

注：此诗为干祖望祝贺熊大经主任新药“吉雷”治疗鼻窦炎成功所作之诗，描述了熊大经主任研制新药的不易，新药“吉雷”研制成功后获得了很大的认可，表达了干祖望对熊大经主任深深的祝贺，突出了干祖望对人才不吝赞美之情的博大胸怀。

元旦书红

1980.02.16

温良团结羊年去，活泼奔腾猴岁来，
漫笑老夫无余勇，敢将四化夺元魁。

注：此诗为干祖望庆祝新的一年到来所作之诗，羊年去猴年来，新的一年，新的寄托，表达了对逝去一年的感慨，以及对新的一年的期冀，此诗也表现出在新的一年里要大展宏图的雄心壮志，突出了干祖望勇于进取，勇于战胜困难的自信。

贺省名老中医经验继承讲习会（内嵌药方方剂名）

1980.05.12

四逆今朝泯迹散，阳和重暖杏苏来，
回春厚寄衍宗会，百合固金万寿丹。

注：此诗为干祖望贺省名老中医经验继承讲习会所写，干祖望感叹虽然到了今日各个名老中医的经验流传下来的都已很少，但今日的讲习会却把这些全省名老中医的经验汇聚一堂，感受颇多，表达了干祖望对文化的尊重、对知识的渴望、对人才的敬重。

答钱兄双呆

1980.11.02

退休无份断思乡，更恨浓浓鬓上霜，
苦想少年同道友，渴求一叙话麻桑。

注：此诗为干祖望答谢少年之时同道好友钱兄所作之诗，感慨自己双鬓白发苍苍，退休之后对家乡无尽的思念，希望与少年好友相聚互诉衷肠，表达了干祖望对家乡的思念，对少时的怀念，对少时友人的回忆。

在苏州中医外科学会成立大会中答金伯恭主任诗

1981.01.09

年开八一待迎春，云集苏台得相识。
韩氏荆州广泛交，生平堪慰相思骨。

注：此诗描绘了干祖望与金伯恭主任相识之情景，感慨此生能与金伯恭主任这样的知己相识，表达干祖望广交好友、珍惜知己、渴望结交知己的博大胸怀。

以抗拒不公正对待罢教中致全体同学相会于莫愁湖

1981.05.06

人在莫愁心莫愁，且将万恨付东流，
莲花水畔留容影，预祝今秋聚六楼①。

注：①教室在六楼。

此诗表达了全体同学将仇恨随湖水东流，对以往释怀之情，干祖望在此诗中也表达出希望各位同学在未来能够相聚的希冀，突出了干祖望对过去的释怀、对未来充满希望以及对旧时同乡的珍惜之情。

得同学刘志明主任来信，步原韵回答

1981.08.18

一霎时光卅七年，沧桑十载似云烟，

虽收晚榆难称恨，毕竟颓然夕暮天。

注：此诗表达了干祖望感叹时光流逝，与同学刘志明主任已有数年未见，匆匆过去数十载，虽然有惋惜之处但年纪已大无力改变，表达了干祖望对旧人的怀念，对自己年华已逝、岁月蹉跎的感慨。

在广西中医学院读得同窗刘志明论文《热痹证治》，口占此诗以遥寄北京

1981.10.15

白下居民上海客，“广西”拜读妙宏词。

《热痹证治》开蒙昧，笔出湖南畿府医。

注：干祖望以仅仅四句诗写出了自己的观后感以及表达了对刘志明论文《热痹证治》的赞美之情，表达了干祖望孜孜不倦，活到老、学到老的心态以及表达了干祖望对人才不吝赞美、学习他人长处的宽广心胸。

自题茧斋元旦书红

1982.01.25

我事涂鸦你吐丝，两般恣态一般痴，

卅年自缚琅嬛里，乐仅庐陵太守知。

注：书红，为古代文人的一种习俗，大年初一都要在红纸写一些诗词或吉利话等。现在特指大年初一作诗词文章。这首诗是干祖望为其书房“茧斋”所题，书斋名茧，取意有三：其一，书房较小如蚕茧壳，四周书柜堆满各种书籍杂志，仅能容写字台置于中央，言其属于自己的天地。其二，喻书房为蚕茧，人在其中不断充实自我，吐丝作茧。其三，希望自己像茧一样，春蚕到死丝方尽。干祖望曾写道：“一个与书打交道的人，在他数十年中亲手积累起来的左图右史中徘徊、凝坐，即使不阅不谈，也能欢从心出。书没有给我富与贵，但给了我比富贵还富贵的享受。”在茧里，春蚕吐丝，在斋里，干祖望写书，两种奉献方式，却是一样的痴迷而沉浸。琅嬛为天帝藏书的地方，比喻藏书的天堂（《天龙八部》中亦称武学典籍藏于“琅嬛玉洞，琅嬛福地”），这里自喻，干祖望不无得意。后来他曾获得1990年“南京藏书状元”的雅号。“庐陵太守”即北宋文学家欧阳修，唐宋八大家之一，欧阳修曾作《醉翁亭记》：“人知从太守游而乐，不知太守之乐其乐也。”干祖望借此比喻自己乐在其中，众人皆不能体会。

诗人蒋松亭赠我《松亭诗稿》，作诗以谢之

1982.03.05

一别留溪廿六年，依稀故土淡如烟，

勾来怀旧情难禁，因此邮传三百篇。

注：该诗为干祖望答谢同乡蒋松亭赠诗稿之谊所作。蒋松亭（1910—），名志义，以字行，上海金山张堰人。张堰古称留溪。干祖望1956年赴宁工作定居，该诗成于1982年，据干祖望离沪赴宁正好26年。26年的光景，时移世异，使得干祖望对家乡的记忆犹如淡烟一样依稀恍惚，而他乡遇故知，也许聊起了家乡的那些人那些事，聊到共鸣之处双方都情难自禁。而蒋松亭所赠诗稿正可慰借这思乡之情。邮传，古代五里一邮，三十里一传，相当于现代邮政的不同级别的机构，这里引申为赠送。三百篇，《论语》有“诗三百”之说，而此处应该是化用《唐诗三百篇》之名，引申为《松亭诗稿》。

偶然发现在“文革”抄家中残存的于1947年第一批学徒结业照相

1982.04.08

桃李花开第一枝，俄顷三十五年斯，

喜看尔辈成材器，恨我争长已晚迟。

注：该诗为干祖望无意发现1947年首批学徒结业相片后有感而发。干祖望经历过那个特殊年代，但心性豁达，不因那个年代的经历自怨自艾，反而为照片中的学生们的成长喜出望外。首联中桃李，泛指照片中的学生，“花开”即结业，“第一枝”即首批的意思；颔联则点明结业（1947）至今（1982）已有三十五年。颈联描述干祖望看到当年的学生如今都成了栋梁之材，心情无比喜悦。而尾联则是采用欲扬先抑之手法，体现干祖望古稀之年（1982年干祖望70岁）仍有一股活到老、学到老，永攀学术高峰的劲头。

得急病住六区八床中吊盐水

1982.06.24

不挂菖蒲①挂水瓶，铜壶滴漏滴人身，

雄黄无酒茶汤喝，频劝殷勤尽此樽。

注：①明天为端午节。

该诗成于1982年端午节前一天，干祖望得急病输液治疗之时。端午节有挂菖蒲、饮雄黄酒等习俗。铜壶滴漏时

是古代的计时器，通常用铜壶盛水来计时刻，此处代指为输液皮条上的滴管。颈联雄黄代指为药品，干祖望对服药可能也如平常人一样有抵触心理，所以尾联中描述家人反复劝他服药的情景。干祖望古稀之年，仍有小孩习性，当真有如“老顽童”之可爱。

隔壁抢救室死去一位六十五岁的老人

1982.06.25

羽化邻居六五翁，景情彼此尽相同，

纵然我有同筹望，愧未人间立一功。

注：该诗仍是干祖望住院期间所成。羽化，道教术语，特指道士修炼脱离俗世，升而成仙，此处代指抢救室那位六十五岁老者因病逝世。干祖望触景生情，感同身受，虽有济世救人之心，奈何自己病魔缠身，有心无力，无法为人间立下此救人之功。此诗足见干祖望济世怀仁之高贵品格。

暑期到连云港疗养诗

1982.07.14～07.30

（一）在疗养院四区电视室口占

右吞黄海左吞山，万里乾坤尽入杯，

终日湎沉书简里，今朝偷得半天闲。

注：此疗养院可能为江苏省连云港海滨疗养院，该疗养院面靠黄海，北依北崮山峦。首联、颔联运用夸张手法写景，气势磅礴，显示干祖望博大胸怀。干祖望好学习，终日手不释卷，因疗养而终于可以放下手边工作，尽享海光山色，调养身心。尾联为化用唐代李涉《题鹤林寺僧舍》“偷得浮生半日闲”之句，忙里偷闲，不亦乐乎。

（二）游北固山遇松江庄正诚同志

无忌相如北固山，京江底事霸瀛环①，

乡音悦耳分明熟，同饮春申歇浦滩。

注：①镇江的北固山，不能专美于前。

京江：长江流经镇江市北的一段，因镇江古称京口而得名。春申，即申江，指上海市境内的黄浦江。浦滩，该处代指上海金山。此诗仍表达一种思乡之情，可见干祖望还是有比较浓厚的乡土情结。

（五）花果山水帘洞前留影

不见猴王仅见山，洞帘滴滴水声潺，

且将老态龙钟影，留此苍梧守市寰。

注：“花果山福地，水帘洞洞天。”干祖望直接运用《西游记》之典点出地名，花果山位于连云港市南云台山中麓。云台山，古称郁洲山、苍梧山。尾联干祖望化用苏东坡《次韵陈海上书怀》：“郁郁苍梧海上山，蓬莱方丈有无间，旧闻草木皆仙药，欲弃妻孥守市寰”（节选）。此处苍梧代指花果山，说明花果山之景美不胜收，使得干祖望乐不思蜀。

（六）爬一线天

匍匐蛇行寸步艰，十年浩劫两依然，

沧桑毕竟成陈迹，又得光明一线天。

注：此诗首尾两联干祖望运用互文手法，描绘出了山路艰险如同那个特殊时代。但沧海桑田都有如“百川东到海，何时复西归？”尾联“一线天”三字“一语双关”，既指爬山地点，又有“山重水复疑无路，柳暗花明又一村”之感。此诗情事结合，借事抒情，表现出干祖望旷达的胸怀。

（八）学游泳

客串念年未下海，今朝浸到水中来，

请君漫笑皤然叟，余勇尤能劈浪堆。

注：客串，此处喻指临时参加某种非本职或不很擅长的活动，即下海游泳。念，通廿，即二十。干祖望二十年未游泳，此时兴起而下海，动作笨拙，同游诸君笑看干祖望，但干祖望不以为意，表现出一种无所畏惧的勇气。尾联更有“自信人生二百年，会当击水三千里”的英豪之感。

（九）得洁蕾寄来家信

屈指离宁匝旬临，欲穿望眼盼乡音，

九天才得平安竹，深味家书抵万金。

注：匝旬，即一旬十天。平安竹，比喻平安家信，典故出自《酉阳杂俎续集》：“北都唯童子寺有竹一窠，才上数尺，相传气寺纲维每日报竹平安。”颈联一个“才”字，表现出干祖望盼望家书的急切心情。尾联直接加字化用杜甫《春望》“家书抵万金”之句，更道出干祖望的思乡思人之情。

（十）洁蕾汇报升学考试得191分，赋此诗以贺之

捷报传来一九一，爷爷欢乐甜如蜜，

小诗一首代红花，遥祝孙儿脱颖出。

注：此诗干祖望与其他诗的风格有别，未用较生僻的字词及典故，因面对的是小孙儿，因此使用比较口语化的表达，一是容易让孙儿理解，二来也体现干祖望的童心，不刻板，更平易近人。实有乐天居士诗风。

(十一)参观连云港贝雕厂题词

连成片羽吉光葩,云彩缤纷耀眼花,

贝里乾坤珠孕育,雕工神斧傲春霞。

注:片羽吉光,即吉光片羽,吉光是古代传说中的神兽,刘歆著《西京杂记》:"武帝时西域献吉光裘,入水不濡。"吉光片羽指神兽的一小块毛皮,比喻残余仅见的文章或书画等艺术珍品,此处代指贝雕作品。此诗盛赞贝雕厂雕工的心精手巧,贝雕艺术品的鬼斧神工。

(十五)海棠路信步四首

1. 东眺——海堤

长堤横阻去来潮,莫怪奔雷卷地嚣,

叱咤澎湃千丈浪,连山奚敢示矜骄。

注:此诗描写因为海堤的阻挡,海潮拍打在堤上激起卷浪的场景。奔雷,原指声响猛烈的雷,此处代指急速拍打岸堤的浪潮所发出的声音之大。连山,即连岛,位于连云港市连云区连岛镇。

2. 南顾——山云

岫云袅袅掩重峦,蚀尽山天曲线缘,

若雾非烟且似絮,频揉老眼画中看。

注:云从龙而千变万化,此景如画,让干祖望体会一种朦胧之美。

3. 西瞻——田野

纵横阡陌缀柴扉,齐绿深青万亩肥,

暗祷退休蒙核准,何珍五斗赋来归。

注:尾联借用五柳先生陶渊明"不为五斗米折腰"和《归去来兮辞》之典,显示干祖望淡泊名利,愿步陶公后尘,在此过上"晨兴理荒秽,带月荷锄归"的田园生活。

4. 北盼——浴场

小孤鸽岛僭方壶,篦次洋房映碧波,

天凿浴池人粉饰,缤纷华盖绕新歌。

注:鸽岛,位于连云港市墟沟街道北部,原名鸭岛,因岛形似鸭子浮在海面而得名,后因岛上鸽子众多,遂改名鸽岛,也有说鸽岛之名来自当地民间传说。篦,一种密齿梳,用于篦污去痒的理发工具,此处形容洋房栉比鳞次。华盖,此处代指浴池的氤氲水气。

(十七)无题

身囚闹市难求静,一旦清闲胜似仙,

"滴答"[①]不容轻放过,且将情志注新篇。

注:"滴答",手表声,代指时间。

干祖望平时工作繁忙难得清闲,因此,疗养可算得上是逍遥神仙日,但干祖望惜时如金,仍以诗言志。

(二十)答问为何天天早晨作爬梯活动

四载晨兴无缺席,登攀六百级楼阶,

问君底事天天练,为偿生平不会爬!

注:干祖望爱好爬楼梯上病房,首颔两联写实,颈尾两联抒情,天下事只要坚持,总会有所收获。

(二十一)孔教授王主任天天跟我爬楼梯

欲知爬级益如何?健步轻登万仞坡。

我道不孤且慢笑,连云收录两生徒。

注:此诗主要写干祖望爬楼梯的原因。

(二十五)咏海滨公园瑞石窝

力拔乾坤能举鼎,气吞牛斗竟擎天,

鬼工鼙鼓三分足,等待渔阳击几遍。

注:瑞石窝,北固山三奇石之一,两处山石凸起部支起两块巨石,成一石棚,下可容数人。首联化用项羽"力拔山兮气盖世"及项羽"力能扛鼎"之典。气吞牛斗,语出明胡文焕《群音类选》"看兰孙,气吞牛斗,知不是等闲人"。牛指牵牛星,斗指北斗星,泛指星空。首颔两联形容景色气势宏伟。颈尾两联取自白居易《长恨歌》"渔阳鞞鼓动地来,惊破霓裳羽衣曲",鼙鼓,古代军中的一种小鼓,此处用以形容瑞石窝之外形像小鼓,让人想击打之。干祖望赞叹大自然的鬼斧神工,方可使后人能见此景。

(二十六)晨起宋立人副教授告我昨夜狂风暴雨巨雷锐电把门窗打开,一夜无法安寝,但余一无所闻

梦酣高枕醉甜乡,那管衾温或席凉,

有耳不闻天下事,任它雷雨叩门窗。

注:宋立人,1927年生,江苏吴江人,原南京中医药大学中医文献研究所所长,长期致力于《伤寒论》学科和本草文献的研究和教学工作,六代世医,其父为苏州名医宋爱人先生。该诗虽说干祖望描述睡眠之深,不为外界所影响,但实有一种"泰山崩于前而色不变"的处之泰然之感。

(二十七)自己洗了几天衬衫,

愈洗愈脏,赋此小诗以解嘲

谁谓漂母逊英豪,浆洗躬操怨眼高[①],

孰说文章憎薄命[②],白衣瞬息变乌袍。

注:①眼高者手必低。②引杜甫"天末怀李白"的文章憎薄命句。

"漂母"典故源于《史记·淮阴侯列传》,这里代指洗衣服的女性。干祖望此诗生活气息浓厚,有一种"百无一用是书生"的自嘲。

(二十九)晨起遇南京艺术学院臧云运院长把拾到的黑蛤壳找磨石来磨琢,即景赋此

漫笑斗龙无智慧,欲知箝鹬有功夫,

贺君拾到乌玄蛤,觅得他山付一磨。

注:首颔两联借用"鹬蚌相争"之典故,箝鹬,出自《战国策》,此处代指黑蛤壳。他山,出自《诗经·小雅·鹤鸣》:"他山之石,可以攻玉。"此处代指磨石。

(三十)游孔望山小诗八首

1. 车过新浦

多云无日半阴天,涉水登山最合宜,

陇海危楼添景色,轻车飞过浦街前。

注:孔望山,位于连云港市海州古城城东,因孔子登山望海而得名。新浦,原连云港新浦区,现已和原海州区合并为新的海州区。陇海即陇海铁路。

2. 孔望山碑

孔望尊严祖望卑,唏嘘慨叹我何惨,

更知千载蜉蝣梦,此地空留石刻碑。

注:干祖望首联巧妙嵌入自己的名字,与孔望相对,一尊一卑相对。颔联感慨自己的一些不愉快的经历,但颈尾两联表达出干祖望"万里长城今犹在,不见当年秦始皇"的宽阔胸怀以及顺其自然的心境,乃欲扬先抑之手法。

3. 谒龙洞庵拜佛

六十年前拜普陀,一周花甲又南无,

往生经咒重头念,可惜遗忘大半多。

注:一周花甲,即六十年。南无,宗教用语,此处代指龙洞庵。往生经咒,即佛教净土宗信徒经常持诵的《往生咒》。尾联感慨时光易老,表达出一种青春不再的伤感。

4. 咏龙洞庵

人世喧嚣厌俗埃,若兰遥向我侪催,

石阶移屐层层拾,涤尽尘缘龙洞庵。

注:龙洞庵位于孔望山东侧半山腰处,小院清幽,是江苏省连云港现存最早的古刹之一,最早建于汉代。若兰,曹植《美女篇》:"顾盼遗光彩,长啸气若兰。"此处应该代指同游的女同志。我侪,即我辈,此处代指干祖望及一同爬山的同伴。

5. 丹崖龙洞

丹涯龙洞忒凄凉,悬磬虚中远帝乡,

且看谪仙多旷达,浮沉宦海事寻常。

注:悬磬指空无所有,极贫,语出《国语》卷四《鲁语上》"室如悬磬,野无青草,何恃而不恐?"亦指悬挂着的磬,此处一语双关,一表现龙洞凄凉,一表现石钟乳的状态。虚中,此处应为石钟乳之别名,见明李时珍《本草纲目·石二·石钟乳》,首颔两联互文。颈尾两联取李太白之典故,李白号青莲居士,又号"谪仙人",李白一生宦海浮沉,既能做到"仰天大笑出门去,我辈岂是蓬蒿人"的洒脱,又有安于贫困"安能摧眉折腰事权贵,使我不得开心颜"的不羁。

6. 听导游者讲解摩崖画像石刻

汉宫衣履六朝容,百幅须眉展险峰,

屏息凝眸听讲解,飘然步迹达摩踪。

注:此摩崖画像石刻起于汉代。须眉,男子的代称,语出《汉书·张良传》:"四人者从太子,年皆八十有余,须眉皓白,衣冠甚伟。"此处代指石刻画像。达摩,全称菩提达摩,南北朝禅僧,此处因代指洞内佛像。

7. 蛤蟆石

辞却蟾宫蹯古石,不留兔窟蛰深山,

问君底事遭天谴?竟被刘仙弃市寰。

注:蛤蟆,即蟾蜍,中国神话传说月宫有一只三条腿的蟾蜍,而后人也把月宫叫蟾宫。兔窟,此处代指月宫,因月宫中有仙兔捣药一说。刘仙,即刘海,道教有刘海戏金蟾的典故。

8. 归途中到新浦买医书

生平独病买书狂,梦寐奢求曹氏仓,

尽管泥衔涓滴积,只求填满我巾箱。

注:干祖望爱好读书、藏书、写书。曹氏仓,即曹曾书仓,曹曾字伯山,济阴(今山东定陶、菏泽一带)人,官至谏议大夫。其家财巨富,收藏图书甚丰,所藏达万余卷。据《拾遗记·后汉》载"曹曾书垂万余卷,及世乱,家家焚庐,曾虑其先文湮没,乃积石为仓以藏书,故谓曹氏为书仓"。泥衔,即燕衔泥,比喻藏书积少成多。

(三十一)闻西墅出好石,乃翻过北固山,拾得三以志喜

山骨云根西墅多,不辞劳瘁上东坡,

低头似可通灵性,喜得三枚待琢磨。

注:山骨云根,此处指山石。宋·梅尧臣《次韵答吴长文内翰遗石器》:"山工日斲器,殊匪事樵牧。掘地取云根,剖坚如剖玉。"唐《石鼎联句》:"巧匠斲山骨,刳中事煎烹。"通灵性,借用《红楼梦》通灵宝玉之典,此处仍是代指山石。

(三十二)西墅拾石归来,登山巅眺望黄海的连山与小鸽山,在隐约有无中

水天一色云烟海,薄暝迷糊有若无,

鸽岛轻佻连岛稳,蓬莱咫尺接方壶。

注:蓬莱,中国先秦神话传说中东海外的仙岛,被一片黑色的冥海所包围,此处代指连山与鸽岛。方壶,此处代指黄海。

(三十三)以家中催稿积多,不得不提前回家

之一

逃债何如文债难,案头堆积渐成山,

频频竹报通消息,胜似金牌师逼班。

之二

未届归期前日去,谁谓此地不留连,

欲知修短俄顷际,世上安来不散筵。

注:此两首诗词创作于干祖望 1982 年 7 月 14 日至 7 月 30 日于连云港疗养休息期间,因为南京家中催促稿件,不得不放弃疗养休息,提前返回家中。干祖望认为,这文字之债比钱财之债催促更紧,更难逃脱。竹报,即家信,家中不断告诉自己催稿文件日渐增多,堆积如小山。金牌,在宋代,凡涉及军事上最紧急的命令,由内侍省派人用金牌传达。当年宋高宗便是一天之内,连用十二道金牌将岳飞催师返京。干祖望借此意指催稿之急迫。干祖望在连云港畅游北固山、花果山水帘洞、海滨公园、孔望山等名景,又遇到多位好友,疗养期间不胜快活,流连忘返。快乐的时光总是短暂的,俄顷之间即将返程,干祖望借此表达自己心中遗憾之情。

(三十四)准备提前十天回家,不料得家书不允许一个人回来,领导也要我结伴回来,乃不能不改订归期

反覆风云一纸书,家人不允早回舆,

归期重订言旋日,好在高堂无倚闾。

注:干祖望在连云港休养期间,因南京的期刊反复催稿,不得不准备提前十天独自返回。①舆:《考工记》曰:"舆人为车。"是指车或者车上的东西,回舆即回家。此时干祖望已经年逾古稀,可能处于安全因素等考虑,家人以及医院领导都不允许干祖望独自一人乘车回来。②倚闾:出自《战国策》:"女朝出而晚来,则吾倚门而望;女暮出而不还,则吾倚闾而望。"是指盼望子女归来的意思。干祖望庆幸好在已无高堂盼己归来,否则自己的约束将更多,此处实为自嘲之意。

(三十五)步原韵答李老景白赠以"海滨心事"一诗

暂息云滨赏浪花,应忘烦琐学仙家,

泅衣挥舞招诗友,浴罢归来日影斜。

注:干祖望给此诗立一标题为"海滨心事",是在连云港海滨公园休息看海时所著。诗的目的是干祖望步韵,赠予李景白所著。步韵:即又称为"次韵",是和诗的一种方式,不仅使用被和诗作的韵,还必须用被和诗作韵脚上的那几个字,并且韵字的先后次序都要和被和诗作一样,所以难度极大。吴乔《答万季野诗问》说:"步韵最困人,如相欧(殴)而自絷手足也。"泅:《广韵》曰"泅,人浮水上",即为游泳。泅衣即泳衣。虽然干祖望此时年逾古稀,但是在休养期间还多次下海游泳,反映出了干祖望体力还是很不错的。干祖望认为,玩赏之时,就应该像神仙一样,忘却心中烦恼琐碎,尽兴而为,体现了干祖望的真性情。

(三十六)名作家郑盾公今天回北京,特来告辞及索我通信处

苍梧山下识荆州,倾盖谁谓谊浅浮,

同是砚耕摇秃颖,群分类聚自千秋。

注:此诗是干祖望于连云港送别名作家郑盾公回北京所著。苍梧:连云港的云台山古称是郁洲山,唐宋时又名苍梧山。大诗人李白诗中的"明月不归沈碧海,白云愁色满苍梧",写的就是此山。连云港还有《苍梧晚报》、苍梧绿园、苍梧小区、苍梧路、苍梧小学等。识荆州:出自李白的《与韩荆州书》中"生不用封万户侯,但愿一识韩荆州"。是书面语的敬辞,指初次相识。③倾盖:《史记·鲁仲连邹阳列传》谚曰:"'白头如新,倾盖如故。'何则?知与不知也。"指途中相识,停车交谈,车上的顶盖碰在一起,此处意指在他乡初次相识,而一见如故。④砚耕:以砚为耕。周亮工《哭陈磐生》诗之四:"砚耕多秀业,锦字重三吴。"即指干祖望是医家,郑盾公是作家,都是依靠笔墨维持生计。二位初次相识便相聊甚欢,一见如故,又同是依靠笔杆子谋生,是以"群分类聚"也。

(三十七)学午睡

山中七日世千年,消瘦离家返腴肥,

漫笑孑身无一获,竟然学得午时眠。

注:古代养生之道中,"三寒两倒七分饱"的理念为世人所称道,"两倒"即睡好"子午觉"。但是干祖望在介绍自己的养生经验中,却说从来不午睡,并将午睡与烟、酒、赌并列为四害之一,严格戒绝。佛门多长寿之人,佛家也是反对午睡的,认为午睡昏暗无明,影响修行,还有专门的《佛说离睡经》。

本诗首句出自古代典故王质遇仙:"采樵不意到云天,闲看敲棋二老仙;柯烂也思归故里,山中七日世千年。"指思乡故里。干祖望戏称出来多日,除了心情愉悦,竟然一无所获,唯有体态较前丰腴了些。自己竟然开始习惯了午睡,这倒算不上是收获,但也是令自己很是惊讶。

（三十八）无题

青莲喻法寓云连，斩断烦丝万事牵，

逃脱红尘三十日，忘情太上一神仙。

注：青莲喻法，出于佛典，表二大佛经之经题。青莲喻法指妙法莲华经。綦毋潜的《宿龙兴寺》亦有云："白日传心净，青莲喻法微。"指佛法如莲花般圣洁。意思都是指一种超脱清净的心境。干祖望在连云港游玩期间，不用去思考写书编著、开会议事等纷繁事物。游玩之余，将所见所感以诗词形式表达出来，随性发挥，好似"太上一神仙"。

（三十九）李老景白兄早我言旋，小诗送别

在云相送在宁迎，离别悲欢无限情，

互励同游成战友，南旋四化作尖兵。

注：此诗是李景白李老先行返回，前来告别时，干祖望作诗送别。云即连云港，宁即南京。离别总是悲伤的，但仍旧互相鼓励。

参观宿城对虾养殖场

1982.08.03

潜水晶莹穿碧袄，入汤躬鞠换红袍，

人湖虽好难长处，为汝担忧席上庖。

注：此诗是1982年8月3日干祖望参观连云港市连云区宿城乡对虾养殖场所著。第一句生动描绘出了活虾在水里晶莹剔透的姿态，第二句用拟人的手法，表现出虾被煮熟时的样子。尤其是"躬鞠"生动体现了熟虾蜷缩的形态。虾的成长周期短暂，虽然在湖水里有肥沃的水草和虾食，但很快便会被捕捞烧熟上桌，免不了被"庖"的命运。

衬衫愈洗愈黄，不能不在水中加入几滴蓝墨水以纠正些

1982.08.04

愈加浆洗愈污黄，心痛新裁盛夏装，

蓝墨水中加几滴，顿教锈刃换青霜。

注：此诗是1982年8月4日干祖望在洗衣时作的一首小诗。白衬衫穿久了，洗涤次数太多会变微黄，加入几滴蓝墨水就可以去除黄渍。其实从中国古代开始就有用蓝染料防止白色衣物变黄和增白衣物，叫上蓝增白。这其中的原理是浅色衣服发黄大多是因为放久了氧化，蓝墨水中含有鞣酸亚铁，将衣服上氧化物还原，而产物鞣酸亚铁是黑色沉淀，所以很容易去除。这些科学道理被干祖望以诗词形式表达出来，则更添一份趣味。

苦雨喜晴

1982.08.04

五天竟有三天雨，一月全无半月晴，

恨煞老天何作恶，忍将游客困罂鍪。

注：此诗是1982年8月4日所著。标题"苦雨喜晴"，苦即为雨天所苦，喜即为晴天所喜。前两句写的是雨水天数之多，五天中有三天，一月之中也有超过一半天数。恨煞：即相当怨恨。干祖望即是游客，天公不作美，雨水偏多，影响出行计划，则心情多不愉悦。

答人问养生之道

1982.08.04

劝君漫羡我朱颜，赤子童心七十年，

晨起攀梯六百级，余无秘诀对人言。

注：此诗是1982年8月4日干祖望回答别人询问养生之道所著。漫羡：注解有二，其一散漫。《汉书·艺文志》："杂家者流，盖出于议官……乃汤者为之，则漫羡而无所归心。"其二无边无际。宋代范成大《吴船录》卷下："余犯涨潦时来，水漫羡不复见滩，击楫飞度，人翻以为快。"此处应理解为淡化，不用刻意关注。朱颜：面貌或红润美好的容颜。《楚辞·大招》："嫮目宜笑，娥眉曼只。容则秀雅，稚朱颜只。"王夫之解释："稚朱颜者，肌肉滑润，如婴稚也。"更为有名的是南唐李煜《虞美人》词："雕栏玉砌应犹在，只是朱颜改。"干祖望总结其经验不过"赤子童心""晨起攀梯"，这与干祖望八字养生箴言中的"童心""猴行"相呼应，另外四字是"龟欲""蚁食"。

晨起与朱老昌鲁、马老广荣上后山挖小松小柏

1982.08.05.晨

晨曦雾里闯峦岗，未带青囊带橐囊，

无物回家酬老伴，挖来松柏祝安康。

注：此诗是1982年8月5日清晨，干祖望与朱老朱昌鲁、马老马广荣爬山所写。第一句开门见山，指出清晨天刚亮，浓雾还未散去之时攀山登石。青囊：古代医家存放医书的布袋。刘禹锡《闲坐忆乐天以诗问酒熟未》："案头开缥帙，肘后检青囊。唯有达生理，应无治老方。"橐囊：盛粮食的口袋。《诗·大雅·公刘》："乃裹餱粮，于橐于囊。"松柏：意指傲骨峥嵘，四季常青。荀子《大略》中言道："岁不寒，无以知松柏。事不难，无以知君子。"干祖望借此表达祝福，体健安康之意。

游艇出海绕连山岛一匝小诗两首

1982.08.07

一

偬促通知港口游，全无准备上孤舟，

纵然尽享人间乐，安及天涯一海鸥。

二

浮海登桴去又还，漓江情调一般闲，

欲知毕竟谓何异？一看汪洋一看山。

注：此诗是1982年8月7日干祖望乘坐游艇出海，绕连山岛游玩所著。偬促：即匆促。安及：也不及。浮海登桴：即乘小木舟在海面上漂浮。《论语・公冶长》中子曰："道不行，乘桴浮于海，从我者其由欤？"在干祖望看来，即使在人世间享尽欢愉，但是汪洋大海和孤山带来的闲情逸致在平时是体会不到的，在这方面，人或许还不如"天涯一海鸥"。强调了现代社会和生活之中，我们还需要学会去放下一些东西，去追寻心灵的恬适。

清晨漫步海滨两首

1982.08.07

一

谁谓水色最无情，静看方知变化频，

时白时黄时碧绿，此时一片似青萍。

二

鸽岛迷蒙有若无，连山隐约更糊涂。

人生何苦精明智，相比板桥胜几何？

注：干祖望所讲水色最无情，恐有两层含义。其一是一般认为，水是液体、透明、纯色、一成不变。其二可根据白居易《过元家履信宅》："落花不语空辞树，流水无情自入池。"寓指无意停留，毫无情义。但是水面的颜色，往往倒映着周围的环境。四季交替，环境幻化，自然这水面的颜色也相应地改变。

鸽岛：在江连云港市墟沟街道北部，离陆地仅数里，过去因岛上生有许多野鸽得此雅号。岛上怪石嶙峋，芳草如茵，可遥望五彩缤纷的海滨浴场。

连山：为连岛，与连云港海滨浴场隔海相望。清晨的海边云雾弥漫，朦朦胧胧，就好像人世间纷扰的尘世。干祖望认为，人生应该有些许迷茫和踌躇，而不是倾心于精明苛刻所求。

板桥：郑燮，号板桥，著名画家，"扬州八怪"代表人物。板桥居官十年，洞察了官场的种种黑暗，立功天地的抱负难以实现。自己便去官，以卖画为生，与同道书画往来，诗酒唱和，好不快活。干祖望借此寓指和郑板桥相比，我们的心境相差甚远。

再度重游连云港港口两首

1982.08.08

一

上回玩海此回山，再度重游港口湾，

莫笑婪贪玩不厌，要知尚欠一高攀。

二

登高跋涉最消忧，万虑千愁付逐流，

同是山城多一海，竟然重庆又重游。

注：再游港口，上次为汪洋，这次为孤山。登山高攀不仅仅是对体力的考量，登山是一步一脚印的攀登，没有任何捷径只能向上。专心致志，往往能忘掉多余的烦忧。遇山不登山，又是临海之山，岂有不攀之理？

山城：重庆是中国最有名的山城。而连云港境内也有江苏省内最高峰——南叶山玉女峰，可谓是江苏的山城。

重庆又重游：连云港更胜在背山朝海，拥有着这一大片汪洋。再次登高，像是在追寻山城重庆的回忆。同时又能面朝大海，更添一份新奇的趣味。

过陶庵小憩

1982.08.08

抱海依山沥路斜，车轮暂驻品乡茶，

陶庵是否渊明在？绿荫丛中问酒家。

注：①抱海依山：运用拟人的修辞手法，点明了依山傍水的环境。"抱"字更体现出绵延山脉围绕着绵延的海岸线。②沥路：沥字义是液体落下，沥路即布满雨水的路面。③陶庵：是连云港一地名，位居于云台山附近，临海依山，后来被开发成世外桃源景区。提到陶庵，则不得不想到陶渊明"采菊东篱下，悠然见南山"。在陶庵品茶小憩，周围是田园美景，怎叫人不想到田园派大诗人陶渊明呢？这陶庵是否和陶公有些许的联系，还得去向当地酒肆追问去。

无　题

1982.08.09

搜索枯肠下笔难，只缘缺乏素描材，

高山大海遨游畅，不费工夫妙句来。

注：干祖望好写字作文，但又自嘲缺乏素材，看似难以下笔，却又能随手拈来，句末"材""来"押韵更添神气。

赠水产局严超局长

1982.08.11

功成急退隐垂钓，严氏高风傲冕旒，

世泽绵长承旧业，连云何幸得同游。

注：此诗为干祖望赠友人所著。功成急退：应指退休安养，不贪图名利而谋续其职。垂钩：或指垂钓，寓指水产行业。高风：高风亮节，赞赏严超局长的廉政执岗。冕旒：古代中国礼冠之一种。冕旒为礼冠中最贵重者。崔豹《古今注·问答释义》："牛亨问曰：'冕旒以繁露，何也？'答曰：'缀珠垂下，重如繁露也。'"借此表达对严超局长的尊敬。连云：即连云港东部海滨城区。能有幸和严超局长同游海滨，干祖望称之为何其的幸运，字里行间透露着对友人人格品性的尊敬与称赞。

十二日回家，一进家门都笑我晒得黑如非洲人，乃套贺知章回乡偶书作此小诗

1982.08.12

未暑离家秋首回，乡音未改鬓依然。

孙孙相见胡卢掩，笑问爷爷赤道来？

注：1982年8月12日，干祖望结束了近一个月的连云港休养，回到南京家中，作此诗。未暑、秋首：指明时间。与《回乡偶书》"少小、老大"相呼应。鬓依然：与"鬓毛衰"相呼应。此处系干祖望自嘲发须鬓白，故没有改变。胡卢：发出笑声。《聊斋志异·促织》云："掩口胡卢而笑。"胡卢掩，即掩面而笑。因连云港靠海，阳光辐射强烈，暑期游玩肤色不得不加深。孙辈掩面而笑，打趣爷爷，体现了干祖望爷孙之情浓厚，洋溢着天伦之乐。

得耿老鉴庭信，言及喉科后继乏人，想召开"吐丝会"来叙叙

1982.09.11

春蚕到死丝方尽，正是迂儒梦寐求，

登簇不能罄一吐，肝肠欲裂哭东流。

注：①耿老：耿鉴庭（1915—1999年）出生于中医世家，著名的耳鼻喉科专家、医史学家、文献学家。②迂儒：迂腐的儒生。《三国演义》："此迂儒之论也！"此处为干祖望自嘲读书太多，而未做实事，作为自己老一辈先驱者，未能完成学术的传承、后继人才的培养。而实际上，干祖望、耿鉴庭等老一辈耳鼻喉科专家，为我国培养了大批优秀的人才。③登簇：登簇剂，可用于蚕的生长发育、吐丝化蛹。④罄：完，尽。⑤吐丝：蚕以吐丝为自己的使命。吐丝会，指的老一辈专家再次探讨，为了祖国的医学教育发展去奉献自己而自嘲命名的会议名称。

中午看中国女排与古巴之战录像

1982.09.19

友谊纵然不等闲，当然分数是头关，

日前败北三军失[①]，苦战今朝誓夺还[②]。

注：①中国队9月15日以0:3败于美国队。②9月19日以3:0胜古巴队。

纵使口号如"友谊第一、比赛第二"，但是哪支队伍不为夺取一胜？分数才是"头关"。与古巴队的比赛体现了我国女排健儿不屈不挠的拼搏精神。

到上海中医学院做学术报告之便，至青浦。光耀、静渊殷勤招待

1982.12.30

九隔春秋一面缘，滔滔絮絮胜河悬。

丰肴惜客三樽酒，寝逾"○三"十二元[①]。

注：①上海住在军区○三协作招待所，每天每床12元。

九隔春秋：相隔了九年，此次才见一面。胜河悬：口若悬河，即讲起话来滔滔不绝，能言善辩。此处应褒义，指出虽时隔九年一见，但一见如故，好像平时经常见面的朋友，有很多话题可以交流。丰肴：丰盛的菜肴。好菜与好酒，体现了此次青浦之行受到的热情招待以及如老友见面时的愉悦之情。夜宿军区招待所，住宿标准较高。每晚12元，当时可是个大数目，体现了主方的慷慨招待之盛情。

至广州中医学院开会，事急买不到卧铺，搭四九次车，在车厢里坐过一宵，写此夜车之景

1983.02.20

关闭灵窗乏力睁，千言万语恨无声。

人头晃晃如摇鼓，争得黄粱一梦寻。

注：从南京至广州，长途跋涉，要坐一宿。对年轻人来说都是体力的考量，更何况是年逾七十的老人。千言万语恨无声：此处千言万语应有两层含义，一是人声鼎沸、"人头晃晃"的车厢；二是自己内心的怨声载气，但是因为"事急"，而又埋怨不了别人，最终又化为了"无声"。黄粱：黄粱一梦，意思是比喻虚幻不能实现的梦想，出自《枕中记》。此处是指深夜无法平躺，着实痛苦。难以入睡，更别谈能

寻求个美梦。

寓三元里矿泉别墅，苦雨一周，没有停过一分钟

1983.02.27

淫雨叮咚惊北客，春寒料峭虐来宾，

“矿泉”抵事云腾致，为洗征尘昼夜勤。

注：①三元里矿泉别墅：位于广州市白云区。此诗为干祖望至广州中医学院开会所作。②淫雨：霪雨，下个不停，过量的雨。②北客、来宾：从北方而来的客人，即干祖望自己。前两句对仗工整，淫雨对春寒、叮咚对料峭、惊对虐、北客对来宾。③云腾：“云腾致雨，露结为霜。”出自《千字文》。云腾而致淫雨霏霏，矿泉别墅内办公可抵挡雨水。这雨水没日没夜的下着，好像是为了洗尽宾客的风尘。

三月一日到珠海，天倒放晴了

1983.02.28

七天会集七天雨，一日言旋一日晴，

春色必然关不住，秋波临去送行人。

注：这首诗是干祖望去广州开会一周，期间阴雨绵绵，三月一日会议结束准备至珠海前，雨停放晴。第三句出自宋叶绍翁《游园不值》“满园春色关不住”，借天晴预示即将到来的大好春色。最后一句“秋波临去”出自《西厢记》第一本第一折中的曲词，原句描述张生莺莺相别，眼神流连婉转，此处借用以抒干祖望和与会同道依依惜别。全诗对仗工整，借经典以抒情，令人回味。

同窗沈兄刚如寄来他过去私人开业的旧方笺一张以赠，余也以我的旧笺回赠

1983.04.30

今朝重抚旧时笺，不胜沧桑感万千，

七十春秋虚掷去，恨遗一着未争先。

注：此诗为干祖望与幼时同窗书信互传处方笺，有感而发。诗文十分具有画面感，可以想象，干祖望当时看着手中沈兄的旧方笺，思绪瞬间被拉回到从前，心潮涌动，感慨不已。想想当年与沈兄一同学习，奋勇争先，然而时光匆匆，一转眼已古稀之年，旧时的功名早已功亏一篑，空留遗恨。

诗中“争先”疑出自宋代汪洙所著《神童诗》“为官须作相，及第必争先”，又古谚有“不为良相，便为良医”之说，干祖望所说的“恨遗”很可能是为没有成为自己心中的“良医”而懊悔。而对我们来说，这显然是干祖望过谦了。

今晨侯杰主任查房，谓病属肺炎，春节争取回家，喜极作此诗

1983.12.28

病榻消磨十旬余，幽灵癌肺庆排除。

从今一觉聪明误，应得糊涂学鲁愚。

注：此诗描述干祖望因肺病入住鼓楼医院，住院三月余，诊断迟迟不能确定，无聊之际，加上自己又是医生，不免自行先诊断一番，并想到了最坏的结果。现在恶疾被排，庆幸之余，干祖望立刻开始反省，认为该糊涂就糊涂，不能自作聪明妄下结论，空增心理负担。

应得糊涂，指人在该装糊涂的时候就要糊涂，此句出自清朝乾隆年间郑板桥传世的名言“难得糊涂”。鲁愚，出自宋苏东坡的《洗儿诗》：“人皆养子望聪明，我被聪明误一生。唯愿孩儿愚且鲁，无灾无难到公卿。”大意是有时候太聪明了，知道得越多活得越不开心。那么不知道多好，即使知道也装作不知道就好了。

元旦日向护士长请假回家，晚上女儿无名伴我回鼓楼医院，车上已无法与人“碰”“挤”“争”了

1984.01.01

CA 结核两相疑，病榻周旋一百天，

昔日雄姿今安在，羞将老态曝人前。

注：此诗与上首诗背景相同，描述干祖望住院一百多天，肺疾缠绵不愈，诊断在肺癌和肺结核之间徘徊，身心俱疲。想想生病前精神抖擞，年逾七十，挤公交亦不在话下；而今病恙在身，身形虽俱在，但哪有当日之勇。常说岁月催人老，从诗中可以看出，久病对人的摧残更加明显，哪怕是干祖望这样的大家，亦是备受煎熬。

大雪奇寒

1984.01.15

寒窗①寒舍②寒天③雪，雪落雪飞雪景寒，

奚得寸薪驱粗悚，阿 Q 昼寝为求安。

注：①面北之窗；②房中无取暖的设备；③小寒节气。

北面的病房，没有暖气，时值小寒，窗外大雪纷飞，干祖望在这奇寒的环境，抱病在身隔窗看雪。何处能得到少许点温暖，来驱散我瑟瑟发抖的身体。看来只能像阿 Q 一

样靠白天睡觉来安慰一下自己了。

此诗前两句对仗整齐，把干祖望病室的寒冷描写到了极致。试想别人遇到这样寒冷的天气，住在这样冰冷的房间，估计也受不了。而干祖望久病三月有余，诊断始终不明，此时心里之寒已不亚于外。

欢呼今天体温已正常

1984.01.15

百日低热灰不死，心头寒意冷如霜，
历来怕看量温计，不信今朝告正常。

注：前两句描述算是对上首诗的印证。后两句可以看出，长期反复发热，以致使干祖望看到体温计产生了畏惧，体温突然正常，干祖望反而都有点不敢相信了，但心情已然好转。

夜　寒

1984.01.16

子夜寒潮子夜风，休将叱咤逞豪雄，
可怜床上蜷眠客，正是呻吟病老翁。

注：背景接上首诗文。小寒第二日，半夜寒潮又起，呼呼大风似乎在炫耀自己的威力。此刻，蜷缩在病床不断呻吟的老者，正是久病未愈的干祖望。

已肯定肺癌是误诊，已有兴赏雪了

1984.01.17

六出舞飞增冬景，我心欢乐换愁肠，
燃犀癌肺排除净，兴到诗来走笔狂。

注：当得知所患非肺癌后，干祖望心情大好，赏雪吟诗。诗文大意：雪花飞舞映衬出冬日的美景，好消息使我心头阴霾一扫而光；恶疾的彻底排除，让我兴奋之际，下笔吟诗。“六出”，花分瓣叫出，雪花六角，因而称六出。“燃犀”，传说点燃犀角，透过其发出的微光，可以发现人类以外的世界。一般用来比喻能明察事物，洞察奸邪。

出院回家

1984.01.20

抱恙离家康复回，形容未改病颜摧，
孙孙相见还相识，笑索爷爷小吃来。

注：生病住院离家日久，返回时容貌依旧，却满是掩饰不住的憔悴。家里的小外孙碰见还认得我，叫着爷爷一起吃零食。本诗与唐贺知章《回乡偶书》意境相同，简单朴素，却把久病回家的状态，以及回家后感受到久违的温馨描写地深入人心。

病后休养深感无聊

1984.02.18

病夺光阴五月余，更添暮岁捉襟裾，
侈言保养销人志，如坐针毡怨逸居。

注：此诗描述干祖望病痊回家休养的状态。众所周知，干祖望是个忙惯了的人，平时精神抖擞，干劲十足。此次生病住院接近半年，回家后又要静养，相较之前的工作生活习惯，这样相对无所事事的休养状态反而使干祖望出现了极度不适应。

应吴大升、干雪玉之邀与老伴游栖霞山古寺，茗山方丈雪烦大和尚共进中餐

1984.05.20

少小缘深老大疏，今朝又得近南无，
红尘浸透迷人性，底事彷徨返正途。

注：此诗是干祖望与夫人游览栖霞山古寺所作。大意是年幼时曾经学习过佛学，成人后逐渐生疏遗忘。一个人在纷乱的俗世生活中太久，内心的纯净、心性也会逐渐迷失。是什么事能让人犹豫不决，不去重回正确的方向呢。“底事”出自《大唐新语·酷忍》，解释为何事，什么事。

无　题

1984.05.23

小鞋大帽舞飞扬，二十年中苦断肠，
不是此番寒彻骨，梅花那得老来香。

注：大意为，曾经有二十年，我经历了各种被人穿“小鞋”、戴“大帽”的事情，不胜其扰，苦不堪言。然而，如同“不经一番寒彻骨，怎得梅花扑鼻香”，如果没有那些恼人磨难的锤炼打磨，怎么会有现在的功成名就呢。“小鞋”即穿小鞋，比喻受人（多为有职权者）暗中刁难、约束或限制；“大帽”，比喻给人加上夸大了的罪名。

四种罪恶

1984.11.08

得意忘形穷困怨，少年傲慢老糊涂，
要知四恶砒鸩毒，痛训儿曹及老夫！

注：得意忘形，穷困抱怨，年少轻狂，倚老卖老，要知道

以上这四种的罪恶比砒霜和鸩酒都要狠毒。如果下面的晚辈和同龄老人有这几种状况，我一定会狠狠地教训他们。

“得意忘形”出自《晋书·阮籍传》：“嗜酒能啸，善弹琴。当其得意，忽忘形骸。”后以形容高兴得失去常态，忘乎所以。“儿曹”出自《史记·外戚世家褚少孙论》：“是非儿曹愚人所知也。”即指晚辈的孩子们。“鸩毒”应为“饮鸩止渴”的鸩。

我们知道干祖望个性鲜明，敢言敢书，读此诗可窥一斑。

陈嘉兴结业回去索诗留念

1985.01.03

嘉时①最易出人才，兴作②尤须磨砺来，

老大悲伤难填恨，弟靡③苦果少年栽！

注：①嘉时即盛世；②兴作：有所作为；③弟作颓字用，读台，即颓靡枯萎之意。典出《庄子·应帝王》。

这是干祖望应邀而赠送进修医生陈嘉兴的一首藏头诗，前两句将嘉兴二字嵌入每句首字，每句文意又紧紧贴合其求学者的身份，指出其若有成就，必须经历磨砺才行。后两句从相反的角度劝诫：如果年少时不注意珍惜时间，碌碌无为，到年纪大了必然追悔莫及。

赠浙江名老中医黄岩陈梦赍道长诗

1985.01.29

雁帛邮传一纸情，娘家恩谊倍充盈，

神交新缔缘何晚，只恨无从早识荆。

注：娘家，余业师为浙江省嘉善县西塘钟道生夫子，1929—1933年在浙江，故称娘家。

雁帛，指书信，出自《汉书·苏武传》。神交，彼此慕名而没有见过面的交谊。识荆，指初次见面或结识，该词出自李白的《与韩荆州书》中的：“生不用封万户侯，但愿一识韩荆州。”全诗大意，书写传情，让原本的情谊更加深厚。我们虽未蒙面，但互仰许久，今而新交还不算晚，只感叹没有更早地与君结识啊。

今天附院开民主人士迎春会

1985.02.14

乙丑重逢第二回，穴虫鼠辈岁终哀，

开除二十春秋客，又看今朝我再来！

注：诗文大意，我与同仁们已经是第二次在乙丑年聚会，而当年那些阴险小人们都离开了人世。二十年前我被他们搞得开除，现在又重返这里，感慨万千。

附院开除夕团拜会，徐院长要我讲话

1985.02.19

送鼠迎牛第七回，坚冰皓皓映春梅，

满堂知语人添暖，贡献(恭喜)应先要发才(发财)。

注：诗文大意，除夕迎牛年，我已经是第七次参加团拜会了，窗外冰雪洁白，映衬出春梅美丽动人。屋内知心的人欢聚一堂，热切交谈，大家都在说，要想做出更大贡献，还要领导更多发掘人才。

诗句最后，干祖望幽默地加入“恭喜”“发财”，最后一句的意思就立刻变为：领导要多发福利，大家才能开心地互相恭贺啊。一句两意，完美地贴合当时欢乐的场合。“皓皓”，出自《诗经·唐风》：“扬之水，白石皓皓。”意思是洁白的样子。

乙丑年元旦书红

1985.02.20

牛蹄趿趹莅瀛环，孺子牛心我志顽，

扫尽伯牛人世疾，青牛百岁驻螺鬟。

注：诗中每句都有个牛字，分别代表不同寓意，首句比喻一头健壮的奔牛在世界中奋蹄驰骋；第二句，拥有像孺子牛那样勤勤恳恳为大家奉献的决心；第三句，有决心扫除世间所有恶疾；第四句，像百岁的老子一样屹立在峰峦之巅。

趿，本义拖着鞋子。趹，疾行。莅，来到。瀛环，世界的意思。孺子牛，出自《左传·哀公六年》中记载的一个典故，原意是表示父母对子女的过分疼爱。后来现代伟大文学家鲁迅《自嘲》中的“横眉冷对千夫指，俯首甘为孺子牛”名句使“孺子牛”的精神得到升华，人们用“孺子牛”来比喻心甘情愿为人民大众服务，无私奉献的人。伯牛，出自《论语·雍也》，伯牛即孔子的弟子，传有恶疾，不治而亡。后世以“伯牛之疾”指不治的恶疾。青牛，指老子。螺鬟，盘旋直上的峰峦，出自金代陈庚《西岩迭巘》诗：“螺鬟烟发矗万峰，行人指点梵王宫。”

谢常州戚墅堰何纬文道长赠诗，步原韵

1985.02.21

待饮屠苏日影斜，洛阳素竹抵寒家，

换鹅吐凤惊双绝，怎敢花丛弄芥芽。

注：诗文大意，大年初二傍晚时分，我正准备饮一杯屠苏酒，这时何道长的赠诗寄到家中。道长的书法和诗文都是精彩绝伦，我怎敢在他面前班门弄斧呢？

屠苏，是酒名，古代中国风俗于农历正月初一饮屠苏酒以避瘟疫。寒家，谦称自己的家庭。素竹，即竹素，竹帛，多指史册、书籍。待饮，在年初二晚餐时收到。换鹅指字，吐凤指诗。

第四届全国师资班开学

1985.02.23

立春雨水接踵来，八五年班即日开，

人愿天从三乐事，莫如绛帐育英才。

注：立春过完，雨水接踵而至，本期的全国耳鼻喉师资班马上就要召开，这三件好事如期而来，但培育更多的医学人才才是更重要的事情。绛帐，出自《后汉书·马融传》，后为师门、讲席之敬称。

二月二十八至三月三日昆明开《长江医话》编委会，以火车票飞机票买不到而缺席

1985.02.25

车与飞机难得票，滇池文会付东流，

金樽添酒人添寿，谁说从今不远游①。

注：①不远游，传说余年老行动不便而缺席。

诗文大意是，去昆明的火车票、飞机票都没有买到，昆明的编委会只能作罢。虽说精美的酒器用来盛酒，人也会老，但是谁说人上了年纪就不能出去远游。

接湖南名老中医醴陵张恒泉老手札

1985.03.21

鸾笺雁帛喜飞邮，金诺传来泽及喉，

深恨辰光何缓缓，得能早日识荆州。

注：张恒泉，生于1914年，出自中医世家，到他是第六代，中医喉科主任医师。自幼随父学医，16岁单独应诊，1936年在江西萍乡上栗市开设“张氏喉科诊所”。1982年应邀赴南京中医学院作世医喉科学术讲座，并出席全国中医耳鼻喉科学术会议，在全国中医领域中享有很高声誉。张恒泉与干祖望年纪相仿，又同是中医耳鼻喉科，必然惺惺相惜，一见如故。

全诗大意，张老的喉科手札如期寄到，践行了当时的承诺，张老的这一举一定会让中医喉科事业更加繁盛。现在只得感叹时光太慢，早一点结识张老该有多好。

鸾笺，古纸名，指彩笺。出自宋苏易简《文房四谱·纸谱》。金诺，珍贵如金的诺言，出自《史记·季布栾布列传》：“楚人谚曰：‘得黄金百（斤），不如得季布一诺。’”。喉，指喉科事业。

游高邮文游台

1985.05.08

旧地重游念六年，依稀两字亦难言，

为我留踪寻迹象，天公赐雨涤街泥。

注：距上次游览文游台至今已经六年了，这次重游很多地方已经模糊记不清了，幸好下过一场雨，冲洗掉了污垢，找到一些当年关于文游台印象中的踪迹。

文游台，是高邮古秦邮八景之一，始建于北宋太平兴国年间，现为国家3A级旅游景区、江苏省文物保护单位。

朱兄曜辉赠余“良医处方手迹”“凌氏良方诗考释”

1985.05.11

雁帛飞来三泖城，芸篇藜照寄深情，

远乡游子家乡字，百读拳膺咀玉英。

注：三泖是指松江、青浦、金山至浙江平湖间相连的大湖荡。这里指上海，干祖望生长地在上海。藜照，来自刘向燃藜读经的典故。玉英，中医指唾液，《黄庭内景经·脾长章》：“含漱金醴吞玉英。”

诗词大意，上海朱兄寄来信笺，里面是两本珍贵医籍，这不仅仅是简单的赠书，更是充满深深的情谊。离开家乡多年，能看到家乡的医书，即使看过一百遍也不舍释卷，津津有味。

登昆明龙门

1985.05.16

云雾山湖日出迟，雨中拾级笑翁痴，

风光此处迷人醉，笑煞填池毁滇池。

注：群山湖泊笼罩在一片云烟雾气之中，太阳好像变得迟迟不出。烟雨蒙蒙中顺着台阶而上，赏美景让人陶醉。只可惜在滇池风景最美好的地方，那些可笑填湖的举措正在毁掉她。

由龙门回宾馆，途中车祸

1985.05.16

龙门易跳艰于走，狭路相逢一眨惊！
从此哥哥行不得，只缘你俩吻[①]何亲！

注：①吻，喻两车头俱凹陷而相互连合。

这首诗是在干祖望登昆明龙门回宾馆途中遭遇车祸的背景下所作，诗中干祖望用诙谐的口吻叙述了事情的发生经过，诗句的第一句描述干祖望龙门一行的心中感想——易跳难走，紧接着第二句一个惊字凸显了事故的凶险，第三、四句中的"哥哥"及"吻"字反映了干祖望遇事乐观的心态，着实令人敬佩！

审阅《长江医话》一篇歌颂丹方诗，殊庸俗，乃用原韵来重写

1985.05.17

奇葩芳草列前阶，深恨难逢伯乐才，
排石新添方外法，百花仙子送春来。

注：为了继承现代名老中医学的学术经验，总结学有卓识的中医师的学术成就，中医理论整理研究会组织全国中医师编著了《长江医话》，本书的目的是将近代长江流域广大中医同仁的各种临床经验、学术理论及研究成就的精华荟萃，进行一次简明扼要的历史性的总结交流，以展示这个地区中医学术繁荣的一个历史断面。本是一首歌颂丹方的诗，干祖望用原韵进行了重写。本诗前两句表达了冶炼丹方得遇知己的不易，第三句道出了丹方为人体排石增添了一种新方法，第四句中提到的百花仙子原是古代中国神话传说中的一个神仙，她担任的是最美丽的任务，管理天上人间的花卉，并统领百花之主，负责百花的开放、衰败、颜色、香味、生长地点及相关事务。《镜花缘》里称她的名字是"唐闺臣"。后因人间帝王武则天之令，百花在寒冬齐放而被玉帝贬至凡间，经历数次劫难后，终重修正果，回返天庭。这里用它来喻指丹方所获得的临床疗效。全诗语言绚丽，尽显干祖望作为一名国医大师对丹方的赞许之情。

改唐诗杜秋娘之金缕衣

1985.09.03

劝君莫惜金缕衣，劝君惜此老年时，
花蕾尽落无存片，贵在超然傲劲枝。

注：《金缕衣》是唐朝时期的一首七言乐府诗，作者无名氏。此诗是一首富有哲理性、含义深永的小诗，它叫人们不要重视荣华富贵，而要爱惜少年时光，可以说它劝喻人们要及时摘取爱情的果实，也可以说是启示人们要及时建立功业，正因为它没有说得十分具体，反而更觉内涵丰富。干祖望对此进行改编，一、二句式相同，都以"劝君"开始，"惜"字也两次出现，这是二句重复的因素。"金缕衣"是华丽贵重之物，却"劝君莫惜"，可见还有远比它更为珍贵的东西，干祖望将原诗的"劝君须惜少年时"改为"劝君惜此老年时"，表达了干祖望对其现在时光的珍惜，第三句的"花蕾尽落无存片"更是突显此情。至于其原因，诗句未直说，那本是不言而喻的："一寸光阴一寸金，寸金难买寸光阴"，贵如黄金也有再得的时候，"千金散尽还复来"；虽然青春一旦逝去是永不复返的，但是晚年时光亦是如此。可是，世人多惑于此，爱金如命、虚掷光阴的真不少呢。一再"劝君"，用对白语气，致意殷勤，有很浓的歌味和娓娓动人的风韵。两句一否定，一肯定，否定前者乃是为肯定后者，似分实合，构成诗中第一次反复和咏叹，其旋律节奏是迂回徐缓的。本诗另一显著特色在于修辞上的别致新颖。一般情况下，旧诗中比兴手法往往合一，用在诗的发端，而绝句往往先景语后情语。本诗一反惯例，它赋中有兴，先赋后比，先情语后景语，殊属别致。"劝君莫惜金缕衣"一句是赋，而以物起情，又有兴的作用。诗的下联是比喻，也是对上句"惜此老年时"诗意的继续生发。干祖望在最后一句不用"人生几何"式直截的感慨，用花蕾来比老来时光，用"傲""劲"两词来比精神，既形象又优美，创造出一个意象世界。

学院开教师节寿翁座谈会

1985.09.10

七十春秋眨眼过，壮年情景未迷糊，
鬓虽添白心犹赤，漫笑年高干劲无。

注：本诗以学院教师寿翁座谈会为背景，人生七十古来稀，干祖望借景抒情，感慨时光飞逝，光景不待人，须臾发成丝。但诗的第三句又有了情感的转折，发鬓虽白但心中的奋斗热血丝毫未减，无奈有心无力。本诗语言平淡质朴，选用确切的词直接陈述，或用白描，不加修饰，真切深刻。最后一句为干祖望自谦之句，其实对照现实生活，干祖望七十多岁反而是干劲十足，空前高涨。

新年赠进修医师

1986.01.16

万紫千红接虎年，华堂初探汉家医，
勉君刻苦钻研学，之后前程压尔肩。

注:本诗前两句干祖望用词色彩绚丽,渲染了喜气洋洋的新年气象,因为此诗是赠予进修医师,第二句初探一词认证了其身份;诗的第三句充分表达了干祖望对其的勉励之情,正所谓及时当勉励,岁月不待人;全诗的最后一句又承载着干祖望的美好祝愿。本诗深刻描述出了干祖望对青年一代的医生的深切期许。

祝邹云翔教授九十大庆

1986.01.22

云彩缤纷接虎年,翔飞甘露泽人间。

长桑怀里青囊药,寿及寰瀛万里天。

注:邹云翔先生1916年毕业于省立第三师范学校,年轻时执教于文家祥周新镇小学,曾任小学、中学教师、校长等职。1925年夏弃教从医,去武进拜孟河费伯雄高徒刘莲荪为师,1929年学成归里,开业行医。1935年,应上海中医协会理事长丁仲英之聘,去上海主编《光华中医药杂志》,并在丁仲英的诊所应诊,向丁仲英学习。抗战爆发后在沪积极参加抗日救国运动,担任中医救伤医院内科主任。在内迁途中,他向中医喉科专家张嘉炳学习喉科医术,至重庆后又拜著名中医学家补一为师,又随当时最有名中医张简斋临证一段时间。因此,他的医术日见进步,掌握了中医内科、妇科、儿科、喉科各方面的知识,对肾病的诊治钻研尤深,从20世纪40年代起,邹云翔的医术已崭露头角。在重庆期间兼任中苏文化协会会医,数年后又经中央国医馆馆长焦易堂推荐为司法部医官。抗战胜利后回到家乡无锡开设诊所,1954年奉命筹建江苏省中医院,在他的主持下,成立了中医肾病小组,开展了对中医药治疗肾病的研究。1955年出版了他的著作《中医肾病疗法》,这是我国第一部有关肾病的中医学专著,在医学界引起强烈的反响。创制了治疗肾病的中成药“保肾丸”,对慢性肾病、肾功能不全有显著疗效。干祖望用华丽的辞藻,渲染了邹老先生大寿的喜庆之景。第二句中的“甘露”、第三句中“青囊药”突显了干祖望对邹老先生济世行医的赞美。“寰瀛”在现代汉语中有三个意思:①天下、全世界;②指疆域;③犹尘世。晋代崔悦《晋朝飨乐章·三举酒》:“朝野无事,寰瀛大康。”本诗亦喻寿与天齐。这是干祖望对邹老先生的美好祝愿。同时,句首四字为:云翔长寿。切合主题。

哭百花书场转业舞厅

1986.02.11

羞人解语哑蛮笙,龙柱鲲弦何处寻,

难道广陵真绝响?秦淮从此断琴声。

注:本诗第一句干祖望用含蓄的语言表达了对百花书场转业的无奈之情,第二句“龙柱”“鲲弦”暗喻百书,“何处寻”尽显惋惜之意,第三句的反问句加强了语气,鲲弦即鹍弦,用鹍鸡筋做的琵琶弦,亦泛指乐器的弦。此与三四两句的绝响和断琴声相呼应,以无琴声来喻指干祖望对书籍无以求的哀伤。

随科协休养团到青岛,
名单中把“干”写成“甘”字

1986.07.16

两横一竖难平稳,二竖三横结构优,

感谢狼毫添几笔,清贫“干”部得“甜”头。

注:本诗的前两句用直率的语言叙写了两个字的组字结构之区别,后两句语言轻快又不失幽默,从“干”到“甘”在干祖望看来这也不失一种趣味,胸怀宽广乐在其中,吾辈都应向此学习。

参观青岛啤酒厂

1986.07.19

青山碧海蔚蓝天,岛国风光夏更宜,

啤吮沾唇人已醉,酒乡此处占茅前。

注:本诗从景到情,描绘了“岛国”风光——青山碧海蓝天,干祖望参观青岛啤酒厂后做得此诗,一个“沾”“醉”字生动形象得刻画了品酒之行的惬意,第四句则是对青岛啤酒的赞许。

参观青岛刺绣厂

1986.07.19

青山碧水两相宜,岛国风光人更妍,

刺插钩挑飞锦线,绣来图画醉神仙。

注:沿袭上诗的“岛国”风光,此时干祖望又来到青岛刺绣厂,刺绣是中国民间传统手工艺之一,在中国至少有两三千年历史,起源很早。黼黻絺绣之文见于尚书。虞舜之时,已有刺绣。东周已设官专司其职,至汉已有宫廷刺绣。三国吴孙权使赵夫人绣山川地势军阵图,唐永贞元年(公元805年)卢眉娘以法华经七卷,绣于尺绢之上,因刺绣闻名,见于前者著录。自汉以来,刺绣逐渐成为闺中绝艺,有名刺绣家在美术史上也占了一席之地。刺绣的技法丰富多样,有错针绣、乱针绣、网绣、满地绣、锁丝、纳丝、纳锦、平金、影金、盘金、铺绒、刮绒、戳纱、洒线、挑花等等,干祖望用“刺插钩挑飞”来概括。如此繁杂的技巧在勤劳的

劳动人民手中竟变换出了许多惟妙惟肖的作品，其智慧是永远值得学习的。

蓬莱阁

1986.07.21

蓬莱胜景伴方壶，漫道神仙我份无，

偷得浮生闲半日，问君有兴乘桴乎？

注：蓬莱阁位于山东省烟台市蓬莱市，是一处凝聚着中国古代劳动人民智慧和艺术结晶的古建筑群。蓬莱阁的主体建筑建于宋朝嘉祐六年（1061 年），素以“人间仙境”著称于世，其“八仙过海”传说和“海市蜃楼”奇观享誉海内外。蓬莱阁历经风雨沧桑，如今已发展成为以古建筑群为中轴，蓬莱水城和田横山为两翼，四种文化（神仙文化、精武文化、港口文化、海洋文化）为底蕴，山（丹崖山）、海（黄渤二海）、城（蓬莱水城）、阁（蓬莱阁）为格局，登州博物馆、古船博物馆、田横山、合海亭及黄渤海分界坐标等 20 余处景点为点缀，融自然风光、历史名胜、人文景观、休闲娱乐于一体的风景名胜。到此神仙之地实属不易，难得偷得半日之闲，最后一个反问句加强了如此雅兴。

青岛海上游

1986.07.22

崂山道士蓬莱客，尽是瑶池座次宾，

为访仙踪寻海上，青牛不御御游艇。

注：青岛旧称“胶澳”，别称“琴岛”“岛城”，青岛是全国首批沿海开放城市、中国海滨城市、全国文明城市、国家卫生城市、国家园林城市、国家森林城市，也是中国最具幸福感城市，青岛拥有道教名山崂山、栈桥、五四广场、八大关、青岛奥帆中心等著名景点。来到幸福感极强之地，干祖望亦有感慨，全诗语言明快清幽，表达了此刻心中怡然自得之情。

游崂山

1986.07.23

句容茅岭武青羊，怎及崂山一麓强。

深怨无缘求法术，轻盈破壁巧穿墙①。

注：①《聊斋》故事。

崂山，位于青岛市东部，古代又曾称牢山、劳山、鳌山等。它是山东半岛的主要山脉，崂山的主峰名为“巨峰”，又称“崂顶”，海拔 1132.7 米，是中国海岸线第一高峰，有着海上“第一名山”之称。当地有一句古语说：“泰山虽云高，不如东海崂。”全诗前两句用对比的手法将句容茅山和崂山进行比较，突显干祖望对崂山的赞美之情。崂山是道教发祥地之一。崂山自春秋时期就云集一批长期从事养生修身的方士之流，明代志书曾载“吴王夫差尝登崂山得灵宝度人经”。到战国后期，崂山已成为享誉国内的“东海仙山”。《汉书》载武帝在崂山“祠神人于交门宫”时“不其有太乙仙洞九，此其一也”。此处道教兴旺但干祖望自知自身无缘于此，可悲可叹。

青岛市高雄餐厅吃海鲜

1986.07.23

海鲜海味海佳肴，海角风光海上飘，

海浴归来沾海气，海餐醉里诌诗谣。

注：青岛市市名以古代渔村青岛得名。青岛市的专名“青岛”本指城区前海一海湾内的一座小岛，因岛上绿树成荫，终年郁郁葱葱而得名“青岛”，后于明嘉靖年间首度被记载于王士性的《广志绎》中。明万历七年（1579 年），即墨县令许铤主持修编的《地方事宜议·海防》中，有关青岛之名记述为：“本县东南滨海，即中国东界，望之了无津涯，唯岛屿罗峙其间。岛之可人居者，曰青、曰福、曰管……”这里的“青”，即指青岛。青岛所在的海湾因岛得名青岛湾，由此入海的一条小河也被称为青岛河。青岛河口于明万历年间建港，称青岛口；河两岸的两个村落分别得名上青岛村和下青岛村；河源头的一座山于 1923 年也被定名为青岛山。青岛地区昔称胶澳。1929 年 4 月南京国民政府接管胶澳商埠，同年 7 月设青岛特别市。1930 年改称青岛市。青岛位于物产丰富的黄海之滨，烹饪饮食原料主要以海产为主。吃海鲜最佳季节在春夏秋，尤以秋季时的海鲜最为肉嫩肥美，滑嫩爽口。本诗正是干祖望在青岛品尝海鲜后所作，每句开头的“海”字紧扣主题，全诗的四句从海景风光写到海鲜佳肴，从景到情，抒发了干祖望对青岛海味的赞许之情。

游河北省正定县隆兴寺

1986.11.15

毗卢①独乐②及隆兴③，大佛三尊百丈身，

彼是泥雕他是木，傲然唯我拥真金。

注：①南京毗卢寺木雕大佛，高二十三米。②蓟县独乐寺泥塑大佛，高十六米。③这里为铜铸，高二十二米。

隆兴寺，别名大佛寺，位于河北省石家庄市正定县城东门里街，原是东晋十六国时期后燕慕容熙的龙腾苑，公元 586 年（隋文帝开皇六年）在苑内改建寺院，时称龙藏寺，唐朝改为龙兴寺，清朝改为隆兴寺；是国内保存时代较早、规模较大而又保存完整的佛教寺院之一。寺院占地面积82500平方米，大小殿宇十余座，分布在南北中轴线及其两侧，高低错落，主次分明，是研究宋代佛教寺院建筑布局的重要实例。其被中国古建专家梁思成誉为世界古建筑孤例的宋代建筑摩尼殿、被鲁迅誉为“东方美神”的“倒座观音”、中国最高的铜铸大佛“千手观音”。隆兴寺作为河朔名寺，历经千年，见证了唐宋至民国时期中国北方佛教文化的发展变化。诗中前两句描述了隆兴寺大佛的壮伟之景，第三句中的泥雕、木与第四句中的金形成对比，突显了干祖望傲然超群的心境。

步“杏林春雨”报金如寿主任诗

1987.03.11

似无绛帐少弦歌，确胜春湖百丈波，
肘后青囊储万卷，树人哺育上工多。

（原诗：寻得桃源唱赞歌，烟云渺渺洞庭波，书山学海疑无路，化雨春风解惑多。）

注：金如寿，男。自学成才，历任黔阳县中西医联会诊疗所主任，黔阳县人民政府副县长，安江市副市长，红专中医学校校长，怀化地区第一人民医院副院长，后任怀化地区中医药研究所所长、主任医师，张仲景国医大学名誉教授，《湖南中医杂志》编委，湖南省中医药学会理事，怀化地区中医药学会会长，怀化地区科协委员，怀化地区老科协名誉主席，香港国际传统医药研究会名誉教授。本诗是干祖望步“杏林春雨”后对金如寿主任的诗的改编。第一句中的“绛帐”原意有三：①借指讲坛。唐方干《王将军》诗：“保宁帝业青萍在，投弃儒书绛帐空。”②借指书斋。唐郑谷一《舟次通泉精舍》诗：“更共幽云约，秘随绛帐还。”③借指师长。唐韩偓《与吴子华侍郎同年玉堂同直怀恩叙恳因成长句四韵兼呈诸同年》：“绛帐恩深无路报，语余相顾却酸辛。”这里倾向于书斋之意。第二句存在隐形对比，将春湖鳞波与杏林春雨之景对比，喻在指出后者的独特之处，紧接着三四两句道出了独特的原因——青囊万卷哺育上工。这里的“青囊”借指医术、医生，干祖望借此指出其培养出的一代代优秀的医学生，这样的精神我们永不能忘。

赠欧阳锜同道

1987.03.12

湘江西畔麓山楼，骥附群英梦寐求，
卅载神交酬宿愿，庐陵风采识荆州。

注：欧阳锜，著名中医内科学家，湖南衡南县人，湖南省中医药研究院研究员，中医辨证理论方法研究专家。历任衡南县中医院院长，湖南省中医药研究所代所长，中华全国中医学会常务理事，湖南省第六届人大常委会委员。欧阳氏15岁随其伯父欧阳履钦学中医，履钦先生为湘南名医，藏书丰富，勤于著述，对从学要求甚严，欧阳氏从小受其熏陶，养成严谨治学风尚。毕生从事中医内科、中医辨证理论方法研究，出版学术专著有《内科辨证学》《伤寒金匮浅释》《中医内科证治概要》《证治概要》《杂病原旨》等。承担卫生部重点科研项目“中医病名诊断规范化研究”，主持完成“湖南省中成药开发远景规划研究”。本诗第一句“麓山楼”实指岳麓书院，第二句的“骥”喻指才华出众的人，这两句突显湖南是个人杰地灵、人才辈出之地。第四句的“庐陵”代指干祖望自己，“荆州”代指同道欧阳锜，其长于湖南湘江之地，才华横溢，干祖望对其推崇之情溢于言表。

谢浙江省新昌县中医院董汉良院长赠以大作“中药记忆法”

斗菊迎梅大地春，莲肥柳瘦百花珍，
神农含笑无忧后，得配钩元又出新①。

注：①此双关语。其一指如《得配本草》的独树一帜，《本草述钩元》的文行秀丽。其二可望文生义。

董汉良，男，主任中医师。毕业于浙江中医学院医疗系，浙江中医药大学兼职教授，从事中医内科临床39年。开设中医咳喘、男病、疑难病专家门诊，治疗强调治痰化瘀，1979年在国内首次揭示“痰瘀相关学说”，引起国内外关注，尤其日本汉方医学的重视。曾任浙江省中医学会中医基础理论组委员，绍兴市中医学会副秘书长，绍兴市中医院专家顾问组顾问及学术委员会委员，中医内科主任。曾于1983年参加省第一期中医院院长学习班，1990年参加省第一期高级医师知识更新班。目前已出版中医专著16本，参编百万字巨著5部，发表医学文章300余篇。为《中国社区医师》杂志社编委，并热心于公益医疗活动，为各类报纸杂志、老年大学撰写和讲授科普中医药知识。本诗是干祖望感谢董汉良院长赠以大作“中药记忆法”所作，一句“神农含笑无忧后”是对其的高度赞美，第四句双关语道出了此“中药记忆法”的独树一帜。

以病住院与董画师同室，赠画册一卷，谢之以诗。

一

君苦违和我采薪，南湖①上海②作新邻，

刀圭画笔途虽异，文教卫生一路人。

注：①董君居南湖新村；②我住上海路。

董寿平（1904—1997年），当代著名画家，书法家。原名董揆，因仰慕清初画家恽寿平品德，遂改名寿平。山西省洪洞县杜戍村人。出身诗书世家，高祖董霁堂为清中叶著名书法家，祖父董之焕为清翰林，以诗书著称于世。董家收藏文物书画甚多，海内闻名。诗中居处“南湖”和“上海”代指干祖望和董画师，其社会身份不同，一个执笔一个执刀，但所谓志同道合，文教卫生也可为一家之谈。

二

顾绿倪黄满纸春，笔多冷色更添真，

襟胸奔放人如画，得识先生谢采薪。

注：这首诗和上一首不同，此诗从董画师的精湛画技写到其豪放的性格，董寿平受家庭影响，自幼就喜爱书画。董寿平善画梅竹，朱砂红梅堪称绝技；写竹时笔墨简练，坚挺轩昂，构图空灵，以书法为之，浑厚古朴。所写墨松富有生活气息，笔墨苍劲，繁简相宜。山水画卷则多以黄山奇峰老松为题材，不拘峰石之形似，而求整幅气韵的统一，在画界享有“董梅”“寿平竹”“黄山巨擘”的雅誉。国内除“董寿平纪念馆”集中收藏他的作品外，各大美术馆也都藏有董寿平作品。他的书法艺术富有个性，苍劲刚健、古朴潇洒、神形兼备、气度豪放，显示出了他那高尚的精神境界、渊博的学知和刚正不阿、胸怀坦荡的品德。

应匡老亚明校长邀，登书斋畅谈，为书斋占十灰七绝以留念

1987.07.27

书城墨库胜瀛台，一角高楼脱俗埃，

窗外贴邻盆景国①，花香草色尽偷来。

注：①鼓楼盆景公园。

匡亚明是我国著名的教育家、中国思想史专家。他长期从事党的宣传、理论、教育工作，在马克思主义理论研究、中国传统文化研究、高等教育理论研究与实践中，建树卓越。他是吉林大学的重要奠基人之一，并两度出任南京大学校长。在他领导下的吉林大学和南京大学，无论是在学校的专业设置和学科建设，还是在人才引进和人才培养方面；无论是在教师队伍的管理，还是在校风建设方面；无论是在教学科研，还是在行政管理方面都取得了巨大成就。匡亚明在治学方面，高瞻远瞩，态度严谨，著述颇丰。其教育论著《匡亚明教育文选》，是研究我国高等教育的宝贵遗产。他多年钻研孔子思想，被学术界誉为“孔学泰斗”，著有《孔子评传》。此诗是干祖望和匡亚明校长一起登书斋所作，全诗以景抒情，表达了干祖望对书斋的钟爱之情，在干祖望心中书籍笔墨胜过一切，一个“偷”字更使景情融合。

贺中医医史研究会在苏州天平山第一次会议

1987.08.26

天在金秋人在春，平江胜地聚贤能，

医林佳事千秋业，史卷初舒第一帧。

注：本诗是在中医医史研究会苏州天平山第一次会议时所作，金秋时分大家聚集一地共襄盛举，心情是愉悦的，此次是中医医史研究会的第一次会议，意义非凡，中医医史研究是从史学、文献学的角度，研究中医药学理论与经验、学术特征、文化内涵与发展规律，本诗突显了此次会议的目的：①文献研究与临床密切结合；②以文化研究为起点，以医学研究为目的；③符合未来医学科技与人文相结合的发展模式；④与所处地方文化经济建设、中医药事业发展密切相关。

在连云港海滨疗养一区二楼二〇三室东眺

1987.09.02

山海云松四绝奇，凭窗东眺水连天，

莫谓清福无缘享，争得生前退休离。

注：连云港，简称“连”，古称“海州”，江苏省地级市。因面向连岛、背倚云台山，又因海港，得名连云港。连云港位于中国大陆东部沿海，长江三角洲北翼，江苏省东北部，山东丘陵与苏北平原结合部。东临黄海，与朝鲜、韩国、日本隔海相望；西与山东省临沂市和江苏省徐州市和宿迁市毗邻，南与江苏省淮安市和盐城市相连，北与山东省日照市接壤。连云港集“海”（连岛海滨浴场）、“古”（海州古城、民主路老街、连云老街、六朝一条街）、“神”（花果山）、“幽”（海上云台山）、“奇”（渔湾）、“泉”（东海温泉），是一座山、海、港、城相依相拥的城市。素有“东海第一胜境”之称。这里风景秀丽、环境优美，拥有江苏省大面积滨海湿地、海洋滩涂，境内通榆运河、生态渔业发达，自古以来就

享有“鱼米之乡”之称。全诗前两句正是描写了连云港秀丽的海景风光，在干祖望心中此美景不可辜负，应退休后来此地赏景享福。

第二次参观连云港贝雕厂

1987.09.03

一

曾留屐迹在阶苔，岁月蹉跎屈指三①，

杖国痴翁人不老，刘郎再度又重来。

注：①三年前来过。

连云港贝雕画是江苏省连云港市的地方特产，是以江河湖海所产的螺贝壳为原料，经心灵手巧的艺人加工制成的工艺美术品。曾有二百多个品种，畅销意大利、法国、日本、美国、东南亚等国家和地区。这个厂的“花冠牌”贝雕画曾获全国贝雕画百花奖第三名，双面异色座屏雕获单项创新产品第一名。干祖望三年前曾来过此地，三年之后虽时光流逝但人心未老，重游此地的心境未变。

二

花草楼台人兽禽，悉来刀下尽传神，

劝君漫笑天工夺，都是辛劳累积成。

注：连云港贝雕画以传统的螺贝镶嵌技法为基础，利用贝壳的天然色泽、纹理和形态，借鉴中国画的构图章法，结合牙雕、木雕等工艺，按照图案的设计要求，经过切磨镶嵌雕制出千姿百态、妙趣横生的浮雕式画面。连云港贝雕画造型美观，设计精巧，构图严谨，拼接精细坚固，合缝严密，深受人们喜爱。诗中第一句花草楼台飞鸟走兽写出了贝雕画的丰富品种，传神的刻画，巧夺天工，这都是劳动人民智慧的结晶。

昨夜台风暴啸

1987.09.05

一夜台风送冷来，骤寒彻骨薄罗衫，

烟吞鸽岛迷蒙里，闯入蓬莱已脱凡。

注：台风过境，干祖望有感而发，第一句“送”字将台风拟人化，刻画生动形象，第二句道出了气温的骤变及台风对自身的影响，第三、四句用绚丽的语言渲染了环境的变化，将此景用蓬莱仙境所比，突显了干祖望豁达的心境。

游宿城回来

终日遨游涉海山，奔蹄未息半时闲，

提壶拽杖惊何重，飞倦还巢一二三①。

注：①一区二楼三室。

难得闲暇之日来山里度假，却终日涉足于山水之间，没有偷得半日闲。提壶拽杖惊何重，一来说明自己确实走累了，拿水壶拄拐杖都觉得很累很重，二来暗喻自己老中医的身份，此刻悬于腰间的济世之壶为何如此之重，可能是那些患者又在召唤我了吧。表达了干祖望时时刻刻心系患者的医者之情。自己的宿舍一区二楼三室，故简称一二三。

中医学术发展战略研讨会胜利闭幕

1987.09.07

天空海阔鸟飞翔，露润光煦泽倍长，

居上后来梯有级，古今谁说死人强。

注：大会上青年医生们的风姿使干祖望想起了空中的雄鹰，目前宽容的医疗环境与浓厚的中医氛围使得他们能够自由翱翔，天高任鸟飞，海阔凭鱼跃，青年才俊可以一显身手，一展宏图。真的是长江后浪推前浪，一浪更比一浪强，干祖望大力提携新人，从不保守，希望青出于蓝而胜于蓝，表现出无私的宽广胸怀。

连云港回南京五点三十分即起床搭车

1987.09.08

尚未闻鸡先起舞，乾坤昏黑隐颜容，

仅存鸽岛灯三两，以及潮声及海风。

注：晨起归乡时天还未亮，走在回乡的路上与吾相伴的只有海潮、海风与两三盏灯。

苏州站软席出口关门

1987.11.08

姑苏旧地又重来，车送萍踪屐站台，

有径勿容宾客走，铁栏深锁门不开。

注：再次造访苏州，客送吾至月台，原本让乘客通行的道路如今却大锁横挂禁止旅客通行。

游紫金庵后回东山途中

1987.11.11

畅游古刹兴巢还，目送来车门不开，
幸遇长房蒙指点，登山俯视即东山。

注：探访紫金庵后欲兴师还朝，不巧接客的车辆还未开门，迷茫之时得到庵中长老的指点得知东山即在眼前，欲穷千里目，只需更上一层楼。

口占于省政协文教卫体委员会，省中医管理局迎春茶话会上

1988.02.12

龙腾龙跃进龙年，龙马龙光龙倍妍，
漫笑老龙龙齿落，龙吟咄咄逼龙泉。

注：此联为干祖望在省中医管理局迎春龙年茶话会上所作，全诗对仗平整，平仄合韵，以龙喻人，短短几句就写出来人的一生。“龙腾龙跃”即小儿，“龙马龙光”形容人类壮年之时荣光散发，“老龙龙齿落”形容人已经步入花甲之年，“龙吟咄咄逼龙泉”则指人的一生即将结束。

在本学院团拜会上

1988.02.15

一朝天子一朝臣，代出能人替旧人，
济济华堂新起秀，龙年团拜庆阳春。

注：此诗为干祖望在本学院龙年团拜会上所作，用君臣形容中医发展的年代氛围与中医人。在当下的年代，中医界群英奋起，可喜可贺。实在是“江山代有才人出，各领风骚数百年”！

参加镇江一泉宾馆省卫生高级职称评审会工作，来时炎热，今天大雪，气温突降到零下二度

1988.02.16

真寒假热嬉征人，才卸冬装接媚春，
一夜嘘风催六出，金山黄色白银吞①。

注：①一泉宾馆在金山。

此诗为干祖望参加镇江一泉宾馆省卫生高级职称评审会工作时见天气冷暖不定所作。忽冷忽热的天气把人们迷惑的晨穿棉袄午穿纱，忽如一夜春风来，金山银装素裹，远远看去仿佛成了银山。

就餐在甘露厅，有刘备招亲巨型壁画

1988.03.17

九曲回廊路路通，三餐用膳进吴宫，
当年龙凤呈祥处，酌酒擎杯贺客充。

注：此诗为干祖望参加镇江一泉宾馆省卫生高级职称评审会工作就餐时所作。就餐于九曲回廊深处，看到墙上的巨幅壁画联想到刘备招亲的画面，当年的情景和此刻一样，宾客们都在举杯共酌喜庆佳事。借助当年的典故庆祝高级职称评审会工作圆满结束。

在金山旅游商场购得磁制七厘米长的小鞋子一只，有感而占此七绝

1988.03.17

疸附卿卿二十年①，一朝告别亦依依，
欲知坎坷原非祸，无此惨情无眼前。

注：①二十年为1962—1982年。

此诗为干祖望在金山旅游时于商场购得磁制七厘米长的小鞋子一只有感而写。以鞋子喻中医耳鼻喉的前行之路。此路漫漫二十余年，终于在20世纪80年代末中医耳鼻喉走向了世界，并成功举办了第一届中医耳鼻喉培训班。

在珠海阅《澳门日报》载有南京奇热热死多人

1988.07.12

祝融青睐古金陵，汞柱平升四十零，
殉暑成仁人已有，清凉风里慆邻亲。

注：此诗为干祖望在珠海阅《澳门日报》载有南京奇热热死多人有感而发所作。本诗借助祝融之力形容南京天气奇热，干祖望本为医者，医者仁心，看到多人因热而死后心生怜悯，希望故去之人能抚慰上天使其带来一丝凉意，表达了干祖望的慈悲为世，普度众生之情。

赠厦门中医院陈延煌主任

1988.11.12

鹭江岛上识荆州，君治肛肠我治喉，
漫怨相逢言恨晚，古今桑榆老年收。

注：人生不相见，动如参与商，聚聚散散皆为无常。荆州为“韩荆州”之意，李白的《与韩荆州书》：“生不用封万户侯，但愿一识韩荆州。”对所仰慕的友人的代指和敬称，

干祖望常喜欢用此称谓。此次和陈主任在鹭江岛上相识，彼此神交，互相钦佩，一是肛肠病专家，一是耳鼻喉科专家，经过交谈，大有相见恨晚之意。但是干祖望笑言，失之东隅收之桑榆，能在暮年结交彼此，不该言晚，桑榆之得更加珍贵。这首诗既体现了干祖望对友人的尊重抬爱，又显示出其豁达的人生态度。

读"俞慎初七十寿辰纪念集"后感

1989.01.12

介眉艾发一书痴，杖国依然傲茂姿，

恨未附骥叨祝贺，瑶池咫尺赶来迟。

注：①俞慎初，福建福清人，福建中医学院教授，擅长中医内科、妇科、儿科、中医学、医史学。②俞老如今眉发皆白，70岁依然傲骨雄姿，后悔近在咫尺却祝寿来迟。

和俞慎初教授"为先父介庵公墓碑落成有感"

1989.01.12

贤士从来不沽名，道高天地自参成①，

人间难得唯充闾②，瓜瓞③无虞示显荣。

注：①《晋书·礼志》："参成天地之道，纲维神人之化"。②充闾：见宋代苏轼《贺陈述古弟章生子》诗："郁葱佳气夜充闾，始见徐卿第二雏。"③瓜瓞：子孙繁衍，连续不断。此诗意在赞赏俞慎初教授高风亮节。一个医者医德高尚自然博得众人的赞赏，自然弟子成群，门户光大。

附原诗

平生耿介不留名，留得青山志竟成，

百一诞辰风范在，千秋传诵更光荣。

除夕子夜，当院内外竹爆轰鸣际，余正在孤灯下撰寄三十万字的《孙思邈评传》，有感而作

1989.02.05

纵然眼瞀嫌灯暗，幸喜耳聋庆爆仾。

吾有雄心吞巨象，蛇年卅万必成篇。

注：此诗为干祖望在万家灯火的除夕夜所作，众人在用鞭炮恭贺一年一度的春节之时，干祖望一人在暗灯下苦研《孙思邈评传》，并立下雄心壮志，要在来年完成相应著作，表达了干祖望对医学深沉的热爱之情。

赠六合东沟吴少清老中医读书室

1989.05.15

宦海无涯医海深，个中恨少读书人。

从来礼失求诸野，听得东沟朗朗声。

注：很遗憾读书人越来越少，只有从民风淳朴的乡间去寻取在闹市中丢失的礼节，忽而听到从六合东沟中传来的朗朗读书声，感到十分慰借，从医之路何尝不是和官场一样苦海无涯呢？

题"药蛋疗法"小诗一首

1989.07.08

乾白坤黄①赋铸②全，能乎吞后即成仙③？

桐君信手拿来用，喜看人间眉寿添！

注：①《本草述钩元》：卵白象天，其气清；卵黄象地，其气浑。②《本草乘雅半偈》：白赋阳外之形，黄铸阴内之脏。③《太平御览》：正旦吞乌鸡子一枚，可以练形。《岣嵝神书》：八月晦日夜半，面北吞乌鸡子一枚，有事可隐形。

卵白象天，卵黄象地，白赋阳外形，黄铸阴内之脏，那么吞蛋真能成仙吗？医者将其信手捏来为患者减轻病痛。

暑　寒

1989.07.08

七七昨天今六六①，絮衾嫌薄冷②中眠，

谁谓晒蛋能焦熟③，忘却冰箱在眼前。

注：①昨天为阳历7月7日，今天阴历六月初六日。②气温今晨19～24℃。③我乡谚语：六月六，鸭蛋晒得熟。

七月正值暑天，本该酷暑炎热，可今日的天气却像立了秋一样偏冷。是谁说六月六蛋熟透的？

常州戚墅堰何纬文兄在三月份来信，因出诊，便将信置在药箱里，直到今天才重新发现，乃赋此诗步原韵作答

1989.07.18

未误洪乔信不回，确非尚飨奠三杯，

只缘尺素青囊锁，竟使华笺困夏台①。

注：①引用《史记·夏纪》：帝桀之时，召汤而囚之夏台。

此诗为干祖望答复何纬文兄所作，干祖望常州的亲戚何纬文在三月份来信，不料干祖望因出诊将信置在药箱里

忘记了处理，直到今天才重新发现。

题“兴化市中医论文汇编”

1989.10.19

毓秀昭阳[①]春占先，施家[②]小说郭家[③]医，

方传肘后绵长泽，又读今朝济世篇。

注：①兴化为战国时楚府食邑昭阳。②施耐庵《水浒》。③宋代兴化名医郭忠。

读了兴化市中医论文汇编后感叹此地乃钟灵毓秀之地，人才辈出。古有《水浒传》《肘后备急方》等绵绵长泽后世，今有中医论文汇编慧及后人。

步俞慎初教授“七五自寿”七绝

1990.01.03

万贯无缘涩玩囊，全凭灵素志飞扬，

莫谓三立遥遥远，徙柳针茅几首方。

科里开迎春会

1990.01.10

南腔北调伴时装，满室生春笑断肠。

舞步歌声凭选择，联珠妙语胜饴糖。

注：此诗为干祖望庆祝科里开迎春会所作。全国各地的英才汇聚此地为庆祝春节都精心装扮，载歌载舞，整场晚会妙语连珠，气氛十分融洽。

审稿、约稿、催稿、索序、索诗及书信堆积如山待复

1990.01.27

性情狷介无拖累，学得杨朱不取人。

肩负高台文债欠，未知何日曲腰伸？

注：此时干祖望已经78岁高龄，处理事务依然保持着年轻时从杨朱之学学到的严谨，不敢有半分懈怠，表达了干祖望对待工作的认真与热忱之情。

昨晚七点四十五分，南京电视台十二频道的(南京人)节目里放映金陵个人藏书状元新闻片，我和老伴两次出现，为此即占十一真七绝以志喜

1990.02.14

“书中自有颜如玉”，今日方知语确真，

虚此荧光屏上席，白头人看画中人。

注：本诗创作背景为1990年南京市文化界评选“金陵藏书状元”，在众多角逐中，干祖望荣登榜首，获封“首届金陵藏书状元”，干祖望平淡地说：“我买书藏书非为藏书而藏，只为了干好中医事业提供些方便。”金陵胜地，六朝古都，是人文荟萃之地。干祖望能够夺冠，一是以其藏书之多而取胜，二是以其治书有序而出众。干祖望藏书达1万册左右。四书五经、佛学道教、天文地理、古史今说、诗文典籍等，范围广泛。他将书一一分类，编号40余门，按序排列，用时可信手拈来。按内容分为工具书、丛书、医史医经、本草、方剂、耳鼻咽喉全科书、各家医籍、医案、西医书十个大类。他收藏的线装书中，有许多是珍本、善本，单清代喉科专著就有33种。

书中自有黄金屋，书中自有颜如玉，干祖望获得了巨大的精神满足，老两口坐在电视前，看到自己的形象出现在银屏之上，非常乐呵，真是白头人看画中人。

遥赠台湾省的陈岫艺社长小诗两首十一真七绝[①]

1990.05.16

颍川同郡培增亲，海峡难分两岸人，

毋恨识荆缘何吝，订交文字尽传真。

八庚七绝

两临大陆失迓迎，欲识荆州恨未成，

非我不曾悬倒屣，只缘困守坐书城。

注：①诗已发表于1990年台湾省《自然疗法》第一期。

本诗为干祖望赠予台湾省的陈岫艺社长之作，二人神交已久，一直书信来往，交流感情。干、陈两姓，同出颍川郡，所以说同郡老乡，倍增亲切，第一首诗通过海峡、两岸等意象的传递，表示出我国两岸友人盼望统一，从而增进交流的愿望，同时也对当时只能文字传真的现状感到无奈。第二首诗中，“悬倒屣”引用北周庾信“庭园诗”中“倒屣迎悬榻”原句，意为脱鞋赤足来迎接，表示对来客的极度重视。“只缘困守坐书城”一句，因春节得“金陵个人藏书状元大赛状元奖”。日本日中医学社1986年的《新中医研究》第3期扉页的全幅彩照，就是干祖望在书房的情景，所以打趣为“困守书城”。

无题，遥赠蒋松亭老先生

1990.05.16

五十年前而立时，君仪潇洒我丰姿，

登门常客犹新忆，驹隙俄顷俱老痴。

注:蒋松亭为江苏金山(现属上海市)人,诗人,出版过《松亭诗集》,曾任张堰小学校长。为干祖望的老乡兼文友,二人年岁仅差一岁。1990年时蒋老八十岁,干祖望七十九岁。二人回忆起当年,三十岁时各自风姿潇洒,意气风发。如今五十年过去,都成了年迈老人。“驹隙”指白驹过隙,形容时间过得很快,“俄顷”也是此意。

北京中医学院中医研究中心两次来函都写“甘祖望”于是寄此诗

1990.05.17

祖宗“干”宝有名声,何事偏将“甘”姓更?
是否可怜穷“干”部,今以“甘”露赐甜羹?

注:这是一首打趣诗,行文通俗易懂,干姓和甘姓易混淆,有不通文墨或未加注意者,误把干祖望写作“甘祖望”。干祖望的心情也是好笑的,调侃道,不该不知道干姓,祖宗干宝,晋代小说家,写过著名神话小说《搜神记》。甘者,甜也,打趣对方可怜自己这个穷干部,要改变干瘪为甘甜,赏赐油水。整首诗气氛活跃轻松,表现出干祖望豁达的心胸和情怀。

赠陈小宁,十真

1990.05.18

小渺万钟訾相国,宁怀一技作医人,
同僚末座侍和缓,学得书痴耐苦辛。

注:这首诗用藏头诗的表达手法,赠送给自己的学生陈小宁。陈小宁为江苏靖江人,干祖望的学生之一,后任中华中医药学会耳鼻喉分会副主任委员,江苏省中医院耳鼻喉科科主任。这首诗勉励学生要立志从医,学得一身绝艺,读书要刻苦努力,如痴如醉,耐得住艰辛。体现了老师的谆谆告诫和殷切希望。

与老伴照金婚照之一

1990.06.06

离合悲欢五十年,咸酸苦辣尽尝遍。
如无文革牛衣泣,那感今朝万事甜。

注:干祖望与老伴俞紫英风风雨雨,一路坎坷,从金山到南京,颠沛数次。老伴没有多高的文化,干祖望始终不离不弃。老伴没有工作,一家儿女的开支全靠干祖望一人微薄的工资,一家人粗茶淡饭,却也其乐融融。五十年沧海桑田,五十年风云变幻,真的是悲欢离合,酸甜苦辣都尝遍,二人少年相识,白头到老,联想到“文革”期间家庭经历的种种磨难,忆苦思甜,觉得如今的日子都在蜜里度过,在如今离婚已是家常便饭的年代,这种经历半个世纪的纯真的感情令人感慨万千。

观苏州刺绣研究所

1990.06.20

满堂锦绣满堂春,独占江南首席珍。
黄帝师门嫘祖后,算来真是一家人。

注:干祖望参观苏州刺绣研究所,惊叹于苏州刺绣手工之精巧,极尽人间华美,不由感慨“满堂锦绣满堂春”,并且这是江南首席,无出其右。第三句提到黄帝和嫘祖,二人为夫妻,是一家人。因干祖望为中医,称为岐黄传人,刺绣为丝织,为嫘祖后人,所以戏称为一家。

新安江宾馆晨起阳台小立

1990.08.11

雾吐江干不吐山,月残斜挂尚珊斓,
启扉步出门前立,人在云间玉宇台。

注:1990年,干祖望出差,住新安江宾馆。新安江,又称徽港,钱塘江水系干流上游段,发源于安徽徽州(今黄山市)休宁县境内,东入浙江省西部,经淳安至建德与兰江汇合后为钱塘江干流桐江段、富春江段,东北流入钱塘江,是钱塘江正源。干流长373公里,流域面积1.1万多平方公里。沿江有白沙大桥、朱池、落凤山、千岛湖、梅城、刘长卿别墅、双塔凌云、新安江水库等胜迹。新安江作为国家级风景名胜区向有“奇山异水,天下独绝”之称。沿江山水滋润,孕育出的新安医派也是名噪一时,历史悠久。其中,就有喉科流派——郑氏喉科。其代表人物有《重楼玉钥》的作者郑梅涧。郑氏后人郑景岐将郑氏喉科经验方献给了人民政府,现有传人郑日新、郑园等人。最后一句意为新安江的云出于江面,纵然在一楼,但已云生脚下。

咏千岛湖

1990.08.12

三千西子四黄婆①,群岛星罗布满湖,
从此洪灾今不见,海公②含笑赞红歌③。

注:①西子代表西湖,黄婆代表上海。言千岛湖有三千个西湖、四个上海市的大小。②海公指淳安太守海瑞。③红歌指东方红歌。

本诗为干祖望游览千岛湖时所作,指出了千岛湖所处的地理位置的优越性，湖水清澈，波光粼粼，群岛星罗棋布，耸峙其间。并且因为国家的治理，避免了历史上的洪涝灾害，人民生活一片富足，表达了干祖望对社会主义建设的热爱和崇敬。

舟过猴岛

1990.08.12

"猴门似海"实难攀，舟绕湖心围外观。

沐浴衣冠漫笑丑，脑空囊实海公惭！

注：猴岛不能上去，只能远远遥望，客船载着游客在四周绕着游行，远远观望，颇有"侯门深似海"的感触，侯与猴谐音，更有趣味。"沐浴衣冠漫笑丑"，概括成语"沐猴而冠"，形容猴子们学人衣冠的可笑姿态。最后一句表示空无知识，口袋里多的是人民币，羞煞清官海瑞。海公祠在其旁。

海祠明镜前照相

1990.08.12

磊落光明百世风，海祠明镜亮高风，

踏破铁鞋何处得？原来晦隐在湖中。

注：这首诗跟上一首是姊妹篇，观看完了猴岛，来到海公祠，海公祠前明镜高悬。海瑞（1514年1月22日—1587年11月13日），字汝贤，号刚峰，海南琼山（今海口市）人。明朝著名清官。海瑞一生，经历了正德、嘉靖、隆庆、万历四朝。嘉靖二十八年（1549年）海瑞参加乡试中举，初任福建南平教谕，后升浙江淳安和江西兴国知县，推行清丈、平赋税，并屡平冤假错案，打击贪官污吏，深得民心。历任州判官、户部主事、兵部主事、尚宝丞、两京左右通政、右佥都御史等职。他打击豪强，疏浚河道，修筑水利工程，力主严惩贪官污吏，禁止徇私受贿，并推行一条鞭法，强令贪官污吏退田还民，遂有"海青天"之誉。万历十五年（1587年），海瑞病死于南京官邸。获赠太子太保，谥号忠介。海瑞死后，关于他的传说故事，民间广为流传。干祖望十分敬佩海瑞的青天之风，自诩"终生以洁持身"。

游富春江，泡了茶放在船舷上，自己的脚一踢之下，茶杯葬身江中

吊茶杯

1990.08.13

毛峰初沏未新尝，叼坐舷边待自凉，

足下功夫何劲健，奉安魂寄富春江。

注：有时一些偶然的事件，抑或小小的意外，也能折射出生活的真谛，反映出当时作者的心境和处事的心态。游览富春江，是非常惬意的事，可以心旷神怡，宠辱偕忘。富春江两岸山色青翠秀丽，江水清碧见底，素以水色佳美著称，更兼许多具有浓郁地方特色的村落和集镇点染，使富春江、新安江画卷增色生辉。富春江一带昔有"小三峡"之称，"天下佳山水，古今推富春"。在支流胥溪注入处，有"子胥渡口""伍子胥别庙"等古迹。梁代文学家吴均《与朱元思书》中描绘了富春江风景："自富阳至桐庐一百许里，奇山异水，天下独绝。"自下游建富春江水电站后，这一带淹为水库，泱泱江水，宛若明镜，两岸青山点点，"七里扬帆"成为当今严陵八景之一。干祖望新泡绿茶黄山毛峰一杯，放在船舷上等稍凉后品尝，想是船身狭小，一抬腿间，连杯带茶踢进了富春江。

中午不睡，坐在皮沙发上看报，以汗多而将汗衫染成大片红色

1990.08.14

反对午眠不倒翁，斜依沙发小朦胧。

漫笑老子专里白，今朝竟已满身红。

注：干祖望是反对午睡的，他的养生准则里就有一条——不午睡，干祖望认为午间心肝火旺，强行导阳气入阴经会虚火上炎，生耳目之疾。他甚至把"抽烟、喝酒、打牌、午睡"列为四大毒，其坚信程度可想而知。曾有一次开全国统编教材编写会议，中午饭后，众人皆昏昏欲睡，他精神抖擞，不无得意。所以本诗前两句，就是乐呵呵自称为反对午睡的不倒翁。20世纪90年代初期，空调尚未普及，而且干祖望也不喜空调，他爱开窗，吹自来风。当时正值夏日中午，皮沙发闷不透气，干祖望汗流浃背，淡红色的衬衫经汗水浸泡，印在身上显示出大片深红色。

今天10月1日，后天八月十五

1990.10.01

先临十月接中秋，何事婵娟落后头？

可笑迂夫谈道理，小春有术即封侯。

注：阳历10月1日是国庆节，过后两天为阴历八月十五中秋节，所以说"先临十月接中秋，何事婵娟落后头？"为戏谑之语。婵娟又称嫦娥，因其居住月宫，此处代指月亮，即中秋节。古语有云，十月小春。

寓厦门招待所无题两绝

1990.11.07

一

骊歌谁说凄凉曲，我感遨游分外亲，
本是沪滨流浪客，且将鹭岛作金陵。

二

年开七秩始惊蛰，坎坷华年苦涩多，
“不见山苗与林叶，迎春先绿亦先枯。”

注：出差住在厦门招待所，干祖望枯坐遐想，觉得此刻离家千里，当有黍离之悲。但是天性乐观的他，随即写下“我感遨游分外亲”，觉得在外也很好。联想到自己本是上海周边县城人氏，却旅居金陵多年，同样是寓居外地，也怡然自得。第二首诗回想自己已年近八旬，过了七十岁人生才开始起色。最后两句引用《白居易集·代梦得吟》原句，十分贴切。

迎羊年

1991.02.15

鼠牛虎兔龙蛇马，论辈排资是老羊，
执政至多三百日，渴求廉洁莫强横！

注：本诗当作于1991羊年春节前夕，前两句说明羊年即将到来。羊在十二生肖中位居第八位，与十二地支配属“未”。易卦以“兑为羊”。五行属土，为阴土，属土生肖包括牛、龙、羊、狗。在中国民间传说中，羊是一位同希腊神话中的普罗米修斯一样伟大的人物，普罗米修斯因盗天火给人间而被送上台，羊则因盗五谷种籽给人间而舍生取义。本诗后两句似意有所指，具体所指何人何事，目前无法考证。

悉刘千教授夫人李申田医师西逝

1991.03.03

谢公小女嫁刘郎，对泣牛衣贬大荒，
未展锁眉先瞑目，天何无眼问穹苍。

注：刘千、李申田夫妇二人，因李申田医师为医界同道，其父谢公与干祖望相熟。骤闻友人小女死讯，干祖望心情沉痛，他们夫妇二人，为人本分，有共同语言，夫唱妇随，举案齐眉。曾同甘共苦，一起被下放到农村插队，经历了很多苦难。好不容易现在生活条件改善，紧锁之愁眉尚未来得及舒展，却永久地闭上了眼睛，干祖望十分悲恸，感叹世事无常，含泪为苍天。

贺厦门国际中医培训中心大厦落成志喜

1991.03.18

纵承祖训千秋业，横展环球万里图，
漫笑门前车马少，欲知功绩匹华佗。

注：厦门国际中医培训中心是专为培养中医人才，以输出国外为主要培养目的的教学、科研、临床机构，干祖望对其落成表示欣慰。认为首先应该传承好岐黄之术，但是还需展望世界，走出国门。虽然目前没有门庭若市，被大家所熟知，但是历史功绩，是会被中医界肯定的。

赠诗人刘韧主编于高干病房

1991.03.21

我困竖欺君采薪，同来橘井乞甘霖，
无心一曲周郎顾，庆得知音在毗邻。

注：1991年干祖望因病住院，当时为照顾他恢复及看病需要，医院安排入住老干部病房，所以得遇病友。“我困竖欺君采薪”指二人都卧病之中，葛洪《神仙传·苏仙公传》记载：苏耽在汉文帝的时候受天命为天仙，天上的仪仗队降落苏宅迎接苏耽。苏耽在辞别母亲、超脱凡俗时告知母亲：“明年天下将流行瘟疫，咱们家庭院中的井水和橘树能治疗瘟疫。患瘟疫的人，给他井水一升，橘叶一枚，吃下橘叶、喝下井水就能治愈了。”后来果然像他所说的那样，前来求取井水、橘叶的人很多，都被治愈了。于是医学史上就有了“橘井泉香”的典故。此处泛指来求医。“周郎顾”语出《三国志·吴志·周瑜传》：“瑜少精意于音乐，虽三爵之后其有阙误，瑜必知之，知之必顾，故时人谣曰：曲有误，周郎顾。”是说周瑜自小就精熟知晓音乐，即使酒过三巡，只要曲子弹错，都逃不过周瑜的耳朵，而且周瑜每次听出来都必定会回头看演奏者一眼，就有人编出歌谣“曲有误，周郎顾。”后用为精于音乐者善辨音律的典故。这里指遇到了知音。

题广西中医学院耳鼻喉科黄丽辉老师气功打坐彩照，七绝十蒸

1991.04.07

合十跏趺似老僧，凌虚意悃玉壶冰，
无为毕竟非无有，济世除疴永服膺。

注：黄丽辉，日本东京大学博士，首都医科大学博士后，研究员，教授，主要从事新生儿听力筛查、儿童听力言语评估及康复。1984年广西中医学院毕业后一直从事耳

鼻咽喉科的临床、科研和教学工作。1996年10月—1998年3月，作为笹川医学奖学金留学生赴日本东京大学医学部进修和攻读博士学位，从事听力损失儿童的听觉及言语发育研究。2002年3月，获得日本东京大学医学博士学位。留学期间，主要从事听力损失儿童的听觉及言语发育研究。2002年9月在首都医科大学做博士后研究，2004年8月博士后出站，同年9月获副研究员资格，同年作为特殊人才引进北京同仁医院。主要从事新生儿听力筛查、儿童听力言语评估及康复的临床及基础研究工作。曾任卫生部全国新生儿疾病筛查专家组成员，中华医学会耳鼻咽喉科学分会听力学组组长，中华预防医学会儿童保健分会视听学组副组长，北京市儿童听力保健专家指导组副组长，北京同仁医院临床听力学中心副主任、听力筛查康复部主任。

老友王雪心来函，索我小照。在小照上自题七绝十三职

1991.04.07

阔别天涯六十年，相逢未必能相识，
驿传近影曝庐山，免得穷思费猜臆。

注：1991年干祖望已是八十岁的老人，遥想起六十余年前，自己在浙江嘉善西塘镇师父钟道生门下学业时的情景，百感交集，竟然倏忽一瞬，已过一个甲子。当时认识了少年王雪心，相识而成文字之交。后来干祖望投身杏林，而少年时期的好友王雪心参加革命而埋名隐姓，六十年未见过一面。真是"相逢未必能相识"，同时让人想到杜甫的《赠卫八处士》：人生不相见，动如参与商。今夕复何夕，共此灯烛光。少壮能几时，鬓发各已苍。访旧半为鬼，惊呼热中肠。又如李益《喜见外弟又言别》：十年离乱后，长大一相逢。问姓惊初见，称名忆旧容。

重阳日农工省委之邀，至清凉山登高

1991.10.16

重九清凉聚老人，茱萸遍插倍精神，
附骥叨末应无座，只为离休欠几春。

注：中国农工民主党（简称农工党）于1930年8月9日在上海成立，是以医药卫生、人口资源和生态环境领域高中级知识分子为主、具有政治联盟特点、致力于建设中国特色社会主义事业的政党，是同中国共产党通力合作的参政党。干祖望是医界代表，农工民主党党员。此次参加农工党江苏省委举办的老年人重阳节登高活动。登高对干祖望来说不是难事，他身板虽小却精神矍铄，曾在八十岁时用12分钟爬上了江苏省中医院的16层大楼。重阳节，农历九月初九，二九相重，称为"重九"。汉中叶以后的儒家阴阳观，有六阴九阳。九是阳数，故重九亦叫"重阳"。民间在该日有登高的风俗，所以重阳节又称"登高节"。还有重九节、茱萸、菊花节等说法。除此之外，九月初九"九九"谐音是"久久"，有长久之意，所以常在此日祭祖与推行敬老活动。重阳节与除、清、盂三节也是中国传统节日里祭祖的四大节日。只是近年来，人们对老人的推重，故此节日又被称为老人节。"只为离休欠几春"是说明干祖望尚未退休，无法称老。

谢嘉兴名士钱鼎澄先生手书尺页

1991.11.17

双钩三折欧阳体，未失白鹅获宝珍，
相见毋嫌时恨晚，绿邮紫电尽传真。

注：钱鼎澄（1908—2001年），近代嘉兴耆老，书画家，篆刻家，是清末民初民主革命家、思想家章太炎先生弟子，为民革嘉兴市委成员、嘉兴市书法协会会员、鸳鸯湖诗社社员、"南社"研究会会员。著有散文、旧体诗、书法小楷等，发表在《杂志》《社刊》上，并辑有《小镜湖庄诗集》续卷四百多首，被编入中国国际广播出版社出版的《当代书画篆刻家辞典》（第二卷）。

手书，指亲手写的字迹或亲笔写的书信、诗文；尺页，指一尺见方的书画单页或书画册；此处手书尺页即指嘉兴名士钱鼎澄先生亲笔书法。"双钩三折"形容欧阳体，在此干祖望称钱鼎澄先生的赠字笔力险峻、法度严谨似欧体。

"未失白鹅"出自丰子恺先生《白鹅》一文，写于1946年夏天，丰子恺先生内迁重庆，住在郊外的一座荒村之中，将养白鹅，以排遣战时艰苦生活的苦闷，白鹅生性高傲、气宇轩昂，吃食三眼一板、一丝不苟，作者甚是喜爱，视为珍宝，后将白鹅赠予朋友，颇为留恋。此为干祖望形容收到先生手书尺页如获珍宝的心情。

之后，"绿邮"指邮政书信，"紫电"指电报往来，此处指干祖望与嘉兴钱先生通过书信电报传递意气相投、相见恨晚之情谊。

接中国民主建国会中央委员会、中国农工民主党中央委员会、全国工商联《中药咨询工作通信》后口占

1991.11.23

德配岐黄作股肱，四千年里树丰功，
缺低错假高成汇，断送中医正寝终。

注:“口占”指口授其辞;“德配”原义对他人妻子之敬称,引申义指德行与之相匹配;“股肱”意指辅佐重臣。干祖望以为中医药原是四千年来造福人民的瑰宝,却因近百年来的缺药、低劣、错用、假伪、价高、成药泛滥及争取外汇现象错失了发展良机,而正走向灭亡之路,悲乎哀哉!

文债(四豪)

1992.01.05

钱债台高未必高,欲知文债更难逃,
恨非千手观音佛,手手同时执紫毫。

注:韵是诗词格律的基本要素之一,近体诗为了声韵和谐,一般押平声韵,以下几首七绝亦是如此。诗韵如下:上平声十五韵:一东,二冬,三江,四支,五微,六鱼,七虞,八齐,九佳,十灰,十一真,十二文,十三元,十四寒,十五删。下平声十五韵:一先,二萧,三肴,四豪,五歌,六麻,七阳,八庚,九青,十蒸,十一尤,十二侵,十三覃,十四盐,十五咸。

“文债”谓应约写文章而未交稿。语出鲁迅《书信集·致萧军》:“月内此外还欠两篇文债,我看是来不及还清的了。”干祖望意指文债难逃,纵使长有千手,手手执笔也难以完稿。小诗一、二、四句的“高”“逃”“毫”是平声“豪”韵,平仄统一,铿锵有力。

哭王雪心老友

1992.01.15

一、十二侵

翰墨含香香未谈,耗音霹雳殛人心,
千言尺牍君难接,恨未当时快覆音。

注:“翰墨”指笔墨,意指写作,语出曹丕《典论论文》:“古之作者,寄身于翰墨,见意于篇籍。”“翰墨含香”敬指书信,“谈”即“笔谈”,“尺牍”指书信。此处指12月2日收到雪兄在16日发出的贺年片,因忙尚未能及时回信,后虽也寄了一封长信,可是雪兄已仙逝而无法看到,尽显懊悔之意。小诗颔联、尾联之“心”“音”是平声“侵”韵。

二、十一真

万幸金陵曾一面,稍抚裂肺断肠人,
每看合影增伤痛,欲撤收藏更苦辛。

注:小诗写于1992年元月,想起1991年10月雪兄曾经来宁小聚的场景,当时寓南京医学院招待所,摄有合影一张,不料见此一面,竟成永别,每每翻开合影益增伤痛,但又无法毁掉。诗中“人”“辛”押“真”韵。

三、一东

南湖菱角嘉兴粽,竟是想思豆泪红,
从今睹物伤情际,何处寻踪觅雪公。

注:去年雪兄来宁时,曾赠以南湖菱角嘉兴粽子,俱为当地有名土产,没想到美食竟成了赋予情感的物件,如今再次看到这些食物,不禁睹物伤情,怀念挚友雪公。诗中“粽”“红”“公”押“东”韵。

四、一东

冰心雪志袖清风,全受全归银域中,
三白六花身守玉,老人圣诞款诗翁。

注:挚友雪公其人如其名,志向“雪”洁,一片冰“心”,两袖清风。“全受全归”语出《礼记·祭义》:“父母全而生之,子全而归之。”意指身体来自父母,应当终身洁身自爱,正如这满城大雪,也正如雪公的高贵品格。“三白”指三度下雪,“六花”指雪花结晶六瓣,干祖望将其比作圣诞老人赠予雪公的礼物,恰当且巧妙。诗中“风”“中”“翁”押“东”韵。

以上四首七绝皆为干祖望为老友王雪心所作,身处异地,却切不断两位老友惺惺相惜之情谊,诗中通过回忆与老友的点滴过往,直抒懊悔、惋惜与思念之情。

学院农工民主党党支部及附院支部合开联欢迎春会即景诗

1992.01.15

平安糖食饭瓜甜,赤壁吹箫度岁年,
左右芳邻人混坐,可惜强迫吃香烟。

注:“平”谐音“苹”,即苹果;“饭”即锅巴,“瓜”即瓜子;“赤壁吹箫”形容郁老师、黄老师吹箫演奏;“芳邻”嘲讽两旁吸烟者。寥寥几笔,联欢会当晚的情景便一一呈现。

答若机和尚诗(鹤颈格)

1992.05.03

般若波罗斩挂牵,天机虽主狗云迁,
我和阁下诸相似,惜尚徘徊阿鼻前。

注:小诗参鹤颈格,此为嵌字联的一种,即将人名或地名分嵌于四联的第二字。本为答若机和尚诗,便将“若”“机”“和”“尚”四字分藏于四联内。“狗云”即白云苍狗,喻世事变迁。“阿鼻”,佛家称地狱为阿鼻地狱。

题俞慎初教授《中草药作物学》

1992.05.04

本草园中出异葩，“分经”“害利”胜琼花，

“别名”“得配”加新“忆”，药学赢来又一家。

注：异葩，指别具风格的工作。“分经”，即姚斓《本草分经审治》，内容以分经立法，本草中独树一帜之作。“害利”，即《本草害利》，内容专谈副作用，又是一部别具风格的本草学。“别名”，即耿世珍摘录《本草纲目别名录》，专谈别名。“得配”，即严西亭《得配本草》专谈配伍，又是一种风格的本草。“忆”，指近人董汉良《中药记忆法》，专言如何记忆药物的方法。又一家，言俞慎初教授所作《中草药作物学》将成为药物学中新的一家之作。

至成都中医学院出席审稿会，但以宝成铁路马蹿湾至徐家坪间一百九十公里处隧道口山体崩塌而未去

1992.05.24

收拾行装一担肩，此行天府审新编，

宝成马蹿湾崩塌，蜀道行难难上天。

注：“天府”谓土地肥沃、物产富饶之域，此指“天府之国”四川，唐代陈子昂《上蜀川军事》：“伏以国家富有巴蜀，是天府之藏。”末句语出李白《蜀道难》：“蜀道之难，难于上青天！”在此借用《蜀道难》慨叹山体崩塌、山道难行。

贺吴考磐教授九十华诞

1992.07.21

海屋堆筹九十签，尚余不少待君添，

夜郎不敢私夸老，远比先生少几年。

注：吴考磐（1903—1993年），江苏海门人，南京中医药大学教授，现代著名中医文献学家、中医教育家。曾任海门县政协委员，历任南京市三、四、五、六、八届人大代表，江苏省中医学会第一、二、三届理事，南京中医学院教授，第一批获得国务院特殊津贴的专家，江苏省中医学会理事、顾问，并兼任光明中医函授大学顾问，张仲景国医大学名誉教授。多次被评为学院先进工作者。著有《〈素问〉衍文》《〈素问〉错简》《〈伤寒论〉辨证简析》《〈金匮要略〉的探讨》《营卫探讨》《五行与医学》《方药探讨》《运气择言》《汉唐以前医学成就简介》《医理衡正评议》等多篇论文，均具有很高的学术价值。

“海屋堆筹”用于祝人长寿，语出宋代苏轼《东坡志林》：“海水变桑田时，吾辄下一筹，迩来吾筹已满十间屋。”“夜郎”谦指自己，此处笔者意为在吴考磐先生面前不敢自行称“老”。

一夜狂风暴雨，雷电交加，所以门诊无病人

1992.09.08

秋雨秋风愁煞人，门庭若市顿凋零，

世间本是无常在，圆月难逃缺不盈。

注：干祖望在难得悠闲时，仍然心系病患，作下此诗，秋风秋雨，雷电交加，门可罗雀，更是衬得当下一派萧瑟。

得湖州名女画家汪德祖（八十一岁）梅花图

1993.09.16

大红花瓣粉红笺，破腊传春岁占先，

漫怨瑶台高似月，蟠桃竟亦落窗前。

注：“破腊传春”形容红梅冲破寒冬，传达融融春意，语出宋代汪洙《神童诗》：“一枝梅破腊，万象渐回春。”“瑶台”为传说中的神仙居处，此处为下句“蟠桃”铺垫，“蟠桃”本是西王母诞辰盛会宴请众仙的仙果，此处形容画上红梅饱满盈润、红艳艳跃然于纸上。

河南省商丘地区中医院王琴和老中医索字，以诗代柬以谢

1993.11.17

缘结文章毋恨晚，暮年幸识布衣尊，

谈诗尚在攀登室，论字焉能敢出门。

注：“布衣”原指麻布衣服，后指平民百姓；“布衣尊”，此处尊称王琴和老中医，语出陆游《东园晚步》：“痛饮每思尊酒窄，微官空羡布衣尊。”

赠新疆汪大充老中医

1993.12.09

塞外郎中沪渎医，燕京倾盖赐良机，

毋嫌相见何其晚，尚有红霞几十年。

注：“沪渎”为吴淞江下游近海处之古称，现即黄浦江下游，汪老自号“塞外郎中”，而笔者正是上海医生。“燕京”乃北京旧称；“倾盖”指途中相遇、停车交谈，形容一见如故，有谚“白头如新，倾盖如故”喻感情浅深不以时间短长衡量；“红霞”形容暮年。天南地北，机缘巧合，二老一见

如故，相谈甚欢，尽显于寥寥几句之中。

癸酉元旦，诗赠李戎老师

1993.01.25

除夕封门逼债来，屠苏无味暂停杯，

桃符翻作桃花纸，处罚挥毫笑话该！

注："屠苏"，古时于农历正月初一饮用的一种椒酒，相传为汉末名医华佗所制，具有益气温阳、祛风散寒、避除疫疠之功效。"桃符"，古人于辞旧迎新之际，用桃木板写上"神荼""郁垒"二神的名字，或用纸画上二神的图像，悬挂或张贴于门首，意在祈福灭祸。此二者引自《元日》："爆竹声中一岁除，春风送暖入屠苏。千门万户曈曈日，总把新桃换旧符。"将李师豁达、豪迈之态尽显纸上！

大画家李亚赠我以"兰花"，作诗申谢

1993.01.28

未展华笺墨已芳，孤高淡素傲春阳，

增辉蓬荜寒居雅，远胜花王国色香。

注："芳""孤高""淡""素""雅"几字刻画"兰"之不同于花王牡丹的国色天香、雍容富贵，但其素雅、高洁、孤傲之态与干祖望茧斋甚是相称。

赠浙江省海宁市中医院关炎医师（鹤顶格）

1993.03.28

关心泛读好医书，炎帝岐黄术展舒，

吾也嗜深同尔癖，弟靡颠沛保终初。

注：关炎医师喜买书、善读书，喜好钻研医术，这一点与干祖望甚为相似，二人亦是惺惺相惜。末句"弟"，读颓，弟靡为穷困之意，典出《庄子》，于此干祖望谓之不论穷困、颠沛，买书之嗜始终不改。另外，本诗每句首字"关""炎""吾""弟"巧妙应鹤顶格。

在西安市丈八沟陕西宾馆礼堂欣赏秦腔小堂会，小诗赠该团张团长

1993.06.24

长安城外赏霓裳，三日余音绕画梁，

旁白风流增雅趣，唐都不愧是歌场。

注：长安，为西安古称，唐都，亦为西安；霓裳，原义飘逸的舞衣，此借指小堂会之表演。三日余音，语出《列子·汤问》："余音绕梁，三日不绝。"形容歌声悠扬，萦绕耳畔。

上海中医学院李鼎教授授我以孟昭威教授遗词。孟老谢世已五年，不胜憾慨系之，占此四支七绝

1993.06.26

情属朋交理属师，京畿荆识得真知，

金陵握晤成永别，读罢遗词惹旧思。

注：京畿，国都及附近区域；荆识，即"识荆"，敬指初次见面或结识，语出李白《与韩荆州书》："生不用封万户侯，但愿一识韩荆州。"1953年干祖望于北京中医进修学校进修时，孟教授任该校校长，二位先生就此结交，亦师亦友。而二者最后一次会晤，在南京会场上，当下干祖望承上海中医学院李鼎教授授以孟昭威教授遗词，读罢慨叹万千，悼念孟老先生。一、三、四句末"诗""知""思"押四支韵。

补游法门寺

1993.06.30

客岁漏游今补遗，风光未与斗星移，

赵廉刘瑾人安在？舍利毫光百万年。

注：客岁，即去年。斗星移，出自"斗转星移"，指季节交替或时间变化。赵廉、刘瑾均为京剧《法门寺》中人物，前者为郿坞县知县，后者为明朝曾权倾一时的宦官，是善是恶，现都不复存在，而藏于塔地下室内的舍利子却能与法门寺风光一般，不随斗转星移而变幻，由此慨叹自然面前人类之渺小。

步原韵贺俞慎初教授华诞八十及从医执教六十周年

1993.07.22

一、少年立志

良相良医立志求，朝研本草暮汤头，

悬梁刺股寒窗冷，不占鳌头誓不休。

注：俞慎初（1915—2002年），男，福建福清人。福建中医学院教授，当代中医学家，中医医史学家，教育家，国家级中医药专家，全国首批"继承老中医药专家学术经验指导"老师。中国中医研究院（现中国中医科学院）专题研究咨询专家，中国中医药研究促进会理事，福建省炎黄文化研究会理事，福建省中医药学会常务理事，《福建中医药》编委会副主委，台北中医药研究会顾问，英国剑桥国际传记中心协会及美国国际传记学院协会顾问。范仲淹有云："不为良相，便为良医。"俞老先生少年立志高远，精心钻研

本草汤头，不畏悬梁刺股之苦，只为独占鳌头。

二、壮年勤奋

鼎食锦衣不屑求，唯冀事业立班头，

谁谓种豆难收豆，且看长安有伯休。

注：鼎食，列鼎而食；锦衣，衣裳华美，均形容生活豪华奢侈。班头，即魁首、领袖。韩康，字伯休，采药卖药、从不二价之隐逸高士。此处喻俞老先生勤勤勉勉、一心求真知。

三、老年名就

临床教学史旁求，满腹经纶此老头，

漫笑家穷人亦瘦，庐陵太守乐无休。

注：多年临床教学生涯坚持理论联系实际，曾经风华正茂的少年如今已是满腹经纶的白发老人，莫笑我这现在既穷又瘦，这里面的快乐，不是众人能够体会的。“庐陵太守”即北宋文学家欧阳修，唐宋八大家之一，欧阳修曾作《醉翁亭记》：“人知从太守游而乐，不知太守之乐其乐也。”干祖望借此比喻自己乐在其中，众人皆不能体会。

四、近年相识

书痴笨伯少干求，饱了文章白了头，

君我情形同一辙，道闻夕死不知休。

注：少年时爱书成痴，求学书海，如今饱读诗书却白发苍苍，在求知的路上我们俩情形如此相似，都是朝闻道夕可死这样不知休止。其中“道闻夕死”是出自《论语·里仁》“子曰：朝闻道，夕死可矣。”就是解释：为早晨闻道，晚上死去。形容对真理或某种信仰追求的迫切。这是干祖望对知识的渴求学习的精神体现。

赠钱鼎澄老友

1993.08.20

珠海亲人①秀水友，苹城②故土紫金③庐，

蓬飘四十春秋逝，深羡先生守镜湖。

注：①子女孙曹，全在珠海市。②苹城，即故乡松江。③紫金山在南京，今家矣。

干祖望出生并生活在上海四十多年，随后因工作定居南京。对于在南京工作生活，干祖望仍怀念家乡生活。这首诗表达了干祖望对好友近代嘉兴诗人、书法家钱鼎澄老先生一生都在自己家乡工作生活的一种状态的羡慕。其中蓬飘，语出三国魏曹植《杂诗》之二：“转蓬离本根，飘飘随长风。”即飞蓬飘荡，以喻人之流徙无定。镜湖，地名，指绍兴镜湖，位于绍兴大城市越城、柯桥、袍江三大城市组团的中心。

贺光明中医函授大学八周年校庆

1993.12.09

八士八元八斗才，八纲八阵八年栽！

如无八载耕耘苦，那得今朝硕果来！

注：此诗为干祖望祝贺光明中医函授大学成立八周年而作，感叹学习中医的一般需要有才能的人，经历长期磨炼方可成才，在八年的时间里经过精心教授，学生的学习收获颇丰。八士是出自《论语·微子》，解释为八个有才能的人。八元《左传·文公十八年》：“高辛氏有才子八人：伯奋、仲堪、叔献、季仲、伯虎、仲熊、叔豹、季狸，忠肃共懿，宣慈惠和，天下之民谓之八元。”指有才能的人。而八纲，即阴、阳、表、里、寒、热、虚、实，是辨证论治的理论基础之一。八阵：古方八阵，张景岳，以方药列八阵为“补、和、攻、散、寒、热、固、因”。八纲八阵此处代指中医。

题西安中医研究院李国璋教授“三峡游”照片

1994.02.03

击楫观涛三峡险，弄珠濯锦泻奔东，

中流砥柱何方客，原是长安不老松。

注：击楫亦作“击檝”。指晋代祖逖统兵北伐，渡江中流，拍击船桨，立誓收复中原的故事。后亦用为颂扬收复失地统一国家的壮志之典。濯锦：成都一带所产的织锦，以华美著称。亦指漂洗这种织锦。唐代元稹《感石榴二十韵》：“暗虹走缴绕，濯锦莫周遮。”

此诗为干祖望赞誉西安中医研究院李国璋教授的一首诗，从一张照片静的状态，由干祖望的生动的辞藻形容后变得生动，从而引出李教授。

敬步钱鼎澄老先生原题原韵两首

1994.03.09

一、雪压冬云白絮飞

绛帐杏坛驹隙飞，程门未必胜钱扉，

三千弟子与君等，漫笑春蚕蜡炬微。

注：主要赞誉钱鼎澄老先生教育方面成就卓著，学生遍布天下。其中绛帐：《后汉书·马融传》：“融才高博洽，为世通儒，教养诸生，常有千数……居宇器服，多存侈饰。常坐高堂，施绛纱帐，前授生徒，后列女乐，弟子以次相传，鲜有入其室者。”后因以“绛帐”为师门、讲席之敬称。杏坛是为纪念孔子讲学而建，孔子第四十五代孙孔道辅监修孔

庙时，将正殿后移，除地为坛，环植以杏，名曰“杏坛”。杏坛是孔子教育光辉的象征。程门：宋朝洛阳著名学者程颢及程颐门下。春蚕蜡炬，引用李商隐的诗句“春蚕到死丝方尽，蜡炬成灰泪始干”。

二、赏床前水仙花

波上灵妃水上仙，檀心玉面怕争妍，

漏编门第逃名叟，毋怪情丝万缕牵。

注：由水仙花借喻钱老先生，赞扬钱老先如水仙一般纯洁、淡泊名利，在从事的领域没有相匹配的名望地位，仍旧兢兢业业地工作着，干祖望为此心存牵挂。

无　题

1994.03.12

当初深悔入医林，诵断雕龙歌断琴，

梦寐老来重执笔，枯肠难索白头吟。

注：干祖望自年幼即入私塾，文学造诣颇深，对于学医和做个文人墨客之间的选择，有很多感慨，学医是一项艰苦的过程，直到干祖望八十二岁时他仍旧笔耕不辍，想再做回文人，但感叹年岁已高，积累的东西太少，难以写出更多的内容了。

夜游夫子庙观音乐喷泉

1994.03.21

指染丰肴舌醉醇，眼看彩色万泉喷，

今宵欢度难忘夜，耳畔长留绕栋声。

注：此诗生地描写了夜晚观夫子庙的景色心情。在酒足饭饱后，夫子庙的音乐喷泉伴随灯光的变化非常美丽，使得夜晚心情非常愉悦。

谢欧阳锜教授赐书

1994.03.26

文友神交四十年①，也曾几度识丰颜②，

邮传承赐诗文作③，又济江郎万斛泉④。

注：①四十年前，在《新中医药》上骈肩写作。②玉照常在《中医年鉴》《中国现代名中医医籍精华》《名医名方录》等文献中见到。③诗为《医余集》，文为《证病结合用药式》。④江郎才尽的我，拜读大作后，又灌注了许多知识。

此诗表达干祖望对欧阳锜教授赠书的感谢。干祖望与欧阳锜教授相识四十多年，欧阳锜教授发表论文较多，此次受其赠予诗文，干祖望觉得受其启发，又灌注了许多知识，激发了文学创作灵感。欧阳锜为著名中医内科学家，湖南衡南县人，湖南省中医药研究院研究员，中医辨证理论方法研究专家。

七绝四纸赠南昌胡小江主任雅嘱

1994.04.12

弄毫七十几春秋，笔秃砚穿多少纸，

薄负虚名难自夸，可怜不及君儿子①。

注：①胡主任公子为全国有名的儿童书画家。

此诗为干祖望赞誉南昌胡小江主任的儿子，干祖望此刻为八十三岁高龄，投身文学创作已有七十多年，干祖望自谦自己虽有名望仍不及胡主任之子的造诣。

赠福建金石名家颜望樵先生

1994.05.30

余执三棱君执铁，你刀远比我刀强，

盼来九秩光临日，再乞先生赠一章。

注：颜望樵，是当代著名书法家、教育家、文学家。三棱借喻为医学，执铁借喻为篆刻。此诗是干祖望借喻法，表达对颜望樵先生在篆刻界地位的肯定，在即将九十大寿之时，盼望颜老赠予篆刻章。

贺徐州市中医院门诊大楼落成

1994.08.05

华佗在此创宏基，橘井泉香一脉遗，

余泽远长延百世，徐州继业市中医。

注：在徐州市中医院大楼落成之际，干祖望即兴创作，希望徐州市中医院将中医事业惠泽百姓，流芳百世。橘井泉香：出自西汉刘向所撰《列仙传》。文中指的是治病救人的意思。

雨中瞻仰香港大屿山莲禅寺天坛大佛

1994.12.23

是云是雨两朦胧，百丈金身霭雾中，

谊属同乡应瞻仰①，天涯咫尺万山重②。

注：①大佛为南京晨光机器厂所铸造，故属同乡。②雨中仅见小山一座，其余无法看到。

干祖望至香港大屿山莲禅寺观天坛大佛，描写了寺内的金佛为南京所造，有百丈高，本想好好瞻仰，却因雨中仅见小山一座，其余无法看到，略显遗憾。

感谢金石名家颜望樵老先生又赠我“干祖望九十岁之后作”章

1994.12.30

予支甲子六春秋，谎报年华暗自羞，
是否遐龄先示兆？灵云海屋倍多筹。

注：干祖望生于1912年，此首诗写于1995年元旦前夕，故计算虚岁为八十四岁，如此算多报年龄六岁即为九十岁，对于谎报了年龄这件事干祖望还是略有不好意思，是高寿的先兆吗？干祖望自问自答，应该是长寿呀。遐龄：老年人高寿的敬语。“海屋倍多筹”源自宋代苏轼《东坡志林·三老语》：“尝有三老人相遇，或问之年……一人曰：‘海水变桑田时，吾辄下一筹，尔（邇）来吾筹已满十间屋。’”原谓长寿，后以“海屋筹添”为祝寿之词。

五言律诗

教干千读《内经》，自己温课有感十三元五律

1975.02.03

四十年前课，重新展卷温，玄玄谈肺魄，井井释肝魂。
道在前朝毁，医因新政存，昔今相对比，感慨两乾坤。

注：前朝，指旧社会。

此诗写于教自己女儿读《内经》的感受，重温自己四十年前的知识又有新的收获，感叹旧社会和新时代的差距。

赠陈永副教授

1979.11.06

漫道中西别，今朝已大同，南方缘邂逅，西冷识医雄，
挥颖精神达，吐谈见识丰，新医艰巨业，厚望瞩于公。

注：陈永为小组记录及组长。

此文为干祖望开展中医五官科培训班时写的一首诗，送给当时的陈永副教授。陈永副教授为西医，他西学中参加中医五官科，此人谈吐见识广，将中医五官的厚望寄予他。

元旦迎新诗

1980.02.16

莫讥将望七，且看岁朝新，四化雄人志，三中暖我心，
轻松辞己未，奋发接庚申，誓鼓余年勇，辰光不负春。

注：此文写于1980年的春节，此时干祖望已六十八岁，虽年岁已高，仍对新的一年里充满希望，生活工作热情不减。

在鼓楼医院西四区四八三床上过新年

1984.01.01

八三交八四，鼠岁替猪年。帘隙窥残雪，床头索符联，
恨无千里眼，幸有万家言，除旧迎新夜，终宵难入眠。

注：千里眼指电视机。万家言指收音机。

此文写于1984年的元旦，此时干祖望因身体不适于鼓楼医院住院，描写了当时干祖望在辞旧迎新的时刻，医院周围冷冷清清，唯有收音机陪伴的慰借，表达自己复杂的心情状态。

省中支部庆祝七一（鹤顶格）

1991.07.01

省识环球事，中华国格雄，支胤黄帝后，部位亚州东，
庆贺星旗艳，祝歌旭日红，七旬迎圣诞，一片沐春风。

注：七旬，笔者适逢七十岁。

此诗为藏头诗，1991年的七一党的生日正巧遇干祖望七十岁，干祖望即兴作诗一首，感叹在共产党的领导下祖国国力蒸蒸日上。

喜得《小镜湖庄诗集选辑》五律一先

1992.10.03

前朝迎国庆，今午接瑶笺，诗赐钟山读①，词从秀水填②，
语园盈素牍，律细泛华篇，谁说遥千里，谊深共一天。

注：①此诗集为寓居钟山的人拜读。②作者为秀水（嘉兴）钱鼎澄名士。

诗述干祖望收到钱鼎澄老先生诗集的愉悦心情。在喜迎国庆之后，收到钱鼎澄先生的信件，拜读后感触颇深，

并且感叹虽两人相距千里，友谊却不因距离而变淡。

诗答名士钱鼎澄老先生

1994.01.13

谁说“一团糟”，何言“难入目”，
藏锥难找双，舞剑堪称独，
铁划胜梅兰，银钩羞竹菊，
终朝赏斯文，海上筹添屋。

注：钱鼎澄老先生为近代嘉兴书法大家，著有散文、旧体诗、书法、小楷等，干祖望对书法亦颇有研究，两人为多年好友。钱老在书法方面有很深的造诣，但其非常谦虚，常评价自己的作品为“一团糟”或“难入目”，而干祖望对其作品经过品鉴后却是大加赞赏，认为其是天下独一无二、举世无双的藏品。唐代欧阳询在《用笔论》中这样形容书法“徘徊俯仰，容与风流，刚则铁画，媚若银钩”，钱老行书时笔力苍劲、气势磅礴胜过寒冬的梅兰，点画柔美、气韵流畅超越秋日的竹菊。干祖望看其书画，认为可以赏心悦目，足以益寿延年。两位老者彼此互相欣赏，共奏高山流水之作。

七言律诗

寂

1972.03.28

今天老伴住进钟阜医院，干千到江浦插队，俞无名值夜班，故今宵一人看家

灯暗光寒夜半天，漏声有意扰人眠，
神飞珠海思儿辈，魂到金山谒祖先。
回荡玄思孕梦境，奔腾幻想育诗篇。
生平过惯喧哗日，难渡长宵作老禅。

注：干祖望向来是喜欢热闹之人，此日家里却只剩其一人，老伴因病住院，大女儿到江浦插队，二女儿在值夜班，此情此景，甚是寂寞，感叹之余题诗一首。夜半的家中灯光暗淡，形单影只，屋外有水滴的响声扰得人难以入眠，亲人都不在身边，儿子一家更是在遥远的珠海，甚是让人想念，朦胧中忆起儿时的家乡金山县，多么想去祭拜一下祖先啊！如是思绪万千，恍如进入梦乡，但颇多感慨忍不住又激起了干祖望作诗的欲望。本来干祖望对喧嚣的环境是如此欣喜，今日却难以度过这寂寞冷清的漫漫长夜。

吃团圆年夜饭

1974.01.21

岁岁迎春岁岁欢，今宵快事更成堆。
岭南竹报开颜读，江北杏林着手栽。
老伴采薪藏药钵，稚儿琢楮掌车台。
尤难蜀渝妻姨妹，围醉屠苏赌覆杯。

注：当年除夕夜件件喜事扑面而来，儿子飞鸽传书从广东来信报平安，长女在江浦插队后大队送她去进修了赤脚医生，老伴也终于病愈能出院回家了，小女儿无名已在工厂转正为磨工，支内的姨妹俞瑜也从四川省彭县回来了，一家人围坐一桌，共举酒杯来庆贺这一年的好运连连，不醉不归。

除夕年夜饭(一先七律)

1975.02.10

寄迹金陵跨廿年，霜飞鬓发皱添颜。
恨无丹灶微功立，幸有青囊片语传。
辞腊屠苏斟老伴，迎春压岁拜雏娟，
历来过惯喧哗节，殊感今朝对影怜。

注：又是一年除夕夜，遥想来南京定居已有二十个年头，此刻已是两鬓斑白、面含皱纹的老者了。羞愧于未能像先辈那样建灶炼丹为后世留下丰功伟绩，但是也有幸能够著书多部留与后人研读。“青囊”旧指医家存放医书的布袋，唐代刘禹锡《闲坐忆乐天以诗问酒熟未》：“案头开缥帙，肘后检青囊。唯有达生理，应无治老方。”青囊又代指中医，是中医的别名，它的来源与三国时期的名医华佗有关。据说，华佗被杀前，为报一狱吏酒肉侍奉之恩，曾将所用医书装满一青囊送与他。华佗死后，狱吏亦行医，使华佗的部分医术流传下来，据此，后人称中医为青囊。今度辞旧迎新之际，只有老伴、孙女洁蕾三人在家，十分冷清。往年除夕佳节都是热闹非凡，唯独今年却显得如此形孤影只。

乙卯岁朝咏小洁蕾

1975.02.11

拜年压岁有雏婴，妙语天真胜两英，
漫舞蹁蹁哄座笑，童歌艾艾绕梁轻，
怕燃竹爆偏矜勇，爱负钢枪要学兵，
虽感天伦难共叙，承欢唯尔慰衷情。

注：今日是大年初一，孙女洁蕾一大早就在拜年压岁了，小小年纪伶牙俐齿，活泼天真，老伴名紫英，儿媳名焕英。孙女比老伴和儿媳更能讨人喜欢，而且能歌善舞，把在座的大人逗得开开心心。虽然孙女怕鞭炮爆竹的响声，但是还想像男孩那样要去当兵扛枪保卫祖国！干祖望感叹尽管儿子儿媳、女儿都不在身边，一家人难以团聚共享天伦之乐，但有如此聪明可爱的小孙女陪伴左右，也能了却几分心中家人未能团聚的遗憾。

遥赠门生钱光耀（十灰）

1975.02.13

思亲倍想天涯客，曾约来游却未来。
残沥屠苏难寄递，丰存素竹任邮裁。
一帧合影惊俱老，念载离暌梦伴偣。
压岁贺年无物赠，祝君善驶乘风船。

注：在思念亲人的同时干祖望也甚是想念自己的学生，曾邀约其来宁一同游玩，却未果。可叹杯中的残酒难以邮寄，一本本的旧书却还堆积在那儿。翻看曾经的合影照片，惊叹现在都已变老，彼此离别已有数年，只能在梦中相见。今日还是新春佳节，没有什么贺岁的礼物可以相赠，就只能祝福其一帆风顺，事事如意。

聆一九七五年四号文件

1975.02.25

大展宏图敌胆寒，彼怆正是我侪欢。
文中蓄意千秋计，言外余音百尺竿。
款款运筹描远景，条条决策促洪澜。
全身热血奔腾沸，老马加鞭不下鞍。

注：此日听得党中央1975年四号文件，在第四届全国人民代表大会上，我们国家正准备运筹帷幄，大展宏图，加快发展社会主义事业，让怀有敌对势力者闻风丧胆，心灰意冷。此文件规划了我们今后的千秋大业，听闻此信息大家欢欣鼓舞，热血沸腾，誓将百尺竿头更进一步。在党中央的带领下，我们全国人民乘风破浪、勇往直前，虽然干祖望年事已高，但也老当益壮，可以继续奉献自己的力量。1975年尚处于“文革”期间，所以本诗蕴含明显的政治色彩。

住院病榻听水箱滴漏

1977.02.15

潺潺玉漏隔墙聆，屈指冰溶滴未停，
半夜荡回环梁斗，三音清脆胜檐铃，
终宵已困椎髎苦，达旦何堪刺耳刑。
绝响安能专我赏，应邀院长共倾听。

注：干祖望正值生病住院，屋外的水箱滴滴答答地在漏水，隔着墙都能听到清脆的声音，尽管外面飒飒寒风，水滴却并未结冰而停止滴漏，三更半夜那声音更加清晰明了，仿佛回荡在屋梁之上，比屋檐下的铃声更加刺耳。整个夜间干祖望已是困顿不堪，身心疲惫疼痛，但是此滴水声却扰得人无法入眠。真应该邀请院长也一起倾听一下，这么美妙的声音岂能只供本人一人独享。

除夕思子弟

1977.02.17

离家念度赏春梅，又酌屠苏碰酒杯。
文债难随年逝赖，讲坛正待假终开。
宵长梦旧情何切！岁暮思亲意倍呆。
望耋更殷思子弟，可怜子第不思来。

注：又值一年除夕佳节，笔者离开家去赏梅，又与友人小酌了几杯。撰文著书的习惯不能因自己年龄的增长而偷懒，干祖望的授课安排正等待假期结束就要开展。夜晚深长旧梦依旧，年事已高的时候就更加思念自己的亲人，对学生的期望与想念也日益增加，只可惜学生没有机会来到身边。

欢呼《毛泽东选集》五卷出版为黑板报题诗（一东七律）

1977.04.12

佳音奔告胜春风，锦绣山河喜气融。
马列开基千代业，抓纲治国亿年雄，
宏文驱使乾坤转，巨笔漫涂宇宙红。
万众欢呼迎五卷，誓将终世读精通。

注：《毛泽东选集》五卷顺利出版，此事可喜可贺，全国人民开心地奔走相告，中华民族锦绣山河喜气洋洋。马列

主义纲领是造福千秋万代的事业，我们国家在这个方针的指引下必将强国富民，扭转乾坤，中国共产党会描绘出一幅举国上下欣欣向荣的巨大篇章。全国人民欢欣鼓舞喜迎选集的出版，誓将终生努力研读，不断建功立业。此时为“文革”刚结束，行文时多有强烈的政治色彩，为当时生活之写照。

贮养（五歌七律）

1977.04.19

廿年颟顸付蹉跎，自沐阳光才琢磨。
刺股不饶增齿满，悬颅更着读书魔。
文坛未感知音少，讲座平添嗜痂多。
贮养老骥缘底事，忍看舆轴乏能拖。

注：“颟顸”，意为糊涂而马虎，出自《官场现形记》：“信上隐隐间责他办事颟顸，帮着上司，不替百姓申冤。”干祖望自叹二十年来糊涂马虎，虚度光阴，任由时光流逝却毫无作为，如今晒着太阳慢慢回想才有所悔悟，应在年少时期就拿出“头悬梁，锥刺股”的刻苦学习的精神才不至于年老时空悲切。此处是干祖望的自谦之语。如今文坛讲座都感怪癖增多，知音甚少。干祖望虽年老，但仍希望能发挥余力，干出一番事业。

读今天《南京日报》副刊后，兴占此七律一先韵一首以贺言论自由

1979.03.18

陶公妙语觉先知，一副尊容应万千，
冰语见红讽今日，风流补白胜当年。
枝词新折杨柳曲，掌故重提劝学篇。
底事文台花怒放？只缘春暖艳阳天。

注：陶铸同志是杰出的无产阶级革命家，他曾讽刺当时的报纸是一张面孔，确实是一种真实的预见，报纸可以以冷语讽刺当今世界不良之事。郑逸梅先生自1913年起就在报刊发表文字，至耄耋之年仍然挥笔不辍，成就一段文坛佳话，他为报纸副刊写了一辈子的随笔、趣闻，人称“补白大王”。如今的报纸可以发表各自不同的观点，有了百家争鸣、百花齐放的景象，只因为是成长在了言论自由的好时代。

在长沙观看湖南花鼓戏“春草闹堂”（鹤顶格）

1979.05.29

湖光增色延安泽，南国新腔分外丰，
花艳争妍因两放，鼓声鞭伐挝三通，
春冷那如人世冷，草容远胜异卉容，
闹来事事添情趣，堂上无能拒乘龙。

注：花鼓戏是湖南比较有名的地方剧种，属于地方小戏，已有二百多年的发展史，是湖南地区的民间文化遗产。湖南花鼓戏蕴含了各个地方独特的艺术表现形式，吸收了各种民间艺术的精华，是地方传统文化的一块瑰宝。干祖望形容花鼓戏开场后唱腔措辞都别有一番风味，鼓声阵阵，山歌寥寥，唱出了人世间的悲情冷暖，虽为地方小戏，却也有胜过其他传统曲目的过人之处，在音乐声中打打闹闹另有一种情趣。

敬步王伯岳教授原韵

1979.06.01

孰说无神神暗差，湘江倾盖借涂鸦，
两周欢叙嫌匆促，万里传邮渺角涯，
泽被儿曹惊国手，才倾同辈叹奇葩，
杏林深处诗翁健，橘井栏边不谢花。

注：王伯岳教授为中医儿科专家，干祖望此次与之相逢亦感叹是神灵所安排。两周时间在湖南的写诗作画感觉时间太过匆忙，希望分别后还能互相写信交流心得。在先生手里看过病的小儿不计其数，均被先生施与恩泽，先生的才情也是同辈中数一数二的。先生从事中医临床兢兢业业，为医学界的一位泰斗。

回忆穿小鞋时的清静有感

1979.06.23

若市门庭应付多，迎张送李费招呼。
紫毫脱颖终朝搁，白楮漫铺点墨无，
缘我履临新处境，劝君莫责老糊涂，
回思曩昔悠闲日，羡煞当时门雀罗。

注：若市门庭，形容来的人很多，非常热闹。出自西汉刘向《战国策·齐策一》。紫毫：为一种毛笔，笔锋野山兔项背之毫制成，因色呈黑紫而得名，其硬度比羊毫硬。唐代白居易《长庆集·紫毫笔》诗：紫毫笔，尖如锥兮利如刀。“江南石上有老兔，吃竹饮泉生紫毫，宣城工人采为笔，千

万毛中择一毫。”白楮：白皮纸。宋代叶绍翁《四朝闻见录·宁皇二屏》：“析二事为二屏，以白楮糊，缘以青楮。”

该诗说明干祖望履临新处境，日常比较忙碌，应酬较多，白楮漫铺，紫毫搁置，终无点墨。回忆以往闲适时光，颇多感慨。借此说明干祖望处于喧闹的世俗，对那种恬淡闲适、超凡脱俗生活的向往。

清晨在西子湖畔漫步

1979.11.02

不闻香泽卅多年，再得投怀了夙缘，
白下遥居从此远，云间遐想忆联翩。
美卿骨里青山健，恨我鬓前白发添，
何事怆然徒慨叹，欲知大器晚成年。

注：白下，古地名，在今江苏省南京市西北。唐移金陵县于此，改名白下县。后因用为南京的别称。《北齐书·颜之推传》：“经长干以掩抑，展白下以流连。”本诗前一句是说明三十多年后在西子湖漫步，满足了干祖望自我的夙愿，所居南京离此较远，以往只能靠想象与回忆感受西湖之美好。紧接着借景抒情，感恨时光催人老，最后一句设问，升华主题，因为何事白白自我感叹，要知道很多时候伟人都是大器晚成。表达了干祖望的自我勉励，在医学的道路上奋斗不息的精神。

赠秦永彦主任于杭州

1979.11.08

共饮秦淮二十春，未知君乃一诗人。
北来工作曾相识，西泠周旋挚倍亲，
知味楼头留韵忆，群英路畔显诚真，
同行诗友双重谊，问道从今庆有津。

注：秦永彦主任是著名耳鼻喉科专家，曾就职于南京市第一医院耳鼻喉科。本诗第一句是说两人共同在秦淮地区二十年，竟不知其也是一诗人，表达了干祖望的惊喜之情，而这种惊喜更多的是一种志同道合之感。紧接着说两人相识，一起共餐相聚，高谈阔论。既是同行又是诗友，人生乐在相知心。全诗表达了干祖望与秦永彦主任之间深厚的情谊。

得钱双呆兄信，内有“白下有山皆绕廓，中秋无客不思家”句，即用六麻韵续成一诗以答之

1980.10.04

白下有山皆绕廓，中秋无客不思家。
踵离张堰三零载，迹寓秦淮念五瓜①。
浩劫十年天消息，遥违卌稔失容华②。
邮传鱼雁知己话，心胆滋濡怒放花。

注：①“左传”有一年一瓜代的典故。②彼此都老了。

张堰：位于上海南部，张堰这个地名中，“张”字的来历，传说二千年前的西汉开国功臣张良，功成身退，追随赤松子游，曾到此隐居。张堰镇上至今还存有“留溪路”的街名。“堰”字，指唐末五代(公元907年左右)所建华亭濒海之“堰海十八所”，至清乾隆年间，“所存者唯张泾一堰”。

这首诗共四句五十六字，全诗以写景起，以抒情结。前两句写自己离开上海已三十年之久，身居南京，逢佳节思念家乡。“文革”期间与友人失去联系，彼此都已到了古稀之年。现如今鸿雁传书，互述衷肠，喜不自胜。

抗拒不公正对待，罢教一个月，明天将复课，今到班上看看，他们都很用功自修，余在此黑板上题此十灰八律以自贺

1981.05.11

久经磨折壮心灰，彼岸难登陷俗埃，
握手已非第二次，谈心又是数三回，
青囊缘恨波澜扰，黄帝经传坎坷嵬，
幸得莫愁言九鼎，杏坛香篆喜重来。

注：青囊：古代医家存放医书的布袋，借指医术、医生。唐代刘禹锡《闲坐忆乐天以诗问酒熟未》：“案头开缥帙，肘后检青囊。唯有达生理，应无治老方。”明代叶宪祖《丹桂钿合》第四折：“披衣款步入茅堂，问寝殷勤似犹子行。这一丸神药赛青囊。”杏坛：为纪念孔子讲学而建，孔子第四十五代孙孔道辅监修孔庙时，将正殿后移，除地为坛，环植以杏，名曰“杏坛”。杏坛是孔子教育光辉的象征。

首联写自身经历，久经磨难，身陷低谷，雄心壮志已不复以往。颈联紧接着写经历握手谈心，紧接着两句比喻青囊恨扰，经传坎坷，比喻外界的干扰，教育事业的停滞。尾联升华主题，所幸莫愁一言九鼎，教学得以继续开展。表达了干祖望对教育的重视，以及身为教师传经授业的强烈的责任心。

全国师资班结束，与同学在白鹭州公园告别，诗赠新疆谢晋元同学

1981.06.17

太上忘情盗世言，长亭谁不感怆然，
匝年问难铭肝胆，一旦骊歌噎口咽，
白鹭倾谈离白下，青囊缔谊锁青编，
费仙缩地天山近，鱼雁频传恨海填。

注：太上忘情，指太上老君所言的道家哲学。忘情而至公，得情忘情，不为情绪所动，不为情感所扰。天之至私，用之至公。命之制在气。《老子想尔注》："一者，道也。散形为气，聚形太上老君。"匝年：满一年。徐念慈《余之小说观》："一书之出，争先快睹，不匝年而重版十余次矣。"骊歌：告别的歌（离别时唱的歌）。

青囊：是风水术的俗称。本来，青囊是黑袋子，因为风水师常以之装书，故民间以青囊代称风水术。比喻古代医家存放医书的布袋。《晋书·郭璞传》记载隐士郭公把《青囊中书》传授给郭璞，说明至迟在晋代就有了"青囊"一词。后世沿用，如唐代陈子昂在《陈伯玉集》有："传道寻仙友，青囊卖卜来。"

缩地：又称缩地法、缩地术，是道教的仙术之一，据称运用此术可以化远为近，实现远距离的瞬间移动。最早见于晋代葛洪的《神仙传》。鱼雁：古代用以形容书信。据《汉书·苏武传》载，匈奴单于欺骗汉使，称苏武已死，而汉使者故意说天子打猎时射下一只北方来的鸿雁，脚上拴着帛书，是苏武写的。单于只好放了苏武。后来就用"鸿雁""雁书""雁足""鱼雁"等指书信。后来，由于古代鱼雁和书信的密切渊源，鱼雁成了我国早期邮政的象征，如同欧洲一些国家早期邮政以牛号角、牛角志一般。本诗表达了干祖望对友人的离别和怀念之情。也可以想象那所送之人，定是肝胆相照的挚友。全诗感情真挚，文笔直率，怀念之情倾泻而出。

所住的病房恰为"文革"时的禁闭室，余又住于此处

1982.06.25

十五年前此室囚，今宵旧地巧重游，
庭前灯照光无色，牖上糊封纸不留，
难友至今伤西逝，同僚抚昔笑东流，
党恩浩荡翻冤案，誓答深情作老牛。

注：这首诗是干祖望所住的病房恰为"文革"时的禁闭室，复又住于此处有感而发。庭前灯照无光色，牖上糊封纸不留，此两句以景称情，烘托出下句"文革"中难友、同僚逝去的伤感之情。最后两句升华主题，赞扬了中国共产党的伟大，在其带领下"文革"的那些冤假错案得以平反，抒发了对那些为人民而活的人们由衷的赞美之情，同时也体现了干祖望无私奉献的伟大情怀。

暑假中在连云港疗养诗

1982.07.25

（七）海滨小雨

沙黄海碧白云天，薄浪推来一线弦。
莫怨无晴笼暮气，且看有雨润晨烟，
迷蒙竟胜庐山面，扑索难分鸽岛巅。
遐想登门求药石，焉能闲散作神仙。

注：鸽岛，在连云港市墟沟镇北部，离陆地仅数里，过去因岛上生有许多野鸽得此雅号。岛上怪石嶙峋，芳草如茵，可遥望五彩缤纷的海滨浴场。此时烟雨蒙蒙，善于领略自然的干祖望未怨天气的雾气沉沉，反而赞扬雨幕笼罩下的景色，认为其景色迷蒙庐山，难以区分鸽岛巅峰，此情此景下想象自己出门采药，全诗反映了干祖望开阔的胸襟，以及心系医学的伟大情怀。

（十四）早餐后大雨倾盆，登高楼远眺黄海

山海云松具四奇，倾盆大雨倍增妍，
深凉才觉罗衫薄，浅暑还思锦袷添，
火伞未张张纸伞，金蝉不唱唱寒蝉，
者番逃脱三炉[①]炼，乘得浮桴学仲尼。

注：①南京、重庆、汉口，为三大火炉。

桴浮：出自《论语·公冶长》："道不行，乘桴浮于海。"后以"浮桴"谓乘舟航行。

奇松、怪石、云海、温泉是此处的四大奇观，雨中观奇景更增其色。此时正值浅暑，炎炎夏日已过，已有凉意，寒蝉鸣叫，此番远离三大火炉，作者像孔子一样乘舟航行。全诗表现了干祖望闲适恬淡的心境。

（十八）步刘老原韵

山云松海艳阳天，正好偷闲渡晚年，
昔日盐渔遍地苦，今朝花果满山甜，
远窥孤岛胸膺阔，近看雄潮意志宽，
未有党恩休沐泽，角涯何处觅诗篇。

注：这首诗对仗工整，平仄合韵。全诗描绘了一种闲适的生活状态。赞扬了党恩的伟大。在中国共产党正确领导下，人民过上了安居乐业的生活，同时也表现了干祖

望的爱国情怀。

（十九）海滨观日出

坚约今朝观日出，寅初秉烛看连山，
红丸腆缅吞吞吐，碧浪悠闲曲曲弯，
远眺迷离遮玉帐，细窥隐约束金环，
蓬莱妙境留无术，不忍言旋客赋还。

注：本诗主要是干祖望与友人观日出有感，描绘了整个日出的全过程。从各个方位、时间点描绘了日出种种奇景，而且能勾勒出日出之形态，渗入干祖望本人的心情、意趣。

（四十二）被史院长替我大吹大擂大宣传后，求诊日多，仍赋此九青八律

院长品题身十倍，吹嘘竟也耸听闻。
疚深未热桐君录，惭煞空污岐伯经，
即刻寄庐成市尘，俄顷传舍若门庭，
敷衍问道难交白，但盼悬铃人解铃。

注：本诗是干祖望被史院长宣传后，求诊日多，仍坚持所作。其意有三。其一，院长为其品题后，干祖望知名度提升，求诊日益增加。其二，疚深未热桐君录，渐煞空污岐伯经，此两句体现了干祖望的谦虚与博学。其三，治病还需究其病因，正所谓解铃还须系铃人。

连云港即景

连山隐约接云台，此港名称就得来。
东眺南天登寺刹，西连北固访棺材。
隆隆响炮添生色，点点群帆壮丽瑰。
漫叹方壶无踪迹，欲知脚下即蓬莱。

注：棺材指棺材山。

云台：高耸入云的台阁。《淮南子·俶真训》："云臺之高，堕者折脊碎脑，而蝨蝱适足以翔。"晋代郭璞《客傲》："夫欣黎黄之音者，不顰蟪蛄之吟。豁云臺之观者，必圈带索之欢。"唐代王勃《七夕赋》："君王迺驭风殿而长怀，俯云臺而自矫。"宋代张辑《洞仙歌·代寿张辰川》词："问因何五马，踏月云臺。秋色里，却赏烟霞袖手。"

方壶：传说中神山名。一名方丈。《列子·汤问》："渤海之东，不知几亿万里，有大壑焉……其中有五山焉：一曰岱舆，二曰员峤，三曰方壶，四曰瀛洲，五曰蓬莱。"殷敬顺释文："一曰方丈。"东汉班固《西赋》："监瀛洲与方壶，蓬莱起乎中央。"宋代辛弃疾《满江红题冷泉亭》词："是当年、玉斧削方壶，无人识。"清代金农《龙涎香二首奇吴秀才焯厉孝廉鹗》诗之二："方壶岛客渺难逢，一饼凄凉话故宫。"

全诗描绘了连云港名称的由来，以及周边景色，如寺刹、棺材山、方壶山及蓬莱山。表现出了干祖望对大自然景色的喜爱。

见1980年9期《人民画报》载有"群岛之市——珠海"，为之思忆子媳孙们

1982.08.02

向往神驰五指山，终年怨恨吝缘悭，
展舒尺页消千想，借借寸毫悉一般。
美煞奇泉称鱼嘴，梦游嶙石号炉湾，
只求老伴华颜健，共访羊城拱北关。

注：这首诗写于1982年8月份，是干祖望在看1980年第9期《人民画报》载有"群岛之市——珠海"有感而抒。以此而思忆子媳孙儿们。此诗是一首七言律诗，对仗工整，平仄押韵。"起"始首联直抒心中神往，但恨缘浅未见。诗中"五指山"是海南最高峰，在《西游记》中，释迦牟尼佛为了压制孙悟空，以五指化为"五指山"，又称"五行山"，是海南岛的象征。颔联"承"上，继之感慨自己只能于手中尺页间聊以慰借心中所想。颈联突"转"笔锋，描写景物，一情一梦，虚实相生。鱼嘴、炉湾皆是珠海景观，炉湾位于珠海渔女景区，是一个半月形的海湾，因过去渔民从这里登岸到石景山香炉洞朝拜而得名。香炉湾碧海银滩，有一个船底山伸入海中，把香炉湾分成两个优美的小湾环，因其形似鱼嘴，所以称为"鱼嘴"。最后尾联一"合"，再次抒情，但求老伴儿身体康健，华颜永驻，方能携手共赏美景。羊城指广州，羊城的称谓来源于"五羊衔谷，萃于楚庭"的传说。这首律诗，起承转合，情感自然流露，羡江南之景，慕江南之情，尽显其中。

游宿城水库及危石

1982.08.03

城号虽然称作宿，看来景致万分鲜。
纵横危石天工力，呼啸松涛风伯言，
水库水平平似镜，山坳山径径成梯，
斜晖暮日同云敛，强赋归兮恋意绵。

注：这是一篇描写景物的律诗。开篇以宿城名字作为引子，"宿"本义为旧有的、向来的、惯常的、一向有的。在这里与首联第二句中的"鲜"形成对比，一"宿"一"鲜"，引出宿城景致，更添美好。接下来的写景就更加畅然，干祖望连续塑造了危险纵横、巧夺天工的石头；狂风呼啸下的松树；犹如明镜的库水；宛若径梯的山坳；日暮时分的余晖。字里行间中弥漫着一种清幽明洁之气，给人以身临其

境之感。颔联小处着眼，工笔细描，动静结合，危石纵横，松涛呼啸，顿感萧萧然。但颈联笔锋一转，描写湖水之平静清澈，山坳之径直陡峭，清幽明净的自然美油然而生，这两句写景如画，随意洒脱，毫不着力。尾联借景抒情，借落日之余晖，抒留恋之情意。情意绵长不忍归，不忍归兮强作赋。

瀑　布

1982.08.03

耳闻瀑布早神驰，谅必情同太液池，
百步苦无烘托景，四围恨少衬陪施，
飞岩仅见琼珠滴，挂壁难成银箭姿，
必竟金陵无此胜，此游谁笑是狂痴。

注：金陵指南京。这首诗作于南京首联诗人游玩途中，远远地听到瀑布声，心中神驰不已，想象着定跟太液池所差不多，诗人游玩之兴致突显无遗。太液池在秦、汉、唐时期均有建筑，池中筑有三座山，象征瀛洲、蓬莱、方丈。刻石为鲸，长达三丈。池的西岸有两个乌龟，各长六尺。除此之外，还有许多金石刻制而成的龟、鱼和珍禽异兽，池方圆大约十顷有余，象征着日出于暘谷，浴于咸池，至虞渊而日暮。颔联待寻得瀑布，却苦无衬托之景致，难免有失落之情绪，诗人情感先乐后哀。颈联抬头望瀑布，仅见水珠滴落，悬崖峭壁终究难成宛若银箭之姿态，更不会出现李白诗中“飞流直下三千尺，疑是银河落九天”的雄壮。诗中一“苦”一“恨”，一“仅”一“难”，更添诗人遗憾之情。但尾联诗人并没有将忧伤之情延续，反而一展愁容，自我宽慰，在南京毕竟没有那么多风景如画的胜景嘛，谁会笑我是狂痴呢？简单之至，却让我们看到一个乐天达观、自得其乐的干祖望。正应了范仲淹“览物之情得无异乎”的豁达与洒脱。

游连云港口

1982.08.05

晨曦小别海头湾，滚滚车轮闯海关，
一路风光奔倒影，四轮电掣舞飞环，
冷仓雄立睥青水，贝厂恬怡倚绿山，
终点未临心已醉，未知入境怎开怀？

注：这首诗作于干祖望游连云港口之后。首联点明时间、地点，交代了写作背景，诗人于晨曦时离开海头湾，伴着滚滚的车轮声，驶向下一站，寓繁于简，寓万于一，既有离别时的伤感，又有对未知的期待。颔联紧接其上，一路上风光景致稍纵即逝，侧面烘托诗人乘坐的四轮车速度之快，给人以如见其景、如临其境之感觉，且富有现代化气息。颈联青水、绿山、冷仓、贝厂意象的塑造，融自然美与人工美于一体，巧妙绝伦，且对仗工整。尾联直接抒情，虽然还未到终点，但干祖望已被沿途美景所陶醉，真到身临其境，还不知如何欢喜开怀呢。这首诗妙趣横生，耐人寻味。诗人积极向上的情怀，热情期待的感染，无不让人感叹。

晚餐时陡然特大暴雨，雷轰电掣，天地昏黑，致久困餐厅，无法回宿舍，大家在黑暗中相对无言

1982.08.07

晚餐未筷夜先临，方过申时已掌灯，
雷助电光增声势，风催雨点倍汹淫，
千钧天鼓添心怯，一片汪洋没膝深，
咫尺归途行不得，健谈人也病俳喑。

注：此诗为作者食堂就餐后归途受雨阻所作，描写了雷鸣暴雨突至的壮观自然景象。“申时”：下午3时到5时。诗的前两句，通过“夜先临”“已掌灯”的形象比喻，描述了暴雨来临前的黑云压境。接下来两句“雷助电光增声势，风催雨点倍汹淫”描写了电闪雷鸣，暴雨倾盆的雨天景象。天鼓即天神所击之鼓，亦即雷声。《史记·天官书》：“天鼓，有音如雷非雷，音在地而下及地。”“千钧天鼓添心怯”亦即震耳的雷声使人心生怯意。“咫尺”：形容距离近。也指微小，仿佛对方就在眼前。“喑俳”病证名，即瘖痱。《圣济总录》卷五十一：“喑俳之状，舌喑不能语，足废不为用。”比喻雷雨持续时间之长，话题聊尽。

明天回家，新知旧友依依惜别

1982.08.10

告聚欢然告别怜，卅天瞬息似云烟，
新朋倾盖无南北，旧友吟鞭有石泉，
斗智争先敲一局，联珠唱玉步三篇，
应知太上忘情理，千古安来不散筵。

注：此诗为作者告别学友所作，表达了干祖望对新交故友的依依离别之情。头两句“告聚欢然告别怜，卅天瞬息似云烟”，指三十天的相聚很快结束，不忍话别离。“新朋倾盖无南北”指结交的朋友相处欢快，已无地域之别。“吟鞭”，诗人的马鞭，多以形容行吟的诗人。“石泉”，干祖望故交。“旧友吟鞭有石泉”，老朋友石泉也赋诗一首。“斗智争先敲一局”即故友新知争先赋诗。联珠唱玉：形容

精彩诗句接连不断。“太上忘情”：意思是说圣人(太上)忘掉情字，典出《世说新语》：“圣人忘情，最下不及情，情之所钟，正在我辈。”最后两句“应知太上忘情理，千古安来不散筵”表达了作者对离别的无奈之情。

住鼓数医院病房两个月，今病痊出院，谢医护同志诗

1984.01.20

古谚“他山”不我欺，洞垣池饮赏西医，
CA 良恶迷离朔，肺病 TB 泾渭宣，
百日二竖成一幻，万宗千感谢群医，
堪夸白骨重新肉，海屋朱筹锦上添。

注：此诗为干祖望于鼓楼医院病愈出院时，致谢医护同志所作之诗，全诗盛赞了鼓楼医院同志们的精湛医术，表达了作者的感激之情。“他山”：取自《诗经・小雅・鹤鸣》的“他山之石，可以攻玉”一词。干祖望为中医，鼓楼同道为西医，故称“他山”。“洞垣池饮”：典出《史记・扁鹊传》，喻诊术高明，洞察隐微。“CA”即癌症(cancer)的简写，即恶性肿瘤，医院里经常用该词代替癌症。如肝 Ca，肺 Ca 等。“TB”即结核病(tuberculosis)，是由结核杆菌(tubercle bacillus)引起的慢性传染病，可累及全身多个器官，但以肺结核最为常见。“泾渭宣”：即泾渭分明，指鼓楼医护医术高明。“二竖”指病魔，即成语二竖为虐，典出左丘明《左传・成公十年》：“公(晋景公)疾病，求医于秦，秦伯使医缓为之。未至，公梦疾为二竖子，曰：彼良医也，惧伤我，焉逃之？其一曰：居肓之上，膏之下，若我何？”“海屋朱筹”即海屋添筹，增福添寿之意。

在全国中医耳鼻喉科师资班国庆联欢会上所作（内诗中字上加“0”者，为同学的姓，全班二十三人无一遗漏，因有同姓者，故仅有十八个姓）

1984.09.30

笑脸张^{0}张迎国庆，龙^{0}孙^{0}常^{0}感邓^{0}恩多，
王^{0}谢^{0}不衰堂前燕，周^{0}唐^{0}永唱进行歌，
陈^{0}言严^{0}训轩辕业，吕^{0}震曹^{0}随广网罗^{0}。
郑^{0}重宣^{0}言今非昔，熊^{0}光明耀继乔^{0}佗。

注：此诗为干祖望在全国中医耳鼻喉科师资班国庆联欢会上借助同学姓氏所作，全班二十三人，十八姓氏无一遗漏。全诗和谐押韵，节律欢快，引经据典，表述了十一届三中全会后中医事业蓬勃发展之现状。全诗虽包含了十八姓氏，却丝毫没有拼凑之感，展示了干祖望深厚的文学功底，诗书才华。龙孙，龙的传人，黄帝子孙。邓，邓小平同志。王谢，针对唐人刘禹锡乌衣巷诗句“旧时王谢堂前燕，飞入寻常百姓家”而作。周朝与唐代历史上称为盛世，用以譬喻中国。陈言，著《三因方》以继承医业。吕震的《内经要论》《伤寒寻源》等著作内容丰富。曹随，典出《史记》：萧规曹随。熊光，火光。乔，清上海名医乔迨。佗，华佗。

在广州中医学院宋大仁教授家晚餐时作

1984.11.26

共饮申江三十春，识荆恨晚五羊城。
谈医谈史评千古，论德论文鄙万缗，
无话不谈惊夜短，有题共探愧才贫，
莫伤小叙倥偬别，留得形容胜写真。

注：此诗为干祖望在广州中医学院宋大仁教授家晚餐时所作，表达了两人相见恨晚的惺惺相惜之情。“申江”即黄浦江。“识荆”：为初次见面认识的敬辞，该词出自李白的《与韩荆州书》中的“生不用封万户侯，但愿一识韩荆州”。五羊城：广州古称。缗：古代穿铜钱用的绳子，“鄙万缗”即鄙视钱财。倥偬(kǒng zǒng)：指事情的纷繁急促，如“戎马倥偬”。

得蒋松亭诗人赠与《松亭诗稿续集》

1985.02.09

橘井栏高三百丈，杏林踯躅半生余，
惜无暇晷难开卷，叹有残龄尚握锄，
羡煞退休缘恨缺，想来颐老梦成虚，
邮传唱玉联珠册，咀读怡情胜万书。

注：此诗为干祖望得蒋松亭诗人赠《松亭诗稿续集》后有感于自己诊务繁忙，时间紧迫，无暇读书而作，表达了作者渴望闲暇，读书怡情之愿望。橘井：即“橘井泉香”，典出西汉刘向《列仙传》之《苏耽传》。葛洪《神仙传・苏仙公传》记载：苏耽在汉文帝的时候受天命为天仙，天上的仪仗队降落苏宅迎接苏耽。苏耽在辞别母亲、超脱凡俗时告知母亲：“明年天下将流行瘟疫，咱们家庭院中的井水和橘树能治疗瘟疫。患瘟疫的人，给他井水一升，橘叶一枚，吃下橘叶、喝下井水就能治愈了。”后来果然像他所说的那样，前来求取井水、橘叶的人很多，都被治愈了。于是医学史上就有了“橘井泉香”的典故。杏林：中医学界的代称。典

出三国时期闽籍道医董奉，据《神仙传》卷十记载："君异居山为人治病不取钱，使人重病愈者，使栽杏五株，轻者一株，如此十年，计得十万余株，郁然成林。"根据董奉的传说，人们用"杏林"称颂医生。踯躅：徘徊不进貌。无暇咎：即无时间。羡煞：很羡慕。颐老：养老。唱玉联珠：比喻撰写美好的诗文。咀：品味，细嚼。

除夕大雪

1985.02.19

送鼠迎牛第七回，坚冰皓雪映春梅。
小鞋挣扎今朝脱，薄誉蹁跹昔日栽。
暗恨无才鲜建树，明申有老创新裁。
誓将余勇枯肠索，谱写新章号"越雷"！

注：此诗为作者迎来人生新转机欣喜之余所作，表达了欢悦之情，以及暗下决心除弊创新、再创佳绩的志向。首句"送鼠迎牛第七回"，人的属相十二年轮回一次，七次送鼠迎牛，暗示作者已过古稀之年。"坚冰皓雪映春梅"，党的十一届三中全会后，政策发生转变，知识分子迎来春天。小鞋：比喻暗中给人的刁难或施加的约束、限制等，往往体现在工作环境中的上下级关系中。"小鞋挣扎今朝脱，薄誉蹁跹昔日栽"，干祖望所受不公正待遇得到纠正，往昔荣誉也重新恢复。"暗恨无才鲜建树，明申有老创新裁"，暗示作者将借助党的春风奋勇向前，再立新功。"越雷"，即越雷池，表明自己将破除固有模式，改革创新。最后两句"誓将余勇枯肠索，谱写新章号'越雷'！"表明作者勇于探索、再立新功的决心。

写在第五届全国中医耳鼻喉科师资班开学之前

1985.02.25

花蹄文角步人间，为净乾坤雪在前，
七度迎君惊白首，十分似汝傲苍天，
三春送暖无穷劲，念载临灾有力鞭，
谁说夕阳时几许，晚成大器耄耋年。

注：此诗写作于1985年2月25日，农历乙丑年正月初六。"花蹄"指农历牛年。"文"通"纹"，花蹄文角步人间，指1985年牛年到来了。牛如何形容呢？花蹄而文角，蹄上生花，角上有花纹。"七度迎君"，作者时年七十三岁，人生第七次迎来农历牛年。十分似汝傲苍天，比喻作者像文曲星傲视苍天一样，笑对眼前的困难。三春，即春季三个月：农历正月称孟春，二月称仲春，三月称季春。三春送暖无穷劲，春天生机盎然、万物生发，寓意作者创造力被激发。念："廿"的大写，念载即二十年。念载临灾有力鞭，二十年来，作者把每一次挫折经历，都转化为鞭策自己前进的动力。耄耋：泛称高年之人。全诗最后两句"谁说夕阳时几许，晚成大器耄耋年"表达了作者不服年迈、再创辉煌的远大志向。

某先生来拜年有感

1985.02.22

叱咤烟云恃后台，护官保爵靠奴才，
东风力劲西风倒，顺我者昌逆我摧，
古去胁肩矜黠智，从来强项乐痴呆，
昔时扉启无人叩，今日敲门"贵客"来。

注：此诗为干祖望迎接往昔刁难过自己的某上司登门拜访后所写。胁肩：即胁肩谄笑，为了奉承人，缩起肩膀装出笑脸，形容巴结人的丑态。矜：自尊自大，自夸。黠智（xiá zhì）：狡猾有智。强项：不肯低头，《后汉书·董宣传》记载，董宣为洛阳令，杀了皇帝姐姐的恶奴，皇帝要他向公主当面磕头谢罪。他不肯，皇帝叫太监按住他的脖子，他还是不低头。后来就用"强项"形容人刚强、不屈服。贵客：嘲讽昔日给自己穿"小鞋"之人。

全国班开学又要放弃门诊，但尽量争取每周两班以酬病家的深情

1985.02.24

肘后传方五十年，今朝设帐弃行医，
分身乏术双边顾，回首何堪两面全。
但愿添筹增岁月，终能炼石补穹天，
忙中偷出须臾晷，再谱人间匀药篇。

注：此诗为干祖望举办全国中医耳鼻喉科学习班须暂停门诊时，心系患者所作，表达了干祖望既希望传授经验于后学者，又不忍舍弃门诊解除患者痛苦的两难之情。肘后传方：即行医诊病。设帐：指设馆授徒。炼石补天：比喻施展才能和手段，弥补因办学习班而未能及时就诊的患者。晷（guǐ）：日影，比喻时间。

得南宁门生宣伟军信，以诗答之

1985.02.24

邮传竹素抵金陵，四页鸾笺厚谊凝。
千里关山亲更近，半年错切准难绳。
柳书贺火灾成福，费著遭兵失反增。
聊作还鸿诗一首，祥君事业步王冰。

注：此诗为干祖望答复南宁门生宣伟军所作，表达了

干祖望和其门生的深厚友情及对其学术的充分肯定。竹素:多指史册、书籍。金陵:南京。鸾笺:指彩笺,出自宋苏易简《文房四谱·纸谱》。关山:古称陇山,历史上有名的难越之山。费著指费伯雄的《医醇賸义》。

五一劳动节全国师资班茶话会上作(内有全班学员之姓,共十一人九个姓)

1986.04.30

巴黎九十七年前,确定勤劳百事先,
林泽①黄中②伤匮椟,宋斤鲁削③内难篇,
长春邱氏④神仙诀,英桀郃家⑤口齿篇,
胡耇⑥康宁王道⑦业,任真⑧有术赋周全⑨。

注:此诗为干祖望1986年五一劳动节前全国师资班茶话会上所作。九十七年前为1889年,当年7月,由恩格斯领导的第二国际在巴黎举行代表大会。会议通过决议,规定1890年5月1日国际劳动者举行游行,并决定把这一天定为"国际劳动节"。①林泽,指丰产肥沃地区。②黄为中和之色,比喻美德。"伤"指《伤寒论》,"匮"指《金匮要略》,"林泽黄中伤匮椟"意即《伤寒论》《金匮要略》两本书内医学知识丰富。③《周礼》:"宋之刀,鲁之削……地气然也。"后有用以譬喻精良工具。"宋斤鲁削内难篇"意即《黄帝内经》《难经》是指导临床的好工具书。④道士邱处机,号长春子,著有《摄生消息论》为养生学专著。⑤郃英俊的《口齿论》是最早的喉科书之一。⑥胡耇,老者之称,典出《左传·僖公二十二年》。⑦王道,和平中正之称。⑧任真,自然之意,典出陶渊明《连雨独饮》诗。⑨周全,完整无缺之意。

寓青岛黄海饭店10层12号房间,晨6时在凉台远眺

1986.07.24

昨夜雷霆昨夜风,岑楼高处捅霄云。
烟升红瓦青砖隙,人在蓝天绿树中。
街头雨涤尘难染,海面波平雾尚浓。
借问此行何所获?新知友旧喜相逢。

注:此诗为干祖望参加学术会议,寓居青岛黄海饭店十层高楼观看雨景时所作。全诗句句写景,实则句句抒情,干祖望把自己高楼观雨时涌上心头的豪情壮志,喜悦心情寄寓在景物的描写之中。岑楼:即高楼。诗的前两句"昨夜雷霆昨夜风,岑楼高处捅霄云",描述昨夜雷雨时身处高楼,好似伸手即可捅破云霄。接下来两句"烟升红瓦青砖隙,人在蓝天绿树中",今晨站在楼顶附身观望楼下平房人家红瓦间隙升起的青烟,好似自己脱离凡尘,置身于蓝天绿树之中。"街头雨涤尘难染,海面波平雾尚浓",置身高楼往远处眺望,街道被雨水冲洗的一尘不染,海面上升起浓雾。最后两句"借问此行何所获?新知友旧喜相逢",表明了作者愉悦心情的原因。

三十年前的今天,与老伴带了干千、无名由松江出发来南京工作。情之所至,感慨万千,作此一先七律以志念

1986.10.03

蓬寄金陵三十年,恨无建树负苍天。
冯唐易老惊鞋小,李广难封惹笔尖。
袖舞青风空两手,囊储丹药疚双肩。
劈开甲子居其半,盼得何时赋退离?

注:此诗为干祖望来南京工作三十年后,自觉一路坎坷,功业未成,情之所至,有感而作。开篇两句"蓬寄金陵三十年,恨无建树负苍天",作者来金陵(即南京)工作已三十年,取得了一定业绩,但对此并不满足。"冯唐易老,李广难封"是一句诗词,出自唐代王勃的《秋日登洪府滕王阁饯别序》中"嗟乎!时运不齐,命途多舛,冯唐易老,李广难封"。接下来两句"冯唐易老惊鞋小,李广难封惹笔尖",道出了自己曾经的时运不齐,命途多舛。疚:久病不愈,这里指所怀才华得不到施展而成为致病因素。"袖舞青风空两手,囊储丹药疚双肩。"阐述作者身怀绝技不能施展的郁闷心境。甲子:为记年历,一个甲子六十年,三十年正好半个甲子。"劈开甲子居其半,盼得何时赋退离",暗示历时日久,大业未成的心有不甘之情。

昨接朱曜辉知友来函,嘱购《江苏历代医人志》。今天买了一册,并题七律一先诗一首于扉页

1986.10.12

凿壁囊萤属少年,白头你我对相怜。
来邮嘱咐图书购,回答谋忠曲籍贻。
每次开扉思老友,多番展卷淑先贤。
鸿毛千里情深寄,漫笑轻轻一簿编。

注:此诗为干祖望回复朱曜辉友嘱购《江苏历代医人志》时所作。全诗回顾了两人从少年时代的刻苦攻读,到年老时的相互支持,表达了两人的深厚情谊。凿壁囊萤:是指"凿壁偷光"和"囊萤映雪"两个典故,用来形容家贫而读书刻苦的人。全诗首句"凿壁囊萤属少年,白头你我对

相怜”，描述了两人从小到老一生的情谊。谋忠：谋，办事。忠，尽心竭力。贻：赠送，“曲籍贻”即赠送书籍。接下来两句“来邮嘱咐图书购，回答谋忠曲籍贻”，表述尽力购买图书。淑先贤：即淑人君子，指善良贤惠、公道正直的人。“每次开扉思老友，多番展卷淑先贤”，每次开卷都能想起远方的挚友。最后两句“鸿毛千里情深寄，漫笑轻轻一簿编”，表达了作者对远方挚友的思念。

哭朱泽源知友(一先)

1987.02.20

君治班门吾治医，群分类聚赖诚贤。
知心可吐衷肠话，把臂堪倾肝胆言。
除夕畅谈成谶语，今朝痛哭代斋盂。
年轻凋谢年高健，指骂昏庸颟顸天！

注：此诗是干祖望对老友朱泽源先世所作，诗中道出了自己与友人情之真挚，表达了自己悲痛不舍之情。“君治班门吾治医，群分类聚赖诚贤。”朱兄为建筑学事业奋斗而我从了医，相同的事物聚在一起，不同类的事物加以区分，我与朱兄都仗恃着自己的事业，成为有才能的人。“知心可吐衷肠话，把臂堪倾肝胆言。”朱兄与我相识相知，交之肺腑，是亲密无间，无话不谈的挚友。“除夕畅谈成谶语，今朝痛哭代斋盂。”除夕下午去看望朱兄，当时畅谈甚欢，当时无意说出的话，岂料这竟成谶语，今唯有自己痛哭。“年轻凋谢年高健，指骂昏庸颟顸天。”朱兄先世时年仅五十七岁，正值壮盛之年，为何苍天如此昏庸无情？班门，指建筑学。衷肠话：是指出自内心的话。意思比真心话更进一层，有着绝对是发自肺腑的那个意思。把臂：握持手臂，表示亲密。2月18日为阴历十二月二十九日除夕，下午去看他，当时畅谈甚欢。谶语：迷信的人指事后应验的话。年轻：朱仅年五十七岁。

4月4日到无锡原子医学研究所疗养所出席江苏省高级卫生技术职称评审委员会评审工作。10日应农工民主党无锡市委员会之邀，我们农工民主党成员到名胜游览地广福寺香积厨吃素斋。清静无为如入沙门。被逼作此七律一首。并要入席的人都要嵌入诗中

1987.04.10

江①干②俞③跗学逃丁④，霏雨徐⑤来润孟⑥春，
蝶梦庄周⑦心铱佛，烦尘杜⑧绝笑王⑨孙⑩，
陈⑪缘空色无珠贝⑫，羡煞朱⑬颜马⑭上珍，
漫道忘情讥太上，胡⑮归三万六千顷。

注：①江育仁　②干祖望　③俞荣青　④丁泽民　⑤徐景藩　⑥孟澍江　⑦周慕丹　⑧杜晓山　⑨王寿康　⑩孙宁铨　⑪陈＊＊　⑫贝淑英　⑬朱良春　⑭马禄钧　⑮胡善钧

干祖望作为农工成员游广福寺吃斋，应邀作此诗，并要入席人员都入诗中。“江干俞跗学逃丁，霏雨徐来润孟春。”医者们没有在岗位工作，而是聚集在这江畔边上的寺院里，细雨绵绵迎接着春天。“蝶梦庄周心铱佛，烦尘杜绝笑王孙。”看透了人生的变幻无常，身心归向佛门，阻绝人世间的烦恼，笑看留念尘世的人们。“陈缘空色无珠贝，羡煞朱颜马上珍。”虽然这里看似陈旧，也没有色彩绚丽的景致，更没有山珍海味，但却羡煞旁人。“漫道忘情讥太上，胡归三万六千顷。”莫要沉溺于此景而比拟得至高无上，放眼望去，太湖汪洋三万六千倾。整首诗风趣诙谐，笔者既描述了坐落在太湖边上广福寺的景致，虽细雨绵绵，但众医者们相聚于此，身心得到佛门洗礼，诗中还将出席人都嵌入，实在是齐头并进。江干：江畔。此处指广福寺坐落在太湖边。俞跗：又作俞柎，上古医家，相传擅长外科手术，是黄帝的臣子。诗中指诸位医者们。孟春：即春季的首月。

在连云港海滨疗养院一区203房间早起观日出

1987.09.07

东方未亮已彤红，天上轻描海上浓。
鸽岛迷离糊一片，连山缥缈失双峰。
白云苍狗倾俄里，皓象青狮瞬息中。
帘卷窗推凝远眺，高楼权作日观宫。

注：鸽岛：在江苏省连云港市墟沟街道北部，离陆地仅数里，过去因岛上生许多野鸽得此雅号。白云苍狗：浮云像白衣裳，顷刻又变得像灰色的狗，比喻世事变幻无常。权作：权且（姑且、暂且）当作，曾出现于《南齐书·礼志上》：“宋元嘉南郊，至时权作小陈帐，以为退息。”

此诗为干祖望在连云港海滨疗养院住院时早起观日所作。整首诗细致描述了整个日出海天一色的变化，笔者虽置身病房里，却把眼前这一美景勾勒得活灵活现，十分精彩。“东方未亮已彤红，天上轻描海上浓。”描述了日出前海天一线的景象，太阳还没升空，东边的天际已经被朝阳染红，比起海上红的浓重，天上的红轻描淡写般。“鸽岛迷离糊一片，连山缥缈失双峰。”鸽岛在云雾缭绕之中模糊可见，连山隐隐约约被遮住了双

峰。“白云苍狗倾俄里，皓象青狮瞬息中。”浮云像白衣裳，顷刻又变得像灰色的狗，太阳出来天地光明，白云也随着光线的强弱变幻无常，乍看像白色的大象，瞬间又如青狮一般。“帘卷窗推凝远眺，高楼权作日观宫。”卷起窗帘，打开窗远眺凝望这一奇观，这在高处的病房里暂且成了观日的好地方。

贺夏定一砚兄与寅熙女士金婚纪念

1987.08.15

夏华秋实艳阳辰，支度同舟五十春，
良久人间如白驹，缘深天缔系红绳，
金盆如面圆无缺，婚阀齐眉爱倍真，
大礼泽绵经半世，喜看甲弟满堂珍。

注：此作是干祖望为庆贺一砚兄与寅熙女士金婚纪念所写。“夏华秋实艳阳辰，支度同舟五十春。”在夏日这美好的时刻，我们聚在一起共同庆贺这对经历了五十载风雨夫妇的金婚。“良久人间如白驹，缘深天缔系红绳。”岁月蹉跎犹如白驹过隙，缘在天定，缔结二位的红绳。“金盆如面圆无缺，婚阀齐眉爱倍真。”金盆象征着团圆，美满的婚姻离不开真心相爱与付出。“大礼泽绵经半世，喜看甲弟满堂珍。”二位的婚礼到现在已有半个世纪，其恩爱与扶持也一直延续着，经得起时间的洗礼，如今再次庆祝金婚，已是儿孙满堂的名门。整首诗押韵得意，描述了笔者对二位友人金婚的祝福，也对其共同走过半个世纪，经历风雨后仍相濡以沫的敬佩之情。

戊辰年元旦书红

1988.02.17

一生两度戊辰年，看尽炎凉百万千。
鼠肖莫嫌成猥客，龙腾决不让先贤。
只凭有德能驱鬼，毕竟无私可对天。
海屋筹添难服老，新功再立尚加鞭。

注：此为干祖望戊辰年元旦所作，回顾了自己一生中经历的种种，此时又是一个戊辰年，现虽年事已高，但仍有不服老之心，坚信只要有高尚的品德，还想要在事业中再创佳绩。“一生两度戊辰年，看尽炎凉百万千。”这一生中经历了两个戊辰年，早已看透了世态炎凉。“鼠肖莫嫌成猥客，龙腾决不让先贤。”十二生肖中龙虽在鼠之后，但是龙要赶超前者，鼠可不要嫌弃自己落后了。“只凭有德能驱鬼，毕竟无私可对天。”只要品德高尚就能驱走不正之风，终究要做一个毫无保留，没有私心的人，对得起天地良心。“海屋筹添难服老，新功再立尚加鞭。”虽然年事已高，但不想承认自己年老精力不如人，还想再努力创造新的功绩。海屋筹添：原指长寿，后为祝寿之词。

再咏磁制七厘米长的小鞋子

1987.02.20

承蒙疽附①念春秋②，也有今朝告脱钩，
欲去恨无高宦手③，得来全丈万俟谋④。
妻孥已感何消说⑤，黔庶⑥尤难解断求⑦，
坎坷终能磨砺志，晚年成器谢君酬。

注：①附骨之疽。②1962—1982年三十年。③唐宦官高力士，替李白脱靴。④万俟，读墨其，宋奸臣万俟卨，因岳飞看不起他，他为了讨好秦桧，于是串出以莫须有罪名来迫害岳飞。⑤明代吴伟业（太仓人）《贺新郎病中有感词》：“脱屣妻孥非易事，竟一钞不值何消脱”。⑥黔首庶民，都指老百姓。⑦《旧唐书·崔戎传》：（戎）将行，州人恋惜遮道，至解靴断镫者。

感激这附骨之疽让人不禁怀念起曾经奋斗的时光，也才有了如今的生活。想要回到却遗憾没有为李白脱鞋的高力士，能有今天的成就全依仗万俟卨那样奸臣的计谋。“妻孥已感何消说，黔庶尤难解断求”，“坎坷终能磨砺志，晚年成器谢君酬”，经历的坎坷终究可以磨炼意志，年老成器要感谢当时所经历的艰难困苦。

1989年1月22日上午在北京搭1507次班机回南京。原定7点25分起飞，因南京浓雾大作，几次三番来电说不能着陆。终在13点方才起飞，为之口占一律

晨兴起舞未闻鸡，车送长安浸夜间。
人急徒然天不急，雾迷竟使路同迷。
怕听电雁频频阻，难叱银鹰跃跃飞。
科学谁谓登造极，长房缩地费猜疑。

注：此诗为干祖望登机回南京，因机场大雾，飞机几经延误在机场而作。“晨兴起舞未闻鸡，车送长安浸夜间。”大清早还没听到鸡打鸣就起身了，天未亮，送机的车子早早出发，路过长安街时还沉浸在夜色之中。“人急徒然天不急，雾迷竟使路同迷”，人们着急赶飞机然而天公却不着急，大雾弥漫阻碍了出发的路。“怕听电雁频频阻，难叱银鹰跃跃飞”，这时候最害怕听到飞机延误的消息，却又不能叱责飞机迟迟不起飞。“科学谁谓登造极，长房缩地费猜疑”，谁说科学已登峰造极，飞机还是

被这大雾所阻挡，但其缩短了距离，也使人们不再因为分隔两地而费心思猜疑。诗歌前两句道出自己早起，表达了归南京急切的心情，大雾使得飞机迟迟不能起飞时的无奈，最后又感叹虽有延误，但是飞机的出现已经缩短了两地的距离。

细雨中登庐山（十五删韵）

1985.05.08

晨兴雾里上庐山，谁说巅高不可攀！
九曲石梯因雨滑，四通草径为君开。
远瞻三叠神随去，遍踏五峰诗意来。
恨怨天公难作美，朦胧面目掩丰颜。

注：此为干祖望清晨细雨中登庐山所作，对仗工整，押韵得意。“晨兴雾里上庐山，谁说巅高不可攀。”大清早起来登庐山，细雨中云雾弥漫，谁说庐山之高难以攀爬。“九曲石梯因雨滑，四通草径为君开”，因为下雨的缘故，曲折迂回的石梯变得滑溜，周遭的草径为登山的人们开辟了另一条道路。“远瞻三叠神随去，遍踏五峰诗意来”，眺望远处的三迭泉，完全沉浸在其美景之中，走遍五峰，不禁作诗一首来表达这美景意境。“恨怨天公难作美，朦胧面目掩丰颜”，埋怨天公不作美，群山遮掩在细雨朦胧之中。三叠：犹三折。指庐山三迭泉。宋代戴复古《庐山》诗：“九叠屏风三叠水，更无诗句可形容。”元代李洞《庐山记》：“四围峦障欲合，泉若琼帘，从空悬布，为三叠而下。”

咏除夕夜景迎庚午

1990.01.26

视听全被荧屏掳，凝息睁眸共喜嗔，
钟响寒山听不见，爆鸣小院亦无声，
红炉暖室难称夏，白雪留阶为揖春，
叠枕舒衾寅卯近，马年重作少年人。

注：此为干祖望在己巳蛇年除夕夜观景所作，通过描述除夕夜的氛围，表达了笔者在新一年里的展望。“视听全被荧屏掳，凝息睁眸共喜嗔”，除夕夜，人们的视觉、听觉全都被电视荧屏所俘虏了，大伙都屏住呼吸，盯着电视，共同分享其中的喜怒哀乐。“白雪留阶为揖春”窗外白雪皑皑覆盖在阶梯上像是为了迎接春天而准备。“叠枕舒衾寅卯近，马年重作少年人”，整理床铺准备就寝已接近后半夜，虽然年事已高，但迎来马年还要像年少般有朝气。

接厦门市国际中医培训交流中心来函，约余主持国际中心耳鼻喉科培训班。当然乐于同意。乃此诗以志欣喜，同时也发出老当益壮豪语（诗为七律十一真）

1990.02.01

两袖清风不染尘，只求三立[①]保纯真，
天高展臂邀君去，池浅蜷躬逼我伸！
涸水困龙龙争气，坎途厄虎虎增神，
谁谓人老残年届，返日挥戈[②]驻北辰！

注：①三立：立德、立功、立言。②返日挥戈：即挥戈返日，解释是挥舞兵器，赶回太阳。比喻排除困难，扭转危局。用作谓语、宾语、定语；指人有雄才大略。出自《淮南子·览冥训》。

干祖望接到厦门市国际中医培训交流中心邀请授课，作诗一首表达欣喜，并以壮志，激励自己。“两袖清风不染尘，只求三立保纯真。”做一个两袖清风正直清廉的人，只希望立德、立功、立言保持纯洁。“天高展臂邀君去，池浅蜷躬逼我伸。”天地广大，展开双臂邀我去探索，奈何才疏学浅，更要激励自己去施展。“涸水困龙龙争气，坎途厄虎虎增神”，龙在干涸的水中仍不气馁，老虎在坎坷命途更要神采奕奕。“谁谓人老残年届，返日挥戈驻北辰。”谁说年老了就是风烛残年，要有如挥舞兵器，赶回太阳般有雄才大略。

《壶中岁月》[①]（七律八庚）以诗代序

1990.02.25

不事刀圭[②]治笔耕，杏林[③]阵里作逃兵，
情非业务因愚拙，事出征途满荆棘！
名度浮云尸教授，材能晦月愧医生，
从今灯下窗前度，写尽人间大不平！

注：①余写的回忆录。②刀圭：指医术。明代陆采《明珠记·访侠》：“愿弃了升斗微官，早学那刀圭金鼎，便携家共住。”③杏林：中医学界的代称。

此诗是干祖望为自己的回忆录《壶中岁月》作诗代序，自嘲作为医生却对写书乐此不疲。诗中回首自己在医途中的坎坷，誓言要在写作中打造一片天地。“不事刀圭治笔耕，杏林阵里作逃兵。”不从医术而专注于写作，在医学事业里做了逃兵。“情非业务因愚拙，事出征途满荆棘。”因为自己的愚昧笨拙，在医生这本职工作的道路中充满荆棘。“名度浮云尸教授，材能晦月愧医生。”知名度和教授之称乃浮云，自己目前的才能愧对医生这个称谓。“从今

灯下窗前度，写尽人间大不平。”从今起要在灯下伏案疾书，写尽人世间种种不平庸之事。

贺王文济《济思斋医案》问世（鹤顶格，七律四支）

1990.03.14

贺诗何处觅佳词，济渡当谈饮上池，
思慎辨明怀虚谷，斋心壮志树隆基。
医人总比医邦好，案牍无如案册姿，
问君底事留鸿爪？世泽长存不倒旗。

注：此诗是干祖望为庆贺王文济《济思斋医案》问世所写，诗中毫无吝啬对友人品德高尚的赞美，为友人的医案问世感到自豪。每行诗句的第一个字组成“贺济思斋医案问世”，再次点睛，看出作者的用心。“贺诗何处觅佳词，济渡当谈饮上池”，庆贺的诗歌要到哪里寻求佳句呢？在池上饮酒是寻求答案的好方法。“思慎辨明怀虚谷，斋心壮志树隆基。”王兄是位思考谨慎明辨是非之人，拥有广大的胸怀，净洁的身心，以豪壮志愿，建立自己的事业。“医人总比医邦好，案牍无如案册姿”，医治百姓强过医治国家，医案没有案册那样的丰姿。“问君底事留鸿爪？世泽长存不倒旗。”问君为何写下此医案，这是将祖先的智慧长存下来，将像红旗般屹立不倒。鸿爪：比喻往事留下的痕迹，出自苏轼名句“泥上偶然留指爪，鸿飞那复计东西”。此处指祖先们传承下来的医学经验。

敬步松亭蒋翁《八十抒怀》原韵

1990.05.16

一别梓桑卅五年，思还倦鸟恋弥坚，
浮沉翰府无三立，浪荡医林不十全。
胸有冰心骄雪洁，身无媚骨傲霜妍，
纵然老至穷名著，聊慰充庭正七千。

注：此为干祖望按照蒋松亭翁《八十抒怀》的韵脚来作的诗。诗中自嘲纵然没有物质上的富足，但是自己拥有无法比拟的精神财富。“一别梓桑卅五年，思还倦鸟恋弥坚。”阔别这松亭的桑梓已有四十五年之久，就像倦鸟一样，越是在外倦游，对其思念愈深。“浮沉翰府无三立，浪荡医林不十全”，在校园里起起落落，没有完全做到立德、立功、立言，在医学生涯中闯荡，没能做到治病十治十愈。“胸有冰心骄雪洁，身无媚骨傲霜妍。”心怀清廉之志，为自己洁身自好感到自豪，不会阿谀奉承，为自己一尘不染骄傲。“纵然老至穷名著，聊慰充庭正七千。”纵然年近八十，却所著不多，只能这满屋的藏书勉强可以自慰。

又敬步松亭蒋翁《八十抒怀》原韵

杏坛绛帐孰谓羞，沥血呕心喜胜忧，
蜡炬照人光永在，青春益世泽难休。
蓓蕾待哺埋黔首，桃李增辉慰白头，
大好夕阳滨海坐，水天一色数群鸥。

注：“杏坛绛帐孰谓羞，沥血呕心喜胜忧”：孔子教育的光辉传承下来，师门之间的称谓先后之分又有什么好感到害羞呢？只要费尽心思去做，喜悦总是多过忧伤。“蜡炬照人光永在，青春益世泽难休”，蜡炬照亮人间的光彩永存，用青春奉献社会带来恩泽不会被磨灭。“蓓蕾待哺埋黔首，桃李增辉慰白头”，就像培养含苞待放的花朵一样，当辛勤育人的老师年老了，看到自己教育出来的优秀学生遍布世界，也是一种莫大的慰借。“大好夕阳滨海坐，水天一色数群鸥。”联想在海边看夕阳西下，夕阳的余晖染红了天际，水天相接，数着海上的海鸥，是多么的惬意。整首诗对仗工整，述说自己作为老师呕心沥血，像蜡烛般燃烧自己，只希望能为国家培育出更为优秀的人才，现在年老了，回想这一生的付出，百般慰借。

［附］将翁原诗

梦里生涯八十年，甜酸尝尽志弥坚，
尽添白发雄心在，却看儿孙幸福全。
黄菊傲霜神益足，红枫映日色逾妍，
月圆花好人增寿，劫后余生感万千。
书剑飘零只自羞，幸逢盛世不须忧，
人生易老天难老，教职虽休志未休。
枕上江声流旧梦，灯前心事记从头，
沧海历尽身犹健，莫叹生涯似海鸥。

书赠《自然疗法》杂志（鹤顶格，十一真七律）

1990.05.17

自古岐黄泽万民，然犀①尚赖后来人。
疗愁花②下登眉寿，法喜食③中履首春，
季绢④写经传大德⑤，刊书泄奥种宏仁，
杂家巨擘推医学，志阐素灵⑥格外珍。

注：①然犀，似应写燃犀，但《王无功集·游仙》作“照水然犀角，游山费虎皮。”全句精神是说，把岐黄之术，还要抉微发隐而广大深入，并非古人一两代人所能做到，要靠新生力量的后来人。②疗愁花：即萱草。《述异记》：“萱草一名紫萱，又呼为忘忧草，吴中书生呼为

疗愁草。”③法喜食,《法华经》:“其国众生常以二食,一者法喜食,二者禅悦食。”注:“闻法喜食增长善根,以资益慧命,犹如世间之食,故又名法喜食。”④季绢,《管子·乘马》:“季娟三十二,利当一镒”,轻细疏簿的绢,称季娟。⑤大德,《易·系辞下》:“天地之大德曰生。”⑥素灵:即《素问》《灵枢》。

本诗追忆自古以来,医术惠济苍生,但如干祖望所言,要将岐黄之术传承创新,还需后辈共同努力。《诗·豳风·七月》云:“为此春酒,以介眉寿。”在忘忧草下喜迎百岁,看着世间万物在春天欣欣向荣。仁德的医术在洁白的绢纸上流传,正如现今的《自然疗法》上刊登的文章,汇集当代医学大家的成果,如古时的医书《素问》《灵枢》一样,将珍贵的医术流传下去。全诗用典精准,娓娓道来,展示了干祖望博大的胸襟和对《自然疗法》的真挚祝福。

与老伴照金婚照于环球之二(一先七律)

1990.06.06

人生漫道似云烟,确不寻常五十年。
离合悲欢都经历,甜酸苦辣尽尝遍。
牛衣对泣言文革,马齿双增倚福田。
晚景红霞无限好,客观存在艳阳天。

注:本诗追忆人生往事,气象大开大合。干祖望凭栏望江,追忆往昔岁月,尽管有悲有喜,人生百味,回想起年轻时经历的“文革”动荡,如今也只剩年老时的岁月静好。李商隐诗云:“夕阳无限好,只是近黄昏。”但干祖望眼中无限好的夕阳,却显示出乐观自信的心态:眼前艳丽的夕阳虽然转瞬即逝,却昭示了明日的天气更为明媚。

1990年8月游千岛湖,寓建德县白沙镇望江楼宾馆404房间,窗临新安江,大好风景,独奇于晨。清晨江上一片白云浓雾,把整个凉台也浸泡在其中,这新安江胜境之一的“江雾奇观”,信非虚誉。余每晨六点起身,推窗一片烟云,不见一物,仅仅东方晨曦与南方的高山,可隐约看到。为此赋七律一先以志胜

半夜楼台升万丈①,红丸顷刻上登天。
人埋雾里清五浊②,身葬云间第一仙。
流水虹桥全消失,朝霞黛岭尚依稀。
星移足下姗姗去③,光透窗前过客船。

注:①在世界上升到白云间。②佛教的“五浊恶世”:一劫浊,二见浊,三烦恼浊,四众身浊,五命浊。③往来船只的灯火,一如点点流动于云雾之间的星星。

本诗想象力丰富,文笔瑰丽,描绘了干祖望梦境般的想象。干祖望在梦中自己身处高楼之上,俯瞰人间万象,而后纵身一跃,淹没在茫茫云雾中。倏忽梦醒,周身云雾仙桥均消失不见,唯有远山苍翠,在晨光中若隐若现。江面上往来船只的灯火,宛如梦境中流动的星辰。清晨的曙光,正从客船的窗间穿过。本诗由动及静,由幻及真,场景变幻自然,引人入胜。

元旦口占一先七律明志

1991.01.01

从来不懂何谓老,但觉朝朝是少年。
治病除疴戈返日,挥毫展楮笔耕田。
杏林谋得容椎地,橘井争来拂晓天,
漫笑夕阳难久好,霓虹不夜待周旋。

注:此诗表达干祖望从来不知道什么叫垂垂老矣,每天仍觉自己有少年朝气。身为医生,帮人治愈疾病后,还能挥笔写作,在专业领域谋得一片天地,真是一件幸事!总对人笑谈起年事已高,人生正如夕阳一般即将步入良夜,但仍然在夜晚醉心工作,与疑难杂症周旋。相传三国时,名医董奉治病从不收钱,只让病人愈后植杏树以代酬金。数年后,杏树蔚然成林。而传说古时郴州曾发生瘟疫,苏仙之母用井中泉水煮橘叶给百姓治病,救活了许多人。本诗化用“杏林”“橘井”的典故,表达干祖望行医高洁、志向远大的心胸。

病　中

1991.03.23

一病方知临死近,元凶四十度高热。
五朝半世沧桑幻,万里双踵①山海遥。
二竖虎牙难摆脱,八旬马齿不为夭。
虽无功绩留尘世,确有清廉付尔曹。

注:①万里双踵:余以学习、开会、编写、讲学、评审、鉴定等工作,双踵跑遍了全国的大好山河。

干祖望借此诗作表明四十度高热带来的病痛才让他感到死亡的威胁。回首一生,时局动荡,沧桑变幻,直到中华人民共和国成立后才能平安工作。其间出差讲学,双足踏遍祖国万里河山。照顾孩子的重担使其放心不下。“二竖”:出自《秦医缓和》:“疾不可为也,为二竖,膏之上,肓之下。”译为古有成公梦见两个小孩在肚中谈话,以至于病入膏肓,干祖望也由这次生病感到对生老病死的无力,但好在牙齿还未脱落。虽然没能给世界留下卓绝的功绩,但其一生清廉,问心无愧。

七律二萧韵一首赠成都中医学院李戎老师（鹤顶格）

1991.4.12

李广难封时已去，戎王子[①]彩靓今朝。
老聃博学凭周吏[②]，师旷多才寄楚谣[③]。
你占华年晨唱读，我以残岁晚歌樵[④]。
共登医域焉俦匹，勉则毋分汐或潮。

注：①戎王子，花名，其花极美。②《史记·老子传》：周导藏室之吏也。藏室之吏，是指在图书馆中工作。③楚谣：楚国名歌。④犹如樵夫，满载而归时，已黄昏天了。

本诗是一首勉励诗，干祖望自叹自己如李广一样，是壮志未酬的老将，而新一代医生正如草原上的戎王子一样绽放。古有老子博览群书，师旷多才作曲，而今你年华正盛，而我已如晚归的樵夫，满载而归时已是黄昏。但我们一同在医学界努力，只要勤勉有为，便不分年龄高低。全诗彰显了干祖望对人生的自信，和对后辈的赞赏之情。

步湖南省怀化地区第一人民医院中医科金老如寿老先生“行医五十年述”第二首原韵

1991.11.07

混迹医林六十年，烧铅炼汞看炉烟，
恨无恃智争邀宠，仅有图强努着鞭。
半世传徒成百个，一身留墨有多篇，
素灵枉读无心得，楚国愚人剑刻舷。

注：此诗意干祖望从医六十年，踏实行医，从不懈怠。有时感慨天资平庸，唯有勤勉鞭策自己才能奋发图强。半个世纪以来，收的学生有数百人，也留下诸多诗篇文章。熟读医书却没能有自己的心得，只能学愚笨的楚人刻舟求剑，在前人的基础上继续钻研罢了。全诗表达了干祖望自我勉励的精神，用词遣句明白晓畅，最后两句为自谦说法。

获蒋老松亭兄七月来函（七律十一尤）

1991.11.10

君是神仙我是囚，相侔处境福难俦。
终朝碌碌如蜂蝶，旦夕倥偬似马牛[①]。
冯妇重操医教业，老翁未得退离休。
华笺拜读多多日，奉覆迟迟责此由。

注：①收了两个徒弟，不能不认真上班。

此诗第一句译为松亭兄逍遥自在，而作者却为工作所困，处境堪忧。每天如蜂蝶一般忙碌，俗世纷扰使其劳累似马牛。学做冯妇重新开始教学，而自己这个老翁却无法退休。兄长的来信我多日前已经拜读，却因为工作缠身迟迟没能回复。本诗是一首寄信，全诗多用叠字，音韵优美，十分风雅。

题与王雪心兄合摄之影（一先）

1991.11.17

似梦长亭六十年[①]，银鬓雪发蚀红颜。
钟山地主金山客[②]，秀水嘉宾政水廛[③]。
此刻吟筇心服老[④]，当年战鼓志冲天[⑤]。
风生谈笑宵何短[⑥]，离合悲欢话万千。

注：①在西塘一别，已六十年。②笔者金山人。③秀水，即嘉兴。政水：我们相聚在上海路南京医学院招待所，其邻即水利厅，故称政水。④筇：筇竹专制的手杖，大多为文人所用，倚杖吟诗。⑤六十年前，同办过《战鼓》报。⑥当时畅谈过子夜，但言尚未尽。

自从在西塘长亭与君一别，至今已经六十年了，白发已经侵蚀了容颜。今天我来您这里做客，在嘉兴、南京相聚，感慨万千。现在我已经是一个倚仗服老的老人了，可当年也有战鼓冲天的志气，畅谈到半夜也意犹未尽。现在相聚，也谈不尽彼此经历的悲欢离合。本诗追忆友情，情感真挚，使人对作者和老友的友情心向往之。

元旦书红壬申岁朝

1992.01.01

一生两度岁壬申，初度丰颜再度皱，
往事不堪供回忆，今朝更要学忘瞋。
虽贫积聚囊中涩，却富藏书架上珍，
漫笑终身鲜建树，无私清白守天真。

注：作者两度壬申年，回首六十年前，当初丰美的容颜如今已爬上皱纹。尽管前尘往事不堪回首，如今也要学会控制愤怒。虽然现如今囊中羞涩，但书架上的藏书却是一笔宝贵的财富。干祖望表明自己这一生虽然鲜有建树，却坦坦荡荡，守住了纯净的初心。本诗彰显了干祖望做人的准则，描绘出一个恪守本心的文人形象，立意高大，见之忘俗。

步嘉兴名士钱鼎澄"壬申迎春"诗

1992.02.07

病树前头万木春①,每思诗友忆嘉兴。

痛除散懒从斯起②,幸得功名赖此成③。

客地迁三游子味④,故乡第二为慈情⑤。

筹添海屋毋填满⑥,岁岁迎新祝太平。

注:①借用唐代刘禹锡原句。意为在嘉兴虽然失去了执友王雪心兄,但结识了雪心兄所介绍的朋友。②余出身地主家庭,原本一身散懒,自1933年在西墉挂牌行医后才改除散懒之性。③当时行政区为:嘉兴专区、嘉善县、西塘镇。④余出生金山,一迁松江,二迁南京,将来三迁珠海。⑤居西塘四年,故嘉兴可谓第二故乡。⑥引宋代苏东坡《东坡志林·三老语》海屋添筹故事。

本诗是一首和诗,应和下文钱老所做的七律。枯败的病树前新树迸发生机,一如干祖望的朋友去世后,他介绍其认识的朋友还延续着新的友谊,让干祖望每一次想起他都想念嘉兴。干祖望诉自己生性懒散,在西塘学医时才改掉了惰性,现在回想起来,学有所成都要归功于此,十分庆幸。干祖望曾三次迁居,饱尝游子的飘零。因为其母亲,将嘉兴视为第二故乡。古时用以存放记录岁月变迁筹码的屋子还未填满,祝愿其年年美满,岁岁平安。

〔附〕钱老原诗

百年难遇岁朝春,物阜民丰国祚兴。

八五宏图喜翅展,七一华诞庆功成。

寒梅袅袅百般态,瑞雪纷纷无恨情。

美酒羊羔辞旧岁,灵猴奋跃乐升平。

注:百年难遇春节和立春在同一天,恰逢人民富裕国家兴盛的好时代。国家的第八个"五年计划"宏图大展,今年(1992年)又喜迎中国共产党成立七十一周年。梅花姿态娉婷,千姿百态,映衬着天降瑞雪,让人间辞别旧岁,迎来喜乐猴年。全诗历数祥瑞气象,翻开新时代的篇章,是一首迎新贺诗。

《干祖望教授八十华诞从医六十周年纪念集》扉页"八秩自省"(七律十一真)

1992.04.03

驹隙年华八十春,个中六秩混医林。

恨鲜实学传真术,愧负虚名诓世人。

一辈能低无建树,半生德薄仅持身。

壬申两度重逢日,留得千言敝帚珍。

注:干祖望在自己八十华诞暨从医六十年之际,做了一番君子的自省之言。"我人生已经度过的八十年中,六十年都在行医。并没有拿出多少能流传后世的真才实学,真是愧对我在学界的些许声望。"干祖望认为自己这一生能力有限,没有太大建树,修炼的德行只够傍身罢了。干祖望自谦写的文章虽不足以流芳百世,但敝帚自珍。这不胜枚举的文章和诗词都是干祖望个人宝贵的财富。本诗是一首自省自谦诗,读来使人敬意油生。

得厦门中医院张泽民医师书,谓已晋升为副高,乃作诗以贺之

1992.06.05

为尔狂呼为尔欢,寒窗十载步容台,

鸽牖当年如虎困,龙门今日待君开。

欲知高位偏难坐,应想微时厄运摧,

月满防亏潮虑退,戒骄永久展宏才。

注:此诗谨为祝贺友人高升而做。从"为尔欢"可以看出,作者对于朋友高升的佳音传来时的无限欣喜。容台:即行礼之台。《淮南子·览冥训》:"容台振而掩覆。"高诱注:"容台,行礼容之台。"俞樾《群经平议·礼记三》:"礼以容仪为主,故行礼之台谓之容台。"由此可见友人多年来勤恳苦读,才有如今的成就。牖:窗户。当年也曾如虎落平原、龙搁浅滩般困窘,还好世事流转如今已苦去甘来。高位难坐更要谨慎小心,此处可看出作者对友人的殷勤叮嘱,谨记过去时光的教诲。月满则亏,潮来有退,万事不可太过绝对,以防守潜伏的危险。戒骄戒躁是处世的法宝,同时也希望友人能多多提拔发展人才,才能把前路走得更好。

夜宿衡山

1992.08.01

朝发零陵潇水畔,车驰电掣到衡山。

有风无日秋凉意,点雨轻云暑浊衰。

八绝启扉凭尔去,半山扫榻待君来。

南台古刹钟声响,叩断酣眠好梦残。

注:零陵:古地名。在今湖南宁远东南。相传舜帝葬于此。《史记·五帝本纪》:"(舜)南巡狩,崩于苍梧之野,葬于江南九疑,是为零陵。"点明所行地点。水畔:水边。秋凉意:指秋凉季节,点明作者出行的季节及天气情况。轻云:薄云,淡云。扫榻:表示欢迎宾客。宋代陆游《寄题徐载叔秀才东庄》诗云:"南臺中丞扫榻见,北门学士倒屣迎。"形容坐在半山之上静候友人的到来。酣眠:酣睡。突

然响起的钟声打断了睡眠，生动地描绘当时作者被惊醒的心情。

读《吕炳奎文集》

从军投笔伸雄志，解甲归来卫杏林①。
十载栽培②纠误论，三年争难③识知音。
狂澜力挽凭青胆④，厚泽常存赖赤心。
此集新充医籍库，一经远胜满籯金。

注：①吕炳奎：历任江苏省卫生厅厅长、卫生部中医司司长。②在江苏为笔者直接领导者。③在五行之争里，观点对峙了三年。④保卫中医特色方面，最为出力与坚定。

从军投笔伸雄志：指从军弃文而把宏伟的志向作为目标不断努力，离开军队后便救死扶伤奉献于卫生事业。栽培：比喻培养、造就人才。宋代张载《正蒙·义理》："今欲功及天下，故必多栽培学者，则道可传矣。"知音难觅，改错共勉。狂澜：喻剧烈的社会变动或大的动乱。清代方文《芜湖访宋玉叔计部感旧》诗之三："一自狂澜翻大陆，遂令郎署属危途。"厚泽：深厚的恩泽。赤心：赤诚的心。《三国志·魏志·董昭传》："吾与将军闻名慕义，便推赤心。"比喻仁德长久，初心不退。

大雪赠钱老

1993.03.09

九九消寒图尽签①，蠢雷惊蛰半周前②。
素装一片吞春色，皓帛千顷梦夏烟。
三白散花花傲洁，六棱飞絮絮炫妍。
玉人欣赏凌波日，正是区区咏雪天。

注：①五天后为九九消寒图最后的一天。②三天前惊蛰节。

素装一片吞春色：银装素裹的世界把仅有的一点春色都覆盖下去。皓：皓月，帛：锦帛。皓月当空，绵延千里。在这样的深夜里酣睡深深，以至于梦中忽现夏日缥缈的云烟。三白：三度下雪。《全唐诗》卷八八载《占年》："正月三白，田公笑赫赫。"宋代苏轼《次韵陈四雪中赏梅》："高歌对三白，迟暮慰安仁。"花花：好看，漂亮。宋代江万里《宣政杂录·词谶》："臻蓬蓬，外头花花里头空。"形容三次下雪的美景。飞絮：飘飞的柳絮。此处指必须把六棱雪花比做春天的飞絮。凌波：在水上行走。汉代庄忌《哀时命》："势不能凌波以径度兮，又无羽翼而高翔。"咏雪：指谢道韫咏雪的故事。大雪纷飞的时节，赏雪咏雪才是真正的佳事呀！

十七字诗

题王俊主任在玉池畔照相

1979.12.08

玉泉池畔坐，
游兴赋常余，
问您缘何事？
追鱼！

注：本诗是干祖望与友人王俊主任在玉泉池边拍照，王俊主任坐在池边，游兴很浓，迟迟不离去，干祖望问其原因，王俊主任告知在观赏鱼呢。提示干祖望与友人交好，生活充满乐趣和童真。

星期天到夫子庙永和园吃早点进名点"杂色"

1980.05.24

信步赏清晨，
登楼尝杂色，
久坐滴馋涎，
等煞！

注：本诗是干祖望星期日休息，便早起到夫子庙吃早点，闲庭信步地边走边欣赏清晨路边的美景，到了永和园上楼点了早点"杂色"，奈何周末出来吃早点的人太多，等了许久还不见点心送来，看着旁桌吃得美食，真是口水都要流出来了。本诗用诙谐的口气表达干祖望对美食的追求，体现了干祖望生活积极乐观。

墟沟镇即景

1982.07.25

山吐烟云绕，
海塘绿树荫，
满街多的是，
苍蝇！

注：本诗是干祖望到墟沟镇看到的景象。墟沟位于江苏省连云港市连云区，三面环山，一面临海，北宋大文学家苏东坡游历此地时，称它是"东海小蓬莱，人间一仙境"。干祖望莅临此地，见到山间云雾缭绕，海边堤岸上绿树成荫，景色迷人，但小镇的餐厅旅店里，却因为夏天到来，苍蝇成群，形成鲜明对比。

游山东青岛胶州湾海上大雾

1986.07.22

雾噬蓬莱岛，
神仙无法窥，
我缘何吝啬，
倒霉！

注：蓬莱素有"仙境"之誉，它依山傍海，景色秀丽，独具虚无缥缈的"海市蜃楼"奇观，被认为是传说中的"蓬莱、瀛洲、方丈"三座仙山之一。"八仙过海"的美丽传说便源于此，因而它自古便是历代帝王寻仙访药、文人墨客走笔放歌之地。本诗是干祖望到山东青岛胶州湾旅游，适逢海上大雾，蓬莱岛被雾包裹，错过欣赏美景的机会，干祖望倍感惋惜。

有感（七阳，十七字）

咫尺天涯远，
鸿书落大荒，
费家①贤子弟，
短房②！

注：①3月30日得湖南中医学院徐绍勤老师来信，谓我在3月12日于长沙给他的本市平信，在24日才收到。并附来原信封及盖满邮戳，并有24日的邮戳。因占此十七字。②缩地有术的费长房子孙，成了费短房！

天涯：天边。指极远的地方，以近喻远，距离很近却不得见。鸿书：对别人书信的敬称。清代袁枚《奉和李雨村观察见寄原韵》："访君恨乏葛陂龙，接得鸿书笑启封。"此处借指徐绍勤老师来信。大荒：荒远的地方；边远地区。《山海经·大荒东经》："东海之外，大荒之中，有山名曰大言，日月所出。"

酷日下登灵岩山途中

秋日虎斑斓，
餐人性忒残，
黑云飞一朵，
偷来。

注：秋日：秋季的白昼。唐代韩愈《秋怀》诗之六："秋夜不可晨，秋日苦易暗。"斑斓：色彩错杂灿烂貌。晋代王嘉《拾遗记·岱舆山》："北有玉梁千丈，驾玄流之上……玉梁之侧，有斑斓自然云霞龙凤之状。"此处指秋日色彩缤纷绚丽。人性：指人情，人们所具有的正常情感、理性。写出了作者对于所见所闻的不满之情溢于言表。黑云：指黑色阳伞。

雨中登庐山，又遇车祸

1989.05.08

五峰三叠泉，
山雨趣销半，
车祸阻归途，
狼狈！

注：五峰：五处山峰。叠：绕。指五处山峰将三处泉水紧紧围绕。销半：减少。因下雨天游玩的兴趣减少了很多。车祸：行车（多指汽车等机动车）时发生的伤亡事故。归途：返回的路途。西晋陆机《赠从兄车骑》诗："感彼归涂艰，使我怨慕深。"返回时遇到了车祸，而延缓回家的时间。狼狈：喻艰难窘迫。《后汉书·任光传》："更始二年春，世祖自蓟还，狼狈不知所向，传闻信都独为汉拒邯郸，即驰赴之。"

贺凯富利OK·餐厅开张之喜

1992.12.20

万紫千红处，
高朋满座来，
涤烦凯富利，
OK。

注：万紫千红：比喻事物的丰富多彩、欣欣向荣。徐迟《哥德巴赫猜想·地质之光》："开国之初，生机蓬勃。虽然百废待兴，已经是万紫千红的局面。"指开业热闹的场景。高朋满座：高贵的宾客坐满了席位。形容来宾很多。唐代王勃《秋日登洪府滕王阁饯别序》："十旬休假，胜友如云；

千里逢迎，高朋满座。”富利：谓富有财利。《荀子·儒效》：“不学问，无正义，以富利为隆，是俗人者也。”本诗以祝福为主，贺餐厅之欣喜。

赠嘉兴名士钱鼎澄先生笔者“八十寿庆”照片

1993.06.05

八十学随时，
秋风借酒卮，
君前难买老，
自知。

注：随时：任何时候；不拘何时。唐代骆宾王《与程将军书》：“随时任其舒卷，与物同其波流者矣。”钦佩名士钱鼎澄先生八十高龄仍不忘学习的好学之心。秋风：秋季的风。酒卮：盛酒的器皿。北周庾信《北园新斋成应赵王教》诗：“玉节调笙管，金船代酒卮。”秋风氤氲，送来浓浓的酒香。自知：认识自己，自己明了。《老子》：“知人者智，自知者明。”指在您的面前我们皆是小辈，抑或不敢在大家面前卖弄学问。同时也表达自己有自知之明，此处也有作者的自谦之心。

五言古诗

晨从墟沟出发，抵新浦，在黄海饭店海味厅中餐独酌，下午回墟沟，作于汽车上

1982.08.01

寅卯光将透，
已难好梦寻，
昨宵规计划，
新浦作游行。
盥漱方完毕，
晨曦鸣雨声，
踌躇行去否？
管它雨和晴。
乡村站驿小，
驿道少行人，
预计时充裕，
谁知车已临，
讶问缘底事，
车表改今晨。
半时抵新浦，
苍穹吐光明，
弃车循径去，
闹市似金陵。
首访新华店，
购书结缘深。
第一百货肆，
豪华地下层。
小憩文化馆，
畅赏翰丹青。
中餐黄海店，
海味辟专厅，
虽无山鲜味，
却富海洋珍，
独酌无多趣，
孑然闷自斟。
畅游已半日，
遍踏小山城。
兴罢言归去，
来兮赋此吟。

注：1. 昨宵：昨夜。南朝梁沈约《早行逢故人车中为赠》诗：“昨宵何处宿，今晨拂露归。”2. 计划：计策；打算；办法。元代无名氏《符金锭》第二摺：“我忙回住宅，自有个计划，便着你花烛筵开会宾客。”点明出游的时间以及策划。3. 游行：出游；游逛。《晋书·司马纮传》：“而顷游行烦数，冒履风尘。宜令官属以下，各以职奉卫，不得令王復有此劳。”亦指出游行的地点。4. 盥漱：洗手和漱口。《礼记·内则》：“子事父母，鸡初鸣，咸盥漱。”陆德明释文：“盥，洗手；漱，漱口也。”5. 鸣雨：大雨，狂风暴雨。6. 踌躇：犹豫，迟疑不决。《楚辞·九辩》：“事亹亹而觊进兮，蹇淹留而踌躇。”7. 驿道：我国古代为传车、驿马通行的大道，沿途设置驿站。8. 缘底：因何，为什么。后蜀阎选《八拍蛮》词：“憔悴不知缘底事，遇人推道不宜春。”9. 苍穹：苍天。《梁书·邵陵王纶传》：“唯应剖心尝胆，泣血枕戈，感誓苍穹，凭灵宗祀，书谋夕计，共思匡復。”10. 金陵：古邑名，今南京市的

别称。战国楚威王七年(公元前333年)灭越后在今南京市清凉山(石城山)设金陵邑。11. 小憩:短暂休息。宋代沈括《梦溪笔谈·权智》:"远行之人,若小憩,则足痹不能立,人气亦阑。"12. 丹青:指画像,图画。唐代杜甫《过郭代公故宅》诗:"迥出名臣上,丹青照臺阁。"杨伦笺注:"丹青,谓画像也。"13. 海味:海产食品。多指珍贵者而言。《南齐书·虞悰传》:"虽在南土,而会稽海味,无不毕至。"14. 独酌:独饮。南朝宋鲍照《园葵赋》:"独酌南轩,拥琴孤听。"15. 无多:没有多少。唐代杜荀鹤《和友人寄孟明府》:"莫嫌月入无多俸,须喜秋来不废吟。"16. 自斟:酌酒自饮。晋代陶潜《和郭主簿》之一:"舂秫作美酒,酒熟吾自斟。"17. 畅游:尽情地游览,快乐地游玩。18. 山城:依山而筑的城市。北周庾信《奉和泛江》:"岸社多乔木,山城足迥楼。"19. 言归:回归。言,助词。《诗·周南·葛覃》:"言告师氏,言告言归。"一说为我归。毛传:"言,我也。"

杂　诗

咏四害

1976.12.10

(一)王洪文(十七字)

贪盗诡吹骗,
摇身善一变,
画皮撕下来,
地痞!

(二)张春桥(七绝)

擦鼻攒眉羽扇摇,
自封马列个中翘。
赢来狗窦偷生命,
为搭人间罪恶桥。

(三)江青(五绝)

江秃抱林秃,
号淘相对哭,
缘何痛断肠,
帝梦难圆续!

(四)姚文元(七绝)

肥头胖耳发三根,
刀笔家渊罪恶门,
枉费苦心翻黑白,
万人拳下奠亡魂。

注:"四害"是指王洪文、张春桥、江青、姚文元四人组成的"四人帮",是早期中央"文革"小组的重要成员,在其政治活动期间,领导了"文化大革命"的发展,对大批老革命同志、国家干部、知识分子进行迫害。1976年"四人帮"成员被逮捕并接受隔离审查,标志着延续十年之久的"文化大革命"的结束。"咏四害"是干祖望以杂文的形式,鞭挞"四人帮"虚伪丑陋的面目,将王洪文比作"地痞",披着伪善的面具,其根本也不过是"贪"!张春桥称为"狗窦","窦"即洞,人有人走的门,狗有狗钻的洞,为人处世,不能丧失人格,讽刺其失去人性的罪恶。江青妄想女帝梦,最终还是难以圆梦。姚文元通过他的笔杆为"文革"一系列批判定下基调,颠倒黑白,曾有人回忆姚文元小时候写作文,被他的国文老师笑评为:为了追求文章效果(感人或惊人),写一篇作文,就要写死一个人。干祖望通过四篇嘲讽意味的杂文,以此来庆祝粉碎"四人帮"及"文化大革命"结束的历史性胜利。

预祝全国中医耳鼻喉科师资班准备开学

1980.03.11

初报告,壮志雄怀,
一个月,悔此前来。
无收获,纷纷议论,
提问题,意见一摊。
稳局势,专家报告,
免风潮,参观安排。
拖日脚,筋疲力尽,
盼结束,GOOD BYE!

注:1980年卫生部委托南京中医学院主办全国中医耳鼻喉科进修班、师资班,此任务就落在干祖望肩上。时间紧,任务重,师资少,教材缺,年近七旬的干祖望每天上午上3小时课,下午在门诊带学员临床实习,晚上编写讲义和备课,硬是靠自己一个人带着学生助理,把半年的一期进修班办成了。接着1981、1984、1985、1986年,短短六年中,南京中医学院接连举办了五期全国中医耳鼻咽喉科进修班,为全国各地培养了近百名专科人才。从《总论》《耳科学》《鼻科学》《咽喉科学》到《口腔科学》,专业课每次200多课时,大部分是由干祖望主讲,按照学校计算工作量的方法统计,他每年要超额完成工作量4 000小时以上。这篇杂文就是干祖望在中医耳鼻喉科师资班准备开学之际所作,起

初满怀壮志，意在努力传承中医耳鼻喉，但开展以来，发现问题意见多多。在时间紧张的情况下，安排专家报告、参观，使得连日来辛苦工作的干祖望甚感疲惫。

《连云小唱》序

虽思愚笔拙，但偏嗜吟哦。惜乎碌碌终朝，无缘执笔。者番到连云港海滨疗养一月，得以闲散悠悠，无所事事。周围小景游履踏遍，耳目所接俱是好文章。乃随时口占，不泥平仄，不究韵音，只求天籁者得五十六篇。事非文字之欣赏，不过权代游记云尔。

注：此文是干祖望为《连云小唱》所作的序言，干祖望爱好吟诗作赋，因为文笔犀利畅快，文学底蕴深厚，他曾被松江《茸报》长期聘为特约撰稿人。1982 年暑假干祖望到连云港疗养，游览观赏之时兴起而作《连云小唱》。

七十一老人干祖望识
一九八二年八月题丑鼠图

万恶世家，
无善可夸。
唯一美德，
不翘尾巴。

注：此文是干祖望观丑鼠图所作，鼠，作为四害之首，“老鼠过街，人人喊打。”老鼠携带并传播鼠疫、流行性出血热、钩端螺旋体等严重危害人类健康的疾病，并且由于啃咬等对财产和安全构成重大威胁。干祖望认为鼠之丑陋，对人类危害甚大。

参观青岛贝雕厂留言

1986.07.19

青山碧海，
岛景旋妮，
贝珍胜玉，
雕更增研。

注：青岛贝雕是一种以中国传统工艺为表现手法，是以珍稀螺壳为原料，利用其天然色泽和纹理形状，雕琢成平贴、半浮雕、镶嵌、立体等多种形式和规格的工艺产品。主要有挂画、首饰、纪念品等，表现的内容有花鸟、人物、山水、静物等题材。青岛贝雕产品曾荣获国家旅游局的“天马”金奖，中国工艺“百花奖”银杯奖。干祖望于青岛参观贝雕厂，被青岛的青山碧海、美丽的海岛景色深深打动，珍贵的贝壳雕琢之后更具美感。

青岛高雄餐厅趁宴

1986.07.23

高朋满座，
雄量斗诗。
一杯在手，
醉亦难辞。

注：此文系 1986 年干祖望于青岛高雄餐厅所作，宾客畅饮，大家齐聚吟诗，干祖望手持酒杯，难言辞别。

无题（在 234 次列车上）

1986.07.25

一身正气，
两袖清风，
三勿买账，
四化争功，
五官开路，
六面圆融，
七十转运，
八旬亨通，
九秩不老，
十足愚公，
百岁退休，
千古强翁。

注：1986 年干祖望乘坐 234 次列车，有感于列车有趣的数字列次，干祖望随之以数字开头的形式即兴创作。以此来回顾及展望自己的一生，干祖望孜孜不倦地在中医耳鼻喉领域内耕耘，始终保持正气，坚守清廉之风，不畏权贵，不争名利，他对中医事业的追求、献身精神值得我们用一生去学习。

干祖望晚年诗词选粹

序诗(2002 年)

姑妄言之以妄听,
能乎芳酒祝长春?
信书不若无书好,
覆瓿芜文负采薪。

注:本诗首联引用《庄子·齐物论》的“子尝为女妄言之,女以妄听之”全文。颔联引用宋代晏殊《木兰花》词“百分芳酒祝长春”原句。颈联引用《孟子·尽心下》“尽信书,则不如无书”原文。为了平仄,把“如”改为“若”。尾联中“覆瓿”比喻著作毫无价值或不被人重视,有时亦用以表示自谦。采薪,《幼学琼林》解释为“抱病”,也就是病人,本句为干祖望的谦虚之词。

感叹“红包”现象

白衣战士伴红包,
赤血横喷染素袍。
两色虽然相映艳,
欲知愧对此圭刀。

注:此诗为干祖望感叹医务人员接受红包的现象,四毫七律,平起仄承,“圭刀”理解为手术刀,此处泛指医生这个职业。体现了干祖望的清风气节。

《祖望百岁养生秘籍》诗云

不是医家是杂家,
杏林深处敢抽芽,
行空天马狂驰骋,
独放一枝傲蔓花。

注:“杂家”本为战国末期至汉代初期的哲学学派,特点是“采儒墨之善,撮名法之要”。此处干祖望以杂家自称,意为其博采众人之长,兼容并蓄他人之想,也可理解为干祖望爱好广泛,不仅限于行医一职。“杏林”是中医学界的代称,《神仙传》卷十记载:“君异居山为人治病不取钱,使人重病愈者,使栽杏五株,轻者一株,如此十年,计得十万余株,郁然成林。”后两句干祖望将自己比作蔓花,虽年事已高,却精神灼烁,不乏豪情壮志,仍想驰骋于天马行空。

文章自古无真价,
全在他人恶好中。

——摘自《干祖望经验集》

注:这是干祖望著作《干祖望经验集》中谈养生保健经验时,所提及的“十难全美,要取舍用之”论点,干祖望强调宇宙间十全十美的事物是不存在的,不要过分贪念风评,保持真我,个人要善于从中取舍。借彼时宣讲“八字养生法”时,听众对其观念接受认同态度的不同,自身却并未自因外界因素的扰乱而自乱阵脚,反而从中体会出“任真”信念在养生保健中的价值。

所谓“任真”,是干祖望在形成自己一套养生保健方法的主导思想,行动上就是养生八字诀“蚁食、猴行、童心、龟欲”,蚁食与猴行,为养身,力求振奋;童心与龟欲,为养心,力求淡泊。淡泊存心即是任真的表现,任真是淡泊的基础。

生于金山,长于上海;
灰存珠海,魂寄钟山。

——摘自《干祖望医话》

注:钟山代指江苏南京,此处为《干祖望医话·养生篇》中干祖望归队于花甲之后所作自挽联,寥寥几笔,却勾勒出老人家对认知自己一生“从何处来,去往何处”的平淡与释然,既念念不忘家乡,感恩生长之地,又无畏于生死,反映出老人家豁达、乐观的人生态度。

笑叫钓俏掉,
充空聋雄通。

——摘自《干祖望医话》

注:上联出“十八啸”去声韵,下联出“一东”上平声韵,用欢“笑”的高叫声来庆祝把过去“钓”名贾誉得来的美好“俏”色“俏”容,以老了而丢“掉”,终可无事一身轻。现在则内心“充”实,俗念“空”清,不管你装“聋”作哑也好,仍然驰骋医林和称“雄”文域,都是同样地互“通”。此处对仗之工,无语言表。

养生法

喜笑颜开百忧失,
欢呼狂叫孤独散。
姜翁垂钓益身心,
花衣俏装返童颜。

掉价黄珠心气和，
充实内心有大美。
四大皆空心气实，
充耳不闻天下事。
雄才恬淡两不失，
真灵权达通途变。

补药歌

吃饭细嚼，
穿衣少着，
睡着睏着，
烟酒谢却，
心弗焦灼，
跑走跳跃，
都是补药。

——摘自《干祖望医话》

注：这首补药歌为干祖望在谈饮食保健篇时为劝导世人勿将进食补品等同于养身保健而作，通过介绍古往今来贫贱富贵，大到帝王将相，小到平民百姓的事迹，以自己切身体会，将衣食住行、情志运动融入歌谣中，使得其朗朗上口，便于记忆。表现出干祖望细心周到，乐于普及的一面。

言行准则

思想要活泼，活泼到海阔天空；
言语要谨慎，谨慎到三思而言；
行动要文明，文明到谨小慎微；
生活要野蛮，野蛮到如禽如兽。

——摘自《童心　龟欲　蚁食　猴行》

注：“骄能丧志，娇可戕生。”这是干祖望祖父时常教诲他的话，干祖望一生奉行着，同时也教诲着下一代子女弟子们，具体到言行举止，要谨慎文明；思想要活泼，事业才有成；生活要野蛮粗暴，养生保健才有得谈。话糙理不糙，通俗易懂，体现了干祖望时时不忘教诲下一代的深情厚谊。

对　联

眼病伴脚跛

1975.05.02

一眼看花花逊色，
三踵踏雪雪增痕。

注：三国时代曹植能“七步成诗”，干祖望亦擅长即兴写就对联。1975年5月干祖望眼病伴脚跛，一只眼睛视物不清，因脚跛而不得不拄拐杖，遂作此联。

以臀上皮神经损伤综合征住院

1977.02.13

睁眼通宵除旧夕，
捧臀终日接新春。
（横额）痛胯过年。

注：1977年临近春节，干祖望因为臀上皮神经损伤综合征住院治疗，腰臀部疼痛，彻夜难眠，自嘲只能无奈睁眼通宵过新年。

贺唐锡元主任调回上海中医门诊部

1979.03.16

羡煞今朝君衣锦，
未知何日我归来。

注：唐锡元，上海市中医医院妇科主任医师，对妇科疑难杂病的诊治独具匠心，用药遣方简约精当，并以轻灵取胜。擅长诊治妇科疑难杂证。用药轻灵干练，善于优化组合。1979年唐锡元主任调回上海中医门诊部，衣锦还乡，干祖望1959年调入江苏省中医院工作，感叹自己何时也能回去，表达对故友的思念。

在学院座谈会上为中国共产党成立六十周年撰联

1981.06.27

百年树人，老树应结硕果；
六十花甲，红花永葆蓓蕾。

注：此联干祖望为中国共产党成立六十周年撰联，“百年树人”，比喻培养人才是长期而艰巨的事。作为中医学院的一员，干祖望着力于培养中医人才；而共产党六十周

年，红色中国也将照耀中国大地。

赴张伯安兄宴，贺其乔居新宅联

1982.01.01

下放，上调，好容易四十平方①六十用②。

南人，北居，难兄弟两般滋味一般尝，

注：①宿舍大四十平方；②张兄年龄已六十。

干祖望为祝贺好友张伯安乔迁新居所作之对联。张兄经历下放后又上调，起起伏伏终于在六十岁之际得一四十平方宿舍，生于南方，现却居于北方，身处异乡，表达了干祖望同为异乡人的情感。

赠学生严道南，言上课法

1984.04.11

讲座初开，须腾蛟起凤；

教材将掩，要画龙点睛。

注：1984年干祖望学生严道南初上讲台，请教干祖望，干祖望赠其一纸对联，言上课法："讲座初开，须腾蛟起凤；教材将掩，要画龙点睛。"正是将他讲课生动、风趣诙谐的神态跃然纸上。干祖望教学非常严谨，但课堂秩序又非常活泼，他在担任南京中医学院教学时，讲课中气十足，内容生动，板书飞快，所以学生都爱听他的课。他对年轻教师要求严格，要求讲课脱稿，否则不达要求，不能讲课。

应学院科研处《振兴中医》书画金石展览会，写此对联以付，并贺吾科建科十二周年

1984.10.14

耳鼻咽喉学中，喜蕾百萼；

内疡幼妇科外，怒茁一枝。

注："蕾"指含苞未放的花朵，"萼"是指花朵盛开。中医耳鼻喉作为新兴学科，短短十二年发展至今已初有所成，还需振兴中医耳鼻喉科，誓与中医内外妇儿科并比肩。

应写南京夫子庙游乐场春联

1985.01.24

虎踞龙蟠，欣欣薰六艺；

牛来鼠去，旦旦沐三春。

注："虎踞龙蟠"形容地势险要，特指南京；"六艺"指六种技能：礼、乐、射、御、书、数。出自《周礼·保氏》："养国子以道，乃教之六艺：一曰五礼，二曰六乐，三曰五射，四曰五御，五曰六书，六曰九数。"这就是所说的"通五经贯六艺"的"六艺"。此时面临鼠年结束，牛年到来，为南京夫子庙游乐场作此春联。

书赠沈刚如兄联

1985.06.18

莫怨眼前多怪病，

只羞肘后少奇方。

注：作为一名医者，需要不断提高自己的临床能力，这样在诊治疾病的时候，遇见疑难杂症，就可以有能力为病人解除病痛，而不是只道自己遇见的怪病多。

自　勉

1985.07.24

骄能蚀志，

娇可戕身。

注：此联是干祖望所作用来告诫自己戒骄、戒娇。"骄能丧志，娇可戕身"是干祖望曾祖父弥留之际遗嘱给干祖望的八字箴言，作为家训，干祖望也时常告诫子女，特别是从医者，绝对不可有"骄娇"二气！骄为不读书、不学习，临床敷衍了事，得过且过，待病人待同事盛气凌人，将人民培养出来的一技之长视为谋私利的资本。娇则像种在花房里的花草，经不起风雨，小病大养，怕苦怕累，怕病人脏。

挽曹鸣皋教授

1985.08.06

虽谓全受全归，群众仍舍你不得；

痴望对门对户，兄弟真使我何堪！

注：曹鸣皋（1907—1985年），中医教育专家。江苏省苏州人。自幼从其祖父清御医曹沧州习医，承其家学，17岁悬壶。中华人民共和国成立后，历任苏州市中医门诊所所长、江苏省中医院内科副主任、江苏省中医学校讲师、南京市中医学院内科教研室主任、全国中医学院二版统编教材编审委员、国家科委中医药组成员。曹鸣皋从医六十余年，临床经验丰富，学术造诣深厚。精通医理，务实求深。临诊治病，慎思详察，辨证确切，遣方用药，简要洗练，尤在肺系疾病和调理脾胃有独到之处。著有《吴门曹氏三代医验集》等。此联是干祖望为悼念曹老所作，作为同事、邻居、好兄弟，表达了干祖望对曹老的缅怀之情。

挽张泽生教授

1985.08.09

痛曹翁未已，
哭张老何堪。

注：张泽生(1895—1985年)，男，江苏丹阳人，著名中医。1919年开始挂牌行医。曾任南京中医学院、江苏省中医院主任医师、教授，国务院学位委员会聘任的中医内科学首批博士生导师。曾任丹阳县人民代表、江苏省政协常委及江苏省中医学会常务理事。以善治温热时病和疑难杂症著称，擅长脾胃病治疗。此联是干祖望为悼念张泽生教授所作。好友曹鸣皋于1985年8月3日仙逝后，张老也于8月6日相继而去，干祖望内心甚是悲痛。

自　题

1985.08.23

人瘦因工作，
家贫为买书。

注：干祖望一生最大的爱好是藏书和读书。平时生活俭朴，可是一见好书，他便"一掷千金"。自谓"有书万事足""肚里少一餐，架上多几本"，几乎将大多业余时间及金钱都投入了他挚爱的书籍上。1990年元旦，南京文化界评选"藏书状元"。数百人角逐，最后干祖望荣登榜首。

赠李副教授布壁

1985.12.19

三肱布泽，
百代蒙恩。

元旦对联

1986.02.09

读书教书藏书著书，一世靠书饱腹；
言洁行洁手洁心洁，终生以洁持身。

注：干祖望一生爱书，藏书、看书、写书，他是金陵"十大藏书状元"之一，平时生活俭朴，可是一见好书，他便"一掷千金"，曾经因为急于买书，把自己的手表卖了。他写的诗赋对联也常常和书有关。1986年元旦对联，干祖望认为人生在世，一是要饱读诗书，二是要洁身自好。

读《法制文学选刊》有感

1986.02.24

天无绝人路，
人有负天恩。

注：元代无名氏《货郎担》第四折："果然天无绝人之路，只是那东北上摇下一只船来。"人的处境濒临绝望时，上天总会给以出路。不要放弃希望。

保　健

1986.02.30

八字保康，童心、蚁食、龟欲、猴行；
一生修养，稚洁、青雄、壮勤、晚节。

注：此联是干祖望养生的对联，干祖望以八字总结养生妙法：童心，即赤子之心，像孩童一样无邪开朗没有烦恼；蚁食，即像蚂蚁一样什么都能吃，像蚂蚁一样什么都吃得少；龟欲，龟无欲望，一贯不争不闹，遇事不意气，以退为务，以柔克刚；猴行，即思想方面反应敏捷，行动方面活泼轻快，保持精神饱满。人的修养在于稚洁，即年轻时保持一颗纯洁之心；青雄，青年时期要有雄心壮志；壮勤，壮年时要刻苦勤奋，自强不息，是一个人成功的重要前提之一，这个勤奋不是一时一刻，而是持之以恒。干祖望读完十三年私塾，十七岁投浙江嘉善名医钟道荪先生习医，在师承的生涯中，他的老师约法三章：一要勤读书，二要勤练功(擎拿功)，三要勤干活。晚节，晚年的节操。干祖望曾说：医生，尤其是老医生，保持晚节很重要，而这节操便是医德。

胡陟带领全国班学员到无锡参观回来，送我一个大弥陀佛，乃作一联以供奉

1986.04.16

欢颜常笑，笑那批钓名沽誉、夺利争权及十年昧愚丑事。
大腹能容，容这些本草内经、伤寒金匮与千部医药丛书。

注：此联为干祖望为供奉弥勒佛所作，对仗工整，平仄协调。胡陟，江苏省中医院耳鼻喉科医生，1986年带领全国中医耳鼻喉科师资班学员到无锡参观回来，赠送干祖望一个大弥陀佛。弥勒佛以袒胸露腹、笑容可掬为原型塑造。此在佛教作为表法教育，表示"量大福大"，提醒世人学习包容。其中大肚能容，容天下难容之事；开口便笑，笑世间可笑之人。干祖望借弥勒佛嘲讽利欲熏心的人与事，干祖望认为权利、名誉都比不上医书来的有意义。

应人民商场创建五十周年征联

1986.11.05

脚立人间，经商已临五十稔；

心藏民众，立场俱为万千宾。

注：南京人民商场又名南京中央商场，始建于1936年，居于有“中华第一商圈之称”的南京新街口街核心区区域，该商场集购物、休闲、娱乐等功能为一体，满足各种消费群体的需求，成为广大消费者心目中最具盛名的南京大型综合商场之一。1986年，应人民商场创建五十周年征联之际，干祖望写下该联，寄予恭贺之意。

1986年11月17、18日，在河北省石家庄中医耳鼻喉培训班做了两天讲座，不少学员都要求签名留念，因此，干祖望依据部分学员的姓名引经据典撰写嵌字联相赠，联下注释选择相应七言嵌字联格式与联中典故进行介绍

（一）赵淑琴

淑德常滋橘井，

琴心永寄杏林。

注：此联为嵌字联中的鹤顶格，联中典故出自“橘井泉香”和“杏林中人”。葛洪《神仙传·苏仙公传》记载：苏耽在汉文帝的时候受天命为天仙，天上的仪仗队降落苏宅迎接苏耽。苏耽在辞别母亲、超脱凡俗时告知母亲：“明年天下将流行瘟疫，咱们家庭院中的井水和橘树能治疗瘟疫。患瘟疫的人，给他井水一升，橘叶一枚，吃下橘叶、喝下井水就能治愈了。”后来果然像他所说的那样，前来求取井水、橘叶的人很多，都被治愈了。于是医学史上就有了“橘井泉香”的典故。杏林是中医学界的代称，典出三国时期闽籍道医董奉。据《神仙传》卷十记载：“君异居山间，为人治病，不取钱物，使人重病愈者，使栽杏五株，轻者一株，如此十年，计得十万余株，郁然成林……”根据董奉的传说，人们用“杏林”称颂医生，从医之人被称为“杏林中人”。

（二）魏祥——江苏省仪征市月塘医院

得有识之士，毋问汉魏；

结忘年之交，就是吉祥。

注：《南史·何逊传》云：“逊字仲言，八岁能赋诗，弱冠，州举秀才。南乡范云见其对策，大相称赏，因结忘年交。”干祖望生于1912年，1986年在河北省石家庄中医耳鼻喉培训班做讲座时已七十四岁，与魏祥医生志趣相投，结下忘年之谊。

（三）段来运——河北省康保县卫校

事业来日方长，

成功运临福至。

注：此联为嵌字联中的鸢肩格。

（四）邓天柱——四川省德昌县中医院

回天赖我岐黄术，

砥柱唯君山石潮。

注：此联为嵌字联中的燕领格。回天本比喻能挽回严重局势的力量，此处指具有治愈疾病甚至起死回生的能力。黄指的是轩辕黄帝，岐是他的臣子岐伯。相传黄帝常与岐伯、雷公等臣子坐而论道，探讨医学问题。其中的很多内容都记载于《黄帝内经》这部医学著作中。后世出于对黄帝、岐伯的尊崇，遂将岐黄之术指代中医医术，并认为《黄帝内经》是中医药学理论的渊源、最权威的中医经典著作。

（五）邵健民——济南市中医院

幸蒙药泽千秋健，

赖有医恩百岁民。

注：此联为嵌字联中的凤尾格。

（六）张玉芬——河北省职工医学院

医贯玉石，

药吐芬芳。

（七）程新德——河北省邯郸卫校

日新月异，

大德曰生。

注：《易经·系辞下》：“天地之大德曰生。”

（八）黄小衡——湖北省黄石市中医院

室陋毋嫌小，

德馨没法衡。

注：此联取自唐代诗人刘禹锡的《陋室铭》中：“山不在高，有仙则名。水不在深，有龙则灵。斯是陋室，唯吾德馨。”

（九）李京秋——河北省张家口市橡胶制品厂医院

专业专攻，决不五日京兆，

勤耕勤读，当然百倍秋收。

注：上联“五日京兆”出自《汉书·张敞传》：“吾为是公尽力多矣，今五日京兆耳，安能复案事?”京兆：即京兆尹，古时国都所在地的行政长官。此处比喻凡事不做久长打算。

（十）杜华——河北省张家口市西区医院

杜预千秋笔，

华佗三折肱。

注：杜预（222—285 年），字元凯，京兆杜陵（今陕西西安东南）人，西晋时期著名的政治家、军事家和学者，灭吴统一战争的统帅之一。他耽思经籍，博学多通，多有建树，被誉为“杜武库”。著有《春秋左氏经传集解》及《春秋释例》等。他是明朝之前唯一一个同时进入文庙和武庙之人。华佗（约 145—208 年），字元化，一名旉，沛国谯县人，东汉末年著名的医学家。华佗医术全面，尤其擅长外科，精于手术。并精通内、妇、儿、针灸各科。被后人称为“外科圣手”“外科鼻祖”。后人多用神医华佗称呼他，又以“华佗再世”“元化重生”称誉有杰出医术的医师。三折肱，就是三次折断手臂，比喻多次失败。后用“三折肱”比喻对某事阅历多，富有经验，自能造诣精深。此典故出自《左传·定公十三年》：“三折肱，知为良医！”古有“三折肱为良医”之语，因以“三折肱”指代良医。宋代黄庭坚《寄黄几复》诗：“持家但有四立壁，治病不蕲三折肱。”

（十一）申建军——河北省张家口市二轻医院

学就追子建，

业成胜右军。

注：曹植（192—232 年），字子建，沛国谯县（今安徽省亳州市）人，生于东武阳（今山东莘县，一说鄄城），是曹操与武宣卞皇后所生第三子，生前曾为陈王，去世后谥号“思”，因此又称陈思王。曹植是三国时期著名文学家，他在两晋南北朝时期，被推尊到文章典范的地位。其代表作有《洛神赋》《白马篇》《七哀诗》等，更有七步成诗的轶事典故广为人知。后人因其文学上的造诣而将他与曹操、曹丕合称为“三曹”。南朝宋文学家谢灵运有“天下才有一石，曹子建独占八斗”的评价。文学批评家钟嵘亦赞曹植“骨气奇高，词彩华茂，情兼雅怨，体被文质，粲溢今古，卓尔不群。”并在《诗品》中把他列为品第最高的诗人。右军，指王羲之。王羲之（303—361 年，一作 321—379 年），字逸少，汉族，东晋时期著名书法家，有“书圣”之称。琅琊（今山东临沂）人，后迁会稽山阴（今浙江绍兴），晚年隐居剡县金庭。历任秘书郎、宁远将军、江州刺史，后为会稽内史，领右将军。其书法兼善隶、草、楷、行各体，精研体势，心摹手追，广采众长，备精诸体，冶于一炉，摆脱了汉魏笔风，自成一家，影响深远。风格平和自然，笔势委婉含蓄，遒美健秀。李志敏评价：“王羲之的书法既表现以老庄哲学为基础的简淡玄远，又表现以儒家的中庸之道为基础的冲和。”代表作《兰亭序》被誉为“天下第一行书”。

（十二）丁大愚——吉林省双辽县中医院

大海无边，

愚公有志。

（十三）程树玲——安徽中医学院附院喉科

皖地医雄，宏勋树建，

吴门学派，剔透玲珑。

（十四）李爱军——河北省魏县中医门诊部

对病家，树德先树爱，

律自己，治学如治军。

（十五）郭爱群——江西省瑞昌县中医院

志在爱民，

心怀群众。

（十六）辜甲林——四川省盐源县中医院

求实学，应志怀争甲，

言事业，要影响杏林。

（十七）郭广喜——四川省遂宁市中医院

读书要集思广益，

待人宜彼此喜欢。

注：此联为嵌字联中的燕翎格。

（十八）胡小江——南昌市江西省级公费医疗门诊部

内科外科五官科，等级不分小大，

赣省冀省台湾省，美丽全在江山。

（十九）刘春霞——黑龙江省华楠县中医院

人间春永翠，

天上霞常红。

（二十）段志忠——河北省尚义煤矿医院

志在青囊，

忠于黔首。

注：青囊指黑色的袋子，因为风水师常以之装书，故民间以青囊代称风水术，又代指中医，是中医的别名，此联中“青囊”即此意。知此名字并使用者甚少。它的来源与三国时期的名医华佗有关。据说，华佗被杀前，为报一狱吏酒肉侍奉之恩，曾将所用医书装满一青囊送与他。华佗死后，狱吏亦行医，使华佗的部分医术流传下来，据此，后人称中医为青囊。唐代刘禹锡《闲坐忆乐天以诗问酒熟未》：“案头开缥帙，肘后检青囊。唯有达生理，应无治老方。”此处“青囊”指古代医家存放医书的布袋。唐代杨巨源《题赵孟庄》：“烟鸿秋更远，天马寒愈健。愿事郭先生，青囊书几卷。”明代叶宪祖《丹桂钿合》第四折：“披衣款步入茅堂，问寝殷勤似犹子行。这一丸神药赛青囊。”此处“青囊”借指

医术、医生。“黔首”是秦代对百姓的称谓，忠于“黔首”即指作为医生应该忠于百姓，为广大百姓的生命健康服务。

（二十一）刘宗廷

学习求宗师之得，

临床具廷对之能。

注：此联为嵌字联中的蜂腰格。“宗师”为指在某专业领域成就非凡上受人尊崇而可奉为师表的人。出自《后汉书·朱浮传》。“廷对”本意为在朝廷上回答皇帝的咨询，此处引申为临证之时具备回答病人疑问的能力。

（二十二）焦新华——黑龙江省牡丹江市中医院

喉科新人辈出，

中医华夏常荣。

注：此联为嵌字联中的鸢肩格。

（二十三）郭莉——黑龙江省哈尔滨市中医院

东郭南郭，我你都不是。

茉莉蒺莉，彼此发芳香。

注：东郭即东郭先生，比喻不分善恶，滥施仁慈的人。南郭即南郭先生，比喻滥竽充数之人。

（二十四）王春生——山西省中医研究院

春意盎然因佛手，

生机蓬勃为仙心。

注：此联为嵌字联中的鹤顶格。“佛手”“仙心”此处比喻医术精湛、医德高尚。

（二十五）范文卉

千载文章，

百花卉艳。

（二十六）马文杰——黑龙江省绥化县中医院

宏文千古业，

豪杰万人雄。

（二十七）孙秀文——黑龙江省齐齐哈尔市中医院

秀从美上起，

文自苦中来。

（二十八）李庆升——河北首阜城县砖门医院

五官科前途吉庆，

中医学彩斓荣升。

注：此联为嵌字联中的凤尾格。

（二十九）薄慕真主任

未识荆州先仰慕，

庐山今日幸窥真。

注：此联为嵌字联中的凤尾格。“识荆”这是书面语上的一个敬辞，指初次见面或结识。该词出自李白《与韩荆州书》中“生不用封万户侯，但愿一识韩荆州”。下联化用苏轼《题西林壁》“不识庐山真面目”之句。

（三十）郑然老师

言喉科影响，古今来，郑家天下；

卜中医兴衰，不努力，然否难知。

注：新安医学郑氏喉科世家，起源于明代嘉靖初年（约1521年），首代医家为郑赤山，世传迄今近500年，南园喉科和西园喉科，一源双流，为中医学术的传承创新做出了贡献。郑氏家传医学在丰富的临床实践中，撰写了较为丰富的医学著述，现今幸存医学著述25种，医案7种，内容涉及基础理论、中药、方剂、咽喉口齿唇舌病、内科、儿科疾病，其中尤以郑宏刚（梅涧）撰《重楼玉钥》最为著名，被后世奉为喉科经典之作。

应广东省顺德县陈村区陈村花市办公室征联（共六付）

1987.01.27

花菱花乡，花天贵富全千树；

兔临兔岁，兔捣琼瑶寿万千。

百态千姿，遍地果林歌盛世；

五风十雨，满天霞彩饰花乡。

改革风行，花王有求，尽遣名花酬墨客；

推新浪起，市富无穷，遍游闹市访财神。

艳卉展芳华，极目陈村花似锦；

年丰加人寿，置身顺德景如仙。

闹市逾千顷，家家歌韵无下户；

花街超十里，处处幽香胜上林。

干参北斗，梅怨桃羞夸德县；

枝压南天，橘繁果茂话陈村。

注：广东省顺德县陈村镇地处珠三角的中心和广佛都市圈群内，是广州、佛山、顺德、番禺、南海交通交汇处，是顺德的“北大门”。陈村镇历史悠久，因盛产花卉，素有“中国花卉第一镇”的美誉。1987年为农历丁卯兔年。“五风十雨”出自汉代王充《论衡·是应》：“风不鸣条，雨不破块，五日一风，十日一雨。”形容风调雨顺。“下户”意为贫民，贫苦之家。《史记·酷吏列传》：“即下户羸弱，时口言，虽文致法，上财察。”“上林”即上林苑，在长安西，本秦之旧苑。汉武帝扩建之，南傍终南山，北滨渭水，周围三百里，内有离宫七十所。令各地献珍树异卉三千余植其中，放养禽兽，供皇帝射猎。“干”应为树干之意，与下联“枝”相对

应。“参北斗”即“参天”之意，上联形容树木高大。“枝压南天”形容枝繁叶茂。

题表侄外孙女张华纪念册

1987.02.08

张帆千里程，

华藻一壶冰。

注：“一片冰心在玉壶”是唐代王昌龄《芙蓉楼送辛渐》诗中的名句。意思是：请告诉他们我依然冰心一片，装在洁白的玉壶中。冰在玉壶之中，比喻人的清廉正直。

题表侄外孙女张骏纪念册

1987.02.08

四维张，

八正骏。

注：四维，即礼、义、廉、耻。八正，佛学八正，正见，正思唯，正语，正业，正命，正精进，正念，正定。

随　想

1987.03.29

才学缘年高以愈昧，

光阴因死近而弥珍。

三月二十七日，得程康明医师来信，信中有我多年前给他的一付联句。借此联句，常为座右铭云

常感自卑成废物，

不遭人妒是庸才。

注：程康明，泰州市名中医，耳鼻喉科主任，主任中医师，中华中医药学会耳鼻喉科专业委员会常务委员，江苏省中医药学会耳鼻喉科专业委员会副主任委员，泰州市中医药学会耳鼻喉科专业委员会主任委员，擅长中西医结合耳鼻喉科疾病诊治。

题案头戒尺词

最愚蠢的想法，

最愚蠢的做法，

在当时想起来，

比聪明的还要聪明！

1987年11月20日下午2点到渊海阁去裱立轴，上班时间关门无人。21日上班时还是无人。于是到隔壁买了纸头借了笔，书一对联，贴在他们大门上。一时观者不少

双扉有锁似深渊，

一室无人如死海。

无　题

1988.01.30

无心宦海终身白，

立足医林一世红。

注：终身白即一世清白。红即红尘，代指人间。

挽邹云翔同道

1988.02.04

步曹公张公后作仙游，十老凋零酸我鼻；

在文学医学中成知友，卅年交断痛人心。

注：邹云翔是我国中医肾病学宗师，著名中医学家，肾病、老年病专家，一级教授，全国第一批中医学博士研究生导师。江苏省中医院创始人之一并任院长28年，干祖望好友。曹公，即曹鸣皋（1907—1985年），江苏苏州人，出身中医世医家庭，其祖父为清光绪御医，父亲曹黼候及叔、伯均为当时名医。曹老随祖父、叔、伯辈临床抄方，颇得真传，嗣后行医苏州，卓有声望。1954年调江苏省中医院工作，任内科副主任，内科教研组组长。张公，即张泽生（1896—1985年），丹阳荆林上寨村人，初从名医张伯卿，继从师孟河派名中医贺季衡。1956年应江苏省中医院之聘，任内科副主任、主任医师。

代李国光同志挽邹老联

1988.02.04

论医是忝座列绛帐，论业是左股右肱，论亲是儿女姻眷，百般厚谊东流，当然无法能收泪；

言功于解放白区，言德于杏林橘井，言言于电储机文，一代完人西逝，那得忘情不断肠。

注：李国光（1920—1992年），山东人，1943年8月参加革命，1945年6月加入中国共产党。解放战争初期，担任苏中军区二分区卫生处医务主任。渡江战役后，担任镇江军分区卫生处和苏南军区直属医院领导工作。中华人民共和国成立后历任江苏省卫生厅社医科、中医科科长、中医处副

处长,江苏省中医院副院长、院长、党委副书记,江苏省中医研究所所长等职。1992年4月22日因突发脑出血逝世。

座字疑似多余误记。绛帐,《后汉书·马融传》:"融才高博洽,为世通儒,教养诸生,常有千数……居宇器服,多存侈饰。常坐高堂,施绛纱帐,前授生徒,后列女乐,弟子以次相传,鲜有入其室者。"后因以"绛帐"为师门、讲席之敬称。

白区,白区是第二次国内革命战争时期对国民党统治区域的称呼。电储机文,此处应为邹云翔先生的著作。左股右肱,化用"锥刺股"与"三折肱",此处为敬业之意。

戊辰春联

1988.02.17

写书到老难停手,
看病从今更热心。

赠学生张泽民荣任院长

未见官场多贤士,
且看逆境出能人。

注:张泽民,原厦门市中医院院长。

成都中医学院两位定向实习生回去,要我签字留念

1989.05.24

(一)向阳

向前迈进,
阳光彩斓。

(二)廖伟

廖井丹砂千古药,
伟业赤胆万年医。

注:廖井,晋代葛洪《抱朴子·仙药》载:临沅县有廖氏,其家世世寿考,他人居其宅亦然。疑其井水殊赤,乃掘井左右,得古人埋丹砂数十斛。丹砂汁因泉渐入井,故饮其水而得寿。后人称之为"廖井"。北宋苏轼《和陶〈读山海经〉》诗之八:"廖井窖丹砂,红泉涌寻常。"

学习班同学要求纪念签名

1988.12.22

内蒙古张肇域

肇基凭奋斗,
域外有丰收。

注:谓始创基业。《书·武成》:"至于大王,肇基王迹。"此处指医学事业基础。

山东王立胜

三立全凭努力,
百胜在乎真诚。

注:三立,谓立德、立功、立言。语出《左传·襄公二十四年》:"大上有立德,其次有立功,其次有立言。"

许秋水

眼要明察秋毫,
心如澄清水洁。

亢士亮

儒志士心,
高风亮节。

李武志

武士之勇以祛病,
志操之节以为人。

牟敦海

顾全大局德如敦,
不拒细流泽成海。

段中伯

执中凭协调,
称伯恃才能。

樊珍德

谦逊乃高珍,
忠诚称美德。

克森

克勤克俭,
森蔼森严。

注:此九联为干祖望为学习班同学所作嵌名诗,有姓名藏头诗、藏中诗或藏头勾尾诗。内容通俗易懂,读来朗朗上口。作者将姓名中的字义元素经过组合加工,使得诗句直透出一番奇韵雅趣。所嵌之字在诗句中含义深厚,品味高雅,读来想必会有一种扣动心扉、直击心灵的妙感。也可以看出干祖望平易近人,深受学生爱戴。

挽唐玉虬老先生

1988.12.30

穹昊无情,再盼五年登百岁;
先生有后,喜看两代折三肱。

注:此联为干祖望为唐玉虬所作挽联。唐玉虬先生,

名鼎元，号髯公，生于1894年，江苏省常州人。早岁读书寄园，晚年为南京中医学院（现南京中医药大学）教授，从事中医古文献及古典文学教学研究，是著名的医家兼诗人。“穹昊”，指苍穹。“折三肱”出自春秋左丘明《左传·定公十三年》：“三折肱，知为良医”。后为成语“三折其肱”，意思是指多次折断胳臂，在治疗过程中，就能逐渐变成了一个好医生。此联表达了作者对唐老先生去世的惋惜，同时看到唐老先生后人从事医学而感到欣喜。

元旦对联

1989.01.01

买书读书藏书教书著书，一世与书为伍；

金子房子顶子车子票子，终身盼子无缘。

注：顶子者，官也。此联为干祖望为1989年元旦所作。表达了作者一生与书为伴，不仅喜欢买书读书，而且还致力于知识的总结传承。金钱并不是他所追求。反映了作者爱书如痴、甘于清贫的崇高品行。

阴历元旦书红

1989.02.06

工作能吞象，

修身必化蛟。

注：此联为干祖望为1989年春节所作。“吞象”比喻志气高。宋代刘宰《次圣与小儿咏虎脯篇》诗：“弗说螺蛳小，可以吞大象。”工作时斗志高昂，同时注意修身，方能成龙。作者立下此标准，作为新的一年的工作态度，予以自我约束自我勉励。表明作者对自己工作和品德方面的严苛要求。

无　题

1989.02.07

恨无媚骨攀龙凤，

幸有雄心伍鹄鹏。

注：媚骨：谄媚的性格。表现了作者厌倦阿谀奉承，与智者为伍的崇高品性。

无　题

1989.02.08

常将富日思穷日，

莫待无时想有时。

注：现在生活条件改善也要时常回忆以前的日子，表现了作者甘于清贫，不喜奢华，不忘初心，珍惜现有事物的生活态度。

无　题

1989.02.11

闯创倡，决不虚委而空唱；

仁诚纯，以此原则以做人。

注：工作要勇于创新，真打实干；做人要真诚仁义，表达作者对自己工作和品性方面严于律己。

近日来为大学生吊唁胡耀邦同志有感

1989.04.27

国贫家富[①]钱唯贵，

官倒民愚[②]德最轻。

注：①家家电器化。②文盲日多。描写了当时金钱至上，知识看轻的社会风气。表达作者希望全民文化素质提高，树立正确价值观。体现了作者心系社会的崇高品行。

挽叶橘泉同志殁于七月七日享年降九十三岁

1989.07.10

道德也文章也寿考，享九秩三岁，人间亮节孰谓多；

神交而识荆而共事，有四十八年，世上深情时恨短。

注：此联为干祖望缅怀挚友叶橘泉先生享年九十三岁所作的挽联。叶橘泉，1896年出生于浙江省吴兴（今湖州）。他没有进过学校，只在家乡读过几年私塾。他是靠自学成才的中科院院士、中医学家、药物学家。曾任中国医学科学院江苏分院副院长。长期从事中医临床和中药研究工作。叶橘泉先生自幼学习儒家传统文化，旧学根底深厚，不仅深谙医道、德艺双馨，而且是文史之才，一生著述丰富，品格高尚坚毅。故而二老“神交而识”，双方频频书信往来，论药言医，谈文说史，建立了深厚的同道朋友之谊，此谊长达四十八年之久，被传为医坛佳话。此联中，友人逝去的悲痛哀悼之情、怀念追思之意溢于言表，读之令人动容。

偶　得

1989.08.10

勤能制懒，

俭可养廉。

注：此诗是文学功底深厚的干祖望偶然间灵感迸发得

到的妙语佳作，阐述了勤奋和节俭的重要性。古往今来，治学之道、治生之道，莫尚乎勤，“一日之计在于晨，一年之计在于春，一生之计在于勤。”“户枢不蠹，流水不腐。”做人不能苟且偷闲。劳则思，逸则忘，人都是这样。曾国藩最强调的就是“勤”，把“勤”作为兴家立业之本。如何才能做到勤呢？需从治懒开始。他认为“百种弊病，皆从懒生。懒则弛缓，弛缓则治人不严，而趣功不敏。一处迟而百处懈矣”。岐黄之术，博大精深，内容庞杂，所学者更需勤奋，克服懒惰之心。“俭可养廉”，出自《宋史·范纯仁传》：“唯俭可以助廉，唯恕可以成德。”节俭可以养成廉洁的操守。干祖望一生节俭，将节省之资用于买书，其藏书丰富，更爱书，且书籍排列有序，将书斋取名为“茧斋”。

赠香港陈耀南大医师

1989.08.11

光耀辉，照遍橘井；

东南亚，驰骋杏林。

注：此联是作者赠送给友人香港的陈耀南大医师的一首小诗。“光耀辉”和“东南亚”句，暗藏友人名字“耀南”，别有一番情趣。“照遍橘井”和“驰骋杏林”对仗工整，高度赞扬了陈耀南先生在中医界济世救人的高尚品格和精湛的医术。

代附院拟联贺成都中医学院附院大厦落成之喜

1989.09.24

蜀府人才支大厦，

蓉城医德耀华堂。

注：本诗表达了对成都中医学院附院大厦落成的祝贺之情，基调明朗愉悦，也赞扬了成都中医界同仁们救死扶伤、妙手回春的高尚品格，从中可以看出干祖望心系中医的仁慈博爱之心。蓉城，成都的别称。成都，又称蓉城，简称“蓉”。

挽周攸斋同道

1989.11.01

精医熟史能文，看大同行里还多几个？

同事良师益友，哭老伙伴中又少一人！

注：此联为干祖望悼念周攸斋先生所作。周老和干祖望同为一代儒医，精通医道，熟识能文，他们是同事，更是良师益友，行医之余，吟诗撰联，抒儒雅之兴，助悬壶之术，情投意合，这样的老伙伴人生能得几人？周老的离去使作者悲痛哀婉，此情此景读来令人肝肠寸断，催人泪下。

济南邵健民中秋寄月饼来，刻又寄青州大寿字。乃作一联作书代谢

1989.11.13

月圆函赠困于镜，

人寿邮传祝胜山。

注：此联为干祖望答谢济南邵建民中秋寄月饼和青州大寿字所作。表达了友人对干祖望中秋的祝福和希望干祖望寿比南山的美好祝愿。困于镜，圆镜，这里指月亮。

国家中医药管理局厦门国际培训交流中心中医耳鼻喉科国外培训班结业前夕诸学员纪念册上题字

1989.11.17

一、赠新加坡蔡水盛

健要康宁，凭水济火；

人行忠恕，有盛无衰。

二、赠新加坡吴梅香

岁寒三友梅为首，

春暖千花香占先。

三、赠新加坡蔡和清

六气和调能去病，

七情清静即长生。

四、赠新加坡麦翠玲

青松翠柏，医术添增人寿；

剔透玲珑，裁方巧夺天工。

五、赠新加坡黄英才

英俊出于修养，

才能来自学勤。

六、赠马来西亚陈玉珍

玉函金匮藏经典，

珍药奇方拯世人。

七、赠马来西亚张金杰

富，莫逾千金；

人，独尊一杰。

注：干祖望在国家中医药管理局厦门国际培训交流中

心中医耳鼻喉科国际培训班结业前夕诗情恣意，为学员抒写了几首嵌名诗，一个个姓名变成了一首首风格迥异的诗歌，承载着干祖望对学员的祝愿，对同行大医精诚品格的肯定，篇篇匠心独运，平仄又押韵，为神来之笔。

赠陈必新医师

1990.09.07

必然后浪推前浪，
新在今天胜昨天。

注：此联为干祖望予陈必新医师所作，表达作者对陈医师寄予极大的期望，同时也希望中医事业也能日新月异，更加繁荣。

赠香港许杏莲会长

身寄杏林，神仙手脚；
情怀莲座，菩萨心肠。

注：此诗赞叹了许会长医术高超，同时心怀慈悲之心。与神仙菩萨相比，可见对许会长医术和品行评价职高。同时将会长“杏莲”名字嵌入其中，赠予他人，更为锦上添花。

代医院药房拟吊老药工张振禄追悼会挽联

1991.03.09

生光复之后①，逝谷雨以前，全受全归如隐士；
作神农传人，为青工师表，对今对后是功臣。

注：①生于1914年。

此为干祖望教授为医院药工张振禄所作挽联。全受全归，《礼记·祭义》：“父母全而生之，子全而归之。”这里指全心全意工作在药房事业。药工在医院后方战线，故如隐士一般。但同样从事于中医事业，都是中医事业发展的功臣。表现了作者对从事不同岗位的人一视同仁。

联一付，喜赠王沛教授暨夫人韩槑主任

1991.04.28

二呆不是呆人，精明干练；
三市更非市侩，倜傥风流。

注：二呆为槑(梅)，三市为沛。作者从字面分解出“呆人”“市侩”，对应于“精明干练”“倜傥风流”。既风趣幽默，又不失大体。且对仗工整，可见作者文墨功底之深。

省政府召开“全国五百名老中医收徒拜师大会”联

1991.07.03

传钵传衣，欢呼有后；
乏人乏术，喜曰无忧。

注：这是作者在收徒拜师大会所作。表达了作者对中医传承工作的兴奋喜悦之情，以后不用担心中医乏人乏术了。干祖望教授一生致力于中医教学传承事业。政府支持，自然高兴不已。

无　题

1993.02.21

老矣，智慧难能追电脑；
余也，诚廉似可赛冰心。

注：作者对于信息化的到来，一时不能适应有感而发。感叹自己老矣，但也不是多余的，自己的诚廉之心还是有的。“诚廉”，诚信于廉洁；“冰心”比喻人的纯洁清白的情操。出自唐代诗人王昌龄诗《芙蓉楼送辛渐》：“洛阳亲友如相问，一片冰心在玉壶。”

无　题

1993.03.10

吃饭靠手，
做事凭心。

注：看似简单明了的道理，真正要做到不仅要有一定技术能力，还要有专心认真做事的态度。反映了作者对工作能力和态度的严苛要求。

贺吕炳奎校长从医六十周年

1993.12.05

医国忠臣，非君莫属；
杏林卫士，唯吾独尊。

注：吕炳奎，曾任中华人民共和国卫生部中医司第一位司长、卫生部中医局局长，为我国中医药事业的发展做出了杰出的贡献，被誉为“中医泰斗”“中医卫士”，是我国中医药事业的凿井人与奠基者。1954年担任江苏省卫生厅厅长兼党组书记期间在南京创办了全国第一所中医院和第一所中医师资学校，并兼任校长。吕校长对中医的发展做出了极其重要的贡献，干祖望教授对其评价极高，为中医界独一无二之人。

自题小照

1993.12.30

项似钢条心似镜，

口如鸦噪笔如刀。

注:这是作者看到自己的照片后有感而作。干祖望教授体型偏瘦,“项”自比“钢条”;“心似镜”出自《庄子·内篇·应帝王》:“至人之用心若镜,不将不迎,应而不藏,故能胜物而不伤。”比喻客观地反映事物。干祖望医生致力于医学,诊疗教学常常口若悬河,难免用嗓过度。干祖望为国医大师,处方治病,犹如手术刀一般,力求药到病除。

偶　得

1994.05.19

百无娇态身心健，

一有骄容亲友疏。

注:“娇态”:妩媚的姿态。出自南朝梁简文帝《咏舞》:“逐节工新舞,娇态似凌虚。”这里指娇气;过分小心爱好。“骄容”指骄傲,傲慢的样子。做人不娇气,身心可康健;骄傲自满,亲友都会疏远你。这是干祖望教授偶然间对生活的感悟,可见其善于发现、善于总结的生活态度。

第十篇

干祖望医案手迹精选

10

陈嘉富　男　二十八　十二月二十八日　江苏冶金研究所　465047

右耳耳轮之对耳屏处，肥肿而厚，已历四天。初则肿起一物，灼热疼痛。嗣而肿区延展扩大，皮色微红，按之柔软，伴以压痛。无外伤史，亦无全身症状，脉舌正常。症属软骨膜炎，良由痰瘀相滞而成。治当消痰疏瘀，但缘下午出差，束装在即，无法煮药，权取成品，故削足之讥，在所难免。

紫金锭　二条　醋磨外涂

七厘散　二钱　分四天服。

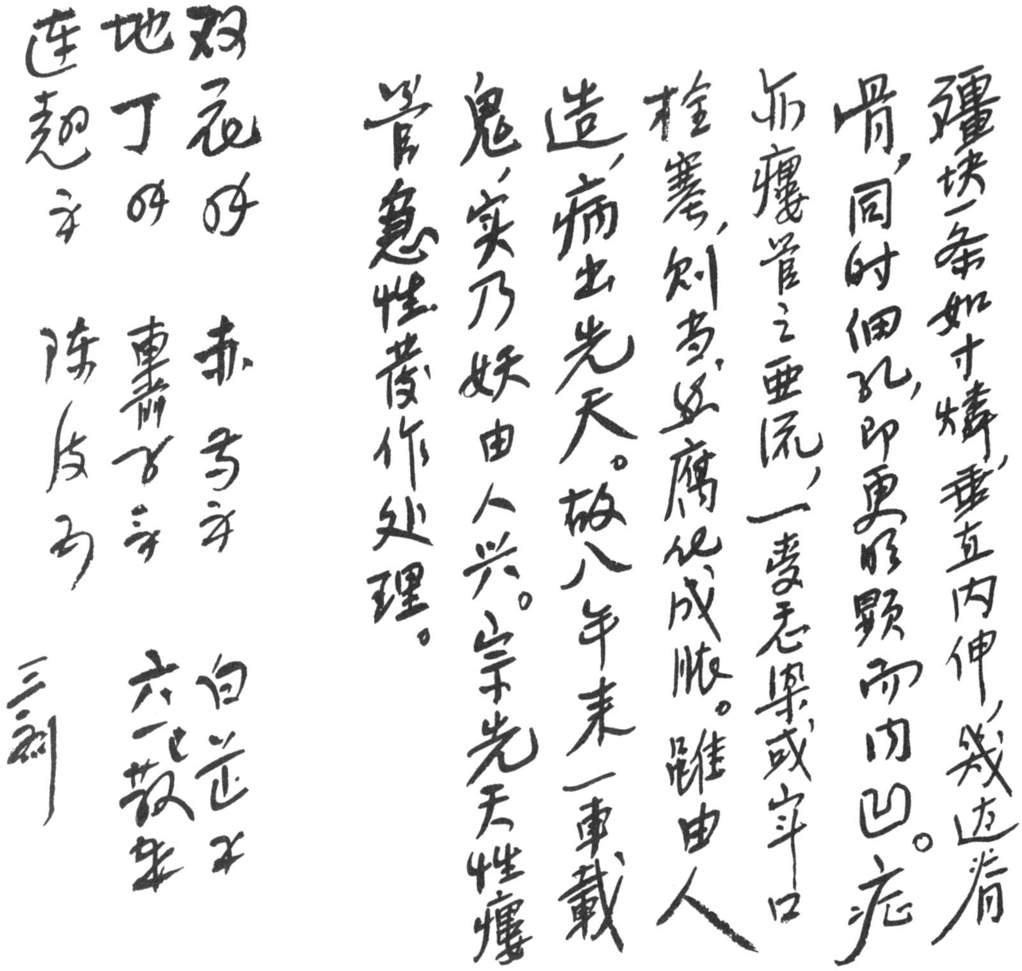
僵块一条如寸牍，垂直内伸，几达脊骨，同时细孔，即更明显而内凹。症亦瘘管之亚流，一受感染或窦口栓塞，则当然腐化成脓。虽由人造，病出先天。故八年来一车载鬼，实乃妖由人兴。宗先天性瘘管急性发作处理。

双花四钱　赤芍二钱　白芷一钱

地丁四钱　车前子三钱　六一散包五钱

连翘二钱　陈皮一钱

三剂

任晓彬　男　八　四月十五日　马鞍山黑色冶金设计院　20275

杨大年胎垂毳毛（见《古事比・禀异篇》），衹能见诸稗野。今也病孩，汤饼初浴，尻上发现白色毫毛一根，长可盈寸，粗似金针。拔后，亦无他变，唯从此该处，经常坟起疼痛，反复化脓。

平时则有膏样白脂，加压即由细孔射出，具有臭味。历经各地治疗，多方检查，未予确诊。刻见骶部尻上八厘米处，高肿一块，中央有小孔一个，隐约存在。周围结实坚硬，肤色轻红，伴以微灼，疼痛而且拒按。捏而提之，得索状僵块一条如寸燐，垂直内伸，几达脊骨，同时细孔，即更明显而内凹。症亦瘘管之亚流，一受感染或窦口栓塞，则当然腐化成脓。虽由人造，病出先天。故八年来一车载鬼，实乃妖由人兴。宗先天性瘘管急性发作处理。

双　花	四钱	赤　芍	二钱	白　芷	一钱	地　丁	四钱
车前子	三钱	六一散[包]	五钱	连　翘	二钱	陈　皮	一钱

三剂

任晓彬　男　八　四月喜　20275　马安山黑色冶金设计院

楊大年胎垂毳毛（見公孫事比·兼異篇），祇能見諸稗野。今也病孩，湯餅初浴，尻上共發現白色毫毛一根，長可盈寸，粗似金鍼。拔后，亦无他变，唯从此该处经常墳起疖痛，自露化脓。平时则有膏樣白脂，加压即由细孔射出，并有臭味。历经各地治疗，多方检查，未予確诊。刻見骶部尻上八公分处，高隆一块，中央有小孔一個，隐约存在。周围结实隐硬，肤色轻红，伴以微灼，疖痛而且拒按。捏而擠之，得索状

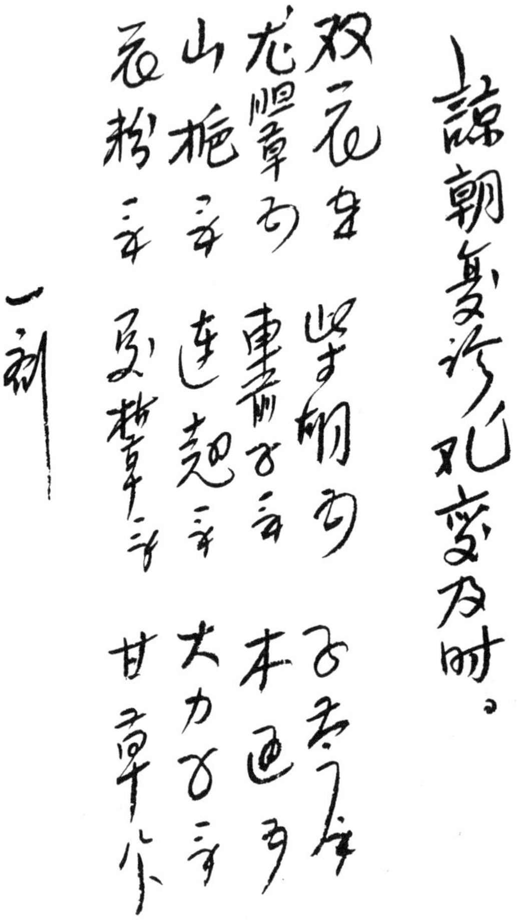
谅朝复诊，观变及时。
双花 五钱　柴胡 一钱半　子芩 二钱
龙胆草 一钱半　车前子 三钱　木通 一钱半
山栀 三钱　连翘 三钱　大力子 三钱
花粉 三钱　夏枯草 三钱　甘草 八分
一剂

朱学年　男　二十三　十月二十八日　棋干公社　590243

右耳流脓两旬，以其夙疾，未予介意。昨起陡然头痛如凿，右侧更重。右目为之发胀。寒热凛然，食欲锐减，烦躁少安。检查，右耳鼓膜未见，脓液量少色绿，乳突压痛强烈。脉实有力，苔薄黄腻。症属耳痈，伴发锐毒（急性乳突炎），且有考虑黄耳伤寒（耳源性脑膜炎）之可能，弗作轻视。良以肝胆热毒久郁，未予合法处理，以致邪毒内留，攻窜内陷。治宜大剂清肝息热。方取龙胆泻肝合柴胡清肝之意。

谅朝复诊，观变及时。

双　花	五钱	柴　胡	一钱半	子　芩	二钱
龙胆草	一钱半	车前子	三钱	木　通	一钱半
山　栀	三钱	连　翘	三钱	大力子	三钱
花　粉	三钱	夏枯草	三钱	甘　草	八分
					一剂

朱学年　二三　男　十月廿八日　棋干公社　590243

右耳流脓两旬，以其风疾，未予介意。昨起陡然头痛如裂，右侧更重。右目为之发胀。寒热凛然，食欲锐减，烦躁少安。检查，右耳鼓膜未见，脓液量少色绿，乳突压痛强烈。脉实有力，舌苔黄腻。症属耳痈，伴发锐毒（急性乳突炎），且有考虑黄耳伤寒（耳源性脑膜炎）之可能，需作重视。良以肝胆热毒久郁，未予合法处理，以致邪毒内留，攻窜内陷。治宜大剂清肝熄热。方取龙胆泻肝合柴胡清肝之意。

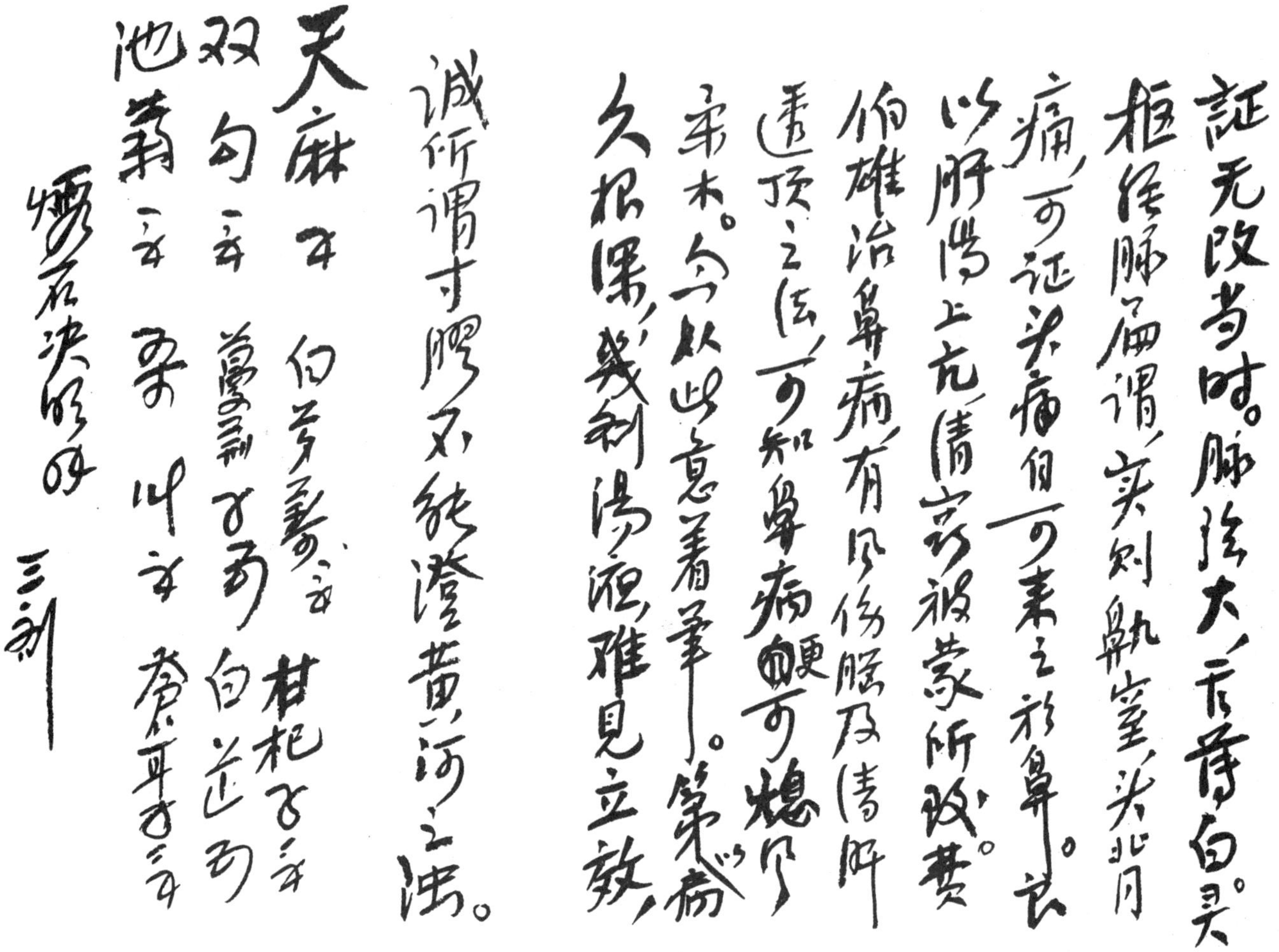
証无改当时。脉弦大，舌薄白。《灵枢经脉篇》谓，实则鼽窒、头背痛，可证头痛自可来之于鼻。良以肝阳上亢，清窍被蒙所致。费伯雄治鼻病，有风伤脑及清肝透顶之法，可知鼻病更可息风柔木。今从此意着笔。第以病久根深，几剂汤液，难见立效，诚所谓寸胶不能澄黄河之浊。

天麻 一钱　白芍药 三钱　甘杞子 三钱
双勾 三钱　蔓荆子 一钱半　白芷 一钱半
池菊 三钱　桑叶 二钱　苍耳子 三钱
煅石决明 四钱
三剂

吴士富　男　二十七　五月八日　南京航空学院　576482

头痛偏倾左侧，痛有定点，作有定时。痛点两处，一在鬓后，一在后枕之左旁。时则昧爽而作，未正而歇，辰巳之际，最达高峰，一如潮汐，依时而来，准时而去，病历两年，从无乱汛。初起间月而发，嗣后逐渐频繁，逮手客笺，则旦旦而伐之矣。平时鼻塞，作于卧时。每临头痛，则鼻中自感蠕动，痛甚则蠕亦甚，痛止则蠕亦止，诚如云龙风虎之从。屡经西医检查，排除脑内肿瘤、目疾耳病，唯以鼻窦炎是虑。去秋中药经治，半载平安。近来一周，又在发作如前，病证无改当时。脉弦大，舌薄白。《灵枢·经脉篇》谓，实则鼽窒、头背痛。可证头痛自可来之于鼻。良以肝阳上亢，清窍被蒙所致。费伯雄治鼻病，有风伤脑及清肝透顶之法，可知鼻病更可息风柔木。今从此意着笔。第以病久根深，几剂汤液，难见立效，诚所谓寸胶不能澄黄河之浊。

天　麻	一钱	白芍药	三钱	甘杞子	三钱
双　勾	三钱	蔓荆子	一钱半	白　芷	一钱半
池　菊	三钱	桑　叶	二钱	苍耳子	三钱
煅石决明	四钱				

三剂

吴士富　男　艺　五月八日　南京航空学院　57764882

头痛偏倾左侧，痛有定点，作有定時。痛点所处，一在鬓后，一在台枕之左旁。刻时昧爽而作，未正而歇，辰巳之際，最達高峰，一如潮汐，依時而来，準时而去。病历两年，从无乱汛。初起间月而發，嗣后逐渐数繁，遂乎密焉，则旦旦而伐之矣。平时鼻塞，作於卧时。每临头痛，则鼻中自觉蠕动，痛甚则蠕亦甚，痛止则蠕亦止，诚如龙云风虎之從。屡经西医检查，排除脑内肿瘤，因疾耳病，唯以鼻咽炎是虑。去秋中医经治，半載平安。近来一週又在发作如前病

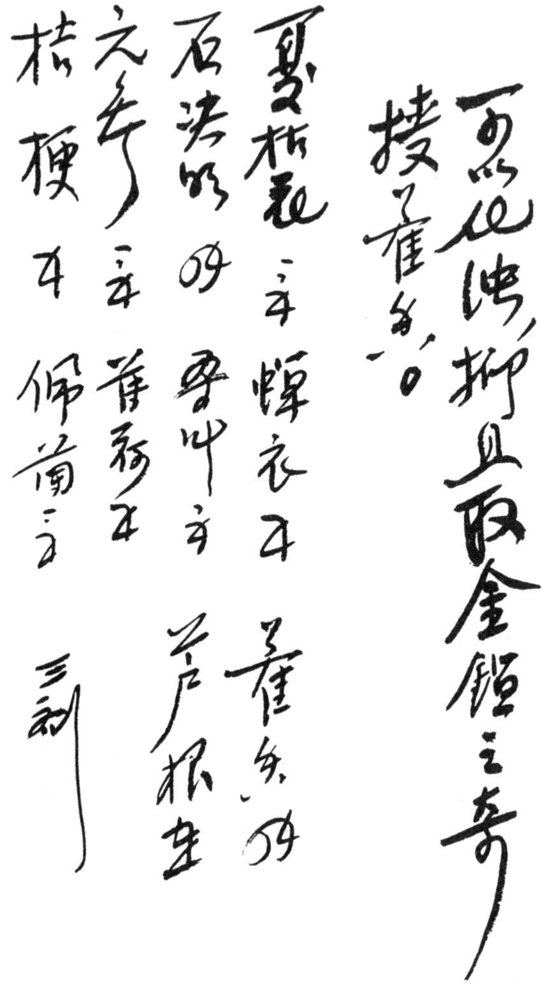
可以化浊，抑且取金鉴之奇
授藿香。
夏枯花三钱 蝉衣一钱 藿香四钱
石决明四钱 桑叶二钱 芦根五钱
元参三钱 薄荷一钱
桔梗一钱 佩兰三钱 三剂

彭星河　男　三十五　五月二十七日　省设计院　593046

鼻病十年，西医诊断为副鼻窦炎。除内外药治之外，遍用穿刺、封闭、冲洗、电疗、针灸，俱无一效。刻下主症，鼻涕较多，色黄，口鼻腔气出发臭，具有腻味。脉弦，舌薄白。检查，左中右下两甲肥大，收缩良好。中隔肥厚，伴有“C”字形向右偏曲。右下甲处有两个出血小点。右孔下部有小嵴一个。是乃费伯雄氏所谓阳邪外烁，肝火内燔，乃火伤之症，取费氏之清肝顶透汤加减。参以藿佩者能徙芬芳可以化浊，抑且取金鉴之奇授藿香。

夏枯花	三钱	蝉　衣	一钱	藿　香	四钱
石决明	四钱	桑　叶	二钱	芦　根	五钱
元　参	三钱	薄　荷	一钱	桔　梗	一钱
佩　兰	三钱				

三剂

彭呈河　男　廿五　五月廿五日

省设计院　5938046

鼻病十年，西医诊断为副鼻窦炎。除内外药治之外，遍用穿刺、封闭、冲洗、电疗、针灸，俱无效。刻下主症，鼻塞较剧，色黄，口鼻腔气出带臭，且有腥味。脉弦，舌薄白。

检查，左中右下两甲肥大，收缩良好。中隔肥厚，偏右，伴有“C”字形，向右偏曲。右下甲处有两处出血小点。右孔下部有小嵴一处。是乃费伯雄氏所谓阳邪外铄，肝火内燔，乃火伤之症，取费氏之清肝透顶汤加减。参以崔仰君，免徒劳耳。

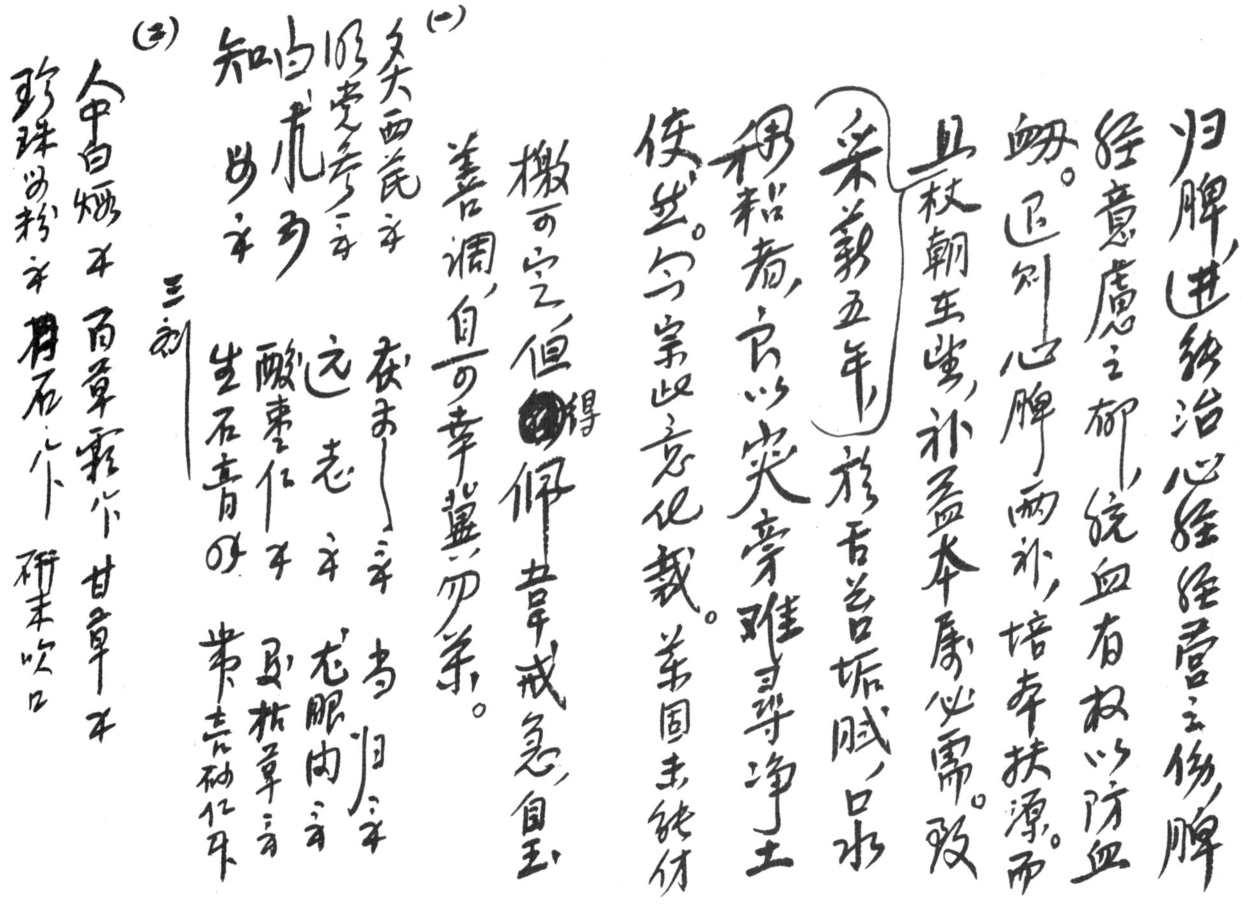

朱伯房　男　七十八　五月八日　省文史研究馆　519356

口舌癌症，五易春秋，中西迭治，虽进步趔趄，但尚平稳。刻下疼痛倍增，痛锋四溢，旁乃耳底鬓角，以致妨碍睡眠，势难安枕。曩者，乞灵于止痛西药，久之而如啖蒸梨，片晌则性若冰山。平时口水痰涎稠多，不易畅豁，前日曾一度出血，幸量不多。脉来弦滑细小，舌苔底白，上丽黑垢。病在心脾，意无疑义，黄主任起用归脾，是有只眼。盖口为脾之窍，血为脾所统，今后衄血当在逆料之中，取此归脾，进能治心经经营之伤，脾经意虑之郁，统血有权以防血衄。退则心脾两补，培本扶源。而且采薪五年，杖朝在望，补益本属必需。至于舌苔垢腻，口水稠黏者，良以突旁难寻净土使然。今宗此意化裁。药固未能传檄可定，但得佩韦戒急，自玉善调，自可幸冀勿药。

（一）

炙西芪	二钱	茯　苓	三钱	当　归	三钱
明党参	三钱	远　志	二钱	龙眼肉	三钱
白　术	一钱半	酸枣仁	一钱	夏枯草	三钱
知　母	二钱	生石膏	四钱	带壳砂仁	五分

三剂

（二）

人中白（锻）　一钱　　百草霜　八分　　甘　草　一钱

珍珠母粉　　二钱　　月　石　八分

研末吹口

朱伯房　男　乙八五月八日

省文史研究馆　519356

口[redacted]舌癌症，五易春秋，中西迭治，虽进步趑趄，但尚平稳。刻下疼痛倍增，痛锋四溢，旁乃耳底巅角，以致妨碍睡眠，势难安枕。曩者，乞灵于止痛西药，久之而如啖蔗黎，片晌刻性若冰山。平时口水痰涎稠多，不易畅豁，前日曾一度出血，幸量不多。脉来弦滑细小，舌苔底白，上丽黑垢。病在心脾，竟无疑义，黄主任起用归脾，岂有隻眼。盖口为脾之窍，血为脾所统，今后衄血当在逆料之中，故此

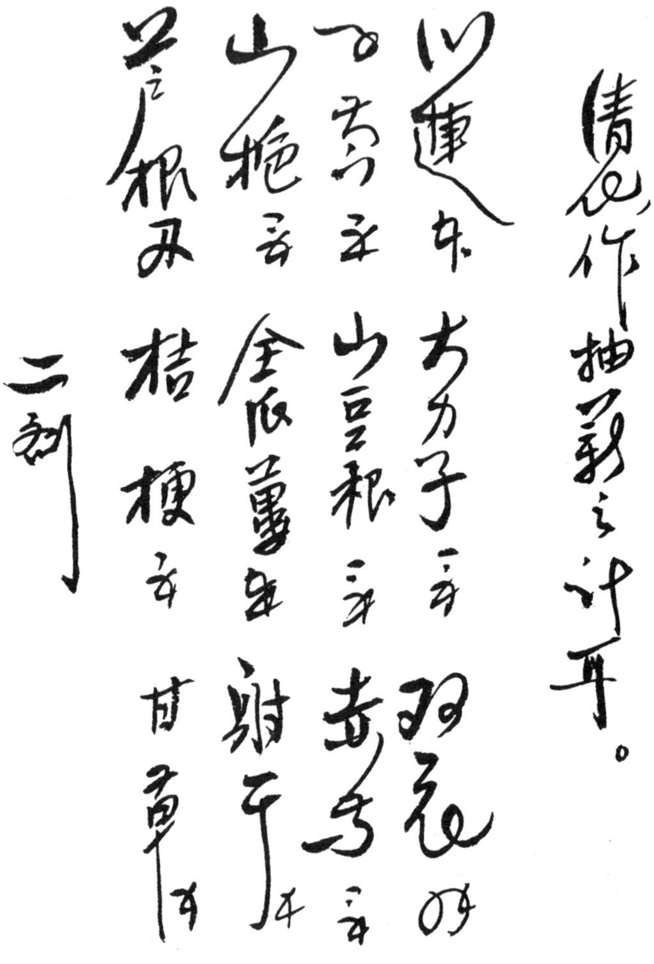
清化，作抽薪之计耳。
川连五分 大力子三钱 双花四钱
子芩二钱 山豆根三钱 赤芍三钱
山栀三钱 全瓜蒌五钱 射干一钱
芦根一两 桔梗二钱 甘草一钱
二剂

王丹棣　女　三十一岁　一月二十五日　水西门安品街　358898

酒饮屠苏，喉遭骨鲠，当时狂搯力喀，芒刺虽出而咽肌鳞伤。疼痛四日，红肿逐渐添增。刻已寒热凛寒，头痛似裂，口干多饮，大便三日不行。喉头则左关红肿高凸，吞吐维艰，痰涎外溢难咽，疼痛不堪，沁及左耳。脉数，舌薄黄腻，体温三十八度八。症属喉痈，良以阳明邪热，借外伤机缘，借端外溲成疡也。内已蒸脓，恐难消退，姑拟清化，作抽薪之计耳。

川　连	五分	大力子	三钱	双　花	四钱
子　芩	二钱	山豆根	三钱	赤　芍	三钱
山　栀	三钱	全瓜蒌	五钱	射　干	一钱
芦　根	一两	桔　梗	二钱	甘　草	一钱

二剂

王丹棣　女　三十　一月廿五日　北西门安品街　3588978

酒饮偏多，喉连胃腑，当时狂搊力喀，芒刺虽出而咽肌辖伤。痛疼四日，红肿逐渐添增。刻已寒热滚滚，头痛似裂，口干多饮，大便三日不行。喉头侧左关红肿高出，吞吐维艰，痰涎外溢，难嗌，疼痛不堪，沁及左耳。脉数，舌苔黄腻，体温三十八度八。症属喉痈，良以阳明邪热，藉外伤机缘，借端外泄成痈也。内已蓄脓，然难消退，姑拟

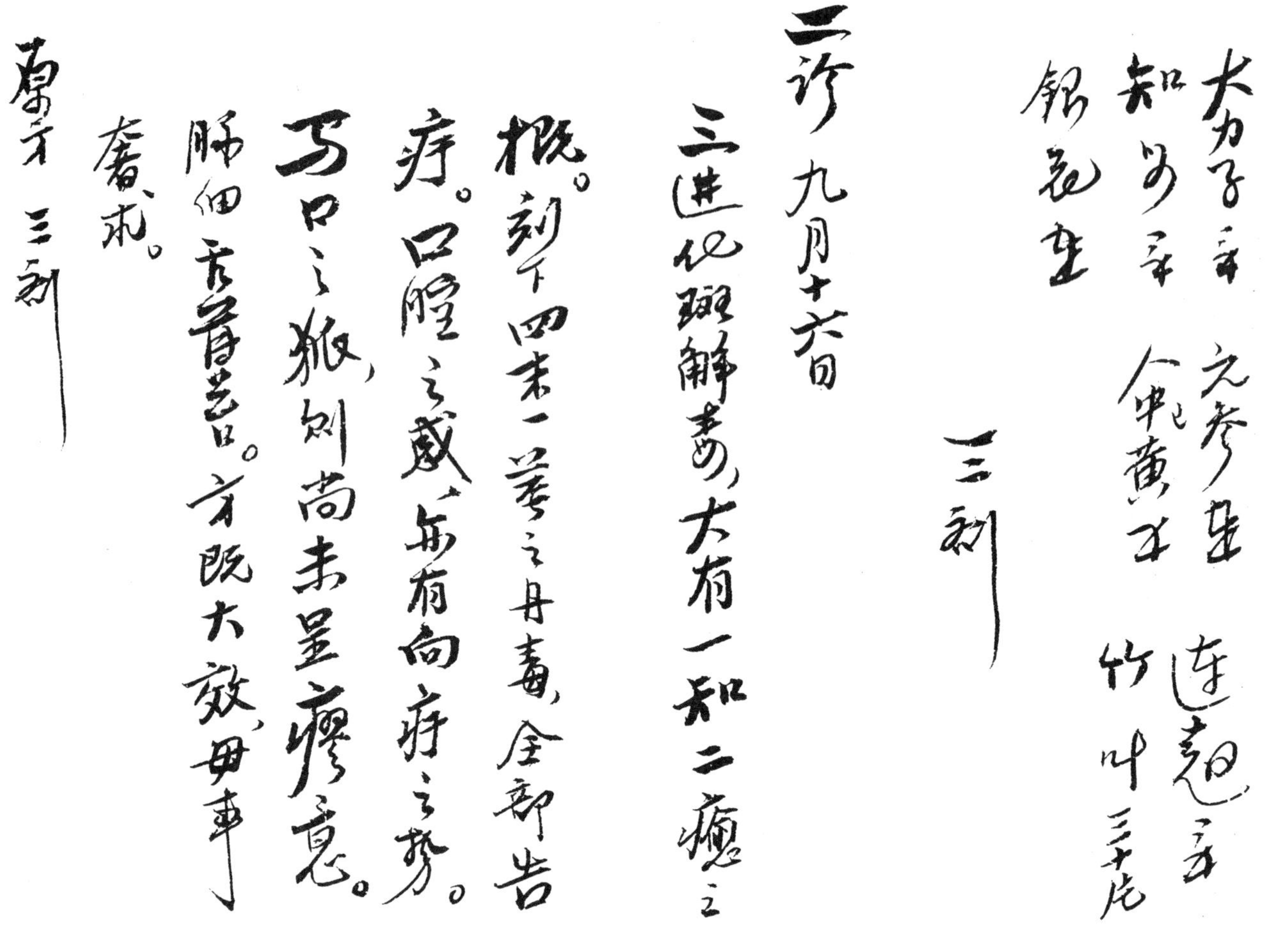
大力子三钱
知母三钱
银花五钱
元参五钱
人中黄一钱
三剂
连翘三钱
竹叶三十片
二诊 九月十六日
三进化斑解毒，大有一知二愈之概。刻下四末一茎之丹毒，全部告愈。口腔之惑，亦有向愈之势。马口之狐，则尚未呈瘳意。脉细，舌薄苔。方既大效，毋事奢求。
原方 三剂

孙仁根　男　五十　九月十三日　南京栖霞山炼油厂　56500

病起两周，向无此恙，周赴诸家医院，迄今未确诊。治亦中西迭进，而获效更见平平。症为两手两脚及阴茎，陡然肌肤鲜红如渥丹，燔灼奇痒，产生水晶样浮肿，间布丘疹如细芥，隐约可数。一加狂搔，则皮损流水。可自行浆收痂结而不致湿烂浸淫。此乃《巢源》所谓忽然焮赤或发手足之丹毒是也。今之独病于四末一茎者，则颇符于《启玄》烟火胡灶两丹。良以阳明积火于内，湿热蒸感于外使然。嗣后，口腔唇舌，红赤糜烂，白腐剥皮，疼痛如炙，口水淋漓难涸，同时马口亦由肿而皰，由疱而溃，由溃而烂，刻也红肌白腐黑痂，黏胶成片，疼痛亦随之而来。此乃湿热之邪，一时外洩无门，上蒸则龈腐口糜而为惑，下淫则阴疮疳蚀而为狐，更似《金匮》之狐惑一症。脉细，舌无苔质绛。刻下从证施治，宜取清化阳明，疏解热毒，宗化斑解毒汤加减，一待大势一定，再作从长建议。

升　麻　一钱　生石膏　一两　胡　连　五分
大力子　三钱　元　参　五钱　连　翘　三钱
知　母　三钱　人中黄（包）　一钱　竹　叶　三十片
银　花　五钱
三剂

二诊　九月十六日

三进化斑解毒，大有一知二愈之概。刻下四末一茎之丹毒，全部告愈。口腔之惑，亦有向愈之势。马口之狐，则尚未呈瘳意。脉细，舌薄苔。方既大效，毋事奢求。

原方　三剂。

孙仁根　男　五十九　九月十三日　南京栖霞山炼油厂　565。。

病起两周，向无此恙，周遭诸家医院，迄今未作确诊。治以中西迭进，而获效更见平平。症为两手两脚及阴茎，陆续肌肤鲜红如涂丹，燔灼奇痒，产生水晶样浮肿，间佈丘疹如细芥，隐约可数。一加狂搔，则皮损流水，平自行紧收痂结而不致湿烂浸淫。此乃巢源所谓忽然焮赤，或发手足之丹毒是也。今之独病于四末一茎者，则缘于启玄烟火炽灶两丹。盖以阳明积火于内，湿热与蕴，藏于肤出。嗣后，口腔唇舌，红赤糜烂，白腐剥皮，疼痛如炙，口水淋漓难涸。同时，马口亦由肿而胀，由胀而溃，由溃而烂，刻已红肌白腐黑痂，粘膜成片，疼痛亦随之以来。此乃热湿之邪，一时外泄无门，上蒸则龈腐口糜而为蕈，下淫则阴痈蚀而为狐，更似金匮之狐惑一症。脉细舌无苔而中绛。刻下以证施治，宜取清化阳明，疏解热毒，宗化斑解毒汤加减，一待大势一定，再作从长远议。

升麻本　生石膏丹　胡连中

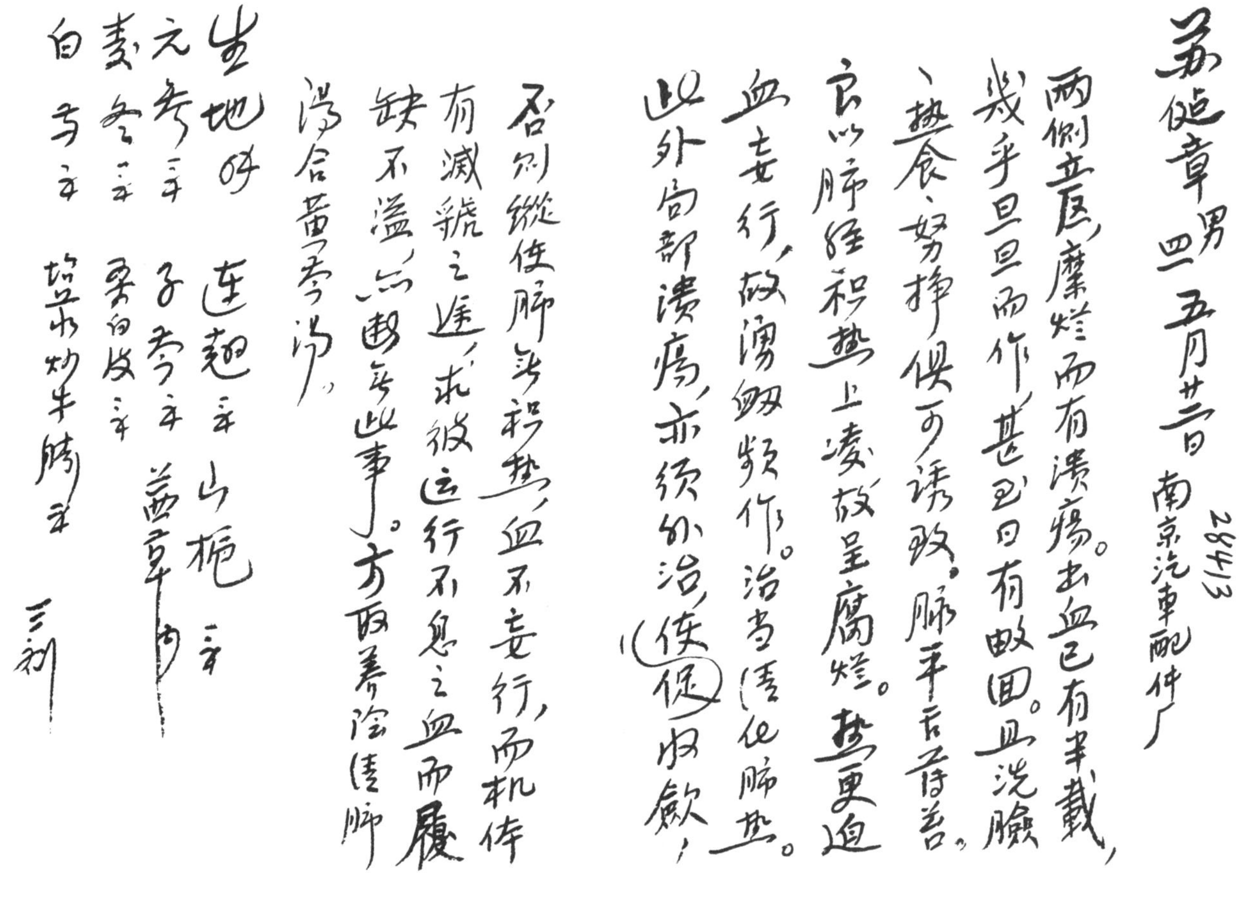

苏健章　男　四十一　五月二十二日　南京汽车配件厂　28413

两侧立区，糜烂而有溃疡。出血已有半载，几乎旦旦而作，甚至日有数回。且洗脸、热食、努挣俱可诱致。脉平，舌薄苔。良以肺经积热上凌，故呈腐烂。热更迫血妄行，故涌衄频作。治当清化肺热。此外局部溃疡，亦须外治，促使收敛，否则纵使肺无积热，血不妄行，而机体有灭虢之途，求彼运行不息之血而履缺不溢，亦断无此事。方取养阴清肺汤合黄芩汤。

生　地　四钱	连　翘　三钱	山　栀　三钱
元　参　三钱	子　芩　二钱	茜　草　一钱半
麦　冬　三钱	桑白皮　三钱	白　芍　二钱

盐水炒牛膝　二钱

三剂

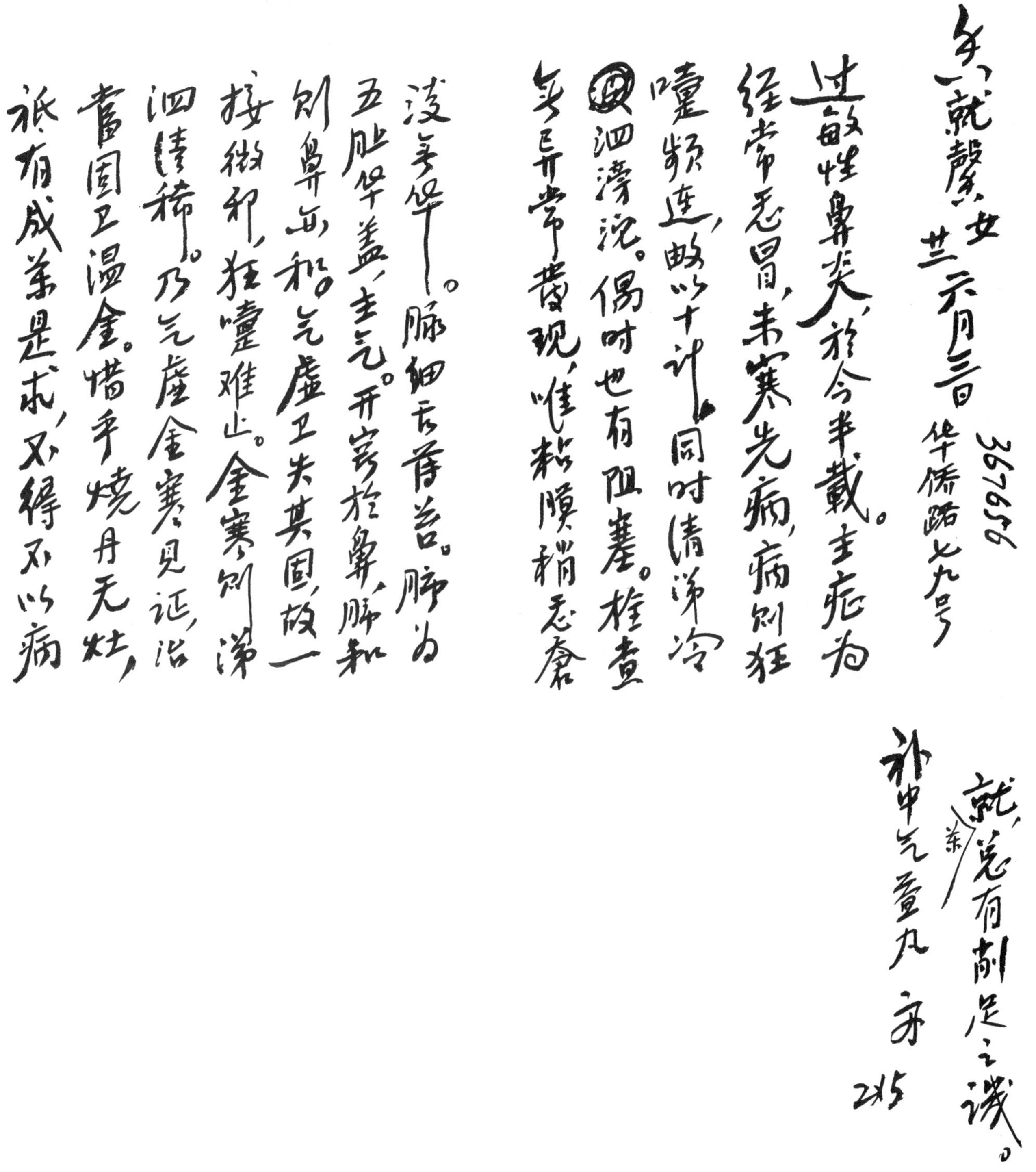

香就馨　女　二十二　六月三日　华侨路七十九号　367656

过敏性鼻炎，于今半载，主症为经常感冒，未寒先病，病则狂嚏频连，数以十计。同时清涕冷泗滂沱。偶时也有阻塞。检查无异常发现，唯黏膜稍感苍淡无华，脉细，舌薄苔。肺为五脏华盖，主气，开窍于鼻，肺和则鼻亦和。气虚卫失其固，故一接微邪，狂嚏难止。金寒则涕泗清稀，乃气虚金寒见证。治当固卫温金。惜乎烧丹无灶，只有成药是求，不得不以病就药，总有削足之讥。

补中益气丸　二两　2×5